KNAURS GROSSES GESUNDHEITSLEXIKON

Dr. med. Jürgen Brater
Dr. med. Kurt Pollak

KNAURS GROSSES GESUNDHEITS-LEXIKON

Knaur

Besuchen Sie uns im Internet:
www.knaur.de

Die Folie des Schutzumschlags sowie die Einschweißfolie
sind PE-Folien und biologisch abbaubar. Dieses Buch wurde
auf chlor- und säurefreiem Papier gedruckt.

Umschlaggestaltung: ZERO Werbeagentur, München
Gestaltung und Satz: Barbara Rabus, Sonthofen
Druck und Bindung: Druckerei Uhl, Radolfzell
Printed in Germany
ISBN 3-426-66430-5

2 4 5 3 1

VORWORT

Nichts betrifft den Menschen unmittelbarer als seine Gesundheit; nichts anderes hat auf all sein Streben und Tun einen derart beherrschenden Einfluss. Doch dessen ist sich der Mensch oft gar nicht bewusst. Solange ihm nichts fehlt, betrachtet er die Tatsache, dass sein Körper einwandfrei funktioniert, als etwas Selbstverständliches, das ihm von der Natur gegeben ist und über das er sich keine großen Gedanken zu machen braucht.

Das ändert sich schlagartig, wenn ernste Störungen auftreten, wenn das komplizierte Ineinandergreifen unzähliger Vorgänge im Organismus nicht mehr reibungslos abläuft. Dann rückt die Gesundheit ganz plötzlich in den Mittelpunkt des Bewusstseins, und Dinge, die bisher wichtig waren, verlieren von einem Tag auf den anderen jegliche Bedeutung. Wer schwer krank ist, hat nur einen einzigen, alles beherrschenden Wunsch: wieder gesund zu werden.

Doch ist es sinnvoll, sich erst dann mit seinem Körper, mit seinem Aufbau, seinen Funktionen und Störungen zu beschäftigen, wenn man durch unerfreuliche Umstände dazu gezwungen wird? Sicher nicht. Wesentlich besser ist es, sich schon vorher umfassend zu informieren. Denn körperliches Wohlbefinden ist nicht nur ein Geschenk der Natur, sondern zum großen Teil das Ergebnis einer angemessenen Lebensführung, die vorbeugende und gesund erhaltende Maßnahmen umfasst. Diese Maßnahmen zu kennen, zu wissen, womit man dem eigenen Körper nützt oder schadet, ist für jeden Menschen von nicht zu überschätzender Bedeutung.

Dabei will das vorliegende Buch helfen. In über 4000 Stichwörtern aus allen Bereichen der Medizin gibt es über alles Auskunft, was man zu den Themen Gesundheit und Krankheit wissen sollte. Es vermittelt Kenntnisse über den Bau des menschlichen Körpers und darüber, wie er im Normalfall arbeitet, was er dazu benötigt und wie man ihm bei seiner Arbeit helfen kann; es erklärt aber auch, was sich im Fall einer Krankheit abspielt, wie diese zu Stande kommt, wie sie sich äußert, was man vorbeugend dagegen tun kann und welche Möglichkeiten der Behandlung die moderne Medizin dagegen bietet.

Die vorliegende Ausgabe von »Knaurs Großem Gesundheitslexikon« ist von Grund auf überarbeitet worden, so dass der Inhalt nun den absolut neuesten Stand des medizinischen Wissens wiedergibt. Zahlreiche Abbildungen helfen, das Wesentliche zu verstehen, getreu dem Motto »Ein Bild sagt mehr als tausend Worte«. Außerdem wurden die wichtigsten Wortbestandteile der medizinischen Fachterminologie mitaufgenommen, so dass der interessierte Leser nun in die Lage versetzt wird, komplizierte Ausdrücke gewissermaßen selbst zu übersetzen.

All das geschieht in einer Sprache, die für jedermann verständlich ist und keinerlei medizinische Vorkenntnisse erfordert. Dieser Verständlichkeit wegen wurden bewusst komplizierte Sachverhalte, die ohnehin nur für den Arzt von Bedeutung sind, weggelassen und durch die Darstellung wesentlicher Fakten und Zusammenhänge ersetzt, die auch für den Nichtmediziner ohne weiteres nachvollziehbar sind.

Kurz gesagt: Wer sich umfassend, aktuell und dennoch ohne große Mühe über das Wissen der modernen Medizin informieren will – darüber, was er selbst zu seiner Gesundheit beitragen kann, woran es im Fall einer Störung fehlt und was er selbst in Zusammenarbeit mit dem Arzt zur Wiedererlangung seines Wohlbefindens tun kann –, der findet in »Knaurs Großem Gesundheitslexikon« den idealen Ratgeber.

Dr. med. Jürgen Brater studierte Medizin und Zahnmedizin und praktizierte bis 1996 in eigener Niederlassung. Seitdem ist er als Seminarleiter in der Aus- und Weiterbildung medizinischer Fachkräfte und als Fachautor tätig.

Dr. med. Kurt Pollak war als Arzt für Allgemeinmedizin und Dozent tätig. Er publizierte zahlreiche medizinische Bücher und Artikel in Fachzeitschriften.

A

a-, an- Bestandteil medizinischer Fachausdrücke mit der Bedeutung »nicht vorhanden«.

Abasie Unfähigkeit zu gehen; z. B. bei der → Ataxie, einer Störung im Zusammenspiel der Muskeln, ferner bei Lähmungen oder beim → Veitstanz.

Abbruchblutung (Hormonentzugsblutung) menstruationsähnliche Blutung, wenn bei einer Frau die Zufuhr von Eierstockhormonen – z. B. durch die → Anti-Baby-Pille – abgesetzt wird. Die Blutung tritt am 2. oder 3. Tag nach Beendigung der Hormongabe auf und ist im Allgemeinen schwächer als die normale Regelblutung.

ABC-Schäden Schädigungen durch **a**tomare, **b**iologische und **c**hemische Einwirkungen bei Unfällen oder Kampfhandlungen im Krieg.

Abdomen medizinische Fachbezeichnung für den → Bauch.

Abdomen, akutes → akutes Abdomen.

Abduzens-Parese Lähmung des Muskels, der den Augapfel nach außen dreht. Unter einer Parese versteht man in der medizinischen Fachsprache eine unvollständige Lähmung. Eine solche Lähmung kann auch den Muskel befallen, der für die Bewegung des Auges nach außen – also beim rechten Auge für die Rechts- und beim linken Auge für die Linksbewegung – zuständig ist. Dieser kleine Muskel erhält seine Befehle vom so genannten Abduzens-Nerv; und wenn nun dieser Nerv aus irgendeinem Grund geschädigt ist – es gibt hier eine ganze Reihe von Ursachen –, kann der Betroffene den jeweiligen Augapfel nicht mehr nach außen bewegen. Wenn er also zur Seite des kranken Auges blicken will, dreht sich nur das gesunde Auge in die gewünschte Richtung, während das kranke weiter starr nach vorne blickt. Da meist nur eines der beiden Augen betroffen ist, sieht der Patient Doppelbilder, und zwar umso ausgeprägter, je weiter er zur Seite des erkrankten Auges schaut.

Abführmittel (Laxanzien) Mittel zur Beschleunigung und Erleichterung der Stuhlentleerung. Die meisten Mittel wirken auf den Dickdarm, einige aber auch auf den Dünndarm oder auf beide Darmabschnitte. Man unterscheidet die Abführmittel nach ihrem Wirkungsmechanismus:

1. Stoffe mit chemischem Wirkungsmechanismus: Sie hemmen die Wasser- und Mineralstoffaufnahme aus dem Darm, so dass im Darm mehr Flüssigkeit verbleibt und der Stuhl dünner wird. Über einen Dehnungsreiz kommt es dann zur Stuhlentleerung. Hierher gehören die stark wirkenden Pflanzenzubereitungen bzw. -extrakte: Aloe, Faulbaumrinde, Rhabarberwurzel, Sennesblätter, Rizinusöl, Harzdrogen, Feigensirup, Gallensäuren, Phenolphthalein und andere chemische Substanzen.

2. Stoffe mit physikalischem Wirkungsmechanismus: Sie wirken durch Füllung, Quellung und Stuhlaufweichung. Hier gibt es 3 Untergruppen: **a)** Salze: Bittersalz = Magnesiumsulfat, Glaubersalz = Natriumsulfat, Karlsbader Salz = Gemisch verschiedener Salze; und Zuckeralkohole: Sorbit, Mannit, Xylit. **b)** Quell- und Füllstoffe: Agar-Agar, Kleie, Leinsamen. **c)** Gleitmittel: Paraffinöl, Glyzerin-Zäpfchen.

3. Stoffe mit mikrobiologischem Wirkungsmechanismus: Milchzucker und Lactulose. Diese Zucker werden durch die normalen Darmbakterien in Stoffwechselprodukte gespalten, die Wasser im Darm zurückhalten, damit den Stuhl dünner machen und die Darmbewegungen anregen.

Abführmittel werden heute zwar von Ärzten nicht mehr oft verschrieben, sie spielen jedoch bei der Selbstbehandlung der → Verstopfung, an der 2 von 3 Menschen leiden, eine große Rolle. Rund ein Drittel aller Bundesbürger nimmt daher regelmäßig derartige Präparate ein. Da es sich aber keineswegs um nebenwirkungsfreie, harmlose Mittel handelt, ist der Dauergebrauch gefährlich und deshalb abzulehnen. Das gilt auch für die oft als harmlos angepriesenen pflanzlichen Abführmittel, deren Wirkung ebenfalls auf chemischen Mechanismen beruht. Auf keinen Fall dürfen Abführmittel bei unklaren Bauchbeschwerden und → Ileus (Darmverschluss) eingenommen werden.

Bei Dauereinnahme über längere Zeit ist – je nach Mittel – mit folgenden Schädigungen zu rechnen: Verarmung des Organismus an Natrium, Kalium und Kalzium, wobei sich der Kaliumverlust besonders schwerwiegend auswirkt, weil er zur Erschlaffung der Darmmuskulatur und dadurch zur Verstärkung der Verstopfung, zu allgemeiner Muskelschwäche, zu Störungen der Herztätigkeit, → Schock und Lähmungen führen kann; Schäden am Muskel-Nerven-Apparat des Dickdarmes; Mangel an Vitaminen, insbesondere an den Vitaminen A, D, E und K. Außerdem können Wechselwirkungen zwischen Abführmitteln und anderen Medikamenten auftreten, die dazu führen, dass deren Wirkung abgeschwächt oder verstärkt wird. Besonders bedenklich ist die Einnahme von Abführmitteln zur Gewichtsreduktion, weil dabei ein Gewichtsverlust vorgetäuscht wird, der jedoch nur auf gesteigertem Wasserverlust beruht.

Abgeschlagenheit → chronisches Müdigkeitssyndrom.

Abhärtung Unter diesem eher volkstümlichen als wissenschaftlichen Begriff versteht man den Einsatz aller natürlichen und vernünftigen Maßnahmen, die einer Hebung der allgemeinen Widerstandskraft dienen. Geeignet sind alle von

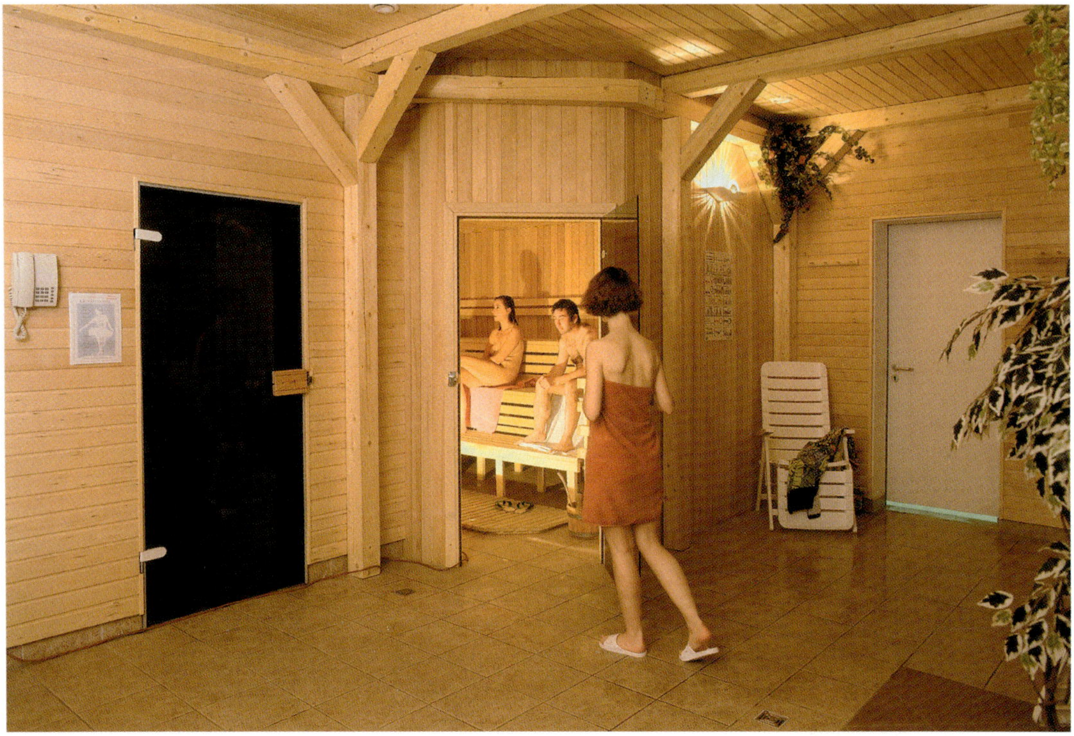

Abhärtung Zur Hebung der allgemeinen Widerstandskraft tragen regelmäßige Gänge in die Sauna bei.

der Natur zur Verfügung gestellten Mittel: Luft, Wasser, Wärme, Kälte, Nahrungsmittel usw. Vernünftig sind jene natürlichen Maßnahmen, die sich auf Grund längerer Erfahrung und Forschung als nützlich erwiesen haben. Der Mensch von heute ist weitgehend verweichlicht, weil ihn das Leben in der Zivilisation mehr und mehr von den natürlichen Umweltreizen abschirmt. Vor allem die Blutgefäße und das Nervensystem der Haut reagieren nicht mehr schnell genug auf äußere Reize wie Hitze, Kälte, Wind und Sonneneinstrahlung. Die Folge ist eine allgemeine Anfälligkeit für Krankheiten, besonders für Erkältungsleiden. Die Verweichlichung durch überheizte Räume, zu warme Bekleidung und zu wenig Bewegung tut ein Übriges.

Die Abhärtung soll bereits im Kindesalter beginnen. Schon das Stillen verleiht dem Säugling einen wichtigen Schutz vor Infektionen. Durch Flaschenkost überernährte Säuglinge besitzen eine geringere Widerstandskraft gegen Infektionen und erkranken viel schwerer als korrekt ernährte, normalgewichtige Kinder. Zur Abhärtung des Säuglings gehört auch der Aufenthalt an der frischen Luft bei nahezu jedem Wetter. Daneben spielt die sportliche Betätigung eine wichtige Rolle: Sie bedeutet Abhärtung für Herz, Kreislauf und Atmung.

Mit der Abhärtung kann in jeder Jahreszeit begonnen werden. Geeignet sind Luft- und Sonnenbäder, kalte und wechselwarme Wasseranwendungen, Barfußlaufen und Tautreten, Sauna, Gymnastik, Atemübungen, Massage, Trockenbürsten, Bewegungsspiele, Sport und Wanderungen. Unterstützend wirkt eine ausgewogene und vollwertige Ernährung.

Abhören (Auskultation) Das Behorchen der im Körper entstehenden Geräusche ist eine wichtige ärztliche Untersuchungsmethode. Der Arzt verwendet ein Hörrohr (Stethoskop), oder er legt die Ohrmuschel direkt auf die betreffende Körperstelle. In erster Linie werden Herztöne und -geräusche sowie die Atemgeräusche von Bronchien und Lungen abgehört; außerdem lassen sich durch Auskultation die Darmgeräusche und bei Schwangeren die Herztöne des Kindes in der Gebärmutter beurteilen.

Abklatschgeschwür (Abklatschulkus) Ein Geschwür, also ein tief gehender Gewebsdefekt, ist im Allgemeinen nicht ansteckend. Von dieser Regel gibt es allerdings Ausnahmen: Einige Schleimhautgeschwüre können bei direkter Berührung von einer Person auf die andere übergehen. Diese nennt man dann Abklatschgeschwüre.

Abklopfen (Perkussion) Wenn der Arzt die Körperoberfläche abklopft, so tut er dies, um im Inneren des Körpers lufthaltige Anteile von luftleeren zu unterscheiden. Der Luftgehalt der inneren Organe ist entscheidend für Tonhöhe und Klang des hierbei auftretenden Klopfschalls. Beim Abklopfen legt der Arzt den linken Mittelfinger fest auf Brust- oder Bauchwand des Patienten und schlägt mit dem rechten Mittelfinger mehrfach kurz darauf. Auf diese Weise kann er die normalen Grenzen der Brust- und Bauchorgane – Lunge, Herz, Leber, Magen, Milz, Harnblase usw. – oder ihre Veränderungen bei bestimmten Krankheiten – → Lungenentzündung, → Lungenblähung, → Pleuraerguss, → Herzerweiterung, → Aszites (Bauchwassersucht) usw. – feststellen.

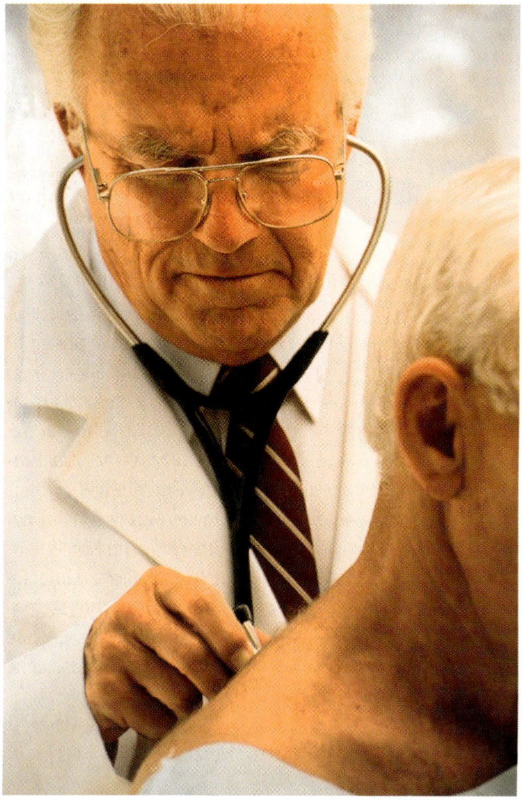

Abhören Mit dem Stethoskop werden in erster Linie die Herztöne und Atemgeräusche abgehört.

Ablatio retinae → Netzhautablösung.

Abmagerung Der Vorgang des Abmagerns muss vom Zustand der Magerkeit streng getrennt werden. Die Magerkeit des sich subjektiv wohl fühlenden, leistungsfähigen und auch objektiv gesunden Schlanken ist in seiner Konstitution begründet und bedarf keiner Behandlung. Anzeichen eines ungewollten erheblichen Gewichtsverlustes sind dagegen abhebbare, schlaffe Hautfalten an der Außenseite des Oberarms sowie an Bauch und Gesäß. Die Abnahme des Körpergewichts ist die Folge einer Verlustbilanz des Stoffwechsels: Entweder wird zu wenig zugeführt oder zu viel verbraucht. Ein krankhafter Gewichtsverlust kann sowohl bei normalem Appetit und entsprechender Nahrungsaufnahme als auch bei Appetitlosigkeit vorkommen, denn in vielen Fällen ist er das erste Anzeichen einer verborgenen Krankheit.

Man muss an folgende Ursachen denken:

1. Abmagerung infolge ungenügender Nahrungszufuhr: Unter- oder Fehlernährung, mechanische Hindernisse im Magen-Darm-Trakt (→ Achalasie, Geschwülste wie Magen- oder Darmkrebs usw.), chronische Krankheiten (Leber- und Gallenleiden, Nierenversagen), Appetitlosigkeit bei → Depressionen, → Schizophrenie und → Magersucht;

2. Abmagerung infolge verminderter Nahrungsverwertung im Darm: chronische Durchfälle, → Malabsorptionssyndrom, krankhafte Verbindungen zwischen Magen und Darm;

3. Abmagerung infolge ungenügender Nahrungsverwertung bei verschiedenen Hormondrüsenkrankheiten: → Zuckerkrankheit, → Addison-Krankheit;

4. Abmagerung infolge gesteigerten Verbrauchs: → Schilddrüsenüberfunktion, → Leukämie, → Wurmerkrankungen, chronische Vergiftungen.

Abnabelung Durchtrennen der vorher beidseitig abgeklemmten Nabelschnur in den ersten Minuten nach der Geburt. Danach besteht keine Verbindung zwischen mütterlichem und kindlichem Blutkreislauf mehr.

Abort → Fehlgeburt.

abortiv abgekürzt, weniger schlimm verlaufend.

Abreibung schonende Wasseranwendung zur Anregung der Hautdurchblutung und des Stoffwechsels mit einem nasskalten Tuch.

Absorption in der Verdauungsphysiologie gleichbedeutend mit → Resorption.

Absterben der Finger auf → Durchblutungsstörungen beruhendes Taubheitsgefühl in den Fingern.

Abstillen Übergang von der natürlichen Säuglingsernährung mit Muttermilch auf die künstliche Ernährung mit der Flasche. Das Abstillen sollte nicht vor dem 3. Lebensmonat erfolgen, wobei die Stillzeit normalerweise 6 Monate betragen soll. Man unterscheidet primäres und sekundäres Abstillen: Das primäre Abstillen, bevor sich überhaupt Muttermilch gebildet hat, erfolgt durch die Gabe von Hormonpräparaten. Das sekundäre Abstillen, nachdem bereits eine Zeit lang gestillt wurde, wird vor allem durch physikalische Maßnahmen unterstützt: Hochbinden der Brüste, kalte Umschläge auf die Brust, Verminderung der Flüssigkeitsaufnahme, evtl. kurzzeitige Verwendung von Abführmitteln. Dabei soll die Brust nur so weit entleert werden, dass kein Spannungsgefühl mehr besteht. Das erreicht man, indem man die Stillperioden auseinander zieht, den Säugling also nur noch drei Mal, dann zwei Mal und schließlich nur noch einmal täglich anlegt oder die Milch gleich abpumpt. Auf diese Weise wird der Reiz zur Milchabsonderung vermindert. Zusätzlich kann der Arzt auch beim sekundären Abstillen ein Hormonpräparat verabreichen.

Abstoßungsreaktion Das Immunsystem des Körpers wehrt sich gegen fremdes Gewebe, mit dem es bei einer Organverpflanzung in Kontakt kommt, indem es versucht, dieses Gewebe abzustoßen. Diese Abstoßungsreaktion lässt sich dadurch unterdrücken, dass man dem Patienten während und nach der Transplantation so genannte Immunsuppressiva (→ Immunsuppression) verabreicht: Medikamente, die die Empfindlichkeit des Immunsystems herabsetzen. Dadurch entsteht jedoch das Problem, dass der Organismus auch andere unerwünschte Eindringlinge – krank machende Mikroorganismen – nicht mehr im erforderlichen Ausmaß bekämpft, d. h., die Gefahr einer Infektion erhöht sich.

Abstrich Entnahme von Sekreten oder abgeschilferten Zellen von Haut oder Schleimhaut zur Untersuchung auf Bakterien und Zellveränderungen; → Zytodiagnostik.

Abszess Eiteransammlung in einem durch Einschmelzung von entzündetem Gewebe entstandenen, abgeschlossenen Hohlraum. Im weiteren Verlauf wird die Abszesshöhle von einer dünnen Membran oder Kapsel umgeben. Ein Abszess ist Folge einer von Eiter erregenden Bakterien ausgelösten akuten Entzündung und entsteht nicht selten im Anschluss an die Infektion harmloser kleiner Wunden oder Hautrisse.

Die wichtigsten Symptome sind Schwellung, Fluktuation (Gefühl des Schwappens beim Betasten), Rötung, Schmerzen und Fieber; daneben ist das Allgemeinbefinden in der Regel erheblich beeinträchtigt. Zur Behandlung ist die operative Spaltung (Inzision) der gesamten Höhle mit Sekretableitung durch Drainage und Spülungen notwendig.

Abtastung (Palpation) Tastuntersuchung der Körperoberfläche oder der von außen zugänglichen Körperhöhlen wie Scheide oder Enddarm.

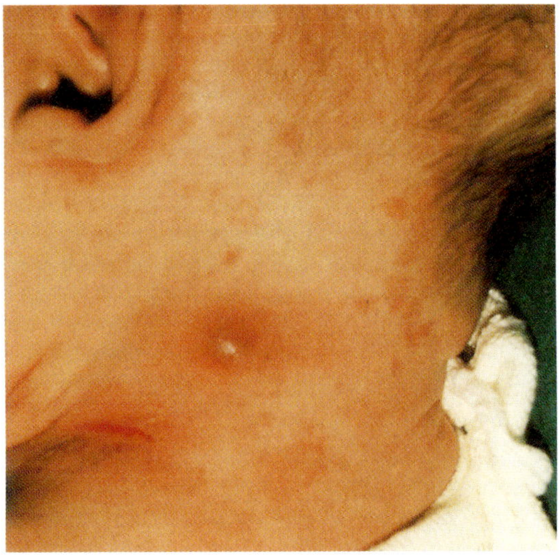

Abszess Hier ein Abszess am Hals mit ausgeprägter Schwellung und Rötung der Haut.

Abtreibung bewusst herbeigeführter → Schwangerschaftsabbruch.

Abusus Missbrauch, besonders im Zusammenhang mit Alkohol und anderen Suchtmitteln.

Abwehrspannung wichtiges Symptom bei entzündlichen Erkrankungen des Bauchraumes: Bei Druck auf die Bauchdecke spannt sich diese zum Schutz des überaus schmerzempfindlichen Bauchfells reflexartig an, wird vollkommen straff und wirkt dem Druck entgegen; → Bauchfellentzündung.

Abwehrsystem umgangssprachlicher Ausdruck für das körpereigene → Immunsystem.

ACE-Hemmer Medikamente, die die Bildung von ACE (**A**ngiotensin **C**onverting **E**nzyme) hemmen, einem in bestimmten Nierenzellen vorkommenden Enzym, das seinerseits an der Produktion einer der stärksten blutdrucksteigernden Substanzen beteiligt ist. Die Folge ist eine Erweiterung der Blutgefäße in der Körperperipherie und eine erhebliche Blutdrucksenkung.

Acetylcholin Überträgerstoff (→ Neurotransmitter) des parasympathischen Anteils des → vegetativen Nervensystems.

Acetylsalicylsäure (ASS) Fieber senkend und entzündungshemmend wirkendes Schmerzmittel, das seit langem als → Antirheumatikum verwendet wird. Wegen seiner gerinnungshemmenden Eigenschaften setzt man es auch zur Verhütung und Nachbehandlung ein von → Herzinfarkt, → Schlaganfall und → Thrombose.

Achalasie krampfhafter Verschluss eines Schließmuskels, d. h. Unfähigkeit des Schließmuskels, nach einer Zusammenziehung wieder zu erschlaffen. Meist wird der Begriff im Zusammenhang mit der ***Ösophagusachalasie*** verwendet, einer Störung im Bereich der Speiseröhre, die neben der fehlenden Erschlaffung des Schließmuskels durch eine zu geringe Beweglichkeit der Muskulatur gekennzeichnet ist. Bei diesem auch als Kardiospasmus bezeichneten Leiden bleibt der Mageneingang (Kardia) verschlossen. Ursache ist eine nervlich bedingte Störung im Bereich der Speiseröhrenmuskulatur; daneben können auch Aufregung, Schreck oder Stress am Entstehen einer Achalasie beteiligt sein. Die Krankheit führt zu Schluckbeschwerden: Während Flüssigkeiten häufig noch die verengte Stelle passieren können, werden feste Speisen erbrochen. Daneben besteht in der Regel ein Druckgefühl hinter dem Brustbein. Im Röntgenbild ist die Speiseröhre oberhalb der Engstelle stark erweitert. Zur Behandlung wird die verengte Stelle mit einer Ballonsonde gedehnt; unterstützend wirken krampflösende Medikamente; Verzicht auf Alkohol, Nikotin und fette Speisen. In hartnäckigen Fällen bleibt nur ein operativer Eingriff übrig.

Achillessehne mit dem Fersenbein verwachsene Sehne der Wadenmuskulatur. Die Achillessehne ist eine der kräftigsten Sehnen des Körpers; sie senkt und beugt den Fuß sohlenwärts. Benannt ist sie nach dem griechischen Helden Achilles, der nur an dieser Stelle verwundbar war.

Achillessehnenriss Riss der durch übermäßige und einseitige Belastung fast immer vorgeschädigten → Achillessehne.

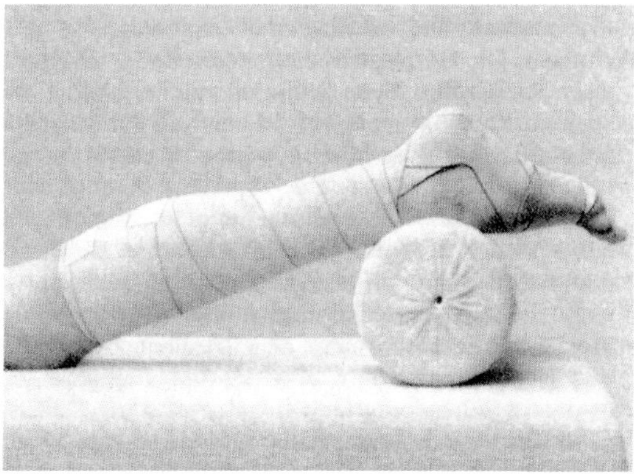

Achillessehne Bei einer Reizung bietet ein Verband Entlastung. Hierzu wird eine breite elastische Pflasterbinde verwendet.

Es handelt sich um eine typische Sportverletzung, der oft eine schmerzhafte Einschränkung der Gebrauchsfähigkeit, eventuell mit Schwellung und Überwärmung im Sehnenverlauf, vorausgeht. Häufiger als ein vollständiger Riss sind Teilrisse. Der totale Riss geht unter heftigen Schmerzen mit lautem Geräusch vor sich; anschließend ist die Rissstelle als Delle tastbar und der Betroffene kann nicht mehr auf den Zehen stehen. Die Sehne muss genäht werden; danach ist eine längere Ruhigstellung in Beugestellung des Knies erforderlich.

Acholie mangelhafte oder fehlende Gallenausscheidung in den Darm infolge eines Gallenstaus in der Leber. Da Galle zur Fettverdauung unabdingbar notwendig ist, werden bei einer Acholie Fette nur unzureichend aufgeschlossen und unverdaut mit dem Stuhl ausgeschieden. Der Stuhl ist auf Grund der vielen enthaltenen Fette und Fettsäuren kalkig hell (→ Fettstuhl). Außerdem tritt die unter Druck stehende Galle mit dem darin enthaltenen Farbstoff Bilirubin in die umgebenden Blutgefäße über, was sich in einer auffälligen → Gelbsucht äußert.

Achylie Mangel an Verdauungssäften, der sowohl den Magensaft (Achylia gastrica) als auch den Saft der Bauchspeicheldrüse (Achylia pancreatica) betreffen kann. Für die Magen-Achylie kommen als Ursache verschiedene Erkrankungen wie die → Magenschleimhautentzündung und der → Magenkrebs in Betracht; die Bauchspeicheldrüsen-Achylie hingegen ist meist Folge einer Geschwulst, die den Ausführungsgang der Drüse verlegt.

ACTH (**a**drenoc**o**rtico**t**ropes **H**ormon, Corticotropin) im Vorderlappen der → Hirnanhangdrüse (Hypophyse) gebildetes Hormon, das vor allem in den frühen Morgenstunden und in Stress-Situationen ausgeschüttet wird und die Absonderung von → Corticosteroiden (Cortison) aus der Nebennierenrinde fördert. Die ACTH-Wirkung setzt immer eine leistungsfähige Nebenniere voraus. ACTH wird heute fast nur noch zur Überprüfung der Funktion der Nebennierenrinde und nur noch selten als Behandlungsmittel verwendet.

ad- Bestandteil medizinischer Fachausdrücke mit der Bedeutung »an-«, »hinzu«.

Adams-Stokes-Syndrom (-Anfall) anfallartig auftretende Störung der Gehirndurchblutung infolge akuter → Herzrhythmusstörungen, bisweilen auch durch einen → Herzinfarkt oder durch Vergiftung mit bestimmten Herzmedikamenten. Bei den Herzrhythmusstörungen kann es sich um einen extrem langsamen Puls – weniger als 20 Schläge pro Minute – bis hin zum vollkommenen Herzstillstand oder um eine extrem hohe Pulsschlagfolge handeln. Die zumeist lebensbedrohlichen und hoch dramatischen Krankheitserscheinungen reichen von kurz dauerndem Schwindel und Schwarzwerden vor den Augen über echten Bewusstseinsverlust (Ohnmacht) bis zum Atemstillstand oder Tod. Den Anfällen gehen oft ein Gefühl des Unbehagens sowie ein Enge- und Druckgefühl in der Brust voraus. Während des Anfalls sind die Kranken blass, der Puls ist nicht fühlbar, der Blutdruck lässt sich nicht messen, Herztöne sind nicht hörbar, und die Pupillen sind erweitert. Ein Anfall dauert gewöhnlich 1–2 Minuten. Wird er überstanden, kehrt das Bewusstsein unter Rötung des Gesichts zurück. Bis zum Eintreffen des Arztes sind äußere Herzmassage und Mund-zu-Mund-Beatmung vorzunehmen. (→ Erste Hilfe, S. 725)

Adaptation Anpassung von Organen und des Organismus an veränderte Bedingungen.

Adaptationssyndrom (Anpassungssyndrom) Äußere Belastungen aller Art – Hitze, Kälte, Verletzungen, Bestrahlung, Infektionen usw. – lösen im betroffenen Organismus Allgemeinreaktionen aus, die zu einer Mobilisierung der Abwehrkräfte führen und in 3 Phasen ablaufen:

1. Alarmreaktion: vermehrte Ausschüttung von → ACTH und → Corticosteroiden mit der Gefahr des Kreislaufzusammenbruchs im Sinne eines → Schocks;

2. Widerstandsphase: Hat die Schädigung nicht innerhalb weniger Tage zum Tod geführt, nimmt die entzündliche Abwehr zu; bei ungenügender oder überschießender Abwehr können Krankheiten – z. B. Magen-Darm-Geschwüre und → Hypertonie (Bluthochdruck) – auftreten;

3. Erschöpfungsphase: Erfolgt in der 2. Phase keine Heilung, bricht die Anpassung bei zu schwerem oder zu lange anhaltendem → Stress durch Erschöpfung der Nebennierenrinde zusammen.

Addison-Krankheit (Bronzehautkrankheit) seltene Erkrankung infolge einer Schädigung der Nebennierenrinde und daraus resultierender unzureichender Absonderung bestimmter Hormone. Früher war in der Regel eine Tuberkulose die Ursache für das Versagen der Nebennierenrinde, heute liegt zumeist eine → Autoaggressionskrankheit, also der Angriff des Organismus auf eigene Strukturen, vor. Daneben kommen auch heute noch eine Tuberkulose sowie Pilzinfektionen, Tumormetastasen und eine Syphilis als Ursache in Betracht. Anzeichen: Gewichtsverlust, Appetitlosigkeit, rasche Ermüdbarkeit, Blutdruckabfall, Übelkeit und Erbrechen, Verstopfung oder Durchfall. Das Hauptsymptom jedoch ist eine starke Dunkelfärbung von Haut und Schleimhäuten, die der Krankheit den Namen »Bronzehautkrankheit« eingebracht hat. Die Behandlung beginnt mit einem Ausgleich des Defizits an Wasser und Natrium durch entsprechende Infusionen, gleichzeitig müssen die fehlenden Nebennierenrindenhormone zugeführt werden.

adenoid drüsenähnlich.

adenoide Vegetationen (Rachenmandelvergrößerung, »Polypen«) Vergrößerung der aus lymphatischem Gewebe bestehenden → Rachenmandel im Säuglings- und Kindesalter. Durch die engen Verhältnisse im Nasen-Rachen-Raum kommt es zu einer Behinderung der Nasen- und Bevorzugung der Mundatmung. Dies führt zu schnaubendem Atmen, häufig zu lautem Schnarchen, aber auch zu gestörter Nahrungsaufnahme, allgemeiner Appetitlosigkeit und kloßiger Sprache. Durch die Verlegung des Nasenrachens neigen die Kinder zu Infektionen der Luftwege – Schnupfen, → Kehlkopfentzündung, → Bronchitis – und zu Ohrerkrankungen. Außerdem verlegt die geschwollene Rachenmandel nicht selten die → eustachische Röhre und verursacht auf diese Weise einen → Tubenkatarr. Eine ererbte Veranlagung ist wahrscheinlich. Zur Behandlung ist in der Regel die operative Entfernung der Rachenmandel erforderlich.

aden- Bestandteil medizinischer Fachausdrücke mit der Bedeutung »Drüse«.

Adenokarzinom aus einem → Adenom hervorgegangene bösartige Geschwulst des Drüsengewebes.

Adenom vom Drüsengewebe ausgehende gutartige Geschwulst. Sie tritt im Inneren der Organe als kugeliger, knotiger, meist abgekapselter, umschriebener Tumor auf und findet sich hauptsächlich in Hirnanhangdrüse (Hypophyse), Brustdrüse, Schilddrüse, Magen, Dickdarm, Gebärmutter, Niere, Leber, Bauchspeicheldrüse, Hoden und Eierstöcken. Zur Behandlung kommt nur eine operative Entfernung in Frage.

Adenoviren weit verbreitete Gruppe von Viren, die beim Menschen akute Erkrankungen der Atemwege mit Beteiligung der Augenbindehäute auslösen können. Nicht selten sind die 70–90 Nanometer kleinen Viren, die dann in Nasenschleim, Rachen- und Augenspülwasser, Stuhl, Urin und Blut nachgewiesen werden können, für Epidemien unter Kindern und Rekruten verantwortlich. Auch die gehäuft in Schwimmbädern auftretende Augenbindehautentzündung wird durch Adenoviren verursacht. Die Übertragung erfolgt vorwiegend durch → Tröpfcheninfektion. Die Behandlung richtet sich nach den vorherrschenden Symptomen.

Aderhaut (Choroidea) an der Rückseite des Augapfels gelegene, stark durchblutete Haut, die der Ernährung der empfindlichen Netzhaut dient. Erkrankungen der Aderhaut wirken sich daher immer auch auf die Netzhaut aus.

Aderlass Eröffnung einer Vene mit einer großkalibrigen Kanüle zur Blutentnahme. Dadurch soll über ein Absinken des

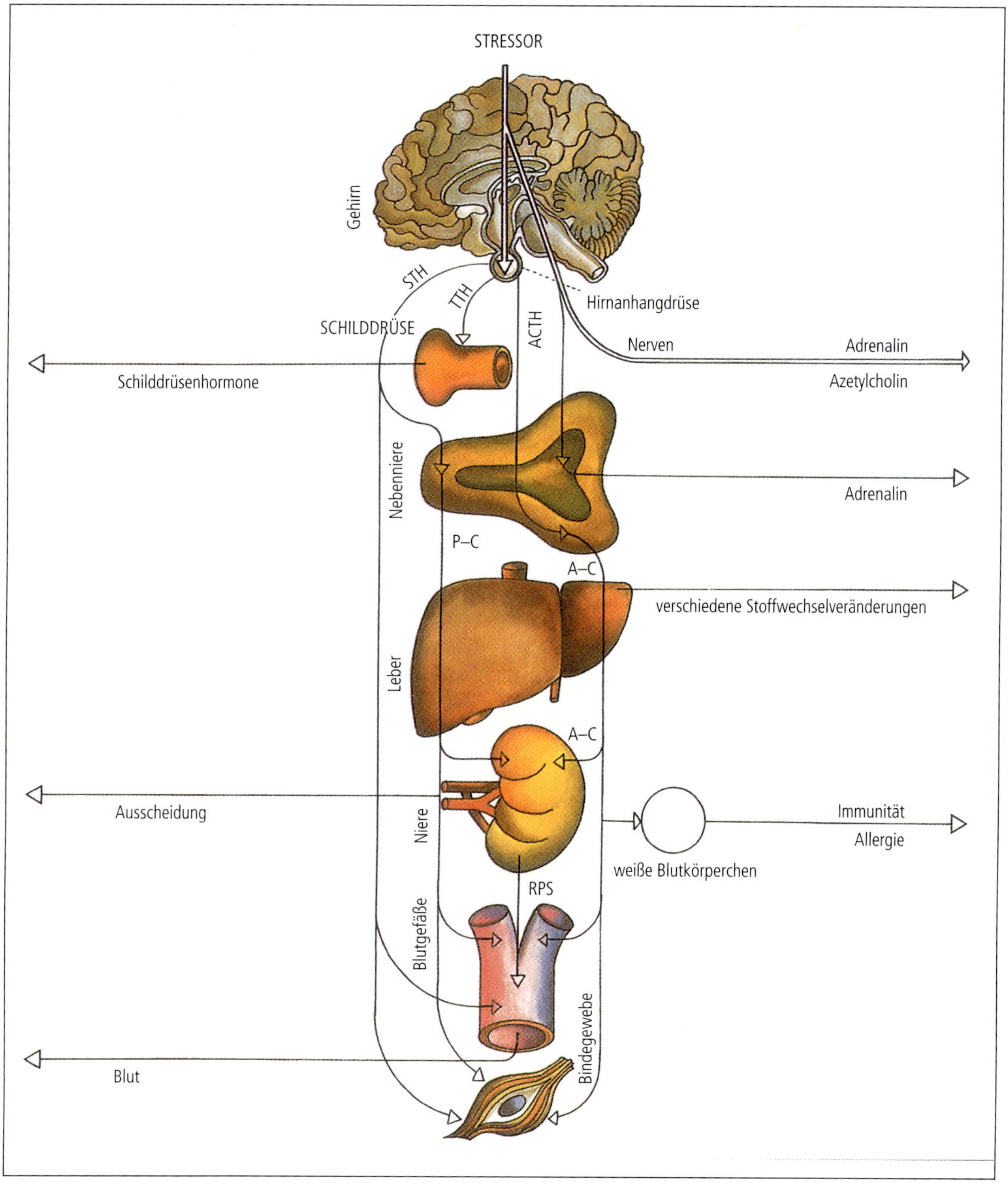

Adaptationssyndrom Die Beziehungen zwischen den wichtigsten Steuerorganen des Adaptationssyndroms. **STH** somatotropes Hormon (→ Wachstumshormon); **ACTH** adrenocorticotropes Hormon; **TTH** thyreotropes Hormon (→ Hyperthyreose); **A–C** entzündungshemmende → Corticosteroide; **P–C** entzündungsfördernde → Corticosteroide; **RPS** blutdrucksteigernde Nierenstoffe. (Nach Selye, Stress beherrscht unser Leben.) – Die Organe sind nicht im Verhältnis zu ihrer wirklichen Größe dargestellt.

Blutdrucks in den Venen das Herz entlastet werden. Da dieser Effekt ebenso gut mit wasserharntreibenden Mitteln (Diuretika) erzielt werden kann, führt man den Aderlass heute nur noch sehr selten durch.

ADH (**anti**diuretisches **H**ormon, Adiuretin, Vasopressin) im → Hypothalamus gebildetes und im Hinterlappen der → Hirnanhangdrüse gespeichertes Hormon. ADH hemmt die Wasserausscheidung durch die Nieren und steigert den Blutdruck. ADH-Mangel führt zum → Diabetes insipidus.

Adipositas → Fettsucht.

Adiuretin → ADH.

Adnexe Anhangsgebilde der Gebärmutter: Eileiter und Eierstöcke; → Geschlechtsorgane, weibliche.

Adnexitis Entzündung der Anhangsgebilde der Gebärmutter, also eine kombinierte Entzündung von Eierstock und Eileiter; → Eierstockentzündung.

Adoleszentenkyphose → Scheuermann-Krankheit.

Adoleszenz Endphase des Jugendalters: zwischen 16 und 20 Jahren.

Adrenalin (Epinephrin, Suprarenin) Hormon des Nebennierenmarks, das bei → Stress ausgeschüttet wird und den → Sympathikus des → vegetativen Nervensystems erregt. Adrenalin macht den Körper kampf- bzw. fluchtbereit. Es bewirkt Blutdrucksteigerung, Beschleunigung und Verstärkung der Herztätigkeit, Steigerung von Grundumsatz und Blutzuckergehalt, Erweiterung der Atemwege, Erschlaffung der Magen- und Darmmuskulatur, Zusammenziehung der Gebärmuttermuskulatur. Therapeutisch wendet man es bei verschiedenen Formen des → Schocks, bei allergischen Reaktionen sowie zur örtlichen Gefäßverengung in der Augenheilkunde, Hals-Nasen-Ohren-Heilkunde und Urologie an.

adrenocorticotropes Hormon → ACTH.

adrenogenitales Syndrom (AGS) Das Krankheitsbild entsteht durch Überproduktion von männlichen Geschlechtshormonen (→ Androgene) in der Nebennierenrinde. Bei Knaben führt die angeborene Form der Krankheit zu frühzeitiger Entwicklung der sekundären Geschlechtsmerkmale – Behaarung, Bartwuchs, Stimme –, zu besonders starkem Wachstum des Penis, andererseits jedoch zu Minderwuchs bei kräftiger Ausbildung der Muskulatur. Bei Mädchen kommt es zu Vermännlichung (Virilisierung) mit männlicher Körperbehaarung und Bartwuchs, männlicher Stimme, Minderwuchs, Vergrößerung der Klitoris, Ausbleiben oder verspätetem Eintritt der Menstruation, fehlender oder stark verzögerter Entwicklung der Brustdrüse. Tritt die Störung dagegen erst im späteren Lebensalter auf, was meist auf einen Nebennierenrindentumor zurückzuführen ist, führt es bei

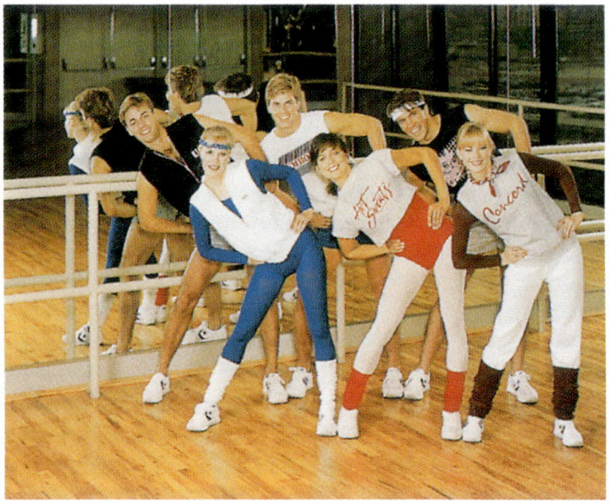

Aerobic Das gezielte Ganzkörpertraining mit Spaßfaktor stellt hohe körperliche Anforderungen.

Männern zur Verweiblichung, während es bei Frauen – ebenso wie die angeborene Form – eine Vermännlichung zur Folge hat. Die Behandlung besteht beim angeborenen AGS in der Zufuhr von → Corticosteroiden und bei der erworbenen Form in der operativen Entfernung des Tumors.

Adstringenzien zusammenziehende Mittel, die äußerlich bei Wunden und auf Schleimhäuten angewendet werden. Durch Fällung von Eiweiß in den obersten Gewebsschichten bilden sie eine oberflächliche Membran. Sie wirken dadurch entzündungshemmend, blutstillend, austrocknend und bakterienfeindlich. Bekannte Adstringenzien sind Tannin und andere Gerbstoffe, verdünnte Säuren, Schwermetallsalze und Alaun.

Aerobic Bei der Aerobic-Gymnastik werden nahezu alle Muskelgruppen des Körpers nacheinander belastet. Die Übenden sind – begleitet von Diskomusik – ständig in Bewegung. Dabei folgen unterschiedlich starke dynamische und statische Belastungen aufeinander und es kommt phasenweise zu einer erheblichen Beanspruchung von Herz-Kreislauf-System und Stoffwechsel.

Aerobic ist als Einstiegssport ungeeignet und sollte deshalb von Sportanfängern gemieden werden. Die hohen ungewohnten Belastungen können bei Untrainierten und anscheinend Gesunden zu Zwischenfällen bis hin zum plötzlichen Herztod führen. Deshalb verbietet sich Aerobic insbesondere bei Personen mit Herzkrankheiten und Bluthochdruck.

Aerophagie unwillkürliches Luftschlucken, wie es zumeist bei Personen mit labiler Psyche bzw. einem labilen → vegetativen Nervensystem zu beobachten ist. Die ständige Luftfüllung von Magen und Darm, die sich manchmal in lautem Rülpsen entlädt, kann zu Völlegefühl, Herzklopfen und Herzschmerzen führen. Die wichtigste therapeutische Maßnahme ist die Beruhigung des Patienten und Aufklärung über die Art und harmlose Ursache seiner Beschwerden. Unterstützend wirkt bisweilen das → autogene Training.

Aerosoltherapie Aerosole sind in Gasen schwebende, feinst verteilte flüssige oder feste Stoffe mit einem Durchmesser von 1–10 Tausendstel Millimetern, durch deren Einatmung Medikamente direkt in die oberen und tieferen Luftwege gelangen sollen. Selbst unter den besten Bedingungen erreichen jedoch nur 5–20 Prozent der inhalierten Substanz das Bronchialsystem, der Rest wird verschluckt. Das Hauptanwendungsgebiet bilden die chronische → Bronchitis und das → Bronchialasthma.

Affekt heftige, kurz dauernde Gemütsbewegung aus Zorn, Wut, Hass, Freude, Trauer usw. Sie ist zumeist mit körperlichen Begleiterscheinungen wie Beschleunigung von Puls und Atmung, Blutdruckanstieg, verstärkten Darmbewegungen usw. verbunden und kann so stark sein, dass sich die Vernunft dagegen nicht durchzusetzen vermag. Die daraus resultierende Beeinträchtigung von Einsichts- und Handlungsfähigkeit ist gerichtsmedizinisch überaus bedeutsam.

Affektkrämpfe (Wutkrämpfe, Schreikrämpfe) Vor allem bei Kindern zwischen 2 und 6 Jahren kommt es vor, dass ihnen bei heftigem Weinen und Schreien aus Zorn und Trotz der Atem wegbleibt. Bei maximaler Ausatmung unterbricht dann das Kind sein Schreien, hält den Atem an und wird rasch blau im Gesicht. Dabei kann es sogar kurzzeitig das Bewusstsein verlieren, außerdem treten nicht selten blitzartige Muskelzuckungen auf. Mit dem jähzornigen Schreien reagieren die Kinder auf bestimmte Situationen oder möchten die Aufmerksamkeit der Umgebung auf sich lenken. Derartige Affektkrämpfe sind an sich harmlos, nur in Ausnahmefällen zeigen sie eine versteckte → Epilepsie an.

Aflatoxine von bestimmten Schimmelpilzen während ihres Wachstums in Lebens- und Futtermitteln produzierte Giftstoffe (Toxine), die vor allem Leber, Gallengänge, Nieren und Nervensystem angreifen und in seltenen Fällen sogar einen → Leberkrebs auslösen können. Deshalb muss man verschimmelte Lebensmittel grundsätzlich als vergiftet ansehen und darf sie nicht verzehren. Da die Aflatoxine sich im Inneren der Lebensmittel ausbreiten, genügt es keinesfalls, die verschimmelten Stellen einfach nur auszuschneiden.

Afterfistel (Analfistel) afternaher Gang von Enddarm zur Körperoberfläche. Die Drüsen des Afters können sich – oft in Zusammenhang mit inneren → Hämorriden – verstopfen, entzünden und schließlich einen Abszess, eine abgekapselte Eiteransammlung, bilden, die sich durch dumpfe oder pochende Schmerzen bemerkbar macht und sich bis zur Körperoberfläche ausdehnen kann. Falls der Abszess nicht von

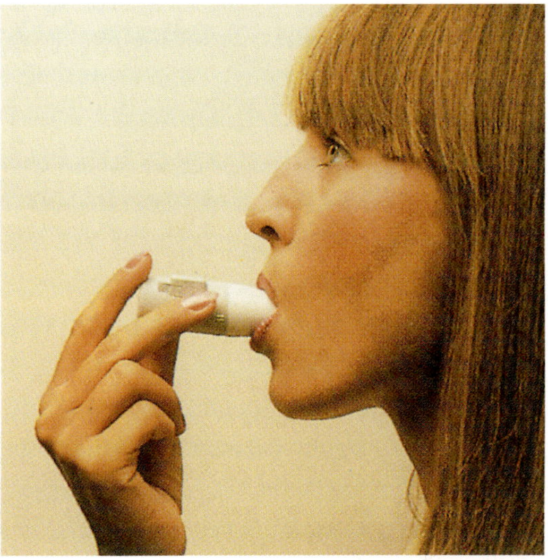

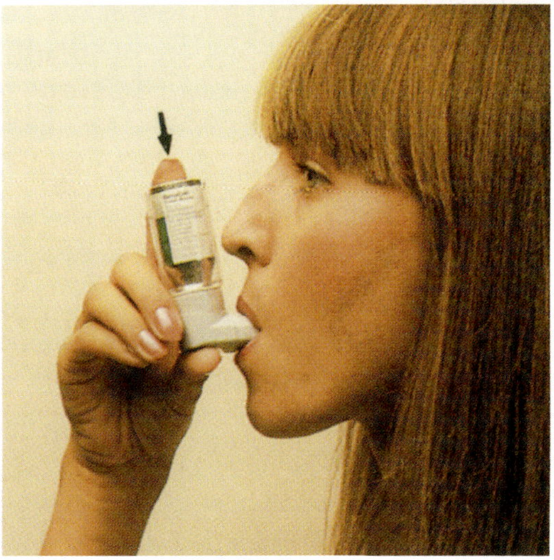

Aerosoltherapie Zunächst ohne Inhalator tief ausatmen, dann das Mundstück mit den Lippen dicht umschließen und tief inhalieren (***oben***). Bei Dosier-Aerosolen durch Druck mit dem Zeigefinger auf die Patrone den Aerosolstoß auslösen und gleichzeitig tief einatmen (***unten***).

selbst nach außen durchbricht oder vom Arzt operativ gespalten wird, kann er sich nach innen ausbreiten und irgendwo platzen. Als Folge bildet sich ein Eiterkanal zwischen After und Körperoberfläche: die Afterfistel. Durch die Fistel entleert sich unablässig eitriges Sekret nach außen, so dass die Aftergegend ständig schmierig-feucht ist, was wiederum zu starkem, außerordentlich lästigem Hautjucken führt. Zudem ist der Stuhlgang vielfach mit erheblichen Schmerzen verbunden. Die Beseitigung einer Afterfistel gelingt nur operativ.

Afterjucken (Pruritus ani) Juckreiz in der Aftergegend, der mit und ohne begleitende Hautentzündung auftreten kann. Als weitere Ursachen kommen → Hämorriden, Hautpilzerkrankungen, die → Madenwurm-Krankheit und verschiedene Stoffwechselleiden in Betracht. Zur Behandlung ist neben der möglichen Beseitigung der Grundkrankheit auf peinliche Sauberkeit im Afterbereich zu achten, jedoch sollten aggressive Seifen, Puder oder Salben gemieden werden. Vor allem darf sich der Betroffene nicht ständig kratzen. Vorteilhaft sind Sitzbäder mit Zinnkraut oder Kamille. Wenn der Juckreiz länger anhält, muss unbedingt ein Arzt aufgesucht werden.

Afterkrampf schmerzhafte Zusammenziehung des Afterschließmuskels bei After- und Mastdarmentzündungen, → Hämorriden und → Afterschrunden. Die Behandlung erfolgt mit Hilfe warmer Sitzbäder oder Umschläge sowie mit schmerzstillenden und krampflösenden Darmzäpfchen.

Afterschrunde (Analfissur) Riss in der Afterhaut als Begleiterscheinung von → Ekzem, Hautpilzerkrankungen, → Hämorriden oder verstopfungsbedingt hartem Stuhlgang. Anzeichen: Schmerzen beim Stuhlgang und danach, Blutspuren auf dem Toilettenpapier, Verstärkung der Verstopfung. Behandlung: Regelung des Stuhlgangs, schmerzstillende Salben und Zäpfchen, Sitzbäder. In hartnäckigen Fällen operative Ausschneidung des eingerissenen Bereichs und gleichzeitige Dehnung des Schließmuskels.

Aftervorfall (Mastdarmvorfall, Analprolaps, Rektumprolaps) Ausstülpung der Afterhaut vor allem beim Stuhlgang sowie im Zusammenhang mit inneren → Hämorriden. Beim Mastdarmvorfall rutscht der ganze unterste Mastdarmabschnitt durch den After nach außen. Beim Säugling ist das noch ein harmloses Ereignis, das nach wenigen Monaten nicht mehr vorkommt, eine weitere Behandlung ist dann überflüssig. Die hervorgequollene Schleimhaut wird einfach mit einem ölgetränkten Wattebausch in den Darm zurückgeschoben. Im mittleren und älteren Lebensalter sind vorwiegend Frauen betroffen, die mehrere oder schwere Geburten hinter sich haben, wobei nicht selten eine angeborene Bindegewebsschwäche mitverursachend ist. Die Behandlung erfolgt durch Kräftigung des Beckengewebes mittels Gymnastik und Massage, Regelung der Darmtätigkeit, Unterlassen von Pressen beim Stuhlgang. Vielfach ist jedoch die Straffung des Schließmuskelgebietes durch eingespritzte Substanzen, häufig auch eine operative Fixierung erforderlich.

Agglutination Zusammenballung oder Verklumpung von Blutkörperchen, Bakterien usw.

Agnosie Störungen des Erkennens trotz unbehinderter Wahrnehmung durch die betreffenden Sinnesorgane. Bei der optischen oder ***visuellen Agnosie*** (Seelenblindheit) kann der Patient die gesehenen Gegenstände nicht benennen. Trotz normaler Sehleistung gelingt es nicht, die Gesichtswahrnehmungen mit den im Gehirn gespeicherten Bildern in Einklang zu bringen. Der Störung liegt eine Schädigung bestimmter Bereiche im Gehirn zu Grunde. Eine besondere Form bildet die Prosopagnosie: Ein Gesicht wird wohl als Gesicht, aber nicht als dasjenige einer bestimmten Person erkannt. Bei der ***akustischen Agnosie*** (Seelentaubheit) werden Geräusche und Töne wohl gehört, aber in ihrem Zusammenhang nicht erkannt. Bei der ***taktilen Agnosie*** (Stereoagnosie) können die Gegenstände durch Tasten nicht erkannt werden.

Agoraphobie → Platzangst.

Agranulozytose innerhalb weniger Stunden einsetzender drastischer Verlust an weißen Blutkörperchen (Leukozyten), meist infolge einer allergischen Überempfindlichkeitsreaktion auf Medikamente oder Chemikalien. Dadurch kommt es zu einer massiven Abwehrschwäche gegen Krankheitserreger, die innerhalb weniger Stunden lebensbedrohliche Ausmaße annehmen kann.

Die Krankheit beginnt mit Schüttelfrost, Fieber und Abgeschlagenheit, dann treten Schleimhautgeschwüre im Rachen, an den Mandeln sowie im After- und Geschlechtsbereich auf, die sich rasch ausbreiten.

Behandlung: Sofort sämtliche Medikamente absetzen. Stattdessen bekommt der Patient → Corticosteroide (Kortison) und Antibiotika zur Infektabwehr.

AGS Abkürzung für → **a**dreno**g**enitales **S**yndrom.

ägyptische Augenkrankheit → Trachom.

Ahornsirupkrankheit lebensgefährliche Stoffwechselstörung bei Säuglingen, die ihren Namen dem charakteristischen Geruch des Urins verdankt und auf dem fehlerhaften Abbau von drei Aminosäuren beruht. Betroffene Säuglinge leiden schon in den ersten Lebenstagen unter Atemstörungen, Trinkschwäche, Erbrechen und Muskelkrämpfen. Nicht selten endet die Krankheit tödlich. Besserung verspricht nur eine lebenslange strenge Diät, bei der die drei betroffenen Aminosäuren so weit wie möglich vermieden werden müssen.

AIDS (**A**cquired **I**mmune **D**eficiency **S**yndrome = erworbenes Immundefektsyndrom oder erworbene Abwehrschwäche, HIV-Infektion) Die im Jahr 1980 in den USA zum ersten Mal beobachtete neuartige Krankheit stammt aus Zentralafrika (Zaire usw.), wanderte von dort über die Karibik nach Nordamerika und breitet sich seit 1982 auch in Europa aus. Nach Angaben der Weltgesundheitsorganisation sind heute weltweit rund 100 Millionen Menschen mit HIV infiziert, in Deutschland allein ungefähr 100 000.

AIDS ist eine übertragbare Krankheit, die durch ein 1983 erstmals beschriebenes Virus verursacht wird: das HI-Virus (**H**uman **I**mmunodeficiency **V**irus). Dieses Virus befällt das → Immunsystem des Körpers und macht ihn schutzlos gegenüber Infektionen und bestimmten Tumorarten. Übertragen wird das Virus, das außerhalb des Körpers nur für kurze Zeit infektiös bleibt, fast ausschließlich durch erregerhaltiges Blut, Samen- oder Vaginalflüssigkeit. Durch die intakte Haut können die Viren nicht in den Körper gelangen, vielmehr sind kleine Verletzungen erforderlich, durch die sie eindringen. Die Gefahr, sich mit AIDS anzustecken, besteht demnach hauptsächlich:

♦ beim Geschlechtsverkehr, insbesondere unter homosexuellen Männern – etwa 80 Prozent der bisher Erkrankten gehören zu dieser Gruppe – sowie mit häufig wechselnden Partnern.

♦ bei der Injektion von Drogen mit gemeinsam benutztem, infektiösem Spritzenbesteck.

♦ für Bluter und Empfänger von Blutkonserven; dieser Übertragungsweg ist aber inzwischen durch strenge Kontrollen beseitigt worden.

♦ für Neugeborene und Kleinkinder infizierter oder erkrankter Mütter.

Keine Infektionsgefahr besteht hingegen durch Lebensmittel, Wasser, Händeschütteln, Husten, Niesen, in Schwimmbädern, auf Sportplätzen, in öffentlichen Verkehrsmitteln, durch Insekten oder am Arbeitsplatz. Auch beim Umarmen oder Küssen kann es praktisch nicht zu einer AIDS-Infektion kommen.

Die Viren dringen in Körperzellen ein und vermehren sich dort. Vor allem befallen sie eine besondere Form von Abwehrzellen, die so genannten T-Lymphozyten. Die Zerstörung dieser Zellen hat zur Folge, dass das Immunsystem erheblich geschädigt wird, ja, vielfach sogar vollkommen zusammenbricht und dann nicht mehr in der Lage ist, den Körper vor eingedrungenen Krankheitserregern zu schützen. Auf diese Weise begünstigt AIDS zahlreiche Infektionskrankheiten, mit denen ein gesunder Organismus ohne weiteres fertig wird. Überdies können sich bösartige, ansonsten eher seltene Geschwulstarten wesentlich leichter entwickeln. Entweder als Folge derartiger Krankheiten oder durch allgemeine Auszehrung führt AIDS schließlich zum Tod.

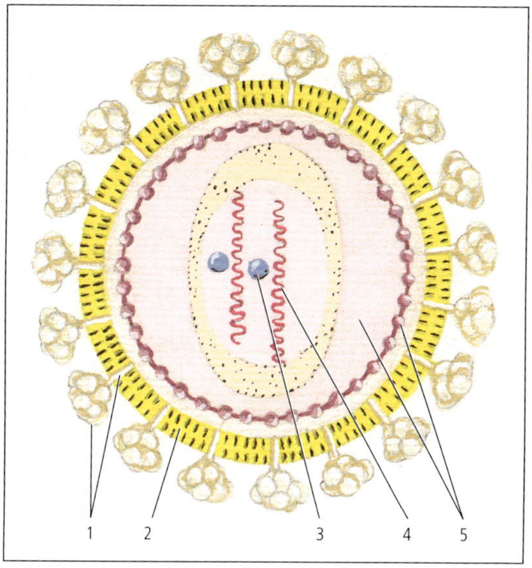

AIDS Schematischer Aufbau des Human Immunodeficiency Virus (HI-Virus): **1** Zucker-Eiweiß-Moleküle; **2** Fetthülle; **3** Übersetzermolekül; **4** Erbprogramm (RNS); **5** Innere Hüllen.

Der direkte Erregernachweis ist nicht routinemäßig durchführbar. Durch den HIV-Test können im Blut lediglich Antikörper gegen das Virus nachgewiesen werden. Dabei gibt es einen Suchtest und genauere, aufwändigere Bestätigungstests. Der positive Test besagt lediglich, dass der Körper sich mit dem Virus infiziert und auseinander gesetzt hat. Daraus kann aber nicht geschlossen werden, ob der Betroffene gesund oder krank ist bzw. ob er gesund bleiben oder erkranken wird, denn bei weitem nicht jede Infektion führt zu der schließlich tödlich endenden AIDS-Krankheit. Vielmehr rechnet man heute damit, dass allenfalls etwa 20 Prozent der Infizierten tatsächlich an AIDS erkranken. Da die Antikörper erst 4–12 Wochen nach der Infektion im Blut erscheinen, kann der Test eine erst kürzlich erfolgte Infektion allerdings nicht anzeigen.

Der Krankheitsverlauf ist außerordentlich vielgestaltig und lässt sich nicht in einem einheitlichen Schema fassen. Es gibt Fälle, bei denen das Vollbild der Erkrankung bereits nach wenigen Monaten vorhanden ist, andererseits auch nahezu symptomlose Verläufe über 10 Jahre und mehr. Schon die Inkubationszeit schwankt zwischen 6 Monaten und mehreren Jahren. Meist beginnt das Leiden mit sehr unspezifischen Symptomen, wie Lymphknotenschwellungen, Fieber und allgemeinem Unwohlsein. Daraufhin können entweder lange Phasen scheinbarer Gesundheit folgen, oder den Betroffenen machen weitere untypische Krankheitszeichen wie Durchfälle, Appetitlosigkeit mit Gewichtsverlust, Nachtschweiß und auch Atemnot zu schaffen. Immer wieder sind die Lymphknoten betroffen, auch die Milz schwillt oft an. In einigen Fällen beobachtet man zudem erhebliche psychische Beeinträchtigungen: Konzentrationsschwäche, starke Verwirrtheit, ja, sogar richtiggehende Wahnvorstellungen.

Nach durchschnittlich 3 bis 5 Jahren geht die Krankheit in ihr entscheidendes Stadium (Vollbild-Stadium) über. Das Immunsystem des Körpers ist inzwischen weitgehend zerstört, so dass sich alle möglichen anderen (opportunistischen) Krankheitserreger breit machen können. Lungenentzündungen greifen um sich, von denen einige Formen für AIDS geradezu charakteristisch sind; es kommt zum Ausbruch von Infektionskrankheiten durch Bakterien, Einzeller, Pilze und eine Vielzahl unterschiedlicher Viren. Auch diverse Geschwülste findet man, von denen vor allem das → Kaposi-Sarkom und das → maligne Lymphom typisch für das Vollstadium von AIDS sind.

Der tödliche Verlauf der Krankheit ist dann nicht mehr aufzuhalten; der Patient stirbt fast immer innerhalb der nächsten 1 bis 3 Jahre.

Trotz intensiver Anstrengungen wurde bisher noch kein Impfstoff gegen AIDS gefunden, was vor allem darauf zurückzuführen ist, dass der HIV-Erreger sehr wandlungsfähig ist und zahlreiche verschiedene Formen bilden kann. Hoffnung erweckt allerdings eine Studie mit 20 geimpften Rhesusäffchen und einer Gruppe von Kontrolltieren, die gezeigt hat, dass ein neuer Gen-Impfstoff den Aidserreger in Schach halten kann. Der Impfstoff kann zwar eine Infektion mit dem AIDS-Virus oder dem ähnlichen SI-Virus bei Affen nicht verhindern; er schafft es aber, die Abwehrkräfte so weit zu stärken, dass sie mit dem Erreger fertig werden und dieser auf eine nicht mehr nachweisbare Zahl reduziert werden kann.

Akanthose Vermehrung der Zellen der Stachelzellenschicht der Haut, z. B. beim → Ekzem.

Akklimatisation Jeder abrupte Klimawechsel ruft eine Reaktion des Organismus hervor, die sich bei anfälligen Personen in Form von Kopfschmerzen, Abgeschlagenheit, Schlafstörungen, Herzklopfen, Atemnot und seelischen Verstimmungen bemerkbar machen kann. Die Umgewöhnung an das neue Klima erstreckt sich bisweilen über mehrere Wochen, erst danach ist der Organismus angepasst. Im Meeresklima der Nordsee führt die Akklimatisation nicht selten zu einem Aufflackern chronischer Entzündungen sowie zu Schlaflosigkeit, Herzklopfen, Migräneanfällen und vorübergehender Gewichtsabnahme. Die Akklimatisation an das Gebirgsklima (über 1000 m Höhe) hat häufig das Absinken von Blutdruck und Pulszahl, Müdigkeit und Niedergeschlagenheit zur Folge. Hingegen kommt es im reizarmen Niederungs- und Mittelgebirgsklima nur zu ganz schwachen Reaktionen. Nach dem Aufenthalt in ungewohnten klimatischen Verhältnissen ist auch bei der Rückkehr in die Heimat mit einer Reaktion zu rechnen, die sich wiederum über mehrere Tage erstrecken kann.

Akkommodation Anpassung des Auges an das Sehen in der Ferne und in der Nähe durch Änderung der Linsenwölbung; → Auge.

Akne Wenn man von Akne spricht, meint man im Allgemeinen die Acne vulgaris. Dies ist eine hauptsächlich bei Jugendlichen und jungen Erwachsenen vorkommende lästige Hauterkrankung mit zahlreichen unschönen Veränderungen im Gesicht, an Hals, Brust und Rücken. Die Ursache ist nicht einheitlich und vielfach auch nicht herauszufinden. Neben einer sicherlich vorhandenen erblichen Veranlagung spielen eine gesteigerte Talgproduktion, Verhornungsstörungen der Haut sowie hormonelle Einflüsse eine entscheidende Rolle.

In den Ausführungsgängen der Talgdrüsen – sie sind pro Quadratzentimeter Haut oft zu Hunderten vorhanden – kommt es zu einer Anhäufung von Hornlamellen, Talg und Bakterien. Das dadurch entstehende Gebilde ist der so genannte Mitesser, das erste Anzeichen einer beginnenden Akne. Beim älteren Mitesser sammelt sich an der Spitze dunkles

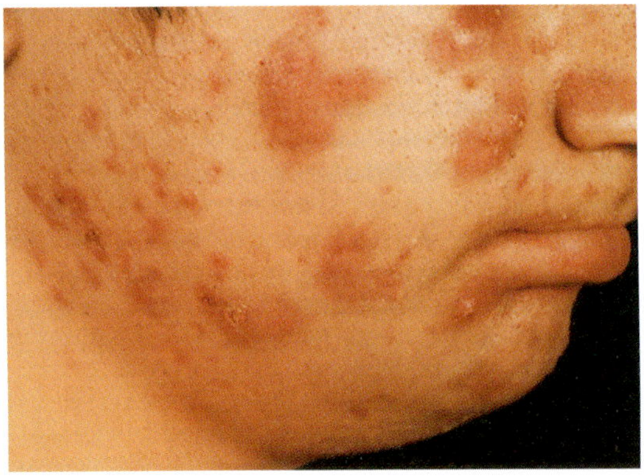

Akne Diese Hauterkrankung tritt im Wesentlichen während der Pubertät auf.

Pigment an, so dass der Kopf des Mitessers schwarz wird. Die Bakterien, normale Bewohner der Talgdrüsenausführungsgänge, vermehren sich nun im rückgestauten Talg und lösen eine Entzündung mit Rötung, Schwellung und schließlich Eiterbildung aus. Wenn man die Pusteln ausquetscht, können Eiter und Horn des Mitessers noch tiefer in die Haut eindringen und eine noch stärkere Entzündung verursachen. Durch Kratzen entstehen zusätzliche Hautdefekte. Die Akne hinterlässt bei manchen Patienten keine oder nur geringe, bei anderen beträchtliche Narben.

Neben der Acne vulgaris unterscheidet man noch folgende anderen Akneformen:

die ***Acne cosmetica***, die nach lang dauernder Verwendung fettiger Cremes auftreten kann.

die ***Acne fulminans***, eine sehr schwere Verlaufsform bei jungen Männern, bei der zu ausgedehnten Pusteln, tiefen Geschwüren und krustigen Hautveränderungen auch noch Fieber und Gelenkbeschwerden hinzukommen.

die ***Acne venenata***, die beim Kontakt mit chemischen Substanzen wie Chlor (***Chlorakne***), Schmieröl (***Ölakne***), Teer (***Teerakne***) sowie bei der Einnahme bestimmter Arzneimittel (***Jodakne***, ***Bromakne***) zu hässlichen Hautveränderungen führen kann.

Die Behandlung soll schon beginnen, ehe sich die Mitesser entzündet haben. Diese können nach Erweichung durch ein Gesichtsdampfbad oder eine warme Packung mit einem so genannten Komedonenquetscher ausgedrückt werden. Dabei ist größte Reinlichkeit geboten; am besten lässt man diese Prozedur durch eine geschulte Kraft vornehmen. Flache Narben können durch Schleifen entfernt werden; bei tieferen helfen nur plastisch-chirurgische Eingriffe oder Kollagenimplantate. Bei hartnäckigen Entzündungserscheinungen verordnet der Arzt zur Bekämpfung der Bakterien Antibiotika sowie zur örtlichen Behandlung Akne-Mittel – vor allem Vitamin-A-Präparate –, die die Talgproduktion reduzieren und die Ablösung der Hornzellen unterstützen sollen. Besteht der Verdacht auf eine hormonelle Ursache, sind evtl. Hormonpräparate angebracht. Zudem haben auch Sonnenstrahlen eine Schälwirkung und bremsen die Talgsekretion. Dabei gilt es jedoch, vorsichtig zu sein, da zu viel ultraviolettes Licht der Haut schadet und sie vorzeitig altern lässt. Aknepatienten sollten auf Süßigkeiten und tierische Fette weitgehend verzichten und vor allem diejenigen Nahrungsmittel aus ihrer Kost streichen, die sie als auslösende Stoffe in Verdacht haben.

Zur täglichen Reinigung empfiehlt sich die Verwendung von medizinischer Seife und warmem Wasser. Zur Abdeckung der Mitesser sollten nur fettfreie Kosmetika benutzt werden. Im Übrigen verlangt die Behandlung der Akne vom Patienten viel Geduld und Zeit. Sie muss so lange durchgeführt werden, bis keine neuen Pusteln und Mitesser mehr erscheinen.

Akren medizinische Fachbezeichnung für Körperenden wie Finger- und Zehenendglieder, Nase und Ohren.

Akrodynie → Feer-Selter-Swift-Krankheit.

Akromegalie durch vermehrte Absonderung von Wachstumshormon im Vorderlappen der → Hirnanhangdrüse (Hypophyse) verursachte Vergrößerung der Körperspitzen (Nase, Unterkiefer, Lippen, Zunge usw.). Weitere Anzeichen sind derbe Gesichtszüge, plumpe Hände und Füße, heisere Stimme, starkes Schwitzen, Kopfschmerzen, Sehstörungen, Schläfrigkeit bis hin zur Lethargie. Die Ursache dieser Störung ist eine Drüsengeschwulst, ein so genanntes → Adenom der Hypophyse, das eine übermäßige Ausschüttung von Wachstumshormon zur Folge hat. Die Akromegalie beginnt gewöhnlich im frühen Erwachsenenalter und ist durch einen schleichenden Verlauf gekennzeichnet. Tritt die hormonelle Störung bereits vor der Pubertät auf, kommt es zu einem Riesenwuchs, während die vermehrte Hormonausschüttung in späterem Lebensalter zu den erwähnten, unproportionalen Vergrößerungen der Körperenden führt. Daneben können folgende, teils ebenfalls hormonell bedingte Komplikationen eintreten: Knochen- und Gelenkveränderungen, Verformung der Wirbelsäule, Herzvergrößerung, Nachlassen der sexuellen Begierde, bei Frauen Menstruationsstörungen sowie eine spezielle Form der → Zuckerkrankheit. Unbehandelt verläuft die Krankheit in einzelnen Schüben und führt über eine zunehmende Herzschwäche oder die Zuckerkrankheit mit ihren Komplikationen zu einer deutlich verringerten Lebenserwartung: 80 Prozent der Patienten sterben vor dem 60. Lebensjahr. Behandlung: Neurochirurgische Entfernung des Adenoms bzw. der ganzen Hirnanhangdrüse oder Zerstörung des Adenoms durch Einbringung von radioaktiven Isotopen.

Akrozyanose bläuliche Verfärbung an den Körperenden, also an Fingern, Zehen, Nase und Ohren, infolge einer Fehlfunktion kleinster Blutgefäße in der Haut: Diese reagieren auf Temperaturänderungen, indem sie sich heftig zusammenziehen, wodurch der Blutdurchfluss unterbunden wird. Betroffen sind vorzugsweise junge Frauen. Drückt man auf die Haut, geht die Verfärbung zurück, um sich nach Loslassen allmählich wieder auszubreiten. Häufig finden sich als Begleitsymptome vermehrte Schweißabsonderung, oft in Verbindung mit kalten feuchten Händen, und Empfindungsstörungen.

Aktinomykose (Strahlenpilzkrankheit) »Strahlenpilze« ist

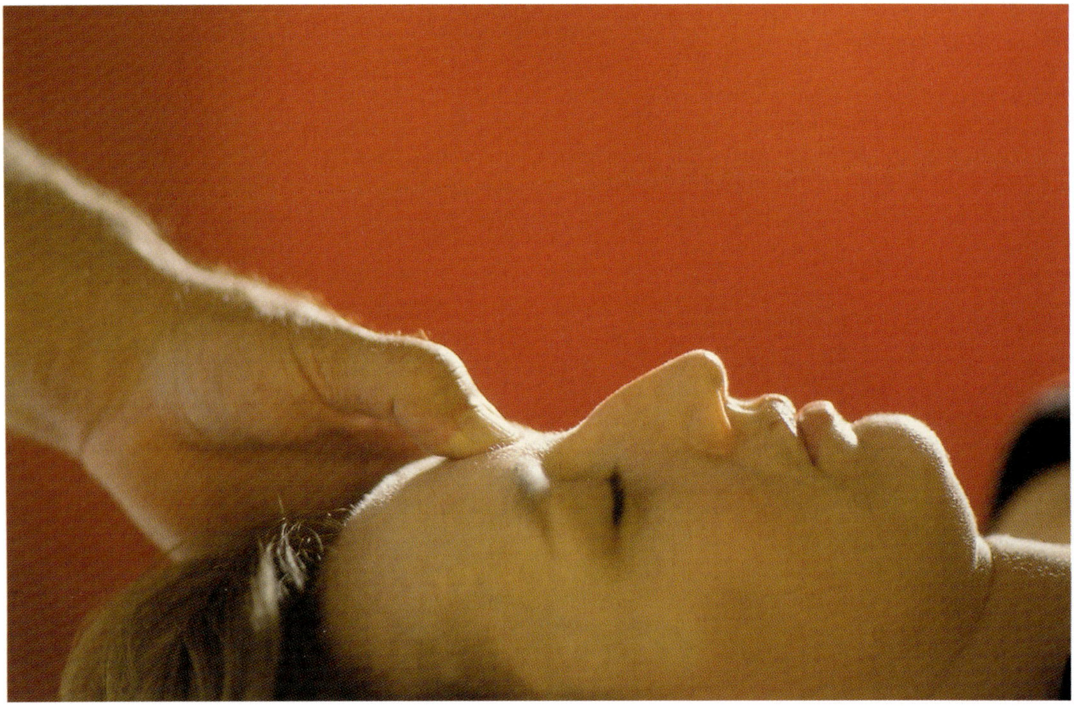

Akupressur Dieses Heilverfahren wird insbesondere bei Verspannungen sowie Kopf- und Gliederschmerzen angewendet.

eigentlich eine unzutreffende Bezeichnung für die Erreger dieser Krankheit, denn in Wirklichkeit handelt es sich dabei nicht um Pilze, sondern um Bakterien, welche strahlenförmig um sich herum Fäden bilden. Sie leben bei vielen Menschen unbemerkt in der Mundhöhle – unter anderem auch in defekten Zähnen – und werden erst gefährlich, wenn das körperliche Immunsystem geschwächt ist. Da die Erreger auch im Boden und auf Pflanzen vorkommen, ist es möglich, sich durch das Kauen von Gräsern und Ähren zu infizieren. Dann dringen die Strahlenpilze über kleine Verletzungen und weiter über die Lymphbahnen in die Haut von Hals und Wangen ein, zerstören nach und nach größere Gewebeabschnitte und machen auch vor dem Kieferknochen nicht Halt.
Auch ein Befall innerer Organe ist möglich; man spricht in diesem Fall von Lungen- bzw. Darm-Aktinomykose.
Die Symptome sind sehr vielgestaltig: Sie reichen von schlecht heilenden Geschwüren, also tiefen Gewebskratern, im Bereich der Mundschleimhaut bis zu blauroten, wulstartigen, brettharten Verdickungen an der äußeren Haut des Gesichts. In der Mitte dieser bisweilen entstellend wirkenden Veränderungen bilden sich tiefe Einziehungen, aus denen sich häufig Eiter entleert.
Eine gründliche Mundhygiene ist die beste Vorbeugung gegen die Strahlenpilzkrankheit, weil dadurch die Mundschleimhaut widerstandsfähiger und → Karies an den Zähnen vermieden wird, so dass die Strahlenpilze weniger Schlupfwinkel finden.
Die Behandlung ist langwierig, da die Erreger auf Antibiotika nur schlecht ansprechen. In schlimmen Fällen sind chirurgische Eingriffe zur Entfernung kranken Gewebes und zur Korrektur hässlicher Narben erforderlich.

Aktivkohle aus pflanzlichem Material gewonnene Kohle, die in Form von Pulver, Granulat oder Tabletten ein hohes Bindungsvermögen für in Flüssigkeiten und Gasen gelöste Teilchen besitzt. Man verwendet sie bei Durchfallkrankheiten, Blähungen und Vergiftungen, wo sie die schädlichen Substanzen aufnimmt und dazu beiträgt, sie schneller aus dem Körper herauszubefördern.

Akupressur ein der → Akupunktur verwandtes Heilverfahren, bei dem jedoch an Stelle von Nadelstichen ausschließlich der Druck der Finger verwendet wird. Dieser löst an bestimmten, so genannten Akupressurpunkten eine Art »Energiefluss« aus, mit dem sich Verspannungen, Kopf- und Gliederschmerzen, aber auch Kreislaufstörungen positiv beeinflussen lassen.

Akupunktur Die »Nadelstich-Methode« entstammt der altchinesischen Heilkunde. Durch Beeinflussung genau festgelegter Hautpunkte, die nach der chinesischen Lehre mit der Funktion innerer Organe in einer engen Wechselbeziehung stehen, sollen Erkrankungen und Störungen einzelner Organe gebessert oder ganz beseitigt werden. Diese Punkte sind auf Leitlinien, den so genannten »Meridianen«, angeordnet. Insgesamt gibt es 14 symmetrisch angeordnete Hauptmeridiane und über 700 Akupunkturpunkte. Dabei werden 5 Arten unterschieden: Harmonisierungspunkte, Anregungspunkte, Beruhigungspunkte, Alarmpunkte und Spezialpunkte.

Die Nadeln aus Gold, Silber oder Stahl werden 2–8 mm tief eingestochen, was weder stärkere Schmerzen noch eine Blutung hervorruft, und verbleiben zwischen 10 Sekunden und 2 Minuten an Ort und Stelle. Insgesamt dauert eine Akupunkturbehandlung etwa 20 Minuten. Die Wirkung kann durch vorsichtiges Drehen der Nadeln verstärkt werden.

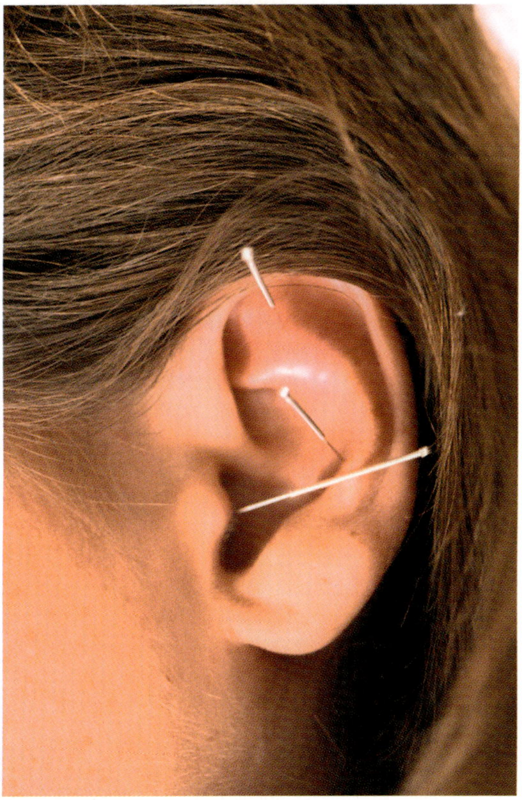

Akupunktur Das alte chinesische Heilverfahren hat sich bei zahlreichen Erkrankungen und funktionellen Störungen bewährt.

Die Akupunktur beruht auf der Auffassung, dass es eine Energie – »Qi« genannt – gibt, die wie in Kanälen entlang dieser Meridiane strömt und die eigentliche Lebenskraft des Menschen darstellt. Diese Energie besteht aus den 2 gegensätzlichen Kräften »Yin« und »Yang«, wobei Yang die männliche, aktive, dynamische Kraft darstellt, hingegen Yin den weiblichen, passiven, stofflichen Aspekt verkörpert. Nur wenn Yin und Yang im Gleichgewicht sind, ist der Körper gesund, andernfalls ist der Energiestrom behindert: Der Mensch wird krank.

Die Akupunktur wird vor allem bei psychosomatischen, vom seelischen auf den körperlichen Bereich einwirkenden Erkrankungen und funktionellen Störungen angewendet: also bei Migräne, Asthma, Kopf-, Gelenk- und Kreuzschmerzen, Dickdarmentzündung, Verstopfung, Verdauungsbeschwerden, Hautleiden, Schlaflosigkeit, Erschöpfungszuständen, seelischen Verstimmungen. Empfohlen wird die Methode aber auch zur Gewichtsabnahme sowie zur Alkohol- und Raucherentwöhnung. Ein spezielles Anwendungsgebiet bildet die Akupunktur-Anästhesie. Da die Schmerzfreiheit erst 20 Minuten nach dem ersten Nadelstich einsetzt, wird zu Beginn eine Kurznarkose mit einem intravenös verabreichten Narkosemittel gegeben. Während der Akupunktur-Anästhesie müssen die Nadeln ständig durch Drehen mit der Hand oder besser elektrisch stimuliert werden, weshalb sie in der Regel an ein spezielles Gleichstromgerät angeschlossen werden. Die Elektro-Akupunktur wird nicht nur zur Anästhesie bei Operationen, sondern auch zur Behandlung von Prellungen, Verstauchungen, Hexenschuss, Muskelverspannungen, Nervenentzündungen, Sehnenscheidenentzündungen und Kopfschmerzen eingesetzt.

Die Akupunktur wirkt zweifellos über das Nervensystem auf die einzelnen Organe ein. So konnte unter anderem nachgewiesen werden, dass sie die Schmerzverarbeitung im Rückenmark beeinflusst und die Freisetzung körpereigener, schmerzhemmender Stoffe, so genannter → Endorphine, anregt.

Eine Abwandlung der Akupunktur ist die → Akupressur.

akut plötzlich auftretend, heftig, schnell; Gegensatz: → chronisch.

akute Lebernekrose (akute Leberdystrophie) dramatischer Zerfall von Leberzellen. Dieser kann durch die Einwirkung eines Lebergiftes oder eines Infektionserregers auf eine bereits geschädigte Leber hervorgerufen werden. Glücklicherweise handelt es sich um ein seltenes Ereignis. Das Krankheitsbild wird durch rapide Leberschrumpfung, → Gelbsucht, Blutungen, Muskelzittern und Bewusstseinsstörungen geprägt. Je nach der Tiefe der Bewusstseinstrübung werden verschiedene Stadien unterschieden. Im Endstadium (Leberkoma) herrscht völlige Bewusstlosigkeit mit Verlust der Reflexe. Bleibt ausnahmsweise eine ausreichende Anzahl ungeschädigter Leberzellen erhalten, überlebt der Patient. Die intensive Therapie zielt in erster Linie darauf ab, die Aufnahme stickstoffhaltiger Substanzen aus dem Darm, die sonst in der Leber entgiftet würden, in das Blut zu verhindern. Kortisonpräparate (→ Corticosteroide) können hierbei lebensrettend wirken.

akutes Abdomen plötzlich auftretende Baucherkrankung mit Schmerzen, Bauchdeckenspannung, Störung der Darmbewegungen, Erbrechen, Kreislaufstörungen. Das akute Abdomen – »Abdomen« ist die medizinische Bezeichnung für den Bauch – ist keine eigenständige Krankheit, sondern vielmehr eine Art Alarmsignal, das auf eine gefährliche Erkrankung eines Bauchorgans hindeutet: z. B. auf eine → Bauchfellentzündung, eine → Blinddarmentzündung, eine → Gallenblasenentzündung, einen → Ileus (Darmverschluss), auf den Durchbruch eines → Magengeschwürs, auf Blutungen bei einer → Extrauterinschwangerschaft (Schwangerschaft außerhalb der Gebärmutter) gelegentlich auch auf eine → Brustfellentzündung, auf Nierensteinkoliken oder eine akute → Bauchspeicheldrüsenentzündung.

Das akute Abdomen stellt in jedem Fall einen lebensbedrohlichen Notfall dar, der unbedingt sofortiges Handeln erfordert. So schnell wie irgend möglich muss der Patient in ein Krankenhaus eingeliefert werden.

Albinismus angeborener, auf einer erblichen Störung beruhender Pigmentmangel der Haut, Haare und der Regenbogenhaut der Augen. Die Betroffenen haben eine weißlich rosafarbene Haut, weiße Haare, rötlich schimmernde Pupillen und leiden auf Grund eines Farbstoffmangels in Regenbogen- und Netzhaut des Auges oft unter einer ausgeprägten Lichtscheu, unter → Augenzittern und verminderter Sehschärfe.

Albumine wichtigste Klasse der → Eiweiße (Proteine).

Albuminurie (Proteinurie) Vorkommen von → Eiweiß im Urin: bei Nierenerkrankungen, Fieber, körperlicher Anstrengung usw.

Aldosteron Hormon der Nebennierenrinde mit besonderer Wirkung auf den Mineralstoffwechsel und den Wasserhaushalt. Eine krankhafte Überproduktion von Aldosteron ist Ursache des → Conn-Syndroms.

Alexie Verlust des Schriftverständnisses. Es besteht ein Unvermögen, den Sinn von Geschriebenem zu erfassen, obwohl das Sehvermögen intakt ist. Die einzelnen Buchstaben werden richtig erkannt, die Wörter können jedoch nicht gelesen werden. Die spontane Sprache und das Sprachverständnis sind normal. Ursache ist die Schädigung eines bestimmten Bezirkes im Gehirn.

-algie, -algesie Bestandteil medizinischer Fachausdrücke mit der Bedeutung »Schmerz, Leid«.

Alkaloide stickstoffhaltige, kompliziert aufgebaute Stoffe in vielen Pflanzen, die hochwirksam und zum Teil giftig sind: z. B. Morphin, Chinin, Strychnin, Atropin, Kokain, Coffein und Nikotin. Viele von ihnen finden als Arzneimittel Verwendung und können heute zum Teil auch schon synthetisch hergestellt werden.

Alkohol Der aus der Vergärung von Zucker entstehende Äthylalkohol oder Weingeist ist das älteste Genussmittel der Menschheit, wohingegen der nur für technische Zwecke verwendete Methylalkohol hochgiftig ist.

Alkohol wird von den Schleimhäuten des Mundes und des Magens aufgenommen, mit dem Blutstrom im ganzen Körper verteilt und in der Leber abgebaut. Die akute Alkoholwirkung hängt von Menge und Konzentration des alkoholischen Getränks, von der Trinkdauer, von der individuellen Verträglichkeit, dem Allgemeinzustand des Trinkenden sowie der Magenfüllung ab und wird durch verschiedene Arzneimittel – Psychopharmaka, Schlafmittel, Schmerzmittel, Antihistaminika – beträchtlich verstärkt.

Alkohol wirkt in erster Linie auf das Zentralnervensystem und führt in Abhängigkeit von der zugeführten Menge zu Rauschzuständen verschiedener Grade, deren Beurteilung nach dem in Promille angegebenen Alkoholblutspiegel erfolgt. In kleinen Mengen bewirkt Alkohol eine Anregung und Enthemmung mit gesteigertem Rede- und Bewegungsdrang sowie erhöhtem Selbstgefühl. Dieser »selige« Zustand bildet den stärksten Anreiz zum Alkoholgenuss. Wenn weiter getrunken wird, kommt es zu Kritikschwäche, verlängerter Reaktionszeit, Gleichgewichtsstörungen, Bewusstseinstrübungen, verringertem Erinnerungsvermögen und schlimmstenfalls zur akuten ***Alkoholvergiftung***, bei der 4 Stadien unterschieden werden: Erregungs-, Schlaf-, Narkosestadium und schließlich das Stadium der fortschreitenden Atemlähmung, die zum Tod führt.

Alkohol besitzt eine große Verbrennungswärme: 1 g liefert 7,2 Kalorien. In kleinen Mengen wirkt der Alkohol appetitanregend, indem er die Magensaftabsonderung steigert. Zudem ist bekannt, dass Alkohol – in Maßen genossen – die Gefahr der → koronaren Herzkrankheit verringert. So spielt der in Deutschland überaus häufige → Herzinfarkt in südlichen Ländern, in denen zum Essen im Allgemeinen ein Glas Wein getrunken wird, eine nahezu unbedeutende Rolle. Die Blutgefäße der Haut werden erweitert, dadurch entsteht ein trügerisches Wärmegefühl; tatsächlich aber wird Körperwärme nach außen abgeführt, so dass es schließlich zu einer Temperatursenkung kommt. Dadurch besteht die Gefahr des Erfrierungstodes für den berauschten Schläfer in der Winterkälte.

Alkohol beeinflusst in hohem Grade die Verkehrssicherheit. In manchen Staaten gilt daher für Kraftfahrer ein absolutes Alkoholverbot, wohingegen in anderen ein Blutalkoholgehalt bis zu 0,8 Promille noch toleriert wird. Einen derartigen Blutalkoholgehalt kann man je nach Umständen noch 2 Stunden nach dem Genuss von 1–1½ Liter Bier oder ½ Liter Wein haben. Der Genuss von Kaffee oder Vitamin C hat entgegen weit verbreiteten Ansichten keinen Einfluss auf die Alkoholwirkung. Ebenso ist es falsch, zu glauben, der Alkoholabbau – 0,1–0,2 Promille pro Stunde – könne durch Medikamente beschleunigt werden. Daher muss bei der Beurteilung der Fahrtüchtigkeit die Nachwirkung eines nächtlichen Rausches auf den Zustand am nächsten Morgen berücksichtigt werden.

Der Alkoholgehalt verschiedener Getränke

	in Prozent		in Prozent
Bier	1– 7	Sekt	10–15
Most	6–11	Südwein	15–20
Weißwein	6–14	Likör	20–65
Rotwein	8–15	Schnaps	38–80

Alkoholismus (Alkoholkrankheit) Alkoholkrank ist, wer sich durch Alkoholkonsum körperlich, psychisch oder sozial schädigt. Nach der Definition der Weltgesundheitsorganisation (WHO) wird jemand als Alkoholiker bezeichnet, wenn seine Abhängigkeit vom Alkohol einen solchen Grad erreicht hat, dass er deutlich seelische Störungen aufweist oder eine Beeinträchtigung seiner körperlichen und seelischen Gesundheit, seiner mitmenschlichen Beziehungen und seiner sozialen und wirtschaftlichen Funktionen bzw. Vorläufer einer solchen Entwicklung zeigt.

Die Alkoholkrankheit ist weltweit das sozialmedizinische Problem Nummer 1. In Deutschland gibt es heute etwa vier Millionen behandlungsbedürftige Alkoholkranke, darunter sind etwa 25–30 Prozent Frauen und 10 Prozent jüngere Menschen bis zum 25. Lebensjahr. Die Zahl hat sich im Lauf der letzten 25 Jahre verzehnfacht.

Nach dem unterschiedlichen Trinkverhalten kann man Alkoholkranke in folgende Typen unterteilen:

1. Alpha-Trinker: Dies sind Problem-, Konflikt- und Erleichterungstrinker, die praktisch zeitweilig abhängig sind, bei denen jedoch noch kein Kontrollverlust besteht, wobei Kontrolle in diesem Zusammenhang bedeutet, dass der Trinkende noch die Freiheit hat, seinen Alkoholkonsum nach Belieben zu beenden.

2. Beta-Trinker: Hierunter versteht man Gelegenheits-, Wochenend- und Fernsehtrinker, für die ein übermäßiger, aber nicht unbedingt regelmäßiger Alkoholkonsum kennzeichnend ist. Es besteht keine Abhängigkeit vom Alkohol, körperliche Schäden sind jedoch möglich.

3. Gamma-Trinker: Sie zeigen psychische, später auch körperliche Abhängigkeit und Kontrollverlust; zeitweilige Abstinenz ist noch möglich.

4. Delta-Trinker: Gewohnheitstrinker mit deutlicher körperlicher Abhängigkeit, bei denen eine eindeutige Unfähigkeit zur Abstinenz besteht. Man bezeichnet sie auch als »Spiegel-Trinker«, weil sie zur Aufrechterhaltung ihres »Wohlbefindens« einen bestimmten Alkoholspiegel benötigen.

5. Epsilon-Trinker: Darunter versteht man Trinker mit zeitweiligem totalen Kontrollverlust, so genannte »Quartalsäufer«, die sich durch mehrtägiges exzessives Trinken auszeichnen, dazwischen jedoch zu wochenlanger Abstinenz fähig sind.

Die chronische Zufuhr von Alkohol führt früher oder später zu schweren Krankheitsbildern an verschiedenen Organen. Am stärksten betroffen sind Magen-Darm-Trakt (Magen, Dünndarm, Leber, Bauchspeicheldrüse), Herz, Blut bildende Organe und Nervensystem. Die wichtigsten Erkrankungen im Gefolge des Alkoholismus sind → Magenschleimhautentzündung (Gastritis), Fettleber, → Hepatitis, → Leberzirrhose, akute und chronische → Bauchspeicheldrüsenentzündung, → Anämie (Blutarmut), Herzmuskelschaden, Nervenent-

Alkoholkonsum in Deutschland

Verbrauch pro Kopf in Liter	1997	1998	1999
Bier	127,0	123,0	123,0
Wein	18,3	18,4	18,6
Sekt	4,9	4,7	5,0
Spirituosen	2,2	2,3	2,2

zündungen, Gehirnerkrankungen, → Demenz (Geistesschwäche) bis hin zum → Delirium tremens, einer schweren Bewusstseinstrübung mit Verwirrtheit, Unruhe, Angst, Halluzinationen und starkem Zittern. Besonders traurig sind die Auswirkungen des Alkoholgenusses bei Schwangeren. Wenn diese in der Frühschwangerschaft täglich 60 g Alkohol konsumieren, kommt es in 40 Prozent der Fälle zu Fruchtschäden wie Totgeburt, Organmissbildungen und Intelligenzminderungen. Außerdem bleiben die Kinder in ihrer geistigen Entwicklung hinter Gleichaltrigen zurück.

Kritische Alkoholdosis

	Vol. %	g/Liter	60 g in (Männer)	20 g in (Frauen)
Bier	4	31	1,50 l	0,50 l
Most	5	39	1,20 l	0,40 l
Pils-, Exportbier	5,5	43	1,10 l	0,37 l
Wermut	15	118	0,50 l	0,16 l
Cognac	42	331	0,18 l	0,06 l
Edellikör	56	442	0,13 l	0,04 l
Rum	70	553	0,10 l	0,03 l

Die kritische Alkoholmenge pro Tag beträgt bei fortgesetztem Konsum 60 g für Männer und 20 g für Frauen. Wird diese Grenze dauerhaft überschritten, muss innerhalb von 5–10 Jahren mit der Entwicklung einer → Leberzirrhose, d. h. der narbigen Schrumpfung der Leber, gerechnet werden. Frauen besitzen eine geringere Alkoholtoleranz, weil ihre Leber für den Alkoholabbau nicht so gut gerüstet ist wie die der Männer.

Bei Alkoholikern ist mit einer erhöhten Sterblichkeit zu rechnen, vor allem im mittleren Lebensalter. Die durchschnittliche Lebenserwartung ist um 15 Prozent, bei alkoholabhängigen Frauen um 12 Prozent vermindert, wobei Herzerkrankungen, Leberzirrhose, Selbstmord und Unfälle die häufigsten Todesursachen darstellen.

Eine ambulante Behandlung ist nur in seltenen Fällen möglich. Nach Möglichkeit ist eine stationäre Entziehungskur in einer Spezialheilstätte anzustreben. Besonders wichtig ist die Nachsorge über mehrere Jahre. Abstinenz ist zwar eine Voraussetzung für den Gesundungsprozess, aber nicht das alleinige Ziel. Der Kranke muss vielmehr mit Hilfe psychotherapeutischer Methoden neue Verhaltensmuster lernen, damit er motiviert bleibt, auf Alkohol zu verzichten. Eingeschränkter Alkoholgenuss ist dabei auf Dauer genauso sinnlos wie begrenzte Trinkpausen. An die Einzelbehandlung im Anfangsstadium sollte eine Gruppentherapie angeschlossen werden. Trotz allem sind die heutigen Behandlungserfolge noch bescheiden: Eine echte Heilung von der Alkoholkrankheit gelingt allenfalls bei 10 bis 20 Prozent der Betroffenen. Eine gewisse Unterstützung bei derartigen Entziehungskuren bringen neuartige Medikamente, die mithelfen, das übermäßige Verlangen nach Alkohol zu dämpfen.

Allergen Substanz, die im Körper als Immunantwort des Organismus eine → Allergie auslöst.

Allergie Als Allergie bezeichnet man die Überempfindlichkeitsreaktion des Organismus bei einem Kontakt mit Substanzen, die in ähnlichen Mengen bei anderen Personen ohne Folgen bleiben. Die Veranlagung zur Allergie, an der schätzungsweise mehr als 2 Drittel der Bevölkerung leiden, kann konstitutionell-vererbt oder im Lauf des Lebens erworben sein. Wenn Fremdstoffe – im Fall der Allergie spricht man von Allergenen – in den Körper eindringen, reagiert das → Immunsystem mit der Bildung von Antikörpern. Diese binden die Antigene an sich und machen sie unschädlich: Es entsteht ein so genannter Antigen-Antikörper-Komplex. Die erste derartige Antigen-Antikörper-Reaktion hat noch keine sichtbaren Erscheinungen zur Folge. Bei einem zweiten Zusammentreffen zwischen Allergenen und den nunmehr reichlich vorhandenen Antikörpern verläuft diese Reaktion dann jedoch recht stürmisch, wobei kennzeichnend ist, dass dabei hormonähnliche Substanzen, unter anderem das → Histamin, freigesetzt werden, die maßgeblich am Zustandekommen der allergischen Reaktion beteiligt sind.

Die Allergene werden in folgende Gruppen eingeteilt:

1. Inhalationsallergene: eingeatmete Allergene, die auf die Schleimhäute der Atemwege treffen. Hierher gehören: Hausstaub, Federn, Pollen, Blütenstaub, Pilzsporen, Haare usw.

2. Nahrungs- und Arzneimittelallergene: verschluckte Aller-

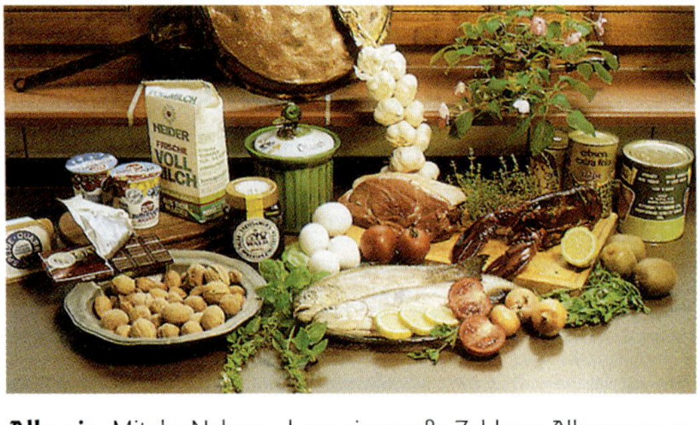

Allergie Mit der Nahrung kann eine große Zahl von Allergenen zugeführt werden.

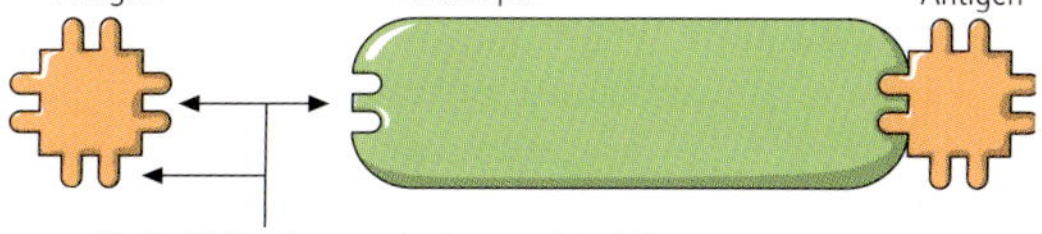

Allergie Die Antikörper, deren Größe hier weit übertrieben ist, besitzen besondere Haftstellen, die eine Klumpung (Agglutination) der Antigene ermöglichen.

gene, die auf die Schleimhäute des Verdauungstraktes treffen. Hierher gehören: Eier, Milch, Fische, Tomaten, Erdbeeren, Nüsse, Kakao, verschiedene Medikamente.

3. Kontakt- oder Hautallergene: Allergene, die auf äußere Haut und Schleimhäute treffen. Hierher gehören: Blütenpollen, Wiesenpflanzen, Pelze, Haustierhaare, Seide, Wolle, Leder, Kunststoffe, Chemikalien, Kosmetika, Medikamente, Desinfektionsmittel.

4. Injektionsallergene: Allergene, die durch Injektionen in den Körper gelangen. Hierher gehören: gruppenfremdes Blut, Impfstoffe, Medikamente (z. B. Penicillin).

5. Invasionsallergene: Sie gelangen auf verschiedenen Wegen in den Körper. Hierher gehören: Bakterien, Pilze, Würmer und andere Parasiten.

Die häufigsten auf einer Allergie beruhenden Krankheiten sind: → Heuschnupfen, → Bronchialasthma, → Ekzem, → Nesselsucht und → Serumkrankheit. Außerdem gibt es eine Reihe allergischer Magen-Darm-Störungen sowie verschiedene Blut- und Gefäßkrankheiten, denen eine Überempfindlichkeitsreaktion zu Grunde liegt. Die schlimmste, von einer Allergie ausgelöste Komplikation ist der allergische oder anaphylaktische Schock, der innerhalb kürzester Zeit zum Herzstillstand und damit zum Tod führen kann.

Zur Diagnose gehören neben der sorgfältigen Erhebung der Krankenvorgeschichte – hier spielen vor allem familiäre Besonderheiten eine Rolle – verschiedene Haut- und Schleimhauttests. So werden beispielsweise Allergenextrakte auf die Haut aufgebracht, nach 20–30 Minuten kann dann eine eventuelle Reaktion erkannt werden (Epikutantest); oder das getestete Allergen wird direkt an den Krankheitsort gebracht, also beispielsweise bei Verdacht auf allergisches Bronchialasthma eingeatmet, wodurch ein leichter Asthmaanfall ausgelöst wird. Schließlich gibt es noch eine Reihe von Labortests, bei denen mit Hilfe immunologischer Methoden im Blutserum zirkulierende Antikörper erfasst werden.

Für die Behandlung stehen folgende Möglichkeiten zur Verfügung:

1. Ausschaltung der Allergene (Allergenkarenz), z. B. »Schlafzimmersanierung« bei nachgewiesener Allergie auf Bettfedern.

2. Expositionsprophylaxe: Gefährdete Personen aus Allergikerfamilien sollten bestimmte Berufe, z. B. den des durch Mehlstaub gefährdeten Bäckers, nicht ergreifen. Bei schweren Allergien kann es sogar sinnvoll sein, in eine andere Gegend – z. B. ins Hochgebirge oder auf eine Insel – zu ziehen.

3. De- oder Hyposensibilisierung: Durch die Zufuhr des Allergens in zunächst sehr kleinen, dann nach und nach immer höheren Dosen versucht man, die Empfindlichkeit des Organismus gegenüber der betreffenden Substanz abzuschwächen.

4. symptomatische Behandlung: Diese richtet sich nach den vorherrschenden Krankheitszeichen und kann dauernd oder nur zeitweilig durchgeführt werden. Hierfür können antiallergisch wirkende Arzneimittel, insbesondere → Corticosteroide und → Antihistaminika, sowie örtlich begrenzt wirkende Medikamente – Nasentropfen, Salben, bronchialerweiternde Inhalationen usw. – eingesetzt werden.

5. psychotherapeutische Beeinflussung: Da psychische Faktoren bei allen Allergikern eine nicht unbedeutende Rolle spielen, müssen diese nach Möglichkeit ausgeschaltet werden. Das gilt ganz besonders für Asthmakinder, bei denen nicht selten die Mutter-Kind-Beziehung gestört ist. Hier können sich auch → Hypnose und → autogenes Training segensreich auswirken. Besonders zu empfehlen ist eine Kombination der Psychotherapie mit → Atemgymnastik bzw. mit einer Kurort- und Klimabehandlung.

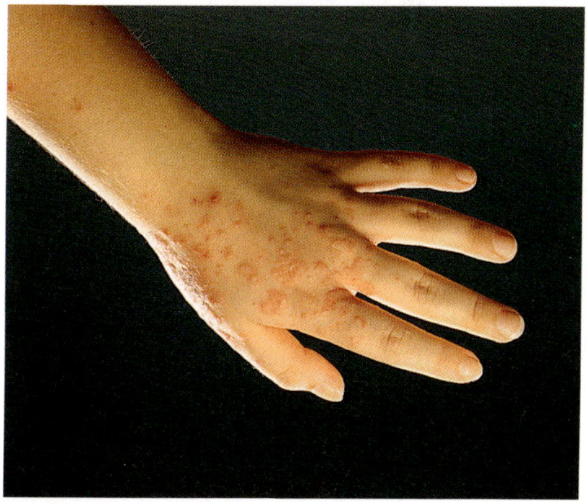

Allergie Überempfindlichkeit gegen Sonnenlicht kann stark juckende Hautausschläge auslösen.

Allergiepass Ausweis, den Allergiker stets mit sich führen und jedem behandelnden Arzt vorlegen sollten. Darin sind sämtliche Substanzen aufgelistet, die bei der betreffenden Person nachgewiesenermaßen eine → Allergie auslösen; und vor allem ist verzeichnet, in welchen Stoffen, beispielsweise Medikamenten, derartige Substanzen enthalten sind.

Allopathie vom Begründer der → Homöopathie, S. Hahnemann (1755–1843), geprägte Bezeichnung für die Methoden der Universitäts- oder Schulmedizin, die dadurch gekennzeichnet sind, dass sie den Krankheitssymptomen entgegenwirken und sie bekämpfen.

Alloplastik Ersatz körpereigenen Gewebes durch körperfremdes, totes Material, z. B. Ersatz eines Knochens, eines Gelenks, eines Blutgefäßes, einer Herzklappe oder der weiblichen Brust durch Metalle oder Kunststoffe.

Alopezie → Haarausfall.

Altern Das Altern ist ein nicht mehr umkehrbarer biologischer Vorgang, dessen wesentliches Kennzeichen ein Überwiegen der Rückbildungsvorgänge im Organismus ist. Altern ist keine Krankheit, es ist weder heil- und verhütbar und auch nicht durch »Verjüngungsmittel« aufzuhalten. Altern bedeutet aber auch eine abnehmende Anpassungsfähigkeit des Körpers an Umweltbedingungen, z. B. an Hitze, Kälte, andere Ernährung und Sauerstoffmangel.

Die mittlere Lebenserwartung ist in den vergangenen Jahrzehnten ständig gestiegen; sie beträgt heute etwa 73 Jahre bei Männern und 79 Jahre bei Frauen. Deshalb sind in den westlichen Industriegesellschaften heute etwa 18 Prozent der Bevölkerung älter als 65 Jahre.

Streng genommen beginnt der Mensch vom Zeitpunkt seiner Geburt an zu altern, wobei erhebliche Unterschiede zwischen den einzelnen Zellen, Geweben und Organen bestehen. Es gibt in jedem Lebensalter junge und alte Zellen. Man darf aber das kalendarische nicht mit dem biologischen Alter gleichsetzen; es gibt – übertrieben formuliert – junge Greise und greise Jünglinge. Wie sehr die Leistungsfähigkeit der verschiedenen Organe und Funktionen mit dem Alter abnimmt, verdeutlicht nachfolgende Tabelle.

Aus diesen Zahlenangaben wird deutlich, dass das Altern kein einheitlicher Vorgang, sondern die Folge von Funktionseinbußen der Organe ist, die auf Alterungsvorgänge in den Zellen zurückgehen. Das Altern der Zellen dürfte auf Veränderungen des Stoffwechsels beruhen, der von den Erbinformationen im Zellkern gesteuert wird. Die höchste, ideale Lebenserwartung des Menschen liegt bei etwa 120 Jahren. Ein natürlicher Alterstod ohne Einwirkung äußerer Faktoren konnte bis jetzt nicht nachgewiesen werden. Die Menschen sterben also nicht an Altersschwäche, sondern an altersbedingten Krankheiten. Langlebigkeit ist demnach in erster Linie durch die Erbanlagen bedingt; daneben spielen aber auch andere Faktoren eine Rolle: das Ausbleiben lebensbedrohlicher Krankheiten und Unfälle; ein geringerer Grad der → Arteriosklerose, vor allem im Bereich von Herz und Gehirn; die größtmögliche Erhaltung der körperlichen und geistigen Leistungsfähigkeit durch entsprechend intensives Training sowie günstige soziale und psychologische Bedingungen.

Die häufigsten Anzeichen des Alters sind:

♦ Die Haut wird dünner, faltig, runzelig und trocken und weist zunehmend braunschwarze Altersflecken und -warzen auf.

♦ Die Knochen werden porös (→ Osteoporose) und das Knorpelgewebe trocknet aus, wodurch die Bandscheiben dünner und unelastisch werden. Die Folgen sind Verschleißerscheinungen an den Gelenken (→ Arthrose), Abnahme der Körpergröße und eine gebückte Haltung. Außerdem lässt die Muskelkraft nach. Rheumatische Erkrankungen nehmen zu.

♦ Die Blutgefäße verengen sich mehr und mehr (→ Arteriosklerose); damit steigt die Gefahr von Durchblutungsstörungen, → Herzinfarkt und → Schlaganfall.

♦ Es werden weniger Verdauungssäfte produziert, dadurch wird die Ausnutzung der Nahrung erschwert.

♦ Körperzellen gehen verloren. Das Gehirn wird kleiner und leichter; die Leistungsfähigkeit der Sinnesorgane nimmt ab.

♦ Das Risiko, an → Alterskrankheiten wie der → Alzheimer-Krankheit, der → Parkinson-Krankheit (Schüttellähmung), der → Zuckerkrankheit, dem → grauen Star sowie an diversen Krebsformen zu erkranken, steigt.

Ältere Menschen geben subjektiv vor allem die folgenden

Abnahme der Leistungsfähigkeit im Alter

Verbleibende Werte beim 75-jährigen
in % der Werte eines 30-jährigen (= 100%)

Nervenleistungsgeschwindigkeit	90%
Grundstoffwechsel	81%
Gehirndurchblutung	80%
Herzausstoß in Ruhe	70%
maximale Dauerleistung	70%
Filtrationsleistung der Niere	69%
Fassungsvermögen der Lungen	56%
Handmuskelkraft	55%
maximale kurzfristige Spitzenleistung	40%
Regulation des Säuregehaltes des Blutes	17%

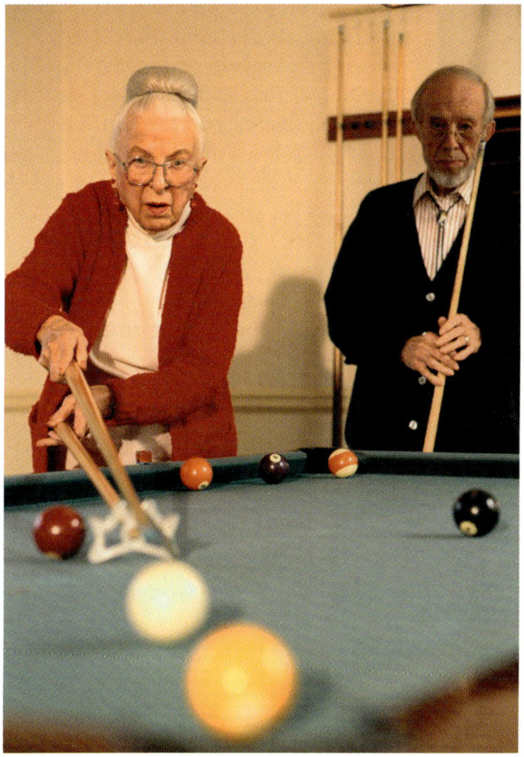

Altern Den charakteristischen Altersleiden begegnet man am besten mit Geselligkeit und vielfältigen Aktivitäten.

körperlichen Beeinträchtigungen an: eingeschränkte Beweglichkeit, Schlaflosigkeit, schlechteres Erinnerungsvermögen, Kopfschmerzen, Schwindel, schlechteres Hören und Sehen, Haarausfall, Hautfalten, leichte Ermüdbarkeit, Nachlassen der Spannkraft, Herz- und Kreislaufstörungen.

Körperliche Aktivität im Alter: Die körperliche Aktivität muss dem Lebensalter angepasst werden. Dabei ist es durchaus möglich, Bewegungsmangel während der Berufsjahre durch nachgeholte Aktivitäten etwas auszugleichen. Für ältere Menschen eignen sich folgende Sportarten: Gymnastik, Wandern, Laufen, Schwimmen, Radfahren, Kegeln und Tanzen. Regelmäßige Bewegung verlangt aber keine Kraftakte, die untrainierten Personen schwer schaden können.

Sexualität im Alter: Für gesunde Menschen gibt es keine Altersgrenze der Sexualität. Das Älterwerden bringt weniger eine Verminderung als vielmehr eine Änderung der Sexualität mit sich. Die Intimitäten werden ruhiger, die Freude daran wird aber keineswegs geringer. Der ältere Mensch muss sich – wie auch in anderen Lebensbereichen – bei der Sexualität Zeit lassen. Was letztlich gilt, ist nicht der sexuelle Akt an sich, sondern die Harmonie einer Verbindung.

Ein großes Problem des Älterwerdens besteht vor allem darin, dass das Altsein in unserer Gesellschaft fast als Makel gilt, und dies, obwohl der Anteil älterer Menschen an der Bevölkerung auf Grund der gestiegenen Lebenserwartung fortwährend größer wird. Doch grundsätzlich hat jeder selbst in der Hand, was er aus seinem Alter macht. Wer zeitlebens altersgemäß Sport betreibt, wer sich überdies geistig fit hält und sich anspruchsvollen Tätigkeiten widmet, der läuft weitaus weniger Gefahr, an einer der charakteristischen Altersleiden zu erkranken, und kann so seinen Lebensabend genießen, anstatt unter ihm zu leiden.

Alterskrankheiten Die häufigsten Krankheiten im Alter sind in der Reihenfolge ihrer Häufigkeit: → Arteriosklerose mit Folgen (Bluthochdruck, Herzinfarkt, Schlaganfall); → Arthrose der großen Gelenke und der Wirbelsäule; Infekte der Bronchien und Harnwege; → Krebs; Erkrankungen der Verdauungsorgane; Altersdiabetes (→ Zuckerkrankheit); → grauer und → grüner Star, Altersschwerhörigkeit; → Alterssichtigkeit; psychische Alterskrankheiten (Depression, Alterswahn u. a.), → Alzheimer-Krankheit.

Krankheiten weisen im Alter folgende Eigentümlichkeiten auf:

1. Typisch ist die Multimorbidität: mehrere Erkrankungen, z. B. Zuckerkrankheit, Bluthochdruck und Arthrose, sind zugleich vorhanden.

2. Im Alter werden entzündliche Krankheiten seltener, degenerative häufiger.

3. Ursachen, Beginn und Verlauf von Krankheiten sind anders als in der Jugend.

Häufigkeit des Geschlechtsverkehrs in Abhängigkeit vom Lebensalter

	Frequenz pro Monat (Mittelwerte)
bis 16 Jahre	0,03
17–20 Jahre	1,8
21–25 Jahre	9,1
26–30 Jahre	10,3
31–35 Jahre	9,4
36–40 Jahre	8,0
41–50 Jahre	6,1
51–60 Jahre	3,9
über 60 Jahre	1,5

(Nach einer Erhebung von 15 000 Männern)

Die unterschiedlichen Krankheitsformen in Abhängigkeit vom Lebensalter

	Jugend	Alter
Ursachen	oft äußere	meist innere
	meist gut erkennbar	oft lange verborgen
	oft eine besondere Ursache	oft mehrere Ursachen
Beginn	plötzlich, akut	schleichend
	auffallend	symptomarm
Verlauf	häufig begrenzt	vorwiegend chronisch
	hinterlässt Resistenz	fortschreitend
	geringe individuelle Unterschiede	große individuelle Unterschiede
	kurze Erholungszeit	lange Rekonvaleszenz

4. Psychische Schwierigkeiten und Konflikte werden von Älteren häufiger in körperlichen Beschwerden ausgedrückt als von Jugendlichen.

5. Der Verlust des Partners kann krankheitsauslösend wirken.

6. Die Folgen der Alterskrankheiten sind schwerwiegender als im mittleren Lebensalter.

Alterssichtigkeit (Presbyopie) Abnahme der Fähigkeit des Auges, von nahen Gegenständen ein scharfes Bild auf der Netzhaut zu entwerfen. Ursache ist, dass die Linse mit dem Alter die Fähigkeit verliert, sich bei Naheinstellungen entsprechend zu wölben. Abhilfe schafft eine Nahbrille bzw. bei Kurzsichtigen eine Fernbrille mit Nahzusatz.

Alveole 1. Lungenbläschen (→ Lunge), **2.** knöchernes Zahnfach (→ Zahn).

Alzheimer-Krankheit Das Wesen der nach dem Tübinger Nervenarzt Alois Alzheimer benannten Krankheit, deren Häufigkeit nach dem 70. Lebensjahr sprunghaft zunimmt, liegt im Absterben von Nervenzellen und deren Verbindungen im Gehirn, wodurch das Denkvermögen nach und nach zu Grunde geht. Man schätzt, dass in Deutschland fast 1 Million Menschen – Frauen häufiger als Männer – betroffen sind; jährlich kommen mehr als 50 000 Neuerkrankte hinzu.

Die ersten Anzeichen des Leidens sind Orientierungsschwierigkeiten und Störungen der Merkfähigkeit. Innerhalb einiger Jahre nehmen Gedächtnisstörung, Desorientiertheit und Verwirrtheitszustände allmählich zu, bis es zur völligen → Demenz kommt. Erstaunlich ist dabei, dass das Kurzzeitgedächtnis total versagt, wohingegen sich der Kranke an lange zurückliegende Ereignisse oft gut erinnern kann. Daneben treten auch Sprachstörungen auf – charakteristisch sind sinnlose Wiederholungen der letzten Silbe eines Wortes –, schließlich kommt es zu einem völligen Sprachzerfall. Im Anfangsstadium können überdies Unruhe, Erregungszustände und Halluzinationen auftreten.

Über die Ursache der Krankheit gibt es mehrere Theorien, die jedoch allesamt noch nicht bewiesen sind:

- Für eine erbliche Komponente spricht das gehäufte Auftreten in manchen Familien.
- Da man im Gehirn von Alzheimer-Kranken Veränderungen fand, die denen bei bestimmten Virusinfektionen des Zentralnervensystems ähneln, wird auch ein Virus als Ursache diskutiert.
- Andere Forscher halten eine Vergiftung mit Aluminium für ursächlich.
- Personen, die in jungen Jahren eine schwere Kopfverletzung erlitten haben, scheinen besonders anfällig zu sein, später an Alzheimer zu erkranken.
- Schließlich könnten auch Störungen im → Immunsystem dahinter stecken. Hierfür spricht, dass man im Blut von Alzheimer-Kranken Antikörper gegen körpereigene Nervenzellen gefunden hat.

Die Krankheit ist bis heute unheilbar. Durchblutungsfördernde Medikamente bringen zwar manchmal eine geringfügige Besserung, jedoch sterben die Patienten fast alle einige Jahre nach Krankheitsausbruch.

Die größte Bedeutung hat daher auch heute noch die ständige Pflege durch Familienangehörige und Pflegepersonen.

Amalgam Legierung aus Quecksilber und anderen Metallen, die in Form von Silberamalgam in der Zahnheilkunde für Füllungen verwendet wird. Die Diskussion über die Gefahr einer Vergiftung durch das darin enthaltene Quecksilber (→ Quecksilbervergiftung) ist zwar noch nicht abgeschlossen, jedoch gibt es bis heute keinen stichhaltigen Beweis dafür. Zu einem generellen Amalgamverbot wird es wohl in absehbarer Zeit nicht kommen, da dieser Werkstoff verschleißfest, preisgünstig sowie schnell und einfach zu verarbeiten ist und es zudem an geeigneten Ersatzmaterialien fehlt. Weit mehr als die Patienten sind jedenfalls die Zahnbehandler und ihr Personal gefährdet. Sie müssen daher zur Reduktion der Quecksilberbelastung besondere Arbeitsschutzmaßnahmen einhalten. Da sicher ist, dass Amalgamfüllungen bei Schwangeren eine messbare Quecksilberbelastung des Babys verursachen, ist während der Schwangerschaft eine Zurückhaltung bei der Verwendung von Amalgam geboten.

Amaurose Erblindung, bei der jegliche Lichtempfindung erloschen ist.

ambivalent widersprüchlich; von gegensätzlichen Gefühlsregungen geprägt.

Amblyopie → Schwachsichtigkeit.

Ambulant Der Begriff bedeutet im Grunde so viel wie »umhergehend«. Gemeint ist, dass der Kranke den Arzt in seiner Sprechstunde oder im Krankenhaus aufsucht und wieder nach Hause zurückkehren kann. Das Gegenteil ist die → stationäre Behandlung, die Aufnahme des Patienten in ein Krankenhaus.

Amenorrhö Fehlen oder Ausbleiben der Regelblutung. Man unterscheidet 2 Formen:

1. *primäre Amenorrhö:* Ausbleiben der ersten Regelblutung (Menarche) bis zum 18. Lebensjahr. Als Ursachen kommen Entwicklungsstörungen der Geschlechtsorgane oder funktionelle bzw. organische Störungen von Gehirn, → Hypothalamus, → Hirnanhangdrüse (Hypophyse) und → Nebennierenrinde in Frage. Therapeutisch sollte schon früh versucht werden, die Ursache einer verzögerten Reife zu klären. In vielen Fällen kann durch die rechtzeitige Zufuhr von Geschlechtshormonen eine normale körperliche und geistige Reifung erreicht werden.

2. *sekundäre Amenorrhö:* länger als dreimonatiges Ausbleiben der Menstruation in der Zeit der Geschlechtsreife. Diese Form ist weitaus häufiger als die primäre Amenorrhö. Es handelt sich zumeist um funktionelle Störungen im System Hypothalamus – Hypophyse – Eierstöcke – Gebärmutter. Eine sekundäre Amenorrhö kann auch psychisch durch Schock und schwere Konfliktsituationen ausgelöst werden. Seltenere Ursachen sind Tumoren des Gehirns, der Hirnanhangdrüse, der Eierstöcke oder der Nebennierenrinde sowie die Zerstörung der Gebärmutterschleimhaut infolge einer Entzündungen. Natürlich muss immer eine Schwangerschaft ausgeschlossen werden. Die Behandlung erfolgt durch Entfernung des Tumors, den Einsatz von Hormonpräparaten und eventuell auch durch Psychotherapie.

Ametropie → Sehfehler.

-ämie Bestandteil medizinischer Fachausdrücke mit der Bedeutung »Blut«.

Aminosäuren einfachste Bausteine der Eiweißkörper.

Amnesie (Erinnerungslücke) zeitlich oder inhaltlich begrenzte Gedächtnislücke, meist nach Bewusstseinsstörungen und bei → Psychosen. Man unterscheidet 3 Formen:

1. *die anterograde Amnesie:* Erinnerungslücke nach einem schädigenden Ereignis. Der Betroffene kann sich zum Beispiel an einen bestimmten Zeitraum nach einem Unfall nicht mehr erinnern.

2. *die retrograde Amnesie:* Erinnerungslücke vor einem schädigenden Ereignis. Hier fehlt dem Erkrankten die Erinnerung an die Zeit vor einem Unfall und damit auch an das auslösende Ereignis.

3. *die psychogene Amnesie:* Erinnerungslücke durch unbewusste Verdrängung unangenehmer Ereignisse.

Amnion (Schafhaut) die dünne, gefäßlose, mittlere der 3 → Eihäute als Teil der Fruchthülle.

Amnioskopie (Fruchtwasserspiegelung) Betrachtung der Fruchtblase mittels eines durch Scheide und Gebärmutterhals eingeführten Rohres mit Lichtquelle. Dadurch erhält man Aufschluss über Menge und Beschaffenheit des Fruchtwassers. Grüne, gelbe und bräunliche Verfärbungen deuten auf eine erhöhte Gefährdung bzw. Erkrankung des Kindes hin. Durch die routinemäßige Überwachung der Risikofälle mittels Fruchtblasenspiegelung ist es gelungen, die Kindessterblichkeit deutlich zu senken.

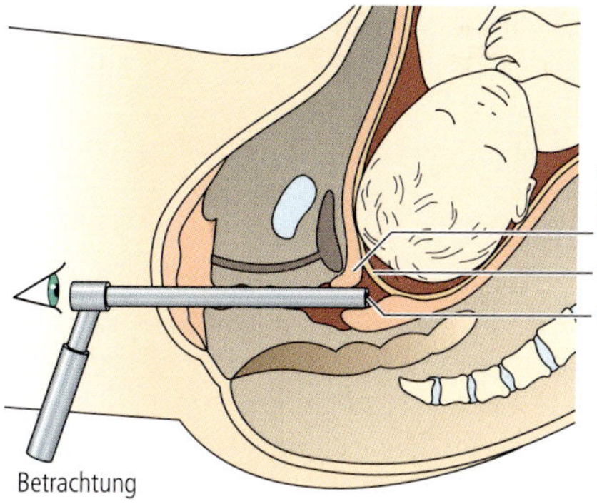

Amnioskopie Mit dem in die Scheide und den Gebärmutterhals eingeführten Amnioskop wird das Fruchtwasser durch die intakten Eihäute besichtigt.

Amniozentese Durch die Bauchdecke hindurch wird die Fruchtblase punktiert und Fruchtwasser angesaugt. Eine solche Amnionpunktion wird durchgeführt bei Verdacht auf Missbildungen und Krankheiten der Frucht, zur Reifebestimmung des Embryos bzw. Feten und zur Bestimmung der Fruchtwassermenge. Das Risiko – Infektion, Blutung oder Verletzung der Frucht – liegt heute insgesamt unter 1 Prozent.

Amöbenruhr in allen warmen Ländern weit verbreitete infektiöse Darmkrankheit. Die Infektion mit den Amöben – kleine einzellige Lebewesen ohne bestimmte Gestalt – erfolgt vor allem durch verschmutzte Lebensmittel und Wasser. Millionen Menschen und Haustiere sind so genannte Ausscheider – symptomlose Träger von Amöbenzysten – und können da-

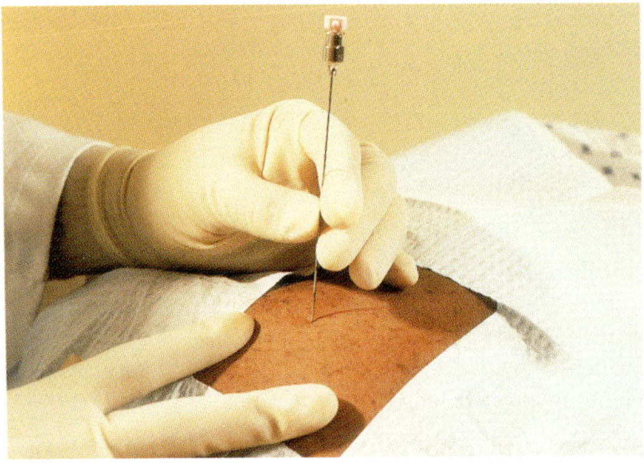

Amniozentese Sie gilt als das zuverlässigste Verfahren im Rahmen der pränatalen Diagnostik.

her als Infektionsquelle dienen. Die aufgenommenen Zysten können jahrelang im Darm leben, ohne dass es zu einer Erkrankung kommt. Bei zusätzlichen Schädigungen der Darmschleimhaut dringen die Amöben dann in diese ein und verursachen eine geschwürige Dickdarmentzündung. Die Inkubationszeit beträgt 1–4 Wochen. Im Gegensatz zur sehr stürmisch verlaufenden → Bakterienruhr beginnt die Krankheit langsam und schleichend. Ohne Fieber, jedoch begleitet von krampfartigen Leibschmerzen, treten Durchfälle mit Schleim- und Blutbeimengungen auf. Es kommt häufig zu Rückfällen. Zur Behandlung werden Chemotherapeutika verabreicht. Die beste Abwehr ist jedoch eine vorbeugende gute allgemeine Hygiene.

Ampulle **1.** Glasbehälter für Arzneimittel, die eingespritzt werden; auch Brechampullen für Flüssigkeiten, die eingenommen werden. **2.** erweiterte Abschnitte einzelner Organe, z. B. des Eileiters, des Samenleiters, des Mastdarms.

Amphetamine mit dem → Adrenalin verwandte, zu den Betäubungsmitteln zählende Medikamente, die das Nervensystem anregen und als Mittel gegen krankhafte Müdigkeit, → Depressionen, aber auch als → Appetitzügler verwendet werden. Da sie Sucht erzeugend sind, unterliegen sie dem Betäubungsmittelgesetz.

Amputation operative Entfernung eines Körperteils. Eine chirurgische Amputation kann in folgenden Fällen notwendig sein: nach der Zertrümmerung eines Körperteils ohne Möglichkeit einer Wiederherstellung; beim Gewebstod durch → Embolie oder → Brand (Gangrän); bei lebensgefährlichen Erkrankungen, z. B. schweren Infektionen, → Gasödem und Krebs. Unmittelbar nach der Wundheilung wird die Versorgung mit einer Prothese angeschlossen. In dem nicht mehr vorhandenen Glied können noch lange Schmerzen, so genannte Phantomschmerzen, empfunden werden. Zu unerträglichen Schmerzen kommt es ebenfalls, wenn sich im Stumpf eine Auftreibung im Ende des durchtrennten Nervs (Amputationsneurinom) bildet.

Amyloidose Bei chronischen Entzündungen und lang dauernden Eiterungen bilden sich abartige Eiweißkörper – das so genannte Amyloid –, die im Gewebe einzelner Organe, vorzugsweise in Herz, Milz, Leber, Nieren und Knochenmark, abgelagert werden. Das Gewebe wird dadurch starr, oft brett-hart, speckig und wachsartig. Grundsätzlich besteht wenig Aussicht auf Heilung. Im Vordergrund steht die Behandlung des Grundleidens. Die abgelagerten Amyloidmassen mit Hilfe von Medikamenten zu beseitigen, gelingt nur in seltenen Einzelfällen.

Anabolika den Aufbaustoffwechsel (Anabolismus), speziell den Eiweißaufbau, fördernde Wirkstoffe. Die heute gebräuchlichen Anabolika sind synthetische Abkömmlinge des männlichen Geschlechtshormons. Die wichtigsten Wirkungen sind: Beschleunigung aller Wachstumsprozesse; Zunahme des Körpergewichts; Vermehrung der Muskelmasse; Zurückhaltung von Wasser, Kalzium, Phosphor und Kalium im Körper. Nebenwirkungen bei Frauen: Vermännlichung und Menstruationsstörungen. Klinische Anwendung: bei und nach schweren Erkrankungen, wenn Untergewicht und Appetitlosigkeit bestehen; bei Kräfteverfall durch Krebs und Strahlentherapie; bei schlecht heilenden Knochenbrüchen. Kraftsportler nehmen Anabolika bisweilen zur Vermehrung der Muskelmassen, was jedoch verbotenes Doping darstellt.

anal den After betreffend.

Analeptika Arzneimittel mit erregender Wirkung auf das gesamte Zentralnervensystem oder bestimmte Funktionszentren, z. B. auf das Atem- oder Kreislaufzentrum. In hohen Dosen sind Analeptika Krampfgifte! Beispiele: Coffein, Pentetrazol.

Analfissur → Afterschrunde.

Analfistel → Afterfistel.

Analgetika (schmerzstillende Mittel) natürlich vorkommende, halbsynthetische oder vollsynthetische Arzneimittel, die die Schmerzempfindung blockieren. Zu den stark wirksamen Analgetika zählen das Morphin und seine pharmakologischen Verwandten, die nur vom Arzt verschrieben werden dürfen. Sie beinhalten das Risiko einer Suchtentwicklung. Zu den schwach wirkenden Analgetika gehören Salicylsäure-, Pyrazolon- und Anilinabkömmlinge; diese wirken gleichzeitig fiebersenkend und entzündungshemmend.

Analprolaps → Aftervorfall.

Anämie (Blutarmut) Eine Anämie liegt vor, wenn die Zahl der roten Blutkörperchen (Erythrozyten) oder die Menge des darin enthaltenen Blutfarbstoffs (Hämoglobin) vermindert ist. Die Erythrozyten haben die wichtige Aufgabe des Sauerstofftransportes, so dass bei Blutarmut die einzelnen Organe unter der ungenügenden Sauerstoffzufuhr leiden.

Allgemeine Anzeichen einer Anämie sind: Blässe der Haut und der Schleimhäute; schneller Puls und Atemnot (besonders bei körperlicher Belastung); Ohrensausen, Schwindelgefühl (besonders beim raschen Lagewechsel); rasche Ermüdbarkeit; Kälteempfindlichkeit.

Die Anämien werden in 4 große Gruppen eingeteilt:

1. Anämien durch Verlust von Erythrozyten;

2. Anämien durch verminderte Erythrozytenproduktion;

3. Anämien durch gesteigerten Erythrozytenabbau;

4. Anämien durch gleichzeitige Störung von Produktion und Abbau der Erythrozyten.

Die ***Anämien durch Verlust von Erythrozyten*** entstehen infolge akuter oder chronischer Blutungen. Ein akuter Blutverlust kommt bei Verletzungen, Operationen, Gefäßrissen (→ Aneurysma), Magen- und Zwölffingerdarmgeschwüren, Eileiterschwangerschaft usw. vor. Das Schicksal der Patienten hängt in erster Linie von Ausmaß und Geschwindigkeit der Blutung ab. Ein plötzlicher Blutverlust von 1500–2000 ml kann tödlich sein, während der langsame Verlust der gleichen Blutmenge über einen Zeitraum von 1–2 Tagen oder noch länger in der Regel überlebt wird. Blutungen bis zu einem halben Liter – das ist die Blutmenge, die beim Blutspenden entnommen wird – verursachen im Allgemeinen keine Erscheinungen.

Bei chronischen Blutverlusten handelt es sich zumeist um unbemerkte Sickerblutungen (z. B. im Bereich des Magen-Darm-Kanals oder der weiblichen Geschlechtsorgane); dadurch wird der Eisenvorrat des Körpers aufgebraucht.

Die Behandlung besteht in der Auffüllung des Blutvolumens (Infusion von Blutersatzlösungen oder Blutkonserven) und in der Stillung der Blutung.

Bei den ***Anämien durch verminderte Erythrozytenproduktion*** werden wieder 2 große Untergruppen unterschieden:

1. aplastische Anämien

2. Mangelanämien

Die aplastischen Anämien sind Folge einer aus verschiedensten Gründen verminderten Erythrozytenproduktion im Knochenmark. In der Regel besteht gleichzeitig eine Verminderung der weißen Blutkörperchen (Leukozyten) und der Blutplättchen (Thrombozyten). Es kommen angeborene oder im Lauf des Lebens erworbene Störungen – z. B. nach hoch dosierten Gaben von → Zytostatika im Rahmen der Krebstherapie – vor. Die Heilungsaussichten sind gering.

Die Mangelanämien entstehen durch Mangel an Substanzen – Eisen, Vitamin B_{12}, Folsäure, Vitamin B_6 –, die für die Bildung der roten Blutkörperchen oder des Hämoglobins notwendig sind. Am häufigsten ist die ***Eisenmangelanämie***, die folgende Ursachen haben kann:

1. unzureichende Eisenzufuhr – bei Unterernährung oder einseitiger eisenarmer Kost;

2. mangelhafte Aufnahme und Ausnutzung des mit der Nahrung zugeführten Eisens – bei Durchfallkrankheiten oder nach einer Magenoperation;

3. Eisenverluste durch Blutungen im Magen-Darm-Kanal und bei Frauen durch die Menstruation, während der Schwangerschaft – durch Abgabe von Eisen an die Frucht – und bei der Entbindung.

Neben den schon genannten allgemeinen Anzeichen der Blutarmut klagen die Patienten bei einer Eisenmangelanämie über Kraftlosigkeit, Kopfschmerzen, depressive Verstimmungen, Mundwinkelschrunden, Zungenentzündung, Schluckbeschwerden, Brüchigkeit der Fingernägel und Haarausfall. Die Diagnose wird anhand des → Blutbildes gestellt; die Behandlung besteht in der Beseitigung der Blutungsquellen und in der Zufuhr von Eisenpräparaten.

Vitamin-B_{12}-Mangelanämie: Der Vitamin-B_{12}-Mangel kann verschiedene Ursachen haben:

1. mangelhafte Zufuhr bei allgemeiner Unterernährung und bei strengen Vegetariern (Vitamin B_{12} kommt nur in tierischen Nahrungsmitteln vor!);

2. mangelhafte Aufnahme des Vitamins B_{12} aus der Nahrung: Ehe es von der Dünndarmschleimhaut aufgenommen werden kann, muss sich das Vitamin B_{12} mit dem von der Magenschleimhaut gebildeten »Intrinsic-Faktor« in Anwesenheit von Kalzium verbinden;

3. Verbrauch oder Zerstörung von Vitamin B_{12} im Darm durch Parasiten oder Bakterien;

4. gestörte Aufnahme von Vitamin B_{12} im Darm bei gleichzeitiger Einnahme verschiedener Medikamente.

Die bei uns weitaus häufigste Form des Vitamin-B_{12}-Mangels ist die sich schleichend entwickelnde ***perniziöse Anämie*** (Biermer-Krankheit). Dabei bestehen ein erheblicher Salzsäuremangel im Magen und ein Schwund der Magenschleimhaut, wodurch die Produktion des Intrinsic-Faktors gestört ist. Die familiär gehäuft auftretende Krankheit, bei der auch vermehrt Magenkrebs auftritt, führt unbehandelt immer zum Tod. Neben Anzeichen der Blutarmut weist die perniziöse

Anämie noch Symptome von Seiten des Magen-Darm-Kanals und des Nervensystems auf. Typische Anzeichen sind eine strohgelbe Gesichtsfarbe, eine glatt, wie lackiert aussehende, stark brennende Zunge, Verdauungsbeschwerden, Kribbeln an Händen und Füßen, Gangunsicherheit in der Dunkelheit, allgemeine Muskelschwäche, Antriebsarmut und Konzentrationsschwäche.

Der Arzt findet im Blutbild charakteristische Veränderungen infolge Reifungsstörung der roten Blutkörperchen. Die Behandlung besteht in regelmäßigen Injektionen von reinem Vitamin B_{12}, die zeitlebens erfolgen müssen. Bei Unterbrechung der Behandlung ist mit schweren Rückfällen zu rechnen.

Folsäuremangelanämie: Die Folsäure wird zur Gruppe der B-Vitamine gerechnet. Sie kommt in zahlreichen Blattgemüsen, ferner in Hefe und Leber vor. Folsäuremangel führt zu einer Blutarmut, bei der das Blutbild weitgehend dem bei der perniziösen Anämie gleicht (Riesenformen der Erythrozyten und ihrer Vorläufer). Als Ursachen kommen die ungenügende Zufuhr von Folsäure mit der Nahrung – kein Obst und kein Gemüse – sowie Aufnahmestörungen infolge von Darmkrankheiten in Betracht. Das Hauptanzeichen ist eine gelbblasse Hautfarbe; im Gegensatz zur perniziösen Anämie fehlen jedoch neurologische Symptome. Die Behandlung besteht in der Korrektur der Kost und Zufuhr von ausreichend Folsäure.

Weitere Mangelanämien können bei einem Zuwenig an den Vitaminen B_6, C und E, bei Ausfall von Hormondrüsen und bei Eiweißmangel (Hungerkrankheit) auftreten.

Eine besondere Anämieform ist auf eine Störung der Bildung von Häm, dem Farbstoffanteil des Hämoglobins, zurückzuführen. Dabei ist Eisen im Überschuss vorhanden, wird jedoch nicht zur Blutbildung verwendet. Ursache ist wahrscheinlich ein angeborener oder erworbener Enzymdefekt. Der Behandlungserfolg ist bei dieser Anämieform noch sehr unbefriedigend.

Anämien durch gesteigerten Erythrozytenabbau, die auch als ***hämolytische Anämien*** bezeichnet werden. Die normale Lebensdauer der Erythrozyten von etwa 120 Tagen ist dabei herabgesetzt. Es werden mindestens 13 verschiedene Formen dieser Anämien unterschieden, die teils angeboren und teils durch äußere Schädigungen bedingt sind. So ist die erbliche ***Kugelzellenanämie*** dadurch gekennzeichnet, dass die Erythrozyten im Vergleich zu normalen roten Blutkörperchen dicker und kleiner sind. Der Verlauf der Krankheit ist sehr verschieden. Sie kann lange unbemerkt bleiben, bis es durch Zusammentreffen mit anderen Erkrankungen zu schweren Krisen kommt, die tödlich enden können. Bei den Kranken fällt oft ein Turmschädel mit Erhöhung des Scheitels und steilem Abfall von Stirn und Hinterkopf auf. Die Behandlung besteht in der operativen Entfernung der Milz, die als »Falle« für die Erythrozyten wirkt; die Operation soll schon im Kindesalter – etwa nach dem 6. Lebensjahr – vorgenommen werden.

Die → ***Thalassämie*** (Mittelmeeranämie) wurde zuerst bei Angehörigen der Mittelmeerländer entdeckt, kommt aber in der ganzen Welt vor. Dabei liegt eine anlagebedingte Störung der Hämoglobinsynthese vor.

Die → ***Sichelzellenanämie*** tritt fast ausschließlich bei Menschen schwarzer Hautfarbe auf. Der Krankheit liegt eine vererbte Abnormität des Hämoglobins zu Grunde.

Die erworbenen hämolytischen Anämien sind entweder immunologisch oder toxisch bedingt. So ist es möglich, dass der Organismus Antikörper gegen die eigenen Erythrozyten bildet. Die Entstehungsbedingungen dieser Antikörper sind noch unklar, ihre Wirkung ist temperaturabhängig, d. h., sie wirken teils bei Kälte, teils bei Wärme. Bei manchen Menschen führt die Einnahme bestimmter Medikamente – Antibiotika, Analgetika, Fiebermittel, Sedativa – zum verstärkten Abbau der roten Blutkörperchen (Hämolyse). Die Behandlung richtet sich nach dem jeweiligen Grundleiden. Die als schädlich erkannten Stoffe müssen unbedingt ausgeschaltet werden.

Anämien durch gleichzeitige Störung von Produktion und Abbau der Erythrozyten findet man im Gefolge zahlreicher chronischer Krankheiten, vor allem beim → Krebs, bei der → Leukämie, bei Nierenkrankheiten und chronischen Infekten. Die Therapie muss sich wiederum nach dem Grundleiden richten.

Anamnese Vorgeschichte des Kranken, die der Arzt vor der ersten Untersuchung erhebt. Man unterscheidet die allgemeine Anamnese, die sich auf den Patienten bezieht (familiäre Besonderheiten, Kinderkrankheiten, sonstige Leiden, Medikamenteneinnahme etc.), von der speziellen Anamnese, die nach den Symptomen der momentanen Erkrankung fragt.

anaphylaktisch auf einer Überempfindlichkeit gegen körperfremdes Eiweiß beruhend.

Anästhesie **1.** Unempfindlichkeit gegen Schmerz-, Temperatur- und Berührungsreize. Eine Anästhesie kann bei verschiedenen Erkrankungen oder Verletzungen des Nervensystems, vor allem des Rückenmarks auftreten. **2.** Schmerzausschaltung bei Operationen. Das Gebiet Anästhesiologie umfasst die allgemeine Betäubung (Narkose) und die → Lokalanästhesie (örtliche Betäubung) einschließlich Vor- und Nachbehandlung, die Aufrechterhaltung der vitalen Funktio-

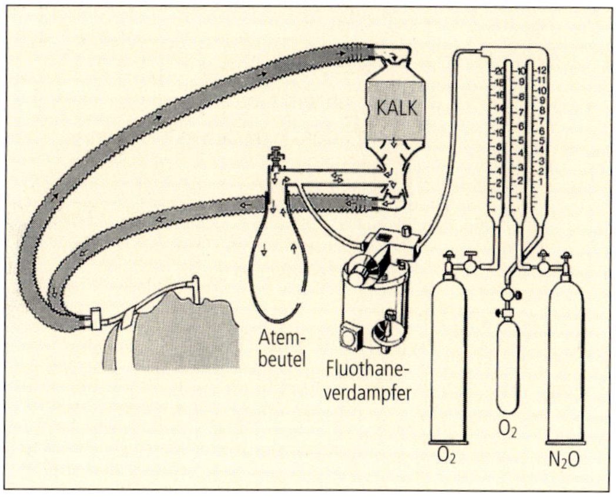

Anästhesie Schema eines Kreislaufnarkosesystems. Aus den Gasflaschen kann Sauerstoff oder Sauerstoff-Lachgas-Gemisch in das Kreislaufsystem eingeleitet werden. Es füllt sich der Atembeutel, und wenn dieser zusammengedrückt wird, kommt das Narkosegemisch über den Verbindungsschlauch und den in der Trachea liegenden Tubus in die Atemwege. Beim Loslassen des Atembeutels sorgt die elastische Spannung des Thorax und der Lunge dafür, dass der Rest des Narkosegemisches durch den Tubus in den zurückführenden Schlauch gepresst wird. Die Steuerung wird durch ein Ventil besorgt. Nun muss das ausgeatmete Gasgemisch durch den Kalkfilter strömen, wo alles CO_2 absorbiert wird. Bei erneutem Zusammendrücken des Atembeutels wird wieder Sauerstoff-Lachgas-Gemisch in die Atemwege gepresst.

nen während operativer Eingriffe, die Wiederbelebung und die Intensivtherapie in Zusammenarbeit mit den für das Grundleiden zuständigen Ärzten.

Bei der ***Narkose*** (Allgemeinbetäubung) wird durch Hemmung bzw. Lähmung von Funktionen im Zentralnervensystem ein schlafähnlicher Zustand herbeigeführt, bei dem das Bewusstsein vorübergehend ausgeschaltet ist, keine Schmerzen empfunden, Abwehrreaktionen unterdrückt und eine Erschlaffung der Skelettmuskulatur bewirkt werden. Die Narkosemittel (Narkotika) sind chemische Verbindungen, die nach Einatmung (Inhalation) oder Einspritzen (Injektion) in das Gehirn gelangen und dort eine vorübergehende Funktionsänderung der Nervenzellen auslösen. Die Inhalationsnarkose hat den großen Vorteil, dass sie steuerbar ist. Das bedeutet, dass die Zufuhr des Narkosemittels in den Körper und die Ausscheidung aus dem Organismus willkürlich gelenkt werden können. Sobald die Zufuhr von Narkosegas aufhört, wird das Narkosemittel langsam aus dem Blut abgeatmet, Bewusstsein und Schmerzempfindung stellen sich wieder ein. Die gebräuchlichsten Narkosemittel sind Lachgas (Stickoxidul), Halothan, Enfluran und und Methoxyfluran. Ihre Zufuhr erfolgt mit Hilfe von Narkoseapparaten, die ein konstantes Mischungsverhältnis sichern und die gleichzeitige Zufuhr von Sauerstoff erlauben. Die Injektionsnarkotika werden direkt in eine Vene eingespritzt. Da sie noch während der Injektion zu einem Bewusstseinsverlust führen, dienen sie häufig zur Einleitung von Inhalationsnarkosen oder allein zu Kurznarkosen bei kleineren Eingriffen. Kombinationsnarkosen mit verschiedenen Narkotika belasten den Patienten weniger als die Narkose mit nur einem Mittel.

Anastomos **1.** natürliche Verbindung zwischen Blutgefäßen oder Nerven. **2.** operativ angelegte Verbindung zweier Hohlorgane: Arterie – Vene, Magen – Darm, Darm – Darm usw.

Anatomie Lehre vom Bau des Körpers. Gestalt und Funktion sind die beiden grundlegenden Aspekte des Lebens, die untrennbar miteinander verbunden sind. So beschäftigt sich die Anatomie mit den Teilen des Körpers, mit ihrer Gestalt und ihrer gegenseitigen Lage. Die mikroskopische Anatomie (Histologie) untersucht den Aufbau der feineren Strukturen.

Androgen Sammelbegriff für die männlichen Geschlechtshormone (Sexual- oder Keimdrüsenhormone). Das wichtigste Androgen ist das Testosteron, das im Hoden des Mannes und in kleineren Mengen auch in der Nebennierenrinde sowie in den weiblichen Eierstöcken gebildet wird. Die Andro-

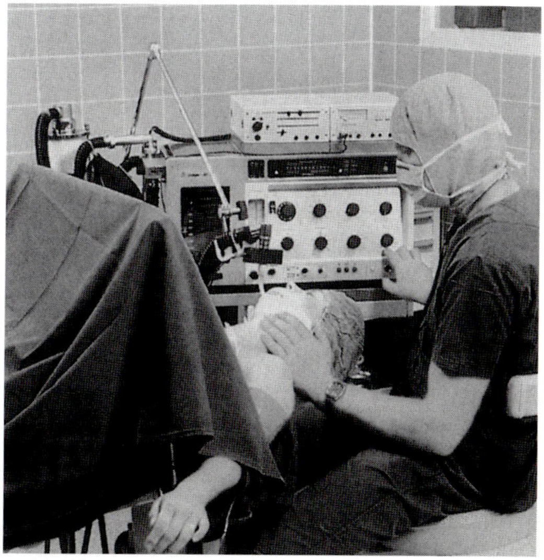

Anästhesie Das Narkose-Beatmungs-Zentrum ist heute der »Leitstand« des Anästhesisten. Mit dem Gerät ist eine Narkosebeatmung von Erwachsenen und Kindern möglich.

Anatomische Parameter

Ebenen

Medianebene	Symmetrieebene, die den Körper in zwei spiegelgleiche Hälften teilt (bilaterale Symmetrie des Wirbeltierkörpers)
median	in der Medianebene liegend
Sagittalebenen	Sie liegen parallel zur Medianebene
sagittal	in der Sagittalebene liegend
Frontalebenen	Sie liegen senkrecht zur Medianebene und parallel zur Fläche der Stirn
frontal	in der Frontalebene liegend
Transversalebenen	Sie liegen senkrecht zu den anderen Ebenen (horizontal beim aufrechten Körper, »Querschnitt«)
transversal	in der Transversalebene liegend

Richtungen

kranial	auf das Kopfende zu
kaudal	auf das Steißende zu
dorsal	zum Rücken hin
ventral	zum Bauch hin
medial	auf die Medianebene zu
lateral	seitwärts von der Medianebene weg
proximal	(nur bei den Gliedmaßen) zum Rumpf hin
distal	(nur bei den Gliedmaßen) auf das Ende der Gliedmaßen zu

Bewegungen

Flexion, flektieren	Beugung, beugen
Extension, extendieren	Streckung, strecken
Rotation, rotieren	Drehung, drehen
Supination, supinieren	Außenrotation der Hand oder des Fußes (Speiche oder Elle liegen parallel nebeneinander; Handteller zeigt nach vorn bzw. nach oben)
Pronation, pronieren	Innenrotation der Hand oder des Fußes (Speiche kreuzt die Elle; Handrücken zeigt nach vorn bzw. nach oben)
Adduktion, adduzieren	zur Längsachse des Körpers bzw. der Extremität hin; heranführen
Abduktion, abduzieren	von der Längsachse des Körpers bzw. den Gliedmaßen weg; wegführen

gene wirken auf die Entwicklung der Geschlechtsorgane und Geschlechtsmerkmale, auf den Geschlechtstrieb (Libido) sowie auf die Begattungs- und Zeugungsfähigkeit. Außerdem haben sie noch weitere Wirkungen: Sie steigern den Eiweißaufbau, fördern das Knochenwachstum und haben entscheidenden Einfluss auf die Beschaffenheit von Muskulatur und Haut sowie auf die Funktion der Talgdrüsen. Außerdem senken sie die Konzentration der Blutfette. Mit Androgenen werden vor allem Entwicklungsstörungen der männlichen Geschlechtsorgane behandelt.

Andrologie (Männerheilkunde) Spezialdisziplin der Medizin, die hauptsächlich von Hautärzten und Urologen ausgeübt wird. Da man heute weiß, dass die Ursache für die Kinderlosigkeit einer Ehe in etwa 40 Prozent aller Fälle bei der Frau, in ebenfalls 40 Prozent beim Mann und in den restlichen 20 Prozent bei beiden liegt bzw. nicht zu klären ist, werden Andrologen vor allem bei Zeugungsunfähigkeit aufgesucht. Sie untersuchen Hoden, Penis und Prostata sowie eine Samenprobe. Ist die Ursache der Zeugungsunfähigkeit nicht auf Anhieb zu erkennen, kann die andrologische Untersuchung zwischen 3 und 6 Monate dauern.

Aneurysma umschriebene Aussackung der Wand einer Arterie oder der Herzwand. Das Aneurysma, das sich hauptsächlich an der Aorta (Hauptschlagader) bildet, kommt bei Männern viel häufiger vor als bei Frauen. Als Ursachen kommen angeborene Fehlbildungen, eine fortgeschrittene → Arteriosklerose sowie diverse Verletzungen in Betracht. Beim echten Aneurysma (Aneurysma verum) sind alle Wandschichten an der Aussackung beteiligt. Von einem falschen Aneurysma (Aneurysma spurium) spricht man, wenn sich dieses nach einer Gefäßverletzung aus einem um das Gefäß liegenden Bluterguss entwickelt, der sich später mit einer Kapsel aus Bindegewebe umgibt. Ein arteriovenöses Aneurysma – als abnorme Verbindung zwischen einer Arterie und einer benachbarten Vene – entsteht meist nach gleichzeitiger Verletzung beider Gefäße. Zumeist wird ein Aneurysma zufällig bei einer Routineuntersuchung entdeckt oder erst infolge von Komplikationen erkannt. Das Aneurysma der Brustaorta, das heute seltener als das Bauchaortenaneurysma ist, macht sich, wenn überhaupt, durch Schmerzen hinter dem Brustbein, Heiserkeit und Schluckbeschwerden bemerkbar. Das Aneurysma der Bauchaorta – es ist fast immer unterhalb des Abganges der Nierenarterien angesiedelt –, lässt sich bei entsprechender Größe als pulsierende Schwellung, meist links neben der Wirbelsäule, tasten.

Wenn ein größeres Aneurysma platzt, kann es innerhalb weniger Minuten zum Verblutungstod kommen. Häufiger sind jedoch gedeckte Durchbrüche: Im Raum zwischen Bauchfell und Wirbelsäule wird das Blut aufgefangen und der Blutstrom aus dem Leck durch Muskulatur und Weichteile vorübergehend gedrosselt. Durch sofortige Operation kann in einem Drittel der Fälle das Leben gerettet werden. Bei einer Operation vor dem Platzen des Aneurysmas beträgt die Sterblichkeit nur rund 10 Prozent.

Anfall plötzliches Auftreten heftiger Krankheitserscheinungen körperlicher oder psychischer Art, die von kurzer Dauer sind und zu Wiederholungen neigen. Ein Anfall kann aus voller Gesundheit oder im Verlauf einer chronischen Krankheit auftreten. Als Anfallsleiden im engeren Sinne gilt die → Epilepsie, bei der es zu Bewusstseinsverlust und Krämpfen kommt.

Man kann die Anfallskrankheiten nach den führenden Krankheitszeichen einteilen:

1. Anfälle mit kurz dauernder Bewusstlosigkeit: bei Herz- und Kreislaufstörungen, → Hysterie und Epilepsie;

2. Anfälle mit Krämpfen: bei Epilepsie, Gehirntumor, Infektionen, Kreislaufstörungen und Vergiftungen;

3. Anfälle mit Temperatursteigerung: bei Infektionen aller Art;

4. Anfälle mit Lähmungen: bei Gefäßerkrankungen;

5. Anfälle mit Atemnot: bei Asthma, Entzündungen der oberen Luftwege, → Pneumothorax und bei Herzerkrankungen;

6. Schmerzanfälle: bei → Migräne, →Neuralgie, Hirntumor, → Gallensteinleiden, → Magengeschwür, → Bauchspeicheldrüsenentzündung, Nierensteinen, → Gicht, → Bandscheibenvorfall und bei zahlreichen Leiden, denen Durchblutungsstörungen zu Grunde liegen;

7. Anfälle mit plötzlicher Beeinträchtigung des Wohlbefindens: unter anderem bei verschiedenen Hormon- und Stoffwechselkrankheiten, bei Blutdruckabfall und im Zusammenhang mit → Allergien.

Sämtliche Anfallsleiden bedürfen grundsätzlich einer ärztlichen Behandlung.

anfallartiges Herzjagen (paroxysmale Tachykardie) → Herzjagen.

angi- Bestandteil medizinischer Fachausdrücke mit der Bedeutung »Gefäß«.

Angina Das Wort bedeutet »Enge«. Damit ist im Allgemeinen das Engegefühl im Hals im Zusammenhang mit einer → Mandelentzündung gemeint. Eine andere Krankheit, die ein Gefühl der Enge, diesmal allerdings im Brustbereich, erzeugt, ist die → Angina pectoris.

Angina pectoris (Herzenge, Stenokardie) Der anfallsweise

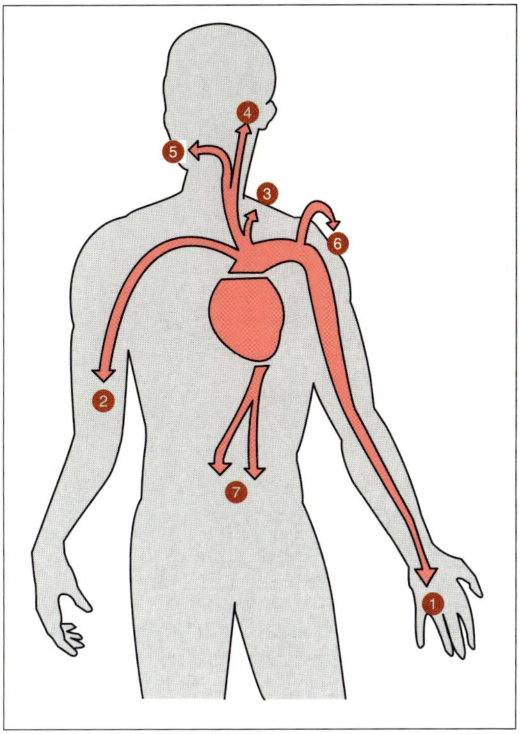

Angina pectoris Schmerzausstrahlungen: **1** linker Arm; **2** rechter Arm; **3** linke Schulter; **4** Halsregion; **5** Unterkiefer; **6** Rücken; **7** Oberbauch.

auftretende Herzschmerz ist die Folge eines Missverhältnisses zwischen dem Sauerstoffbedarf des Herzmuskels und der Sauerstoffzufuhr durch die Herzkranzgefäße (Koronararterien), also gewissermaßen der »Schrei des Herzens« nach mehr Sauerstoff. Die Ursache liegt entweder in einer Verengung der Koronararterien infolge → Arteriosklerose oder in einem Krampfzustand der Muskelschicht. Ein Angina-pectoris-Anfall muss immer als Anzeichen auf eine kritische Verengung eines Herzkranzgefäßes gewertet werden und somit als überaus ernst zu nehmendes Warnsignal, dem nur zu oft irgendwann ein lebensbedrohlicher → Herzinfarkt folgt.

Der Herzschmerz kann hinsichtlich Stärke, Dauer und Lokalisation in weiten Grenzen schwanken:

♦ Schmerzcharakter: drückend, beengend, brennend, zusammenschnürend, krampfartig;

♦ Schmerzintensität: leicht bis unerträglich stark mit Vernichtungsgefühl;

♦ Schmerzlokalisation: hinter dem Brustbein, vor dem Her-

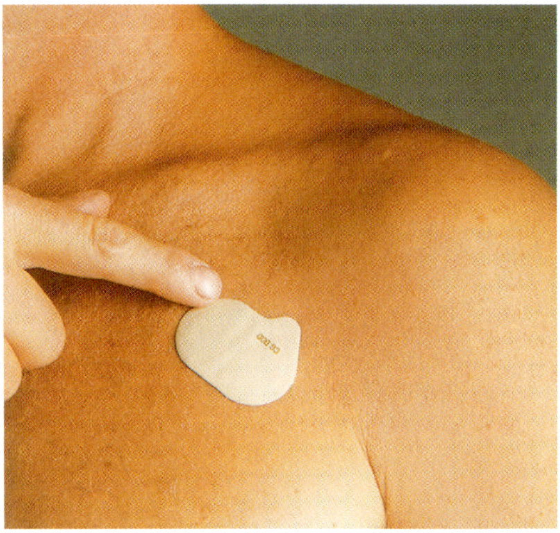

Angina pectoris Die Schmerzen lassen sich mittels eines Nitroglyzerin-Pflasters beseitigen.

zen; Ausstrahlung in das linke Schulter-Arm-Hand-Gebiet sowie in Richtung auf Nacken und Kinn, bisweilen auch in den Oberbauchbereich;

♦ Schmerzdauer: 2–5, höchstens 15 Minuten, bei längerer Dauer Verdacht auf Herzinfarkt;

♦ Begleiterscheinungen: Angstgefühl, Schwitzen, Mattigkeit, Atemnot, Übelkeit, Rötung oder Blässe;

♦ Schmerzauslösung: durch körperliche Belastung, Aufregung und Stress, Kälte und manchmal auch durch einen vollen Magen.

Bei einer ***stabilen Angina pectoris*** ist der Schmerzcharakter der Anfälle immer gleich, die Schmerzen lassen sich durch die Anwendung von Nitroglyzerin beseitigen. Wenn die Anfälle ausschließlich bei Anstrengung auftreten, werden sie auch als ***Belastungsangina*** bezeichnet

Wenn aus der Ruhe heraus ein Angina-pectoris-Anfall mit einer Dauer von weniger als 30 Minuten auftritt, spricht man von einem drohenden Herzinfarkt; eine Schmerzdauer über 30 Minuten deutet auf einen bereits eingetretenen Herzinfarkt hin.

Fast immer sofortige Besserung bringt Nitroglyzerin, welches die Blutgefäße des Herzens rasch erweitert. Gefährdete Personen sollten dieses Medikament immer bei sich haben, zum Beispiel in Form eines Hautpflasters, eines Sprays oder von Kapseln, die zerbissen werden müssen. In jedem Fall gilt es, die Erkrankten zu beruhigen, um zusätzliche schädliche Aufregungen so weit wie möglich zu vermeiden.

Medikamente, die nach einem solchen Anfall – und bei Risikopatienten auch vorbeugend – eingesetzt werden, sind die so genannten → Betablocker. Sie dämpfen die Reaktion der Organe auf Einflüsse des vegetativen Nervensystems, vermindern also bei Angina-pectoris-gefährdeten Patienten die Empfindlichkeit des Herzens auf Situationen erhöhter Belastung.

In Fällen besonders ausgeprägter und damit höchst bedrohlicher Gefäßverengungen der Koronararterien schafft der Chirurg um die Engstellen herum eine Umleitung für das Blut. Einen derartigen Eingriff nennt man → Bypass-Operation.

Angiografie röntgenologische Darstellung von Blutgefäßen nach Injektion von Kontrastmitteln. Meistens werden auf diese Weise die Arterien in ihrem Verlauf verfolgt, es können aber auch Venen (Phlebografie) oder Lymphgefäße (Lymphografie) dargestellt werden. Durch die Angiografie lassen sich Durchgängigkeit oder Verschluss, Verlagerungen, umschriebene Ausweitungen (→ Aneurysma) und abnorme Neubildungen von Blutgefäßen erkennen. Bei der selektiven Angiografie werden einzelne Gefäßgebiete, z. B. der Lungen oder des Gehirns, gezielt dargestellt.

Angiokardiografie Röntgenkontrastdarstellung der Herzhöhlen und der großen Gefäße. Die Kontrastmittelinjektion erfolgt mit Hilfe von Kathetern über eine Vene oder Arterie in die linke Herzkammer bzw. in den linken Vorhof. Durch komplizierte Messungen und Berechnungen können die Funktion der Herzkammern und der Herzklappen beurteilt werden. In Verbindung mit der → Herzkatheterisierung ist die Angiokardiografie heute ein unentbehrliches Mittel zur genauen Diagnostik von Herzkrankheiten.

Angiologie Teilgebiet der inneren Medizin, das sich mit den Blutgefäßen und ihren Erkrankungen befasst.

Angioödem → Quincke-Ödem.

Angiopathien → Gefäßkrankheiten.

Angst Die Angst, die anfallartig auftreten kann, ist ein qualvoller Gemütszustand in Erwartung einer Bedrohung, bezieht sich jedoch auf keine wirkliche Gefahr und ist auf kein bestimmtes Objekt bezogen. Im Gegensatz hierzu bezieht sich die Furcht auf eine für die einzelne Person deutlich erkennbare Gefahr. Allerdings wird im täglichen Sprachgebrauch zwischen Angst und Furcht nicht immer streng unterschieden. Häufig ist die Angst mit körperlichen Begleiterscheinungen verbunden: Herzklopfen, beschleunigte Atmung, Druck auf der Brust, eingeschnürte oder trockene Kehle, Zittern, kalter Schweiß, Durchfall, häufiges Wasserlassen, Übelkeit, Erbrechen, Kloßgefühl im Hals. Eine krankhafte Angst findet man auch im Zusammenhang mit körper-

lichen Erkrankungen, z. B. mit der → Angina pectoris und mit zahlreichen → Geisteskrankheiten und → Neurosen.
Als ***Phobie*** – sie gehört zu den häufigsten Krankheiten in der psychiatrischen Praxis – bezeichnet man eine krankhafte Angst vor bestimmten Gegenständen und Situationen, die sich zwanghaft aufdrängt, aber nicht begründet, unvernünftig und übertrieben ist. Die häufigsten Phobien sind: die Angst vor Tieren (Schlangen, Fröschen, Mäusen usw.); die Angst, sich in geschlossenen Räumen wie Kino, Fahrstuhl, Telefonzelle usw. aufzuhalten (***Raumangst: Klaustrophobie***); die Angst, Straßen und freie Plätze zu überqueren (***Platzangst: Agoraphobie***), die Höhenangst; die Angst, in bestimmten Situationen zu erröten (***Erythrophobie***); die Brückenangst. Nach Auffassung der → Psychoanalyse steht die äußere Angst für eine innere: Die aus ungelösten inneren Konflikten hervorgehenden Ängste werden verdrängt und auf äußere Objekte verschoben. Bei chronischen Verläufen ist die Prognose nicht günstig. Zur Behandlung kommen → Psychoanalyse und → Verhaltenstherapie in Betracht.

Angstneurose → Neurose, die auf einer elementaren Angst beruht.

Ankylose → Gelenkversteifung.

Anomalie Abweichung von der Norm; Unregelmäßigkeit; geringgradige Entwicklungsstörung.

Anorektika → Appetitzügler.

Anorexie (Anorexia nervosa) → Magersucht.

Anosmie vollständige Aufhebung des Geruchssinnes.

Anpassungssyndrom → Adaptationssyndrom.

ansteckende Krankheiten → Infektionskrankheiten, die durch direkten Kontakt, Ausscheidungen des Kranken oder durch vom Kranken benutzte Gegenstände leicht auf andere Personen übertragen werden können: z. B. Scharlach, Typhus, Tuberkulose.

Ansteckungsgefahr bei Kinderkrankheiten → Kinder, Ansteckungsgefahr.

Antagonismus gegensätzliche Wirkung, beispielsweise von Beuge- und Streckmuskeln auf ein Glied; Gegensatz: → Synergismus.

Antazida Mittel gegen den vermehrten Säuregehalt des Magensaftes. Sie enthalten zumeist Aluminium- und Kalziumverbindungen. Antazida werden bei der → Magenschleimhautentzündung, bei → Magen- und → Zwölffingerdarmgeschwüren sowie beim Reizmagen verordnet; sie sollen 1–3 Stunden nach jeder Mahlzeit eingenommen werden. Das altbekannte Natron oder Bikarbonat sollte wegen seiner ungünstigen Nebenwirkungen hingegen nicht mehr verwendet werden.

Anthelmintika → Wurmmittel.

Anthrakose (Kohlenstaublunge) → Staublungenkrankheiten.

Anthrax → Milzbrand.

Anthropologie Menschenkunde; ursprünglich die Wissenschaft vom Menschen als Naturobjekt, also von Körperbau, Abstammung, Vererbung, Entwicklung, und Rassen. Heute geht es der Anthropologie um das ganze Wesen des Menschen und seiner Bestimmung. So gibt es je nach Berücksichtigung bestimmter Gesichtspunkte eine philosophisch, psychologisch, soziologisch, theologisch und historisch orientierte Anthropologie.

anthroposophische Medizin Heilkunst nach den von Rudolf Steiner entwickelten geisteswissenschaftlichen Erkenntnissen der Anthroposophie (»Menschenweisheit«: Erkenntnisweg zum Übersinnlichen).

Anthropozoonosen bei Mensch und Tier vorkommende Krankheiten, vor allem vom Tier auf den Menschen übertragbare Infektionskrankheiten: z. B. → Milzbrand, → Tollwut, → Q-Fieber usw.

anti- Bestandteil medizinischer Fachausdrücke mit der Bedeutung »gegen«.

Antiallergika Mittel zur Behandlung von →Allergien: in erster Linie → Antihistaminika, → Corticosteroide und Kalzium.

Anti-Baby-Pille volkstümliche Bezeichnung für hormonhaltige Tabletten zur → Empfängnisverhütung. Der Mediziner bezeichnet derartige Medikamente als Ovulationshemmer oder Kontrazeptiva.

Antibiotika Sammelbegriff für chemisch unterschiedliche Stoffwechselprodukte von Lebewesen, insbesondere von Schimmel- und Strahlenpilzen, Bakterien, Algen und Flechten, die das Wachstum von Bakterien hemmen (bakteriostatische Wirkung) oder diese vernichten (bakterizide Wirkung). Es gibt Antibiotika, die nur gegenüber wenigen, und andere – so genannte Breitbandantibiotika –, die gegenüber einer ganzen Reihe von Bakterienarten wirksam sind. Die wichtigsten Antibiotika sind: das → Penicillin, die → Cephalosporine, die → Tetrazykline, die Aminoglykoside (Streptomycin, Kanamycin u. a.), das Erythromycin und die Chinolone (Gyrasehemmer). Manche Antibiotika eignen sich nur zur örtlichen Behandlung (Wunden, Hautausschläge), weil sie vom Organismus nicht aufgenommen werden.
Durch die Behandlung mit Antibiotika sind Häufigkeit, Schwere und Verlauf vieler Infektionskrankheiten im positiven Sinn verändert worden. Erste Voraussetzung für eine Behandlung mit Antibiotika sind eine genaue Diagnose der In-

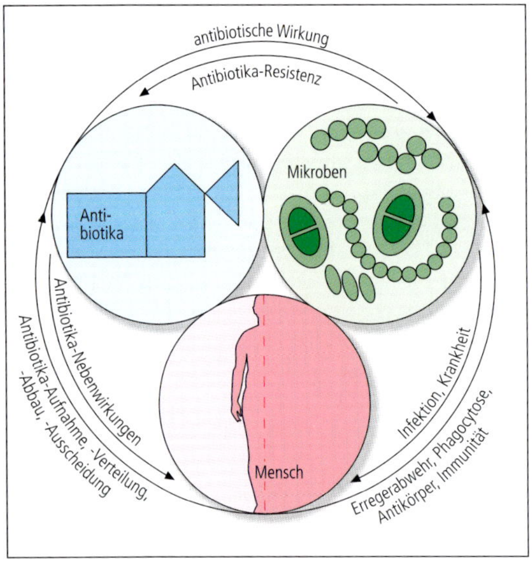

Antibiotika Wechselbeziehungen zwischen Mensch, Erreger (Mikroben) und Antibiotikum.

fektionskrankheit und nach Möglichkeit auch der exakte Nachweis des vorliegenden Erregers. Da die Empfindlichkeit von Bakterien gegenüber einem Antibiotikum schwanken kann, wird der Arzt nach Möglichkeit vor Beginn der antibiotischen Therapie die Empfindlichkeit der Erreger für Antibiotika testen lassen (Antibiogramm oder Resistenztest). Hierzu wird der Krankheitsstoff – Blut, Eiter, Sputum, Harn usw. – im Laboratorium daraufhin getestet, gegen welches Antibiotikum die darin enthaltenen Erreger am empfindlichsten sind. Dies ist deshalb wichtig, weil Antibiotika, die nicht ausreichend wirksam sind oder über einen zu kurzen Zeitraum genommen werden, dazu führen können, dass die Bakterien resistent werden, d. h. in Zukunft auf das Antibiotikum nicht mehr reagieren.

Die weltweite Verwendung der Antibiotika hat dazu geführt, dass in einem großen Prozentsatz nicht resistente Keime vernichtet worden sind, während die resistenten Bakterienstämme überleben und sich vermehren. Aus diesem Grund werden oft gleichzeitig 2 Mittel verabreicht und die Medikamente bei längerer Behandlung öfter gewechselt. Ein weiteres Problem der antibiotischen Therapie bilden die Nebenwirkungen: → Allergien der Haut, Schockzustände, Schädigungen von Nieren, Leber, Blut und Nerven; Reizerscheinungen des Magen-Darm-Kanals (Übelkeit, Erbrechen, Durchfälle); Störungen der normalen Bakterienflora auf den Schleimhäuten von Mundhöhle, Luftwegen und Darm. Besonders strenge Maßstäbe müssen bei der vorbeugenden Anwendung von Antibiotika – sie dient dazu, eine Besiedelung mit Bakterien von vornherein zu vermeiden – angelegt werden. Ein solch vorbeugender Einsatz kommt in folgenden Fällen in Betracht: bei Knochen- und Gelenkverletzungen; bei schweren Verbrennungen; bei Transplantationen; zur Verhinderung eines Rückfalls bei → rheumatischem Fieber, bei → Tuberkulose und chronischer → Nierenbeckenentzündung sowie bei schweren Virusinfektionen mit der Gefahr einer sich darauf entwickelnden lebensbedrohlichen bakteriellen Zweitinfektion.

Antidepressiva Mittel mit depressionshemmender Wirkung; → Psychopharmaka.

Antidiabetika zur Behandlung der → Zuckerkrankheit (Diabetes mellitus) verwendete, den Blutzuckerspiegel senkende Medikamente.

Antidot → Gegengift.

Antiemetika Medikamente gegen Übelkeit und Erbrechen, z. B. bei der → Reisekrankheit, beim Schwangerschaftserbrechen oder im Zusammenhang mit der → Strahlenbehandlung.

Antiepileptika Mittel zur Behandlung der → Epilepsie, d. h. zur Verhinderung bzw. Abschwächung von zentralnervös bedingten Krämpfen.

Antigen jede Substanz, die im Organismus die Bildung von → Antikörpern auslöst.

Antigen-Antikörper-Reaktion In den Körper eingedrungene → Antigene, beispielsweise Blütenpollen oder Giftstoffe, lösen dort die Bildung speziell gegen sie gerichteter Antikörper aus, die die Antigene an sich binden und damit in der Regel unschädlich machen. Derartige Antigen-Antikörper-Reaktionen sind das Prinzip zahlreicher diagnostischer Tests zur Bestimmung der Konzentration eines Antigens oder Antikörpers.

Antihistaminika Medikamente, die die Wirkung des Gewebshormons → Histamin schwächen, das an der Auslösung allergischer Reaktionen (→ Allergie) beteiligt ist. Viele Symptome – Schwellungen, Juckreiz, Nesselausschlag, Blutdrucksenkung usw. – können damit beseitigt werden. Manche Antihistaminika wirken ermüdend und sollten daher nur abends eingenommen werden.

Antihypertensiva → Antihypertonika.

Antihypertonika (Antihypertensiva) Mittel zur Senkung der → Hypertonie, also des krankhaft erhöhten Blutdrucks.

Antikoagulanzien Mittel zur Hemmung der Blutgerinnung, deren Ziel die Verhütung der Bildung von Blutgerinnseln und damit die Vorbeugung vor einer → Thrombose ist. Besondere Bedeutung haben das Heparin, das die Wirkung eines für die Blutgerinnung entscheidenden Enzyms blockiert, und die Vitamin-K-Antagonisten (Kumarine). Durch Antikoagulanzien darf die Gerinnungsfähigkeit des Blutes nur in einem gewissen Grad herabgesetzt, aber nicht ganz aufgehoben werden, weil sonst jede kleine Verletzung zu einer unstillbaren Blutung führen würde. Antikoagulanzien werden vor allem bei Thrombosegefahr, nach Herzinfarkt, nach Operationen und im Wochenbett verordnet. Eine Behandlung mit diesen Medikamenten verbietet sich bei Blutungsneigung, Magen-Darm-Geschwüren, schweren Leberschäden, schwerer → Hypertonie, schwerer → Zuckerkrankheit, Nierenversagen, Schwangerschaft und früher durchgemachten Gehirnblutungen.

Für denjenigen, der auf derartige Medikamente angewiesen ist, ist neben der absolut regelmäßigen Einnahme vor allem wichtig, dass er immer einen Ausweis bei sich trägt, in dem Art und Menge der Präparate verzeichnet sind. Nur so ist gewährleistet, dass bei Unfällen und vor Notoperationen entsprechende Gegenmittel verabreicht werden können.

Antikörper Eiweißverbindungen, die nach Kontakt mit einem → Antigen von speziellen Zellen des körperlichen → Immunsystems, den so genannten → Plasmazellen, ins Blut abgegeben werden. Sie binden sich spezifisch an das auslösende Antigen, z. B. an Krankheitserreger, woraufhin eine → Antigen-Antikörper-Reaktion erfolgt, die das Antigen normalerweise unschädlich macht. Die auch als Immun- oder Gammaglobuline bezeichneten Antikörper stellen also eine nicht zelluläre Komponente des Immunsystems dar.

Antineuralgika schmerzstillende Mittel.

Antioxidantien die Oxidation verhindernde Mittel. Speziell Fettstoffe verderben unter dem Einfluss von Sauerstoff, also durch Oxidation, sehr rasch und sind dann für den Organismus nicht mehr vollständig verwertbar. Dies lässt sich durch Antioxidantien, wie sie in etlichen Medikamenten enthalten sind, wirkungsvoll vermeiden. Da derartige Substanzen, beispielsweise die Vitamine A, C und E, die Bildung gefährlicher Produkte biochemischer Reaktionen, die so genannten freien Radikale, bekämpfen, schreibt man ihnen in Bezug auf bestimmte Erkrankungen eine vorbeugende Wirkung zu. So sind sie unter anderem in der Lage, an bestimmten Stellen in die Krebsentstehung einzugreifen.

Antipyretika → Fiebermittel.

Antirheumatika Mittel zur Behandlung rheumatischer Erkrankungen; → Rheuma.

Antisepsis Hemmung bzw. Vernichtung der Erreger von Wundinfektionen im unmittelbaren Wundbereich durch chemische Mittel.

Antitussiva → Hustenmittel.

Antivitamine → Vitaminantagonisten.

Anurie Harnproduktion unter 100 ml in 24 Stunden. Folgende Ursachen kommen in Betracht: Flüssigkeitsmangel infolge zu geringer Trinkmenge, vor allem beim älteren Menschen; massive Durchfälle oder Erbrechen; übermäßiges Schwitzen; mechanischer Verschluss der Harnleiter; Herzschwäche und starker Blutdruckabfall; Nierenerkrankungen; Störungen des Wasser- und Mineralhaushalts. Die Symptome der Anurie sind: Mattigkeit, Schläfrigkeit, Kopfschmerzen, Durst, Blähungen, Übelkeit, Erbrechen, trockene, bräunliche Zunge, Harngeruch aus dem Mund. Es droht eine → Harnvergiftung (Urämie). Die Behandlung richtet sich nach dem Grundleiden.

Anus praeter → künstlicher Darmausgang.

anzeigepflichtige Krankheiten Krankheiten, deren Auftreten nach dem Bundesseuchengesetz gemeldet werden muss. Hierzu gehören unter anderem: → Botulismus, → Cholera, → Fleckfieber, → Milzbrand, → Pocken, → Typhus und → Paratyphus, → Brucellose, → Diphtherie, → Tollwut, → Tuberkulose, → Wochenbettfieber, → Malaria und → Wundstarrkrampf.

Aorta aus der linken Herzkammer entspringende Hauptschlagader und mithin größte Arterie des Körpers. Von ihr zweigen alle anderen großen Arterien ab.

Aorteninsuffizienz Unfähigkeit der Aortenklappe, der Herzklappe zwischen linker Herzkammer und Aorta, sich vollständig zu schließen; → Herzklappenfehler.

Aortenisthmusstenose angeborene Verengung der Körperhauptschlagader. Die Aorta ist dort, wo sie in den Körper absteigt, leicht verengt. Diese Stelle wird als Aortenisthmus bezeichnet. Bei der Aortenisthmusstenose ist diese Einschnürung erheblich verstärkt, so dass sich hier das Blut bei jedem Ausstoß aus der linken Herzkammer staut. Dadurch steigt der Blutdruck vor der Engstelle an und

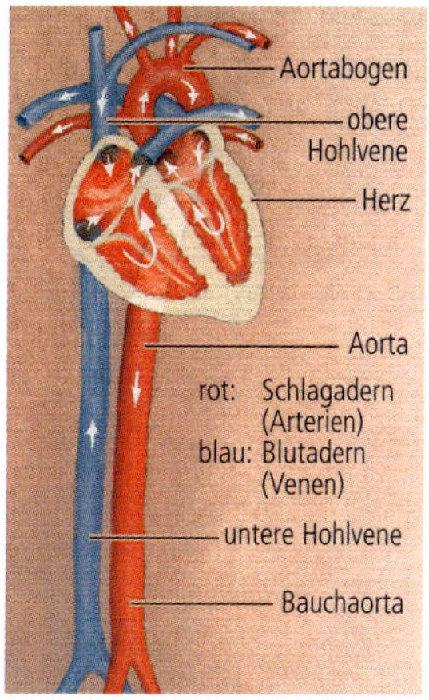

Aorta Schematische Darstellung der Hauptschlagader des menschlichen Körpers.

sinkt dahinter ab. Dieser bereits im Jugendalter auftretende Bluthochdruck ist eines der Hauptkennzeichen der Krankheit. Außerdem ist das Herz nur durch ständig erhöhten Kraftaufwand in der Lage, Blut durch die Engstelle zu pressen. Eine → Herzschwäche ist die Folge.

Aortenklappe Herzklappe zwischen linker Herzkammer und Aorta.

Aortenstenose Verengung der Aortenklappe zwischen der linken Herzkammer und dem Anfangsteil der Körperhauptschlagader (Aorta); → Herzklappenfehler.

apallisches Syndrom (Dezerebration) Ausfall der Funktionen der Hirnrinde bei erhaltener Tätigkeit des Stammhirns. Als Ursachen kommen Gehirnverletzungen, schwere → Gehirnentzündungen, eine erhebliche → Arteriosklerose der Gehirnarterien, → Hirnödem und Hirnblutungen, Narkosezwischenfälle sowie Vergiftungen in Frage. Anzeichen: keine Spontanäußerungen, keine Bewegungen, Kontaktverlust; keine Ansprechbarkeit; die Patienten liegen wach mit offenen Augen, der Blick geht starr ziellos ins Leere; keine Abwehrbewegungen. Atmung, Kreislauf und Reflexe sind erhalten. Die Apalliker sind unfähig, zu sprechen, zu erkennen oder sinnvolle Handlungen auszuführen. Während bei jüngeren Patienten eine mehr oder minder vollständige Wiederherstellung der Hirnfunktionen möglich ist, handelt es sich bei älteren Menschen um einen Dauerzustand mit schließlich tödlichem Ausgang. Die Prognose hängt von Art, Ausmaß und Dauer der erlittenen Hirnschädigung ab.

Apathie Teilnahmslosigkeit, Gefühllosigkeit, Fehlen spontaner Aktivität. Eine mehr oder minder schwere Apathie kommt vor allem bei → Depression und → Schizophrenie, aber auch bei körperlichen Erschöpfungszuständen und fortgeschrittener → Harnvergiftung (Urämie) vor.

Apgar-Index nach der amerikanischen Ärztin Virginia Apgar benanntes Punkte-Schema zur Bewertung der Vitalität von Neugeborenen. Beurteilt werden Hautfarbe, Atembewegungen, Herzfrequenz, Spannungszustand der Muskulatur und Reflextätigkeit, d. h. die unwillkürliche Antwort auf bestimmte Reize. Eine Punktzahl unter 5 bedeutet akute Gefahr für das Kind, eine Punktzahl zwischen 6 und 9 verlangt besondere Aufmerksamkeit, eine Punktzahl von 10 entspricht einem normalen Befund. 70 Prozent der Neugeborenen erreichen 7 Punkte und mehr.

Untersuchung der Lebensfähigkeit von Neugeborenen nach Apgar

	0 Punkte	1 Punkt	2 Punkte
Hautfarbe	blau oder weiß	Stamm rosig, Extremitäten blau	rosiges Aussehen
Atembewegungen	keine	unregelmäßig, Schnappatmung, nur schwaches Schreien	regelmäßige Atemzüge, kräftiges Schreien
Herzschlag	fehlt	langsam, unter 100	über 100
Muskeltonus	schlaff	mäßige Spannung, Extremitäten werden leicht gebeugt	gute Spannung, Extremitäten werden voll gebeugt
Reflextätigkeit			
a) beim Absaugen oder beim Einführen eines Katheters in ein Nasenloch	keine	Gesicht wird verzogen	Husten oder Niesen
b) leichter Schlag auf die Fußsohle	keine	leichte Bewegung	schreit
(Es wird a) oder b) geprüft)			

Aphasie Sprachstörungen bei erhaltener Funktion der zum Sprechen benötigten Muskulatur als Ausdruck einer Störung höherer Gehirnfunktionen. Beim Rechtshänder beruht die Aphasie auf einer Schädigung der linken Hirnhälfte, beim Linkshänder ist es umgekehrt. Das Haupterkrankungsalter liegt zwischen dem 50. und 70. Lebensjahr. Die häufigsten Ursachen der Gehirnschädigung sind Durchblutungsstörungen des Gehirns, Schlaganfall und Tumoren. Man unterscheidet mehrere Formen:

- die ***sensorische Aphasie:*** Hierbei ist das Sprachverständnis stark beeinträchtigt. Der Kranke redet zwar flüssig, manchmal geradezu wie ein Wasserfall, bringt dabei aber keinen einzigen sinnvollen Satz zu Stande.
- die ***motorische Aphasie:*** Die Sprachbildung ist dabei stark eingeschränkt, der Betroffene spricht mühsam, abgehackt und undeutlich. Das, was er sagt, ergibt jedoch einen Sinn.
- die ***amnestische Aphasie:*** Die Sprachbildung ist hierbei zwar kaum gestört, jedoch fallen dem Betroffenen viele Wörter nicht ein, die er für das, was er sagen will, benötigt.

Die Diagnose erfolgt durch einige einfache Sprachtests. Die Behandlung besteht vor allem darin, möglichst die zu Grunde liegende Gehirnkrankheit auszuschalten, unterstützend auch in Sprechübungen, die von ausgebildeten Logopäden (Sprachtherapeuten) geleitet werden.

Aphonie durch Entzündungen, Tumoren oder Lähmungen im Bereich des Kehlkopfs ausgelöste bzw. seelisch bedingte Stimmlosigkeit.

Aphrodisiaka Mittel zur Anregung des Geschlechtstriebs, im weiteren Sinne auch zur Stärkung der Potenz. Ihre Wirkungen sind umstritten, da die meisten sexuellen Störungen seelisch bedingt sind. Viele Präparate enthalten Alkohol, Coffein, Yohimbin oder Strychnin, die alle die Durchblutung der Geschlechtsorgane fördern. Auch männliche Geschlechtshormone (→ Androgene) können bei bestimmten Ausfallerscheinungen einen positiven Effekt haben.

Zu den seit einiger Zeit neu auf den Markt gekommenen chemischen Potenzmitteln gehört der Prostaglandinabkömmling Sildenafil, der unter dem Handelsnamen Viagra vertrieben wird. Er blockiert ein Enzym und verstärkt damit indirekt die Gefäßerweiterung, so dass eine für die Erektion ausreichende Durchblutung des Penis sichergestellt wird. Die Tabletten sollten ca. 1 Stunde. vor der sexuellen Aktivität eingenommen werden. Die Wirkung setzt allerdings erst nach sexueller Stimulation ein und hält zwischen 30 Minuten und fünf Stunden an. Zu den bislang bekannten Nebenwirkungen zählen Kopfschmerzen, Hitzegefühl, Magenbeschwerden und vorübergehende leichte Sehveränderungen. In einigen Fällen ist es im Anschluss an die Viagra-Einnahme auch schon zu Todesfällen gekommen.

Aphthen einzeln oder zu mehreren auftretende, linsengroße, von einem roten Rand umgebene Defekte der Mundschleimhaut mit gelblichem Belag. Sie treten in Schüben an der Wangenschleimhaut, der Zunge, dem Gaumen und/oder dem Zahnfleisch auf, sind recht schmerzhaft und bestehen in der Regel 1–4 Wochen. Anschließend heilen sie narbeifrei ab. Bei Frauen findet man Aphthen häufig in Phasen hormoneller Umstellungen: in den Wechseljahren, in zeitlichem Zusammenhang mit der Menstruation oder bei der Einnahme von Hormonpräparaten wie der »Pille«. Bei besonders anfälligen Personen erscheinen sie in mehr oder weniger regelmäßigen Abständen immer wieder neu.

Aphthen sind sehr therapieresistent, d. h., sie sprechen kaum auf Behandlungsmaßnahmen an. Entzündungshemmende Spüllösungen und Salben bringen eine gewisse Erleichterung. Außerdem sollte der Betroffene einige Zeit auf scharf gewürzte Speisen verzichten.

Aplasie ausgebliebene Entwicklung bestimmter Organe oder Organteile während der Embryonalzeit.

Apnoe medizinische Fachbezeichnung für den → Atemstillstand.

Apoplexie → Schlaganfall.

Apotheke von einem approbierten Apotheker geführter Gewerbebetrieb für die Zubereitung und den Verkauf von Arzneimitteln jeder Art. Verschreibungspflichtige Medikamente dürfen nur gegen ärztliches Rezept an den Kunden ausgehändigt werden; daneben gibt es noch apothekenpflichtige Präparate, die zwar ohne Rezept, aber nur in einer Apotheke abgegeben werden dürfen. Heute wird nur noch ein sehr kleiner Teil der Medikamente vom Apotheker selbst angefertigt; die allermeisten Mittel sind industriell hergestellte Präparate. Zu den Aufgaben des Apothekers gehört auch die Beratung der Kunden über Zweckbestimmung und sachgerechten Umgang mit Arzneimitteln.

Appendizitis nicht ganz korrekt als → Blinddarmentzündung bezeichnete Entzündung des Wurmfortsatzes (Appendix) des Blinddarms.

Appetit von vielen Faktoren – Sinneseindrücke, Blutzuckergehalt, Bewegungsablauf des Magens, Sekretion der Verdauungsdrüsen, Tageszeit usw. – abhängiges leibliches Verlangen nach Nahrungsaufnahme. Appetit darf nicht mit Hunger gleichgesetzt werden. Während es beim Hunger nur um Kalorienzufuhr zwecks Sättigung geht, spielt beim Appetit die Frage, welche Nahrungsmittel aufgenommen werden sollen, eine wichtige Rolle. Guter Appetit gilt als Ausdruck stabiler Gesundheit, was jedoch nicht immer zutrifft, da der Appetit bei manchen Gefäß- und Stoffwechselkrankheiten nicht beeinträchtigt ist. Appetitanregend wirken Fleischbrühen,

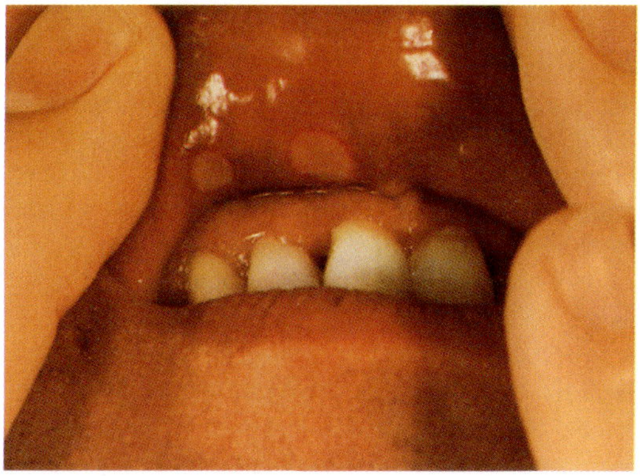

Aphthen Typische Aphthen an der Umschlagstelle der Schleimhaut des Zahnfleisches zur Schleimhaut der Lippe.

Würzsuppen und verschiedene aromatisch-bittere Pflanzenauszüge – Enzian, Wermut, Chinarinde, Artischocke; sie führen zu einer Steigerung der Magensaftabsonderung und beseitigen auf diese Weise eine eventuell vorhandene Essunlust.

Appetitlosigkeit Mangelndes Verlangen nach Nahrung ist genauso wie Müdigkeit oder Übelkeit ein »Allerweltssymptom«, das bei den unterschiedlichsten Störungen und Krankheiten vorkommen kann: Magen-, Darm-, Leber- und Bauchspeicheldrüsenerkrankungen, Fieber, Blutkrankheiten, Stoffwechselleiden, → Zuckerkrankheit im Endstadium, → Harnvergiftung (Urämie), Erkrankungen der Nebennieren, Vergiftungen, → Alkoholismus, Geisteskrankheiten, seelische Störungen. Im Allgemeinen kann man sagen, dass die Appetitlosigkeit eine zweckmäßige Reaktion des kranken Organismus ist, um die Belastung durch die Verdauungsarbeit zu vermeiden und so ein natürliches Heilfasten herbeizuführen. Deshalb bedarf die Appetitlosigkeit bei akuten Anlässen keiner Behandlung; in diesen Fällen soll man die Kranken ruhig fasten lassen und nur für reichliche Flüssigkeitszufuhr und Stuhlregelung sorgen. Allerdings kann eine insbesondere gegen Fleisch gerichtete Abneigung das Frühsymptom eines Magenkrebses sein.

Appetitzügler (Anorektika) Mittel zur Verringerung des Appetits bei Übergewicht und Fettsucht. Gleichzeitig steigern sie Stoffwechsel und Energieverbrauch, so dass es zu einer Gewichtsabnahme kommt. Appetitzügler dürfen nur auf ärztliche Anordnung eingenommen werden, da schwere Nebenerscheinungen auftreten können. Es gibt allerdings auch sättigungsfördernde Arzneimittel, die gleichzeitig die Nahrungsauswahl beeinflussen und eine leichte Dämpfung herbeiführen; bei diesen sind weder Unruhe und Schlaflosigkeit noch die Entwicklung einer Sucht als Nebenwirkungen zu befürchten.

Apraxie Handlungsunfähigkeit bei intakter Beweglichkeit. Die Körperteile können nicht zweckmäßig bewegt werden, die einzelnen Handlungen – z. B. Haare kämmen oder einen Ball treten – werden nur angedeutet, unvollständig oder fehlerhaft ausgeführt. Dabei liegen jedoch keine Lähmungen vor, vielmehr besteht die Ursache in Hirnschäden durch Verletzungen oder Tumoren.

Arbeitsmedizin Teilgebiet der Medizin, das sich mit den Wechselbeziehungen zwischen Arbeit, Beruf und Gesundheit beschäftigt. Dazu gehören insbesondere die Verhütung von Unfällen sowie die Vorbeugung und Erkennung von Erkrankungen, die durch das Arbeitsgeschehen verursacht werden können, außerdem die Mitwirkung bei der Einleitung der sich aus solchen Unfällen und Erkrankungen ergebenden medizinischen → Rehabilitation. Die Hauptgebiete der Arbeitsmedizin sind: Arbeitsphysiologie, -hygiene, -psychologie, -pathologie (→ Berufskrankheiten), Arbeits- und Unfallschutz, versicherungsmedizinische Begutachtung. Die Arbeitsmedizin wird im Wesentlichen von den staatlich angestellten Gewerbeärzten und von den Werksärzten in den Betrieben getragen. Enge Beziehungen bestehen zur → Sozialmedizin.

Arbo-Viren (**Ar**thropod-**bo**rne viruses: von Arthropoden getragene Viren) Gruppe von über 300 Viren, die durch Arthropoden (Gliederfüßler) wie Stechmücken und Zecken übertragen werden. Zu den Arbo-Viren gehören die Erreger von → Gelbfieber, → Denguefieber und verschiedenen Arten von Hirnhaut- und Gehirnentzündungen (Meningoenzephalitis).

Arcus senilis → Greisenbogen.

Areflexie Fehlen der automatisch ablaufenden → Reflexe.

Arm Der Oberarmknochen (Humerus) ist ein Röhrenknochen, dessen oberes Ende mit einem fast halbkugeligen Gelenkkopf in der Gelenkpfanne des Schulterblattes liegt. Am unteren Ende sitzen die beiden Gelenkwalzen, die mit den Unterarmknochen in Verbindung treten. Die beiden Unterarmknochen Elle (Ulna) und Speiche (Radius) bilden das Skelett des Vorder- oder Unterarmes. Die Speiche liegt auf der Daumenseite und ist etwas kürzer. Am oberen Ende trägt sie das Köpfchen, das mit dem Oberarmknochen und mit der Elle gelenkig verbunden ist. Das untere Ende ist stärker ausgeprägt; es besitzt einen Fortsatz zur gelenkigen Verbindung mit der Hand und mit der Elle. Die Elle liegt auf der Kleinfingerseite. Bei ihr ist das obere Ende besonders stark aufgetrieben und bildet den Ellenbogenhöcker, auf den der gebeugte Arm gestützt wird. Das untere Ende ist nur mit der Speiche verbunden.

Das Handskelett gliedert sich in Handwurzel, Mittelhand und Finger. Die Handwurzel besteht aus 8 kleinen, in 2 Reihen angeordneten Knochen. In der ersten Reihe liegen das Kahnbein, das Mondbein und das Dreiecksbein, die den gemeinsamen Gelenkkopf für das Handgelenk bilden, sowie das Erbsenbein. In der zweiten Reihe liegen das große und das kleine Vieleckbein, das Kopfbein und das Hakenbein. Diese 4 Knochen stehen mit den 5 Mittelhandknochen ebenfalls in gelenkiger Verbindung. An die Mittelhandknochen schließen sich die Finger an, von denen der Daumen 2, die anderen 3 Glieder besitzen.

Arrhythmie unregelmäßige Herzschlagfolge; → Herzrhythmusstörungen.

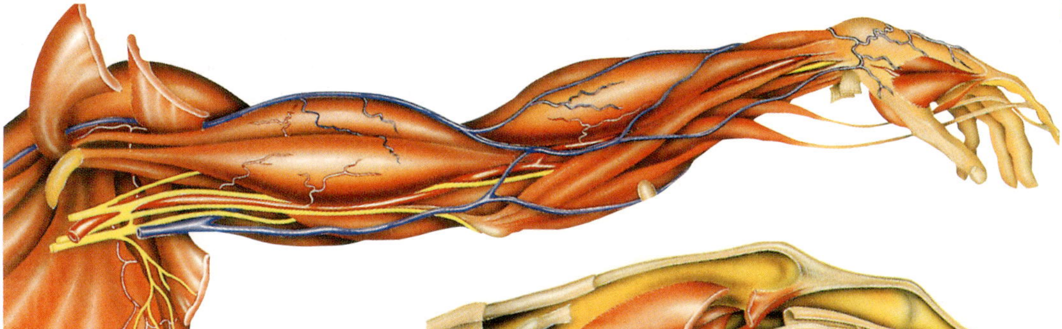

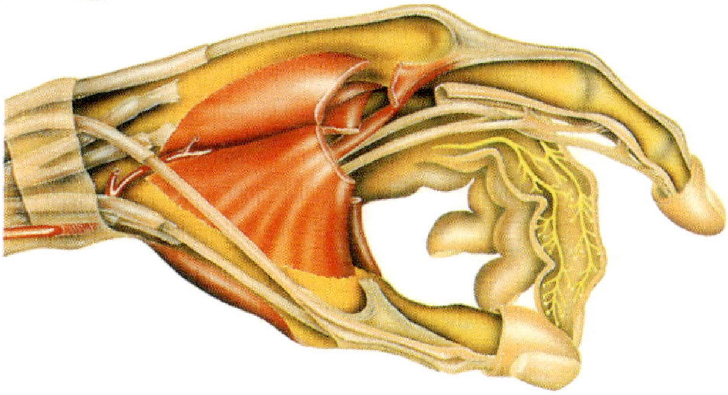

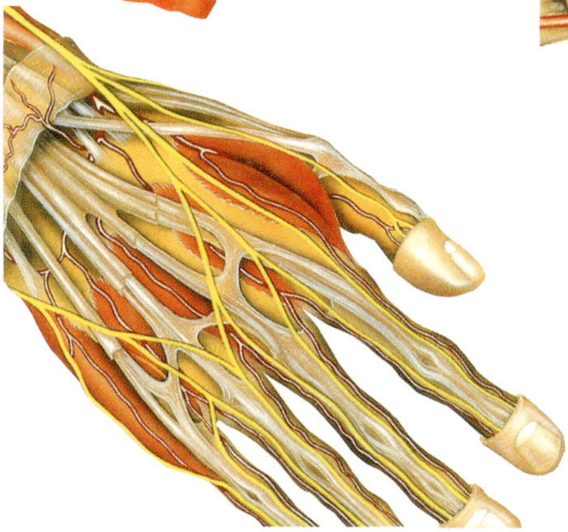

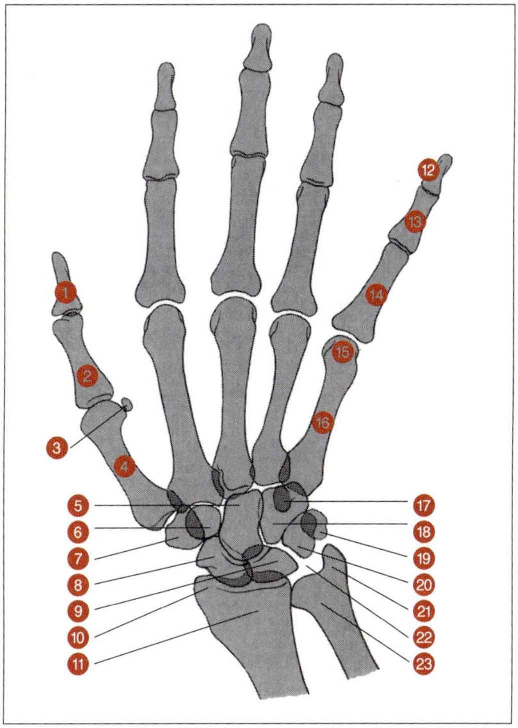

Arm und Handskelett

Oben: Die Oberarmmuskulatur wird in zwei Gruppen unterteilt – die Beuger und die Strecker. Der stärkste Beuger und der bekannteste Muskel des Körpers überhaupt ist der zweiköpfige Armmuskel (Biceps-Muskel). Die Arterien sind rot, die Venen blau und die Nerven gelb eingezeichnet.

Mitte rechts: Hand mit abgespreiztem Daumen (Knochen, Muskeln und Sehnen). Gelb eingezeichnet: Nervenendigungen mit Tastkörperchen, die als Sinnesorgane der Haut in der Hohlhand und an den Fingerkuppen besonders zahlreich vorkommen.

Mitte links: Handrücken (Streckseite). Muskeln (Fingerstrecker) mit Sehnen, die zu den einzelnen Fingern zeigen.

Rechts: Vereinfachte Durchzeichnung einer Röntgenaufnahme der Hand in Ulnarabwinkelung bei leichter Spreizung der Finger (verkleinerte Wiedergabe). **1** Nagelglied des Daumens; **2** Grundglied des Daumens; **3** Sesambein; **4** erster Mittelhandknochen; **5** Kopfbein; **6** kleines Vieleckbein; **7** großes Vieleckbein; **8** Kahnbein; **9** Mondbein; **10** dolchförmiger Fortsatz der Speiche; **11** Vorderende der Speiche (Radius); **12** Nagelglied eines Fingers; **13** Mittelglied eines Fingers; **14** Grundglied eines Fingers; **15** Köpfchen eines Mittelhandknochens; **16** Schaft eines Mittelhandknochens; **17** Haken des Hakenbeins; **18** Hakenbein; **19** Erbsenbein; **20** Dreieckbein; **21** dolchförmiger Fortsatz der Elle; **22** Raum für die Gelenkscheibe; **23** Vorderende der Elle (Ulna).

Arsen in allen Lebewesen vorkommendes Spurenelement. Bestandteil verschiedener Chemotherapeutika. Arsen und Arsenik (Arsentrioxid) führen zu schweren → Vergiftungen, S. 743.

Arterie (Schlagader) Blutgefäß mit Strömungsrichtung des Blutes vom Herzen weg; → Blutkreislauf.

arterielle Verschlusskrankheit (AVK) Einengung oder Verschluss des Arterieninneren mit der Folge einer Mangeldurchblutung der abhängigen Körperbereiche. In rund 80 Prozent liegt die Ursache der Erkrankung, von der vor allem Männer mittleren und hohen Alters betroffen sind, in einer → Arteriosklerose. Die Risikofaktoren sind denn auch dieselben: Zigaretten rauchen, → Fettstoffwechselstörungen (Übergewicht), → Zuckerkrankheit und ganz besonders die → Hypertonie (Bluthochdruck). In etwa der Hälfte der Fälle besteht gleichzeitig eine → koronare Herzkrankheit, d. h. eine Mangeldurchblutung des Herzens infolge verengter Herzkranzgefäße. Begünstigt wird das Krankheitsgeschehen durch Mangel an Bewegung. Jeder fünfte Kranke stirbt innerhalb von 5 Jahren an einer Gefäßkomplikation, meist an einem Herzanfall.

In rund 90 Prozent der Fälle betrifft die arterielle Verschlusskrankheit die Beine, wobei man 4 Stadien bzw. Schweregrade unterscheidet

- Stadium I: Symptomfreiheit, zufälliger Nachweis von Veränderungen im Rahmen einer Allgemeinuntersuchung;
- Stadium II: zwischenzeitliches Hinken; typischer Belastungsschmerz nach einer bestimmten Gehstrecke;
- Stadium III: nächtlicher Ruheschmerz;
- Stadium IV: Nekrose oder Gangrän (trockener oder feuchter Wundbrand).

Allen Stadien gemeinsam sind Empfindungsstörungen und Kältegefühl. In fortgeschrittenen Fällen ist die Hautfarbe blass, leicht bläulich oder marmoriert, die Hauttemperatur erniedrigt. Beim akuten Verschluss durch eine → Thrombose oder → Embolie beginnen die Beschwerden schlagartig, wohingegen sich die genannten Krankheitszeichen bei der häufigeren chronischen Form der Krankheit recht langsam entwickeln. Leitsymptom ist ein peitschenschlagartiger Schmerz in den Gliedmaßen. Später kommen Bewegungsverlust und Pulslosigkeit hinzu. Beim Oberschenkeltyp ist das intermittierende Hinken (***Claudicatio intermittens***) das typische Symptom: Nach einer bestimmten Gehstrecke stellen sich Schmerzen in den Waden ein, die sich krampfartig steigern und den Betroffenen schließlich zwingen, stehen zu bleiben. Man spricht auch von ***Schaufensterkrankheit***, weil viele Kranke, um ihre Beschwerden zu vertuschen, vor jedem Schaufenster verharren. Weil die meisten Kranken starke Raucher sind, heißt das intermittierende Hinken im Volksmund »Raucherbein«.

Der Arzt stellt die Diagnose anhand einer sorgfältigen → Anamnese zusammen mit dem örtlichen Befund sowie durch Betasten und Abhören der oberflächlichen Pulse. Als Spezialuntersuchungen kommen die → Oszillografie und die → Ultraschalldiagnostik in Betracht. Den endgültigen Beweis bringt die → Angiografie, die röntgenologische Darstellung der Gefäßlichtung nach Injektion eines Kontrastmittels.

Vor jeder anderen Behandlungsmaßnahme steht das völlige Aufgeben des Rauchens an erster Stelle. Wer bei der arteriellen Verschlusskrankheit weiter raucht, riskiert eine Amputation! Auch die anderen Risikofaktoren müssen nach und nach verringert werden; dazu gehört vor allem die Gewichtsabnahme bei Übergewicht. In den Stadien I und II ist ein intensives Gehtraining wichtig; dazu sind systematische gymnastische Übungen unter fachkundiger Anleitung sinnvoll. Als Medikamente kommen in erster Linie Präparate zur Verbesserung der Fließeigenschaften des Blutes (→ Antikoagulanzien) in Betracht. In den Stadien III und IV muss die Möglichkeit einer operativen Wiederherstellung der Strombahn erwogen werden. Schließlich gilt es, jede → Herzschwäche entsprechend zu behandeln.

Arterienverkalkung → Arteriosklerose.

Arteriitis temporalis → Horton-Krankheit.

Arteriosklerose (Atherosklerose, Arterienverkalkung) Verengung einer Arterie durch Ablagerungen in ihrem Inneren. Durch eine Arteriosklerose bedingte Herz- und Gefäßkrankheiten sind die führenden Todesursachen und die häufigsten Ursachen für die Frühinvalidität in Deutschland und anderen Industriestaaten. Dementsprechend groß ist die volkswirtschaftliche und sozialmedizinische Bedeutung dieses Leidens. Die Arteriosklerose beruht auf Umbauvorgängen in allen Schichten der Schlagadern, die schon beim Kleinkind beginnen und sich mit zunehmendem Alter verstärken. Verhärtung, Elastizitätsverlust und Lichtungsverengung sind typische Symptome. Über die Entstehung der Arteriosklerose gibt es unterschiedliche Theorien. Eine wie auch immer zu Stande gekommene Schädigung der inneren Arterienwandschicht (Endothel), die trotz andauernder Reparaturversuche des Körpers hartnäckig bestehen bleibt, ist wohl in erster Linie ausschlaggebend. Neuere Forschungen lassen vermuten, dass bakterienähnliche Kleinstlebewesen, so genannte → Chlamydien, eine Entzündung der Arterienwand hervorrufen und damit Urheber der schweren Schäden sind. Zwischen den zerstörten Wandbezirken und den Blutplättchen kommt

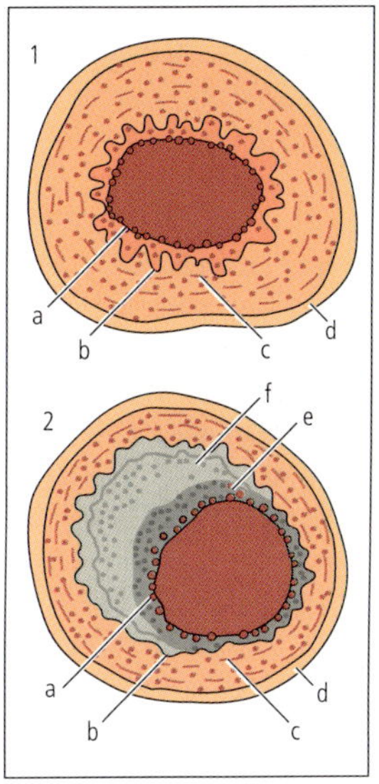

Arteriosklerose Schnitt durch eine normale (**1**) und durch eine arteriosklerotisch veränderte (**2**) Arterie.
a Endothel (innere Gefäßwandzellen) der inneren Schicht; **b** elastische Haut der inneren Schicht; **c** Ringmuskeln der mittleren Schicht; **d** Bindegewebe der äußeren Schicht; **e** bindegewebig verdickte innere Schicht; **f** Zerfallsherd der inneren Schicht mit Cholesterinablagerungen.

es anschließend zu komplizierten Wechselwirkungen, die dazu führen, dass sich an verschiedenen Gefäßabschnitten arteriosklerotische Polster herdförmig ausbreiten. Blutungen, → Thrombosen, Einlagerung von Kalksalzen und Bindegewebswucherungen bestimmen das Bild.

Für die Erkrankung, an der Männer häufiger leiden als Frauen, gelten mehrere Faktoren als risikofördernd: starkes Rauchen, hoher Blutdruck (→ Hypertonie), Übergewicht, besonders mit erhöhtem Gehalt von → Cholesterin im Blut, ferner die → Zuckerkrankheit und möglicherweise auch psychische Anspannungen (→ Stress). Nicht zuletzt scheint auch eine genetische Bereitschaft eine gewisse Rolle zu spielen, denn in Familien, in denen auf Grund einer erblichen Stoffwechselstörung der Cholesterinspiegel im Blut stark erhöht ist, leiden oft schon Kinder an massiver Arteriosklerose.

Die Arteriosklerose entwickelt sich schubförmig in einzelnen Phasen; sie befällt aber nicht alle Arteriengebiete gleichmäßig. Sowohl die anfänglichen als auch die fortgeschrittenen Veränderungen können sich zurückbilden und abheilen.

Die Spätveränderungen der Arteriosklerose sind durch die so genannten Plaques gekennzeichnet. Es handelt sich um erhabene, weißgraue, runde oder längliche Herde im Gefäßinneren, die wenige Millimeter bis zu mehrere Zentimeter lang sein können. Solche Herde können sich vereinigen und harte Beete bilden, die den Blutstrom behindern. Die Plaques können zu Geschwüren aufbrechen; außerdem können sich an ihnen Blutgerinnsel ansiedeln, wodurch es ebenfalls zu einer Einengung der Gefäßlichtung kommt.

Die Krankheitszeichen der Arteriosklerose hängen vom jeweils betroffenen Gefäßgebiet ab. Die wichtigsten Lokalisationen und ihre Folgen sind:

1. Die Arteriosklerose der Herzkranzgefäße führt zur → koronaren Herzkrankheit, d. h. zu → Angina pectoris und → Herzinfarkt.

2. Die Arteriosklerose der zum Gehirn führenden und im Gehirn liegenden Arterien hat Durchblutungsstörungen verschiedener Gehirnbezirke mit Ausfall der entsprechenden Funktionen und schlimmstenfalls einen → Schlaganfall (Apoplexie) zur Folge.

3. Die Arteriosklerose der Gliedmaßenarterien bedingt die → arterielle Verschlusskrankheit (»Raucherbein«).

Aber auch die Arterien der Lungen, der Nieren sowie der Baucheingeweide können betroffen sein, wobei für den Bauchraum zu berücksichtigen ist, dass dort ausgedehnte Umgehungsarterien vorhanden sind, die auch bei Arteriosklerose einzelner Gefäße noch eine ausreichende Durchblutung gewährleisten.

Die Behandlung richtet sich nach dem befallenen Organ und dem Erscheinungsbild der Durchblutungsstörung. An erster Stelle muss immer die Ausschaltung der krankheitsfördernden Risikofaktoren stehen, deren Rangordnung für die 3 Hauptlokalisationen allerdings wechselt.

arthr- Bestandteil medizinischer Fachausdrücke mit der Bedeutung »Gelenk«.

Arthritis (Gelenkentzündung) entzündliche Veränderung eines Gelenks mit Schmerzen und Schwellung, die akut oder chronisch ablaufen kann. Dabei kommt es in der Regel zur Bildung eines serösen, eitrigen oder blutigen Gelenkergusses. Zahlreiche Ursachen kommen in Betracht: Verletzungen (Prellungen, Verstauchungen, Knochenbrüche) mit Gelenkbeteiligung, Entzündungen in der Umgebung des Gelenks, gelenknahe Tumoren, allergische Reaktionen, rheumatische Erscheinungen, aber auch Infektionskrankheiten wie die → Tuberkulose.

Eine besondere Form der Krankheit, die ***Psoriasis-Arthritis***, kommt recht häufig als Begleiterkrankung bei der → Schuppenflechte vor. Der → ***rheumatoiden Arthritis*** liegt eine entzündliche Allgemeinerkrankung des Bindegewebes zu Grunde, deren genaue Ursache bis heute ungeklärt ist. Mit dem Begriff ***Arthritis urica*** schließlich werden die entzündlichen Gelenkveränderungen bei der → Gicht bezeichnet.

Ist weniger das Gelenk selbst, sondern vielmehr das umgebende Gewebe betroffen, so spricht man von einer ***Periarthritis***, in deren Folge nicht selten die benachbarten Schleimbeutel verkalken.

Bei der akuten Gelenkentzündung bestimmen neben der Schwellung ein spontaner Schmerz, Rötung und Hitze das Krankheitsbild; der Röntgenbefund ist unergiebig. Bei der

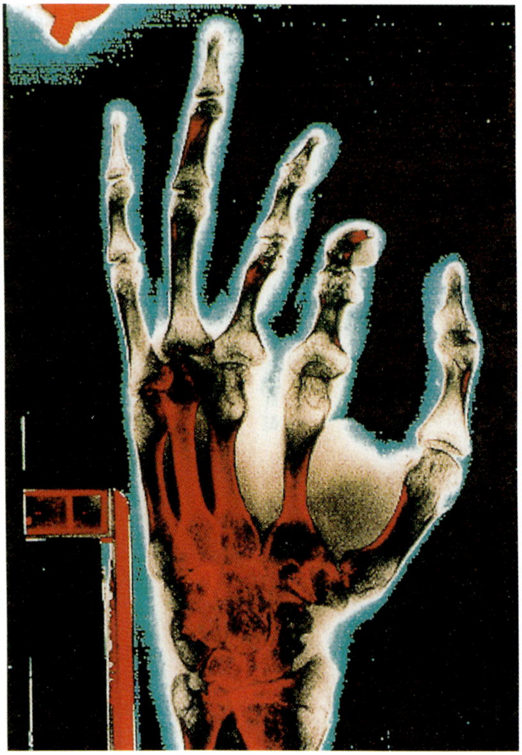

Arthritis Röntgenbild einer Hand mit chronischer Gelenkentzündung.

chronischen Gelenkentzündung fehlen meist Rötung und Hitze des Gelenks, Schmerz wird nur beim direkten Betasten empfunden; dafür ist das Röntgenbild aufschlussreich.
Um den Bandapparat der Gelenkkapsel nicht zu überdrehen, sollte ein größerer Gelenkerguss möglichst sofort punktiert werden. Die weitere Behandlung richtet sich nach der auslösenden Grundkrankheit.

Arthritis urica → Gicht.

Arthrodese operative Gelenkversteifung, z. B. bei unerträglichen Schmerzen als Folge einer schweren → Arthrose.

Arthroplastik Gelenkneubildung aus Fremdmaterial.

Arthrose (Arthrosis deformans) fortschreitender Gelenkumbau infolge Abnützung. Bei der Verschleißerkrankung der Gelenke steht eine Schädigung des Gelenkknorpels, der das freie Aufeinandergleiten der Gelenkflächen gewährleistet, im Vordergrund. Er verliert seine glatte Oberfläche und seine Elastizität, fasert auf und wird mit den Jahren immer dünner. Ist der Knorpel schließlich zu Grunde gegangen, reiben die ungeschützten Knochenflächen aufeinander, wodurch dann auch noch der Knochen angegriffen wird: Teilweise kommt es zu Knochenabbauvorgängen, teils zu Wucherungen mit Wülsten und Zacken. Die Folgen sind Bewegungseinschränkung, Schmerzen und eventuell ein Gelenkerguss. Gleichzeitig verdickt sich die Gelenkkapsel narbig und die Gelenkflüssigkeit schwindet, so dass das Gelenk »trocken« wird.
Ursache der Arthrose ist ein Missverhältnis zwischen Belastung und Belastbarkeit der Gelenkflächen, wobei folgende Faktoren eine Rolle spielen: angeborene oder durch Verletzung erworbene Fehlstellung von Gelenken, angeborene Schwäche des Knorpelgewebes, ungenügende Schmierfähigkeit der Gelenkflüssigkeit (Synovia), durchgemachte Gelenkentzündungen, Stoffwechselstörungen wie die → Gicht, hormonelle Einflüsse – Frauen erkranken häufiger als Männer –, Überbelastung infolge Übergewicht, einseitige Überbeanspruchung in Beruf und Sport.
Bis zu einem gewissen Grad ist die Arthrose eine normale Alterserscheinung, die aber großen Schwankungen unterliegt. Prinzipiell kann jedes Gelenk betroffen werden, bevorzugt erkranken jedoch die Gewicht tragenden Gelenke wie Hüft- und Kniegelenke und die kleinen Gelenke der Lendenwirbelsäule. An den Fingergelenken mit starker Bewegungsbeanspruchung findet man ebenfalls häufig arthrotische Veränderungen. Die ersten Anzeichen einer Arthrose sind Steifigkeit und Spannungsgefühl nach längerer Ruhepause: Dies ist der typische »Einlaufschmerz«, der bei weiterer Bewegung nachlässt. Umgekehrt kann es aber auch bei fortdauernder Gelenkbelastung zu einem »Belastungsschmerz« kommen. Bei Bewegung knackt und knirscht es im Gelenk. Wegen der starken Schmerzen wird das betroffene Gelenk dann nicht selten übermäßig geschont, was wiederum die Gefahr einer Gelenkversteifung infolge Bewegungseinschränkung und eine Schwächung der Muskulatur zur Folge hat. Zudem bedingt der Bewegungsmangel eine Verschlechterung der Durchblutung der Gelenkkapsel und dadurch eine zusätzliche Ernährungsstörung des bereits geschädigten Knorpels. Im Röntgenbild zeigen sich typische Veränderungen.
Die Behandlung richtet sich nach Ursache, Art und Ausmaß der Gelenkzerstörung:

1. Im Vordergrund steht eine Entlastung des betroffenen Gelenks durch unterschiedliche Maßnahmen: Abbau von Übergewicht, Gebrauch eines Gehstockes (in der Hand der Gegenseite!), Vermeidung von Kälte und Nässe, warme Kleidung, Urlaub in einem trocken-warmen Klima, leichte gymnastische Übungen nach dem Prinzip »Bewegung ist gut, Überlastung ist schädlich«. Zudem sollte der Kranke flache Schuhe mit weichen Sohlen tragen, nicht ständig auf hartem Boden gehen, nicht lange in tiefen und weichen Sesseln sitzen, sonder stattdessen hohe, gerade Stühle bevorzugen, bei der Arbeit auf richtige Sitzhöhe und -position achten und nachts auf einer festen, stabilen, aber keineswegs unangenehm harten Matratze schlafen. Auch Rad fahren, und zwar mit hoch gestelltem Sattel, so dass die Fußspitzen den Boden gerade noch berühren, ist günstig; zudem längeres Schwimmen in warmem Wasser, und Spazierengehen auf weichem Wiesen- oder Waldboden. Bei all diesen Aktivitäten ist jedoch jegliche Überforderung zu vermeiden: Was über die Schmerzgrenze hinausgeht, ist für die Gelenke schädlich.

2. Die medikamentöse Behandlung verfolgt 2 Ziele: erstens die Beseitigung von Schmerzen und Entzündungserscheinungen durch → Analgetika und → Antiphlogistika; zweitens die Beeinflussung des Knorpelstoffwechsels, um den Abbau zu verlangsamen und schließlich eine Stabilisierung, ja vielleicht sogar den Wiederaufbau des Knorpels zu erreichen. Eine derartige Behandlung mit Tabletten bzw. Injektionen, die in fortgeschrittenen Fällen direkt in das erkrankte Gelenk erfolgen, muss über längere Zeit durchgehalten werden, wenn ein nachhaltiger Erfolg erzielt werden soll.

3. Die physikalische Therapie wirkt unterstützend. Hierzu gehören: bei akut entzündlichen Zuständen die Anwendung von Kälte, ansonsten eher von Wärme, Elektrotherapie, Ultraschallbehandlung, Massage und Gymnastik.

4. Auch durch eine konservativ-orthopädische Therapie kann dem Betroffenen Erleichterung verschafft werden, insbesondere durch eine Gelenkentlastung mit orthopädischen Hilfsmitten wie Bandagen, Einlagen und speziellen Schuhen.

5. Schließlich gibt es noch eine Reihe operativer Verfahren, mit denen die Situation verbessert werden kann, und zwar einerseits durch chirurgische Korrekturen an den Gelenkbestandteilen, andererseits durch den Ersatz eines defekten Gelenks durch ein künstliches. Von dieser Möglichkeit macht man vor allem bei der → Hüftgelenkarthrose vielfach Gebrauch.

Arthroskopie (Gelenkspiegelung) Besichtigung eines Gelenks, meist des Kniegelenks, in Narkose oder örtlicher Betäubung. Nach Auffüllung und Erweiterung des Gelenks mit einem Gas führt der Arzt das Endoskop – ein röhrenförmiges Instrument mit Lichtquelle – ein und betrachtet damit den Gelenkinnenraum in direkter Sicht (→ Endoskopie). Die technisch ausgereifte Arthroskopie, deren Anwendung in der Regel unproblematisch ist, hat heute die Arthrografie – die Röntgenkontrast-Darstellung einer Gelenkhöhle – weitgehend verdrängt. Vor allem ist die Arthroskopie zur genauen Diagnostik, vor operativen Eingriffen und für die Begutachtung unentbehrlich.

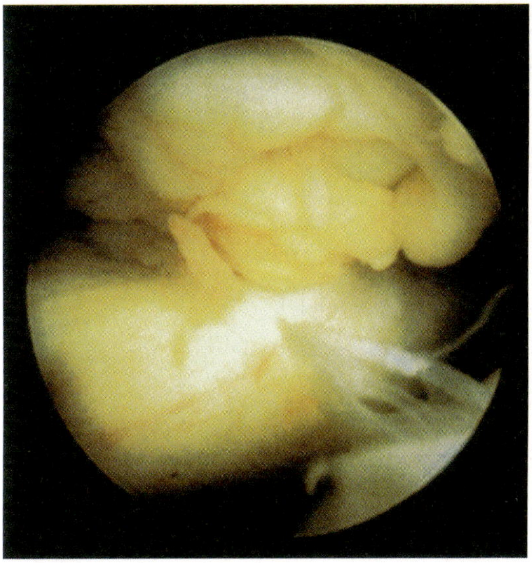

Arthroskopie Endoskopische Aufnahme eines Kniegelenks mit Kalkeinlagerung.

Arzneimittel (Medikamente, Pharmaka) Nach dem Arzneimittelgesetz sind Arzneimittel Stoffe und Zubereitungen aus Stoffen, die dazu bestimmt sind, durch Anwendung am oder im menschlichen oder tierischen Körper:

1. Krankheiten, Leiden, Körperschäden oder krankhafte Beschwerden zu heilen, zu lindern, zu verhüten oder zu erkennen;

2. die Beschaffenheit, den Zustand oder die Funktionen des Körpers oder seelische Zustände erkennen zu lassen und ggf. zu beeinflussen;

3. vom menschlichen oder tierischen Körper erzeugte Wirkstoffe oder Körperflüssigkeiten zu ersetzen;

4. Krankheitserreger, Parasiten oder körperfremde Stoffe abzuwehren, zu beseitigen oder unschädlich zu machen.

In einem Zitat der Weltgesundheitsorganisation heißt es: Ein Arzneimittel ist nützlich, wenn seine Heilwirkung für den Patienten das Risiko unerwünschter Nebenwirkungen übertrifft.

Der vernünftige Umgang mit Arzneimitteln ist gewährleistet, wenn man folgende Merksätze beherzigt:

1. Nicht bei jeder kleinen Unpässlichkeit gleich ein Medikament einnehmen;. leichte Beschwerden verschwinden oft auch ohne Arzneimittel.

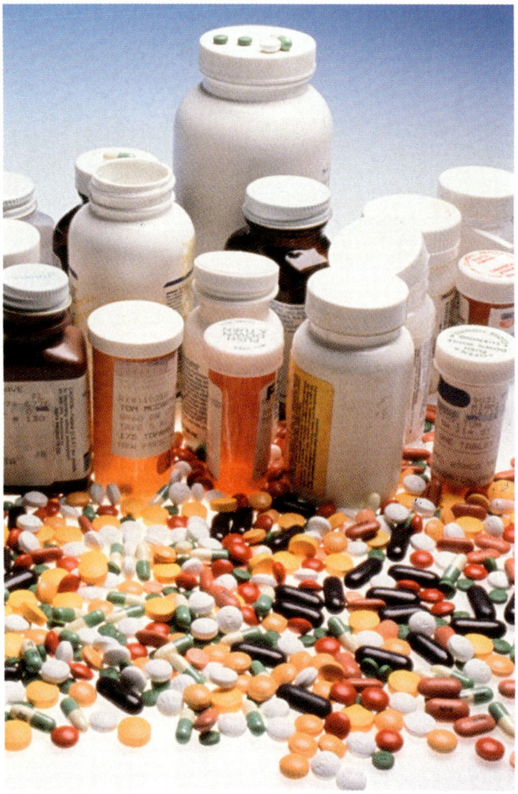

2. Mit Arzneimitteln sorgfältig umgehen: Nützliches kann auch gefährlich sein. Die Anweisungen des Arztes und die Hinweise auf dem Beipackzettel genau beachten. Besondere Vorsicht ist geboten beim Fahrzeuglenken, beim Konsum alkoholischer Getränke, in Schwangerschaft und Stillzeit, ferner bei Vorliegen von → Zuckerkrankheit oder → Allergien.

3. Vor der Selbstbehandlung mit Arzneimitteln lieber den Arzt befragen; spätestens jedoch, wenn geringfügige Beschwerden nach 2–3 Tagen nicht verschwunden sind oder nach Beendigung der Einnahme wieder auftreten.

4. Arzneimittel genau nach Vorschrift anwenden: Die ärztliche Anordnung ist streng einzuhalten; ein Zuwenig kann ebenso üble Folgen haben wie ein Zuviel.

5. Mehr Arzneimittel helfen nicht besser oder schneller. Vielmehr gilt: Allzu viel ist ungesund. Wer bestimmte Medikamente längere Zeit ohne ärztliche Verordnung einnimmt, kann von ihnen abhängig oder süchtig werden.

6. Nicht jedes Arzneimittel wirkt bei jedem Menschen gleich: Gut gemeinte Ratschläge von Verwandten und Bekannten können die Beratung durch den Arzt nicht ersetzen. Nicht jeder Patient spricht auf ein Medikament in gleicher Weise an.

7. Arzneimittel gehören nicht in Kinderhand, sondern unter Verschluss. Besonders gefährdet sind Kleinkinder zwischen ein und fünf Jahren.

8. Auch Arzneimittel sind nicht unbegrenzt haltbar. Unbedingt Verfallsdatum und Anweisung über die Lagerung beachten.

9. Arzneimittel sind kein Ersatz für gesundes Leben. Vor vielen Zivilisationskrankheiten kann man sich durch eine vernünftige Lebensweise weitaus wirksamer schützen.

Im Übrigen gilt es, Folgendes zu beachten: Die Einnahme von Arzneimitteln kann auf Dauer dazu führen, dass bestimmte Nährstoffe und Vitamine vom Körper nicht verwertet werden. Durch die Verwendung von Brech- und Abführmitteln beispielsweise verliert der Körper übermäßig viel Wasser und Elektrolyte. Die Folge sind Mangelerscheinungen. Vor allem chronisch Kranke, Schwangere und ältere Menschen sind durch solche Nebenwirkungen besonders stark gefährdet. Deshalb sollten sie, wenn sie auf Medikamente angewiesen sind, verstärkt auf eine vitamin- und mineralstoffreiche Ernährung achten. Wer nur kurzfristig ein Medikament einnimmt, braucht allerdings keinen Nährstoffmangel zu befürchten.

Arzneimittelabhängigkeit (Medikamentenabhängigkeit) Durch die wiederholte Einnahme eines Arzneimittels kann es zu einer psychischen, jedoch nicht zwanghaften Neigung kommen, den Stoff einzunehmen. Eine solche Gewöhnung an ein Arzneimittel ist als Vorstufe der Sucht aufzufassen, die einerseits durch ein körperlich bedingtes Einnahmeverlangen mit fortschreitender Steigerung der Dosis gekennzeichnet ist, und andererseits dadurch, dass abruptes Absetzen körperliche Entzugserscheinungen auslöst. Da Gewöhnung und Sucht schwer voneinander abzugrenzen sind und fließende Übergänge bestehen, wurde von der Weltgesundheitsorganisation der Sammelbegriff »Arzneimittelabhängigkeit« eingeführt.

Ein großes Abhängigkeitsrisiko besitzen vor allem folgende Arzneimittelgruppen:

1. zentral erregende, d. h. im Gehirn wirkende Substanzen, insbesondere Aufputschmittel und → Appetitzügler;

2. zentral wirksame → Analgetika, unter anderem opiumähnliche Substanzen und kodeinhaltige Medikamente, beispielsweise starke Hustenmittel;

3. peripher wirksame Analgetika, also die üblichen Schmerzmittel wie Acetylsalicylsäure und Paracetamol;

4. → Tranquilizer (Beruhigungsmittel);
5. → Schlafmittel.

Manche dieser Arzneimittel sind in Kombinationspräparaten zur Behandlung von Erkältungskrankheiten enthalten, daher ist auch bei diesen Vorsicht geboten.

Die Abhängigkeit – in Deutschland leiden schätzungsweise eine halbe bis eine Million Menschen darunter – äußert sich vor allem darin, dass der Betroffene den Entzug des betreffenden Mittels vermeidet. Er nimmt das Präparat mehr und mehr nur zu dem Zweck ein, die als unangenehm erlebten Entzugserscheinungen zu vermeiden. In der weiteren Folge kann es zu einem Kontrollverlust kommen: Jede banale Belastungssituation löst dann den Griff nach der gewohnten Substanz aus. Die Entwicklung einer Abhängigkeit ist umso wahrscheinlicher, je spannungsreicher die Konfliktlage zwischen den individuellen Bestrebungen des Einzelnen und den Anpassungsforderungen der Umwelt und der Gesellschaft ist.

Bei erwiesener Abhängigkeit ist eine stationäre Entziehung in einer psychiatrischen Fachabteilung erforderlich. Zudem ist, um die Rückfallquote möglichst gering zu halten, eine hinreichende psychotherapeutische, werktherapeutische und nachgehende Hilfe angezeigt.

Arzneimittelallergie gefährliche Überempfindlicheitsreaktion (→ Allergie) auf bestimmte Arzneimittel. Von besonderer Bedeutung ist in diesem Zusammenhang vor allem die Penicillinallergie. Sind derartige Allergien bekannt, so sollten die auslösenden Substanzen in einem → Allergiepass vermerkt werden, der jedem behandelnden Arzt vorzulegen ist.

Arzneimittelnebenwirkungen unerwünschte Wirkung eines Arzneimittels neben der erwünschten Hauptwirkung. Im Allgemeinen ist die Wahrscheinlichkeit von Nebenwirkungen umso größer, je effektiver ein Medikament und je höher die verabreichte Dosis ist. Deshalb muss der Arzt im Einzelfall stets abwägen, ob bei einer schweren Erkrankung das Medikament unbedingt erforderlich ist, ob also die Nebenwirkungen in Kauf genommen werden müssen. Diese können, müssen aber nicht zwangsläufig auftreten, da auch die individuelle Empfindlichkeit des Patienten eine große Rolle spielt. Die häufigsten Nebenwirkungen sind Hautausschläge, Magen-Darm-Beschwerden – Übelkeit, Erbrechen, Durchfall oder Verstopfung –, Allergien, Reaktionen des Zentralnervensystems, Kreislaufstörungen und psychische Reaktionen. Nebenwirkungen können auch durch die gleichzeitige Einnahme von Arzneimitteln entstehen, zwischen denen es im Organismus zu unerwünschten biochemischen Wechselbeziehungen kommt.

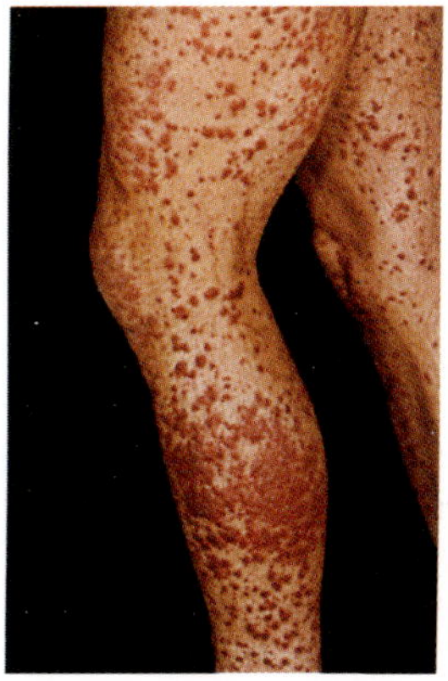

Arzneimittelallergie Bei der Purpura handelt es sich um eine fleckige Blutung, die meist durch eine Arzneimittelunverträglichkeit hervorgerufen wird.

Arzt Als Arzt wird jeder bezeichnet, der nach dem vorgeschriebenen Studium die entsprechenden Hochschulprüfungen bestanden hat und nach Antrag von der zuständigen staatlichen Landesbehörde die Approbation, die Erlaubnis zur Berufsausübung, erteilt bekommen hat. Das die Voraussetzungen zur Berufsausübung regelnde Bundesrecht ist in der Bundesärzteordnung und in der Approbationsordnung verankert. Über die Aufgaben des Arztes und die Stellung des ärztlichen Berufes heißt es im Gesetz: »Der Arzt dient der Gesundheit des einzelnen Menschen und des gesamten Volkes. Der ärztliche Beruf ist kein Gewerbe; er ist seiner Natur nach ein freier Beruf.«

Den Pflichten des Arztes – Behandlungspflicht, Schweigepflicht, Wahrheitspflicht, Aufklärungspflicht, Meldepflicht, Haftpflicht und Fortbildungspflicht – stehen 2 Rechte gegenüber: das Recht auf Behandlung und das Recht auf Honorar.

Die wissenschaftlich-medizinische Entwicklung der letzten Jahrzehnte hat zu einer immer weiter gehenden Spezialisierung der ärztlichen Tätigkeit geführt, wobei ein Mediziner die speziellen Kenntnisse und Erfahrungen für ein Gebiet, Teilgebiet oder einen Bereich während der Weiterbildung im Rahmen einer hauptberuflichen Tätigkeit als Assistenzarzt in einem Krankenhaus oder Institut erwirbt.

Die einzelnen Gebiete sind:

- ♦ Allgemeinmedizin
- ♦ Anästhesiologie und Intensivtherapie
- ♦ Arbeitsmedizin
- ♦ Augenheilkunde
- ♦ Chirurgie – mit folgenden Teilgebieten: Gefäßchirurgie, Kinderchirurgie, plastische Chirurgie, Thorax- und Kardiovaskularchirurgie, Unfallchirurgie/Traumatologie
- ♦ Frauenheilkunde und Geburtshilfe
- ♦ Hals-Nasen-Ohrenheilkunde – mit folgenden Teilgebieten: Phoniatrie und Pädaudiologie, Audiologie
- ♦ Haut- und Geschlechtskrankheiten
- ♦ Hygiene

Ärztliche Versorgung in Deutschland

gesamt	291 171
je 100 000 Einwohner	354,5
ambulant	125 981
im Krankenhaus	137 466
in sonstiger ärztlicher Funktion	27 724

♦ innere Medizin – mit folgenden Teilgebieten: Endokrinologie, Diabetologie, Gastroenterologie, Infektions- und Tropenmedizin, Hämatologie, Kardiologie/Angiologie, Lungen- und Bronchialheilkunde/Pulmologie, Nephrologie, Rheumatologie
♦ Kinderheilkunde – mit folgenden Teilgebieten: Kinderkardiologie, Kinderneuropsychiatrie, Kinderneonatologie, Kindergastroenterologie, Kinderhämatologie, Kindernephrologie, Kinder-Lungen- und Kinder-Bronchialheilkunde, Laboratoriumsmedizin und -diagnostik/Pathobiochemie
♦ Lungen- und Bronchialheilkunde
♦ Mikrobiologie und Infektionsepidemiologie
♦ Mund-Kiefer-Gesichtschirurgie
♦ Nervenheilkunde – Neurologie/Psychiatrie
♦ Neurochirurgie
♦ Nuklearmedizin
♦ öffentliches Gesundheitswesen
♦ Orthopädie – mit dem Teilgebiet: Rheumatologie
♦ Pathologie/pathologische Anatomie
♦ Pharmakologie und Toxikologie
♦ Physiotherapie
♦ Psychiatrie
♦ Psychotherapie
♦ radiologische Diagnostik – mit den Teilgebieten: Kinderradiologie, Neuroradiologie
♦ Rechtsmedizin/Gerichtsmedizin
♦ Strahlentherapie
♦ Urologie

Arzt-Patient-Verhältnis Den Pflichten des Arztes entsprechen die Rechte des Kranken:
♦ Recht auf das eigene Leben
♦ Recht auf die Unverletzlichkeit der Person
♦ Recht auf ärztliche Behandlung
♦ Recht auf Verschwiegenheit des Arztes
♦ Recht auf das ärztliche Gespräch
♦ Recht auf die ärztliche Aufklärung

Das Ziel der Heilung bestimmt das Verhältnis zwischen Arzt und Patient. Der Kranke geht zum Arzt, weil er wieder ge-

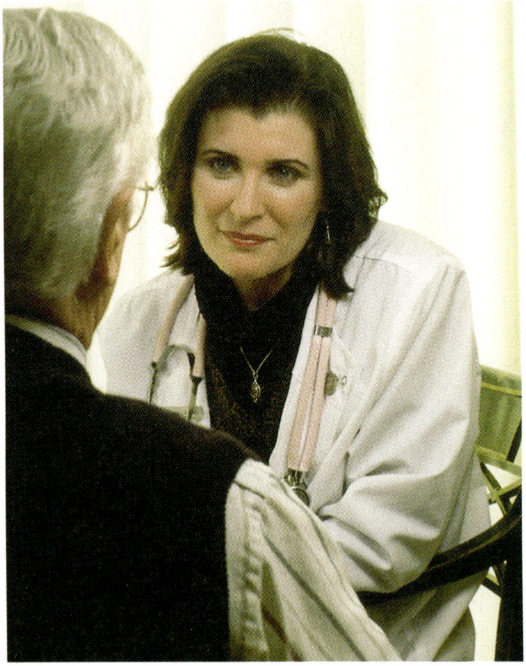

Arzt-Patient-Verhältnis Patienten erwarten eine individuelle und vertrauensvolle Begegnung mit dem Arzt.

sund werden möchte. Er ist aber nicht nur hilfsbedürftig, sondern oft auch ratlos. Deshalb bedarf er nicht nur medizinischer Hilfe, sondern auch der seelischen Führung und Beeinflussung. Die meisten Patienten verlangen, dass ihnen mit den modernen Errungenschaften der Medizin geholfen wird; sie erwarten aber auch eine individuelle und vertrauensvolle Begegnung mit dem Arzt. Darüber hinaus wünscht der Patient eine umfassende Aufklärung über seinen Zustand und die erforderliche Behandlung. Das Ziel ist der »mündige«, d. h. der in Richtung Gesundheit informierte und motivierte Patient. Nur dieser ist zur »therapeutischen Partnerschaft« fähig; die meisten Therapieversager sind darauf zurückzuführen, dass es an der verständnisvollen Mitarbeit des Patienten gefehlt hat, weil er eben nicht genügend informiert und motiviert war.

Asbestose (Asbeststaublungenerkrankung) durch Einatmen von Asbestfasern ausgelöste Erkrankung der Lunge, die langfristig zu massiven Schrumpfungsprozessen des Bindegewebes führt. Häufig handelt es sich um eine Berufserkrankung. Eine Asbestose entsteht nach langjähriger Einatmung von Asbeststaub, wobei das Krankheitsrisiko sowohl von der

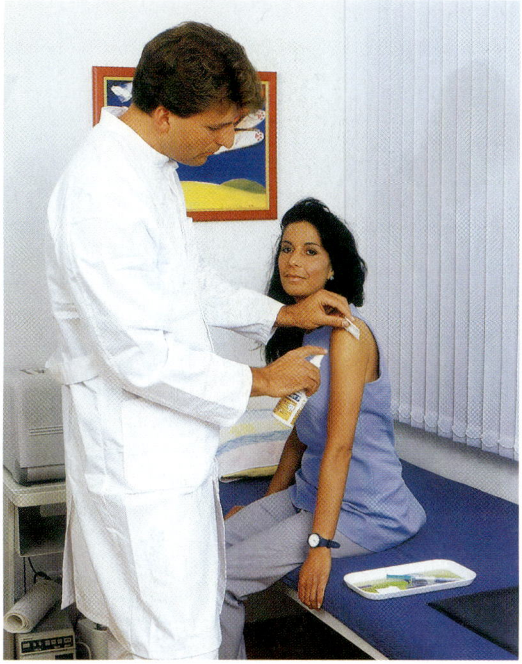

Arzt-Patient-Verhältnis Die therapeutische Partnerschaft setzt mündige Patienten voraus.

Faserkonzentration in der Luft als auch von der Dauer der Einwirkung abhängt. Da die in die Lungenbläschen gelangten Asbestfasern auf Grund ihrer Größe von → Fresszellen nicht vernichtet werden können, spalten sie sich der Länge nach auf und lagern sich bevorzugt im → Brustfell ab.
Symptome und Beschwerden – Atemnot, Husten, Einschränkung der körperlichen Leistungsfähigkeit sowie Knistergeräusche beim Abhorchen – treten in der Regel erst Jahre oder Jahrzehnte nach dem Kontakt mit Asbest auf. Im Röntgenbild zeigen sich typische Veränderungen: vermehrte Streifenzeichnung der Lungenunterfelder, doppelseitige Ergüsse sowie Verdickungen oder Verkalkungen des Brustfells. Die → Lungenfunktionsprüfungen ergeben eingeschränkte Werte bei verminderter Dehnbarkeit des Lungengewebes. Als Spätkomplikationen treten nicht selten → Lungenkrebs oder bösartige Geschwülste des Brust- oder Bauchfells auf.
Da eine ursächliche Therapie nicht möglich ist, besteht die Behandlung in der strikten Vermeidung des weiteren Kontaktes mit Asbest; auch das Rauchen muss sofort unterbleiben.

Asepsis Keimfreiheit aller Gegenstände – Instrumente, Verbandstoffe usw. – sowie der Hände des Arztes und seiner Hilfspersonen, die mit einer Wunde in Berührung kommen. Ziel der Asepsis ist die Verhütung einer Wundinfektion.

Askariasis → Spulwurmkrankheit.

Askorbinsäure Vitamin C; → Vitamine.

Aspergillose Schimmelpilzinfektion, die zumeist die Lunge betrifft, aber auch an Haut und Ohren auftreten kann.

Asphyxie lebensbedrohlicher Zustand durch Versagen von Atemtätigkeit und Kreislauf. Als Ursache kommt eine Verlegung der Atemwege, eine Atemlähmung oder auch eine Herz-Kreislauf-Erkrankung in Betracht. Der Betroffene ist bewusstlos, hat eine bläuliche Gesichtsfarbe und atmet nicht selbstständig. Im Allgemeinen meint man jedoch, wenn man von Asphyxie spricht, die Neugeborenen-Asphyxie: den drohenden Erstickungszustand des Neugeborenen unmittelbar nach der Geburt. Die Atmung ist noch nicht in Gang gekommen oder wieder erloschen. Man unterscheidet je nach Hautfarbe zwischen einer blauen und einer blassen Asphyxie. Sofortige Wiederbelebung ist geboten und auch möglich.

Aspiration Einatmen bzw. Ansaugen von Gasen, Flüssigkeiten oder festem Material – Blut, Erbrochenes, Fremdkörper – in die Atemwege mit der Gefahr der sofortigen Erstickung oder einer späteren Lungenentzündung.

ASS Abkürzung für → **A**cetyl**s**alicyl**s**äure.

Asthenie Kraftlosigkeit, allgemeine Schwäche.

Asthenopie subjektive Augenbeschwerden infolge Überbeanspruchung oder als Alterserscheinung. Symptome sind Verschwommensehen, Kopfschmerzen, Lichtscheu und Tränenträufeln.

Asthma anfallartig auftretende schwere Atemnot. Für die Krankheit, die durch häufige rasche Atemzüge, gefolgt von einer verlängerten, mühsamen Ausatmung, gekennzeichnet ist, gibt es 2 Ursachen: Liegt ihr eine Verengung der Atemwege zu Grunde, so handelt es sich um das → Bronchialasthma; beruht das Leiden hingegen auf einer Herzschwäche, die wiederum eine Stauung im Lungenkreislauf zur Folge hat, so liegt das so genannte → Herzasthma vor.

Asthma bronchiale → Bronchialasthma.

Asthma cardiale → Herzasthma.

Astigmatismus (Stabsichtigkeit) auf einer abnormen Wölbung der Hornhaut beruhende Sehstörung, bei der keine punktförmige Vereinigung parallel einfallender Lichtstrahlen zu Stande kommt. Dadurch wird das Netzhautbild unscharf und nach Höhe oder Breite auseinander gezogen. Punkte werden zu Strichen. In den meisten Fällen handelt es sich um eine angeborene, oft sogar um eine vererbte Veränderung,

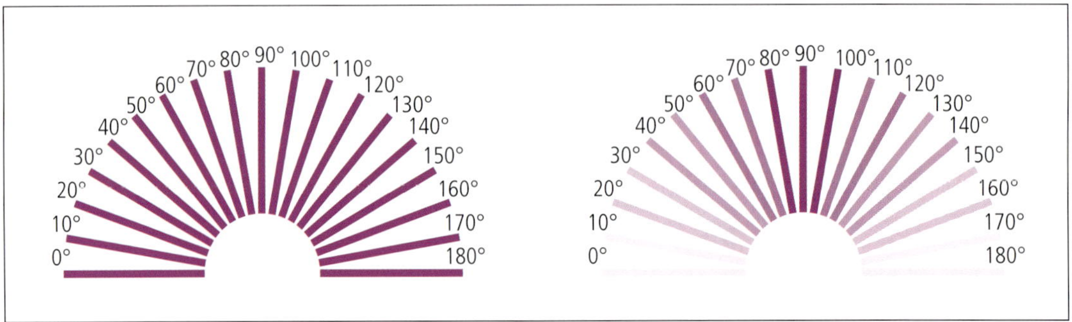

Astigmatismus ***Links:*** Strahlenfigur, wie sie von einem gesunden Auge gesehen wird (nach dem Augenarzt Snellen); ***rechts:*** Strahlenfigur, wie sie von einem kurzsichtigen astigmatischen Auge gesehen wird.

seltener um die Folge von Hornhautnarben. Die Korrektur erfolgt mit Zylindergläsern oder durch Kontaktlinsen.

Astrozytom knotenförmige, bis zu hühnereigroße Geschwulst im Gehirn, die durch den Druck, den sie auf die umgebenden Hirnteile ausübt, gefährliche Auswirkungen haben kann und deshalb baldmöglichst chirurgisch entfernt werden sollte; → Gehirngeschwülste.

Asystolie → Sekundenherztod.

Aszites (Bauchwassersucht) Ansammlung von Flüssigkeit in der freien Bauchhöhle. Dabei handelt es sich nicht um eine eigenständige Krankheit, sondern um die Folge eines anderen Leidens, bei dem der Druck in den Blutgefäßen so hoch wird, dass daraus Flüssigkeit nach außen gepresst wird. Als Ursachen kommen in Betracht: Stauung bei Herz-, Lungen- und Nierenkrankheiten; → Leberzirrhose mit → Pfortaderstauung, Bauchfellerkrankungen, Störungen des Elektrolyt- und Wasserhaushalts. Die Betroffenen weisen einen Froschbauch mit weiter Ausladung der Flanken auf; durch Beklopfen der Bauchwand lassen sich Wellenbewegungen auslösen. Die Diagnose wird durch Punktion oder → Bauchspiegelung erhärtet; die Untersuchung der durch Punktion gewonnenen Aszitesflüssigkeit bringt weitere Aufschlüsse. Neben der Behandlung des Grundleidens ist eine Entwässerung durch → Diuretika und in schweren Fällen ein Ablassen der Flüssigkeit angezeigt.

Ataxie Unvermögen, sinnvolle Bewegungen auszuführen, die darauf beruht, dass nicht mehr alle Muskeln zugleich und harmonisch aufeinander abgestimmt und auf die Erreichung einer bestimmten Bewegung hin zusammenarbeiten. Die Folge sind torkelnder Gang und unsicherer Stand. Zielbewegungen mit Fingern oder Füßen – z. B. bei geschlossenen Augen mit dem Zeigefinger die Nasenspitze berühren – sind nicht mehr möglich. Die Ursache liegt in Kleinhirnerkrankungen, Rückenmarkkrankheiten und verschiedenen Nervenleiden.

Atelektase Lungenkrankheit, bei der Anteile des Lungengewebes luftleer sind oder einen herabgesetzten Luftgehalt haben. Folgende Ursachen kommen in Betracht: angeborene Störungen, Verlegung der zugehörigen Bronchien durch Schleim, Tumoren, Lymphknoten oder Fremdkörper. Auch äußerer Druck auf die Lunge, wie er zum Beispiel von einem → Pleuraerguss oder einer erheblichen Herzvergrößerung verursacht wird, kann zur Atelektase führen.

Atemgymnastik (Atemtherapie) Die Atemgymnastik oder Atemtherapie unterstützt bei Atemwegserkrankungen die medikamentöse Behandlung und lindert die Beschwerden. Dabei kommt es vor allem darauf an, die richtige Ausatmung zu erlernen. Voraussetzung ist eine allgemeine Entspannung des Körpers, insbesondere der Brustkorbmuskulatur, denn die Verspannung der Atemmuskulatur verstärkt die Atemnot, und die Atemnot verstärkt wiederum die Muskelverspannung. Die Patienten sind zuletzt so verspannt, dass sie kaum mehr zu atmen vermögen. Diesen Teufelskreis zu durchbrechen, ist der Zweck der Atemübungen.

Äußere Vorbedingungen sind frische Luft – im Freien oder im Zimmer bei offenem Fenster – und Bewegungsfreiheit – genügend Raum, keine beengende Kleidung: am besten nackt. Die Übungen können auf einer Matratze im Bett, auf einem Stuhl oder auf dem Fußboden ausgeführt werden. Es ist mindestens einmal am Tag, besser zwei Mal zu trainieren.

Zur Lockerung der Atemmuskulatur empfiehlt sich folgende Körperhaltung:

♦ ***im Sitzen:*** Der Kranke sitzt mit gegrätschten Beinen auf einem Hocker, hält den Oberkörper nach vorn geneigt, stützt die Ellenbogen auf die Knie und lässt die Hände locker nach unten fallen; dabei soll auch die Muskulatur des Schultergürtels entspannt sein.

Atemgymnastik im Sitzen

1 Auf einem Stuhl sitzend stützt man die Ellenbogen leicht auf die Knie und lässt die Hände zwischen den Beinen locker herabhängen. Der Kopf hängt schwer nach unten, Schultern, Nacken und Rücken sind entspannt. Beim Herunterbeugen aushauchen. Einen Augenblick in der unteren Ruhestellung warten, dann wieder aufrichten und leicht einatmen. Die nächsten Übungen werden auf dem Boden sitzend durchgeführt.

2 Im Schneidersitz auf dem Boden. Man lässt die Hände locker vor die Füße fallen, beugt den Oberkörper weit vor und lässt den Kopf schwer nach vorn sinken. Dabei langsam aushauchen. Beim Aufrichten des Rumpfes wieder einatmen.

3 Im Schneidersitz legt man die Hände locker auf die Knie. Kopf hoch, den Blick geradeaus. Die Hände finden Halt an den Knien.

4 Der Oberkörper wird weit nach vorn gebeugt, Schultern und Nacken entspannt und der Kopf auf die am Boden liegenden Unterarme und Hände gelegt.

5 Nach dem Ausatmen durch den Mund richtet man sich wieder auf, atmet durch die Nase ein und breitet die Arme leicht seitlich aus.

6 Jetzt stützen wir uns auf Knie und Hände, Blick auf den Boden. Ruhehaltung.

7 Einen Katzenbuckel machen, dabei ganz leicht einatmen, Bauch trotzdem locker lassen.

8 Aufwärts nach vorn blicken, den Rücken abflachen, Bauch einziehen, durch den Mund aushauchen.

9 Zum Abschluss wieder in den Schneidersitz gehen.

Diese Übung nicht mehr als dreimal hintereinander durchführen!

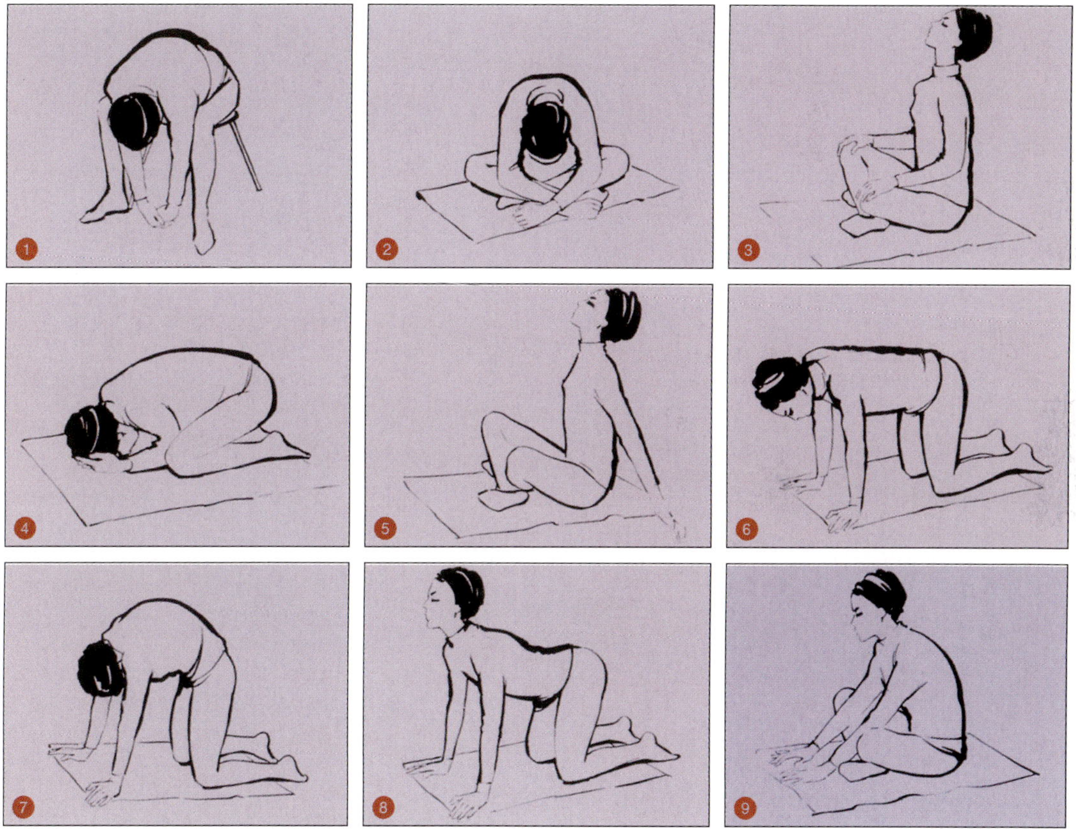

♦ ***im Stehen:*** Der Kranke lehnt sich mit leicht gegrätschten Beinen, die etwas nach vorn gestellt sind, an eine Wand und lässt Kopf, Schultern und Arme locker und ganz entspannt nach vorn unten fallen. Zunächst muss die Zwerchfellatmung trainiert werden; das gelingt durch folgende Technik: Zum Einatmen den Brustkorb weit machen und den Bauch vorstrecken (»Brust raus, Bauch raus!«). Zum Ausatmen den Brustkorb eng machen und den Bauch einziehen (»Brust rein, Bauch rein!«). Das Ausatmen soll doppelt so lange wie das Einatmen dauern. Am besten zählt man während des Ein-

Atemgymnastik im Stehen

1 Den Kopf nach vorn beugen, bis das Kinn auf dem Brustbein ruht, die Schultern lässt man locker nach vorn und unten fallen. Die Oberarme und Ellenbogen drücken sanft von der Seite gegen die Rippenbögen. Bei geöffnetem Mund wird langsam und sehr leise der Atem ausgehaucht. Die Nackenmuskeln dabei ganz locker lassen, damit sich der gesamte Oberkörper entspannen und auflockern kann. Durch Anheben des Kopfes und Zurücknehmen der Schultern mit Seitwärtsführen der Arme kommt es von selbst zu einer leichten, lockeren und nicht zu tiefen Einatmung.

2 und 3 Auf die Zehenspitzen stellen, den ganzen Körper strecken (»Apfelpflücken«), einatmen und ganz tief in die Hocke fallen lassen, dabei aushauchen und mit den Händen am Boden abstützen.

Atemgymnastik im Liegen

4 Die Hände umfassen die Ellenbogen und drücken sanft die Rippenbögen zusammen. Bei leicht geöffnetem Mund die Luft ganz zart und langsam aushauchen. Keinen übermäßigen Druck aufwenden, keine Geräusche verursachen! Zum Schluss mit den Ellenbogen nachmassieren.

5 Beim nachfolgenden langsamen Einatmen die Arme lässig und leicht nach oben führen und dabei die Hände über den Kopf legen. Diese Übung wird 3- bis 6-mal wiederholt.

Andere Übungen in Rückenlage können sich anschließen.

6 Man liegt auf dem Rücken, beugt die Knie bis an die Brust, umfasst sie mit beiden Händen und haucht dabei die Luft bei etwas geöffnetem Mund aus den Lungen.

7 Danach lässt man die Arme ganz locker zur Seite fallen, streckt die Beine aus und atmet wieder langsam und leicht etwas ein.

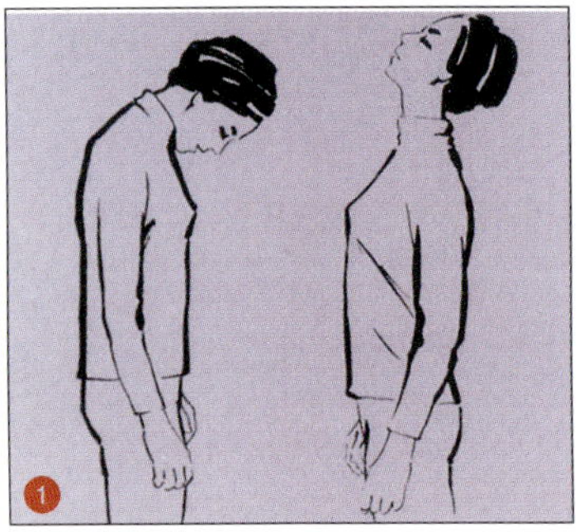

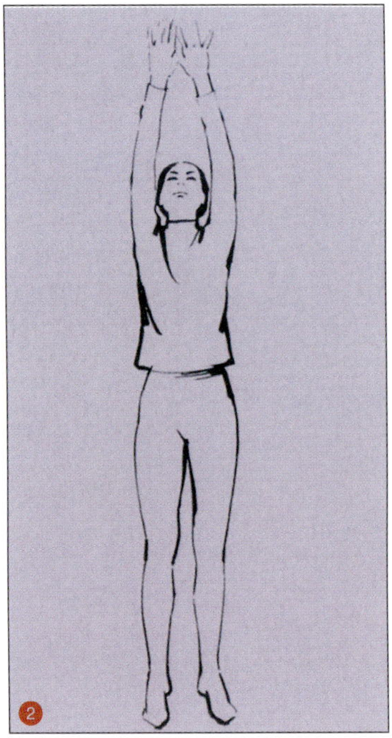

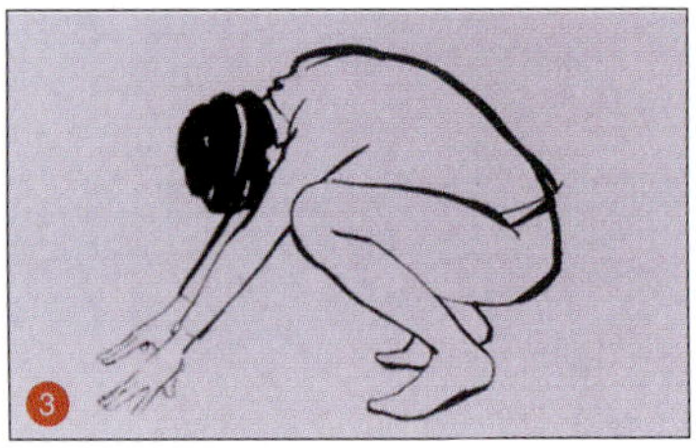

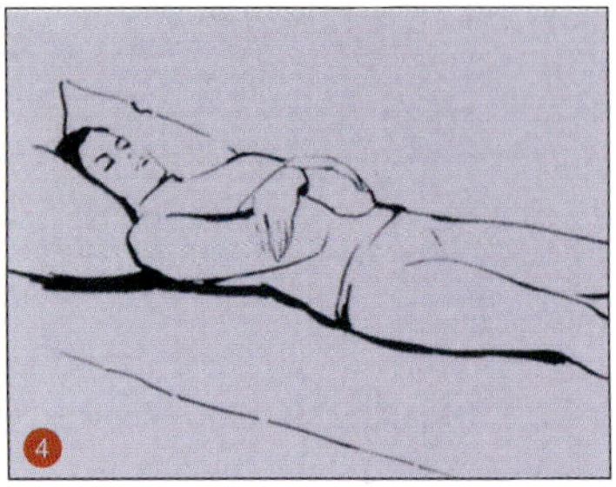

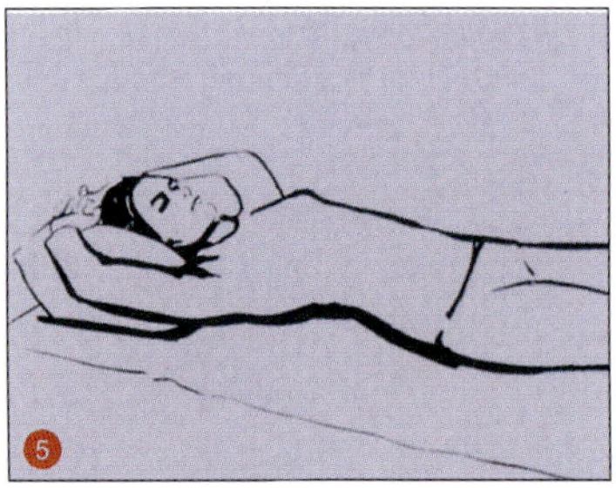

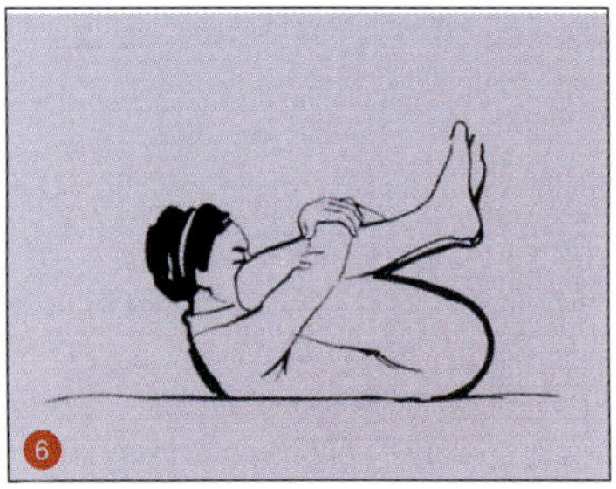

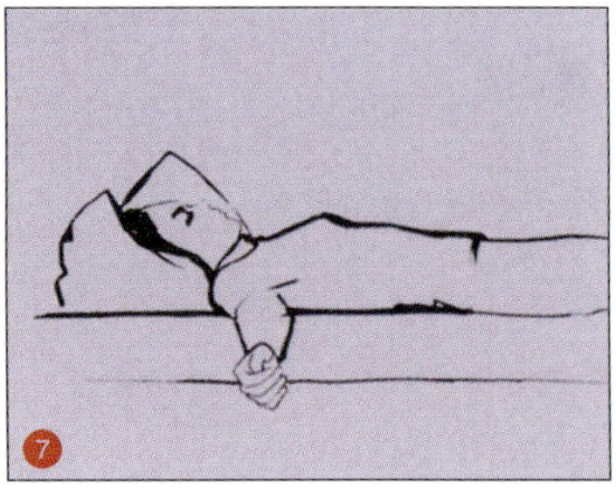

atmens bis 2 oder 3 und während des Ausatmens bis 4 oder 6. Ein entspanntes Ausatmen kann zudem durch Summen unterstützt werden: Es wird mit einem gleichmäßigen Summton ausgeatmet, der in Lautstärke und Tonhöhe lange Zeit gleichmäßig gehalten werden soll. Auch richtiges Abhusten will gelernt sein: Nach tiefer Einatmung soll während der halben Ausatmung in kurzen Stößen abgehustet werden.

Weitere Übungen

♦ ***im Liegen:*** Auf dem Rücken liegend, beugt man die Knie bis an die Brust, umfasst sie mit beiden Händen und haucht dabei die Luft bei etwas geöffnetem Mund aus den Lungen. Danach lässt man die Arme ganz locker zur Seite fallen, streckt die Beine aus und atmet wieder langsam und leicht etwas ein.

♦ ***im Sitzen:*** Im Schneidersitz lässt man die Hände locker vor die Füße fallen, beugt den Oberkörper weit vor und lässt den Kopf schwer nach vorn sinken; dabei langsam ausatmen. Beim Aufrichten des Rumpfes wieder einatmen. Kopf hoch; Hände locker auf die Knie legen.

♦ ***im Stehen:*** Auf die Zehenspitzen stellen, den ganzen Körper strecken (»Obstpflücken«), dann einatmen. Danach lässt man sich ganz tief in die Hocke fallen, atmet dabei aus und stützt sich mit den Händen am Boden ab.

Atemhilfsmuskeln Muskeln, die bei normaler Atmung nicht benützt werden, jedoch bei verstärkter Atemtätigkeit, vor allem bei schwerster Atemnot (Orthopnoe), willkürlich zur Unterstützung der Atmung herangezogen werden können.

Atemnot (Luftnot, Kurzatmigkeit, Dyspnoe) subjektives Gefühl erschwerter Atmung mit Lufthunger und Beklemmung, vor allem bei gesteigerter Atemtätigkeit. Ursächlich kommen eine Vergrößerung des Strömungswiderstandes in den Atemwegen, eine reduzierte Lungendehnbarkeit oder eine Verminderung der Gasaustauschfläche in den Lungenbläschen in Frage. Die Atemnot ist in der Regel das auffälligste Krankheitszeichen bei Erkrankungen der Lunge und des Herzens.

Eine akute Atemnot findet man bei → Bronchialasthma, → Herzasthma, → Lungenembolie, → Lungenödem, → Pneumothorax und → Schlaganfall. Aber auch Fremdkörper in den Atemwegen, Sauerstoffmangel in großen Höhen und abnorm hoher Sauerstoffverbrauch bei Schwerstarbeit können zur Atemnot führen. Schließlich kann auch im Zusammenhang mit Stoffwechselleiden wie der → Harnvergiftung (Urämie) oder der → Zuckerkrankheit, bei heftigen Gemütsbewegungen und → Neurosen, bei Vergiftungen sowie bei Verletzungen und Erkrankungen im Halsbereich, hier vor allem bei Erkrankungen des Kehlkopfes, eine akute Atemnot auftreten.

Eine chronische, dauerhafte Atemnot findet man bei Erkrankungen der Lunge und der Atemwege, also bei der Verengung der Luftröhre, bei der chronischen → Bronchitis, der → Lungenblähung, der → Lungenfibrose, bei Brustkorbveränderungen und Brustfellverwachsungen. Erkrankungen des Herzens, die mit chronischer Kurzatmigkeit verbunden sind, sind unter anderem: → Herzklappenfehler, → Herzschwäche, angeborene → Herzfehler, die → koronare Herzkrankheit und die → Herzbeutelentzündung. Daneben gibt es aber noch weitere mögliche Ursachen: beispielsweise eine hochgradige → Anämie (Blutarmut), hohes Fieber, die → Schilddrüsenüberfunktion, Fettsucht, Hirntumoren, die → Gehirnentzündung sowie die → Arteriosklerose der Gehirngefäße.

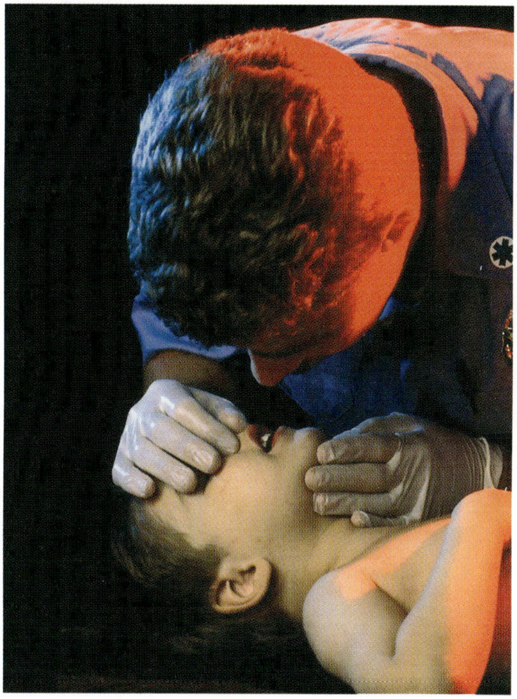

Atemspende Die künstliche Beatmung ist eine der wirkungsvollsten Wiederbelebungsmaßnahmen.

Atemspende (künstliche Beatmung) sehr wirkungsvolle Notfallmaßnahme, bei der der Hilfeleistende einem Verunglückten seine eigene Atemluft über Mund oder Nase einbläst.

Atemstillstand (Apnoe) Aufhören der Atemtätigkeit mit folgenden Anzeichen: keine Bewegung des Brustkorbs, keine Luftbewegung aus Nase oder Mund, bläuliche Verfärbung der Haut, erweiterte Pupillen, Bewusstlosigkeit. Ursachen: Verlegung der Atemwege – durch Zurückfallen der Zunge bei bewusstlosen Personen, durch Fremdkörper, Krämpfe oder Schwellungen der Stimmbänder, aber auch infolge Verletzungen der Luftwege; Beeinflussung des → Atemzentrums im Gehirn durch Schlaf-, Beruhigungs- und Narkosemittel; → Schlaganfall; → Embolie; Hitzeschäden; Gasvergiftungen; Erkrankungen und Verletzungen von Gehirn oder Rückenmark; Herzstillstand. Sofortmaßnahme: Atemspende; → Erste Hilfe, S. 725.

Atemtherapie → Atemgymnastik.

Atemwegsinfektionen bei Kindern → Kinder, Atemwegsinfektionen.

Atemzentrum umschriebener Bezirk im Gehirn, der automatisch Rhythmus und Tiefe der Atmung dem momentanen Bedarf anpasst. Bei einer Anhäufung von Kohlendioxid im Blut beschleunigt das Atemzentrum die Atemtätigkeit, wohingegen das Absinken der Kohlendioxidkonzentration auf die Atmung verlangsamend wirkt. Eine schwere Verletzung des Atemzentrums führt zum sofortigen Tod.

Atherom (Grützbeutel, Balggeschwulst) halbkugeliger bis apfelgroßer, prall-elastischer, auf der Unterlage verschieblicher Hohlraum (→ Zyste) in der Haut. Die echten Atherome sind anlagemäßig bedingt, sitzen meist auf dem Kopf, am Hodensack sowie am oberen Brustkorb und haben keinen Ausführungsgang. Die falschen Atherome entstehen durch Stauung von Talgdrüsensekret, sitzen überall, wo es zahlreiche Talgdrüsen gibt, und haben einen Ausführungsgang, durch den sich auf Druck ranziger Talg entleert; sie neigen zur Vereiterung. Die Behandlung besteht in der vollständigen operativen Entfernung.

Atherosklerose → Arteriosklerose.

athletischer Konstitutionstyp → Konstitution.

Ätiologie Lehre von den Krankheitsursachen.

Atmung (Respiration) Unter ***äußerer Atmung*** – der Atmung im engeren Sinne – versteht man den Gasaustausch zwischen Lungenbläschen und Haargefäßen der Lunge. Die Gewebs- oder ***innere Atmung*** besteht dagegen darin, dass das Blut seinen Sauerstoff in den Geweben abgibt und dafür das dort anfallende Kohlendioxid aufnimmt. Der Gaswechsel zwischen Luft und Blut in den Haargefäßen der Lunge kommt dadurch zu Stande, dass die Konzentration des Sauerstoffs in der atmosphärischen Luft höher ist als im venösen Blut; dagegen ist das venöse Blut viel reicher an Kohlendioxid als die Luft. Somit treten die beiden Gase rein nach physikalischen Gesetzen – vom Ort höherer zum Ort niedrigerer Konzentration – durch die hauchdünnen Zellplatten der Lungenbläschen: Der Sauerstoff aus der Luft tritt ins Blut und das Kohlendioxid aus dem Blut in die Luft über. Dieses Konzentrationsgefälle wird durch die dauernde Erneuerung der Luft in der Lunge aufrechterhalten.

Der Mensch verbraucht in Ruhe pro Minute 250–300 ml Sauerstoff, bei anstrengender Arbeit 3000 ml und mehr. Die durchschnittliche Atemfrequenz beträgt beim Erwachsenen 16–20 Atemzüge pro Minute – wobei jedes Mal nicht ganz ein halber Liter Luft eingeatmet wird –, beim Neugeborenen 40 Atemzüge pro Minute. Daher atmet der Erwachsene pro Minute 6–8 Liter Luft ein; bei angestrengter körperlicher Arbeit können es aber auch 80–90 Liter sein.

Die Atmung wird vom → Atemzentrum im Gehirn automatisch gesteuert, kann jedoch jederzeit willkürlich beeinflusst werden.

Der Atemrhythmus zerfällt in 3 Abschnitte:

1. Einatmung: Erweiterung des Brustkorbes durch Hebung der Rippen und Abflachung des Zwerchfells. Dies ist ein aktiver Vorgang, bei dem die durch das Brustfell mit dem Brustkorb verbundene Lunge der Erweiterung des Brustkorbes folgt, sich ausdehnt und Luft ansaugt. Bei der Einatmung unterscheidet man zwischen Brust- und Bauchatmung: Bei der Brustatmung erweitert sich im Wesentlichen der Brustkorb; das Zwerchfell wird passiv durch die sich hebenden Rippen in die Höhe gezogen, die Bauchwand bewegt sich wenig. Bei der Bauchatmung hingegen werden durch Zusammenziehung des Zwerchfells die Baucheingeweide hinuntergedrückt, und die Bauchwand wird vorgewölbt.

2. Ausatmung: Sie geschieht passiv. Die Atemmuskeln erschlaffen, die Lunge zieht sich auf Grund ihrer Elastizität zusammen, und die darin enthaltene Luft entweicht.

3. Atempause: Sie vollendet die entspannende Wirkung der Ausatmung. Bei Atemnot durch Anstrengung oder Krankheit fällt sie aus.

Lunge und Atmung in Zahlen

Länge eines Lungenflügels	25 cm
Gewicht der Lunge	1,2 kg
Zahl der Lungenbläschen	850 Millionen
innere Oberfläche der Lunge	90 m²
Länge der Kapillaren in den Alveolen	13 km
Fassungsvermögen:	
Vitalkapazität	4,1 Liter
Atemzugvolumen	0,5 Liter
Ausatemreservevolumen	1,8 Liter
Einatemreservevolumen	1,8 Liter
Tägliche Sauerstoffaufnahme	700 Liter

Atmungsorgane Die zuführenden Atemwege – Nase, Rachen, Kehlkopf, Luftröhre, Bronchien und die beiden Lungen – bilden den Atemapparat. Dieser gleicht einem auf den Kopf gestellten Baum mit 2 Kronen. Dem Baumstamm entspricht die Luftröhre, von der im Brustkorb 2 dicke Äste abgehen, die beiden großen Haupt- oder Stammbronchien. Diese verzweigen sich in immer kleinere Äste, die Bronchien verschiedener Größenordnung; die kleinsten Ästchen nennt man Bronchiolen. Den Blättern des Baumes entsprechen die mehr-

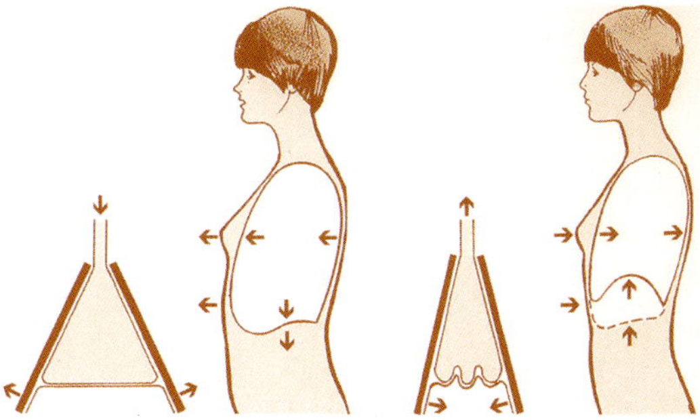

Atmungsorgane Beim Einatmen dehnen sich Brustkorb und Bauchdecke aus und das Zwerchfell flacht sich (äußerlich nicht sichtbar) ab. Wie bei einem sich ausdehnenden Blasebalg füllen sich die Lungen mit Luft. In der Lunge wird der Sauerstoff der Luft vom Blut aufgenommen und Kohlendioxid – ein Stoffwechselprodukt des Körpers – abgegeben. Beim Ausatmen senkt sich der Brustkorb, die Bauchdecke strafft sich, und das Zwerchfell wölbt sich nach oben.

kammerigen Lungenbläschen (Alveolen). Um die Lungenbläschen herum liegt ein feines Blutgefäßnetz, in dem das sauerstoffarme Blut herangeführt und das mit Sauerstoff angereicherte wieder Richtung Herz transportiert wird.

Atonie Erschlaffung oder Schlaffheit infolge fehlender Gewebsspannung. Von Atonie spricht man vor allem im Zusammenhang mit der Muskulatur, und zwar sowohl der willkürlich beeinflussbaren Skelettmuskulatur als auch der nicht unserem Willen unterliegenden glatten Muskulatur, wie sie z. B. in der Gebärmutter oder der Wand der Blutgefäße vorkommt.

Atopie zusammenfassende Bezeichnung für auf einer erblichen Veranlagung beruhende Überempfindlichkeitsreaktionen, die auch ohne vorhergehenden Kontakt mit der auslösenden Substanz auftreten. Bekannt ist in diesem Zusammenhang die auch als »atopisches Ekzem« bezeichnete → Neurodermitis.

atopisch auf einer angeborenen Überempfindlichkeit beruhend.

atopisches Ekzem → Neurodermitis.

Atresie Fehlen oder widernatürlicher Verschluss von Körperöffnungen, z. B. des Gallenganges, der Speiseröhre oder des Darms.

Atrophie Gewebeschwund durch mangelhafte Ernährung oder Durchblutung; z. B. Schwund der Muskulatur bei längerer Ruhigstellung eines Armes oder Beines im Gipsverband (***Inaktivitätsatrophie***) oder durch ständigen Druck auf ein Gewebe (***Druckatrophie***).

Atropin in Nachtschattengewächsen wie Tollkirsche, Stechapfel und Bilsenkraut enthaltenes, hochgiftiges → Alkaloid. Es lähmt den parasympathischen Anteil des → vegetativen Nervensystems und ist damit ein Gegenspieler des → Acetylcholins. Die Wirkungen sind: Pupillenerweiterung, Sehstörungen, Hemmung der Speichel- und Schweißabsonderung, Darm- und Blasenlähmung, Erweiterung der Bronchien, Zunahme der Pulsfrequenz, Erregungszustände; in höheren Dosen Lähmung des Zentralnervensystems, Bewusstlosigkeit, Wärmestau und Herzversagen. In kleinen Dosen wird Atropin als Arzneimittel verwendet: bei Krampfzuständen der Verdauungsorgane, zur Pupillenerweiterung in der Augenheilkunde, bei → Herzrhythmusstörungen mit niedriger Herzfrequenz, zur medikamentösen Vorbereitung von → Anästhesien, gegen → Reisekrankheit, Schweißausbrüche oder Nachtschweiß, bei Menstruationsbeschwerden und → Asthma. Allerdings verwendet man heutzutage zumeist nicht Atropin selbst, sondern atropinähnliche synthetische Substanzen.

Audiogramm Kurve, in der das Ergebnis der → Audiometrie aufgezeichnet wird.

Audiometrie Prüfverfahren, bei dem mit Hilfe elektroakustischer Hörmessgeräte (Audiometer) Grad, Art und Sitz einer Hörstörung festgestellt werden. Auf elektrischem Wege werden reine Töne erzeugt, deren Schwingungsweite man in genau bekannten physikalischen Verhältnissen abschwächen kann. Die grafische Darstellung der audiometrisch ermittelten Luft- und Knochenleitungskurven nennt man ***Audiogramm***.

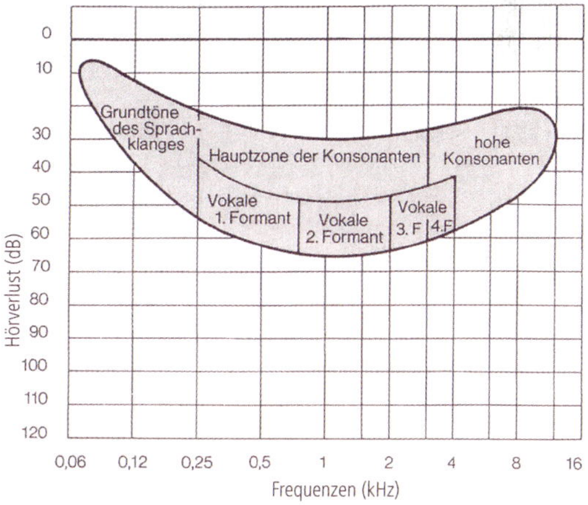

Audiometrie Dieses Ton-Audiogramm zeigt den Frequenz- und Intensitätsbereich der menschlichen Umgangssprache bei mittlerer Lautsprache. (Nach Zöllner, Hals-Nasen-Ohren-Heilkunde.)

In diesem sind die Messfrequenzen und die Lautstärken aufgetragen; der Hörverlust wird dabei in dB angegeben. Die Audiometrie dient nicht nur zur Diagnostik von Hörstörungen, sondern auch zur Beurteilung hörverbessernder operativer Möglichkeiten und zur Hörapparatanpassung.

Aufspringen der Haut schmerzhafte Risse in der Haut infolge übermäßiger Austrocknung und Entfettung. Bekannt sind in diesem Zusammenhang die Hände der Waschfrauen. Ursachen: häufiges Waschen, Kälte, starke Sonnenstrahlung, Chemikalien. Behandlung: übermäßiges Waschen vermeiden; bei bestimmten Arbeiten Gummihandschuhe tragen; nach dem Waschen eine fetthaltige Creme auftragen.

Aufstoßen (Rülpsen, Ruktus) geräuschvolle Entleerung von Luft aus Speiseröhre und Magen. Vorkommen bei nervösen Störungen und Magenkrankheiten, aber auch nach dem Schlucken von Luft. Säuglinge soll man deshalb nach jeder Mahlzeit aufstoßen lassen. Vorbeugung: langsam essen, gut kauen, kleine Mahlzeiten zu sich nehmen, möglichst wenig kohlensäurehaltige Getränke, keine schwer verdaulichen Speisen, kein frisches Brot. Bei ständigem Aufstoßen mit Sodbrennen und Magendruck muss wegen der Gefahr einer Magenerkrankung unbedingt der Arzt aufgesucht werden. Das Aufstoßen darf nicht mit dem → Schluckauf verwechselt werden.

Auge Das Auge ist unser wichtigstes Sinnesorgan. Es dient der bildhaften Wahrnehmung der Außenwelt. Darüber hinaus besteht eine vom Sehvorgang unabhängige Lichtreizwirkung auf das Zwischenhirn-Hypophysen-System. Damit existiert eine Abhängigkeit der unwillkürlichen Körperfunktionen von der Qualität und Intensität des Lichtes. Aber nicht nur das Hormonsystem, sondern auch die Blut bildenden Organe und zahlreiche Stoffwechselvorgänge – unter anderem Wasser- und Kohlenhydrathaushalt – werden von Lichtimpulsen beeinflusst. Umgekehrt haben eingehende Untersuchungen gezeigt, dass intensives Kunstlicht mit einem stark vom Sonnenlicht abweichenden Spektrum zu einem »Lichtstress« mit einem alarmierenden Anstieg von Hormonen – → ACTH und → Corticosteroide – führt.

Das Sehorgan wird von Augapfel, Sehnerv, Sehzentrum in der Rinde des Gehirnhinterlappens, Schutzeinrichtungen des Auges – Augenlider, Bindehaut, Tränenapparat – und den Augenmuskeln gebildet. Der nahezu kugelige ***Augapfel*** ist 7,5 g schwer, 24 mm lang und liegt auf einem Polster von Fett- und Zellgewebe in der knöchernen Augenhöhle. Er besitzt 3 Hüllen und 3 Räume. Die äußere Hülle besteht aus der vorn liegenden, stark gewölbten, durchsichtigen ***Hornhaut*** und der undurchsichtigen ***Lederhaut*** – dem »Weißen« des

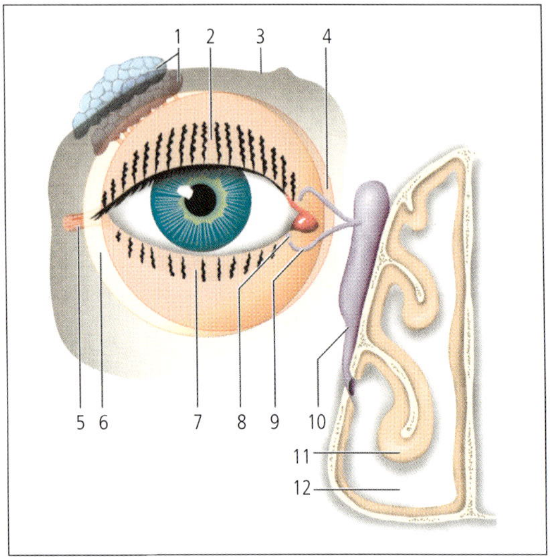

Auge Berieselungs- und Schutzapparat des Auges: **1** Tränendrüse; **2** Oberlid mit Meibomschen Talgdrüsen; **3** Umriss der Augenhöhle (Orbita); **4** Bindehautsack; **5** äußeres Lidband; **6** Lederhaut (Sclera) des Augapfels; **7** Unterlid; **8** Tränenpunkt mit Öffnung des Tränenröhrchens; **9** Tränenröhrchen; **10** Tränensack mit Tränen-Nasen-Gang, der unterhalb der unteren Nasenmuschel in die Nasenhöhle mündet; **11** untere Nasenmuschel; **12** unterer Nasengang.

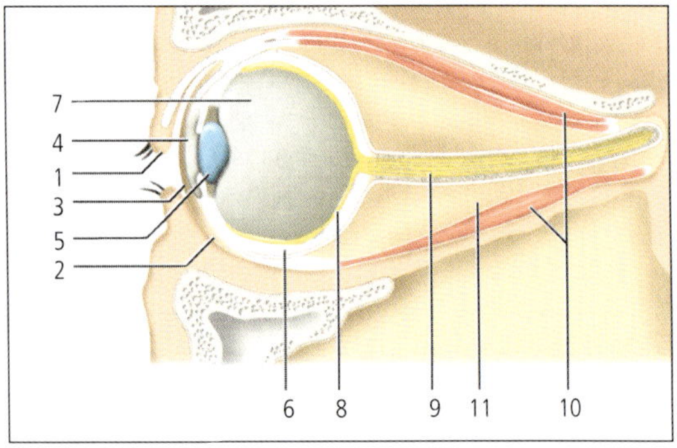

Auge Schnitt durch das menschliche Auge: **1** Oberes Augenlid; **2** Bindehaut; **3** Hornhaut; **4** Regenbogenhaut; **5** Linse; **6** Lederhaut; **7** Glaskörperraum; **8** Netzhaut; **9** Augapfel mit Sehnerv; **10** Augenmuskeln; **11** Fettpolster.

Auges. Die mittlere Hülle besteht aus der ***Regenbogenhaut*** (Iris), die verschieden – blau, grün, grau, braun – pigmentiert ist und in der Mitte die Pupille (Sehloch) frei lässt, sowie aus der blutgefäßreichen ***Aderhaut***, dem ***Strahlenkörper***, der der ***Akkommodation*** (Anpassung an die Entfernung), der

Aufhängung der Linse und der Ausscheidung von Kammerwasser in die hintere Augenkammer dient. Die innere Hülle ist die ***Netzhaut*** (Retina), die mit ihren lichtempfindlichen Sinneszellen – Zapfen und Stäbchen – das Augeninnere hinten und seitlich auskleidet. Von ihren Nervenzellen gehen Nervenfasern aus, die sich zum ***Sehnerv*** vereinigen. Die Zapfen dienen dem Farbsehen, die Stäbchen vermitteln die Schwarz-Weiß-Empfindung. Die Stelle des schärfsten Sehens in der Netzhaut bezeichnet man als ***gelben Fleck***, die Stelle, an der der Sehnerv aus dem Augapfel austritt, als ***blinden Fleck***, da hier wegen des Fehlens von Sinneszellen keine Lichtempfindung erfolgt, also kein Sehen möglich ist.

Die 3 Räume des Augapfels sind: die vordere Augenkammer, die hintere Augenkammer und der Glaskörperraum mit dem gallertigen ***Glaskörper***. Die gefäßlose, klare, durchsichtige ***Linse***, von deren Form die Brechkraft und damit die Anpassung an das Sehen in der Nähe bzw. Ferne abhängt, unterteilt zusammen mit der Regenbogenhaut das Auge in eine kleinere vordere und eine größere hintere Hälfte. Zusammen mit der Hornhaut entwirft sie von dem betrachteten Gegenstand ein umgekehrtes, verkleinertes Bild auf der Netzhaut.

Der Bewegungs- und Halteapparat des Auges besteht aus verschiedenen Muskeln, die alle möglichen Bewegungen des Augapfels gestatten. Die ***Tränendrüse*** sitzt im äußeren oberen Augenwinkel. Von dort gelangt die Tränenflüssigkeit in den Bindehautsack und wird durch den Lidschlag über die Hornhaut verteilt. Anschließend fließt sie am mittleren Augenwinkel in den Tränensack ab und gelangt über den Tränennasengang in den vorderen Nasengang. Den Schutzapparat des Auges bilden ***Augenlider*** und ***Bindehaut***. Die Augenlider sind bewegliche, muskulös-sehnige Gebilde, die Talgdrüsen enthalten. Der Bindehautsack liegt teils auf der Hornhaut, teils auf der Innenseite der Augenlider; er lässt vorn den Lidspalt frei.

Augendruck Durch Flüssigkeitszu- und -abfluss herrscht im Augapfel ein genau regulierter Druck. Dieser sollte vor allem mit zunehmendem Alter regelmäßig gemessen werden, um einen gefährlichen Anstieg, wie er für den → grünen Star kennzeichnend ist, bereits im Anfangsstadium festzustellen. Als normal gilt ein Augendruck von 17 bis 20 mm Hg.

Augenflimmern anfallsweise auftretende Sehstörungen in Form verschiedener Lichterscheinungen, die nicht selten als Blitze wahrgenommen werden. Augenflimmern kommt unter anderem bei Übermüdung sowie bei nicht passender Brille vor. Länger anhaltendes Augenflimmern kann Folge von Erkrankungen der Netz- oder Aderhaut bzw. von Glaskörpertrübungen sein. Typisch ist dabei das Mückensehen (»fliegende Mücken«). Wenn gleichzeitig Verdunklungen und Halbseitenkopfschmerzen auftreten, kann es sich um ein Frühsymptom des → grauen Stars handeln. Daneben kommt akutes Flimmern vor den Augen im Zusammenhang mit heftigem Kopfschmerz beim → Migräneanfall vor. Permanentes Flimmern vor den Augen mit heftigem, hartnäckigem, halbseitig betontem Kopfschmerz lässt an ein → Aneurysma (Arterienausstülpung) eines Blutgefäßes der Hirnbasis denken. Auf jeden Fall muss augenärztlicher Rat eingeholt werden.

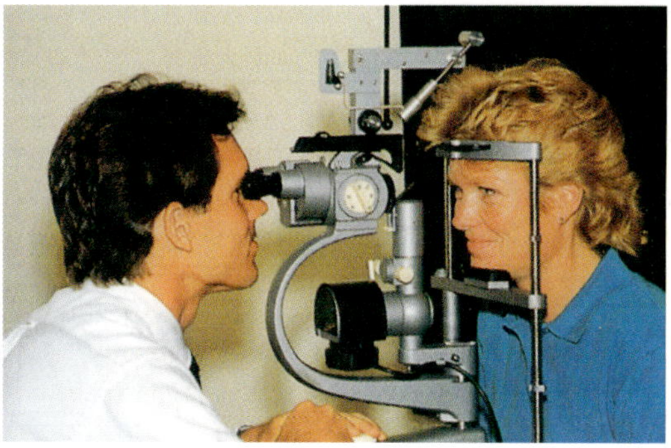

Augendruck Die Messung des Augeninnendrucks sollte mit zunehmendem Alter regelmäßig erfolgen.

Augenheilkunde (Ophthalmologie) Teilgebiet der Medizin, das sich mit der Erkennung, Behandlung, Prävention und Rehabilitation der anatomischen und funktionellen Veränderungen des Auges und seiner Adnexe (Anhangsgebilde) befasst.

Augenhintergrund hintere, innere, mit Netzhaut ausgekleidete Oberfläche des Augapfels, die erst bei der Untersuchung mit dem Augenspiegel sichtbar wird. Die dabei deutlich werdenden Veränderungen der feinen Arterien können auf verschiedene Augenkrankheiten, aber auch auf → Arteriosklerose, → Zuckerkrankheit und Nierenleiden hindeuten.

Augenmuskellähmung Lähmung eines oder mehrerer Muskeln, die die Augen bewegen. Jeweils 2 entgegengesetzt wirkende kleine Muskeln ziehen den Augapfel nach oben und unten bzw. nach rechts und links. Ist einer dieser Muskeln gelähmt, so ist das muskuläre Gleichgewicht gestört: Der Betroffene schielt, sieht Doppelbilder, und ihm wird schwindelig. Ursächlich kommen angeborene oder erworbene Nervenschäden ebenso in Frage wie Gehirnstörungen, Verletzungen im Kopfbereich, bestimmte → Infektionskrankheiten und Vergiftungen.

Augenschmerzen Schmerzhafte Erkrankungen, die von Teilen des Auges ausgehen, sind unter anderem: die → Bindehautentzündung, der → grüne Star, das → Gerstenkorn, die → Tränendrüsenentzündung sowie diverse → Hornhauterkrankungen. Hinzu kommen unterschiedliche → Augenverletzungen und Fremdkörper im Auge. Aber auch Krankheiten, die nicht unmittelbar das Auge betreffen, können Augenschmerzen auslösen; so z. B. die → Migräne, das → Aneurysma einer Hirnarterie, die → Trigeminusneuralgie oder die Stirnhöhlenentzündung (→ Nasennebenhöhlenentzündung).

In allen Fällen heftiger oder länger anhaltender Augenschmerzen muss unbedingt ein Arzt aufgesucht werden, insbesondere bei folgenden Symptomen:

♦ bei akutem Flimmern vor den Augen in Verbindung mit Kopfschmerzen (→ Augenflimmern).

♦ bei akuter Sehstörung mit Rötung und Schmerz im Auge sowie Kopfschmerz und Brechreiz. Hier besteht der Verdacht auf einen akuten Anfall von → grünem Star.

♦ bei aufdringlichem Schmerz im leicht geröteten Auge, häufig 3–6 Tage nach einer Fremdkörperentfernung, aber auch ohne vorangegangene Verletzung. Es droht ein Hornhautgeschwür.

♦ bei mittel- bis höhergradigen Schmerzen und Rötung vorwiegend in der äußeren oberen Augapfelgegend. Es könnte sich um eine → Tränendrüsenentzündung handeln.

♦ bei schmerzhaftem Fremdkörpergefühl, lästigem Tränen und rotem Auge. Die Ursache liegt nicht selten in falsch gerichteten Wimpern, die auf der Hornhaut scheuern.

Augen- und Kopfschmerzen ohne andere Augensymptome deuten sehr häufig auf eine unerkannte Sehschwäche oder nicht mehr passende Brillenstärke hin.

Augenspiegel kleiner Konkavspiegel mit zentraler Durchbohrung zur Untersuchung des → Augenhintergrundes durch den Arzt.

Augentripper (Gonoblennorrhoe) Entzündung der Augenbindehaut durch Trippererreger bei Neugeborenen. Die Ansteckung erfolgt während der Geburt des Kindes durch eine an → Tripper erkrankte Frau. Die Krankheit ist heutzutage sehr selten geworden, weil jedem Neugeborenen im Rahmen der so genannten Credé-Prophylaxe vorbeugend eine kleine Menge Bakterien abtötender Silbernitratlösung in die Augen geträufelt wird.

Augenverletzungen Etwa 10 Prozent aller Körperverletzungen betreffen das Auge und seine Anhangsgebilde. Das liegt an der exponierten Lage des Sehorgans und seiner hohen Verletzlichkeit. Besonders häufig sind Prellungen des Augapfels, Lidwunden und oberflächliche Hornhautverletzungen. Da sich schwerwiegende Verletzungsfolgen oft erst nach Stunden oder Tagen einstellen, besteht die Gefahr des Übersehens. Vor der Anlegepflicht von Sicherheitsgurten erlitten in der Bundesrepublik jährlich etwa 1000 Kraftfahrer oder Beifahrer Augenverletzungen durch Aufprall auf die Windschutzscheibe. Davon erblindeten rund 100 an einem und 80 an beiden Augen.

Verhalten bei Verletzung der Augenlider sowie bei Fremdkörpern und Verätzungen: → Erste Hilfe, S. 735.

Augenzittern (Nystagmus) Das Augenzittern macht sich durch unwillkürliche schnelle Hin-und-her-Bewegungen des Auges bemerkbar. Auf-und-ab-Bewegungen sind dagegen wesentlich seltener. Man unterscheidet den ***Rucknystagmus***, bei dem sich der Augapfel zuerst langsam zur Seite dreht und dann ruckartig zurückschnellt, und den ***Pendelnystagmus***, bei dem sich das Auge gleichmäßig hin und her bewegt. Die Ursache ist schwer zu ergründen. Augenzittern kann bei der → multiplen Sklerose ebenso auftreten wie bei Gehirnerkrankungen, Vergiftungen oder Gesundheitsstörungen, die mit Schwindel einhergehen. Bei Bergleuten ist das Leiden sogar als Berufskrankheit anerkannt.

Auch beim Gesunden lässt sich unter bestimmten Bedingungen ein rhythmisches Zucken des Auges beobachten, und zwar vor allem beim Blick aus einem fahrenden Auto oder Eisenbahnwagen, aber auch bei schnellen Körperdrehungen oder beim Eindringen von kalten Flüssigkeiten ins Ohr, wobei das Augenzittern im letzten Fall durch eine Reizung des Gleichgewichtsorgans im Innenohr ausgelöst wird.

Ausdünstung (Fötor) Absonderung von mehr oder weniger stark riechenden Substanzen vor allem über Atemluft und Schweiß. Dabei werden zum Teil Stoffe ausgeschieden, die aus dem Körperinneren stammen und für einige Krankheiten charakteristisch sind.

♦ ***Typische Veränderungen der Atemluft***

süßlich: → Diphtherie

faulig, aashaft: → Lungenabszess, → Empyem in der Brusthöhle, → Bronchiektasen

azetonartig, fruchtig: → Zuckerkrankheit, schwerer Hungerzustand

nach Urin oder Ammoniak: → Nierenversagen

nach Erde: → Leberversagen

wie Bittermandelöl: → Zyankalivergiftung

♦ ***Haut/Schweiß***

säuerlich: → Rheuma

ranzig-stechend: Tuberkulose

faulig: chronische Darmkrankheiten, gewisse Hautkrankheiten

mausartig, pferdeähnlich: → Phenylketonurie
süßlich, nach faulen Äpfeln: → Gasödem.

Ausfluss (Weißfluss, Fluor) Der Ausfluss ist wohl die häufigste Ursache für das Aufsuchen des Gynäkologen durch Frauen. Es ist ein meist harmloses, oft aber schwer zu beeinflussendes Leiden. Grundsätzlich kann der Ausfluss aus jedem Abschnitt der inneren und äußeren Geschlechtsorgane stammen, meist kommt er jedoch aus der Scheidenschleimhaut selbst und aus dem Gebärmutterhalskanal. Der Ausfluss aus der Scheide kann dick- oder dünnflüssig, schaumig, rahmig und verschieden gefärbt – weiß, gelb, grünlich, rosa, braun, blutig-rot – sein; oft riecht er übel und verursacht einen lästigen Juckreiz. Die Ursachen können mannigfaltig sein. Der milchig-weißliche, oft dünnflüssig-schleimige Ausfluss ohne Entzündung der Scheidenschleimhaut (Fluor albus), der schon bei jungen Mädchen, aber auch im späteren Lebensalter vorkommt, wird nicht durch Bakterien, sondern durch Hormonmangel, geistige oder körperliche Überanstrengung, Stoffwechselstörungen, sexuelle Überreizung und Masturbation verursacht. Eine weitere Ursache sind zur Intimhygiene durchgeführte Scheidenspülungen mit irgendwelchen Zusätzen.

Sehr häufig ist der durch Bakterien verschiedenster Art verursachte Ausfluss, der zumeist eitrig bis grünlich aussieht und einen üblen Geruch verbreitet. Die Scheidenschleimhaut ist dabei stark gerötet und geschwollen. Neben Bakterien findet man als auslösende Erreger noch Pilze und Trichomonaden (Geißeltierchen). Rosafarbener bis blutiger Ausfluss ohne weitere Beschwerden muss bei Frauen über 40 stets als möglicher Hinweis auf eine – eventuell bösartige – Geschwulst im Bereich von Scheide und Gebärmutter angesehen werden. Ausfluss bei Kleinkindern ist besonders häufig auf Fremdkörper in der Scheide zurückzuführen.

Die genaue Diagnose kann der Arzt durch die mikroskopische Untersuchung des Scheidensekretes stellen. Danach richtet sich die Behandlung mit den entsprechenden Medikamenten (Tabletten, Scheidenkugeln usw.), in die nicht selten auch der Sexualpartner mit einbezogen werden muss.

Auskratzung (Ausschabung, Kürettage) Entfernung von Gewebe mit speziellen, schabenden Instrumenten; z. B. der Gebärmutterschleimhaut bei → Fehlgeburt und zu diagnostischen Zwecken.

Auskugeln Form der → Verrenkung, bei der der Gelenkkopf eines Kugelgelenks aus der Gelenkpfanne herausspringt.

Auskultation medizinische Fachbezeichnung für das → Abhören.

Aussatz veraltete Bezeichnung für die → Lepra.

Ausschabung → Auskratzung.

Ausschlag abkürzende Bezeichnung für → Hautausschlag.

Außenseitermethoden von der wissenschaftlichen Medizin (Universitätsmedizin) nicht anerkannte Untersuchungs- und Behandlungsmethoden. Die Wirkungsweise dieser »Außenseitermedizin«, die vorwiegend von Heilpraktikern, aber zunehmend auch von Ärzten ausgeübt wird, kann nicht objektiv und naturwissenschaftlich überprüft werden, wobei zu berücksichtigen ist, dass sich die Grenze zwischen Schulmedizin und Außenseitermedizin nicht scharf ziehen lässt. So werden heute → Naturheilkunde, → Chiropraktik, → Neuraltherapie und → Akupunktur allgemein von den Vertretern der Schulmedizin anerkannt; das gilt zum Teil auch für die → Homöopathie, die zweifellos wertvoll ist, deren Erfolge aber schwer erklärbar sind. Weit verbreitete Außenseitermethoden sind überdies: → Irisdiagnose, → Erfahrungsheilkunde, → Frischzellentherapie und → anthroposophische Medizin, ferner Nagel- und Handdiagnostik, Wünschelruten- und Pendeldiagnose (Radiästhesie).

Der Trend zur »alternativen Medizin« ist unverkennbar. Charakteristisch für Außenseiterverfahren ist oft eine wirklichkeitsfremde Gläubigkeit an die nicht beweisbare Wirksamkeit von manchmal absurden Verfahren. Zweifellos übt die Anwendung solcher Methoden auf bestimmte Patiententypen eine enorme suggestive Wirkung aus, die durchaus vorteilhaft für den Gesundungsprozess sein kann. Abzulehnen sind aber alle Verfahren, die gesundheitsgefährdend sind oder die korrekte Diagnosestellung verschleppen. Die meisten Patienten, die sich durch Außenseiterverfahren geheilt fühlen, sind funktionell oder psychosomatisch erkrankt. Eine Synthese von Schulmedizin und Außenseitermedizin wäre nur möglich, wenn diese ihre magische Wirksamkeit selbstkritisch erkennt und sie nicht naturwissenschaftlich verbrämt.

Austauschtransfusion schrittweiser Ersatz des größten Teils des Patientenblutes durch Frischblut oder Blutkonserven. Am häufigsten wird die Austauschtransfusion im Neugeborenenalter zur Behandlung der fetalen Erythroblastose (→ Neugeborenen-Gelbsucht) angewandt, bei Erwachsenen benötigt man sie gelegentlich zur Behandlung der → Harnvergiftung (Urämie), bei gravierenden Verletzungen, schweren Verbrennungen und bei Transfusionszwischenfällen. Bei Neugeborenen wird nach und nach das Zweifache der kindlichen Blutmenge (= ungefähr 20 Prozent des Körpergewichts) als Frischblut zugeführt und dem Kind die gleiche Menge an Blut entnommen. Diese Prozedur dauert etwa 1½–2½ Stunden. Die Blutentnahme und -zufuhr erfolgt dabei über eine Nabelvene.

Auswurf (Sputum) durch Räuspern oder Husten nach außen befördertes Material aus Nase, Mundhöhle, Luftröhre und Bronchien. Im Gegensatz zum normalerweise von den Schleimhäuten der Atemwege gebildeten Sekret (etwa 100 ml in 24 Stunden), das nicht ausgehustet wird, kann der Auswurf neben Speichel und Speiseresten auch Eiter, Blut und Fremdkörper enthalten. Der Arzt beurteilt den Auswurf hinsichtlich Menge, Farbe, Geruch und äußerer Erscheinung (wässrig, schleimig, eitrig); die mikroskopische Untersuchung gibt Auskunft über eventuell vorhandene Bakterien und Tumorzellen; die bakteriologische Untersuchung – Ausstrich und Kultur – über die Art der vorhandenen Bakterien. Weißlich-schleimiger Auswurf weist unter anderem auf → Keuchhusten hin, während rotbraune Absonderungen eher bei → Lungenentzündung, → Lungenkrebs oder → Tuberkulose ausgehustet werden. Gelb-grünen, eitrigen Auswurf schließlich findet man bei einer akuten → Bronchitis, aber auch bei einem → Lungenabszess, d. h. einer abgekapselten Eiteransammlung im Lungengewebe, sowie bei Erweiterungen der Luftwege, den so genannten → Bronchiektasen.

Auszehrung (Kachexie) zunehmende Abmagerung und Schwäche bei schweren Erkrankungen wie → Tuberkulose und → Krebs.

Autismus Selbstbezogenheit, Abkapselung von der Außenwelt. Die Betroffenen leben in ihrer eigenen Gedanken- und Vorstellungswelt; das Innenleben dominiert. Vielfach kommen Denk- und Sprachschwierigkeiten hinzu, die bis zur völligen Isolation führen können. Der frühkindliche Autismus fällt durch eine Störung der Sprachentwicklung auf, die jedoch meist mit hoher Intelligenz gekoppelt ist. Bei Erwachsenen kann der Autismus das Anzeichen einer → Psychopathie oder einer → Schizophrenie sein.

auto- Bestandteil medizinischer Fachausdrücke mit der Bedeutung »selbst«.

Autoaggressionskrankheiten (Autoimmunkrankheiten) Krankheiten, die durch einen Angriff des Organismus gegen sich selbst verursacht werden. Die Ursache scheint darin zu liegen, dass – durch Veranlagung begünstigt – Lymphozyten als Reaktion auf zahlreiche äußere Faktoren gegen körpereigene Verbindungen sensibilisiert werden und Antikörper bilden (→ Immunsystem), die zwischen fremden und eigenen Antigenen nicht mehr unterscheiden können: Die normale Immuntoleranz geht verloren. Bei einer ganzen Reihe von Krankheiten spielen derartige Autoimmunreaktionen – fast immer in Verbindung mit anderen Faktoren – eine entscheidende Rolle: unter anderem bei der → perniziösen Anämie, bei verschiedenen Erkrankungen von Bauchspeichel- und Schilddrüse, bei der → Addison-Krankheit, bei den rheumatischen Erkrankungen, bei der → Blasensucht (Pemphigus vulgaris), bei der → Colitis ulcerosa, bei der → Basedow-Krankheit sowie bei zahlreichen anderen Störungen von Muskeln, Haut, Leber, Nieren und Blutgefäßen.

autogen von selbst entstehend.

autogenes Training Das von dem Berliner Nervenarzt I. H. Schultz erarbeitete autogene Training ist, wenn man den Begriff wörtlich übersetzt, ein »vom Selbst ausgehendes Üben«. Es gibt 6 Grundübungen, die unter ärztlicher Anleitung erlernt werden können und mit deren Hilfe dem Übenden eine zunehmende Beeinflussung unwillkürlicher Körperfunktionen wie Puls, Atmung, Hautdurchblutung und Kreislauf gelingt. Dabei wird eine allgemeine seelische Entspannung erzielt. Das weitere Ziel ist eine Art Selbstversenkung, eine klärende Schau in das eigene Innere und damit auch die Möglichkeit, manche Konflikte zu lösen. Das auto-

Die Übungen der Unterstufe des autogenen Trainings

1. Übung:
Die Schwereübung (Muskelentspannung in der Droschkenkutscherhaltung)

2. Übung:
Wärmeerlebnis (Gefäßentspannung)

3. Übung:
Die Herzregulierung

4. Übung:
Die Atemeinstellung

5. Übung:
Regulierung der Bauchorgane (»Sonnengeflecht«)

6. Übung:
Einstellung des Kopfgebietes

Die Gesamtübung umfasst folgende formelhafte Vorsätze:

»Ich bin ganz ruhig!
Arme und Beine sind ganz schwer!
Arme und Beine sind ganz warm!
Herz schlägt ganz ruhig und kräftig!
Atmung ganz ruhig, es atmet mich!
Sonnengeflecht ruhig strömend warm!
Stirn angenehm kühl!«
Dann erfolgt das »Zurücknehmen«:
»Arme fest! Atmen! Augen auf!«

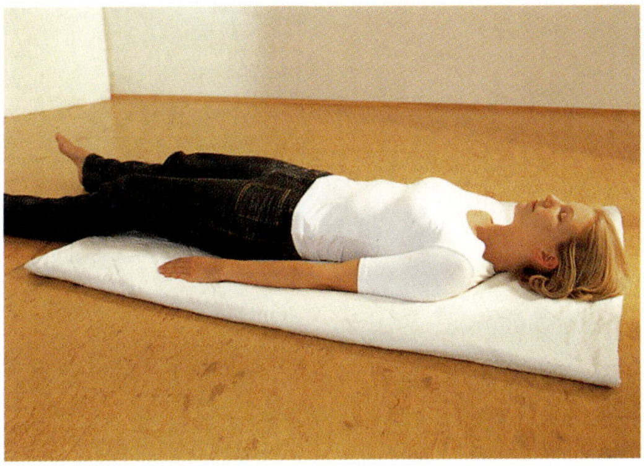

Autogenes Training Mit dieser ganzheitlichen Heilmethode lassen sich Verspannungen und Stress abbauen und Ängste überwinden.

gene Training wird einmal bei körperlichen Verkrampfungen aller Art – → Migräne, Menstruationsbeschwerden, → Bronchialasthma usw. –, zum anderen zur Beeinflussung und Harmonisierung des Seelenlebens und zur Behandlung psychischer Störungen empfohlen.

Autoimmunkrankheiten → Autoaggressionskrankheiten.

Autointoxikation → Selbstvergiftung.

autonomes Nervensystem → vegetatives Nervensystem.

Autoplastik Verpflanzung von Geweben oder Organen von einer Körperregion eines Menschen in eine andere.

Autopsie (Obduktion, Sektion) Leichenöffnung zur Feststellung der genauen Todesursache.

Autosuggestion Selbstbeeinflussung: bewusste oder unbewusste Einflussnahme auf den eigenen Willen oder die eigenen Vorstellungen; z. B. beim → autogenen Training.

Avitaminose Mangelkrankheit durch Fehlen eines → Vitamins.

AVK Abkürzung für → **a**rterielle **V**erschluss**k**rankheit.

Azeton farblose, nach Obst riechende Flüssigkeit, die im Stoffwechsel aus Acetessigsäure entsteht und bei der → Ketonurie mit Harn und Atemluft ausgeschieden wird.

Azetylcholin → Acetylcholin.

Azidose Erhöhung des Säuregehaltes im Blut. Der pH-Wert, der den Säuregehalt einer Flüssigkeit angibt, liegt im menschlichen Blut normalerweise bei 7,4, also im leicht alkalischen Bereich. Dafür, dass er konstant bleibt, sorgt der so genannte Säure-Basen-Haushalt des Körpers. Ist dieser Regelmechanismus in der Weise gestört, dass sich die Reaktion des Blutes mehr in den sauren Bereich verschiebt, spricht man von einer Azidose. Ist hierfür eine verminderte Pufferkapazität des Blutes verantwortlich, wie sie zum Beispiel als Folge der → Zuckerkrankheit oder eines Nierenleidens (→ Harnvergiftung) vorkommt, so hat man es mit einer ***metabolischen Azidose*** zu tun. Liegt jedoch eine Atemstörung zu Grunde, in deren Folge zu wenig Kohlendioxid abgeatmet wird, so nennt man den daraus resultierenden Säureanstieg ***respiratorische Azidose***.

Nun führt in einem gesunden Organismus das Absinken des pH-Werts normalerweise zu einer Erregung des → Atemzentrums im Gehrn; die Atmung vertieft sich dadurch automatisch, der Kohlendioxidgehalt des Blutes sinkt, und der Säure-Überschuss geht zurück. Eine solche Form der Säureerhöhung, die sich gewissermaßen von selbst wieder einpendelt, nennt man ***kompensierte Azidose***. Eine ***dekompensierte Azidose*** liegt hingegen vor, wenn ein Absinken des pH-Werts keine Gegenregulation auslöst, also unverändert bestehen bleibt oder sich gar noch verschlimmert. Eine derartige dekompensierte Azidose läuft auf eine gefährliche Säurevergiftung hinaus und führt ohne Behandlung unweigerlich über eine tiefe Bewusstlosigkeit zum Tod.

Azoospermie Fehlen beweglicher, reifer Samenzellen im → Sperma.

B

Baastrup-Syndrom unangenehme Schmerzen infolge gegenseitiger Berührung der Dornfortsätze der → Wirbelsäule, vor allem im Lendenwirbelbereich. Die Schmerzen rühren daher, dass die empfindliche Knochenhaut der Wirbel und die zwischen ihnen liegenden Bänder gequetscht werden.

Bad Bäder dienen nicht nur der Körperhygiene, sondern auch der Heilbehandlung. Man unterscheidet zwischen Voll- und Teilbädern (Halb-, Sitz-, Arm-, Fuß- und Gesichtsbad). Nach der Temperatur unterscheidet man kalte, kühle, warme, heiße, wechselwarme, ansteigende und absteigende Bäder. Schließlich kann auch das Bademedium variieren: gewöhnliches Leitungswasser, Heilwasser, Wasser mit Zusätzen, Peloide (Torf, Schlamm, Schlick, Heilerde), Sand, Luft und Sonne. Im Wasserbad kommt es durch weitgehende Aufhebung der Schwerkraft und durch den hydrostatischen Druck zu folgenden Veränderungen:

1. Alle Bewegungen werden schwerelos. Stütz- und Bewegungsapparat werden entlastet.

2. Der Auflagedruck des Körpers wird minimal. Das ist bei druckbedingten Durchblutungsstörungen, Brandwunden und Druckgeschwüren von Vorteil.

3. Da alle Bewegungen gegen einen stärkeren Reibungswiderstand als in der Luft durchgeführt werden müssen, entsteht ein Oberflächenreiz auf die Haut.

Beim ansteigenden Bad, das meist in Form eines Teilbades durchgeführt wird, steigert man die Wassertemperatur von 35 °C allmählich auf 40–41 °C. Wirkungen: Anregung des

Kreislaufes, Entlastung des Herzens, Verbesserung der Durchblutung (z. B. bei ständig kalten Füßen).

Beim absteigenden Bad wird die Wassertemperatur allmählich von 39 °C auf 30 °C gesenkt; diese Bäder dienen ebenfalls der Kreislaufanregung und Durchblutungsförderung.

Beim hydroelektrischen Bad (***Stangerbad***) handelt es sich um ein Gleichstrom-Vollbad, eventuell mit Zusatz von Gerbstoffen. Der im Bad liegende Körper kann wahlweise in verschiedenen Richtungen vom elektrischen Strom durchflossen werden. Anwendung bei rheumatischen Erkrankungen und Lähmungen.

Badedermatitis durch Larven von Saugwürmern hervorgerufene Hautentzündung (→ Dermatitis) beim Baden in wärmeren Gewässern.

Badekur länger dauernde Behandlung in einem Kurort, bei der nach einem von einem Kur- oder Badearzt fest verordneten Plan verschiedene Quellwässer, Luft, Schlamm und Moor zu Heilzwecken verwendet werden.

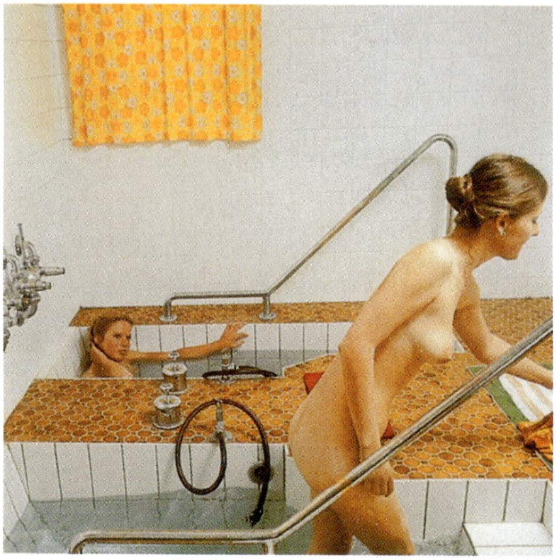

Badekur Heilwässer regen die regenerativen Kräfte des Organismus an.

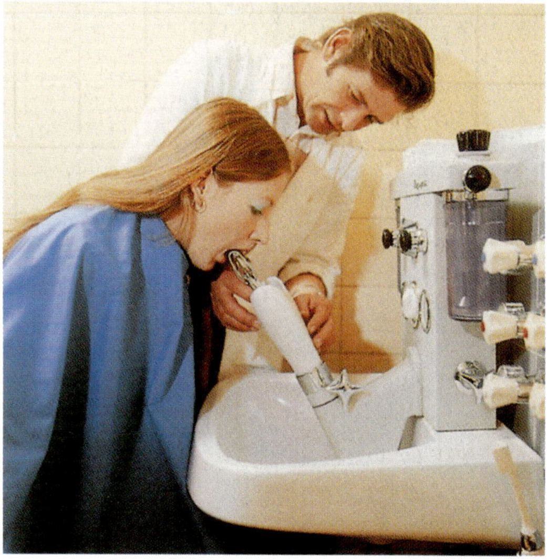

Badekur Zur Badekur gehört vielfach auch die innere Heilwasseranwendung.

Bäderheilkunde (Balneologie) Lehre von den Heilquellen und Mooren und von ihrer Verwendung in der Medizin zur Behandlung und Heilung von Krankheiten.

Bakterien Unsere gesamte Umwelt – Luft, Erde und Wasser – ist von einer Unzahl Kleinstlebewesen erfüllt. So kom-

men in 1 ml gedüngtem Boden bis zu 100 Millionen Keime vor, und selbst reines Trinkwasser enthält noch einzelne Keime. Mit Atemluft und Nahrung werden ständig Bakterien aufgenommen, von denen die meisten glücklicherweise harmlos (apathogen: nicht krankheitserzeugend), ja, manche sogar für die Gesundheit des Menschen unentbehrlich sind. Die Bakterien – einzellige Kleinstlebewesen unterschiedlicher Gestalt – gehören zusammen mit den Viren zu den häufigsten und wichtigsten Erregern von → Infektionskrankheiten. Sie vermehren sich ungeschlechtlich durch Querteilung und haben in der Regel eine Länge von $^1/_{100}$ mm oder weniger und einen Durchmesser von rund $^1/_{1000}$ mm. Daher kann man sie nur unter dem Mikroskop sehen.
Sie bestehen aus einem Zellleib ohne eigentlichen Zellkern, jedoch mit verschiedenen Einschlüssen und feinfädigen Gebilden aus Nukleinsäuren (→ Ribonukleinsäure; → Desoxyribonukleinsäure) und aus einer festen Zellwand, die bei einigen Arten Anhänge – Geißeln, Fransen – aufweist. Viele Bakterienarten sind außerdem von einer Schleimkapsel umgeben.

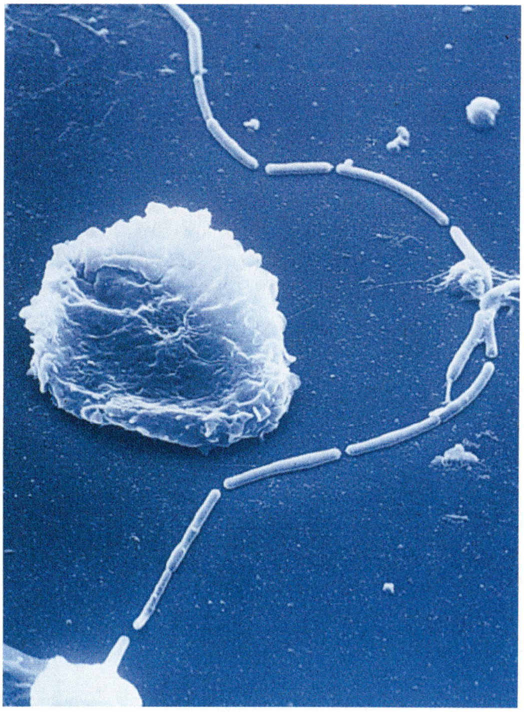

Bakterien Stäbchenförmige Bakterien vermehren sich durch Querteilung.

Nach der Form unterscheidet man:
1. Kugelform (Kokken): Streptokokken sind in Kettenform angeordnet; Staphylokokken haufen- oder traubenartig; Diplokokken haben eine Kaffeebohnen- oder Semmelform.
2. Stäbchenform
3. Schraubenform mit korkenzieherartigen oder welligen Windungen: Spirillen, Spirochäten.
Als → Bazillen bezeichnet man Bakterien, die in der Lage sind, Sporen (widerstandsfähige Dauerformen) zu bilden.
Die Bakterien unterscheiden sich auch durch ihre Lebensbedingungen: Einige Arten gedeihen nur unter Sauerstoffzufuhr (aerobe Bakterien), andere nur unter Sauerstoffabschluss (anaerobe Bakterien); eine dritte Gruppe kann sich mit und ohne Sauerstoff vermehren (fakultativ anaerobe Bakterien). Die Bakterien ernähren sich teils wie Pflanzen von anorganischen Stoffen (Mineralien), teils wie Tiere und Menschen von organischem Material (Eiweiß, Kohlenhydrate usw.). Da sie vielfältige Enzymsysteme besitzen, können sie auch auf künstlichen unbelebten Nährböden gezüchtet werden, wobei jede Bakterienart auf ihrem speziellen Nährboden besonders gut gedeiht. Die Bakterienkulturen bringt man in einen Brutschrank, in dem die für sie günstigste Temperatur herrscht. Einige Bakterienarten – diese bezeichnet man als grampositiv – lassen sich mit Hilfe der so genannten Gram-Färbung anfärben, andere – gramnegative – nehmen den Gram-Farbstoff nicht auf. Diese Eigenschaft macht man sich bei der Einteilung und Erkennung der Bakterien zu Nutze.
Bakterienflora Haut und verschiedene Schleimhäute – in Mund, Nase, Rachen, Darm und Scheide – sind auch beim Gesunden von nicht krank machenden (apathogenen) Bakterien besiedelt, die eine dauernde oder vorübergehende Lebensgemeinschaft bilden und als Gewebeschutz und Verdauungshilfe dienen. Diese normale Bakterienflora kann entarten oder durch Krankheitserreger und Chemotherapeutika teilweise vernichtet werden. Die Folge sind Störungen des Stoffwechsels und der Abwehrleistung des Körpers.
Bakteriengifte von Bakterien gebildete Giftstoffe (Toxine), die in der Regel die eigentlichen Auslöser einer bakteriellen → Infektionskrankheit sind. Dabei muss man zwischen so genannten ***Endotoxinen***, die erst beim Zerfall der Bakterien im Körper entstehen, und den ***Ektotoxinen***, die von lebenden Bakterien produziert werden, unterscheiden. Derartige Giftstoffe spielen unter anderem beim → Botulismus, bei → Salmonellenerkrankungen, bei der → Diphtherie und beim → Wundstarrkrampf eine entscheidende Rolle.
Bakterienruhr (Shigellose) Die Erreger der Bakterienruhr, so genannte Shigellen, werden durch Schmierinfektion oder

über infizierte Nahrungsmittel sowie durch Fliegen von Mensch zu Mensch übertragen. Im Körper gelangen die Shigellen in den Darm, wo sie beginnen, Giftstoffe auszuscheiden, was eine mehr oder minder schwere Entzündung des Dickdarms zur Folge hat. Die Bakterienruhr, deren Inkubationszeit 2–7 Tage, manchmal auch nur 8–12 Stunden beträgt, tritt vorzugsweise im Spätsommer und zum Herbstbeginn auf. Die ersten Anzeichen sind Appetitlosigkeit, Mattigkeit, Muskelschmerzen, Erbrechen, kolikartige Bauchschmerzen, Fieber und Durchfall; anfangs dünnbreiige, später mit reichlich Schleim, Blut und Eiter vermengte, übel riechende Stuhlentleerungen. Der dadurch bedingte starke Wasserverlust führt zu trockener Haut, belegter Zunge und rissigen Lippen. Die Atmung ist flach und beschleunigt. Das Fieber klingt zumeist nach 5–7 Tagen ab. Als Komplikationen kommen Entzündungen von Gelenken, Bindehaut, Bauchfell und Lunge sowie Infektionen anderer Organe vor. Die Behandlung, bei der die Kranken streng isoliert werden müssen, erfolgt mit → Antibiotika, die die Shigellen abtöten. Eine Schutzimpfung ist zur Zeit noch nicht möglich.

bakterizid Bakterien abtötend.

Balanitis → Eichelentzündung.

Balbuties → Stottern.

Baldrian Heilpflanze, deren Wurzel ätherische Öle und Alkaloide enthält, die eine beruhigende, Angst lösende Wirkung haben. Baldrian gilt in Form von Tropfen und Tee als bewährtes Hausmittel bei Schlafstörungen; → Heilpflanzen.

Balggeschwulst umgangssprachlicher Ausdruck für das → Atherom.

Balkangrippe → Q-Fieber.

Balkenblase Harnblase mit stark verdickter Muskulatur. Zu dieser Überentwicklung kommt es als Anpassungsreaktion, wenn der Urin aus der Blase ständig gegen einen erheblichen Widerstand ausgepresst werden muss, wie es beispielsweise bei der Prostatavergrößerung (→ Prostataerkrankungen) oder einer entzündlich bedingten Harnleiterverengung der Fall ist. Nicht nur die Muskulatur verstärkt sich dadurch, sondern die ganze Blase wird nach und nach größer, so dass sie sich irgendwann zur Harnentleerung nicht mehr vollständig zusammenziehen kann.

Ballaststoffe unverdauliche Bestandteile pflanzlicher Nahrung, hauptsächlich deren Gerüstsubstanz: Zellulose, Hemizellulose, Pektin, Lignin. Eine ausreichende Zufuhr von Ballaststoffen – sie bilden größtenteils die pflanzlichen Zellwände – ist die Voraussetzung für eine normale Funktion des Verdauungstraktes. Mangel an Ballaststoffen begünstigt die Entstehung einer chronischen → Verstopfung, eines → Reizdarms, einer → Divertikulose und höchstwahrscheinlich auch des → Darmkrebses. Reichlich Ballaststoffe sind in Obst und Gemüse, aber auch in sämtlichen Vollkornbrotsorten sowie in der Weizenkleie enthalten.

Ballenzehe (Hallux valgus) Abweichung der Großzehe im Grundgelenk in Richtung zur Kleinzehenseite. Die anfangs lockere, noch korrigierbare Fehlstellung, von der vorzugsweise Frauen betroffen sind, führt bei längerem Bestehen durch Kapselschrumpfung des Großzehengrundgelenks zu schweren Gelenkveränderungen. Dabei springt das Köpfchen des ersten Mittelfußknochens weit nach außen vor; über ihm bildet sich ein Schleimbeutel, der sich häufig entzündet. Auf diese Weise entsteht ein sehr schmerzhaftes, das Gehen behinderndes Leiden, der so genannte Ballen. Die Ursachen sind: Spreizfuß, zu enges Schuhwerk, Zerstörung des Grundgelenkes als Folge einer Entzündung, seltener Lähmungen und Verletzungen. Anfänglich und in leichten Fällen ist eine konservative Behandlung mit orthopädischen Schuhen, Spreizfußeinlagen, korrigierenden Nachtschienen sowie gezielter Fußgymnastik möglich. In fortgeschrittenen Fällen hilft jedoch nur eine Operation.

Ballondilatation Dehnung eines verengten Blutgefäßes mit einem → Ballonkatheter. Dabei werden kurze Strecken eines Gefäßes erweitert, die entweder durch → Arteriosklerose verengt oder durch ein Blutgerinnsel verschlossen sind. Die Methode ist sehr wirksam, bekämpft jedoch nicht die Ursache der Verengung oder des Verschlusses. Daher ist die Gefahr recht groß, dass sich der alte Zustand wieder einstellt. Seit einiger Zeit verwendet man deshalb neuere Techniken, bei denen durch den Katheter an die betroffene Gefäßstelle entweder ein Laserstrahl oder ein sich drehendes Messer gebracht wird, das die Engstelle dauerhaft beseitigt.

Ballonkatheter dünne Kunststoffröhre mit am Ende angebrachtem Ballon. Durch Aufblasen dieses Ballons kann auf die Innenwand eines verengten Blutgefäßes Druck ausgeübt und das Gefäß somit erweitert werden.

Balneologie → Bäderheilkunde.

Balsam dickflüssig-sirupartiges Gemisch von Harzen und ätherischen Ölen bzw. deren künstliche Nachahmung.

Bandage Stützvorrichtung zur Stabilisierung bzw. zum Schutz einzelner Körperteile, Gelenke oder der gesamten Wirbelsäule: z. B. Rückenbandage, Korsett, Leibbinde, Halskrawatte und Schienbeinschützer.

Bänderverletzung Bänder sind aus bindegewebigen und/oder elastischen Fasern bestehende Stränge, die vor allem Knochen, aber auch innere Organe befestigen und untereinander verbinden. Eine besondere Bedeutung haben die

Gelenkbänder: Sie sind der Gelenkkapsel aufgelagert und hemmen bestimmte Bewegungen. Werden nun Gelenke stärker beansprucht, als sie verkraften können, werden sie also überdehnt, überstreckt oder vor allem in eine Richtung bewegt, für die sie nicht eingerichtet sind, wie es vorzugsweise bei intensiver sportlicher Betätigung vorkommt, so ist die Folge entweder eine ***Bänderzerrung*** oder gar ein teilweiser oder vollständiger ***Bänderriss***. Betroffen sind hiervon vor allem Bänder an denjenigen Gelenken, die bei der Fortbewegung eine wichtige Rolle spielen, also vor allem die Knie- und Sprunggelenkbänder. Ein stechender, überaus heftiger Schmerz, der das Gelenk durchzuckt, deutet auf einen Bänderriss hin. Aber auch bei einer Zerrung treten starke Schmerzen auf. Das Gelenk schwillt an und bleibt manchmal in einer abnormen, abgeknickten Fehlstellung stehen. Zudem bildet sich oft ein ausgedehnter Bluterguss.
Therapeutisch reicht bei einer Zerrung die Entlastung und Ruhigstellung des betroffenen Gelenks, zum Beispiel durch einen Gipsverband. Ist das Band jedoch vollständig durchgerissen, müssen die getrennten Teile in einer Operation wieder zusammengenäht werden.

Bandscheiben (Zwischenwirbelscheiben) elastische, polsterartige Verbindungsscheiben zwischen 2 Wirbelkörpern, die die Elastizität der Wirbelsäule erhöhen und Stöße abfangen. Sie bestehen aus einem weichen, gallertigen Kern, der sich zwar durch Druck verformen, aber nicht zusammendrücken lässt, und dem ihn zwiebelartig umgebenden Faserring. Dieser stellt sicher, dass 2 Wirbelkörper zwar gegeneinander beweglich sind, aber nicht gegeneinander verschoben werden können. Während die Bandscheiben beim Neugeborenen noch durch eigene Blutgefäße versorgt werden, wird die Ernährung mit fortschreitendem Alter immer schlechter. Die Folgen sind der Verlust von Wasser und eine zunehmende Verminderung des Spannungsdrucks.

Bandscheibenvorfall Hervorquellen der zwischen den Wirbelkörpern gelegenen dämpfenden Polster. Die → Bandscheiben liegen wie kleine Kissen zwischen den knöchernen Körpern der Wirbelsäule und stellen sicher, dass die Wirbel sämtliche Körperbewegungen störungsfrei mitmachen können, ohne aufeinander zu reiben. Wenn nun der Gallertkern einer Bandscheibe durch feine Risse des umgebenden Faserrings hindurch- und damit zwischen den Wirbelkörpern hervorquillt, spricht man von einem Bandscheibenvorfall. Dieses höchst unangenehme Ereignis passiert am häufigsten im unteren Hals- und Lendenwirbelbereich.
Schiebt die Bandscheibe sich nach vorn zwischen den Wirbelkörpern heraus, so verursacht das nur sehr geringe Be-

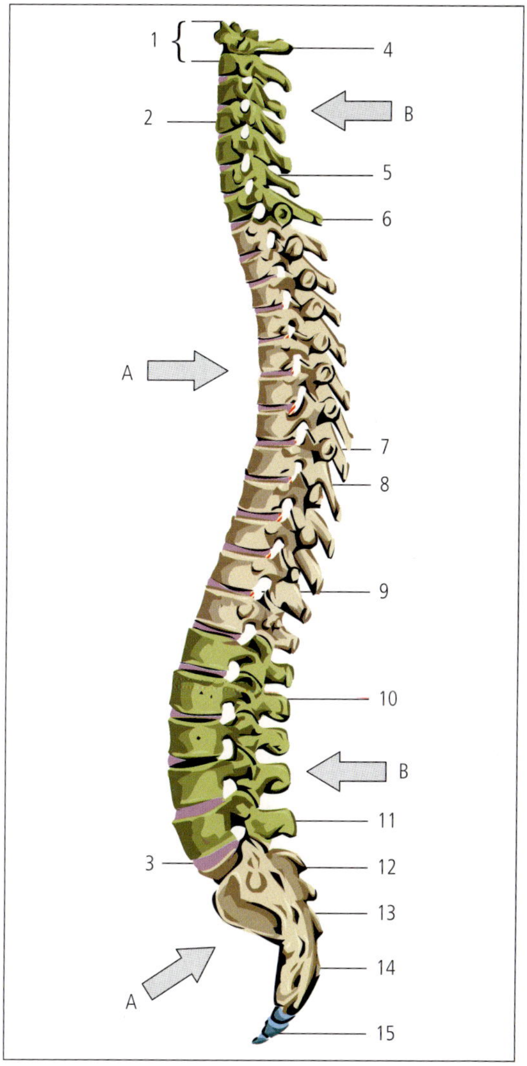

Bandscheiben Seitenansicht der Wirbelsäule. ***Grün*** Hals- und Lendenwirbel; ***beige*** Brustwirbel und Kreuzbein; ***rot*** Gelenkflächen. **A** Kyphose; **B** Lordose. **1** Atlas und Axis (erster und zweiter Halswirbel); **2** Loch für die Wirbelarterie; **3** Vorsprung zwischen fünftem Lendenwirbel und Kreuzbein; **4** hinterer Atlasbogen; **5** Zwischenwirbelgelenk; **6** Dornfortsatz; **7** Gelenkfläche am Querfortsatz für das Rippenhöckerchen; **8** Gelenkfläche am Wirbelkörper für den Rippenkopf; **9** Zwischenwirbelloch; **10** Querfortsatz eines Lendenwirbels; **11** unterer Gelenkfortsatz des fünften Lendenwirbels; **12** Gelenkfortsatz des Kreuzbeins; **13** Gelenkfläche des Kreuzbeins mit dem Darmbein; **14** mittlerer Kreuzbeinkamm; **15** Steißbein.

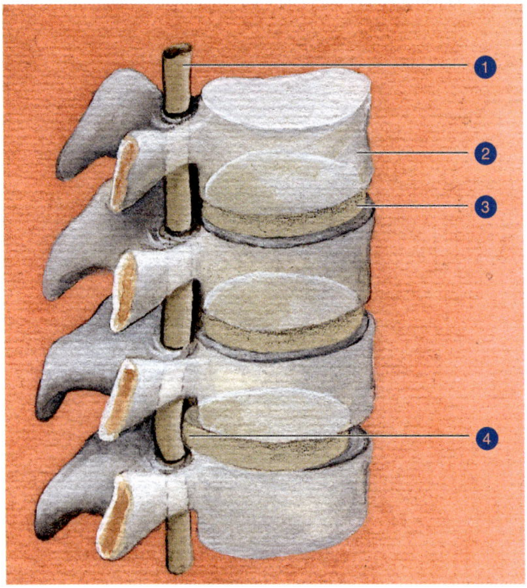

Bandscheiben **1** Rückenmark; **2** Wirbelkörper; **3** Bandscheibe; **4** Bandscheibenvorfall, drückt auf das Rückenmark.

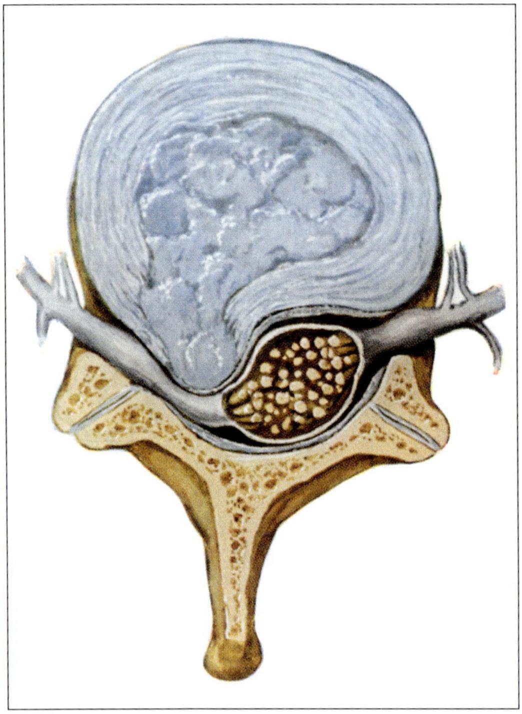

schwerden, da ja kein Druck auf irgendwelche Nerven ausgeübt wird. Rutscht sie jedoch in eine andere Richtung, so quetscht sie unweigerlich die Wurzeln der vom Rückenmark abgehenden Nerven, was außerordentlich heftige, zum Teil weit ausstrahlende Schmerzen verursachen kann. Die Betroffenen können sich kaum noch bewegen und nehmen, um die Schmerzen so weit wie möglich zu vermeiden, unwillkürlich eine gebeugte Schonhaltung ein. Auch Körperempfindungen wie Berührung, Kälte, Wärme und Schmerz, die ja über das Rückenmark in Richtung Gehirn geleitet werden, sind häufig erheblich beeinträchtigt.

Die unangenehmste Form der Erkrankung, der Bandscheibenvorfall nach hinten, also in das Rückenmark hinein, kann in Einzelfällen sogar eine → Querschnittslähmung auslösen, was jedoch zum Glück sehr selten vorkommt. Der Arzt führt bei Verdacht auf einen Bandscheibenvorfall bestimmte Tests durch, deren Ergebnis Hinweise auf die Diagnose geben. Zusätzlich liefern das Röntgenbild und vor allem die → Computer- und → Kernspintomografie charakteristische Befunde. Häufig gelingt es, durch Entlastung der Wirbelsäule, durch Bettruhe und Wärme (Moorbäder, Kurzwellenanwendung) in Kombination mit vorsichtiger und gezielter Krankengymnastik und Massage das Zurückgleiten der Bandscheibe in ihre normale Position zu erreichen. Unterstützt wird diese Behandlung durch schmerzlindernde und muskelentspannende Medikamente. In hartnäckigen oder chronischen Fällen muss jedoch ein operativer Eingriff in Erwägung gezogen werden.

Bandwürmer Von den unterschiedlichen Bandwürmern ist bei uns der ***Rinderbandwurm*** (4–12 m lang) die häufigste Art, wohingegen der ***Schweinebandwurm*** (3–4 m lang) weitaus seltener vorkommt. Der ***Fischbandwurm*** (2–15 m lang) schließlich ist vor allem in Nordamerika und Asien heimisch. Für all diese drei Bandwurmarten ist der Mensch der Hauptwirt. Die Eier werden mit dem Stuhl ausgeschieden und von bestimnmten Tieren, den Zwischenwirten, aufgenommen. Im Darm dieser Zwischenwirte werden die Larven frei, gelangen mit dem Blutstrom in die verschiedenen Körperteile (Muskulatur, Lunge, Leber) und entwickeln sich dort zu so genannten Finnen. Die Infektion des Menschen erfolgt dann

Bandscheibenvorfall Querschnitt durch die Wirbelsäule zur Darstellung eines Bandscheibenvorfalls nach dorsal. Vorn und seitlich ist die ringförmige Faserstruktur der Bandscheibe zu erkennen. Hinten auf der linken Seite ist der Faserring zerstört, und der Gallertkern dringt nach dorsal vor. Das Rückenmark mit seinen quer getroffenen Strängen ist nach rechts abgedrängt, und die nach links von ihm abgehende Nervenwurzel wird durch den Bandscheibenvorfall eingeengt. Das bedingt die starken Schmerzen.

wieder durch den Genuss von finnenhaltigem Fleisch oder Fisch. Im Darm des Menschen stülpt sich der Kopf aus der Finnenblase heraus, saugt sich an der Dünndarmschleimhaut fest, und der Wurm ernährt sich nun vom Darminhalt.
Viele Bandwurmträger sind mehr oder weniger beschwerdefrei, andere klagen über Appetitlosigkeit oder Heißhunger, über Übelkeit, Erbrechen, Gewichtsabnahme, Druckgefühl im Oberbauch oder in der Nabelgegend sowie über hartnäckige Mattigkeit.
Die Diagnose wird durch die mikroskopische Untersuchung der in Stuhl oder Erbrochenem enthaltenen Bandwurmglieder gestellt. Die Behandlung besteht in der Einnahme von ärztlich verordneten Wurmmitteln, durch die zumeist der Wurmkopf zerstört wird. Der Erfolg der Kur kann jedoch erst durch Kontrollen des Stuhls auf Wurmeier nach 3 Monaten beurteilt werden. Vorbeugend sollte auf den Genuss von rohem oder halb garem Fleisch oder Fisch verzichtet werden.
Beim Schweinebandwurm – und nur bei diesem – kann es passieren, dass der Mensch nicht End-, sondern Zwischenwirt ist. Nach Aufnahme von Bandwurmeiern, die zum Beispiel an kopfgedüngtem Gemüse haften – also nicht von finnenhaltigem Fleisch! –, entwickeln sich im menschlichen Körper nun die Finnen, die mit dem Fachausdruck »Zystizerken« heißen. Dies führt zum Krankheitsbild der ***Zystizerkose***, das deshalb sehr ernst ist, weil sich die blasenförmigen Finnen dabei häufig im Zentralnervensystem festsetzen und dort anfallartige Gehirnleiden, eine → Hirnhautentzündung oder ähnliche schwere Krankheiten hervorrufen.

Bang-Krankheit nach dem dänischen Arzt B. Bang benannte → Brucellose.

Barbiturate Abkömmlinge der Barbitursäure, die als Beruhigungs-, Schlaf- und intravenöse Narkosemittel sowie zur Behandlung der → Epilepsie Verwendung finden. Sie können zur → Arzneimittelabhängigkeit führen. Vergiftungen, wie sie immer wieder bei Selbstmordversuchen vorkommen, erfordern eine sofortige Krankenhausbehandlung.

Barotrauma Gesundheitsstörung als Folge eines schnellen Luftdruckwechsels, z. B. bei Tauchern, Fliegern oder Bergsteigern. Sie macht sich vor allem bemerkbar, wenn der Druckausgleich durch die → eustachische Röhre, die Rachen und Mittelohr verbindet, gestört ist. Dann kann der Druck im Mittelohr so groß werden, dass das Trommelfell platzt. Eine leichtere, nicht krankhafte Form des Barotraumas kennt jeder als »Zufallen« der Ohren, dem man dadurch begegnen kann, dass man kräftig Luft in die zugehaltene Nase bläst.

Bartflechte Entzündung der Barthaarwurzeln, bei der 2 Formen unterschieden werden:

1. Die gewöhnliche (bakterielle) ***Bartflechte*** (Folliculitis barbae) ist eine vor allem durch Staphylokokken verursachte Haarbalgentzündung. Im Bereich von Bart und Oberlippe treten oberflächliche Pusteln und Knötchen auf, die von einem Haar durchbohrt sind. Nach Platzen oder Eintrocknen der Pusteln bilden sich unter starkem Brennen und Jucken graugelbliche Borken. Nach der Abheilung können Narben zurückbleiben. Es kommt sehr oft zu Rückfällen. Eine Ansteckung ist z. B. durch Handtücher oder Rasierapparate möglich. Die Behandlung beginnt mit einem absoluten Rasierverbot, später bringt eventuell der Übergang von der Nassrasur zur Elektrorasur dauerhafte Hilfe. Bei chronischem Verlauf muss sich der Patient einen Bart wachsen lassen. Der Arzt verordnet örtlich anzuwendende → Antibiotika und Desinfektionsmittel. Wichtig ist die persönliche Hygiene, um eine Wiederansteckung zu vermeiden.

2. Die durch Hautpilze (Trichophyten) verursachte ***Bartpilzflechte*** ist seltener als die bakterielle Bartflechte. Man findet in der Bartregion Papeln und Pusteln, die gelegentlich zusammenfließen können. Dabei können sich scharf begrenzte, scheibenförmige Herde bilden, in denen sich Knötchen, Bläschen und Schuppen zeigen. Der Krankheitsprozess kann sich auch tief in das Fettgewebe hinein ausbreiten, Geschwüre bilden und auf diese Weise einen bösartigen Tumor vortäuschen. Die Erreger – sie können mikroskopisch im Haar nachgewiesen werden – wurden früher vor allem bei unhygienischen Zuständen in Friseurläden übertragen. Heute findet man die Bartpilzflechte, die auch auf dem behaarten Kopf vorkommt, hauptsächlich bei Menschen, die mit infizierten Tieren – Kälber, Hamster, Hunde, Katzen, Tiere in Wildparks – Kontakt haben. Die Krankheit neigt dazu, nach 2–3 Monaten spontan, aber oft unter Narbenbildung, abzuheilen. Die Behandlung gliedert sich in örtliche Maßnahmen mit pilzabtötenden Mitteln und in die innerliche Einnahme von Pilzmitteln (Griseofulvin). Gleichzeitig sollen die Pusteln eröffnet und die Haare kurz geschnitten werden.

Bartholin-Drüsen 2 kleine Schleimdrüsen im unteren Drittel der großen Schamlippen, die den Scheideneingang anfeuchten.

Bartholinitis Entzündung der → Bartholin-Drüsen. Häufige Ursache ist ein → Tripper. Wenn der Ausführungsgang der Drüsen verstopft ist, bildet sich ein → Abszess, der operativ eröffnet werden muss.

Bartpilzflechte durch Hautpilze verursachte Form der → Bartflechte.

Basaliom teils gut-, teils bösartige (semimaligne), meist im Gesicht auftretende Hautgeschwulst, die in ihrem feinge-

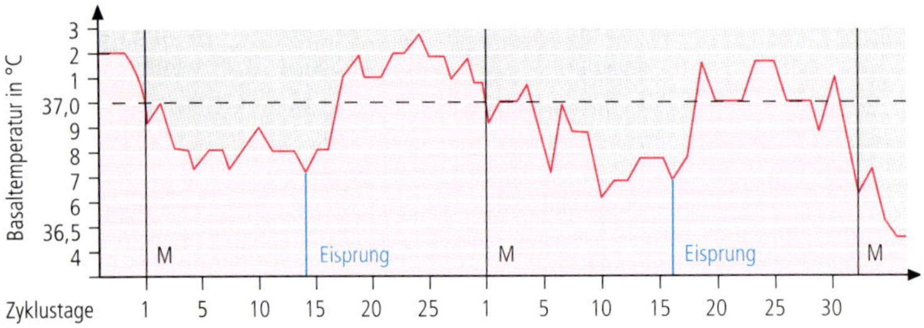

Basaltemperatur Normaler Verlauf der Basaltemperaturkurve. Die senkrechten Linien geben jeweils den ersten Tag der Menstruation an. (Nach Döring, Empfängnisverhütung.)

weblichen Aufbau den Basalzellen der Oberhaut ähnelt. Bösartig ist das Basaliom, weil es, wenn auch langsam, gewebszerstörend in die Tiefe wächst, gutartig, weil es keine → Metastasen (Tochtergeschwülste) in anderen Organen erzeugt. Es gibt verschiedene Formen des Basalioms, die jedoch sämtlich chirurgisch entfernt werden müssen. Unterstützend wendet man Bestrahlungen an.

Basaltemperatur die zur Bestimmung des Eisprunges bei der Frau vor dem Aufstehen im Enddarm gemessene Körpertemperatur. Diese fällt am Tag vor dem Eisprung leicht ab, steigt anschließend um 0,3 bis 1 °C über den Durchschnitt der bis dahin gemessenen Temperaturen an. Die Messung der Basaltemperatur dient gleichermaßen der Bestimmung des optimalen Befruchtungszeitraumes wie der → Empfängnisverhütung.

Basedow-Krankheit Die Krankheit, die ihren Namen von dem Merseburger Arzt Karl Adolf von Basedow hat, der sie zuerst beschrieb, gehört auf Grund ihrer Entstehung vermutlich zu den → Autoaggressionskrankheiten. Es handelt sich dabei um eine Form der → Schilddrüsenüberfunktion, die durch 3 auffällige Erscheinungen, die so genannte ***Merseburger Trias***, gekennzeichnet ist: → Kropf (Struma), Glotzaugen (Exophthalmus) und Herzrasen (Tachykardie).

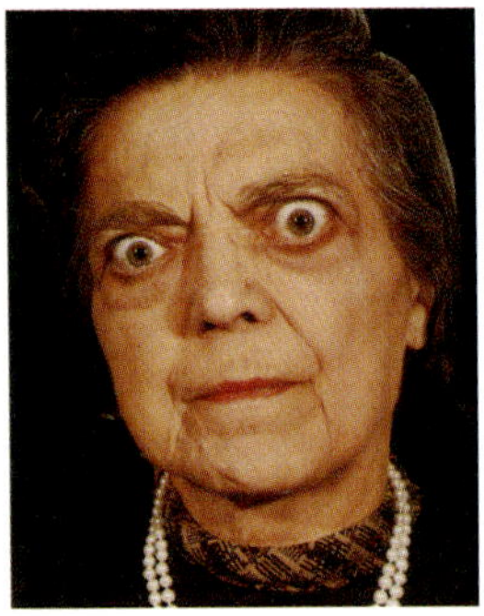

Basedow-Krankheit Eine typische Erscheinung dieser Krankheit sind Glotzaugen.

Bauch (Abdomen) Der zwischen Brust und Becken gelegene Bauch besteht aus Bauchwand, Bauchhöhle und den Baucheingeweiden. Während er oben durch das muskulöse Zwerchfell vom Brustraum abgegrenzt ist, gehen unten Bauch und Becken ohne scharfe Begrenzung ineinander über. Vorn wird der Bauchraum von den Bauchwand-, hinten von den Lendenmuskeln und der zwischen ihnen liegenden Lendenwirbelsäule begrenzt. Man teilt den Bauchraum durch zwei gedachte Linien in drei Etagen: Die Verbindungslinie zwischen den beiden Rippenbogen teilt Oberbauch und Mittelbauch, eine zweite Linie zwischen dem Oberrand der beiden Darmbeinschaufeln bildet die Grenze zwischen Mittelbauch und Unterbauch. Im Bauchraum liegen die verschiedenen Verdauungsorgane: Etwas links von der Mitte, zwischen → Leber und → Milz, liegt im Oberbauch der Magen; direkt dahinter, quer über der Wirbelsäule, die → Bauchspeicheldrüse; im rechten Oberbauch unter dem Rippenbogen, aber mit einem Lappen weit nach links reichend, die → Leber. Der etwa 4 m lange Dünndarm füllt die Mitte des Bauchraumes aus; der 1,50 m lange Dickdarm umrandet den Dünndarm wie ein Bilderrahmen. Die Milz, die nicht zu den Verdauungsorganen gehört, liegt links im Oberbauch.

Bauchabszesse Abszesse, also abgekapselte Eiterungen, können im Bauchraum aus unterschiedlichen Gründen entstehen: als Folge entzündlicher Erkrankungen verschiedener Organe, nach Durchbrüchen von Hohlorganen (Magen, Darm) oder im Zusammenhang mit aufgegangenen Nähten nach Operationen. Nach den typischen Lokalisationen unterscheidet man: den unterhalb des Zwerchfells gelegenen ***subphrenischen Abszess***; den unterhalb der Leber gelegenen ***subhepatischen Abszess***; den Bauchspeicheldrüsenabszess, verschiedene Darmschlingen- und Darmwandabszesse; den ***perityphlitischen Abszess*** in der Umgebung des Wurmfortsatzes des Blinddarms sowie bei Frauen den ***Douglas-Abszess*** in der Einsenkung des Bauchfells zwi-

Durchschnittliche Häufigkeit akuter Oberbaucherkrankungen aus der Sicht des Chirurgen

Gallensteinkolik	30–40%
akute Gallenblasenentzündung	20–30%
Durchbruch eines Magen- oder Zwölffingerdarmgeschwürs	10–20%
akute Bauchspeicheldrüsenentzündung	10–15%
Gallenblasenvereiterung	2–5%
Gallenblasendurchbruch	1–3%

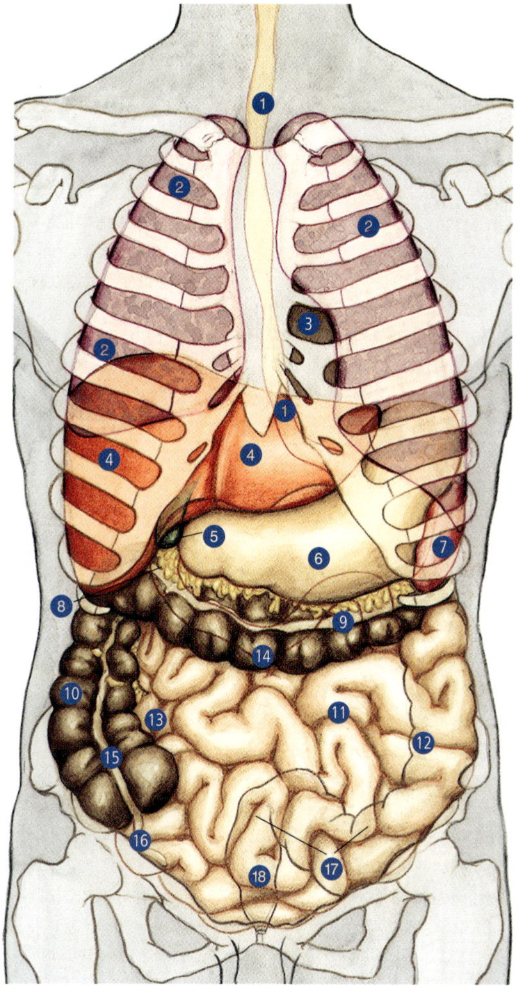

Bauch Innere männliche Organe in der Projektion auf die vordere Rumpfwand. **1** Speiseröhre; **2** Lunge; **3** Herzbeutel; **4** Leber; **5** Gallenblase; **6** Magen; **7** Milz; **8** Zwölffingerdarm, Umriss, hinter Dickdarm; **9** Querteil des Dickdarms; **10** aufsteigender Teil des Dickdarms; **11** Dünndarm; **12** absteigender Teil des Dickdarms, vom Dünndarm überlagert; **13** Endabschnitt des Dünndarms; **14** Gegend des Nabels; **15** Blinddarm; **16** Wurmfortsatz; **17** S-förmiger Teil des Dickdarms; **18** Mastdarm.

schen Gebärmutter und Mastdarm. Symptome eines Bauchabszesses sind je nach Lokalisation unterschiedliche Schmerzen, ein qualvoller Widerstand bei Druck auf die entsprechende Bauchgegend, und Fieber, das rasch ansteigt, innerhalb von 24 Stunden auf normale Werte abfällt und dann erneut ansteigt. Daneben findet man im → Blutbild eine starke Vermehrung der weißen Blutkörperchen (Leukozytose). Bei bauchwandnahen Abszessen besteht die Gefahr einer lebensbedrohenden → Bauchfellentzündung. Die Behandlung besteht in der operativen Abszesseröffnung.

Bauchdeckenspannung durch Druck mit der Hand ausgelöster Spannungszustand der Bauchdeckenmuskulatur als wichtiger Hinweis auf entzündliche Vorgänge in der Bauchhöhle, beispielsweise auf eine → Bauchfell-, → Gallenblasen- oder → Blinddarmentzündung.

Bauchfell (Peritoneum) dünne, feuchte, etwa 2 m^2 große, aus 2 Blättern bestehende Haut, die den Großteil des Bauch- und einen Teil des Beckenraumes auskleidet. Während das äußere Blatt weite Abschnitte der Bauchwand bedeckt, umgibt das innere Blatt einen Teil der Bauchorgane. Den Raum zwischen den beiden Bauchfellblättern bezeichnet man als ***Peritonealraum***. Die Lage einzelner Organe im Bauchraum kann über ihre Beziehung zum Bauchfell definiert werden. Innerhalb des vom Bauchfell umschlossenen Raumes (intraperitoneal) befinden sich z. B. Magen, Milz, Leber, Gallenblase und Teile des Darms. Von den außerhalb des Bauchfellraumes (extraperitoneal) liegenden Organe haben Nieren und Bauchaorta überhaupt keinen Kontakt zum Bauchfell, wohingegen Zwölffingerdarm und Bauchspeicheldrüse nur an der Vorderseite vom Bauchfell überzogen sind. Von den Organen unterhalb des Bauchfells hat die Harnblase Kontakt, der Mastdarm keinen Kontakt zum Bauchfell. Dünn- und Dickdarm sind über bindegewebshaltige Verdoppelungen (Duplikaturen) des Bauchfells, die als ***Gekröse*** bezeichnet werden, mit der Leibeswand verbunden. Weitere Verdoppelungen des Bauchfells sind das ***große Netz*** (Omentum majus), das schürzenförmig weite Teile des Darms und des Magens bedeckt, sowie das ***kleine Netz*** (Omentum minus), das die Leberunterseite mit Magen und Zwölffingerdarm verbindet. Das Bauchfell ist sehr schmerzempfindlich und reagiert auf Reize leicht mit örtlichen Entzündungen; → Bauchfellentzündung.

Bauchfellentzündung (Peritonitis) Das → Bauchfell entzündet sich niemals von selbst, sondern immer als Reaktion auf Giftstoffe oder Bakterien, die von einer anderen Krankheit aus in die Bauchhöhle gelangen.

In den meisten Fällen entwickelt sich die Krankheit als Folge des Durchbruchs eines entzündeten bzw. vereiterten Wurmfortsatzes (→ Blinddarmentzündung), eines Magen- oder Darmgeschwürs oder einer vereiterten Gallenblase (→ Gallenblasenentzündung). Weitere Ursachen sind das Aufgehen einer Naht nach einer Bauchoperation, eine Bauchhöhlenblutung, ein Darmverschluss (→ Ileus) und nicht selten auch diverse Erkrankungen der weiblichen Geschlechtsorgane. Dabei wird die Bauchfellentzündung durch Bakterien verschiedener Art, chemische Reize und Giftwirkungen – Austritt von Blut, Galle, Urin und Verdauungssäften – ausgelöst. Wird die Durchbruchsstelle durch eine Bauchfellverklebung gedeckt, entsteht eine weniger schlimme, mehr verschleiert ablaufende lokalisierte Bauchfellentzündung (***lokale Peritonitis***), im anderen Fall breitet sich die Entzündung über das ganze Bauchfell aus und es kommt zur diffusen, sehr dramatischen Form der Erkrankung (***diffuse Peritonitis***). Dann kann sehr schnell ein → Schock mit Pulsanstieg, Blutdruckabfall, Ausbruch von kaltem Schweiß, beschleunigter Atmung, Übelkeit und Trübung des Bewusstseins eintreten. Dazu kommen noch die Bauchsymptome: Bauchauftreibung, Bauchdeckenspannung (»bretthart Bauch«), sowie überaus heftige, brennendscharfe Schmerzen.

Bei der Bauchfellentzündung handelt es sich in jedem Fall um einen lebensgefährlichen Zustand, der schnelles und energisches Eingreifen erfordert. So rasch wie möglich muss der Patient ins Krankenhaus gebracht werden. Dort wird der Schock mit Infusionen und die bakterielle Infektion mit hochdosierten Antibiotikagaben bekämpft. Vor allem ist es natürlich wichtig, die Quelle der gefährlichen Keime zu beseitigen, was in der Regel nur durch eine sofortige Operation möglich ist.

Bauchhöhlenschwangerschaft seltene Form der → Extrauterinschwangerschaft.

Bauchschmerzen (Leibschmerzen) Bei Bauchschmerzen ist größte Vorsicht geboten, da sowohl eine banale Unpässlichkeit (»Magen-Darm-Verstimmung«) als auch eine schwere Erkrankung dahinter stecken kann. Im Einzelfall ist nur der erfahrene Arzt in der Lage, die wahre Ursache zu erkennen. Deshalb ist es auch schwer, allgemeine Ratschläge zu geben, was bis zum Eintreffen des Arztes zu tun ist. Manchmal ist Wärme nützlich, manchmal schädlich. Verkehrt ist es nie, wenn sich der Patient ins Bett legt, die Beine zur Entspannung der Bauchdecke etwas anzieht, weder trinkt noch isst und vorerst auch keine Medikamente einnimmt.

Folgende Erkrankungen kommen bei akuten Bauchbeschwerden in Betracht:

♦ mittlerer Oberbauch: akute → Magenschleimhautentzündung, akute → Bauchspeicheldrüsenentzündung, → Brustfellentzündung, → Herzinfarkt, → Magengeschwür, → Zwölffingerdarmgeschwür, → Gallenblasenentzündung.

♦ rechter Oberbauch: Gallenblasenentzündung, Gallensteinkolik, Zwölffingerdarmgeschwür, Nieren- und Harnleiterkolik, Leberkrankheiten, Brustfellentzündung.

♦ linker Oberbauch: Bauchspeicheldrüsenentzündung, Milzblutung, Nierenbeckensteine, Herzinfarkt, Brustfellentzündung.

♦ Mittelbauch: Dünndarmgeschwür, → Ileus (Darmverschluss), Dünndarmentzündung, → Nabelbruch, → Bleivergiftung, Dickdarmentzündung.

♦ rechter Unterbauch: → Blinddarmentzündung, Harnleitersteine, → Eileiterentzündung, → Ileus (Darmverschluss), Dickdarmentzündung.

♦ linker Unterbauch: Dickdarmtumor, Harnleitersteine, Eileiterentzündung, → Leistenbruch, Dickdarmentzündung.

Richtungweisend ist auch die Schmerzentwicklung bei akuten, bedrohlichen Krankheiten:

♦ schlagartiger Schmerzbeginn: Durchbruch eines Geschwürs, Platzen der Hauptschlagader, der Speiseröhre oder eines → Bauchabszesses; Eileiterschwangerschaft (→ Extrauterinschwangerschaft).

♦ rasche Schmerzentwicklung innerhalb von Minuten: akute Entzündungen, Kolik (Galle, Harnleiter, Nieren), Magengeschwür, Eileiterschwangerschaft, Ileus.

♦ allmähliche Schmerzentwicklung innnerhalb von Stunden: akute Entzündungen, Ileus, eingeklemmter Leistenbruch, Harnverhaltung, drohende Fehlgeburt, Dickdarmentzündung.

Bauchspeicheldrüse (Pankreas) Die quer im Oberbauch hinter dem Magen liegende, walzenförmige Bauchspeicheldrüse ist 13–18 cm lang, bis zu 9 cm breit, 3 cm dick und wiegt 80–100 g. Sie hat 2 funktionell vollkommen verschiedene Anteile: Einmal ist sie eine wichtige Verdauungsdrüse, die → Enzyme zur Aufspaltung von Kohlenhydraten, Fetten und Eiweiß absondert, zum anderen beherbergt sie das so genannte Inselorgan, das die beiden Hormone Insulin und Glukagon bildet, die den Blutzuckerspiegel regulieren; → Zuckerkrankheit.

Bauchspeicheldrüsenentzündung (Pankreatitis) Die ***akute Bauchspeicheldrüsenentzündung*** ist eine schwere Erkrankung, deren Häufigkeit ständig zunimmt. Die Ursachen sind vor allem → Gallensteinleiden und Alkoholmissbrauch. Oft geht dem Ausbruch der Erkrankung eine kurz zurückliegende üppige Mahlzeit mit reichlichem Alkoholgenuss voraus. Das Leitsymptom ist ein plötzlich einsetzender, starker, anhaltender Oberbauchschmerz, der oft gürtelförmig bis zum Rücken ausstrahlt. Weitere Symptome sind: Übelkeit, Erbrechen, Fieber, Blähungen, Aufhören der Darmbewegungen und manchmal ein auffallend gerötetes Gesicht. Der Bauch ist gespannt, aber nicht bretthart wie bei einer → Bauchfellentzündung. Es können sich rasch ein Schockzu-

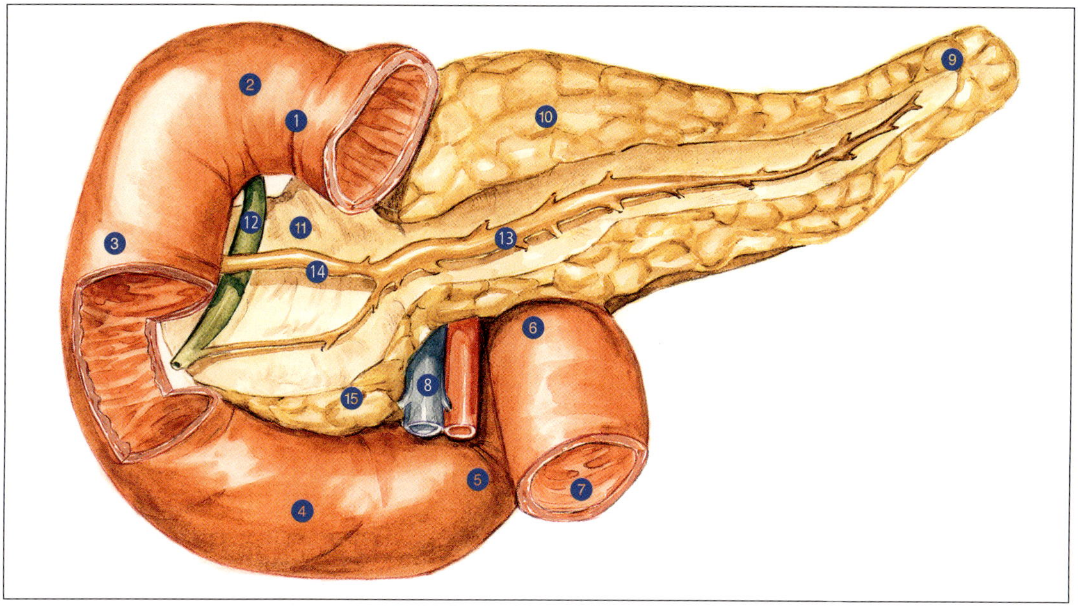

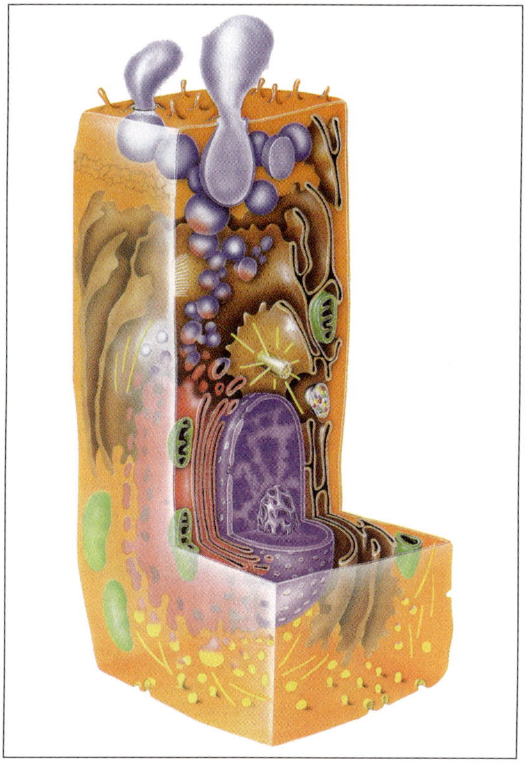

Bauchspeicheldrüse

Oben: Bauchspeicheldrüse und Zwölffingerdarm. Zeichnung nach einem plastinierten Präparat. **1** Magenpförtner; **2** oberer Teil des Zwölffingerdarms; **3** absteigender Teil des Zwölffingerdarms; **4** horizontaler Teil des Zwölffingerdarms; **5** aufsteigender Teil des Zwölffingerdarms; **6** Biegung zwischen Zwölffingerdarm und Dünndarm; **7** mittlerer Teil des Dünndarms; **8** obere Gekröseschlagader und -vene; **9** Schwanz der Bauchspeicheldrüse; **10** Körper der Bauchspeicheldrüse; **11** Kopf der Bauchspeicheldrüse; **12** Gallengang; **13** Bauchspeichelgang; **14** zusätzlicher Bauchspeichelgang; **15** hakenförmiger Fortsatz der Bauchspeicheldrüse um die Gekrösegefäße.
Links: Aufbauschema einer Drüsenzelle am Beispiel der Bauchspeicheldrüse. In der Mitte ist der Zellkern (violett) angeschnitten; die verschiedenen Teile des Zellleibes sondern das Drüsensekret ab, das am oberen Zellpol durch die Zellmembran ausgeschleust wird.

stand (→ Schock), Atemstörungen, Nierenversagen, Mineralhaushaltsstörungen und Trübung des Bewusstseins einstellen. Das schwere Krankheitsbild erfordert eine sofortige Einweisung ins Krankenhaus, wo erst durch laborchemische Untersuchungen die Verdachtsdiagnose erhärtet werden kann. Der akuten Bauchspeicheldrüsenentzündung liegt eine Selbstverdauung des Pankreasgewebes zu Grunde, die meistens durch den Übertritt von Galle in die Pankreasgänge bzw. durch einen Rückstau der Verdauungsenzyme in die Bauchspeicheldrüse ausgelöst wird. In jedem 5. Fall endet die akute Bauchspeicheldrüsenentzündung tödlich.

Die ***chronische Bauchspeicheldrüsenentzündung*** beginnt schleichend oder entwickelt sich aus einer akuten Entzündung, wobei ursächlich wieder Gallensteine und Alkohol eine führende Rolle spielen. Sie kann sich jahrelang hinziehen und nahezu schmerzlos oder mit nur geringen Beschwerden im Oberbauchbereich – besonders nach dem Essen oder dem Genuss von Alkohol – einhergehen. Ansonsten quält die Kranken oft ein ausgeprägtes Völlegefühl mit mehr oder minder starken Blähungen. Der Stuhl ist massig, riecht höchst unangenehm und ist wie mit Fett überzogen (→ Fettstuhl). Allmählich lässt die Leistungsfähigkeit der Bauchspeicheldrüse immer mehr nach, da umfangreiche Teile der Drüse zerstört werden. Der Mediziner spricht dann von einer ***Bauchspeicheldrüseninsuffizienz***. Darunter leidet die gesamte Verdauung erheblich: Der Patient magert zusehends ab. Ist auch das hormonproduzierende Inselorgan betroffen, so kann dieses kein Insulin mehr ausschütten, und es entwickelt sich zusätzlich eine → Zuckerkrankheit.

Schwere Fälle einer akuten Bauchspeicheldrüsenentzündung müssen unbedingt auf der Intensivstation eines Krankenhauses behandelt werden. Die Maßnahmen gelten dabei natürlich zuerst der Beseitigung der bedrohlichen Schocksymptome, richten sich daneben jedoch vor allem nach der verursachenden Grundkrankheit, die ja sehr unterschiedlich sein kann. Die fehlenden Enzyme müssen medikamentös ersetzt werden; außerdem muss der Kranke eine eiweißreiche und vor allem fettarme Diät einhalten. Daneben gilt ein striktes Alkoholverbot. Kehrt die Erkrankung häufiger wieder, muss unter Umständen die gesamte Bauchspeicheldrüse operativ entfernt werden, was dann natürlich auch den kompletten Ausfall der Hormonproduktion zur Folge hat. Der Patient wird dadurch zum hochgradigen Diabetiker.

Bauchspeicheldrüsenkrebs (Pankreaskarzinom) Dieser überaus bösartige Krebs, der – bei Männern zweimal häufiger als bei Frauen – meist erst im 6. und 7. Lebensjahrzehnt auftritt, weist eine zunehmende Tendenz auf. Als Risikofaktoren gelten die → Zuckerkrankheit, starkes Rauchen und eine Ernährung mit hohem Fleisch- und Fettanteil. Auch übermäßiges Kaffeetrinken soll nach einigen Statistiken das Risiko erhöhen, an einem Bauchspeicheldrüsenkrebs zu erkranken.

Frühanzeichen gibt es nicht. Das erste Symptom ist meistens eine zunächst schmerzlose → Gelbsucht durch Druck des Tumors auf die Gallenwege, der dazu führt, dass Galle zurückgestaut wird und schließlich ins Blut übertritt. Nicht selten lässt sich die vergrößerte Gallenblase von außen tasten. Wenn der Ausführungsgang der Bauchspeicheldrüse verlegt wird und es zu einem Enzymrückstau in das Drüsengewebe kommt, entwickelt sich eine Bauchspeicheldrüsenentzündung (Stauungspankreatitis) mit teils erheblichen Schmerzen. Spätsymptome sind Appetitlosigkeit, Übelkeit, Erbrechen und Abmagerung. Da der Krebs meist viel zu spät entdeckt wird, ist beim geringsten Verdacht eine eingehende klinische Untersuchung mit Ultraschall (→ Ultraschalldiagnostik), → Computertomografie und weiteren Spezialverfahren erforderlich. Die Mehrzahl der Pankreaskarzinome kann jedoch bei Diagnosestellung nicht mehr operativ entfernt werden; dann kommen nur noch eine Strahlen- und Chemotherapie in Betracht. Die durchschnittliche Überlebenszeit beträgt kaum mehr als 3 Monate; nur 12 Prozent der Patienten überleben das nächste Jahr.

Bauchspiegelung (Laparoskopie) Besichtigung der Bauchhöhle mit einem Endoskop (→ Endoskopie). In einer zunehmenden Anzahl von Fällen, z. B. beim → Leistenbruch, bei der → Blinddarmentzündung und beim → Gallensteinleiden, wird auf diesem Weg auch operiert; → endoskopische Operationsverfahren.

Bauchverletzungen Durch äußere Gewalteinwirkung – in über 80 Prozent sind Verkehrs- und Arbeitsunfälle die Ursache – kann es zu einer stumpfen oder zu einer offenen (durchbohrenden) Bauchverletzung kommen. Am häufigsten sind stumpfe Bauchverletzungen im Zusammenhang mit Mehrfachverletzungen, wobei in einem Drittel der Fälle innere Organe – Milz, Nieren, Leber, Magen-Darm-Kanal, Zwerchfell, Bauchspeicheldrüse – mit betroffen sind.

Im Gegensatz zu den stumpfen Bauchverletzungen, bei denen die Bauchdecke geschlossen bleibt, so dass die Verletzung innerer Organe kaum zu erkennen ist, fallen durchbohrende Verletzungen mit Eröffnung des Bauchraumes durch Schuss, Stich, Explosionssplitter und Pfählung sofort auf. Sie erfordern immer eine operative Behandlung. Stumpfe Gewalteinwirkungen – durch Prellung, Schlag, Stoß, Druck – führen sehr häufig zu über das Gewaltausmaß und den Ort der Gewalteinwirkungen hinausgehenden Begleitverletzungen an Rippen, Becken, Wirbelsäule, Knochen der Extremitäten, Brustkorb und Schädel.

Die Hauptsymptome bei Verletzung des Bauchraumes sind → Schock, → Bauchfellentzündung und → Atemnot. Neben der Verletzung solider Organe – Leber, Milz, Niere, Bauchspeicheldrüse – kann es auch zu Schäden an Hohlorganen – Magen, Darm, Gallen- und Harnwege – sowie zur Zerreißung größerer Blutgefäße kommen. Die einzelnen Symptome hängen von der Schwere der Verletzung und dem betroffenen Organ ab: atmungsabhängiger Bauchschmerz, → Bauchdeckenspannung, zunehmender Bauchumfang, in die Schulter ausstrahlender Schmerz. Fast immer findet man Prellmarken an der Bauchwand, Abschürfungen, einen Bluterguss und eine Schonhaltung. Bei leichten Prellungen der Bauchwand ohne Verletzung innerer Organe bilden sich die Symptome unter klinischer Beobachtung rasch zurück. Bei akut lebensbedrohlichen Situationen mit erheblichen inneren Blutungen muss dagegen unverzüglich operiert werden.

Bauchwassersucht → Aszites.

Bazillen In der Klassifikation der → Bakterien gibt es die Familie »Bacillaceae«. Das sind große, Sporen bildende Stäbchenbakterien, die in 2 Gattungen unterteilt werden: Bazillen und → Clostridien. Im Gegensatz zu den Clostridien, die für eine Reihe von Krankheiten verantwortlich sind, gibt es bei den Bazillen nur eine einzige für den Menschen gefährliche Art: den Erreger des → Milzbrandes. Die Sporen, die das besondere Kennzeichen der Bazillen und Clostridien bilden, sind Dauerformen mit praktisch ruhendem Stoffwechsel und mit einer hohen Widerstandsfähigkeit gegen physikalische und chemische Einflüsse. Als Sporen können die Bazillen ungünstige Lebensbedingungen jahrelang überleben; bessern sich die äußeren Bedingungen, keimen die Sporen zu neuen Bazillen aus.

BCG (**B**acillus **C**almette-**G**uérin). Impfstoff zur → Tuberkuloseschutzimpfung.

BE Abkürzung für → **Br**ot**e**inheit.

Bechterew-Krankheit (Spondylitis ankylosans) Die »versteifende Wirbelentzündung« ist eine Krankheit, die vor allem Männer mit schwächlichem Körperbau befällt und in der Regel zwischen dem 16. und 40. Lebensjahr beginnt. Es handelt sich um ein chronisch entzündliches, rheumatisches Leiden des Bewegungsapparates, das auf dem Boden einer ererbten Veranlagung durch unbekannte Faktoren, unter anderem durch Autoaggressionsreaktionen, also Angriffe des Immunsystems gegen körpereigene Strukturen (→ Autoaggressionskrankheiten), ausgelöst wird. Charakteristisch ist die Kombination von schmerzhafter Entzündung und knöcherner Versteifung der Wirbelsäule mit Tendenz zum Fortschreiten des Prozesses von unten nach oben. Als erstes Gelenk ist häufig das Darmbein-Kreuzbein-Gelenk betroffen.
Typisch sind nächtlich-frühmorgendliche Schmerzen, die sich nach dem Aufstehen und nach Bewegungen bessern. Häufig klagen die Patienten über Schmerzen der Sehnenansätze im Bereich der Fersen und des Beckens. Zu den Beschwerden und Bewegungseinschränkungen in der Wirbelsäule kommen Empfindungen der Brustwandstarre sowie Schmerzen im Brustkorbbereich, besonders beim Niesen, Husten, Pressen und Atmen. Eine häufige Begleiterscheinung ist eine rheumatische → Regenbogenhautentzündung.
Der chronische Krankheitsprozess ist prinzipiell unheilbar. Der Endzustand ist eine vollkommene Versteifung der Wirbelsäule mit Bildung eines »Buckels«. Der Kopf ist vornübergeneigt, so dass die Kranken den Himmel nicht sehen können. Das Röntgenbild zeigt eine »Bambusstabbildung« der Wirbelsäule.
Die Behandlung muss auf die Erhaltung der Funktion der Wirbelsäule abgestimmt werden. Dazu dienen gymnastische Übungen, → Atemgymnastik und Training im warmen Bewegungsbad. Bei starken Schmerzen werden die üblichen antirheumatischen oder entzündungshemmenden Medikamente verabreicht. Auf diese Weise kann die Arbeitsfähigkeit bis ins hohe Alter erhalten bleiben. Bei weiblichen Patienten ist der Krankheitsverlauf im Allgemeinen weniger dramatisch als bei Männern.

Becken (Pelvis) Das knöcherne Becken besteht hinten aus Kreuz- und Steißbein sowie seitlich aus den beiden Hüftbeinen. Diese setzen sich wiederum aus drei miteinander verschmolzenen Knochen zusammen, nämlich aus Darm-, Scham- und Sitzbein. Die durch ein Knorpelgelenk, die Schamfuge (Symphyse), zusammengefügten Schambeine bilden die beiden Beckenschaufeln. Die beiden inneren Darmbeingruben umschließen das große Becken; darunter liegt das kleine Becken, das als Geburtskanal – mit Beckeneingang, Beckenhöhle und Beckenausgang – von großer Bedeutung ist. Den Beckenboden bilden Muskeln, durch die Mastdarm, Harnröhre und Scheide hindurchtreten.
Der Beckenring zeigt charakteristische Geschlechtsunterschiede: Das weibliche Becken ist niedriger, breiter und weiter als das männliche. Die verschiedenen Beckenmaße der Frau kann der Arzt durch äußere Messung mit einem Beckenzirkel feststellen; damit ist ein Anhalt gegeben, ob die Voraussetzungen für eine normale Geburt gegeben sind oder nicht.

Beckenbodengymnastik gymnastische Übungen zur Kräftigung von Muskeln und Sehnen des weiblichen Beckens, speziell des muskulären Beckenausgangs. Die Beckenbodengymnastik dient der Verhütung bzw. Behandlung einer → Harninkontinenz ebenso wie der Vorbeugung vor einer → Gebärmutterverlagerung sowie der Straffung der gedehnten Muskeln nach einer Geburt.

Beckenendlage Lage des ungeborenen Kindes, bei der nicht der Kopf, sondern Unterleib bzw. Beine zuerst geboren werden. Das ist in etwa 3 Prozent aller Geburten der Fall. Je nachdem, welcher Körperteil zuerst sichtbar wird, unterscheidet man eine ***Steißlage***, eine ***Fußlage*** und eine ***Knielage***. Zur Beckenendlage kommt es, wenn in der zweiten

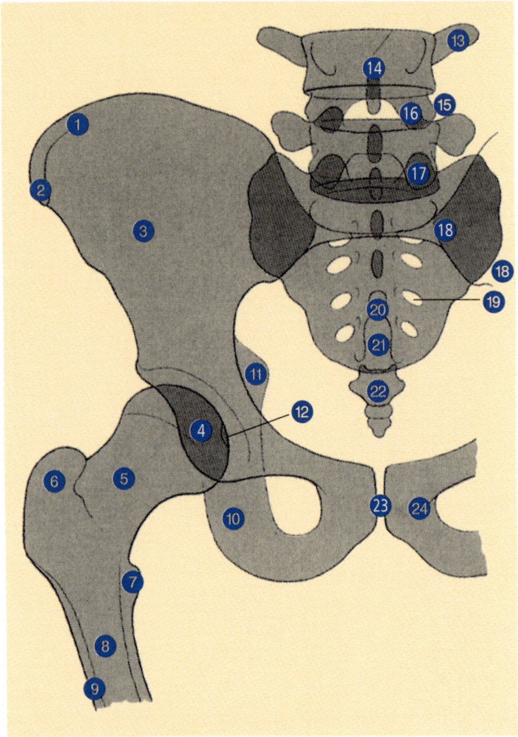

Becken Vereinfachte Durchzeichnung eines Röntgenbildes des Beckengürtels und des rechten Hüftgelenks eines Erwachsenen (verkleinerte Wiedergabe). **1** Beckenkamm; **2** vorderer oberer Darmbeinstachel; **3** Darmbeinschaufel; **4** Oberschenkelkopf, **5** Oberschenkelhals; **6** großer Rollhügel; **7** kleiner Rollhügel; **8** Markhöhle; **9** feste Knochenschicht; **10** Sitzbein; **11** Sitzbeinstachel; **12** Grube des Oberschenkelkopfes; **13** Querfortsatz des vierten Lendenwirbels; **14** Dornfortsatz des vierten Lendenwirbels; **15** unterer Gelenkfortsatz; **16** oberer Gelenkfortsatz; **17** Gelenkfortsatz des Kreuzbeins; **18** vordere und hintere Begrenzung des Kreuzbein-Darmbein-Gelenkes; **19** vorderes Kreuzbeinloch; **20** mittlerer Kreuzbeinkamm; **21** untere Öffnung des Kreuzbeinkanals; **22** Steißbein; **23** Schambeinfuge; **24** Schambein.

Schwangerschaftshälfte die normale Drehung des Kindes innerhalb der Gebärmutter ausbleibt. Nicht selten muss die Geburt dann durch einen → Kaiserschnitt erfolgen.

Befruchtung Verschmelzen von Ei- und Samenzelle. Die Befruchtung, bei der das väterliche und mütterliche Erbgut vermischt werden, dient gleichzeitig der Fortpflanzung und der Vererbung. Dabei weist schon der stark abweichende Rauminhalt der männlichen und weiblichen Geschlechtszellen auf deren unterschiedliche Bedeutung hin: Das Volumen der reifen Eizelle ist 1 Million mal größer als das der reifen Samenzelle. Die Eizelle liefert demnach den Hauptbeitrag in stofflicher Hinsicht, sie stellt den weitaus größten Anteil von Eiweiß für den Aufbau des Keimlings zur Verfügung. Der Samenfaden hingegen steuert den »Zellteilungsapparat« bei; er wirkt gewissermaßen als Starter und Energielieferant für den weiteren Entwicklungsvorgang. Durch die Befruchtung entsteht eine teilungsfähige Zelle, die die Fähigkeit besitzt, alle zum Aufbau des jungen Lebewesens erforderlichen Zellen zu bilden und die charakteristischen Eigenschaften der Eltern auf die Nachkommen zu übertragen. Vom Zeitpunkt der Befruchtung bis zur Geburt des reifen Kindes vergehen normalerweise etwa 270 Tage.

Voraussetzung für die Befruchtung ist das Vorhandensein reifer Geschlechtszellen. Bei der Frau ist das Auftreten der ersten Monatsblutung das äußere Anzeichen, dass sie in das fortpflanzungsfähige Alter gekommen ist (→ Menstruation). Während die reife Eizelle, die nach Verlassen des Eierstocks in den Eileiter wandert, dort nur 12–24 Stunden befruch-

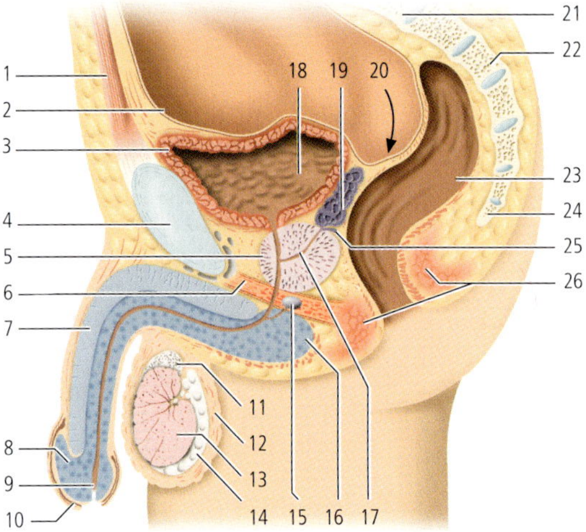

Becken Mittelschnitt durch ein männliches Becken: **1** Bauchwandmuskulatur; **2** Bauchfell (Peritoneum); **3** glatte Muskulatur der Harnblasenwand; **4** Schambeinfuge; **5** Vorsteherdrüse (Prostata); **6** bindegewebiger Beckenboden; **7** Schwellkörper des männlichen Gliedes; **8** Eichel; **9** kahnförmige Grube der Harnröhre; **10** Vorhaut; **11** Nebenhodenkopf; **12** Hodensack; **13** Hoden (Testis); **14** Nebenhodenschweif; **15** Schleimdrüse des bindegewebigen Beckenbodens; **16** Zwiebel des Harnröhrenschwellkörpers; **17** Spritzgang; **18** Schlitz des Harnleiters; **19** Bläschendrüse; **20** Douglasscher Raum; **21** fünfter Lendenwirbel; **22** Kreuzbein; **23** Mastdarm; **24** Steißbein; **25** letzter Abschnitt des Samenleiters; **26** äußerer, willkürlich innervierter Schließmuskel des Mastdarms.

tungsfähig bleibt, behalten die im Hoden gebildeten männlichen Keimzellen, die beim Samenerguss während des Geschlechtsverkehrs in das hintere Scheidengewölbe gelangen, 24–48 Stunden ihre Befruchtungsfähigkeit. Die in einem Ejakulat (Samenentleerung) enthaltenen 180–360 Millionen Samenzellen durchdringen den im Halskanal der → Gebärmutter befindlichen Schleimpfropf und wandern durch die Gebärmutter in den Eileiter. Der erste Samenfaden, der diesen großen »Wettlauf« gewinnt und als erster die reife Eizelle erreicht, dringt in diese ein. Er bestimmt unter anderem das Geschlecht des künftigen Kindes Die anderen Samenzellen werden im Eileiter von weißen Blutkörperchen verdaut. Anschließend braucht das befruchtete Ei 6 Tage, um in die Gebärmutterhöhle zu gelangen. In dieser Zeit läuft bereits die erste Entwicklungsphase ab.

Ist aus irgendwelchen Gründen eine Befruchtung auf natürlichem Wege nicht möglich und bleibt ein Paar deswegen kinderlos, kann unter Umständen eine → künstliche Befruchtung doch noch zum Erfolg führen.

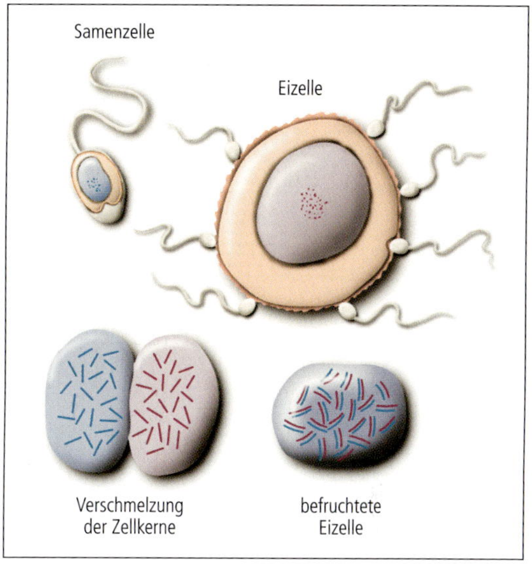

Befruchtung Schematische Darstellung der einzelnen Etappen der Befruchtung.

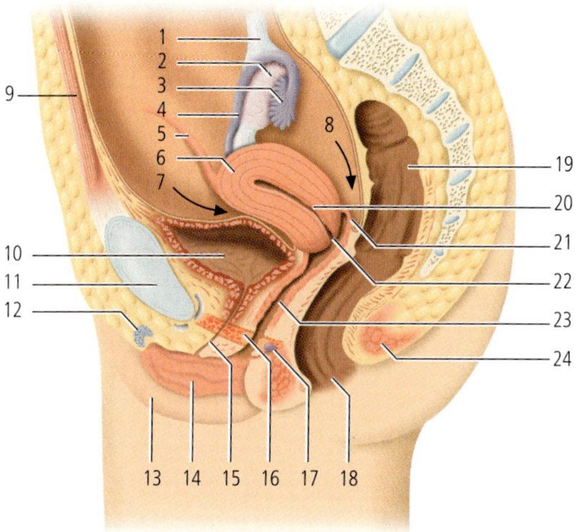

Becken Mittelschnitt durch ein weibliches Becken: **1** Aufhängeband des Eierstockes; **2** Eierstock (Ovar); **3** Fransentrichter des Eileiters; **4** Eileiter; **5** rundes Führungsband der Gebärmutter; **6** glatte Muskulatur der Gebärmutter; **7** vordere Aushöhlung; **8** Douglasscher Raum; **9** Bauchwandmuskulatur; **10** Harnblase; **11** Schambeinfuge; **12** Schwellgewebe des Kitzlers; **13** große Schamlippe; **14** kleine Schamlippe; **15** weibliche Harnröhre (Urethra); **16** bindegewebiger Beckenboden; **17** Vorhofdrüse; **18** After (Anus); **19** Mastdarm; **20** Schleimhaut der Gebärmutter; **21** hinteres Scheidengewölbe; **22** äußerer Muttermund; **23** Scheide (Vagina); **24** äußerer willkürlich versorgter Schließmuskel des Mastdarms.

Behandlungsfehler → Kunstfehler.

Behinderte Die Gesamtzahl der körperlich, geistig oder seelisch behinderten Personen in der Bundesrepublik Deutschland wird auf mehr als 4 Millionen Menschen geschätzt. Diese leiden entweder an einer angeborenen Behinderung oder haben durch Krankheit, Verkehrs- und Arbeitsunfall einen bleibenden Schaden erlitten. Da die Eingliederung behinderter Mitbürger in Arbeit, Beruf und Gesellschaft ein zentrales Ziel der Sozialpolitik ist, sind ihre Rechte in mehreren Gesetzen niedergelegt. Besondere Einrichtungen für Behinderte sind die Berufsförderungswerke, die Berufsbildungswerke, die Modellzentren für medizinische und berufsvorbereitende Rehabilitationsmaßnahmen und die Werkstätten für Behinderte.

Bein Das Bein, bei dem die Zahl der Knochen und damit auch die Bewegungsmöglichkeit von oben nach unten zunimmt, besteht aus Oberschenkel, Unterschenkel und Fuß. Der röhrenförmige Oberschenkelknochen ist der stärkste Knochen des Körpers. Sein oberer Gelenkkopf bildet zusammen mit der Pfanne des Hüftbeins das Hüftgelenk, das mit Hilfe zahlreicher Muskeln 6 Hauptbewegungen – Beugung, Streckung, Heranführung, Abspreizung, Außendrehung, Innendrehung – vollziehen kann. Die unteren Gelenkwalzen des Oberschenkelknochens bilden zusammen mit dem Schienbein das Kniegelenk, ein Scharniergelenk, das vorn von der Kniescheibe geschützt wird. Bei der Kniescheibe handelt es sich um ein so genanntes Sesambein: So nennt man Knochen, die durch kein Gelenk mit anderen Knochen verbunden sind. Es liegt in der Sehne des vierköpfigen Oberschenkelmuskels, die sich auf der Streckseite des Oberschenkels bis dicht unter das Kniegelenk hinzieht. Zwischen den beiden Knochenenden von Oberschenkel und Schienbein sind 2 halbmondförmige Faserknorpel, die so genannten Menisken, eingepasst. Zusätzlich gewährleisten besonders kräftige Seiten- und Kreuzbänder die Stabilität des Unterschenkels.

Von den beiden Unterschenkelknochen ist das Schienbein, das die Last des Oberschenkels auf den Fuß überträgt und dessen unteres Ende den inneren Knöchel bildet, der stärkere. Das Wadenbein liegt außen neben dem Schienbein und bildet den äußeren Knöchel.

Am Fuß unterscheidet man entsprechend der Hand die Fußwurzel, den Mittelfuß und die 5 Zehen. Die Fußwurzel besteht aus 7 Knochen: aus Sprungbein, Fersenbein, Kahnbein, 3 Keilbeinen und dem Würfelbein. Das Sprungbein liegt zuoberst und wird von den beiden Enden der Unterschenkelknochen wie von einer Zange umgriffen. Es überträgt die Last des Unterschenkels auf das Fußgewölbe. Unter und hinter dem Sprungbein liegt das Fersenbein, der größte und stärkste Fußknochen. Nach vorn folgen dann die übrigen Knochen. Das Fußgelenk besteht aus dem oberen Sprunggelenk (zwischen den Unterschenkelknochen und dem Sprungbein) und dem unteren Sprunggelenk (zwischen Sprungbein und Fersenbein einerseits und zwischen Sprungbein, Fersenbein und Kahnbein andererseits). Die Großzehe hat 2, die übrigen Zehen 3 Glieder; das Endglied trägt den Nagel. Der normale Fuß weist innen ein Längsgewölbe und im Bereich der Mittelfußknochen ein Quergewölbe auf. Beide Gewölbe werden durch Bänder zusammengehalten und durch Muskelzug gespannt. Normalerweise ruht das Körpergewicht auf der Ferse und auf

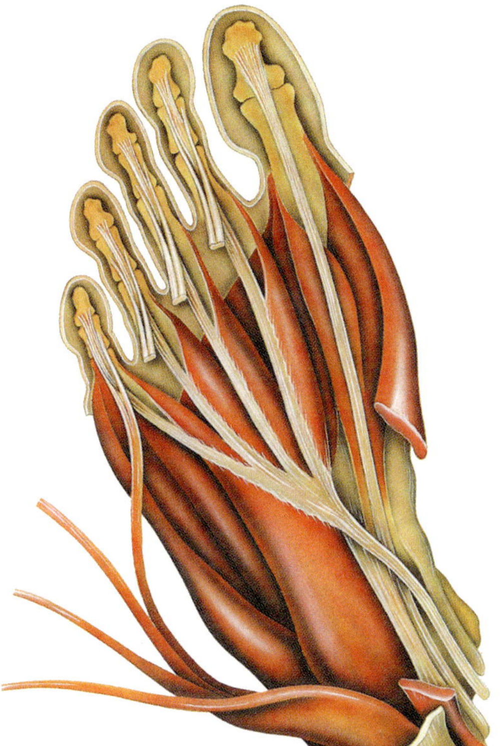

Bein mit Muskeln, Sehnen, Blutgefäßen und Nerven. Im aufgestellten linken Bein ist das Kniegelenk freigelegt.

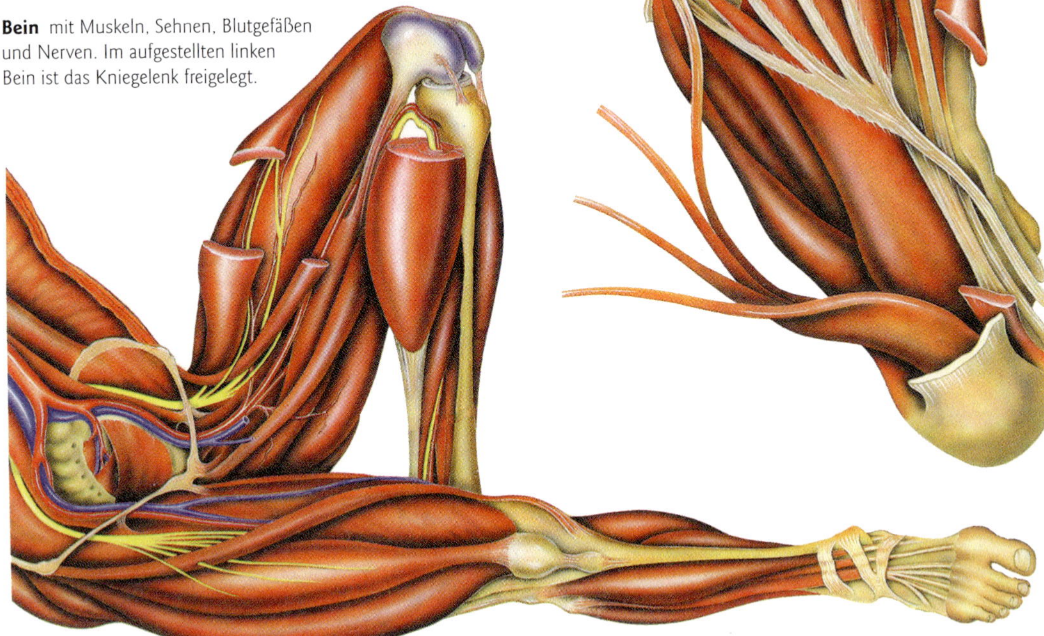

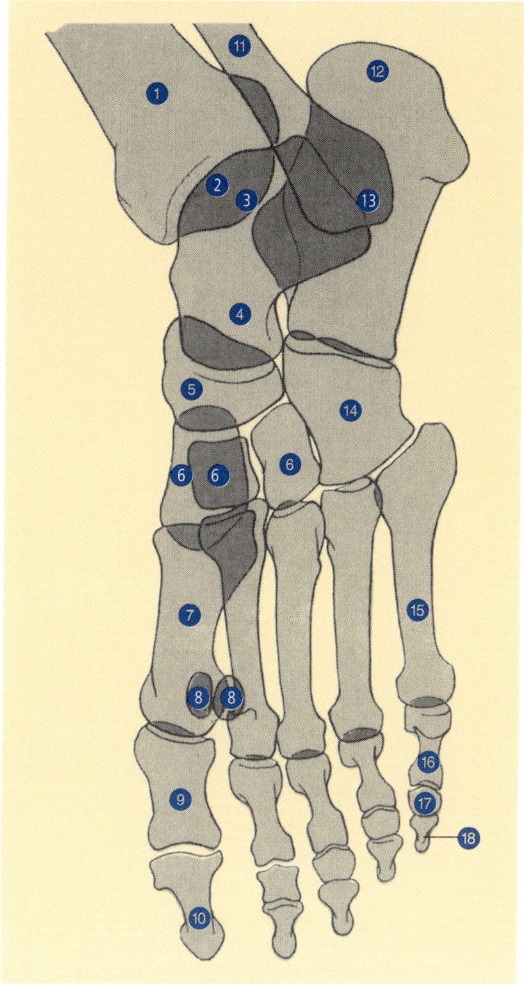

Bein Vereinfachte Durchzeichnung des Röntgenbildes eines fußsohlenwärts gebeugten Fußes (verkleinerte Wiedergabe). **1** Schaft des Schienbeins (Tibia); **2** Rolle des Sprungbeins; **3** innerer Knöchel; **4** Kopf des Sprungbeins; **5** Kahnbein; **6** die drei Keilbeine; **7** erster Mittelfußknochen; **8** Sesambein; **9** Grundglied der großen Zehe; **10** Nagelglied der großen Zehe; **11** Schaft des Wadenbeins (Fibula); **12** Fersenbein; **13** äußerer Knöchel; **14** Würfelbein; **15** fünfter Mittelfußknochen; **16** Grundglied der kleinen Zehe; **17** Mittelglied der kleinen Zehe; **18** Nagelglied der kleinen Zehe.

den Köpfchen des ersten, eventuell auch des fünften Mittelfußknochens.

Beingeschwür (Ulcus cruris, offenes Bein, Unterschenkelgeschwür) Am sehr häufig vorkommenden Beingeschwür leiden vor allem ältere Menschen. Es handelt sich um einen tief reichenden Gewebsdefekt im Bereich der Unterschenkel, der auf einer Venenschwäche beruht (→ Venenerkrankungen), in deren Folge sich das Blut in den Venen staut. Seltener tritt das Beingeschwür im Zusammenhang mit der → arteriellen Verschlusskrankheit auf.

Belastungs-EKG (Belastungselektrokardiogramm) Aufnahme des → Elektrokardiogramms während oder nach körperlicher Belastung, also beim Treppensteigen bzw. auf der Laufbahn oder dem Standfahrrad; → Ergometrie.

belegte Zunge häufig in Begleitung anderer Krankheiten auftretende, durch Abschilferung der oberen Zellschichten entstandene Veränderung des Aussehens der Zunge; → Zungenveränderungen.

benigne gutartig; Gegensatz: maligne.

Benommenheit leichtester Grad der Bewusstseinstrübung mit Verlangsamung des Denkens und Handelns, erschwerter Auffassung und Schläfrigkeit. Ursachen: schwerer Erschöpfungszustand, akute Erkrankungen der verschiedensten Art, Einfluss von → Affekten.

Benzolvergiftung → Vergiftungen, S. 743.

Bergkrankheit (Höhenkrankheit) Mit einer akuten Bergkrankheit ist in Höhenregionen über 4000 m als Folge des dort herrschenden Sauerstoffmangels zu rechnen. Dabei kann es, abhängig von Höhe und Dauer des Aufenthaltes, zu zahlreichen krankhaften Erscheinungen kommen, die meist 6–8 Stunden nach Erreichen der Höhenlage auftreten und bis zu 72 Stunden anhalten:

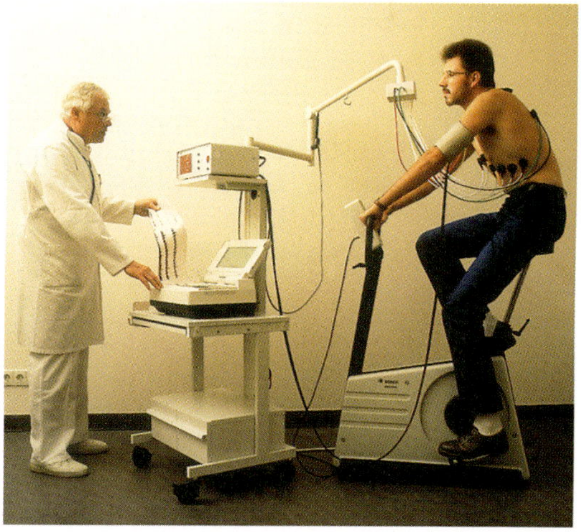

Belastungs-EKG Funktionsprüfung von Herz und Kreislauf bei körperlicher Belastung.

1. akute Bergkrankheit: Schlafstörungen, Kopfschmerzen, Antriebslosigkeit, Übelkeit, Erbrechen, Atemnot.
2. Höhenlungenödem (Ansammlung von Flüssigkeit in den Lungenbläschen): zunehmende Atemnot, Husten mit mehr oder weniger blutigem Auswurf.
3. Höhenhirnödem (vermehrter Flüssigkeitsgehalt in den Gewebsspalten des Gehirns): schwere Kopfschmerzen, die auch nach Einnahme von Schmerztabletten nicht nachlassen; → Halluzinationen, Fehleinschätzungen, → Schwindel, → Ataxie, → Koma.
4. höhenbedingte Netzhautblutungen im Auge.
Als frühes Warnsymptom ist überdies das Auftreten von Schwellungen an Händen und Füßen zu werten.
Die wichtigste Maßnahme zur Verhütung der akuten Bergkrankheit ist der betont langsame Aufstieg: In Höhenlagen über 2500 m sollte man die Schlafhöhe in 24 Stunden um nicht mehr als 300 m steigern; oberhalb 4500 m sollten alle 2 Tage sogar nur noch 300 Höhenmeter zurückgelegt werden. Sehr günstig ist es, Tage zur → Akklimatisation einzulegen, an denen man sich auf gleich bleibender Höhe ausruht. Wichtig ist zudem, auf reichliche Flüssigkeitszufuhr zu achten, da anderenfalls die Urinproduktion abnimmt und giftige Ausscheidungsprodukte im Körper zurückbleiben. Eine »Höhenpille«, die die Akklimatisation erleichtern soll, gibt es nicht! Auch Testverfahren, mit denen man die Höhentauglichkeit eines Menschen beurteilen könnte, sind keinesfalls zuverlässig. Bei schweren Formen der Höhenkrankheit hilft nur der Abstieg bzw. Abtransport.

Beriberi klassische Vitaminmangelkrankheit durch Mangel an Vitamin B I (Thiamin), die vorwiegend bei Menschen auftritt, die sich mit poliertem Reis ernähren. Im Verlauf der heutzutage auch in Asien selten gewordenen Krankheit kommt es zu verschiedenen Anzeichen einer Nervenentzündung mit Lähmungen und Muskelschwäche, zu Herz- und Kreislaufschwäche sowie zu Schwellungen und Wassersucht. Die Behandlung besteht in reichlicher Zufuhr von Vitamin B I durch Medikamente und entsprechende Nahrungsmittel.

Berufsgenossenschaft Träger der gesetzlichen Unfallversicherung.

Berufskrankheiten durch Einwirkungen am Arbeitsplatz verursachte, meist chronische Erkrankungen. Als Ursache kommen bestimmte Arbeitsweisen und Herstellungsverfahren, Schadstoff-, Lärm- oder Strahlenbelastung und der Umgang mit Infektionserregern in Betracht. Ein Teil der Berufskrankheiten gilt als entschädigungspflichtiger Arbeitsunfall im Sinne der gesetzlichen Unfallversicherung. Die anerkannten Berufskrankheiten sind in der Berufskrankheitenverordnung aufgelistet.

Berufsunfähigkeit Berufsunfähig ist nach der Rentenversicherungsordnung (RVO) der Bundesrepublik Deutschland ein Versicherter, dessen Erwerbsfähigkeit infolge Krankheit oder anderer Gebrechen bzw. Schwächen seiner körperlichen oder geistigen Kräfte auf weniger als die Hälfte derjenigen eines körperlich und geistig gesunden Versicherten mit ähnlicher Ausbildung und gleichwertigen Kenntnissen und Fähigkeiten abgesunken ist.

Beruhigungsmittel (Sedativa) Kurzfristig und auf ärztliche Anordnung eingenommen, können die zu den → Psychopharmaka zählenden Beruhigungsmittel helfen, größere seelische Anspannungen und Erregungen besser zu überstehen. Äußerst problematisch ist jedoch, dass viele Menschen diese Medikamente bei jeder kleinsten Aufregung bedenkenlos und regelmäßig einnehmen. Sedativa sind aber keine »Problemlöser« oder »Konfliktbewältiger«. Bei längerem Missbrauch drohen Abhängigkeit und Sucht. Das gilt besonders dann, wenn diese Mittel zusammen mit alkoholischen Getränken genommen werden. Dann muss mit folgenden Nachwirkungen und Nebenwirkungen gerechnet werden: Verflachung der Persönlichkeit, Müdigkeit am Morgen, verminderte Fahrtüchtigkeit und erhöhte Unfallgefahr im Verkehr, aber auch am Arbeitsplatz und im Haushalt.

Beschäftigungstherapie (Ergotherapie) vor allem bei seelischen Störungen, aber auch bei Lähmungen angewandte Behandlungsmethode, bei der dem Patienten durch Anleitung zu einer sinnvollen handwerklichen oder künstlerischen Beschäftigung geholfen werden soll. Geschicklichkeit und Leistungsfähigkeit und damit letztendlich auch das Selbstbewusstsein werden so nachhaltig gefördert.

Beschneidung aus rituellen Gründen beim männlichen Säugling oder auch in späteren Jahren vorgenommene Teilentfernung der Vorhaut des Gliedes. Manche Völkerschaften pflegen auch die Beschneidung der Klitoris (→ Geschlechtsorgane, weibliche) oder der kleinen Schamlippen bei Mädchen. Die frühe Beschneidung kann unter schlechten hygienischen Verhältnissen der Vorbeugung gegen → Peniskrebs dienen, da sich unter der Vorhaut bei mangelhafter körperlicher Hygiene Krebs erregende Stoffe bilden können. Bei den Sexualpartnerinnen beschnittener Männer tritt auch der Gebärmutterhalskrebs weniger häufig auf.

Bestrahlung Einwirkung natürlicher Sonnenstrahlung bzw. künstlich erzeugter elektromagnetischer sowie hochenergetischer korpuskulärer Strahlen auf den menschlichen Körper; → Strahlenbehandlung.

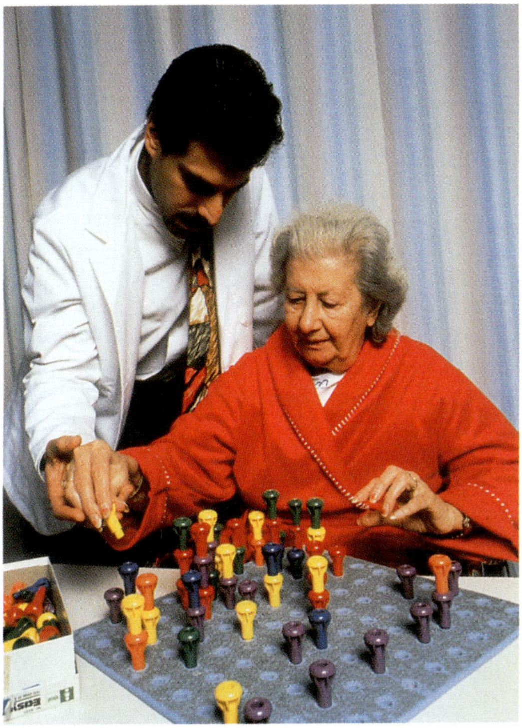

Beschäftigungstherapie Neben der geistigen Anregung geht es auch um die Förderung der Feinmotorik.

Betablocker (Beta-Rezeptoren-Blocker) Der gesunde Organismus befindet sich in einem harmonischen Gleichgewicht von Impulsen, die von den beiden Anteilen des → vegetativen Nervensystems, dem Sympathikus und dem Parasympathikus, vermittelt werden. In Stresssituationen wird dieses Gleichgewicht aufgehoben; es kommt zu einem Überwiegen der Sympathikusaktivität, die sich unter anderem in einer Vermehrung der Herzarbeit mit Zunahme der Pulsfrequenz und Anstieg des Blutdrucks äußert. Das sympathische Nervensystem und seine Überträgerstoffe (Adrenalin und Noradrenalin) üben ihren Einfluss auf die einzelnen Körperzellen über Rezeptoren (»Empfänger«) aus, die auf der Zellmembran sitzen. Es handelt sich dabei um Makromoleküle (große Moleküle), die man bisher weder licht- noch elektronenmikroskopisch, sondern nur durch pharmakologische Untersuchungen nachweisen konnte. Je nach der Empfindlichkeit gegenüber den körpereigenen Wirkstoffen Noradrenalin und Adrenalin unterscheidet man Alpha- und Betarezeptoren, die in den einzelnen Geweben und Organen in unterschiedlicher Häufigkeit vertreten sind. Die Reizung der Alpharezeptoren führt zu einer Verengung der Blutgefäße, während die Betarezeptoren unter anderem eine Zunahme der Herzfrequenz und eine Erweiterung der Bronchien vermitteln.

Die Betablocker treten mit den Betarezeptoren in Kontakt, ohne jedoch eine Aktivität des betreffenden Organs auszulösen. Dadurch werden die Rezeptoren blockiert, so dass sie durch die körpereigenen Wirkstoffe nicht mehr aktiviert werden können. Dazu ein Vergleich: Der Rezeptor ist ein Schloss, in das sowohl der körpereigene Wirkstoff als auch der Blocker passt. Der Blocker schließt aber das Schloss nicht auf. Der Wirkstoff könnte das, wird aber durch den im Schloss steckenden Blocker daran gehindert.

Allerdings erfolgt durch die Betablocker keine totale Blockade, sondern es werden lediglich überschießende Reaktionen verhindert; die lebensnotwendige Reizübertragung bleibt erhalten. Betablocker schirmen das Herz gegen übermäßige Reize des Sympathikus ab und senken auf diese Weise Schlagkraft und Frequenz. Das Herz arbeitet ruhiger und benötigt daher weniger Sauerstoff; gleichzeitig sinkt der Blutdruck. Betablocker werden heute mit großem Erfolg bei → koronarer Herzkrankheit, → Hypertonie (Bluthochdruck) und → Herzrhythmusstörungen verordnet. Einige von ihnen wirken vorbeugend gegen Migräneanfälle. In Form von Augentropfen finden Betablocker zudem als Medikamente gegen erhöhten Augendruck Verwendung. Bei Personen mit → Asthma und Durchblutungsstörungen dürfen sie nicht verwendet werden. Größte Vorsicht ist auch bei Patienten geboten, die an → Fettstoffwechselstörungen, → Zuckerkrankheit und niedrigem Blutdruck leiden.

Nebenwirkungen: Unter der Behandlung mit Betablockern können Übelkeit, Erbrechen, Durchfall, Schlafstörungen, depressive Verstimmungen, Unterzuckerung und Potenzstörungen auftreten. Bei lokaler Anwendung am Auge kann es zu verminderter Produktion von Tränenflüssigkeit kommen. Betablocker müssen exakt nach ärztlicher Anweisung eingenommen werden und dürfen nie abrupt abgesetzt werden, da dann ein erhöhtes Risiko besteht, einen Herzinfarkt zu erleiden. Außerdem können Blutdruck und Puls vorübergehend ansteigen.

Betäubung → Anästhesie.

Betäubungsmittel Medikamente, die neben ihrer eigentlichen Aufgabe – Bekämpfung starker Schmerzen bzw. Schmerzausschaltung während einer Narkose – Bewusstsein und Stimmung aufhellen, Angstgefühle abbauen und geradezu Lust erzeugend wirken und daher bei längerer Einnahme zu Abhängigkeit bzw. Sucht führen können. Sie sind im

Betäubungsmittelgesetz aufgelistet, und ihre Anwendung unterliegt strengen Vorschriften.

Bettnässen (Enuresis) 9 von 10 Kindern werden im Alter zwischen 1½ und 4½ Jahren, meist während des 3. Lebensjahres, trocken, d. h., sie machen auch nachts nicht mehr in Windeln oder Bett. Die übrigen, die erst später trocken werden, bezeichnet man als Bettnässer. Einnässen muss deshalb in der Regel als Folge einer Reifungsstörung angesehen werden.

Man unterscheidet beim Einnässen verschiedene Formen bzw. Umstände:

- Einnässen bei Tag oder nur nachts
- primäres Bettnässen: Das Kind war seit Geburt noch keine Nacht trocken (80 Prozent aller Fälle).
- sekundäres Bettnässen: Nachdem das Kind bereits längere Zeit trocken war, wird es wieder zum Bettnässer (20 Prozent).

Bis zur Einschulung wird die Hälfte der bettnässenden Kinder sauber; allerdings findet man unter allen 15-Jährigen – bei Knaben ungefähr zweimal so häufig wie bei Mädchen – noch immer 1 Prozent Bettnässer. Statistiken zufolge kommt Bettnässen häufiger bei erstgeborenen Kindern, in niedrigen sozialen Schichten und bei Kindern vor, die in den ersten 4 Lebensjahren einer sozialen oder seelischen Schädigung ausgesetzt waren.

Ursächlich kommen für das Bettnässen verschiedene Faktoren in Frage: Veranlagung, Reifungsstörung mit verspäteter Sauberkeitsgewöhnung, nicht verarbeitete Konfliktsituationen, ungeeignete Erziehung. Ausschlaggebend ist oft auch, dass das Kind zu früh oder inkonsequent zur Reinlichkeit erzogen wurde.

In jedem Fall müssen körperliche Ursachen wie abnormer Tiefschlaf, → Harnblasenentzündung, → Zuckerkrankheit, Anfallsleiden, und Fehlbildungen des Harnapparates ausgeschlossen werden. Insgesamt sind jedoch seelische Ursachen weitaus häufiger als körperliche.

Der Arzt hat die verantwortungsvolle Aufgabe, durch umfangreiche Untersuchungen eine körperliche Störung auszuschließen, ehe er eine geeignete Therapie einleitet. Dazu ist ein großes Untersuchungsprogramm erforderlich: ausführliche Erhebung der Vorgeschichte, klinische Untersuchung, Labor- und Ultraschalluntersuchung, spezielle urologische Diagnoseverfahren und schließlich Psychodiagnostik (Verhaltensbeobachtung, verschiedene Tests). Erst wenn alle diese Untersuchungen abgeschlossen sind und das Kind älter als 5 Jahre ist, kann die Behandlung begonnen werden.

Schon die Befragung des Kindes in der Praxis des Arztes kann eine wichtige Behandlungsmaßnahme darstellen. Der Arzt soll durch sein persönliches Engagement helfen, die unheilvolle häusliche Spannung abzubauen. Ständige Vorwürfe, Druck und Ängste verhindern ein günstiges Behandlungsergebnis; vielmehr soll das Kind aktiv in die Behandlung mit einbezogen werden, so dass es sich selbst heilen kann. Unterstützend wirken dabei suggestive Methoden : das Ausmalen eines Kalenders oder das Bekleben von Sternchenkarten, wenn das Kind eine Nacht trocken geblieben war. Ältere Kinder können in einem Notizbuch oder Tagebuch die Aufzeichnungen über trockene und nasse Nächte machen. Wenn diese Aufgabe gut erfüllt und vom Arzt belohnt wird, kommt es schon allein dadurch bei vielen Kindern zum Ausbleiben des Einnässens. Bei älteren Kindern sind auch Entspannungsübungen und Bewegungstherapie nützlich, da hierdurch das Körperempfinden verbessert und das Selbstgefühl gestärkt wird. Eine generelle Einschränkung der Flüssigkeitsaufnahme hilft im Allgemeinen wenig, jedoch ist es sinnvoll, dass das Kind am Abend nicht übermäßige Mengen

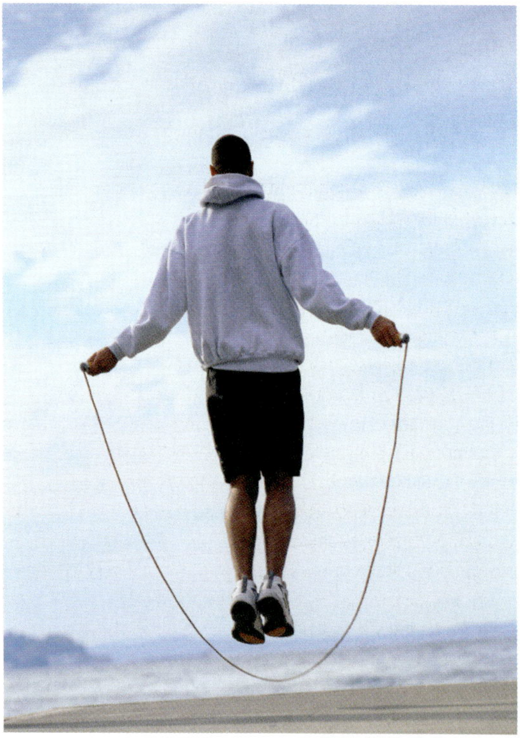

Bewegungstherapie zielt darauf ab, Ausdauer, Schnelligkeit, Kraft, Flexibilität und Koordination zu verbessern.

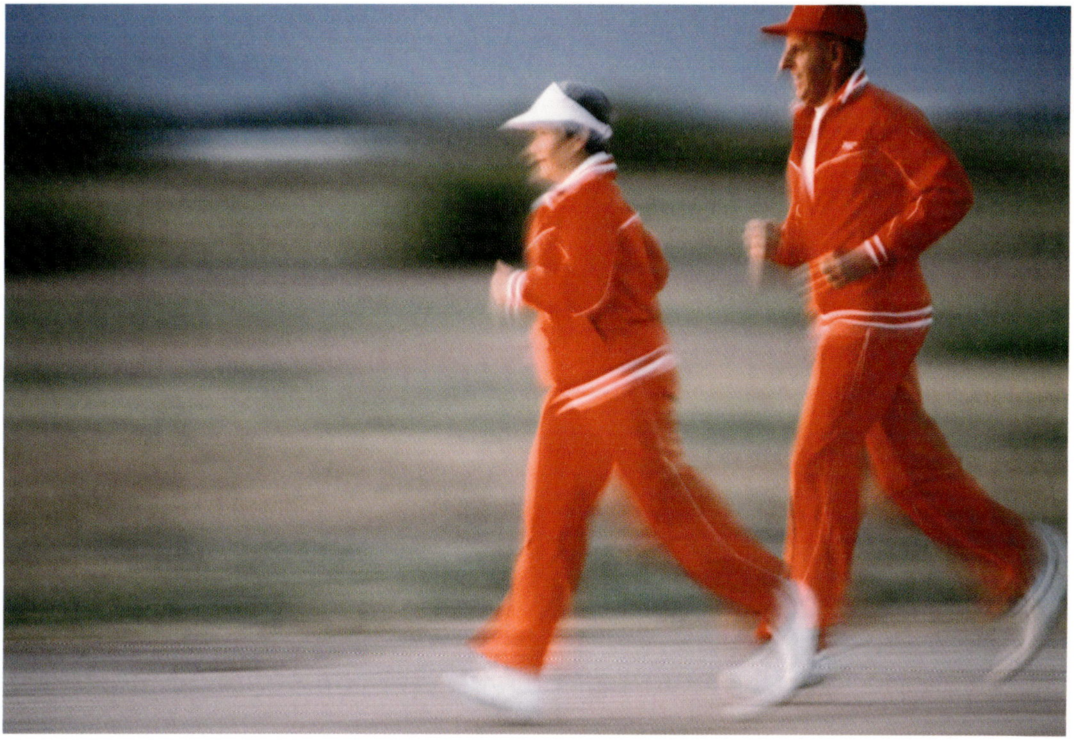

trinkt. Als weitere Maßnahme ist ein Blasentraining am Tage zu empfehlen: Die Mutter soll jüngere Kinder am ersten Tag halbstündlich auf den Topf setzen, um die völlige Entleerung der Harnblase sicherzustellen. Die Intervalle werden dann jeweils um eine halbe Stunde verlängert, bis das Kind den Urin 3–4 Stunden halten kann.

Sehr beliebt sind elektrische Weckautomaten: Ein Summerton weckt das Kind, sobald es einnässt. Von den über 7 Jahre alten Bettnässern werden mit Hilfe dieses Apparates 75 Prozent nach einigen Wochen trocken. Kommt es nach einiger Zeit zu einem Rückfall, so kann ein zweiter Versuch mit dem Gerät unternommen werden. Eine weitere Hilfe können Medikamente sein, wobei allerdings die Wirkung nicht immer zufrieden stellend ist. Da es sich um → Psychopharmaka handelt, lehnen manche Kinderärzte die Verschreibung dieser Präparate für Bettnässer ab. Hat eine erste Behandlungsphase von 12 Wochen nicht zum gewünschten Erfolg geführt, soll eine Pause von mehreren Monaten eingelegt werden. In der nächsten Behandlungsphase wird erneut mit suggestiven und medikamentösen Maßnahmen begonnen. Wird damit noch immer kein durchschlagender Erfolg erzielt,

Bewegungstherapie erhält die Leistungsfähigkeit von Herz, Lunge und Kreislauf bis ins hohe Alter.

müssen gezielte psychotherapeutische Methoden ausgewählt werden: Spieltherapie, → Verhaltenstherapie, → Familientherapie. Als letzter Ausweg, der nur sehr selten beschritten werden muss, bietet sich eine stationäre Behandlung mit einem umfassenden Therapiekonzept an.

Beulenpest Form der → Pest.

Bewegungstherapie Das »Muskelzeitalter« mit den vornehmlich auf Muskelarbeit ausgerichteten Lebensumständen früherer Zeiten wurde im Lauf der letzten Jahrzehnte mehr und mehr durch das »Nervenzeitalter« abgelöst, in dem die nervlich-seelische Beanspruchung des Menschen gegenüber der körperlichen vorherrscht. Die Folge ist ein zunehmender Bewegungsmangel, der folgende Störungen und Schädigungen nach sich zieht:

1. Schwächung des Herz-Kreislauf-Systems
2. Kreislaufregulationsstörungen
3. Durchblutungsstörungen
4. Muskel-, Knochen- und Gelenkdegeneration

5. Übergewicht, → Zuckerkrankheit, → Fettstoffwechselstörungen, → Hypertonie (Bluthochdruck), → Gicht
6. Zunahme von → Stress
7. Leistungsverlust und vorzeitige Alterung.
Die zur Gesunderhaltung und Heilung erforderliche Übungsbehandlung stellt eine Reiztherapie dar, bei der eine einfühlende Dosierung unabdingbar ist. Durch körperliches Training werden folgende Funktionen verbessert:
♦ Koordination: das Zusammenwirken von Zentralnervensystem und Muskulatur innerhalb eines gezielten Bewegungsablaufes. Dadurch wird direkt der Sauerstoffbedarf der Skelettmuskulatur und indirekt der Sauerstoffbedarf des Herzmuskels gesenkt.
♦ Flexibilität (»Biegsamkeit«): das willkürlich erreichbare Bewegungsausmaß in einem oder mehreren Gelenken.
♦ Kraft: Zunahme der Muskelmasse, die normalerweise vom 20. bis 70. Lebensjahr ständig abnimmt.
♦ Schnelligkeit: Hier ist jedoch zu beachten, dass eine übermäßige Schnelligkeitsbeanspruchung beim älteren oder vorgeschädigten Patienten eine Belastung darstellt, die gegebenenfalls mehr schadet als nützt.
♦ Ausdauer: Nur ein dosiertes Ausdauertraining ist in der Lage, wirksame Anpassungsvorgänge von Herz, Kreislauf, Lunge und Stoffwechsel auszulösen. Dabei sind folgende Punkte zu berücksichtigen:
1. Besonders günstig ist die dynamische, d. h. auf Bewegung beruhende Beanspruchung großer Muskelgruppen, z. B. beim Laufen, Schi fahren, Rad fahren, Bergwandern, Schwimmen, Rudern und bei bestimmten Formen des Ballspielens.
2. Die Belastungsdauer soll nach Möglichkeit 10 Minuten sieben Mal in der Woche oder jeweils 30 Minuten zwei Mal pro Woche betragen.
3. Die Belastungsintensität soll bei gesunden Personen unter 50 Jahren so hoch sein, dass eine Pulsfrequenz von mindestens 130, aber höchstens 160 Schlägen pro Minute erreicht wird. Für gesunde Personen über 50 Jahre gilt folgende Faustregel: 180 minus Lebensalter in Jahren = zugelassene Pulszahl (Beispiel: Ein 60-Jähriger soll durch körperliche Betätigung für 10 Minuten eine Pulsfrequenz von 120 Schlägen pro Minute erreichen).
Für das Kreislauftraining sind 2 Altersgruppen von besonderer Bedeutung:
1. Im jugendlichen Alter (2. Lebensjahrzehnt) sollen durch das Training die Entwicklungsmöglichkeiten des jugendlichen Organismus zur vollen Entfaltung gebracht werden. In dieser Zeitspanne unterbliebene Trainingsreize lassen sich in späteren Jahren nicht mehr vollständig nachholen.
2. Jenseits des 40. Lebensjahres, also im 5. bis zum 7. Lebensjahrzehnt, soll das Training den altersbedingten Abbauvorgängen entgegenwirken und eine gute Leistungsfähigkeit von Herz, Lunge und Kreislauf bis ins hohe Alter erhalten. Sportmediziner behaupten, man könne durch ein Minimaltrainingsprogramm gewissermaßen 20 Jahre lang 40 bleiben.
Ausdauerbeanspruchungen sind bei Vorliegen folgender Störungen nicht oder nur exakt nach ärztlicher Anweisung erlaubt:
1. Herz-Kreislauf-Schäden
2. belastungsbedingte → Herzrhythmusstörungen
3. erhebliche → Hypertonie (Bluthochdruck)
4. erhebliche → Schilddrüsenüberfunktion
5. erhöhte Körpertemperatur (wegen eines möglicherweise vorhandenen akuten oder chronischen Infekts)
6. sonstige Organschäden, die ein Training verbieten.
Zurückhaltung beim Training bzw. völliger Verzicht darauf ist im Übrigen bei vollem Magen, bei einer Umgebungstemperatur von 28 °C und mehr, bei einer relativen Luftfeuchtigkeit über 80 Prozent und in Höhen von über 2000 m geboten.

Bewusstlosigkeit Wenn ein Mensch das Bewusstsein verliert, ist das für die Umgebung immer ein erschreckendes Ereignis, und in der Regel ist es sinnvoll, sofort einen Arzt zu verständigen. Zwar kann es durchaus vorkommen, dass sich der Patient bis zum Eintreffen des Arztes schon wieder erholt hat, dass nur eine leichte → Ohnmacht vorgelegen hat; es ist aber auch möglich, dass sich hinter der Bewusstlosigkeit eine lebensbedrohliche Erkrankung verbirgt, die unter Umständen eine sofortige Krankenhauseinweisung erfordert.
Bei Bewusstlosigkeit unterscheidet man zwischen der ***Synkope***, der anfallartigen Bewusstlosigkeit von kurzer Dauer (Sekunden bis Minuten), und dem ***Koma***, dem tiefen, lang dauernden Bewusstseinsverlust. Häufig geht der eigentlichen Bewusstlosigkeit eine Bewusstseinstrübung voraus, und zwar entweder in Form der ***Somnolenz***, einer schläfrigen Benommenheit, oder in Form des ***Sopor***, einer tiefschlafähnlichen Bewusstseinstrübung, aus der der Betroffene nur durch stärkste Reize geweckt werden kann.
Als Ursachen für den Verlust des Bewusstseins kommen in Betracht:
1. gehirnbedingte Störungen: Blutungen, Infektionen, Geschwülste, Anfallskrankheiten, Verletzungen
2. Herz- und Kreislaufstörungen
3. Atemstörungen
4. Stoffwechselstörungen: → Zuckerkrankheit, → Harnvergiftung (Urämie), Leberversagen usw.

5. Vergiftungen mit Schlafmitteln, Kohlenoxid (→ Kohlengasvergiftung), Alkohol, Pilzen usw.)
6. → Geisteskrankheiten, → Hysterie.
Wichtig ist eine effektive Erste Hilfe bis zum Eintreffen des Arztes: Zuerst muss man feststellen, ob der Bewusstlose noch atmet und ob sein Herz schlägt. Ist das nicht der Fall, muss man unverzüglich mit Wiederbelebungsmaßnahmen – künstliche Atmung, Herzmassage – beginnen. Bei erhaltener Atmung und Herztätigkeit ist wie folgt zu verfahren: stabile Seitenlagerung mit zur Seite gedrehtem Kopf, Öffnen beengender Kleidungsstücke, gegebenenfalls leichtes Zudecken, um den Körper vor Auskühlung zu schützen. Bei auffällig rotem Gesicht des Betroffenen – möglicherweise ausgelöst durch → Schlaganfall, → Sonnenstich oder → Hitzschlag – wird der Bewusstlose mit erhöhtem Kopf gelagert. → Erste Hilfe, S. 725.

bi- Bestandteil medizinischer Fachausdrücke mit der Bedeutung »zweifach, doppelt«.

Bier Das nach dem deutschen Reinheitsgebot unter Verwendung von Bierhefe hergestellte Getränk enthält Gerstenmalz (Ausnahme: Weizenbier), Hopfen und Wasser. Je nach Sorte enthält Bier neben → Alkohol (2–4 Prozent) und Kohlensäure (weniger als 2 Prozent) geschmacksbildende und für die Ernährung wertvolle Extraktstoffe wie Kohlenhydrate (4–5 Prozent), Eiweiße, Salze, Milchsäure und → Vitamine der B-Gruppe. Bier hat einen beträchtlichen Nährwert: 1 Liter liefert durchschnittlich 500 Kalorien.
Wenn ärztlicherseits kein Alkoholverbot ausgesprochen wurde, eignet sich Bier sehr gut als Tischgetränk für Kranke: Es ist nahrhaft, leicht verdaulich, regt den Appetit an, fördert die Darmtätigkeit, wirkt auf Herz und Kreislauf anregend, steigert die Harnausscheidung und erleichtert das abendliche Einschlafen.
Zuckerkranke (→ Zuckerkrankheit) müssen allerdings bei ihrer Kostberechnung den Kohlenhydrat- und Kalorienwert des Biers voll berücksichtigen (1 Broteinheit entspricht 300 g Bier); bei Diät-Pils (nur 4 g Kohlenhydrate in 0,33 Liter) erübrigt sich die Anrechnung der Kohlenhydrate.

Biermer-Krankheit → perniziöse Anämie.

Bifokalglas → Brille mit separatem Nah- und Fernbereich.

Bildschirmarbeit Bildschirmgeräte stellen nach dem heutigen Stand der wissenschaftlichen Erkenntnis keine Gefahr für die Gesundheit dar. Weder sind Erkrankungen durch Strahlen möglich, noch können Gefährdungen durch Phosphor oder ähnliche Stoffe auftreten. Auch in der Schwangerschaft hat die Tätigkeit am Bildschirm keine gesundheitlichen Folgen.
Allerdings müssen, um eine Überanstrengung der Augen zu

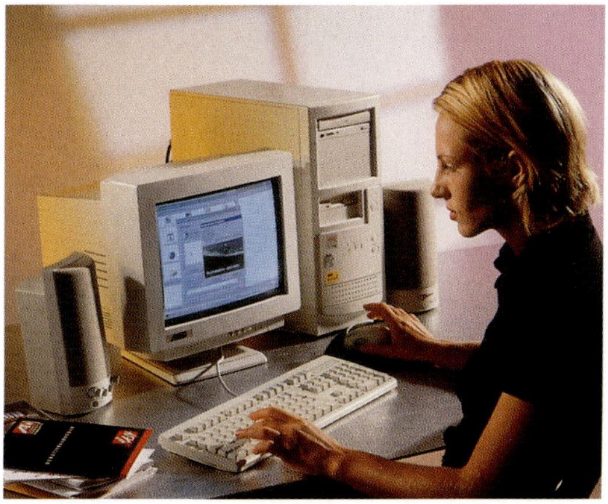

Bildschirmarbeit Nach heutigem Wissensstand unschädlich, sofern ergonomische Grundprinzipien eingehalten werden.

vermeiden, am Bildschirmarbeitsplatz spezielle, den Richtlinien der Berufsgenossenschaften entsprechende Voraussetzungen erfüllt werden. Eine ganz entscheidende Rolle spielen dabei die Lichtverhältnisse: Blendeffekte und Reflexe auf dem Bildschirm müssen unbedingt vermieden werden. Sehr wichtig ist zudem die richtige Entfernung zwischen Auge und Bildschirm: 50–70 cm sind ideal. Eine exakt angepasste Brille kann die Arbeit wesentlich erleichtern. Augenärztliche Nachuntersuchungen sind alle 5 Jahre, in späteren Lebensjahren alle 3 Jahre geboten. Getönte Gläser und solche, die ihre Tönung automatisch den jeweiligen Lichtverhältnissen anpassen (phototrope Gläser), eignen sich für die Arbeit am Bildschirm nicht; hingegen sind entspiegelte Gläser zu empfehlen. Wichtig ist außerdem, dass Sitz- und Arbeitsmöbel höhenverstellbar sind. Nur durch eine auf die individuellen Bedürfnisse eingestellte Position lassen sich auf Dauer schädliche Folgen für Wirbelsäule, Muskulatur und Kreislauf vermeiden.

Bilharziose → Schistosomiasis.

Bilirubin Abbauprodukt des roten Blutfarbstoffes Hämoglobin. Bilirubin entsteht in der Leber und wird von dort mit der Galle als deren Hauptfarbstoff in den Dünndarm ausgeschieden.

Bindegewebe Das Bindegewebe gehört zusammen mit Knochen, Knorpel und Fettgewebe zum Stützgewebe des Körpers. Es besteht aus den eigentlichen Bindegewebszellen und der Zwischenzellsubstanz, die flüssig, halbflüssig oder fest sein kann; oft sind zudem noch besondere Fasern eingelagert. Das Bindegewebe – es verbindet die Gewebe und Or-

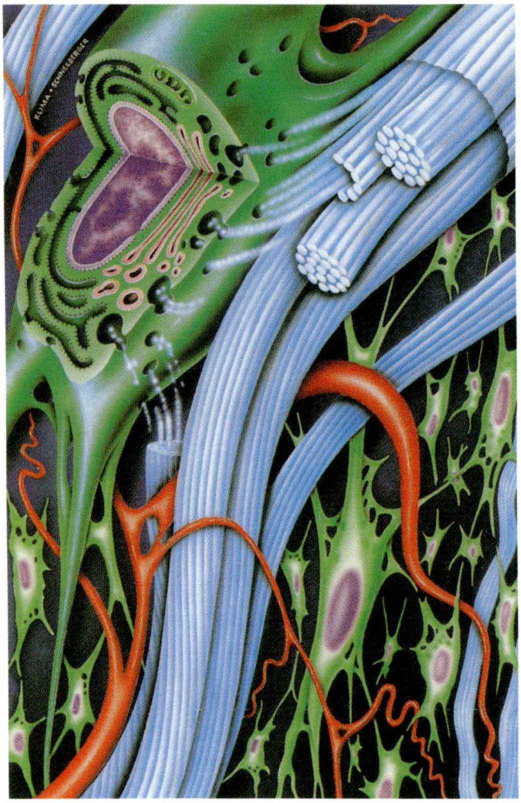

Bindegewebe aus der Unterhaut, das stark verformbar ist: elastische Fasern (rot), zugfeste Kollagenfasern, die aus mehreren Fibrillen gebildet werden (blau); im Bild links oben ist eine Art von Bindegewebszellen (Fibroblasten = grün, mit Zellkern = violett); eine andere Art von Bindegewebszellen (Fibroblasten ebenfalls grün mit violetten Kernen) über das Bild verstreut.

gane zum gesamten Organismus – ist das am häufigsten vorkommende Gewebe im Körper.

Bindegewebsmassage Form der Massage, bei der durch Streichen mit dem Mittelfinger und dem nachfolgenden vierten Finger eine Verschiebung der Haut gegen ihre Unterlage erfolgt und so ein Zugreiz auf das Bindegewebe ausgeübt wird. Dadurch sollen innere Organe günstig beeinflusst und lokale Verspannungen, Verquellungen und Verhärtungen gebessert werden. Die Bindegewebsmassage wird bei funktionellen Störungen, z. B. bei Menstruationsbeschwerden und Kopfschmerzen, empfohlen.

Bindegewebsschwäche meist auf Vererbung beruhende übermäßige Nachgiebigkeit des Bindegewebes, vorzugsweise bei sehr großen und schlanken Menschen. Häufig besteht eine Neigung zu → Eingeweidebrüchen und zur → Eingeweidesenkung.

Bindehautentzündung (Konjunktivitis) Die durchsichtige, den Augapfel und die Innenseite der Augenlider überziehende Bindehaut reagiert mit einer heftigen Entzündung auf alles, was unbeabsichtigt ins Auge gelangt. Deshalb stellt die Bindehautentzündung wohl die häufigste Augenkrankheit dar. Als derartige Reize spielen naturgemäß Fremdkörper und chemische Substanzen die Hauptrolle; aber auch Verletzungen, nach innen gedrehte Wimpern, Rauch, Zugluft und Ähnliches können die Krankheit auslösen. Eine weitere mögliche Ursache ist die Infektion der Bindehaut mit Bakterien und Viren, zum Beispiel mit bestimmten Kokken-Arten, mit Tripper-Erregern – beim → Augentripper, der eitrigen Bindehautentzündung von Babys einer an → Tripper erkrankten Mutter –, mit → Diphtherie-Bakterien und – bei uns zum Glück selten – mit den Erregern der → Tuberkulose. In derartigen Fällen ist die Bindehautentzündung in höchstem Maße ansteckend, kann also sehr leicht auf das Auge eines anderen Menschen übertragen werden.

Die Krankheit kann, je nach Ursache, relativ harmlos und mit nur geringfügigen Beschwerden ablaufen, sie kann jedoch andererseits auch – vor allem bei einer Infektion mit Eiter erregenden Bakterien – einen höchst dramatischen Verlauf nehmen. Allgemeine Krankheitszeichen sind neben starker Rötung und Schwellung ein ausgeprägtes Fremdkörpergefühl sowie Jucken, Brennen, Tränenfluss und Absonderung entzündlicher Flüssigkeiten. Diese können wässrig-milchig, aber auch schleimig-eitrig sein, wodurch die Augen nachts vollständig verkleben, so dass die Betroffenen sie am Morgen nur mit Mühe aufbekommen. Die Patienten empfinden eine starke Lichtscheu und kneifen die Augen bei Helligkeit unwillkürlich krampfhaft zu.

Grundsätzlich sollte der Betroffene die Augen möglichst nicht reiben und Augentropfen und -salben nicht eigenmächtig verwenden. Er sollte das erkrankte Auge vor grellem Licht und Zugluft schützen und baldmöglichst einen Augenarzt aufsuchen. Ist ein Fremdkörper für die Entzündung verantwortlich, so muss dieser natürlich so schnell wie möglich entfernt werden. Dann klingt das Krankheitsgeschehen im Allgemeinen ganz von selbst wieder ab.

Dies gilt sinngemäß auch für andere, vor allem infektiöse Ursachen: Ohne gezielte Beseitigung der Erreger ist der Bindehautentzündung nicht beizukommen. Dazu muss eine eventuell bestehende Grunderkrankung behandelt werden, und zusätzlich werden örtlich anzuwendende desinfizierende

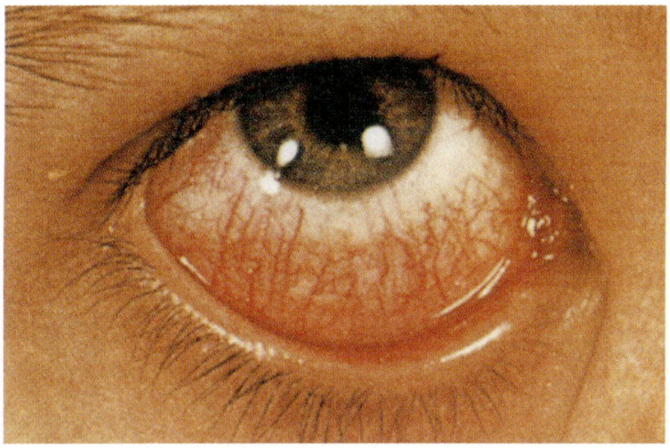

Bindehautentzündung ziegelrote, sich in zahlreiche Äste aufteilende Gefäße der Bindehaut, die auf der Unterlage verschieblich sind.

Medikamente sowie antibiotikahaltige Tropfen und Salben eingesetzt.

Biofeedback Zusatzmethode der → Psychotherapie: Es handelt sich um eine Kombination psychologischer, lerntheoretischer und technologischer Methoden, mit deren Hilfe willentlich scheinbar nicht beeinflussbare Körperfunktionen – z. B. Herzschlag, Hautwiderstand oder Muskelspannung – in optische oder akustische Signale umgesetzt werden. Durch die Rückmeldung der damit »sichtbar« gemachten Signale kann der Betroffene seine Fortschritte bei der Entspannung objektiv kontrollieren. Anwendungsgebiete: → Migräne, → Angst, → Herzrhythmusstörungen usw.

Bioklimatologie Wissenschaft von den Wirkungen des Klimas und Wetters auf Lebewesen, besonders auf den Menschen.

biologische Medizin Zweig der Medizin, der zur Stärkung der Selbstheilungstendenz des Körpers bevorzugt auf natürliche Heilmittel wie Licht, Luft, Wasser, Heilkräuter etc. vertraut; → Naturheilkunde.

Biopsie Untersuchung von Gewebeproben, die dem lebenden Organismus entnommen wurden. Im weiteren Sinn bezeichnet man mit dem Ausdruck »Biopsie« auch das entsprechende Entnahmeverfahren (Probeausschneidung, Punktion). Eine besondere Methode stellt die Aspirations- oder ***Saugbiopsie*** dar; dabei wird das Material – beispielsweise Proben der Magenschleimhaut – mittels Spritze oder Spezialkatheter gewonnen. Die mikroskopische Untersuchung von Gewebsproben aus Geschwüren und Geschwülsten der Haut, aus Schleimhäuten und inneren Organen ist vor allem bei Krebsverdacht unentbehrlich. Ein Zweig der Biopsie ist die → Zytodiagnostik.

Biorhythmus im Erbgut begründete Periodizität biologischer Vorgänge wie Schlaf-Wach-Rhythmus (24-Stunden-Rhythmus oder zirkadianer Rhythmus), Rhythmus der Körpertemperatur und der körperlichen Leistungsfähigkeit. Derartige, von einer »inneren Uhr« gesteuerte Rhythmen sind z. B. für Probleme der Schichtarbeit und für weite Flugreisen von großer Bedeutung. Ein spezieller Zweig der Medizin, die so genannte ***Chronomedizin***, versucht, Normabweichungen dieser Rhythmen beim Menschen festzustellen und durch Behandlung zu korrigieren. Dadurch sollen vor allem → Schlafstörungen, → Bettnässen und andere psychosomatische Leiden geheilt werden. Maßnahmen, die zu diesem Zweck eingesetzt werden, sind unter anderem: → Hypnose, → Suggestion, → Gruppentherapie, → Verhaltenstherapie, → autogenes Training und → Physiotherapie (Gymnastik, Massage usw.).

Bircher-Benner-Kost Ernährungsform, bei der die Hälfte der täglichen Nahrung aus Rohkost besteht. Bevorzugt werden frisches Obst, Gemüse bzw. Salate, Rohsäfte, Nüsse, Vollkornschrotbrei, kalt gepresste Öle, Honig, schonend erhitztes Vollkorngetreide und Gemüse, wobei die Lebensmittel möglichst aus ökologischem Anbau stammen sollten. Zu meiden sind Zucker, helles Mehl, konservierte Produkte, Kaffee und Alkohol. Die Bircher-Benner-Kost sieht täglich eine Haupt- und zwei kleine Nebenmahlzeiten vor. Zwischenmahlzeiten werden abgelehnt, da sie als unnötige Belastung für das Verdauungssystem angesehen werden.

Bisexualität Interesse an sexuellen Beziehungen mit Personen beiderlei Geschlechts. Bis zum Ende der Pubertät sind bisexuelle Neigungen relativ häufig, später dagegen eher selten.

Bissverletzungen → Erste Hilfe, S. 736.

BKS Abkürzung für → **B**lut**k**örperchen**s**enkungsgeschwindigkeit.

Blackout 1. Episoden mit Erinnerungslücken (→ Amnesie) als Folge von Vergiftungen.

2. infolge Einwirkung hoher Gravitationskräfte in Richtung Kopf-Fuß auftretende Sehstörungen: zuerst »Grauwerden«, dann »Schwarzwerden« des Gesichtsfeldes durch Blutverarmung der Netzhaut des Auges, weil das Blut in die unteren Gliedmaßen absackt. Ein derartiger Blackout kommt vor allem bei schnellen Flugmanövern vor, bei denen der Körper extremen Belastungen ausgesetzt ist.

Blähungen (Meteorismus) Bis zu ein Drittel aller Patienten in einer ärztlichen Praxis klagen über Beschwerden, die auf einen erhöhten Gasgehalt in Magen und Darm zurückzuführen sind. Dabei werden im ganzen Bauchbereich dumpfe, zie-

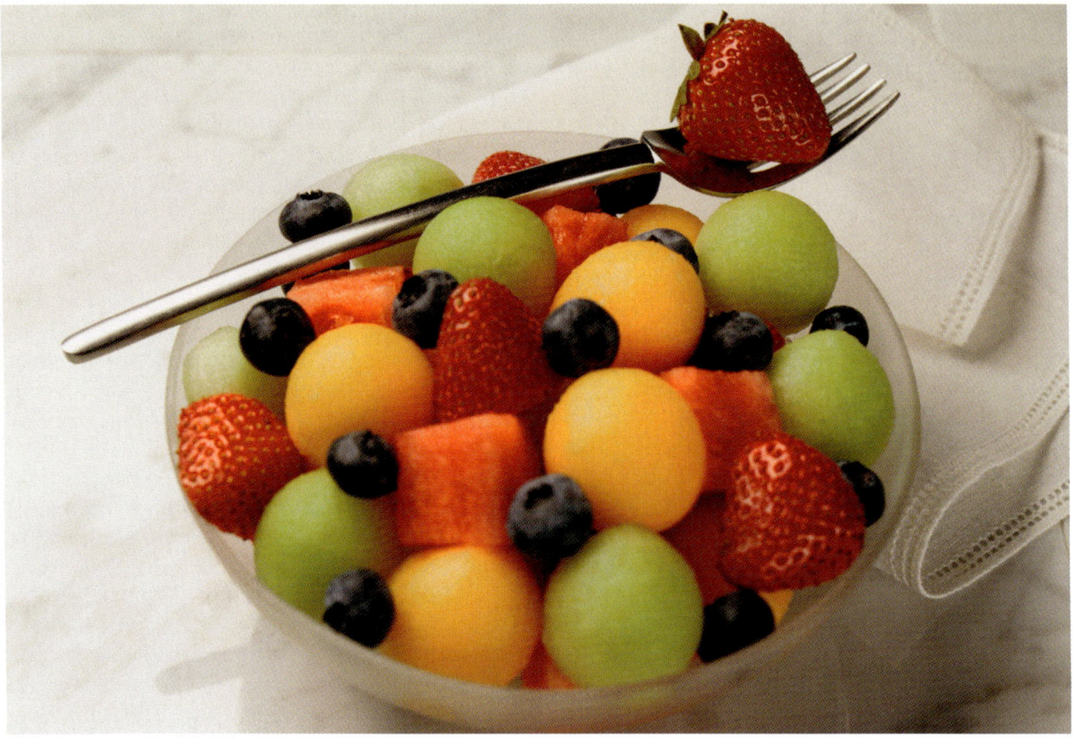

Bircher-Benner-Kost Obst und Gemüse sollten wegen des hohen Vitamingehalts einen wesentlichen Anteil der Nahrung bilden.

hende bis kolikartige Schmerzen unterschiedlichen Ausmaßes angegeben. Häufig handelt es sich allerdings um Missempfindungen, die sich nicht objektiv nachweisen lassen. Blähbeschwerden sind oft mit Aufstoßen oder Abgang von Winden verbunden.

Blähungen können folgende Ursachen haben:

1. Luftschlucken

2. vermehrte Gasbildung durch die Darmflora bei reichlicher Zufuhr unverdaulicher → Ballaststoffe oder durch Fehlbesiedelung des Dünndarms mit Bakterien

3. verminderte Entfernung von Gas: gestörter Übergang in das Blut, verminderter Abtransport infolge Durchblutungsstörungen, Behinderung der Magen-Darm-Passage wie z. B. beim → Ileus (Darmverschluss).

Blähungen werden als Begleiterscheinung bei vielen Erkrankungen beobachtet (z. B. bei der → Bauchspeicheldrüsenentzündung, beim Darmverschluss, bei → Typhus, bei verschiedenen Leberleiden usw.). Bei akuten Blähungsbeschwerden bewähren sich heißer Fenchel-, Kamillen-, Kümmel- oder Pfefferminztee, dazu feuchtheiße Bauchwickel. Bleiben die Blähungen jedoch trotz dieser Maßnahmen und trotz Umstellung der Ernährung bestehen, ist unbedingt eine eingehende ärztliche Untersuchung erforderlich.

Bläschenausschlag umgangssprachliche Bezeichnung für → Herpes simplex.

Bläschendrüsen (Samenbläschen) beim Mann zwischen Harnblase und Enddarm gelegene, paarige, sackförmige Ausstülpungen. Sie produzieren ein fruchtzuckerreiches Sekret, das sie als Bestandteil des Spermas durch einen Ausführungsgang abgeben, der zusammen mit dem Samenleiter innerhalb der → Prostata in die Harnröhre mündet.

Blase → Harnblase.

Blasenentzündung → Harnblasenentzündung.

Blasenfistel → Harnfistel.

Blasengeschwülste → Harnblasengeschwülste.

Blasenkatheter röhrenförmiges Instrument zur Harnableitung bei Abflussbehinderungen unterhalb der Harnblase, beispielsweise bei der Prostatavergrößerung (→ Prostataerkrankungen) oder einer Harnleiterverengung.

Blasenkrebs → Harnblasenkrebs.

Blasenspiegelung → Harnblasenspiegelung.

Blasensprung Einriss der Fruchtblase mit Abgang von Fruchtwasser bei der → Geburt.

Blasensteine → Harnblasensteine.

Blasensucht (Pemphigus) seltene, sehr ernste Hautkrankheit, bei der das Auftreten von erbsen- bis walnussgroßen Blasen auf der Haut – manchmal auch auf der Schleimhaut des Mundes usw. – das einzige Krankheitssymptom ist. Die Ursache der Blasen, die innerhalb einer völlig normal aussehenden Hautumgebung auftreten, ist unklar, ihre Entstehung jedoch geklärt: Die Betroffenen bilden Antikörper gegen die Kittsubstanz zwischen den einzelnen Zellen der Oberhaut (→ Autoaggressionskrankheiten). Das führt dazu, dass die Hautzellen ihren Zusammenhalt verlieren und Blasen entstehen. Diese sind zunächst mit einer hellen Flüssigkeit gefüllt, reißen aber bald ein und hinterlassen dadurch eine kleine Wundfläche, die unter Salbenbehandlung sehr langsam abheilt. Im Lauf von Wochen und Monaten treten an der Haut immer wieder solche Bläschen auf – manchmal richtiggehend schubweise –, und der Betroffene leidet zugleich unter einem zunehmenden Kräfteverfall. Bei dieser früher als unheilbar geltenden Hautkrankheit haben sich Kortisonpräparate (→ Corticosteroide) und Zytostatika als sehr wirksame Mittel erwiesen. Auch Medikamente, die das Immunsystem des Körpers dämpfen, so genannte → Immunsuppressiva, werden erfolgreich eingesetzt.

Blässe Die Blässe der Haut kann anlagemäßig oder – beispielsweise bei Nachtwächtern, Bergleuten und Bäckern – beruflich bedingt sein oder auf länger einwirkender Kälte beruhen. Es kann aber auch eine Erkrankung dahinter stecken. So tritt Blässe regelmäßig bei → Bewusstlosigkeit und → Schock auf. Chronische Blässe kann auf folgende Erkrankungen hindeuten: → Anämien, → Myxödem, Nierenkrankheiten – besonders → Harnvergiftung (Urämie) –, verschiedene Vergiftungen und Infektionskrankheiten, → Leukämie, Wurmkrankheiten. Deshalb ist bei hartnäckiger, sonst nicht erklärbarer Blässe stets eine ärztliche Abklärung erforderlich.

Blattern → Pocken.

blauer Fleck äußerlich sichtbares Anzeichen eines → Blutergusses.

Blausäurevergiftung → Vergiftungen, S. 743.

Blausucht (Zyanose) meist durch Erkrankungen des Herzens und/oder der Lunge bedingte bläuliche Verfärbung der Haut und der sichtbaren Schleimhäute als Folge zu geringer Sauerstoffsättigung des Blutes. Als weitere Ursachen sind Durchblutungsstörungen, vor allem unter Kälteeinwirkung, zu nennen. Sehr stark ausgeprägt ist die Blausucht bei angeborenen Herzfehlern (»blaue Babys«). Daneben kann sie auch im Zusammenhang mit Vergiftungen (Blausäure, Kohlenmonoxid) und der → Cushing-Krankheit auftreten. Die Behandlung richtet sich nach der Grundkrankheit.

Bleichsucht (Chlorose) nicht mehr gebräuchliche Bezeichnung für die → Anämie junger Mädchen in den Entwicklungsjahren, die vermutlich auf vermehrten Eisenbedarf infolge Pubertät und menstrueller Blutverluste zurückzuführen ist.

Bleivergiftung Besonders gefährdet, an gesundheitlichen Störungen als Folge ständigen Kontaktes mit Blei zu erkranken, sind Menschen, die mit folgenden Tätigkeiten zu tun haben: Verhütten von Bleierzen, Verarbeitung von bleireichen Abfall- und Altmaterialien, Schmelzen von Blei mit Überhitzung, Entfernung alter bleihaltiger Anstriche mittels Stahlbürste, Herstellung von Farben und Akkumulatoren. Während die anorganischen Bleiverbindungen vornehmlich durch Inhalation aufgenommen werden, können die organischen darüber hinaus auch durch die Haut in den Körper eindringen. Bei den Bleivergiftungen handelt es sich heute vorwiegend um chronische, also langsam und schleichend entstehende Schäden; akute Erkrankungen sind selten.

Anzeichen einer Vergiftung durch Bleiverbindungen sind: allgemeine Abgeschlagenheit, Appetitlosigkeit, Reizbarkeit, Kopfschmerzen in Stirn- und Schläfengegend, Schwindel, Schwächegefühl in den Gliedern, Verstopfung, Auftreten eines »Bleisaumes« (feine bläulich-schwärzliche Linie am Zahnfleischsaum). Im fortgeschrittenen Stadium tritt die typische Bleifarbe des Gesichts auf: fahlgraugelbliche Verfärbung der Haut, eventuell leichte Gelbfärbung des Augapfels. Typisch für eine ausgeprägte Bleivergiftung sind ***Bleikoliken***: periodisch auftretende, tage- oder wochenlang anhaltende Darmkrämpfe mit hartnäckiger Verstopfung. Bleilähmungen sind heute kaum noch anzutreffen. In schweren Fällen kann es sogar zu einer massiven Schädigung des Gehirns mit Schlaf-, Sprach- und Gedächtnisstörungen bis zu epilepsieähnlichen Krämpfen, Bewusstlosigkeit und Delirien kommen.

Als Folge moderner Behandlungsmethoden ist die Prognose bei leichten und rechtzeitig erkannten Bleivergiftungen günstig. In derartigen Fällen helfen spezielle Medikamente, die das Blei an sich binden und aus dem Körper ausscheiden. Unsicherer wird die Prognose bei Schädigungen des Gehirns und Lähmungen sowie in jedem Fall einer Bleitetraäthylvergiftung. Entscheidend ist die Vorbeugung: Wer gezwungen ist, häufig mit Blei und bleihaltigen Substanzen zu hantieren,

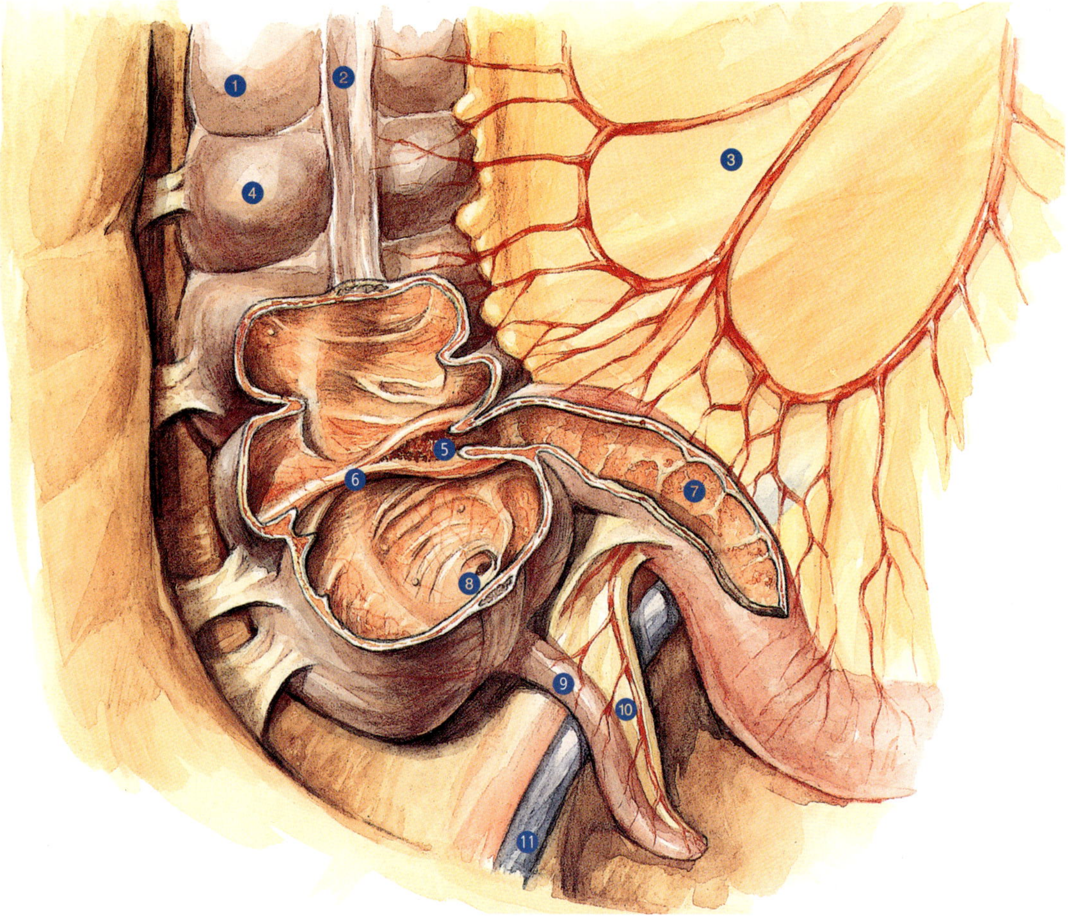

Blinddarm im rechten Unterbauch mit Bauhin-Klappe und Wurmfortsatz. **1** Aufsteigender Teil des Dickdarms; **2** freier Längsmuskelstreifen des Dickdarms; **3** Gekröse des Dünndarms; **4** Ausbuchtung des Dickdarms; **5** BAUHIN-Klappe; **6** Vereinigung der beiden Lippen der Bauhin-Klappe; **7** Endabschnitt des Dünndarms; **8** Blinddarm mit Mündung des Wurmfortsatzes; **9** Wurmfortsatz; **10** Gekröse des Wurmfortsatzes mit Wurmfortsatzschlagader; **11** äußere Beckengefäße.

sollte unbedingt konsequente Schutzmaßnahmen gegen das Einatmen von Metalldämpfen ergreifen und regelmäßige Vorsorgeuntersuchungen durchführen lassen.

Blepharitis → Lidrandentzündung.

Blinddarm (Caecum) sackartig ausgebuchteter erster Dickdarmabschnitt; → Darm.

Blinddarmentzündung (Appendizitis) Die Blinddarmentzündung ist die häufigste chirurgische Baucherkrankung. Dabei ist die Krankheitsbezeichnung, genau genommen, falsch; denn nicht der Blinddarm in seiner ganzen Ausdehnung ist bei dieser Krankheit entzündet, sondern nur der so genannte Wurmfortsatz (Appendix), ein etwa kleinfingerdickes, circa 6 bis 10 Zentimeter langes Anhängsel. Die Krankheit kann in jedem Lebensalter auftreten, ihr Häufigkeitsgipfel liegt jedoch in den jüngeren Lebensjahren. Die Ursachen sind so vielfältig wie die Krankheitserscheinungen: familiäre Veranlagung, Darminfektion, allergische Reaktion, mechanische Reizung (Kotstein, Madenwürmer, Fremdkörper im Darm). Begünstigt wird das Entstehen einer Blinddarmentzündung durch abnorme Veränderungen des Darmanhängsels wie Abknickungen, Narbenbildungen und Verengungen.

In typischen Fällen ist die Diagnose leicht, doch kommen

nicht selten atypische Befunde und Verläufe vor. Das Leitsymptom ist der allmählich oder plötzlich einsetzende Schmerzbeginn in der Magen- oder Nabelgegend. Der Schmerz wandert in wenigen Stunden in den rechten Unterbauch hinunter. Die weiteren Symptome sind: Appetitlosigkeit, belegte Zunge, Aufstoßen, Übelkeit und Erbrechen. Der Arzt findet eine starke Abwehrspannung der Bauchwandmuskulatur und einen besonders heftigen Druckschmerz an einem bestimmten Punkt im rechten Unterbauch. Außerdem ist der Puls beschleunigt, und es besteht ein charakteristischer Unterschied zwischen der im After und der in der Achselhöhle gemessenen Temperatur von etwa 1 °C. Im → Blutbild sind die weißen Blutkörperchen stark vermehrt (Leukozytose).

Bei fortgeschrittener Krankheit kann es passieren, dass die entzündlichen Prozesse die Wurmfortsatzwand durchbrechen, wodurch bakterienverseuchter Darminhalt in die freie Bauchhöhle gelangt und dort eine örtlich begrenzte oder – noch weitaus schlimmer – ausgedehnte, lebensgefährliche → Bauchfellentzündung auslöst.

In den meisten Fällen ist eine Operation erforderlich, und zwar nicht nur bei eindeutigem Befund, sondern schon bei jedem Verdacht auf Blinddarmentzündung. Die operative Entfernung des Wurmfortsatzes (Appendektomie) – sie wird heute vielfach auf laparoskopischem Weg (→ endoskopische Operationsverfahren) durchgeführt – stellt die häufigste akute Operation im Kindesalter dar.

blinder Fleck Stelle der Netzhaut, an der der Sehnerv ins Auge eintritt. Da am blinden Fleck keine Sinneszellen vorhanden sind, ist dort auch keine Sehwahrnehmung möglich; → Auge.

Blindheit Völlige Blindheit (Amaurose) besteht, wenn jede Lichtempfindung erloschen ist, wenn also auch die Unterscheidung von Tag und Nacht unmöglich ist. Im allgemeinen Sprachgebrauch wird jedoch auch derjenige blind genannt, der zwar noch Lichteindrücke wahrnimmt, aber nicht mehr im Stande ist, einen Beruf auszuüben, der ausreichende Sehfähigkeit voraussetzt. In Europa ist etwa einer von 1000 Menschen blind.

Blindheit im gesetzlichen Sinne besteht, wenn die Sehschärfe des besseren Auges nicht mehr als 1/50 der normalen Sehschärfe beträgt oder schwere sonstige Sehstörungen vorliegen wie z. B. starke Gesichtsfeldeinschränkung. Hochgradige Sehschwäche liegt vor bei einer Sehschärfeminderung auf Werte zwischen 1/50 und 1/20 der normalen Sehkraft. Dabei wird das Sehvermögen zu Grunde gelegt, das mit gewöhnlichen Hilfsmitteln (Brille oder Kontaktlinsen) zu erreichen ist.

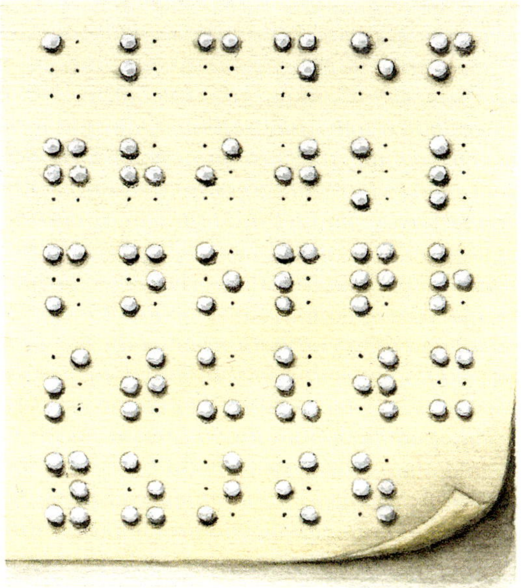

Blindheit Die von Louis Braille 1825 entwickelte Blindenschrift (Brailleschrift).

Die Blindheit kann angeboren (durch eine Infektion im Mutterleib, vor allem mit → Röteln oder → Toxoplasmose) oder – weitaus häufiger – im Lauf des Lebens durch Erkrankung oder Unfall erworben sein. Eine langsame Erblindung im Erwachsenenalter ist bei folgenden Erkrankungen möglich: → grüner Star, vererbte degenerative Erkrankungen von Netzhaut und/oder Sehnerv (→ Makuladegeneration), hochgradige fortschreitende Kurzsichtigkeit, chronische doppelseitige → Regenbogenhaut- und Strahlenkörperentzündung, → Zuckerkrankheit, Hirntumor.

Ist jemand unheilbar erblindet, so muss er sich wohl oder übel mit diesem Schicksal abfinden. Es gibt allerdings durchaus Möglichkeiten, auch als Blinder noch einen Beruf auszuüben und ein einigermaßen normales Leben zu führen. Dazu ist natürlich zunächst erforderlich, dass der Betroffene die Blindenschrift erlernt und andere spezielle Trainingsmöglichkeiten wahrnimmt. Eine berufliche Umschulung wird in jedem Fall vonnöten sein.

Blitzschlag Der Blitzschlag ist einem elektrischen Hochspannungsunfall gleichzusetzen. Es handelt sich um atmosphärische Entladungen mit Spannungen von Millionen Volt und Stromstärken von 100 000 Ampère für Bruchteile einer Sekunde. Meistens dringt der Blitz am Kopf ein und fließt durch den Körper in die Erde ab. Die Betroffenen überleben am häufigsten, wenn sie durchnässt sind, weil die nasse Bekleidung den Blitz über die Haut ableitet. Unmittelbare Folgen eines Blitzschlages können sein: Bewusstlosigkeit, eventuell Atemstillstand bei erhaltener Herztätigkeit, Krämpfe, Lähmungen, Verbrennungen. Durch das Zusammenwirken von Elektrizität, Hitze, Luftdruck und Sog können schwere Mehrfachverletzungen – Knochenbrüche, Blutungen, Zerreißungen usw. – entstehen. Manchmal findet man auf der Haut »Blitzfiguren«; das sind verästelte rote Linien infolge Lähmung von Blutgefäßen. Noch Wochen nach dem Blitzschlag kann sich eine rückbildungsfähige oder fortschreitende Trübung der Augenlinse einstellen (Blitzstar).

Blut Der menschliche Körper kann nur leben und Leistungen vollbringen, wenn er fortwährend von Blut durchströmt wird, einer Flüssigkeit, die gemeinsam mit dem Nervensystem alle Organe zur Ganzheit des Organismus verbindet. Im Einzelnen hat das Blut, das man als flüssiges Organ auffassen kann, folgende Aufgaben: Stofftransport (Sauerstoff, Kohlensäure, Nährstoffe, Schlacken, Hormone); Abwehrfunktion (gegen Infektionen und Fremdkörper); Regulierung des Wasser- und Wärmehaushaltes.

Die Gesamtblutmenge des erwachsenen Menschen beträgt etwa 6–8 Prozent seines Körpergewichtes. Ein Mensch von 75 kg Gewicht hat demnach etwa 6 Liter Blut. Rund 45 Prozent des Blutes sind Blutzellen, die restlichen 55 Prozent bilden das ***Blutplasma***. Der prozentuale Anteil der roten Blutkörperchen (Erythrozyten) am Gesamtvolumen des Blutes wird als ***Hämatokrit*** bezeichnet. Das Blutplasma besteht zu 90 Prozent aus Wasser, den Rest bilden Eiweißkörper, stickstoffhaltige Substanzen (Harnstoff), Nährstoffe (Zucker, Fette) und Salze, von denen Natrium, Kalium und Kalzium die wichtigsten sind. Die Eiweißkörper machen etwa 7 Prozent des Plasmas aus. Es sind dies Albumine, Globuline und Fibrinogen (Vorstufe des Blutfaserstoffes; → Blutgerinnung). Nach Ausfällung des Fibrinogens, das zusammen mit den Blutzellen den bei der Gerinnung entstehenden Blutkuchen bildet, bleibt das ***Blutserum*** (Plasma minus Fibrinogen) übrig.

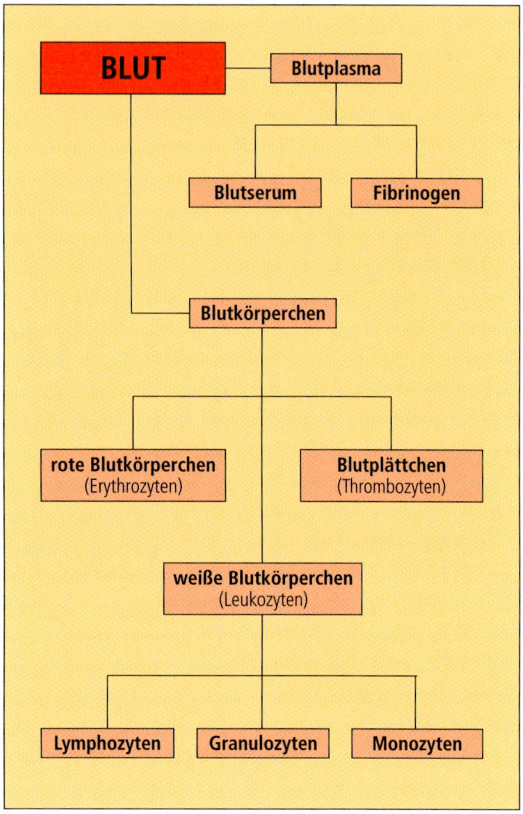

Blut Die Zusammensetzung des Blutes.

Die Eiweißkörper des Blutes haben folgende Aufgaben: Transport von Eiweiß, Fettsäuren, Cholesterin und Hormonen; Wasseraustausch zwischen Blut und Geweben; Aufrechterhaltung der Zähflüssigkeit des Blutes; Bildung von Antikörpern.

Die ***roten Blutkörperchen (Erythrozyten)*** sind kernlose, verformbare, beidseitig eingedellte Scheibchen. 1 mm³ Blut enthält davon normalerweise 4,5–5 Millionen, bei Frauen et-

Menge an Hämoglobin und Zahl der Blutkörperchen

	Männer	Frauen	Säuglinge	Kinder
Hämoglobin (in g pro 100 cm³ Blut)	14–18	12–16	10–15	10–15,5
rote Blutkörperchen (in Millionen pro mm³ Blut)	4,5–5,5	4,0–5,0	4,0–6,0	4,5–5,5
weiße Blutkörperchen (in Tausend pro mm³ Blut)	5–9	5–9	9–15	8–12
Blutplättchen (in Tausend pro mm³ Blut)	250	250	280	340

was weniger als bei Männern. Bei Aufenthalt in großen Höhen nimmt die Zahl der Erythrozyten zu (→ Polyglobulie). Die Hauptaufgabe der roten Blutzellen ist der Transport von Sauerstoff und Kohlensäure zwischen Lunge und Gewebe, wozu das ***Hämoglobin*** (roter Blutfarbstoff) dient. Beim gesunden Mann sind in 100 ml Blut 16 g und bei der Frau 14,6 g Hämoglobin enthalten. Das Hämoglobin besteht aus Häm (Eisenanteil) und Globin (Eiweißanteil). Es besitzt die Fähigkeit, Sauerstoff und Kohlensäure vorübergehend an sich zu binden und auch wieder freizusetzen.

Die Erythrozyten werden im roten Knochenmark der Wirbelkörper, des Brustbeins, anderer platter Knochen und den Enden der Röhrenknochen gebildet; ihre Lebensdauer beträgt etwa 120 Tage. Die alten Erythrozyten werden vorwiegend in der Milz ausgesondert und anschließend in Milz, Leber und Knochenmark abgebaut. Das dabei anfallende Eisen wird gespeichert und zum Aufbau neuer roter Blutkörperchen verwendet.

Die ***weißen Blutkörperchen (Leukozyten)***, die »Polizisten des Körpers«, kommen außer im Blut noch in Knochenmark, Lymphe, lymphatischen Organen (Lymphknoten, Milz, Thymusdrüse, Mandeln, Wurmfortsatz des Blinddarms, Lymphfollikeln in Darm und Atemwegen), Gewebeflüssigkeit, Gehirn-Rückenmarks-Flüssigkeit (Liquor cerebrospinalis) und Flüssigkeit der anderen Körperhöhlen vor. 1 mm^3 Blut enthält 4000–9000 weiße Blutzellen.

Nach ihrer Herkunft unterscheidet man:

♦ ***Granulozyten*** (gekörnte Leukozyten): Sie machen 67 Prozent der weißen Blutkörperchen aus, entstammen dem Knochenmark und leben 1–10 Tage. Nach dem Verhalten bei der Färbung mit bestimmten Farbstoffen kann man die Granulozyten weiter einteilen in:

1. neutrophile Granulozyten (neutral gegen Farbstoffe)
2. eosinophile Granulozyten (rote Färbung der Körnchen)
3. basophile oder Mastzellen (dunkelblaue Färbung der Körnchen).

Die Granulozyten zeigen eine große Beweglichkeit und können durch die Wände feinster Blutgefäße (Kapillaren) hindurchtreten; sie können Bakterien und kleinere Gewebeteilchen aufnehmen und werden deshalb auch als »kleine Fresszellen« bezeichnet. Bei akuten Infektionen werden vermehrt neutrophile Granulozyten gebildet, die der Infektionsabwehr dienen und durch den Infektionsherd angelockt werden. Unter dem Einfluss Eiweiß verdauender Enzyme der neutrophilen Granulozyten bildet sich der Eiter. Die eosinophilen Granulozyten sind bei allergischen und parasitären Erkrankungen im Blut vermehrt.

♦ ***Lymphozyten*** (27 Prozent der Leukozyten) werden vor allem in den Lymphknoten gebildet; ihr Prozentsatz nimmt bei chronischen Infektionen zu. Sie dienen als B- bzw. T-Lymphozyten dem → Immunsystem des Körpers.

♦ ***Monozyten*** (6 Prozent aller Leukozyten) sind die größten weißen Blutzellen; sie gehören zu den »großen Fresszellen« und dienen wie die Granulozyten der Infektionsabwehr. Sie werden zum größten Teil im Knochenmark gebildet und verweilen 32 Stunden bis zu 5 Tage im Blut.

Die ***Blutplättchen (Thrombozyten)*** werden im roten Knochenmark gebildet und haben eine Lebensdauer von etwa 4–8 Tagen; anschließend werden sie in der Milz abgebaut. 1 mm^3 Blut enthält 150 000–300 000 Thrombozyten. Sie erfüllen eine äußerst wichtige Funktion bei der → Blutgerinnung.

Blutandrang (Kongestion) Im Allgemeinen versteht man darunter eine als »Wallung« empfundene Zunahme des Blutes in den Blutgefäßen. Häufig ist auch ein Blutandrang zum Kopf auf Grund einer vorübergehenden → Hypertonie (Bluthochdruck), besonders bei körperlicher Anstrengung und Hitze. Ähnliche Beschwerden treten als »Hitzewallungen« in den Wechseljahren der Frau sowie bei der → Polyzythämie auf.

Blutarmut umgangssprachlicher Ausdruck für die → Anämie.

Blutbank umgangssprachliche Bezeichnung für den Blutspendedienst, dessen Aufgabe es ist, Blutkonserven zu beschaffen, zu lagern und zu verteilen.

Blutbild (Blutstatus, Hämogramm) mikroskopische Blutuntersuchung mit Zählung der roten und weißen Blutkörperchen sowie der Blutplättchen, Bestimmung des Blutfarbstoffs, Anfertigung eines Blutausstriches, der nach Färbung beurteilt wird (Form und Größe der Erythrozyten; Prozent-

Blutbild eines gesunden Erwachsenen (Normalwerte)

	Männer	Frauen
rote Blutkörperchen (Erythrozyten)	4,5–5,9 Mio/mm^3	4,1–5,1 Mio/mm^3
Blutfarbstoff	14–18 g/100 ml	12–16 g/100 ml
weiße Blutkörperchen (Leukozyten)	4000–10 000/mm^3	
Blutplättchen (Thrombozyten)	150 000–400 000/mm^3	

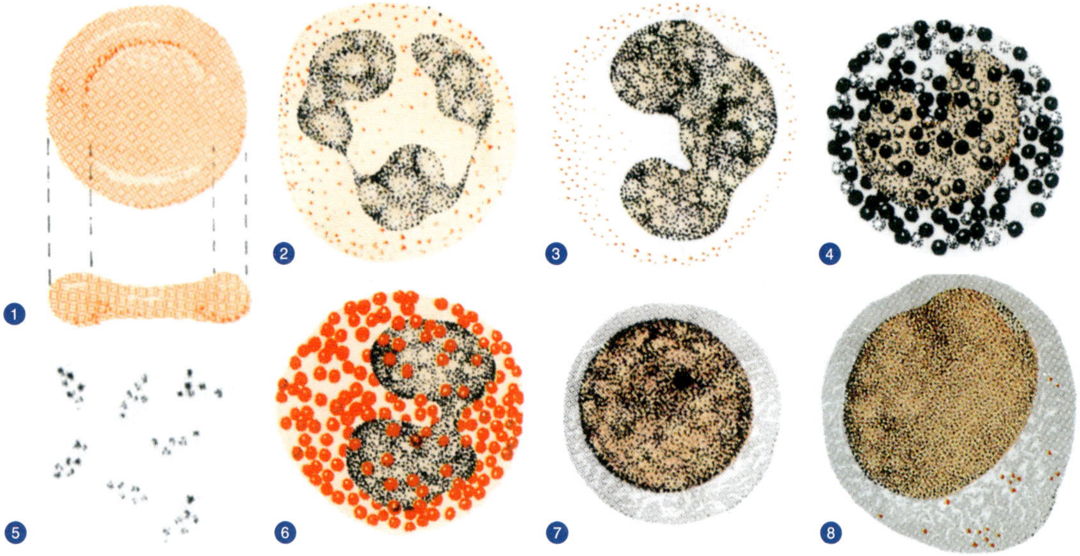

Blutbild Abkömmlinge des roten Knochenmarks: **1** rote Blutkörperchen (Erythrozyten); **2** neutraler Granulozyt; **3** Monozyt; **4** basophiler Granulozyt; **5** Blutplättchen (Thrombozyten); **6** eosinophiler Granulozyt, gekörnte weiße Blutzellen. Abkömmlinge der lymphatischen Organe: **7** kleiner Lymphozyt; **8** großer Lymphozyt. Die Auszählung der einzelnen Blutzellen ergibt den Prozentanteil. Granulozyten, Lymphozyten und Monozyten werden als weiße Blutkörperchen (Leukozyten) zusammengefasst.

satz der einzelnen Leukozyten-Arten). Heute werden hierfür überwiegend automatische Zählgeräte verwendet.

Blutbildung (Hämatopoese) Entstehung der Blutkörperchen im roten Knochenmark, das sich beim Erwachsenen nur noch in den platten Knochen – besonders in Brustbein und Beckenknochen – sowie in den Enden der langen Röhrenknochen findet. Dort werden zunächst die so genannten Stammzellen gebildet, die sich vermehren und zu roten und weißen Blutkörperchen (Erythrozyten und Leukozyten) sowie zu Blutplättchen (Thrombozyten) umbilden.

Blutdruck Der in den Arterien herrschende Druck hängt einerseits von der Herzleistung und andererseits vom Widerstand der Gefäße ab. Der Blutdruck ist demnach keine Eigenschaft des Blutes, sondern er wird durch die Wandspannung der Schlagadern bestimmt. Von der Hauptschlagader (Aorta) zu den Venen hin nimmt der Blutdruck ständig ab. Gemessen wird er mit einem besonderen Apparat, wobei stets 2 Werte bestimmt werden:

1. der systolische Blutdruck während der Zusammenziehung (Systole) des Herzmuskels. Hierbei dehnt das mit hohem Druck ausgetriebene Blut die Wand der Aorta.

2. der diastolische Blutdruck während der Erschlaffung (Diastole) des Herzmuskels. Jetzt verengt sich die Wand der Hauptschlagader wieder und schiebt das Blut weiter. Der Anfangsteil der Aorta wirkt dabei wie der Windkessel einer Feuerspritze, der die raschen Druckschwankungen auszugleichen hat.

Zur Blutdruckmessung wird eine aufblasbare Manschette um den Oberarm gelegt; gleichzeitig werden in der Ellenbeuge die Arterientöne abgehört, die je nach Druck in der Manschette erscheinen oder verschwinden. Die Maßeinheit des Blutdrucks lautet Millimeter Quecksilber (mm Hg). Mit zunehmendem Lebensalter steigt der systolische Blutdruck an, und zwar stärker als der diastolische. Nach einer Faustregel beträgt der systolische Blutdruck: 100 + Lebensalter (z. B. bei einem 50-Jährigen 150 mm Hg). Das gilt aber nur mit der Einschränkung, dass der systolische Blutdruck 160 mm Hg keinesfalls überschreiten darf. Der diastolische Blutdruck soll grundsätzlich nie über 95 mm Hg hinausgehen.

Da der Blutdruck großen Spontanschwankungen unterliegt, müssen stets mehrere Messungen durchgeführt werden, bevor endgültig die Diagnose »Bluthochdruck« (→ Hypertonie) oder »zu niedriger Blutdruck« (→ Hypotonie) gestellt werden darf.

Blutegel In der antiken Heilkunde wurden Blutegel vielfach angewandt, aber auch die moderne Medizin benutzt sie hin und wieder, so bei Venenentzündungen, bei bestimmten Krampfaderleiden und bei manchen Erkrankungen des rheumatischen Formenkreises, bei denen die Trägheit der Blutzirkulation in einem bestimmten Bereich eine ursächliche Rolle spielt, so dass eine örtliche Blutentziehung einen heilenden Einfluss verspricht. Meist ist nach dem Ansetzen des Blutegels – er entzieht dem Körper etwa 30–50 ml Blut – noch ein kleiner Verband der Bissstelle notwendig, da die Wunde wegen eines vom Blutegel eingebrachten gerinnungshemmenden Stoffes (Hirudin) noch längere Zeit etwas nachblutet.

Bluterbrechen (Hämatemesis) Die häufigsten Blutungsquellen bei Blutbeimengungen zum Erbrochenen sind: → Magengeschwür, Speiseröhrenkrampfadern (Ösophagusvarizen) und → Zwölffingerdarmgeschwür. Es kann sich aber auch um Blut aus der Lunge oder dem Nasen-Rachen-Raum handeln. Dieses ist hellrot, wohingegen Blut aus dem Magen-Darm-Trakt auf Grund einer chemischen Reaktion mit der Magensäure dunkelbraun gefärbt ist. Dieser Unterscheidung sollte man jedoch nicht allzu viel Bedeutung beimessen, da auch hellrotes, aus den Luftwegen stammendes Blut, sofern es vor dem Erbrechen verschluckt wird, eine dunkelbraune Farbe annimmt.

Erste Hilfe: den Patienten flach lagern, auf den Bauch ein nasskaltes Tuch legen, sofort einen Arzt verständigen oder die Einweisung in ein Krankenhaus veranlassen.

Bluterguss (Hämatom) Durch Austritt von Blut in das Unterhautgewebe, in Muskeln oder Gelenke entsteht eine derbe, schmerzhafte Schwellung, die zunächst gerötet ist, später blau wird (***blauer Fleck***) und sich auf Grund des Blutfarbstoff-Abbaus schnell grün und gelb verfärbt. Ein größerer Bluterguss fühlt sich weichelastisch an. Ursache sind zumeist Gefäßzerreißungen durch äußere Gewalteinwirkung. Ein Bluterguss kann aber auch auf einer abnormen Durchlässigkeit und leichten Zerreißbarkeit der Blutgefäßwände bei der → Arteriosklerose oder bei → Blutfleckenkrankheiten beruhen.

Der verletzte Körperteil sollte, um keinen weiteren Blutaustritt zu provozieren, ruhig gestellt und hoch gelagert werden.

Blutdruck Die gemessenen Werte liefern wichtige Anhaltspunkte für die Diagnose von Kreislauferkrankungen.

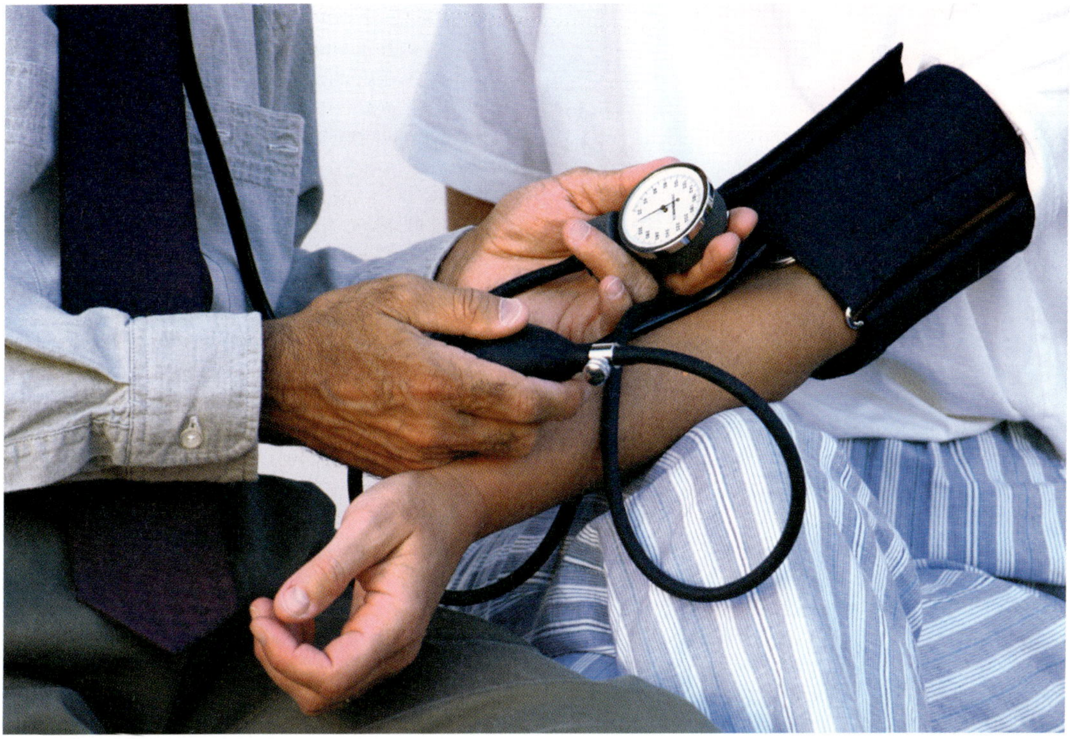

Auch kalte Umschläge sind wirksam, denn tiefe Temperaturen bewirken, dass sich die verletzten Blutgefäße zusammenziehen. Natürlich muss die Ursache des Blutergusses ermittelt und dabei festgestellt werden, ob möglicherweise behandlungsbedürftige Verletzungsfolgen – Risse, Verrenkungen oder Knochenbrüche – vorliegen.

Bluterkrankheit (Hämophilie) Die Bluterkrankheit ist ein seltenes Erbleiden, dessen Häufigkeit für Deutschland mit 1 auf 4000 Knabengeburten angegeben wird. Bei dieser Krankheit ist der Erbgang sehr interessant. Es handelt sich nämlich um eine so genannte »rezessiv geschlechtsgebundene Vererbung«, d. h., die Erbanlage liegt auf einem Geschlechtschromosom, genauer gesagt auf dem X-Chromosom, und die Krankheit bricht nur dann aus, wenn ihr kein »gesundes« Gen gegenübersteht. Nun besitzen Männer in ihren Zellen nur ein einziges, von der Mutter stammendes X- und daneben noch ein väterliches Y-Chromosom, welches das krankhafte Gen jedoch nicht enthalten kann. Die Töchter aus einer Bluterfamilie erkranken deshalb selbst nie, aber sie übertragen die ihnen mitgegebene Anlage auf ihre Söhne, die dann Bluter sind; die Söhne der Bluter bleiben jedoch von dem Leiden verschont. Bluterkranken fehlt ein für die Blutgerinnung unentbehrlicher Faktor. Je nach Art dieses Faktors unterscheidet man die Hämophilie A von der Hämophilie B (→ Blutgerinnung).

Das Blut der Hämophilen gerinnt wesentlich langsamer als das der Gesunden; daher müssen sich die Betroffenen vor jeder auch noch so kleinen Verletzung hüten. Zudem neigen sie zu spontan auftretendem Schleimhaut- und Nasenbluten. Besonders folgenschwer sind Gelenkblutungen, da sie erhebliche Deformierungen und damit Bewegungseinschränkungen des betroffenen Gelenks zur Folge haben können (Blutergelenk).

Entwicklung und Herstellung hochgereinigter Gerinnungsfaktor-Konzentrate zur Behandlung der Bluterkrankheit haben das Leben der Betroffenen wesentlich verändert: Sie haben heute eine normale Lebenserwartung; Häufigkeit und Dauer von Blutungen sind stark zurückgegangen; außerdem besteht fast keine Körperbehinderung mehr, so dass sie sozial vollständig integriert sind. Eine Dauertherapie von zwei Injektionen pro Woche muss vor allem in der Hauptwachstumsphase vom 3. bis 6. Lebensjahr durchgeführt werden, um so den gefürchteten Gelenkblutungen vorzubeugen. Nachteile der Behandlung mit den genannten Blutgerinnungsfaktoren sind die mögliche Übertragung einer → Hepatitis, die Beeinträchtigung der Funktion der Blutplättchen und eventuelle allergische Reaktionen. Entscheidend ist jedoch, dass durch die geschilderte Behandlung nicht nur die körperlichen Beschwerden, sondern auch die nicht weniger schwer wiegenden psychischen und sozialen Probleme der Bluter gemindert werden können.

Blutersatzflüssigkeit (Plasmaexpander) Mittel zum Blutersatz nach starken Blutverlusten und zur Behandlung des → Schocks. Da dabei aber lediglich der Blutkreislauf aufgefüllt, d. h. das fehlende Blutvolumen ersetzt wird, der Mangel an Blutkörperchen jedoch bestehen bleibt, handelt es sich beim Einsatz von Blutersatzflüssigkeiten stets nur um die kurzfristige Überbrückung einer Notlage. Gegebenenfalls muss eine → Bluttransfusion angeschlossen werden. Hinzu kommt, dass alle Plasmaersatzmittel den Nachteil haben, die → Blutgerinnung zu verzögern und die Blutungsneigung zu fördern. Die Vorteile der Blutersatzflüssigkeiten bestehen einmal in ihrer Wirtschaftlichkeit und langen Lagerfähigkeit, zum anderen in der Tatsache, dass anders als bei Blutkonserven keine Gefahr der Übertragung einer → Hepatitis besteht.

Blutfarbstoff das in den roten Blutkörperchen enthaltene Hämoglobin; → Blut.

Blutfette im Blutplasma enthaltene Fettstoffe; → Fettstoffwechselstörungen.

Blutfleckenkrankheiten (Purpura) Gruppe von Krankheiten, denen die Neigung zu spontanen Haut- und Schleimhautblutungen gemeinsam ist. Die Ursache liegt in einer Verminderung der Blutplättchen (Thrombopenie) oder einer Gefäßwandschädigung. Gegenüber den Symptomen der → Bluterkrankheit zeichnet sich das Krankheitsbild dieser Störungen durch folgende Unterschiede aus: Die Blutergüsse sind klein, oberflächlich und in einer Vielzahl vorhanden; Gelenkblutungen sind äußerst selten; die Blutungen sind durch örtlichen Druck stillbar (z. B. bei Zahnextraktion); die Hautblutungen sind meist punktförmig oder bilden Flecken verschiedener Größe; es kommt auch zu Blutungen aus Nase, Scheide, Magen-Darm-Trakt sowie zu Blutansammlungen im Gehirn.

Form und Ausdehnung derartiger Haut- und Schleimhautblutungen können sehr unterschiedlich sein.

Man unterscheidet:

Petechien: flohstichartige, punktförmige Blutungen
Sugillationen: flächenhafte, etwa münzgroße Blutungen
Vibices: streifenförmig angeordnete Blutungen
Suffusionen oder ***Ekchymosen:*** große, flächenhafte Blutungen.

Die wichtigsten Krankheitsbilder sind:

- ***Werlhof-Krankheit*** mit stark verminderter Zahl der

Blutplättchen. Das Leiden tritt in der Hälfte der Fälle bei Kindern auf; die Blutungen bestehen manchmal nur wenige Wochen, in anderen Fällen lebenslang. Es dürfte sich um eine → Autoaggressionskrankheit handeln. Behandlung: → Corticosteroide bzw. operative Milzentfernung.

♦ ***einfache Purpura*** (Purpura simplex): harmlose, kleine Haut- und Schleimhautblutungen, die vor allem bei korpulenten Frauen auf Grund hormoneller Störungen auftreten.

♦ ***Alterspurpura*** (Purpura senilis): punktförmige oder kleinfleckige Blutungen, die vorzugsweise an den Extremitäten älterer Menschen vorkommen; sie sind ohne Krankheitswert.

♦ ***Schoenlein-Henoch-Krankheit*** (rheumatische Purpura): Möglicherweise liegt eine → Allergie gegen Viren und/oder Bakterien vor; betroffen sind vorwiegend Kinder im 2. bis 5. Lebensjahr. Neben den Hautblutungen – vor allem an den Streckseiten der Beine – treten schmerzhafte Gelenkschwellungen, Fieber, eventuell auch kolikartige Leibschmerzen, blutige Stühle und Blut im Harn auf. Der Verlauf der Erkrankung ist schubweise, die Prognose im Allgemeinen günstig, eine ursächliche Behandlung jedoch nicht möglich.

Daneben gibt es noch Hautblutungen auf Grund einer allergisch bedingten Thrombozytenverminderung durch Medikamente aller Art und Nahrungsmittel. Das Leiden kommt gehäuft in Familien mit allergischen Krankheiten vor.

Blutgefäßgeschwulst (Blutschwamm, Hämangiom) dicht unter der obersten Hautschicht liegender gutartiger Gefäßknäuel, der entweder schon bei der Geburt vorhanden ist und sich dann in den ersten Lebensjahren noch vergrößert oder sich erst nach der Geburt entwickelt. Nach dem 14. Lebensmonat setzt häufig schon die Rückbildung ein, die zuweilen bis zum 4. oder 5. Lebensjahrzehnt dauert. Blutgefäßgeschwülste sind im Zentrum blaurot und zeigen häufig Narbenbildung. An bestimmten Stellen können sie durch Druck gefährlich werden, indem sie etwa den Naseneingang verlegen oder den Augapfel aus der Augenhöhle verdrängen. In der Mehrzahl der Fälle ist eine Behandlung überflüssig; bei Verdrängungserscheinungen müssen die Gefäßknoten aber selbstverständlich operativ entfernt werden.

Blutgerinnung Schutzmechanismus gegen Blutverluste bei Verletzungen durch Umwandlung des austretenden Blutes in eine zunächst weiche, später feste Masse. An dem Geschehen sind etwa 30 Faktoren beteiligt, darunter 13 Gerinnungsfaktoren des Blutplasmas und 9 Thrombozytenfaktoren (Plättchenfaktoren). Im Wesentlichen erfolgt dabei eine schrittweise Umsetzung von Enzym-Vorstufen zu Enzymen. Das aus dem Blutgefäß ausgetretene flüssige Blut wird in den dunkelroten Blutkuchen (Koagulum) umgewandelt, der aus Blutfaserstoff (Fibrin) und den Blutzellen besteht. Die normale Blutgerinnung, die nur außerhalb der Blutgefäße in Gang gesetzt wird, läuft in mehreren Phasen ab:

Vorphase: Die Gerinnung wird durch 2 Mechanismen gestartet, nämlich durch ein »inneres System« mit Thrombozytenzerfall und ein »äußeres System« mit Freisetzung von Gewebefaktoren. Auf beiden Wegen wird ***Thromboplastin*** oder Thrombokinase (Prothrombin-Aktivator) gebildet.

1. Phase: Das in der Leber unter Mitwirkung von Vitamin K gebildete Enzym Prothrombin wird durch Thromboplastin in ***Thrombin*** umgewandelt.

2. Phase (Hauptphase): Das Thrombin bewirkt die Umwandlung des wasserlöslichen Eiweißkörpers ***Fibrinogen*** in das unlösliche ***Fibrin*** (Blutfaserstoff); dadurch entsteht das Blutgerinnsel.

3. Phase: Das entstandene Blutgerinnsel schrumpft unter Auspressen von Serum. Der auf diese Weise gefestigte Blutkuchen verschließt nun den Defekt in der Gefäßwand bzw. im Gewebe.

4. Phase: Wenn das Blutgerinnsel seine Aufgabe erfüllt hat, wird es durch das Enzym ***Fibrolysin*** aufgelöst. Gegen nahezu jedes Gerinnungsenzym gibt es nämlich einen entgegengesetzt wirkenden Hemmstoff.

Die zahlreichen, kompliziert ineinander greifenden Mechanismen sind erforderlich, damit sich die Blutgerinnung auf den Ort der Verletzung beschränkt und das Blut keinesfalls innerhalb des Gefäßsystems gerinnt. Eine → Thrombose kann daher nur unter krankhaften Bedingungen vorkommen.

Die ***Blutungszeit*** – die Zeitspanne bis zur *vorläufigen* Blutstillung durch einen Blutpfropf nach einer kleinen Stichverletzung – beträgt 2–5 Minuten. Dagegen beträgt die ***Blutgerinnungszeit*** – die Zeitspanne bis zur *endgültigen* Blutstillung durch Fibrinbildung – bis zu 10 Minuten.

Die Gerinnungsfähigkeit des Blutes kann bei Bedarf therapeutisch durch → Antikoagulanzien herabgesetzt werden.

Blutgruppen Das Blutserum eines jeden Menschen hat die Eigenschaft, die roten Blutkörperchen anderer Menschen in einer bestimmten Anzahl von Fällen zusammenzuballen (zu agglutinieren); umgekehrt werden die eigenen Erythrozyten von den Seren anderer Menschen zusammengeballt. Ursache dieses Phänomens sind erbliche Eigenschaften der roten Blutkörperchen und des Blutserums, die eine Einteilung in Blutgruppen ermöglichen.

Man unterscheidet verschiedene Blutgruppensysteme, von denen das klassische ***AB0-System*** das wichtigste ist: Die Eigenschaften A und B (Antigene oder Agglutinogene) sind an die Oberfläche der roten Blutkörperchen gebunden; die Antikörper (Agglutinine) Anti-A und Anti-B im Serum vorhanden. Diese Eigenschaften sind bei den 4 Blutgruppen folgendermaßen verteilt:

Die Blutgruppen des AB0-Systems

Blutgruppe	Häufigkeit in Mitteleuropa	Antigen	Antikörper
A	44 Prozent	A	Anti-B
B	12 Prozent	B	Anti-A
AB	6 Prozent	A und B	—
0 (Null)	38 Prozent	—	Anti-A und Anti-B

Beispiel: Die Blutgruppe A besitzt in ihrem Serum die Antikörper Anti-B, die die roten Blutkörperchen der Blutgruppe B miteinander verkleben.

Die Blutgruppen werden auf folgende Weise bestimmt: Auf einen Objektträger bringt man getrennt je einen Tropfen Anti-A-Serum und Anti-B-Serum und setzt je einen Tropfen des zu bestimmenden Blutes bei. Durch Schütteln des Objektträgers werden dann Testseren und Blut durchmischt. Daraufhin kommt es in mehreren Fällen zu Agglutinationen:

- ♦ Bei Agglutination durch beide Testseren handelt es sich um die Blutgruppe AB.
- ♦ Bei Agglutination durch das Testserum Anti-A handelt es sich um die Blutgruppe A.
- ♦ Bei Agglutination durch das Testserum Anti-B handelt es sich um die Blutgruppe B.
- ♦ Kommt es in keinem der beiden Tropfen zu einer Agglutination, liegt die Blutgruppe 0 (Null) vor.

Bei einer Bluttransfusion muss das Serum des Empfängers so beschaffen sein, dass es die Blutkörperchen des Spenders nicht zusammenballt, weil es sonst zu schweren Störungen und eventuell zum Tode kommen könnte. Am sichersten ist es daher, gruppengleiches Blut zu übertragen.

Eine andere, überaus bedeutsame Blutgruppeneinteilung stellt das ***Rhesus-Systems*** dar. Injiziert man die roten Blutkörperchen von Rhesusaffen einem Meerschweinchen, so bildet dieses in seinem Blutserum dagegen Antikörper, die eine Zusammenballung bewirken. Diese Antikörper vermögen nicht nur die Erythrozyten der Rhesusaffen, sondern auch die von 85 Prozent der weißen Bevölkerung zu agglutinieren. Daraus folgt, dass die roten Blutkörperchen dieser Menschen ein besonderes Antigen besitzen müssen, das als ***Rhesus-Faktor*** bezeichnet wurde. Menschen, die den Rhesus-Faktor

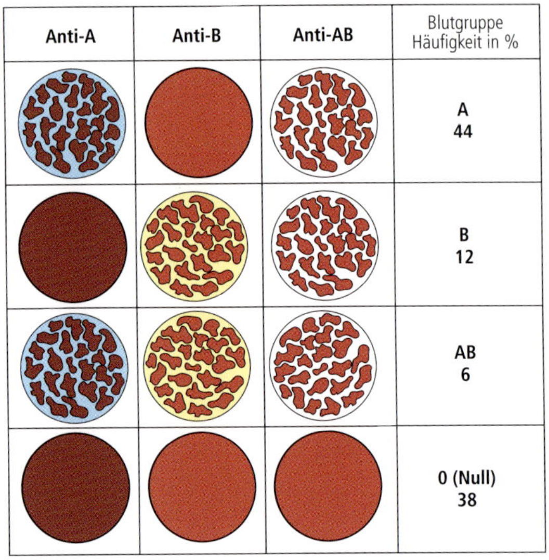

Blutgruppen Bestimmung der Blutgruppen mittels Testseren. Auf einem Objektträger werden die Testseren Anti-A, Anti-B und Anti-AB mit einem Tropfen Blut gut vermischt. Nach 2 Minuten wird abgelesen, ob eine Agglutination (Zusammenballung der Blutkörperchen) eingetreten ist.

besitzen, sind Rh-positiv (Rh); die restlichen 15 Prozent werden als rh-negativ (rh) bezeichnet. Kommen rh-negative Personen – beispielsweise im Zusammenhang mit Bluttransfusionen oder einer Schwangerschaft – mit Rh-positivem Blut in Berührung, bilden sie Antikörper, die bei weiterem Kontakt mit Rh-positivem Blut zu schweren Zwischenfällen führen können; → Erythroblastose.

Die praktische Bedeutung der Blutgruppen liegt auf folgenden Gebieten:

1. → Bluttransfusion
2. gerichtlicher Vaterschaftsausschluss
3. Gruppenbestimmung angetrockneten Blutes im Rahmen kriminalistischer Ermittlungen.

Neben dem AB0- und dem Rhesus-System gibt noch eine Reihe anderer, weniger wichtiger Blutgruppensysteme.

Blutharnen (Harnblutung, Hämaturie) Das Vorkommen von Blut im Harn darf nicht allein auf Grund einer Verfärbung des Urins angenommen werden. Vielmehr kann die endgültige Diagnose erst nach der mikroskopischen Untersuchung gestellt werden, wenn im Urin rote Blutkörperchen nachgewiesen wurden. Das Blut kann durch Entzündungen, Harnsteine, Tumoren, Missbildungen und Verletzungen der Nieren und Harnwege – Harnleiter, Harnblase, Harnröhre – bedingt sein, aber auch andere Ursachen haben. Die Kombination dunkelroter Harn und Koliken, die von der Nierengegend über die Harnblase bis in die äußeren Geschlechtsteile ziehen, spricht für einen Harnstein, der in Bewegung geraten ist. Außerdem kommen noch folgende, seltenere Ursachen in Betracht: Herz-Kreislauf-Erkrankungen (→ Arteriosklerose, → Hypertonie); → Bluterkrankheit; → Blutfleckenkrankheiten; → Anämien; verschiedene chemische und pharmazeutische Substanzen (→ Antibiotika, → Antikoagulanzien, → Diuretika, → Zytostatika, Wurmmittel, → Analgetika, → Psychopharmaka); Vergiftungen durch Desinfektionsmittel, Lösungsmittel und Schwermetalle. Schließlich kann eine Harnblutung auch durch eine starke körperliche Belastung, besondere Emotionen, Geschlechtsverkehr und verschiedene hochfieberhafte Zustände ausgelöst werden. Bei Frauen ist stets eine Regelblutung als Ursache auszuschließen. Bei jeder Harnblutung ist unbedingt eine unverzügliche ärztliche Behandlung erforderlich.

Bluthochdruck → Hypertonie.

Bluthusten (Hämoptoe) Das Aushusten von reinem Blut oder blutigem Auswurf ist ein vieldeutiges Krankheitszeichen, das oft eine schwer wiegende Krankheit anzeigt. Die häufigsten Ursachen sind: → Lungenkrebs (Bronchialkarzinom), → Lungeninfarkt, → Lungenödem, → Bronchiektasen, → Lungenabszess, → Tuberkulose, Lungenmetastasen bei Krebs anderer Organe, Verletzungen, → Lungenentzündung, → Bronchitis, → Blutfleckenkrankheiten. Kleine Blutfäserchen im Auswurf können von einer Zahnfleischblutung oder von einer Entzündung im Nasen-Rachen-Raum stammen. Wenn es zu einer plötzlichen Massenblutung aus Mund und Nase kommt (→ Blutsturz), ist sofort der Notarzt zu verständigen. Bis zum Eintreffen des Arztes soll der Patient halb sitzend im Bett oder in einem Sessel gelagert werden. Falls die betroffene Lungenseite bekannt ist, ist die Lagerung auf dieser Seite zu empfehlen.

Blutkonserve unter sterilen Verhältnissen gewonnenes, mit einer gerinnungshemmenden Substanz versetztes und in einem Glasbehälter oder Plastikbeutel aufbewahrtes Blut für → Bluttransfusionen. Mit dem Ausdruck »Frischblutkonserve« bezeichnet man eine Blutkonserve, die nicht länger als 3–5 Tage gelagert worden ist. Als gerinnungshemmenden Zusatz verwendet man gewöhnlich eine Zitronensäure-Traubenzucker-Mischung (ACD = **A**cidum **c**itricum – **D**extrose). Eine solche ACD-Vollblutkonserve kann bei 4 °C bis zu 3 Wochen aufbewahrt werden. Durch Zusatz bestimmter Purinkörper (Inosin, Adenin, Guanosin) lässt sich die Blutkonservierung auf 5–6 Wochen und durch Tiefgefrieren sogar auf

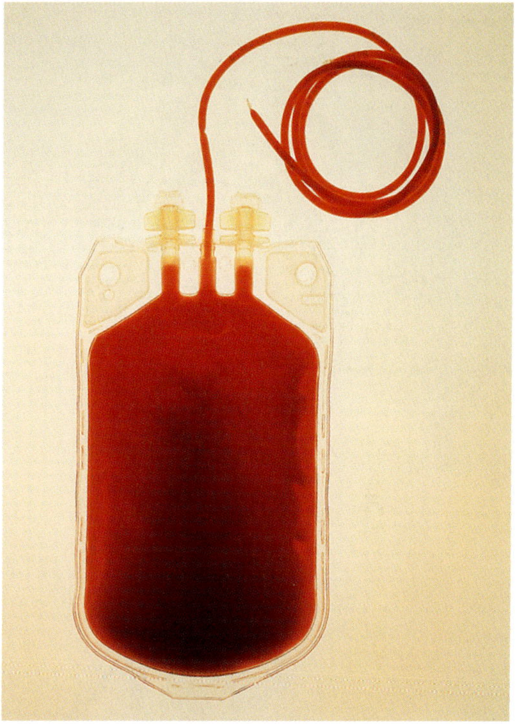

Blutkonserve Im Notfall lebensrettend – konserviertes Spenderblut kann tiefgefroren viele Monate gelagert werden.

viele Monate ausdehnen. Das Einfrieren ist von besonderer Bedeutung für die Vorratshaltung von Konserven mit extrem seltenen Blutgruppen.

Es gibt auch Spezialkonserven einzelner Blutbestandteile: Erythrozytenkonserven (rote Blutkörperchen) werden gewonnen, indem von Frischblutkonserven das Plasma abgezogen wird. In bestimmten Fällen benötigt man zur Transfusion »gewaschene Erythrozyten« ohne jede Beimengung von Plasma, weißen Blutkörperchen und Blutplättchen. Hierzu wird eine Erythrozytenkonserve mit physiologischer Kochsalzlösung aufgefüllt und nach gründlichem Durchmischen zentrifugiert. Dieser Waschvorgang wird mindestens dreimal wiederholt.

An Thrombozytenpräparaten (Blutplättchen) stehen plättchenhaltiges Plasma und Thrombozytenkonzentrat zur Verfügung. Plasmakonserven fallen bei der Herstellung von Erythrozytenkonzentrat oder gewaschenen Thrombozyten an; sie können unmittelbar verwendet oder in gefrorenem Zustand bis zu 5 Jahre gelagert werden. Gefriergetrocknetes

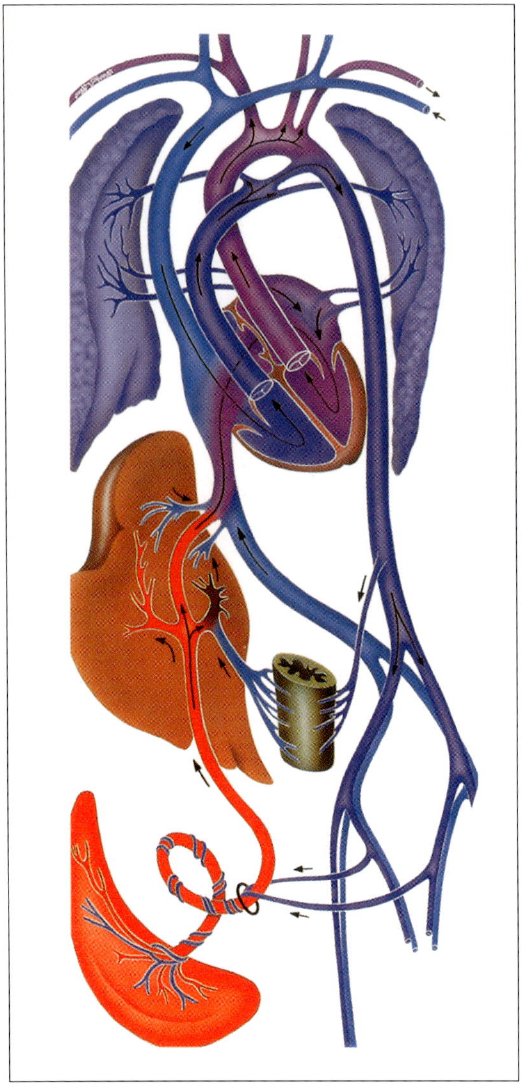

Blutkreislauf vor der Geburt. Blau bis violett: Herz und Blutgefäße; blau: Lunge; braun: Leber; rot: Plazenta = Mutterkuchen. Erklärung: → Herzfehler.

Plasma ist wahrscheinlich unbegrenzt haltbar, doch schränkt man in der Praxis die höchstzulässige Lagerungszeit auf 5–10 Jahre ein.

Blutkörperchen zelluläre Bestandteile des Blutes: Die roten Blutköperchen (Erythrozyten) dienen dem Sauerstofftransport, die weißen Blutkörperchen (Leukozyten) mit ihren 3 Unterformen – Granulozyten, Lymphozyten und Monozyten – sind für die Infektionsabwehr zuständig, und die Blutplättchen (Thrombozyten) spielen eine entscheidende Rolle bei der → Blutgerinnung.

Blutkörperchensenkungsgeschwindigkeit (Blutsenkung, BSG, BKS) Die Messung der Blutkörperchensenkungsgeschwindigkeit ist eine einfache, aber wichtige Methode der ärztlichen Diagnostik. Aus der gestauten Ellenbogenvene entnommenes Blut wird durch eine Natriumzitratlösung ungerinnbar gemacht und in dünne, senkrecht aufgestellte Glasröhrchen gefüllt. In diesen sinken die Blutkörperchen langsam nach unten und bilden eine dunkelrote Blutsäule, die scharf vom darüber liegenden Blutplasma getrennt ist. Nach einer Stunde wird abgelesen, um wie viele Millimeter sich die Blutzellen abgesetzt haben. Die Normalwerte betragen beim jüngeren Mann bis 15 mm, beim älteren bis 20 mm; bei der jüngeren Frau bis 20 mm, bei der älteren bis 30 mm. Höhere Werte (BSG-Beschleunigung) werden bei folgenden Erkrankungen gefunden: → Autoaggressionskrankheiten, → rheumatisches Fieber, → Krebs, akute und chronische Infekte, Veränderungen in der Zusammensetzung der Bluteiweißkörper, → nephrotisches Syndrom, → Blutvergiftung, → Anämie. Auch in der Schwangerschaft ist die BSG mäßig beschleunigt.

Bei folgenden Infekten ist die BSG oftmals nicht erhöht: bei einigen Stadien der → Tuberkulose; zu Beginn eines → Typhus oder → Paratyphus; eventuell bei Virusinfekten, insbesondere bei der → spinalen Kinderlähmung. Eine normale BSG schließt also eine Krankheit nicht aus. Eine Verlangsamung der BSG findet man bei der → Polyzythämie, der → Polyglobulie, der → Herzschwäche, manchen Gelbsuchtformen und akuten → Allergien.

Blutkrankheiten Erkrankungen des Blutes und der Blut bildenden Gewebe: → Anämien, → Polyzythämie, → Blutfleckenkrankheiten, → Blutungsübel, → Bluterkrankheit, → Leukämie, → Agranulozytose.

Blutkrebs umgangssprachliche Bezeichnung für die → Leukämie.

Blutkreislauf Damit alle Teile des Organismus ständig mit → Blut und den darin enthaltenen Nährstoffen versorgt werden, ist ein eigenes Transportsystem notwendig: der Blutkreislauf. Das Kreislaufsystem besteht aus dem Herzen als zentralem Antriebsmotor und und einer in sich geschlossenen Bahn von Blutgefäßen verschiedener Größe und unterschiedlichen Aufbaus. Traditionell unterscheidet man zwischen einem großen oder Körperkreislauf und einem kleinen oder Lungenkreislauf. Streng genommen handelt es sich jedoch nicht um einen jeweils geschlossenen Kreislauf. Vielmehr mündet der Lungenkreislauf in den Körperkreislauf, und der Körperkreislauf geht in den Lungenkreislauf über. Die Übergangsstellen sind der linke bzw. der rechte Vorhof des Herzens.

Der ***große oder Körperkreislauf*** nimmt seinen Ursprung im linken Vorhof, aus dem das hellrote, mit Sauerstoff beladene Blut in die linke Herzkammer gelangt, die es weiter in die Hauptschlagader (Aorta) pumpt. Aus dieser entspringen die großen Schlagadern (Arterien), die sich immer weiter in kleinere Arterien bis zu den feinsten Verästelungen, den Haargefäßen (Kapillaren), verzweigen. Zwischen den Kapillaren und den Zellen des Gewebes findet ein reger Stoffaustausch statt. Der Sauerstoff wird vom Blut an das Gewebe abgegeben, und Kohlensäure wird aufgenommen. Das nunmehr sauerstoffarme, kohlensäurebeladene Blut ist dunkelrot. Es wird in den Haargefäßen weitergeleitet; diese vereinigen sich zu den kleineren Venolen, die durch ihren Zusammenfluss immer größere Venen bilden. Die beiden großen, von der oberen und unteren Körperhälfte herkommenden Venenstämme (obere und untere Hohlvene) münden nebeneinander in den rechten Herzvorhof. Damit ist der große Kreislauf beendet.

Nun beginnt der ***kleine oder Lungenkreislauf***. Das mit Kohlensäure beladene Blut wird vom rechten Vorhof in die rechte Herzkammer und von dieser in die Lungenarterie gepumpt, die damit die einzige Arterie des Körpers ist, in der sauerstoffarmes Blut fließt. Sie verzweigt sich in der linken und rechten Lunge in immer kleinere Verästelungen bis zu den Kapillaren in den Lungenbläschen. Hier findet wiederum ein Gasaustausch statt: Das Blut gibt die Kohlensäure an die Luft ab und nimmt aus dieser den Sauerstoff auf. Die mit Sauerstoff beladenen Haargefäße beider Lungen vereinigen sich zu immer größeren Blutgefäßen bis zu den Lungenvenen, die das nunmehr sauerstoffreiche Blut in den linken Vorhof leiten. Damit gelangt das Blut aus dem kleinen wieder in den großen Kreislauf.

Die Blutgefäße vom Herzen her mit Strömungsrichtung in die Körperperipherie heißen Arterien oder Schlagadern. Mit Ausnahme der Lungenarterie führen sie hellrotes, sauerstoffreiches Blut. Die Blutgefäße mit Strömungsrichtung zum Herzen hin heißen Venen. Mit Ausnahme der Lungenvene führen sie dunkles, sauerstoffarmes Blut.

Die Arterien haben eine besonders starke, aus 3 Schichten aufgebaute Wand und besitzen dank ihres Reichtums an elastischen Fasern eine besondere Elastizität, so dass sie durch den Blutdruck gedehnt werden können. Die mittleren

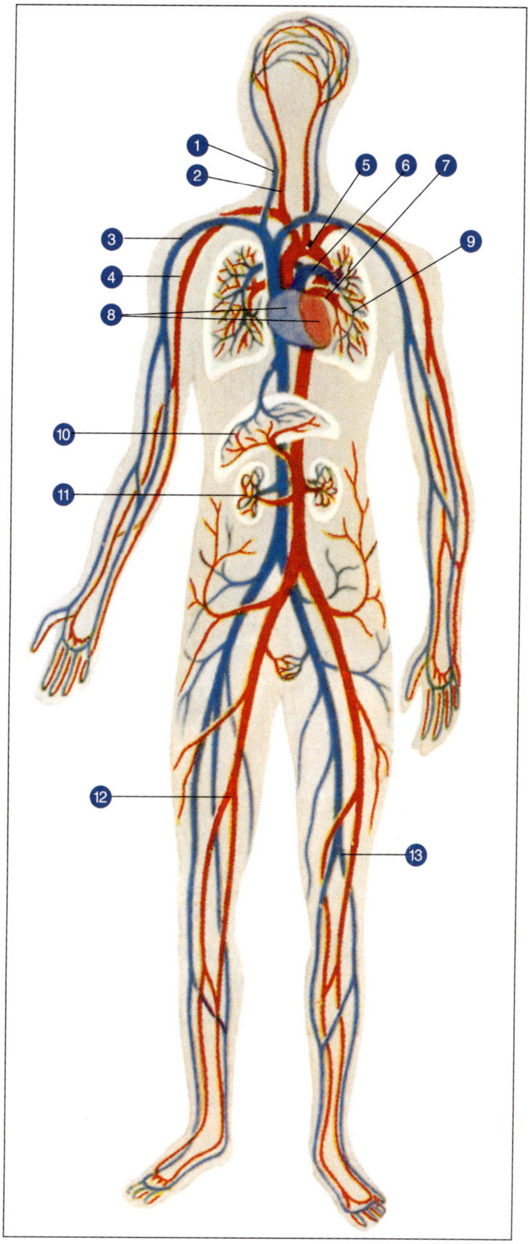

Blutkreislauf Das Blutgefäßsystem: **1** Halsschlagader; **2** Halsvene; **3** Armvene; **4** Armschlagader; **5** großer Bogen der Körperschlagader (Aorta); **6** Lungenschlagader; **7** Lungenblutader; **8** linkes und rechtes Herz; **9** Lunge mit Haargefäßen; **10** Leber mit Haargefäßen; **11** Niere mit Haargefäßen; **12** Beinschlagader; **13** Beinvene.

und kleinen Arterien verfügen über reichlich Muskelfasern, mit denen sie sich aktiv verengen und erweitern können. Die Venen haben, da sie nur einem weitaus geringeren Druck standhalten müssen, viel dünnere Gefäßwände. Zahlreiche Klappen in ihrem Inneren verhindern den Rückstrom des Blutes. Die sehr feinen Kapillaren, deren Durchmesser nur so groß ist, dass rote Blutkörperchen in einer Reihe hintereinander durchfließen können, besitzen sehr dünne Wände, zwischen deren Zellen weiße Blutkörperchen und Flüssigkeit hindurchtreten können. Sie bilden im Gewebe Schlingen, Netze, Knäuel oder – wie in den Schwellkörpern der Geschlechtsorgane – Hohlräume.

In den Körperkreislauf ist noch der ***Pfortaderkreislauf*** eingeschaltet: Die Kapillaren in den Darmwänden nehmen die aus dem verdauten Darminhalt stammenden abgebauten Nährstoffe auf und vereinigen sich zur Pfortader (einer Vene!), die zur Leber zieht und sich in dieser noch einmal in Kapillaren aufspaltet. In der Leber werden manche Stoffe abgelagert und schädliche Substanzen entgiftet. Das Blut verlässt in den Lebervenen wieder die Leber und fließt unmittelbar unter dem Zwerchfell in die untere Hohlvene.

Nun zu den wichtigsten Blutgefäßen: Aus dem Anfangsteil der Aorta entspringen zunächst die Herzkranzgefäße (Koronararterien), die den Herzmuskel versorgen, dann die Arterien für den Kopf und die Arme. Nach dem Abgang dieser Gefäße verläuft die Aorta vor der Wirbelsäule abwärts, tritt durch das Zwerchfell hindurch und teilt sich in der Höhe des 4./5. Lendenwirbels in die beiden Hüftarterien, die das Becken und die Beine versorgen. Während des ganzen Weges gehen von Brust- und Bauchteil der Aorta Arterien für die Blutversorgung der einzelnen Organe – Bronchien, Nieren, Magen-Darm-Trakt – ab. Die Venen begleiten die Arterien, wobei die kleineren Arterien von jeweils 2 Venen umgeben werden. Die obere Hohlvene sammelt das Blut aus Kopf und Armen, die untere Hohlvene führt das Blut aus dem übrigen Körper zum rechten Vorhof.

Die Richtung der Blutströmung wird durch die Herzklappen (→ Herz) aufrechterhalten, wobei die Windkesselwirkung der Aorta unterstützend wirkt. Die Strömungsgeschwindigkeit des Blutes verlangsamt sich zur Körperperipherie hin: Sie beträgt in der Aorta etwa 50 cm pro Sekunde, in den Kapillaren jedoch nur noch 0,05 cm pro Sekunde. Eine andere Messgröße ist die Pulswellengeschwindigkeit (Fortpflanzungsgeschwindigkeit der Pulswelle durch das Gefäßrohr). Sie beträgt in der Aorta etwa 4 m pro Sekunde und in den peripheren Arterien 7–12 m pro Sekunde; sie nimmt mit höherem Alter zu. Die mittlere Blutumlaufzeit beträgt in Ruhe etwa 55–60 Sekunden; das bedeutet, dass die gesamte Blutmenge von 5 Litern jede Minute einmal durch den ganzen Kreislauf befördert wird. Bei körperlicher Anstrengung kann die Herzleistung derart ansteigen, dass die gesamte Körperblutmenge in einer einzigen Minute fast sechsmal das Herz passiert.

Die Verteilung der Blutmenge auf die einzelnen Organe

Herz (Koronargefäße)	5%
Gehirn	15%
Nieren	25%
Eingeweide (Magen, Darm, Leber)	30%
Muskeln und Haut	25%

Das Herz wirft in Ruhe pro Minute 5 Liter Blut aus. Dieses ***Herzminutenvolumen*** wird auf die im großen Kreislauf parallel geschalteten Organe verteilt, und zwar einerseits nach der Lebenswichtigkeit der einzelnen Organe, andererseits nach dem momentanen Bedarf.

Bei starker körperlicher Arbeit fließen bis zu 2 Drittel des Herzminutenvolumens durch die Skelettmuskulatur, was natürlich eine Minderdurchblutung anderer Organe, vor allem des Magen-Darm-Traktes, zur Folge hat. Umgekehrt erhält der Magen-Darm-Trakt nach einer großen Mahlzeit zur Verdauung der Speisen einen ähnlich hohen Anteil des Herzminutenvolumens. Es ist daher nicht sinnvoll, mit vollem Magen schwer zu arbeiten!

Blutleere (Ischämie) Eine Blutleere entsteht, wenn der Transport von arteriellem, also sauerstoffreichem Blut zu einem Organ, Organteil oder einem Gewebe erheblich behindert oder vollkommen aufgehoben ist. Ursache hierfür kann eine → Thrombose (Blutgerinnung innerhalb eines Blutgefäßes), eine → Embolie (Verstopfung eines Blutgefäßes durch ein mit dem Blutstrom verschlepptes Gebilde), die Entzündung der Gefäßinnenwand, das krankhafte Zusammenziehen eines Blutgefäßes oder auch eine Geschwulst sein. Bleibt die Behinderung der Blutzufuhr länger bestehen, so stirbt der betroffene Gewebeabschnitt unweigerlich ab, da ihm der lebenswichtige Sauerstoff fehlt.

Blutplasma flüssiger Bestandteil des Blutes; → Blut.

Blutplättchen (Thrombozyten) winzige, unregelmäßig geformte Blutzellen, die im Knochenmark gebildet und wenige Wochen später in Leber und Milz wieder abgebaut werden. Die Blutplättchen spielen eine entscheidende Rolle bei der →

Blutgerinnung. Bei Verletzung eines Blutgefäßes lagern sie sich an die Wundränder an; der dadurch innerhalb weniger Minuten gebildete Propf verschließt die Wunde. Daher ist die Blutgerinnung bei verminderter Blutplättchenzahl (Thrombopenie) eingeschränkt, während sich bei zu vielen Blutplättchen lebensgefährliche Blutgerinnsel bilden können. Normalwert: 140 000–400 000 pro Kubikmillimeter Blut.

Blutreinigung (Entschlackung) Begriff der Volksmedizin und der Naturheilkunde, der davon ausgeht, dass durch eine ungesunde Lebensweise und durch Krankheiten im Körper Stoffwechselschlacken gespeichert werden, die durch eine entsprechende »Ausleitung« entfernt werden müssen. Kuren zur Blutreinigung werden vor allem im Frühjahr empfohlen. Dazu eignen sich folgende Maßnahmen: Fasten, Saftkuren, Obstkuren, Rohkost, verschiedene Teemischungen sowie eine Anregung der Ausscheidung durch Bewegung, Gymnastik, Wasseranwendungen, Schwitzkuren usw.

Blutschwamm → Blutgefäßgeschwulst.

Blutsenkung → Blutkörperchensenkungsgeschwindigkeit.

Blutserum von Fibrinogen befreites Blutplasma; → Blut.

Blutspende Entnahme einer gewissen Blutmenge – im Allgemeinen ½ Liter – aus den Blutgefäßen eines Menschen, um es bei Bedarf für einen anderen Menschen zur Verfügung zu haben.

Blutspiegel Konzentration natürlicher Substanzen – z. B. Eisen, Zucker, Hormone –, Arzneimittel oder chemischer Substanzen im Blut.

Blutstatus → Blutbild.

Blutstillung → Erste Hilfe, S. 729.

Blutstuhl (Melaena) Pechschwarze, glänzende, stechend riechende Stühle (***Teerstühle***) sind auf Blutungsquellen im Magen oder Dünndarm bzw. auf verschlucktes Blut aus Speiseröhre oder Nasen-Rachen-Raum zurückzuführen. Ein ähnliches Aussehen des Stuhls kann auch durch die Einnahme von Kohlepräparaten sowie eisen- und wismuthaltiger Medikamente hervorgerufen werden. Ein blutdurchmischter Stuhl (schwarzer bis schwarzroter Stuhl) spricht für eine Blutungsquelle im Dünn- oder Dickdarm, wobei es sich in der Regel um einen Krebs, ein Geschwür oder eine Entzündung handelt. Rote Blutauflagen kommen sowohl bei Tumoren und Entzündungen des Enddarmes als auch bei → Hämorriden und Afterveränderungen vor.

Es ist auch möglich, dass mit dem bloßen Auge nicht sichtbares, so genanntes okkultes Blut im Rahmen einer Vorsorgeuntersuchung gefunden wird. Dahinter können dann ein Darmkrebs oder Polypen des Dickdarms stecken; aber auch bei → Blutfleckenkrankheiten, → Divertikulose und Hämorriden lassen sich häufig Blutbeimengungen im Stuhl nachweisen.

Blutsturz massive Blutung aus verschiedenen Körperöffnungen. Zwar bezeichnet man auch starke Blutungen aus dem After und aus der Scheide als Blutsturz; im engeren Sinn ist damit jedoch eine plötzliche und überaus starke Blutabsonderung aus Mund und Nase gemeint, wie sie zum Beispiel bei der → Tuberkulose und beim → Lungenkrebs vorkommt. Ein Blutsturz ist immer lebensbedrohlich und erfordert schnellstmögliches Eingreifen. Neben dem eigentlichen Blutverlust besteht dabei eine erhebliche Erstickungsgefahr, da es dem Betroffenen bei dem massenhaft hervorquellenden Blut nahezu unmöglich ist, Luft zu holen.

Bluttransfusion Übertragung von Vollblut oder Blutbestandteilen eines Blutspenders auf einen Empfänger bei großen Blutverlusten, → Schock, → Anämien und Störungen der → Blutgerinnung. Die direkte Blutübertragung wird heute praktisch nicht mehr durchgeführt; stattdessen verwendet man → Blutkonserven. Stets ist die Übertragung von gruppengleichem Blut anzustreben; ausnahmsweise kann Blut der → Blutgruppe 0 (Null) als »Universalspenderblut« herangezogen werden. Die wichtigsten Transfusionszwischenfälle, die jedoch infolge strenger Vorschriften kaum mehr vorkommen, sind: Verwechslung von Blutkonserven oder Fehler bei der Blutgruppenbestimmung sowie Übertragung von Krankheitserregern. Unter Umständen kann es auch zu allergischen Reaktionen (→ Allergie) kommen.

Blutung (Hämorrhagie) Austritt von Blut infolge Verletzung oder Zerreißung von Gefäßen, erhöhter Durchlässigkeit der Gefäßwände oder Störung der →Blutgerinnung. Man unterscheidet äußere Blutungen zur Körperoberfläche hin und innere Blutungen in das Gewebe oder in einen Körperhohlraum hinein. Nach der Art des betroffenen Gefäßes unterscheidet man:

1. *arterielle Blutung:* stoßweise spritzender Strahl von hellrotem Blut

2. *venöse Blutung:* schwallartige, gleichmäßige dunkelrote Blutung

3. *kapillare Blutung:* gleichmäßige Sickerblutung.

Blutungsübel (hämorrhagische Diathesen) Oberbegriff für Krankheiten mit erhöhter Blutungsbereitschaft

Die meisten dieser Erkrankungen sind angeboren. Bei ihnen ist entweder die Blutgerinnung gestört, oder die Blutgefäßwände sind krankhaft verändert. In erster Linie sind hier die → Bluterkrankheit, die Werlhof-Krankheit und andere → Blutfleckenkrankheiten zu nennen. Aber auch bei Vitamin-C- und Vitamin-K-Mangel sowie bei einigen → Infektionskrankheiten ist die Neigung zu spontanen Blutungen beträchtlich erhöht.

Blutungsübel der Neugeborenen Bei Neugeborenen kann es in den ersten Tagen dadurch zu Blutungen in die Haut oder in die Schleimhäute – des Magens und Darms – kommen, dass sich einzelne innere Organe, besonders die für den Blutgerinnungsvorgang wichtige Leber, noch nicht genügend auf das Leben des Kindes außerhalb des mütterlichen Körpers umgestellt haben. Dann können Blutentleerungen aus dem Darm bzw. mit dem Stuhl (Melaena neonatorum) und Bluterbrechen auftreten. Man weiß heute, dass diese Neigung zu Blutungen – die sich auch durch Auftreten von Blutflecken in der Haut oder durch Blutungen aus der Nabelwunde bemerkbar machen kann – vornehmlich durch einen Mangel an Vitamin K bedingt ist, so dass der Arzt zur Behandlung solcher Blutungsübel beim Neugeborenen dieses Vitamin verordnen wird. Nur in besonders schweren Fällen kann es sein, dass die Verabreichung von Vitamin K nicht ausreicht, so dass die Blutungsbereitschaft bei dem Säugling durch Bluttransfusion zum Stillstand gebracht werden muss. Blutungen aus der Nabelwunde, nachdem der Nabelrest abgefallen ist, können übrigens gelegentlich auch Zeichen einer Kreislaufstörung des Kindes sein, so dass in jedem Fall eine ärztliche Untersuchung angebracht ist, um die genaue Ursache der aufgetretenen Blutung zu klären.

Blutvergiftung (Sepsis) Von Blutvergiftung spricht man, wenn krankheitserregende Bakterien, vor allem Streptokokken, sowie die von ihnen produzierten Giftstoffe von einer örtlich begrenzten Entzündung aus in die Blutbahn gelangen und mit dem Blutstrom im ganzen Körper verteilt werden. Ein derartiges Ereignis wird naturgemäß durch eine Abwehrschwäche des Organismus erheblich begünstigt. Besonders gefürchtet sind durch eine Blutvergiftung entstandene Bakterienansiedelungen, die eine → Hirnhautentzündung, einen → Gehirnabszess, einen → Lungenabszess oder eine → Knochenmarkentzündung hervorrufen.

Die typischen Krankheitserscheinungen sind: hohes intermittierendes Fieber (rascher Anstieg auf hohe Grade, Abfall innerhalb von 24 Stunden auf fast normale Temperaturen und erneuter Fieberanstieg), Schüttelfrost, deutlich beeinträchtigtes Allgemeinbefinden (blassgraue Hautfarbe; trockene, belegte Zunge; schlechtes Aussehen), Puls- und Atembeschleunigung, Hautausschläge, eventuell auch Durchfälle, Erbrechen, Gelbsucht, Gelenkschwellungen. Meist kann der Arzt bei der Untersuchung des Kranken zudem eine → Milzschwellung tasten. Die Diagnose wird durch Nachweis von Bakterien im Blut gesichert (Blutkultur). Als lebensgefährliche Komplikation ist ein schwerer → Schock zu befürchten. Die Behandlung besteht in der operativen Ausschaltung des Ausgangsherdes und in der Vernichtung der im Blut kreisenden Bakterien mit hoch dosierten Antibiotika.

Blutwäsche umgangssprachlicher Ausdruck für die → Dialyse.

Blutzucker → Zuckerkrankheit.

Boeck-Krankheit → Sarkoidose.

Bornholm-Krankheit grippeähnliche Viruskrankheit mit heftigen Muskelschmerzen. Die Krankheit hat ihren Namen von der dänischen Insel Bornholm, wo sie zu Beginn des 20. Jahrhunderts erstmals beobachtet wurde. Es handelt sich dabei um eine akut auftretende Infektionskrankheit, die durch das so genannte Coxsackie-Virus hervorgerufen wird. Die Bornholm-Krankheit kann sich epidemieartig ausbreiten und ist durch grippeähnliche Symptome wie Abgeschlagenheit, Fieber und Atembeschwerden, verbunden mit ausgeprägten und lang anhaltenden Muskelschmerzen, gekennzeichnet. Trotz einer erheblichen Rückfall-Gefahr nimmt die Krankheit nur in seltenen Ausnahmefällen einen bedrohlichen, mit → Bauchfell- und → Herzbeutelentzündung einhergehenden Verlauf.

Borreliose (Lyme-Borreliose) durch Zecken übertragene Haut- und Nervenkrankheit. Erreger dieser Krankheit, deren Name auf das amerikanische Städtchen Lyme zurückgeht, in dem sie 1976 erstmals beobachtet wurde, sind Bakterien namens »Borrelia burgdorferi«. Sie leben im Darm von Zecken und dringen – bevorzugt in den Sommermonaten – bei deren Biss in den menschlichen Körper ein. Das passiert wesentlich häufiger als die Übertragung der ebenfalls von Zecken verbreiteten → Frühsommer-Meningoenzephalitis (FSME). Die eingedrungenen Borrelien – gegen sie gerichtete Antikörper lassen sich nach einiger Zeit im Blut nachweisen – verursachen Krankheitserscheinungen, die in der Regel in drei Stadien ablaufen: Zuerst ist die Haut betroffen, dann machen sich Störungen im Bereich des Nervensystems bemerkbar, und schließlich bleiben oft hartnäckige Spätfolgen zurück. Eine vorbeugende Impfung gibt es bei der Lyme-Borreliose – im Gegensatz zur FSME – bisher nicht.

Die Inkubationszeit schwankt zwischen wenigen Tagen und mehreren Wochen. Danach erkennt man in der Umgebung des Zeckenbisses eine rote, juckende und bisweilen schmerzhafte Hautrötung, die sich rasch ringförmig nach außen ausbreitet und deshalb ***Wanderröte*** (Erythema migrans) genannt wird. Dabei treten häufig uncharakteristische Begleiterscheinungen wie Kopf-, Gelenk- und Muskelschmerzen auf. Erfolgt in diesem Stadium keine Behandlung, so heilt die

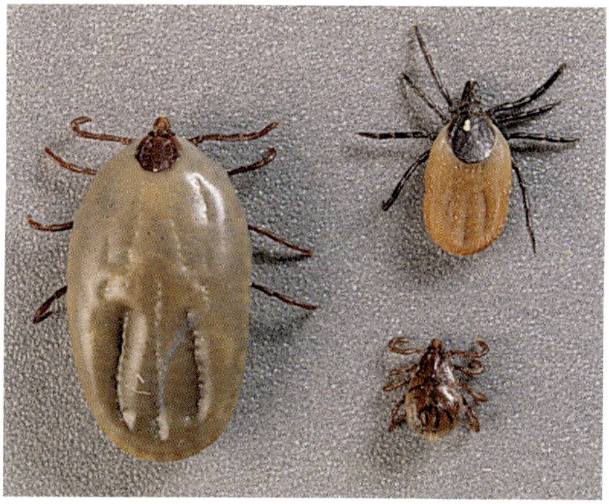

Borreliose Zecken übertragen diese gefährliche Haut- und Nervenkrankheit.

Hautveränderung im Allgemeinen nach etwa 3 Wochen von selbst wieder ab.

Wochen bis Monate später entwickeln sich dann bei etwa jedem 5. Erkrankten Symptome, die auf einen Befall des Nervensystems zurückzuführen sind: Nerven-, → Hirnhaut- und → Gehirnentzündungen, die auch auf die Hirnnerven übergreifen können und auf diese Weise nicht selten Ursache einer → Fazialislähmung (Gesichtsnervenlähmung) sind. Hinzu kommt in vielen Fällen die Entzündung eines oder mehrerer Gelenke, wobei Schulter-, Ellbogen- und Hüftgelenk bevorzugt betroffen sind. Bei circa jedem 100. Krankheitsfall greift die Borreliose zusätzlich auch noch das Herz an: → Reizleitungsstörungen, → Herzmuskel- und → Herzbeutelentzündungen sind das Ergebnis.

Gefürchtet sind vor allem die Spätfolgen, die mehrere Jahre andauern können und denen möglicherweise eine Fehlreaktion des Immunsystems zu Grunde liegt. Hierzu gehören hartnäckige Entzündungen von Gehirn und Rückenmark sowie eine auffällige Hautveränderung – mit dem komplizierten medizinischen Fachausdruck als ***Akrodermatitis atrophicans*** bezeichnet –, bei der sich die Haut an Armen und Beinen bläulich-rot verfärbt und lauter feine Falten bekommt, so dass sie richtiggehend zerknittert wirkt.

Da es eine vorbeugende Schutzimpfung nicht gibt, muss die Behandlung sofort beginnen, sobald sich die ersten Krankheitserscheinungen zeigen. Dazu werden hoch dosiert Antibiotika eingesetzt, mit denen sich die Borrelien zuverlässig vernichten lassen.

Botulismus Obwohl die Krankheit nach dem Bakterium »Clostridium botulinum«, einem überall im Erdreich vorkommenden Keim, benannt ist, handelt es sich, genau genommen, nicht um eine → Infektionskrankheit. Denn nicht die Bakterien selbst sind Auslöser des Botulismus, sondern vielmehr die von ihnen produzierten starken Giftstoffe (Toxine). Diese gefährlichen Nervengifte entstehen in Lebensmitteln, in denen sich die Bakterien vermehren, und rufen bei denjenigen, die damit verseuchte Speisen zu sich nehmen, schwerste Krankheitserscheinungen hervor. Dabei können die vergifteten Nahrungsmittel einen vollkommen normalen Geschmack und Geruch haben. Das äußerst starke Nervengift, das nur durch 15 Minuten langes Erhitzen auf 100 °C zerstört werden kann, führt im Durchschnitt 12–48 Stunden nach Aufnahme zu den ersten Erscheinungen, nämlich zu Schwindel, Herabhängen des Oberlides, Doppeltsehen und Schielen infolge Augenmuskellähmungen, jedoch erstaunlicherweise nur in einem Drittel der Fälle zu Erbrechen und Durchfall. Dazu kommen mehr oder minder starke Sprach-, Schluck- und Atemstörungen. Weitere Anzeichen sind Trockenheit im Mund, Heiserkeit, Pupillenerweiterung, → Ileus (Darmverschluss), Harnverhaltung und eine zunehmende Muskelschwäche. Das Bewusstsein bleibt in der Regel klar, Schmerzen und Störungen der Hautempfindung fehlen. Der Verlauf hängt von der aufgenommenen Giftmenge ab. In schweren Fällen tritt ohne Behandlung nach 4–8 Tagen der Tod durch Lähmung der Atemmuskulatur, Abfall der Körpertemperatur, → Schock und Herzstillstand ein. Die Sterblichkeit wird mit 15–30 Prozent angegeben. Die Erkrankung kann aber auch ganz leicht, fast unbemerkt verlaufen. Beim geringsten Verdacht auf Botulismus ist in jedem Fall sofortige ärztliche Hilfe oder Transport in das nächste Krankenhaus geboten. Reste der genossenen Nahrung bzw. Erbrochenes sind zur Untersuchung aufzuheben. Die Behandlung besteht in der sofortigen Injektion von Botulinusserum als Gegenmittel.

Bougierung Dehnung eines Hohlorgans mit röhrenförmigen Hilfsmitteln.

Brachialgie (Armschmerzen) Als Ursachen von Schmerzen im Schulter-, Armbereich kommen, sofern sie nicht auf einer vorausgegangenen Verletzung beruhen, eine Reihe krankhafter Veränderungen in Betracht: → Zervikalsyndrom (Halswirbelsyndrom), → Karpaltunnelsyndrom, → Angina Pectoris, Geschwülste im Brustraum, Tochtergeschwülste in der Achselhöhle, → arterielle Verschlusskrankheit, Nerven-, Schultergelenk- oder Lymphgefäßentzündungen.

brady- Bestandteil medizinischer Fachausdrücke mit der Bedeutung »langsam, träge«.

Bradykardie Pulsverlangsamung unter 60 Schläge pro Minute. Ein niedriger Puls ist bei ausdauertrainierten Sportlern völlig normal, ansonsten kommen als Ursache folgende krankhaften Veränderungen in Frage: verschiedene Infektionskrankheiten; Unterkühlung; Vergiftungen mit Morphin, Digitalis, → Barbituraten oder → Betablockern; einige Formen der → Gelbsucht; → Herzrhythmusstörungen; erhöhter Hirndruck bei → Hirnhautentzündung, → Gehirnerschütterung, → Hirnabszess und Hirntumoren sowie die → Schilddrüsenunterfunktion.

Brand (Gangrän) Gewebstod nach unterbrochener Blutzufuhr. Ursache für die Minderdurchblutung kann der Verschluss einer Arterie durch ein Blutgerinnsel (→ Embolie) sein, aber auch eine unfallbedingte Gefäßverletzung, eine Erfrierung, oder – besonders häufig – die → arterielle Verschlusskrankheit, bei der eine Arterie infolge → Arteriosklerose allmählich immer mehr verengt wird, bis der Blutstrom schließlich vollständig zum Erliegen kommt. Auch Zertrümmerung und Zerquetschung von Gewebe kann zum Brand führen. Besonders häufig tritt das Leiden bei Personen mit Durchblutungsstörungen infolge → Zuckerkrankheit und bei starken Rauchern auf.

Man unterscheidet 2 Formen des Brandes:

1. trockener Brand: Dabei schrumpft das abgestorbene Gewebe und trocknet durch Wasserverlust ein, bis es richtiggehend lederartig zäh wird. Zudem verfärbt sich der betroffene Bezirk grau-schwarz und grenzt sich so scharf vom gesunden Gewebe ab.

2. feuchter Brand: Wenn das abgestorbene Gewebe durch Fäulnisbakterien zersetzt wird, kommt es zu einem stinkenden, fauligen Gewebszerfall. Der feuchte Brand kann direkt oder als Folge des trockenen Brandes eintreten. Bevorzugte Stellen sind Extremitäten und innere Organe, die mit der Außenwelt in Verbindung stehen (Lungen, Darm, Gebärmutter). Wird der feuchte Brand durch Gas bildende Bakterien hervorgerufen, entsteht ein → Gasödem. Immer besteht die Gefahr einer → Blutvergiftung.

Bei bereits weiter fortgeschrittenem Brand bleibt nichts anderes übrig, als das betroffene Glied in noch gut durchblutetem Gewebe zu amputieren. Das lässt sich vermeiden, wenn bei den ersten Anzeichen einer mangelhaften Blutversorgung – bei Kältegefühl, taubem Gefühl, Kribbeln oder bläulicher Gewebsverfärbung – eine energische Behandlung durch den Arzt einsetzt; →Durchblutungsstörungen.

Brandblase Blase auf der äußeren Haut als Folge einer → Verbrennung.

Brechdurchfall → Durchfall in Kombination mit heftigem Erbrechen.

Brechdurchfall der Säuglinge Mit der Ernährung zusammenhängende Krankheitssymptome des Säuglings erfordern von Mutter und Arzt höchste Aufmerksamkeit, da sie schnell zu bedrohlichen Krankheitsbildern führen können. Früher hat man in derartigen Fällen von Brech- oder Sommerdurchfall des Säuglings gesprochen. Da es sich hierbei aber nicht um eine eigene Krankheit, sondern nur um eine schwere Form einer akuten Ernährungsstörung handelt, hat diese Bezeichnung an Bedeutung verloren. Heute unterteilt man die akuten Durchfallserkrankungen des Säuglings in die leichter verlaufende ***Dyspepsie*** und die schwere, lebensbedrohende ***Säuglingstoxikose***. Das Wesen einer solchen Ernährungsstörung liegt im Missverhältnis zwischen der aufgenommenen Nahrungsmenge und -art und dem Leistungsvermögen des kranken Säuglings, sie zu verdauen. Mit den Durchfällen verliert der Säugling nicht nur die mangelhaft ausgenutzte Nahrung, sondern auch große Wasser- und Salzmengen.

Dem akuten Brechdurchfall gehen oft einige Tage Vorboten – Appetitmangel, Gewichtsstillstand, Wundsein, Unruhe – voraus, bis es dann zu Erbrechen, Durchfällen (dünn, wässrig oder schleimig) und Gewichtsabnahme kommt. Schon bei einem Verlust von 5 Prozent des Körpergewichts muss mit einem bedrohlichen Flüssigkeits- und Elektrolytmangel gerechnet werden, der mit einer ausgewogenen Glukose-Elektrolyt-Trinklösung ausgeglichen werden muss. Die kleinen Patienten erhalten etwa 50 ml pro Kilogramm Körpergewicht und Stunde verabreicht, bei mittelschwerer Austrocknung (5–10 Prozent Gewichtsverlust) ca. 100 ml. Wenn nach 6 Stunden der Gewichtsverlust ausgeglichen ist, kann vorsichtig auf normale Ernährung – Stillen bzw. die gewohnte, jedoch zunächst verdünnte Säuglingsnahrung – umgestellt werden. Tritt keine Besserung ein, muss der Flüssigkeitsersatz noch weitere 4–6 Stunden fortgesetzt werden. Nimmt der Säugling auch daraufhin nicht zu, ist eine Klinikeinweisung notwendig.

Brechreiz meist in Verbindung mit heftiger Übelkeit auftretendes, reflektorisch ausgelöstes zwanghaftes Gefühl, sich übergeben zu müssen; → Erbrechen.

Brenztraubensäure-Schwachsinn → Phenolketonurie.

Brille Normalsichtigkeit ist gleichbedeutend mit deutlichem Sehen auf weite und mittlere Entfernungen und bis auf eine Nähe von 10 cm. Das gilt im Allgemeinen für Menschen bis zum 40. oder 45. Lebensjahr, eben so lange, wie die Linse elastisch genug ist, durch die jeweils notwendige Formänderung die Sehkraft des Auges an verschiedene Entfernungen anzupassen (Akkommodation).

Brillen dienen der Verbesserung der Sehleistung bei Brechungsfehlern des Auges. Bei → Kurzsichtigkeit (Myopie) werden Konkav- oder Zerstreuungslinsen (Minusgläser), bei → Weitsichtigkeit (Hypermetropie) Konvex- oder Sammellinsen (Plusgläser) verwendet. Auch die Alterssichtigkeit (Presbyopie), eine altersbedingte Form der Weitsichtigkeit, erfordert zur Korrektur eine Sammellinse. Besteht dabei jedoch bereits ein anderer Brechungsfehler, so muss zur vorhandenen Brille ein Nahzusatz hinzugefügt werden, so dass eine Mehrstärkenbrille entsteht. Beim Bifokalglas (Zweistärkenglas) ist der Nahteil mit erhöhter Brechkraft im unteren Glasabschnitt eingeschliffen oder eingeschmolzen. Beim Trifokalglas (Dreistärkenglas) befindet sich zwischen der Fernkorrektur im oberen Teil und der Nahkorrektur im unteren Teil des Glases ein Mittelteil mit Nahkorrektur für mittlere Entfernung (zumeist für 50 cm). Seit längerem gibt es auch Mehrstärkengläser mit fließendem Übergang vom Fern- zum Nahteil.

Bei hochgradiger Sehschwäche sind Lupen- und Fernrohrbrillen nützlich. Mit Lupenbrillen wird eine 4-fache, mit Fernrohrbrillen sogar eine 8-fache Vergrößerung erreicht, wobei allerdings eine röhrenförmige Einengung des Gesichtsfeldes in Kauf genommen werden muss. Bei Stabsichtigkeit (→ Astigmatismus) müssen Zylindergläser getragen werden.

Die phototrope Brille, bei der sich die Gläser durch automatische Abdunkelung dem Lichteinfall anpassen, eignet sich nur zur Benutzung im Freien; in geschlossenen Räumen stellt sich der Effekt nur unvollkommen ein. Eine interessante Alternative zur Brille sind die → Kontaktlinsen.

Brillenhämatom Bluterguss in Ober- und Unterlidern. Der Name Brillenhämatom erklärt bildlich, worum es sich hier handelt: um die brillenförmige Ausbreitung eines → Blutergusses in das Unterhautgewebe der Lider beider Augen. Schuld daran kann eine Prellung sein; in erster Linie muss man bei jedem Brillenhämatom jedoch an einen zu Grunde liegenden → Schädelbasisbruch denken.

Bronchialasthma Das Bronchialasthma ist eine echte »Volkskrankheit«, die weit verbreitet ist und in der Regel eine dauerhafte, erhebliche Beeinträchtigung des Wohlbefindens zur Folge hat. Es handelt sich dabei um eine anfallsweise auftretende, hochgradige Atemnot, die durch 3 Veränderungen im Bronchialsystem verursacht wird:

1. krampfartige Verengung der Bronchialmuskulatur
2. Schwellung der Bronchialschleimhaut
3. erhöhte Produktion eines zähen Schleimes.

All diese krankhaften Prozesse haben zur Folge, dass die Bronchien stark eingeengt werden, was sich vor allem beim Ausatmen bemerkbar macht. Durch die Verkleinerung der

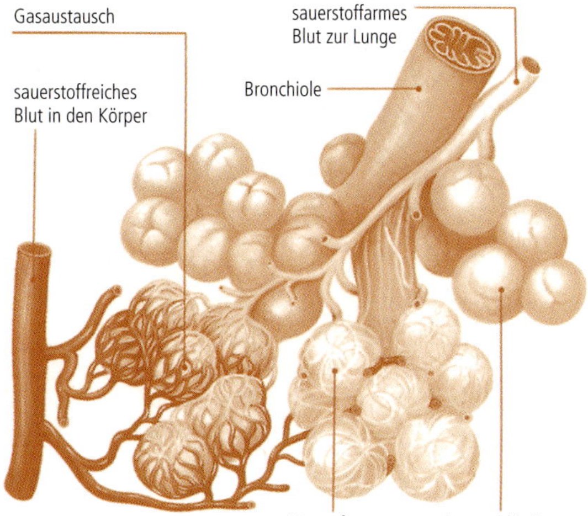

Bronchialasthma Schematische Darstellung des Gasaustausches in den Lungenbläschen.

Lichtung der Bronchien während des Anfalls wird der Patient die verbrauchte Luft nicht los. Beim Ausatmen bleibt daher mehr Luft als gewöhnlich in der Lunge zurück, so dass beim nächsten Atemzug nicht genügend frische Luft eingeatmet werden kann. Das hat zur Folge, dass die Lungen mit der Zeit immer mehr aufgebläht werden. Das Endstadium ist die durch den Elastizitätsverlust des Lungengewebes bedingte → Lungenblähung (Lungenemphysem).

Das Bronchialasthma, für das neben dem Anfallcharakter die spontane Rückbildungsfähigkeit der Beschwerden typisch ist, kann vielerlei Ursachen haben, wobei eine unabdingbare Vorbedingung ein überempfindliches Bronchialsystem ist, das auf verschiedenartige Einflüsse mit einer erhöhten Reizbarkeit antwortet. Auch wenn oft eine vererbte Krankheitsanlage vorliegt, darf das Bronchialasthma jedoch keinesfalls zu den Erbkrankheiten gerechnet werden.

Der typische Asthmaanfall – ihm können Niesanfälle, Haut- oder Augenjucken, Kopfschmerzen, Übelkeit, Verdauungsstörungen, vermehrtes Wasserlassen, Müdigkeit und Angst vorausgehen – setzt nach kurzem Beklemmungsgefühl plötzlich mit schwerer Atemnot ein. Die Kranken empfinden einen Druck um den Brustkorb, als würde dieser durch eiserne Reifen eingeschnürt. Charakteristisch ist die schon auf Entfernung hörbare Keuchatmung, die von quälenden Hustenattacken unterbrochen wird, wobei jedoch nur ganz geringe Mengen zähen, glasigen Schleims zu Tage gefördert werden. Durch die erschwerte Ausatmung entstehen röchelnde,

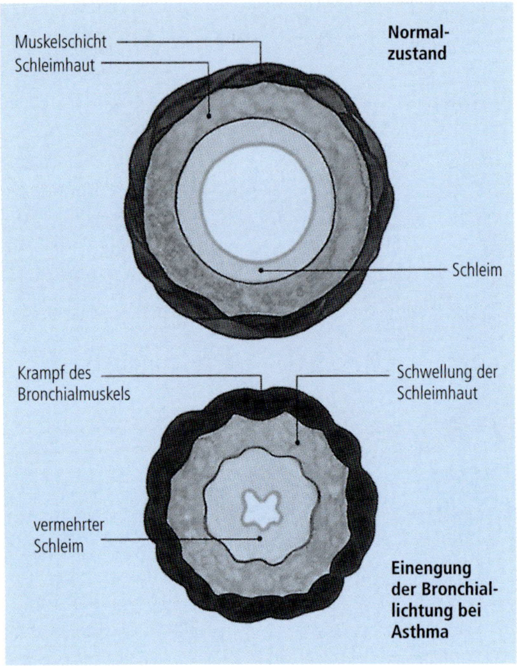

Bronchialasthma Querschnitt eines kleinen Luftröhrenastes.

brummende und pfeifende Geräusche. Der Patient hat Angst zu ersticken. Diese Angst und die allgemeine Aufregung steigern zusätzlich die Atemnot. Während des Anfalls, der besonders oft nachts auftritt, sitzen die ängstlichen Patienten aufrecht mit aufgestützten Armen da. Manchmal stürzen sie verzweifelt zum offenen Fenster und schnappen nach Luft. Das schweißgebadete Gesicht ist blass mit blauem Unterton, der Puls infolge der Anstrengung bis auf über 100 Schläge pro Minute beschleunigt. Der einzelne Anfall kann nur Minuten, aber auch Stunden oder mehrere Tage dauern. Ein Asthmaanfall, der länger als 24 Stunden anhält, stürzt den Kranken in akute Lebensgefahr, da Erstickung oder plötzliches Herzversagen drohen.

Man unterscheidet folgende Asthmaformen:

1. *allergisches Asthma:* Es wird durch Stoffe ausgelöst, die entweder mit der Luft eingeatmet oder mit der Nahrung zugeführt werden (→ Allergie). Derartige Substanzen, so genannte Inhalationsallergene, sind: Hausstaub, Milben, Schimmelpilze, Tierhaare, Blütenpollen von Gräsern, Bäumen, Sträuchern, Blumen und Unkräutern im Frühjahr und Sommer, Getreide-, Mehl- und Kleiestaub, Hefe, Harze, ätherische Öle, Duftstoffe, Gewürze, Rohkaffee, Holzstaub, Staub von Baumwolle, Kapok, Flachs, Hanf und Jute, Kunststoffe, Lösungsmittel, Waschmittel. Mit der Nahrung können folgende Asthma auslösende Allergene zugeführt werden: Eier, Milch, Milchprodukte, Schokolade, Fische, Schalentiere, Fleisch, Tomaten, Erdbeeren, Nüsse, Honig, Nahrungsmittel und Getränke mit künstlichen Farbstoffen und Konservierungsmitteln.

Das allergische Asthma dominiert im Kindes- und Jugendalter; jenseits des 45. Lebensjahres verliert es an Bedeutung. Nicht selten leiden die Patienten vor dem ersten Auftreten bereits an einer anderen allergischen Krankheit, beispielsweise an → Heuschnupfen, an einer allergischen → Bindehautentzündung, einem → Ekzem usw. Das allergische Asthma ist die einzige Asthmaform, bei der sich die Ursache, wenn hartnäckig danach geforscht wird, klar ermitteln lässt. Daher ist auch eine ursächliche Behandlung möglich: An erster Stelle steht das Vermeiden der auslösenden Faktoren, wozu eventuell sogar ein Berufswechsel erforderlich werden kann. Eine andere Methode, die Überempfindlichkeit zu lindern, besteht in der so genannten Desensibilisierung: Dabei werden dem Patienten von dem Allergen – es muss zuvor durch umfangreiche Hauttests festgestellt werden – kleinste Mengen, die gerade noch eine leichte Reaktion auslösen, eingespritzt. Anschließend werden die Dosen allmählich gesteigert, bis schließlich die Unempfindlichkeit des Patienten erreicht ist.

2. *Asthma durch chemische und physikalische Reize:* Straßen- und Kohlenstaub, Auspuffgase, Küchendünste, Nebel, kalte, feuchtwarme und Zentralheizungsluft sowie – in besonders hohem Maße – Zigarettenrauch führen, wenn sie ständig eingeatmet werden, zu Funktionsstörungen der Atmung und zu Schädigungen der Bronchiolen. Auch hierdurch können Asthmaanfälle ausgelöst werden.

3. *Anstrengungsasthma:* Es kommt vor allem bei Kindern vor, und zwar besonders beim freien Laufen und Treppensteigen, seltener beim Radfahren und fast nie beim Schwimmen. Die Atemnot setzt erst 2–10 Minuten nach Ende der Belastung ein. Die Beschwerden klingen meistens innerhalb von 20–30 Minuten wieder ab. Bei asthmakranken Kindern wirkt die vorbeugende Inhalation eines Asthmamittels vor einer besonderen Anstrengung zuverlässig.

4. *Schmerzmittelasthma:* Es wird durch Substanzen ausgelöst, die in verschiedenen Schmerz-, Fieber-, Entzündungs- und Rheumamitteln vorhanden sind. Die Atembeschwerden treten 10 Minuten bis 1 Stunde nach der Einnahme geringster Mengen des betreffenden Medikaments auf.

5. *psychisch bedingtes Asthma:* Es wird bei Patienten

mit überempfindlichem Bronchialsystem durch psychische Faktoren – Angst, Ärger, Konflikte, freudige Erregtheit – ausgelöst, wobei allerdings anzumerken ist, dass derlei psychischen Faktoren bei Asthma nur eine prägende und modulierende Funktion haben. Ein körperlich vollkommen gesunder Mensch kann niemals allein durch seelische Einflüsse zum Asthmatiker werden.

6. *Asthma ohne erkennbare äußere Ursache:* Diese Form wird auch als Infektasthma bezeichnet, weil in einem Teil der Fälle ein Zusammenhang mit Infekten der Atemwege (Bronchialsystem, Nasennebenhöhlen) besteht. Wenn ein Asthma jenseits des 30. Lebensjahres beginnt, handelt es sich in über 90 Prozent der Fälle um ein nicht allergisches Asthma.

Neben den beim allergischen Asthma genannten therapeutischen Möglichkeiten gibt es für alle anderen Formen nur eine symptomatische, die Krankheitszeichen bekämpfende Therapie. Dazu verwendet man Mittel zur Verhütung und Behandlung der Krampfzustände der Bronchialmuskulatur; Mittel zur Lösung und Verflüssigung des Schleimes; Antibiotika zur Bekämpfung einer Infektion der Atemwege; → Corticosteroide (Kortison) zur Eindämmung entzündlicher Vorgänge. Asthmamittel können in den verschiedensten Zubereitungen verabfolgt werden; sehr bewährt ist die Inhalation mit Hilfe von Dosier-Aerosolen und neuerdings auch von feinst pulverisierten Substanzen (→ Aerosoltherapie). Unterstützend wirken → Atemgymnastik, → Bindegewebsmassage, Entspannungsübungen, → Psychotherapie sowie eine Kurort- und Klimabehandlung.

Für Kranke mit mäßig häufigen Asthmaanfällen und guter medikamentöser Einstellung ist die langfristige Perspektive gut. Allerdings kann ein schwerer Asthmaanfall auch tödlich sein. Die Langzeitprognose hängt davon ab, ob im Krankheitsverlauf irreparable Schädigungen wie eine Lungenblähung oder ein → Cor pulmonale entstehen.

Allgemeine Verhaltensregeln für Patienten mit Asthma:

1. Das Rauchen muss unbedingt eingestellt werden.

2. Alle als Auslöser des Asthmas erkannten Stoffe müssen zu Hause, im Beruf und im Urlaub gemieden werden.

3. Erkältungen, besonders Atemwegsinfekte, müssen nach Möglichkeit vermieden werden. Kaltluft ist Gift für den Asthmatiker. Empfehlenswert ist die alljährliche Grippeschutzimpfung.

4. Leichte körperliche Betätigung ist von Nutzen. Schwere körperliche Anstrengungen und Leistungssport sind dagegen zu unterlassen.

5. Empfehlenswerte Sportarten sind: Schwimmen, Wandern, Rudern und Paddeln sowie das Bogenschießen mit seinem harmonischen Wechselspiel zwischen Anspannen und Lösen. Rad fahren und Laufen sind weniger günstig. Beim Wintersport ist wegen der Kaltlufteinwirkung die vorbeugende Anwendung eines Dosier-Aerosols angeraten.

6. Neben der Atemgymnastik sind alle Arten von Entspannungsübungen – ganz besonders → autogenes Training und → Yoga – zu empfehlen.

7. Günstige Urlaubsgebiete sind das Hochgebirge und die See, besonders die Nordseeinseln. Ein pollenfreies Klima garantieren Kreuzfahrten auf hoher See sowie das trockenwarme Wüstenklima.

8. Vorteilhaft sind Kuren in einem Asthmaheilbad.

9. Die Einstellung des Patienten ist für den Behandlungserfolg ausschlaggebend; diese muss auf dem »Prinzip Vertrauen« basieren:

- Vertrauen zum behandelnden Arzt
- Vertrauen zu den verordneten Mitteln
- Vertrauen zu sich selbst.

Bronchialkarzinom → Lungenkrebs.

Bronchiektasen nicht mehr rückbildungsfähige, zylindrische, sackförmige oder blasige Erweiterungen der Luftröhrenäste. In einem Viertel der Fälle handelt es sich um eine angeborene Waben-, Zysten- oder Traubenbildung der Bronchien, die häufig mit anderen Fehlbildungen kombiniert ist. Ursachen der erworbenen Bronchiektasen sind unter anderem: eine chronische → Bronchitis, wiederholte → Lungenentzündungen, das Einatmen von Fremdkörpern oder giftigen Substanzen, die → Tuberkulose, eine verschwartende → Brustfellentzündung sowie andere Lungenerkrankungen.

Anzeichen und Beschwerden hängen von Lokalisation und Ausmaß der Veränderungen ab. Typisch ist die morgendliche »maulvolle« Expektoration: Die vornübergeneigten Kranken entleeren einen übel riechenden, schleimigen oder schaumigen, eventuell eitrigen Auswurf, der Blutbeimengungen zeigen kann. Hinzu kommen häufiger Husten, gelegentliche Fieberschübe, → Trommelschlegelfinger, erhöhte → Blutkörperchensenkungsgeschwindigkeit. Den Beweis liefern Röntgenaufnahme und → Bronchoskopie. Behandlung: Bei begrenztem Befall ist eine Operation möglich. Sonst ähnelt die Therapie derjenigen bei chronischer eitriger → Bronchitis mit Schwerpunkt auf der Infektbekämpfung durch → Antibiotika.

Ein Problem liegt darin, dass es den Kranken oft nicht mehr möglich ist, allein mit Hustenstößen genügend Sekret nach außen zu befördern. In diesen Fällen sind folgende Übungen nützlich:

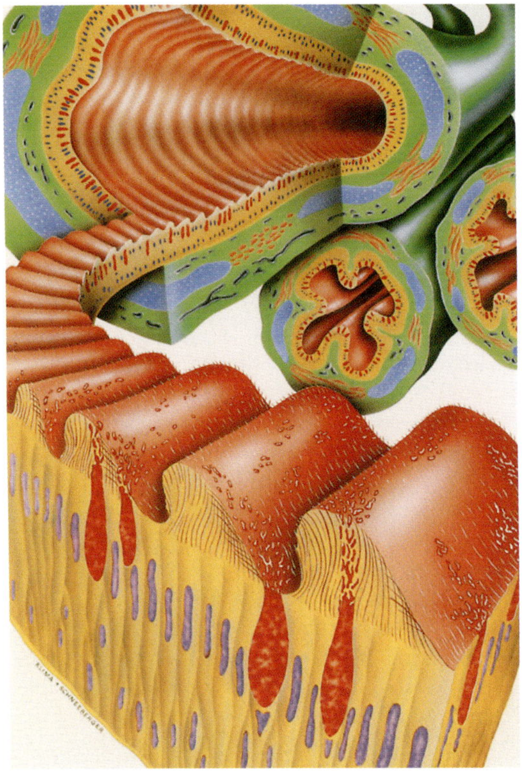

Bronchien Die Zeichnung zeigt die Wand der Bronchien. Die Innenwand besteht aus Schleimhaut (rot) mit Flimmerzellen (Zellkerne violett); die Flimmerhaare bewegen das von den Drüsenzellen (dunkelrot) abgesonderte Sekret weiter. Auf die Schleimhautschicht folgt nach außen eine Bindegewebeschicht mit Muskelzellen und Blutgefäßen, Knorpelspangen (blau) verstärken die Wand.

1. Der Kranke lässt Kopf, Arme und Oberkörper seitlich aus dem Bett herabhängen; dabei sollen sich die Hände auf dem Boden abstützen.

2. Der Kranke lehnt sich mit dem Oberkörper von hinten über die Lehne eines Stuhls; dabei berühren nur die Fußspitzen den Boden. Auf dem oberen Ende der Lehne liegen die Leistenbeugen, mit den Ellenbogen stützt sich der Kranke auf der Sitzfläche ab, der Kopf hängt zwischen den Armen abwärts. In dieser Stellung soll der Patient bleiben, bis das Sekret abgeflossen ist.

Bronchien In Höhe des 3. und 4. Brustwirbels gabelt sich die Luftröhre (Trachea) in die beiden Hauptbronchien, die sich dann in der Lunge – wie die Äste eines Baumes – in immer feinere Bronchien aufzweigen. Die feinsten Verzweigungen, die dann nur noch einen Durchmesser von 1 mm haben, heißen Bronchiolen. Die Wand der großen Bronchien ist wie die Wand der Luftröhre durch ringförmige Knorpeleinlagerungen verstärkt und mit einer Schleimhauttapete ausgekleidet, deren bedeckende Zellen kleine Flimmerhärchen tragen. Durch ihre nach oben gerichtete Flimmerbewegung wedeln sie Absonderungen der Schleimhaut, z. B. kleine Schleimballen bei der Bronchitis, immer weiter nach oben, bis diese mit einem Hustenstoß endgültig entfernt werden.

Die wichtigsten Untersuchungsverfahren der Bronchien sind neben Abhören (Auskultation) und Beklopfen (Perkussion) des Brustkorbes die Röntgenaufnahme – nach vorherigem Einfüllen eines Kontrastmittels – und die → Bronchoskopie. Genauere Auskunft über den Zustand der auskleidenden Schleimhaut erhält man durch die zytologische Untersuchung (→ Zytodiagnostik) des Auswurfs bzw. der entnommenen Gewebeprobe.

Bronchitis Entzündung der Bronchien-Schleimhaut, die wie jede Entzündung akut oder chronisch verlaufen kann.

akute Bronchitis: Von der banalen fieberhaften Erkältung sind zumeist die gesamten oberen Luftwege – Nase, Rachen, Kehlkopf, Luftröhre, Bronchien – betroffen. Ursache ist in der Regel ein durch Witterungseinflüsse – besonders durch nasskaltes Wetter – geförderter Virusinfekt. Die Anfälligkeit für Entzündungen der Luftwege wächst bei körperlicher Verweichlichung, bei chronischen Schädigungen (in erster Linie durch Rauchen, aber auch durch Staub, Gase und Dämpfe verschiedener Art) und bei chronischen Stoffwechselstörungen. Zu Beginn empfinden die Kranken ein brennendes Gefühl oder »Wundsein« unter dem Brustbein und klagen über Seitenstechen, Kopfschmerzen, Appetitlosigkeit, Heiserkeit und Schnupfen. Der Husten ist anfangs trocken, später kommen glasig-schleimiger oder auch eitriger Auswurf und Fieber hinzu.

Neben Bettruhe und warmen Getränken können ggf. Medikamente zur Schleimlösung und zur Erweiterung der Bronchien eingesetzt werden. Hustenstillende Arzneimittel sind mit Vorsicht anzuwenden, da es ja gerade der Husten ist, der dazu beiträgt, schleimige Absonderungen aus den Bronchien herauszubefördern. In schweren Fällen, an denen hauptsächlich Bakterien beteiligt sind, bekommt der Patient Antibiotika.

Eine ärztliche Behandlung ist in folgenden Fällen erforderlich:

♦ bei Husten, der trotz einschlägiger Behandlung länger als 2 Wochen anhält

♦ wenn das Fieber bei Husten länger als 4 Tage bestehen bleibt

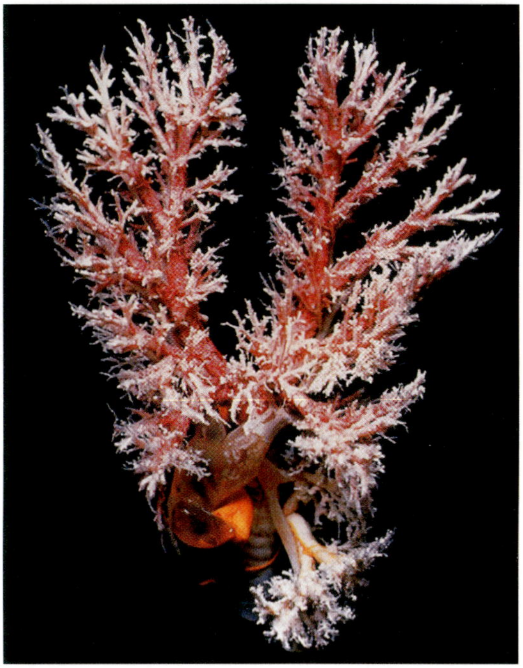

Bronchien Die Verzweigungen der Bronchien in der Lunge sind mit den Verästelungen eines Baumes vergleichbar.

♦ wenn der Auswurf blutig durchsetzt ist oder gelblich-grün (eitrig) wird

♦ bei Atemnot und stärkeren Kopfschmerzen

♦ bei gefährdeten Personen, vor allem bei Säuglingen, älteren Menschen und Patienten in einem schlechten Allgemeinzustand.

chronische Bronchitis: Nach der Definition der Weltgesundheitsorganisation liegt sie vor, wenn an den meisten Tagen, aber wenigstens 3 Monate lang im Jahr, in mindestens 2 aufeinander folgenden Jahren Husten und Auswurf vorhanden sind. Allerdings müssen andere Ursachen wie → Lungenkrebs und → Tuberkulose ausgeschlossen werden. Man unterscheidet verschiedene Schweregrade von der einfachen chronischen Bronchitis der Raucher bis zur chronischen Bronchitis mit → Lungenblähung. Als auslösende Ursachen sind zu nennen: Rauchen, berufliche Gefährdung durch Stäube, Dämpfe und Gase, allgemeine Luftverschmutzung, Wetter- und Klimafaktoren, häufige Virusinfekte der Atemwege. Auch konstitutionelle Faktoren spielen sicherlich eine Rolle.

Der schleimige Auswurf, den der Kranke vorwiegend morgens in größeren Mengen abhustet, wird in schweren Fällen eitrig und enthält nicht selten geringe Blutbeimengungen. Zeitweise kann auch Fieber auftreten. Im Lauf der Jahre nimmt die zunächst kaum wahrnehmbare Atemnot immer mehr zu, und die allgemeine Leistungsfähigkeit schwindet. Zudem nimmt die Gesichtsfarbe häufig einen bläulichen Ton an. In weiterer Folge können → Bronchiektasen, Lungenblähung und – infolge des erhöhten Widerstandes im Lungenkreislauf, gegen das Herz ständig anarbeiten muss – eine zunehmende → Herzschwäche auftreten. Lungenfunktionsprüfungen erlauben dem Arzt eine Aussage über Verlauf und Prognose der Erkrankung. Da es sich jedoch grundsätzlich um ein unheilbares Leiden handelt, mit dem der Kranke leben muss, gilt es vor allem, eine Verschlimmerung oder ein Fortschreiten des Krankheitsprozesses zu verhindern.

Die erste Vorbedingung vor Behandlungsbeginn ist das sofortige Einstellen des Rauchens. Mit jeder Zigarette werden etwa 180 Milliarden Staubteilchen inhaliert! Die durch die chronische Bronchitis beeinträchtigte Selbstreinigung der Atemwege mittels Flimmerhärchen wird mit dieser zusätzlichen Belastung nicht fertig. Hinzu kommt, dass die Flimmerhärchen durch die im Rauch enthaltenen Giftstoffe gelähmt werden. Außerdem muss möglicherweise die berufliche Situation verändert werden: Arbeitsplätze mit Gefährdung durch Staub und Rauch sowie mit erhöhter Gefahr der Erkältung und Durchnässung sind denkbar ungünstig.

Schlaf- und Aufenthaltsräume dürfen nicht zu kalt, aber auch nicht zu trocken sein. Gegebenenfalls sollte man Luftbefeuchter aufstellen. Übergewicht muss unbedingt abgebaut werden, da dieses das Herz zusätzlich belastet. Zu vermeiden sind nicht nur Unterkühlung und Durchnässung, sondern auch intensive Sonnenbäder. Im Herbst soll sich der Kranke unbedingt gegen → Grippe impfen lassen. Geboten sind tägliche Bewegung in frischer und sauberer Luft, jedoch sollen Anstrengungen, die zu Kurzatmigkeit führen, unterlassen werden. Schwimmen im warmen Wasser ist erlaubt, ebenso Rad fahren, Ballspiele, Gymnastik und Gartenarbeit. Der Urlaub soll in einer Region mit einem Klima verbracht werden, das dem Kranken erfahrungsgemäß gut bekommt. Die an der See mit Salzwasser angereicherte Luft wirkt Schleim lösend; für ältere Patienten ist aber auch das reizarme waldreiche Mittelgebirgsklima sehr zuträglich. Dagegen ist im Hochgebirge wegen des verminderten Sauerstoffgehalts der Luft Vorsicht geboten. Auf jeden Fall sind Orte mit häufigem Nebel zu meiden.

Die medikamentöse Behandlung verfolgt bei der chronischen Bronchitis folgende Ziele:

1. Förderung der Schleimlösung und des Abhustens des Schleimes
2. Beseitigung von Verkrampfungen der Bronchialmuskulatur und Schwellungen der Bronchialschleimhaut
3. Bekämpfung bakterieller Infekte.

Der Arzt verschreibt die in jedem Einzelfall erforderlichen Medikamente, die streng nach Vorschrift einzunehmen sind. Als Ergänzung bewähren sich Inhalationen, → Atemgymnastik, Massagen, Bäder, Wasseranwendungen und Bestrahlungen. In besonders schweren Fällen wird eine Sauerstoffatmung verordnet, bei der der Einatmungsluft mittels eines Nasenkatheters 2–3 Liter Sauerstoff pro Minute beigemischt werden.

Bronchoskopie direkte Betrachtung der Luftröhrenäste (Bronchien) mit beleuchteten Metallrohren, die eine Vorrichtung zur Entnahme von Gewebe aufweisen (→ Endoskopie). Man kann auf diese Weise auch eingeatmete Fremdkörper entfernen.

Broteinheit (BE) bei der Zusammenstellung einer Diät im Zusammenhang mit der → Zuckerkrankheit verwendete Einheit zur Berechnung der Kohlenhydratmenge. Eine Broteinheit entspricht 12 Gramm Kohlenhydraten.

Bronzehautkrankheit → Addison-Krankheit.

Bronzediabetes Spätsymptom der → Hämochromatose.

Brucellosen bei Tieren weit verbreitete, durch Bakterien der Gattung »Brucella« verursachte Krankheiten, die auf den Menschen übertragen werden können. In erster Linie sind Rinder und Ziegen befallen, von denen aus die Übertragung auf den Menschen durch infizierte Nahrungsmittel – Milch, Milchprodukte, Ziegenkäse usw. – oder durch direkten Kontakt mit infizierten Tieren oder deren Ausscheidungen erfolgt. Aus diesem Grund treten Brucellosen vorwiegend bei Bauern, Tierärzten und Metzgern auf. Die bekannteste Brucellose des Menschen ist die ***Bang-Krankheit***, die beim Rind das seuchenhafte Verkalben verursacht. Nach einer Inkubationszeit von 2–6 Wochen beginnt die Erkrankung schleichend mit allmählichem Fieberanstieg auf 38–39 °C. Dabei ist das Befinden des Patienten kaum gestört. Lymphknoten, Milz und Leber schwellen an. Im weiteren Verlauf geht die Temperatur zurück, steigt dann jedoch nach einem kurzen Intervall allmählich wieder an, so dass eine wellenförmige Fieberkurve entsteht. Auf diese Weise kann sich die Erkrankung über viele Monate hinschleppen; die Patienten werden dabei blutarm und klagen über rheumaähnliche Beschwerden. Komplikationen treten durch Bakterienansiedelungen in verschiedenen Organen – Ohrspeicheldrüse, Rippenfell, Herzklappen, Venen, Nervensystem – auf. Der Verdacht auf das Vorliegen einer Brucellose muss durch bakteriologische und serologische Untersuchungen erhärtet werden. Die Behandlung besteht in der Gabe von Antibiotika über einen Zeitraum von 3–4 Wochen.

Eine andere Brucella-Art ist für das ***Maltafieber*** verantwortlich, das von Ziegen oder Schafen auf den Menschen übertragen wird und einen ähnlichen Verlauf wie die Bang-Krankheit zeigt.

Bruch Der Ausdruck »Bruch« ist zweideutig; er kann folgende Bedeutungen haben:
1. → Eingeweidebruch (Hernie)
2. → Knochenbruch (Fraktur).

Bruchband bei einem → Eingeweidebruch um den Bauch getragene gürtelähnliche Vorrichtung, die die ausgestülpten Eingeweide in die Bauchhöhle zurückdrängen bzw. ihr weiteres Hervortreten verhindern soll.

Brustbein (Sternum) etwa 20 Zentimeter langer, flacher Knochen, der die Rippen an der Vorderseite des Brustkorbs zusammenfasst.

Brustdrüse (Mamma) Die weibliche Brustdrüse setzt sich aus Drüsenläppchen zusammen, die in Fettgewebe eingelagert und durch bindegewebige, von Blutgefäßen durchzogene Wände getrennt sind. Die vom Drüsengewebe abgesonderte Milch wird über die Milchgänge zur Brustwarze (Mamille) geleitet. Diese ist von einem braun pigmentierten Warzenvorhof umgeben; hier münden auch Talg- und Schweißdrüsen. Die Brustdrüse entwickelt sich während der Pubertät unter dem Einfluss verschiedener Hormone. Während der Schwangerschaft reift das Organ weiter aus und nimmt an Größe zu. Der Warzenvorhof wird nun kräftiger pigmentiert, die Brustwarzen treten stärker hervor. Nach der Geburt schießt die Milch ein.

Brustdrüsenentzündung (Mastitis) Die Entzündung des Brustdrüsengewebes ist eine der häufigsten Erkrankungen im Wochenbett und tritt zumeist in der 2.–4. Woche nach der Entbindung auf. Man hat festgestellt, dass in rund 90 Prozent aller Fälle die Brustwarze der Mutter nach dem Stillen mit Staphylokokken besiedelt ist. Diese Keime dringen über kleine, durch das Stillen bedingte Schrunden und Risse von der Brustwarze in das Zwischendrüsengewebe ein und rufen als körperliche Abwehrreaktion eine Entzündung hervor, die zur Vereiterung neigt. Dem anatomischen Bau der weiblichen Brust entsprechend beschränkt sich diese Entzündung auf einen keilförmigen Sektor, dessen Spitze sich an der Brustwarze und dessen Basis sich am Rand der Brust befindet. Eine Milchstauung begünstigt die Entstehung der Erkrankung. Die ersten Anzeichen sind leichte Fieberschübe, für die keine andere Ursache gefunden werden kann. Dann kommt es un-

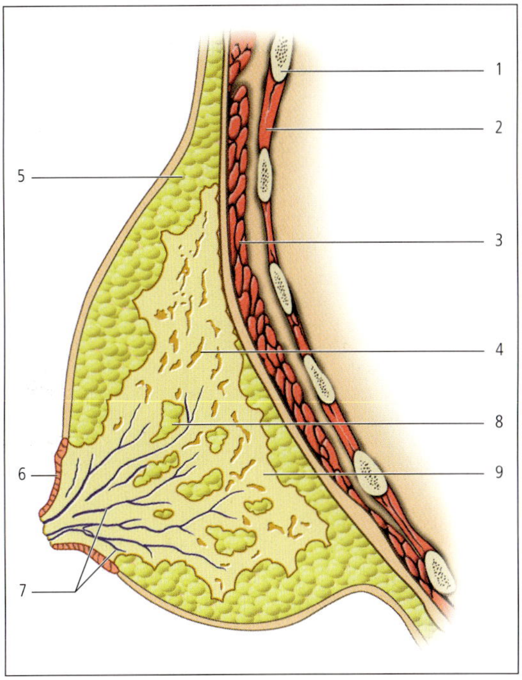

Brustdrüse Aufbau der weiblichen Brustdrüse (Milchdrüse): **1** Rippe; **2** Zwischenrippenmuskel; **3** Brustmuskel; **4** Drüsengewebe der Brust; **5** Fettgewebe; **6** Warzenhof; **7** Milchgänge; **8** Fettgewebe zwischen den Läppchen des Drüsengewebes; **9** Bindegewebe.

ter stärkerem Fieber und Schüttelfrost recht schnell zu Rötung und Schwellung der befallenen Brust unter Anschwellung der Lymphknoten in der Achselhöhle der gleichen Seite. Das Saugen des Kindes wird äußerst schmerzhaft.

Durch energische Behandlung im Krankenhaus versucht man, den Entzündungsprozess aufzuhalten. Ob weiter gestillt werden darf, muss im Einzelfall entschieden werden. Entsteht infolge der Eiterbildung ein ***Brustdrüsenabszess***, ist ein operativer Eingriff unvermeidlich. Zur Verhütung der Brustdrüsenentzündung ist während der Stillzeit auf peinliche Sauberkeit der Brüste zu achten.

Brustdrüsenschmerzen (Mastodynie) Schmerzhaftigkeit der geschwollenen weiblichen → Brustdrüse, die ein- oder doppelseitig auftreten kann. Die Schmerzen werden von den Frauen als Spannen, Brennen, Ziehen oder Stechen empfunden und führen dazu, dass die Betroffenen nicht mehr auf dem Bauch schlafen können. Die Beschwerden – oft kommt noch eine Absonderung aus der Brustwarze hinzu – treten vor allem in den Tagen vor der → Menstruation auf. Im Gegensatz zur → Mastopathie bestehen jedoch keine organischen Veränderungen. Als Ursache wird ein gestörtes Gleichgewicht zwischen den Hormonen → Östrogen und → Gestagen angenommen. Die Behandlung erfolgt mit örtlich kühlenden Salben oder Umschlägen.

Brustfell (Pleura) dünne, feuchte, aus 2 Lagen bestehende Haut zwischen Brustkorb und Lunge, die das störungsfreie Gleiten der Lunge während der Atembewegungen ermöglicht. Das äußere, dem Brustkorb anliegende Blatt bezeichnet man als ***Rippenfell***, das innere, der Lunge anliegende als ***Lungenfell***.

Brustfellentzündung (Rippenfellentzündung, Pleuritis) Da zu dem zwischen Brustkorbwand und Lunge gelegenen Brustfell auf dem Blut- oder Lymphweg, aber auch durch direkten Kontakt mit der erkrankten Lunge Krankheitserreger gelangen können, entsteht eine Brustfellentzündung vor allem als Begleiterscheinung von → Lungenentzündung, → Lungeninfarkt, → Tuberkulose, → Herzinfarkt sowie als Folge bösartiger Geschwülste.

Der Arzt unterscheidet 2 Formen der Krankheit: die »trockene« und die »feuchte« Brustfellentzündung.

Die ***trockene Brustfellentzündung*** (Pleuritis sicca) ist vor allem durch Auflagerungen von Fibrin (für die Blutgerinnung wichtiger Eiweißstoff im Blut) gekennzeichnet, wodurch Brust- und Rippenfell nicht mehr ungestört aufeinander gleiten können und sich kratzend aneinander reiben.

Bei der ***feuchten Brustfellentzündung***, die meist aus der trockenen Form hervorgeht, sammelt sich zwischen den beiden Blättern eine entzündliche Flüssigkeit an: Man spricht dann von einem → Pleuraerguss. Meist wird dieser Erguss nach einigen Wochen vom Körper wieder aufgesogen (resorbiert) und verschwindet auf diese Weise. Nicht selten bleibt jedoch eine bindegewebige Verdickung, eine so genannte ***Pleuraschwarte***, zurück, die sogar das Herz verziehen und durch Verwachsung der beiden Pleurablätter erhebliche Atembehinderungen verursachen kann.

Höchst gefährlich wird die Angelegenheit, wenn zusätzlich noch Eiter erregende Bakterien eindringen und eine Eiteransammlung hervorrufen, die der Mediziner → Pleuraempyem nennt. Dann droht, wenn nicht sofort eingegriffen wird, durch völligen Zusammenbruch des Kreislaufs der Tod.

Die trockene Brustfellentzündung verursacht beim Atmen heftige, stechende Schmerzen, die bei Anhalten der Atmung aufhören. Der Betroffene atmet daher nur sehr flach und vorsichtig. Oft wird er zudem von einem heftigen Reizhusten gequält. Die Schmerzen sind bei der feuchten Form der Krankheit geringer, da die Reibung der Pleurablätter aufeinander

weniger beeinträchtigt ist. Dennoch besteht meist ein unangenehmes, häufig von Fieber begleitetes Druckgefühl in der Brust. Hat sich ein Erguss gebildet, so schränkt dieser die Bewegungsmöglichkeiten der Lunge zum Teil so stark ein, dass massive Atembehinderungen die Folge sind.
Zur Behandlung der Brustfellentzündung ist es in erster Linie erforderlich, die auslösende Grundkrankheit zu bekämpfen. Unterstützend wirken warme Brustwickel. Den quälenden Hustenreiz unterdrückt man mit entsprechenden Medikamenten. Beim feuchten Krankheitsverlauf mit Ergussbildung muss die angesammelte Flüssigkeit unter Umständen abgesaugt (punktiert) werden, um wieder Platz für die Lungenbewegungen zu schaffen. Manchmal ist sogar ein operativer Eingriff nötig, um das narbig miteinander verwachsene Brust- und Rippenfell wieder voneinander zu trennen. Zudem bekämpft man die verursachenden Bakterien mit Hilfe von → Antibiotika.

Brustknoten (Knoten in der Brust) knotenförmige, von außen tastbare Verhärtung im Inneren des Brustdrüsengewebes. In 80 Prozent der Fälle handelt es sich dabei um eine gutartige Veränderung. Nicht selten findet man auch Verhärtungen vor der monatlichen Regelblutung, die sich im Anschluss an die Menstruation von selbst wieder zurückbilden. Da es sich jedoch auch um das Anfangsstadium eines → Brustkrebses handeln kann, ist unbedingt eine genaue ärztliche Abklärung, in der Regel mittels → Mammografie, erforderlich.

Brustkorb (Thorax) Der Brustkorb wird aus den 12 Wirbeln der Brustwirbelsäule, den 12 Rippen und dem Brustbein (Sternum) gebildet. Dies ist ein platter Knochen von der Form eines Schwertes; er liegt unmittelbar unter der Haut, so dass er leicht zur Gewinnung von rotem Knochenmark zwecks Diagnose von Blutkrankheiten punktiert werden kann (Sternalpunktion). Die Rippen, deren vorderes Ende aus Knorpel besteht, ziehen bogenförmig von den einzelnen Brustwirbeln nach vorne unten. Die ersten 7 Rippen werden als echte oder wahre Rippen bezeichnet, weil sie unmittelbar am Brustbein ansetzen. Die Enden der 8., 9. und 10. Rippe vereinigen sich zum Rippenbogen; die beiden letzten Rippen enden frei in der Muskulatur. Während die 1. Rippe fest mit dem Brustbein verbunden ist, bestehen zwischen der 2.–7. Rippe und dem Brustbein echte Gelenke, die die Atembewegungen der Brustwand zulassen.

Das knöcherne Gerüst des Brustkorbs, der durch das Zwerchfell – eine kräftige Muskelplatte – von der Bauchhöhle getrennt wird, umfasst die Brusthöhle mit ihren Organen (Lungen, Herz, Mittelfellraum, → Thymus, Luft- und Speiseröhre,

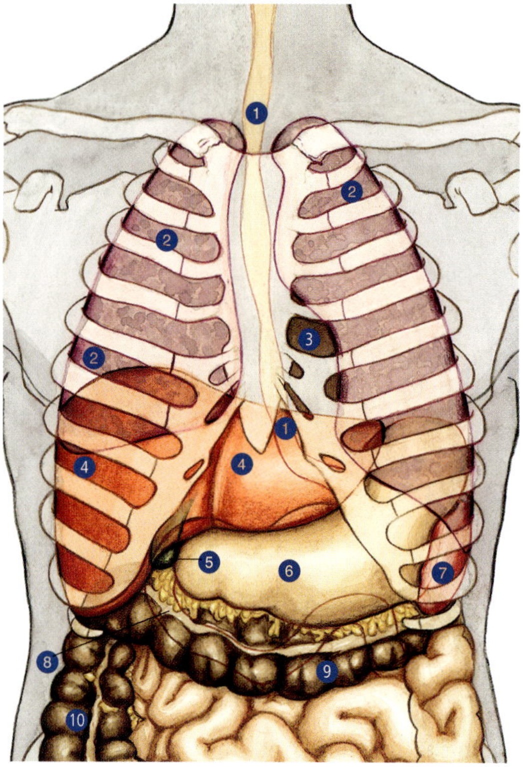

Brustkorb Innere Organe in der Projektion auf die vordere Rumpfwand: **1** Speiseröhre; **2** Lunge; **3** Herzbeutel; **4** Leber; **5** Gallenblase; **6** Magen; **7** Milz; **8** Zwölffingerdarm, vom Dickdarm überlagert; **9** Querteil des Dickdarms; **10** aufsteigender Teil des Dickdarms.

Nerven, Blutgefäße). Das aus 2 Blättern bestehende Brustfell kleidet die beiden Brustkorbhälften aus. Das eine Blatt, das die Lungen überzieht, wird als Lungenfell, das andere, das Rippen, Zwerchfell und Mittelfellwand überzieht, als Rippenfell bezeichnet. Zwischen den beiden Blättern des Brustfells liegt der Pleuraspalt, der von ganz wenig Flüssigkeit ausgefüllt ist. Dadurch ist gewährleistet, dass sich die Lungen beim Atmen entlang der Brustwand gleitend verschieben können. Zwischen den beiden Lungenflügeln, also gleichsam in der Mitte der Brusthöhle, liegt der so genannte Mittelfellraum (Mediastinum); er reicht – begrenzt von der Brustwirbelsäule und dem Brustbein – von der oberen Brustkorböffnung bis zum Zwerchfell.

Brustkrebs (Mammakarzinom) Der Krebs der Brustdrüse ist die häufigste Krebsform bei Frauen: Ungefähr jede 15.–20. Frau leidet an dieser Erkrankung, und jeder 5. Krebssterbefall bei Frauen ist darauf zurückzuführen. Der Brustkrebs kommt praktisch in allen Altersstufen ab dem 20. Lebensjahr vor; das Haupterkrankungsalter liegt jedoch zwischen dem 45. und 70. Lebensjahr. Die Krankheit wird, einer internationalen Übereinkunft entsprechend, nach der so genannten TNM-Klassifikation eingeteilt: Diese beruht auf der Ausdehnung des Tumors (T), der Zahl der befallenen Lymphknoten (Nodus = N) und der evtl. vorhandenen Tochtergeschwülste (Metastasen = M). Danach gibt es 4 Stadien der Erkrankung.

Die Ursachen des Brustkrebses sind – wie die der Krebskrankheit überhaupt – noch unklar. Statistisch gesehen gibt es jedoch Frauen, bei denen das Risiko, an Brustkrebs zu erkranken, deutlich höher ist als bei anderen. Dies sind:

1. Frauen mit Fällen von Brustkrebs in der nächsten Verwandtschaft
2. Frauen ohne Kinder und Frauen, die nie gestillt haben
3. Frauen, die bei der Geburt des ersten Kindes über 30 Jahre alt waren
4. Frauen, bei denen die Menstruation schon vor dem 12. Lebensjahr eingesetzt hat
5. Frauen, bei denen die Monatsblutung erst nach dem 52. Lebensjahr aufhört
6. Frauen, bei denen eine Krebserkrankung der Gebärmutter, der Eierstöcke oder des Darms besteht
7. Frauen mit gutartigen Brusterkrankungen
8. Frauen, die an erheblichem Übergewicht oder an der Zuckerkrankheit leiden.

Prozentuale Häufigkeit der bei der Selbstuntersuchung der Brust festgestellten Symptome, welche die Frauen zum Aufsuchen des Arztes veranlassten

Tastbefund (Knoten, Verdickung der Haut)	63%
Schmerzen, Druck, Spannungsgefühl	19%
Hautveränderungen	8%
Brustwarzenveränderungen	6%
Absonderung aus der Brustwarze	4%

Der Anteil der erblich bedingten Fälle von Brustkrebs wird auf rund 5 Prozent geschätzt. Bei Betroffenen, die vor dem 35. Lebensjahr erkranken, liegt dieser Anteil vermutlich sogar bei 25–40 Prozent. Seit der Entdeckung zweier Brustkrebsgene verstärken sich die Hinweise auf die Vererbbarkeit von Auslösern des Brustkrebses. Von den Trägerinnen dieser Gene erkranken rund zwei Drittel bis zum 70. Lebensjahr,

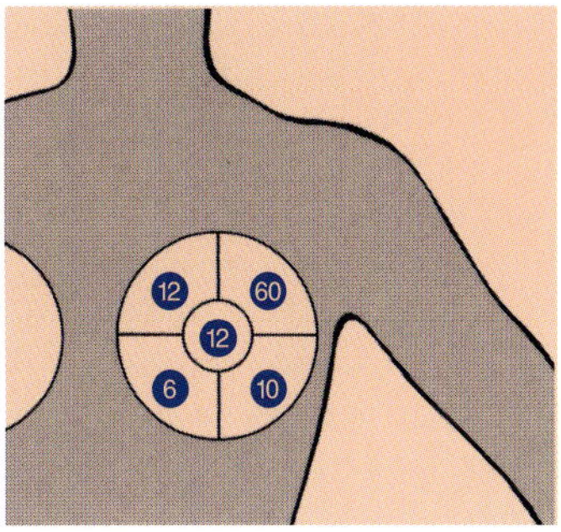

Brustkrebs Verteilung des Brustkrebses auf die Viertelkreise (Quadranten) der Brust.

während es in der Allgemeinbevölkerung nur 10 Prozent sind.

Die Verteilung des Brustkrebses auf die Quadranten (Viertelkreise) der Brust zeigt die Abbildung oben; am häufigsten ist der obere äußere Quadrant befallen. Neben einigen Veränderungen der Haut und besonders der Brustwarze gibt es nur ein einziges Frühsymptom: die schmerzlose, tastbare Verhärtung. Das ist deswegen von großer Bedeutung, weil der Brustkrebs vollständig heilbar ist, wenn er rechtzeitig erkannt und behandelt wird. Immerhin werden 90 Prozent aller Brustkrebserkrankungen von den Patientinnen selbst entdeckt. Jede Frau über 20 sollte daher einmal im Monat, am besten am 1. Tag nach Ende der Monatsblutung, 10 Minuten lang ihre Brust gründlich abtasten. Zu diesem Zeitpunkt sind menstruationsbedingte Spannungen in der Brust am geringsten, und die Brust ist am wenigsten druckempfindlich. Frauen, die keine Monatsblutungen mehr haben, sollten sich an einen festen Termin gewöhnen.

Jede Selbstuntersuchung beginnt mit der Betrachtung der Brüste vor dem Spiegel im Stehen, zuerst mit herabhängenden und dann noch einmal mit erhobenen oder hinter dem Kopf verschränkten Armen. Dabei ist auf Veränderungen der Größe und Lage und ganz besonders auf Asymmetrien zu achten. Danach sollte das Augenmerk auf Veränderungen der Haut gerichtet werden: Ist die Brust gerötet? Ist eine auffällige Schwellung, Rauigkeit oder Apfelsinenschalenhaut zu erkennen? Ist der Warzenvorhof gerötet, schuppend oder nässend? Sind die Brustwarzen eingezogen? Tritt aus ihnen eine Flüssigkeit aus, oder deutet eine Kruste darauf hin? Bestehen in der Achselhöhle Vorwölbungen?

Nach dieser Beobachtung werden Brüste und Achselhöhlen im Liegen abgetastet. Mit dem Rücken auf einem Kissen ruhend, wird jede Brust in 4 Quadranten eingeteilt, dann wird jeweils ein Viertelkreis der Brust abgetastet, und zwar in Form sanfter Druck- und Walzbewegungen vom Brustrand her nach innen.

Wird bei dieser Selbstuntersuchung ein Knoten im Gewebe festgestellt, besteht noch lange kein Grund zur Panik, denn

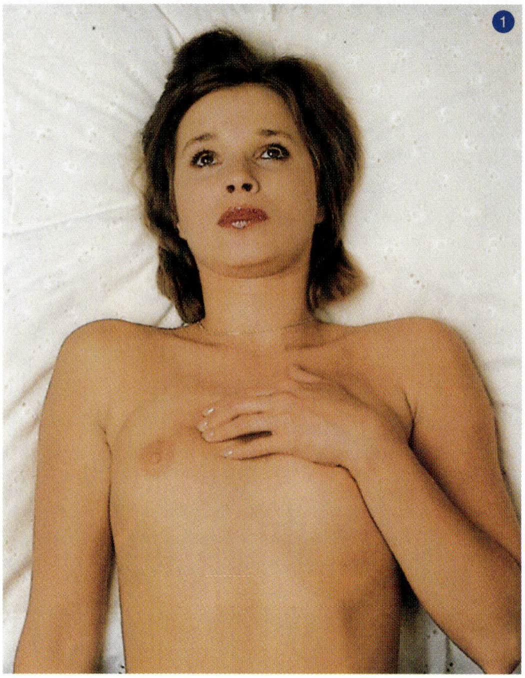
1

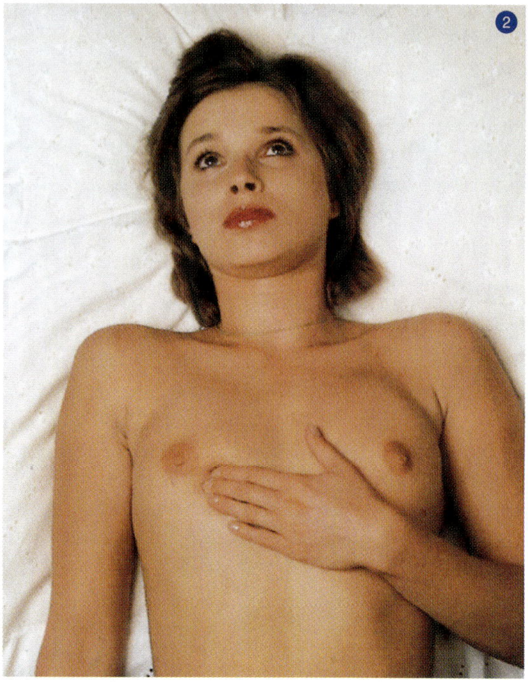
2

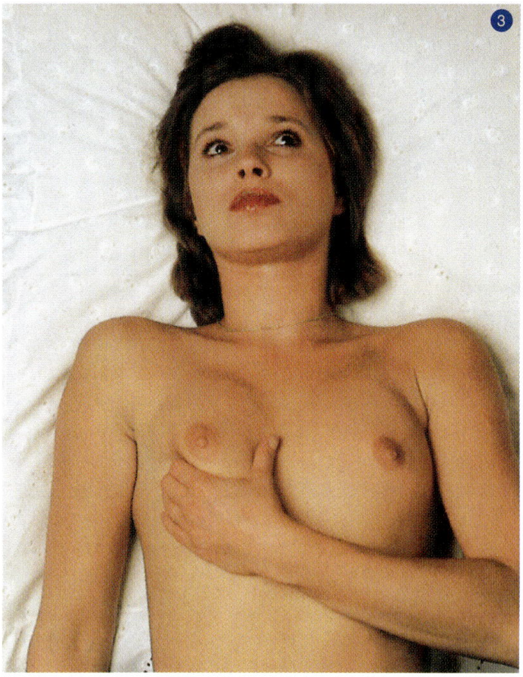
3

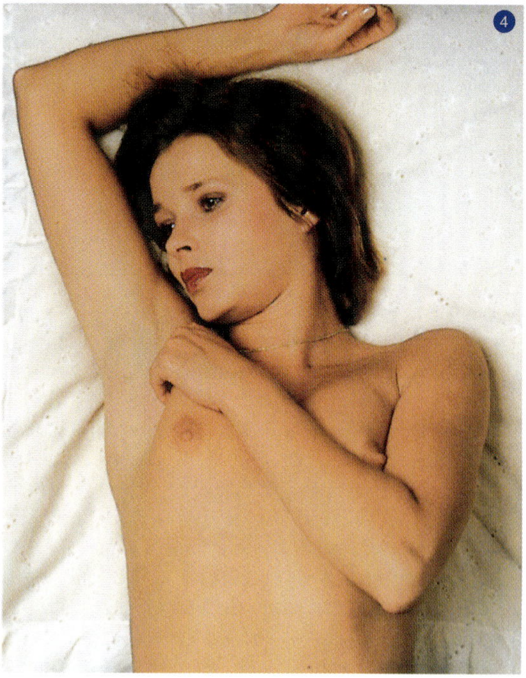
4

75 Prozent aller Veränderungen sind relativ harmlos; meist handelt es sich um gutartige Geschwülste, Zysten oder Abszesse. Ob ein Brustkrebs vorliegt oder nicht, kann dann letztlich nur der Arzt durch eine eingehende Untersuchung unterscheiden.

Einmal im Jahr sollte jede Frau zur gesetzlich geregelten Vorsorgeuntersuchung gehen, und zwar spätestens ab dem 40. Lebensjahr. Einen wichtigen Fortschritt in der Brustkrebs-Früherkennung bildet die ***Mammografie***. Dabei handelt es sich um eine spezielle Röntgenuntersuchung der weiblichen Brust, bei der die Strahlenbelastung minimal ist. Eine Mammografie sollte in folgenden Fällen durchgeführt werden:

1. bei Frauen mit verdächtigen Veränderungen in der Brust
2. bei Frauen auch ohne verdächtige Veränderungen bei den Vorsorgeuntersuchungen ab dem 40. Lebensjahr, und zwar alle 2 Jahre
3. als einmalige Basisuntersuchung ab dem 40. Lebensjahr, deren Ergebnis bei späteren Untersuchungen als Vergleich dienen kann.

Grundlage der Therapie ist die operative Entfernung des Tumors, wobei die Heilungschance im Anfangsstadium sehr gut ist. Umstritten war lange Zeit die Frage, ob immer eine Radikaloperation – die Entfernung der gesamten Brust einschließlich des großen und kleinen Brustmuskels und der Lymphknoten in der Achselhöhle – notwendig ist oder ob in bestimmten Fällen auch eingeschränkte Operationen zulässig sind. Heute versucht man, wann immer möglich, brusterhaltend vorzugehen: Solange der Tumor auf die Brustdrüse beschränkt ist und die Achsellymphknoten noch nicht befallen sind, genügt die »einfache« Entfernung des Tumors mit nachfolgender Strahlentherapie. In allen anderen Fällen kommen neben der Radikaloperation eine → Strahlenbehandlung, die → Chemotherapie und die Behandlung mit Hormonen in Betracht. Nach einer Radikaloperation kann bei günstiger Prognose bezüglich Fernmetastasen eine operative Brustrekonstruktion vorgenommen werden, die technisch schwierig und nicht immer kosmetisch befriedigend ist, aber für die Patientin in der Regel eine große psychische Hilfe darstellt. Wichtig ist immer eine sorgfältige Nachsorge, deren Zeitintervalle individuell festgelegt werden müssen.

Seit einiger Zeit gibt es ein viel versprechendes Testverfahren – den so genannten OSDI-Test – mit dem sich relativ zuverlässig ermitteln lässt, ob bei Frauen mit schwerem Brustkrebs ein neuartiges Medikament wirksam ist, das die Krebszellen von ihren Wachstumsfaktoren abschneidet.

Brustkrebs Selbstuntersuchung der Brust: **1** Überprüfung der oberen Brustquadranten; **2** Überprüfung der unteren Brustquadranten; **3** Abtasten des äußeren Brustteils; **4** Austasten der Achselhöhle.

Brustschmerzen Die Ursachen von Brustschmerzen reichen von psychisch bedingten Störungen bis zum Herzinfarkt. Brustschmerzen können von der Brustwand, der Brustwirbelsäule, den Organen innerhalb des Brustkorbs und den Oberbauchorganen ausgehen; sie können örtlich umschrieben oder großflächig, oberflächlich oder in der Tiefe empfunden werden; sie können anfallsweise, als Dauerschmerz oder atemabhängig auftreten.

Neben den bereits angesprochenen psychischen Faktoren kommen folgende Ursachen in Betracht:

1. vom Herzen ausgehend: → Angina pectoris, → Herzinfarkt, → Herzklappenfehler, → Herzbeutelentzündung
2. von den großen Gefäßen ausgehend: → Aneurysma der Aorta
3. von der Lunge ausgehend: → Embolie, → Lungenentzündung
4. vom Brustfell ausgehend: → Brustfellentzündung, → Pneumothorax
5. von der Brustwand ausgehend: Muskelschmerzen, Rippenbruch, → Brustkrebs, → Gürtelrose, → Interkostalneuralgie, Erkrankungen der Hals- bzw. Brustwirbelsäule
6. vom Verdauungstrakt ausgehend: Speiseröhrenkrankheiten, → Magengeschwür bzw. → Zwölffingerdarmgeschwür, → Bauchspeicheldrüsenentzündung, → Gallenblasenentzündung, → Gallensteinleiden.

Brutkasten → Inkubator.

Bruxismus → Zähneknirschen.

Bruzellosen → Brucellosen.

BSE Abkürzung für **B**ovine **S**pongiforme **E**nzephalopathy; → Rinderwahnsinn.

BSG Abkürzung für **B**lutkörperchen**s**enkungs**g**eschwindigkeit.

Buckel (Gibbus) umgangssprachlicher Ausdruck für die starke Auswölbung des oberen Rückenbereiches im Zusammenhang mit einer → Kyphose.

Bulimie (Ess-Brech-Sucht) Genau genommen steht der Begriff »Bulimie« für eine krankhafte Essgier mit oder ohne Hunger. In der Regel meint man jedoch, wenn man von Bulimie spricht, die kombinierte Ess-Brech-Sucht: das psychisch bedingte, anfallartig auftretende Verlangen nach riesigen Nahrungsmengen und das auf den Verzehr folgende, bewusst herbeigeführte Erbrechen. Betroffen sind zumeist Mädchen und junge Frauen im Alter von 15–30 Jahren, deren Gedanken ständig ums Essen kreisen. Heißhungerattacken kommen ebenso vor wie permanentes Essen ohne Hungergefühl. Trotz der exzessiven Nahrungsmittelzufuhr verhindern Erbrechen und/oder Abführmittelmissbrauch eine Gewichtszunahme. Der immer wieder erbrochene, stark säurehaltige Mageninhalt greift Zähne und Speiseröhre an. Bei vielen Betroffenen erzeugt das zwanghafte, suchtartige Ess-Brech-Verhalten schwere Schuld- und Minderwertigkeitsgefühle bis hin zu → Depressionen und Selbstmord. Häufig gehen der Ess-Brech-Sucht ein extremes Übergewicht oder eine → Magersucht voraus.

Da es sich um eine schwere psychische Störung handelt, muss auch die Therapie im geistig-seelischen Bereich ansetzen: Eine längere psychotherapeutische Behandlung führt bisweilen zur Heilung, jedoch ist die Rückfallquote hoch.

Bursa synovialis → Schleimbeutel.

Bursitis → Schleimbeutelentzündung.

Bypass operativ angelegte künstliche Umgehung einer hochgradig verengten oder ganz verschlossenen Arterie. Als überbrückendes Gefäß verwendet man eine kleinere Beinvene des Patienten oder eine künstliche Gefäßprothese. Sehr häufig wird eine Bypassoperation bei Verengung der → Herzkranzarterien (Koronararterien) vorgenommen. Dabei wird der Bypass zwischen der Aorta und einer geeigneten Stelle der Herzkranzarterie hinter der Verengung bzw. dem Verschluss angelegt.

Bei der → arteriellen Verschlusskrankheit werden Bypassoperationen am Bein durchgeführt. Damit die neu geschaffene Umleitung nicht durch Blutgerinnsel verschlossen wird, müssen die Patienten nach der Operation mit gerinnungshemmenden Medikamenten (→ Antikoagulanzien) behandelt werden.

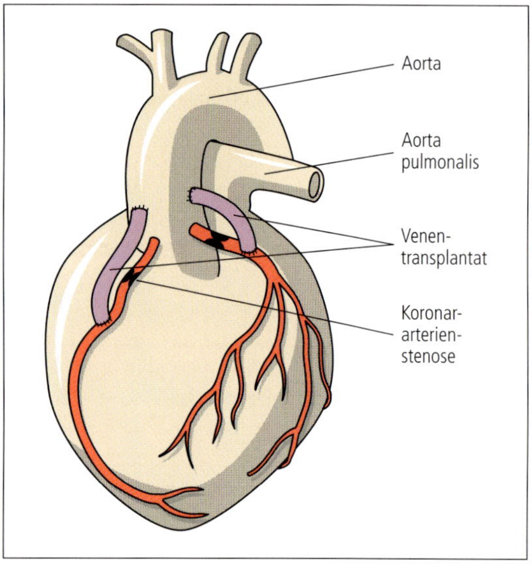

Bypass zwischen Aorta und Koronararterie zur Überbrückung einer Verengung bzw. eines Verschlusses.

Cadmiumvergiftung → Kadmiumvergiftung.

Caecum medizinische Fachbezeichnung für den → Blinddarm.

Caisson-Krankheit → Druckluftkrankheit.

Calcitonin 1961 entdecktes, in der Schilddrüse gebildetes Hormon. Es senkt den Kalziumspiegel im Blut und ist damit Gegenspieler des von den → Nebenschilddrüsen abgesonderten Parathormons. Therapeutisch wird Calcitonin bei der → Paget-Krankheit und speziellen Formen der → Osteoporose verwendet.

Calcium-Antagonisten → Kalzium-Antagonisten.

Callus → Kallus.

Candidiasis (Moniliasis) Unter der Bezeichnung Candidiasis werden Erkrankungen der Haut, Schleimhäute und auch der inneren Organe zusammengefasst, die durch Hefepilze (Sprosspilze) der Gattung »Candida« hervorgerufen werden. Es handelt sich dabei um normalerweise harmlose Pilze, die nur unter bestimmten Bedingungen krank machend wirken. So können sich die im menschlichen Darm gewöhnlich in geringer Anzahl vorhandenen Hefepilze ungehemmt vermehren, wenn durch massive Therapie mit → Antibiotika die anderen Darmbakterien vernichtet worden sind. Ist nun auch noch die Abwehrlage des Kranken besonders schlecht, dann können sich die Hefepilze auf dem Blut- und Lymphweg im ganzen Körper ausbreiten und innere Organe befallen. Die bekannteste, durch Candida-Pilze verursachte Erkrankung ist der → ***Soor***. Zur Behandlung und Prophylaxe der Hefepilzerkrankungen eignen sich spezielle, pilztötende Medikamente, so genannte Antimykotika, die eingenommen und örtlich angewandt werden.

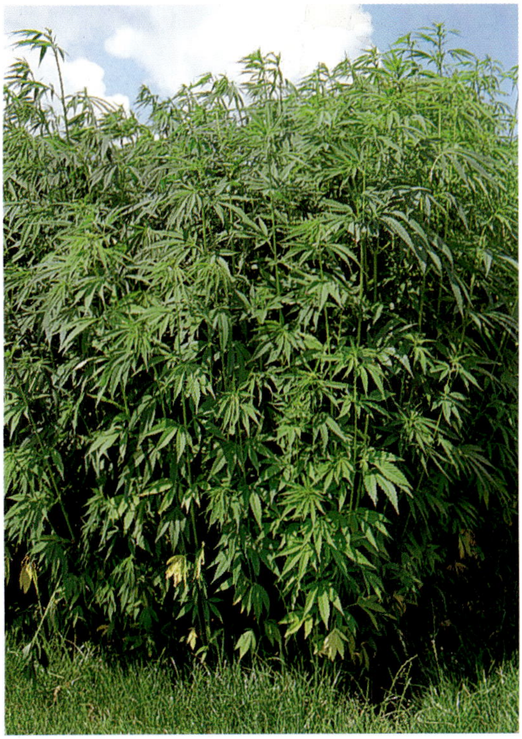

Cannabis Aus dem Indischen Hanf werden die Drogen Marihuana und Haschisch gewonnen.

Cannabis indischer Hanf, aus dem die Drogen → Haschisch und das hinsichtlich Inhaltsstoffen und Wirkung identische Marihuana hergestellt werden.

Caput medusae → Medusenhaupt.

Cardia → Kardia.

Carotis → Karotis.

Catgut (Katgut) chirurgisches Nahtmaterial aus Hammeldarmsaiten (ursprünglich aus Katzendarm), das während des Heilungsprozesses im Gewebe verflüssigt und aufgesogen wird und deshalb nicht gesondert entfernt werden muss.

Cellulitis → Zellulitis.

Cephalosporine halbsynthetische, ursprünglich aus Stoffwechselprodukten des Schimmelpilzes »Cephalosporium« gewonnene → Antibiotika, die vor allem in folgenden Fällen eingesetzt werden: Anfangsbehandlung von Krankenhausinfektionen, Prophylaxe vor großen Operationen (Herzklappenprothese, Gefäßoperationen) sowie bei Atemwegs-, Harnwegs- und Hautinfektionen mit bestimmten Erregern. Cephalosporine können auch bei Patienten mit Penicillinallergie angewandt werden.

Cerebrum medizinische Fachbezeichnung für das → Gehirn.

Cerumen → Ohrenschmalz.

Cervix → Zervix.

Chagas-Krankheit Die in Mittel- und Südamerika weit verbreitete Infektionskrankheit wird durch eine besondere Art von Geißeltierchen verursacht, die durch Raubwanzen von Haus- und Wildtieren auf den Menschen übertragen werden. Der infizierende Stich erfolgt meistens im Gesicht. Es kommt zu hohem Fieber, Milz-, Leber- und Lymphknotenschwellungen und Herzmuskelentzündung. Typisch ist, dass die Symptome einige Wochen nach Ausbruch wieder abklingen und danach eine längere, nahezu beschwerdefreie Zeit folgt. Anschließend befällt die Krankheit einzelne Organe, wobei

nicht selten eine akute → Herzmuskel- oder → Hirnhautentzündung ganz plötzlich zum Tod führt.
Vorbeugend kommt der Verbesserung der Wohnverhältnisse und ganz besonders der Bekämpfung der übertragenden Raubwanzen die entscheidende Bedeutung zu.
In akuten Krankheitsfällen kann man die Trypanosomen mit Spezialmedikamenten abtöten; einmal eingetretene Organveränderungen lassen sich dadurch jedoch nicht mehr rückgängig machen.

Chalazion → Hagelkorn.

Cheilitis → Lippenentzündung.

Chelatbildner organische Stoffe, die Metalle fest binden können und daher zur Behandlung von Metallvergiftungen eingesetzt werden.

Chemotherapie Die Behandlung von → Infektionskrankheiten mit chemischen Substanzen, die im Organismus die Erreger abtöten oder in ihrem Wachstum hemmen, begann bald nach der Jahrhundertwende. Die ersten Chemotherapeutika waren gegen → Syphilis und verschiedene Tropenkrankheiten wirksam. Im Jahr 1935 wurde das erste → Sulfonamid eingeführt, das sich auch bei bakteriellen Infektionen bewährte. Damit verloren erstmalig in der Geschichte der Medizin viele bakterielle Infektionskrankheiten wie z. B. → Lungenentzündung und → Wochenbettfieber ihre Schrecken. In der Folgezeit gelang es, noch weitere, wirksamere Sulfonamide zu synthetisieren, die die Vermehrung der Bakterien hemmten, indem sie einen für die Bakterien wichtigen Wuchsstoff blockierten und damit den körpereigenen Abwehrkräften zu Hilfe kamen. Eine besondere Gruppe von Chemotherapeutika bilden die bei der → Tuberkulose erfolgreichen chemischen Mittel (Tuberkulostatika) wie Isoniazid, PAS, Thiosemicarbazone.

Die Behandlung mit → Antibiotika wird heute vielfach im weiteren Sinne auch zur Chemotherapie gerechnet, weil die Wirkungsweise ähnlich wie bei den eigentlichen Chemotherapeutika ist und einige Antibiotika bereits ganz oder teilweise synthetisch hergestellt werden können. Die Grenzen von Chemo- bzw. antibiotischer Therapie liegen:

1. in den mit derlei Medikamenten nicht angreifbaren Erregern, vor allem den Viren und Pilzen
2. in der Resistenzentwicklung ursprünglich empfindlicher Keime
3. in den Problemen der chronischen Infektion Schleimhaut tragender Hohlorgane
4. in den unerwünschten Nebenwirkungen.

Cheyne-Stokes-Atmung periodisch ab- und zunehmende Atemtiefe mit langen Atempausen als Ausdruck einer schweren Schädigung des Atemzentrums im Gehirn. Die nach 2 irischen Ärzten benannte Atmungsunregelmäßigkeit kommt bei Durchblutungsstörungen des Gehirns und schweren Herzkrankheiten sowie bei verschiedenen Vergiftungen vor und stellt in der Regel ein Anzeichen unmittelbarer Lebensgefahr dar.

Chinarestaurant-Syndrom Vergiftungserscheinungen nach Genuss chinesisch zubereiteter Speisen, denen Natriumglutamat zur Geschmacksverbesserung zugesetzt wurde. 10–20 Minuten nach dem Essen kommt es – bei Frauen häufiger als bei Männern – zu Gesichtsmuskelstarre, Nackensteifigkeit, Armschmerz mit Lähmungsgefühl, allgemeiner Schwäche, Herzsensationen, Schläfenkopfschmerz, Hitzeempfindung und Engegefühl im Hals. Im Allgemeinen klingen diese Symptome nach einiger Zeit ganz von selbst wieder ab.

chinesische Medizin Die traditionelle chinesische Medizin wurzelt im religiös-philosophischen Konzept der beiden Urprinzipien Yin und Yang und in der damit verbundenen Vorstellung vom menschlichen Körper. Diese beiden Urkräfte, die das Universum regieren, stehen sich polar gegenüber und ergänzen sich gleichzeitig. Yin ist das weibliche Prinzip mit den Eigenschaften »passiv, negativ, dunkel, kalt, leer, rückgängig, auflösend«; zu ihm gehören Erde, Mond, Finsternis, Urfeuchtigkeit und Tod. Yang ist das männliche Prinzip mit den Eigenschaften »aktiv, positiv, hell, warm, stark, zeugend, entwickelnd«; zu ihm gehören Himmel, Sonne, Licht, Urwärme und Leben. Wie das Gleichgewicht des Kosmos beruht auch die Gesundheit des Menschen auf der Harmonie zwischen Yin und Yang; ihr Missverhältnis führt zur Krankheit.
Die chinesischen Ärzte nahmen sich für jeden Patienten viel Zeit; eine Untersuchung konnte mehrere Stunden dauern. Die wichtigste diagnostische Methode war das Fühlen des Pulses, von dem man mehr als 200 verschiedene Arten kannte! An zweiter Stelle stand die Untersuchung der Zunge, bei der vornehmlich auf die Farbe geachtet wurde. Man glaubte nämlich, dass zwischen den einzelnen Abschnitten der Zunge und den Eingeweiden Wechselbeziehungen bestünden. Von allen Teilen der chinesischen Medizin am weitesten entwickelt war die Arzneimittellehre, wobei die Medikamente in Form von Abkochungen, Mixturen, Pulvern, Pillen, Zäpfchen und in Fett gebraten verabreicht wurden. Immerhin verdankt die abendländische Medizin den Chinesen den Rhabarber, den Kampfer, das Ephedrin, den Sternanis, die Ginsengwurzel und nicht zuletzt den Tee.
Eine durch und durch chinesische Erfindung ist die → ***Aku-***

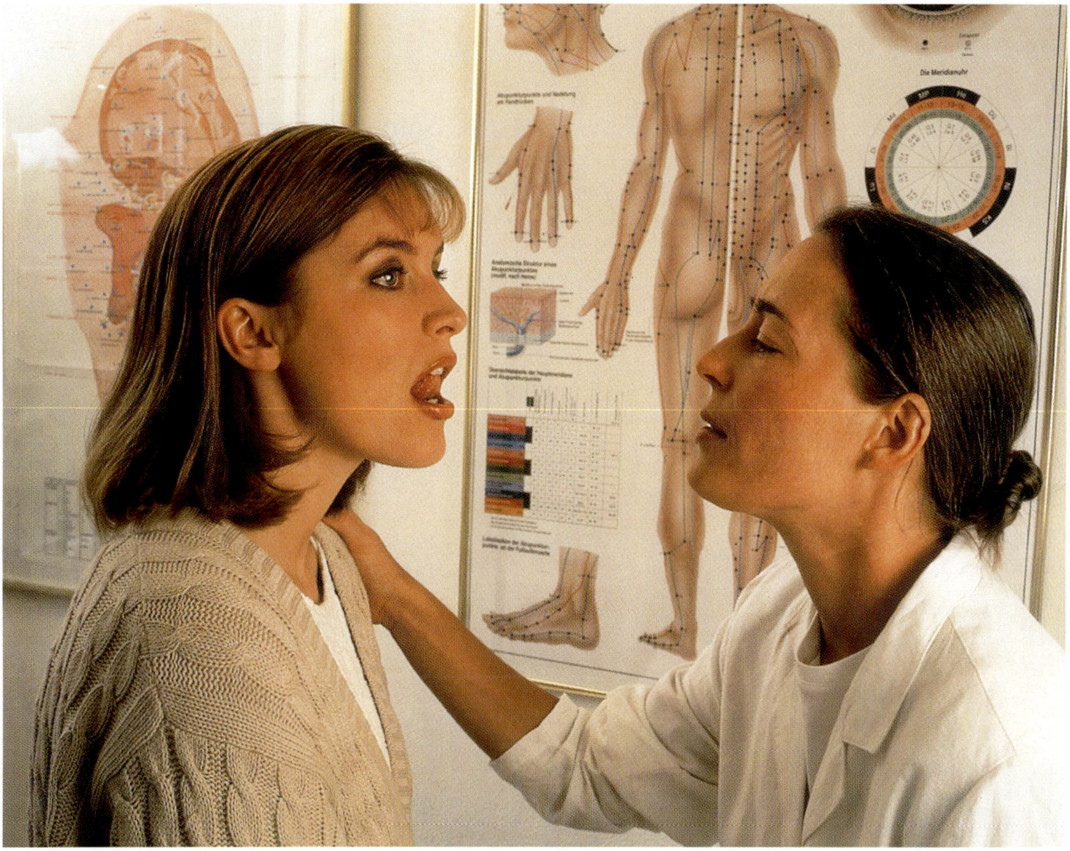

Chinesische Medizin Die Untersuchung der Zunge konzentriert sich u. a. auf Form, Farbe, Belag und Gefäße an der Unterseite.

punktur. Zu ihrer Unterstützung, aber auch allein, wird zuweilen die ***Moxibustion*** angewendet. Dazu klebt man Stangen oder Kegel aus getrockneten Beifußblättern, Schwefel, ölgetränktem Binsenmark oder Wolle auf die gewünschte Körperstelle und zündet sie an. Die Folge ist eine leichte Versengung der Haut, die dazu beitragen soll, gestaute Krankheitsmaterien in Bewegung zu setzen und ihnen eine eigene Ausgangspforte zu öffnen. Häufig angewandt wurden auch Massage, Heilgymnastik und Atemübungen.
Kenner der traditionellen chinesischen Medizin halten ihre diagnostischen Methoden für zu einseitig und für nicht ausreichend, um damit alle heute bekannten Krankheiten feststellen zu können. Ebenso bedürfen die therapeutischen Möglichkeiten der traditionellen chinesischen Heilkunde einer Ergänzung durch westliche Praktiken. Man kann nicht alle Krankheiten mit Akupunktur heilen. Andererseits liegt der Vorteil der traditionellen chinesischen Medizin darin, dass nicht nur einzelne Krankheitssymptome bekämpft werden, sondern dass die Behandlung vielmehr umfassend auf die diagnostizierte Grundstörung ausgerichtet ist.

Chinidin mit dem → Chinin eng verwandtes → Alkaloid aus der Chinarinde. Es wirkt vor allem auf das Reizleitungssystem des Herzens und wird deshalb bei → Herzrhythmusstörungen verwendet.

Chinin Das Hauptalkaloid der Chinarinde ist ein weißes, bitteres Kristallpulver, mit Fieber senkenden, entzündungshemmenden und Wehen erregenden Eigenschaften. Es ist das älteste Mittel gegen → Malaria, wird aber heute nur noch in bestimmten Fällen eingesetzt. Wegen seines intensiven bitteren Geschmacks wird es in winzigen Mengen verschiedenen Tonikwässern zugesetzt.

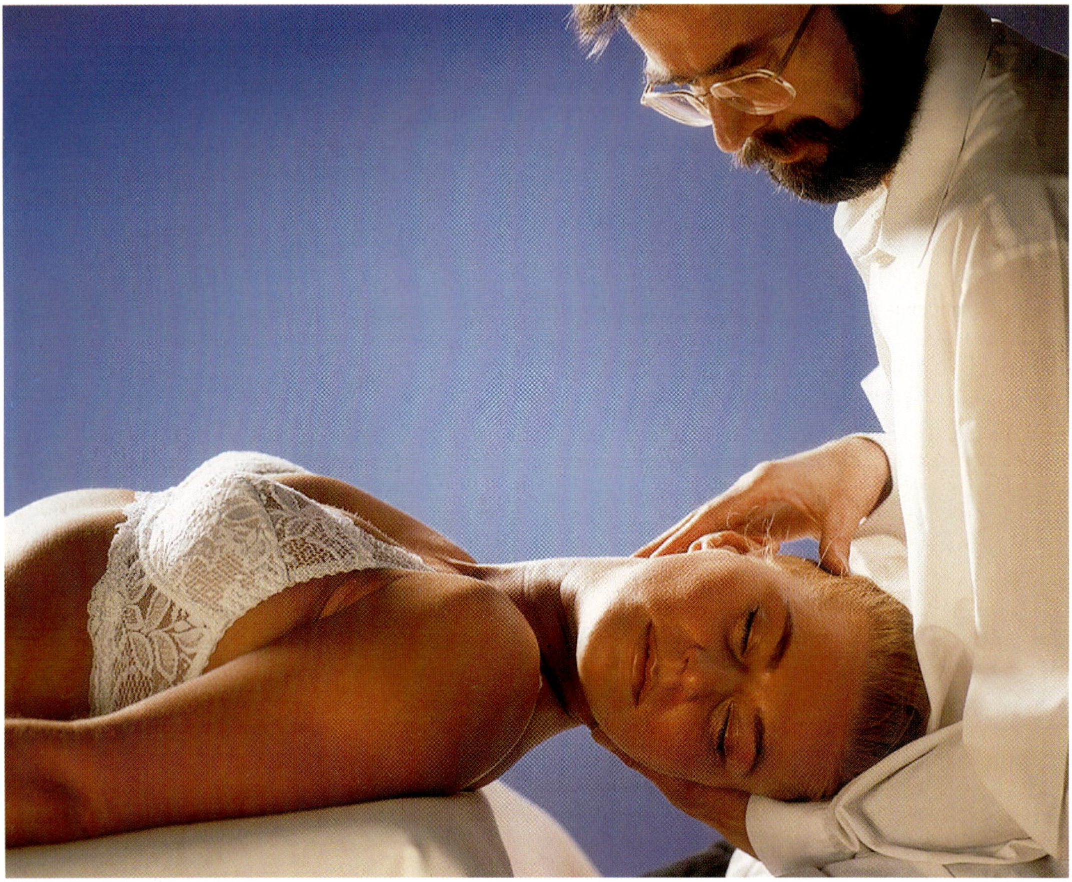

Chiropraktik Durch das Einrichten von Wirbelverschiebungen werden schmerzhafte Einklemmungen im Zwischenwirbelbereich beseitigt.

Chiropraktik von der Schulmedizin anerkannte, auf der Anwendung spezieller Handgriffe beruhende Heilmethode (Chirotherapie) zum Einrichten von Einklemmungen im Zwischenwirbelbereich, die durch Verschiebung der Wirbel gegeneinander entstanden sind. Die Methode ist wirksam, aber nicht ungefährlich, da sie unter ungünstigen Umständen Lähmungen auslösen kann. Ergänzt wird die Chirotherapie durch Massageverfahren und passive Bewegungsübungen. Ein bevorzugtes Anwendungsgebiet ist der → Bandscheibenvorfall.

Chirurgie Teilgebiet der Medizin, das die Erkennung und operative Behandlung von chirurgischen Erkrankungen, Verletzungen und Fehlbildungen sowie die entsprechenden Voruntersuchungen umfasst. Dazu gehören neben der eigentlichen Operation eine genaue Diagnostik mit präziser Klärung, ob ein Eingriff nötig und möglich ist, die Aufklärung des Patienten über seine Erkrankung sowie über Art und Gefahren der Operation und schließlich die eingehende Vorbereitung auf die Operation in Zusammenarbeit mit dem Anästhesisten.

Chlamydien kugelförmige Bakterien, die sich im Gegensatz zu den meisten anderen Bakterienarten nur innerhalb von Wirtszellen vermehren können und von denen 3 Arten für den Menschen als Krankheitserreger von Bedeutung sind: ***Chlamydia pneumoniae*** verursacht chronisch verlaufende Atemwegsinfektionen; außerdem häufen sich die Hinweise auf eine Mitbeteiligung an der Entstehung der Koronarsklerose, der → Arteriosklerose der Herzkranzgefäße. Der Erreger der → Papageienkrankheit ist ***Chlamydia psittaci***. Am bedeutendsten ist ***Chlamydia trachomatis*** als häufiger Verursacher sexuell übertragbarer Infektionen der ableitenden Harnwege und Geschlechtsorgane. Neugeborene können sich während der Geburt anstecken und eine eitrige Augenbindehautentzündung davontragen, die jedoch in der Regel rasch ausheilt. Weniger gut ist die Prognose des in den Tropen vorkommenden → Trachoms, einer häufig zur Erblindung führenden Entzündung der Augenhorn- und Bindehaut. Auch die so genannte vierte Geschlechtskrankheit, das → Lymphogranuloma inguinale, wird durch Chlamydia trachomatis verursacht.

Chloasma (Melasma) Farbänderungen der Haut in Form scharf begrenzter, unregelmäßig gestalteter, meist symmetrisch auftretender, gelbbrauner Flecken im Gesicht. Die vermehrte Pigmentablagerung kann durch Hormone, Medikamente und Kosmetika ausgelöst werden und tritt bei Sonnenbestrahlung besonders deutlich in Erscheinung. Häufig findet man das Chloasma bei Schwangeren, bei denen es sich nach der Geburt jedoch in der Regel wieder vollständig zurückbildet. Kosmetisch störende Flecken können abgedeckt werden. Sonnenlicht ist zu meiden bzw. die Anwendung einer Sonnenschutzcreme mit hohem Lichtschutzfaktor zu empfehlen. Wird das Chloasma durch die Einnahme der »Anti-Baby-Pille« ausgelöst, hilft normalerweise der Wechsel zu einer anderen Verhütungsmethode.

Chloramphenicol → Antibiotikum mit relativ breitem Wirkungsspektrum. Es wird bei → Typhus und → Paratyphus zur Vernichtung der Salmonellen eingesetzt, bei bestimmten Formen der bakteriellen → Hirnhautentzündung und bei anderen schweren Infektionskrankheiten, wenn andere Antibiotika nicht in Frage kommen.

Chloroform flüchtige, nicht brennbare Flüssigkeit mit süßlichem Geruch und Geschmack, die früher als Narkosemittel verwendet wurde, heute aber wegen der gefährlichen Wirkungen auf Herz, Kreislauf, Leber und Nieren aus der Anästhesiologie verbannt ist.

Chloroquin Medikament zur Bekämpfung von → Malaria, → Erythematodes und → rheumatoider Arthritis.

Chlorose → Bleichsucht.

chol- Bestandteil medizinischer Fachausdrücke mit der Bedeutung »Galle«.

Cholagoga → Galle treibende Mittel.

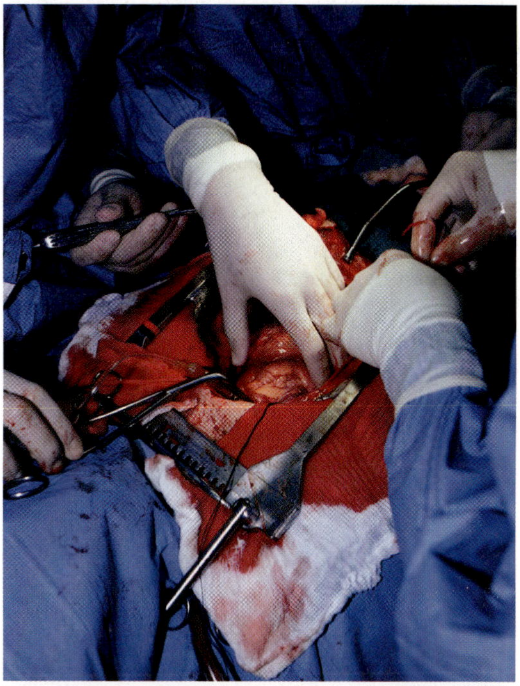

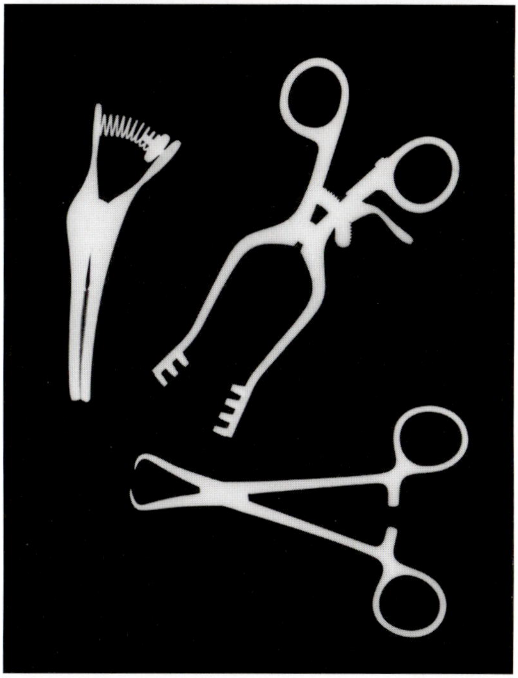

Chirurgie

Oben: Größere chirurgische Eingriffe erfordern eine perfekte Teamarbeit.

Unten: Für jede Operation gibt es exakt passende Instrumente.

Cholangitis → Gallengangsentzündung.

Cholelithiasis → Gallensteinleiden.

Cholera Eine der quarantänepflichtigen Weltseuchen ist die Cholera, die noch im vorigen Jahrhundert überall in der Welt zu großen Epidemien geführt hat, heute jedoch nur noch in einzelnen Gegenden Asiens heimisch ist. Die Erreger der Krankheit – stäbchenförmige Bakterien, die man als »Vibrionen« bezeichnet – werden mit infiziertem Trinkwasser oder Nahrungsmitteln aufgenommen, die mit den Ausscheidungen cholerakranker Menschen verureinigt sind. Besonders fatal wirkt sich dabei aus, dass Personen, obwohl sie selbst keinerlei Krankheitszeichen aufweisen, durchaus Erreger ausscheiden können. Die Inkubationszeit der hauptsächlich den Dünndarm befallenden Krankheit beträgt 3–5 Tage. Die ersten Anzeichen sind Erbrechen und Durchfälle. Danach kommt es zu häufigen, überaus ergiebigen, jedoch schmerzlosen Durchfällen, so genannten ***Reiswasserstühlen***, ohne Fieber. Der große Wasser- und Salzverlust – bis zu 15 Liter Flüssigkeit täglich – führt schnell zu schweren Austrocknungserscheinungen, die sich in Form von spitzem, verfallenem Aussehen, heiserer Stimme, Fältelung der Hände, blauen Lippen, starkem Durst, Aufhören der Harnabsonderung, Muskelkrämpfen, Untertemperatur, Schwäche und Benommenheit bemerkbar machen. In schweren Fällen können Ausbruch der Krankheit und Tod an einem Tag erfolgen; sonst beträgt die Sterblichkeit 30–50 Prozent.

Im Vordergrund der Behandlung steht der Ausgleich des Wasser- und Mineralverlustes durch Zufuhr von Infusionslösungen; später ist reichliche Flüssigkeitszufuhr durch Trinken erforderlich. Gleichzeitig werden zum Abtöten der Vibrionen → Antibiotika verabreicht, die eine rasche Normalisierung der Stühle herbeiführen. Bei Geimpften kann die Cholera leider auch ausbrechen, verläuft aber in der Regel leichter. Ganz entscheidend sind vorbeugende sanitäre Maßnahmen, die eine Verbesserung der allgemeinen Hygiene und ganz besonders die Vermeidung von Nahrungsmittelverunreinigungen zum Ziel haben.

Cholesteatom (Perlgeschwulst) gutartige Geschwulst mit ernsten Auswirkungen im Kopfbereich, von der man 2 Formen unterscheidet:

1. Das ***echte Cholesteatom*** ist eine sehr seltene Geschwulstbildung mit gutartigem Charakter zwischen Hirnrinde und Hirnhaut. Es entsteht aus Plattenepithel durch Einlagerung von → Cholesterin, das sich im Inneren der zwiebelschalenartig aufgebauten Geschwulst befindet und seidenglänzende Schuppen bildet.

2. Beim häufiger auftretenden ***falschen Cholesteatom*** handelt es sich um keinen echten Tumor, sondern um eine auf einer chronischen Entzündung beruhenden Wucherung, die oft durch ein verletzungsbedingtes Loch im Trommelfell ins Mittelohr hineinwächst und zu einer fortschreitenden Zerstörung der umliegenden Knochen führt. Anzeichen: eitriger Ohrfluss, fortschreitende Schwerhörigkeit, dumpfer Kopfschmerz oder Kopfdruck, bei akuter Verschlimmerung auch Ohrschmerzen und Fieber. In schlimmen Fällen kann es sogar zur → Hirnhautentzündung oder zum → Gehirnabszess, einer Eiteransammlung im Gehirn, kommen.

Wegen der großen Gefahr ernster Komplikationen sollte ein Cholesteatom immer operativ entfernt werden.

Cholesterin lebenswichtiger Fettkörper, der zusammen mit den → Triglyzeriden und anderen Fetten die Blutfette (Lipide) bildet. Cholesterin wird teils im Körper selbst gebildet, und zwar vor allem in Leber, Darmtrakt und Haut (***endogenes Cholesterin***), teils als Bestandteil der meisten tierischen Fette mit der Nahrung aufgenommen (***exogenes Cholesterin***). Besonders reich an Cholesterin sind Eigelb, Butter, Innereien, aber auch Aal, Muscheln und Krabben. Im Gegensatz zu den Triglyzeriden besitzt Cholesterin für den Energiehaushalt des Körpers keinerlei Bedeutung; es ist aber ein unentbehrlicher Bestandteil aller Zellen und Gewebe. Außerdem ist Cholesterin eine Grundsubstanz von Gallensäuren, Nebennierenrinden- und Geschlechtshormonen sowie Vitamin D. Es wird normalerweise in Leber, Nebennieren, Nieren, Gehirn, Drüsen, Herz und roten Blutkörperchen gespeichert. Exogenes und endogenes Cholesterin bestimmen gemeinsam die Höhe des Cholesterinspiegels im Blut. Als normal wird ein Wert von 150–220 mg/dl angesehen. Höhere Werte gehen mit einem erhöhten Risiko für arteriosklerotische Gefäßerkrankungen (→ Arteriosklerose) wie → Herzinfarkt und → Schlaganfall einher.

Für den Transport im Blut werden Cholesterin und Triglyzeride an Eiweißkörper (Proteine) gebunden; auf diese Weise entstehen die Lipoproteine. Je nach ihrer Größe und Dichte, aber auch nach ihrem Anteil an Eiweiß und den verschiedenen Fetten unterscheidet man 4 Arten von Lipoproteinen, von denen 2 Dichteklassen für die Gesundheit besonders bedeutsam sind:

♦ Die Lipoproteine niedriger Dichte (**L**ow **D**ensity **L**ipoproteins = **LDL**) transportieren im Blut den Hauptanteil des Cholesterins von der Leber zu den einzelnen Geweben und Zellen.

♦ Die Lipoproteine hoher Dichte (**H**igh **D**ensity **L**ipoproteins = **HDL**) können Cholesterin aus den Zellen aufnehmen und zwecks Abbau zur Leber zurücktransportieren.

Normalwerte für Cholesterin (mg/dl)
(Diese Angaben gelten für Erwachsene von 20–50 Jahren)

	kein Risiko	Verdachts-bereich	behandlungs-bedürftig
Triglyzeride	unter 150	150–200	über 200
Gesamt-cholesterin	unter 220	220–260	über 260
LDL-Cholesterin	unter 150	150–190	über 190
	günstige Prognose	Standard-risiko	hohes Risiko
HDL-Cholesterin			
Männer	über 55	35–55	unter 35
Frauen	über 65	45–65	unter 45

Insbesondere ein hoher LDL-Gehalt im Blut weist auf das Risiko arteriosklerotischer Gefäßwandschäden hin. Der HDL-Fraktion hingegen wird sogar eine Schutzfunktion zugesprochen, da sie für den Abtransport von Cholesterin im Blut verantwortlich ist.

Cholezystitis → Gallenblasenentzündung.

chondr- Bestandteil medizinischer Fachausdrücke mit der Bedeutung »Knorpel«.

Chondrokalzinose → Pseudogicht.

Chondrom (Knorpelgeschwulst) gutartige, langsam wachsende Geschwulst des Knorpelgewebes, am häufigsten im Bereich des Ellenbogen-, Schulter- und Hüftgelenks. Trotz operativer Behandlung kommt es häufig zu Rückfällen, die zu einer allmählichen Gelenkzerstörung führen.

Chondrosarkom langsam wachsende, überaus bösartige Geschwulst an den oberen und unteren Extremitäten. Die Behandlung besteht in der radikalen operativen Entfernung und Nachbestrahlung.

Chorea → Veitstanz.

Chorion mittlere der 3 → Eihäute.

Chorionbiopsie (Chorionzottenanalyse) Zwischen der 8. und 10. Schwangerschaftswoche können mit einem Kunststoffkatheter, der durch Scheide und Muttermund in die Gebärmutter eingeführt wird, aus der mittleren Eihaut (→ Eihäute) des heranwachsenden Keimes unter Ultraschallkontrolle Chorionzotten entnommen werden. Es wird eine Zellkultur angelegt, die bereits nach einem Tag bis einer Woche eine Chromosomenanalyse gestattet. Auf diese Weise kann bei Vorliegen einer schweren, unheilbaren Erbkrankheit des Embryos die Schwangerschaft bereits vor der 12. Schwangerschaftswoche abgebrochen werden.

Chorionepitheliom (Zottenkrebs) Im Mutterleib ist das heranwachsende Kind von einer flüssigkeitsgefüllten Hülle, der Fruchtblase, umgeben, deren Wand aus 3 Schichten, den so genannten → Eihäuten besteht. Die mittlere dieser Schichten, das Chorion, ist mit fingerförmigen Zotten besetzt. Bleiben derartige Zotten nach der Geburt oder – weitaus häufiger – nach einer Missbildung der Plazenta (Mutterkuchen) in der Gebärmutter zurück, so kann sich daraus eine überaus bösartige Geschwulst entwickeln: das Chorionepitheliom. Es verursacht gelegentlich ziehende Schmerzen und Blutungen und führt zur Vergrößerung der Gebärmutter. Therapeutisch kommen grundsätzlich dieselben 3 Behandlungsmöglichkeiten wie ganz allgemein bei bösartigen Geschwülsten in Betracht: Operation, Chemotherapie und Bestrahlung. Besonders die → Chemotherapie erweist sich als sehr wirksam, was dazu geführt hat, dass heute mehr als die Hälfte der Frauen, bei denen ein Chorionepitheliom festgestellt wird, die nächsten 5 Jahre überlebt.

Choriongonadotropin Hormon, das bereits in der zweiten Schwangerschaftswoche in der Plazenta (Mutterkuchen) gebildet wird und sehr früh im Urin nachgewiesen werden kann. Auf diesem Nachweis beruhen einige biologische Schwangerschaftstests, die jedoch heutzutage weitgehend durch andere Nachweisverfahren ersetzt worden sind.

Chorionzottenanalyse → Chorionbiopsie.

Choroidea → Aderhaut.

chrom- Bestandteil medizinischer Fachausdrücke mit der Bedeutung »Farbe«.

Chromosomen fadenförmige Gebilde im Zellkern, die als Träger der Erbanlagen fungieren. Die Chromosomen tragen die Gene (Erbanlagen), die aus Riesenmolekülen der → Desoxyribonukleinsäure bestehen. Diese genetische Information wird durch die Boten-Ribonukleinsäure (messenger RNS) abgelesen und an das Protoplasma der Zelle weitergegeben. Hier werden die Informationen realisiert, d. h. die erforderlichen Eiweißverbindungen – Gerüsteiweiß, Reserveeiweiß, Enzyme – in der angemessenen Dosierung und zum richtigen Zeitpunkt aufgebaut.

Chromosomen-Aberration Abweichung von der normalen Zahl oder Struktur der Chromosomen. Der Mensch besitzt in jeder Körperzelle 46 Chromosomen, und zwar 23 Chromosomenpaare, von denen 22 Paare, die so genannten Autosomen, bei männlichen und weiblichen Individuen identisch sind. Das 23. Paar, die Geschlechtschromosomen oder Gonosomen, wird bei der Frau von 2 X-Chromosomen und beim Mann von einem X- und einem Y-Chromosom gebildet. Da die reifen Keimzellen nur den halben Chromoso-

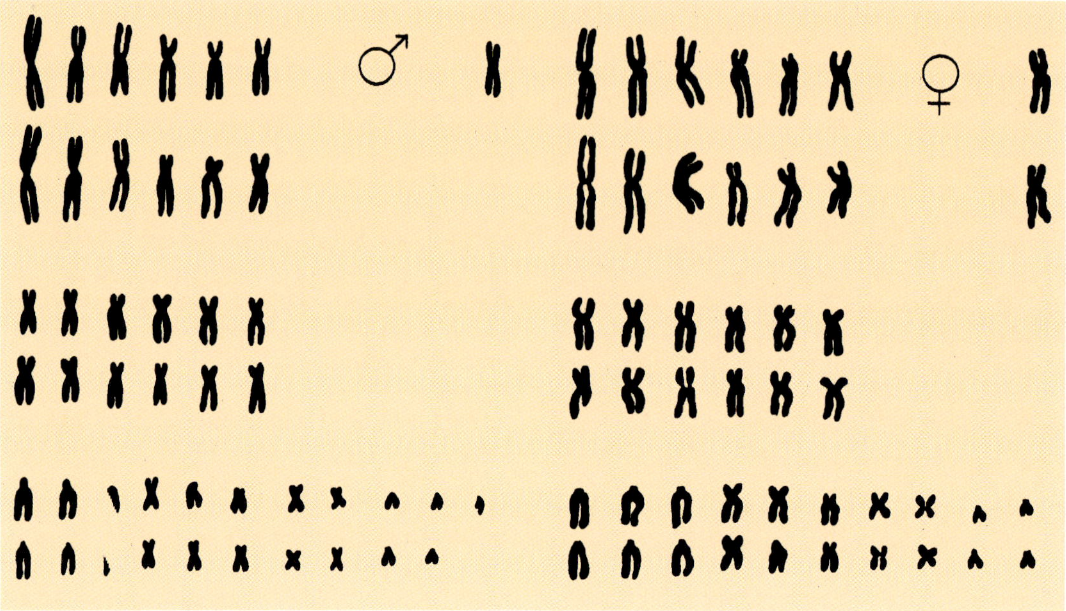

mensatz, also 23 Chromosomen, besitzen, enthält jede Samenzelle nur ein einziges X- oder Y-Chromosom. Aus der Vereinigung von Ei- und Samenzelle bei der Befruchtung geht wieder eine Zelle mit doppeltem Chromosomensatz hervor, wobei jedes der 23 Chromosomenpaare aus einem väterlichen und einem mütterlichen Chromosom besteht.

Weicht nun in einer Zelle die Anzahl oder die Struktur der Chromosomen von der Norm ab, so spricht man von einer Chromosomen-Aberration (»Aberration« bedeutet »Abweichung«). Embryos mit derart unregelmäßigen Chromosomen sind normalerweise nicht lebensfähig, können aber in seltenen Ausnahmefällen doch einmal ausreifen, was die unterschiedlichsten Veränderungen und Störungen zur Folge hat. Dies kann man heutzutage durch Untersuchung von im Fruchtwasser schwimmenden Zellen glücklicherweise bereits in den ersten Schwangerschaftswochen feststellen, so dass noch Zeit ist, zu entscheiden, ob die Schwangerschaft nicht vielleicht besser abgebrochen werden sollte (→ Chorionbiopsie).

Die bekanntesten Krankheiten, die auf Chromosomen-Aberrationen beruhen, sind das → Down-Syndrom (Mongolismus), das → Klinefelter-Syndrom und das → Turner-Syndrom.

chronisch sich langsam entwickelnd, langsam verlaufend, schleichend, von langer Dauer; Gegensatz → akut.

Chromosomen Der Chromosomensatz des Menschen, links männlich, rechts weiblich.

chronische Polyarthritis → rheumatoide Arthritis.

chronischer Gelenkrheumatismus veraltete Bezeichnung für die → rheumatoide Arthritis.

chronisches Müdigkeitssyndrom (Abgeschlagenheit) krankhafter Zustand erheblich gesteigerter geistiger und körperlicher Ermüdbarkeit, der – dauernd oder zeitweilig auftretend – seit mindestens 6 Monaten ohne erkennbare Besserungstendenz besteht. Typisch für das hauptsächlich im mittleren Lebensabschnitt auftretende Leiden ist der plötzliche Beginn. Die häufigsten Symptome sind Müdigkeit, Erschöpfung, Konzentrationsstörungen, Muskelschmerzen, Depression, Hals- und Kopfschmerzen, Schlafstörungen, Temperaturabweichungen, Lymphknotenschwellungen, Gelenkschmerzen, Husten, Vergesslichkeit, Angst, Empfindungsstörungen, Morgensteifigkeit und allgemeine Muskelschwäche. Ehe der Arzt die Diagnose »chronisches Müdigkeitssyndrom« stellt, muss er alle anderen Ursachen – z. B. Infektionen, Tumor- und Blutkrankheiten, chronische Vergiftungen, hormonelle Störungen, rheumatische Erkrankungen, Abwehrschwäche usw. – ausschließen. Therapeutisch sind Verfahren der → Verhaltenstherapie zur Rückgewinnung des Selbstvertrauens in die Leistungsfähigkeit des eigenen Körpers angezeigt, eventuell in Verbindung mit einer antidepressiven Begleittherapie.

Ciclosporin aus Pilzextrakten isolierte Substanz, die auf die Lymphozyten einwirkt und auf diese Weise das körpereigene Immunsystem hemmt (→ Immunsuppression). Hauptsächlich wird Ciclosporin – seine Entdeckung wird zu den großen pharmakologischen Fortschritten der letzten Jahrzehnte gerechnet – nach Organverpflanzungen eingesetzt, um die gefürchtete Abstoßungsreaktion zu verhindern. Die großen Fortschritte der Transplantationschirurgie in den letzten Jahren sind ohne diese Substanz nicht denkbar. Auch bei → Autoaggressionskrankheiten und einigen parasitären Krankheiten – bei → Malaria und bestimmten, durch Saugwürmer hervorgerufenen Erkrankungen – scheint Ciclosporin wirksam zu sein.

Claudicatio medizinische Fachbezeichnung für das → Hinken.

Claudicatio intermittens durch Pausen unterbrochenes Hinken, wie es für die → arterielle Verschlusskrankheit charakteristisch ist.

Clavicula medizinische Fachbezeichnung für das → Schlüsselbein.

Clavus → Hühnerauge.

Clearance Entharnungsvermögen oder Klärwert; Bezeichnung für die Menge Blutplasma in Milliliter, die pro Minute beim Durchfluss durch die Nieren von einem Prüfstoff – z. B. Harnstoff, Inulin, Kreatinin – befreit wird. Der jeweilige Clearancewert ist einerseits von den physikalischen und biologischen Eigenschaften des Prüfstoffs und andererseits vom Verhalten der Niere diesem Stoff gegenüber abhängig. Ein niedriger Wert bedeutet langsame, ein hoher Wert schnelle Ausscheidung. Die Clearance ist ein Ausdruck für die Ausscheidungsgeschwindigkeit und für den Funktionszustand der Nieren und damit eine wichtige Methode in der Nierendiagnostik.

Clitoris → Klitoris.

Clostridien Gattungsbegriff für streng ohne Sauerstoff wachsende (anaerobe) grampositive Sporenbildner der Familie »Bacilliaceae«. Für den Menschen krankheitserzeugend sind die zu dieser Gruppe gehörenden Erreger des → Wundstarrkrampfs, des → Gasödems und des → Botulismus.

Cluster-Kopfschmerz starke, halbseitige Schmerzanfälle in der Augen- oder Schläfenregion als Sonderform der → Migräne.

co-, con- Bestandteil medizinischer Fachausdrücke mit der Bedeutung »gemeinsam, zusammen«.

Cocain → Kokain.

Codein → Kodein.

Coffein → Kaffee.

Coitus (Koitus) → medizinische Fachbezeichnung für den Geschlechtsverkehr.

Coitus interruptus relativ unzuverlässige Methode der → Empfängnisverhütung, bei der der Mann sein Glied vor dem Samenerguss aus der Scheide der Frau herauszieht.

Colchicin zur Behandlung akuter Gichtanfälle verwendeter Wirkstoff der Herbstzeitlosen. Da Colchicin in höherer Dosierung zu schweren Vergiftungserscheinungen mit massivem Durchfall, Krämpfen und Atemnot führen kann, sollten Eltern darauf achten, dass ihre Kinder Blätter und Blüten der Pflanze nicht in den Mund nehmen.

Colibakterien → Kolibakterien.

Colitis (Kolitis) → Dickdarmentzündung.

Colitis ulcerosa (geschwürige Dickdarmentzündung) Entzündung der Dickdarmschleimhaut mit Bildung tiefer Gewebskrater. Die Krankheit, die bevorzugt zwischen dem 20. und 30. Lebensjahr ausbricht, befällt nur ausnahmsweise den ganzen Dickdarm, meistens sind nur einzelne Abschnitte, immer aber ist der Mastdarm (Enddarm) betroffen. Es handelt sich um eine chronische Krankheit, die die Kranken – Frauen häufiger als Männer – nicht selten ein ganzes Leben lang begleitet. Anfallsfreie Zeiten wechseln sich mit akuten Krankheitsschüben ab, wobei mit jedem neuen Krankheitsausbruch andere, bislang verschonte Dickdarmteile befallen werden können. Auch während der Remission, der Ruhephase der Krankheit, bleibt die Dickdarmschleimhaut trotz oberflächlicher Abheilung der Wundflächen äußerst empfindlich und verletzlich.

Das Hauptkennzeichen der Colitis ulcerosa sind schleimigblutige Durchfälle – manchmal 20 bis 30 pro Tag –, die von schmerzhaften Koliken und manchmal auch von Fieber begleitet werden. Die Folge sind Blutarmut, Appetitlosigkeit, Gewichtsabnahme, hochgradige Schwäche und eine gefährliche Austrocknung des Körpers. Schnell führt die Erkrankung zu narbigen Schrumpfungen, Verengungen und Verkürzungen des Dickdarmes. Bei Durchbruch eines Geschwürs in die Bauchhöhle entsteht eine lebensgefährliche → Bauchfellentzündung. Eine andere ernste Komplikation ist das so genannte Megakolon, die starke Aufweitung des Dickdarms. Nach längerer Erkrankungsdauer nimmt überdies das Risiko der Entwicklung eines Dickdarmkrebses stark zu.

Die Entstehungsmechanismen der Colitis ulcerosa sind noch nicht genau bekannt. Vermutet wird eine erbliche Veranlagung und eine Störung des Immunsystems (→ Autoaggressionserkrankung); auch eine Auslösung durch Infektionen

wird diskutiert. Ferner spielen wohl psychische Faktoren eine gewisse Rolle. Dafür spricht, dass es sich bei den Patienten häufig um intelligente, sensible, kultivierte, furchtsame, verschlossene Personen, häufig mit neurotisch gestörter Sexualität, handelt.
Der akute Krankheitsschub wird mit entzündungshemmenden Medikamenten, vorzugsweise → Corticosteroiden (Kortison), behandelt. Manchmal ist auch eine vorübergehende künstliche Ernährung erforderlich, um die Entzündung zum Abheilen zu bringen. Bei Versagen der medikamentösen Therapie, bei Komplikationen und langjährigem Verlauf wird der gesamte Dickdarm einschließlich des Mastdarms entfernt. In seltenen Fällen muss ein → künstlicher Darmausgang angelegt werden. Häufig sind zudem eine psychotherapeutische Behandlung und der Kontakt zu Selbsthilfegruppen hilfreich. Für die Ernährung gibt es keine allgemein gültigen Regeln; die individuelle Verträglichkeit muss ausgetestet werden.

Colon → Kolon.

Combustio → Verbrennung.

Commotio cerebri → Gehirnerschütterung.

Compliance **1.** Maß für die normale Dehnbarkeit des Gewebes, speziell des Lungengewebes.
2. Bereitschaft des Patienten, sich an die Anweisungen des behandelnden Arztes – hinsichtlich Medikamenteneinnahme, Diät, Rauchverbot, körperliches Training, Nachkontrollen usw. – zu halten und damit am Genesungsprozess aktiv mitzuwirken. Aus groß angelegten Untersuchungen geht hervor, dass allenfalls 55–65 Prozent aller verschriebenen Medikamente zuverlässig eingenommen werden. Auf diese Weise entstehen nicht selten scheinbare Therapieversager. Die Compliance hängt nicht nur vom Patienten ab, sondern auch vom Arzt, von der Krankheit und der Therapie. Ausschlaggebend ist das Vertrauensverhältnis zwischen Arzt und Patient, das durch folgende Maßnahmen verbessert werden kann: konkrete Information des Patienten durch den Arzt, eventuell mit einem schriftlichen Verordnungszettel als Gedächtnisstütze; Einbeziehung des Ehepartners (vor allem bei angeordneter Diät); Verschreibung von sinnvollen Kombinationspräparaten, Retardpräparaten (mit Langzeitwirkung) und Kalenderpackungen.
Mangelnde Bereitschaft, den ärztlichen Anweisungen gewissenhaft Folge zu leisten, hat nicht nur sehr oft nachteilige Folgen für den Patienten, sondern leistet auch einen unerfreulichen Beitrag zur Kostenexplosion im Gesundheitswesen.

Computertomografie (CT) röntgenologisches Schichtaufnahmeverfahren, das zum Bildaufbau einen Computer einsetzt. Die ein Strahlenbündel aussendende Röntgenröhre rotiert dabei um den Patienten, während der Untersuchungstisch kontinuierlich vorgeschoben wird. Gegenüberliegende Detektoren messen, wie stark die Strahlung vom Körper abgefangen wird. Auf diese Weise werden innerhalb weniger Sekunden etwa 100 000 Messwerte registriert und durch einen Computer in ein Fernsehbild umgesetzt. Die Computertomografie hat in der Röntgendiagnostik eine Vielzahl anderer, aufwändiger Verfahren verdrängt. Ihre Vorteile gegenüber herkömmlichen Röntgendarstellungen liegen in der höheren Bildauflösung, der schärferen Zeichnung von Weichgewebe und der besseren räumlichen Zuordnungsmöglichkeit von Veränderungen. Andererseits ist die Strahlenbelastung beispielsweise einer Aufnahme des Brustkorbes etwa vierzigmal höher als die eines Röntgenbildes, was zur Folge hat, dass die Indikation streng gestellt werden muss. Die Computertomografie dient vor allem zur Erkennung von Erkrankungen des Gehirns – z. B. Hirnblutungen, Hirntumoren – und Veränderungen im Bereich des Oberkörpers, des Bauches, des Bewegungsapparates und des Skeletts sowie zum Tumornachweis in sämtlichen Körperbereichen.

Condylomata acuminata → Feigwarzen.

Conn-Syndrom durch Überproduktion des Nebennierenhormons Aldosteron ausgelöstes Krankheitsbild. Aldosteron wird in der Nebennierenrinde produziert und beim Conn-Syndrom infolge einer kleinen, Hormon produzierenden Geschwulst im Übermaß ausgeschüttet. Dies hat komplizierte biochemische Vorgänge zur Folge, die sich in einem Absinken des Kaliumspiegels im Blut (→ Hypokaliämie) und einem Anstieg des Blutdrucks (→ Hypertonie) bemerkbar machen. Zudem können sich Kopfschmerzen, Muskelschwäche und Lähmungen einstellen. Die Krankheit ist selten und nur mit höchst komplizierten Untersuchungsverfahren zu erkennen. Die Behandlung besteht entweder in der operativen Entfernung der Geschwulst oder in der Dauereinnahme von Medikamenten, die dem Aldosteron entgegenwirken.

Contusio cerebri → Gehirnquetschung.

Cor → Herz.

Corium → Korium.

Cornea → Kornea.

Corpus luteum → Gelbkörper.

Cor pulmonale durch eine Steigerung des Drucks im Lungenkreislauf (→ Blutkreislauf) bedingte Veränderung des Herzens. Durch das ständige Arbeiten gegen einen erhöhten Widerstand erweitert sich nicht nur die rechte Herzkammer, sondern das ganze Herz wird nach und nach größer.

Corticosteroide (Kortison) In der Nebennierenrinde (→ Nebennieren) werden unter dem Einfluss von → ACTH

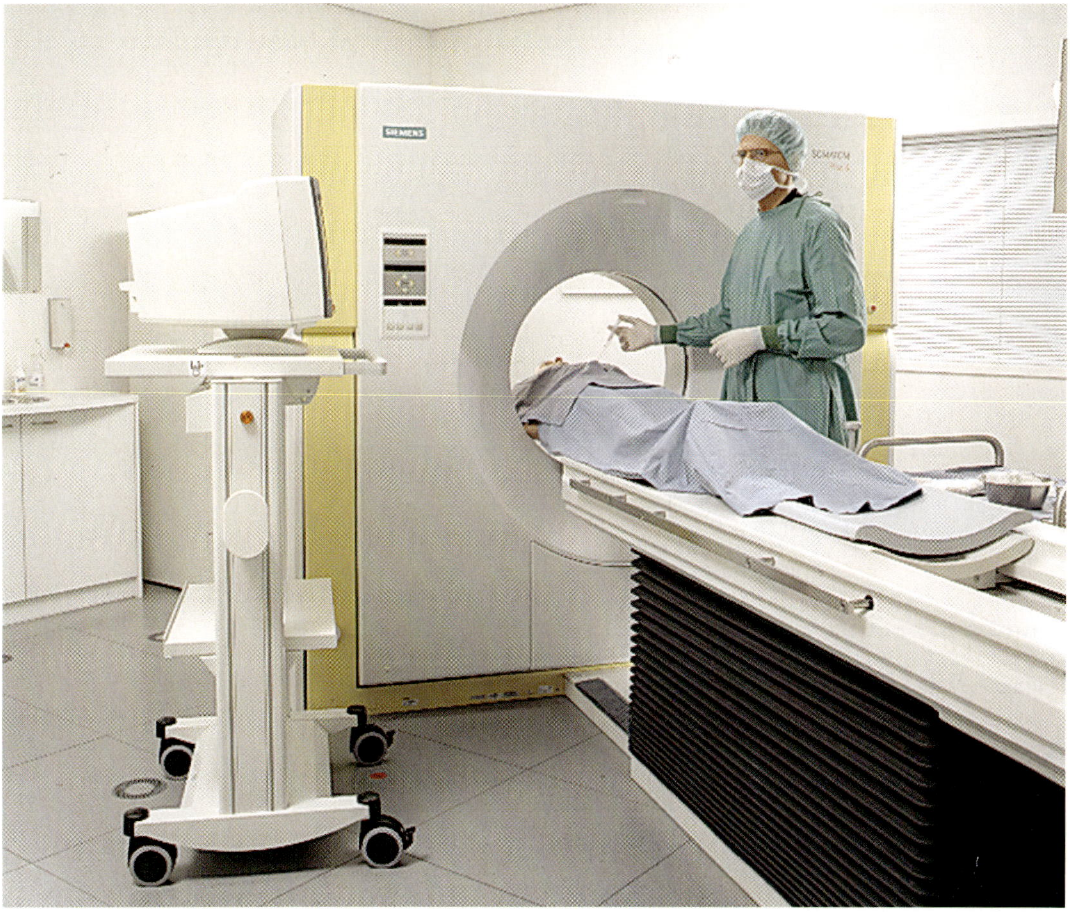

(adrenocorticotropes Hormon) etwa 50 verschiedene Hormone gebildet, die sich chemisch vom Cholesterin herleiten. Insgesamt sorgen sie für das Gleichgewicht der normalen Körperfunktionen und befähigen den Organismus, inneren und äußeren Beanspruchungen zu begegnen. Nach ihrer biologischen Wirkung unterteilt man sie in 3 Gruppen:

1. Mineralocorticoide (→ Aldosteron, Corticosteron): Sie beeinflussen vor allem Wasser- und Mineralhaushalt.

2. Glucocorticoide (HydroKortison, Kortison): Sie sind an der Regulation des Kohlenhydrat-, Fett- und Eiweißstoffwechsels beteiligt.

3. männliche und weibliche Geschlechtshormone: Sie werden in der Nebennierenrinde in weitaus geringerem Maß als in den Keimdrüsen produziert.

Völliger Ausfall der Nebennierenrindenhormone führt zum Tod, erheblicher Mangel zur → Addison-Krankheit. Überfunktion der Nebennierenrinde löst die → Cushing-Krankheit aus.

Corticosteroide verwendet man zur Ersatztherapie bei Unterfunktion der Nebennierenrinde und der → Hirnanhangdrüse (Hypophyse), doch aufgrund ihrer entzündungshemmenden, antiallergischen und immunsuppressiven (die Abwehrfunktion unterdrückenden) Wirkung weitaus häufiger als Medikament zur Behandlung einer Vielzahl von Krankheiten. Die Hauptanwendungsgebiete sind: rheumatische und andere entzündliche Gelenkerkrankungen (→ Rheuma), auf einer

Computertomografie Erst mit diesem röntgenologischen Schichtaufnahmeverfahren lässt sich in vielen Fällen eine sichere Diagnose stellen.

→ Allergie beruhende Krankheiten, → Schock, bestimmte Erkrankungen von Lunge, Blut, Leber, Nieren, Magen-Darm-Kanal, Blutgefäßen und Haut sowie einige schwere Infektionskrankheiten. Auch zur Verhinderung der Abstoßungsreaktion bei Organtransplantationen und zur Therapie einiger Tumorformen sind Corticosteroide nicht mehr wegzudenken. Heute werden vorwiegend synthetisch hergestellte Präparate – Prednison, Dexamethason, Triamcinolon u. a. – verwendet, da sie zum Teil wirksamer als die natürlichen Corticosteroide sind und geringere Nebenwirkungen hervorrufen.

Bei der Langzeittherapie mit Corticosteroiden können schwere Nebenwirkungen auftreten: Cushing-Krankheit, → Osteoporose, → Zuckerkrankheit, Störungen der Geschlechtshormon-Produktion, Hauterkrankungen, → Magengeschwür; ferner Begünstigung von Infektionen, verzögerte Wundheilung, Behinderung der Abwehrvorgänge, Augenleiden und psychische Störungen. Deshalb dürfen Corticosteroide grundsätzlich nur auf Verordnung eines Arztes und unter ständiger ärztlicher Kontrolle verwendet werden; ebenso darf die vorgeschriebene Dosis keinesfalls eigenmächtig erhöht werden.

Corticotropin → ACTH.

Cortison → Corticosteroide.

Coxsackie-Viren nach dem amerikanischen Ort Coxsackie benannte, weit verbreitete Gruppe von Enteroviren (Darmviren), die besonders zahlreich im Abwasser, an Fliegen sowie im Stuhl Erkrankter vorkommen und beim Menschen Infektionen verursachen, die häufig symptomlos verlaufen. Die Coxsackie-Viren werden in die Hauptgruppen A und B unterteilt. Viren vom A-Typus rufen folgende Infektionskrankheiten hervor: → Sommergrippe, nicht bakterielle → Hirnhautentzündung, fieberhafte Erkrankungen mit Hautausschlägen sowie Krankheitsbilder, die der → spinalen Kinderlähmung ähneln. Zu den B-Virus-Infektionen gehören: → Bornholm-Krankheit, → Herzmuskel- bzw. → Herzbeutelentzündung (besonders bei Neugeborenen und Kleinkindern), Hirnhautentzündung und → Gehirnentzündung. Alle diese Erkrankungen weisen einen deutlichen Sommer- und Herbstgipfel auf. Die Diagnose erfolgt durch Nachweis der Coxsackie-Viren in Gewebekulturen, Rachenspülwasser, Stuhl oder Rückenmarkflüssigkeit. Eine spezifische → Chemotherapie gibt es noch nicht. Die Behandlung richtet sich nach den einzelnen Symptomen. Wichtig ist eine genügend lange Bettruhe, da als Komplikation immer eine Herzmuskelentzündung auftreten kann.

Crack aus Kokain gewonnene synthetische Droge, die ein sehr intensives, jedoch nicht lange anhaltendes Rauschgefühl erzeugt. Auf die Dauer bewirkt Crack eine erhebliche Persönlichkeitsveränderung mit Neigung zu schweren → Depressionen und einer relativ großen Gewaltbereitschaft.

Creutzfeldt-Jakob-Krankheit weltweit vorkommende, jedoch sehr seltene Erkrankung des Zentralnervensystems mit einer Inkubationszeit von mehreren Jahren, die vorwiegend im 6. Lebensjahrzehnt auftritt und meist innerhalb eines Jahres tödlich endet. Anzeichen: Gedächtnisstörungen, Verhaltens- und Stimmungsauffälligkeiten, Schlafstörungen, Muskelzuckungen, Schluck- und Gangstörungen, fortschreitender Intelligenzverlust. Heute rechnet man die Creutzfeldt-Jakob-Krankheit zu den »übertragbaren spongiformen Enzephalopathien« (TSE), bei denen das Gehirn durch Substanzzerstörung ein schwammartiges Aussehen bekommt. In diese Krankheitsgruppe gehören noch 3 weitere seltene Krankheiten des Menschen sowie 6 Tierkrankheiten, darunter der so genannte → Rinderwahnsinn. Da dieser der Creutzfeldt-Jakob-Krankheit in seinem Verlauf sehr ähnelt, besteht der Verdacht, dass eine Übertragung der Erreger vom Tier auf den Menschen möglich ist. Dies ist jedoch bis heute nicht zweifelsfrei bewiesen.

Früher nahm man als Ursache ein Virus an, heute ist man der Ansicht, dass die Erkrankung durch besonders infektiöse, überaus widerstandsfähige Eiweißkörper, so genannte → Prionen, ausgelöst wird. Eine Erfolg versprechende Therapie gibt es bis heute nicht.

Crohn-Krankheit (Morbus Crohn, Enteritis regionalis) chronische, gutartige, in Schüben verlaufende Darmentzündung mit Bevorzugung des unteren Dünndarms. Die Ursache der Erkrankung ist nicht aufgeklärt. Zwar besteht eine familiäre Häufung, doch müssen zu dieser Grundlage noch andere auslösende Faktoren treten. Diskutiert werden folgende Ursachen: Umwelteinwirkungen in industrialisierten Ländern; ernährungsbedingte Einflüsse, z. B. Fehlen von → Ballaststoffen oder übermäßiger Verzehr raffinierten Zuckers und nicht zuletzt Defekte des → Immunsystems (→ Autoaggressionskrankheiten). Neuerdings mehren sich Anzeichen, wonach Erkrankungen eines den Verdauungstrakt umhüllenden Nervengeflechtes, des »Bauchhirns«, ursächlich an der Entstehung der Crohn-Krankheit beteiligt sein könnten.

Die Erkrankung beginnt mit einer Darmschleimhautentzündung; danach entstehen kleine runde Geschwüre, die länger werden und tiefer wachsen, während sich die verdickte Darmwand zwischen den Geschwüren vorwölbt und auf diese Weise Verengungen (Stenosen) des Darms verursacht. Die Geschwüre können durch die Darmwand durchbrechen und Darmfisteln (unnatürliche Verbindungskanäle zwischen dem

Darm und der Bauchwand bzw. benachbarten Organen) verursachen. Die Erkrankung kann sich immer weiter über die Darmschleimhaut ausbreiten; es ist aber auch möglich, dass zwischen den befallenen Darmabschnitten völlig gesunde liegen. Hierin besteht ein wesentlicher Unterschied zu der ansonsten ähnlichen → Colitis ulcerosa.

Die bei Männern und Frauen etwa gleich häufig auftretende Crohn-Krankheit macht sich – oft nach einer längeren symptomfreien oder von gelegentlichen Bauchschmerzen mit Übelkeit und Erbrechen unterbrochenen Phase – bevorzugt im dritten und vierten Lebensjahrzehnt bemerkbar, und zwar auf folgende Weise:

- ♦ krampfartige, oft schubweise auftretende Bauchschmerzen im mittleren Ober- oder im rechten Unterbauch, die nicht einer → Blinddarmentzündung zugeschrieben werden
- ♦ häufige Durchfälle, in der Regel ohne Blutbeimengung; es kommt aber auch Verstopfung vor
- ♦ Fisteln und Fissuren im Bereich des Afters
- ♦ Untergewicht, Appetitlosigkeit, Schwäche, Blutarmut.

Bei mehr als 10-jährigem Krankheitsverlauf steigt zudem das Risiko, dass sich aus der veränderten Schleimhaut ein Darmkrebs entwickelt.

Die medikamentöse Therapie ist in der Regel die gleiche wie bei der Colitis ulcerosa: → Corticosteroide (Kortison), → Immunsuppressiva (das körperliche Abwehrsystem dämpfende Arzneimittel) und Chemotherapeutika (→ Chemotherapie) Eine Notfalloperation ist bei Durchbruch von Geschwüren und → Ileus (Darmverschluss) geboten. Auch bei Komplikationen – Abszesse, starke Blutungen, narbige Verengungen, Fisteln – kommt ein operatives Vorgehen in Betracht. Eine dauerhafte Heilung ist aber weder mit konservativen noch mit chirurgischen Maßnahmen sicher zu gewährleisten. Vielen Patienten bleibt letztlich nichts anderes übrig, als sich mit ihrer immer wieder von symptomfreien Phasen unterbrochenen Erkrankung abzufinden.

Crush-Syndrom Mit dem englischen Wort »crush«, das »zerquetschen« bedeutet, wird drastisch beschrieben, worum es bei diesem Leiden geht: Es handelt sich um eine Überflutung des Organismus mit Muskel- und Zellbestandteilen, die durch ausgedehnte Quetschungen frei werden, wie sie bei Verschüttungen und anderen schlimmen Unfällen vorkommen. Besonders Eiweißstoffe aus der zerstörten Muskulatur sind es, die in solchen Mengen im Blut auftauchen, dass die beiden Hauptentgiftungsorgane Leber und Nieren vollkommen überfordert sind: Eine innere Vergiftung mit der Gefahr eines akuten Nierenversagens ist die Folge. Die Harnausscheidung geht stark zurück, und es droht ein tödlicher Kreislaufzusammenbruch (→ Schock).

CT Abkürzung für → **C**omputer**t**omografie.

Curare Pfeilgift südamerikanischer Indianer, das zur Muskelerschlaffung vor Narkosen verwendet wird.

Cushing-Krankheit schwere Stoffwechselstörung durch verstärkte Absonderung von Nebennierenrindenhormonen infolge eines Tumors der → Nebennierenrinde oder der die Nebennierenrinde stimulierenden → Hirnanhangdrüse (Hypophyse), aber auch – heutzutage am häufigsten – als Resultat einer längeren Behandlung mit → Corticosteroiden (Kortison).

Das hervorstechendste Krankheitszeichen ist eine Fettumverteilung im Körper, die zu einem aufgequollenen, roten »Mondgesicht« und einem massigen »Stiernacken« führt. Arme und Beine bleiben schlank, ja, Muskulatur und Knochen schwinden sogar. An einigen Hautstellen zeigen sich auffällige, dunkelrote Streifen. Zudem steigen Blutdruck und Blutzuckerspiegel stark an. Bei Frauen nimmt vielfach die Körperbehaarung zu, und die Regelblutung bleibt aus; Männer leiden unter Potenzstörungen. Unbehandelt führt die Krankheit innerhalb weniger Jahre zum Tod.

Liegt ein auslösender Tumor vor, so ist unbedingt dessen operative Entfernung erforderlich. Bei frühzeitiger Diagnose und Therapie verschwinden die Symptome dann zumeist vollständig. Gewisse Folgen wie → Osteoporose, → Hypertonie (Bluthochdruck) und → Zuckerkrankheit neigen allerdings zum Fortbestehen. Bei medikamentös ausgelöster Cushing-Krankheit infolge längerer Zufuhr von Corticosteroiden bildet sich die Nebennierenrinde allmählich zurück. In diesen Fällen muss die Corticosteroid-Dosis langsam abgebaut werden; anderenfalls könnte bei jedem → Stress und Infekt, bei einer Verletzung oder Operation ein lebensgefährliches Kortison-Entzugssyndrom auftreten. Patienten dürfen daher bei einer Behandlung mit Kortison die Dosis niemals selbstständig verändern.

cut- Bestandteil medizinischer Fachausdrücke mit der Bedeutung »Haut«.

Cyclamate → Zyklamate.

Cyclosporin → Ciclosporin.

Cystinspeicherkrankheit → Zystinspeicherkrankheit.

Cytostatika → Zytostatika.

D

Dakryoadenitis → Tränendrüsenentzündung.

Damm (Perineum) etwa drei cm breite Weichteilbrücke aus Haut und Muskeln zwischen After und äußeren Geschlechtsorganen.

Dämmerzustand Zustand krankhaft veränderten Bewusstseins. Die stunden- bis tagelang anhaltende Einengung des Bewusstseins ist durch Herabsetzung der Auffassungs- und geistigen Leistungsfähigkeit gekennzeichnet; dabei kann die Orientierung erhalten sein oder fehlen. Dämmerzustände kommen vor bei → Epilepsie, → Alkoholismus, → Gehirngeschwülsten, → Hysterie und als Folge von Medikamenteneinwirkungen.

Dammriss Einreißen des Dammes und meist auch des vorderen Scheidendrittels beim Durchtreten des Kopfes während der Geburt oder bei einer operativen Entbindung. Es werden 3 Grade unterschieden:

1. Grad: kurzer Riss in der Scheidenschleimhaut und oberflächlicher Riss des Dammes bis höchstens zur Mitte

2. Grad: Einriss der Dammmuskulatur bis an den äußeren Schließmuskel heran

3. Grad: totaler Dammriss einschließlich Einriss des äußeren Schließmuskels, eventuell sogar mit Mastdarmriss.

Jeder Dammriss muss unter örtlicher Betäubung oder Kurznarkose genäht werden. Wichtig ist, dass während der Nachbehandlung nach jeder Blasen- und Stuhlentleerung die äußeren Geschlechtsorgane gespült werden und dass für leichten Stuhlgang gesorgt wird.

Dammschnitt (Episiotomie) im Rahmen der → Geburtshilfe am Damm vorgenommener Scherenschnitt, mit dem Zweck, einen → Dammriss zu vermeiden. Ein Dammschnitt ist zur Schonung des Beckenbodens der Mutter und des kindlichen Kopfes sowie zur Beschleunigung der Austreibungsperiode je nach klinischer Situation bei Erstgebärenden, Frühgeburten, Beckenendlagen, operativen Geburten und manchmal auch bei Mehrgebärenden angezeigt. Der Dammschnitt wird sofort nach der Geburt des Kindes genäht.

Dammschutz Handgriff des Geburtshelfers oder der Hebamme zur Verhinderung eines → Dammrisses beim Durchtreten des kindlichen Kopfes; → Geburtshilfe.

Dampfbad (russisch-türkisches Bad) Schwitzbad in einer mit Wasserdampf gesättigten Luft von 37,5–50 °C, wobei durch Wechseln der Sitzhöhe im Raum der Hitzegrad verändert werden kann. Durch die Wärmestauung steigt die Körpertemperatur um 1–1½ Grad an. Die Folge ist eine Verstärkung der Hautdurchblutung, der Hauttätigkeit und des Stoffwechsels mit Rückwirkung auf die inneren Organe. Dampfbäder sind für Herz und Kreislauf sehr anstrengend und dürfen daher nur von Gesunden oder nach ärztlicher Verordnung genommen werden. Nützlich sind sie bei rheumatischen Erkrankungen, → Fettsucht und chronischen Entzündungen der oberen Luftwege.

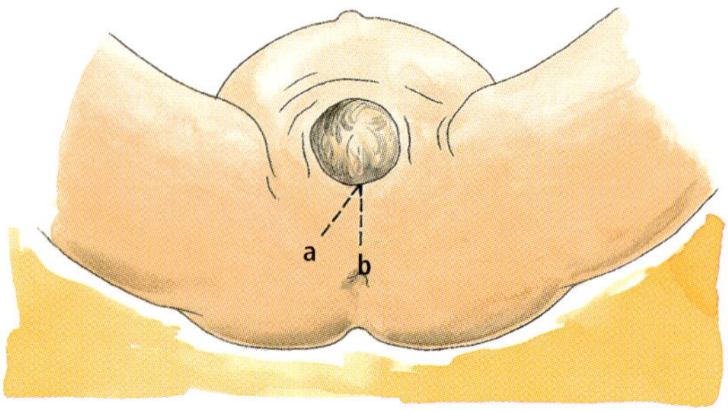

Dammschnitt Der Dammschnitt sollte entweder mediolateral (a) oder medial (b) vorgenommen werden.

Darm Der menschliche Darm ist ein weiches, langes, vielfach in Schlingen liegendes Rohr, das innen mit Schleimhaut ausgekleidet ist und in seiner Wand mehrere Schichten von Muskelfasern enthält, die für die Durchmischung des Darminhaltes mit den Verdauungssäften und für seine Weiterbeförderung sorgen. Gesteuert wird diese Darmbewegung (Pe-

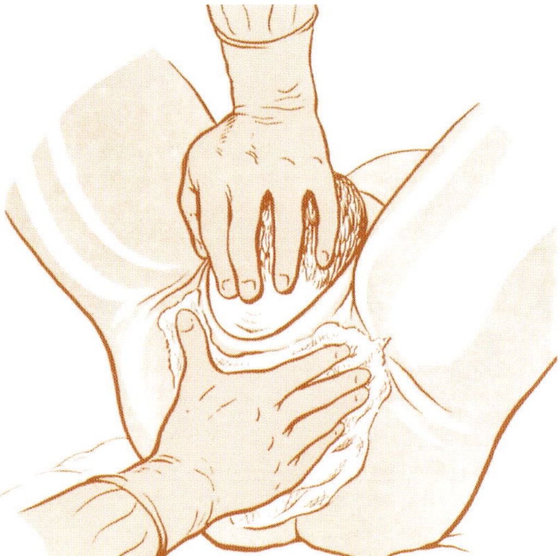

Dammschutz beim Durchtritt des kindlichen Kopfes und der Schultern.

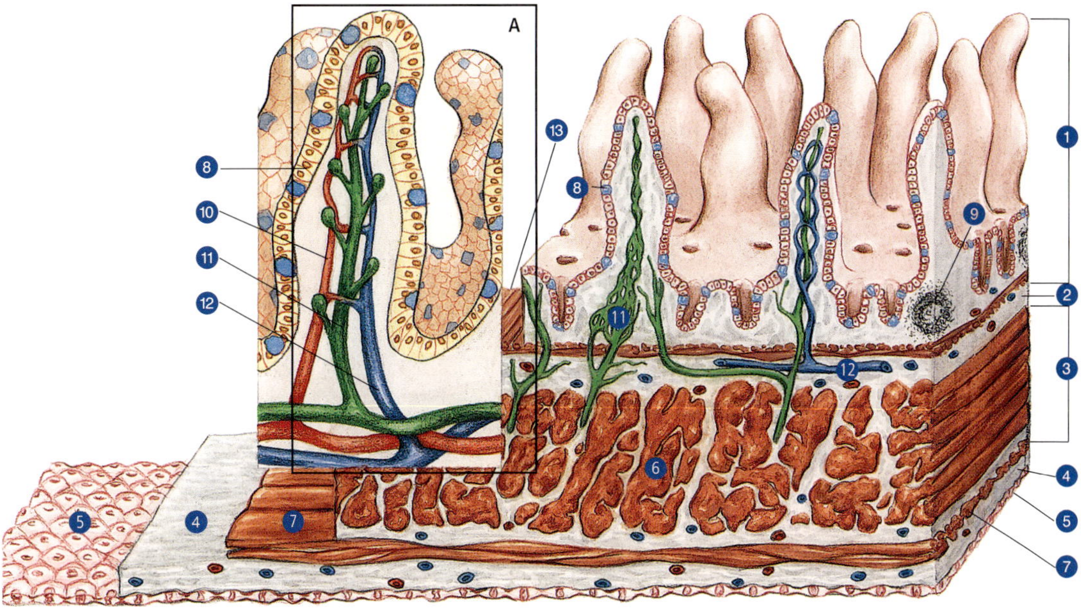

Darm Wandaufbau des Dünndarms mit räumlicher Darstellung der Zotten. **A** Dünndarmzotte bei etwa 80-facher Vergrößerung; **1** Schleimhaut; **2** Unterschleimhaut-Verschiebeschicht; **3** Muskelwand; **4** Verschiebeschicht unter dem Bauchfellüberzug; **5** Bauchfellüberzug; **6** innere Ring-Muskelschicht; **7** äußere Längs-Muskelschicht; **8** Deckschicht der Schleimhaut; **9** Bindegewebe der Schleimhaut mit Lymphknötchen; **10** Zottenschlagader; **11** zentrales Lymphgefäß; **12** Zottenvene; **13** Muskelschicht der Schleimhaut.

ristaltik) durch den parasympathischen Anteil des → vegetativen Nervensystems (Nervus vagus).

Am Darmrohr zwischen Magenausgang und After werden folgende Abschnitte unterschieden:

1. *Dünndarm:* Der etwa 4 Meter lange Dünndarm ist ein schlauchförmiges Organ, das am Magenausgang beginnt und im rechten Unterbauch in den Dickdarm mündet. Er ist der wichtigste Abschnitt der Verdauungswege: Hier werden die in einfache Bestandteile zerlegten Nahrungsmittel von den Epithelzellen des Darms aufgenommen und gelangen in das Blut. Innerhalb des Dünndarms unterscheidet man wiederum 3 Abschnitte:

- ***Zwölffingerdarm*** (Duodenum): Er ist 30 cm lang und hat die Gestalt eines liegenden, nach links offenen U. In den Zwölffingerdarm münden mit einem gemeinsamen Endstück der Gallengang und der Ausführungsgang der → Bauchspeicheldrüse.
- ***Leerdarm*** (Jejunum)
- ***Krummdarm*** (Ileum)

Der Dünndarm ist außen vom → Bauchfell überzogen, dann folgt eine Schicht glatter Muskulatur, die für die wellenförmige Bewegung des Darms sorgt, und schließlich die Schleimhaut, in der zahlreiche Drüsenzellen Schleim, Enzyme und Hormone absondern. Die Innenwand des Dünndarms ist in viele winzige Darmzotten gefaltet, die seine Oberfläche extrem vergrößern und zur Aufnahme der Nahrungsstoffe dienen. Die Zottenspitzen werden laufend abgestoßen, so dass das gesamte Dünndarmepithel fortwährend erneuert wird.

2. Der 1,50 m lange ***Dickdarm*** umrandet den Dünndarm wie ein Bilderrahmen. Sein Durchmesser ist in der Regel größer als der des Dünndarms. Der Dickdarm besteht aus:

- ***Blinddarm*** (Caecum) mit Wurmfortsatz (Appendix): Er bildet einen blind endenden Sack, in den der Krummdarm im rechten Winkel einmündet; dabei verhindert eine Klappe den Rückfluss von Darminhalt aus dem Dickdarm in den Dünndarm.
- ***Grimmdarm*** (Colon) mit dem aufsteigenden, dem querverlaufenden und dem absteigenden Teil.

3. Der etwa 20 cm lange ***Mast- oder Enddarm*** (Rektum) geht in den Afterkanal über und endet mit dem Afterschließmuskel, dessen äußerer Ringmuskel willentlich beherrscht werden kann.

Darmblutung → Blutstuhl.

Darmbrand Gewebe, das nicht mehr von Blut durchflossen und somit nicht mehr ernährt wird, stirbt unweigerlich ab. Die daraus folgenden Umbauvorgänge bezeichnet man allgemein als → Brand. Ein solcher Gewebstod kann natürlich auch den Darm betreffen und wird dann folgerichtig als Darmbrand bezeichnet. Ursache dafür ist am häufigsten ein → Eingeweidebruch, bei dem sich Darmabschnitte einklemmen und somit gewissermaßen selbst strangulieren. Aber auch eine → Darmverschlingung oder die Verstopfung eines größeren Blutgefäßes, das dem Darm Nährstoffe zuführt, hat zur Folge, dass Darmteile zu Grunde gehen. Die Darmwand wird dann zunehmend porös und durchlässig, so dass Bakterien aus dem Darminneren in die Bauchhöhle gelangen und dort eine lebensgefährliche → Bauchfellentzündung auslösen können.

Unter heftigen Schmerzen kommt es bei aufgetriebenem und bretthartem Bauch zu Stuhl- und Windverhaltung, und recht schnell entwickeln sich die bedrohlichen Anzeichen der Bauchfellentzündung mit hohem Fieber, Erbrechen, Pulsbeschleunigung und Absinken des Blutdrucks. Der Zusammenbruch des Kreislaufs im Sinn eines → Schocks ist dann nicht mehr weit.

Nur die möglichst frühzeitige Operation kann bei einem Darmbrand die geschilderten schlimmen Folgen verhindern.

Darmfäulnis natürliche Zersetzung der vom Dünndarm nicht aufgenommenen Eiweiße durch Fäulnisbakterien im Dickdarm. Dabei werden – anders als bei der im Dünndarm stattfindenden Eiweißverdauung – Darmgase gebildet, die zum Teil übel riechen. Zu einer vermehrten Fäulnis kann es bei einem Überangebot von tierischem Eiweiß sowie bei hartnäckiger → Verstopfung kommen. Abhilfe bringt oft die Unterdrückung der im Darm vorhandenen Fäulniserreger (→ Darmflora) durch andere Bakterienarten. Dazu ist der tägliche Genuss von Sauermilchprodukten und Jogurt hilfreich.

Darmfistel unnatürlicher Verbindungskanal zwischen Darm und Bauchwand bzw. benachbarten Organen (Harnblase, Scheide). Dabei kann es sich um eine angeborene Fehlbildung oder um die Folge einer Erkrankung oder Verletzung handeln. Eine Heilung ist nur durch operative Korrektur möglich.

Darmflora Der Dickdarm ist von zahlreichen Bakterienarten besiedelt, die an der Verdauung und Vernichtung eingedrungener Krankheitserreger mitarbeiten und die man in ihrer Gesamtheit als Darmflora bezeichnet. Die Qualität dieser Darmflora ist von der Art der Ernährung abhängig: Durch einseitige Kost sowie durch verschiedene Medikamente – vor allem → Antibiotika und → Sulfonamide – kann die normale Darmflora entarten (»Dysbakterie«). Der Aufbau einer physiologischen Bakterienflora gelingt durch Verabreichung von Aufschwemmungen gesunder Bakterien oder durch Einspritzung entsprechender Vakzine sowie durch Umstellung der Ernährung.

Darmgeschwülste Im Bereich des Darms unterscheidet man gutartige und bösartige Geschwülste. Zu den gutartigen zählen vor allem die → Darmpolypen; unter den bösartigen ist der → Darmkrebs am häufigsten.

Darmkrebs Nach dem → Lungenkrebs beim Mann und dem → Brustkrebs bei der Frau stellt der Darmkrebs die zweithäufigste Todesursache aller Krebsgeschwülste dar. Mehr als 50 000 Personen erkranken in Deutschland jedes Jahr daran, und etwa 30 000 – die meisten über 60 Jahre alt – sterben jährlich an diesem überaus bösartigen Tumor.

Risikogruppen sind Patienten mit → Darmpolypen, anderen Krebserkrankungen und langjährigen entzündlichen Darmkrankheiten, z. B. der → Colitis ulcerosa. Die starke Zunahme des Dickdarmkrebses in den Industriestaaten wird auf die dort herrschenden Ernährungsgewohnheiten zurückgeführt: Ungünstig sind in diesem Zusammenhang fettreiche Nahrung, Konservierungszusätze und ein Zuwenig an → Ballaststoffen. Eine entscheidende Rolle für die Krebsentstehung scheint nämlich die zu lange Verweildauer der Nahrungsmittel im Darm spielen, die durch Ballaststoffe erheblich verkürzt wird. Außerdem verdünnen sie gewissermaßen Nahrungsmittelzusätze und Krebs erzeugende Stoffe, die durch eine unvollständige Verbrennung von Fleisch und Fett entstehen. Ebenso sind Veränderungen der → Darmflora von Bedeutung. Der vereinfachte Rat lautet: Weniger Fett und mehr Fasern in der täglichen Kost!

Der Dickdarmkrebs ist eine langsam wachsende Geschwulst, die anfangs kaum Beschwerden verursacht und sich allenfalls durch folgende Warnzeichen bemerkbar macht: Blutbeimengungen und Schleimauflagen im Stuhl, Änderung der Stuhlgewohnheiten (Durchfall, Verstopfung, bleistiftartiger Stuhl), Bauchschmerzen, Gewichtsabnahme, Leistungsminderung. Diese Beschwerden können zwar die ersten Alarmzeichen eines bösartigen Darmtumors sein, kommen jedoch auch bei harmlosen Darmerkrankungen vor. Gewissheit, ob ein Krebs vorliegt oder nicht, kann nur eine eingehende ärztliche Untersuchung bringen.

Da beim Auftreten der genannten Beschwerden, sofern sie von einem Krebs ausgehen, das prognostisch günstige Anfangsstadium bereits vorbei ist, kommt der Früherkennung besondere Bedeutung zu. Diesem Zweck dienen die jähr-

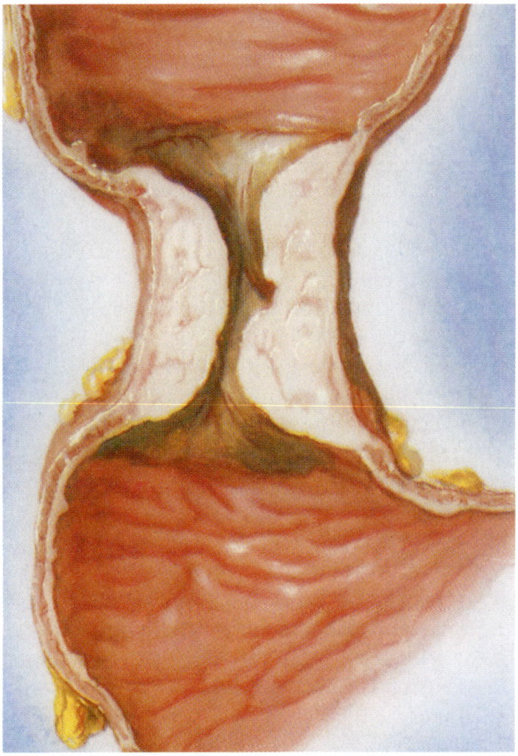

Darmkrebs Dickdarmkrebs, der die Darmlichtung fast ganz verlegt.

lichen Vorsorgeuntersuchungen, die leider noch immer viel zu wenig genutzt werden. Dazu gehören:

1. Test auf okkultes (mit freiem Auge nicht erkennbares) Blut im Stuhl;

2. Austastung des Enddarms mit dem Finger durch den Arzt.

Bei einer Diagnosestellung im beschwerdefreien Stadium haben die Patienten eine Heilungschance von über 90 Prozent! Ergibt sich bei der Vorsorgeuntersuchung ein verdächtiger Befund, werden weiterführende Untersuchungen angeschlossen: Spiegelung des Enddarms (Rektoskopie) und des gesamten Dickdarms (Koloskopie) sowie Röntgenuntersuchung mit Kontrasteinlauf. Bei der Darmspiegelung können Schleimhautproben zur feingeweblichen Untersuchung entnommen werden. Wenn → Darmpolypen gefunden werden – über 95 Prozent aller Dickdarmkrebse gehen aus ihnen hervor –, müssen diese im Zuge der Darmspiegelung vorsorglich abgetragen werden.

Als Behandlung kommt nur die operative Entfernung des tumortragenden Darmabschnittes mit einer entsprechenden Sicherheitszone einschließlich der zugehörigen Lymphbahnen in Frage. Ob ein → künstlicher Darmausgang angelegt werden muss, hängt von der Lage des Tumors ab. Die 5-Jahres-Heilung liegt global bei 50–60 Prozent.

Darmlähmung durch eine Lähmung der Darmmuskulatur verursachte Bewegungslosigkeit von Darmabschnitten mit der Folge, dass Darminhalt nicht weitertransportiert wird; → Ileus.

Darmpolyp gutartige, von der Darmschleimhaut ausgehende, gestielte oder breitbasige Geschwulst, die sich gegen die Darmlichtung vorwölbt. ¾ aller Polypen sind im Durchmesser kleiner als 1 cm. Darmpolypen können bluten, sich entzünden, geschwürig werden und schließlich krebsig entarten. Von einer Polypose spricht man, wenn mehr als 100 Polypen im Dickdarm nachweisbar sind. Darmpolypen verursachen meist keine oder nur geringe Beschwerden, vor allem Blutungen, Schleimabgänge und unregelmäßigen Stuhlgang. Da man nicht voraussagen kann, welche Geschwülste bösartig werden, ist es angebracht, sämtliche Darmpolypen operativ zu entfernen, was in der Regel mit Hilfe des Endoskops (→ Endoskopie) möglich ist.

Darmspiegelung Untersuchung der Darmschleimhaut vom After aus mit einem mehr oder minder elastischen Rohr (Endoskop), an dessen Ende eine beleuchtete optische Vorrichtung befestigt ist; → Endoskopie.

Darmstenose → Darmverengung.

Darmträgheit → Verstopfung.

Darmtuberkulose Von der durch Tuberkuloseerreger hervorgerufenen Erkrankung der Darmschleimhaut sind meist der untere Teil des Dünndarms und der Anfangsteil des Dickdarms betroffen. Bei Kindern kann es sich um eine Fütterungstuberkulose, verursacht durch die Milch infizierter Kühe, handeln; bei Erwachsenen ist die Krankheit meist Folge einer schweren offenen Lungentuberkulose, in deren Verlauf Tuberkelbakterien verschluckt werden. Allerdings können die Erreger auch auf dem Blutweg in den Darm gelangen. Die heute in den Industrieländern sehr selten gewordene Darmtuberkulose verursacht folgende Beschwerden: Fieber, Gewichtsabnahme, beeinträchtigter Allgemeinzustand, Blähungen und Durchfälle; später können sich Geschwüre und Fisteln entwickeln. Die Behandlung mit → Tuberkulostatika ist sehr erfolgreich.

Darmverengung (Darmstenose) Einengung der Darmlichtung mit Behinderung der Darmpassage. Die Darmverengung kann angeboren oder Folge von Operationsnarben, Entzündungen oder Geschwülsten sein. In Extremfällen kann sie zum vollkommenen → Ileus (Darmverschluss) führen. Die Anzeichen sind: verstärkte Darmgeräusche, Erschwerung des Stuhlgangs bis zur völligen Stuhlverhaltung, kolikartige Schmerzen, Auftreibung des Bauches, Aufstoßen, Übelkeit und Erbrechen. Zur Klärung der Diagnose dienen Röntgen- und Ultraschalluntersuchungen. Therapeutisch kommt nur eine Operation in Betracht.

Darmverschlingung (Volvulus) Die Darmverschlingung ist eine seltene Störung, die dadurch gekennzeichnet ist, dass sich Darmabschnitte um das häutige Gebilde drehen, in welchem die zu- und abführenden Blutgefäße verlaufen. Die Fehlbildung kommt hauptsächlich im Dünndarmbereich von Säuglingen vor und ist dort meist mit anderen krankhaften Veränderungen des Darmverlaufs verbunden. Gefährlich ist eine Darmverschlingung deshalb, weil der Transport des Darminhalts unterbrochen (→ Ileus) und zudem die Blutversorgung des betroffenen Darmteils gleichsam abgedreht wird. Dies kann schnell zu einem → Darmbrand und einer daraus entstehenden → Bauchfellentzündung führen. Deshalb ist bei einer Darmverschlingung eine möglichst rasche Operation erforderlich.

Darmverschluss → Ileus.

Darmvorfall → Aftervorfall.

Dauerausscheider klinisch gesunde Personen, die länger als 10 Wochen nach einer überstandenen Infektionskrankheit – z. B. → Diphtherie oder → Typhus – mit Harn, Stuhl, Auswurf usw. noch Krankheitserreger ausscheiden und dadurch andere Personen infizieren können.

Dauerblutung stark verlängerte Menstruationsblutung, deren Ursache eine Störung der Eierstocktätigkeit ist. Handelt es sich um eine vom Menstruationszyklus unabhängige, länger als 10 Tage anhaltende Blutung, muss an eine gutartige (Myom) oder bösartige (Krebs) Geschwulst der Gebärmutter oder an eine → Gebärmutterentzündung gedacht werden. Eine frauenärztliche Untersuchung ist unbedingt erforderlich.

Dauerkatheter zur kontinuierlichen Harnentleerung über Stunden oder Tage getragener → Blasenkatheter.

Daumenlutschen → Fingerlutschen.

DDT Abkürzung für das Insektenvernichtungsmittel **D**ichlor**d**iphenyl**t**richloräthan, das als Berührungsgift für Insekten aller Arten – Fliegen, Mücken, Läuse, Flöhe usw. – wirkt. Die weltweite Anwendung hat zu unkontrollierten Auswirkungen auf die Tierwelt geführt. Auf diese Weise gelangte DDT in viele Nahrungsmittel und sammelte sich nach deren Verzehr im Fettgewebe der Menschen an. Für die Malariabekämpfung ist DDT als billigstes und zugleich hoch wirksames Insektizid noch immer unentbehrlich. In der Bundesrepublik Deutschland ist es jedoch verboten.

de-, des- Bestandteil medizinischer Fachausdrücke mit der Bedeutung »von – weg; Ent-«.

Debilität leichtester Grad des → Schwachsinns. Es besteht die Unfähigkeit zur Aneignung einer durchschnittlichen Volksschulbildung und die Untauglichkeit für einen Lernberuf.

Defäkation Stuhlentleerung.

Defibrillator Gerät zur Beseitigung des Herzkammerflimmerns (durch extrem rasch aufeinander folgende Muskelzusammenziehungen erzeugte wogende Bewegungen der Herzkammern, so dass kein Blut weitergepumpt wird) durch Elektroschock. Zur Defibrillation wird ein Gleichstromimpuls von 3 Millisekunden Dauer und einer Energie von 100 bis 400 Wattsekunden durch am Brustkorb bzw. Rücken angelegte Elektroden geschickt. Der Defibrillation müssen äußere Herzmassage, künstliche Beatmung und direkte Injektionen in die Herzkammer zur Anregung des Herzmuskels vorangehen. In der Klinik können die Elektroschocks auch direkt am operativ freigelegten Herzen durchgeführt werden. Nach erfolgter Wiederbelebung soll der Patient in eine Station für → Intensivpflege verlegt werden, wo jederzeit ein elektrischer → Herzschrittmacher einsatzbereit ist.

Defloration → Entjungferung.

Degeneration Entartung; Umwandlung vollwertigen, funktionstüchtigen Gewebes in minderwertiges, funktionsuntüchtiges, was vielfach mit einer erheblichen Veränderung im Aussehen eines Gewebes oder Organs verbunden ist.

Dekompensation nicht mehr selbsttätig erfolgender Ausgleich einer Funktionsstörung – z. B. des Herzens, des Stoffwechsels, der Niere oder der Leber –, so dass es zu einem Versagen der betreffenden Organfunktion kommt. Gegensatz: → Kompensation.

Dekontamination allgemein: Behebung einer Verunreinigung; speziell: »Entstrahlung« (Beseitigung der radioaktiven Verseuchung von Personen und Gegenständen).

Dekubitus (Druckgeschwür) Wundliegen oder »Sich-Durchliegen« von Kranken bei längerem Liegen an Stellen, an denen sich Knochen unmittelbar unter der Haut befinden (Kreuzbein, Fersen). Die druckbedingt mangelhafte Durchblutung des Gewebes hat die Bildung von Geschwüren zur Folge. Derartige Druckgeschwüre entstehen auch unter schlecht sitzenden Gipsverbänden, Prothesen und Bruchbändern. Vorbeugung: häufiger Lagewechsel, Kissen unter gefährdeten Stellen, öfter frische Unterlagen, Hautbehandlung mit Alkohol und Puder, Trockenhaltung (Schutz vor Urin

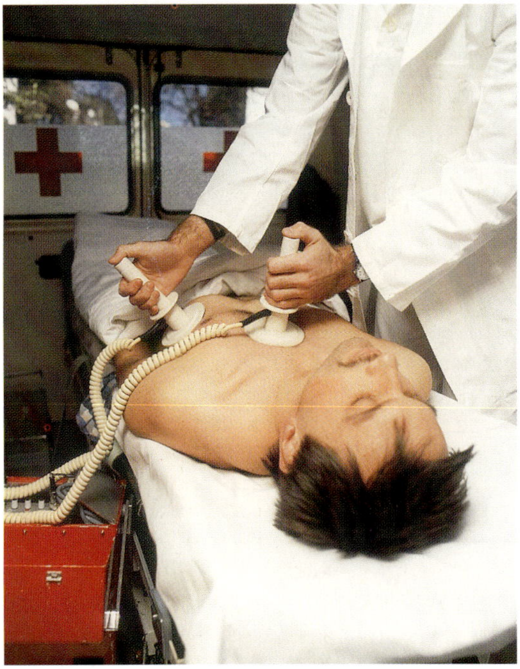

Defibrillator Der Notarzt beseitigt das lebensbedrohliche Herzkammerflimmern mit einem elektrischen Stromstoß.

und Stuhl). Behandlung: trockene Verbände; eventuell plastische Deckung des Hautdefekts.

Delirium umkehrbare, d. h. heilbare geistige Störung mit Bewusstseinstrübung, körperlicher Unruhe, Wahnideen, Sinnestäuschungen, Aufregungszuständen, Irrereden, zeitlicher und örtlicher Desorientierung und völligem Verkennen der Umgebung. Ein derartiger Zustand kommt bei Gehirnstörungen vor, aber auch bei Infektionskrankheiten, hohem Fieber, Erschöpfungszuständen und der → Harnvergiftung (Urämie).

Delirium tremens (Säuferwahn) akutes → Delirium, das frühestens nach etwa 5-jährigem Alkoholmissbrauch auftritt. Es wird meist durch einen alkoholischen Exzess oder durch Alkoholentzug ausgelöst, kann jedoch auch ohne erkennbaren Anlass entstehen. Ein besonders schweres Alkoholdelirium ist das mussitierende Delir, bei dem der Kranke bei starker Bewusstseinstrübung leise, unverständliche Worte vor sich hin murmelt. Vorboten des Deliriums sind unruhiger Schlaf und lebhafte Träume mit Angst erregendem Inhalt. Die Patienten sind unruhig und zittrig; weitere Anzeichen sind feinschlägiges Zittern der Hände und Finger, gerötete Haut und Augenbindehaut sowie starker Durst. Das Vollbild des Delirium tremens beginnt mit einem Krampfanfall ähnlich wie bei der → Epilepsie. Neben massiver Unruhe, → Halluzinationen, Verkennen der Umgebung, Angst und Euphorie (»Galgenhumor«) machen den Betroffenen häufig starkes Schwitzen, Stuhlverhaltung, unkontrollierbares Zittern und Schlaflosigkeit zu schaffen. Die Behandlung besteht in Überwachung und Ruhigstellung, woraufhin das Delirium tremens in der Regel nach 2–5 Tagen mit einem langen Tiefschlaf endet. In schlimmen Fällen besteht Lebensgefahr durch Kreislaufversagen. Immerhin betrug die Sterblichkeit früher 15–30 Prozent; heute liegt sie bei rascher → Intensivpflege in einem Krankenhaus nur noch bei etwa 1 Prozent.

Demenz dauernder, unheilbarer Intelligenzdefekt nach Verlust von früher vorhandenen geistigen Fähigkeiten. Als Ursachen kommen eine Reihe von Gehirnstörungen in Betracht: ganz besonders die → Alzheimer-Krankheit, aber auch altersbedingte Durchblutungsstörungen des Gehirns, → Arteriosklerose von Gehirnarterien (Zerebralsklerose), schwere Infektionskrankheiten, → Gehirnerweichung, → Schlaganfall, Vergiftungen, → Schädel-Hirn-Trauma und Psychosen (→ Geisteskrankheiten). Betroffen ist stets das Erinnerungsvermögen: Während das »Altgedächtnis« (Erinnerung an alte Zeiten) noch lange erhalten bleiben kann, geht das »Neugedächtnis«, d. h. die Merkfähigkeit, nach und nach verloren. Beeinträchtigt sind in verschieden starkem Maß logisches Denken, Wissen, Urteilsfähigkeit und Anpassungsfähigkeit an neue Situationen. Die Demenz – sie ist immer im Lauf des Lebens erworben – ist vom angeborenen → Schwachsinn streng zu trennen.

Denguefieber durch Stechmücken übertragene tropische Viruskrankheit mit einer Inkubationszeit von 5–8 Tagen. Anzeichen: Fieber von 39–40 °C, starke Kopf-, Muskel- und Gliederschmerzen, flüchtiger Hautausschlag. Nach 2–3 Tagen fällt das Fieber, nach weiteren 2 Tagen steigt es erneut an, um danach endgültig zu verschwinden. Todesfälle durch akutes Kreislaufversagen kommen zwar gelegentlich vor, sind jedoch zum Glück selten. Allerdings kann es recht lang dauern, bis sich der Erkrankte wieder vollkommen gesund fühlt. Eine ursächliche Behandlung gibt es nicht; erforderlich sind Bettruhe und Ausgleich des Flüssigkeitsverlustes.

dent- Bestandteil medizinischer Fachausdrücke mit der Bedeutung »Zahn«.

Dentin (Zahnbein) unter dem äußeren, extrem harten Schmelz gelegene Hauptsubstanz des Zahnes.

Dentition → Zahndurchbruch.

Depersonalisation Gefühl, dem eigenen Ich fremd gegenüberzustehen; oft werden auch einzelne Körperteile als fremdartig empfunden. Depersonalisation kommt als Symptom häufig bei → Neurosen, → Depressionen oder → Schizophrenie vor.

Depotpräparate (Retardpräparate, Langzeitpräparate) Medikamente mit lang anhaltender Wirkung infolge verzögerter Freigabe des Arzneistoffes. Oft kann damit die Dosierung einzunehmender Medikamente oft auf einmal pro Tag verringert werden. Bei Depotinjektionen ist es möglich, die Intervalle zwischen den einzelnen Injektionen erheblich auszudehnen.

Depression weit verbreitete psychische Störung, die durch tiefe Traurigkeit, gedrückte Stimmungslage, Niedergeschlagenheit, Antriebsverlust, leichte Ermüdbarkeit, Schlafstörungen, Feindseligkeit gegen die eigene Person, starke Angst und Neigung zu → Selbstmord gekennzeichnet ist. Keine andere Krankheit endet so oft damit, dass der Kranke sich das Leben nimmt, wie die Depression. Frauen sind öfter betroffen als Männer, Jugendliche häufiger als Erwachsene.

Das Beschwerdebild und der Krankheitsverlauf sind bei jedem Patienten unterschiedlich. Typisch für die Depression ist einerseits das Gefühl, zu wollen, aber nicht zu können, andererseits ein nicht beeinflussbares Stimmungstief, das sich trotz aller Anstrengungen nicht lösen lässt. Oft treten zu den seelischen auch körperliche Beschwerden hinzu, und schließlich hat die Depression häufig auch soziale Folgen: Rückgang der zwischenmenschlichen Kontakte, Gefahr der Vereinsamung, Leistungsabfall im Beruf.

Bisweilen findet man noch die Unterscheidung zwischen der ***endogenen Depression***, die biologisch bedingt ist, also von innen kommt, und der ***exogenen Depression***, die von der Umwelt beeinflusst ist, d. h. durch äußere Faktoren ausgelöst wird. Diese Einteilung wird aber immer mehr aufgegeben, da sie sich als praxisfremd und wenig hilfreich erwiesen hat. Sinnvoller erscheint die Unterscheidung nach dem Schweregrad der Depression und danach, ob bereits deutliche Anzeichen einer Psychose (→ Geisteskrankheiten), insbesondere Wahnvorstellungen, zu erkennen sind.

Unter ***saisonal abhängiger Depression*** (SAD) versteht man die Form der Schwermut, die sich mit abnehmender Tageslänge – also vor allem im Spätherbst – einstellt. Viele Menschen verlieren mit abnehmender Sonnenscheindauer auch einen Teil ihrer Lebensfreude, sie verfallen in eine gedrückte Stimmung, sind antriebslos und verspüren ein vermehrtes Schlafbedürfnis. Diese Erscheinungen hängen damit zusammen, dass das fehlende Sonnenlicht im Körper zur Ausschüttung von → Melatonin führt, einem Hormon, das der Körper vor allem bei Dunkelheit produziert und offenbar mit der gedrückten Gemütslage in Verbindung steht.

Von einer larvierten oder ***maskierten Depression*** spricht man, wenn bei einer endogenen Depression fast nur über körperliche Beschwerden geklagt wird; wenn sich die Patienten also als körperlich und nicht als seelisch krank empfinden.

Bei der Behandlung der Depression spielt die → Psychotherapie die wichtigste Rolle, und zwar entweder in Form der → Verhaltenstherapie oder der → Psychoanalyse. Beide Verfahren haben sich bewährt. In schwereren Fällen kann jedoch oft auf eine zusätzliche medikamentöse Behandlung nicht verzichtet werden. Hierzu stehen dem Arzt heute eine ganze Reihe chemischer, hochwirksamer Medikamente, so genannter Antidepressiva, zur Verfügung. In leichteren und mittelschweren Fällen haben sich auch nebenwirkungsärmere pflanzliche Wirkstoffe – z. B. hoch dosierte Johanniskrautpräparate – bewährt. Alle Antidepressiva wirken frühestens 2 bis 3 Wochen nach Beginn der Einnahme.

Daneben haben sich noch weitere Behandlungsmaßnahmen bewährt: Die angesprochenen, vorzugsweise im Herbst oder im Winter auftretenden Depressionen bessern sich oft unter einer Lichttherapie, bei der sich der Patient mehrere Stunden am Tag einer speziellen, starken Lichtquelle aussetzt. Ein- bis zweimal die Woche durchgeführter Schlafentzug, vorzugsweise jeweils auf die zweite Nachthälfte beschränkt, hat in bestimmten Fällen ebenfalls eine Linderung depressiver Symptome zur Folge; und schwerste, anderweitig nicht beeinflussbare Symptome bessern sich manchmal schlagartig unter einer Elektrokrampftherapie. Ein sehr wirksames Mittel gegen Depressionen stellt auch sportliche Betätigung dar. Nach Ansicht namhafter amerikanischer Wissenschaftler ist

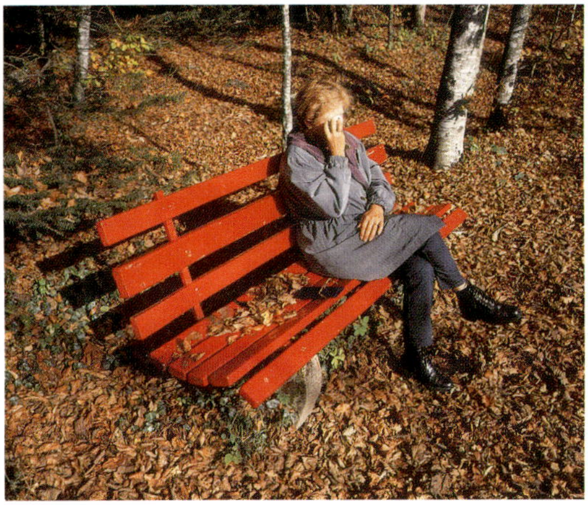

Depression Eine der häufigsten sozialen Begleiterscheinungen ist die fortschreitende Vereinsamung.

FRAGEN AN DEPRESSIVE PATIENTEN (nach Poeldinger)

Fragen nach depressiven Symptomen

Bedrückung
- Fühlen Sie sich bedrückt und niedergeschlagen?
- Möchten Sie manchmal weinen?

Genussunfähigkeit
- Können Sie sich noch freuen?

Initiative- und Interessensverlust
- Entfalten Sie in Beruf und Freizeit weniger Initiative als vor Wochen oder Monaten?
- Interessieren Sie sich für das Tagesgeschehen an Hand von Zeitungen, Radio und TV?
- Gehen Sie Ihren Hobbys in dem gleichen Maße nach wie früher?

Versagenszustände
- Erleben Sie sich als Versager?

Schuldgefühle
- Machen Sie sich häufig Selbstvorwürfe?
- Haben Sie Schuld- und Minderwertigkeitsgefühle?

Pessimismus
- Sehen Sie pessimistischer in die Zukunft als früher?
- Haben Sie manchmal das Gefühl, dass alles sinnlos sei?

Grübelzwang
- Müssen Sie, ob Sie wollen oder nicht, immer wieder über Ihre pessimistischen Ideen nachdenken?

Entschlussunfähigkeit
- Fällt es Ihnen schwer, sich zu etwas zu entschließen?

Verlust sozialer Kontakte
- Haben Sie mit Ihren Verwandten, Freunden und Bekannten weniger Kontakt als früher oder fühlen Sie sich von ihnen vernachlässigt?

Schlafstörungen
- Schlafen Sie schlechter als früher?
- Haben Sie Schwierigkeiten einzuschlafen?
- Können Sie durchschlafen und wachen Sie früh auf?

Appetitstörungen
- Haben Sie weniger Appetit?
- Haben Sie an Gewicht verloren?
- Leiden Sie an Verstopfung?

Libidoverlust
- Haben Sie Schwierigkeiten in sexueller Hinsicht?

Morgentief
- Wann fühlen Sie sich am elendsten? Am Morgen oder am Abend?

Frühes Erwachen
- Wann wachen Sie am Morgen auf?

Fragen nach Endogenität

Heredität
- Gab es unter Ihren Blutsverwandten Fälle von Depressionen, gesteigerter Betriebsamkeit oder Selbstmord?

Frühere Phasen
- Hatten Sie schon früher Perioden von Niedergeschlagenheit oder gesteigerter Betriebsamkeit?

regelmäßig betriebener Sport wesentlich wirksamer als jedes Medikament.
Die Therapiebereitschaft der depressiven Patienten ist sehr unterschiedlich. Viele glauben nicht, dass ihnen geholfen werden kann, oder wollen erst einmal abwarten, bevor sie wegen ihrer Beschwerden einen Arzt aufsuchen. Vor allem Frauen versuchen nicht selten, ihre Missstimmungen durch Essen zu kompensieren, während Jugendliche eher zu Alkohol und Nikotin greifen. Den Angehörigen fällt die Aufgabe zu, Verständnis für den depressiven Patienten zu entwickeln. Dabei ist es jedoch vollkommen unsinnig, den Kranken durch übertriebene Fröhlichkeit und Unternehmungslust umstimmen zu wollen oder ihn ständig zu ermahnen, er solle sich »zusammenreißen«. Die geringsten Anzeichen, die auf eine Selbsttötungsabsicht hinweisen, müssen unter allen Umständen ernst genommen werden! Dem Kranken ist schon viel damit gedient, wenn man ihm zuhört und ihn nicht allein lässt. Durch ein verständnisvolles Gespräch kann man versuchen, die Schuldgefühle des Depressiven abzubauen und ihm Entlastung zu verschaffen. Das alles erfordert viel Zeit und Geduld, die aber doch immer wieder durch einen dauerhaften Erfolg belohnt werden.

derm- Bestandteil medizinischer Fachausdrücke mit der Bedeutung »Haut«.

Dermatitis (Hautentzündung) Die akute Entzündung der Haut, die zumeist durch äußere Schädigungen – chemische Substanzen, Wärme, Kälte, Sonne und andere Strahlen – hervorgerufen wird, bleibt auf den Einwirkungsort beschränkt. Unter Rötung und Schwellung kommt es im betroffenen Hautbereich zu Juckreiz, Brennen und Hitzegefühl. Als weitere Lokalerscheinungen findet man häufig ein heftiges Nässen, daneben die Bildung von Bläschen, Krusten und

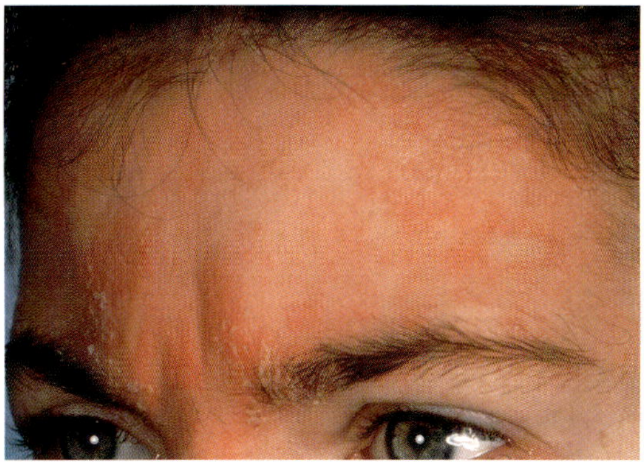

Dermatitis Hier eine ausgeprägte Hautentzündung im Stirnbereich mit deutlicher Rötung und Schwellung.

Schuppen. Abheilen kann eine Hautentzündung erst, wenn die auslösende Ursache beseitigt ist. Für die Wahl der Arzneimittel ist weniger die Art als der Grad der Schädigung ausschlaggebend. In leichteren Fällen genügen Puder, Schüttelmixturen oder eine Kühlpaste; bei schwereren Hautveränderungen wird der Arzt zumeist eine kortisonhaltige Salbe (→ Corticosteroide) verschreiben.

Dermatologe Hautarzt, meist Arzt für Haut- und Geschlechtskrankheiten.

Dermatologie Teilgebiet der Medizin, das sich mit Erkennung, Behandlung, → Prävention und → Rehabilitation von Haut- und Geschlechtskrankheiten befasst.

Dermatomykosen → Hautpilzerkrankungen.

Dermatomyositis entzündliche Erkrankung von Haut und Muskulatur. Die Ursache des Leidens ist unbekannt; wahrscheinlich gehört es zu den → Autoaggressionskrankheiten, also den Störungen, die durch einen Angriff des Körpers auf eigene Strukturen entstehen. Neben unterschiedlichen Hautveränderungen wie blauroten Schwellungen und Pigmentstörungen sind für die Dermatomyositis vor allem Schwäche und Schmerzen in unterschiedlichen Muskelgruppen typisch.
Meist spricht die Krankheit recht gut auf Kortisonpräparate (→ Corticosteroide) an; mitunter sind daneben Medikamente erforderlich, die das Immunsystem dämpfen (→ Immunsuppressiva).

Dermatosen → Hautkrankheiten.

Dermografismus → Hautschrift.

Dermatophyten winzige Pilze, die in Haut, Haare und Nägel eindringen und dort Krankheiten hervorrufen können.

Desensibilisierung **1.** Methode der → Verhaltenstherapie zur Verringerung oder Beseitigung krankhafter Angstzustände (Phobien). Der Betroffene wird dem Angst auslösenden Ereignis nach und nach in stärker werdender Form ausgesetzt. Dadurch soll er lernen, die unbegründete Furcht durch Entspannung zu vermeiden.
2. Behandlungsmethode bei einer → Allergie: Dem Allergiker werden über einen längeren Zeitraum immer höhere Dosen der Allergie auslösenden Substanz unter die Haut gespritzt. So wird dem Organismus Gelegenheit gegeben, sich an den Stoff zu »gewöhnen« und darauf nicht mehr überempfindlich zu reagieren.

Desinfektion Verfahren zur gezielten Reduzierung krank machender Mikroorganismen, so dass von den desinfizierten Gegenständen oder Materialien keine Infektionsgefahr mehr ausgehen kann. Desinfiziert wird einerseits die Haut des Behandlers, andererseits die Oberfläche von Instrumenten und Geräten. Zur Hautdesinfektion vor medizinischen Eingriffen – z. B. Blutentnahmen, Injektionen – verwendet man alkoholische Mittel, mit denen man vor allem die Hände abreibt

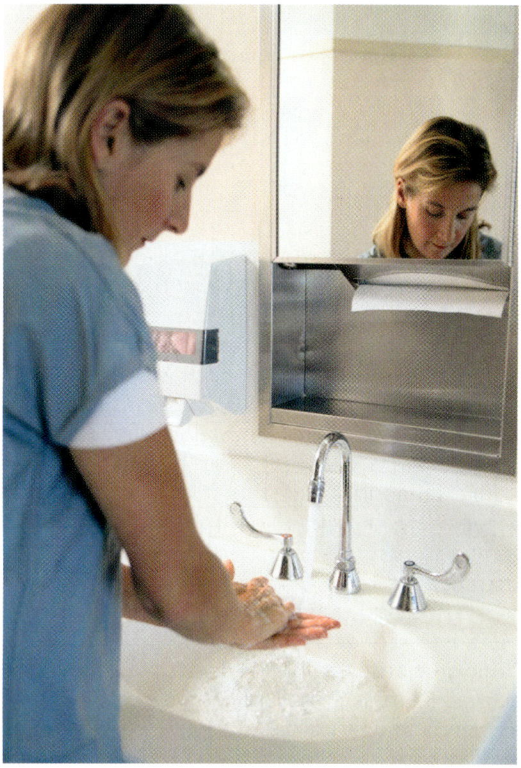

Desinfektion Im Klinikalltag Standard, bei vielen ansteckenden Krankheiten aber auch zu Hause angezeigt.

oder besprüht. In der Regel muss der Hautdesinfektion eine intensive Reinigung vorausgehen, bei der auch Nagelfalze und Fingerzwischenräume zu berücksichtigen sind. Anschließend muss das Desinfektionsmittel mindestens 30 Sekunden einwirken. Vor Operationen erfolgt die Desinfektion von Händen und Unterarmen nach besonders gründlichem Waschen und Abtrocknen durch mehrfaches Einreiben des Desinfektionsmittels über einen Zeitraum von mindestens 5 Minuten (chirurgische Händedesinfektion).
Bei der Raumdesinfektion müssen alle im Raum befindlichen Oberflächen und Materialien desinfiziert werden. Dies kann z. B. durch Verdampfen oder Vernebeln geeigneter Chemikalien geschehen, wodurch die Keimzahl in der Raumluft verringert wird (Luftdesinfektion). Auch mit der Scheuer- bzw. Wischdesinfektion kann man Oberflächen in Räumen wirkungsvoll desinfizieren, sofern man auf ausreichende Einwirkzeit des Desinfektionsmittels achtet.
Man unterscheidet grundsätzlich 2 Desinfektionsverfahren:
♦ ***Physikalische Methoden*** basieren auf Hitze, Filterverfahren oder Strahlung. Sie sind im Allgemeinen umweltverträglicher und in der Anwendung sicherer als chemische Methoden und sollten daher bevorzugt eingesetzt werden.
♦ ***Chemische Methoden*** nutzen die keimschädigende Wirkung vieler Chemikalien aus. Sie werden bei Materialien eingesetzt, für die thermische Verfahren nicht geeignet sind. Will man auch Dauerformen von Bakterien, so genannte Sporen, vernichten, reicht die Desinfektion allein nicht aus. In diesem Fall muss unbedingt eine → Sterilisation erfolgen.

Desoxyribonukleinsäure (DNS, DNA) Träger der genetischen Information in den → Chromosomen. Das außerordentlich große DNS-Molekül besteht aus einem Zucker (Desoxyribose), Phosphorsäure und 4 organischen Basen, durch deren Abfolge die Merkmale des Lebewesens festgelegt werden. Die DNS bildet eine Doppelschraube, die wie eine Strickleiter von Sprossen getragen wird. Bei der Zellteilung trennen sich die beiden spiralig umeinander gewundenen Stränge: ein Vorgang, der dem Öffnen eines Reißverschlusses vergleichbar ist.

Deviation Abweichung, Abknickung, Verkrümmung; z. B. Septumdeviation: → Nasenscheidewandverkrümmung.

Dextrose → Traubenzucker.

Dezerebration → apallisches Syndrom.

Dezibel Schalldruck, Maß für die Lautstärke.

di- Bestandteil medizinischer Fachausdrücke mit der Bedeutung »zweifach, doppelt«.

dia- Bestandteil medizinischer Fachausdrücke mit der Bedeutung »durch, zwischen«.

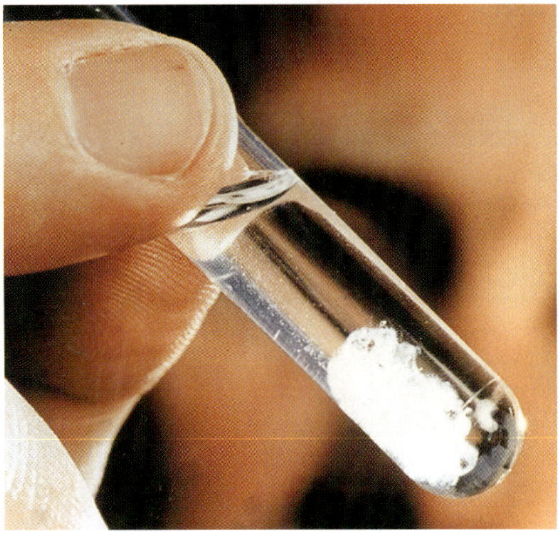

Desoxyribonukleinsäure Die DNS enthält sämtliche Erbinformationen; hier sieht man die DNS aus Milliarden von Bakterien im Reagenzglas.

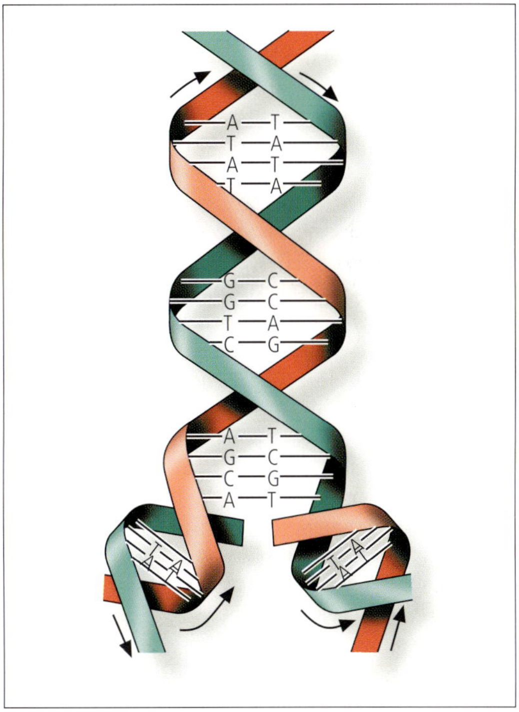

Desoxyribonukleinsäure Doppelschraube der DNS, unten Verdoppelung der DNS bei der Zellteilung.

Diabetes insipidus (Wasserharnruhr) hormonell bedingte übermäßige Urinausscheidung. Die Hirnanhangsdrüse scheidet unter vielen anderen auch das Hormon Adiuretin (Vasopressin) aus, das die Harnproduktion in den Nieren bremst. Dieses Hormon wird zu wenig ausgeschüttet, wenn die Hirnanhangsdrüse durch eine Erkrankung in ihrer unmittelbaren Umgebung – zum Beispiel durch eine Gehirngeschwulst – in ihrer Funktion beeinträchtigt wird (zentraler Diabetes insipidus). Die Nieren erzeugen dann viel zu viel Harn, so dass der Betroffene ständig Wasser lassen muss. Die gleiche Auswirkung hat es, wenn spezielle Rezeptoren (Reizaufnehmer) in der Niere auf Adiuretin nicht oder nicht ausreichend ansprechen (renaler Diabetes insipidus).
Die Ausscheidung riesiger Mengen – bis zu 20 Liter täglich – von dünnem, wasserartigem Urin hat natürlich ständigen, quälenden Durst zur Folge. Der Kranke ist also gezwungen, enorme Flüssigkeitsmengen zu trinken, was auch durchaus sinnvoll ist, weil der Körper sonst regelrecht austrocknet und dabei auch noch viele wichtige Mineralstoffe verliert.
Diagnose: Das spezifische Gewicht des Urins ist deutlich herabgesetzt. Im Zweifelsfall lässt sich die zu geringe Menge des Hormons Adiuretin im Blut nachweisen.
Therapie: Eine ursächliche Behandlung ist nur bei Gehirngeschwülsten möglich, die die Arbeit der Hirnanhangsdrüse beeinträchtigen, sofern diese operativ entfernt werden können. Ansonsten gleicht man den Hormonmangel dadurch aus, dass man dem Kranken ständig Adiuretin zuführt. Zusätzlich muss dieser, wie bereits erwähnt, sorgfältig darauf achten, die verloren gegangene Flüssigkeit und die damit ausgeschwemmten Mineralstoffe fortwährend zu ersetzen.

Diabetes mellitus → Zuckerkrankheit.

Diagnose Erkennung einer Krankheit als Voraussetzung für die Behandlung und für die Stellung einer → Prognose. Die Diagnose beruht auf:

1. der Erhebung der Lebensgeschichte und der Vorgeschichte (Anamnese);

2. der unmittelbaren Krankenuntersuchung mit den Sinnen des Arztes (Besichtigung, Betasten, Beklopfen, Abhorchen) und mit diagnostischen Hilfsmitteln (Blutdruckmessapparat, Thermometer, Augenspiegel usw.);

3. klinischen Methoden (Funktionsprüfungen, → Endoskopie, → Biopsie);

4. technischen Methoden (Röntgenstrahlen, → Ultraschalldiagnostik, → Elektrokardiogramm, → Isotopendiagnostik);

5. der Laboratoriumsdiagnostik (→ Blutbild, chemische Untersuchungen von Blut und Harn, bakteriologische Untersuchungen, → Zytodiagnostik);

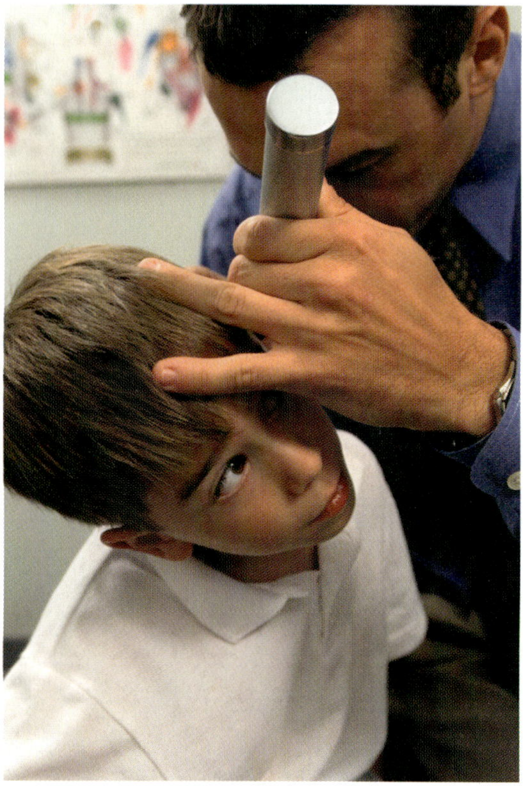

Diagnose Die exakte Untersuchung ist Grundlage einer jeden Diagnose.

6. der Psychodiagnostik (Testpsychologie, Intelligenzprüfungen usw.).

Es gibt etwa 2000 häufige Krankheiten, die aufgrund der subjektiven Beschwerden des Patienten und der objektiven Befunde verschiedener Untersuchungsverfahren unterschieden werden können. Bei all diesen Erkrankungen strebt man eine möglichst frühe Diagnose an, um sofort die entsprechende Behandlung einleiten zu können. Denn grundsätzlich gilt die Regel »Ohne Diagnose keine Therapie«. Natürlich hat diese Regel berechtigte Ausnahmen: z. B. in lebensbedrohlichen Notfällen, bei Schwerkranken und Sterbenden. Schließlich kann die Diagnose auch aus dem Erfolg einer bestimmten Behandlung bzw. dem Ansprechen bestimmter Medikamente abgeleitet werden. Unter ***Differenzialdiagnose*** versteht man die Unterscheidung ähnlicher Krankheitsbilder.

Dialyse In der Medizin versteht man unter Dialyse die Reinigung des Blutes von schädlichen Stoffwechselprodukten,

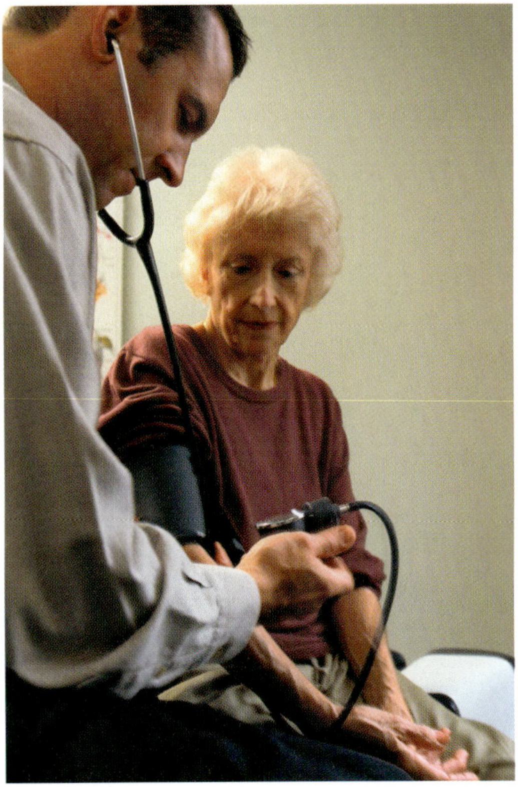

Diagnose Die Messung des Blutdrucks sollte mindestens einmal pro Jahr erfolgen.

die wegen ausgefallener Nierenfunktion nicht mehr mit dem Harn ausgeschieden werden, sondern sich im Blut anreichern. Dabei wandern die niedermolekularen, löslichen Stoffe (Salze, Harnstoffe, Gifte, Medikamente) aus dem Blut durch eine spezielle Membran, die nur allerkleinste Teilchen durchlässt, in eine Spülflüssigkeit (Dialysat), während die großen Partikel (Blutkörperchen, Fette, Eiweißkörper) im Blut zurückgehalten werden. Durch Änderung der Zusammensetzung der Spülflüssigkeit kann man gezielt unerwünschte Stoffe aus dem Blut entfernen.

Es gibt 2 unterschiedliche Dialyseverfahren:

1. die extrakorporale (außerhalb des Körpers erfolgende) Hämodialyse

2. die Peritonealdialyse.

Bei der ***extrakorporalen Hämodialyse (künstliche Niere)*** wird Blut aus einer Arterie des Patienten durch ein Schlauchsystem aus Kunststoff in die Membraneinheit der Apparatur (Dialysator) geleitet. Durch diese, von der Spülflüssigkeit umgebene Zellophanmembran hindurch findet der Stoffaustausch zwischen dem Blut – es wurde vorher durch den Zusatz von Heparin ungerinnbar gemacht – und der Spülflüssigkeit statt. Das auf diese Weise »gereinigte« Blut wird durch einen Schlauch in eine Vene des Kranken zurückgeleitet. Für die Spülflüssigkeit besteht ein gesonderter Zu- und Abfluss.

Eine Blutwäsche ist erst erforderlich, wenn die Nieren nur noch 10 Prozent ihrer normalen Funktionskapazität besitzen, also vor allem im letzten Stadium des chronischen Nierenversagens. Behandlungsdauer: in der Regel drei- bis viermal pro Woche 4–8 Stunden lang. Eine solche Dauerdialyse muss auf Lebenszeit bzw. bis zur erfolgreichen Durchführung einer → Nierentransplantation erfolgen. Die Dialyse kann in einem Krankenhaus, aber auch zu Hause durchgeführt werden. Die Heimdialyse in der Wohnung des Patienten erfordert eine 4- bis 8-wöchige Einarbeitungszeit des Patienten und eines nahe stehenden Angehörigen in einem Dialysezentrum. Auch während der Heimdialyse ist neben der technischen Überwachung des Gerätes eine ständige ärztliche Betreuung des Patienten erforderlich. Die Vorteile der Heimdialyse sind: Kostenersparnis um 50 Prozent gegenüber der Klinikdialyse; psychologische Unabhängigkeit des Patienten; freiere Wahl der Dialysezeiten (z. B. nachts), Wegfall der An- und Abfahrzeiten zum Dialysezentrum. Heute bestehen auch Möglichkeiten zur Dialyse in bestimmten Urlaubsorten und auf großen Schiffen.

Bei der ***Peritonealdialyse*** werden die Wände der überaus zahlreichen Blutgefäße des → Bauchfells als Trennmembran herangezogen. Durch einen in die Bauchhöhle eingeführten sterilen Kunststoffkatheter werden 2 Liter angewärmte Spülflüssigkeit eingeleitet. Die aus dem Blut zu entfernenden Giftstoffe treten aus den Blutkapillaren des Bauchfells in die Spülflüssigkeit über, die man nach 30–60 Minuten wieder ablaufen lässt und durch neue ersetzt. Die gesamte Behandlungsdauer erstreckt sich dabei gewöhnlich über 24–72 Stunden.

Immer mehr hat sich die ***kontinuierliche ambulante Peritonealdialyse*** (CAPD) durchgesetzt: Ein Verweilkatheter wird in die Bauchhöhle eingepflanzt, in der ständig 2 Liter Dialyseflüssigkeit verbleiben. Die Patienten selbst lernen es, alle 6 Stunden – also viermal pro Tag, und zwar an jedem Tag der Woche! – die in verformbaren Plastikbehältern vorliegende Flüssigkeit auszutauschen. Die Erfahrung hat gezeigt, dass sich die Patienten bei dieser Methode wohler fühlen. Voraussetzung ist allerdings ein streng steriles Arbeiten, um keine → Bauchfellentzündung zu verursachen.

Diaphanoskopie Durchleuchtung eins Körperteils, vorzugsweise der → Nasennebenhöhlen, mit Hilfe einer starken Lichtquelle.

Diaphragma → Zwerchfell.

Diaphragmapessar Kappe mit elastischem Rand, die zum Zweck der → Empfängnisverhütung von der Frau kurz vor dem Geschlechtsverkehr so in die Scheide eingeführt wird, dass sie den Gebärmuttereingang vollkommen verschließt.

Diarrhö medizinische Fachbezeichnung für → Durchfall.

Diastole im Anschluss an die als → Systole bezeichnete Zusammenziehung des Herzens erfolgende Erschlaffungsphase, bei der sich die Herzkammern mit Blut füllen.

Diät jede auf Erfahrung und Wissenschaft aufgebaute, von der normalen Ernährung abweichende Kostform, die das Stoffwechselgeschehen gezielt beeinflusst und dadurch vorbeugend oder therapeutisch wirksam ist. Die Kranken- oder Heilkost muss sich sowohl nach der Art der Krankheit als auch nach der Schwere des Krankheitsfalles richten. Sie wirkt nicht nur bei solchen Krankheiten, die durch Fehlernährung (Über-, Unter-, Mangelernährung) verursacht worden sind, und bezweckt neben der Schonung des Organismus auch seine Kräftigung. In vielen Fällen kann eine Diät die Wirkung von Arzneimitteln wesentlich unterstützen oder sogar ganz ersetzen. Allerdings sollten besondere Ernährungsweisen, vor allem, wenn sie länger durchgeführt werden, wegen ihrer nachhaltigen Wirkung nur nach ärztlicher Beratung durchgeführt werden.

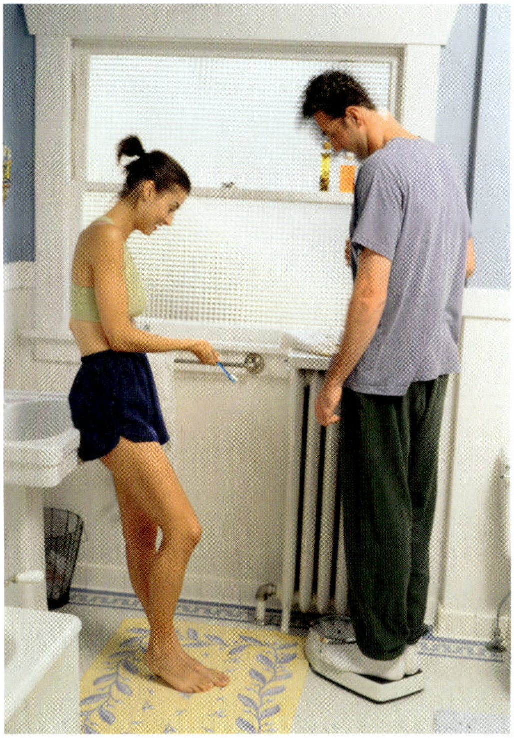

Diät Das Körpergewicht sollte man im Auge behalten, sich aber nicht dem Diktat der Waage unterwerfen.

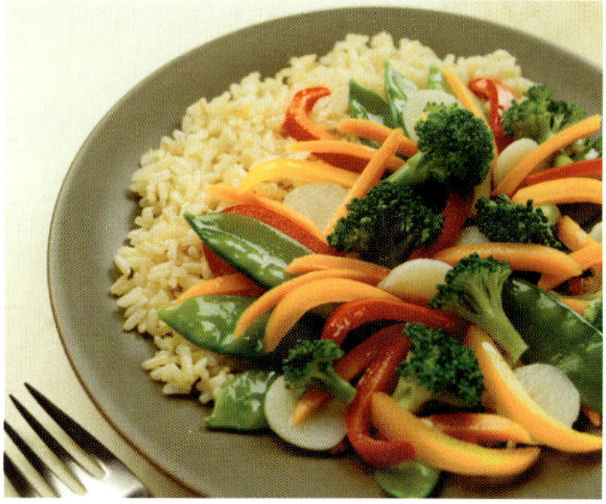

Diät Nur eine ausgewogene und fettarme Ernährung ist auf Dauer gesund.

Heute ernähren sich viele Deutsche regelmäßig mit irgendeiner besonderen Diät. Viele dieser Diäten sind sinnlos, manche auf Dauer sogar gefährlich und gesundheitsschädlich. Ernährungswissenschaftler und Kliniker sind in dieser Beziehung viel zurückhaltender geworden. Früher hoch gelobte Kostformen werden heute als unnützer Ballast eingestuft, der dem Patienten das Leben nur schwer macht. Denn im Grunde gibt es nur wenige Krankheiten, die nach Diät verlangen. Zu diesen gehören unbedingt die → Zuckerkrankheit, die meisten → Fettstoffwechselstörungen und ganz besonders die → Fettsucht. Dagegen haben sich bei Magen- und Leberkrankheiten strenge Diäten nicht nur als überflüssig, sondern oft sogar als schädlich erwiesen. Nachdrücklich sei darauf hingewiesen, dass es keine wirksame Diät gegen → Krebs, → Rheuma, → multiple Sklerose, → Ekzem, → Akne, → Schuppenflechte sowie zur Jungerhaltung oder Verjüngung der Haut gibt!

Eine strenge vegetarische Kost – ohne Eier und Milch bzw. Milchprodukte – garantiert keine vollwertige Ernährung. Dieser Kost mangelt es vor allem an Eisen und Vitamin B_{12}; sie ist daher für Gesunde und erst recht für Kranke abträglich. An den höheren Stufen der Zen-Makrobiotik (nur Getreideprodukte bei stark reduzierter Flüssigkeitszufuhr) sind schon Ernährungsfanatiker gestorben! In ihrer Wirkung höchst zweifelhafte Diäten sind auch die Haysche Trennkost, die Atkins-Diät und die Schnitzer-Intensivkost. Sie alle gehen von falschen Voraussetzungen aus, erheben aber den Absolutheitsanspruch von Heilsverkündungen. Namhafte Ernährungsexperten sind sogar der Ansicht, dass ständige Diäten letztendlich dazu führen, dass der Körper nicht an Gewicht abnimmt, sondern sogar zulegt. Denn mit jedem Pfund Gewichtsverlust sinkt auch der Energiebedarf des Körpers. Wer 10 kg Gewicht abgehungert hat, verliert neben einigen Kilo Fett auch etliches an Muskulatur, und die ist nun mal der Hauptenergieverwerter. Dadurch sinkt der tägliche Energiebedarf; und wenn man im Anschluss an die Diät wieder so isst wie früher, nimmt man automatisch zu. Man spricht in diesem Zusammenhang auch vom so genannten Jo-Jo-Effekt. Wer dauerhaft abnehmen will, muss seine Ernährung umstellen und gleichzeitig seinen Energieumsatz steigern, was idealerweise durch eine dreimal pro Woche ausgeübte sportliche Betätigung von jeweils mindestens 30 Minuten Dauer erfolgen sollte.

Diathermie → Hochfrequenztherapie.

Diathese anlagebedingte Bereitschaft des Organismus zu krankhaften Störungen, z. B.: allergische Diathese = Neigung zu → Allergien; exsudative Diathese = Neigung zu Entzündungen der Haut und der Schleimhäute; hämorrhagische Diathese = Neigung zu Blutungen.

Dickdarmentzündung (Kolitis) Die Entzündung der Schleimhaut des Dickdarms ist fast immer Folge bakterieller Infektionen des Magen-Darm-Trakts. Die Schleimhaut schwillt dabei an und kann ihre Hauptfunktion, die Eindickung des Darminhalts, nicht mehr erfüllen. Dadurch kommt es zu teilweise heftigen Durchfällen, bei denen erhebliche Mengen an Wasser und Mineralstoffen verloren gehen.

Mit einer solchen, gewissermaßen »normalen« Dickdarmentzündung darf man keinesfalls die geschwürige Dickdarmentzündung, die → Colitis ulcerosa, verwechseln: Hierbei handelt es sich um ein schweres Leiden, bei dem sich tiefe Geschwüre in die Darmwand hineinfressen.

Differenzialblutbild Auszählung der weißen Blutkörperchen (Leukozyten) unter einem Mikroskop, um das genaue prozentuale Verhältnis der einzelnen Unterformen – Granulozyten, Monozyten und Lymphozyten – zu ermitteln; → Blutbild.

Differenzialdiagnose Unterscheidung ähnlicher Krankheitsbilder.

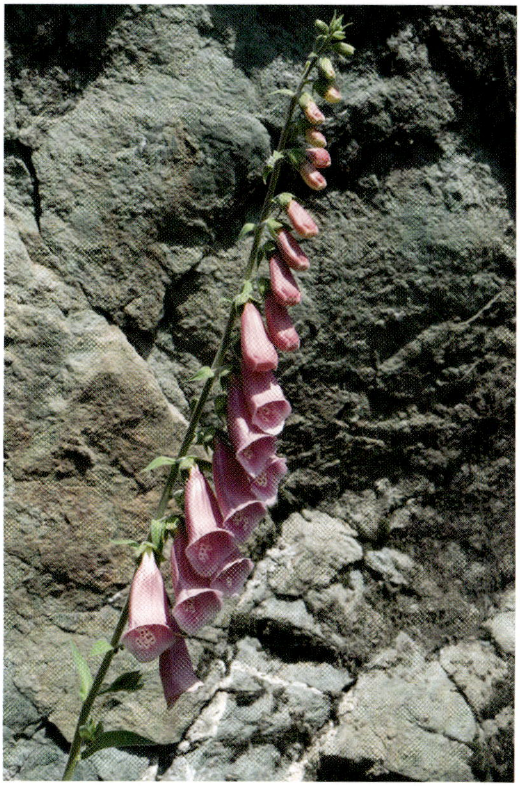

Digitalis Der giftige Fingerhut enthält herzmuskelstärkende Zuckerverbindungen.

Digestion Verdauung; Zerlegung der Nahrungsbestandteile im Darm und Aufnahme in den Körper.

Digitalis (Fingerhut) Giftpflanze, deren Inhaltsstoffe (Digitalisglykoside) die Kraft des Herzmuskels stärken und daher zur Behandlung der → Herzschwäche eingesetzt werden. Heute werden nicht mehr die ganzen Blätter der Pflanze, sondern meist nur noch die Reinglykoside in verschiedenen Zubereitungsformen verschrieben. Die vorgeschriebene Wirkstoffmenge darf keinesfalls eigenmächtig erhöht werden, da es leicht zu Überdosierungen und damit zu Vergiftungserscheinungen wie Appetitlosigkeit, Übelkeit, Erbrechen, Durchfall und Pulsverlangsamung kommen kann.

Dioptrie Maßeinheit für die Brechkraft optischer Systeme (Augengläser). Auch die Fehlsichtigkeit des Auges wird in Dioptrien gemessen.

Dioxine Kurzbezeichnung für über 200 chlorhaltige chemische Verbindungen, die entweder bei der Herstellung bestimmter Unkrautvertilgungs- und Desinfektionsmittel oder bei der Verbrennung von Haus- und Industriemüll entstehen und etwa tausendmal so giftig sind wie Zyankali. Von besonderer Bedeutung ist das TCDD (Tetrachlorparadibenzodioxin), das am 10. 7. 1976 in größerer Menge aus einem Chemiewerk im italienischen Seveso entwichen ist – damals mussten 50 000 Tiere getötet und mehr als 7000 Menschen umgesiedelt werden – und seither unter dem Namen ***Seveso-Gift*** traurige Berühmtheit erlangt hat. Bei der Bevölkerung der Umgebung wurden schwere Hautschäden, Übelkeit, Schwindel und Leberschäden beobachtet. Vor allem Kinder erlitten überaus ernste Gesundheitsschäden. In Tierversuchen konnten durch chronische Gaben von TCDD Missbildungen, Organschäden, Fehlgeburten und Krebs ausgelöst werden. Bedeutungsvoll ist, dass sich TCDD – sowohl bei Tieren als auch bei menschlichen Müttern – sehr leicht in der Milch anreichert. Der bisher noch nicht völlig geklärte Wirkungsmechanismus der Dioxine erfordert noch weitere Studien.

Diphtherie (Rachenbräune) durch Bakterien verursachte, akute, häufig lebensgefährliche Infektionskrankheit, die in der 2. Hälfte des vorigen Jahrhunderts Tausende von Menschen, vorwiegend Kinder, hinwegraffte. Allerdings erkranken nur etwa 10 bis 20 Prozent der Infizierten; bei den anderen läuft die Erkrankung symptomlos ab. Vor der Entdeckung des Diphtherieheilserums durch Emil von Behring im Jahr 1890 betrug die Sterblichkeit zwischen 30 und 50 Prozent. Seither hat die Diphtherie zwar abgenommen und ist heute eine seltene Krankheit geworden, trotzdem stellt sie noch immer eine schwelende Gefahr dar: Von 1975 bis Anfang 1983 traten in der Bundesrepublik Deutschland 8 lokale Epidemien auf, bei denen über die Hälfte der Kranken Erwachsene waren, von denen 22 Prozent an der Krankheit starben. Dies ist unter anderem darauf zurückzuführen, dass die sehr wirkungsvolle Diphtherieimpfung wegen der Seltenheit der Krankheit nicht mehr regelmäßig durchgeführt wird.

Die Diphtheriebakterien werden von Kranken oder → Dauerausscheidern durch Tröpfcheninfektion (Anhusten, Ansprechen) übertragen, gelangen in Nase, Rachen oder Kehlkopf und bilden dort nach einer Inkubationszeit von wenigen Stunden bis zu 5 Tagen weiße Beläge. Daher muss jede → Mandelentzündung (Angina) mit Belägen zunächst als mögliche Diphtherie angesehen werden. Am Hals bestehen weiche Drüsenschwellungen, auch die Umgebung schwillt erheblich an. Außerdem geben die Diphtheriebakterien einen Giftstoff (Toxin) ab, der Herz, Kreislauf und Nervensystem schädigt.

Die weiteren Symptome hängen davon ab, welcher Bereich der Atemwege hauptsächlich betroffen ist.

Die ***Nasendiphtherie*** befällt vorwiegend Säuglinge und Kleinkinder und zeigt einen relativ gutartigen Verlauf. Anzeichen: leichtes Fieber, Appetitlosigkeit, Müdigkeit, blutigwässriger Schnupfen, weiße Beläge in der Nase, wunder und verkrusteter Naseneingang.

Die ***Rachendiphtherie*** beginnt mit schwerem Krankheitsgefühl, Pulsjagen und Temperaturen zwischen 38 und 39,5 °C. Die Mandeln sind gerötet, geschwollen und mit fest haftenden grauweißen Belägen bedeckt, die auf die Umgebung der Mandeln, den Rachen und das Zäpfchen übergreifen können. Typisch ist ein süßlicher Mundgeruch. Die Lymphknoten am Kieferwinkel sind geschwollen und druckschmerzhaft.

Die ***Kehlkopfdiphtherie*** äußert sich zunächst durch Stimmlosigkeit und Heiserkeit, später durch trockenen, bellenden Husten, pfeifendes Atemgeräusch und schwere Erstickungsanfälle (→ Krupp-Syndrom).

Bei der ***toxischen Diphtherie*** stehen die Auswirkungen der Bakteriengiftstoffe im Vordergrund des Krankheitsbildes: unstillbares Erbrechen, Durchfall, Herzschwäche, Kreislaufkollaps; diese Komplikationen können schon frühzeitig zum Tod führen. Typisch für die toxische Diphtherie sind außerdem bräunliche Verfärbungen der Beläge sowie Temperaturabfall und Hautblässe.

Bei Diphtherieverdacht ist umgehend ein Arzt zu rufen, der die Krankenhauseinweisung veranlassen wird. Die Kranken bedürfen einer sofortigen Serumtherapie und wegen der gefährlichen Schädigung des Herzmuskels strenger Bettruhe. Die frühzeitige Gabe eines aus Pferdeserum gewonnenen Gegengifts ist deshalb so wichtig, weil das Serum nur das Toxin binden kann, das sich noch in der Blutbahn befindet, aber nicht das schon an Herz oder Nervenzellen gebundene. → Antibiotika kommen nur als zusätzliche Maßnahme in Betracht: Sie zerstören zwar die Diphtheriebakterien, nützen aber nichts gegen das bereits produzierte Toxin.

Einen wirksamen Schutz vor der Diphtherie gewährleistet die → Impfung, die am günstigsten in Form einer Fünffach- und neuerdings sogar einer Sechsfach-Impfung durchgeführt wird. Diese Sechsfach-Impfung schützt nicht nur gegen Diphtherie, sondern auch gegen → Wundstarrkrampf, → Keuchhusten, → spinale Kinderlähmung, → Hepatitis B und Haemophilus influenzae, den Erreger von Infektionen der Atemwege im Verlauf einer Virusgrippe (→ Grippe).

Diplopie → Doppeltsehen.

Dipsomanie periodische Trunksucht. Die Krankheitsbezeichnung bedeutet, wörtlich übersetzt, »Durstwahn«; im allgemeinen Sprachgebrauch ist dafür der Ausdruck »Quartalssaufen« gebräuchlich. Man versteht darunter eine von Zeit zu Zeit auftretende, einige Tage anhaltende, überaus heftige Trunksucht, wobei der Betroffene in den dazwischen liegenden Zeitabschnitten merkwürdigerweise nicht auffällig viel Alkohol zu sich nimmt. Meist gehen den Suchtanfällen äußere Einflüsse wie heftiger Ärger oder tiefe Verstimmung voraus.

dis- Bestandteil medizinischer Fachausdrücke mit der Bedeutung »auseinander, hinweg«.

Dislokation Lageveränderung; im engeren Sinne: Verschiebung der Bruchenden bei einem Knochenbruch.

Disposition angeborene oder erworbene Bereitschaft des Organismus für eine bestimmte Krankheit.

Dissimulation Verheimlichen einer Krankheit, Vortäuschen von Gesundheit. Ein derartiges Verhalten findet sich häufig bei psychisch Kranken und Behinderten. Gegensatz: → Simulation.

Distress schädliche Form von → Stress.

distal vom Körperzentrum entfernt; Gegensatz: → proximal.

Distorsion → Verstauchung.

Diuretika (Saluretika) harntreibende Mittel, die die Ausscheidung von Wasser, Natrium und Salzen durch Einwirkung auf die Nieren steigern. Sie dienen vor allem zur Ausschwemmung von → Ödemen (teigige Schwellungen infolge Flüssigkeitsansammlung im Gewebe) bei Herzschwäche, Leber- und Nierenleiden. Die meisten Diuretika sind Abkömmlinge der → Sulfonamide, die aber keine Bakterien hemmende Wirkung mehr haben. Diese Medikamente werden im Allgemeinen gut vertragen; allerdings führen sie bei längerer Anwendung zu einer gefährlichen Verarmung des Organismus an → Kalium. Diese Nebenwirkung fehlt bei Substanzen, die als Gegenspieler des → Aldosterons wirken und mit anderen Diuretika kombiniert eingenommen werden. Harntreibend wirken außerdem Coffein (in Kaffeebohnen, Teeblättern, Kolanuss), Theobromin (in Kakaobohnen), Theophyllin (in Teeblättern) sowie folgende Heilpflanzen: Spargel, Sellerie, Wacholderbeeren, Liebstöckel, Birkenblätter, Hauhechelwurzel, Brennnessel, Zinnkraut.

Divertikel Ausstülpung eines Teiles der Wand eines Hohlorgans (Speiseröhre, Magen, Darm, Harnblase).

Divertikulitis Die bei der → Divertikulose im Dickdarm zahlreich vorhandenen Darmwandausstülpungen setzen sich nicht selten mit Darminhalt voll, woraufhin die Schleimhautauskleidung mit einer Entzündung reagiert. Da ein Divertikel ebenso ein blind endendes Darmanhängsel ist wie der Wurmfortsatz des Blinddarms, ähnelt das Krankheitsbild sehr stark der → Blinddarmentzündung, mit dem einen Unterschied, dass die Beschwerden sich nicht auf den rechten, sondern vorwiegend auf den linken Unterbauch konzentrieren.

Die Hauptgefahr, die von einem entzündeten Divertikel ausgeht, ist der ständig drohende Durchbruch in die Bauchhöhle mit anschließender lebensgefährlicher → Bauchfellentzündung.

Der Kranke hat starke Schmerzen, die beim Druck auf das linke Unterbauchgebiet und anschließendes Loslassen besonders intensiv sind. Ihm macht ein ausgeprägtes Völlegefühl ebenso zu schaffen wie ständige Übelkeit, Erbrechen, Durchfall und Verstopfungen. Dauernder schmerzhafter Stuhldrang ist ebenfalls nicht selten, und auch die Blasenentleerung gelingt oft nur unter großen Schwierigkeiten.

Spricht die Krankheit auf Maßnahmen wie Nahrungseinschränkung, Bettruhe, Kälteanwendung und ggf. Antibiotika-Gabe nicht an oder droht gar der Durchbruch in die Bauchhöhle, so bleibt nichts anderes übrig, als den gesamten betroffenen Darmabschnitt operativ zu entfernen.

Divertikulose Als Divertikulose oder Divertikelkrankheit bezeichnet man ein Krankheitsbild mit einer Vielzahl von Ausstülpungen der Darmwand (Divertikel), bevorzugt im unteren, S-förmigen Teil des Dickdarms. Bei rund 5 Prozent der Gesamtbevölkerung kommt eine Divertikulose vor; in der Altersgruppe der über 70-Jährigen sind es sogar 30 Prozent. Die Divertikulose gilt als Zivilisationskrankheit, die durch Bewegungsmangel und ballaststoffarme, reichlich Fett und Zucker enthaltende Kost in ihrer Entstehung gefördert wird. In 95 Prozent der Fälle verläuft sie ohne Beschwerden und wird meist zufällig bei Vorsorgeuntersuchungen entdeckt. In den übrigen Fällen klagen die Patienten über ziehende Schmerzen im linken Unterbauch und über eine von gelegentlichen Durchfällen unterbrochene Verstopfung. Bei 20 Prozent der Betroffenen entwickeln sich ernstere Komplikationen wie eine akute Divertikelentzündung (→ Divertikulitis), Blutung, → Ileus (Darmverschluss), Durchbruch, Abszesse und Fisteln.

DNA Abkürzung für **D**esoxyribo**n**ucleic **A**cid, die englische Bezeichnung der → Desoxyribonukleinsäure.

DNS Abkürzung für → **D**esoxyribo**n**uklein**s**äure.

Dopamin Vorstufe bei der Bildung von → Adrenalin und → Noradrenalin; Überträgersubstanz bei der Nervleitung; → Neurotransmitter.

Doping Zufuhr von Medikamenten zur Leistungssteigerung im sportlichen Wettkampf. Verwendet werden Wirkstoffe, die eine körperliche Leistungssteigerung über eine Veränderung von Körperbau oder Beeinflussung bestimmter Organe bewirken, und andere Substanzen, die über eine psychische Anregung die Leistung steigern. Unter anderem sind dies Rauschgifte, Betäubungsmittel, → Weckamine, Herz- und Kreislaufmittel, → Hormone – vor allem männliche Sexualhormone – und → Vitamine neben anderen Stärkungsmitteln. Eine besondere Rolle spielt seit einiger Zeit das Erythropoetin (EPO), das die Bildung roter Blutkörperchen (Erythrozyten) und damit indirekt die Sauerstofftransportfähigkeit des Blutes steigert. Aber nicht nur diese Stoffe sind im Sport verboten, sondern auch Arzneimittel, die indirekt andere Dopingmittel oder die Dopingkontrolle beeinflussen; beispielsweise harntreibende Medikamente, die Urintestergebnisse verfälschen können. Die meisten Dopingmittel sind nämlich durch Harnuntersuchungen, manche auch im Speichel nachweisbar. Bei einigen Dopingmitteln sind schwere Schädigungen des Organismus mit der Gefahr eines akuten, eventuell tödlichen Leistungsabfalls zu befürchten.

Doppelniere als Folge einer embryonalen Entwicklungsstörung entstandene, meist einseitig doppelt ausgebildete Niere. Frauen sind weitaus häufiger betroffen als Männer. Die Notwendigkeit zur chirurgischen Behandlung besteht nur im Fall von Beschwerden.

Doppeltsehen (Diplopie) Wahrnehmung von 2 neben- oder übereinander liegenden Bildern eines Gegenstandes. Normalerweise vereinigt das Gehirn die Bilder, die über den Sehnerv von der Netzhaut des rechten und des linken Auges übermittelt werden, zu einem einzigen Bild. Diese Leistung kommt erst im Lauf des ersten Lebensjahres zu Stande, wenn das Gehirn in der Lage ist, die 12 Augenbewegungsmuskeln so zu steuern, dass die Parallelstellung der Augachsen gewährleistet ist und dadurch das Doppeltsehen verhindert wird. Funktioniert die Zusammenarbeit der Augenmuskeln nicht, entsteht das → Schielen. Weitere Ursachen von Doppeltsehen können sein: Augenmuskellähmungen, Hornhauttrübung, Trübung und Verlagerung der Linse, Blutung hinter dem Auge, eine Geschwulst in der Augenhöhle und Schädelverletzungen. Sobald Doppelbilder wahrgenommen werden, muss unverzüglich ein Augenarzt aufgesucht werden.

dorsal zum Rücken gehörig, rückseitig, nach dem Rücken hin liegend; Gegensatz: → ventral.

Dosis die vom Arzt verordnete Menge eines Medikamentes, die der Patient einnehmen soll. Die Einzeldosis ist die auf einmal einzunehmende Menge, die Tagesdosis diejenige Menge, die der Patient im Lauf eines Tages einnehmen soll.

Douglas-Abszess Eiteransammlung im so genannten Douglas-Raum, dem zwischen Gebärmutter und Mastdarm gelegenen tiefsten Betreich der Bauchhöhle bei der Frau. Ausgangspunkt ist meist eine → Blinddarmentzündung oder eine → Adnexitis (Entzündung der Anhangsgebilde der Gebärmutter). Der Abszess macht sich durch hohes Fieber und starke Schmerzen bemerkbar. Die Behandlung erfolgt durch → Punktion von der Scheide aus.

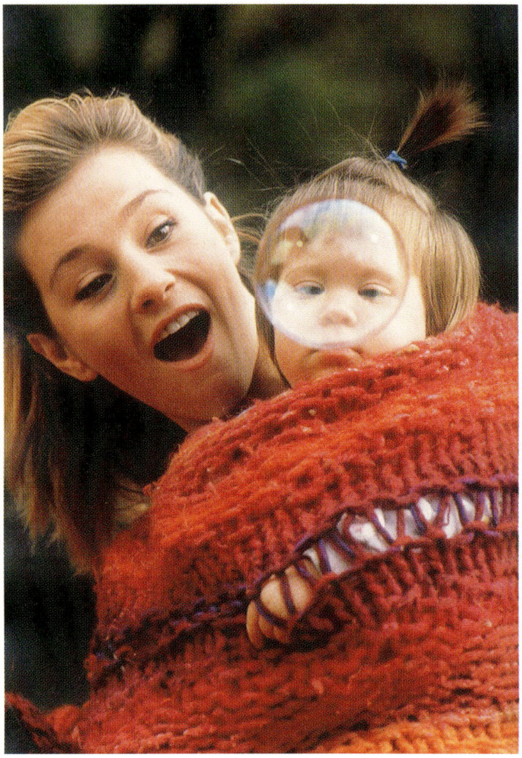

Down-Syndrom Die Entwicklung eines Kindes mit Down-Syndrom hängt wesentlich von seinen Lebensbedingungen ab.

Down-Syndrom (Mongolismus, Trisomie 21) sehr häufige, angeborene, körperliche und geistige Fehlentwicklung mit charakteristischen Merkmalen: Minderwuchs, Schrägstellung der Augen mit sichelförmigen Lidspalten (»Mongolenfalte«: Epikanthus); Kurzschädel mit kleiner, plumper Stumpfnase; vergrößerte, gefurchte Zunge; klaffende Mundspalte; fleckige Gesichtsröte; raue Haut; kurze Finger; überstreckbare Gelenke; allgemeine Muskelschlaffheit. Was jedoch wesentlich bedeutsamer ist: Das Gehirn ist erheblich unterentwickelt, und in etwa der Hälfte der Fälle weist auch das Herz mehr oder minder schwere Fehler auf. Die Kinder sind in ihrer geistigen

Entwicklung stark verzögert und bleiben meist auf der Stufe eines Vorschulkindes stehen, wobei allerdings erwähnt werden muss, dass sich Auffassungsgabe und Intelligenz durch gezielte Maßnahmen meist erheblich verbessern lassen. Hinzu kommt eine wesentlich höhere Infektionsanfälligkeit als bei Gesunden, was früher dazu führte, dass 3 von 4 Down-Kindern bereits vor der Pubertät starben. Heute erreichen immerhin 80 Prozent das 30. Lebensjahr, und es hat sich gezeigt, dass die Kranken bei sachgemäßer Unterstützung und Förderung durchaus lernfähig sind und eine gewisse Selbstständigkeit erreichen können. Häufig ist das Down-Syndrom mit anderen Missbildungen kombiniert. Es tritt unter Neugeborenen umso häufiger auf, je älter die Mutter ist. Kommt bei 20-jährigen Frauen noch ein Krankheitsfall auf 1500 Geburten, so fällt bei 30-jährigen bereits einer auf 800 Geburten; und von den 40-jährigen werdenden Müttern bringt gar jede 20. ein krankes Kind zur Welt. Bereits in der Anfangsphase der Schwangerschaft ist es jedoch möglich, die Krankheit beim Embryo zu erkennen, und zwar mit Hilfe einer genauen Analyse der Chromosomen im Rahmen einer Fruchtwasseruntersuchung (→ Amniozentese). Dabei entnimmt man der Schwangeren Fruchtwasser, in dem sich immer Körperzellen des Ungeborenen befinden. Deren Chromosomensatz bestimmt man anschließend. Ältere Schwangere sollten eine derartige Frühuntersuchung unbedingt vornehmen lassen.

Dem Down-Syndrom liegt eine → Chromosomen-Aberration, d. h. eine Abweichung vom normalen menschlichen Chromosomensatz, zu Grunde, und zwar ist ein Chromosom nicht doppelt, sondern gleich dreifach vorhanden. Eine derartige Chromosomenüberzahl bezeichnet man als Trisomie; und da es sich hier um das Chromosom Nummer 21 handelt, spricht man in diesem Fall von »Trisomie 21«.

Beim Down-Syndrom gibt es weder eine sinnvolle Vorbeugung noch eine Erfolg versprechende Behandlung. Erkennt man daher bei der Fruchtwasseruntersuchung, dass der Embryo die typische Chromosomenstörung aufweist, so ist unter Umständen ein Schwangerschaftsabbruch zu erwägen.

Dränage Ableitung von Flüssigkeitsansammlungen aus Körperhöhlen – z. B. aus Brust- oder Bauchhöhle oder von Wundsekret aus Operationswunden – durch einen so genannten Drän: einen Gummischlauch, einen Gazestreifen oder Ähnliches.

Drehschwindel → Schwindel mit scheinbarer Drehbewegung des eigenen Körpers und der Umgebung; charakteristisches Symptom der → Ménière-Krankheit.

Dreitagefieber (Pappatacifieber) Der Erreger der in den Mittelmeerländern sowie in Süd- und Ostasien, Mittel- und Südamerika vorkommenden Krankheit gehört zu den → ARBO-Viren und wird durch den Biss der Sandfliege übertragen. Die Inkubationszeit beträgt 3–6 Tage. Anschließend treten unter Fieber von 39–40 °C Stirnkopfschmerzen, Augenbrennen, Lichtscheu, Gliederschmerzen, Schwindel, Appetitlosigkeit, Übelkeit, Verstopfung oder Durchfall auf. Da Krankheitserscheinungen und Fieber sich in der Regel nach 3 Tagen spontan zurückbilden, ist eine besondere Behandlung nicht notwendig

Drescherkrankheit → Farmerlunge.

Droge ursprünglich Bezeichnung für getrocknete Pflanzen oder deren Teile, die als Heilmittel verwendet wurden. Heute versteht man unter Droge im engeren Sinn jede zu Abhängigkeit und → Sucht führende Substanz.

Drogenabhängigkeit Nach der Definition der Weltgesundheitsorganisation ist Drogenabhängigkeit ein Zustand psychischer oder körperlich-psychischer Abhängigkeit von einer auf das Gehirn einwirkenden Substanz. Offiziellen Schätzungen zufolge sind in Deutschland 120 000 Menschen von illegal beschafften Drogen abhängig, 50 Prozent davon be-

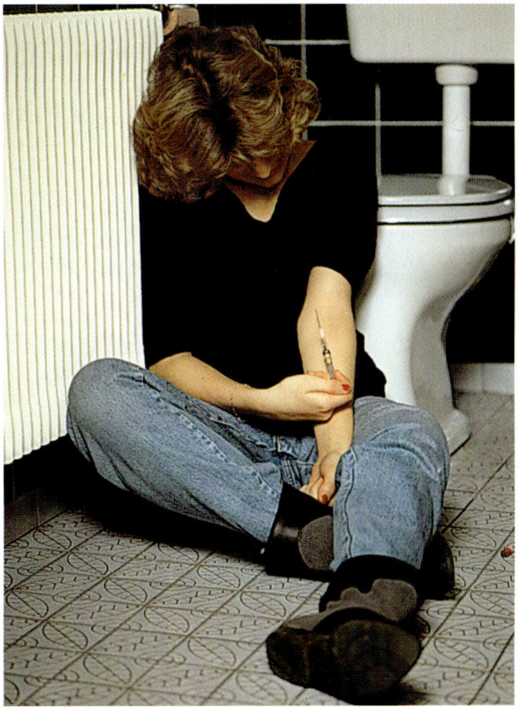

Drogenabhängigkeit Die wohl schwerste Form der Drogensucht wird durch das Injizieren von Heroin hervorgerufen.

reits vor dem 18. Lebensjahr. Bei ihnen erzeugt das Absetzen der Droge körperliche Entzugserscheinungen wie Unruhe, Schlaflosigkeit, Schweißausbrüche, Zittern, Schwächegefühl, Schmerzen, Brechreiz, Durchfälle und nicht selten auch Krampfanfälle. Doch Drogen, die ausschließlich körperlich abhängig machen, gibt es nicht: Immer besteht auch eine erhebliche psychische Abhängigkeit. Körperliches und geistiges Auf-die-Droge-Angewiesensein führt zu einem fortwährenden Zwang, sich die betreffende Substanz beschaffen zu müssen, wobei häufig auf kriminelle Machenschaften zurückgegriffen wird. Die Sterblichkeit Drogenabhängiger liegt zehn- bis dreißigmal höher als die der entsprechenden Altersgruppe; → Sucht.

Druckatrophie durch ständigen Druck auf ein Gewebe bedingte Rückbildung; → Atrophie.

Druckgeschwür → Dekubitus.

Druckluftkrankheit (Caisson-Krankheit, Taucherkrankheit) Ein Caisson ist eine Taucherglocke, in der Taucher unter Wasser arbeiten. Dabei sind sie dem erhöhten Druck des umgebenden Wassers ausgesetzt. Erhöhter Außendruck führt aber dazu, dass die Atemgase Sauerstoff und Stickstoff gleichsam unter Druck in das Blut gepresst werden, d. h., dass wesentlich mehr Gas ins Blut aufgenommen wird als unter normalen Bedingungen. Erfolgt nun beim Wiederauftauchen – oder ebenso beim schnellen Aufsteigen in einem Flugzeug ohne Druckkabine – der Druckabfall zu rasch, so wird insbesondere der im Blut gelöste Stickstoff zu schnell wieder frei, und in den Blutgefäßen bilden sich zahlreiche Gasblasen, die zum Verstopfen eines Gefäßes, einer so genannten Gasembolie, führen können. Auch noch andere, zum Teil ernste und nicht mehr heilbare Gewebsschädigungen können die Folge sein.

Der Betroffene merkt von den Krankheitszeichen anfänglich oft gar nichts, vielmehr erlebt er häufig sogar einen rauschhaften Glückszustand. Später machen sich dann allerdings schmerzhafter Ohrendruck, Schwindelgefühl, Kopf-, Glieder- und Gelenkschmerzen sowie Blutungen aus Nase und Ohr bemerkbar. Es kommt zu Lähmungen und Gefühlsstörungen, zu Atemnot und Herzbeschwerden. Schließlich können schwerste Lungenschäden wie der gefürchtete → Pneumothorax (Zusammenfallen der Lunge) und der totale Kreislaufzusammenbruch folgen. Doch auch, wenn ein derartig dramatischer Verlauf nicht eintritt, bleiben nicht selten Spätschäden, zum Beispiel abgestorbenes Knochengewebe, zurück.

Vorbeugend ist es daher für Taucher wichtig, den Druck nur ganz allmählich zu vermindern, d. h., sich beim Auftauchen viel Zeit zu lassen, um dem Organismus Gelegenheit zu geben, sich an den verringerten Außendruck wieder anzupassen und die im Blut gelösten Gase nach und nach wieder loszuwerden.

Zeigen sich allerdings auch nur leise Anzeichen krankhafter Erscheinungen, so muss der Betroffene so schnell wie möglich in eine Überdruckkammer gebracht werden, in der dann die Druckanpassung schrittweise erfolgt.

Druckverband (Kompressionsverband) fest sitzender Verband, mit dessen Hilfe ein dosierter Druck auf blutendes Gewebe ausgeübt wird, der die Gefäße derart zusammenpresst, dass die Blutung aufhört.

Drüsen spezielle Organe, die für den Organismus nützliche Flüssigkeiten (Sekrete) mit bestimmter chemischer Zusammensetzung bilden und diese entweder durch einen Ausführungsgang an die äußere Haut bzw. an innere Schleimhäute (Hohlräume eines Organs wie Magen und Darm) oder ohne Ausführungsgang direkt in das Blut abgeben. Demzufolge unterscheidet man 2 Arten von Drüsen:

1. *exokrine Drüsen:* Drüsen mit äußerer Sekretion, die ihr Sekret an innere oder äußere Körperoberflächen abgeben.

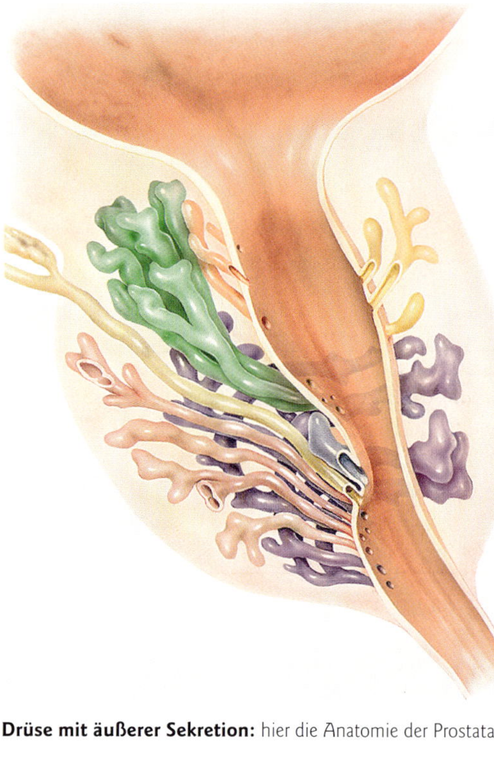

Drüse mit äußerer Sekretion: hier die Anatomie der Prostata.

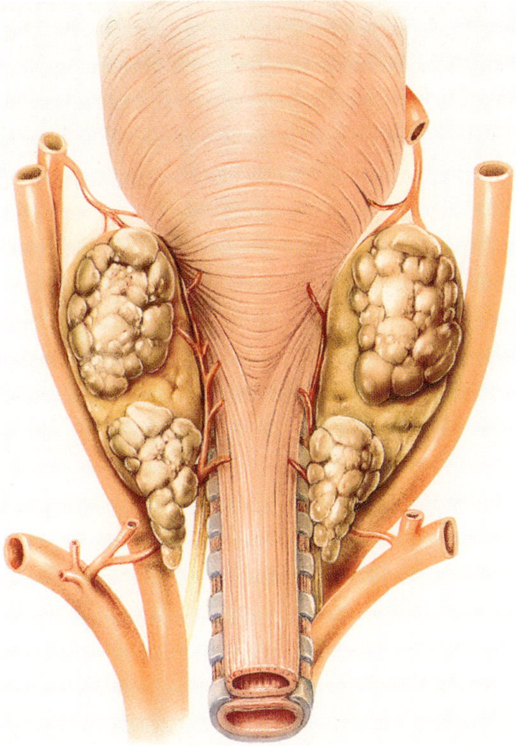

Drüse mit innerer Sekretion: die vergrößerten Nebenschilddrüsen.

Hierzu gehören die Schweiß- und Talgdrüsen der Haut; die Speicheldrüsen des Magen-Darm-Kanals, der Atemwege und der Harn- und Geschlechtsorgane; die Bauchspeicheldrüse (die allerdings auch Drüsen mit innerer Sekretion beherbergt); die Leber (das Produkt ihrer Drüsenzellen ist die Galle); die Milchdrüse und die → Prostata (Vorsteherdrüse).

2. *endokrine Drüsen:* Drüsen mit innerer Sekretion, die ihr Sekret, die → Hormone, unmittelbar ins Blut abgeben. Hierzu gehören die → Hirnanhangdrüse (Hypophyse), die → Zirbeldrüse (Epiphyse), die → Schilddrüse, die → Nebenschilddrüsen, der → Thymus, die → Nebennieren, Teile der → Bauchspeicheldrüse und schließlich die Keimdrüsen (Eierstöcke und Hoden).

Drüsenfieber abkürzende Bezeichnung für das → Pfeiffer-Drüsenfieber.

Ductus arteriosus (Botalli) Verbindung zwischen der Aorta und der Lungenarterie bei ungeborenen Kindern. Damit wird die noch nicht entfaltete Lunge umgangen, die Ungeborene nicht benötigen, da sie ja den Sauerstoff noch mit dem mütterlichen Blut erhalten. Die Verbindung schließt sich am ersten Tag nach der Geburt.

Dumping-Syndrom Beschwerdebild nach operativer Entfernung der unteren 2 Drittel des Magens. Es tritt meist erst einige Wochen nach der Operation auf, und zwar in der Regel im Anschluss an eine kohlenhydratreiche Mahlzeit, und beruht darauf, dass die aufgenommene Nahrung nicht mehr im Magen zwischengespeichert werden kann, sondern direkt in den Dünndarm »plumpst« (engl. dump = plumpsen). Dadurch kommt es zunächst sehr rasch zu einer Über-, kurze Zeit darauf zu einer Unterzuckerung. Man unterscheidet das ***Frühsyndrom***, bei dem die Beschwerden unmittelbar nach dem Essen auftreten, vom ***Spätsyndrom***, bei dem sich erst einige Stunden nach der Mahlzeit folgende unangenehme Erscheinungen bemerkbar machen: Schwindel- und Schwächegefühl, Völlegefühl, Brechreiz, Herzklopfen, Schweißausbruch, Blässe, Durchfall und eventuell Ohnmacht. Vorbeugend sollten Magenoperierte häufigere kleine Mahlzeiten und eiweißreiche Kost bevorzugen und den Verzehr von Zucker und Süßigkeiten einschränken. Getränke während der Mahlzeit sollten sie meiden und, wenn möglich, nach dem Essen Bettruhe einhalten. Führen diese Maßnahmen auf die Dauer zu keiner Besserung, kann eine operative Korrektur erwogen werden.

Dünndarmentzündung (Enteritis) entzündliche Veränderung der Dünndarmschleimhaut. Der Dünndarm schließt sich an den Magen an und besteht aus dem Zwölffingerdarm (Duodenum), dem Leerdarm (Jejunum) und dem Krummdarm (Ileum). In jedem dieser Darmabschnitte kann die Schleimhaut auf Reizungen – meist auf eine Infektion mit Bakterien oder Viren, aber auch auf verschiedene Giftstoffe (Toxine) – mit einer Entzündung reagieren. Dementsprechend spricht der Mediziner von ***Duodenitis, Jejunitis*** und ***Ileitis***. Ist – was häufig vorkommt – bei einer Entzündung des oberen Dünndarmabschnitts auch die benachbarte Magenschleimhaut mit betroffen, so handelt es sich um eine ***Gastroenteritis***. Ebenso greift eine Entzündung der unteren Dünndarmschleimhaut gern auf den angrenzenden Dickdarmabschnitt, den Grimmdarm (Kolon), über, was man dann als ***Enterokolitis*** bezeichnet. Eine Dünndarmentzündung findet man bei zahlreichen, von Durchfällen gekennzeichneten, infektiösen Erkrankungen: zum Beispiel bei der → Ruhr, beim → Typhus, bei der → Darmtuberkulose und bei der → Cholera.

Neben zum Teil heftigen und manchmal ausgesprochen krampfartigen Bauchschmerzen stehen Durchfälle an erster

Stelle der Symptome. Bei der Gastroenteritis, also der gleichzeitigen Entzündung von Magen- und Dünndarmschleimhaut, kommen Magenschmerzen und Erbrechen hinzu. Den Patienten quälen zudem Übelkeit, Kopf- und Gliederschmerzen sowie mehr oder weniger hohes Fieber.
Die Behandlung richtet sich selbstverständlich nach dem Grundleiden. Häufig ist dabei die Gabe von → Antibiotika zur Bekämpfung der auslösenden Krankheitserreger erforderlich. Unterstützend wirkt feuchte Wärme in Form von Umschlägen; zudem sollte der Kranke für eine bestimmte Zeit nichts essen und anschließend für einige Tage nur leichte Kost, zum Beispiel Zwieback und Tee, zu sich nehmen.

Dünndarmerkrankungen Das untrügliche, immer wiederkehrende Zeichen einer entzündlichen Dünndarmerkrankung ist der Durchfall. Man kann dabei folgende Krankheitsgruppen unterscheiden:

1. akute, durch Krankheitserreger verursachte Dünndarmerkrankungen: → Typhus, → Paratyphus, → Ruhr usw.;

2. chronische, durch Krankheitserreger verursachte Dünndarmerkrankungen: → Darmtuberkulose, → Wurmerkrankungen usw.;

3. chronische, nicht durch Erreger verursachte Dünndarmerkrankungen: → Crohn-Krankheit, → Malabsorptionssyndrom, ferner Darmbeteiligung bei Blutgefäßerkrankungen, Hormonstörungen oder als Folge von Arzneimittelnebenwirkungen.

Duodenum → Zwölffingerdarm.

Dupuytren-Kontraktur In der Handinnenfläche überdeckt eine unter der Haut liegende, derbe, sehnige Platte (Palmaraponeurose) schützend die unter ihr verlaufenden Sehnen der Fingerbeuger, Nerven und Blutgefäße. Bei der Dupuytren-Kontraktur kommt es – vorwiegend bei Männern im Alter von 40 bis 60 Jahren – zu einer ganz allmählichen, sich über Jahre hinziehenden Verhärtung und Schrumpfung dieser sehnigen Platte, wodurch die Finger – zuerst der 4. (Ringfinger), dann auch der 3. (Mittelfinger) und 5. (Kleinfinger), seltener Daumen und Zeigefinger – in eine immer stärkere Beugestellung gezogen werden. Die Krankheit tritt in der Regel doppelseitig auf, beginnt aber zuerst auf einer Seite. Die Beschwerden sind anfangs minimal: Unbehagen in der Hand, dumpfe Schmerzen, Verkrampfungen, Steifigkeit am Morgen. Die Ursache dieses Leidens ist unbekannt; Konstitution und Vererbung dürften die Hauptrolle spielen. Ob eine mechanische Dauerbeanspruchung auslösend wirkt, ist umstritten. Die einzige Erfolg versprechende Therapie ist die operative Beseitigung des verhärteten und geschrumpften Gewebes. Der Termin zur Operation ist gekommen, wenn der Betroffene einem anderen »nicht mehr richtig die Hand geben« kann.

Durchblutungsstörungen (Kreislaufstörungen, Zirkulationsstörungen) Normalerweise erhält jedes Organ durch den Blutkreislauf die seinem jeweiligen Bedarf entsprechende Blutmenge. Ist dies aus irgendeinem Grund nicht der Fall, spricht man von Durchblutungsstörung. Eine solche akute oder chronische Mangeldurchblutung bestimmter Bereiche des Organismus kann verschiedene Ursachen und Auswirkungen haben. Prinzipiell können Störungen dadurch eintreten, dass entweder die Blutzufuhr durch die Arterien oder der Blutabstrom durch die Venen behindert ist. Als Ursache kommen in Betracht: entzündliche und regenerative Gefäßveränderungen (z. B. → Arteriosklerose), → Thrombose, → Embolie, Blutgefäßkrämpfe, Verletzungsfolgen, Tumoren und Einengung der Gefäßlichtung durch Krankheitsprozesse in der Umgebung.
Durchblutungsstörungen des Gehirns können sich in Form flüchtiger Ausfallserscheinungen bemerkbar machen, es kann aber auch ein dramatischer → Schlaganfall entstehen. Das Herz reagiert auf Mangeldurchblutung mit → Angina pectoris-Anfällen (→ koronare Herzkrankheit). Durchblutungsstörungen der Extremitäten (Arme, Beine) bedingen das Krankheitsbild der → arteriellen Verschlusskrankheit. Venöse Durchblutungsstörungen werden unter dem Stichwort → Venenerkrankungen behandelt.

Durchbruchblutung durch einen Mangel am weiblichen Geschlechtshormon Östrogen verursachte Gebärmutterblutung außerhalb der Menstruation; häufig Folge einer Hormonbehandlung.

Durchfall (Diarrhö) Von einem Durchfall spricht man, wenn ungeformte – breiige bis dünnflüssige – Stühle, eventuell mit Schleim-, Eiter- oder Blutbeimengung, vermehrt entleert werden. Ein akuter Durchfall liegt vor, wenn Erwachsene mehr als dreimal und Kinder mehr als fünfmal pro Tag Stuhlgang haben und die Erkrankung kürzer als 2 Wochen dauert. Der Durchfall kann durch Infektionen, → Allergien, Vergiftungen, Medikamente, psychische, nervöse und hormonelle Störungen, Funktionsstörungen von Magen, Darm, Leber und Bauchspeicheldrüse und einige andere Faktoren ausgelöst werden. Er kann einerseits darauf beruhen, dass die Eindickung des Darminhalts durch Wasserentzug nicht funktioniert, und andererseits darauf, dass bei einigen Infektionskrankheiten mengenweise flüssige Absonderungen in den Darm entleert werden. Die häufigsten Ursachen sind die bakterielle → Lebensmittelvergiftung oder eine übermäßige bzw. einseitige Nahrungsaufnahme (»Überfressen«). Bei uns selten – aber in südlichen Urlaubsländern recht häufig – sind die klassischen Infektionskrankheiten des Darmkanals wie → Typhus, → Paratyphus, → Ruhr und → Cholera und nicht zuletzt die → EHEC-Infektion. Bei schweren Durchfällen muss zudem an Vergiftungen durch ungenießbare Pilze, Blei, Quecksilbersalze usw. gedacht werden. Auch Darmparasiten (→ Wurmerkrankungen) können Durchfälle provozieren. Überdies kommen Durchfälle als Begleiterscheinung anderer Erkrankungen (Grippe, Scharlach, Masern, Malaria, Leberentzündung, Bauchfellentzündung, Nierenversagen, Herzinfarkt, Gallen- und Nierensteinkolik) vor. Schließlich können übermäßige Nahrungsmengen, hastig hinuntergeschlungene Speisen sowie zu fette oder eisgekühlte Speisen von den Verdauungsenzymen quantitativ oder qualitativ nicht bewältigt werden und dadurch zu Durchfällen führen.

Der ***akute Durchfall***, der aus voller Gesundheit zu jeder Tages- oder Nachtzeit einsetzen kann, zeigt von der leichten, kurz dauernden Verdauungsstörung bis hin zum lebensbedrohlichen Krankheitsbild sehr unterschiedliche Verlaufsformen. Dementsprechend sind auch die einzelnen Begleitsymptome ausgeprägt:

♦ leichte Verlaufsform mit Übelkeit, Erbrechen, Leibschmerzen, Blähungen, plätschernden Darmgeräuschen, breiigen bis wässrigen Durchfällen, Fieber unter 38,5 °C; Krankheitsdauer 2–3 Tage.

♦ schwere Verlaufsformen mit Kräfteverfall, Austrocknungserscheinungen (trockene Haut, Wadenkrämpfe, Bewusstseinsstörungen, Kollaps), Fieber über 38,5 °C und blutigem Stuhl. Sie erfordern sofortige ärztliche Behandlung oder Krankenhausaufnahme. Gefährdet sind Kinder unter 5 Jahren und Erwachsene jenseits des 60. Lebensjahres. Eine Klinikeinweisung zur diagnostischen Abklärung ist überdies bei Auftreten von Durchfallerkrankungen innerhalb von 48 Stunden nach Rückkehr aus subtropischen, tropischen oder verseuchten Gebieten erforderlich.

Eines der größten Probleme von Durchfallerkrankungen besteht in dem hohen, zum Teil extremen Flüssigkeitsverlust, der – insbesondere bei Säuglingen – recht schnell zu einer regelrechten Austrocknung (→ Exsikkose) des Körpers führen kann. Daher muss bei jeder Behandlung, unabhängig von der Durchfallursache, vorrangig die verloren gegangene Flüssigkeit ersetzt werden.

Die Behandlung akuter Durchfallerkrankungen umfasst drei Hauptgesichtspunkte:

1. Bettruhe – dadurch wird gleichzeitig die Ausbreitung eines etwaigen Infektes beschränkt – und feuchtheiße Auflagen auf den Leib;

2. ausreichende Flüssigkeitszufuhr: ungesüßter Tee mit etwas Kochsalz;

3. Ernährung: 1–2 Tage strenges Fasten (»Nulldiät«), dann Zwieback, Knäckebrot, dünne Schleimsuppen und andere magen- und darmschonende Nahrungsmittel.

Zusätzlich können noch Arzneimittel verabreicht werden: → Aktivkohle und → Heilerde. Eine Behandlung mit → Antibiotika ist dagegen nur in Ausnahmefällen erforderlich.

Der ***chronische Durchfall*** mit einer Dauer von mehr als zwei Wochen ist keine eigenständige Krankheit, sondern ein Symptom, das im Zusammenhang mit den verschiedenartigsten körperlichen Störungen vorkommen kann. Die wichtigsten Ursachen in der Reihenfolge ihrer Häufigkeit sind:

1. funktionelle Störungen: Nervosität, → Reizdarm, Zustand nach Magenoperation;

2. organische Dickdarmerkrankungen: Krebs, → Divertikulitis, → Colitis ulcerosa, → Crohn-Krankheit;

3. Dünndarmstörungen: Behinderungen der Nahrungsaufnahme durch die Dünndarmschleimhaut infolge Erkrankungen der Darmwand, der Lymphbahnen oder der Blutgefäße;

4. Verdauungsstörungen infolge mangelhafter Absonderung von Verdauungssäften durch Magen, Leber oder Bauchspeicheldrüse;

5. Allergien: z. B. Überempfindlichkeit gegen Eier, Milch, Fisch;

6. Infektionen: → Darmtuberkulose, Pilzerkrankungen sowie von Parasiten (z. B. Spul- und Bandwürmern) ausgelöste Erkrankungen;

7. Krankheiten des Stoffwechsels und der Hormondrüsen: → Schilddrüsenüberfunktion, → Zuckerkrankheit, → Harnvergiftung (Urämie) usw.;

8. Gefäßkrankheiten: z. B. → Arteriosklerose der Bauchgefäße und Blutkrankheiten wie die → Leukämie;

9. Medikamente und Giftstoffe: Eisenpräparate, → Digitalis, → Antibiotika, Quecksilber, Arsen, Goldsalze usw.

Die Symptome chronischer Durchfallerkrankungen hängen von Art, Schwere und Verlauf des jeweiligen Grundleidens ab. In jedem Fall ist eine gründliche ärztliche Untersuchung erforderlich, um einen Darmkrebs oder eine andere ernste Erkrankung auszuschließen. Länger anhaltender Durchfall führt durch starken Wasser- und Mineralverlust zu Austrocknungserscheinungen, die bedrohliche Formen annehmen können. Dazu kommt noch eine allgemeine Unterernährung mit Abmagerung.

Handelt es sich um eine funktionelle Diarrhö auf nervöser Basis – was nur der Arzt, aber niemals der Patient durch eine Selbstdiagnose feststellen kann! –, ist es unerlässlich, dass

der Patient über die Harmlosigkeit der Störung sowie über die Art und Weise ihrer Entstehung informiert wird.
Zur Behandlung ist es in der Regel angebracht, häufig kleine Mahlzeiten zu sich zu nehmen und Speisen zu meiden, die als unverträglich empfunden werden (z. B. blähende, fette und sehr kalte Speisen).

Durchgangsarzt von den Berufsgenossenschaften, den Trägern der gesetzlichen Unfallversicherung, beauftragter Arzt, dessen Entscheidung es obliegt, ob nach einem Arbeitsunfall über die normale kassenärztliche Behandlung hinausgehende Heilmaßnahmen eingeleitet werden müssen.

Durst Das Bedürfnis nach Flüssigkeitsaufnahme entsteht – von einem für die Regulierung des Wasserhaushalts verantwortlichen Bezirk im Zwischenhirn ausgelöst –, wenn Blut und Gewebeflüssigkeit in Gefahr sind, zu »konzentriert« zu werden. Diese Gefahr kann entweder durch einen Mangel an Wasser oder durch eine Zunahme des Salzbestandes im Organismus eintreten. Somit fordert ein stark gesalzenes Essen ebenso die Aufnahme von Wasser wie der Wasserverlust des Körpers, etwa durch starkes Schwitzen. Es gibt eine untere Grenze der täglichen Flüssigkeitsaufnahme, die – am niedrigsten bei salzarmer Kost und geringer Schweißabgabe – nicht unterschritten werden darf, wenn nicht die Gefahr des Verdurstens entstehen soll. Schon bei einer Verminderung des »Gewebewassers« um 10 Prozent unter die notwendige Menge treten schwere Störungen auf; eine Verminderung um 20 Prozent hat den Tod zur Folge.
Unter normalen Verhältnissen beträgt der tägliche Flüssigkeitsbedarf etwa 1½ Liter. Er wird zum Teil schon durch die Nahrungsmittel gedeckt. So enthält z. B. Brot bis zu 40 Prozent Wasser, Fleisch und Kartoffeln enthalten bis zu 75 Prozent und Früchte bis zu 90 Prozent. Der genannte Mindestbedarf wird größer, sobald der Körper viel Wasser verliert: Arbeiter in den Tropen oder in heißen Kesselräumen geben täglich bis zu 10 Liter Schweiß ab; Patienten mit → Diabetes insipidus (Erkrankung der Hirnanhangsdrüse, bei der ungewöhnlich große Harnmengen anfallen), scheiden täglich 20 oder 30 Liter Harn aus; Patienten, die an starkem Durchfall leiden, haben damit auch einen erheblichen Flüssigkeitsverlust. Durch einen derartigen, ungewöhnlich großen Verlust an Flüssigkeit steigt der erwähnte Mindestbedarf an täglicher Flüssigkeitsaufnahme um die entsprechende Menge.
Ursachen von übermäßigem Durst:

1. starker Flüssigkeitsverlust durch massives Wasserlassen: → Zuckerkrankheit, Diabetes insipidus, Zustände mit übermäßigem Kalziumgehalt sowie mit zu geringem Kaliumgehalt des Blutes;

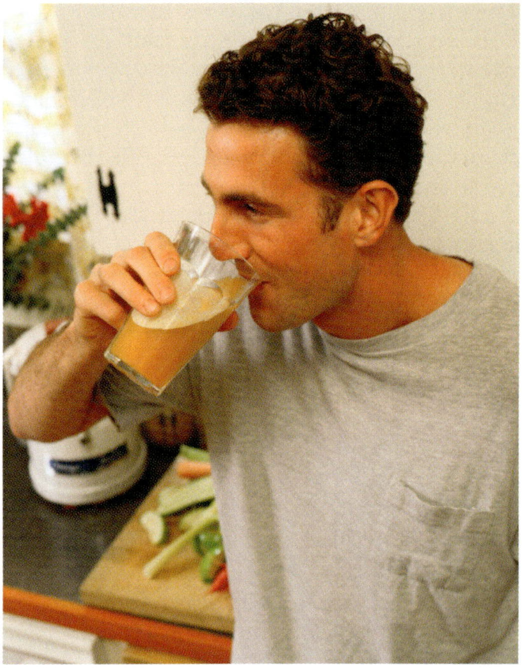

Durst Der Mindestbedarf an Flüssigkeit beträgt unter normalen Bedingungen etwa 1½ Liter pro Tag.

2. Wasserverluste, denen keine Ausscheidung über die Nieren zu Grunde liegt: Erbrechen, Durchfall, Fieber, Schwitzen, Blutverlust, Verbrennungen, → Wassersucht, Körperhöhlenergüsse (→ Aszites, Brusthöhlenerguss), → Ileus (Darmverschluss), → Schilddrüsenüberfunktion;

3. ungenügendes Wasserangebot: Schluckbeschwerden und Schlucklähmung, Verengungen im Bereich von Speiseröhre, Mageneingang und Zwölffingerdarm;

4. Vergiftungen und Medikamente: → Atropin, Opiumpräparate, → Colchicin, → Diuretika, Alkohol, Kochsalz, Vitamin D, Arsen, Thallium.

dys- Bestandteil medizinischer Fachausdrücke mit der Bedeutung »Miss-, Fehl-, Un-«.

Dysbakterie Missverhältnis in der Zusammensetzung des normalen Bakterienvorkommens in Körperhöhlen wie Mund, Darm und Scheide.

Dysenterie → Ruhr.

Dysgnathie → Kieferanomalien.

Dyshidrose Störung der Schweißdrüsentätigkeit.

dyshidrotisches Ekzem (Schweißekzem) Sonderform des → Ekzems.

Dyskinesie schmerzhafte Störung einer Bewegung infolge fehlerhafter Nervenimpulse. So können zum Beispiel fehlgesteuerte Zusammenziehungen der Gallengänge, die keinerlei erkennbare Ursachen haben, überaus heftige, kolikartige Schmerzen verursachen.
Dyslalie → Stammeln.
Dysmelie Fehlbildung einer oder mehrerer Gliedmaßen. Im Einzelnen unterscheidet man:
♦ ***Amelie:*** Fehlen einer ganzen Extremität (Arm oder Bein)
♦ ***Phokomelie:*** Stummelhände oder -füße direkt an Schultern bzw. Hüften
♦ ***Ektromelie:*** verstümmelte Gliedmaßen durch Fehlen einzelner Knochen
♦ ***Peromelie:*** wie amputiert aussehende Stumpfbildung einer Gliedmaße.
Als Ursachen der zu Grunde liegenden vorgeburtlichen Schäden kommen erbliche und äußere Faktoren in Betracht. Da die kritische Zeit für die Extremitätenentwicklung zwischen dem 29. und 46. Tag der Schwangerschaft liegt, ist für die genaue Art der → Missbildung der Zeitpunkt, zu dem die äußere Schädigung auf die Frucht im Mutterleib eingewirkt hat, entscheidend.
Bekannt ist in diesem Zusammenhang die Contergan-Affäre der späten Fünfziger- und beginnenden Sechzigerjahre, bei denen Frauen, die während der Schwangerschaft das Medikament »Contergan« (Wirkstoff: Thalidomid) eingenommen hatten, Kinder zur Welt brachten, die die erwähnten Missbildungen in verheerendem Ausmaß aufwiesen.
Dysmenorrhö über das übliche Maß hinausgehende Schmerzen während der → Menstruation. Dabei unterscheidet man:
♦ die ***primäre Dysmenorrhö:*** Sie ist durch stärkere Beschwerden bereits ab der ersten Regelblutung gekennzeichnet. Nicht selten liegt ihr eine falsche Erziehung und Leitung des jungen Mädchens in den Entwicklungsjahren zu Grunde. Viel geringer dagegen ist die Zahl der echten Regelschmerzen bei unterentwickelter Gebärmutter oder deren Missbildungen.
♦ die ***sekundäre Dysmenorrhö:*** Hierbei treten nach ungestörten Perioden plötzlich starke Menstruationsbeschwerden auf. Meist handelt es sich um körperliche Ursachen wie Entzündungen, Lageveränderungen und andere Erkrankungen der Gebärmutter. Die Behandlung durch den Frauenarzt richtet sich nach dem vorliegenden Befund. Wenn die Ursache nicht beseitigt werden kann, hilft oft die Einnahme von Ovulationshemmern (→ Anti-Baby-Pille); → Menstruationsstörungen.
Dyspareunie ursprünglich: Das Unbeteiligtbleiben der Frau beim Geschlechtsverkehr; heute: jede Art des körperlichen oder seelischen Nichtzusammenpassens in der Ehe mit Ausbleiben des weiblichen → Orgasmus. Im weiteren Sinne: Schmerzen beim Geschlechtsverkehr (»Abwehrkrämpfe« der Frau!).
Dyspepsie leichte Form des → Brechdurchfalls der Säuglinge.
Dysphagie → Schluckstörungen.
Dysfonie → Stimmstörung.
Dysplasie Fehlentwicklung oder Fehlbildung eines Organs oder Gewebes.
dysplastischer Konstitutionstyp → Konstitution.
Dyspnoe → Atemnot.
Dystonie, vegetative → vegetative Dystonie.
Dystrophie **1.** durch Mangel- oder Fehlernährung verursachte Störungen oder Veränderungen des gesamten Organismus oder einzelner Körperteile mit folgenden Symptomen: Gewichtsabnahme, gealtertes Aussehen, Haarausfall, Ausbleiben der → Menstruation, Erlöschen der → Libido, Apathie, eventuell → Hungerödem.
2. leichte Form der frühkindlichen Unterernährung, für die es vielerlei Ursachen gibt: Erstens kann natürlich schlicht ein Nährstoffmangel dahinter stecken, wie er bei zu geringer Nahrungsaufnahme und bei Krankheiten vorkommt, die mit starkem Erbrechen einhergehen. Zweitens kann die Nahrung unzweckmäßig oder unausgewogen sein. Schließlich ist es auch möglich, dass zwar genügend Nährstoffe zugeführt werden, der Körper diese jedoch aufgrund einer krankhaften Störung nicht aufnehmen oder verwerten kann. Unter den Symptomen steht verständlicherweise die fehlende Gewichtszunahme des Säuglings an erster Stelle. Es baut sich kein Fettgewebe auf bzw. vorhandenes geht wieder verloren. Darum ist die Haut der betroffenen Kinder faltig und lässt sich mit Daumen und Zeigefinger hochheben. Das Gesicht wirkt eingefallen, und der schlechte Ernährungszustand sorgt obendrein dafür, dass das Kind häufig an allen möglichen Infektionen erkrankt.
Dysurie erschwerte Blasenentleerung bei schmerzhaftem Harndrang im Zusammenhang mit Erkrankungen von Harnblase, Harnröhre und → Prostata.

E

Ebola-Fieber erstmalig 1976 im Südsudan und in Zaire festgestellte Viruserkrankung, die seither immer wieder neue Epidemien ausgelöst hat und in 50–90 Prozent der Fälle tödlich endet. Die Inkubationszeit beträgt 4–20 Tage. Die Viren werden auf dem Weg der Schmierinfektion, also über erregerhaltiges Körpermaterial wie Stuhl, Eiter oder Auswurf übertragen und sind dann im Blut und in den Ausscheidungen der Kranken nachweisbar. Das Ebola-Fieber beginnt akut mit allgemeinem Krankheitsgefühl, Fieber, Muskel- und Kopfschmerzen; dann folgen Erbrechen, Durchfall, Hautausschläge sowie Schädigung von Leber, Nieren und Blut. Wichtig ist die strenge Isolierung der Erkrankten, deren Ausscheidungen desinfiziert werden müssen. Eine Schutzimpfung ist bisher nicht möglich; die frühzeitige Verwendung antikörperhaltigen Serums von Menschen, die die Krankheit überstanden haben, bringt manchmal Erfolg.

Echinacin zur Vorbeugung und Heilung von Infektionskrankheiten verwendeter, die körperliche Abwehrkraft stärkender Wirkstoff des roten Sonnenhutes.

Echinokokkenkrankheit (Echinokokkose) durch die Finnen des Hunde- (Echinococcus granulosus) oder Fuchsbandwurms (Echinococcus multilocularis) verursachte Krankheit. Der Hauptwirt des Hundebandwurms ist der Hund, der des Fuchsbandwurms naturgemäß der Fuchs. Der Mensch stellt einen so genannten »Fehl-Zwischenwirt« dar, der sich durch Aufnahme der Bandwurmeier, also nicht, wie bei den anderen → Bandwürmern, durch den Genuss finnenhaltigen Fleisches infiziert. Normalerweise entwickeln sich die Bandwurmlarven beim Hundebandwurm in Wiederkäuern und Schweinen, beim Fuchsbandwurm in Feldmäusen. Vor allem die Infektion mit den Eiern des kleinen Fuchsbandwurms hat in den letzten Jahren an Bedeutung gewonnen, stellt sie doch die schwerste vom Tier auf den Menschen übertragbare parasitäre Erkrankung dar. Hinzu kommt, dass sich seit der intensiven Bekämpfung der → Tollwut die Füchse überall stark vermehren und in bestimmten Gebieten, zum Beispiel auf der Schwäbischen Alb, zu mehr als der Hälfte diesen Bandwurm in sich tragen. Die Eiaufnahme durch den Menschen erfolgt dabei sowohl durch den direkten Kontakt mit Füchsen (zum Beispiel bei Jägern), als auch durch die Berührung von Hunden, weil diese einerseits selber Endwirt des Fuchsbandwurms sein können, sich zudem andererseits auch gern in Fuchskot wälzen. Vermutlich kann sich der Mensch überdies durch den Verzehr von nicht genügend erhitzten Waldbeeren, Pilzen und Kräutern anstecken, an denen die winzigen Eier haften. Allerdings erkranken bei weitem nicht alle Personen, die sich mit den Bandwurmeiern infizieren, auch tatsächlich. Warum dies so ist, ist noch weitgehend unbekannt. Das Hauptorgan, in dem sich die durch den kleinen Fuchsbandwurm ausgelöste Echinokokkose entwickelt, ist die Leber, die dadurch weitgehend zerstört wird. Nach einer symptomlosen Anfangszeit machen sich Müdigkeit und Erschöpfung bemerkbar, dann folgen Bauchschmerzen, Appetitlosigkeit, Gewichtsabnahme und Fieberanfälle. Schließlich ähneln die Symptome denen einer → Leberzirrhose mit zunehmender → Gelbsucht und → Aszites (Bauchwassersucht).

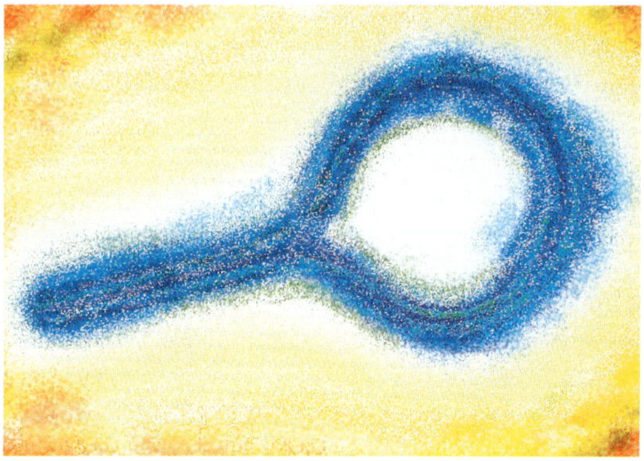

Ebola-Fieber Gegen das sehr gefährliche Ebola-Virus gibt es derzeit noch keinen Impfstoff.

Bei der Erkennung der Krankheit spielen die → Ultraschalldiagnostik sowie die → Computertomografie eine wichtige Rolle. Mit Hilfe serologischer Blutuntersuchungen kann man die Diagnose sichern.

Besonders wichtig ist die Vorbeugung: Vor allem Jäger müssen beim Kontakt mit erlegten Füchsen sehr vorsichtig sein. Hunde, die sich viel im Freien aufhalten, sollten regelmäßig mit geeigneten Bandwurmmitteln behandelt werden, und obendrein empfiehlt es sich, Waldbeeren und Pilze vor dem Verzehr ausreichend zu erhitzen, wodurch die Bandwurmeier sicher abgetötet werden.

Ist die Krankheit aber erst einmal ausgebrochen, gelingt die Heilung selbst mit ansonsten sehr wirksamen Medikamenten meist nur unvollständig. Oft bleibt als letzter Ausweg nur die Operation, bei der die befallenen Leberanteile entfernt werden. Die Gefahr eines Rückfalls ist groß.

Echoenzephalografie Darstellung bestimmter Hirnstrukturen mittels → Ultraschalldiagnostik durch den intakten Schädel hindurch (Prinzip des Echolots). Ultraschallwellen werden wie Lichtstrahlen von den Grenzflächen verschiedener Medien reflektiert, wobei das Ausmaß der Reflexion von der Dichte und der Schallleitungsgeschwindigkeit beider Medien abhängig ist. Bei der Echoenzephalografie werden die den Schädel parallel durchlaufenden Ultraschallbündel von den Grenzflächen – Hirnmasse gegenüber Hirnflüssigkeit, Blut oder Hirnhäute – zurückgeworfen und vom Prüfkopf wieder aufgefangen. Man erhält dabei 3 Reflexionen, von denen das Mittellinienecho die größte diagnostische Bedeutung hat. Eine deutliche Verlagerung ist der Ausdruck einer Masseverschiebung innerhalb der Schädelkapsel und kann auf eine Gehirnblutung oder einen Tumor hinweisen. Die Echoenzephalografie ist eine ungefährliche, den Patienten nicht belastende und beliebig oft wiederholbare Untersuchungsmethode, die vor allem beim → Schädel-Hirn-Trauma die Diagnose und die Indikation zur Operation erleichtert. Allerdings hat die Echoenzephalografie seit Einführung der → Computer- und → Kernspintomografie sehr an Bedeutung verloren.

Echokardiografie Diagnostik des Herzens mittels Ultraschall; → Ultraschalldiagnostik.

ECHO-Viren (**E**nteric **C**ytopathogenic **H**uman **O**rphan Viruses) über den Verdauungstrakt aufgenommene Viren, die sich in der Darmwand vermehren und anschließend in Blut, Stuhl, Rachenschleim und Gehirn-Rückenmark-Flüssigkeit nachweisbar sind. Sie verursachen grippeähnliche Erkrankungen der Atemwege, des Magen-Darm-Kanals, selten auch der Hirnhäute. Befallen werden Erwachsene und Kinder der gemäßigten Zonen im Sommer und Herbst. Die Übertragung erfolgt durch Tröpfcheninfektion direkt von Mensch zu Mensch.

Ecstasy (XTC) In Diskotheken werden in zunehmendem Maße so genannte »Muntermacher« wie Ecstasy, Speed (PEP) und andere Substanzen gehandelt und konsumiert. Mit diesen »Party-Drogen« powern sich die Tänzer für ihre langen und anstrengenden Nächte auf. Die zumeist in Tablettenform angebotenen, chemisch mit den → Amphetaminen verwandten Rauschmittel wirken aufputschend und erzeugen → Halluzinationen. Verstärkt wird die Wirkung durch die aggressiv-rhythmische Musik und die künstlichen Lichteffekte beim Tanzen auf engstem Raum. Etwa 20 Minuten nach der Einnahme kommt es zu folgenden Symptomen: Anstieg von Blutdruck, Puls- und Atemfrequenz, Erweiterung der Pupillen, Verengung der Hautgefäße, erhöhte Wachheit, Unruhe und Zittern. Der Dauergebrauch führt zu Persönlichkeitsveränderungen, Gedächtnislücken, Konzentrationsmängeln, Stoffwechselstörungen, körperlicher Auszehrung sowie Leber- und Nierenschäden. Die Behandlung obliegt Fachärzten. Wichtig ist die Vorbeugung durch Eltern, Schule und verschiedene Verbände.

EEG Abkürzung für → **E**lektro**e**nzephalo**g**ramm.

Effloreszenz einzelne krankhafte Veränderung der Haut, z. B. Fleck, Blase, Quaddel, Knötchen; → Hautausschlag.

EHEC-Infektion Durch den Verzehr von ungegartem Fleisch, vor allem Rindfleisch, und nicht erhitzter Milch kann es zu infektiösen Durchfällen mit dem Erreger »**E**ntero**h**ämorrhagische **E**scherichia **c**oli« (EHEC) kommen. Dieser lebt im Darmtrakt von Warmblütern und kann bei mangelhafter Stallhygiene in die Milch bzw. in das Fleisch gelangen. Die Keime können aber auch durch Schmierinfektion direkt von erkrankten auf gesunde Menschen übertragen werden. Die Erkrankung beginnt 3–9 Tage nach der Infektion mit schmerzhaften, blutigen Durchfällen. Fieber und Erbrechen müssen dabei nicht auftreten. Gewöhnlich heilt die Krankheit nach 6–10 Tagen ohne Folgen ab. Besonders gefährdet sind Kinder unter 6 Jahren, bei denen sich in 5–10 Prozent der Fälle als schwere Komplikation eine Zerstörung der roten Blutkörperchen, nicht selten auch eine → Harnvergiftung (Urämie), entwickelt. Die richtige Diagnose ist nur durch Labortests möglich. Eine besondere Therapie mit → Antibiotika gibt es nicht. Daher kommt der vorbeugenden Hygiene große Bedeutung zu.

Eichel vorderer, von der → Vorhaut umhüllter Teil des männlichen Gliedes.

Eichelentzündung (Balanitis) flächenhafte Entzündung der Schleimhaut an der Innenseite der Vorhaut und auf der Eichel des männlichen Gliedes. Manchmal kommt es dabei zur Absonderung einer eitrigen Flüssigkeit. Diese Tatsache hat zu der umgangssprachlichen Bezeichnung »Eicheltripper« geführt, obwohl die Krankheit mit dem eigentlichen → Tripper nichts zu tun hat. Beim Tripper (Gonorrhö) fließt der Eiter direkt aus der Harnröhre; bei der Eichelentzündung ist die Harnröhre selbst gesund.

Die Krankheit kann verschiedene Ursachen haben: mangelhafte Sauberkeit (die normale talgartige Absonderung der Vorhautschleimhaut, das Smegma, zersetzt sich, wenn die tägliche Reinigung unterbleibt); falsche oder übertriebene Reinigung (z. B. zu häufige Verwendung einer scharfen Seife); Infektion mit mehr oder weniger harmlosen Erregern; Überempfindlichkeit der Schleimhaut; Zuckerkrankheit usw. Als Komplikation kann es zu einer Verklebung des inneren Vorhautblattes mit der Eichel kommen; auf diese Weise entsteht eine → Phimose, bei der sich die Vorhaut nicht mehr über die Eichel zurückstreifen lässt. Auf jeden Fall ist eine ärztliche Abklärung unerlässlich. Durch sachgemäße Behandlung kann schon in wenigen Tagen eine Abheilung erreicht werden.

Eierstock (Ovar) etwa pflaumengroße, paarig angelegte weibliche Keimdrüse, in der von der Pubertät bis zu den Wechseljahren Monat für Monat eine befruchtungsfähige Eizelle heranwächst; → Geschlechtsorgane, weibliche.

Eierstockentzündung (Oophoritis) Wenn Krankheitserreger von der Gebärmutter über die Eileiter oder – weitaus seltener – mit Blut oder Lymphe zu einem Eierstock gelangen, rufen sie dort eine Entzündung hervor. Nicht selten sind zugleich auch der zugehörige Eileiter und das umgebende Bindegewebe, also die ganzen »Anhangsgebilde« (Adnexe) einer Gebärmutterseite, erkrankt, so dass eine ***Adnexitis*** entsteht. Bei den Krankheitserregern kann es sich um »einfache« Entzündungserreger handeln, gelegentlich aber auch um Gonokokken oder Tuberkulosebakterien. Die erkrankte Frau leidet unter ziemlich starken Schmerzen, die häufig zum Kreuz hin ausstrahlen; die Regelblutung ist oft unregelmäßig und schmerzhaft; der Stuhlgang ist träge; nicht selten besteht → Ausfluss. Bei der akuten Eierstockentzündung bzw. Adnexitis sind diese Symptome ausgeprägt und meist von Fieber begleitet; bei der chronischen Erkrankung treten sie in gemilderter Form auf. Der untersuchende Arzt fühlt eine geschwulstartige Vergrößerung der Adnexe – im Bereich von Eierstock, Eileiter und umgebendem Bindegewebe rechts bzw. links von der Gebärmutter.

Die akute Eierstockentzündung bzw. Adnexitis erfordert strenge Bettruhe. Der Arzt verordnet → Antibiotika zur Bekämpfung der auslösenden Bakterien, entzündungshemmende Mittel, vorzugsweise → Corticosteroide (Kortison) sowie schmerzstillende und krampflösende Mittel. Im chronischen Stadium ist es zudem erforderlich, die körpereigene Abwehr zu steigern. Das gelingt mit feuchtwarmen Packungen, Kurzwellen, warmen Sitzbädern sowie durch Einlegen arzneihaltiger Scheidenzäpfchen. Wird auch auf diesem Wege keine Beschwerdefreiheit erzielt, bleibt als letzter Ausweg die operative Entfernung der erkrankten Organe. Nicht selten führt eine Adnexitis zur Kinderlosigkeit.

Eierstockhormone (Ovarialhormone) in den Eierstöcken gebildete weibliche Geschlechtshormone. Sie sind einerseits für die äußere Ausprägung der Frau mit sekundären Geschlechtsmerkmalen verantwortlich, andererseits für die Reifung der Geschlechtsorgane, die zu Menstruation, ggf. zur Schwangerschaft und später zu den Wechseljahren führen. Die wichtigsten Eierstockhormone sind → Östrogene und → Gestagene.

Eierstockkrebs (Ovarialkarzinom) Der Eierstockkrebs macht etwa 25 Prozent aller Krebserkrankungen im Bereich der Geschlechtsorgane der Frau aus. Bevorzugt betroffen sind Frauen im 5. und 6. Lebensjahrzehnt. Die Beschwerden unterscheiden sich zunächst nicht von denen bei einem gutartigen Eierstocktumor. Auffallend ist eine allgemeine Abmagerung trotz Zunahme des Leibesumfangs. Schmerzen treten nur selten und recht unbestimmt auf. In einem Drittel der Fälle stellt sich ein → Aszites (Bauchwassersucht) ein. Die operative Entfernung des Tumors wird ggf. mit → Chemotherapie und → Strahlenbehandlung kombiniert. Da die Diagnose meist erst in fortgeschrittenem Stadium gestellt werden kann, ist die Prognose ungünstig.

Eierstockschwangerschaft überaus seltene Form der → Extrauterinschwangerschaft.

Eierstockzysten (Ovarialzysten) Hohlraumbildungen im Gewebe der Eierstöcke. Keine echten Tumoren sind die so genannten ***funktionellen Zysten:*** Sie entstehen durch Sekretansammlung in den Bläschen (Follikeln), in denen die Eizellen heranwachsen, oder in den → Gelbkörpern, die sich nach dem Eisprung aus den Follikeln entwickeln (Gelbkörperzysten). Diese Zysten bilden sich immer von selbst zurück. Daher ist keine Behandlung erforderlich, wohl aber eine Kontrolle durch den Frauenarzt. Eine Sonderform stellen die so genannten ***Teerzysten*** dar. Sie bilden sich aus verschleppten Gebärmutterschleimhautzellen (→ Endometriose) und sind mit eingedicktem Blut gefüllt. Sie können Apfelgröße erreichen und sind häufig mit der Umgebung verwachsen.

Die häufigsten gutartigen Ovarialtumoren sind jedoch die ***echten Eierstockzysten***, die sich meist einseitig entwickeln und mitunter riesige Dimensionen erreichen. Die Zysten wachsen sich in die freie Bauchhöhle hinein, weil sie dort keinen Widerstand finden und die Darmschlingen wegdrängen können; sie verursachen meist keine Beschwerden, bis die Trägerin eines Tages eine Zunahme des Leibesumfanges ohne allgemeine Gewichtszunahme bemerkt.

Es kann aber auch zu folgenden Komplikationen kommen:

1. Stieldrehung: Der Stiel des Tumors – bestehend aus Bändern, Blutgefäßen und Eileiter – kann durch die Bewegung der Darmschlingen zu einer langsamen Drehung um seine eigene Achse veranlasst werden; plötzliche Bewegungen der Patientin können dieses Ereignis beschleunigen. Durch die Drosselung der Blutzufuhr entwickelt sich dann ein überaus dramatisches Krankheitsbild mit plötzlich einsetzenden heftigen Schmerzen, brettharter Bauchdecke und Schockzustand (→ Schock).

2. Eine Stieldrehung oder äußere Gewalteinwirkung kann zur Zerreißung der Zyste führen.

3. Die Zyste kann sich mit Krankheitserregern infizieren. Allerdings sind Vereiterungen von Ovarialzysten recht selten.
4. Einklemmung im kleinen Becken: Der Tumor kann in den Douglas-Raum, die Einsenkung des Bauchfells zwischen Gebärmutter und Mastdarm, absinken, dort verwachsen und die Blasenfunktion beeinträchtigen.
Als Behandlung kommt nur die operative Entfernung der Zyste in Frage.

Eigenblutbehandlung Entnimmt man einem Patienten mit einer Spritze aus der Vene der Ellenbeuge 5 oder 10 ml Blut und spritzt ihm dieses Blut dann sogleich wieder wie ein Medikament in die Muskulatur ein, so werden dadurch die Abwehrkräfte des Organismus angeregt. Als Erklärung für diese Wirkung kann man sich vorstellen, dass das Blut in der ihm »fremden« Umgebung, nämlich im Muskelgewebe, einerseits wie ein »Reizkörper« wirkt, an dessen Beseitigung dem Organismus gelegen ist, und dass andererseits durch die Vorgänge, die er zu diesem Zweck in Bewegung setzt, ganz allgemein die Abwehrkräfte des Körpers geweckt werden. Die »Eigenblutbehandlung« wird bei Krankheiten angewandt, bei denen eine solche Anfachung der Abwehrkräfte, eine »Umstimmung«, wünschenswert ist, vorzugsweise bei → Allergien und bei starker Infektanfälligkeit. Allerdings ist das Verfahren nicht unumstritten.

Eigenblutspende Vor einem geplanten größeren chirurgischen Eingriff, bei dem mit einem beträchtlichen Blutverlust zu rechnen ist, kann dem Patienten Blut bzw. Plasma entnommen, entsprechend gelagert und während der Operation wieder zugeführt werden. Die großen Vorteile der Eigenblutspende sind, dass kein Risiko einer Unverträglichkeitsreaktion und keine Gefahr einer Infektionsübertragung (→ Hepatitis, → AIDS) besteht und dass zudem teures Fremdblut eingespart wird. Der Eigenblutspender muss aber hinsichtlich Blut und Kreislaufsystem gesund sein. Die Eigenblutspende erfolgt ca. 3 Wochen vor der geplanten Operation. Ein zweites Verfahren ist die so genannte ***Blutverdünnung:*** Dem Patienten wird erst unmittelbar vor der Operation Blut entnommen; gleichzeitig erhält er ein Blutersatzmittel zur Verdünnung des Blutes und Auffüllung des Kreislaufs; daher geht bei der Operation nur verdünntes Blut verloren. Nach dem Eingriff erhält der Operierte das entnommene Blut wieder zugeführt. Als drittes mögliches Verfahren kann eine ***maschinelle Autotransfusion*** durchgeführt werden: Während der Operation verlorenes Blut wird aus der Wunde abgesaugt, mittels einer speziellen Maschine aufbereitet und nach wenigen Minuten zurückübertragen.

Eihäute die 3 Schichten der → Fruchtblase: Schafshaut (***Amnion***), Zottenhaut (***Chorion***) sowie ein Teil der Gebärmutterschleimhaut, die Siebhaut (***Dezidua***). Die am Rand der Plazenta (Mutterkuchen) ansetzenden Eihäute gewährleisten die Ernährung des Ungeborenen und schützen es vor Stößen.

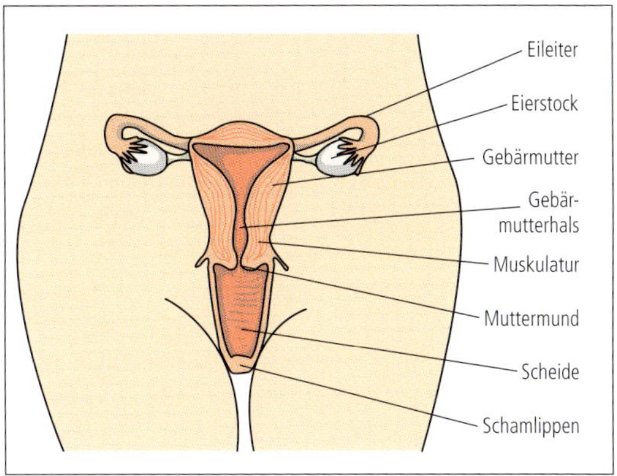

Eileiter Die weiblichen Geschlechtsorgane in schematischer Übersicht.

Eileiter paarige, mit ihrem trichterförmigen Ende jeweils einen Eierstock umfassende häutige Schläuche, die das Ei nach dem Eisprung in wellenförmigen Bewegungen Richtung Gebärmutter befördern.

Eileiterdurchblasung (Pertubation) Prüfung der Durchgängigkeit der Eileiter durch Einblasung eines Gases unter Überdruck durch den Gebärmutterhalskanal. Diese diagnostische Untersuchung wird bei vermuteter Sterilität der Frau durchgeführt; → Kinderlosigkeit.

Eileiterentzündung (Salpingitis) Ebenso wie die Entzündung der Eierstöcke kommt auch die Entzündung der Eileiter, die eine Reaktion auf das Eindringen von Krankheitserregern über Scheide und Gebärmutter darstellt, nur selten isoliert vor. Meist geht sie der Eierstockentzündung lediglich voraus, danach sind die beiden Krankheiten miteinander kombiniert. Man spricht dann zusammenfassend von einer Entzündung der Anhangsgebilde der weiblichen Geschlechtsorgane: einer so genannten ***Adnexitis***; → Eierstockentzündung.

Eileiterschwangerschaft (Tubargravidität) Form der → Extrauterinschwangerschaft.

Eingeweide Mit dem Begriff »Eingeweide« bezeichnet man vorwiegend die in den großen Körperhöhlen liegenden Organe: die Brust- und die Baucheingeweide; man spricht aber auch von Beckeneingeweiden und Halseingeweiden.

Eingeweidebruch (Hernie) Unter Eingeweidebruch, meist

kurz als »Bruch« bezeichnet, versteht man eine Ausstülpung des Bauchfells aus der Leibeshöhle. Dabei bezeichnet man Brüche, die sich durch die Bauchwand nach außen unter die Haut vordrängen, als ***äußere Brüche***, während man bei innerhalb der Bauchhöhle liegenden Brüchen von ***inneren Brüchen*** spricht. Brüche können angeboren oder im Lauf des Lebens erworben sein. Zumeist liegt eine gewisse Anlage, beispielsweise regelwidrige anatomische Verhältnisse oder eine schwache Muskelentwicklung, vor, aus der sich bei besonderen Belastungen – Schreien der Säuglinge, quälender Husten, Heben schwerer Lasten usw. – ein Bruch entwickelt. Neben einigen anderen, selten vorkommenden Eingeweidebrüchen unterscheidet man im Wesentlichen die folgenden vier Formen:

- den → ***Leistenbruch*** (Inguinalhernie) in der Gegend des Leistenkanals. Dies ist die mit Abstand häufigste Bruchform, von der vor allem Männer betroffen sind.
- den → ***Schenkelbruch*** (Femoralhernie), bei dem der Bruch den großen Blutgefäßen folgt, die in die Beine hinabziehen.
- den → ***Nabelbruch*** (Umbilikalhernie), bei dem der Durchbruch durch das lockere Gewebe um den Bauchnabel herum erfolgt.
- den → ***Zwerchfellbruch*** (Hiatushernie), bei dem Bauchorgane durch die Speiseröhrenlücke im Zwerchfell in den Brustraum quellen.

Die Symptome sind je nach Bruchart verschieden, wobei jedoch grundsätzlich Folgendes gilt:

Die von außen tast- und sichtbare Schwellung unter der Haut verstärkt sich meist, wenn durch schweres Heben, Husten oder Pressen beim Stuhlgang der Bauchinnendruck ansteigt. Ansonsten verursachen Eingeweidebrüche in der Regel wenig Beschwerden; nur ausnahmsweise treten Schmerzen und Einschränkungen der Darmtätigkeit auf. Doch es sind auch Komplikationen möglich: Verwachsungen, Entzündungen, Kotstauung im Bruch und die überaus gefährliche Brucheinklemmung (***Inkarzeration***), die bei längerem Bestehen zum Brand (Gangrän) der eingeklemmten Eingeweide führt. Anzeichen einer Brucheinklemmung sind: starke Leibschmerzen, Übelkeit und Erbrechen, druckempfindliche, prall-elastische Geschwulst an der Bruchpforte.

Bruchbehandlung: Bei Brüchen, die sich zurückschieben lassen, können ***Bruchbänder*** getragen werden, die mit einer gepolsterten Pelotte auf der Bruchöffnung liegen. Die beste und ratsamste Bruchbehandlung ist jedoch die Operation, die bei eingeklemmten Brüchen das Leben rettet. Mit der Operation ist der Patient seine Beschwerden los, braucht nicht mehr das lästige Bruchband zu tragen und entgeht der Gefahr einer Einklemmung. Bei der Operation wird der Bruchsack geöffnet, der Bruchinhalt zurückgebracht und nach Abtragung des Bruchsackes die Bruchpforte vernäht.

Eingeweidesenkung (Enteroptose) Die Ursache des Absinkens innerer Organe liegt meist in einer Erschlaffung der Bänder, die die inneren Organe an ihrem Platz halten. Dabei kann es sich um eine angeborene → Bindegewebsschwäche handeln, aber auch um die Folge einer starken Abmagerung oder einer die Bauchdecke dehnenden Schwangerschaft. Besonders häufig sind Magen und Darm, bisweilen aber auch Leber, Nieren, Milz und weibliche Geschlechtsorgane betroffen. Eine eigenständige Erkrankung stellt die → Gebärmuttersenkung dar. Oft verursacht eine Eingeweidesenkung keinerlei Beschwerden; manchmal kann sie jedoch durch hartnäckige Kreuzschmerzen, Magendruck, Völlegefühl, Verstopfung oder Erbrechen lästig werden. Neben stützenden Korsetts trägt eine geeignete Krankengymnastik zur Stärkung von Muskulatur und Bändern bei und verringert so die jeweiligen Beschwerden.

Einlage 1. orthopädische Einlage, durch die ein in seiner Form abweichender Fuß gestützt oder korrigiert werden soll; → Schuheinlagen;
2. in eine Körperhöhle eingebrachte radioaktive Substanz zur → Strahlenbehandlung;
3. in die Aushöhlung eines Zahnes oder in seinen Wurzelkanal eingebrachtes Medikament.

Einlauf Einbringen von Flüssigkeit in den Mastdarm zur Stuhlentleerung. Ein Darmeinlauf wird eingesetzt bei Verstopfung, zur Darmreinigung vor Operationen oder Untersuchungen – z. B. vor einer → Darmspiegelung – sowie zum Einbringen von Kontrastmittel für eine Röntgenuntersuchung oder von Medikamenten. Dabei stellt bereits das Einführen des Darmrohres einen mechanischen, die Stuhlentleerung fördernden Reiz dar. Die einlaufende Spülflüssigkeit weitet die Darmwand aus, so dass die dort befindlichen Dehnungsrezeptoren erregt werden und eine verstärkte Bewegung der Darmmuskulatur (Peristaltik) auslösen. Hinzu kommt der thermische Reiz durch die Temperatur des Spülwassers: je kühler die Flüssigkeit, desto größer der Reiz. Daneben können zusätzlich noch chemische oder medizinische Zusätze verwendet werden.

Einrenkung Wiederherstellung der normalen Stellung der Gelenkenden bei einer → Verrenkung (Luxation).

Einschlafen der Glieder (Parästhesie) unter Umständen mit Schmerzen verbundene Fehlempfindung des Hautsinnes in Form von Kribbeln, Pelzigsein oder »Ameisenlaufen«. Folgende Ursachen kommen in Betracht: → Durchblutungsstörungen, Tetanie (→ Nebenschilddrüsen), Blutarmut (→ Anämie), Nervenkrankheiten, Gehirn- und Rückenmarkerkrankungen, Druck auf einen Nervenstamm (»Schlaflähmung«), Übermüdung und Überanstrengung. Bei häufigerem Auftreten derartiger Beschwerden ist unbedingt ein Arzt aufzusuchen.

Einspritzung → Injektion.

Eisen (chemisches Zeichen: Fe) lebenswichtiges → Spurenelement, das im Blutfarbstoff Hämoglobin ebenso enthalten ist wie im Muskelfarbstoff Myoglobin. In beiden Fällen dient es dem Transport und der Speicherung von Sauerstoff. Der menschliche Körper enthält durchschnittlich 4–5 g Eisen. Die wichtigsten Eisenlieferanten in der menschlichen Nahrung sind Fleisch und Fleischwaren, vor allem Leber; einen hohen Eisengehalt haben auch Haferflocken, Knäckebrot und Haselnüsse. Milch, Butter, Zucker und Weißmehl sind praktisch eisenfrei. Vom Nahrungseisen werden durchschnittlich nur etwa 10 Prozent aus dem Darm in den Blutkreislauf aufgenommen; dabei wird aus Fleisch stammendes Eisen besser verwertet als das Eisen aus den meisten Gemüsearten.

Eisengehalt einiger Nahrungsmittel (mg/100 g)

Äpfel	0,30	Jogurt	0,20
Bananen	0,70	Huhn	1,80
Orangen	0,40	Kalb	2,90
Blumenkohl	1,10	Rind	2,50
Erbsen (grün)	2,00	Schwein	2,30
Karotten	0,70	Hühnerleber	7,90
Kartoffeln	0,80	Kalbsleber	5,40
Kopfsalat	2,00	Rinderleber	6,50
Tomaten	0,60	Schweineleber	19,00
Weißbrot	0,95	Kalbsniere	3,40
Roggenbrot	1,90	Rinderniere	5,50
Eierteigwaren	2,10	Schweinenieren	6,70
ein Hühnerei	1,30	Austern	5,50
Milch	0,04	Kaviar	11,80

Eisenmangelanämie Die Eisenmangelanämie ist die häufigste Form der → Anämie, d. h. der Blutarmut. Sie kommt dadurch zu Stande, dass Eisen, das zum Aufbau des in den roten Blutkörperchen enthaltenen Farbstoffs Hämoglobin benötigt wird, im Blut und in der Körperflüssigkeit nicht ausreichend vorhanden ist. Hämoglobin ist aber für den Sauerstofftransport im Blut von entscheidender Bedeutung, so

Eisenbedarf (mg/Tag)

	männlich	beide	weiblich
Erwachsene	12		18
Säuglinge			
0–6 Monate		6	
7–12 Monate		8	
Kinder			
1–3 Jahre		8	
4–6 Jahre		8	
7–9 Jahre		10	
10–12 Jahre	12		18
13–14 Jahre	12		18
Jugendliche			
15–18 Jahre	12		18
Schwangere			30–60
Stillende			30–60
nichtmenstruierende Frauen			12

dass eine Eisenmangelanämie immer zu einer Sauerstoff-Unterversorgung des Körpers führt. Außerdem wird durch den Eisenmangel die Bildung der roten Blutkörperchen in ihrer Gesamtheit empfindlich gestört, was sich darin ausdrückt, dass im Blut Mengen von ungewöhnlich kleinen, unreifen roten Blutkörperchen vorhanden sind.

Für den Eisenmangel gibt es eine ganze Reihe möglicher Ursachen: Zum Ersten geht Eisen bei allen Blutungen – zum Beispiel aus → Magen- und → Zwölffingerdarmgeschwüren sowie bei der Menstruation – verloren. Das erklärt auch, warum Frauen von der Krankheit weitaus häufiger betroffen sind als Männer. Zum Zweiten ist es bei einseitiger, unausgewogener Ernährung möglich, dass dem Körper zu wenig Eisen zugeführt wird. Eine dritte Möglichkeit besteht in einem übermäßigen und nicht ausreichend gedeckten Eisenbedarf, wie er vor allem in Schwangerschaft und Stillzeit besteht.

Doch auch, wenn eigentlich ausreichend eisenhaltige Nahrungsmittel zugeführt werden, können Störungen bei der Aufnahme in den Körper – vor allem als Folge von Magenkrankheiten – einen ganz erheblichen Eisenmangel nach sich ziehen. Schließlich kommen als Ursache der Krankheit noch Beeinträchtigungen des Eisentransports und seiner Verwertung im Körper in Betracht.

Zu den allgemeinen Symptomen einer Anämie wie Blässe, Mattigkeit und herabgesetztem Leistungsvermögen kommen bei der Eisenmangelanämie noch Kopfschmerzen, Appetitlosigkeit und Verdauungsstörungen in Form von Durchfällen oder Verstopfung hinzu. Die Haut ist oft trocken; Fingernägel und Haare sind infolge Sauerstoffmangels der sie bildenden Gewebe häufig spröde, brüchig und mitunter auffällig eingedellt. Bisweilen treten obendrein Schleimhautveränderungen, → Zungenentzündung und Zungenbrennen auf, was dann erhebliche Schluckstörungen – beispielsweise im Rahmen des → Plummer-Vinson-Syndroms – zur Folge hat.

Therapeutisch kommt es in erster Linie natürlich darauf an, die Ursachen der Eisenmangelanämie auszuschalten. Zusätzlich wird dem Körper Eisen in Form geeigneter Medikamente zugeführt.

Eisenspeicherkrankheit → Hämochromatose.

Eisprung (Ovulation) Ausstoßung einer reifen Eizelle aus dem Eierstock in den Eileiter. Dies geschieht normalerweise am 15. Tag nach Einsetzen der letzten Menstruation.

Eiter Bei zahlreichen im Körpergewebe oder in Körperhöhlen ablaufenden Entzündungen bildet sich eine dickflüssige, rahmig-gelbe Flüssigkeit, die hauptsächlich aus weißen Blutkörperchen, aber auch aus Bakterien sowie aus abgestorbenen Gewebszellen besteht. Farbe und Zähigkeitszustand (Viskosität) lassen häufig Rückschlüsse auf den zu Grunde liegenden Erreger zu, wobei Bakterien der Gattungen Staphylococcus und Streptococcus die wichtigste Rolle spielen. Die Eiterbildung ist eine im Grunde durchaus erwünschte Reaktion des Körpers zur Vernichtung eingedrungener Erreger. Eine abgekapselte Eiterung im Gewebe bezeichnet man als → Abszess, eine Eiteransammlung in Körperhöhlen als → Empyem.

Eiterbeule umgangssprachliche Bezeichnung für → Furunkel oder → Karbunkel.

Eiterbläschen → Pustel.

Eiterflechte umgangssprachlicher Ausdruck für → Impetigo contagiosa.

Eiweiß (Protein) lebensnotwendiger Baustein aller pflanzlichen und tierischen Zellen. Sämtliche Eiweißkörper bestehen aus 23 Aminosäuren, die ihrerseits aus Kohlenstoff, Sauerstoff, Wasserstoff, Stickstoff und Schwefel aufgebaut sind; außerdem enthalten manche Eiweißkörper noch kleinere Mengen anderer Elemente, beispielsweise Eisen, Phosphor und Kupfer.

Demnach teilt man die Eiweißkörper in 2 Hauptgruppen ein:

1. einfache Eiweißkörper (Proteine), die nur Aminosäuren enthalten, z. B. Albumine und Globuline;

2. zusammengesetzte Eiweißkörper (Proteide), die neben dem eigentlichen Eiweiß noch andere Anteile wie z. B. Zucker, Phosphorsäure oder Lipide enthalten.

Man kann die Eiweißkörper aber auch nach ihrem Vorkommen (Blut-, Milchproteine) oder nach bestimmten biologischen Eigenschaften (Enzyme, Antikörper usw.) einteilen.

In erster Linie haben Proteine eine Gerüst- und Stützfunktion (Bindegewebsfasern, Knorpel- und Knochengrundsubstanz, Muskeleiweiß, Zellgerüst), daneben erfüllen sie folgende Aufgaben: Wasserbindung und -transport; Transport von Salzen, Metallen und körperfremden Stoffen (Medikamente); Infektabwehr; Aufbau von Enzymen; Pufferung zur Aufrechterhaltung des Säuren-Basen-Gleichgewichtes; Energie- und Stickstoffreserve.

Die Proteine des menschlichen Blutplasmas sind für die Diagnose vieler Krankheiten von großer Bedeutung. Dabei unterscheidet man 5 Hauptgruppen: Albumine, Alpha-1-Globuline, Alpha-2-Globuline, Betaglobuline und Gammaglobuline. Das Gammaglobulinsystem wird auch Immunglobulinsystem genannt, weil es die Gruppe der Plasmaproteine mit Antikörperwirkung umfasst.

Ejakulation (Samenerguss) die beim Mann auf der Höhe des → Orgasmus reflektorisch ausgelöste Ausstoßung der Samenflüssigkeit (Sperma) aus dem männlichen Glied (Penis).

ek- Bestandteil medizinischer Fachausdrücke mit der Bedeutung »aus, heraus, von etwas weg«.

Ekchymosen ausgedehnte flächige Hautblutungen, wie sie bei verschiedenen → Blutfleckenkrankheiten auftreten.

EKG Abkürzung für → **E**lektro**k**ardio**g**ramm.

Eklampsie schwangerschaftsbedingte Krampfanfälle, die zwar relativ selten auftreten – einmal bei etwa 700 Schwangerschaften –, aber für Mutter und Kind eine sehr große Bedrohung darstellen. Ein Viertel der Fälle tritt in der 2. Schwangerschaftshälfte, die Hälfte im Verlauf der Geburt und ein Viertel in den ersten Tagen des Wochenbettes auf, wobei bis zu 80 Prozent der betroffenen Frauen Erstgebärende sind. Bei Mehrlingsschwangerschaften ist das Risiko einer Eklampsie sechsmal größer als bei Einlingsschwangerschaften. Vorboten eines bevorstehenden Krampfanfalles, die man auch unter dem Begriff ***Präeklampsie*** oder → Gestose zusammenfasst, sind: Kopfschmerzen, Schwindelgefühl, Schläfrigkeit, Ohrensausen, Sehstörungen (Augenflimmern, Schwarzsehen, Doppeltsehen), Übelkeit, Erbrechen und Druck im Oberbauch. Manchmal kommen die Anfälle aber auch aus völliger Gesundheit heraus, gleichsam wie ein »Blitz aus heiterem Himmel«. Kurz vor dem Anfall blickt die Schwangere auffällig starr in eine Richtung und reibt sich häufig Gesicht oder Nase; dann setzen die ersten Zuckungen der Gesichtsmuskulatur ein. Es folgen Krämpfe, die gewöhnlich an den Händen beginnen und sich dann über den ganzen Körper ausbreiten. Aus dem Mund tritt Schaum, die Atmung steht still, das Gesicht verfärbt sich dunkelblau; häufig kommt es dabei zu Zungenbissen, so dass der Schaum blutig wird. Der Anfall dauert in der Regel 15–60 Sekunden. Danach folgen häufig 1–2 schnarchende Atemzüge, dann versinkt die Patientin in eine tiefe Bewusstlosigkeit. Nach dem Erwachen sind die Frauen verwirrt und können sich nicht an den Anfall erinnern. Die Zahl der Anfälle und die zeitlichen Abstände zwischen ihnen unterliegen großen Schwankungen. Nach der Geburt bzw. nach Absterben der Frucht setzen die Anfälle meist aus. Infolge verbesserter Schwangerschaftsvorsorge ist die Zahl der Eklampsien glücklicherweise stark zurückgegangen. Eine ambulante Behandlung kommt nur ausnahmsweise und nur bei leichten Vorstadien in Betracht; ansonsten ist immer die stationäre Aufnahme in einem Krankenhaus erforderlich. Dort verabreicht man der betroffenen Frau krampflösende Medikamente sowie Arzneimittel gegen den hohen Blutdruck. Flüssigkeit wird mittels Infusionen zugeführt, und man unternimmt geeignete Maßnahmen, um die Harnausscheidung zu regulieren.

Die Entbindung wird erst vorgenommen, wenn sich der mütterliche Zustand gebessert hat, was meist nicht vor 12 Stunden nach Behandlungsbeginn der Fall sein dürfte. Wegen der sonst ansteigenden kindlichen Todesrate wird aber nicht länger als 24 Stunden gewartet.

Ekstase Zustand des Entrücktseins mit Aufhebung der Ich-Bezogenheit; häufig Folge von Medikamenten-, Alkohol- oder Drogenmissbrauch.

Ektasie Erweiterung bzw. Ausdehnung von Hohlorganen. Betrifft eine derartige Erweiterung ein Blutgefäß – zum Beispiel als Folge des Druckanstiegs vor einer Verengung –, so spricht man von einer ***Angiektasie***, ansonsten eben nur von Ektasie (oder Ektase) des betroffenen Organs. Eine besondere Rolle spielen in diesem Zusammenhang die sackartigen Erweiterungen der Bronchien, die → Bronchiektasen; jedoch ist auch eine → Magenerweiterung (Gastrektasie) nicht selten.

ekto- Bestandteil medizinischer Fachausdrücke mit der Bedeutung »außerhalb«.

Ektoparasiten auf der äußeren Haut lebende Schmarotzer; Gegensatz: → Endoparasiten.

Ektropium Umstülpung des Augenlids nach außen. Diese Störung sieht man recht häufig bei älteren Menschen, bei denen das Unterlid durch Erschlaffung des Gewebes mehr oder weniger stark herabhängt und dabei oft zusätzlich nach außen gedreht ist. In jüngeren Jahren kommt diese Veränderung meist infolge einer narbigen Gewebsschrumpfung zu Stande, wie sie nach Entzündungen, Verbrennungen oder Verletzungen entsteht. Auch bei der Lähmung der Gesichtsnerven, der so genannten → Fazialislähmung, kippt das Unterlid häufig schlaff nach außen. Das Gegenteil, also die Einwärtskehrung des Lids, nennt man → Entropium.

Ekzem flächenhafte, nicht ansteckende Hautentzündung mit mehr oder weniger starkem Juckreiz, die auf einer dazu veranlagten, überempfindlichen Haut entsteht. Das Ekzem beginnt mit verstreut auftretenden, später dichter stehenden, roten, punktförmigen Erhebungen auf normaler Haut oder – in anderen Fällen – gleich mit ausgebreiteter Rötung und Schwellung einer größeren Hautfläche, wobei der eigentliche Krankheitsbereich ohne scharfe Grenze in die gesunde Haut übergeht. Je nach Stärke der Erkrankung und ihrer Weiterentwicklung kann es zur Bildung kleiner Knötchen oder Bläschen kommen und dann zum Nässen und zur Bildung von Krusten. Verlaufen die Krankheitserscheinungen weniger stürmisch, so schießen solche Bläschen nicht auf, vielmehr wird die gesamte oberste Hautschicht dicker, spröder und zeigt eine mehr oder minder starke Schuppenbildung. Das akute Ekzem kann schnell wieder abheilen, es ist aber auch möglich, dass – vor allem bei längerer Krankheitsdauer – eine erhebliche Vergröberung der oberen Hautschichten zurückbleibt.

Zur Gruppe der Ekzeme gehören folgende Hautkrankheiten:

1. Das ***Kontaktekzem:*** Es ist die häufigste Hautkrankheit überhaupt und wird im Allgemeinen durch Berührung einer schädigenden Substanz ausgelöst. Dadurch kommt es zu Rötung, Schwellung, Bläschenbildung, Nässen, Krusten, Schuppen und bei chronischem Verlauf auch zu Verhornungen. Je nach Ursache unterscheidet man 2 Untergruppen:

♦ das toxische (durch Giftsubstanzen bedingte) Kontaktekzem. Typisch ist in diesem Zusammenhang das Handekzem, bei dem als auslösende Ursachen vor allem Waschmittel, aber auch Metallsalze, Bestandteile von Gummi- und Plastikhandschuhen, Pflanzen, Lacke, Farbstoffe, Kunstharze, Terpentin und Körperpflegemittel in Betracht kommen. Bei der Entstehung eines Handekzems spielen auch der Kalkgehalt des Wassers und Kälte eine Rolle.

♦ das durch eine → Allergie bedingte Kontaktekzem. Als auslösende Faktoren (Allergene) kommen vorwiegend in Betracht: Nickelsalze, Chromate (Zement), Chemikalien in Gummi, Formaldehyd, Holzteer, Farbstoffe, Steinkohlenteer und Terpentin. Solche Substanzen können in Kleiderstoffen, Hutbändern, Brillenteilen, Hörgeräten, Schmuck, Strumpfhaltern, Kosmetika oder Desinfektionsmitteln enthalten sein. Das allergische Kontaktekzem führt – in der Regel streng auf die Kontaktstelle begrenzt – zu Rötung, Juckreiz, Schwellung und Bläschenbildung (z. B. Haut unter dem Uhrarmband oder unter Hosenträgern). Bei längerer Einwirkung kann sich das Ekzem in die Umgebung und schließlich über den ganzen Körper ausbreiten. Zur Auffindung des verursachenden Allergens wird ein mit der verdächtigen Substanz getränktes Läppchen auf wasserundurchlässiges Material gelegt und beides zusammen mit einem Spezialpflaster auf der Haut fixiert. Im positiven Fall entwickeln sich nach 48–72 Stunden Rötung, Schwellung, Bläschen und Pusteln. Die Behandlung durch einen erfahrenen Hautarzt, die sich mitunter als recht langwierig erweisen kann, muss durch Vermeidung aller Reizstoffe unterstützt werden. Manchmal kann sogar ohne jede Behandlung, allein durch einen Milieuwechsel, eine Abheilung erreicht werden.

2. das ***endogene Ekzem:*** Es ist unter der Bezeichnung → Neurodermitis bekannter.

3. das ***dyshidrotische Ekzem:*** Es ist gekennzeichnet durch Auftreten juckender Bläschen auf den Handflächen, Fingerseitenflächen und Fußsohlen. Beim dyshidrotischen Ekzem, das bevorzugt in der heißen Jahreszeit auftritt, handelt es sich nicht um eine Erkrankung der Schweißdrüsen, sondern um eine Hautentzündung an besonders durchfeuchteten Stellen. Als Ursache kommt der äußere Kontakt oder die innere Aufnahme bestimmter Stoffe in Betracht; vor allem tritt die Störung im Zusammenhang mit einer → Trichophytie, einer von winzigen Pilzen verursachten Hauterkrankung, oder mit dem endogenen Ekzem, der Neurodermitis, auf. Die Behandlung gestaltet sich sehr schwierig und erfolgt nach den gleichen Richtlinien wie beim → Ekzem. Abheilende Bläschen hinterlassen eine Schuppenkrause.

4. das ***seborrhoische Ekzem:*** Der Zusatz »seborrhoisch« weist auf einen Zusammenhang mit der Talgabsonderung hin, und tatsächlich findet man diese Form des Ekzems fast ausschließlich auf talgdrüsenreichen Hautgebieten: besonders im Gesicht, an der Kopfhaut, an Brust und Rücken sowie im Bereich der Geschlechtsorgane. Betroffen sind vor allem Säuglinge und Männer zwischen 30 und 40, bei denen sich symmetrische, deutlich abgegrenzte Herde mit fettiger Schuppung zeigen. Die Ursache des seborrhoischen Ekzems ist weitgehend unklar.

Allgemeine Ratschläge für Patienten mit Ekzem:

♦ Kleidung: kein tierisches Material (Schafwolle); keine auf der Haut reizenden oder kratzenden Stoffe tragen.

♦ Schuhe: Halbschuhe oder Sandalen bevorzugen.

♦ Haushalt: keine Betten, Kissen, Teppiche oder Spieltiere der Kinder aus Federn bzw. Tierhaaren verwenden.

♦ Baden und Duschen: Das Wasser sollte nicht wärmer sein als 36 °C, da höhere Temperaturen Juckreiz und Entzündung der Haut verstärken können.

♦ Wäschereinigung: die Wäsche nach dem Waschen gründlich mit klarem Wasser spülen (Spülmittel können in der Wäsche zurückbleiben und die Haut reizen).

♦ Hautreinigung: schonende, aber gründliche Reinigung ohne normale Seife durchführen; stattdessen alkalifreie, synthetische Hautreinigungsmittel verwenden. Zum Baden eignen sich medizinische Ölbäder. Nach jedem Bad eine rückfettende Creme auftragen.

♦ Beruf: Hitze, Sonne, Staub, Laugen usw. je nach individueller Empfindlichkeit meiden.

♦ Urlaub: Nordsee oder Hochgebirge (mindestens 1500 m) bevorzugen, idealerweise 4 Wochen oder länger.

Elektrizitätsunfälle Stromstärke und -spannung sind für die körperlichen Schäden bei Berühren einer elektrischen Leitung nicht allein ausschlaggebend. Schon wesentlich schwächere Ströme als der der üblichen Lichtleitung haben zu tödlichen Unfällen geführt; andererseits sind auch schon erheblich stärkere Ströme anstandslos vertragen worden. Eine entscheidende Rolle spielt die Leitfähigkeit der Schicht zwischen Körper und Strom (feuchte Hände und Kleidung) und der zwischen Körper und Untergrund (feuchter Fußboden usw.). Ebenfalls von entscheidender Bedeutung ist die sehr unterschiedliche individuelle Empfindlichkeit des einzelnen Menschen gegenüber dem elektrischen Strom und merkwürdigerweise auch seine innere Aufmerksamkeit, d. h., es macht einen Unterschied, ob jemand beim Arbeiten an einer elektrischen Leitung damit rechnet, eventuell einen elektrischen Schlag zu bekommen, oder ob er ganz unvermutet davon getroffen wird.

Fließt ein wirksamer elektrischer Strom in den Körper hinein bzw. durch ihn hindurch, so kann es zu 3 Folgeerscheinungen kommen:

♦ Muskelverkrampfung: Der Betroffene kann den Stromleiter nicht loslassen, solange der Stromfluss nicht unterbrochen wird.

♦ Verbrennungen: Diese können einerseits nur an der Stelle auftreten, die mit dem Stromleiter in Berührung kam, andererseits aber auch tief ins Muskelgewebe hineinreichen, so dass größere Gewebszerstörungen eintreten.

♦ Herzflimmern: Dazu kommt es, wenn der Strom so durch den Körper fließt, dass dabei das Herz in Mitleidenschaft gezogen wird.

→ Erste Hilfe, S. 736.

Elektrochirurgie Vornahme chirurgischer Eingriffe mit Hilfe eines Hochfrequenzstroms, wobei das Gewebe zerkocht wird. Der Vorteil liegt in der dabei automatisch ablaufenden Blutstillung und der dadurch nahezu unblutigen Gewebedurchtrennung. Besonders wichtig ist die Elektrochirurgie bei Eingriffen am Gehirn, aber auch bei der Entfernung von Geschwülsten in Körperhöhlen (Darm, Harnblase) mittels Drahtschiene oder »elektrischem Messer«, das in ein Endoskop (→ Endoskopie) eingebaut sein kann.

Elektrodiagnostik Anwendung von elektrischem Strom zu diagnostischen Zwecken. Im engeren Sinne versteht man darunter die Reizstrom-Diagnostik: die Prüfung der Erregbarkeit von Nerven und Muskeln mit Hilfe des faradischen (unterbrochenen) oder des galvanischen (konstanten) Reizstroms. Dabei wird die Reizelektrode entweder auf den zugehörigen Nervenstamm oder direkt auf den zu untersuchenden Muskel aufgesetzt. Eine zweite großflächige Elektrode kommt auf das Brustbein oder auf den Rücken des Patienten. Beide Elektroden und die Haut des Kranken werden zur Verminderung des Leitungswiderstandes angefeuchtet. Bei beiden Reizungsarten sind normale Verhältnisse der Erregbarkeit durch eine blitzartige Zuckung gekennzeichnet, während es bei Schädigung des Nervs zu einer charakteristischen Veränderung der elektrischen Erregbarkeit der Muskulatur, zur so genannten Entartungsreaktion kommt. Diese ist durch den Ausfall der faradischen Erregbarkeit und durch träge, wurmförmige Muskelzuckung bei galvanischer Reizung gekennzeichnet. Die Elektrodiagnostik gibt wichtige Aufschlüsse bei Erkrankungen und Verletzungen von Gehirn, Rückenmark, Nerven und Muskeln.

Im weiteren Sinne rechnet man zur Elektrodiagnostik auch die Erstellung eines → Elektrokardiogramms (EKG), eines → Elektroenzephalogramms (EEG) und eines → Elektromyogramms (EMG).

Elektroenzephalogramm (EEG) Kurvenbild, das bei Registrierung der elektrischen Aktivität der Gehirnzellen gewonnen wird. Man bedient sich hierzu eines empfindlichen Gerätes, das die von kleinen, auf der Kopfhaut befestigten Metallplättchen abgeleiteten Ströme verstärkt und in Form von Wellen und Zacken aufzeichnet. Die Wellenformen sind von Lebensalter, Bewusstseinszustand (Schlaf, Wachen) und krankhaften Veränderungen im Gehirn abhängig. So kann durch das EEG z. B. eine erhöhte Krampfneigung des Gehirns bei → Epilepsie oder eine Gehirngeschwulst erkannt werden. Einschränkend ist allerdings festzustellen, dass ein normales EEG eine organische Hirnerkrankung nicht mit letzter Sicherheit ausschließt, da mit dem EEG nur ein Bruchteil der elektrischen Tätigkeit des gesamten Gehirns erfasst wird.

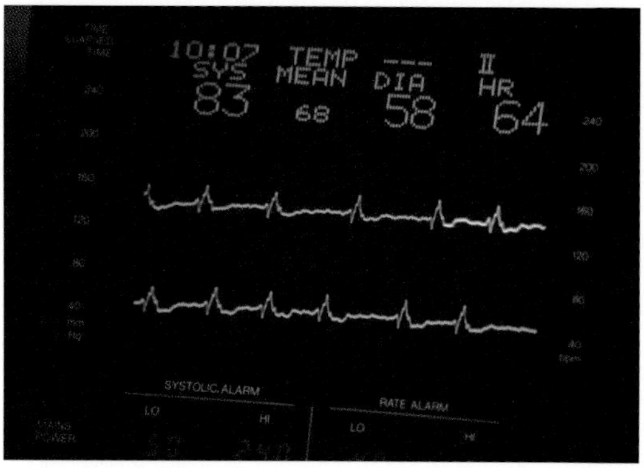

Elektrokardiogramm Abstand und Form der Zacken geben dem Arzt Aufschluss über die Herzarbeit.

Die gefahr- und schmerzlose Untersuchung kann ambulant durchgeführt und beliebig oft wiederholt werden.

Elektrokardiogramm (EKG) Herzstromkurve, die durch Aufzeichnung der bei der Herztätigkeit entstehenden elektrischen Vorgänge (Aktionsströme) gewonnen wird. Grundlage des EKG ist die Tatsache, dass bei jeder Erregung reizbaren Gewebes elektrische Spannungen auftreten. Als Ableitungspunkte benutzt man die 4 Gliedmaßen oder einzelne Punkte am Brustkorb. Die modernen Apparate zur Registrierung des EKG haben Direktschreiber (Elektrokardiografen), bei denen der verstärkte Aktionsstrom den im magnetischen Feld aufgehängten Schreibhebel direkt ablenkt. Man kann die Herzstromkurve aber auch auf einem Leuchtschirm sichtbar machen. Die einzelnen Ausschläge und Abschnitte des EKG werden mit Buchstaben bezeichnet: P-Zacke, PQ-Strecke, Q-, R- und S-Zacke, ST-Strecke, T-Welle, U-Welle. Beurteilt werden Form und zeitliche Dauer der Ausschläge.

Die diagnostische Bedeutung des EKG liegt in der Analyse von → Herzrhythmusstörungen. Darüber hinaus lassen sich im EKG örtliche Herzmuskelschäden und Durchblutungsstörungen der Herzkranzgefäße erkennen, die einen → Herzinfarkt zur Folge haben können. Dagegen sagt das normale EKG nichts über die mechanische Herzleistung und über die Herzgröße aus. Zur Beurteilung belastungsabhängiger Rhythmusstörungen und Abschätzung der körperlichen Leistungsfähigkeit nach Herzerkrankungen ist ein ***Belastungs-EKG*** erforderlich, bei dem der Patient während der Aufzeichnung der Herzströme auf einem Fahrrad fahren oder auf einem Tretband laufen muss.

Elektrokoagulation Gewebsverschmelzung oder -zerstörung mit Hilfe elektrischen Stroms.

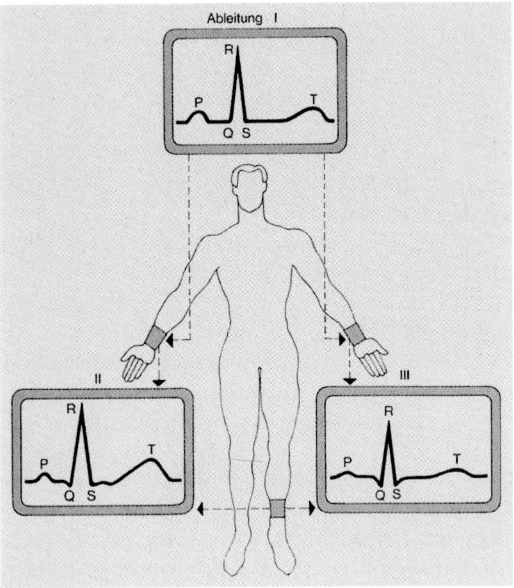

Elektrokardiogramm Die Standardableitungen des Elektrokardiogramms von den Extremitäten: P-Zacke = Vorhofszacke (0,1 Sek.); QRS-Komplex = Kammeranfangsgruppe (0,1 Sek.); PQ = Überleitungszeit (0,2 Sek.); ST-Strecke = Zwischenstrecke (0,1 Sek.); T-Welle = Endschwankung (0,2 Sek.).

Elektrolythaushalt Für den normalen Ablauf der Lebensvorgänge ist ein ausgewogener Bestand des Organismus an Elektrolyten Vorbedingung, chemischen Verbindungen, die in wässriger Lösung in elektrisch geladene Ionen zerfallen. So zerfällt z. B. Salzsäure (HCl) in H^+ (Wasserstoffion) und Cl^- (Chlorion). Eine Base wie z. B. die Natronlauge (NaOH) zerfällt in das negativ geladene OH^- (Hydroxylion) und das positiv geladene Na^+ (Natriumion). Die H^+-Ionen sind Träger der Säureeigenschaften, die OH^--Ionen der basischen oder alkalischen Eigenschaften. Die Wasserstoffionenkonzentration und damit der Säuregrad der Körperflüssigkeit wird vom Organismus möglichst konstant gehalten. Eine Verschiebung zur sauren Seite führt zur ***Azidose*** (Übersäuerung), zur alkalischen Seite zur ***Alkalose***. Der von zahlreichen Hormonen beeinflusste Elektrolythaushalt ist eng mit dem → Wasserhaushalt des Körpers verknüpft, da die Flüssigkeitsmengen innerhalb bzw. außerhalb von Zellen von der Konzentration der darin gelösten Teilchen abhängig sind. Gestört ist der Elektrolythaushalt u. a. bei Durchfällen, Schwitzen, Erbrechen, Hunger, Verbrennungen, Vergiftungen und Nierenversagen.

Elektromedizin unmittelbare Anwendung elektrischer oder elektromagnetischer Energie sowie mit Hilfe der Elektrizität erzeugter mechanischer Energie auf den lebenden menschlichen Körper zu diagnostischen (→ Elektrodiagnostik) und therapeutischen Zwecken (→ Elektrotherapie).

Elektromyogramm (EMG) kurvenmäßige Aufzeichnung der Aktionsströme, die bei jeder Muskeltätigkeit entstehen. Die Ableitung erfolgt entweder direkt von einem Muskel mittels eingestochener Nadelelektroden oder von der Haut über dem Muskel mittels Plattenelektroden. Das EMG ist für die Diagnostik von Muskelerkrankungen unentbehrlich.

Elektronenmikroskop Gerät zur Sichtbarmachung kleinster Teilchen – Viren, Zellbausteine, Moleküle – mittels Elektronenstrahlen. Das Auflösungsvermögen ist etwa 100 000-mal größer als beim Lichtmikroskop. Mit speziellen Geräten kann man bereits einzelne Atome in Kristallgittern als Flecke erkennen. Die elektronenmikroskopische Abbildung erfolgt entweder direkt auf einen Leuchtschirm oder indirekt auf eine fotografische Platte. Schwierigkeiten können sich dadurch ergeben, dass die zu untersuchenden Objekte vollständig getrocknet und hinreichend dünn sein müssen. Die Elektronenmikroskopie ist nicht nur für die Forschung, sondern auch für die medizinische Praxis von allergrößter Bedeutung; so ist z. B. die Diagnose bei Pockenverdacht nur auf diese Weise möglich.

Elektrophorese Verfahren zur Trennung von Substanzgemischen im elektrischen Gleichstromfeld in geeigneten Trägermedien (Filterpapier, Agargel usw.). Auf diese Weise lassen sich die unterschiedlichen Bluteiweißkörper während ihrer verschieden schnellen Wanderung zu den entgegengesetzt geladenen Elektroden mittels einer geeigneten optischen Einrichtung beobachten. Es ergeben sich Kurven, aus denen sich die Menge der in der untersuchten Serumprobe enthaltenen Eiweißkörper ablesen lässt. Die elektrophoretische Trennung der Serumeiweißkörper in Albumin, Alpha-, Beta- und Gammaglobulin ist für die Klinik von großer Bedeutung, da viele Krankheitsprozesse Ausdruck einer gestörten Zusammensetzung dieser Bluteiweißkörper sind.

Elektrotherapie Die Verwendung von Elektrizität zu Heilzwecken ist ein Teilgebiet der physikalischen Therapie und lässt sich in 2 große Gruppen einteilen: die Niederfrequenztherapie und die Hochfrequenztherapie. Als Elektrotherapie im engeren Sinn kann nur die ***Niederfrequenztherapie*** bezeichnet werden, bei der der menschliche Körper selbst direkt zu Heilzwecken in einen elektrischen Stromkreis eingefügt wird, wodurch seine Organe zu aktiver Tätigkeit angeregt werden. Die Anwendung konstanter Gleichströme bei

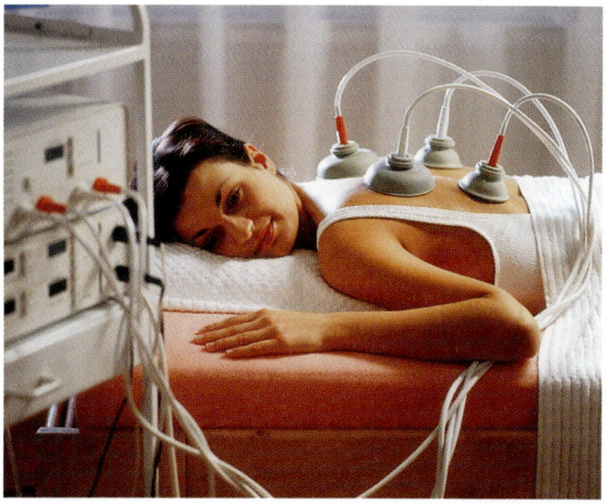

Elektrotherapie Insbesondere empfohlen bei Muskelverspannungen, rheumatischen Erkrankungen und Arthrosen.

der ***Galvanisation*** hat folgende Auswirkungen: starke, stundenlang andauernde Gefäßerweiterung und damit Steigerung der Durchblutung, Erholung der Erregbarkeit der Bewegungsnerven und des Muskeltonus und nicht zuletzt Schmerzstillung. Um Reizwirkungen zu vermeiden, muss die Stromstärke langsam gesteigert (»Einschleichen«) und bei Beendigung der Sitzung langsam vermindert (»Ausschleichen«) werden. Eine Behandlung dauert 10–40 Minuten. Anwendungsgebiete: → Neuralgie, → Nervenentzündungen, → Arthrosen, Muskelschmerzen, schlaffe Lähmungen, Durchblutungsstörungen.

Elektrische Bäder ermöglichen die Durchströmung des ganzen Körpers oder größerer Teile desselben. Bei den »Zellenbädern« werden Elektroden in Teilbadewannen aus Porzellan oder Holz eingetaucht; dabei stellt das warme Wasser einen idealen Kontakt zwischen Körper und Elektrode her. Eine besondere Form des elektrischen Vollbades ist das ***Stangerbad***, bei dem bewegliche Elektroden je nach Bedarf in die Wanne eingesetzt werden können; außerdem wird dem Badewasser ein gerbstoffhaltiger Baumrindenextrakt zugesetzt (der Erfinder Stanger war ein Ulmer Gerbermeister).

Bei der ***Iontophorese***, die man zur Behandlung oberflächlicher Reizzustände wie z. B. des → Tennisellenbogens heranzieht, wird das Frottiertuch mit einem flüssigen Medikament durchtränkt oder die Haut mit einer entsprechenden Salbe bestrichen. Als Folge der Ionenwanderung im elektrischen Feld dringen Medikamente durch die Haut in den Körper ein.

Die ***Faradisation*** wird mit einem zerhackten Gleichstrom oder einem niederfrequenten Wechselstrom ausgeführt. Diese Reizströme dienen dazu, aktive Muskelzuckungen hervorzurufen. Anwendungen: schlaffe und krampfartige Muskellähmungen; Schließmuskelschwäche von Harnblase und Mastdarm; Muskelschwäche durch Untätigkeit; chronische Verstopfung.

Eine besondere Stromform bilden die so genannten ***diadynamischen Ströme:*** Reizströme mit Impuls- und Gleichstromanteilen. Sie wirken stark schmerzlindernd und werden vor allem in der Sportmedizin bei Verstauchungen, Quetschungen, Blutergüssen, Hexenschuss, Schiefhals, Neuralgien und Durchblutungsstörungen angewendet.

Bei der kaum noch angewandten ***Elektrokrampftherapie*** wird durch den Schädel des Patienten kurzzeitig ein Wechselstrom geleitet, der einen künstlichen epileptischen Anfall auslöst. Die Methode wurde früher zur Behandlung von Geisteskranken verordnet.

Bei der ***Hochfrequenztherapie*** wird im Inneren des Körpers Wärme erzeugt, wodurch es zu einer örtlichen Mehrdurchblutung und Stoffwechselsteigerung kommt; eine spezifische elektrische Wirkung wie bei der Niederfrequenztherapie ist nicht nachzuweisen. Die klassische ***Diathermie*** (»Wärmedurchdringung«), die mit Wellenlängen von 600–300 m und einer Frequenz von 80 000 bis 1 Million Hertz (Hz = Zahl der elektromagnetischen Schwingungen pro Sekunde) arbeitete, ist heute durch die ***Kurzwellentherapie*** verdrängt worden, bei der mit höherfrequenten Strömen gearbeitet wird. Die Anwendungsgebiete reichen von Erkrankungen und Verletzungen des Bewegungsapparates (Muskeln, Gelenke), der Nerven und der Haut bis zu Krankheiten der Blutgefäße, vieler innerer Organe sowie von Hals, Nase, Ohren und Augen. Die ***Dezimeterwelle*** (Ultrakurzwelle) mit einer Wellenlänge von 69 cm und einer Frequenz von 433 Millionen Hertz und die ***Mikrowelle*** (12,4 cm Wellenlänge und Frequenz von 2400 Millionen Hertz) werden in ähnlichen Fällen wie die Kurzwellen angewendet. Ihr Vorteil liegt vor allem in der Schonung des Fettgewebes sowie in der bequemen Anwendbarkeit.

Die ***Elektrochirurgie*** (Hochfrequenzchirurgie) bedient sich hochfrequenter Wechselströme geringer Spannung zur Durchtrennung von Gewebe (elektrisches Schneiden) oder zur Verkochung umschriebener Gewebsbezirke (Elektrokoagulation). Die Vorteile der Methode liegen in Blutstillung, Keimvernichtung und der fehlenden Verschleppung von Geschwulstzellen.

Elephantiasis Die Krankheit hat ihren Namen von der »elefantenhaft« unförmigen Verdickung der Gliedmaßen.

Diese kommt dadurch zu Stande, dass die → Lymphgefäße – z. B. eines Beines – an einem wesentlichen »Knotenpunkt« im Röhrennetz der Lymphbahnen (etwa in der Leistengegend) infolge einer angeborenen Störung oder als Ergebnis krankhafter Prozesse undurchgängig geworden sind. Die Folge sind eine Stauung der Gewebsflüssigkeit und eine massive Anschwellung der abhängigen Arme oder Beine (→ Lymphödem). In den Tropen findet man das gleiche Krankheitsbild gelegentlich als Folge einer Infektion mit bestimmten Fadenwürmern, die beim Baden in die Fußsohle eindringen und von hier aus mit dem Lymphstrom bis zu den Lymphknoten in der Leistenbeuge vordringen, wo sie dann ebenfalls eine Verlegung des Lymphabflusses auslösen. Die für die Elephantiasis charakteristischen Hautschwellungen lassen sich anfangs leicht eindrücken, werden jedoch mit der Zeit immer starrer. Zudem weist die Haut vielfach ausgeprägte Hornauflagerungen auf, die sich schuppig ablösen.

Elle (Ulna) auf der Seite des kleinen Fingers liegender Unterarmknochen; → Arm.

Embolie Mit dem Ausdruck »Embolie« bezeichnet man jenen gefürchteten Vorgang, bei dem ein Blutgerinnsel (→ Thrombose), von seiner Entstehungsstelle in einem Blutgefäß losgerissen, mit dem Blutstrom zu einem entfernt liegenden Organ geschwemmt wird und hier den Blutzufluss so verstopft, dass die Tätigkeit dieses Organs oder sogar das Leben des Betroffenen bedroht ist. Verlegt ein solcher »Embolus« (das mit dem Blutstrom weggeschwemmte Blutgerinnsel) zum Beispiel ein großes Blutgefäß in der Lunge, so ist eine → Lungenembolie die Folge. Verstopft er dagegen nur ein kleineres Gefäß, so entsteht ein → Lungeninfarkt, ein Zustand, bei dem nur ein bestimmter Abschnitt dieses Organs von der Blutzufuhr abgeschnitten ist. Auch ein → Herzinfarkt, ein Nieren- oder Gehirninfarkt und damit ein → Schlaganfall kann die Folge einer Embolie sein: dann nämlich, wenn das Blutgerinnsel aus der linken Herzkammer stammt.

Ebenso wie ein Blutgerinnsel kann auch ein Fetttropfen, der etwa beim Bruch des Oberschenkelknochens aus dem Knochenmark in das Blut gelangt, mit dem Blutstrom fortgeschwemmt werden und zu einer Embolie führen, die man dann ***Fettembolie*** nennt. Noch seltener sind Embolien durch Organ- oder Geschwulstzellen, Parasiten, Luft (***Luftembolie***) und Fruchtwasser. Das dramatische Ereignis einer Embolie erfordert schnellste ärztliche Hilfeleistung: einmal gegen den → Schock und zum anderen gegen die örtlich entstandene akute → Durchblutungsstörung.

Die Behandlung einer Embolie hängt von Art und Größe des Embolus und natürlich von den dadurch verursachten Veränderungen am betroffenen Organ ab. Manchmal gelingt es, ein Blutgerinnsel oder einen Fremdkörper in einer raschen Operation zu entfernen, bevor größere, nicht mehr zu reparierende Schäden entstehen. Gerade bei einer Embolie in den Beinen ist dies anzustreben, weil sonst unweigerlich die Amputation droht. Bei der Lungenembolie führt ein solcher Eingriff jedoch leider nur selten zum Erfolg. Eine andere Methode, mit der man bisweilen einen Blutpfropf zum Verschwinden bringen kann, besteht in der Anwendung spezieller Gerinnsel auflösender Enzympräparate. Anschließend werden oft Mittel verordnet, die die Blutgerinnungsfähigkeit künstlich herabsetzen (→ Antikoagulanzien). Damit soll einer erneuten Embolie vorgebeugt werden.

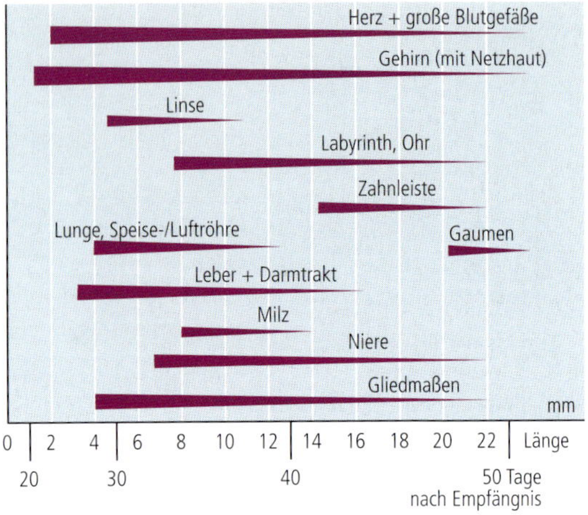

Embryopathie Empfindliche Perioden einiger Organe bzw. Körperteile des vorgeburtlichen Organismus.

Embryo Frucht im Mutterleib in den ersten 3 Schwangerschaftsmonaten. Danach spricht man von einem → Fetus.

Embryopathie vorgeburtliche Erkrankung des Kindes (Embryos) während der ersten 3 Schwangerschaftsmonate. In dieser Zeit der schnell voranschreitenden Organentstehung ist die Frucht gegenüber verschiedenen Schädigungen besonders empfindlich. Die Folgen sind Fehl- bzw. Totgeburten oder → Missbildungen, deren Art und Ausmaß einerseits von der Natur der Schädigung und andererseits vom Zeitpunkt der Einwirkung abhängen. Als Ursachen kommen in Betracht: Virusinfektionen, vor allem → Röteln und → Zytomegalie; Stoffwechselleiden wie die → Zuckerkrankheit oder Schilddrüsenerkrankungen der Mutter; chronischer Sauerstoffmangel, hervorgerufen durch schwere Herz- und Lungenkrankheiten der Mutter oder Anomalien der Plazenta;

Mangelernährung; Röntgenstrahlen und chemische Stoffe, vor allem in Medikamenten, aber auch in Form von Nikotin und Alkohol. Die durch diese Faktoren entstandenen Fruchtschädigungen brauchen keinesfalls den Krankheitserscheinungen zu entsprechen, die die gleichen Einflüsse im nachgeburtlichen Leben hervorrufen würden.

Emesis medizinische Fachbezeichnung für das → Erbrechen.

EMG Abkürzung für → **E**lektro**m**yo**g**ramm.

Emotion Gemütsbewegung, starkes Gefühl.

Empfängnisverhütung (Geburtenregelung, Kontrazeption) Die Familienplanung, d. h. die bewusste Einflussnahme eines Ehepaares auf Kinderzahl und Geburtenabstand, wird heute als Grundrecht angesehen. Die Empfängnisverhütung ist aber nicht nur für Eheleute, sondern für alle Menschen im fortpflanzungsfähigen Alter eine überaus wichtige Angelegenheit, die dazu beitragen kann, die hohe Zahl von → Schwangerschaftsabbrüchen deutlich zu verringern. Sie ist nicht nur angebracht, um eine ungewollte Schwangerschaft zu verhüten, sondern auch um Frauen vor einer Schwangerschaft zu schützen, durch die sie gesundheitlich gefährdet würden. Für die Beurteilung bzw. Empfehlung einer empfängnisverhütenden Maßnahme sind folgende Punkte ausschlaggebend:

1. Zuverlässigkeit der Wirkung
2. Unschädlichkeit
3. Verträglichkeit oder Annehmbarkeit.

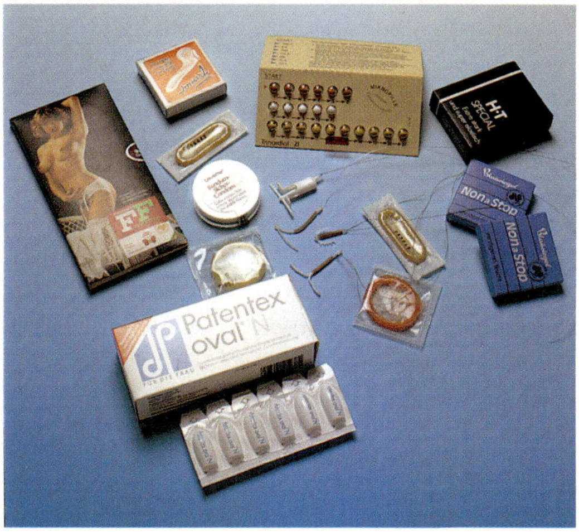

Empfängnisverhütung Die Entscheidung für eines der mechanischen, hormonellen oder chemischen Verhütungsmittel sollte in Absprache mit dem behandelnden Gynäkologen getroffen werden.

Die Zuverlässigkeit wird nach der Versagerquote beurteilt: Das ist die Zahl der bei Anwendung einer Methode ungewollt eintretendenen Schwangerschaften, wenn 100 Frauen diese Methode 12 Monate lang anwenden. Die Werte der Versagerquoten reichen von 0,2–0,5 (»zuverlässig«) für die Anti-Baby-Pille und die 3-Monats-Spritze bis zu 15–25 (»unzuverlässig«) für Kalendermethoden und für den unterbrochenen Geschlechtsverkehr (Coitus interruptus). Die Sicherheit einer Methode hängt aber nicht nur von ihrer grundsätzlichen Zuverlässigkeit, sondern ganz entscheidend auch von der korrekten Anwendung durch die Frau bzw. ihren Partner ab. Dabei spielen persönliche Disziplin, Bildungsgrad und wirtschaftliche Verhältnisse eine große Rolle.

Bei der Beurteilung der Unschädlichkeit muss zwischen der unmittelbaren Wirkung auf die Frau selbst, der Wirkung auf die Frucht im Falle eines Versagens und den Spätschäden unterschieden werden. Darauf wird bei den einzelnen Methoden noch eingegangen.

Die Frage der Verträglichkeit und Annehmbarkeit umfasst mehrere Komplexe: Beeinträchtigung des Geschlechtslebens durch Vorbereitungen vor dem Verkehr; allgemeine oder örtliche Nebenwirkungen; rechtliche, moralische oder religiöse Bedenken.

Die heute vielfach zu beobachtende Abneigung gegen »Chemie und Technik« hat dazu geführt, dass viele Frauen die »natürliche Familienplanung« bevorzugen, die sich der unterschiedlichen Rhythmusmethoden bedient. Auch Frauen, die nicht mit den Lehren der katholischen Kirche in Konflikt geraten wollen, tendieren hierzu.

Die gebräuchlichsten Methoden der Empfängnisverhütung in der Reihenfolge ihrer Zuverlässigkeit sind:

1. die ***Anti-Baby-Pille*** (Ovulationshemmer, orale Kontrazeptiva): Sie verhindert durch die in ihr enthaltenen Hormone (Östrogen und Gestagen) den Eisprung (Ovulation). Außerdem hat die Pille 2 weitere Effekte, die einer Schwangerschaft entgegenwirken:

♦ Die normalerweise um die Zeit des Eisprungs eintretende Verflüssigung des Schleims im Gebärmutterhals bleibt aus; dadurch können die Samenfäden nicht in die Gebärmutter eindringen.

♦ Die Entwicklung der Gebärmutterschleimhaut als »Bett« für den befruchteten Keim findet nur unzureichend statt.

Die Pille ist bei zuverlässiger Einnahme nahezu hundertprozentig sicher, die Versagerquote liegt gerade einmal bei 0,2–0,5 Prozent. Doch auch wenn sie regelmäßig eingenommen wird, kann es aus 2 Gründen zu einer Empfängnis kommen:

1. bei Erbrechen oder Durchfall innerhalb der ersten 3 Stunden nach Einnahme der Pille. In diesen Fällen soll innerhalb von 12 Stunden nachträglich eine weitere Pille eingenommen werden.
2. bei Beeinträchtigung der Wirkung durch bestimmte, über längere Dauer eingenommene Medikamente. Hierzu gehören unter anderem einige Tuberkulosemittel, spezielle Medikamente gegen die Epilepsie sowie die in Schlaf- und Beruhigungsmitteln enthaltenen Barbiturate.
Von den verschiedenen Pillenpräparaten werden immer mehr diejenigen mit möglichst geringem Hormongehalt bevorzugt. Für alle Präparate gilt, dass vom 5. bis 24. oder 25. Zyklustag – also 21 oder 22 Tage lang – täglich 1 Pille eingenommen wird. Eine Ausnahme machen die 28-Tage-Packungen: Diese enthalten neben den 21 Hormondragees weitere 7 Dragees ohne Wirkstoff; diese Präparate werden während des ganzen Zyklus täglich eingenommen.
Folgendes Vorgehen ist zu empfehlen:

♦ Die Pille abends einnehmen und am nächsten Morgen die Einnahme kontrollieren; die modernen Kalenderpackungen erleichtern diese Kontrolle.

♦ Bei Vergessen der Einnahme am Abend kann die Einnahme am Morgen nachgeholt werden, ohne dass die Sicherheit der Methode leidet.

♦ Beträgt der Abstand zwischen 2 Einnahmen mehr als 36 Stunden, kann nicht mehr mit einem zuverlässigen Empfängnisschutz gerechnet werden. Die restlichen Pillen sollen dann zwar noch weiter eingenommen werden; in der Zeit bis zur nächsten Regelblutung müssen aber andere Verhütungsmittel angewandt werden.

♦ Nach dem Absetzen der Pille tritt die Menstruation meist mit einer Verspätung von etwa 8 Tagen ein. Zu beachten ist, dass die Chance einer Empfängnis in den ersten Monaten nach Absetzen der Pille besonders hoch ist.

♦ Während der Pilleneinnahme sind ärztliche Kontrollen in einem Abstand von 6–12 Monaten ratsam.

♦ Eine Pillenpause nach 6 oder 12 Zyklen – wie sie früher gefordert wurde – ist nicht mehr notwendig. Dennoch sollte die Pille nur in Ausnahmefällen über mehr als 6–8 Jahre ununterbrochen eingenommen werden.

In folgenden medizinisch begründeten Fällen darf die Pille keinesfalls ohne ausdrückliche Zustimmung des Arztes eingenommen werden:

♦ bei bestehender Schwangerschaft

♦ bei früher durchgemachten → Thrombosen und → Embolien sowie einem → Herzinfarkt oder → Schlaganfall

♦ bei → Hypertonie (Bluthochdruck) über 140/90 mm Hg

Erkrankungen, die sich möglicherweise durch die Einnahme von Ovulationshemmern verschlechtern:

- Gebärmuttermyome (Geschwülste im Muskelgewebe der Gebärmutter)
- Epilepsie
- Bluthochdruck mit Herzerkrankungen
- multiple Sklerose
- Mittelohrschwerhörigkeit
- Porphyrie, eine krankhafte vermehrte Ausscheidung von Blutfarbstoffen

Wenn diese Symptome auftreten, sollte die Pilleneinnahme abgebrochen werden:

- Migräneanfälle, die zuvor nicht auftraten
- Sehstörungen
- ungewöhnlich starke Gewichtszunahme
- starke Stauungen in den Beinen
- Venenschmerzen
- ansteigender Blutdruck
- Übelkeit, die auch nach monatelanger Einnahme nicht verschwindet
- braune (Schwangerschafts-)Flecke (Chloasmen) im Gesicht, die weiterhin zunehmen

♦ bei schwerer → Zuckerkrankheit mit ersten Gefäßveränderungen

♦ bei hormonabhängigen Tumoren, so bei speziellen Formen von → Brustkrebs und Geschwülsten der Leber

♦ bei anderweitigen akuten oder chronisch fortschreitenden Leberkrankheiten

♦ bei dauernder Unbeweglichkeit, z. B. infolge von Lähmungen.

Bei einer Reihe anderer Erkrankungen (starke Krampfadern, Fettsucht, Fettstoffwechselstörungen, Migräne, Ohrensausen usw.) ist während der Pilleneinnahme eine besonders intensive ärztliche Überwachung erforderlich.
Die meisten unerwünschten Nebenwirkungen – Übelkeit, Schlafstörungen, Reizbarkeit, Gewichtsveränderungen, Pigmentverschiebungen usw. – sind harmlos. Ernster zu nehmen sind Zyklusstörungen: Zwischenblutungen (Schmierblutungen) in der Mitte des Zyklus; heftige »Durchbruchblutungen« in der letzten Pillenwoche; Ausbleiben der Regelblutung. Wenn diese Störungen öfter auftreten, wird der Arzt den Wechsel auf ein anderes Präparat empfehlen.
Die Pille erhöht das Risiko von Gefäßerkrankungen (Herz-

infarkt, Schlaganfall, Thrombosen, Embolien), und zwar umso mehr, je älter die Frauen sind und je stärker sie gleichzeitig rauchen! Dagegen kann von einem erhöhten Krebsrisiko durch die Pille keine Rede sein. → Scheidenentzündungen durch Pilze und → Trichomonaden treten unter der Pille etwas häufiger auf. Eine → Akne kann durch die Pille verschwinden, in seltenen Fällen aber auch zum ersten Mal auftreten.

Ein umstrittenes Problem ist die Verordnung der Pille an Jugendliche. Die meisten Einwände dagegen sind heute durch eingehende Untersuchungen widerlegt. Pillen mit geringem Hormongehalt können grundsätzlich bereits nach der ersten Regelblutung verschrieben werden. Vor der Verordnung der Pille an Minderjährige wird sich der Arzt allerdings davon überzeugen, ob die Jugendliche die Bedeutung und Tragweite ihrer Entscheidung kennt. Bekanntlich haben die Jugendlichen heute bereits im Alter von 17 Jahren zu 50 Prozent sexuelle Kontakte. Pro Jahr werden zurzeit in der Bundesrepublik Deutschland etwa 20 000 Mädchen unter 18 Jahren ungewollt schwanger. Da damit für die Jugendlichen häufig nicht nur gesundheitliche, sondern auch erhebliche psychische Schäden sowie schwere soziale Probleme verbunden sind, muss man konstatieren, dass die Anwendung der Pille gegenüber einer Schwangerschaft im Jugendalter sicherlich das kleinere Übel darstellt.

2. die ***3-Monats-Spritze:*** Sie gehört ebenso wie die Pille zu den Ovulationshemmern, wirkt genauso und ist ebenso zuverlässig. Die Spritze enthält ein Gestagen, das alle 3 Monate in den Gesäßmuskel gespritzt wird. Der Vorteil der Methode liegt also in erster Linie darin, dass die betreffende Frau nicht Tag für Tag an die Einnahme der Pille denken muss. Dem steht als Nachteil das häufigere Auftreten von zum Teil schweren Zyklusstörungen entgegen. Die 3-Monats-Spritze ist auf keinen Fall für minderjährige Mädchen und junge Frauen mit späterem Kinderwunsch geeignet.

3. die ***Minipille:*** Sie wird täglich ohne Pause eingenommen und enthält nur eine so geringe Dosis Gestagen, dass der Eisprung nicht verhindert wird. Vielmehr besteht die empfängnisverhütende Wirkung darin, dass die Verflüssigung des Schleims im Gebärmutterhalskanal ausbleibt und daher die Samenfäden nicht in die Gebärmutter eindringen können. Die Versagerquote liegt bei 2–3, die Methode ist daher nur »relativ zuverlässig«. Zudem ist die Minipille sehr empfindlich gegen Einnahmefehler: Die normale Einnahmezeit soll um nicht mehr als 3 Stunden überschritten werden! Als häufige Nebenwirkungen treten Zyklusstörungen auf. Die Minipille wird in erster Linie solchen Frauen empfohlen, die östrogenhaltige Präparate wegen ihrer Nebenwirkungen nicht vertragen. Außerdem wird sie bei stillenden Müttern verwendet, weil sie Menge und Zusammensetzung der Muttermilch nicht beeinflusst.

4. die ***Pille am »Morgen danach«*** (morning-after-pill, Postkoitalpille): Sie verhindert die Einnistung des befruchteten Eies in die Gebärmutter, was deshalb nicht als Schwangerschaftsabbruch zu bewerten ist, weil nach dem Strafgesetz ein Eingriff erst dann als Schwangerschaftsabbruch gilt, wenn er nach vollendeter Einnistung des Keims in die Gebärmutter vorgenommen wird. Diese Pille enthält eine große Menge Östrogen. Die Einnahme darf nicht später als 48 Stunden nach dem sexuellen Kontakt beginnen. Die Frau erhält bei der ärztlichen Konsultation 2 Pillen und weitere 2 Pillen 12 Stunden später. An Nebenwirkungen ist mit zum Teil erheblicher Übelkeit, mit Erbrechen, Kreislaufproblemen und Zyklusstörungen zu rechnen. Die »Pille danach« wird als »Notbremse« eingesetzt, wenn keine Empfängnisverhütung betrieben wurde, wenn es Probleme mit dem Kondom gab oder wenn eine Vergewaltigung stattgefunden hat. Eine Schwangerschaft wird mit 98–99-prozentiger Sicherheit verhindert.

5. die ***»Pille für den Mann«*** Sie befindet sich noch immer im Versuchsstadium. Durch die Zufuhr hoher Dosen männlicher Geschlechtshormone gelingt es, bei Männern eine vorübergehende Sterilität hervorzurufen. Die Produktion der Samenfäden wird eingestellt. Als Nebenwirkungen können auftreten: Abnahme von → Libido und Potenz sowie unter Umständen völliges Erlöschen der Samenproduktion.

6. ***mechanische Methoden:***

♦ das ***Kondom*** (Präservativ, »Gummi«): Die weit verbreitete Methode, mit der der Mann seinen Beitrag zur Empfängnisverhütung leisten kann, weist eine Versagerquote von 2–3 auf (»relativ zuverlässig«) und hat neben der empfängnisverhütenden Funktion den Vorteil, dass sie gleichzeitig vor Geschlechtskrankheiten sowie vor der Ansteckung mit Pilzen und → Trichomonaden schützt. Gerade bei häufig wechselnden Sexualpartnern ist dies von großer Bedeutung. Weitere Vorteile sind: völlige Unschädlichkeit, keine Nebenwirkungen, kein Eingriff in den weiblichen Hormonhaushalt, Anwendbarkeit auch in der Stillperiode. Nachteile: Vorbereitungshandlung unmittelbar vor dem sexuellen Kontakt, Missempfindungen in der Scheide bei einem Teil der Partnerinnen, Erektionsstörungen bei sensiblen Männern.

♦ das ***Intrauterinpessar*** (IUP, »Spirale«): Es wird vom Arzt während der Menstruation, wenn der Muttermund leicht geöffnet ist, mit Hilfe einer Einführungsröhre in die Gebärmut-

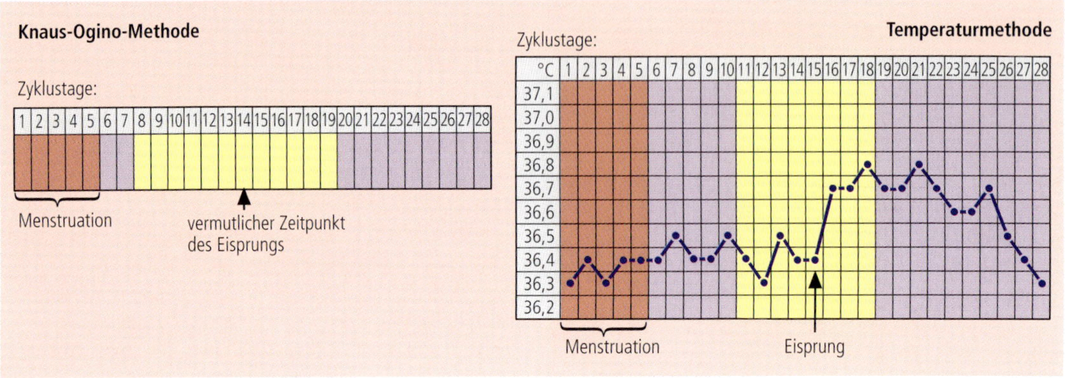

Empfängnisverhütung »Natürliche Methoden«: Knaus-Ogino-Methode und Temperaturmethode.

ter eingelegt und verhindert die Einnistung des befruchteten Eies in die Gebärmutterschleimhaut. Die Versagerquote beträgt 2–3, womit die Methode als »relativ zuverlässig« gilt. Es gibt verschiedene Modelle (Schleifen, Spiralen), die aus gewebefreundlichem Plastikmaterial hergestellt, teilweise mit feinstem Kupferdraht umwickelt und zum Teil sogar gestagenhaltig sind. Bei korrekter Lage können Intrauterinpessare bis zu 5 Jahre in der Gebärmutter verbleiben. Als häufigste Komplikationen treten verstärkte Menstruationsblutungen, Eileiterentzündungen oder die Spontanausstoßung, selten das Einwachsen in die Gebärmutterwand auf. Intrauterinpessare sind nicht für Frauen geeignet, die noch nicht entbunden haben. Sie sind vor allem denjenigen zu empfehlen, die keinen Kinderwunsch mehr haben und die Pille nicht vertragen oder nicht nehmen wollen.

♦ ***Scheidenpessar*** (Scheidendiaphragma, Diaphragmapessar) und ***Portiokappe*** sind weniger verbreitete Methoden mit »mittlerer Zuverlässigkeit« (Versagerquote: 5–10). Diese Behelfe sollen das Eindringen der Samenfäden in die Gebärmutter verhindern; sie müssen richtig sitzen und deshalb vom Arzt angepasst werden.

7. chemische Methoden: Hierbei werden unmittelbar vor dem Geschlechtsverkehr chemische Präparate – Schaum-Ovulum, Schaum-Spray – in die Scheide eingebracht. Die Versagerquote liegt bei 5–10, was eine »mittlere Zuverlässigkeit« bedeutet. Die Wirkungsweise beruht einerseits auf dem mechanischen Verschluss des äußeren Muttermundes und andererseits auf der raschen Abtötung der Samenfäden. Die Verträglichkeit der Präparate ist gut; gelegentlich klagen die Frauen über Brennen und Wärmegefühl in der Scheide. Vielfach wird eine Kombination dieser chemischen Verhütungsmittel mit Scheidendiaphragma oder Kondom empfohlen, um die Sicherheit zu erhöhen.

8. Methoden ohne Anwendung von Mitteln (»natürliche Methoden«):

♦ der ***Coitus interruptus*** (unterbrochener Geschlechtsverkehr, »Rückzieher«, »Aufpassen«): Er stellt die älteste und noch heute weit verbreitete Methode der Empfängnisverhütung dar. Die Versagerquote liegt allerdings bei 15–25, d. h., die Methode ist »unzuverlässig«. Sie erfordert zwar keinen großen Aufwand, stört aber häufig das intime Liebeserlebnis; vielfach wird die Frau dabei um den Orgasmus betrogen.

♦ ***Methoden der periodischen Enthaltsamkeit*** (Rhythmusmethoden): Sie basieren auf der Bestimmung der unfruchtbaren Tage der Frau.

– Die ***Knaus-Ogino-Methode*** (Kalendermethode) hat eine Versagerquote von 15–25, ist daher »unzuverlässig«. Die Berechnung der unfruchtbaren Tage geht davon aus, dass der Eisprung bei der gesunden Frau stets am 15. Tag vor der nächsten Menstruation erfolgt; daher sei die fruchtbare Phase nur der 9.–17. Zyklustag. Voraussetzung ist das Vorliegen eines Menstruationskalenders über 12 Monate. Jedoch muss selbst bei Frauen mit stabiler Periode mit Zyklusverschiebungen durch Fieber, Operationen, Unfälle, Überanstrengungen und größere Klimaunterschiede gerechnet werden.

– Die ***Temperaturmethode*** ist ebenfalls eine »Zeitwahlmethode«, die aber auf einer soliden Basis beruht. Die fruchtbaren und unfruchtbaren Tage werden mit Hilfe der Körpertemperatur bestimmt. Die Morgentemperatur (→ Basaltemperatur) steigt 1–2 Tage nach dem Eisprung um 0,4 bis 0,6 Grad an; die Zeit der erhöhten Temperatur (37,0–37,3 °C) dauert dann bis zum Beginn der folgenden Menstruation. Vom 3. Tag des Temperaturanstiegs bis zur nächsten Regelblutung sind die sicher unfruchtbaren Tage. Diese »strenge Form der Temperaturmethode« hat eine Versagerquote von 1, ist also »relativ zuverlässig«. Bei der »erweiterten Form der Temperaturmethode« werden auch die Tage von der Menstruation bis 6 Tage vor dem frühesten Temperaturanstieg in die unfruchtbare Phase einbezogen; dadurch steigt die Versagerquote auf 3.

Bei der Anwendung der Temperaturmethode müssen folgende Regeln eingehalten werden:

– Messen der Temperatur jeden Morgen vor dem Aufstehen im Bett zur gleichen Zeit.

– Die Bettruhe darf nicht weniger als 6 Stunden betragen haben.

– Die Temperatur wird 5 Minuten lang in After oder Mund gemessen; Messungen unter der Achsel sind zu ungenau.

– Grundsätzlich können alle geeichten Fieberthermometer verwendet werden; Spezialthermometer erleichtern aber das Ablesen.

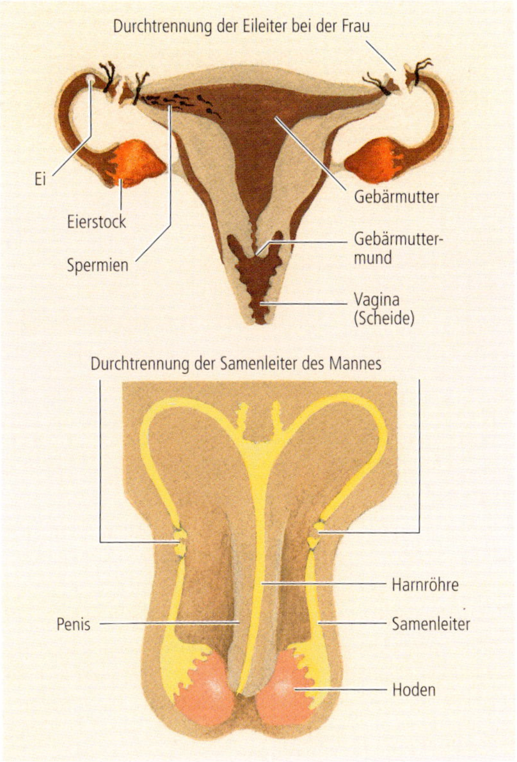

Empfängnisverhütung Operative Verhütungsmethoden bei der Frau und beim Mann.

– Die Messwerte sind sofort in ein Spezialkurvenblatt einzutragen.

– Unpässlichkeiten (Schnupfen, Kopfschmerzen usw.) sind ebenfalls zu vermerken.

– Für die Berechnung sollen 6 komplette Temperaturkurven vorliegen.

– die ***Billings-Methode:*** Sie beruht auf der Selbstuntersuchung des Schleims im Gebärmutterhalskanal (»Zervikalschleim«) durch die Frau und geht davon aus, dass dieser Schleim zum Zeitpunkt des Eisprungs völlig klar und zwischen 2 Fingern zu einem Faden ausspinnbar aus der Scheide austritt. Es handelt sich um eine umständliche Methode, für deren Erlernung viele Frauen Monate brauchen; außerdem hat sie eine hohe Versagerquote.

– die ***symptothermale Methode:*** Hierbei handelt es sich um eine Kombination der Billings-Methode mit der Kalendermethode. Bei sorgfältiger Durchführung ist sie durchaus »zuverlässig«.

All diese Methoden der »natürlichen Familienplanung« werden nur von 6 Prozent der Frauen angewendet. In Phasen mit unregelmäßigen Zyklen, bei jungen Mädchen und Frauen in den Wechseljahren sind sie zu unsicher. Die auf der Bestimmung der unfruchtbaren Tage beruhenden Methoden der periodischen Enthaltsamkeit sind für junge Paare nicht gut geeignet, da zu viele Abstinenztage gefordert werden. Die Temperaturmethode setzt bei der Frau einen gewissen Intelligenzgrad und Zuverlässigkeit beim täglichen Messen voraus; sie ist außerdem während der Stillperiode nicht praktikabel und bei stärkeren Schwankungen des Menstruationsintervalls nur bedingt anwendbar.

Die Empfängnisregelung schützt nicht nur vor ungewollten Schwangerschaften, sondern ist auch als Maßnahme einer positiven Geburtenregelung anzusehen. Sie bietet dem Ehepaar die Möglichkeit, einen sinnvollen Zeitpunkt für die Schwangerschaft auszuwählen. Das günstigste Alter einer Frau für eine Schwangerschaft liegt zwischen dem 18. und 32. Lebensjahr. Das hat nicht nur psychologische, sondern auch medizinische Gründe: Vor dem 18. Lebensjahr sind die Risiken für Mutter und Kind größer als in den folgenden Jahren; mit 32 Jahren steigen sie bereits wieder an. Je älter eine Frau bei der Schwangerschaft ist, desto größer ist die Gefahr, dass ein Kind mit → Down-Syndrom geboren wird. Doch auch Frauen über 40 können heute mit Hilfe der modernen Medizin durchaus gesunde Babys zur Welt bringen.

Emphysem allgemein: Aufblähung von Geweben durch Gas oder Luft; speziell:

1. *Lungenemphysem* (→ Lungenblähung): vermehrter

Luftgehalt der Lungen mit Überdehnung des Lungengewebes und Zerstörung der Lungenbläschen. Ursachen: altersmäßiger Elastizitätsverlust (Altersemphysem) oder Folge eines → Bronchialasthmas bzw. einer chronischen → Bronchitis.

2. *Mediastinalemphysem:* Eindringen von Luft in den zwischen den Lungenflügeln gelegenen Mittelfellraum (Mediastinum) durch Verletzungen, Tumoren oder Entzündungen.

3. *Hautemphysem:* Luft- oder Gasansammlung unter der Haut nach Verletzungen lufthaltiger Organe, also vor allem der Atemwege, oder nach diagnostischen Eingriffen.

Empyem Eiteransammlung in Körperhöhlen (Brusthöhle, Gallenblase, Nasennebenhöhlen usw.) oder in Gelenken; → Entzündung.

Enanthem entzündliche Veränderung im Bereich der Schleimhäute.

Endemie Dauerverseuchung eines bestimmten Gebietes; in einer Gegend heimisch gewordene Infektionskrankheit. Im Gegensatz zur → Epidemie, die sich rasch ausbreitet, dann aber wieder abklingt, tritt die Infektionskrankheit bei einer Endemie in einem bestimmten Gebiet über einen langen Zeitraum hinweg ohne Unterbrechung auf.

endo- Bestandteil medizinischer Fachausdrücke mit der Bedeutung »innen, innerhalb«.

endogen im Körper selbst entstanden; von innen kommend; Gegensatz: → exogen.

endogenes Ekzem → Neurodermitis.

Endokarditis (Herzinnenhautentzündung) entzündliche Veränderung der das Herz auskleidenden Haut. Man unterscheidet 2 Hauptformen:

1. Die ***rheumatische Endokarditis*** ist eine Erscheinungsform des → rheumatischen Fiebers. 10–20 Tage nach einer durch → Streptokokken verursachten → Mandelentzündung entwickelt sich auf dem Boden einer überschießenden Abwehrreaktion gegen deren Giftstoffe bei 2–3 Prozent der Erkrankten ein rheumatisches Fieber mit neuerlichem Fieberanstieg, Rötung und Schwellung der großen Gelenke, Entzündung von Herzmuskel, Herzbeutel und/oder Herzinnenhaut sowie verschiedenen Hauterscheinungen. Begleiterscheinungen sind Abgeschlagenheit, Appetitlosigkeit und Schwitzen. Die Mitbeteiligung des Herzens wird dabei oft gar nicht bemerkt; gelegentlich äußert sie sich lediglich in einem unangenehmen Gefühl in der Herzgegend. Der Arzt entdeckt in derartigen Fällen die Endokarditis in der Regel durch mehrfaches Abhören des Herzens und durch typische Veränderungen im EKG (→ Elektrokardiogramm). Die Prognose ist ungewiss. Tod durch Herzversagen oder eine durch Abriss eines Blutgerinnsels von der veränderten Herzinnenhaut ausgelöste → Embolie sind möglich. Oft treten mehrere Rückfälle auf, und nicht selten bleibt ein → Herzklappenfehler zurück. Neben der Verordnung von Bettruhe über mehrere Wochen besteht die Behandlung in der Unterdrückung der entzündlichen Reaktion mit Hilfe von → Corticosteroiden (Kortison). Zur Bekämpfung des Infektionsherdes dienen → Antibiotika.

2. Die ***bakterielle Endokarditis*** (auch: infektiöse Endokarditis) entsteht durch Einbruch von Bakterien in die Blutbahn, von wo sie zum Herzen verschleppt werden. Gefährdet sind in erster Linie Menschen, deren Herzklappen schlecht mit Blut versorgt oder auf irgendeine andere Weise vorgeschädigt sind. Als Herde, aus denen die Erreger in das Blut eindringen, kommen vereiterte Mandeln und Zähne, Hauteiterungen, Abszesse, eine Knochenmarkentzündung sowie krankhafte Prozesse in Darm, Harn- und Geschlechtsorganen in Betracht. An den Herzklappen entstehen dadurch Geschwüre, kraterförmige Gewebsdefekte, die den Blutstrom erheblich verwirbeln, so dass sich an ihnen Blutgerinnsel festsetzen. Diese Gerinnsel können erhebliche Ausmaße annehmen und – besonders fatal – jederzeit abgerissen werden. Sie werden dann mit dem Blutstrom in andere Organe, besonders in die Lunge, verschleppt und können dort wichtige Blutgefäße verstopfen (→ Lungenembolie). Außerdem wird natürlich das Herz selbst in seiner Tätigkeit immens beeinträchtigt. 2 Verlaufsformen sind möglich:

♦ subakute bakterielle Endokarditis: Sie ist durch einen schleichenden, sich über Wochen und Monate hinziehenden Verlauf gekennzeichnet. Anzeichen: unklare Temperaturen bis 39 °C mit oder ohne Schüttelfrost, Blutarmut, bläuliche Verfärbung der Gesichtshaut, Herzschwäche, Hautblutungen, → Trommelschlegelfinger und → Uhrglasnägel. Der Arzt stellt beim Abhören einen Herzklappenfehler fest.

♦ akute bakterielle Endokarditis: Sie nimmt zuweilen einen dramatischen Verlauf mit schwerer Beeinträchtigung des Allgemeinzustandes, Bewusstseinstrübung, Fieber über 39 °C, Schüttelfrost und Pulsjagen.

Die Diagnose erfolgt bei beiden Verlaufsformen vor allem durch die → Echokardiografie. Die Behandlung mit → Antibiotika, mit denen die auslösenden Erreger abgetötet werden, führt bei Fehlen von Komplikationen in 98 Prozent der Fälle zur Heilung. Bei Ausbleiben des Erfolgs der medikamentösen Therapie und bei sich verschlechterndem Klappenfehler muss der Chirurg die defekte Herzklappe durch eine künstliche ersetzen.

endokrin ins Blut absondernd; endokrine Drüsen: Hormondrüsen.

Endokrinologie Lehre von den → Drüsen mit innerer Sekretion, d. h. von den Hormondrüsen, die ihr Sekret direkt ins Blut absondern, und von den → Hormonen selbst.

Endometriose gutartiges Wachstum von Gebärmutterschleimhaut außerhalb der Gebärmutterhöhle, beispielsweise in der Gebärmutterwand, in Eileiter, Harnblase oder Scheide. Diese versprengten Schleimhautinseln unterliegen wie die Schleimhaut in der Gebärmutterhöhle selbst unter dem Einfluss der Eierstockhormone einem ständigen Auf- und Abbau und können durch Blutaustritt erhebliche Volumenschwankungen aufweisen. Die Endometriose betrifft nur Frauen während der Geschlechtsreife. Die Beschwerden richten sich nach dem Sitz der Schleimhautherde. Hinweisende Symptome sind: starke Schmerzen vor und während der Menstruation, verstärkte Regelblutung, Beschwerden beim Stuhlgang oder beim Geschlechtsverkehr. Im Eierstock kommt es durch die Ansammlung von Blut aus den Endometrioseherden zur Bildung von typischen »Teerzysten«: Tumoren mit zähflüssigem, teerartigem Inhalt (→ Eierstockzysten). Die Behandlung besteht bei nachweisbaren Tumoren in deren operativer Entfernung; ansonsten in einer Hormontherapie.

Endometritis Entzündung der Gebärmutterschleimhaut (→ Gebärmutterentzündung) durch Infektion mit aufsteigenden Krankheitserregern bei Menstruation, Geburt, → Fehlgeburt oder als Folge von Operationen. Eine akute Endometritis hat folgende Anzeichen: hohes Fieber, übel riechender → Ausfluss, dumpfe Unterbauchschmerzen. Bei chronischem Verlauf kommt es gelegentlich zu Schmierblutungen, ansonsten machen den betroffenen Frauen häufig gar keine oder nur geringe subjektive Beschwerden zu schaffen. Behandlung: eventuell → Auskratzung der veränderten Gebärmutterschleimhaut, Bettruhe, Eisblase, → Antibiotika, → Östrogen. Mögliche Komplikationen: → Blutvergiftung, → Eileiterentzündung, → Adnexitis, in schlimmen Fällen → Bauchfellentzündung.

Endometrium Schleimhaut des Gebärmutterinneren, die bei der Menstruation, sofern sich kein befruchteter Keim eingenistet hat, zum größten Teil abgestoßen wird, um anschließend unter dem Einfluss der → Eierstockhormone wieder heranzuwachsen.

Endoparasiten im Körperinneren lebende Schmarotzer; Gegensatz: → Ektoparasiten.

Endoprothese Ersatzstück aus Fremdmaterial (Metall, Plastik) zur Einpflanzung in das Körperinnere: z. B. Gelenk- oder Gefäßprothese.

Endorphine körpereigene Eiweißstoffe, die eine dem Morphium vergleichbare schmerzlindernde Wirkung haben, indem sie die Weiterleitung des Schmerzreizes über die Nervenbahnen an das Gehirn verhindern. Auf die Endorphin-Ausschüttung ist das Phänomen zurückzuführen, dass Schwerverletzte bisweilen nach einem Unfall noch zu außerordentlichen Leistungen im Stande sind, um sich oder andere zu retten. Dass Endorphine nicht nur Schmerzempfindungen unterdrücken, sondern manchmal geradezu ein Hochgefühl erzeugen, wissen vor allem Ausdauersportler, die ihren schmerzenden Körper selbst bei großen Anstrengungen oft nicht wahrnehmen.

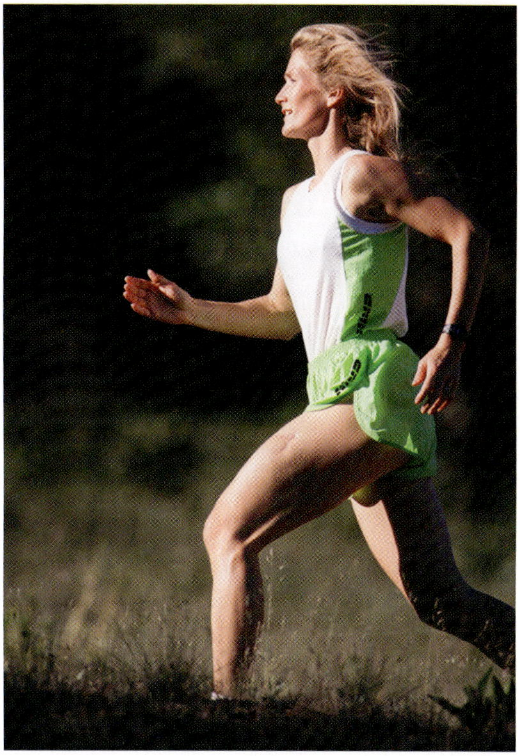

Endorphine Beim Joggen über lange Strecken kann aufgrund der Endorphin-Ausschüttung ein Hochgefühl aufkommen.

Endoskop mehr oder weniger langes, enges Rohr, das eine elektrische Lichtquelle und ein optisches System von Prismen und Linsen trägt und der Untersuchung von Körperhöhlen oder Körperkanälen dient.

Endoskopie Untersuchung des Körperinneren mit einem → Endoskop. Dadurch werden die betreffenden Organe dem direkten Blick zugänglich gemacht, und man erhält ein Bild vom augenblicklichen Zustand dieser Organe, ohne jedoch

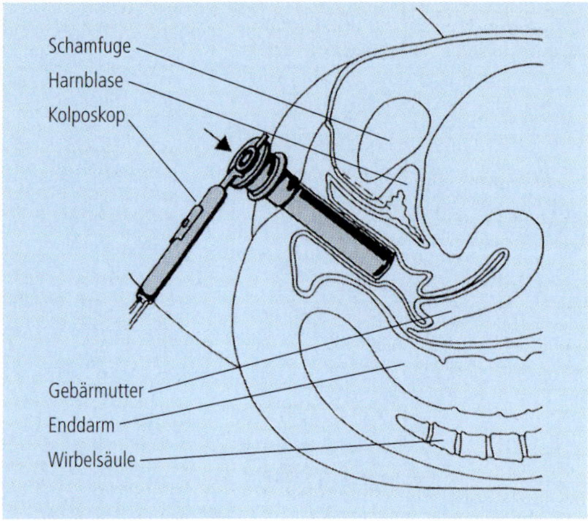

Endoskopie Die Abbildung zeigt ein Kolposkop, in die Scheide eingeführt.

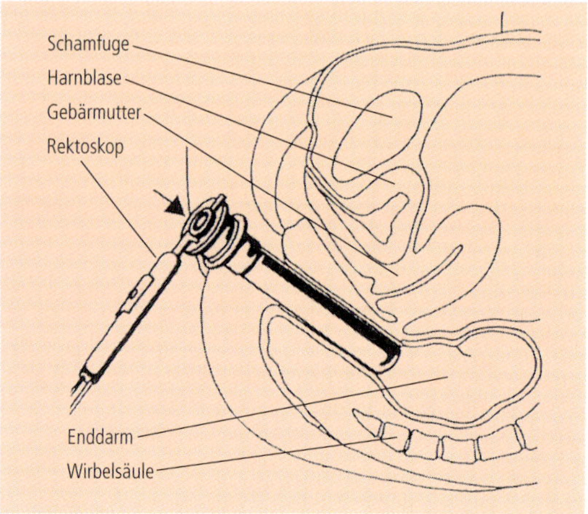

Endoskopie Rektoskop (Mastdarmspiegel), in den Mastdarm eingeführt.

etwas über ihre Leistungsfähigkeit zu erfahren. Folgende Organe kann der Arzt mit Hilfe eines Endoskops betrachten: Ohr, Kehlkopf, Luftröhre, Bronchien, Brusthöhle, Speiseröhre, Magen, Bauchhöhle, Harnblase, Harnröhre, Mastdarm und Scheide.

Vorläufer der technisch hoch entwickelten Endoskope waren die einfach gebauten Spiegel, die in der Frauen- und Hals-Nasen-Ohren-Heilkunde noch heute gebraucht werden. Im medizinischen Sprachgebrauch versteht man unter Spiegel ganz allgemein ein Instrument, das die Besichtigung von Hohlräumen des Körpers – Scheide, Nase, Ohren – ermöglicht, indem es die Wände dieser Organe auseinander hält. Scheidenspiegel waren schon in der Antike und im Mittelalter gebräuchliche Instrumente. Zu Beginn der Neuzeit waren sie jedoch außer Gebrauch gekommen. Erst als sich vor rund hundert Jahren die Frauenheilkunde (Gynäkologie) als eigenes Spezialfach von der allgemeinen Medizin trennte, erkannte man von neuem ihren Wert für die Diagnostik gynäkologischer Erkrankungen. Die neueste Errungenschaft der Endoskopie ist die elektronische Video-Endoskopie, bei der das Fiberglasbündel zur Lichtleitung durch eine miniaturisierte Fernsehkamera an der Spitze des Gerätes abgelöst wird.

Die ***Magenspiegelung*** (→ Gastroskopie) wird heute mit einem biegsamen Gastroskop vorgenommen, das wie ein Magenschlauch ohne jede Gefahr eingeführt werden kann. Es kann auch mit einer Kamera verbunden werden, um Bilder von der Magenschleimhaut aufzunehmen. Die modernste Variante ist das voll flexible Gastroskop mit Glasfaseroptik, das auch bei extremen Biegungen ein uneingeschränktes Blickfeld gewährleistet.

Für die Spiegelung der Brust- und Bauchhöhle stehen Spezialinstrumente zur Verfügung, die mit einem Trokar versehen sind, einem dreikantigen Stilett, mit dem, da ja keine normalen Körperöffnungen benutzt werden können, zuerst die Brust- oder Bauchwand durchstoßen wird. Erst dann kann das eigentliche Spiegelinstrument eingeführt werden. Deshalb muss der ganze Eingriff wie eine chirurgische Operation unter sterilen Bedingungen durchgeführt werden.

Die ***Brusthöhlenspiegelung*** (→ Thorakoskopie) ist als rein diagnostisches Verfahren heute weitgehend von den verschiedenen Röntgenmethoden verdrängt worden. Dafür wird sie in Verbindung mit einem therapeutischen Eingriff umso häufiger angewandt, etwa zum Durchschneiden oder Durchbrennen von Rippenfellverwachsungen. Die operative Brusthöhlenspiegelung ist damit zu einem unentbehrlichen Mittel der Tuberkulosebehandlung geworden.

Die → ***Bauchspiegelung*** (Laparoskopie) spielt in der Diagnostik von Leberkrankheiten eine große Rolle. Die Besichtigung der Bauchhöhle und ihrer Organe ist vor allem dann angezeigt, wenn mit anderen Methoden Ursache und Verlauf von Erkrankungen der Bauchorgane nicht geklärt werden können. Die Fotolaparoskopie mit Elektronenblitz liefert heute preiswerte, farbechte Bilder.

Sehr verbreitet ist die → ***Harnblasenspiegelung*** (Zystoskopie), die sowohl aus diagnostischen Zwecken als auch therapeutisch – z. B. zur Zertrümmerung oder zum Greifen von Harnsteinen – eingesetzt wird. Mit der Konstruktion des ersten brauchbaren Blasenspiegels (Zystoskop) im Jahr 1879 begann erst der Aufstieg der Urologie (Lehre von den Krankheiten der Harnorgane) zu einem eigenen Spezialfach.

endoskopische Operationsverfahren (»Schlüsselloch-Chirurgie«) Neben der diagnostischen hat die operative → Endoskopie in den letzten Jahren eine stürmische Entwicklung durchgemacht. Durch zusätzliche Instrumente in der Spitze des Endoskops können Gewebeproben entnommen (→ Biopsie), Fremdkörper entfernt, Blasensteine zertrümmert und Geschwülste – z. B. → Darmpolypen – abgetragen werden. Auch die Verödung blutender Speiseröhrenkrampfadern wird endoskopisch durchgeführt. Durch das Endoskop hindurch kann zudem unter optischer Kontrolle die Behandlung von Tumoren und Verengungen im Bronchialsystem und im Magen-Darm-Kanal durch → Laser erfolgen. Das ist in all jenen Fällen von großer Bedeutung, in denen die chirurgische Therapie einer bösartigen Verengung nicht mehr möglich ist. Auch die Entfernung einer erkrankten Gallenblase, eines entzündeten Wurmfortsatzes bei der → Blinddarmentzündung, die operative Behandlung eines Leistenbruchs und viele andere gynäkologische, urologische und orthopädische Operationen können heute mittels Endoskop durch einen winzigen Hautschnitt hindurch ausgeführt werden. Der Vorteil endoskopischer Operationsverfahren liegt in den kleinen, schnell heilenden Wunden, die weniger Schmerzen verursachen und eine kürzeren Aufenthalt des Patienten im Krankenhaus ermöglichen. Außerdem entstehen keine entstellenden Operationsnarben.

Endothel die Blutgefäße auskleidende einschichtige Zellage; → Epithel.

Endwirt Lebewesen, in dem sich geschlechtsreife Endstadien von → Parasiten entwickeln.

englische Krankheit umgangssprachliche Bezeichnung für die → Rachitis.

Entbindung → Geburt.

enter- Bestandteil medizinischer Fachausdrücke mit der Bedeutung »Darm«.

Enteritis durch Viren und Bakterien hervorgerufene → Dünndarmentzündung. Bei Mitbeteiligung des Magens spricht man von → Magen-Darm-Entzündung oder Gastroenteritis.

Enteritis regionalis → Crohn-Krankheit.

Enterobiasis → Madenwurm-Krankheit.

Enteroptose Absinken von Darmschlingen als Folge einer veminderten Gewebsspannung; → Eingeweidesenkung.

Entgiftung Sammelbegriff für Methoden, um in den Körper eingedrungene Giftstoffe (Toxine) durch Bindung an eine andere Substanz oder durch Ausscheidung ungefährlich zu machen. Von Entgiftung spricht man auch im Zusammenhang mit der Tätigkeit der Leber, die in der Lage ist, körpereigenen oder fremden giftigen Substanzen durch Umwandlung der chemischen Struktur ihre Gefährlichkeit zu nehmen.

Entjungferung (Defloration) der beim ersten Geschlechtsverkehr erfolgende Einriss des Jungfernhäutchens (Hymen).

Entropium Verdrehung des Augenlids nach innen. Eine Einwärtskehrung des Augenlids kommt fast ausschließlich am Unterlid vor. Bedingt ist sie in der Regel durch narbige Gewebsschrumpfung nach einer Entzündung, Verbrennung oder Verätzung. Im Alter ist sie bisweilen auch auf eine Erschlaffung der die Augenlider bewegenden Muskeln zurückzuführen. Unangenehm am Entropium ist, dass die Wimpern auf der Hornhaut kratzen und so eine Hornhautentzündung (→ Hornhauterkrankungen) sowie kleine Geschwüre, d. h. Krater in der Hornhaut, erzeugen können.
Das Gegenteil des Entropiums, also die Umstülpung des Lids nach außen, nennt man → Ektropium.

Entschlackung → Blutreinigung.

Entspannung Zustand körperlicher und seelischer Gelöstheit im Gegensatz zu dem oft durch äußere Umstände bei der Bewältigung der Lebensaufgaben aufgezwungenen → Stress. Eine intensive Entspannung kann durch Lernen und Anwenden bestimmter Techniken, beispielsweise des → autogenen Trainings, erfolgreich herbeigeführt werden.

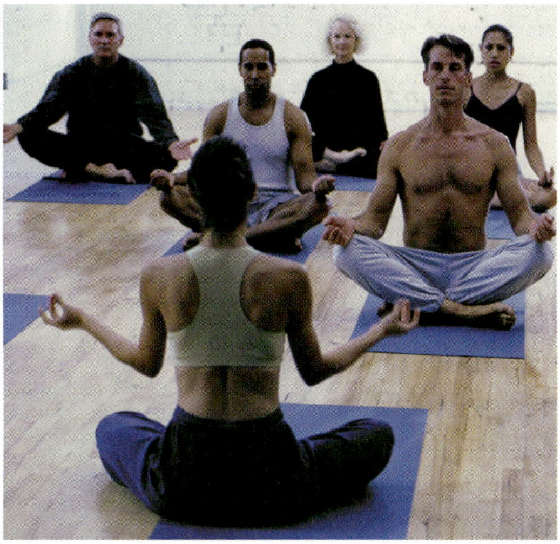

Entspannung kann beispielsweise durch bestimmte Yoga-Techniken erzielt werden.

Entwässerung Ausschwemmung von Wasser aus dem Körper mit Hilfe harntreibender Mittel, so genannter → Diuretika.

Entwicklungsstörungen Kinder mit minimalen Hirnfunktionsstörungen – solche Schäden treten etwa bei jedem 20. Kind auf – fallen sowohl in der Familie als auch in der Schule auf. Nicht selten werden die leistungsschwachen und verhaltensgestörten Schüler voreilig als dumm, faul oder frech abqualifiziert. Die schädigenden Einflüsse, die zu diesen Entwicklungsstörungen geführt haben, können während der Schwangerschaft, unter der Geburt und im frühen Kindesalter eingetreten sein.

Neben erblich bedingten Störungen – den → Erbkrankheiten im engeren Sinne – kommen folgende Ursachen in Betracht: Infektionen, Vergiftungen (auch durch Nikotin, Alkohol oder Rauschgift), hormonale Störungen, Mangel-, Fehl- oder Unterernährung, psychische Belastungen der Schwangeren, Blutgruppenunverträglichkeit und Gebärmutterblutungen in der Frühschwangerschaft. Während des Geburtsvorgangs sind Schädigungen infolge schwerer Geburt, durch Sauerstoffmangel (Nabelschnurumschlingung, Eindringen von Fruchtwasser in die Atemwege, Atemstillstand), Blutung in das Hirngewebe und Störungen der Rückenmarkflüssigkeit möglich. Im frühen Kindesalter ist an folgende Ursachen zu denken: Infektionen (Gehirnentzündung, Hirnhautentzündung), Schädel-Hirn-Verletzungen, degenerative Hirnprozesse und psychosoziale Belastungen.

Kinder mit Hirnschäden bzw. Hirnfunktionsstörungen zeigen häufig folgende Symptome: Neigung zu ständiger Unruhe, erhöhte Ablenkbarkeit, gestörte Konzentration, Tendenz zu → Affekten, stark ausgeprägte instinktgebundene Verhaltensweisen, hochgradige Eigenwilligkeit, erhöhte Wetterfühligkeit, häufige Wiederholungen bestimmter einförmiger Handlungen, Neigung zu Selbstbeschädigung, Tendenz zu seelischer Einengung auf sich selbst, stark ausgeprägtes rhythmisch-musikalisches Empfinden.

In der Schule fallen diese Kinder durch unruhiges Verhalten mit ruckartigen Bewegungen, unkontrollierbarem Grimassieren und einer »grässlichen« Handschrift auf und können den Unterricht erheblich stören. Die Intelligenz kann normal oder auch entwicklungsverzögert sein. Häufig treten nur Teilleistungsstörungen auf: gestörte Sprache, Störung der feinen und groben Bewegungsabläufe, Störungen der Empfindung der Raumlage und andere. Die häufigste Teilleistungsstörung ist die → Legasthenie (Lese- und Rechtschreibschwäche).

Die Behandlung muss vom Hausarzt in Zusammenarbeit mit einem Verhaltenstherapeuten eingeleitet werden. Es gilt, die Eltern aufzuklären, dass ihr auffälliges Kind unter einer Behinderung leidet und nicht bloß unruhig und widersetzlich ist. Die Eltern sollen lernen, den Verhaltensstörungen ihres Kindes richtig zu begegnen. Auch die Lehrer des Kindes sind einzuschalten. Gruppengymnastik, Sport und eine gezielte Beschäftigungstherapie können hier viel Positives leisten; unter Umständen müssen auch Medikamente verordnet werden. Falsches Verhalten von Eltern, Geschwistern, Schulkameraden und Lehrern kann dazu führen, dass sich das unsichere Kind vollkommen in sich selbst zurückzieht; es entwickelt Ängste, → Zwangsneurosen, Ich-Störungen, ja, bisweilen sogar schwere → Depressionen, die lebenslang fortwirken können. Solche gravierenden Auswirkungen der im Grunde nur geringfügigen Hirnfunktionsstörungen müssen unter allen Umständen vermieden werden.

Entziehungskur Behandlung von Süchtigen zur Entwöhnung von Drogen in einer Spezialklinik. Eine solche Kur kann nur erfolgreich sein, wenn der Betreffende ihr positiv gegenübersteht und in aktiver Mitarbeit bereit ist, die mit dem Absetzen von Drogen, Alkohol oder Medikamenten verbundenen körperlichen und seelischen Entzugserscheinungen durchzustehen und im Anschluss an die Kur – nicht selten unter radikaler Umstellung der Lebensgewohnheiten – dauerhaft auf die Sucht erzeugenden Substanzen zu verzichten.

Entzündung Die Entzündung ist ein höchst komplexer Prozess, dem eine örtlich begrenzte Abwehrreaktion des Körpers gegen Angriffe aller Art – lebende Krankheitserreger und deren Gifte, Fremdkörper und andere schädliche Einflüsse – zu Grunde liegt. Der menschliche Körper verfügt über ein umfangreiches Abwehrsystem (→ Immunsystem), bei dem die weißen Blutkörperchen (Leukozyten) – gewissermaßen die Polizei des Körpers – die entscheidende Rolle spielen. Sie sind in der Lage, eingedrungene Krankheitserreger unschädlich zu machen. Deshalb werden zu Beginn einer Entzündungsreaktion die Blutgefäße im betroffenen Gebiet erweitert, um so die Blutzufuhr zu erhöhen. Zudem verengen sich die ableitenden Venen und erzeugen eine Blutstauung, was bedeutend mehr weiße Blutkörperchen am Ort des Geschehens konzentriert. Arterien sind nun aber nicht dicht wie Gummischläuche, vielmehr können die weißen Blutkörperchen zusammen mit Blutflüssigkeit und darin vorhandenen → Antikörpern aus der Blutbahn in das umliegende Gewebe austreten – man nennt dies »Exsudation« oder »Ausschwitzung« – und eingedrungene Kleinstlebewesen unschädlich machen. Überdies bildet der Körper nach und nach um das betroffene Gebiet – gleichsam zur Abgrenzung – einen massiven Wall aus Bindegewebszellen.

5 Symptome kennzeichnen den Entzündungsvorgang: Rötung, Erwärmung, Schwellung, Schmerzhaftigkeit und eingeschränkte Funktion. Die Rötung kommt durch eine örtliche Erweiterung der Blutgefäße zu Stande, wobei der lebhaftere Blutzustrom zu der erkrankten Stelle diese zugleich auch wärmer erscheinen lässt. Die Schwellung wird durch den Austritt weißer Blutkörperchen (Leukozyten) aus den Blutgefäßen und durch eine Ansammlung von Gewebsflüssigkeit hervorgerufen. Der Druck dieser Ansammlung auf die feinen Nervenenden bedingt die Schmerzhaftigkeit. Schwellung und Schmerzhaftigkeit zusammen verursachen die Funktionseinschränkung, zum Beispiel die Herabsetzung der Beweglichkeit eines entzündeten Gelenks.

Klingt die Entzündung schnell wieder ab, so bilden sich diese Erscheinungen bald wieder zurück. Erfordert die Abwehr eingedrungener Mikroorganismen jedoch eine stärkere Ansammlung weißer Blutkörperchen, die dann im Kampf gegen die Entzündungserreger zu Eiterkörperchen werden, so entsteht inmitten des Entzündungsherdes eine »eitrige Einschmelzung«, die oft zur deutlich umschriebenen Eiteransammlung im Gewebe, zum ***Abszess***, wird. Breitet sich die Eiterbildung, gleichmäßig im Zellgewebe weiterkriechend, zunächst ohne sichtbare Begrenzung aus, so spricht man von einer ***Phlegmone***. Ergießt sich der Eiter in eine vorhandene Körperhöhle, beispielsweise in die Kieferhöhle oder die Gallenblase, so hat man es mit einem ***Empyem*** zu tun.

Ob man eine Entzündung mit Wärme oder Kälte behandeln soll, hängt davon ab, in welchem Stadium sie sich befindet und was man mit der Behandlung erreichen möchte. Kommt es darauf an, die akuten Entzündungserscheinungen – Rötung, Schwellung, Schmerzhaftigkeit – möglichst rasch wieder zum Abklingen zu bringen, ist die Anwendung von Kälte angezeigt. Stellt sich aber bei näherem Untersuchen heraus, dass es im Bereich der Entzündung bereits zu den ersten Anzeichen einer Eiterbildung gekommen ist, so kann man nicht mehr erwarten, diese Vorgänge spurlos zum Rückgang bringen zu können. Man wird deshalb besser daran tun, die Eiterbildung – in der Hoffnung, dass sie sich dann auf den kleinen Bezirk ihres ersten Auftretens beschränkt – zu fördern. Dazu dient die Anwendung von Wärme. Bei der Behandlung infektionsbedingter Entzündungen steht heute die → Chemotherapie an erster Stelle; sie wird zweckmäßigerweise durch Mittel unterstützt, die die allgemeinen oder örtlichen entzündlichen Reaktionen aktiv dämpfen, ohne deswegen die natürlichen Abwehrkräfte zu lähmen.

Enuresis medizinische Fachbezeichnung für das → Bettnässen.

enzephal- Bestandteil medizinischer Fachausdrücke mit der Bedeutung »Gehirn«.

Enzephalitis → Gehirnentzündung.

Enzephalografie Sammelbegriff für verschiedene Methoden zur Messung der Hirntätigkeit. Das bekannteste Verfahren ist die Aufzeichnung der Hirnströme in einem → Elektroenzephalogramm (EEG).

Enzephalomalazie → Gehirnerweichung.

Enzephalon medizinische Fachbezeichnung für das → Gehirn.

Enzymdiagnostik Nachweis von Organ- oder Gewebeschädigungen und damit Erkennung von Krankheiten durch Bestimmung der Aktivität spezieller → Enzyme in biologischen Proben. Neben der Enzymopathologie, der Lehre von den Enzymmangelkrankheiten, leistet die Enzymdiagnostik auch bei Erkrankungen, die nicht auf einem Enzymdefekt beruhen, Vorzügliches. Die Diagnostik mit Hilfe enzymatischer Methoden wird vor allem beim Herzinfarkt, bei Leberkrankheiten und bei Krebs angewandt.

Enzyme (Fermente) vom Organismus selbst erzeugte Eiweißkörper, die als Katalysatoren wirken und chemische Umsetzungen zwischen verschiedenen Stoffen beschleunigen oder überhaupt erst ermöglichen, ohne dabei selbst verbraucht zu werden. Da alle Lebensvorgänge letzten Endes auf chemischen Prozessen in den einzelnen Zellen beruhen, kann man ohne Übertreibung behaupten: Leben ist das geregelte Zusammenwirken aller Vorgänge, die von Enzymen in Gang gesetzt werden. Krankheit ist dann sinngemäß die Störung des harmonischen Zusammenwirkens der Enzyme.

Die Zahl der Enzyme ist noch unübersehbar. Jede Zelle hat eine ihren Aufgaben gemäße Enzymausstattung, wobei sich die Wirksamkeit eines jeden Enzyms nur auf eine ganz bestimmte stoffliche Reaktion beschränkt.

Für klinische Zwecke werden die Enzyme in 3 Gruppen eingeteilt:

1. Enzyme, die aus Drüsen – in erster Linie aus der Bauchspeicheldrüse – in den Verdauungskanal abgesondert werden und die mithelfen, Nährstoffe in ihre Bestandteile zu zerlegen;

2. Enzyme, die direkt in die Blutbahn abgegeben werden und hier vorwiegend an der Blutgerinnung beteiligt sind;

3. Enzyme, die den Stoffumsatz in den Zellen bewirken.

Den Wissenschaftlern ist es gelungen, eine Reihe angeborener Stoffwechselstörungen als Enzymdefekte (Enzymopathien) zu entlarven. So ist z. B. die Unverträglichkeit von Muttermilch (→ Galaktosämie) auf einen Enzymdefekt zurückzuführen und nicht auf eine Allergie. Von den angeborenen Störungen des Eiweißstoffwechsels ist die zum Schwachsinn führende → Phenylketonurie am bekanntesten. Im mühevollen Kampf gegen derartige Enzymmangelkrankheiten bieten Frühdiagnose und Diätbehandlung vorerst die einzigen Heilungschancen.

Enzymtherapie Die Enzymtherapie ist zwar als Ersatzbehandlung von Verdauungsstörungen bei Fehlern der Magen-, Gallen- und Pankreassekretion schon lange üblich, aber bis heute in ihrer Wirkung fraglich und daher umstritten. Hierzu gehört beispielsweise die örtliche Behandlung schlecht heilender Wunden und Fisteln mit Eiweiß spaltenden Enzymen. Mit dem Enzym Hyaluronidase lässt sich die Durchlässigkeit des Bindegewebes steigern, was z. B. bei zähen Gelenkergüssen sowie zur Beschleunigung der Aufsaugung von Infusionen und Injektionen von Vorteil sein kann. Den jüngsten Zweig der Enzymtherapie bilden die Bemühungen, einzelne Enzyme – durch so genannte Enzymblocker – gezielt und steuerbar zu hemmen.

Ependymom Geschwulst aus der die Hirnhöhlen und den Zentralkanal des Rückenmarks auskleidenden Zellschicht (Ependym); → Gehirngeschwülste.

Epheliden → Sommersprossen.

epi- Bestandteil medizinischer Fachausdrücke mit der Bedeutung »auf, darauf, darüber«.

Epidemie Das Wort »Epidemie« bedeutet, wörtlich übersetzt, »einen durch das ganze Volk verbreiteten Vorgang«. Heutzutage bezeichnet man mit diesem Ausdruck die Erscheinung, dass eine Infektionskrankheit, beispielsweise die Grippe, plötzlich viele Menschen eines Ortes befällt und sich von hier aus rasch über weite Strecken des Landes ausbreitet. Charakteristisch für eine Epidemie ist also, dass sie »wandert«. Bleibt eine Infektionskrankheit dagegen auf einen verhältnismäßig kleinen Raum begrenzt, befällt hier aber immer mehr Menschen, so dass die Bevölkerung dieses Raumes sozusagen ständig durchseucht ist, so spricht man von einer ***Endemie***. Breitet sich eine Epidemie über weite Länderstrecken, etwa über große Gebiete eines ganzen Erdteils, aus, so nennt man diesen Vorgang ***Pandemie***.

Jede Epidemie hat erfahrungsgemäß ihren besonderen »Charakter«: So löst beispielsweise nicht jede Grippeepidemie bei den betroffenen Menschen die gleichen Krankheitserscheinungen aus. Haben z. B. während einer Epidemie die meisten der Erkrankten besonders heftig unter Muskelschmerzen zu leiden, so kann es sein, dass während einer anderen Grippeepidemie, die ein paar Jahre später über das Land zieht, als Komplikation gehäuft eine Lungenentzündung auftritt usw. Es ist nicht immer genau zu erklären, welche Umstände zu einer »Charakteränderung« einer Epidemie führen. Prinzipiell aber wird wohl ihre Ausprägung durch die Eigentümlichkeiten einerseits der Erreger, andererseits der befallenen Menschen bestimmt. So ist es verständlich, dass z. B. eine Epidemie oft dann einen »bösartigen« Charakter zeigt, wenn etwa die Menschen, die von den Krankheitserregern befallen werden, durch Hunger und Sorgen, wie sie in Notzeiten herrschen, in ihrer Abwehrkraft geschwächt sind. Einen verhältnismäßig leichten Verlauf kann dagegen eine Epidemie nehmen, wenn die gleiche Infektion schon in vorhergehenden Jahren zahlreiche Menschen eines Landes befallen hatte, was darauf zurückzuführen ist, dass nun schon bei vielen Angehörigen dieser Bevölkerung Abwehrkräfte gegen die Krankheitserreger vorhanden sind. Abgesehen von derartigen Eigentümlichkeiten bei den von einer Epidemie heimgesuchten Menschen können auch die Erreger einer Infektionskrankheit ihre Eigentümlichkeiten – ihre Angriffskraft, ihre Widerstandsfähigkeit usw. – ändern, so dass auch dadurch eine Epidemie einen anderen Charakter aufweisen kann als eine andere.

Epidermis Oberhaut; gefäßlose äußerste Schicht der → Haut.

Epididymitis → Nebenhodenentzündung.

Epiglottis Kehldeckel; → Kehlkopf.

Epikondylus Knochenfortsatz an einem Gelenkkopf.

Epikrise zusammenfassender kritischer Bericht über den Verlauf einer Erkrankung nach Abschluss der Klinikbehandlung einschließlich Angabe und Erörterung der Diagnosestellung.

Epikutantest Allergietestverfahren, mit dem Kontaktallergien nachgewiesen werden können. Auf den Rücken des Patienten werden Pflaster aufgeklebt, die mit verschiedenen Kontaktallergenen beschichtet sind. Anschließend wartet man ab, ob Hautreaktionen eine → Allergie gegen eine der aufgebrachten Substanzen anzeigen.

Epilepsie Unter Epilepsie – der Begriff stammt aus dem Griechischen und bedeutet »Fallsucht« – fasst man alle Krankheiten zusammen, bei denen es zu gehirnbedingten, anfallartigen Krämpfen oder Zuständen mit vorübergehendem Bewusstseinsverlust kommt. Im engeren Sinn spricht man jedoch nur dann von einer »echten« Epilepsie, wenn diese Anfälle ohne erkennbare Ursache, d. h. vollkommen überraschend auftreten. Sie sind Ausdruck einer elektrischen Entladung des Gehirns. Ein einziger Anfall macht aber noch keine Epilepsie aus. Von dieser darf man erst sprechen, wenn sich derartige Anfälle ohne erkennbare Anlässe oder unter besonderen Belastungen – Alkoholrausch, Hitzestauung, Über-

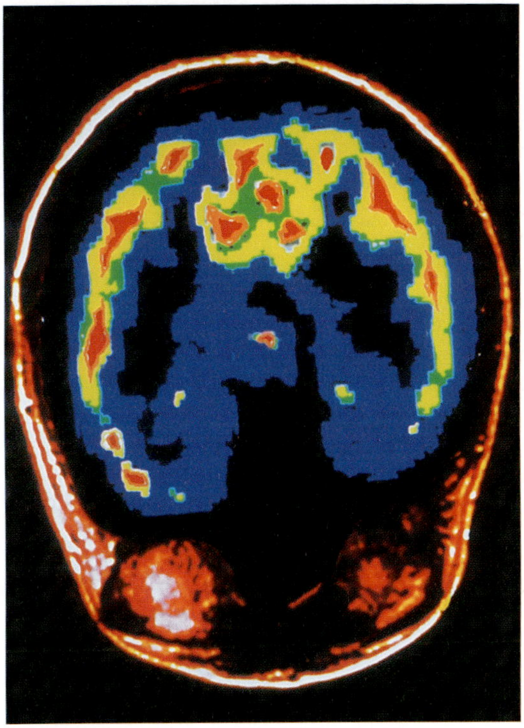

Epilepsie Die Kernspintomografie zeigt charakteristische Veränderungen im Gehirn.

müdung – in mehr oder minder großen Abständen wiederholen. Zwischen den Anfällen, die meist nur kurze Zeit dauern, erscheinen die meisten Kranken vollkommen unauffällig. Bei etwa 7 Prozent aller Anfallskranken besteht eine familiäre Häufung, dennoch ist die Epilepsie keinesfalls eine Erbkrankheit. Entgegen einer häufig geäußerten Ansicht hat das Leiden auch nichts mit Geisteskrankheiten oder Geistesschwäche zu tun. Eine Abnahme der geistigen Leistungsfähigkeit kann allenfalls dann eintreten, wenn die Kranken viele Jahre lang eine größere Anzahl epileptischer Anfälle hatten. Durch jeden Anfall werden nämlich Hirnzellen in Mitleidenschaft gezogen, so dass es mit der Zeit zu ausgedehnten Hirnzellschäden kommen kann. Auch sind Anfallskranke nicht von Haus aus schwierige Menschen; sie können allerdings von einer unverständigen Umgebung dazu gemacht werden.

Man unterscheidet 2 Arten epileptischer Anfälle:

Beim großen Krampfanfall (***Grand mal***) stürzt der Kranke plötzlich bewusstlos zu Boden, wird steif und zuckt mit Armen und Beinen; die geöffneten Augen blicken starr; die Lippen sind bläulich verfärbt; aus dem Mund tropft Speichel. Nicht selten beißt sich der Betroffene in die Zunge und entleert unkontrolliert die Blase. Nach dem Anfall schläft er ruhig. Manche Kranke empfinden vor dem Anfall merkwürdige Vorzeichen – Licht-, Geräusch- oder Geruchswahrnehmungen –, die man zusammengefasst als ***Aura*** bezeichnet. Daneben gibt es verschiedene Ausprägungsformen kleiner Anfälle (***Petit mal***): blitzartiges, kurzes Ein- und Vorwärtsbeugen von Kopf, Rumpf und Nacken im frühkindlichen Alter; anfallsweise kurze Abwesenheit (Absence); Zuckungen in Schultern und Armen; Dämmerattacken mit unverständlichem Verhalten (Schnüffelbewegungen usw.). Nicht selten verliert der Betroffene mitten in einer Tätigkeit plötzlich für wenige Sekunden das Bewusstsein, unterbricht zum Beispiel einen Satz oder lässt einen Gegenstand fallen und starrt einen Moment ausdruckslos vor sich hin. Anschließend fährt er – so als sei nichts geschehen – mit seiner Beschäftigung dort fort, wo er vorher aufgehört hat.

Folgendes Verhalten wird bei einem epileptischen Anfall empfohlen: Ruhe bewahren und den Kranken unbesorgt liegen lassen. Die Zuckungen sollen nicht durch Festhalten unterdrückt werden. Ebenso ist es verkehrt, harte Gegenstände zwischen die Zähne zu schieben. Dadurch kann man erheblichen Schaden anrichten, wohingegen der Zungenbiss harmlos ist und rasch verheilt. Sinnvoll ist es, dem Kranken eine weiche Unterlage unter den Kopf zu schieben. Nach dem Anfall darf der Betroffene nicht allein gelassen werden, bis er wieder bei vollem Bewusstsein ist. Meist erübrigt es sich, einen Arzt zu rufen, da der Anfall schneller vorüber ist, als der Arzt zur Stelle sein kann. Nur wenn ein Anfall länger als eine halbe Stunde dauert, ist ein Arzt hinzuzuziehen. Bei kleinen Anfällen gilt es vor allem aufzupassen, dass die verwirrten Kranken nicht davonlaufen.

Die Epilepsie kann heute mit Tabletten (Antikonvulsiva) erfolgreich behandelt, jedoch nicht vollständig geheilt werden. Je früher die Therapie einsetzt, desto besser sind die Resultate. Wichtig ist, dass der Epileptiker die Tabletten in der vom Arzt angegebenen Menge regelmäßig einnimmt und auch nach längerer Anfallfreiheit nicht damit aufhört. Die Behandlung erstreckt sich meist über einige Jahre. In vielen Fällen ist auch ein völliger Verzicht auf Alkohol geboten. Daneben ist ausreichender und regelmäßiger Schlaf von großer Bedeutung.

Epileptiker sollten auf jeden Fall ihre Ehepartner über die Natur des Leidens aufklären. Die Gefahr, dass eines der Kinder die Krankheit bekommen wird, ist etwa sechsmal größer als bei Kindern gesunder Eltern. Der Kranke darf Sport treiben, muss aber Überanstrengungen und besondere Risiken vermeiden. Hingegen ist einem Epileptiker grundsätzlich das Führen von Kraftfahrzeugen untersagt. Erst wenn der Kranke unter der Behandlung mindestens 2 Jahre anfallsfrei gewesen ist und auch nach Auswertung des EEGs nicht mit weiteren Anfällen zu rechnen ist, kann die Erteilung eines Führerscheins befürwortet werden. Bei der Berufswahl kommen Tätigkeiten mit Schwindel- und Absturzgefahr, Arbeiten in Nachtschichten und solche, die das Führen von Kraftfahrzeugen erfordern, nicht in Betracht.

Epinephrin → Adrenalin.

Epiphyse **1.** äußeres Ende eines Röhrenknochens, das mit dem übrigen Knochen durch die knorpelige Epiphysenfuge verbunden ist. Hier findet das Längenwachstum des Knochens statt.

2. medizinische Fachbezeichnung für die → Zirbeldrüse.

Episiotomie → Dammschnitt.

Epispadie angeborene Harnröhrenfehlbildung, bei der die männliche Harnröhre nicht an der Spitze der Eichel mündet, sondern in einer Rinne auf der Oberseite des Penis.

Epistaxis → Nasenbluten.

Epithel aus einer oder mehreren Schichten bestehender Zellverband, der Körper- bzw. Organoberflächen bedeckt und Hohlorgane auskleidet. Je nach der durch die spezielle Anforderung bedingten Form der einzelnen Zellen unterscheidet man Plattenepithel, kubisches Epithel und Zylinderepithel. Eine Sonderform stellt das mit feinen Härchen besetzte Flimmerepithel der Atmungsorgane dar.

Epithelkörperchen → Nebenschilddrüsen.

EPO Abkürzung für → **E**rythro**po**etin.

Erbgrind → Favus.

Erbkrankheiten familiär gehäuft auftretende Krankheiten, bei deren Entstehung erbliche Anlagen die entscheidende Rolle spielen: z. B. → Bluterkrankheit, → Down-Syndrom, angeborene Stoffwechselstörungen. Heute kann man mit Hilfe der Fruchtwasserpunktion (→ Amniozentese) die Diagnose von Erbkrankheiten bereits beim Ungeborenen stellen. Das Fruchtwasser enthält nämlich stets Zellen, die sich vom Fetus abgelöst haben und die auf Fehler hinsichtlich der Erbinformation untersucht werden können.

Erblehre → Genetik.

Erblindung → Blindheit.

Erbrechen (Emesis, Vomitus) Die rückläufige Entleerung des Mageninhaltes durch Speiseröhre, Rachen und Mund ist das Ergebnis eines Reflexes, der vom Brechzentrum im Gehirn gesteuert wird. Erbrechen ist keine eigenständige Krankheit, sondern ein Symptom, das bei derart vielen Krankheiten vorkommt, dass es allein für die Stellung der exakten Diagnose nicht ausreicht. Viele Erkrankungen – vor allem Infektionskrankheiten und die meisten Magen-Darm-Störungen – beginnen mit Erbrechen. Zeitpunkt, Häufigkeit und nähere Umstände sowie die Beschaffenheit des Erbrochenen können wichtige Hinweise geben. So kommt morgendliches Erbrechen vor dem Frühstück vor allem bei werdenden Müttern in den ersten Schwangerschaftsmonaten sowie bei chronischen Alkoholikern vor. Nach der Ursache kann man das Erbrechen in folgende Gruppen einteilen:

1. Erbrechen bei Krankheiten der Verdauungsorgane (Magen, Darm, Leber, Gallenwege, Bauchspeicheldrüse)

2. Erbrechen bei Verletzungen und Erkrankungen des Gehirns sowie Vergiftungen

3. Erbrechen infolge Reizung des Gleichgewichtsorgans im Innenohr (z. B. bei der → Reisekrankheit)

4. Schwangerschaftserbrechen (→ Schwangerschaft, Erbrechen)

5. psychisch bedingtes Erbrechen, z. B. bei starker Erregung oder heftigem Ekel.

Häufige Begleitsymptome des Erbrechens sind Übelkeit, Speichelfluss, Blässe, Schweißausbruch und schneller Puls. Bei → Bluterbrechen – im Zusammenhang mit Magen- oder Zwölffingerdarmgeschwüren, Magenkrebs, Speiseröhrenkrampfadern und Vergiftungen – sowie → Koterbrechen ist eine sofortige Krankenhauseinweisung erforderlich.

Erbrechen bei Kindern → Kinder, Erbrechen.

Erektion Anschwellung, Vergrößerung und Sich-Aufrichten von Penis (→ Geschlechtsorgane, männliche), Klitoris (→ Geschlechtsorgane, weibliche) oder Brustwarzen bei geschlechtlicher Erregung durch Blutstauung in den → Schwellkörpern. Das Steifwerden des männlichen Gliedes (→ Potenz) ist eine Voraussetzung für den Vollzug des Geschlechtsverkehrs.

Erfahrungsheilkunde medizinische Richtung innerhalb der Naturheilkunde, die besonders jene diagnostischen und therapeutischen Methoden pflegt, die auf Erfahrung und volkstümlichen Erkenntnissen beruhen. Besonderer Wert wird dabei auf die Beeinflussung der Selbstheilungskräfte des Organismus gelegt.

Erfrierung Zu den Kälteschäden durch Wärmeentzug infolge niedriger Temperaturen gehören die allgemeine Auskühlung des ganzen Körpers, die man als → Unterkühlung bezeichnet, und die örtlich begrenzten Erfrierungen. Begünstigt werden derartige Kälteschäden, deren häufigste Ursachen Lawinenunfälle, Stürze in Gletscherspalten oder in eisi-

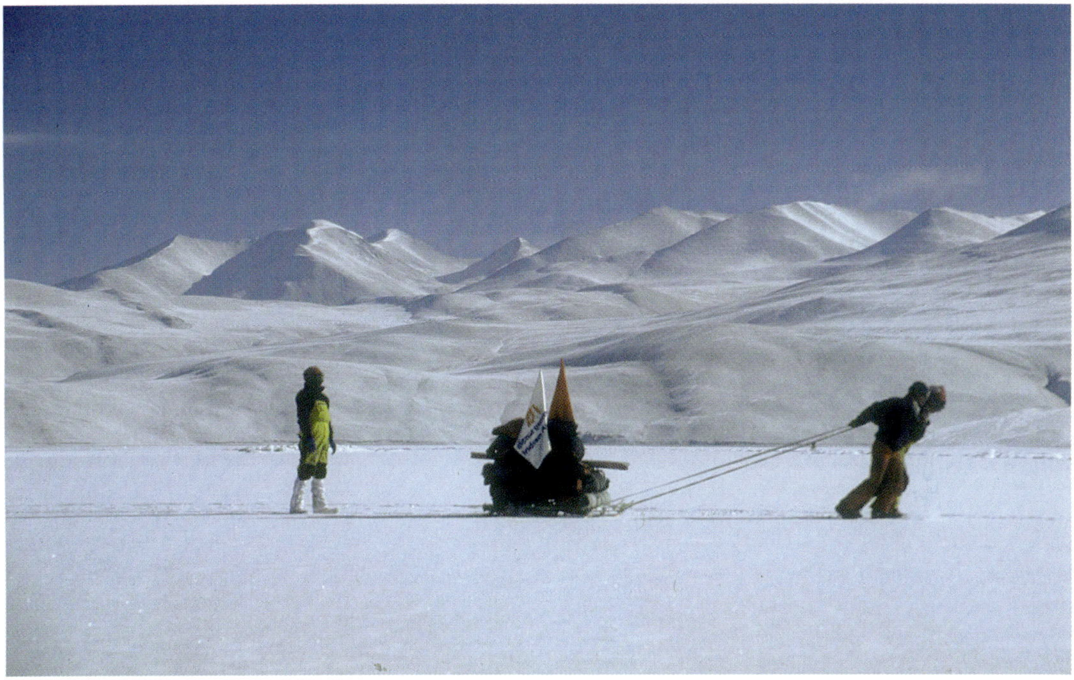

Erfrierung Bei Expeditionen in Extremregionen – wie hier auf der Changtang-Hochebene – können die Temperaturen auf −50 °C sinken. Ohne entsprechende Schutzkleidung drohen schwerste Erfrierungen.

ges Wasser sind, durch Nässe, Wind, Bewegungslosigkeit, zu enge Bekleidungsstücke, Blutverlust und Schlaf, aber auch durch Alkohol- oder Nikotingenuss. Erfrierungen entstehen vorwiegend an den Gliedmaßenenden (Zehen und Finger) und an ungeschützten Körperstellen wie Nase, Ohren und Kinn. Bei den meisten Erfrierungen ist die Haut zuerst weiß, kalt und prickelt, später wird sie taub und gefühllos. Die erfrorenen Gliedmaßen sind steif.

Die Erfrierungen unterteilt man in 4 Grade, die jedoch erst nach dem Wiedererwärmen festzustellen sind:

1. Grad: Rötung und Schwellung der Haut, starke Schmerzen;

2. Grad: blaurote Haut, Blasenbildung, heftige Schmerzen;

3. Grad: Schwarz- oder Blaufärbung durch beginnenden Gewebstod;

4. Grad: langsame Totalvereisung mit vollständigem Gewebstod.

Folgende Erste-Hilfe-Maßnahmen sind zu ergreifen: bei örtlichen Erfrierungen, die weniger als 3 Stunden zurückliegen, rasches Aufwärmen des ganzen Körpers (kräftige Bewegungsübungen, heißes Bad, warme Decken, Wärmflaschen). Dagegen sind schon länger bestehende örtliche Erfrierungen kalt zu halten (kalte Umschläge oder Ventilator); sie dürfen erst nach vorsichtiger Erwärmung des Körpers langsam auf normale Temperatur gebracht werden. Hierbei wird ein heißer Umschlag millimeterweise gegen das Gliedmaßenende vorgeschoben.

Verboten sind dagegen: das Reiben mit Schnee, zu rasches Anwärmen bei Erfrierungen, die mehr als 3 Stunden zurückliegen, Rauchen und Laufen mit erfrorenen Füßen.

Ergometrie Messung der körperlichen Leistung und der sich dabei verändernden Funktionen wie Pulszahl, Blutdruck, Atmung usw. mittels mechanisch oder elektronisch gebremster Geräte, so genannter Ergometer. Die Leistung des Körpers wird dabei physikalisch exakt in Watt gemessen. Die Ergometrie, bei der in erster Linie die Leistungsbreite von Herz und Kreislauf bestimmt wird, dient vor allem der Diagnose und Prognose der → koronaren Herzkrankheit.

Ergotherapie → Beschäftigungstherapie.

Erhaltungsdosis Menge eines Arzneimittels, die täglich neu zugeführt werden muss, um die Wirksamkeit aufrechtzuerhalten.

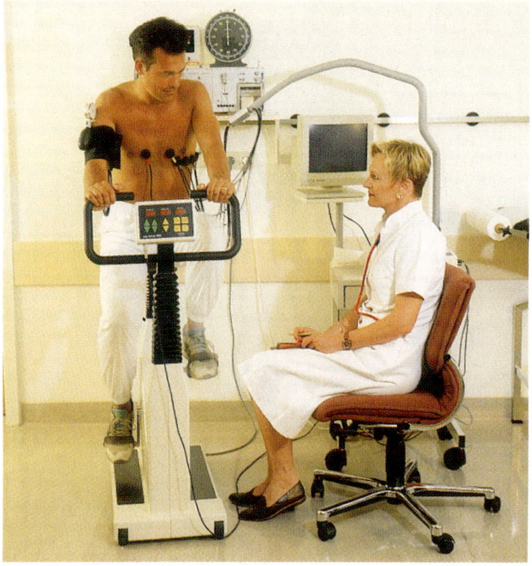

Ergometrie In verschiedenen Belastungsstufen wird mit angeschlossenem Elektrokardiogramm die Leistungsfähigkeit des Herz-Kreislauf-Systems geprüft.

Erholung Beseitigung von Ermüdungserscheinungen, Rückgewinnung verbrauchter körperlicher und/oder seelischer Kräfte; aber auch Wiederherstellung der normalen Leistungsfähigkeit des ganzen Organismus oder einzelner Organe nach einer vorangegangenen, rückbildungsfähigen Schädigung. Je nach Ursache sind der Erholung dienlich: Schlaf, Ruhe, Umgebungs- und Klimawechsel, Ausgleichstätigkeit, Gymnastik und Sport, Massage, Wasseranwendungen und sonstige Maßnahmen auf dem Gebiet der → physikalischen Therapie.

Erinnerungslücke → Amnesie.

Erkältung (grippaler Infekt) Obwohl die Erkältungskrankheiten die größte Krankheitsgruppe überhaupt darstellen, sind sie nach wie vor die Stiefkinder der modernen Medizin. Im Grunde ist der Begriff »Erkältung« eine ungenaue Sammelbezeichnung für infektiöse – meist virusbedingte – banale entzündliche Erkrankungen der oberen Luftwege, für die früher eine Abkühlung als alleinige krankheitsauslösende Ursache angenommen wurde. Mehr als 90 Prozent der akuten Infekte der Atemwege werden durch Viren verursacht, und man kennt mehr als 130 verschiedene Viren, die hier als Krankheitserreger in Betracht kommen. Allerdings lösen die fast allgegenwärtigen Viren in der Regel erst nach einer allgemeinen oder örtlich begrenzten Auskühlung eine Erkrankung aus, was darauf zurückzuführen ist, dass Kälte nachgewiesenermaßen – vor allem durch Herabsetzung der Schleimhautdurchblutung – die Abwehrkräfte des Organismus verringert. Hierin liegt auch der Grund dafür, dass sich die meisten Erkältungskrankheiten an den Schleimhäuten der Atmungsorgane und der Harnwege abspielen, Schleimhäuten also, die der Kälteeinwirkung am meisten ausgesetzt sind.

Die gewöhnliche Erkältung verläuft in Form einer akuten Entzündung der oberen Luftwege, die in der Regel nach einigen Tagen auch ohne Behandlung wieder abheilt. Charakteristisch ist der plötzliche Krankheitsbeginn mit Niesen, Schnupfen, Kratzen im Hals, Husten, Kopfschmerzen, allgemeiner Abgeschlagenheit und Gliederschmerzen. Während bei Erwachsenen Fieber eher selten auftritt, steigt die Körpertemperatur bei Säuglingen und Kindern gewöhnlich auf 38–39 °C. Aus der Tatsache, dass Geruch und Geschmack stark beeinträchtigt sind, resultiert im Allgemeinen eine ausgeprägte Appetitlosigkeit. Wenn keine Komplikationen hinzutreten, klingen die Beschwerden nach 4–10 Tagen ab. Die Erkrankung kann aber auch auf Nasennebenhöhlen, Mittelohr, Mandeln oder Bronchien übergreifen, dann entsprechend lange andauern und heftige Beschwerden verursachen.

Genauso wie eine gewöhnliche Erkältung können jedoch auch ernste Infektionskrankheiten – beispielsweise Masern, Keuchhusten und Diphtherie – beginnen. Schwierig ist vor allem die Abgrenzung gegen die echte → Grippe (Influenza), die durch besondere Virustypen verursacht wird und meist ein schweres Krankheitsgefühl erzeugt. Im Vergleich zur banalen Erkältung ist bei der Grippe das Fieber höher, die Kopfschmerzen sind stärker, und die Prognose ist, besonders bei älteren Personen und Herz-Kreislauf-Kranken, erheblich ungünstiger.

Die Behandlung richtet sich nach den vorherrschenden Beschwerden (Schnupfen, Husten usw.). Bei Fieber ist Bettruhe geboten, wobei für die Beurteilung des Kranken nicht die Höhe seines Fiebers, sondern der Allgemeinzustand ausschlaggebend ist. Bestehen schweres Krankheitsgefühl oder alarmierende Symptome wie Atemnot oder Ohnmachtsanfälle, ist eine ärztliche Untersuchung unbedingt erforderlich. Ebenso ist der Arzt zu rufen, wenn das Fieber trotz Bettruhe nach 2–3 Tagen nicht zu sinken beginnt. Auch bei Kindern ist es wichtiger, »auf das Kind als auf das Thermometer zu schauen«. Wenn ein Kind mit 39 °C vergnügt in seinem Bettchen spielt, ist sicherlich keine Gefahr im Verzug.

Im Großen und Ganzen sind bei einer einfachen Erkältung folgende Maßnahmen empfehlenswert: reichliche Flüssigkeitszufuhr; bei Frösteln oder Frieren zu Beginn der Erkrankung ein warmes Vollbad oder wenigstens ein heißes Fußbad, dann in einem vorgewärmten Bett heißen Tee trinken; danach stellt sich bald ein befreiendes Schwitzen ein. Da das Schwitzen mit Salzverlust verbunden ist, muss für Salzersatz – beispielsweise durch Fleischbrühe – gesorgt werden. Bei anhaltendem Fieber bringen stündlich erneuerte feuchtkalte Wadenwickel um beide Unterschenkel Erleichterung. Zudem gibt es gegen Erkältungskrankheiten zahlreiche rezeptfreie Arzneimittel, die in erster Linie schmerzstillend und Fieber senkend wirken. Bringen diese Maßnahmen nach einigen Tagen keine entsprechende Linderung, ist unbedingt ärztlicher Rat einzuholen.

Ermüdung (Müdigkeit) Störung des Organismus oder einzelner Organe als Folge der Anhäufung von Zerfallsprodukten, die bei intensiver Tätigkeit entstehen, bzw. als Ausdruck einer unzureichenden Durchblutung des Gehirns oder anderer Organe. Die Ermüdung äußert sich vor allem in einer Herabsetzung der Funktionsfähigkeit und des Leistungsvermögens des Organismus und ist normalerweise durch Schlaf und Ausruhen behebbar. Doch auch ohne besondere Tätigkeit stellt sich nach sehr langem Wachsein automatisch eine zunehmende Ermüdung ein, die bisweilen sogar mit Schwäche, Schwindel oder Ohnmachtsgefühl verbunden ist. Wie schnell und intensiv die Ermüdung eintritt, hängt erheblich vom allgemeinen Gesundheitszustand des Menschen ab. Rasche Ermüdbarkeit ist deshalb nicht selten das erste Anzeichen einer Erkrankung. Findet man keine hinreichende Erklärung, soll unbedingt eine gründliche ärztliche Untersuchung durchgeführt werden. So kann die ständige Müdigkeit Begleiterscheinung einer Blutarmut (→ Anämie), der → Zuckerkrankheit, eines Bluthochdrucks (→ Hypertonie) oder einer → vegetativen Dystonie sein. Aber auch psychische Ursachen, vor allem eine ernst zu nehmende → Depression, können sich durch ständige Müdigkeit ankündigen.

Die allgemein sehr beliebten Kräftigungsmittel (Tonika) sollten nur vorübergehend bei Leistungsschwäche in Zeiten erhöhter Beanspruchung oder in der Rekonvaleszenz nach schwächenden Krankheiten eingenommen werden. Hand in Hand damit müssen Maßnahmen zur Abhärtung und Leistungssteigerung auf natürlichem Weg (Wasseranwendungen, Gymnastik, Sport, Atemübungen, Wanderungen usw.) gehen. Wichtig ist vor allem ein ausgeglichenes Verhältnis zwischen konzentrierter Tätigkeit und mit entspannender Beschäftigung angefüllten Mußestunden.

Bei einer hartnäckigen, über viele Monate anhaltenden Müdigkeit spricht man von → chronischem Müdigkeitssyndrom.

Ernährung Eine regelmäßige und ausreichende Aufnahme von Nährstoffen ist für die Erhaltung des Lebens und der Gesundheit unabdingbar notwendig. Richtige Ernährung fördert die Gesundheit, fehlerhafte Nahrungsaufnahme macht auf Dauer krank.

Bei der Fehlernährung unterscheidet man grundsätzlich 3 Formen:

1. Überernährung durch zu große Nahrungsmenge
2. Unterernährung durch zu kleine Nahrungsmenge
3. Mangelernährung durch fehlerhafte Zusammensetzung der Nahrung.

Die einzelnen Nahrungsmittel unterscheiden sich vor allem durch den Gehalt an den Grundnährstoffen Kohlenhydrate, Eiweiß und Fett, die sich bis zu einem gewissen Grad gegenseitig vertreten können.

Die ***Kohlenhydrate*** bilden die Hauptmasse unserer Nahrung und sind unser wichtigster Energielieferant. Die tägliche Zufuhr – sie muss sich natürlich nach der Arbeitsleistung richten – soll 250–400 Gramm betragen. Die wichtigsten Kohlenhydratträger sind Kartoffeln, Brot, Teigwaren, Reis,

Häufigkeit von Unverträglichkeit bestimmter Lebensmittel und Zubereitungsformen bei Patienten, aber auch bei Gesunden

Lebensmittel	Unverträglichkeit in %
Hülsenfrüchte	30,1
Gurkensalat	28,6
frittierte Speisen	22,4
Weißkohl	20,2
kohlensäurehaltige Getränke	20,1
Grünkohl	18,1
fette Speisen	17,2
Paprikagemüse	16,8
Sauerkraut, Rotkraut	15,8
süße und fette Backwaren	15,8
Zwiebeln	15,8
Wirsing	15,6
Pommes frites	15,3
hart gekochte Eier	14,7
frisches Brot	13,6
Bohnenkaffee	12,5
Kohlsalat	12,1
Majonäse	11,8
Kartoffelsalat	11,4
Geräuchertes	10,7

ZEHN REGELN FÜR EINE VERNÜNFTIGE ERNÄHRUNG

(Herausgeber: Deutsche Gesellschaft für Ernährung e.V.)

Regel 1: Abwechslung in der Wahl der Lebensmittel

Der Mensch braucht Nährstoffe – Eiweiß, Fett, Kohlenhydrate, Vitamine, Mineralstoffe und Wasser, um gesund und leistungsfähig zu bleiben. Diese Nährstoffe werden von den Lebensmitteln in jeweils unterschiedlicher Menge und Zusammensetzung geliefert. Leider gibt es aber kein einziges Lebensmittel, in dem alle Nährstoffe entsprechend dem Bedarf enthalten wären. Eine ausreichende Versorgung ist daher nur dann sichergestellt, wenn vielseitig und abwechslungsreich gegessen wird. Jede Einseitigkeit schadet auf die Dauer und schmälert den Genuss. Gemüse, Obst, Brot, Milch und Milchprodukte, Fleisch, Fisch, Eier – die Auswahl ist für jeden Geldbeutel groß.

Regel 2: Nicht zu viel und nicht zu wenig …

Nahrung liefert Energie in Form von Fett, Kohlenhydraten (Stärke, Zucker) und Eiweiß, messbar in Kalorien oder Joule. Aus dieser Quelle schöpft der Organismus die Kraft, um zu denken, um die Muskulatur arbeitsfähig zu machen, um die Körpertemperatur zu regulieren, um Herzschlag und Atmung in Gang zu halten – kurz, um zu leben. Für eine störungsfreie Funktion aller Körperorgane brauchen Menschen je nach Alter, Geschlecht und Arbeitsbelastung unterschiedlich viel Energie. Wird mit der Nahrung die falsche Energiemenge geliefert, reagiert der Körper entsprechend: Wird zu wenig gegessen, greift er die Energiereserven an, und das Körpergewicht sinkt. Wenn zu viel verzehrt wird, speichert er die überschüssige Energie als Fettpolster, das Gewicht steigt. Die passende Energiemenge nehmen Sie dann zu sich, wenn Sie Ihr »richtiges« Gewicht halten.

Das richtige Gewicht berechnen Sie nach einer einfachen Faustregel. Körpergröße in Zentimetern minus 100. Was übrig bleibt, das sind die Kilogramm, die Sie wiegen dürfen, das »Normalgewicht«. Wird es überschritten, muss das noch nicht bedenklich sein. Aber wer zu viel wiegt, sollte sich vornehmen, zur Sicherheit den Hausarzt um eine Routineuntersuchung zu bitten, weil Übergewicht unter Umständen allmählich und unbemerkt krank machen kann.

Regel 3: Kleinere Mahlzeiten – dafür öfter

Große Portionen belasten die Verdauungsorgane, verursachen Völlegefühl, machen müde und sind vor allem abends ungünstig, weil im Schlaf die wenigste Energie verbraucht wird. Lassen Sie also möglichst keinen großen Hunger aufkommen durch zu lange Pausen zwischen den Mahlzeiten. Mit Heißhunger isst man hastig und belastet den Körper mit Nahrungsmengen, die er nur mit Mühe verarbeiten kann. Gewöhnen Sie sich an kleine Zwischenmahlzeiten, verringern Sie dafür aber stets den Umfang der Hauptmahlzeiten! Hier muss jeder für sich eine Lösung finden, die seinen Arbeits- und Freizeitgewohnheiten entspricht. Auf jeden Fall können Zwischenmahlzeiten zur angenehmen Abwechslung werden. Denken Sie aber auch daran: Zum Essen muss man sich Zeit nehmen!

Regel 4: Genügend Eiweiß

Dieser Nährstoff wird für das Wachstum, für den Ersatz verbrauchter, aber notwendiger Körpersubstanz und für den Ablauf aller Lebensvorgänge benötigt. Ohne Eiweiß könnten wir nicht leben. Es ist reichlich in Milch, Fisch, Fleisch, in daraus hergestellten Produkten sowie in Eiern enthalten. Aber auch pflanzliche Lebensmittel liefern wertvolles Eiweiß, und zwar vor allem Getreideprodukte, Kartoffeln und Hülsenfrüchte. Besonders günstig ist es, den Eiweißbedarf sowohl aus tierischen als auch aus pflanzlichen Lebensmitteln zu decken. Kinder und Jugendliche, also heranwachsende Menschen, aber auch schwangere und stillende Frauen brauchen relativ mehr Eiweiß tierischer Herkunft, z. B. aus Milch und Milchprodukten.

Regel 5: Fett in Grenzen halten

Fette Nahrungsmittel sind zwar häufig besonders schmackhaft, aber: Fett liefert doppelt so viel Nahrungsenergie wie Zucker, Stärke oder Eiweiß. Deshalb sind die Fettpolster als »Energiereserven« häufig durch zu reichlichen Fettverzehr entstanden. Schuld daran sind aber nicht nur sichtbare Fette wie Butter, Margarine, Speck, Schmalz oder Öl, sondern auch die vielen »versteckten« Fette, die in Wurst, Käse, Nüssen, Schokolade oder in manchen Soßen verborgen sind und deren Menge man deshalb nur schwer beurteilen kann. Achten Sie schon beim Einkaufen und erst recht beim Essen auf die Unterschiede zwischen fettreichen und fettarmen Wurst- und Käsesorten, legen Sie Wert auf Produkte mit geringem Fettgehalt. Bevorzugen Sie fettarme Zubereitungsmethoden, z. B. in beschichteten Pfannen, in Folie oder im Tontopf. Ebenso ist die Zusammensetzung der Fette wichtig. Wählen Sie wie stets auch hier die Abwechslung.

Regel 6: Selten Süßigkeiten

Vor allem nicht zu viel Süßes zwischen den Mahlzeiten. Dies gilt besonders für klebrige Bonbons, die den Zähnen schaden, aber auch für Schokolade, Limonaden, Kuchen oder Speiseeis. Überflüssiger Zucker wird zudem im Körper in Fett umgewandelt und abgelagert, wie alles, was zu viel verzehrt wird.

Regel 7: Täglich Frischkost und Vollkornprodukte
Beides bietet die beste Gewähr für eine ausreichende Versorgung mit Vitaminen, Mineralstoffen und Ballaststoffen. Rohes Obst, Fruchtsäfte, Gemüse, Milch und Vollkornbrot sind Beispiele für wichtige Vitaminspender. Der Mineralstoff Kalzium findet sich reichlich in Milch und Milchprodukten, Eisen in Fleisch, Leber und in grünem Blattgemüse. Für eine gut funktionierende Verdauung sind Ballaststoffe wichtig, die in Vollkornerzeugnissen, Obst, Gemüsen und Salaten enthalten sind. Jede Mahlzeit sollte durch Roh- und Frischkost ergänzt werden. Wiederum: je abwechslungsreicher, desto gesünder!

Regel 8: Richtig zubereiten
Durch falsche Zubereitung leiden nicht nur Aroma und Geschmack, sondern auch Vitamine und Mineralstoffe. Wenn man Lebensmittel bei zu hohen Temperaturen lagert, wenn man sie zu lange kocht, Speisen wieder aufwärmt oder zu viel Wasser zum Kochen benutzt, dann werden viele lebenswichtige Nährstoffe zerstört und ausgelaugt, und das Essen schmeckt fade. Nutzen Sie deshalb die doppelte Chance: mit wenig Wasser, wenig Fett schonend und kurz dämpfen, dünsten, grillen oder braten. Dadurch wird der Geschmack sogar verbessert. Und Vitamine wie Mineralstoffe bleiben nicht in der Küche, sondern gelangen tatsächlich auf den Teller.

Regel 9: Sparsam mit Salz
Das Salz in der Suppe und in anderen Speisen kann zur Entwicklung eines hohen Blutdrucks beitragen und somit krank machen. Glücklicherweise kann man mit Salz auch sehr sparsam umgehen, ohne dass der Geschmack der Speisen darunter leidet. Viele Produkte enthalten vom Hersteller aus schon viel Salz, nicht nur gesalzene Nüsse oder Salzstangen. Beim Salz sollte die Regel gelten: je weniger, desto gesünder. Als Nachweis einer guten Küche gilt Salz ohnehin nicht, es kann sogar bei manchen Speisen den Eigengeschmack verderben. Daher: ideenreiche Verwendung von Kräutern und Gewürzen.

Regel 10: Zurückhaltung beim Alkohol
Trinken muss der Mensch. Er braucht mindestens 1 Liter Wasser täglich. Denn Wasser ist das »lebensnotwendigste« Lebensmittel. Alkohol dagegen braucht der Mensch nicht! Wer jedoch auf dieses Genussmittel nicht verzichten will, sollte immer daran denken: 1–2 Glas Bier oder Wein am Tag sind für den gesunden Erwachsenen im Allgemeinen harmlos. Mehr wird auf Dauer gefährlich für die Leber und andere Körperorgane. Und schneller, als man denkt, macht Alkohol süchtig!

Hülsenfrüchte Mehl, Zucker, Honig, Trockenobst und Schokolade. Die Zellulose, der unverdauliche Gerüststoff der pflanzlichen Zellen, gehört ebenfalls zu den Kohlenhydraten und ist als Füllstoff (→ Ballaststoffe) für die geregelte Darmtätigkeit wichtig. Zellulosefreie Kost (Weißbrot, Pudding, Zucker usw.) führt auf Dauer zur → Verstopfung.

Das ***Eiweiß*** dient in erster Linie dem Aufbau und der Erhaltung des Körpers. Zur Aufrechterhaltung des Lebens ist eine tägliche Mindestzufuhr von 20 Gramm unbedingt notwendig. Im Überschuss aufgenommenes Eiweiß kann der Organismus nicht speichern; es wird verbrannt und liefert auf diese Weise Energie. Eiweiß kommt in pflanzlichen (Getreide, Hülsenfrüchte, Nüsse, Pilze, Kartoffeln) und tierischen (Milch, Käse, Ei, Fleisch, Fisch) Nahrungsmitteln vor. Den höchsten biologischen Wert besitzen die Eiweißkörper von Ei und Milch. Die wünschenswerte Höhe der Eiweißzufuhr beträgt bei Erwachsenen mit 70 Kilogramm Körpergewicht 70 Gramm. Jugendliche, ältere Menschen und Schwangere brauchen, bezogen auf ihr Körpergewicht, mehr Eiweiß.

Das ***Fett*** ist ein Energiespender, auf den der Organismus bei unzureichender Zufuhr von Kohlenhydraten zurückgreifen kann. Der tägliche Bedarf beträgt etwa 40–70 Gramm. Dass Fett im Körper reichlich gespeichert werden kann, ist leidvoll bekannt. Nach der Herkunft unterscheidet man pflanzliche (Pflanzenöle) und tierische (Butter, Sahne, Schmalz, Speck) Fette. Die in den kaltgeschlagenen Pflanzenölen vorkommenden »ungesättigten Fettsäuren« sind ähnlich wie die Vitamine entscheidend am Stoffwechsel beteiligt; sie werden deshalb vielfach als »Vitamin F« bezeichnet. Die Zufuhr einer Mindestmenge an Fett ist auch deshalb notwendig, weil die fettlöslichen Vitamine A, D, E und K nur mit Nahrungsfett aufgenommen werden können.

→ ***Vitamine*** sind die wichtigsten Schutzstoffe der Nahrung. Zu geringe Vitaminzufuhr bedingt eine Herabsetzung der Leistungsfähigkeit und der Widerstandskraft sowie eine Störung des persönlichen Wohlbefindens. Ungenügende Zufuhr oder völliges Fehlen bestimmter Vitamine in der Nahrung führt zu Vitaminmangelkrankheiten. Der Bedarf des menschlichen Organismus an den einzelnen Vitaminen ist von Geschlecht, Alter, Körpergewicht, Drüsenfunktion, Ernährungsweise, Arbeit und Krankheit abhängig.

→ ***Mineralstoffe*** – Natrium, Chlor, Kalium, Kalzium, Phosphor, Schwefel, Magnesium – sind in verschiedenen Konzentrationen am Aufbau der einzelnen Körpergewebe und -säfte sowie an fast allen chemischen Umsetzungen im Körper beteiligt. Mit der normalen Kost wird der Bedarf an den meis-

NÄHRWERTTABELLE

	kcal	Eiweiß	Fett	Kohlenhydrate
Fleischwaren pro 100 g				
Schweinefleisch	276	18	21	0
Rindfleisch	245	15	18	0
Hackfleisch (gemischt)	214	20	14	0
Leber (Rind)	133	18	3	6
Niere	122	15	6	1
Herz und Lunge	92	15	0	0
Schinken, gekocht	286	19	20	0
Speck, durchwachsen	613	8	60	0
Salami	561	18	50	0
Leberwurst	449	12	40	1
Presswurst	255	15	20	0
Corned Beef	153	22	6	0
Rippchen	276	15	22	0
Leberkäse	276	13	23	0
Krakauer	327	11	30	0
Frankfurter Würstchen (1 Paar)	261	13	21	0
Bratwurst	350	10	31	0
Kalbsschnitzel	110	21	4	0
Schweineschnitzel	171	21	8	0
Gulasch	146	10	5	9
Geflügel und Wild pro 100 g				
Suppenhuhn	204	20	13	0
Ente	249	18	17	0
Huhn, gebraten	146	21	6	0
Truthahn	117	24	1	0
Gans	371	16	31	0
Ei (1 Stück)	82	7	6	0
Putenbrust	108	24	1	0
Fasan	158	24	6	0
Fisch pro 100 g				
Hering	163	11	12	0
Kabeljau, Dorsch (Filet)	82	17	0	0
Seelachs (Filet)	92	18	1	0
Ölsardinen	244	23	13	1
Thunfisch ohne Öl	232	22	16	0
Lachs	212	20	14	0
Scholle	78	17	0,8	0
Milchprodukte pro 100 g				
Vollmilch	67	3,5	3,5	5
Magermilch	36	4	0	5
Buttermilch	36	4	1	4

	kcal	Eiweiß	Fett	Kohlenhydrate
Magertopfen (10 %)	83	17	1	2
Quark (40 %)	174	12	12	4
Magerkäse unter 10 %	194	37	3	2
Schmelz- und Magerkäse	174	26	9	1
Hartkäse (45 %)	378	25	27	3
Joghurt	80	4	3,6	5
Schlagsahne	318	3	32	3
Öle und Fette pro 100 g				
Margarine	776	1	80	0
Schweineschmalz	960	0	100	0
Öle (pflanzlich oder tierisch)	940	0	100	0
Butter	757	1	83	0
Majonäse (50 %)	506	2	50	0
Getreide pro 100 g				
Reis, poliert	368	7	1	76
Reis, gekocht	68	2	0,5	26
Gerste	378	10	1	74
Haferflocken	409	14	7	66
Weizengrieß	378	10	1	75
Eierteigwaren, gekocht	132	4	1	24
Weizenmehl	378	12	2	71
Roggenmehl	368	9	0	75
Roggenbrot	255	8	1	51
Weizenbrot	245	8	1	47
Knäckebrot (8 g)	32	1	0	7
Semmel (40 g)	112	3	0,5	25
Toastbrot (90 g)	80	2	0	15
Vollkornbrot	98	0,5	20	52
Mohn	541	19	40	19
Kartoffeln pro 100 g				
mit Schale	71	2	0	15
ohne Schale	87	2	0	19
Kartoffelmehl	347	5	0	77
Pommes frites	224	4	8	34
Hülsenfrüchte pro 100 g				
Bohnen, weiß	358	21	2	57
Erbsen, geschält	368	22	1	59
Linsen	358	24	1	56
Sojamehl	480	37	21	26
Süßwaren pro 100 g				
Zucker	409	0	0	100
Cremetorte	420	4	25	64
Lebkuchen	415	9	4	80

	kcal	Eiweiß	Fett	Kohlen-hydrate
Marmelade	266	0	0	66
Vollmilchschokolade	572	9	3	55
Hefe	347	48	1	36
Erdnüsse	644	27	47	19
Haselnüsse	705	14	62	13
Mandeln	663	18	54	17
Rosinen	276	2	1	84
Obst und Gemüse pro 100 g				
Blumenkohl	17	2	0	2
Erbsen, grün	38	3	0	6
Kohl	23	2	1	3
Rotkraut	20	1	0	4
Gurken	7	1	0	1
Karotten	31	1	0	6
Spinat	18	2	0	2
Zwiebeln	41	1	0	9
Sauerkraut	27	2	0	4
Tomaten	18	1	0	3
Tomatenmark	51	2	0	9
Steinpilze, getrocknet	286	20	3	44
Äpfel	51	0,3	0	12
Birnen	56	0,5	0	13
Zwetschgen	51	0,7	0	12
Weintrauben	71	0,7	0	16
Kirschen	58	0,7	0	13
Aprikosen	54	0	0	6
Bananen	93	1	0	21
Getränke				
Bier, 0,5 l	244	5	0	20
Weißwein, 0,25 l	177	0	0	0
Limonade, 0,25 l	244	0	0	60
Milchkaffee, 0,25 l	104	2	2	40
Milchkakao, 0,25 l	287	20	20	30
Karottensaft, 0,25 l	29	0	0	6
Orangensaft, 0,25 l	107	0	0	26
Apfelsaft, 0,25 l	122	0	0	30
Bitter Lemon, 0,25 l	127	0	0	28
Grapefruitsaft, 0,25 l	73	0	0	18
Traubensaft, 0,25 l	78	0	0	18
Tomatensaft, 0,25 l	59	1,5	0	10
Cola, 0,33 l	149	0	0	33
Eis pro 100 g				
Fruchteis	128	1,6	0	29,4
Eiscreme	200	4,1	10,4	20,4

ten Mineralien gedeckt. Ein Defizit kann vor allem bei Kalzium und Eisen auftreten.

→ ***Spurenelemente*** – Eisen, Zink, Kupfer, Mangan, Kobalt, Chrom, Selen, Molybdän und Jod – sind im Körper in wesentlich geringeren Mengen als die Mineralien enthalten. Sie haben einen Einfluss auf den Vitaminhaushalt des Organismus. In größeren Mengen können sie giftig wirken. In pflanzlicher Kost sind die Spurenelemente im richtigen Mengenverhältnis enthalten; auch Vollkornbrot ist reich daran.

Wasser ist ebenfalls ein unersetzlicher Bau- und Nährstoff des lebenden Organismus, was schon allein aus der Tatsache deutlich wird, dass der erwachsene Mensch zu 58,5 Prozent aus Wasser besteht. Die tägliche Wasserzufuhr soll beim gesunden Erwachsenen einschließlich des Wassergehaltes der Speisen 2–3 Liter betragen.

Die Kost des gesunden Erwachsenen soll rund 2400 Kilokalorien – rund 10 000 Kilojoule – pro Tag enthalten. Für Sportler, Heranwachsende, Schwangere und Stillende sind entsprechende Zulagen erforderlich. Eine vollwertige Kost muss aus Obst, Gemüse, Vollkornerzeugnissen, Milch und Milchprodukten aufgebaut sein. Rund ein Drittel soll aus pflanzlicher Frischkost (Obst, Salate, rohes Gemüse) bestehen. Das übrige Gemüse wird mit wenig Wasser und etwas Pflanzenöl gedünstet. Ernährungsexperten empfehlen, pflanzliche Kost im Idealfall fünfmal am Tag zu sich zu nehmen. Von Eiern genügen 3–4 pro Woche. Fleisch oder Fisch brauchen nicht öfter als dreimal pro Woche in der Kost zu erscheinen. Als geradezu ideal in Bezug auf die Vorbeugung gegen die → koronaren Herzkrankheiten und damit den → Herzinfarkt erweist sich die so genannte ***Mittelmeerkost:*** täglich Obst, Gemüse und Fisch, zubereitet mit Olivenöl und hin und wieder begleitet von einem Glas Wein. Auf diese Art der Ernäh-

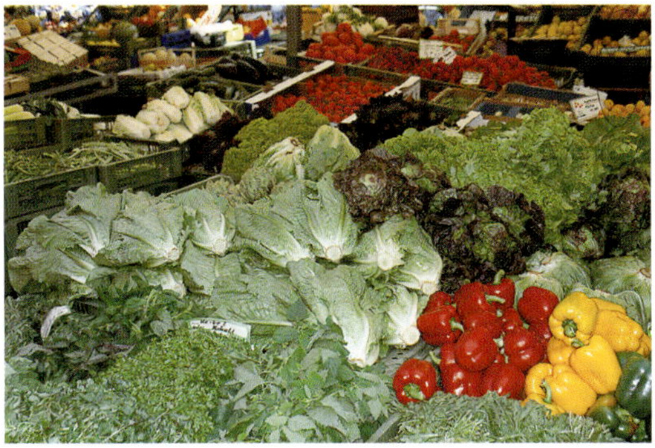

Ernährung Wesentliche Bestandteile einer vollwertigen Kost sind Obst und Gemüse.

rung führt man zurück, dass in Spanien, Italien und Griechenland weitaus weniger Menschen einem Herzleiden erliegen als im Norden Europas.

Ernährung von Kindern → Kinder, Ernährung.

Ernährungsbehandlung Behandlung von Krankheiten durch Ernährungsumstellung bzw. Diätmaßnahmen, vorzugsweise bei folgenden Erkrankungen:

- ♦ angeborene Störungen des Aminosäurestoffwechsels und andere angeborene Stoffwechselstörungen im Säuglings- und Kleinkindesalter: → Phenylketonurie, → Zystinspeicherkrankheit (Zystinose)
- ♦ → Hyperurikämie, → Gicht, Harnsäuresteine
- ♦ Diabetes mellitus (→ Zuckerkrankheit)
- ♦ Hyperlipidämien und ihre Folgekrankheiten (→ Fettstoffwechselstörungen)
- ♦ Allergien gegen Bestandteile normaler Lebensmittel
- ♦ Unverträglichkeit von Getreide-Klebereiweiß: → Zöliakie
- ♦ chronische entzündliche Darmerkrankungen: → Colitis ulcerosa, → Crohn-Krankheit
- ♦ Leberversagen
- ♦ Pfortaderhochdruck mit → Aszites (Bauchwassersucht)
- ♦ → Maldigestion (Verdauungsstörung) und → Malabsorptionssyndrom (Verdauungsschwäche)
- ♦ → Verstopfung
- ♦ → Divertikulose
- ♦ Nierenversagen bzw. Nierenfunktionsstörungen
- ♦ → Ödeme infolge Herzschwäche
- ♦ Bluthochdruck (→ Hypertonie)
- ♦ → Fettsucht (Adipositas)
- ♦ Unterernährung und Störungen in der Nahrungsaufnahme: → Magersucht (Anorexie), → Bulimie
- ♦ chronische → Bauchspeicheldrüsenentzündung.

Eröffnungsperiode Abschnitt des Geburtsvorgangs vom Wehenbeginn bis zur vollständigen Eröffnung des Muttermundes; anschließend folgt die Austreibungsperiode; → Geburt.

erogene Zonen individuell unterschiedliche Körperstellen, deren Reizung zu geschlechtlicher Erregung führt: Geschlechtsregion, → Damm, Brustwarzen, Mund, Zunge, Hals, Ohrläppchen und schließlich die gesamte Körperoberfläche beim Streicheln.

Erosion nässender oberflächlicher Gewebsverlust der Haut oder Schleimhaut. Die Abheilung erfolgt in der Regel ohne Narbenbildung. Als Ursachen kommen mechanische Reize, Infektionen und Hautausschläge in Frage.

Erschöpfung Zustand völliger Kraftlosigkeit, der unweigerlich eintritt, wenn dem natürlichen Schlafbedürfnis nicht nachgegeben, sondern stattdessen mit Willenskraft oder unter Zuhilfenahme von Aufputschmitteln hartnäckig dagegen angekämpft wird.

Erste Hilfe akute Notversorgung von plötzlich Erkrankten und Verletzten. Ausführliche Darstellung im Sonderteil ab Seite 723.

Erstickung Beim Tod infolge Sauerstoffmangels unterscheidet man, je nachdem, ob die Sauerstoffaufnahme in der Lunge oder die Sauerstoffabgabe im Inneren des Organismus gestört ist, zwischen einer äußeren und einer inneren Erstickung. Die ***äußere Erstickung*** kann folgende Ursachen haben: Verlegung der Atemwege, beispielsweise als Folge des Verschluckens von Fremdkörpern; Lungenerkrankungen; → Diphtherie; Lähmung der Atemmuskulatur und Verhinderung der Atembewegungen, beispielsweise nach einer Verschüttung. Die ***innere Erstickung*** kommt im Zusammenhang mit verschiedenen Vergiftungen vor.

Erwachsene ersticken am häufigsten durch Verschlucken zu großer, heißer Speisebrocken, die zwischen Kehldeckel und Kehlkopfeingang oder in der Speiseröhre stecken bleiben. Auffälligstes Kennzeichen des Erstickens ist rasch zunehmendes Blauwerden. Sind die Atemwege nicht vollkommen verschlossen, gibt der Patient zudem röchelnde Atemgeräusche oder heftige Hustenstöße von sich.

Erste Hilfe: Beim Verschlucken kleinerer Fremdkörper kann man das Aushusten durch einige kräftige (!) Schläge mit der flachen Hand zwischen die Schulterblätter erleichtern. Bei Blauwerden und akuter Atemnot ist so schnell wie möglich ärztliche Hilfe zu holen. Bis zum Eintreffen des Arztes lagert man den Betroffenen mit erhöhtem Oberkörper und leitet ihn, sofern er dazu in der Lage ist, zu ruhigem Durchatmen an. Gegebenenfalls müssen die Atemwege durch Entfernen von Fremdkörpern aus Mundhöhle und Rachen erst frei gemacht werden. Bewusstlose lagert man seitlich, damit Blut und Schleim aus dem Mund herausfließen können.

Im Säuglingsalter ist der Tod durch Ersticken die häufigste Folge tödlicher Unfälle. Kinder sind durch Kugeln oder Kleinteile von Spielzeugen, Plastikbeutel (die sie sich über den Kopf ziehen können), Haltegurte und Befestigungsbänder für Spielzeug besonders gefährdet. Erste Hilfe: Den Oberkörper des betroffenen Kindes nach vorn beugen, kräftig schütteln, zwischen die Schulterblätter schlagen, husten lassen. Kleinkinder eventuell an den Beinen hochheben, schütteln und klopfen. Säuglinge mit dem Gesicht nach unten auf den Knien eines Helfers halten und mit einer Hand stützen. Mit der anderen Hand sanfte Schläge zwischen die Schulterblätter verabreichen.

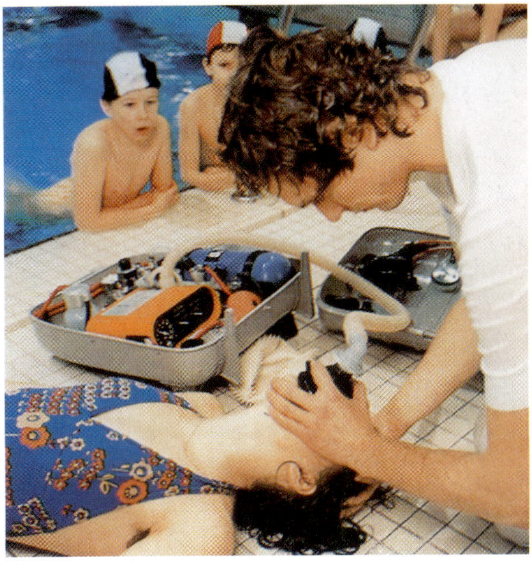

Ertrinken Bei erfolgloser Atemspende muss die Atmung mittels Sauerstoffgerät wieder in Gang gebracht werden.

Ertrinken Der typische Ertrinkungstod kommt durch Ersticken unter Wasser infolge Einströmens von Wasser in die Lunge zu Stande. Dafür kommen folgende Ursachen in Betracht: ungenügende Fertigkeit im Schwimmen, Überanstrengung des Schwimmers, Hängenbleiben in einem Netz oder in Schlingpflanzen, Wadenkrämpfe und Verschlucken von Fremdkörpern. In Süßwasser führt das Einströmen des Wassers in den Lungenkreislauf zu Blutverdünnung und Zerfall der roten Blutkörperchen mit der Gefahr des Kreislaufstillstands durch → Herzrhythmusstörungen. Meerwasser entzieht dem Blut aufgrund des Salzgehaltes Flüssigkeit, die sich in den Lungen ansammelt (→ Lungenödem) und mit der Eindickung des Blutes Ursache für den lebensbedrohlichen Sauerstoffmangel ist.
Der Ertrunkene ist bewusstlos. Häufig finden sich eine bläuliche Hautfarbe (Zyanose) und weißlicher bis blutiger Schaum vor Mund und Nase. Es besteht keine selbstständige Atmung mehr, der Puls ist nicht fühlbar. Durch den Sauerstoffmangel können schwere Schäden an den inneren Organen entstehen; besonders empfindlich reagieren Gehirn, Lunge und Niere.
Erste Hilfe: Wenn der aus dem Wasser Gerettete noch atmet und hustet, lagert man ihn in Seitenlage und deckt ihn warm zu. Nasse Kleidung ausziehen. Bei Atemstillstand ist unverzüglich mit der Atemspende (künstliche Atmung, → Erste Hilfe, S. 725) zu beginnen, womöglich noch im Wasser! Zuvor müssen allerdings grobe Fremdkörper aus Mund und Rachen entfernt werden. Die Wiederbelebungsmaßnahmen sind so lange fortzuführen, wie noch keine sicheren Todeszeichen vorliegen. Wenn aus dem Mund Schaum aufsteigt, wird die Atemspende in Seitenlage durchgeführt, damit die Flüssigkeit aus den Mundwinkeln abfließen kann.
Erysipel → Wundrose.
Erysipeloid → Rotlauf.
Erythem flächenhafte, plötzlich auftretende Hautrötung durch äußere und innere Einflüsse. Als mögliche Ursachen kommen starke Temperaturerhöhung, seelische Erregung, Einnahme gefäßerweiternder Arzneimittel, beginnende Infektions- oder Hautkrankheiten ebenso in Frage wie Sonnenbrand, Verbrennung und Erfrierung. Auch in den Wechseljahren sowie nach dem Genuss heißer Getränke und Speisen kann es zu auffälligen Hautrötungen kommen.
Erythema migrans → Wanderröte.
Erythema exsudativum multiforme Hautveränderung infolge Blutgefäßentzündung in der Lederhaut. Sie tritt symmetrisch an den Streckseiten der Arme, seltener auch der Beine auf und ist durch münzenartige, kokardenförmige, rote Flecken, später oft durch zentrale Blasenbildung gekennzeichnet. Schwere Formen zeigen sich in Form großer Blasen auf Mundschleimhaut, Augenbindehaut und Geschlechtsteilen; oft bestehen auch Fieber und Gelenkschmerzen. Die Ursache ist noch nicht restlos geklärt. In Betracht kommen sowohl eine Virusinfektion als auch eine Arzneimittelunverträglichkeit. Vorrangig werden Kinder und jüngere Menschen befallen. Das Erythema exsudativum multiforme – die Krankheitsbezeichnung kann man mit »vielgestaltige Hautrötung mit Ausschwitzung« übersetzen – neigt zu Rückfällen, besonders im Frühjahr und Herbst. Unter Umständen kann es zu lebensbedrohlichen Komplikationen kommen. Behandlung: Ein Medikament, das in Verdacht steht, die Krankheitserscheinungen auszulösen, muss abgesetzt werden, zusätzlich wendet man innerlich und äußerlich → Corticosteroide (Kortison) an.
Erythema infectiosum (Ringelröteln) Diese durch ein Virus hervorgerufene Infektionskrankheit tritt in der ganzen Welt auf. Es handelt sich um eine harmlose Krankheit, die vorwiegend Kinder befällt. Die Inkubationszeit liegt zwischen 6 und 14 Tagen. Zuerst erscheint auf den Wangen ein schmetterlingsförmiger Ausschlag; anschließend fließen die kleinen Flecken am Körperstamm und an den Extremitäten zusammen und bilden Girlanden und Figuren. Die Patienten bleiben zumeist fieberfrei. Die Erscheinungen klingen nach 8–10 Tagen ohne Behandlung ab.

Erythema nodosum (Knotenrose) entzündliche Hautkrankheit mit Bildung roter, derber, schmerzhafter Knoten. Diese bilden sich – hauptsächlich bei Frauen und bevorzugt in Frühjahr und Herbst – meist am Unterschenkel. Nach akutem Verlauf kommt es binnen 3–6 Wochen zur Abheilung ohne Narbenbildung. Befallen sind besonders jüngere Menschen (20–40 Jahre). Als Ursache werden verschiedene Infektionen, darunter auch Tuberkulose, und Arzneimittelallergien diskutiert. Die Behandlung besteht in strenger Bettruhe, Umschlägen und der Anwendung von → Corticosteroiden (Kortison).

Erythematodes (Lupus erythematodes, Schmetterlingsflechte) Bindegewebserkrankung unbekannter Ursache, die zu den → Autoaggressionskrankheiten gezählt wird. Wahrscheinlich lösen auf dem Boden einer genetischen Veranlagung Umweltfaktoren wie UV-Bestrahlung (Sonnenlicht), Medikamente oder Infektionen die Bildung von Abwehrstoffen gegen den eigenen Körper (Autoantikörper) aus. Diese führen zu einer Entzündung und Schädigung der kleinen Blutgefäße und des Bindegewebes.

Die Krankheit verläuft in 2 Formen:

1. Der ***systemische Erythematodes*** mit weit reichendem Organbefall, der meist bei jungen Frauen auftritt, entwickelt ein lebensbedrohliches Krankheitsbild mit schweren Allgemeinsymptomen. Während die Hautveränderungen oft nicht besonders auffällig sind, steht die Beteiligung innerer Organe im Vordergrund. Die Krankheit beginnt mit hohem Fieber und fleckenförmiger Rötung der Haut. Dazu kommen entzündliche Veränderungen an Gelenken, an Lunge, Brustfell, Herzmuskel und Nieren. Milz und Lymphknoten sind in der Regel vergrößert. Kälte und Sonnenbestrahlung sowie körperliche und seelische Belastungen verschlechtern das Krankheitsbild. Die Patienten können nur durch umfangreiche therapeutische Maßnahmen, vor allem durch den Einsatz von → Corticosteroiden (Kortison), am Leben erhalten werden. Oft ist es erforderlich, die Überaktivität des Immunsystems durch dämpfende Medikamente (→ Immunsuppressiva) herabzusetzen. Mit einem neueren Verfahren (Plasmapherese) versucht man, die schädlichen Antikörper und Immunkomplexe aus dem Blut des Betroffenen zu entfernen.

2. Der ***chronisch diskoide Erythematodes*** (auch Schmetterlingsflechte genannt) mit vorwiegendem Hautbefall hat eine viel bessere Prognose. Die Krankheit tritt meist erst im 4. Lebensjahrzehnt zu Tage. Es kommt zu Rötung, Gefäßerweiterung und Hornpfropfen bei Zerstörung der Haut. Charakteristisch sind leuchtend rote, scharf umschriebene Papeln verschiedener Größe mit Schuppenbildung und Verhornung. Im Gesicht sind die Folgen – Narbenbildung und Pigmentverschiebung – besonders auffällig. Oft fließen dort die Hautflecken zu einer schmetterlingsförmigen Figur zusammen. Unter Sonnenbestrahlung kann es zu einer akuten Verschlechterung mit ernsteren Symptomen kommen. Die Behandlung erfolgt örtlich mit Sonnenschutzmitteln und kortisonhaltigen Salben, innerlich mit dem Medikament Chloroquin, das man auch gegen die Malaria einsetzt.

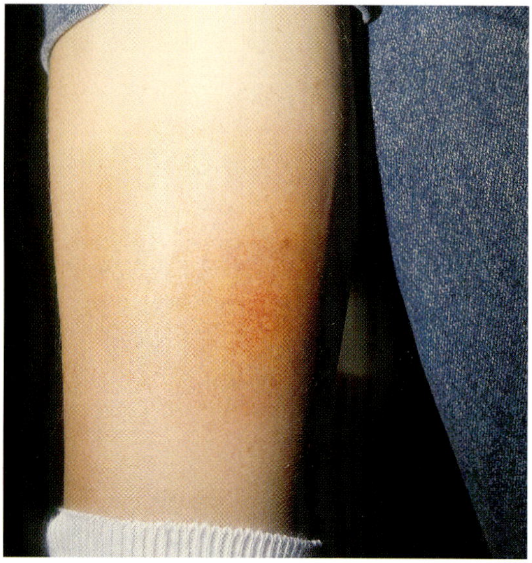

Erythema nodosum Druckschmerzhafte Infiltration mit ausgeprägter Hautrötung am Unterschenkel.

erythr- Bestandteil medizinischer Fachausdrücke mit der Bedeutung »rot«.

Erythrasma Bei Männern treten nicht selten an den Innenseiten der Oberschenkel große, scharf begrenzte, braunrote Flecken auf, die leicht schuppen können. In erster Linie sind die Hautstellen betroffen, die mit dem Hodensack in Berührung kommen, es können aber auch die Zehenzwischenräume befallen werden. Es handelt sich um eine oberflächliche, wenig ansteckende Hautinfektion, die durch Bakterien namens »Corynebacterium minutissimum« verursacht wird. Früher hielt man das Erythrasma für eine Pilzinfektion. Die örtliche Behandlung mit Pinselungen führt meist schnell zur Heilung. In hartnäckigen Fällen müssen → Antibiotika verabreicht werden. Manchmal kommt es zu Rückfällen.

Erythroblastose Auftreten unreifer Vorstufen (Erythroblasten) der roten Blutkörperchen (Erythrozyten) im Blut. Derartige Erythroblasten lassen sich im Blut nur bei extrem gesteigerter Blutbildung, z. B. nach starkem Blutverlust, nachweisen. Der Ausdruck »Erythroblastose« ist ein wenig veraltet und wird heute nur noch im Zusammenhang mit der → fetalen Erythroblastose verwendet, einer Krankheit, die auf der Unverträglichkeit zwischen mütterlichem und kindlichem Blut beruht.

Erythrodermie Der Krankheitsbegriff bedeutet »rote Hautveränderung« und kennzeichnet damit das auffälligste Symptom: eine über weite Körperpartien ausgedehnte Rötung, wobei die befallenen Hautabschnitte teigig angeschwollen und mit Schuppen bedeckt sind. Das Ganze wird von quälendem Juckreiz und heftigem Spannungsgefühl begleitet. Nicht selten entwickelt sich die Krankheit aufgrund einer Arzneimittelüberempfindlichkeit oder als Begleitsymptom eines anderen Leidens, beispielsweise einer → Leukämie; sie kann aber auch aus einer ursprünglich begrenzten Hautveränderung, zum Beispiel einem → Ekzem oder einer → Schuppenflechte, hervorgehen.

Erythrophobie krankhafte gesteigerte Angst zu erröten, die das Erröten oft erst auslöst.

Erythropoetin (EPO) in der Niere gebildetes Hormon, das Produktion und Reifung der roten Blutkörperchen (Erythrozyten) positiv beeinflusst. Als Medikament gegeben wirkt es leistungsfördernd: Es steigert mittelbar die Anzahl der Erythrozyten und damit ihre Sauerstofftransportfähigkeit. Deshalb gilt EPO als verbotenes Dopingmittel (→ Doping).

Erythrozyten rote Blutkörperchen; → Blut.

Espundia Haut- und Schleimhaut befallende Form der → Leishmaniasen.

Ess-Brech-Sucht → Bulimie.

essenziell wesentlich, selbstständig, lebensnotwendig.

essigsaure Tonerde farblose, stechend riechende Flüssigkeit, die in Form von Umschlägen zusammenziehend (adstringierend) und damit schwellungslindernd sowie zusätzlich noch kühlend wirkt. Bei intensiver Anwendung kann sie Hautreizungen verursachen.

eu- Bestandteil medizinischer Fachausdrücke mit der Bedeutung »regelrecht, normal«.

Eubiotik Lehre von einer gesunden, vernunftgemäßen Lebensweise.

Eugenik Erbgesundheitspflege, Erbhygiene: Lenkung der Fortpflanzung innerhalb einer Bevölkerung mit dem Ziel, einer Verschlechterung des Bestandes an Erbanlagen vorzubeugen und eine Verbesserung zu fördern. Dazu gehört der Schutz des Erbgutes vor schädlichen Einflüssen (Strahlen, bestimmte Chemikalien usw.) sowie die → genetische Beratung.

Euphorie gehobenes, lustbetontes Lebensgefühl mit heiterer Stimmung, Sorglosigkeit und Optimismus. Euphorie kommt aber nicht nur bei gesunden »Frohnaturen«, sondern durchaus auch bei Kranken vor. Eine im Grunde unangebrachte Heiterkeit, die dem objektiven Zustand des Patienten keineswegs entspricht, beobachtet man mitunter bei schweren Hirnleiden, → multipler Sklerose, Vergreisung, Rauschmittelsucht und fortgeschrittener → Tuberkulose. Auch unter Kortisonbehandlung kann es als Nebenerscheinung zu einer euphorischen Stimmung kommen.

Eustachische Röhre (Tube, Ohrtrompete) etwa 35 mm lange häutige Röhre, die die Paukenhöhle des Mittelohrs mit dem oberen Rachenraum verbindet. Sie öffnet sich beim Schlucken und ermöglicht einen Druckausgleich auf beiden Seiten des Trommelfells; → Ohr.

Eustress »günstige« Form von → Stress.

Euthanasie heute wegen ihres Missbrauchs in der Zeit des Nationalsozialismus nicht mehr übliche Bezeichnung für die → Sterbehilfe.

Ewing-Sarkom Die nach dem amerikanischen Pathologen James E. Ewing benannte Geschwulst ist ein vom Knochenmark ausgehendes, überaus bösartiges → Sarkom, das meist jüngere Menschen befällt und vielfach tödlich endet. Es bildet sich bevorzugt im Inneren von Oberschenkelknochen und Schienbein und erzeugt sehr früh → Metastasen (Tochtergeschwülste), vor allem in der Lunge. Dabei entsteht am betroffenen Knochen unter Fieber und Schmerzen eine tastbare Schwellung.

Wenn möglich, wird die Geschwulst chirurgisch entfernt. Ansonsten versucht man, das Wachstum mit Hilfe von → Chemotherapie und Bestrahlungen zu hemmen und dadurch das Leben des Kranken zu verlängern.

ex-, exo- Bestandteil medizinischer Fachausdrücke mit der Bedeutung »aus, heraus«.

Exanthem medizinische Fachbezeichnung für den → Hautausschlag.

Exanthema subitum kurz dauernde, fiebrige Hautkrankheit bei Kleinkindern. Die auch als »Dreitagefieber-Exanthem« bezeichnete Erkrankung wird höchstwahrscheinlich durch ein Virus verursacht und befällt fast nur Kinder vom 6. Lebensmonat bis zum 3. Lebensjahr. Die Inkubationszeit beträgt 6–9 Tage. Anzeichen: plötzlich auftretendes hohes Fieber (39–40 °C) für 3–4 Tage. Sobald der hellrote, kleinfleckige Hautausschlag auftritt, sinkt das Fieber ab. Das Exanthem ist am Stamm und Nacken, seltener im Gesicht und an den Extremitäten lokalisiert und klingt normalerweise nach 1–2 Tagen wieder ab. Eine Behandlung erübrigt sich in der Regel.

Exazerbation plötzliche Verschlimmerung einer Krankheit; Steigerung von Krankheitserscheinungen.

Exhibitionismus triebhaftes Sich-Zeigen. Entblößung der männlichen Geschlechtsteile in Gegenwart anderer Personen mit oder ohne gleichzeitige Selbstbefriedigung. In der Regel handelt es sich entweder um das Symptom einer neurotischen Fehlentwicklung oder um eine Ersatzhandlung für den Geschlechtsverkehr bei Schwachsinnigen oder Epileptikern.

Existenzanalyse von dem Wiener Psychiater V. E. Frankl (*1905) entwickelte psychotherapeutische Methode als Ergänzung der → Psychoanalyse. Frankl bekennt sich eindeutig zur Einmaligkeit und Einzigartigkeit der menschlichen Persönlichkeit sowie zur absoluten Willensfreiheit; er fordert eine »Logotherapie«, die sich an die höheren geistigen Seelenfunktionen wendet. Demnach können nicht nur Triebkonflikte, sondern auch geistige Krisen Krankheiten verursachen, deren Lösung dann auch nur auf geistiger Ebene möglich ist.

Exitus wörtlich: Ausgang; im medizinischen Sinne: Tod.

Exkremente Körperausscheidungen: Stuhl und Urin.

Exkret Ausscheidungsstoff, vor allem der Drüsen.

Exkretion Ausscheidung, Absonderung.

exogen durch äußere Einwirkung entstanden; von außen in den Körper eingeführt; Gegensatz: → endogen.

exokrin nach außen, d. h. an die Körperoberfläche oder in ein Hohlorgan hinein erfolgende Absonderung einer → Drüse.

Exophthalmus (Glotzauge) krankhaftes ein- oder beidseitiges Vortreten des Augapfels aus der Augenhöhle. Als Ursachen kommen Tumoren der Augenhöhle, Schädelverletzungen und Missbildungen in Betracht. Besonders bekannt ist das Glotzauge als eines der 3 Symptome der → Basedow-Krankheit.

Exostose gutartiger Knochenauswuchs als Reaktion auf mechanische Reize oder Entzündungen.

Expektoranzien das Aushusten fördernde, schleimlösende Mittel.

Expektoration Aushusten: Entleerung von Auswurf – Schleim, Blut, Eiter, Fremdkörper – aus den Atmungsorganen.

Exposition Ausgesetztsein: Sammelbegriff für die Summe aller äußeren, krank machenden Faktoren – Infektion, Wärme, Kälte, Licht, Strahlen, Staub usw. –, denen der Körper ausgesetzt ist.

Exsikkose meist mit starkem Mineralverlust (Salzmangel) kombinierte, in schweren Fällen lebensbedrohliche Austrocknung des Organismus durch Wasserverlust als Folge von heftigem Erbrechen oder anhaltenden Durchfällen. Behandlung: ausreichende Zufuhr von Flüssigkeit und Mineralien in Form von Infusionen.

Exspiration Ausatmung; Gegensatz: Inspiration.

Exstirpation totale operative Entfernung eines Organs oder einer Geschwulst.

Exsudat Ausschwitzung: Austritt von Flüssigkeit und Zellen aus Blut- und Lymphgefäßen im Rahmen einer Entzündung. Je nach Art der Entzündung kann das Exsudat wässrig, blutig oder eitrig sein. Die Ausschwitzung erfolgt in das umgebende Gewebe, in eine Körperhöhle (Brusthöhle, Bauchhöhle usw.) oder auf die Körperoberfläche.

Extension Ausdehnung, Streckung:

1. Bewegung einer Gliedmaße aus der Beuge- in die Streckstellung

2. Streckung eines Körperteils mit oder ohne Gerät als chirurgische oder orthopädische Therapiemaßnahme (z. B. nach Knochenbrüchen).

extra- Bestandteil medizinischer Fachausdrücke mit der Bedeutung »außerhalb, außen«.

Extrakt eingedickter oder getrockneter, wässriger oder alkoholischer Auszug aus Pflanzenteilen, aber auch aus Nahrungsmitteln (Fleischextrakt).

Extraktion das Herausziehen: z. B. eines Zahnes, eines Fremdkörpers, der Augenlinse bei der Staroperation oder des Kindes bei der Geburt.

extrapyramidales System derjenige Teil des → Zentralnervensystems, der im Zusammenwirken mit dem Kleinhirn die unbewussten Bewegungen wie Gang, Körperhaltung, Gleichgewichtsvorgänge, Muskelspannung. usw. kontrolliert und koordiniert. Typische Erkrankungen des extrapyramidalen Systems sind unter anderem die → Parkinson-Krankheit und der → Veitstanz.

Extrasystolen (Herzstolpern) außerhalb des normalen Grundrhythmus auftretende Zusammenziehungen des Herzmuskels. Die vorzeitig einsetzenden Herzschläge, die einzeln oder gehäuft auftreten können, sind meist ohne Bedeutung, können jedoch auch Anzeichen einer Durchblutungsstörung des Herzens (→ Angina pectoris), einer → Schilddrüsenüberfunktion oder einer Infektionskrankheit sein. Eine Abklärung durch den Arzt ist ratsam. Die Behandlung richtet sich nach der zu Grunde liegenden Ursache; → Herzrhythmusstörungen.

Extrauterinschwangerschaft Schwangerschaft, bei der der befruchtete Keim außerhalb der Gebärmutter heranwächst. Man rechnet mit etwa 1 Extrauterinschwangerschaft

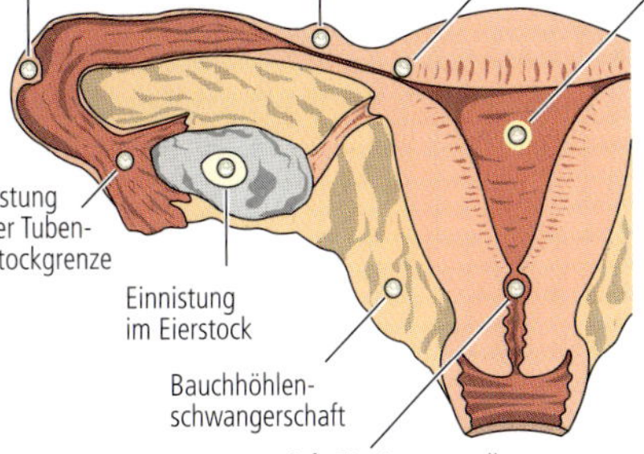

Extrauterinschwangerschaft Verschiedene Möglichkeiten der Einnistung des befruchteten Eis.

auf 100 Geburten. Während die Einnistung des Eis im Eierstock (***Eierstockschwangerschaft***) oder in der freien Bauchhöhle (***Bauchhöhlenschwangerschaft***) sehr selten ist, kommt es gar nicht so selten vor, dass sich das im Eileiter befruchtete Ei anstatt in der Gebärmutter an verschiedenen Stellen des Eileiters ansiedelt; dann spricht man von einer ***Eileiterschwangerschaft***. Ursache ist eine mechanische Behinderung der Passage des Eis durch den Eileiter infolge Entwicklungsfehlern, Entzündungen oder Vernarbungen.

Die Eileiterschwangerschaft, bei der das Hauptproblem darin besteht, dass das schnell wachsende Ei nicht genügend Raum findet, kann auf 2 verschiedene Weisen enden:

1. mit einer Eileiterfehlgeburt (Tubarabort): Dabei wird das abgelöste Ei – ähnlich wie bei einer Fehlgeburt – aus dem Eileiter (Tube) in die Bauchhöhle ausgestoßen.

2. mit einem Eileiterriss (Tubarruptur): Dabei bricht das Ei durch die Wand des Eileiters in die freie Bauchhöhle durch.

Beim ***Tubarabort*** wissen die Frauen manchmal gar nicht, dass sie schwanger sind. Einige Wochen nach dem errechneten Termin der Menstruation treten leichte Blutungen auf, die für eine verspätete Regelblutung gehalten werden. Es folgen wehenartige, oft einseitige Schmerzen, die sich in der Folge nicht selten mit Schwächeanfällen abwechseln.

Die ***Tubarruptur*** verläuft weitaus dramatischer mit plötzlich auftretenden, zunehmenden Schmerzen, Übelkeit, Brechreiz, Schock, Ohnmacht und Anspannung des Leibes. Es handelt sich um die Anzeichen einer inneren Verblutung. Behandlung: schnellster Transport in das Krankenhaus; Beine hoch, Kopf tief lagern. Im Krankenhaus muss dann in einer sofortigen Operation die Entfernung des betroffenen Eileiters vorgenommen werden.

extrovertiert nach außen gewandt, weltoffen; an den Geschehnissen der Umgebung interessiert. Gegensatz: → introvertiert.

Extremitäten Gliedmaßen: Arme und Beine.

Exzision Ausschneidung: operative Entfernung eines Gewebe- oder Organteils.

Exzitation Erregung, Aufregung.

Face lifting Straffung der Gesichtshaut durch operative Maßnahmen. Dadurch lassen sich beispielsweise Falten, Hängebacken und Doppelkinn beheben.

facial(is) zum Gesicht gehörend, das Gesicht betreffend.

Facialislähmung → Fazialislähmung.

Fadenwürmer (Nematoden) dünne, wenige Millimeter bis 1 m lange, im Querschnitt runde Würmer, die charakteristische → Wurmerkrankungen auslösen können.

Faeces medizinische Fachbezeichnung für den → Stuhl.

Fallhand unbeweglich herabhängende Hand bei der → Radialislähmung.

Fallot-Tetralogie häufig vorkommende Kombination von 4 angeborenen Herzmissbildungen:

1. Pulmonalstenose: Verengung der Herzklappe am Übergang von der rechten Herzkammer in die Lungenarterie.

2. Ventrikelseptumdefekt: Loch in der Herzkammerscheidewand, so dass arterielles Blut von der linken in die rechte Herzkammer bzw. venöses Blut von der rechten in die linke Herzkammer gelangt.

3. Rechtsverlagerung der Aortenwurzel: Der Abgang der Hauptschlagader von der linken Herzkammer ist etwas nach rechts verlagert, so dass die Aorta über dem Ventrikelseptumdefekt »reitet«.

4. Vergrößerung (Hypertrophie) der rechten Herzkammer als Folge der Mehrarbeit, die der Herzmuskel leisten muss, um das Blut durch die verengte Herzklappe zu pressen.

Folge dieses Herzfehlers ist ein verminderter Sauerstoffgehalt des Blutes, da die Aorta ein Gemisch aus sauerstoffarmem und sauerstoffreichem Blut in den Körper transportiert. Symptome: starke Blausucht (Zyanose), besonders der Körperspitzen und der Schleimhäute; Minderwuchs (herzbedingter Infantilismus); Leistungsschwäche mit Atemnot und Anfällen von Bewusstseinsverlust und Krämpfen; Hockstellung nach geringfügigen Anstrengungen, da während des Hockens die Sauerstoffsättigung des Blutes in den Arterien zunimmt. Die Symptome treten allmählich im Säuglingsalter auf und verschlimmern sich meist, wenn das Kind gehen lernt. Der Krankheitsverlauf ist ungünstig: Ohne Operation sterben die meisten Patienten vor dem 25. Lebensjahr. Deshalb ist die operative Korrektur der Fallot-Tetralogie dringend erforderlich. Das Risiko des Eingriffs steht in keinem Verhältnis zu den Gefahren der unbehandelten Erkrankung.

Fallsucht veraltete Bezeichnung für die → Epilepsie.

Falschgelenk (Pseudarthrose) Wenn 6–8 Monate nach einem Knochenbruch noch keine knöcherne Heilung eingetreten ist, spricht man von einem Falschgelenk. Ursachen können sein: unzureichende Ruhigstellung eines Knochenbruches (z. B. durch zu lockeren Gipsverband), zu starke Verschiebung der Bruchenden, Eindringen von Weichteilen in den Bruchspalt, wiederholte erfolglose Einrichtungsversuche, Störungen der Blutzirkulation, Infektionen. Die Behandlung besteht in der operativen Korrektur, eventuell auch in einer Knochentransplantation.

Familienplanung Sammelbegriff für alle Maßnahmen, die das Ziel haben, die Anzahl der Kinder und den Zeitpunkt ihrer Geburten verantwortungsvoll zu planen. Die Zahl der Kinder soll mit den wirtschaftlichen Gegebenheiten der Familie in Einklang stehen. Zudem sollen Zahl und zeitliche Aufeinanderfolge der Geburten die körperliche und seelische Kraft der Mutter nicht überfordern. An die verschiedenen Eheberatungsstellen werden in diesem Zusammenhang vor allem 2 Fragenkomplexe herangetragen:

1. Ursachen und Behandlungsmöglichkeiten einer ungewollten → Kinderlosigkeit.

2. Geburtenregelung und → Empfängnisverhütung.

Familientherapie besondere Form der → Psychotherapie mit dem Ziel, Störungen innerhalb einer Familie zu beheben bzw. die Beziehungen zwischen den einzelnen Familienmitgliedern zu harmonisieren. Dabei geht man von folgender Grundannahme aus: Wenn sich der Einzelne ändern soll, muss sich auch das Umfeld, in dem es sich bewegt, in diesem Fall das Sozialgefüge der Familie, ändern. Eine Familientherapie wird vor allem durchgeführt, wenn es darum geht, Probleme, Störungen oder Erkrankungen von Kindern und Ju-

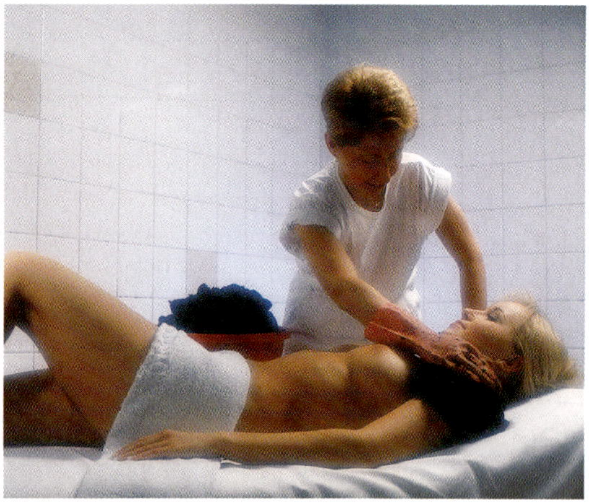

Fangopackungen werden vor allem bei rheumatischen Erkrankungen sowie Muskel- und Gelenkschmerzen angewendet.

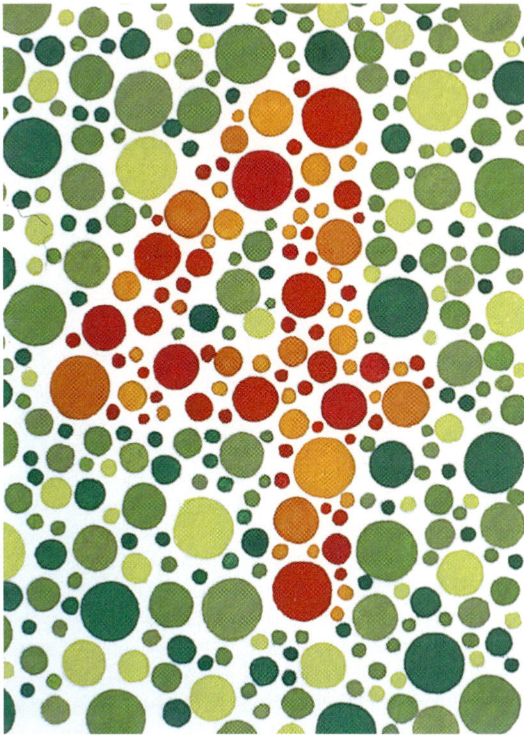

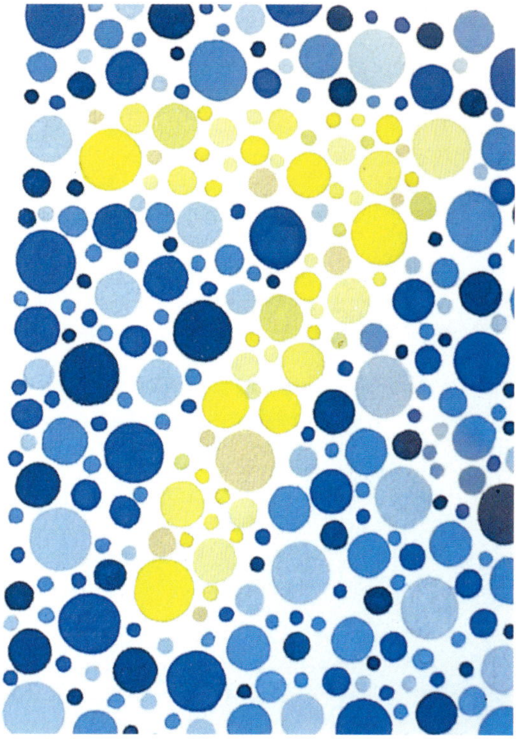

Farbenfehlsichtigkeit Links: Bei Rot-Grün-Blindheit ist die 4 nicht zu erkennen. Rechts: Bei Gelb-Blau-Blindheit ist die 7 nicht zu erkennen.

gendlichen in den Griff zu bekommen. Die Dauer der Behandlung richtet sich nach der Schwere der Störung. Meist wird eine Familiensitzung von 1–1½ Stunden pro Woche angesetzt; in der Regel sind 10–20 Sitzungen erforderlich. Die Behandlung kann sich aber auch über Monate oder Jahre hinziehen.

Fangopackung Packungen mit Mineralschlamm vulkanischen Ursprungs. Dieser wird mit heißem Wasser zu einem Brei angerührt. Anwendung bei rheumatischen Erkrankungen (→ Rheuma), Muskel- und Gelenkschmerzen, Frauenleiden, Leber- und Gallenleiden.

Farbenblindheit Sonderform der → Farbenfehlsichtigkeit.

Farbenfehlsichtigkeit Das menschliche Auge kann etwa 160 durch Mischung aus den 3 Grundfarben Rot, Grün und Blau entstehende Farbempfindungen unterscheiden. Etwa 8 Prozent der Männer und 0,4 Prozent der Frauen zeigen Farbsinnstörungen, wobei die Frauen meist nur Überträger der Farbenfehlsichtigkeit sind, ohne selbst daran zu erkranken. Was dem Normalsichtigen rot oder grün, blau oder gelb erscheint, wird von einem Farbenblinden grau in grau gesehen. Die Erklärung für diese Erscheinung ergibt sich aus der Lehre vom Farbsehen, wonach die Zellen der Netzhaut des Auges bestimmte Substanzen enthalten, die von den verschiedenfarbigen Lichtern, die unser Auge treffen, chemisch verändert werden. Diese chemischen Veränderungen empfinden wir als Farbeindruck. Fehlen einem Menschen nun derartige Substanzen im Auge, so ist für ihn die Wahrnehmung von Farben unmöglich: Er ist »total farbenblind«. Häufiger aber mangelt es nur an einem einzigen dieser Stoffe, nämlich an demjenigen, der für das Wahrnehmen roten und grünen Lichtes verantwortlich ist. In diesem Fall ist der Betroffene »rot-grün-blind«; er sieht statt dieser beiden Farben nur 2 verschieden helle Grautöne. Von 100 Männern sind durchschnittlich 4 rot-grün-blind, während diese Krankheit aufgrund eines komplizierten Erbgangs bei Frauen fast nie vorkommt.

Die Farbenblindheit – meist als Rot-Grün-Blindheit – ist angeboren. Von Anfang an sieht also der Rot-Grün-Blinde im

Bereich der bunten Farben ein etwas helleres Grau, das andere Leute mit dem Wort »Grün« bezeichnen, und ein etwas dunkleres Grau, zu dem sie »Rot« sagen; und da er in ihrer Sprache mitredet, spricht er ebenfalls von Grün und Rot. So ist es zu erklären, dass mancher Rot-Grün-Blinde bis an sein Lebensende nichts von seiner Krankheit weiß. Diese wird aber offenkundig, wenn man ihn mit Hilfe spezieller bunter Farbtafeln (Stilling-Tafeln) einer Prüfung des Farbensinns unterzieht.

Farmerlunge (Drescherkrankheit) bei Erntearbeiten oft epidemieartig auftretende hochfieberhafte Lungenerkrankung, die vor allem beim Dreschen verschimmelten Getreides auftritt. Man nimmt an, dass es sich um eine → Allergie der Luftwege, hervorgerufen durch Pilze oder Pilzgifte, handelt. Nach landwirtschaftlicher Staubarbeit kommt es plötzlich zu hohem Fieber, Kopfschmerzen, Schweißausbruch, Atemnot, trockenem Reizhusten sowie Gelenk- und Muskelschmerzen. Alle diese Symptome bilden sich auch ohne besondere Therapie binnen kurzer Zeit zurück. Nach erneuter Staubeinwirkung treten jedoch immer wieder Rückfälle auf.

Fasten zeitweilige freiwillige Einschränkung der Nahrungszufuhr zu Heilzwecken, durch die der Organismus gezwungen wird, auf seinen Reserven zurückzugreifen. Für die Durchführung einer Fastenkur ist die positive innere Einstellung eine unabdingbare Voraussetzung, denn zum Fasten gehören Abgeschlossenheit und Gelegenheit zu innerer Sammlung. Deshalb wird eine Fastenkur am besten in einer speziell dafür vorgesehenen Anstalt unter Führung eines erfahrenen Arztes durchgeführt. Weil das Blut beim Fasten mit den aus den Geweben gelösten Stoffwechselschlacken überschwemmt wird, kommt es meist am 3. oder 4. Tag zu massiven »Heilkrisen« mit Unlust, Mattigkeit, Schweißausbruch, nicht selten sogar mit Kreislaufstörungen, Fieber, Erbrechen und Durchfall.

Das Heilfasten ist bei allen Verdauungs- und Stoffwechselstörungen wie → Verstopfung, → Fettsucht und → Gicht, aber auch bei → Rheuma, → Migräne, → Arteriosklerose, → Hypertonie (Bluthochdruck) und einer Reihe von Hautkrankheiten angezeigt. Es gibt jedoch auch Krankheiten, bei denen nicht gefastet werden soll. Hierzu gehören: → Tuberkulose, → Basedow-Krankheit, frischer → Herzinfarkt, → Magengeschwür, → Zwölffingerdarmgeschwür, aber auch akute Infektionskrankheiten, entzündliche Leberleiden und Krebs. Während der Schwangerschaft darf allenfalls nur unter strenger ärztlicher Aufsicht gefastet werden.

Eine Fastenkur, bei der die Patienten täglich 2–2½ Liter kalorienfreie Getränke wie Tee, Mineralwasser oder Kaffee mit

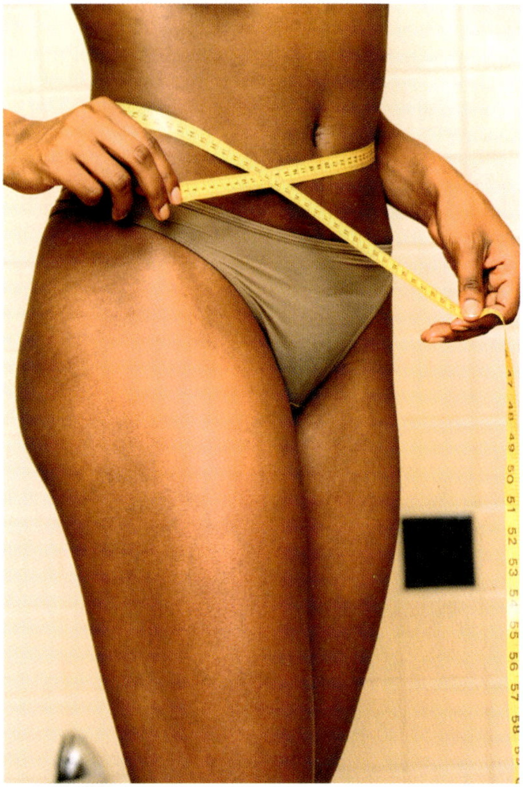

Fasten Wenn die Fastenkur erfolgreich verläuft, fällt das Durchhalten leichter.

Süßstoff bzw. Zitronensaft erhalten, dauert in der Regel 2–3 Wochen. Unterstützend werden dabei häufig folgende Anwendungen verordnet: Packungen, Luft- und Sonnenbäder, → Kneippkuren, → Einläufe, warme Bäder, → Atemgymnastik, Massage, Trockenbürsten und Spaziergänge. In besonders schweren Fällen von Übergewicht kann sogar eine ***Nulldiät*** angezeigt sein. Die fettsüchtigen Patienten erhalten dann nur Wasser, Mineralsalze und Vitamintabletten, sonst jedoch keinerlei Nahrung. Diese drastische Kur wird 2–4 Wochen lang durchgeführt; allerdings unbedingt unter klinischer Kontrolle und keinesfalls zu Hause auf eigene Faust. Die durchschnittliche Gewichtsabnahme beträgt dabei 6–8 Kilogramm pro Woche. Danach soll – ebenfalls unter ärztlicher Aufsicht – eine andere Abmagerungsdiät eingehalten werden. Besonders wichtig ist es, nach Beendigung des Fastens nur sehr behutsam und schrittweise wieder zu normaler Nahrungsaufnahme überzugehen; → Diät.

Faszie dünne, straffe aus Bindegewebe bestehende Haut, die Organe, Muskeln oder Muskelgruppen umhüllt.

Faulecke Gerötete, wunde Stellen mit Einrissen und Krustenbildung findet man nicht selten an den Mundwinkeln von Kindern und älteren Leuten. Ursache der – unter anderem auch beim Küssen – übertragbaren Krankheit ist eine Infektion mit Bakterien oder Pilzen. Begünstigt wird das Auftreten einer Faulecke durch schlecht sitzende Zahnprothesen, Vitamin-B-, Eisen- und Magensaftmangel. Bei Behandlung mit Pinselungen und Salben heilen Faulecken im Allgemeinen rasch ab.

Fäulnisdyspepsie akute Darmerkrankung infolge Störung der Eiweißverdauung. Die Eiweißstoffe werden dabei nur unvollständig aufgespalten, sammeln sich im Darm an und gehen unter dem Einfluss spezieller Bakterien in Fäulnis über. Schuld daran ist meist ein Mangel an Verdauungssekreten wie Magen- oder Bauchspeicheldrüsensaft. Die Krankheit äußert sich in heftigen Darmgeräuschen, massiven → Blähungen und häufigem Stuhlgang, bei dem sich dünnflüssiger, nach faulen Eiern stinkender Darminhalt entleert.

Favus (Erbgrind, Kopfgrind) Die in zivilisierten Ländern seltene Erkrankung der Kopfhaut, auf der rundliche Krankheitsherde mit kurz über der Haut abgebrochenen Haaren entstehen, wird durch den Favuspilz hervorgerufen. Jeder Haarstumpf auf der Kopfhaut ist von einem kleinen, gelben Schüsselchen umgeben, das aus den Erregern besteht. Die Infektion kann sich langsam über die ganze Kopfhaut ausbreiten und schließlich zu einer narbigen Glatze führen. Auch unbehaarte Haut und Nägel können befallen sein. Der Favuspilz ist übertragbar, so dass sich hauptsächlich Familienmitglieder untereinander anstecken; das soll der alte Name »Erbgrind« ausdrücken. Heute wird der Favus wie die anderen Hautpilzerkrankungen mit Griseofulvin behandelt.

Fazialislähmung (Gesichtslähmung) Der Nervus facialis versorgt die mimische Gesichtsmuskulatur mit Impulsen, ist also für Bewegungen wie Nasenrümpfen, Stirnrunzeln, Augenschließen und Mundspitzen verantwortlich. All diese Bewegungen sind nicht mehr oder nur noch eingeschränkt möglich, wenn der Nerv auf irgendeine Weise geschädigt worden ist. Die einseitige Lähmung der Gesichtsmuskeln wird zumeist morgens nach dem Aufstehen entdeckt: Augenlid und Mundwinkel hängen herab, die Stirn kann nicht gerunzelt werden; das Pfeifen mit dem Mund gelingt nicht mehr; Kauen und Sprechen können erschwert sein. In der Hälfte der Fälle treten auch Schmerzen in der Gegend des Ohres auf. Oft ist die Ursache unbekannt, bisweilen steckt eine → Nervenentzündung oder eine Geschwulst der Ohrspeicheldrüse, durch die der Nervus facialis hindurchzieht, dahinter. Auch als Begleiterscheinung der → Borreliose oder als Folge eines → Schädelbruchs kann es zur Fazialislähmung kommen. Nicht selten geben die Patienten eine vorangegangene Abkühlung oder Durchnässung als Ursache an. Die Behandlung wird vom Arzt zumeist mit der Verabreichung eines → Corticosteroid-Präparates (Kortison) begonnen, dazu kommen noch verschiedene Anwendungen der → physikalischen Therapie wie Massage, Wärmeanwendung und besonders → Elektrotherapie. Falls eine der angeführten Ursachen gefunden wird, muss natürlich vorrangig diese beseitigt werden. Vielfach heilt eine Fazialislähmung jedoch auch ganz ohne Behandlung spontan wieder ab, wobei hin und wieder eine geringfügige Muskelschwäche zurückbleibt.

Feer-Selter-Swift-Krankheit (Akrodynie) sehr selten gewordenes Krankheitsbild bei Kleinkindern, das durch eine allergische Reaktion auf Quecksilber ausgelöst wird und sich durch einen schleichenden Beginn mit Schweißausbrüchen, Ausschlägen, hochroter Verfärbung der Körperspitzen, Ausfallen von Nägeln und Haaren, Muskelschwäche, Abmagerung, Schmerzen in Händen und Füßen, psychischen Störungen (Weinerlichkeit, nächtliche Schlaflosigkeit und Schlafbedürfnis am Tage) auszeichnet. Die Krankheit dauert 3–6 Monate und klingt dann ohne Folgen ab. Da nur noch sehr wenige Arzneimittel Quecksilber enthalten, kommt das Leiden heutzutage kaum noch vor.

febril fieberhaft.

Febris medizinische Fachbezeichnung für → Fieber.

Fehlbildungen → Missbildungen.

Fehlgeburt (Abort) vorzeitige Ausstoßung des ungeborenen Kindes bis zur 28. Schwangerschaftswoche. Bei einer Fehlgeburt bis zur 12.–14. Schwangerschaftswoche spricht man von einem ***Frühabort***, zwischen der 16. und 28. Woche von einem ***Spätabort***. Beim Frühabort werden zumeist Frucht und → Nachgeburt (Plazenta) zusammen mit den → Eihäuten ausgestoßen. Bei einem Spätabort bleibt häufig ein Teil der Nachgeburt in der Gebärmutter zurück, was eine nachträgliche Auskratzung erforderlich macht. Man spricht in diesem Fall auch von einer unvollständigen Fehlgeburt. Als Ursache für eine Fehlgeburt kommen Missbildungen der Fruchtanlage oder des Mutterkuchens ebenso in Betracht wie Unfälle, schwere Erkrankungen, ja, mitunter sogar heftige seelische Erschütterungen der Mutter.

Feigwarzen (Kondylome, Condylomata acuminata) Hervorgerufen durch ein Virus treten auf der Haut und Schleimhaut der Geschlechts- und Aftergegend warzenartige Gebilde auf, die blumenkohl- oder hahnenkammähnlich wuchern können, spitz auf der Unterlage aufsitzen und häufig von einer übel riechenden Flüssigkeit bedeckt sind. Anfänglich sind sie nur stecknadelkopfgroß, später können sie jedoch zu beträchtlichem Ausmaß heranwuchern. Sie dürfen nicht mit den breit aufsitzenden nässenden Papeln bei der → Syphilis verwechselt werden. Schon deshalb ist ärztliche Behandlung unbedingt erforderlich.

Die Beseitigung dieser Gebilde ist relativ einfach: Sind sie noch klein, kommt man mit Pinselungen zum Ziel; bei größeren Feigwarzen bleibt nur die operative Entfernung.

Feinnadelbiopsie Sonderform der → Biopsie, also der Gewebeentnahme und -untersuchung, mit Hilfe dünnwandiger Nadeln.

Feldenkrais-Methode nach dem Physiker Moshe Feldenkrais benanntes Verfahren, bei dem durch bewusste Ausführung kleinster Bewegungen eine gesteigerte Körperwahrnehmung und, damit verbunden, eine veränderte Geisteshaltung erreicht werden soll. Diese Form der Körpertherapie wird bei chronischen Schmerzen, in der Wiederherstellungsphase nach Unfällen und bei Nervenstörungen eingesetzt.

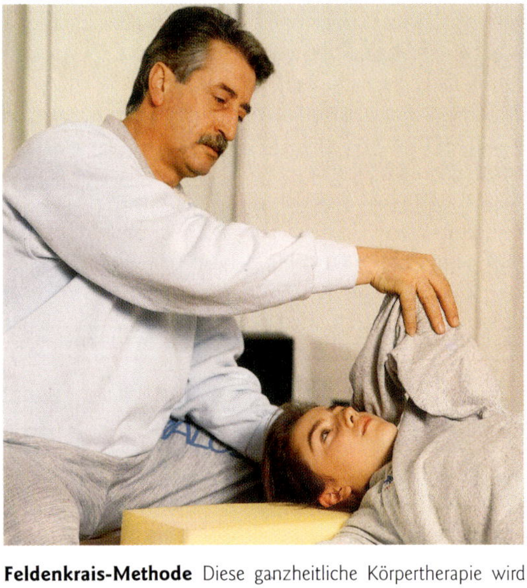

Feldenkrais-Methode Diese ganzheitliche Körpertherapie wird bei chronischen Schmerzen und Verspannungen eingesetzt.

Feldfieber zu den → Leptospirosen gehörende Infektionskrankheit mit grippeähnlichen Symptomen.

Felsenbein innerer Teil des Schläfenbeins, in dem Innenohr und Gleichgewichtsorgan eingeschlossen sind.

Felsengebirgsfieber amerikanische Form des → Fleckfiebers. Erreger dieser Infektionskrankheit, die in ganz Amerika verbreitet ist, sind wie beim gewöhnlichen Fleckfieber Bakterien der Gattung »Rickettsia«. Sie leben normalerweise in Mäusen und anderen Nagetieren und werden von Zecken auf den Menschen übertragen. Dort rufen sie sehr hohes Fieber, Kopf- und Gliederschmerzen sowie eine ausgeprägte → Milzschwellung hervor. Nicht selten endet das Felsengebirgsfieber tödlich.

Felty-Syndrom besonders schwere Verlaufsform der → rheumatoiden Arthritis mit Vergrößerung von Milz und Leber, Abnahme der weißen Blutkörperchen und Blutplättchen, Lymphknotenschwellung und Hautpigmentationen.

Femoralhernie (Schenkelbruch) am Übergang vom Bauch zum Oberschenkel auftretender → Eingeweidebruch.

Femur Oberschenkelknochen; stärkster Röhrenknochen des Körpers.

Fermente veraltete Bezeichnung für → Enzyme.

Fersenschmerz Der Fersenschmerz tritt beim Gehen und Stehen in der Gegend des Fersenbeins oder der Achillessehne auf und ist oft mit örtlicher Schwellung und Druckempfindlichkeit kombiniert. Ursache ist meist ein → Fersensporn, ein ein- oder doppelseitig auftretender spornartiger Fortsatz am Fersenbein. Auch ein entzündeter Schleimbeutel kann Ursache von Schmerzen und Schwellung sein. Klärung bringt eine Röntgenaufnahme. Die Behandlung besteht in der Verordnung von besonderem Schuhwerk, das das Fersenbein mit entlastenden Einlagen ausspart; außerdem sind Ruhigstellung, Bestrahlungen und örtliche Salbenverbände angezeigt.

Fertilität → Fruchtbarkeit.

Fersensporn knöcherner Auswuchs des Fersenbeins, der an der Unterseite des Fußes, von der Ferse ausgehend nach vorn ragt. Er bildet sich in erster Linie als Folge einer Überbeanspruchung der Fußsohlenmuskulatur.

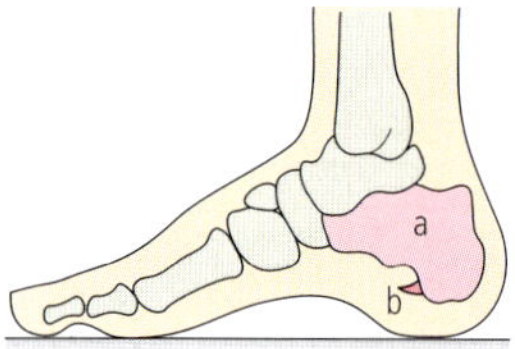

Fersensporn Fersenbein **(a)** mit unterem Fersensporn **(b)**

fetal den → Fetus betreffend.

fetale Erythroblastose (Rhesusfaktorkrankheit, Morbus haemolyticus fetalis) durch Blutgruppenunverträglichkeit entstehende Erkrankung von Neugeborenen, die zumeist innerhalb der ersten Lebensstunden oder -tage einsetzt. Meist ist es der Rhesusfaktor (→ Blutgruppen) des mütterlichen Blutes, der zu dieser Unverträglichkeit führt. Ist eine Mutter rh-negativ (ihr fehlt der Rhesusfaktor) und der Vater Rh-positiv (sein Blut besitzt diese spezielle Eigenschaft), so

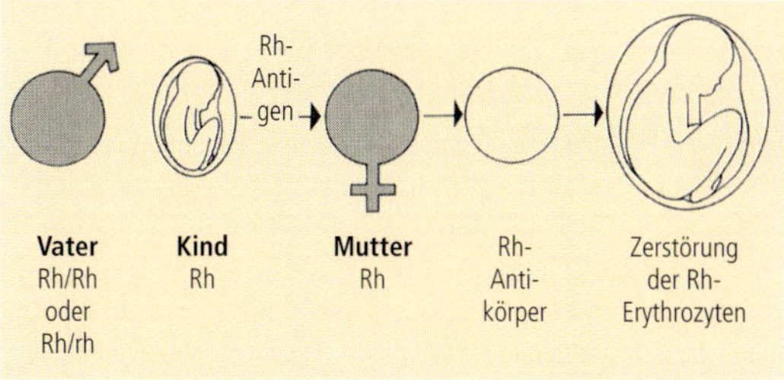

Fetale Erythroblastose Rh-Erythroblastose des Rh-positiven Kindes bei Rh-positivem Vater und rh-negativer Mutter.

werden die meisten Kinder aufgrund der besonderen Vererbung des Rhesusfaktors wieder Rh-positiv. Manchmal bilden sich nun im mütterlichen Blut gegen den kindlichen Rhesusfaktor Antikörper, welche die roten Blutkörperchen des Feten zerstören, ein Vorgang, der als → Hämolyse bezeichnet wird. Dies kann bereits im Mutterleib, aber auch erst nach der Geburt geschehen. Durch den beschleunigten Abbau der roten Blutkörperchen wird vermehrt → Bilirubin (Gallenfarbstoff) gebildet, das die unreife Leber des Neugeborenen noch nicht genügend ausscheiden kann. Als Folge davon kommt es zu einem starken Anstieg des Bilirubinspiegels im Blut und zu einer schweren → Gelbsucht, die auch bestimmte Hirnzentren erfasst. Der massive Erythrozytenzerfall bewirkt eine kompensatorische Vergrößerung der Blutbildungsstätten Leber und Milz.
Die Hauptsymptome der fetalen Erythroblastose sind Blutarmut, schwere Gelbsucht und allgemeine → Wassersucht. Nicht selten kommt es sogar zum Fruchttod vor der Geburt. Um diese Gefahren abzuwenden, soll bei allen Schwangeren der Rhesus-Faktor bestimmt und später auch das Blutserum auf irreguläre Blutgruppenantikörper untersucht werden. Sind solche vorhanden, muss im Fruchtwasser, das durch Punktion gewonnen wird, der Bilirubinspiegel ermittelt werden. Wenn der Fruchtwasserbefund auf eine lebensbedrohende Erkrankung hinweist, kann vor der 35. Schwangerschaftswoche durch → Bluttransfusion in die kindliche Bauchhöhle die Gefahr für die Frucht verringert werden. Nach der 35. Woche wird eine vorzeitige Entbindung ausgelöst. Bei den Neugeborenen nimmt man eine → Austauschtransfusion vor. Heute besteht auch die Möglichkeit, die Sensibilisierung der Rh-negativen Mutter nach der Geburt eines Rh-positiven Kindes zu verhüten, indem man ihr Rh-antikörperhaltige Seren oder Immunglobuline einspritzt. Allerdings verbieten die hohen Kosten die Durchführung einer solchen Prophylaxe als Routinemaßnahme.

fetaler Blutkreislauf Die Lungen des Fetus, also des ungeborenen Kindes nach dem 3. Schwangerschaftsmonat, arbeiten vor der Geburt nicht, was daran liegt, dass der Fetus Nahrung und Sauerstoff über den Mutterkuchen (Plazenta) erhält. Sein Herz pumpt das sauerstoffarme Blut durch die Nabelarterien zum Mutterkuchen; von dort strömt es, mit Nährstoffen und Sauerstoff beladen, durch die Nabelvenen zurück in die untere Hohlvene und in den rechten Herzvorhof. 2 Kurzschlüsse leiten nun das Blut an den Lungen vorbei: Der größte Teil gelangt durch ein Loch in der Scheidewand zwischen den beiden Vorhöfen direkt in den linken Vorhof und weiter in die linke Herzkammer. Ein kleinerer Teil fließt vom rechten Vorhof in die rechte Herzkammer und weiter in die Lungenarterie. Von hier führt eine direkte Verbindung (→ Ductus arteriosus) unter Umgehung der Lunge in die Hauptschlagader (Aorta); nur ein verschwindend kleiner Teil fließt durch die Lungen.
Nach der Geburt, bei der ja die Nabelschnur und damit die Verbindung mit dem mütterlichen Blutkreislauf durchtrennt wird, ist das Neugeborene darauf angewiesen, für seine Sauerstoffversorgung selbst zu sorgen: Innerhalb kürzester Zeit müssen Atmung und Lungenkreislauf in Gang gesetzt werden. Die Umstellung von Kreislauf und Atmung auf den Zustand, wie er bei Erwachsenen besteht, beginnt mit dem ersten Schrei und Atemzug des Kindes: Der Ductus arteriosus wird stillgelegt und verödet bis zum 3. Lebensmonat; in dieser Zeitspanne schließt sich auch das Loch in der Vorhofscheidewand. Bleiben diese Kurzschlüsse offen, hat man es mit angeborenen → Herzfehlern zu tun.

Fetischismus sexuelle Erregung oder Befriedigung durch den Anblick oder die Berührung von Gegenständen (Strümpfe, Schlüpfer, Büstenhalter, Haarlocke) einer geliebten oder auch unbekannten Person. Häufig werden diese Gegenstände gestohlen, wobei das Stehlen wohl zur sexuellen Erregung mit beiträgt. Am normalen Geschlechtsverkehr ist der Fetischist in der Regel nicht interessiert. Es handelt sich in der Regel um eine behandlungsbedürftige krankhafte Störung.

Fetopathie vorgeburtliche Erkrankung des Kindes, die im Gegensatz zur → Embryopathie erst nach dem 3. Schwangerschaftsmonat eintritt. Zu diesem Zeitpunkt ist die Organbildung abgeschlossen, so dass es zu keinen Missbildungen, sondern zu anderen, charakteristischen Krankheitsbildern kommt. Als Ursachen sind denkbar: Infektionen der Mutter, d. h. Übergang von Krankheitserregern aus dem mütterlichen in den kindlichen Blutkreislauf über die Plazenta; Blutgruppenunverträglichkeit zwischen Mutter und Kind (→ fetale Erythroblastose); Stoffwechselleiden; hormonelle Störungen

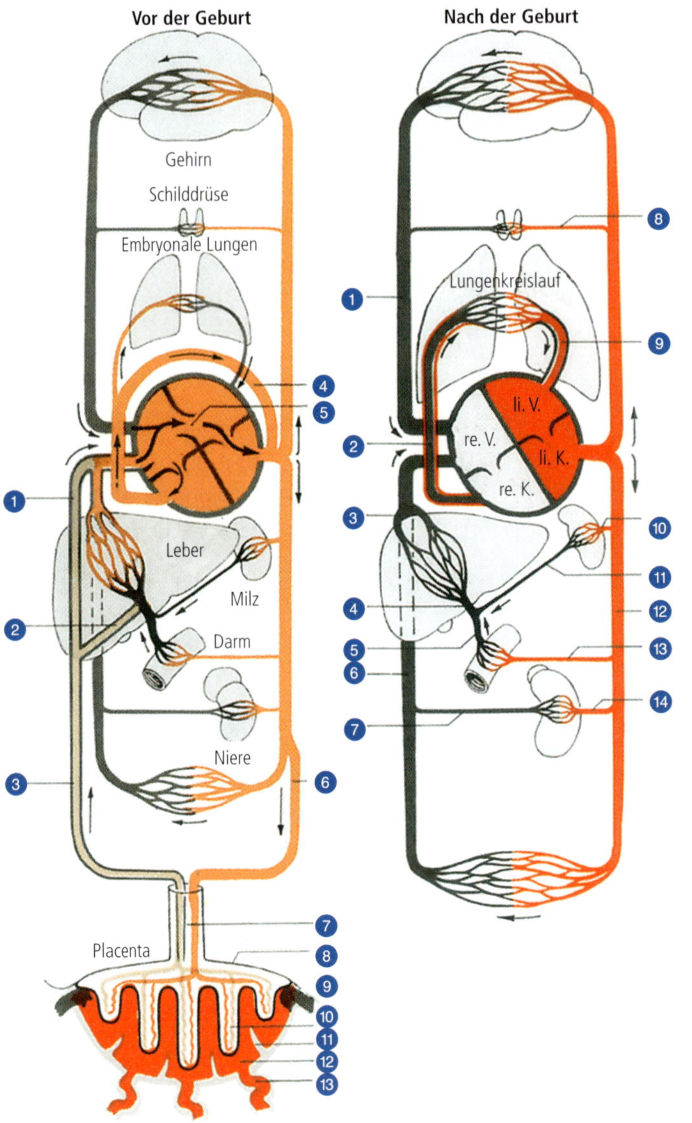

Fetaler Blutkreislauf Vereinfachte Darstellung des Kreislaufs vor und nach der Geburt.
Vor der Geburt: Der kleine Kreislauf ist angelegt, wird aber durch Kurzschlüsse umgangen: arterieller Kurzschluss zwischen Lungenarterie und Aorta, Klappe in der Vorhofwand. Vereinfachte Darstellung des Placentakreislaufs: **1** Mündung der arterielles Blut führenden Nabelvene in die untere Hohlvene; **2** Abzweigung der Nabelvene zur Pfortader (bevorzugte Stellung der Leber!); **3** Stamm der Nabelvene; **4** arterieller Kurzschluss von der Lungenarterie (Ductus arteriosus) zur Aorta; **5** Klappe der ovalen Grube (Fossa ovalis) der Vorhofscheidewand; **6** Nabelarterien; **7** Nabelschnur mit Nabelvene und Nabelarterien; **8** Schafhautüberzug (Amnion) der Oberfläche des Mutterkuchens (Placenta); **9** Randsinus, von wo das mütterliche Blut seinen Rückfluss in die Venen nimmt; **10** Chorionzotte mit Ast der Nabelarterie und Ast der Nabelvene, die kindliches Blut enthalten; **11** Scheidewand im mütterlichen Blutraum, wodurch die Placenta in Lappen (Kotyledonen) unterteilt wird; **12** mütterlicher Blutsee im Raum zwischen den Zotten des Chorion; **13** mütterliche Arterien.
Nach der Geburt: Großer und kleiner Kreislauf sind hintereinander geschaltet. **1** Obere Hohlvene (V. cava superior); **2** Lungenschlagader (A. pulmonalis); **3** Lebervene (V. hepatica); **4** Pfortader (V. portae); **5** obere Mesenterialvene (V. mesenteria superior); **6** untere Hohlvene (V. cava inferior); **7** Nierenvene (V. renalis); **8** Schilddrüsenarterie (A. thyroidea); **9** Lungenvenen (Vv. pulmonales); **10** Milzarterie (A. lienalis); **11** Milzvene (V. lienalis); **12** absteigende Aorta (Aorta descendens); **13** obere Mesenterialarterie (A. mesenteria superior); **14** Nierenarterie (A. renalis).

und mechanische Verletzungen, beispielsweise Abtreibungsschäden.

Fette (Lipide) Gruppe organischer Substanzen, die bei der → Ernährung eine wichtige Rolle spielen.

Fettembolie Verstopfung eines Blutgefäßes durch mit dem Blutstrom fortgerissene Fetttropfen, die in der Regel aus Trümmerbrüchen größerer Knochen und schweren Weichteilquetschungen stammen. Besonders bei Patienten mit Mehrfachverletzungen treten Fettembolien gehäuft auf. Wenige Stunden nach dem Unfall kommt es zu Husten, Atembeschleunigung, blutig-schaumigem Auswurf, verbunden mit Unruhe und Angst. Es besteht höchste Lebensgefahr! Der Notarzt ist umgehend zu verständigen; → Embolie.

Fettgeschwulst (Lipom) gutartige Geschwulst aus Fettgewebe. Lipome kommen familiär gehäuft vor, sie treten vereinzelt oder mehrfach auf, sind von prall-elastischer bis derber Konsistenz und können die Größe einer Kegelkugel erreichen. Im Allgemeinen liegen sie im Unterhautzellgewebe, können aber in die Tiefe reichen und Druck auf Nerven, Blutgefäße und benachbarte Organe ausüben. Die langsam wachsenden Lipome machen in der Regel keine Beschwerden. Als Behandlung kommt nur die operative Entfernung in Betracht.

Fettherz Die Bezeichnung Fettherz ist ungenau und im Grunde überholt. Man versteht darunter einerseits die Ablagerung von Fett auf dem Herzen und andererseits die Entartung des Herzmuskels, bei der die Muskelfasern fettig umgebildet werden. Dabei muss durchaus nicht immer ein Zusammenhang mit einer allgemeinen Körperfülle bestehen.

Fettleber (Leberverfettung) Die Anhäufung von Fettstoffen in der Leber, die so weit gehen kann, dass das Fett schließlich die Hälfte des Lebergewichts ausmacht, stellt die häufigste krankhafte Veränderung dieses Organs dar. Dabei ist es vom Ergebnis her unerheblich, ob die Störung durch einen vermehrten Fettaufbau oder einen verminderten Fettabbau zu Stande kommt. Als Ursache spielt der → Alkoholismus die weitaus größte Rolle; aber auch durch fehlerhafte, hauptsächlich zu eiweißarme und zu fettreiche Ernährung sowie unter dem Einfluss bestimmter, für die Leber giftiger Medikamente können sich Fettstoffe in die Leberzellen einlagern. Nicht selten tritt die Fettleber zudem in Verbindung mit der → Zuckerkrankheit auf.

Bisweilen finden sich Symptome wie Fieber oder → Gelbsucht, die auf entzündliche Begleiterscheinungen zurückzuführen sind. Dann spricht man von einer ***Fettleber-Hepatitis***. Besteht die Leberverfettung über längere Zeit fort, weil sie entweder nicht erkannt wird oder weil man ihrem Fortschreiten nicht konsequent entgegenwirkt, so kann sich aus ihr eine gefährliche → Leberzirrhose entwickeln. Dies ist in besonders hohem Maß bei der alkoholbedingten Krankheitsform der Fall.

Die Leber wird durch das viele Fett dick und prall elastisch und ist unter dem Rippenbogen tastbar. Außerdem verursacht die Größenzunahme mitunter ein Druckgefühl im Oberbauch. Die Verfettung und damit Vergrößerung der Leber kann sich vollständig zurückbilden, wenn die auslösenden Faktoren beseitigt werden. Dazu gehört in erster Linie der völlige Verzicht auf Alkohol. Eine bestehende Zuckerkrankheit muss selbstverständlich ebenfalls behandelt werden. Zudem sollten Betroffene auf eine ausgeglichene, nicht zu fettreiche Ernährung achten.

Fettleibigkeit → Fettsucht.

Fettsäuren Grundstoffe sämtlicher Fettstoffe, die jedoch erst durch Verbindung mit Glyzerin zu Fetten und Ölen werden. Man unterscheidet die für die Ernährung relativ unwichtigen gesättigten Fettsäuren und die ungesättigten Fettsäuren, die mehrere chemische Doppelbindungen aufweisen und, da sie für den Organismus lebenswichtig sind, unbedingt mit der Nahrung zugeführt werden müssen; → Fettstoffwechselstörungen.

Fettstoffwechselstörungen Das wichtigste Anzeichen einer Fettstoffwechselstörung ist die Zunahme der Blutfette (Lipide), die teils aus der zugeführten Nahrung stammen, teils im Körper selbst aufgebaut werden. Mit dem Blut werden die Fette zu den verschiedenen Organen und Geweben transportiert; dort werden sie als Energieträger verbrannt oder gespeichert oder zum Aufbau körpereigener Strukturen benötigt. Die wichtigsten Blutfette sind das → Cholesterin und die → Triglyceride (Neutralfette). Die Erhöhung dieser Blutfette (***Hyperlipidämie***) ist eine der Voraussetzungen für das Entstehen der → Arteriosklerose und ihrer Folgekrankheiten und stellt deshalb eine »stumme Gefahr« dar, weil sie keine Schmerzen oder andere Beschwerden verursacht und nur durch eine Blutuntersuchung festgestellt werden kann.

Man unterscheidet 2 Gruppen von Fettstoffwechselstörungen:

1. primäre, erblich bedingte, familiäre Fettstoffwechselstörungen; davon gibt es 5 verschiedene Typen.

2. sekundäre, durch andere Grundkrankheiten oder körperliche Fehlfunktionen bedingte Fettstoffwechselstörungen, die beispielsweise infolge → Zuckerkrankheit, Nieren-, Leber- und Schilddrüsenerkrankungen, → Alkoholismus und Einnahme verschiedener Medikamente (→ Corticosteroide, → Östrogene, bestimmte → Diuretika) entstehen.

Die Behandlung der primären Fettstoffwechselstörungen beruht in erster Linie auf einer → Diät, die auf die Einschränkung der Fettzufuhr und damit den Abbau des Übergewichts zielt, sowie auf körperlicher Bewegung. Wenn damit kein zufrieden stellender Erfolg erzielt wird, müssen blutfettsenkende Medikamente eingenommen werden. Bei sekundären Fettstoffwechselstörungen ist die Behandlung der Grundkrankheit Voraussetzung für eine Besserung.

Diät bei Fettstoffwechselstörungen: Die Gesamtfettmenge darf höchstens ein Drittel der zugeführten Kalorien betragen. 1 g Fett pro kg Körpergewicht und Tag dürfte optimal sein. Für die tägliche Ernährung bedeutet das: konsequente Verminderung des »sichtbaren« Fettes (Streich- und Kochfett, Öl, Sahne) im Speiseplan. Aber auch das »ver-

Bewertung der Blutfette

	Cholesterin (mg/dl)	Triglyceride (mg/dl)
kein Risiko	unter 220	unter 150
Verdachtsbereich	220–260	150–200
behandlungsbedürftig	über 260	über 200

Bewertung der HDL-Cholesterinwerte

	HDL-Cholesterin (mg/dl) prognostisch	
	Frauen	Männer
günstig	über 65	über 55
normal	45–65	35–55
ungünstig	unter 45	unter 35

Nahrungsmittel mit hohem Cholesteringehalt

100 g essbarer Menge enthalten	mg Cholesterin
Hirn	3150
Nieren	350
Butterschmalz	340
Kaviar	300
Bries	300
1 Eigelb	280
Butter	280
Leber	250
Krabbenfleisch	160
Zunge	140
Eiernudeln	140
Majonäse (80 % Fett)	140
Käse (60 % Fett. i. Tr.)	115
Wild	110
Schlagsahne	102
Speck, Schweineschmalz	100
Bockwurst, Würstchen	100
Geflügel	75
Bückling, geräucherter Aal	70
Ölsardinen, abgetropft	70
Schweinefleisch (etwas mager)	70
Rindfleisch	70

steckte« Fett (Fleisch, Wurst, fettreicher Käse und andere Milchprodukte, Eier, Fische, Nüsse) muss eingeschränkt werden. Innerhalb der Fette muss unterschieden werden zwischen Fetten mit überwiegend gesättigten Fettsäuren und Fetten mit mehrfach ungesättigten Fettsäuren. Während die gesättigten Fettsäuren – in Butter, Rinder-, Schweine-, Hammel-, Geflügel- und Kokosfett – den Cholesterinspiegel im Blut anheben, wird er durch mehrfach ungesättigte Fettsäuren – in Walnuss-, Maiskeim-, Sonnenblumen-, Distel-, Soja- und Olivenöl sowie den daraus hergestellten Margarinesorten – gesenkt. Einfach ungesättigte Fettsäuren – man findet sie in allen tierischen Fetten sowie überwiegend in Erdnuss- und Palmöl – verhalten sich in Bezug auf den Cholesterinspiegel neutral.

Die praktische Konsequenz lautet daher: Verminderung tierischer zu Gunsten der genannten pflanzlichen Fette. So weit wie möglich sollten aus der Nahrung die Lebensmittel mit einem besonders hohen Cholesteringehalt gestrichen werden. Das sind vor allem Innereien (Hirn hat den höchsten Cholesteringehalt aller Nahrungsmittel!), Eigelb und Schalentiere (Muscheln, Krebse, Krabben, Hummer, Austern). Mit der täglichen Nahrung dürfen nicht mehr als 300 mg Cholesterin zugeführt werden.

Patienten mit einem hohen Triglyceridspiegel sollten reinen Zucker, konzentrierte Kohlenhydrate (Honig, Marmelade, Süßigkeiten, Mehlspeisen, Torten, Pudding, Eis, Weißbrot), einige Obstsorten (Bananen, Weintrauben, Steinobst, getrocknete und kandierte Früchte) einschränken sowie auf Alkohol verzichten.

Bleiben die Blutfette trotz Ernährungsumstellung, Gewichtsabnahme und körperlicher Aktivität erhöht, kommt eine medikamentöse Behandlung mit Lipidsenkern nach ärztlicher Verordnung in Betracht. Gute Erfolge lassen sich auch bei längerer Behandlung mit Knoblauchpräparaten erzielen.

Fettstuhl (Steatorrhö) Zu Fettstühlen – sie sind voluminös, hell, glänzend, schmierig klebrig und übel riechend – kommt es entweder durch eine Fettverdauungsstörung infolge Mangels an Fett spaltenden Enzymen und an Gallensalzen oder durch eine gestörte Fettaufnahme im Dünndarm. Als Grundkrankheiten kommen in Betracht: chronische → Bauchspeicheldrüsenentzündung, Gallensäuremangel infolge Gallengangverschluss (Gallensteine, Tumor), → Zöliakie, → Crohn-Krankheit, Lebererkrankungen, Übersäuerung im Dünndarm, Folgezustand nach Operation im Magen-Darm-Trakt sowie bakterielle Fehlbesiedlung im Dünndarm. Die Feststellung der Grundkrankheit bedingt einen erheblichen diagnostischen Aufwand.

Fettsucht (Fettleibigkeit, Adipositas, Obesitas) Als fettleibig gilt allgemein jeder, der etwa 15–20 Prozent über dem Normalgewicht wiegt, das in etwa der Körpergröße in Zentimetern minus 100 entspricht. Demzufolge sollte eine 170 cm große Person nicht mehr als 70 kg wiegen. Erhöhtes Körper-

Erkrankungen durch Übergewicht

- Arteriosklerose
- Hypertonie
- Herzinfarkt
- Schlaganfall
- Zuckerkrankheit
- Fettstoffwechselstörungen
- Gicht
- Venenerkrankungen
- Thrombosen, Embolien
- Gallensteine
- Arthrose
- Komplikationen nach Operationen
- Leberzirrhose
- Fettleber
- Eingeweidebrüche
- Komplikationen während Schwangerschaft und Entbindung
- erhöhte Unfallrate

gewicht stellt einen erheblichen Risikofaktor dar, an → koronarer Herzkrankheit, → Hypertonie (Bluthochdruck), → Fettstoffwechselstörungen, → Zuckerkrankheit oder → Gicht zu erkranken.

Die Fettleibigkeit kommt einerseits dadurch zu Stande, dass der Fettleibige wesentlich mehr isst, als er für seine körperliche Tätigkeit benötigt, andererseits dadurch, dass die überschüssig aufgenommene Nahrung nicht verbrannt, sondern als Fett angesetzt wird. Die Situation des Fettleibigen gegenüber dem Normalgewichtigen lässt sich klar beschreiben: Der Fettleibige nimmt bei Überernährung stärker zu, bei Unterernährung weniger stark ab als der Normalgewichtige.

Ein körperlich leicht arbeitender Mann mittleren Alters benötigt 2400 Kalorien (etwa 10 000 Joule) pro Tag, wobei folgende Regeln gelten:

- Der ältere Mensch braucht weniger Nährstoffe als der jüngere; was bedeutet, dass man unweigerlich zunimmt, wenn man nach der Lebensmitte die Essgewohnheiten seiner Jugend beibehält.
- Frauen benötigen bei gleicher Arbeitsleistung weniger als Männer gleicher Größe und gleichen Alters.
- Mit 5 kleinen Mahlzeiten nimmt man eher ab als mit 3 großen.
- Der Fettleibigkeit wirkt man am besten entgegen, wenn man sich regelmäßig wiegt und bei Gewichtszunahme sofort auf die »Essbremse« tritt.
- Nach unvermeidlichen größeren Mahlzeiten (Einladungen, Feiern usw.) sollte man am nächsten Tag möglichst einen Obsttag oder Fastentag mit Mineralwasser oder Tee einlegen.
- Vorteilhaft ist viel Bewegung an frischer Luft. Damit allein lässt sich zwar keine wirkungsvolle Gewichtsabnahme erzielen, körperliche Betätigung regt aber Herz- und Kreislauftätigkeit an und senkt die Blutfettwerte.

Zur Fettsuchtbehandlung gehören 2 Prinzipien:

1. Einschränkung der Energiezufuhr
2. Erhöhung des Energieverbrauchs.

Die Vielzahl der empfohlenen Entfettungsdiäten (→ Diät) führen trotz theoretischer Unterbauung nur selten zu befriedigenden Langzeiterfolgen. Heute weiß man, dass eine erfolgreiche Fettsuchttherapie nur auf dem Boden einer positiven Motivation des Patienten und einer gezielten → Verhaltenstherapie zu erzielen ist. Appetitverhalten und Umweltbedingungen sind die entscheidenden Faktoren. Das andere Problem besteht darin, dass eine energiereduzierte Dauerdiät alle wesentlichen Nährstoffe in genügender Menge anbieten muss und dass sie auch tatsächlich durchführbar ist. Die naive Überzeugung, allein durch Sport abnehmen zu können, ist ebenso unrichtig wie unausrottbar. Sicher ist jede Bewegungstherapie gesund und empfehlenswert, sie rangiert aber weit hinter der Nahrungsumstellung. Wer nach einer Stunde Schwerarbeit einen halben Liter Bier trinkt, hat den zusätzlichen Energieverbrauch schon wieder ausgeglichen! Die Gewichtsverluste durch anstrengenden Sport, Sauna, kochsalzarme Kost und → Diuretika sind reine Verluste an Kochsalz und Wasser, die bald wieder aufgeholt werden.

Das heißt aber nicht, dass sich der Fettleibige mit seinem Übergewicht abfinden muss; vielmehr sollte er zusätzlich zu den oben angegebenen Verhaltensmaßregeln noch folgende Hinweise beachten:

- → Ballaststoffe, eine halbe Stunde vor der Hauptmahlzeit gegessen, dämpfen das Hungergefühl. Wird zu den faserreichen Speisen noch reichlich Flüssigkeit genossen, erhöht sich der hungerdämpfende Quelleffekt. Günstig in diesem Sinne sind Vorspeisen aus Weizenkleie, Vollkornmehl, weißen Bohnen, Kokosraspeln, getrockneten Aprikosen und Pflaumen, Feigen und Hagebutten.
- Stress, Unlust und Langeweile verursachen bei vielen Übergewichtigen, vor allem bei fettleibigen Frauen, einen unbändigen Drang zur Nahrungsaufnahme. Das Resultat ist der viel zitierte »Kummerspeck«.

Nahrungsmittel für die Dauerdiät bei Fettstoffwechselstörungen

	geeignet	weniger oder nicht geeignet
Fleisch	mageres Fleisch aller Art ohne Fettrand	fettes Fleisch, Innereien, Speck
Wurstwaren	Schinken, Corned Beef, magere Wurstsorten, Tatar, Sülze, Lyoner, Rauchfleisch	fettreiche Wurstarten (Cervelat-, Blut-, Leber-, Mettwurst), Bratwurst
Wild	alle Arten (ungespickt)	
Geflügel	Huhn, Hähnchen, Pute (ohne Haut!)	Mastgans, Mastente
Fisch	magere Fischarten (frisch, geräuchert, gesäuert oder in Gelee)	fette Süßwasserfische, Fische in Öl oder Soße, Krabben, Muscheln, Austern, Hummer, Krebse, Garnelen
Fette/Öle	Sonnenblumen-, Soja- Maiskeimöl, ölreiche Spezialmargarine (cremigweiche Sorten)	Butter, Butterschmalz, Talg, Kokosfett, Olivenöl, Erdnussöl, Konsummargarine (hartfeste Sorten)
Eier	Eiklar, höchstens 1–2 Eier pro Woche	Eigelb in größeren Mengen
Milch und Milchprodukte	Buttermilch, Magermilch, Magermilchjoghurt und -quark, fettarme Käsesorten bis zu 30 % Fett i. Tr.	Vollmilch, Kondensmilch, Sahne, Vollmilchjoghurt und -quark, fettreiche Käsesorten
Brot	dunkle Brotsorten (Vollkorn-, Graham-, Knäckebrot)	weiße Brotsorten
Teig- und Backwaren	trockene, fettarme Arten, Reis, Haferflocken	Sahnetorten, Blätterteig, Fettgebackenes, Eiernudeln
Kartoffeln	Salzkartoffeln, Pellkartoffeln, Püree, Klöße	Pommes frites, Chips, Reibekuchen
Gemüse	alle Arten	
Obst	alle Arten außer:	Weintrauben, Trockenobst, Säfte oder Süßmost in großen Mengen
Nüsse	alle Arten (Erdnüsse mäßig)	Kokosnüsse
Süßwaren	Marmelade ohne Zucker, Süßstoff statt Zucker	Zucker, Honig, Marmelade, Speiseeis, Schokolade, Bonbons
Getränke	alle zuckerfreien Getränke: Kaffee, Tee, Mineralwasser, Obst- und Gemüsesäfte	zuckerhaltige Getränke, konzentrierter Alkohol, Limonade

♦ Eine einfache Abmagerungsempfehlung lautet:

1. Kein Streichfett mehr auf das Brot! Erlaubt sind allenfalls Wurst, Käse, Marmelade usw.

2. Jede Woche einen Fastentag – nur Tee, Mineralwasser, ungezuckerte Fruchtsäfte – einlegen!

3. Zum Abendessen nur Magerquark!

Sollte all dies nicht den erwünschten Erfolg bringen, wird als letzter Ausweg sogar eine chirurgische Behandlung der Fettsucht empfohlen: Durch eine Operation wird eine kleine Magentasche mit einem sehr engen Magendurchgang geschaffen, so dass bereits nach geringer Nahrungsaufnahme ein deutliches Völlegefühl entsteht. Für einen solchen Eingriff kommen jedoch nur Patienten unter 50 mit einem Übergewicht von mindestens 50 Prozent in Betracht, und zwar erst nach erfolglos unter ärztlicher Leitung absolvierter Entfettungskur.

Fetus (frühere Schreibweise: Fötus) Kind im Mutterleib nach dem 3. Schwangerschaftsmonat. Bis dahin spricht man von einem → Embryo.

Feuermal (Naevus flammeus) Das Feuermal beruht auf einer angeborenen gutartigen Gefäßgeschwulst unbekannter Ursache und zeigt sich in Form deutlich begrenzter, feuerroter bis bläulich roter Hautstellen mit glatter Oberfläche. Es tritt überall auf der Haut auf, bevorzugt jedoch in Gesicht und Nacken. Es verursacht keine Beschwerden und ist auch nicht gefährlich, doch leiden viele Betroffene ganz erheblich unter diesem kosmetischen Fehler. Das bei Neugeborenen in Stirnmitte, an Nasenwurzel und Augenlidern zu findende Feuermal, das umgangssprachlich als »Storchenbiss« bezeichnet wird, schwindet im Lauf von Monaten oft von selbst. Zudem ist es häufig im Nacken lokalisiert, wo es von den Haaren bedeckt wird, so dass keine Behandlung erforderlich wird.

Ein störendes Feuermal kann durch spezielle medizinische Cremes abgedeckt oder durch eine Laserbehandlung entfernt werden; → Nävus.

fibr- Bestandteil medizinischer Fachausdrücke mit der Bedeutung »Faser, Bindegewebe«.

Fibrille dünne Faser.

Fibrin Eiweißstoff, der als Endprodukt der → Blutgerinnung entsteht.

Fibrinolyse Abbau von → Fibrin; damit der → Blutgerinnung entgegenwirkender Mechanismus. Auf diese Weise wird die ständig in geringem Umfang ablaufende Gerinnung innerhalb der Blutgefäße rückgängig gemacht, so dass das Blut ungehindert strömen kann. Außerdem dient die Fibrinolyse der Auflösung eines nicht mehr benötigten Blutgerinnsels.

Fibrom gutartige Geschwulst aus gefäßreichem Bindegewebe. Fibrome wachsen sehr langsam, können jedoch beträchtliche Größe erreichen. Sie kommen – breitbasig aufsitzend oder an einem Stiel pendelnd – an unterschiedlichen Körperstellen vor und weisen eine Konsistenz auf, die von weich und nachgiebig bis hin zu fest und hart reicht. Beschwerden verursachen sie im Allgemeinen nur, wenn sie auf Nerven drücken oder andere Organe verdrängen. Dann können sie Ursache langwieriger Blutungen oder heftiger Schmerzen sein und müssen chirurgisch entfernt werden.

Fibrose narbige Verdickung und Verhärtung eines Organs infolge starker Bindegewebsvermehrung. Eine besondere Bedeutung spielt in diesem Zusammenhang die → Lungenfibrose.

Fibrositis Eine Fibrositis ist keine eigenständige Krankheit, vielmehr bezeichnet der Krankheitsbegriff ein zum rheumatischen Formenkreis (→ Rheuma) zählendes Leiden, bei dem die Muskulatur, die Sehnen und Bänder der Gelenke sowie die Knochen im ganzen Körper schmerzen. 80 Prozent der Erkrankten sind Frauen, und zwar meist im Alter von 20–50 Jahren. Die Krankheit kommt zwar auch selbstständig, ohne erkennbare Ursache vor, weitaus häufiger tritt sie jedoch im Zusammenhang mit anderen entzündlichen, hormonellen und infektiösen Leiden sowie nach Unfällen auf.

Typisch für die Fibrositis ist, dass mehrere charakteristische Körperstellen gleichzeitig druckschmerzhaft sind, so zum Beispiel das Gebiet unter den Schlüsselbeinen sowie die Schulter-, Ellenbogen- und Kniebereiche. Die Beschwerden werden stärker, wenn der Kranke unter Stress steht oder wenn er friert; im Alter lassen sie häufig wieder nach.

Therapeutisch versucht man, den Körper durch Muskel- und Kreislauftraining belastungsfähiger zu machen. Erleichterung bringen zudem verschiedene physiotherapeutische Verfahren unter Anwendung von Wärme und elektrischem Strom.

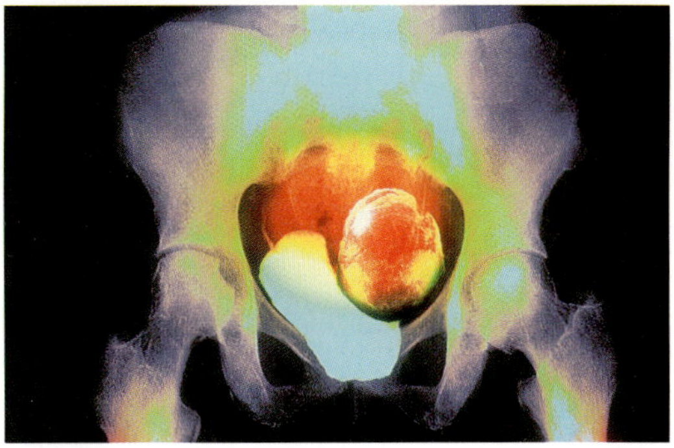

Fibrom Röntgenologische Darstellung einer ausgedehnten Bindegewebsgeschwulst.

Fibula (Wadenbein) äußerer Knochen des Unterschenkels; → Bein.

Fieber (Febris) Die Körpertemperatur wird durch ein im Zwischenhirn gelegenes Steuerungszentrum auf einem Normalwert gehalten, der zwischen 36,5 und 37,5 °C schwankt. Steigt sie auf Werte zwischen 37,5 und 38 °C, spricht man von erhöhter Temperatur, zwischen 38 und 38,5 °C von leichtem und jenseits von 38,5 °C von hohem Fieber. Der Höchstwert liegt im Allgemeinen bei 41 °C, da bei dieser Temperatur das Körpereiweiß zu gerinnen beginnt. Bei Temperaturen über 40–41 °C besteht akute Gefahr durch Belastung von Herz und Kreislauf sowie Beeinträchtigung verschiedener Organfunktionen. Für die Beurteilung des Fiebers ist nicht nur seine Höhe, sondern auch seine Verlaufsform (beständiges oder regelmäßig wiederkehrendes oder im Verlauf eines Tages stark schwankendes Fieber) wichtig. Auch das Lebensalter des fiebernden Patienten gibt gewisse Anhaltspunkte für die Diagnose: Kleinkinder bekommen viel leichter Fieber als ältere Menschen.

Nach dem Fieberverlauf unterscheidet man verschiedene Typen:

das ***kontinuierliche Fieber*** (Febris continua): Es liegt meist über 39 °C und schwankt über längere Zeit nur um 1 °C hin und her. Diese Fieberform kommt zum Beispiel bei → Typhus, bei → Fleckfieber und bei verschiedenen Viruserkrankungen vor.

das ***remittierende Fieber*** (Febris remittens): Es schwankt weitaus stärker, bleibt aber stets über Normaltemperatur. Man findet es bei der → Nasennebenhöhlenentzündung und bei Infektionen der Harnwege.

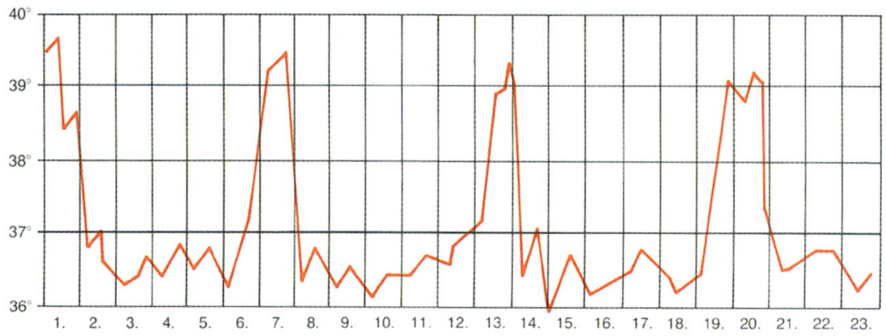

Fieber Kontinuierliches Fieber (gleichbleibende Fieberhöhe, hier von Anfang der 2. bis gegen Ende der 3. Krankheitswoche, mit Tagesschwankungen unter 1 Grad) – Fieberkurve bei Typhus.

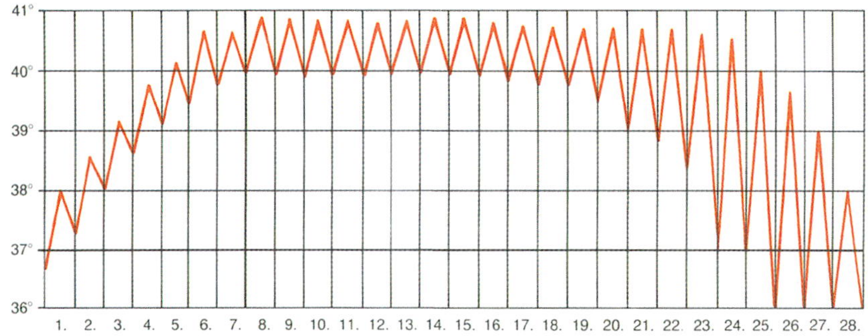

Fieber Intermittierendes Fieber (anfallsweise auftretendes Fieber, dazwischen fieberfreie Tage) – Fieberkurve beim Fünftagefieber.

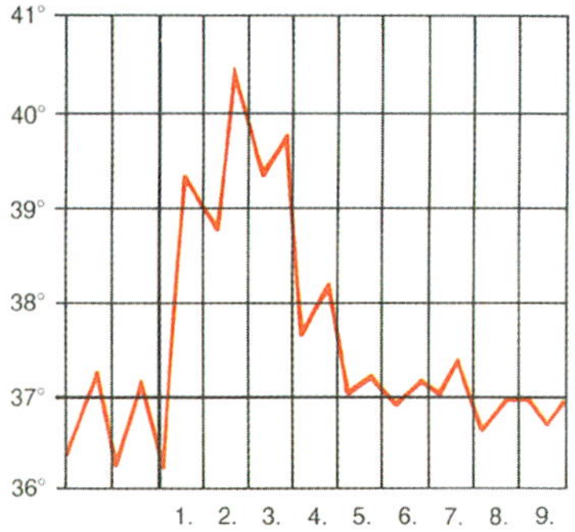

Fieber Remittierendes Fieber (Fieber mit Tagesschwankungen über 1 Grad, hier in den ersten 4 Krankheitstagen) Fieberkurve bei Scharlach

das ***intermittierende Fieber*** (Febris intermittens): Hier wechseln sich Phasen hohen Fiebers mit fieberfreien Zeiten ab. Dieser Temperaturverlauf ist für die → Malaria und für das → Rückfallfieber charakteristisch.

Fieber entsteht, wenn die Wärmeproduktion des Körpers die -abgabe übersteigt. In 75 Prozent aller Fälle ist es Folge von Infektionen. Aber auch Gewebszerfallsprodukte – z. B. bei Herzinfarkt, Schlaganfall, Verbrennungen, Bestrahlungen usw. – sowie bestimmte Medikamente (→ Antibiotika, Atropin, Coffein, Schilddrüsenhormone) wirken temperatursteigernd. Überdies kann eine Erhöhung der Körpertemperatur auf eine erhöhte Wärmeproduktion (extreme körperliche Belastung, Schreien bei Kindern, emotionaler Stress), vermehrte äußere Wärmezufuhr (Überhitzung) und behinderte Wärmeabgabe (Hitzschlag) zurückzuführen sein. Als weitere Fieberursachen kommen in Betracht: Krebskrankheiten, Erkrankungen des Blutes, des Zentralnervensystems und der Hormondrüsen, rheumatische Erkrankungen und → Allergien. Das Temperaturzentrum im Gehirn kann auch direkt durch Blutungen, Tumoren, Missbildungen und Infektionen des Gehirns gereizt werden. Bei Säuglingen und Kleinkindern muss man an folgende Fieberursachen denken: Infekte der Luftwege, des Mittelohrs, der Harnwege, der Hirnhäute oder des Darms; Infektionskrankheiten wie → Masern, → Scharlach usw.; Wasserverlust (Durstfieber, Kochsalzvergiftung usw.); bösartige Geschwülste (vor allem die → Leukämie) und Arzneimittelnebenwirkungen.

Das Symptom Fieber darf niemals bagatellisiert werden; ebenso falsch ist es aber, jede Temperaturerhöhung zu dramatisieren. Entscheidend sind immer die Begleitumstände. Benommenheit, Nackensteifigkeit, starke Kopfschmerzen, Erbrechen, allgemeiner Verfall (blasse Haut, Unruhe, schlecht zu tastender, sehr schneller Puls) signalisieren Gefahr und machen meist eine Krankenhauseinweisung erforderlich.

Aber auch, wenn hohes Fieber ohne schweres Krankheitsgefühl mehrere Tage anhält, muss ärztlicher Rat eingeholt werden. Bei Säuglingen und Kleinkindern ist noch mehr Vorsicht geboten, da es in jüngeren Lebensjahren durch Fieber leichter zu Störungen des Wasser- und Salzhaushaltes, zu Schock und Krämpfen (→ Fieberkrämpfe) kommt.

Bei der Behandlung fiebriger Erkrankungen ist immer daran zu denken, dass die Erhöhung der Körpertemperatur grundsätzlich eine sinnvolle Maßnahme des Organismus ist, die dazu dient, lebensnotwendige Abwehrreaktionen zu unterstützen. Deshalb sollte erst bei länger anhaltendem, quälendem Fieber eingegriffen werden. Die Behandlung kann zum Beispiel im Anlegen von Wadenwickeln und anderen Maßnahmen bestehen, die zu einer Verbesserung der Wärmeabgabe beitragen. Aber auch spezielle, Fieber senkende Medikamente stehen zur Verfügung. Grundsätzlich ist natürlich die Bekämpfung der zu Grunde liegenden Erkrankung die wichtigste Maßnahme zur Bekämpfung der erhöhten Körpertemperatur. Abzulehnen ist die routinemäßige Gabe von Fieber senkenden Medikamenten bei jeder Temperaturerhöhung! Die in fast jeder Hausapotheke vorhandenen Fiebermittel haben nämlich in der Regel noch eine starke schmerzstillende und entzündungshemmende Wirkung und sind nicht frei von Nebenwirkungen, die allerdings erst bei einer Langzeitbehandlung auftreten. Doch auch schon in kleinen Dosen können sie Magen-Darm-Unverträglichkeiten und gelegentlich allergische Reaktionen auslösen. Chronische, d. h. länger anhaltende Fieberzustände – auch mit nur mäßig erhöhter Körpertemperatur – erfordern immer ärztliche Beurteilung und Behandlung.

Fieber bei Kindern → Kinder, Fieber.

Fieberbläschen → Herpes-simplex-Bläschen an der Lippe, die häufig im Zusammenhang mit fiebrigen Erkrankungen auftreten.

Fieberkrämpfe bei einem Teil der Säuglinge und Kleinkinder zwischen 6. Monat und 6. Lebensjahr auftretende Krämpfe als Folge eines schnellen Fieberanstiegs. Die Muskelkrämpfe dauern meist kürzer als 15 Minuten und können sogar mit Bewusstlosigkeit einhergehen. In der Regel bleiben keine Lähmungen zurück. Die Prognose ist von der Dauer des Krampfanfalls abhängig, sie ist im Allgemeinen günstig. Bei etwa 4 Prozent der befallenen Kinder entwickelt sich jedoch später eine → Epilepsie. Die Behandlung erfolgt mit krampflösenden und fiebersenkenden Medikamenten.

Fiebermittel (Antipyretika) Arzneimittel zur Fiebersenkung, die nur auf ärztliche Anweisung eingenommen werden sollen. Sie führen durch Erweiterung der Hautgefäße und Förderung der Schweißbildung zu einer Wärmeabgabe nach außen und damit zur Entfieberung; derselbe Effekt lässt sich jedoch meist auch durch feuchtkalte Wickel und kühle Bäder erreichen.

Filariosen von Fadenwürmern aus der Gruppe der Filarien hervorgerufene tropische Erkrankungen. Von einiger Bedeutung ist in diesem Zusammenhang vor allem die → Kalabar-Beule.

Filzläuse überwiegend die Schamhaare, gelegentlich aber auch Achselhaare und Augenbrauen befallende → Läuse.

Finger, schnellender → schnellender Finger.

Fingerlutschen Das Kind »erfasst« die Welt vom ersten Tag des Lebens an mit seinem Mund: Es saugt, um zu leben. Erst erheblich später greift es mit seinen Händchen nach allem – und steckt alles, was es ergreift, in den Mund, der immer noch das wichtigste Organ zum »Erfassen« (jetzt: zum Vertrautwerden mit einem fremden Gegenstand) ist, bis schließlich die Hände allein genügen, um alles zu »erfassen«, zu »begreifen« – zu verstehen. Bei manchen Kindern bleibt diese Verhaltensweise länger bestehen: Die Finger oder der Daumen werden als lieber, noch vertrauter Gegenstand in den Mund gesteckt. Namhafte Kinderärzte sind sogar der Auffassung, dass es vielen Kindern, die besonders hartnäckig lutschen, an Mutterliebe mangelt. Der kleine Konflikt löst sich mit dem Älterwerden meist von selbst; das Lutschen wird nach und nach aufgegeben (je mehr man es überbewertet, umso später).

Ein Problem besteht in der Verschiebung der durchbrechenden Zähne und der Verformung der Kiefer. Die weitaus größte Anzahl aller »offenen Bisse«, bei denen sich die gegenüber liegenden Zähne bei geschlossenen Kiefern nicht berühren, sind auf Lutschgewohnheiten zurückzuführen (→ Kieferanomalien).

Leichte Fälle von Fingerlutschen brauchen nicht zu beunruhigen; schwere sollten mit einem erfahrenen Kinderarzt besprochen werden.

Fischschuppenkrankheit (Ichthyosis) ererbte Neigung zur abnormen Verhornung der obersten Hautschicht. In leichten Fällen ist die Haut nur trocken, rau und mit feinen Schüppchen bedeckt; bei starker Ausprägung kann sie – am ganzen Körper oder nur an einzelnen Hautstellen – mit dicken Hornschuppen bedeckt sein, die Ähnlichkeit mit den Schuppen der Fische haben und denen das Leiden seinen Namen verdankt. Säuglinge, die von der schwersten Form der Krankheit befallen werden, sterben daran. Ansonsten verschlechtert sich das Krankheitsbild gewöhnlich bis zu den Entwicklungsjahren, dann bleibt es stabil.

Da das Leiden nicht heilbar ist, müssen tägliches Baden und Einfetten der Haut mit einer milden Creme dafür sorgen, die Haut einigermaßen geschmeidig zu halten. Hohe Dosen von Vitamin A können helfen, die Funktion der obersten Hautschichten zu bessern. Zudem müssen die Betroffenen Berufe meiden, bei denen die Gefahr einer Entfettung der Haut besteht.

Fischvergiftung Nach der Art der Entstehung sind 3 Arten zu unterscheiden:

1. Vergiftung durch giftige Fische; Fische also, die Giftstoffe in ihrer Muskulatur, ihren Eingeweiden, der Haut und dem Schleim enthalten. Hier sind besonders zu nennen:

♦ die ***Ciguateravergiftung***, die durch einen tropischen Fisch in Karibik und Pazifik hervorgerufen wird. Der Geschmack des Fisches ist unauffällig; keine Zubereitungsart schützt vor der Vergiftung. Die Beschwerden beginnen mit Bauchkrämpfen, Schwindel, Übelkeit und Durchfall, der 6–17 Stunden anhalten kann; danach treten Juckreiz, Kopf-, Gesichts- und Muskelschmerzen sowie Kribbeln auf. Diese Missempfindungen können monatelang anhalten.

♦ die ***Tetraodenvergiftung*** durch den Pufferfisch: Sie verursacht ähnliche Beschwerden; durch Atemlähmung kann sie tödlich enden.

♦ der ***Scombrotoxismus*** nach Verzehr von Fischen der Familie »Scombridae« (Makrelen, Tunfisch, Schwertfisch): Er entsteht durch bakterielle Zersetzung nach dem Fischfang, wenn die Kühlkette unterbrochen oder der Fisch zu spät zubereitet wird. Die Beschwerden – Gesichtsrötung, Hitzegefühl, Schwindel, Übelkeit, Magenschmerzen und Nesselausschlag – treten innerhalb einiger Minuten nach dem Genuss auf und halten etwa 24 Stunden an. Die Behandlung erfolgt mit → Antihistaminika.

2. Vergiftung durch Fische, die aus dem verunreinigten Wasser Giftstoffe (Kadmium, Quecksilber usw.) aufgenommen haben.

3. Vergiftung durch Fische und Schalentiere, die Bakterien aus Abwässern aufgenommen haben oder während der Verarbeitung oder Lagerung bakteriell verunreinigt wurden.

Während mit Fischen aufgenommene Umweltgifte wie zum Beispiel Quecksilber keine akuten, d. h. sofort und heftig auftretenden Krankheitserscheinungen erzeugen, rufen verdorbene Fischgerichte ernste Symptome wie Übelkeit, massives Erbrechen, Durchfall und Fieber hervor.

Fissur 1. (Rhagade, Schrunde) schmerzhafter Einriss der Haut oder Schleimhaut, beispielsweise am Mundwinkel (→ Faulecke), am After (→ Afterschrunde), an Brustwarzen und Fingern.

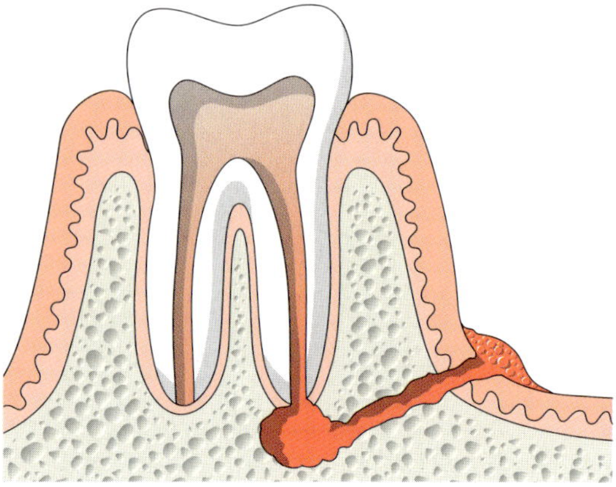

Fistelerkrankungen Aus der Wurzelhautentzündung hat sich ein Granulom – ein umschriebener Eiterherd an der Wurzelspitze – und daraus eine Fistel entwickelt.

2. unvollständiger Knochenbruch im Sinne eines mehr oder weniger tiefen Einrisses in den Knochen.

Fistelerkrankungen Eine Fistel ist eine krankhaft bedingte, kanalartige Verbindung zwischen einem tiefer liegenden Organ oder Gewebe und einer Oberfläche. Sie kommt beispielsweise dadurch zu Stande, dass eine Eiteransammlung in der Tiefe des Gewebes einen Ausweg nach außen findet, sei es, dass der Eiter selbst nach außen durchbricht, sei es, dass ihm durch einen Einstich dieser Weg geöffnet wurde und dass dieser Weg nun deshalb nicht wieder verheilen kann, weil die Eiterung in der Tiefe weitergeht und somit ständig eine gewisse Eitermenge diesen Weg zum Abfließen benutzt.

Aus diesem bildlichen Vergleich ergeben sich auch die 2 Möglichkeiten, eine Fistel zur Ausheilung bzw. zum Verschluss zu bringen: Zum einen kann der Arzt durch gründliche Beseitigung der Eiterbildung in der Tiefe dafür sorgen, dass der Fistelweg künftig nicht mehr benutzt wird; dann schließt sich der Fistelgang manchmal doch noch nach einiger Zeit. Führt diese Methode nicht zum Ziel, so bleibt nur die Möglichkeit, den Fistelweg insgesamt zu umschneiden und auszuheben, damit dann die dadurch frisch entstandenen kleinen Wundflächen miteinander verwachsen können. Als Beispiele für das Auftreten einer Fistel seien hier genannt: die Zahnfistel (Verbindung von einer eiternden Zahnwurzel zur Oberfläche der Kieferschleimhaut), die Milchfistel (Verbindung vom Milch absondernden Gewebe der Brustdrüse zur Oberfläche der Brusthaut, als Überbleibsel einer Eiterung des Brustdrüsengewebes, die nach außen durchgebrochen war), die Mastdarmfistel (Verbindung zwischen einer Stelle der Mastdarmwand zur Oberfläche der Haut in der Nähe des Afters, als Überbleibsel einer eitrigen Entzündung im Gewebe zwischen Mastdarm und Haut, wobei sich der Eiterherd sozusagen nach außen und nach innen hin, also zur Oberfläche der Haut und zur Wand des Mastdarms, eine Abflussmöglichkeit gebahnt hatte).

Fitness durch ausdauerndes Training und gesundheitsbewusste Lebensführung in jedem Alter erreichbare bestmögliche körperliche und seelische Verfassung.

Flatulenz Aufblähung der Därme mit häufigem Abgang von Darmgasen; → Blähungen.

Flechte volkstümliche Bezeichnung für verschiedene Hautausschläge mit Schuppen- und Krustenbildung: → Schuppenflechte, Schmetterlingsflechte (→ Erythematodes), → Hauttuberkulose, → Ekzem.

Fleckfieber (Flecktyphus) zu den Rickettsiosen zählende Infektionskrankheit, die sich nur unter schlechten hygienischen Verhältnissen ausbreitet. Die Erreger (Rickettsien) werden durch Kleiderläuse übertragen, indem die Läuse Blut eines Fleckfieberkranken saugen und dann 5 Tage später mit ihrem Kot die Erreger ausscheiden, die inzwischen in ihrem Darm reif geworden sind. Mit dem Kot gelangen die Erreger zu einem anderen Menschen, der sie durch die Haut oder beim Einatmen durch die Lunge aufnimmt. Erste Krankheitserscheinungen machen sich in der Regel etwa 2 Wochen nach der Ansteckung bemerkbar: Kopfschmerzen, Schwindelgefühl, hohes Fieber, Bindehautentzündung und Schlaflosigkeit. Tage später erscheint zuerst an Bauch und Schultern ein Hautausschlag in Form blassrötlicher Flecken; später zeigen sich innerhalb dieser Flecken punktförmige Blutungen. Allmählich breitet sich die Krankheit auf das Gehirn aus und führt dort zu einer entzündlichen Abwehrreaktion. Diese → Gehirnentzündung, die sich in zunehmender Benommenheit bis hin zur Bewusstlosigkeit äußert, ist zusammen mit dem vollständigen Zusammenbruch des Kreislaufs die häufigste unmittelbare Todesursache des Fleckfiebers. Übersteht man die Krankheit jedoch, so bleibt eine lebenslange Immunität zurück.

Vorbeugend gilt es, die hygienischen Verhältnisse zu verbessern und die übertragenden Läuse zu bekämpfen. Reist man in gefährdete Gebiete, so sollte man sich sicherheitshalber gegen Fleckfieber impfen lassen.

Wenn die Krankheit erst einmal ausgebrochen ist, lässt sie sich heutzutage recht schnell mit Tetrazyklinen heilen, einer speziellen Art von Antibiotika, die die Rickettsien vernichten.

Flecktyphus → Fleckfieber.

Fleischvergiftung zusammenfassender Begriff für:
1. → Botulismus;
2. → Salmonellenerkrankungen.

fliegende Hitze (Wallungen, Hitzewallungen) intensives Wärmegefühl infolge plötzlicher Blutgefäßerweiterung in den → Wechseljahren der Frau.

Flohstiche Flöhe sind weltweit vorkommende, circa 2–4 mm große Insekten, von denen es mehr als 1500 verschiedene Arten gibt. Sie haben einen seitlich abgeplatteten Körper und saugend-stechende Mundwerkzeuge. Mit ihren kräftig ausgebildeten Hinterbeinen können sie weit und hoch springen. Sie ernähren sich vom Blut ihrer Wirtstiere, auf die sie allerdings nicht vollkommen spezialisiert sind. So können auf den Menschen neben den eigentlichen Menschenflöhen auch Hunde-, Katzen-, Hühner- und Rattenflöhe übergehen. Das Weibchen des Menschenflohs, der neben dem Menschen auch Haustiere zum Blutsaugen aufsucht, ist verhältnismäßig groß und legt pro Tag bis zu 10 Eier, aus denen Larven schlüpfen, die in staubigen Winkeln und Ritzen leben und sich dort von organischen Stoffen ernähren. Über ein Puppenstadium gehen aus ihnen innerhalb von 4–6 Wochen neue Flöhe hervor. Diese stechen den Menschen, der sie beherbergt, nahezu täglich und rufen dadurch auf der Haut typische kleine Quaddeln mit einem zentralen Blutpunkt hervor, die erheblich jucken können. Infolge guter hygienischer Verhältnisse ist der Menschenfloh in den Industrieländern zum Glück sehr selten geworden. Dasselbe gilt für die Rolle der Flöhe als Überträger heimtückischer Krankheitserreger. So ist die vom Rattenfloh übertragene → Pest – eine Infektionskrankheit, die in früheren Zeiten Unmengen von Menschenleben forderte – heutzutage fast bedeutungslos geworden.

Fluor **1.** chemisches Element, **2.** medizinische Fachbezeichnung für den → Ausfluss aus den weiblichen Geschlechtsorganen.

Fluoridierung Die Prophylaxe der Zahnfäule (Zahnkaries) durch Anwendung von Fluoridpräparaten beruht darauf, dass Fluoride eine optimale Struktur der Zahnhartsubstanz garantieren und dadurch die Zahnkariesbildung hemmen. Außerdem hemmen sie die Vermehrung der in den Zahnbelägen enthaltenen, Säure produzierenden Mikroorganismen und fördern die »Remineralisation«, die Wiedereinlagerung von Kalksalzen in von Karies oberflächlich angegriffenen Zahnschmelz. Normalerweise enthalten Nahrungsmittel und Trinkwasser nicht genug Fluorid, um Karies verhütend zu wirken. Unter den Maßnahmen der allgemeinen Fluoridprophylaxe ist die Trinkwasserfluoridierung (TWF) das unbedenklichste und wirtschaftlichste Verfahren, das in Europa jedoch nur in einzelnen Ländern bzw. Gemeinden vorgenommen wird und in Deutschland gesetzlich untersagt ist. Durch die regelmäßige Verwendung fluoridhaltiger Zahnpasten kann bei Kindern eine deutliche Kariesverminderung erreicht werden; leider werden jedoch auf diesem Wege Säuglinge und Kleinkinder nicht erreicht. Zuverlässiger wirkt die Prophylaxe mit Fluoridtabletten, die es mit einem Wirkstoffgehalt von 0,25 mg, 0,50 mg, 0,75 mg und 1 mg gibt. Die Tablettenfluoridierung soll schon bald nach der Geburt beginnen und erst nach Durchbruch der letzten bleibenden Zähne – also etwa mit 18 Jahren – enden.

Dosierung von Fluoridtabletten bei Kindern

Folgende Tagesdosen werden empfohlen:

1. und 2. Lebensjahr:	0,25 mg
3. und 4. Lebensjahr:	0,50 mg
5. und 6. Lebensjahr:	0,75 mg
ab 7. Lebensjahr:	1,00 mg

Heute wird für die ersten 2 Lebensjahre die kombinierte Vorbeugung vor → Rachitis und Zahnkaries mit Fluorid-Vitamin-D-Tabletten bevorzugt. Neben diesen Maßnahmen ist das regelmäßige Auftragen von Fluoridgels oder -lacken in der zahnärztlichen Praxis sehr sinnvoll. Außerdem kann die Versorgung des Körpers mit Fluoriden durch die Verwendung fluoridierten Kochsalzes oder fluoridierter Milch verbessert werden.

Fluor vaginalis → Ausfluss.

Foetor → Ausdünstung.

Foetor ex ore medizinische Fachbezeichnung für den → Mundgeruch.

Föhnkrankheit durch den Föhn, einen warmen, trockenen Fallwind in den Nordalpentälern und im Alpenvorland, ausgelöste Beschwerden: Kopfschmerzen, Übelkeit, Schlappheit, Schlaflosigkeit, Gemütsbewegungen. Bei Föhn wird eine Zunahme von Selbstmordfällen, Gewalttaten, Unfällen und Todesfällen bei Herzkranken beobachtet. Erleichterung können Kopfschmerz-, Beruhigungs- oder Kreislaufmittel bringen. Empfindlichen Personen hilft bisweilen eine vorbeugende Abhärtung durch Sauna, Heilbäder- und Klimakuren. In hartnäckigen Fällen bleibt nur ein Ortswechsel übrig.

Fokalinfektion → Herdinfektion.

Follikel Bläschen mit Eizelle im Eierstock der Frau; → Geschlechtsorgane, weibliche.

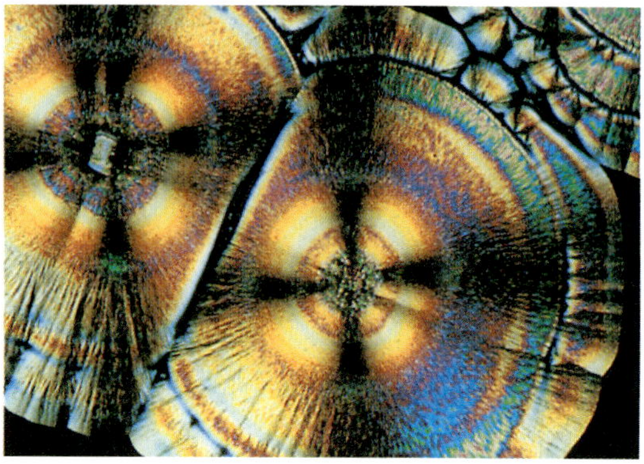

Folsäure Mikroskopische Aufnahme dieser den Vitaminen ähnlichen Substanz.

Follikelhormone im reifenden → Follikel des Eierstocks gebildete → Östrogene.

Folsäure den → Vitaminen ähnliche Substanz im Stoffwechsel.

Folsäuremangelanämie Blutarmut, die auf einem Zuwenig an Folsäure beruht; → Anämie.

Fontanellen angeborene, natürliche Knochenlücken im kindlichen Schädeldach, die sich normalerweise bis zum 2. Lebensjahr schließen.

Fraktur → Knochenbruch.

freier Gelenkkörper → Gelenkmaus.

Freizeitkrankheiten Die Zunahme der Freizeit und ihre intensive Nutzung, besonders in Form sportlicher Betätigung, bergen neue Gefährdungsmöglichkeiten in sich. Durch die verschiedenen freizeittypischen Tätigkeiten können akute und chronische Gesundheitsschäden verursacht werden. Meist handelt es sich um Überlastungsschäden einzelner Organe und Funktionsstörungen, von denen in erster Linie die Haut sowie der Stütz- und Bewegungsapparat betroffen sind; andere häufige Lokalisationen sind Nervensystem und Sinnesorgane, Herz-Kreislauf-System, Atemtrakt, Verdauungsorgane sowie Harn- und Geschlechtsorgane. Aber auch zahlreiche Infektionskrankheiten – z. B. Tropen- und Geschlechtskrankheiten – sowie Gesundheitsschäden durch übermäßigen Genuss von Alkohol, Tabak und Drogen müssen zumindest teilweise den Freizeitkrankheiten zugerechnet werden. In einer amerikanischen Fachzeitschrift wurde eine umfangreiche Liste von Freizeitkrankheiten veröffentlicht, von denen hier nur einige wenige angeführt werden sollen: Basketball-Impotenz; Bowling-Ellenbogen; Disko-Schwerhörigkeit; Fernseh-Beinvenenthrombose; Fußballer-Knie (Bänder- und Meniskusschäden); Herzrhythmusstörungen durch Freizeitalkoholismus; Jeansknopfekzem; Entzündung der Brustwarzen nach Dauerlauf; Schnüfflervergiftung (Lösungsmittelvergiftung); Sonnenbrand.

Fremdkörper Fremdkörper können durch natürliche Öffnungen, aber auch gewaltsam durch Wunden der Haut und der Schleimhäute in das Körperinnere gelangen. Meist werden sie dort abgekapselt und nach einer leichten, oft unbemerkten Entzündung in den Körper aufgenommen. In anderen, komplizierteren Fällen rufen sie heftige entzündliche, häufig von Eiterbildung begleitete Reaktionen hervor. Im weiteren Sinne sind auch körperfremde Materialien, die aus therapeutischen Zwecken bewusst in den Körper eingebracht werden – beispielsweise ein künstliches Gelenk oder ein Herzschrittmacher – den Fremdkörpern zuzurechen.

Zur Entfernung unbeabsichtigt eingedrungener Fremdkörper haben sich folgende Techniken bewährt:

♦ ***Auge:*** → Erste Hilfe S. 735.

♦ ***Nase:*** kräftiges Schnäuzen unter Zuhalten des anderen Nasenlochs.

♦ ***Ohr:*** Gelingt es nicht, den Fremdkörper durch einfaches Schütteln zu entfernen, muss unbedingt der Arzt aufgesucht werden. Keine eigenmächtigen Manipulationen, die zu gefährlichen Verletzungen führen können!

♦ ***Rachen:*** Kräftig mit Wasser gurgeln oder Brot nachessen oder – durch Einführen eines Fingers in den Schlund – Erbrechen herbeiführen. Fest sitzende Fischgräten müssen immer vom Arzt entfernt werden.

♦ ***Kehlkopf und Luftröhre:*** Bei Kindern hilft es manchmal, sie an den Beinen hochzuheben, ihnen auf den Rücken zu klopfen und sie mit dem Kopf nach unten ein wenig auszuschütteln. Erwachsene legen sich dazu über einen Tisch und lassen, den Oberkörper über die Kante gebeugt, den Kopf nach unten baumeln. Fremdkörper in den Bronchien, die starken Husten und Erstickungsanfälle auslösen, können nur vom Arzt mit Spezialinstrumenten entfernt werden.

♦ ***Speiseröhre:*** Erbrechen durch Einführen des Fingers in den Schlund oder durch Trinken großer Mengen lauwarmen Wassers oder Milch erzwingen.

♦ ***Magen und Darm:*** Wurde der Fremdkörper tatsächlich hinuntergeschluckt, kann man damit rechnen, dass er nach 3–4 Tagen im Stuhl erscheint. Deshalb in der Zwischenzeit keine Medikamente oder Abführmittel einnehmen und den Stuhlgang genau kontrollieren. Ist der Fremdkörper nach 4 Tagen noch nicht erschienen, ist eine Röntgenkontrolle erforderlich. Um den Fremdkörper einzuhüllen und eine Verletzung der Schleimhäute zu vermeiden, sollte man reichlich Kartoffelbrei, Sauerkraut oder Erbsenbrei zu sich nehmen. Treten plötzlich starke Bauchschmerzen auf, ist schnellstens das Krankenhaus aufzusuchen. Eine Operation ist jedoch nur in Ausnahmefällen erforderlich.

♦ ***Mastdarm:*** reichlich Öleinläufe.

Fremitus spürbares Vibrieren der Brustwand beim Sprechen in tiefer Stimmlage, das verstärkt auftritt, wenn das Lungengewebe infolge einer → Lungenentzündung verdichtet ist. Bei einer → Brustfellentzündung hingegen ist das feine Schwirren kaum noch wahrnehmbar oder gar ganz aufgehoben.

Fresszellen (Phagozyten) Zellen, die in der Lage sind, sich Erreger, andere Zellen und kleine Fremdkörper einzuverleiben und diese dadurch unschädlich zu machen. Sie sind für die unspezifische Abwehr des Körpers von großer Bedeutung; → Immunsystem.

Frigidität veralteter, oft abwertend gebrauchter Begriff für die fehlende oder verminderte sexuelle Erlebnisfähigkeit der Frau; → Gefühlskälte.

Frischzellentherapie (Zelltherapie) Behandlung mit Zellen, die aus Geweben und Organen von Tierföten und Jungtieren stammen. Die aus dem zerkleinerten Organ unmittelbar nach dem Schlachten hergestellte Zellaufschwemmung wird dem Betroffenen intramuskulär eingespritzt. Daneben stehen Trockenzell- und Gefrierpräparate zur Verfügung. Es wird von einem organspezifischen Regenerationseffekt ausgegangen, der zu einer allgemeinen Revitalisierung führen soll. Unter einer Frischzellentherapie können allergische Reaktionen auf das artfremde Eiweiß auftreten, die bis zum tödlichen Schock führen können. Möglich ist auch eine mit zeitlicher Verzögerung auftretende Schädigung des Zentralnervensystems oder anderer Organe. Außerdem ist eine Infektion mit für Menschen nicht ungefährlichen Erregern nicht auszuschließen. Da diesen Risiken nach Auffassung des damaligen Bundesgesundheitsamtes keine belegte therapeutische Wirksamkeit gegenübersteht, ist die Zulassung zelltherapeutischer Fertigarzneimittel seit 1988 aufgehoben. Seit 1997 verbietet eine spezielle Verordnung auch die Verabreichung von Frischzellen, die sofort nach der Entnahme und Aufbereitung an den Betroffenen verabreicht werden. Die Weltgesundheitsorganisation (WHO) warnt vor der Anwendung von Zellpräparaten.

Frostbeulen (Pernionen) Die Frostbeulen, von denen besonders häufig junge Frauen, aber auch Beschäftigte in Kühl- und Lagerhäusern betroffen sind, stellen eine Art chronischer Entzündung dar, die aufgrund einer Kälteschädigung des Gewebes entsteht. Wird ein derart durch Kälte vorgeschädigtes

Gewebe – etwa durch einen drückenden Schuh – zusätzlich gereizt, kann sich sogar bei Temperaturen über 0 °C eine Frostbeule bilden. Entscheidend für das Entstehen der Frostbeule ist die mangelhafte Durchblutung des betroffenen Gewebes, die auf der krankhaften Verengung der feinen Arterien infolge der vorhergehenden Kälteschädigung beruht.

Die Behandlung besteht in der Zufuhr von Wärme, z. B. durch warme Bäder oder durchblutungsfördernde Cremes. Durch Saunieren oder wechselwarmes Duschen lässt sich ein gewisses Gefäßtraining erzielen.

Als vorbeugende Maßnahmen haben sich warme Schutzkleidung sowie ausreichend großes, nicht einengendes, wasserdichtes Schuhwerk bewährt.

Fruchtbarkeit (Fertilität) Fähigkeit **1.** der Frau, im Eierstock ein befruchtungsfähiges Ei zu erzeugen und den befruchteten Keim in der Gebärmutter zum geburtsfähigen Kind auszutragen; **2.** des Mannes, in den Hoden befruchtungsfähige Samenzellen zu produzieren.

Fruchtblase sackartiges, aus 3 → Eihäuten bestehendes Gebilde, in dem das Kind, von → Fruchtwasser umgeben, im Mutterleib heranwächst. Bei der Geburt platzt die Fruchtblase (→ Blasensprung).

Fruchtwasser Von der inneren der 3 → Eihäute gebildete gelblich-klare Flüssigkeit, die das ungeborene Kind innerhalb der → Fruchtblase umgibt. Das Fruchtwasser schützt das Kind gegen äußere Erschütterungen, ermöglicht ihm eine ungehinderte Bewegung und dient zugleich als Transportmittel für seine Ausscheidungen. Die Menge beträgt am Ende der Schwangerschaft etwa ½–1½ Liter.

Fruchtwasserpunktion → Amniozentese.

Fruchtwasserspiegelung → Amnioskopie.

Fruchtwasseruntersuchung Untersuchung des → Fruchtwassers zur Überwachung der Entwicklung und des Gesundheitszustandes des ungeborenen Kindes:

♦ optisch mit Hilfe der → Amnioskopie (Fruchtwasserspiegelung)

♦ chemisch durch Konzentrationsbestimmung verschiedener Substanzen im Fruchtwasser

♦ zytologisch (zelldiagnostisch) durch Analyse der → Chromosomen

♦ immunologisch durch Nachweis normalerweise nicht vorhandener → Antikörper.

Frühgeburt Als Frühgeborene werden alle Neugeborenen mit einem Geburtsgewicht von 2500 g und weniger bezeichnet, wobei die Grenze der Lebensfähigkeit bei etwa 600 g liegt. Die Maßzahl »2500 g« hat man gewählt, weil die Schwangerschaftsdauer nicht immer genau bekannt ist. Die Häufigkeit von Frühgeburten liegt zwischen 5 und 10 Prozent.

Von mütterlicher Seite kommen folgende Ursachen in Betracht: schwere Erkrankungen (Herzfehler, Nierenerkrankungen, → Gestose etc.), Infektionskrankheiten (→ Tuberkulose, → Syphilis, → Toxoplasmose etc.), Anomalien der Gebärmutter und der Geburtswege, körperliche Überanstrengung und seelische Erschütterungen. Von Seiten des Kindes spielen vor allem Zwillings- oder Mehrlingsgeburten, Missbildungen und Infektionskrankheiten der Frucht eine Rolle.

Mögliche Kennzeichen einer Frühgeburt sind: verminderte Körperlänge; Magerkeit; greisenhafter Gesichtsausdruck; dünne, rote, von wolligem Flaum bedeckte Haut; relativ großer Kopf; zu kurze Fingernägel; tief stehender Nabel; unreife Geschlechtsteile (bei Knaben ist der Hoden noch nicht im Hodensack; bei Mädchen klaffen die Schamlippen). Die körperliche Unreife ist in der Regel mit einer funktionellen Unreife verbunden, wobei vor allem Atmung, Verdauung und Wärmeregulation beeinträchtigt sind. Zudem sind die Frühgeborenen äußerst anfällig für Infekte. Den Rückstand in der körperlichen und geistigen Entwicklung holen die Kinder im Allgemeinen erst mit 4–6 Jahren wieder auf.

Frühgeborene mit einem Gewicht unter 2000 g sollten in Frühgeborenenzentren aufgezogen werden, wo ein → Inkubator (Brutkasten) mit gleich bleibender Wärme, Luftfeuchtigkeit und Sauerstoffzufuhr zur Verfügung steht, der gleichzeitig Schutz vor Infektionen bietet. Außerdem gestattet das durchsichtige Wärmebett die laufende Kontrolle des unbekleideten Frühgeborenen und die notwendigen Pflegemaßnahmen. Die Nahrung wird anfangs durch eine Nasensonde eingeführt.

Die Frühgeborenen weisen auch noch nach Ablauf des ersten Lebensmonats eine geringfügig höhere Sterblichkeit auf. Die weitere Entwicklung der überlebenden Frühgeborenen verläuft in der überwiegenden Mehrzahl zufrieden stellend.

Frühsommer-Meningoenzephalitis (FSME, Zeckenenzephalitis) Die Hirnhautentzündung nach Zeckenbiss ist eine Viruserkrankung, die auch auf das gesamte Gehirn übergreifen kann. Mit dem Virus infizierte Zecken treten bevorzugt an Waldrändern mit angrenzenden Wiesen, Waldlichtungen, Bach- und Flussauen, Schonungen mit Unterholz und Hecken, Übergängen von Laub- zu Nadelwald und Hoch- zu Niederwald auf, wobei die Zeckenaktivität in den Monaten Mai/Juni besonders hoch ist. Vor allem in Süddeutschland, Österreich und Tschechien beherbergen viele Zecken die FSME-Viren im Blut, so dass die Frühsommer-Meningoenzephaltitis dort häufiger vorkommt als in anderen Re-

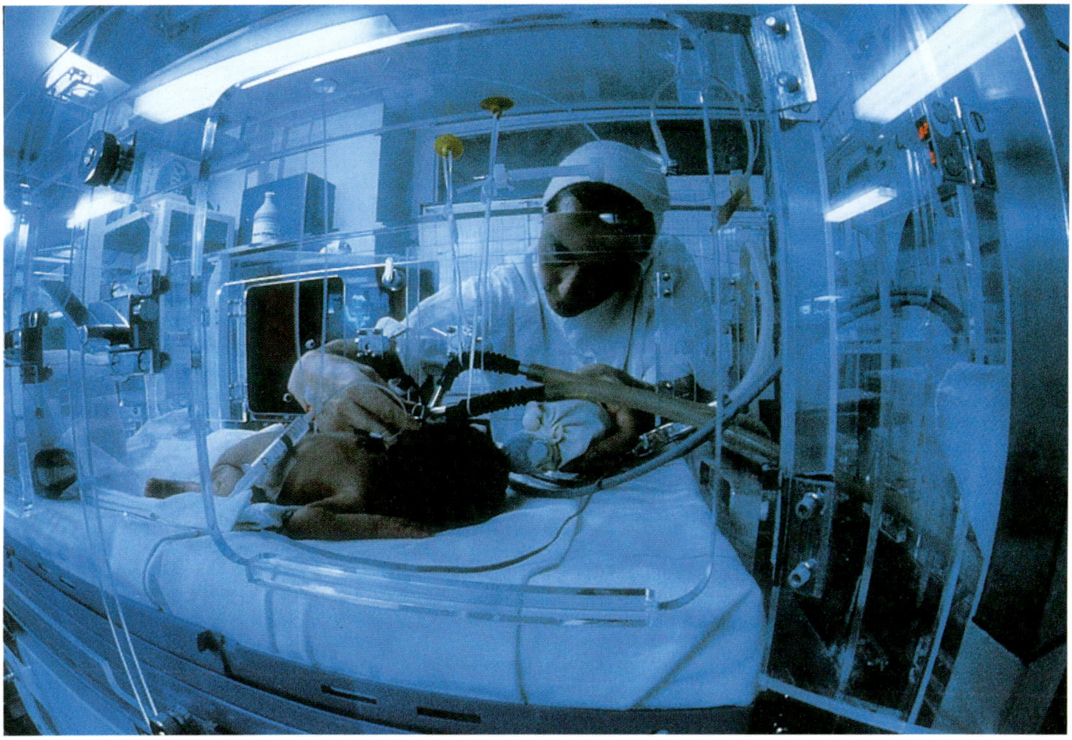

Frühgeburt Neugeborene mit einem Geburtsgewicht unter 2000 g werden zunächst im Inkubator aufgezogen.

gionen. Feuchte Sommer und milde Winter fördern die Vermehrung der Zecken. Deren Biss ist durch die betäubende Eigenschaft ihres Speichels schmerzlos und wird zumeist gar nicht bemerkt.

Besonders gefährdet sind Menschen, die sich viel in der freien Natur aufhalten, wie zum Beispiel Landwirte, Waldarbeiter, Pilzsammler und Jäger, denn die Zecken, die sehr lange ohne Nahrung auskommen können, leben auf Pflanzen und lassen sich von dort auf ihr Opfer hinabfallen, um Blut zu saugen. Allerdings darf man das Risiko der Erkrankung nicht überbewerten. Bestenfalls eine von 100 Zecken ist Virusträger, und von diesen gibt auch nur jede 10. die Viren beim Blutsaugen weiter. Von den infizierten Menschen erkranken wiederum nur 10 Prozent, und von diesen höchstens jeder 10. schwer. Die Sterblichkeit beträgt in Westeuropa 1–2 Prozent, in Osteuropa – bedingt durch einen aggressiveren Subtyp des FSME-Virus – 23–40 Prozent.

Charakteristisch ist der Krankheitsverlauf in 2 Phasen:

♦ Nach einer Inkubationszeit von durchschnittlich 7–14 Tagen tritt ein grippeähnliches Krankheitsbild mit erhöhten Temperaturen, Glieder- und Kopfschmerzen auf. Diese 1. Phase dauert 1–8 Tage. In dieser Zeit vermehren sich die FSME-Viren in den Zellen der Stichstelle, gelangen auf dem Lymphweg in die örtlichen Lymphknoten sowie in Milz, Leber und Knochenmark und anschließend ins Blut. Das nun folgende Stadium der Virämie (= Viren im Blut) entspricht der 1. Krankheitsphase. Damit ist für die Mehrzahl der Infizierten die Erkrankung beendet.

♦ Bei etwa 10 Prozent der betroffenen Personen folgt auf das Vorstadium ein fieberfreies Intervall von 4–6 Tagen ohne Beschwerden, bevor das 2. Stadium mit Befall des Zentralnervensystems, also des Gehirns und eventuell auch des Rückenmarks, einsetzt. Begleitet von einem erneuten Fieberanstieg, zumeist über 39 °C, treten Kopfschmerzen, Mattigkeit, Übelkeit, Erbrechen, Schwindel, Nackensteifigkeit sowie eventuell Lähmungen – insbesondere der Augenmuskeln und der Muskulatur der Extremitäten – psychische Veränderungen, Bewusstseinsstörungen und Krämpfe auf. Nach etwa 4 Wochen kommt es in den meisten Fällen zu einer kompli-

kationslosen Ausheilung. In rund 10 Prozent der Fälle bleiben jedoch Restschäden – Kopfschmerzen, Konzentrationsschwierigkeiten, Lähmungen, Schwerhörigkeit und psychische Defekte – zurück, die Monate bis Jahre anhalten können. Nur bei einer sehr geringen Anzahl von Erkrankten – vor allem bei Personen im höheren Lebensalter – verläuft die Infektion tödlich.
Eine ursächliche Therapie der FSME gibt es nicht. Die Behandlung beschränkt sich auf Bettruhe und Bekämpfung der einzelnen Krankheitserscheinungen. Isolierungsmaßnahmen sind nicht erforderlich, da keine Übertragung des Erregers von Mensch zu Mensch erfolgt.
Am Körper haftende Zecken müssen sofort aus der Haut herausgedreht werden. Das früher empfohlende Beträufeln mit Öl, Klebstoff, Azeton oder ähnlichem sollte unbedingt unterlassen werden, da es die Zecke in ihrem Stress veranlasst, noch mehr erregerhaltigen Speichel abzusondern. Große Bedeutung kommt der Vorbeugung zu: Durch Beruf oder Freizeitbeschäftigung gefährdete Menschen sollten sich einer Schutzimpfung unterziehen. Hierzu steht ein wirksamer, gut verträglicher Totimpfstoff zur Verfügung. Nach 3 Teilimpfungen, die sich über 1 Jahr erstrecken, ist alle 3 Jahre eine Auffrischimpfung vorzunehmen. Bei Kindern kann die Impfung ab 18 Monaten vorgenommen werden.
FSME Abkürzung für → **Früh**s**ommer-M**eningo**e**nzephalitis.
Fuchsbandwurm-Krankheit → Echinokokkenkrankheit.
Fünftagefieber (Wolhynisches Fieber) Die Erreger dieser Infektionskrankheit, so genannte Rickettsien, werden von Kleider- oder Kopfläusen mit dem Kot ausgeschieden und können so auf andere Menschen übergehen. 12–15 Tage nach der Ansteckung treten die ersten Krankheitserscheinungen auf: Kopfschmerzen, Schüttelfrost, Schwindelgefühl, starke Schmerzen in der Kreuzgegend und in allen Gliedern. Nach 12–24 Stunden fällt das Fieber ab, um nach einer Pause von etwa 3 Tagen erneut aufzutreten. Solche Anfälle, die zwar nicht ganz regelmäßig alle 5 Tage, aber doch ungefähr in diesem Rhythmus auftreten (daher hat die Krankheit ihren Namen), wiederholen sich meist etwa drei- bis viermal. Dann klingt die Erkrankung langsam ab, und es tritt rasch die Genesung ein. Die Behandlung besteht in Bettruhe, warmen Bädern und Wäschewechsel, unterstützt von Schmerzmitteln und → Antibiotika zur Vernichtung der verursachenden Rickettsien. Zur Verhütung weiterer Ansteckungen muss der z. B. an Kleidungsstücken haftende Läusekot, mit dem die Krankheitserreger übertragen werden, durch fachgemäße Hitzedesinfektion unschädlich gemacht werden.

Furunkel Jedes Haar steckt – ähnlich wie ein Blumenstiel in einer ganz schlanken Vase – in seinem Haarbalg. Ein Haarbalg mit der ihn umgebenden Zellschicht bildet einen Follikel. Gelangen Eitererreger in einen Haarbalg, rufen sie zunächst eine Entzündung dieses Follikels, eine ***Follikulitis***, hervor, in deren Verlauf an der Follikelöffnung ein kleines schmerzhaftes spitzes Knötchen entsteht. Kommt es zu einer eitrigen Einschmelzung des Gewebes, so wird aus diesem kleinen Knötchen eine kleine Eiterpustel. Bei heftigerem Verlauf wird auch das den Follikel umgebende Gewebe mit in die Entzündung einbezogen. Es entsteht eine derbe, schmerzhafte, sehr druckempfindliche, knotige Anschwellung: ein Furunkel. Der derben Entzündung folgt eine eitrige Einschmelzung (der Furunkel wird »reif«). Schließlich wird das eingeschmolzene Gewebe wie ein Pfropf ausgestoßen (der Furunkel entleert sich). Es bleibt eine kleine Wundhöhle zurück (der Furunkel hat sich »gereinigt«). Jetzt kann frisches Gewebe die Höhle vom Grund her langsam ausfüllen (der Furunkel heilt ab).
Besonders häufig finden sich Furunkel an Nacken, Rücken und Gesäß sowie an der Innenseite der Oberschenkel. Treten sie im Gesicht auf, so können von ihnen aus – besonders, wenn man an ihnen herumdrückt – auf dem Blutweg Bakterien ins Gehirn eindringen und dort eine gefährliche → Gehirn- oder → Hirnhautentzündung auslösen. Außerdem besteht die Gefahr, dass sich eine von einem Furunkel ausgehende → Lymphgefäß- oder → Lymphknotenentzündung entwickelt.
Fließen mehrere Furunkel zusammen, wobei die dazwischen liegenden Hautabschnitte ebenfalls schwer in Mitleidenschaft gezogen werden, so nennt man die entstehende ausgedehnte Eiterschwellung einen ***Karbunkel***. Derlei Karbunkel treten besonders gehäuft bei Menschen auf, die an der → Zuckerkrankheit leiden.
Furunkel auszudrücken, ist wegen der erwähnten Gefahr, Bakterien in die Umgebung und die Blutbahn zu pressen, unbedingt zu unterlassen. Mit feuchtwarmen Auflagen kann man die eitrige Einschmelzung beschleunigen und anschließend den Furunkel zusammen mit dem zerfallenen Gewebe chirurgisch ausräumen. Bei einem Karbunkel muss das gesamte befallene Gebiet operativ herausgeschnitten und der Abfluss des Eiters sichergestellt werden. Dabei setzt man meist zusätzlich → Antibiotika ein, um damit die verursachenden Bakterien abzutöten.
Furunkulose Auftreten mehrerer → Furunkel an verschiedenen Körperteilen.
Fußblasen infolge ständigen Drucks entstehende, flüssig-

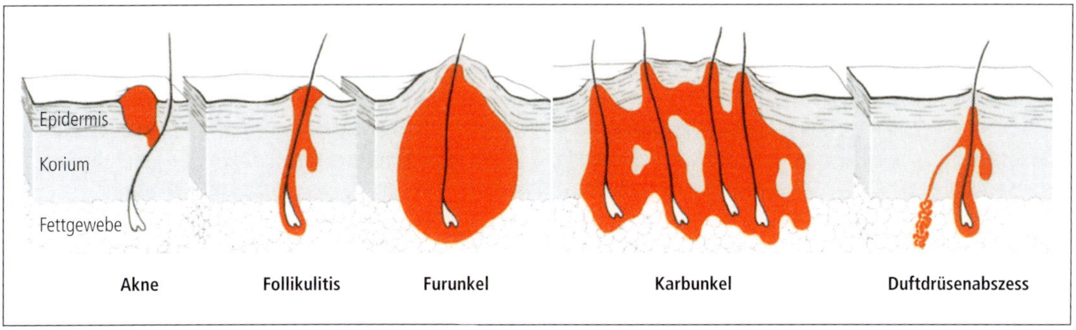

Furunkel Die typischen Staphylokokkeninfektionen von Haut und Unterhaut.

keitsgefüllte Blasen an den Füßen. Zur Vorbeugung hilft gut sitzendes Schuhwerk, das nirgends drückt, aber auch nicht zu weit ist (und deshalb scheuert).

Auch mit einer größeren Fußblase kann eine Wanderung meist fortgesetzt werden, wenn man die Blase mit einer sauberen (»ausgeglühten«) Nadel ansticht, die Flüssigkeit ablaufen lässt, dann die Blasendecke andrückt und mit einem Streifen Klebepflaster fest überklebt. So dient die Blasendecke als Schutzschicht über der Wundfläche, die unter ihr – also im Inneren der Blase – entstanden ist. Zu Hause muss dann aber der Klebestreifen entfernt werden. Mit einer sauberen Schere wird nun die Blasendecke behutsam abgetragen und die zu Tage getretene Wundfläche mit Borsalbe behandelt.

Fußdeformitäten angeborene oder im späteren Leben erworbene Fehlformen und Verunstaltungen des Fußes: → Klumpfuß, → Spitzfuß, → Hackenfuß, → Plattfuß, → Spreizfuß und → Knickfuß.

Fußlage Sonderform der → Beckenendlage, bei der das Kind mit den Füßen voraus geboren wird.

Fußpflege Zur Pflege der Füße gehört zunächst das tägliche Fußbad mit warmem Wasser und Seife; die Seifenreste zwischen den Zehen müssen dabei gründlich weggespült werden. Der Erfrischung dient anschließend ein kurzes Eintauchen der Füße in kaltes Wasser; danach werden sie gut frottiert, um die Durchblutung anzuregen. Eine anschließende Fußmassage tut den vom »Tageslauf« ermüdeten Füßen besonders gut. Häufiges Barfußgehen und Wassertreten gehören ebenfalls zur Fußpflege.

Strümpfe sollten nicht zu eng, sondern so weit sein, dass sie den Zehen einen Spielraum lassen. Strümpfe aus Kunstfasern (Nylon usw.) sind nicht saugfähig; bei Neigung zu Fußschweiß sollten daher lieber Wollstrümpfe getragen werden. Für die Schuhe ist Leder noch immer das beste Material; das gilt auch für die Schuhsohle. Wichtig ist, dass die Schuhe die freie Entfaltung der Zehen nicht behindern. Die Großzehe muss auch beim Laufen ihre gerade Stellung bewahren können. Halbschuhe sind für den gesunden Fuß besser als hohe Stiefel. Schief gelaufene und sehr hohe Absätze belasten die Füße erheblich und führen zu mannigfaltigen Beschwerden. Wer seine Füße tagsüber sehr anstrengen muss, sollte sie in Pausen nach Möglichkeit etwas hochlegen.

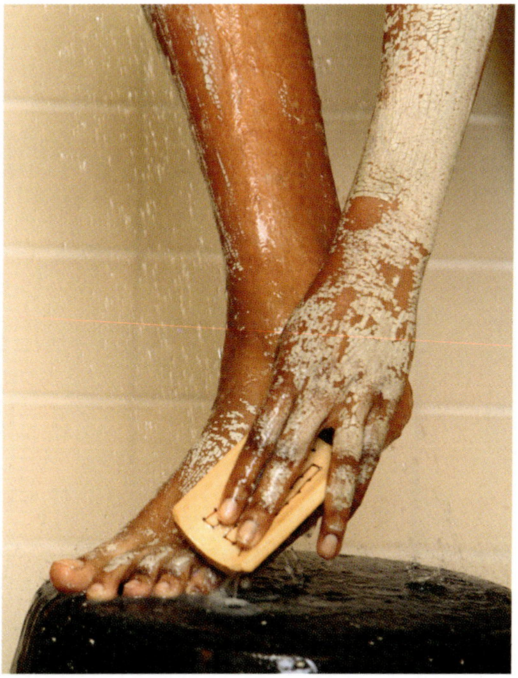

Fußpflege Wichtiger als Sprays und Puder sind Wasser und Seife!

Fußpilz durch Pilze ausgelöste Hauterkrankung im Fußbereich. Die Möglichkeit zur Ansteckung mit den verursachenden Fadenpilzen besteht vor allem auf infizierten Holzrosten von Baderäumen sowie über Bettvorleger, Hausschuhe und durch direkten Kontakt mit einem Pilzträger. Gefährdet sind daher vor allem Sportler, aber auch Grubenarbeiter und andere Berufstätige, die täglich gemeinschaftliche Baderäume aufsuchen müssen.

Die Erkrankung beginnt zumeist in einem Zwischenzehenraum und greift dann auf die Fußsohle über; aber auch die Fußnägel können befallen werden. Fatalerweise reizen die heftig juckenden Bläschen und Schuppen zum Kratzen, wodurch schmerzhafte Wundflächen entstehen. Verschlimmert werden die Beschwerden durch Fußschweiß, der seinerseits die Zersetzung der Haut fördert. Oft kommt es nach vermeintlicher Abheilung zu einem erneuten Aufflackern der Hauterscheinungen.

Die Behandlung mit modernen pilztötenden Medikamenten (Antimykotika) in Form von Salben, Cremes und Lösungen zur örtlichen Therapie bzw. Tabletten zum Einnehmen muss konsequent über längere Zeit durchgeführt werden. Wichtig ist dabei eine sorgfältige → Fußpflege. Zudem sollte die Fußbekleidung aus Naturfasern bestehen und leicht und luftdurchlässig sein, um → Fußschweiß zu verhüten.

Fußreflexzonenmassage wissenschaftlich umstrittenes Heilverfahren, das davon ausgeht, dass sich der Körper in Längszonen einteilen lässt und dass man die Organe, die sich in der jeweiligen Längszone befinden, auf die Fußsohle projizieren kann. Durch Massage der entsprechenden Stelle am Fuß soll eine positive Beeinflussung der jeweiligen Organe möglich sein. Ein günstiger Einfluss auf das Allgemeinbefinden steht außer Zweifel.

Fußschweiß Übermäßig starke Schweißabsonderung an den Füßen ist ein Leiden, das nicht nur überaus lästig ist, sondern auch die Fußhaut, die dadurch ständig »durchweicht« ist, gegen alle möglichen Schäden empfindlich macht. Eines der wirksamsten Mittel gegen Fußschweiß ist das Barfußgehen. Daneben bewähren sich tägliche Fußbäder mit heißem Salzwasser oder mit Eichenrindeabkochungen. Außerdem ist es ratsam, in die täglich zu wechselnden Strümpfe Puder zu streuen. Wer an Fußschweiß leidet, sollte wollene Strümpfe bevorzugen, weil Wolle den Schweiß aufsaugt, durch Verdunstung ableitet und dadurch die ungünstige Feuchtigkeitsansammlung verhütet; → Fußpflege.

Gähnen durch Mangel an Sauerstoff im Gehirn ausgelöste reflexartige Tätigkeit der Atemmuskeln, die zu einer tiefen Einatmung führt. Durch die dabei erfolgende Ausdehnung des Brustkorbs sinkt der Druck im zwischen den Lungen gelegenen → Mediastinum (Mittelfellraum), wodurch Blut in den rechten Herzvorhof gesogen wird. Dieses steht dann nach Sauerstoffaufnahme in der Lunge dem Kreislauf vermehrt zur Verfügung und sorgt für eine verbesserte Gehirndurchblutung.

galakto- Bestandteil medizinischer Fachausdrücke mit der Bedeutung »Milch«.

Galaktorrhö → Milchfluss.

Galaktosämie erhöhtes Vorkommen von Galaktose, einem Bestandteil des Milchzuckers, im Blut als Folge eines vererbten Enzymmangels. Das sich im Blut anstauende Galaktosephosphat wirkt giftig und verursacht Schädigungen von Leber, Niere, Gehirn und Augenlinse. Das Leiden kommt etwa bei einem von 20 000 Neugeborenen vor. Nach Beginn der Milchfütterung – auch mit Muttermilch – treten beim Neugeborenen Erbrechen, Durchfall, Entwicklungsstörungen, Leber- und Milzvergrößerung, Gelbsucht, Wassersucht und Linsentrübung auf. Unbehandelt führt der Enzymdefekt in den ersten Lebenswochen zum Tod. Bei überlebenden Kindern zeigt sich ein Intelligenzmangel, der sich jedoch aus bisher nicht geklärten Gründen meist erst während der Pubertät bemerkbar macht.

In Deutschland wird heute jedes Neugeborene am 5. Lebenstag mit Hilfe einer Blutuntersuchung routinemäßig auf das Vorliegen einer Galaktosämie untersucht. Mit einer galaktosefreien Diät kann sich das Kind normal entwickeln, muss dann allerdings lebenslang alle Nahrungsmittel und Medikamente meiden, die Galaktose und Laktose (Milchzucker) enthalten.

Galenik Lehre von der Zubereitung und Herstellung von Arzneimitteln. Die Galenik ist ein Teilgebiet der Pharmazie. Sie beschäftigt sich mit der Prüfung von Arzneimitteln und mit der Frage, wie aus einem Arzneistoff ein Arzneimittel wird, das vom Kranken einfach und sicher anzuwenden ist.

Galle von der Leber fortwährend produzierte goldbraune Flüssigkeit, die durch die Gallengänge in die → Gallenblase transportiert und dort eingedickt wird. Von dort wird sie in den Zwölffingerdarm abgegeben. Die Galle, von der täglich 700 bis 1200 ml gebildet werden, enthält Gallenfarbstoffe, Gallensäuren, Cholesterin, Wasser und verschiedene Salze. Neben der Ausscheidungsfunktion – mit der Galle werden Giftstoffe und Verdauungsprodukte in den Darm abgesondert – dient die Galle der Fettverdauung, indem sie Fettstoffe in einen Zustand bringt, der sie für die Verdauungsenzyme angreifbar macht.

Gallenblase dünnwandiges birnenförmiges Hohlorgan, in dem die aus der Leber stammende → Galle gesammelt und eingedickt wird, bevor sie in den Zwölffingerdarm weitergeleitet wird. Die Gallenblase hat ein Fassungsvermögen von ca. 50 ml.

Gallenblasenentzündung (Cholezystitis) Die akute Entzündung der → Gallenblase ist fast immer Folge des → Gallensteinleidens; nur in 5 Prozent der Fälle sind keine Steine nachweisbar. Die Steine bewirken nämlich eine Abflussbehinderung der Galle und diese wiederum eine Überdehnung der Gallenblasenwand, wodurch die Durchblutung beeinträchtigt wird und Gewebe abstirbt. Eine derart vorgeschädigte Gallenblase ist eine denkbar günstige Voraussetzung für die Besiedelung mit krank machenden Bakterien, die aus dem Dünndarm auf-, aus der Leber absteigen oder mit dem Blutstrom herangeführt werden.

Die Entzündung verläuft in der Regel zunächst akut, d. h. rasch und heftig, geht jedoch, wenn sie nicht rechtzeitig konsequent behandelt wird, sehr häufig in ein chronisches, nur noch schwer zu beeinflussendes Stadium über. In besonders schweren Fällen kann sich ein ***Gallenblasenempyem*** entwickeln, d. h., die Gallenblase kann mit Eiter volllaufen, ja, schlimmstenfalls kann dieser sogar in die Bauchhöhle durchbrechen.

Die akute Gallenblasenentzündung beginnt mit Fieber und rechtsseitigen Oberbauchschmerzen, die langsam ansteigend oder kolikartig auftreten können. Dazu kommen Übelkeit und Erbrechen, manchmal auch eine leichte → Gelbsucht.

Zur Behandlung ist ein Krankenhausaufenthalt unvermeidlich. Um jede zusätzliche Reizung der Gallenblase zu vermeiden, muss der Kranke auf Essen und Trinken vollständig verzichten und wird mit Hilfe von Infusionen ernährt. Auch die notwendigen Medikamente – Schmerzmittel und Antibiotika – werden ihm in die Vene verabreicht. Der Betroffene muss strenge Bettruhe einhalten; eine Eisblase auf dem Bauch lindert die Beschwerden. Bei akuter Gallenblasenentzündung besteht die Gefahr der Ausbreitung der Bakterien in Nachbarorgane oder in das Bauchfell, was lebensbedrohliche Komplikationen zur Folge haben kann. Meist muss daher die akut entzündete Gallenblase operativ entfernt werden, im günstigsten Fall innerhalb von 48 Stunden nach Beginn der Beschwerden. Oft aber ist der Befund unklar. Der Kranke bekommt dann zunächst Medikamente gegen die akuten

Schmerzen und wird in einer beschwerdefreien Phase operiert. Die Entfernung der Gallenblase erfolgt entweder als minimal-invasiver Eingriff im Rahmen einer Bauchspiegelung (→ endoskopische Operationsverfahren) oder in Form einer konventionellen Operation.

Wird die entzündete Gallenblase nicht entfernt, kann die akute in die chronische Entzündung übergehen, eine Form der Krankheit, die sich auch unmittelbar aus dem Gallensteinleiden heraus allmählich entwickeln kann. Die Symptome sind ähnlich, aber nicht so ausgeprägt wie bei der akuten Entzündung. Im Vordergrund stehen Beschwerden nach Ernährungsfehlern und Aufregungen. Wegen der Gefahr lebensbedrohlicher Komplikationen und wegen des langfristig erhöhten Krebsrisikos wird auch in diesem Fall die chronisch entzündete Gallenblase operativ entfernt.

Gallenblasenkrebs Der Krebs der Gallenblase kommt bei Frauen etwa viermal so häufig vor wie bei Männern. Da in 60–90 Prozent der Fälle zusätzlich ein → Gallensteinleiden vorliegt, wird immer wieder vermutet, dass Gallensteine die Krebsentstehung begünstigen. Dies ist jedoch zweifelhaft, denn immerhin tritt nur bei 1–2 Prozent der Gallensteinkranken letztendlich auch ein Krebs auf. Tückisch macht den Gallenblasenkrebs die Tatsache, dass er erst relativ spät Beschwerden verursacht, meist zu einem Zeitpunkt, an dem sich schon längst → Metastasen (Tochtergeschwülste) in anderen Organen, bevorzugt in Leber und Bauchfell, gebildet haben.

Zuerst machen den Betroffenen hartnäckige, über Monate andauernde Oberbauchbeschwerden zu schaffen. Dann tritt eine schmerzlose → Gelbsucht hinzu. Diese entsteht durch einen Verschluss der Gallengänge, in dessen Folge sich Gallenfarbstoff ins Blut zurückstaut. Eine solche Gelbsucht, die ohne Schmerzen auftritt, ist im Hinblick auf eine mögliche Krebsentstehung daher stets ein ernstes Alarmsignal. Schließlich kann man im oberen Bauchbereich eine Schwellung tasten, und der Patient nimmt immer mehr an Gewicht ab.

Zur Erkennung des Krebses sind → Ultraschalldiagnostik und Röntgenaufnahme der mit Kontrastmittel gefüllten Gallenblase ebenso hilfreich wie die → Computertomografie. Meist ist jedoch eine Bauchspiegelung (Laparoskopie) erforderlich, um die exakte Diagnose stellen zu können.

Als einzige Behandlungsmethode kommt die chirurgische Entfernung der gesamten Gallenblase, häufig mit einem Teil der Leber, in Frage. Die Operation muss jedoch, um erfolgreich zu sein, sehr frühzeitig erfolgen.

Gallengangsentzündung (Cholangitis) Die Gallengänge verlaufen innerhalb, aber auch außerhalb der Leber und leiten die dort gebildete Galle in die Gallenblase. Ihre Entzündung ist fast immer Folge einer durch eine Abflussbehinderung verursachten Gallestauung, die wiederum das Aufsteigen von bakteriellen Infektionen aus dem Dünndarm begünstigt. In der Regel ist bei einer Gallengangsentzündung das umgebende Lebergewebe mitbeteiligt. Die Krankheit kann relativ mild, andererseits aber auch außerordentlich heftig verlaufen und zur Bildung von → Leberabszessen (Eiteransammlungen in der Leber), ja sogar zur → Blutvergiftung führen. Wird die Gallengangsentzündung nicht rechtzeitig, d. h. im akuten Stadium, behandelt, entwickelt sich daraus häufig eine chronische Verlaufsform, die über lange Zeit hinweg immer wieder aufflackert.

Bei der akuten Gallengangsentzündung klagen die Patienten über Schmerzen im rechten Oberbauchgebiet und häufig auch über quälenden Juckreiz, der vermutlich durch die ins Blut übertretenden Gallensäuren ausgelöst wird. Hinzu kommen → Gelbsucht, Fieber und Schüttelfrost. In schweren Fällen kann die Krankheit sogar zur Einschränkung der Nierenfunktion und zum Kreislaufversagen im Sinn eines → Schocks führen. Die Beschwerden bei der chronischen Verlaufsform sind geringer; oft machen den Betroffenen vor allem Abgeschlagenheit und Appetitlosigkeit zu schaffen.

Bei der akuten Verlaufsform ist die Leber vergrößert und druckempfindlich. → Blutkörperchensenkungsgeschwindigkeit (Blutsenkung) und Zahl der weißen Blutkörperchen (Leukozyten) sind erheblich erhöht. Bestimmte Enzyme, die eine Gallestauung anzeigen, finden sich vermehrt, und zudem steigt die Konzentration des Gallenfarbstoffs Bilirubin im Blut deutlich an. Bei der chronischen Gallengangsentzündung kommen zur Erkennung vor allem die → Ultraschalldiagnostik sowie die Röntgendarstellung mit Kontrastmitteln in Frage. Um sicher zu gehen, ist jedoch bisweilen eine zusätzliche → Bauchspiegelung (Laparoskopie) erforderlich.

Zur Behandlung muss ein eventuell vorliegendes Abflusshindernis der Galle – gegebenenfalls operativ – entfernt werden. Außerdem behandelt man die Krankheit mit krampflösenden und schmerzlindernden Medikamenten und vor allem mit → Antibiotika.

Gallensteinleiden (Cholelithiasis) Einige Gallensteine sind nur aus einzelnen, andere aus sämtlichen Bestandteilen der → Galle (Kalk, Gallenfarbstoff, Cholesterin) aufgebaut. Sie können allein oder in größerer Anzahl auftreten. Die meisten haben etwa die Größe von Erbsen; es gibt aber auch Anhäufungen von winzigen Gallensteinen, die in ihrer Gesamtheit als ***Gallengrieß*** bezeichnet werden. Etwa jede 5. Frau und

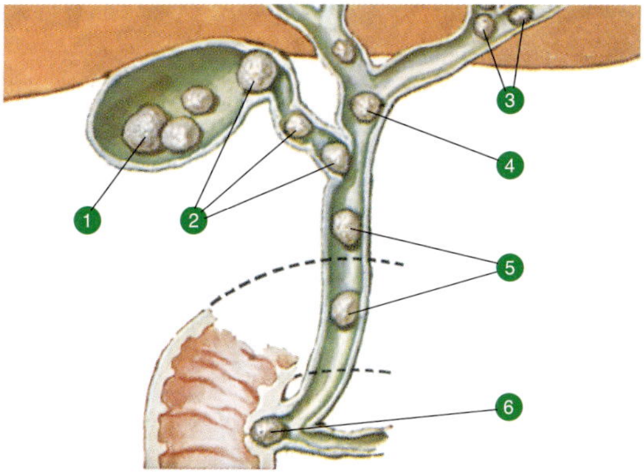

Gallensteinleiden Gallensteinbildungen in Gallenblase und Gallenwegen innerhalb und außerhalb der Leber: **1** Gallenblase; **2** Ausführungsgang der Gallenblase; **3** Gallengang in der Leber; **4** Ausführungsgang der Leber; **5** Gallengang; **6** erweitertes Endstück des Gallengangs.

jeder 10. Mann sind Gallensteinträger; viele, ohne es zu wissen. Denn bei der Hälfte der Betroffenen verursachen die Steine keinerlei Beschwerden (sog. stumme Steine). 40 Prozent leiden unter wiederkehrenden Oberbauchschmerzen mit Übelkeit, Aufstoßen und Blähungen. Nur bei 10 Prozent der Steinträger kommt es durch Wandern der Steine in den Gallenwegen und die daraus resultierende Behinderung des Galleflusses zu einer ***Gallenkolik***, einem ungemein heftigen Krampfschmerz unter dem rechten Rippenbogen, der in die rechte Schulterblattgegend ausstrahlt. Nicht selten wird ein derartiger akuter Anfall durch Diätfehler (Fett, Gebratenes, fettes Gebäck, Hülsenfrüchte, Bohnenkaffee, hart gekochte Eier, Eis usw.) ausgelöst. Die Kolik ist gewöhnlich von Übelkeit und Erbrechen begleitet und klingt ab, sobald der Stein in die Gallenblase zurückgefallen oder in den Darm gelangt ist. Zumeist handelt es sich jedoch nicht um ein einmaliges Ereignis; vielmehr treten die Gallenkoliken in unregelmäßigen Abständen immer wieder auf. In der Zwischenzeit bestehen gar keine oder nur unbestimmte Beschwerden wie Blähungen, Aufstoßen, Druckgefühl im rechten Oberbauch und Fettunverträglichkeit.

Der weitere Verlauf ist oft durch eine chronische → Gallenblasenentzündung gekennzeichnet. Dadurch kann es zu einer Schrumpfung der Gallenblase kommen; zudem können auch Leber und Bauchspeicheldrüse in Mitleidenschaft gezogen werden. Bei etwa 3 Prozent aller Gallensteinträger entwickelt sich ein → Gallenblasenkrebs, wobei ein ursächlicher Zusammenhang jedoch nicht sicher ist.

Neben Untersuchungen von Blut und Urin sind vor allem → Ultraschalldiagnostik und → Endoskopie wichtige Verfahren zur Erkennung von Gallensteinen. In unklaren Fällen wird eine → Computertomografie oder eine → Kernspintomografie durchgeführt.

Die Behandlung besteht im akuten Anfall in Wärme (heiße Kompressen) und krampflösenden Mitteln. Im Intervall ist auf Stuhlregulierung und Schonkost zu achten. Bei manifestem, mit Beschwerden verbundenem Gallensteinleiden wird heute allgemein eine frühzeitige Operation empfohlen. Die konventionelle operative Entfernung der Gallenblase (Cholezystektomie) nach Oberbauchschnitt ist heute weitgehend durch die laparoskopische Methode (→ endoskopische Operationsverfahren) verdrängt worden: In Narkose legt der Chirurg am Unterende des Nabels einen 10 Millimeter langen Schnitt an und füllt durch ihn die Bauchhöhle mit Kohlendioxid. Unter optischer Kontrolle (Videomonitor) führt er anschließend die verschiedenen Operations-Instrumente in die Bauchhöhle ein. Nach mechanischer Zertrümmerung der Steine in der Gallenblase entfernt er diese durch den kleinen Schnitt. Vorteile dieser Operationsmethode sind – einen komplikationslosen Verlauf vorausgesetzt – der nur 2–3 Tage dauernde Krankenhausaufenthalt, die kürzere Operation, die deutlich geringeren Schmerzen und die frühere Arbeitsfähigkeit. Zudem sind auch die Kosten geringer als bei der konventionellen Operation oder bei der Steinzertrümmerung.

An zweiter Stelle steht die medikamentöse Steinauflösung (Chemolitholyse). Es können aber nur kalkfreie Cholesterinsteine unter 1½ cm Durchmesser bei einer Behandlungszeit von 13–19 Monaten aufgelöst werden. Schließlich kommt bei 10–20 Prozent der Patienten die Zertrümmerung der Gallensteine mittels Stoßwellen (→ Lithotripsie) in Betracht; die Steinfragmente müssen anschließend medikamentös aufgelöst werden.

Galle treibende Mittel (Cholagoga) zusammenfassende Bezeichnung für Medikamente, die auf Gallenblase, Gallenwege und die Galleproduktion wirken. Dazu gehören pflanzliche Wirkstoffe zur Förderung der Entleerung von Gallenblase und Gallengang oder zur Steigerung der Gallesekretion in der Leber, z. B. Artischockenblätter oder Löwenzahnkraut mit Wurzel und deren Extrakte. Nebenwirkungen treten, abgesehen von sehr seltenen allergischen Reaktionen, nicht auf. Bei Gallensteinen oder Verschluss der Gallenwege sollten diese Arzneistoffe allerdings nicht eingenommen werden.

Galvanisation Anwendung eines kontinuierlich fließenden elektrischen Gleichstroms im Rahmen der → Elektrotherapie.

Gammaglobuline (Immunglobuline) Eiweißkörper im Blutserum, die Träger der → Antikörper sind und deren Konzentration im Blut daher bei Infektionen und Entzündungen vorübergehend erhöht ist. Das Verhalten der Gammaglobuline bei der → Elektrophorese ist von großer Bedeutung für die Diagnose von Infektionskrankheiten, Lebererkrankungen und → Kollagenosen. Verminderung oder Fehlen der Gammaglobuline bewirken eine starke Erhöhung der Infektanfälligkeit.

Gammaglobulin wird aus dem Blut von Gesunden und Rekonvaleszenten gewonnen. Das auf diese Weise hergestellte Antikörperkonzentrat verwendet man vor allem zur Prophylaxe und Therapie von Viruskrankheiten. Die Wirkung setzt einige Tage bis zu einer Woche nach der Injektion ein und hält 3–8 Wochen an.

Ganglion (Mz.: Ganglien) **1.** in der Chirurgie und Pathologie: → Überbein: einzeln oder mehrfach vorkommende gallertartige Geschwulstbildung im Bereich der Gelenkkapsel oder der oberflächlichen Sehnen; bevorzugt an Hand- und Fußrücken sowie in der Kniekehle. Die Behandlung besteht in der operativen Entfernung.

2. in der Anatomie: Nervenknoten; Anhäufung von Nervenzellen im Verlauf von Nerven. Sie vermitteln die Übertragung von Erregungen im Körper.

Gangrän → Brand.

Gangstörungen Die Kontrolle des Ganges muss immer barfuß am unbekleideten Patienten erfolgen. Dabei ist die Unterscheidung wichtig, ob eine eventuell vorhandene Störung auf einer anatomischen Abweichung des Bewegungsapparates, also auf einem Knochen-, Muskel- oder Gelenkleiden, beruht oder ob sie auf eine Störung im Bereich des Nervensystems zurückzuführen ist. In Betracht kommen diesbezüglich: → Schlaganfall, → Tabes dorsalis, Kleinhirnerkrankungen, → Parkinson-Krankheit (Schüttellähmung), → Arteriosklerose des Gehirns, → multiple Sklerose u. a.

Im Einzelnen unterscheidet man:

♦ den ***ataktischen*** Gang: Als Folge einer → Ataxie, d. h. der Unfähigkeit, koordinierte Bewegungen auszuführen, ist er breitspurig und schlendernd.

♦ den ***spastischen*** Gang: Er kommt bei → multipler Sklerose, → Parkinson-Krankheit und Halbseitenlähmung vor, ist durch steifes Gehen mit schleifender Fußsohle gekennzeichnet und ferner dadurch, dass die Beine beim Hochheben nicht gebeugt werden.

♦ den ***watschelnden*** Gang: Man findet ihn im kindlichen Laufalter bei beidseitiger angeborener → Hüftgelenkverrenkung, → Knochenerweichung (Osteomalazie), Muskelschwund (→ Muskelerkrankungen) und → spinaler Kinderlähmung.

♦ den ***hinkenden*** Gang: Er kommt ebenfalls im kindlichen Laufalter bei einseitiger angeborener Hüftgelenkverrenkung, Verkürzung eines Beines und → Hüftgelenkentzündung vor, später auch als Folge der → arteriellen Verschlusskrankheit, verschiedener Formen der → Nervenentzündung und des → Bandscheibenvorfalls; → Hinken.

Gänsehaut Die gesamte Haut ist mit Ausnahme weniger Stellen (z. B. Handinnenflächen) mit feinsten Härchen bedeckt, an deren Grund sich jeweils ein kleiner Muskel befindet, der das betreffende Härchen aufzurichten vermag. Wenn er das tut, springt auch der Haarfollikel (→ Haar) etwas über das Hautniveau heraus. Werden auf diese Weise viele nebeneinander liegende Härchen aufgerichtet, so ziehen sich gleichzeitig die feinsten Blutgefäße in diesem Hautbereich zusammen. Die Haut sieht blass und durch die etwas erhabenen Follikel zugleich wie gekörnt aus: Eine »Gänsehaut« ist entstanden. Ausgelöst wird dieser Vorgang durch Kälte oder bei Drosselung der Wärmeabgabe nach außen im Anfangsstadium einer Infektionskrankheit. Auch Angst und Erregung – beispielsweise durch »haarsträubende« Gruselfilme – können über das → vegetative Nervensystem eine Gänsehaut hervorrufen.

Ganzheitsmedizin überholter Begriff für → psychosomatische Medizin.

Gasbrand → Gasödem.

Gasödem (Gasbrand) schwere Wundinfektion mit Gewebezersetzung, die durch Gas und Gift bildende Bakterien hervorgerufen wird. Nach dem Bundesseuchengesetz handelt es sich um eine meldepflichtige Erkrankung. Erreger sind zu den → Clostridien zählende, unter Sauerstoffabschluss gedeihende (anaerobe), Sporen bildende Bakterien. Sie sind sehr weit verbreitet und kommen im Straßenstaub, auf Bekleidung und Haut, aber auch im Dickdarm vor. Im gesunden, gut durchbluteten Gewebe sind sie ungefährlich, in stark zerfetzten und verunreinigten Wunden produzieren sie jedoch rasch spezielle Giftstoffe, die vor allem eine Auflösung der roten Blutkörperchen und einen örtlichen Gewebstod in Gang setzen. Daher sind besonders Kriegs- und Unfallverletzte mit umfangreichen Gewebszerstörungen gefährdet. Weitaus seltener kommen Gasödemerkrankungen nach intramuskulären Injektionen, Bauch- und Unterleibsoperationen vor.

Die Inkubationszeit schwankt zwischen 24 Stunden und vielen Tagen, je nachdem, ob es sich um eine Infektion mit Sporen oder mit angebrüteten Bazillen handelt. Verdächtig ist eine Verschlechterung des Allgemeinbefindens – Pulsanstieg,

geringes Fieber, fahle Gesichtsfarbe, bläuliche Verfärbung der Lippen, beschleunigte Atmung, Apathie oder Euphorie – bei Fehlen entzündlicher Erscheinungen der Wunde. Die Muskulatur quillt aus der Wunde hervor, die Wundumgebung schwillt an; schließlich stellt sich durch Ansammlung von Gas im Gewebe das typische Knistern auf Druck (Krepitation) ein. Aus den schmierigen Wunden können Gasblasen perlen, und meist sondern die Wunden ein wässriges, gelbrötliches Sekret ab. Auf der Haut oberhalb der Wunde treten große kupferbraune oder schmutzig-grünliche Flecken auf. Gleichzeitig mit der Muskulatur geht die bedeckende Haut zu Grunde: Die befallene Gliedmaße stirbt in ungewöhnlich kurzer Zeit ab.
Die Erkrankung erfordert eine sofortige ärztliche Behandlung, sonst kann sie innerhalb weniger Tage tödlich verlaufen. Die Wunde wird großzügig freigelegt und gesäubert; anschließend wird eine lokale Sauerstoff-Überdrucktherapie durchgeführt. Durch diese chirurgischen Maßnahmen wird den Erregern die Vermehrungsgrundlage, der Luftabschluss, entzogen. Daneben verwendet man hoch dosierte → Antibiotika und ein Gegengift (Antitoxin).
Gaster medizinische Fachbezeichnung für den → Magen.
gastr- Bestandteil medizinischer Fachausdrücke mit der Bedeutung »Magen«.
Gastrektasie → Magenerweiterung.
Gastrin hormonähnlicher Eiweißstoff, der im hinteren Magenbereich gebildet wird und sowohl die Säureproduktion des Magens als auch die Bauchspeicheldrüsentätigkeit anregt.
Gastritis → Magenschleimhautentzündung.
Gastroenteritis → Magen-Darm-Entzündung.
Gastroenterologie Spezialgebiet der inneren Medizin, das sich vorzugsweise mit den Erkrankungen des Magen-Darm-Traktes beschäftigt.
Gastroptose → Magensenkung.
Gastroskopie (Magenspiegelung) Besichtigung der Magenschleimhaut mittels Gastroskop (Magenspiegel). Die vollflexiblen Fiber-Endoskope (→ Endoskopie), deren Bewegung von außen gesteuert wird, ermöglichen es, nahezu alle Bereiche des Magens einzusehen. Hierbei bedient man sich der Lichtleitfasern als licht- und bildübertragendes System. Gegenüber den konventionellen Endoskopen mit Linsensystemen ergeben sich 2 große Vorteile:
1. größere Helligkeit
2. nahezu unbeschränkte Flexibilität.
Durch diese Entwicklung ist die Gastroskopie zu einer sicheren, gefahrlosen Untersuchungsmethode geworden. Tödliche Durchbohrungen der Magenwand wie früher mit starren

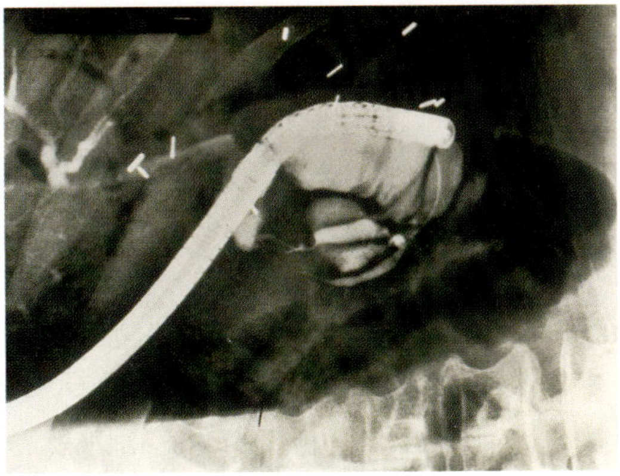

Gastroskopie Röntgenaufnahme einer Magenspiegelung.

Gastroskopen kommen nicht mehr vor. Die Gastroskopie dient vor allem der Frühdiagnose des Magenkrebses, daneben der Diagnostik und Kontrolle von → Magengeschwüren und → Polypen der Magenschleimhaut. Zudem ermöglicht das Gastroskop die Entnahme von Gewebeteilchen und die Ansaugung von Magenschleim zur → Biopsie bzw. → Zytodiagnostik. Mit Hilfe des Gastroskops kann man auch direkte Fotografien von der Magenschleimhaut machen. Hierzu wird in die Spitze des Instruments eine Mikrokamera (Gastrokamera) eingebaut, die hervorragende Farbaufnahmen liefert. Die Gastroskopie ist so ausgereift und denkbar einfach, dass sie ambulant ohne → Anästhesie durchgeführt werden kann; als Vorbereitung genügt das Einführen eines Belladonna-Zäpfchens in den Enddarm, das die Magensekretion herabsetzt.
Gasvergiftung → Vergiftungen, S. 747.
Gaumen Der Gaumen ist gleichzeitig das Dach der Mundhöhle und der Boden der Nasenhöhle. Man unterscheidet den harten oder knöchernen Gaumen vom weichen Gaumen, der sich nach hinten an den harten Gaumen anschließt und eine bewegliche Muskelplatte darstellt. Der weiche Gaumen (das Gaumensegel) endet nach unten zum Rachen mit einem zipfelförmigen Anhang, dem Gaumenzäpfchen (Uvula), und bildet seitlich je zwei Falten, die vorderen und hinteren Gaumenbögen, zwischen denen die Gaumenmandeln (→ Mandeln) liegen. Beim Sprechen und Schlucken schließt der weiche Gaumen die Nasenhöhle gegen die Mundhöhle ab.
Gaumenmandeln paariges Organ aus lymphatischem Gewebe zwischen vorderem und hinterem Gaumenbogen; → Mandeln.

Gaumensegellähmung Herabhängen des Gaumensegels als angeborene Fehlbildung oder als Folge von Erkrankungen des Nervensystems sowie bei der → Diphtherie. Anzeichen: erschwertes Schlucken (die Flüssigkeit läuft zum Teil aus der Nase heraus) und Näseln. Behandlung: je nach Grundkrankheit. Die Gaumensegellähmung im Gefolge der Diphtherie hat gute Heilungsaussichten.

Gaumenspalte angeborene Spaltbildung im Bereich des Gaumens; → Lippen-Kiefer-Gaumenspalten.

Gebärmutter (Uterus) Das zwischen Harnblase und Mastdarm gelegene Organ, das der Einnistung des befruchteten Eies und der Heranreifung der Frucht bis zum geburtsfähigen Kind dient, hat die Gestalt einer Birne. Man unterscheidet an der Gebärmutter, deren Wand aus einer dicken Schicht sich durchflechtender Muskelfasern besteht, den Körper (Corpus), in den beidseitig die Eileiter einmünden, und den Hals (Cervix). Dessen unterstes Ende, der Muttermund, ragt von hinten oben in die Scheide hinein. Normalerweise besteht zwischen dem schlanken Hals und dem darüber befindlichen Körper der Gebärmutter ein Knick, etwa demjenigen zwischen Hals und Kopf unseres Körpers vergleichbar, der bei starker Beugung des Kopfes nach vorn auftritt. In dieser Stellung wird die Gebärmutter durch das rechte und das linke »Mutterband« fest gehalten. Jedes von ihnen zieht zur entsprechenden Leistengegend. Die Gebärmutter ist fast ganz von Bauchfell (Peritoneum) überzogen. Dieser Bauchfellabschnitt wird als ***Perimetrium*** bezeichnet und ist fest mit der Muskelschicht der Gebärmutter verwachsen. Es folgt eine dicke Schicht glatter Muskulatur (***Myometrium***), die ihrerseits aus drei Schichten mit unterschiedlichem Faserverlauf besteht. Auf der Innenseite der Gebärmutter liegt die Gebärmutterschleimhaut (***Endometrium***), die sich in periodischen Abständen auf die Einnistung eines befruchteten Eis vorbereitet. Diese Gebärmutterschleimhaut besteht aus zwei Schichten: Die innere, der Gebärmutterhöhle zugewandte Schicht reagiert auf die hormonellen Veränderungen im Menstruationszyklus. Im Fall einer beginnenden Schwangerschaft ist diese Schicht an der Bildung des Mutterkuchens (Plazenta) beteiligt; kommt es nicht zu einer Befruchtung, so wird sie in der Menstruation abgestoßen. Die zweite Schleimhautschicht liegt der Muskulatur der Gebärmutter auf und dient der Regeneration nach der Regelblutung. Die Schleimhaut des Gebärmutterhalses bildet einen zähflüssigen Schleim (Zervixschleim), der die Gebärmutterhöhle verschließt und kurz vor dem Eisprung dünnflüssig, klar und fadenziehend wird, so dass die Spermien den Zervixkanal durchwandern können.

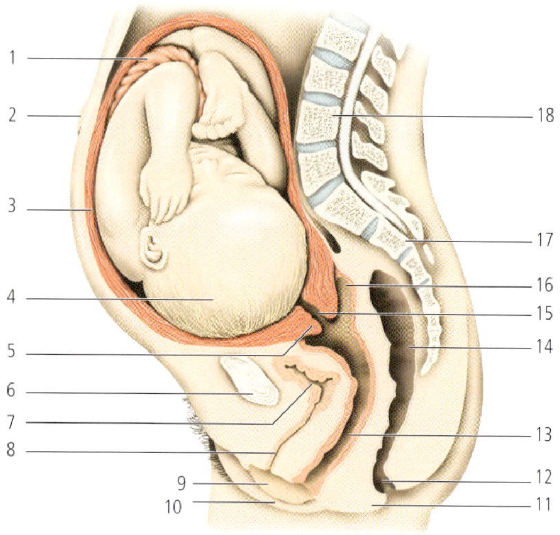

Gebärmutter mit geburtsreifem Kind. Gebärmutter und Geburtswege hellrot. **1** Nabelschnur; **2** mütterliche Bauchdecke mit Nabel; **3** Wand der Gebärmutter; **4** Kopf des Kindes; **5** Halsteil der Gebärmutter; **6** Schamfuge des Beckens; **7** Harnblase; **8** Harnröhre; **9** kleine Schamlippe; **10** große Schamlippe; **11** Damm; **12** Afteröffnung; **13** Scheide; **14** Mastdarm; **15** Halskanal der Gebärmutter; **16** hinteres Scheidengewölbe; **17** Mittelschnitt durch das Kreuzbein; **18** Mittelschnitt durch die Lendenwirbelsäule.

Gebärmutterentzündung Die Entzündung der Gebärmutter ist im Allgemeinen eine Entzündung der Schleimhaut, die die Gebärmutter auskleidet, und wird dann als ***Endometritis***, oder, wenn sie nur den Gebärmutterhals betrifft, als ***Zervizitis*** bezeichnet. Seltener greift die Entzündung auch auf die eigentliche Muskelwand der Gebärmutter über (***Myometritis***). Ursache einer Gebärmutterentzündung sind in der Regel Krankheitskeime, die von der Scheide hochgewandert sind. Die Beschwerden, unter denen die betroffene Frau leidet, sind vor allem Leib- und Kreuzschmerzen, Stuhlträgheit, Menstruationsstörungen und meist auch ein weißlicher → Ausfluss (Fluor albus), der jedoch keinesfalls immer Zeichen einer Gebärmutterentzündung ist, sondern häufiger durch einen einfache Entzündung der Scheidenschleimhaut verursacht wird. In jedem Fall ist es notwendig, die Behandlung der Gebärmutterentzündung dem Arzt zu überlassen, dem dazu gut und schnell helfende Mittel zur Verfügung stehen.

Gebärmuttergeschwulst Die gutartige Muskelgeschwulst der Gebärmutter, das ***Myom***, ist der häufigste Tumor im Bereich der Geschlechtsorgane. Das Wachstum einer solchen

Geschwulst ist an die Eierstockfunktion gebunden; nach den Wechseljahren bildet sich ein Myom häufig von selbst zurück. Nach dem Sitz unterscheidet man das Gebärmutterkörpermyom und das viel seltenere Gebärmutterhalsmyom. Die Beschwerden richten sich nach Lage, Wachstumsgeschwindigkeit, Größe und Beschaffenheit des Tumors. Die häufigsten Symptome sind Blutungsstörungen und Druck auf die Nachbarorgane (Harnblase, Darm, Kreuzbein) sowie Schmerzen verschiedener Art und Intensität. Im Lauf der Zeit kann es zu Erweichung, Absterben, Verjauchung oder Verkalkung des Myoms kommen. Gestielte Myome erzeugen bei einer plötzlichen Stieldrehung die dramatischen Symptome eines Durchbruchs. Der Übergang in eine bösartige Muskelgeschwulst (Myosarkom) ist sehr selten. Kleine Myome bedürfen keiner Behandlung; in den übrigen Fällen muss der Arzt zwischen Operation, Strahlentherapie und Hormonbehandlung wählen.

Im Gegensatz zu diesen von der Muskulatur ausgehenden Myomen sind → ***Polypen*** der Gebärmutter gutartige Wucherungen der Schleimhaut. Sie verursachen blutigen → Ausfluss oder stärkere Blutungen. Die operative Entfernung ist einfach. Das dabei gewonnene Gewebe wird mikroskopisch untersucht, um einen Krebsverdacht auszuschließen.

Die bösartigen Geschwülste der Gebärmutter werden in drei Gruppen eingeteilt: → Gebärmutterkrebs, → Sarkom und → Chorionepitheliom.

Gebärmutterkrebs Der Gebärmutterkrebs (Karzinom) wird in zwei Formen unterteilt, die sich in Bezug auf Diagnose, Prognose und Verlauf wesentlich voneinander unterscheiden: Der ***Gebärmutterhalskrebs*** (Kollumkarzinom, auch Zervixkarzinom) macht drei Viertel aller Genitalkarzinome der Frau aus. Der Häufigkeitsgipfel liegt im 5. Lebensjahrzehnt, es kommen aber auch schon Fälle bei 25-jährigen Frauen vor. Der Krebs beginnt mit einer bösartigen Entartung der obersten Schleimhautzellen, wächst von da aus in die Tiefe des Gebärmuttergewebes und greift zuletzt auch auf die Nachbarorgane über. Frühsymptome, die für die Patientin erkennbar sind, gibt es nicht. Die ersten Erscheinungen – Blutungen beim Geschlechtsverkehr oder beim Stuhlgang, fleischwasserfarbiger Ausfluss – treten leider verhältnismäßig spät auf. Deshalb sind bei allen Frauen über 25 Jahren jährliche Vorsorgeuntersuchungen zu empfehlen. Durch → Kolposkopie (Betrachtung der Schleimhaut von Scheide und Muttermund mit einer besonderen Lupe) und Zelluntersuchung (→ Zytodiagnostik) stellt der Facharzt die einwandfreie Diagnose. Die Heilungschance ist umso größer, je früher der Krebs operativ entfernt wird. In Fällen, in denen dies ganz im Anfangsstadium geschieht, ist sogar mit einer völligen Genesung zu rechnen. Bei einer bereits sehr ausgedehnten Geschwulst arbeitet man mit Bestrahlungen, oder man entscheidet sich für eine Kombination aus Bestrahlung und Operation.

Der Gebärmutterkörperkrebs (Korpuskarzinom) macht rund ein Viertel aller Genitalkrebse der Frau aus und befällt häufiger Frauen zwischen dem 50. und 60. Lebensjahr. Neben gelegentlichen krampfartigen Schmerzen ruft die Geschwulst unregelmäßige Blutungen sowie bei Frauen, die noch ihre Periode haben, verstärkte Regelblutungen hervor. Jeder Blutabgang bei einer Frau nach der Menopause (der letzten Monatsblutung) muss deshalb als krebsverdächtig angesehen werden. Die Diagnose kann nur anlässlich einer Ausschabung gestellt werden. Ebenso wie beim Gebärmutterhalskrebs kommt es darauf an, die Wucherung so früh wie möglich zu entfernen. Hierbei erweist es sich als günstig, dass der Gebärmutterkörperkrebs schon relativ frühzeitig durch Blutungen auf sich aufmerksam macht. Je nach Ausdehnung der Geschwulst kommen Operation, Bestrahlungen oder Kombinationen beider Verfahren in Frage. Bei der Operation müssen neben der Gebärmutter vielfach auch die Eileiter und Teile der Scheide mit entfernt werden.

Das überaus bösartige → ***Sarkom*** der Gebärmutter ist 50-mal seltener als das Karzinom. Es kommt in jedem Lebensalter und in jedem Teil der Gebärmutter vor. Blutungen sind die häufigsten Anzeichen.

Das → ***Chorionepitheliom*** entwickelt sich durch krebsige Wucherung von Zellen des Mutterkuchens (Plazenta). Es kommt nach Geburten oder Fehlgeburten vor. Diese Geschwulst wächst sehr rasch und bildet früh → Metastasen (Tochtergeschwülste).

Gebärmutterriss (Uterusruptur) Dass die Gebärmutter einreißt, kommt bisweilen im Zusammenhang mit einer besonders schweren Geburt vor. Dabei können sich unbedeutende Risse bilden, die kaum Beschwerden verursachen und rasch wieder heilen; es kann aber auch zu tiefen Wunden, schlimmstenfalls sogar mit Beteiligung des die Gebärmutter umgebenden Bauchfells, kommen. Besonders gefährdet sind Frauen, deren Gebärmutter aufgrund eines früheren Kaiserschnitts Narben aufweist, sowie solche mit ausgeprägt engem Becken und diversen Gebärmutter-Fehlbildungen.

Gebärmuttersenkung Wenn die Bänder, die die Gebärmutter in ihrer Lage halten, und die Muskulatur des Beckenbodens erschlaffen, sinkt die Gebärmutter nach unten, was häufig mit dauernden Kreuzschmerzen verbunden ist. Eine derartige Gebärmuttersenkung tritt häufig als Folge mehrerer Schwangerschaften und Geburten, Übergewicht und schwe-

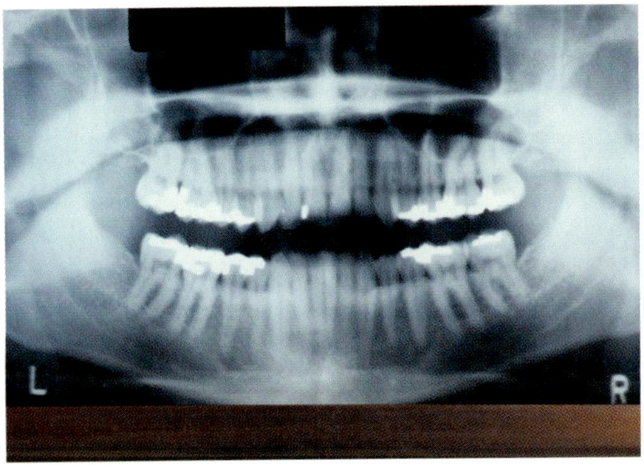

Gebiss Eine Panorama-Röntgenaufnahme von Ober- und Unterkiefer erlaubt einen Überblick über den Zustand aller Zähne.

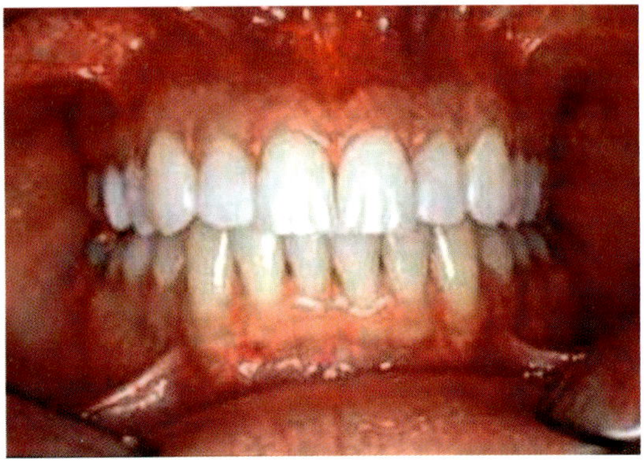

Gebiss Vollständiges Gebiss eines Erwachsenen in korrekter Verzahnung.

rer körperlicher Arbeit auf. Da zugleich auch das Muskelrohr der Scheide nachgibt, kann diese sich so weit senken, dass sie als Wulst zwischen den Schamlippen sichtbar wird. Man spricht dann von einem ***Scheidenvorfall*** (Prolaps). In manchen Fällen gelingt es dem Arzt durch Einlegen eines Stützrings (Pessar), die Gebärmuttersenkung zu beheben; oft ist aber, vor allem wenn ein Vorfall entstanden ist, eine operative Beseitigung des Leidens empfehlenswert.

Gebärmutterverlagerung dauerhafte Abweichung von der normalen Lage der Gebärmutter. Bei rund 90 Prozent aller Frauen liegt die Gebärmutter in der Mitte des kleinen Beckens mit einer leichten Kippung des ganzen Organs und zusätzlich einer sanften Knickung der Gebärmutterhalsachse gegenüber der Gebärmutterkörperachse nach vorn. In dieser Position wird sie durch das kräftige runde Mutterband gehalten. Bei etwa 10 Prozent der Frauen ist der Gebärmutterkörper jedoch rückwärts gegen die Kreuzbeinhöhle geneigt. Diese Haltungsanomalie kann angeboren oder als Folge von Geburten erworben sein. Meist handelt es sich um einen Zufallsbefund bei einer gynäkologischen Untersuchung, ohne dass Beschwerden bestehen. Nur gelegentlich klagen die Frauen über ein Druckgefühl auf den Darm, unbestimmte Kreuzschmerzen, verstärkte Regelblutungen und Menstruationsbeschwerden sowie über Verstopfung. In den meisten Fällen ist keine Behandlung notwendig. Die nach einer Geburt nach hinten gesunkene Gebärmutter richtet sich während des nächsten halben Jahres normalerweise spontan wieder auf. Die früher empfohlene Einführung eines Pessars (Stützring) bringt keine Dauerheilung. Nur wenn stärkere Beschwerden auftreten, muss die Gebärmutter operativ in die richtige Lage gebracht werden.

Gebiss Das Kind bringt bei der Geburt alle Anlagen für sämtliche Zähne mit: Dicht unter den Keimen der Milchzähne liegen bereits die Anlagen für die bleibenden Zähne. Zunächst erscheinen erst einmal nacheinander die 20 Milchzähne, in der Regel beginnend mit dem mittleren Schneidezahn und endend mit dem zweiten Milchbackenzahn (→ Säuglingsentwicklung). Während noch die Milchzähne vorhanden sind, drängt sich hinter ihnen – meist im Alter von 6 Jahren – schon der erste bleibende Backenzahn vor. Nacheinander werden dann die Milchzähne von den bleibenden Zähnen abgelöst, bis schließlich etwa um das 18. Lebensjahr, häufig jedoch auch noch später, der letzte Mahlzahn, der so genannte Weisheitszahn, auf beiden Seiten oben und unten erscheint und das Gebiss zu seiner vollständigen Zahl von 32 Zähnen ergänzt. Es besteht dann rechts und links im Ober- und Unterkiefer aus je 2 Schneidezähnen, 1 Eckzahn, 2 kleinen (Prämolaren) und 3 großen Backenzähnen, die man auch als Mahlzähne (Molaren) bezeichnet. Die Backen- und Mahlzähne des Ober- und Unterkiefers passen bei den meisten Menschen gut aufeinander; die Schneidezähne des Oberkiefers treffen in den meisten Fällen mit ihrer Kante nicht ganz genau auf die Schneidekante der unteren Zähne, sondern »überschneiden« diese etwas beim Schließen des Mundes. Dieser »Überbiss« ist in geringer Ausbildung normal und dient dem besseren Abbeißen; in stärkerer Form sollte er eine korrigierende zahnärztliche Behandlung veranlassen, weil durch einen zu starken Überbiss die Beißfähigkeit der Zähne – und auf die Dauer gesehen auch ihre Gesundheit – erheblich beeinträchtigt werden kann.

Geburt (Partus) Die Geburt beginnt mit dem Einsetzen regelmäßiger Wehen und endet 2 Stunden nach der Ausstoßung der → Nachgeburt (Mutterkuchen, Plazenta). Der Geburtsbeginn wird durch hormonale, nervale und chemische Regulationen gesteuert; der genaue Mechanismus, der die Wehentätigkeit in Gang setzt, ist aber noch nicht eindeutig geklärt. Sicherlich spielt dabei nicht nur das hormonale Gleichgewicht der Gebärenden, sondern auch die Reife des Hypophysen-Nebennieren-Systems des ungeborenen Kindes eine Rolle.

Zeichen des Geburtsbeginns sind:

- Abgang von blutigem Schleim. In der Sprache der Hebamme heißt das: »Es zeichnet.«
- regelmäßige Wehentätigkeit. Die Abgrenzung von schmerzhaften Vorwehen ist dabei nicht immer leicht.
- Blasensprung
- Reife des Gebärmutterhalses. Er wird relativ weich und aufgelockert; der äußere Muttermund ist meist geöffnet.

Von einer normalen Geburt spricht man, wenn folgende Merkmale vorliegen:

- Einlingsschwangerschaft
- Dauer der Schwangerschaft zwischen 270 und 290 Tagen nach Beginn der letzten Menstruation
- Dauer der Geburt zwischen 3 und höchstens 18 Stunden
- Blutverlust unter 500 ml
- keine stärkere Beeinträchtigung des Zustandes von Mutter und Kind während und nach der Geburt.

Am Geburtsverlauf werden 3 Phasen unterschieden:

1. *Eröffnungsperiode:* Sie beginnt mit den ersten regelmäßigen Wehen und endet mit der vollständigen Eröffnung des äußeren Muttermundes; die Zeitdauer beträgt bei Erstgebärenden 10–12 Stunden, bei Mehrgebärenden 6–8 Stunden. Zuerst treten die Wehen in Abständen von etwa 5–12 Minuten mit einer Dauer von 30–50 Sekunden auf, später verringern sich die Abstände auf 3–7 Minuten mit einer Dauer von 40–60 Sekunden. Wenn sich der Muttermund etwas geöffnet hat, drängt sich der untere Pol der Fruchtblase in den Gebärmutterhalskanal und wölbt sich schließlich in die Scheide vor. Durch den Wehendruck auf die Fruchtblase kommt es schließlich zum ***Blasensprung***. Dieser kann auch ganz ausbleiben, so dass das Kind in der geschlossenen Eihülle geboren wird. Anschließend tritt der vorangehende kindliche Teil – in etwa 96 Prozent aller Geburten ist es der Kopf – in enge Beziehung zum Muttermund; der relativ harte Kopf wirkt dabei als Druckwiderstand und begünstigt die Erweiterung des Gebärmutterhalskanals. Während der Eröffnungsperiode wird heute den gebärenden Müttern größte Freiheit gelassen: Sie können herumgehen, stehen, sitzen oder liegen. Allerdings muss stets die elektronische Überwachung des Kindes, die Kontrolle der Kreißenden und die Registrierung der Wehentätigkeit gewährleistet sein. Die fortlaufende Kontrolle der kindlichen Herzfrequenz geschieht am zuverlässigsten durch die → Kardiotokografie (CTG), mit deren Hilfe die gleichzeitige Registrierung der kindlichen Herztöne und der Wehentätigkeit möglich ist.

2. *Austreibungsperiode:* Sie beginnt mit der vollständigen Eröffnung des Muttermundes und endet mit der Geburt des Kindes. Bei Erstgebärenden dauert sie in der Regel 30–40 Minuten, bei Mehrgebärenden meist wesentlich kürzer. Die Abstände zwischen den einzelnen Wehen verkürzen

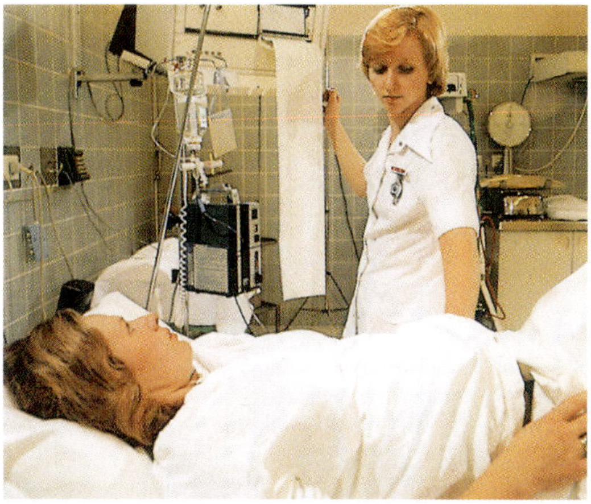

Geburt Überwachung der Herztöne des Kindes und der Wehentätigkeit der Mutter während der Entbindung: → Kardiotokografie.

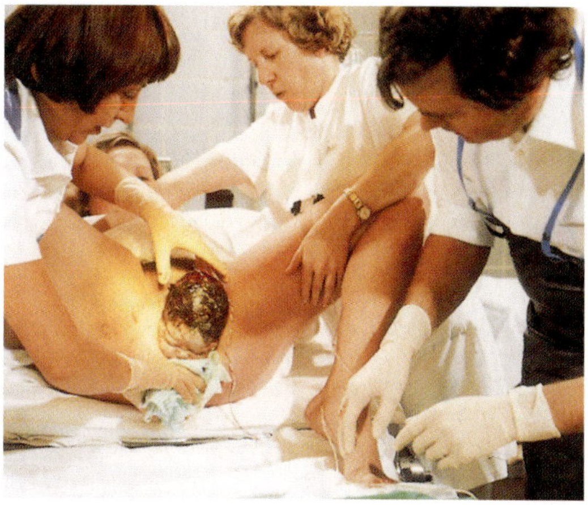

Geburt Der Kopf des Kindes ist bereits geboren. Nun erfolgt die Entwicklung von Schultern und Rumpf durch die Hebamme.

sich dabei auf 3–5 Minuten. Charakteristisch ist, dass die Kreißende jetzt zusätzlich zu den Wehenschmerzen einen Zwang zum Mitpressen verspürt. Da die Presswehen das Kind jedoch ungünstig beeinflussen können, soll das Mitpressen nicht länger als 30 Minuten dauern. Das Kind rückt langsam voran, die Scheide wird dabei aufgedehnt. Der Austritt aus dem Geburtskanal beginnt mit dem »Einschneiden« des Kopfes: Der Kopf wird während der Wehen in der Scheide sichtbar, sinkt aber in den Wehenpausen wieder zurück. Bleibt der Kopf auch in der Wehenpause in der Scheide erkennbar, bezeichnet man dies als »Durchschneiden« des Kopfes.

Für die Ausnutzung der Presswehen durch Mitpressen sind 2 Umstände wichtig:

♦ die richtige Lagerung der Gebärenden, die sich für die Position – Rücken- oder Seitenlage, auf einem speziellen Gebärstuhl usw. – entscheiden soll, in der sie am besten mitpressen kann.

♦ das richtige Einsetzen des Mitpressens nach Anweisung der Hebamme; wichtig ist dabei vor allem eine geeignete Atemtechnik.

Wenn der Kopf durchschneidet, beginnt der Dammschutz durch den Geburtshelfer oder die Hebamme. Die rechte Hand stemmt sich fest gegen die Damm-Muskulatur zwischen Scheide und After. Dadurch wird der Widerstand dieser Muskelplatte gegenüber dem durchtretenden Kopf verstärkt und der Damm vor dem Einreißen geschützt. Die linke Hand ruht auf dem kindlichen Kopf und reguliert auf diese Weise das Tempo des Durchschneidens des Kopfes. In dieser Phase soll die Gebärende schnell und kurz atmen (»hecheln«) und nicht mehr mitpressen. Nachdem der Kopf geboren ist, folgen Schultern und Rumpf meist ohne Schwierigkeiten. Zur Entlastung des extrem gespannten Dammes wird sehr oft ein → Dammschnitt (Episiotomie) vorgenommen.

Während der gesamten Geburt erfolgt eine fortlaufende Überwachung des Fetus durch folgende Methoden:

♦ Registrierung der kindlichen Herztöne (durch Kardiotokografie)

♦ fetale Blutgasanalyse: Nach dem Blasensprung werden dem Kind durch einen kleinen Stich einige Bluttropfen entnommen, die dann untersucht werden. Diese »Mikroblutuntersuchung« dient der Feststellung des Säurewertes (pH-Wert) des Blutes. Eine Übersäuerung (Azidose) weist auf einen Sauerstoffmangel der Frucht hin.

♦ Beurteilung des Fruchtwassers: → Amnioskopie

Im Anschluss an die eigentliche Geburt erfolgt die vorläufige Versorgung des Kindes:

♦ Absaugen von Mund und Rachen

♦ vorläufiges und endgültiges Abnabeln

♦ Prophylaxe des Augentrippers durch Einträufeln einer Silbernitratlösung in beide Augen des Neugeborenen

♦ Messen und Wiegen des Kindes

♦ Untersuchung des Kindes anhand des → Apgar-Index.

3. *Nachgeburtsperiode:* Sie dauert etwa 1–2 Stunden, beginnt nach der Geburt des Kindes und endet mit der Ausstoßung der → Nachgeburt und der Eihäute, einem Vorgang, der durch die kaum schmerzhaften Nachgeburtswehen unterstützt wird. Ist innerhalb von 30 Minuten nach Geburt des Kindes die Lösung der Plazenta nicht erfolgt, müssen aktive Maßnahmen eingeleitet werden. Der Blutverlust darf in der Nachgeburtsperiode nicht mehr als höchstens 500 ml betragen; bei stärkeren Nachblutungen muss die Ursache (z. B. schlaffe Gebärmutter, Verletzung der Geburtswege, Blutgerinnungsstörungen) geklärt werden. Bis 2 Stunden nach der Geburt sind Kontrollen des Allgemeinzustandes der Mutter geboten: Messung des Blutverlustes; Registrierung von Blutdruck und Pulsfrequenz; Beobachtung von Gesichtsfarbe und Atmung.

Nach der Geburt der Plazenta müssen diese und die Eihäute besichtigt und auf Vollständigkeit überprüft werden, da in der Gebärmutter verbleibende Plazentarestteile zu starken Blutungen und schweren Infektionen führen können.

In letzter Zeit entscheiden sich immer mehr Mütter dafür, ihr Baby nicht in der sterilen, unpersönlichen Atmosphäre einer Klinik, sondern in häuslicher Umgebung zur Welt zu bringen. In einem solchen Fall spricht man von einer → ***Hausgeburt***.

Die Einleitung der Geburt durch Blasensprengung und Wehenmittel zum errechneten Geburtstermin (→ Schwangerschaft) nennt man ***programmierte Geburt***. Sie wird aus folgenden Gründen empfohlen:

1. Die werdende Mutter kommt morgens ausgeschlafen in die Klinik.

2. Der Geburtshelfer, den sich die Gebärende wünscht, steht bereit.

3. Die letzten Tage der Schwangerschaft, die besonders unangenehm sein können, werden abgekürzt.

Eine Geburtseinleitung ist außerdem aus folgenden medizinischen Gründen angezeigt: Übertragung, vorzeitiger Blasensprung nach vollendeter 37. Schwangerschaftswoche, Risikoschwangerschaft (je nach Kindslage und/oder mütterlichem Geburtsrisiko und je nach geburtshilflicher Situation).

Geburtshilfe Unter dem Stichwort → Geburt wird der Ablauf des normalen Geburtsvorgangs geschildert. Dabei sind

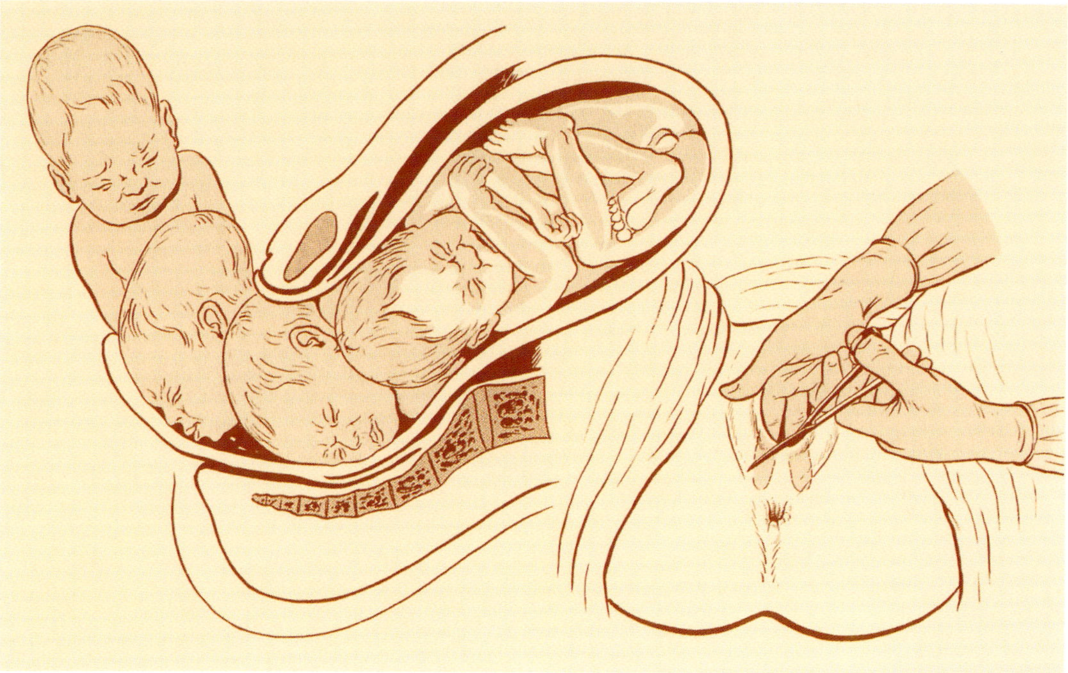

Geburtshilfe ***Links:*** Schematische Darstellung von 4 Phasen des geburtsmechanischen Ablaufs einer vorderen Hinterhauptslage; ***rechts:*** Anlegen eines Dammschnitts.

bereits 2 geburtshilfliche Handhabungen erwähnt: der Dammschutz und das Abnabeln (die Durchtrennung der Nabelschnur, die zunächst noch, nachdem das Kind geboren worden ist, Mutter und Kind miteinander verbindet). 95 von 100 Geburten verlaufen normal, bedürfen also im Allgemeinen keiner weiteren Hilfen als der beiden erwähnten. Daran sollte jede Frau denken, die selbst ein Kind erwartet. Sollte aber eine Frau dann doch zu den 5 von 100 Frauen gehören, bei denen Schwierigkeiten im Ablauf des Geburtsvorgangs auftreten, so kann ihr der Gedanke, dass die moderne Geburtshilfe für alle Möglichkeiten, auch für alle Sonderfälle, vorbereitet und ausgerüstet ist, wirklich ein beruhigender Trost sein.

♦ ***Wehenschwäche und Krampfwehen:*** Vor allem die Wehenschwäche war früher eine gefürchtete Komplikation, da man der Tatsache, dass die Wehen sich als zu schwach herausstellten, ziemlich hilflos gegenüberstand. Heute hat der Arzt zuverlässig wirkende Mittel zur Verfügung, die er der Gebärenden je nach Bedarf einspritzt. Erweisen sich die Muskelkontraktionen der Gebärmutter als zu schwach, um das Kind in normaler Weise vorwärts zu bringen, so wird er ein Mittel wählen, das eine Verstärkung dieser Muskelbewegungen bewirkt. Umgekehrt wird er ein Medikament injizieren, das diese Muskelbewegungen etwas dämpft, wenn etwa zwischen 2 Wehen keine genügende Entspannung der Gebärmutter eintritt, wenn also die Wehenbewegungen in einen Krampf übergehen. Eine solche Entspannung ist wichtig, um den beteiligten Muskeln Gelegenheit zu geben, sich für kurze Zeit gründlich auszuruhen und dadurch die notwendige Kraft für die nächste Wehe zu sammeln. Die dem Arzt heute zur Verfügung stehenden Mittel machen es möglich, den Ablauf des Geburtsvorgangs so zu steuern, dass weder durch Wehenschwäche noch durch Krampfwehen eine Verzögerung eintritt, sondern dass die Wehen hinsichtlich Kraft und zeitlichem Abstand so aufeinander folgen, dass ein möglichst schneller Ablauf der Geburt erreicht wird.

♦ ***Geburtsschmerz:*** Der Geburtsablauf ist normalerweise mit Schmerzen verbunden. Wie stark eine Frau unter diesen Schmerzen leidet, hängt von vielen Faktoren ab. Unter ihnen spielen Angst, Unwissen und falsches Verhalten (Anspannung der falschen Muskeln zur falschen Zeit) zweifellos eine große und oft vielleicht überhaupt die entscheidende Rolle.

Diese Überlegungen haben den englischen Arzt und Geburtshelfer Read veranlasst, seine Methode der »schmerzlosen Geburt« (streng genommen muss es »schmerzarme Geburt« heißen, denn vollkommene Schmerzfreiheit kann keineswegs erzielt werden) zu entwickeln, bei der es sich um eine entsprechende Schulung der werdenden Mutter (möglichst schon am Anfang der Schwangerschaft und nicht etwa erst kurz vor der Geburt) handelt. Auch bei uns befürworten viele Frauenärzte eine solche Schulung und kümmern sich entsprechend um die Frauen, sobald sie zur ersten Schwangerschaftsuntersuchung kommen. Im Prinzip geht es, wie erwähnt, darum, die werdende Mutter über alle für sie wichtigen Vorgänge bei der Geburt ihres Kindes verständlich zu unterrichten, sie anzuleiten, wie sie selbst während der Geburt mithelfen kann, den Verlauf der natürlichen Vorgänge zu fördern. Vor allem aber soll sie zu einer geeigneten Schwangerschaftsgymnastik angeleitet werden, bei der wirksame Entspannungsübungen im Vordergrund stehen, damit sie später, während der Geburt, das immer wieder notwendige Ausruhen der Muskeln beherrscht, weil sonst die verkrampften Muskeln den möglichst schnellen Verlauf der Geburt verzögern und der Frau vermeidbare Schmerzen bereiten. Führt eine solche Vorbereitung auf eine »schmerzlose« Geburt zugleich auch noch zu einem festen Vertrauensverhältnis zu dem Arzt, der später bei der Geburt als Helfer dabei sein wird, so besteht alle Aussicht darauf, dass von einer Frau die so genannte schwere Stunde, in der sie Mutter wird, als leichte Stunde erlebt wird.

Werdende Mütter können heute gewiss sein, dass ihnen wirksam geholfen wird, wenn die Geburtsschmerzen unerträglich werden. Früher war der Arzt mit Recht möglichst zurückhaltend in der Anwendung schmerzbetäubender Mittel während der Geburt. Es bestand die Gefahr, dass mit der medikamentösen Schmerzlinderung zugleich eine nachteilige Verlangsamung des Geburtsablaufs oder eine Beeinträchtigung des Kindes eintrat. Man wandte deshalb die damals verfügbaren Mittel (Chloroform oder Chloräthyl) möglichst nur in dem mit den stärksten Schmerzen verbundenen Augenblick an, in dem der Kopf des Kindes sichtbar wurde. Die moderne medizinische und pharmakologische Forschung hat inzwischen jedoch Präparate entwickelt, die auch in den übrigen Phasen des Geburtsablaufs angewandt werden können, bei richtiger Dosierung für Mutter und Kind ungefährlich sind und den Geburtsablauf nicht verzögern.

♦ ***Dammriss:*** Bei der Schilderung des normalen Geburtsverlaufs wurde der Dammschutz erwähnt. Gelegentlich reicht auch dieser zusätzliche Schutz des Damms – also der Muskelschicht zwischen Scheideneingang und After – durch die Hand der Hebamme oder des Arztes als vorbeugende Maßnahme zur Verhinderung eines Dammrisses nicht aus. Denn wenn diese Muskelschicht beim Durchtritt des Kopfes durch den Scheideneingang nicht genügend nachgibt, reißt sie ein. Erstreckt sich der Riss nur auf die unmittelbare Scheidenumgebung, so spricht man von einem Dammriss 1. Grades. Ein Dammriss 2. Grades liegt bei einem Riss bis in die Aftergegend vor, und ein Dammriss 3. Grades schließlich, wenn der Afterschließmuskel auch noch mit verletzt wird. In jedem Fall muss der entstandene Riss vernäht werden.

Oft wird jedoch bei einer Geburt, wenn eine unkontrollierte Verletzung des Damms droht, vorsichtshalber lieber ein genau bemessener Dammschnitt vorgenommen, da eine gerade Schnittwunde sich wesentlich sauberer schließen lässt als eine ausgefranste Risswunde.

♦ ***besondere Lagen des Kindes:*** Bei der normalen Geburt liegt das Kind so in der Gebärmutter, dass sein Hinterkopf der vorangehende Teil ist (Hinterhauptslage). Das ist in 95 von 100 Geburten der Fall. Dagegen spricht man von Fuß-, Steiß- oder Gesichtslage des Kindes, wenn es mit einem dieser Körperteile zuerst zur Welt kommt. Auch derartige Lagen des Kindes erlauben oft noch eine so genannte Spontangeburt, also eine Geburt ohne komplizierte ärztliche Hilfeleistung. Nur eine Querlage, bei der das Kind quer vor dem Ausgang der Gebärmutter liegt, erfordert in jedem Fall ärztliches Eingreifen. Der Arzt muss dabei eine Wendung des Kindes vornehmen, um den Kopf oder den Steiß zum »führenden« Teil zu machen.

♦ ***Zangengeburt und Kaiserschnitt:*** Die ärztliche Geburtshilfe muss in erster Linie dann einsetzen, wenn das Leben der Mutter oder des Kindes bedroht ist. Das kann der Fall sein durch ein zu enges Becken der Mutter, durch eine bedrohliche, mit Medikamenten nicht zu beeinflussende Wehenschwäche, durch eine abnorme Anheftung des Mutterkuchens in der Gebärmutter oder durch Vergiftungserscheinungen der schwangeren Frau kurz vor der Geburt. Bei manchen dieser Geburtsschwierigkeiten wird eine Geburtszange verwendet, ein Instrument, das mit seinen beiden löffelartigen Backen den Kopf des Kindes fest umfasst. Ein neueres Instrument, das in manchen entsprechenden Fällen die Zange ersetzen kann, ist der so genannte Vakuumextraktor. Es handelt sich dabei um einen Handgriff, der mittels einer Art Saugglocke am Kopf des Kindes befestigt wird und es so dem Arzt gestattet, durch Ziehen den Geburtsvorgang zu fördern. Der Vakuumextraktor hat gegenüber der üblichen Geburtszange den Vorteil, dass der Kopf des Kindes durch die Saugglocke

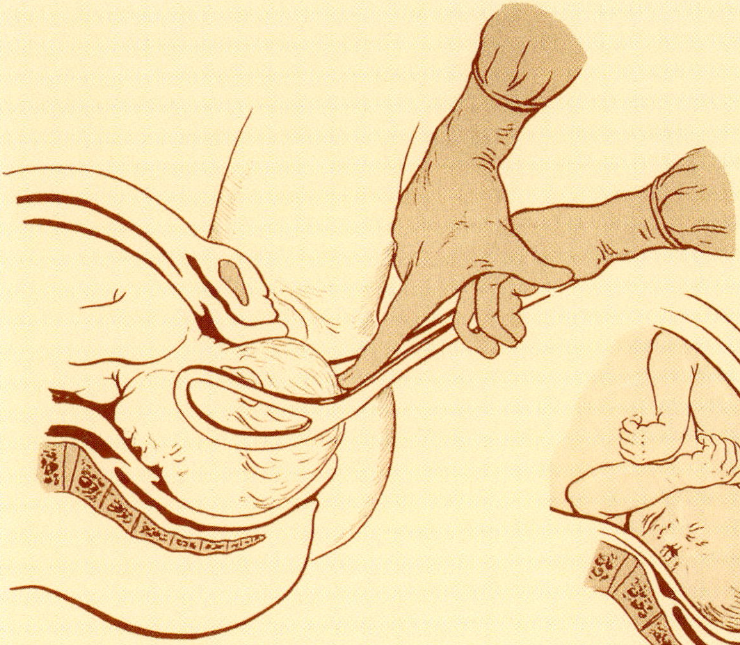

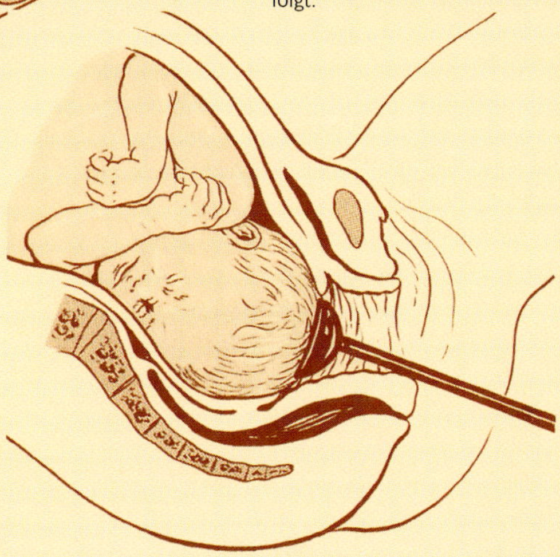

Geburtshilfe
Links: Ausführung des Probezugs. Die linke Hand umfasst die Zange über dem Schloss, die rechte Hand liegt darüber, der Zeigefinger der rechten Hand berührt den vorangehenden Teil des Kindes. Durch Zug der linken Hand an der Zange stellt man fest, ob der Kopf folgt.

Rechts: Vakuumextraktion beim noch hochstehenden Kopf. Die Saugglocke ist über der kleinen Fontanelle des Kindes angelegt, die Zugrichtung erfolgt nach unten bzw. horizontal.

weniger belastet wird als durch die beiden Löffel der Zange, die ja mit einigem Kraftaufwand fest am Kopf des Kindes gehalten werden müssen.
In anderen Fällen muss ein Kaiserschnitt ausgeführt werden. Er befreit das Kind von der Notwendigkeit, sich durch den engen natürlichen Geburtsweg zu zwängen, indem er ihm einen viel bequemeren Weg durch die Vorderwand der Gebärmutter und die Bauchwand der Mutter hindurch eröffnet. Für die Mutter selbst ist der in Narkose ausgeführte Eingriff keine gefährliche Operation – für das Kind ist er der angenehmste Weg, auf die Welt zu kommen.

Geburtstermin Zeitpunkt, an dem die Geburt rein rechnerisch zu erwarten ist. Man zieht dazu vom Termin des ersten Tages der letzten Menstruationsblutung 3 Monate ab und zählt 7 Tage hinzu; → Schwangerschaft.

Geburtsverletzungen Geringfügige Verletzungen des Geburtskanals kommen fast bei jeder Geburt vor. Mit größeren Gewebszerreißungen muss nach operativen Entbindungen gerechnet werden: Scheiden- und Dammrisse, Bluterguss im Bereich der äußeren Geschlechtsorgane, Riss des Gebärmutterhalses, Zerreißung des Gebärmutterkörpers (gefährlichste Weichteilverletzung während der Schwangerschaft und unter der Geburt). Anzeichen und Behandlung richten sich nach der jeweils vorliegenden Verletzung. Beim neugeborenen Kind können folgende Schädigungen auftreten:

♦ Gefäßrisse mit Blutungen im Schädel. Anzeichen: Apathie oder Unruhe, Wimmern, Schreien, ängstlich-starrer Gesichtsausdruck, Augenverdrehen, Zuckungen und Krämpfe, Nackensteifigkeit.

♦ Schädigung von Nerven mit Lähmungen im Gesicht bzw. an Schulter und Arm.

♦ Weichteilverletzungen: Bluterguss über dem Schädeldach und in der Halsgegend.

♦ Blutungen innerer Organe: Leber, Milz, Nebennieren.

♦ Knochenverletzungen: Schlüsselbein-, Rippen-, Oberarm-, Beinbruch, Schädeldach (unvollständiger Biegungsbruch).

Gedächtnis Fähigkeit des Gehirns, Informationen so zu speichern, dass sie später wieder ins Bewusstsein zurückgerufen werden können. Dabei unterscheidet man folgende Vorgänge:

1. Lernen (Informationsaufnahme)

2. Speicherung von Gedächtnisspuren (Engramme)

3. Erinnern (Abgabe und Ausnutzung der gespeicherten Informationen).

Obwohl man bisher in keinem bestimmten Bezirk des Gehirns oder des Nervensystems Gedächtnisspuren nachweisen konnte, scheint es festzustehen, dass begrenzte Regionen für das Lernen und Behalten eines bestimmten Vorgangs wesentlich sind. Auf jeden Fall gehört das Gedächtnis zu den Grundeigenschaften des sozialen Lebens. Man unterscheidet zwischen der Merkfähigkeit (***Kurzzeitgedächtnis***) und der Erinnerungs- oder Reproduktionsfähigkeit (***Langzeitgedächtnis***).

Die Gedächtnisstörungen reichen von der zeitlich begrenzten Gedächtnislücke (→ Amnesie) – z. B. nach einer → Gehirnerschütterung – bis zum hochgradigen Gedächtnisausfall. In den allermeisten Fällen handelt es sich um organische Hirnschäden wie Hirnverletzungen, → Arteriosklerose des Gehirns, → Gehirngeschwülste, Alkoholismus, → Gehirnerweichung und → multiple Sklerose. Gedächtnisstörungen können, besonders wenn sie von kurzer Dauer sind oder nur bestimmte Inhalte betreffen, psychogener Natur sein (→ Neurosen, → Hysterie); man spricht dann von einer Verdrängung. Unter starkem Gefühlsdruck – Angst, Erregung, Erwartung, Spannung usw. – können Gedächtnisinhalte verfälscht werden, d. h., die Erinnerung wird illusionär umgebaut.

Die Leistung des Gedächtnisses als Speicher mit abrufbaren Informationen beruht auf mannigfaltigen und umfangreichen Stoffwechselvorgängen in den Ganglienzellen von Groß- und Kleinhirn. Schon bei normaler geistiger Tätigkeit im Wachzustand werden in jeder Zelle des Gehirns in einer Sekunde etwa 15 000 Eiweißmoleküle umgebaut. Trotz Aufdeckung zahlreicher biochemischer und elektrophysiologischer Vorgänge ist es noch immer ein Geheimnis, wie die einzelnen Prozesse miteinander gekoppelt werden und wie die Auswahl des zu Verarbeitenden erfolgt. Vermutet wird, dass die Information in Form zirkulierender Erregung gespeichert wird. Dabei bewirkt die immer wiederkehrende Erregung die Neubildung von Synapsen (Nervenumschaltstellen) bzw. Veränderungen an bereits vorhandenen Synapsen. Eine Aktivierung dieser Synapsen ermöglicht ein Abrufen der gespeicherten Information. Als alleinige Erklärung für die Funktion des Gedächtnisses sind diese Ansätze jedoch nicht ausreichend. Diskutiert wird weiterhin eine Beteiligung von Makromolekülen mit einem Fett- und einem Kohlenhydratanteil (Ganglioside). Lernprozesse scheinen stets mit dem Auf- und Umbau dieser Stoffe in den Membranteilen des synaptischen Spaltes verknüpft zu sein; dadurch entstehen spezifische Membranmuster, die mit der Speicherung der Inhalte verknüpft sind. Auch die Bildung bestimmter Eiweißstoffe wird in diesem Zusammenhang diskutiert.

Neben dem individuellen Gedächtnis jedes einzelnen Geschöpfs gibt es auch ein angeborenes, ererbtes Gedächtnis. Dieses genetische Gedächtnis umfasst ganze Verhaltensmuster, die sich eindrucksvoll sowohl im Instinktverhalten neugeborener Tiere als auch in den elementaren Reflexen des neugeborenen Kindes (Schluck-, Saug-, Klammerreflex usw.) zeigen. Derart programmierte Handlungsabläufe oder »Schablonen« sind für die Erhaltung der Einzelwesen und der ganzen Art unerlässlich. So gesehen sind alle Zellen des Körpers, ganz besonders die Geschlechtszellen, Gedächtnisträger. Das erweist sich während der Befruchtung, wenn beide Keimzellen das Gedächtnis für den Bauplan des neuen Organismus entfalten. Das Gedächtnis ist als Arbeitsanweisung für Zellen oder Zellverbände eine Grundeigenschaft des Lebens. Es ist aber auch eine unabdingbare Voraussetzung für die Entwicklung des menschlichen Geistes und damit der ganzen Kultur.

Gefäß Sammelbezeichnung für Blutgefäße – Arterien, Venen, Kapillaren (→ Blutkreislauf) – und → Lymphgefäße.

Gefäßgeschwulst → Blutgefäßgeschwulst.

Gefäßkrankheiten (Angiopathien) krankhafte Veränderungen in Bau und Funktion der Blutgefäße: → arterielle Verschlusskrankheit, → Arteriosklerose, → Durchblutungsstörungen, → Venenerkrankungen.

Gefühlskälte (Frigidität) Störungen des sexuellen Erlebens und der Befriedigung bei der Frau dürften viel häufiger sein, als gemeinhin angenommen wird – genaue Zahlen gibt es darüber natürlich nicht. Während Frauen, von seltenen Fällen abgesehen, praktisch fast immer in der Lage sind, Geschlechtsverkehr zu haben, ist ihre sexuelle Befriedigung, die viele nicht nur an den Geschlechtsorganen, sondern lustvoll am ganzen Körper erleben, nicht immer gesichert.

Die Erlebnisfähigkeit der Frau kann durch 4 Umstände beeinflusst werden:

1. durch die allgemeine Situation und besondere Umstände des Geschlechtsverkehrs: Furcht vor Schwangerschaft; Wohnungsenge; Übermüdung durch Beruf und Hausarbeit; abstoßender Körpergeruch des Mannes usw.;

2. durch Lernerfahrungen in körperlicher und seelischer Beziehung;

3. durch eine unbewusst negative Einstellung gegenüber der Sexualität aufgrund von Erziehung und Elternhaus;

4. durch eine physiologisch vorgegebene Reaktionsbereitschaft. Manche Frauen kommen regelmäßig, selbst mit ungeliebten Partnern, zum Orgasmus, andere nicht einmal mit geliebten Männern. Hierfür lassen sich weder anatomische noch konstitutionelle oder psychische Ursachen finden. Meist leiden diese Frauen auch gar nicht unter ihrer mangelnden Erlebnisunfähigkeit; gestört fühlen sich eher die Ehemänner, wenn ihre Frau nicht »mitgeht«.

In all diesen Fällen soll sich die Frau vertrauensvoll an ihren Hausarzt wenden. Unter Umständen genügt schon eine eingehende Aussprache. Gegebenenfalls wird der Hausarzt die Patientin an einen Psychotherapeuten überweisen. Grundsätzlich ist jedenfalls festzuhalten, dass auch noch nach vielen Jahren oder Jahrzehnten eine Besserung der fehlenden sexuellen Harmonie möglich ist. Als Erstes gilt es, äußere Störfaktoren zu erkennen und zu beseitigen.

Gegengift (Antidot) Substanz, die die Wirkung eines Giftstoffes mindert oder aufhebt. Ein solches Gegengift – es ist bei den toxikologischen Informationszentralen zu erfragen – kann im Notfall lebensrettend wirken.

Gehirn (Cerebrum, Enzephalon) Das Gehirn, das zusammen mit dem Rückenmark das Zentralnervensystem bildet, liegt in der Schädelhöhle, berührt jedoch an keiner Stelle direkt die Schädelknochen, sondern wird von ihnen durch die → Hirnhäute (Meningen) getrennt. An den Hirnhäuten unterscheidet man:

♦ die weiche Hirnhaut (Pia mater), die als gefäßführende Hirnhaut direkt an das Gehirn grenzt;

♦ die Spinngewebehaut (Arachnoidea), die einen mit Gehirn-Rückenmarks-Flüssigkeit (Liquor cerebrospinalis) erfüllten Raum umschließt;

♦ die harte Hirnhaut (Dura mater), die die Innenfläche der Schädelknochen auskleidet.

Im Gehirn befinden sich Hohlräume, Ventrikel genannt, die von der Gehirn-Rückenmarks-Flüssigkeit ausgefüllt sind. Der Stoffaustausch zwischen Blut und Gehirn bzw. Gehirn-Rückenmarks-Flüssigkeit ist außer für Wasser, Sauerstoff und Kohlensäure mehr oder weniger behindert – man spricht von einer Blut-Hirn- bzw. Blut-Liquor-Schranke –, ein Umstand, der für die Verabreichung von Medikamenten bedeutungsvoll ist.

Am Gehirn werden folgende 5 Abschnitte unterschieden:

1. Das ***Endhirn*** besteht aus den beiden Hälften (Hemisphären) des ***Großhirns***, die durch den so genannten ***Balken*** miteinander verbunden sind; den Stamm- oder ***Basalganglien***, die für die Motorik wichtig sind; und dem ***Riechhirn***. Die beiden Großhirnhälften falten sich wie die angelegten Flügel eines Schwanes über den übrigen Hirnteilen zusammen. Man bezeichnet das Endhirn deswegen auch als Hirnmantel, der über die anderen Hirnteile (Hirnstamm) gebreitet ist. Die Großhirnrinde ist 1½–5 mm dick und aus 6 Zellschichten aufgebaut; sie lässt 200 Rindenfelder erkennen, denen man ganz bestimmte Funktionen zuordnen kann. Die Oberfläche der »grauen« Großhirnrinde – sie besteht aus Ansammlungen von Nervenzellen – wird durch zahlreiche Windungen und Furchen erheblich vergrößert. Sie ist Sitz von Bewusstsein, Denken, Willen, Gedächtnis, bewussten und unbewussten Handlungen sowie von Sinneseindrücken. Jede Großhirnhälfte ist für eine Körperhälfte zuständig. Da sich jedoch die Nervenbahnen in ihrem Verlauf vom Gehirn zu den Gliedmaßen kreuzen, gehört zur linken Großhirnhälfte die rechte Körperseite und umgekehrt. Ist also bei einem Schlag-

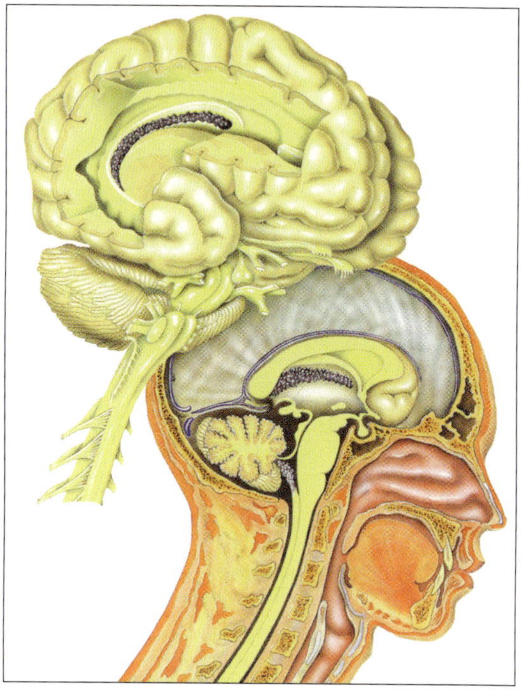

Gehirn ***Oben:*** Querschnitt durch die Großhirnhemisphäre, darunter das Kleinhirn und das Rückenmark. ***Unten:*** Querschnitt durch den Schädel mit Schädelknochen, Hirnsichel (violett: ein Teil der harten Hirnhaut, der die Schädelhöhle unterteilt), Zwischenhirn, Kleinhirn (gefiedert), Rückenmark (gelb), Wirbelsäule; davor: Nasenhöhle und Zungenmuskulatur.

anfall die rechte Körperseite gelähmt, so kann man daraus schließen, dass das auslösende Ereignis in der linken Hirnhälfte stattgefunden hat. Da im Allgemeinen das Sprachzentrum nur in der linken Gehirnhälfte voll ausgebildet ist, hat ein Schlaganfall, der die rechte Körperseite betrifft, im Allgemeinen auch eine Sprachstörung zur Folge, während derjenige, der einen linksseitigen Schlaganfall erleidet – bei dem also in der rechten Hirnhälfte ein Schaden eintrat –, keine Sprachprobleme bekommt. Bei Linkshändern ist, im Gegensatz dazu, oft nur in der rechten Hirnhälfte ein Sprachzentrum voll ausgebildet, so dass bei ihnen ein linksseitiger Schlaganfall mit einer Sprachstörung einhergeht, ein rechtsseitiger hingegen nicht.

2. Das ***Zwischenhirn*** liegt um den III. Hirnventrikel herum. Es wird von den beiden Großhirnhälften umschlossen und besteht aus 4 übereinander gelagerten Etagen. Die bedeutendsten sind der Sehhügel (***Thalamus***), die Endstelle für Eindrücke aus der Innen- und Außenwelt (Geschmack, Licht, Farbe, Ton usw.), die an die Großhirnrinde weitergegeben werden, sowie der ***Hypothalamus***, die oberste Regulationszentrale des → vegetativen Nervensystems, aus dem sich ein Teil der → ***Hirnanhangdrüse*** ausstülpt.

3. Das ***Mittelhirn*** liegt zwischen dem Zwischenhirn und dem Hinterhirn. Hier befinden sich die Zentren für Bewegung sowie Meldesammelstellen des Sehens und Hörens.

4. Das ***Hinterhirn*** besteht aus:

♦ der ***Brücke*** (Pons), dem Verbindungsstück zwischen Mittelhirn und verlängertem Mark. Die Brückenkerne sind Schaltstellen der Nervenbahnen, die die Großhirn- mit der Kleinhirnrinde verbinden.

♦ dem ***Kleinhirn*** (Cerebellum): Es ist durch je einen Stiel mit der Brücke, dem Mittelhirn und dem verlängerten Mark verbunden und zeigt außen eine graue Rinde und innen ein weißes Marklager, das auch noch graue Kerne enthält. Das Kleinhirn ist das Kontroll- und Koordinationszentrum sämtlicher Bewegungen (Motorik); es sammelt alle Meldungen aus der Peripherie und leitet sie zur Großhirnrinde weiter.

5. Das ***Nachhirn oder verlängerte Mark*** (Medulla oblongata) ist der an das Rückenmark anschließende Gehirnabschnitt, durch den Bahnen von und zu den höheren Hirnteilen laufen. Hier kreuzen die meisten dieser langen Bahnen auf die andere Seite hinüber. In diesem Bereich liegen verschiedene Hirnnervenkerne und wichtige Zentren wie Atem- und Kreislaufzentrum.

Hinterhirn und Nachhirn bilden zusammen das ***Rautenhirn*** (Rhombenzephalon). Außerdem werden noch 2 wichtige Strukturen unterschieden:

♦ Das ***limbische System*** ist ein Randgebiet zwischen Großhirn und Hirnstamm (Mittelhirn, Pons, verlängertes Mark), das der Selbsterhaltung (Ernährung, Verteidigung, Angriff) und der Arterhaltung (Sexualität im engeren und weiteren Sinn) dient. Vom limbischen System gehen Gemütsbetonung und gemütsbedingte Antriebe aus, von hier aus werden vegetative und hormonale Regulationen beeinflusst. Störungen im limbischen System führen zu Angst und Aggressivität.

♦ die ***Formatio reticularis:*** Sie zieht vom verlängerten Mark durch den ganzen Hirnstamm bis zum Zwischenhirn und besteht aus einer Durchflechtung von weißer und grauer Substanz. Man kann verschiedene Zentren mit bestimmten Aufgaben unterscheiden.

Das Gehirn des Menschen besteht aus über 10 Milliarden Nervenzellen; es wiegt im Durchschnitt beim Mann 1400 g und bei der Frau 1250 g. Für die Funktion des Gehirns kommt es aber nicht auf sein Gewicht, also auf seine Masse, sondern auf die Ausbildung der vielen Windungen an, die das Gehirn bei äußerlicher Betrachtung aufweist.

Zur Untersuchung des Gehirns reicht oft schon die genaue Prüfung der Funktion der abgehenden Nerven aus. Ferner kann die Subokzipitalpunktion (spezielles Verfahren zur Entnahme von Gehirnflüssigkeit) mit anschließender genauer Untersuchung des entnommenen Gehirnliquors wichtige diagnostische Aufschlüsse geben. In manchen Fällen, z. B. zur genauen Lagebestimmung eines im Gehirn vermuteten Krankheitsherdes, ist die Enzephalografie notwendig: eine Röntgenaufnahme des Gehirns, wozu vorher, damit ein deutliches Bild von Form und Lage der Hirnkammern im Inneren des Gehirns entsteht, die Hirnflüssigkeit mittels Subokzipitalpunktion zum Teil abgelassen und durch Luft ersetzt wird. In größeren Fachkliniken kann zur Diagnose bestimmter Vorgänge im Gehirn gegebenenfalls auch ein → Elektroenzephalogramm (EEG) herangezogen werden, eine Methode, bei der die Aktionsströme der tätigen Gehirnzellen vom Kopf abgeleitet werden wie die Aktionsströme des Herzens bei der Elektrokardiografie (EKG).

Gehirnabszess Unter einem → Abszess versteht man ganz allgemein eine abgekapselte Ansammlung von Eiter. Eine solche kann auch im Gehirn entstehen, und zwar sowohl als Folge einer schweren Verletzung (→ Schädel-Hirn-Trauma) als auch durch den Einstrom von Krankheitserregern – vorwiegend Strepto- und Staphylokokken – aus anderen erkrankten Körpergebieten über den Blutweg. So kann sich ein Gehirnabszess zum Beispiel als ernste Komplikation bei einer → Nasennebenhöhlen- oder einer → Mandelentzündung so-

wie bei Entzündungen der Lunge, des Ohrs und der Herzinnenwand (→ Endokarditis) bilden.
Die Krankheitserscheinungen sind höchst bedrohlich: Fieber, massive Kopfschmerzen, Übelkeit, Erbrechen und Sehstörungen. Hinzu kommen Lähmungen, Empfindungsstörungen und Bewusstseinstrübungen sowie verschiedenartige Symptome, die auf Ausfällen des jeweils betroffenen Gehirnabschnitts beruhen. Dabei können – abhängig von der Lage des Abszesses – nahezu alle Körperfunktionen in Mitleidenschaft gezogen werden.
Die Behandlung besteht darin, die verursachenden Bakterien hoch dosiert mit → Antibiotika zu bekämpfen; zudem ist es in der Regel erforderlich, den Eiterherd neurochirurgisch zu eröffnen.

Gehirnarterienverkalkung → Zerebralsklerose.

Gehirnblutung Der plötzliche Blutaustritt aus einem geplatzten Gehirngefäß ist eine mögliche Ursache für einen → Schlaganfall. Der durch den Bluterguss entstehende Druck führt zur Zerstörung von Gehirngewebe und hat – abhängig von Ort und Ausmaß der Blutung – den Ausfall bestimmter Hirnfunktionen zur Folge. Charakteristisch sind plötzlich einsetzende Kopf- und Nackenschmerzen, Schwindel, Erbrechen, Sehstörungen und nicht selten auch Lähmungserscheinungen.

Gehirndruck → Hirndruck.

Gehirnentzündung (Enzephalitis) relativ seltenes Krankheitsbild, das durch entzündliche Veränderungen am Gehirn und oft auch gleichzeitig am Rückenmark gekennzeichnet ist. Sind auch die Hirnhäute (Meningen) betroffen, so spricht man von einer ***Meningoenzephalitis***. Ein großer Teil der Gehirnentzündungen wird durch Viren verschiedener Art verursacht, wobei Erkrankungen durch die so genannten ARBO-Viren – durch Arthropoden (Gliederfüßler) übertragene Viren – besonders häufig sind. Die Viren werden beim Stich oder Biss eines erkrankten Tieres (Säugetiere, Vögel, Fledermäuse, Schlangen) vom Insekt aufgenommen, vermehren sich in diesem und werden dann weiter auf den Menschen übertragen. In Europa spielt vor allem die → Frühsommer-Meningoenzephalitis (FSME) eine Rolle, bei der die auslösenden Viren von Zecken übertragen werden.
Nach dem Ersten Weltkrieg wurde eine epidemische Enzephalitis beobachtet, die in den letzten Jahrzehnten jedoch nicht mehr aufgetreten ist. Diese Gehirnentzündung wurde auch »europäische Schlafkrankheit« oder »Kopfgrippe« genannt, weil bei ihr die unüberwindliche Schlafsucht der Patienten ein führendes Symptom war. Das verursachende Virus ist bisher noch nicht gefunden worden.
Die Krankheitszeichen sind, unabhängig von der Art der Entzündungsursache, gleich: Unter hohem Fieber treten intensive Kopf- und Nackenschmerzen und meist auch Erbrechen auf. Atem- und Bewusstseinsstörungen können dazukommen, ebenso Lähmungen und Krämpfe. Im Bereich des Versorgungsgebietes der → Hirnnerven – also vor allem im Kopfbereich – können sich Ausfallerscheinungen zeigen. Als Folgeschäden bleiben nicht selten Konzentrations- und Gedächtnisstörungen, Kopfschmerzen sowie epileptische Anfälle (→ Epilepsie) zurück. Je nach Erkrankungsalter und Erregertyp führt die Gehirnentzündung bei fast der Hälfte der Kinder und bei etwa 10–20 Prozent der Erwachsenen zum Tod.
Zu den Virus-Gehirnentzündungen im weiteren Sinne gehören auch die → spinale Kinderlähmung und die → Tollwut. Zudem tritt eine Gehirnentzündung in seltenen Fällen auch neben einer anderen Infektionskrankheit auf, z. B. im Zusammenhang mit → Masern, → Mumps, → Röteln und → Windpocken. Hierbei dürften allergische Reaktionen auf die bei diesen Krankheiten ins Blut abgegebenen Giftstoffe (Toxine) eine große Rolle spielen. Schwere und Verlauf dieser Art von Gehirnentzündung sind ganz verschieden. Eine Klinikbehandlung wird sich nie umgehen lassen.

Gehirnerschütterung (Commotio cerebri) Wird ein Mensch durch Fall oder Schlag so hart am Kopf getroffen, dass das empfindliche Gehirn trotz seiner geschützten Lage eine Erschütterung erfährt, so sinkt er bewusstlos zusammen. Außer dieser → Bewusstlosigkeit treten bei einer Gehirnerschütterung noch Erbrechen und oft auch eine so genannte retrograde → Amnesie auf, d. h., der Betroffene kann sich später nicht mehr an einen bestimmten Zeitraum vor dem Unfallereignis erinnern; für diese mehr oder weniger lange Zeitspanne besteht bei ihm eine Gedächtnislücke. Wie lang sie ist, hängt von der Schwere der Gehirnerschütterung ab, so dass man aus der Größe der Gedächtnislücke auf den Grad der erlittenen Gehirnerschütterung schließen kann. Es ist möglich, dass der Betroffene sich nur an jene wenigen Augenblicke nicht mehr erinnert, die seiner Gehirnerschütterung vorausgingen; es kann auch sein, dass die Gedächtnislücke mehrere Stunden umfasst. Ebenso wie es die Ausdehnung der retrograden Amnesie erlaubt, Schlüsse auf die Schwere der erlittenen Gehirnerschütterung zu ziehen, ist die Dauer der stets eintretenden Bewusstlosigkeit – ob sie nur Minuten oder bis zum nächsten Tag anhält – ein Maßstab zur Beurteilung des Krankheitsgrades. Treten zur Bewusstlosigkeit und zum Erbrechen noch Blutungen aus der Nase oder – wichtiger noch – aus dem Ohr auf, so liegt die Vermutung

nahe, dass es sich nicht um eine »einfache« Gehirnerschütterung handelt, sondern gleichzeitig um einen → Schädelbruch.
In jedem Fall ist der Bewusstlose ruhig und mit flach liegendem Kopf zu lagern und sogleich ein Arzt zu rufen. Bis dieser eintrifft, sollte nach Möglichkeit jeder Transport des Betroffenen vermieden werden. Getränke dürfen einem Bewusstlosen keinesfalls gereicht werden. Sein Kopf ist so zur Seite geneigt zu lagern, dass Erbrochenes ungehindert aus dem Mund abfließen kann.
Bei der Behandlung der »einfachen« Gehirnerschütterung kommt der Arzt im Allgemeinen mit der Verordnung von Bettruhe und, wenn nötig, von üblichen Kopfschmerzmedikamenten aus. Anfängliche Beschwerden dauern meist nur wenige Tage an. Die früher übliche strenge Bettruhe für mehrere Wochen hat sich als unnötig erwiesen; oft braucht sie nicht einmal eine ganze Woche zu dauern.
Die Entscheidung darüber hat jedoch der Arzt zu treffen, der den Patienten laufend kontrollieren muss. Ein Alarmsignal ist es, wenn nach einer harmlos erscheinenden Gehirnerschütterung Bewusstseinstrübungen auftreten, denn eine mögliche Ursache dieser Komplikation kann eine Gefäßverletzung durch eine verborgene Knochenbeschädigung sein. Für die Beurteilung von Schädelhirnverletzungen (→ Schädel-Hirn-Trauma) ist die Rückbildungsdauer der Schädigungsfolgen entscheidend.

Gehirnerweichung (Enzephalomalazie) Auflösung und Zerfall der Gehirnsubstanz als Folge eines oder mehrerer → Schlaganfälle. Ursächlich für das Zugrundegehen von Gehirngewebe ist entweder ein Infarkt, also ein Blutgefäßverschluss im Gehirn, in dessen Folge Gehirnteile nicht mehr mit Sauerstoff versorgt werden und absterben, oder – weitaus seltener – das Platzen einer Gehirnarterie, so dass der von diesem Blutgefäß abhängige Teil des Gehirns dann ebenfalls nicht mehr mit Sauerstoff versorgt wird und zu Grunde geht. Gefürchtet war die Gehirnerweichung früher vor allem als Spätfolge der → Syphilis, einer heutzutage wieder häufiger werdenden → Geschlechtskrankheit.

Gehirngeschwülste (Gehirntumoren) Während es sonst besonders wichtig ist, zwischen gutartigen und bösartigen Tumoren zu unterscheiden, spielt dieser Unterschied bei den Gehirngeschwülsten eine weniger große Rolle. Es genügt eigentlich, dass überhaupt eine Geschwulstbildung im Gehirn auftritt, um diese Erkrankung für den Betroffenen zu einer bösartigen zu machen, d. h. zu einer Erkrankung, die so bald wie möglich beseitigt werden muss. Das ist verständlich: Auch eine im Gegensatz zum Krebs gutartige Geschwulst im Gehirn – entstanden z. B. durch Wucherung des Nervenstützgewebes, durch örtliche Ausweitung eines Blutgefäßes oder durch Bildung einer Zyste im Gefolge der → Echinokokkose – löst allein durch ihr langsames Größerwerden schon bald erhebliche Krankheitserscheinungen aus. Durch eine solche Geschwulst wird das umgebende empfindliche Gehirngewebe gequetscht und geschädigt. In jedem Fall ist deshalb eine möglichst rasche Beseitigung erforderlich. Sie ist heute durch die schnelle Weiterentwicklung und Vervollkommnung der Methoden der Gehirnchirurgie (Neurochirurgie) viel öfter möglich als früher und führt dann auch zu einer wirklichen Heilung. Die genaue Diagnose einer Gehirngeschwulst, zu der ebenfalls in den letzten Jahren eine ganze Reihe neuer Methoden ausgearbeitet wurde, erfordert besonders große fachärztliche Erfahrung und viele technische Hilfsmittel. Sie kann deshalb in den allermeisten Fällen nur in einer Spezialklinik durchgeführt werden. Besondere Bedeutung bei der Erkennung von Gehirngeschwülsten haben neben der Aufzeichnung der Gehirnströme (→ Elektroenzephalogramm) verschiedene Röntgenaufnahmen und vor allem die → Computer- und → Kernspintomografie.
Eine genaue Diagnose ist vor allem immer dann notwendig, wenn Krankheitszeichen auftreten, die den behandelnden Arzt an die Möglichkeit denken lassen, dass ihre Ursache eine Geschwulstbildung im Gehirn sein könnte. Zu diesen im Anfangsstadium auftretenden Krankheitszeichen gehören einmal solche, die durch eine Zunahme des → Hirndrucks zu Stande kommen: vor allem Kopfschmerzen, Schwindelgefühl, gelegentliches Erbrechen ohne sonst erkennbare Ursache, Verlangsamung des Pulsschlags und Störungen der Sehkraft. Außerdem treten oft frühzeitig Lähmungen in einzelnen Muskelgruppen auf, die darauf zurückzuführen sind, dass die Geschwulst auf jene Stelle des Gehirns drückt, von der aus die Bewegungen dieser Muskelgruppen gesteuert werden.
In etwa einem Viertel der Fälle treten als erstes Krankheitszeichen epileptische Anfälle (→ Epilepsie) auf. Häufig finden sich auch psychische Veränderungen: in erster Linie Reizbarkeit, Ermüdbarkeit und Gedächtnisschwäche. Die feingewebliche Diagnose kann erst nach der Operation gestellt werden. Im Einzelnen unterscheidet man:
das ***Astrozytom:*** Es entwickelt sich aus den so genannten Astrozyten, besonderen Zellen des Nervensystem-Stützgewebes (Neuroglia) und ist damit eine Sonderform des weiter unten erwähnten Glioms. Meist tritt es zwischen dem 25. und 45. Lebensjahr im vorderen Gehirnbereich auf.
das ***Ependymom:*** Es entsteht aus dem Ependym, einer Zell-

schicht, die Hirnhöhlen und Zentralkanal des Rückenmarks auskleidet.

das ***Gliom:*** Es stellt mit knapp einem Drittel die überwiegende Mehrzahl aller entdeckten Gehirngeschwülste dar. Dabei handelt es sich, genau genommen, um den Oberbegriff für alle Geschwülste, die sich aus der Neuroglia, dem Stützgewebe des Nervensystems, bilden. Das bereits erwähnte Astrozytom gehört auch dazu. Gliome wachsen nicht allzu schnell und zerstören das Nachbargewebe nur langsam. Werden sie allerdings nicht rechtzeitig entfernt, so können sie überaus bösartig werden und zum Glioblastom entarten, das in kurzer Zeit zum Tod führt.

das ***Meningeom:*** Dies ist eine langsam wachsende, von Natur aus gutartige Geschwulst der → Hirnhäute (Meningen). Sie bildet sich vorzugsweise zwischen dem 40. und 50. Lebensjahr und kann gelegentlich bösartig werden.

das ***Hypophysenadenom:*** Hierbei handelt es sich um eine Geschwulst der → Hirnanhangdrüse, die zu einer vermehrten Hormonausschüttung führen und auf diesem Weg die → Cushing-Krankheit auslösen kann.

Nicht selten treten im Gehirn überdies → Metastasen (Tochtergeschwülste) von anderen Tumoren auf: bei Männern vor allem vom → Lungenkrebs, bei Frauen vom → Brustkrebs.

Je nach Art und Lage der Geschwulst kommt, wie bereits erwähnt, an erster Stelle die operative Entfernung im Rahmen eines neurochirurgischen Eingriffs in Betracht; aber auch → Strahlenbehandlung und → Chemotherapie, d. h. die Bekämpfung der Geschwulstausbreitung mit zellteilungshemmenden Medikamenten, haben eine große Bedeutung. Bei der Abwägung der anzuwendenden Verfahren, die häufig auch kombiniert eingesetzt werden, spielen neben anderen Überlegungen vor allem das Alter und der Zustand des Patienten eine entscheidende Rolle.

Gehirnhäute → Hirnhäute.

Gehirnhautentzündung → Hirnhautentzündung.

Gehirnnerven → Hirnnerven.

Gehirnquetschung (Contusio cerebri) Diese Gehirnschädigung stellt den nächsten Schweregrad der Hirnschädigung nach der → Gehirnerschütterung dar. Neben den Symptomen der Gehirnerschütterung – Bewusstlosigkeit, Erbrechen und Erinnerungslücke – können Lähmungen, Gefühlsstörungen, Krämpfe, Verwirrtheit und Unruhe auftreten. Möglich sind auch Beeinträchtigungen von Atmung und Regelung der Körpertemperatur, Ansammlung von Flüssigkeit im Gehirn (→ Hirnödem) mit gefährlicher Steigerung des Gehirndrucks und Blutergüsse, zum Beispiel ein zwischen den Hirnhäuten gelegenes → Subduralhämatom. Die Pupillen sind starr; in schweren Fällen wird die Gehirnleistung dauerhaft geschädigt, ja, es kann sich sogar eine → Epilepsie entwickeln.

Die Behandlung ist je nach Schwere der Erkrankung sehr unterschiedlich. Ein Hirnödem, also eine Flüssigkeitsansammlung im Gehirn, die den Schädelinnendruck gefährlich erhöht, muss unter allen Umständen beseitigt werden.

Gehirn-Rückenmarks-Flüssigkeit (Liquor cerebrospinalis) Flüssigkeit, die → Gehirn und Rückenmark umspült und die Hirnkammern ausfüllt. Sie bewirkt einerseits einen mechanischen Schutz gegen äußere Einflüsse und ist andererseits an der Regulierung des Hirnstoffwechsels beteiligt.

Gehirnschlag → Schlaganfall.

Gehirntumoren → Gehirngeschwülste.

Gehör → Ohr.

Gehörgangsentzündung (Otitis externa) Rötung und Schwellung des äußeren Gehörgangs, der meist einen schmierigen Belag zeigt. Die Ohrmuschel kann auch mit betroffen sein, ebenso sind die Lymphknoten hinter dem Ohr vergrößert. Die chronische Form der Entzündung zeichnet sich zudem durch Juckreiz und Ablagerung trockener Hautschuppen aus. Das Hören ist nicht beeinträchtigt, es sei denn, der äußere Gehörgang wäre ganz verlegt. Als Ursachen kommen mechanische oder chemische Schädigung der Gehörgangshaut, Allergien, Zuckerkrankheit, Pilze und Fremdkörper in Betracht. Vorbeugend muss vor der Selbstreinigung des äußeren Gehörgangs mit Wattestäbchen oder Zündhölzern gewarnt werden! Stattdessen sollte besser eine regelmäßige ärztliche Reinigung des äußeren Gehörgangs erfolgen. Die Behandlung besteht in der Reinigung und Spülung des Gehörgangs durch den Arzt, der eventuell Tropfen oder Salben zur Weiterbehandlung verschreibt. Handelt es sich um eine bakterielle Entzündung, so setzt man zusätzlich → Antibiotika zur Vernichtung der verursachenden Bakterien ein.

Eine besondere Form bildet die ***Bade-Otitis*** (Ohrentzündung). Durch das chlorhaltige Badewasser wird die Haut derart geschädigt, dass krank machende Keime eindringen können. Vor allem im Säuglings- und Kleinkindesalter kann sich ein schweres Krankheitsbild entwickeln, in dessen Verlauf die Entzündung sogar auf das Mittelohr und den Knorpel der Ohrmuschel übergreifen kann. Symptome: Fieber, gestörtes Allgemeinbefinden, Lymphknotenentzündung, Schmerzen beim Ziehen an der Ohrmuschel. Behandlung: Gabe von → Antibiotika, örtliche Behandlung durch den Ohrenarzt.

Geisteskrankheiten (Psychosen) Die echten Geisteskrankheiten müssen einerseits von den Hirnkrankheiten wie → Gehirnerweichung und → Gehirnentzündung und andererseits von den → Neurosen und → Persönlichkeitsstörungen abgegrenzt werden. Im Gegensatz zur Neurose, bei der der Betroffene sich seines absonderlichen Verhaltens sehr wohl bewusst ist, hat derjenige, der unter einer Psychose leidet, den Bezug zur Wirklichkeit und zu seinen Mitmenschen praktisch verloren. Er empfindet sich und seine zum Teil vollkommen abwegige Sicht der Dinge als völlig normal. Ist er zum Beispiel der Ansicht, eine gänzlich andere Person zu sein, dann ist er davon felsenfest überzeugt und lässt sich durch nichts und niemanden von seinem Irrglauben abbringen.

Die Psychosen lassen sich in zwei Gruppen einteilen: die hirnorganischen Psychosyndrome und die endogenen Psychosen.

Den ***hirnorganischen Psychosyndromen*** liegen feststellbare Gehirnschäden, zum Beispiel infolge von Verletzungen, Geschwülsten, Vergiftungen oder Durchblutungsstörungen, zu Grunde. Dabei muss man wieder zwischen den so genannten ***Durchgangssyndromen*** – vorübergehenden geistigen Störungen, zum Beispiel bei Alkohol- und Drogenentzug und bisweilen auch bei hohem Fieber (Fieberwahn) – und den ***chronisch organischen Psychosen*** unterscheiden, bei denen schwere, organische Gehirnschäden vorliegen. Ein typisches Beispiel für diese Gruppe ist die → Alzheimer-Krankheit.

Die wesentlich häufiger vorkommenden ***endogenen Psychosen*** – endogen bedeutet »von innen kommend« – beruhen wahrscheinlich auf chemischen Funktionsstörungen im Zentralnervensystem, wobei vermutlich Abweichungen im Bereich der so genannten → Neurotransmitter – Stoffe, die für die Erregungsleitung im Gehirn außerordentlich wichtig sind – eine entscheidende Rolle spielen. Es steht jedoch fest, dass starke äußere Belastungsfaktoren hinzutreten müssen, damit eine Psychose ausbricht. Zu den endogenen Psychosen gehören unter anderem die → Depression und die → manisch-depressive Krankheit: schwere Störungen, die man unter dem Begriff ***affektive*** – d. h. die Stimmungslage betreffende – ***Psychosen*** zusammenfasst und die häufig bei ein und demselben Menschen abwechselnd auftreten. Eine andere, außerordentlich häufige und daher wichtige affektive Psychose ist die → Schizophrenie.

gelber Fleck Stelle des schärfsten Sehens in der Netzhaut des → Auges.

Gelbfieber hochfieberhafte Infektionskrankheit, die in den feuchten tropischen Gebieten Afrikas und in einigen Teilen von Süd- und Mittelamerika heimisch ist. Das verursachende Virus wird durch Mücken von Erkrankten auf gesunde Menschen übertragen. Nach einer Inkubationszeit von 3–6 Tagen beginnt die Erkrankung plötzlich mit Fieber, Übelkeit, Erbrechen, Kopf- und Muskelschmerzen. Nach weiteren 3–5 Tagen treten 3 charakteristische Symptome auf: → Gelbsucht, Bluterbrechen und starke Eiweißausscheidung im Harn. Häufig kommen Haut-, Zahnfleisch- sowie Nasen- und Darmblutungen dazu. Die Betroffenen sind abgestumpft, verwirrt und teilnahmslos. Übersteht der Patient die Erkrankung, so erholt er sich ziemlich schnell; Folgen bleiben dann nicht zurück. In vielen Fällen verläuft das Gelbfieber jedoch so schwer, dass der Erkrankte an akutem Kreislaufversagen stirbt. Da es keine spezifische Therapie gibt, kommt der Schutzimpfung, die bei Reisen in gefährdete Gebiete vorgeschrieben ist, größte Bedeutung zu. Darüber hinaus sind Bekämpfungsmaßnahmen wie Quarantäne und Vernichtung der Mückenbrutplätze wichtig.

Gelbknoten → Xanthom.

Gelbkörper (Corpus luteum) drüsenähnliches Gebilde, das im Eierstock nach dem Eisprung aus dem → Follikel entsteht und in dem die → Eierstockhormone produziert werden. Der Gelbkörper bildet sich nach der → Menstruation wieder zurück, bleibt jedoch nach einer Befruchtung intakt und hat mit seinen Hormonen einen steuernden Einfluss auf den Schwangerschaftsverlauf.

Gelbsucht (Ikterus) Die Gelbfärbung der Haut, der Schleimhäute und der normalerweise weißen Lederhaut des Auges beruht auf einer beträchtlichen Steigerung des Gehaltes des Blutes an dem aus dem Abbau der roten Blutkörperchen (Erythrozyten) stammenden Gallenfarbstoff → Bilirubin. Damit ist aber noch nichts über die Ursache dieses Vorgangs ausgesagt. Gelbsucht ist keine eigenständige Krankheit, sondern ein sehr vieldeutiges Symptom. Erst durch eine eingehende ärztliche Untersuchung und Auswertung von Labortests kann die wahre Ursache aufgedeckt werden.

Vor allem 3 große Krankheitsgruppen kommen in Betracht:

♦ ***hämolytischer Ikterus:*** Gelbsucht durch vermehrten Zerfall roter Blutkörperchen (z. B. bei hämolytischen → Anämien, bei perniziöser Anämie, bei massivem Abbau von Blutergüssen usw.). Das Überangebot des dabei frei werdenden Bilirubins kann von der Leber nicht bewältigt werden und geht daher ins Blut über. Die Gelbsucht ist nicht sehr stark; Juckreiz und Pulsverlangsamung fehlen. Der Stuhl bleibt dunkel, der Urin wird allerdings braunrot.

♦ ***hepatozellulärer Ikterus:*** Gelbsucht durch Leberzellschädigung. Dabei treten nicht nur die Gallenfarbstoffe, sondern auch Gallensäuren und -salze ins Blut über, was zu Juckreiz und Pulsverlangsamung führt. Der Stuhl wird auffallend

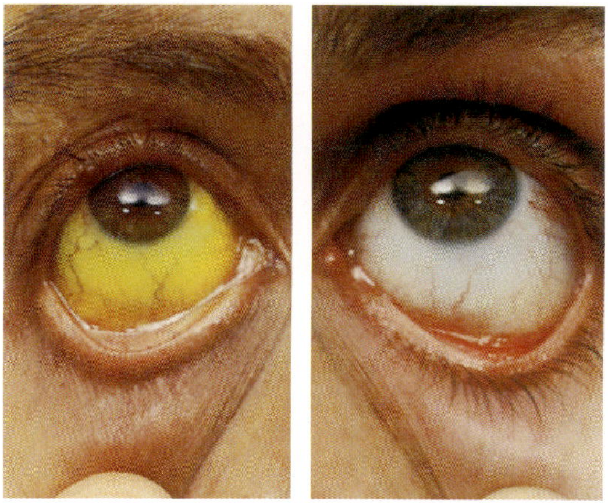

Gelbsucht Farbe der Lederhaut des Auges: links bei Gelbsucht, rechts bei gesunden Menschen.

hell, der Urin dunkel. Ursache dieser Gelbsuchtform können eine → Hepatitis, die → Weil-Krankheit (infektiöse Gelbsucht), eine → akute Lebernekrose oder eine → Leberzirrhose sein.

♦ ***Verschlussikterus:*** Gelbsucht durch Verschluss der Gallenwege außerhalb der Leber. Sie tritt hauptsächlich bei Steinen oder Verwachsungen in den großen Gallengängen sowie bei Tumoren der Gallenblase, der Gallengänge oder der Bauchspeicheldrüse auf, die den Gallenabfluss in den Darm behindern. Ein vollkommener Verschlussikterus ist bei längerem Bestehen lebensbedrohlich. Ist der Gallenabfluss ganz unterbrochen, wird der Stuhl weißlich oder ockerfarben.

Die Diagnose beruht auf → Anamnese, klinischer Untersuchung, speziellen Labortests, Röntgen- und Ultraschalluntersuchungen, Leberpunktion sowie eventuell → Endoskopie und → Biopsie. Von der echten Gelbsucht ist die »falsche Gelbsucht« abzugrenzen, bei der nur die Haut gelb wird, aber nicht die Schleimhäute und auch nicht die Augen. Dabei bleibt der Urin hell. Eine »falsche Gelbsucht« kann durch Medikamente (z. B. durch das Malariamittel »Atebrin«) und durch den gelben, sehr giftigen Farbstoff Pikrinsäure sowie übermäßigen Verzehr von Karotten verursacht werden.

Gelbsucht der Neugeborenen → Neugeborenen-Gelbsucht.

Gelenk Gelenke sind bewegliche Verbindungen zwischen 2 Knochen. Die beiden Knochenenden, die zu einem Gelenk zusammenkommen – meist ist das eine kopfförmig abgerundet, das andere pfannenförmig ausgebuchtet, doch gibt es auch alle möglichen anderen Gelenkformen –, sind von einer Knorpelschicht überzogen. Eine Kapsel aus Bindegewebe und straffe Bänder, die diese Kapsel an besonders beanspruchten Stellen verstärken, hüllen den Gelenkspalt zwischen »Kopf« und »Pfanne« ein. Die Gelenkkapsel ist mit Gelenkschmiere (Synovia) angefüllt, wodurch ein Aneinanderreiben der beteiligten Strukturen vermieden wird. In der Umgebung des Gelenks liegen an besonders zu schützenden Stellen einzelne Schleimbeutel. Das beweglichste Gelenk ist das ***Kugelgelenk***, z. B. das Schultergelenk, das Beugung und Streckung, Heranführen und Abspreizen sowie Drehbewegungen gestattet. Das ***Eigelenk*** hat ellipsenförmige Gelenkflächen und besitzt zwei Freiheitsgrade: Beugung und Streckung, Adduktion (Heranführen) und Abduktion (Abspreizen). Ebenfalls zwei Freiheitsgrade besitzt das ***Sattelgelenk***, z. B. das Daumenwurzelgelenk. Ein ***Scharniergelenk*** hat eine nach außen konvexe Gelenkfläche in Walzenform, die von einer konkaven Gelenkfläche wie von einem aufgeschnittenen Hohlzylinder schalenförmig umgriffen wird. Scharniergelenke, z. B. die Gelenke zwischen den Finger- und Zehengliedern, ermöglichen nur eine einzige Bewegung in zwei Richtungen (Beugung und Streckung), sie haben also nur einen Freiheitsgrad. Bei einem so genannten ***Zapfengelenk*** dreht sich die konvexe Gelenkfläche innerhalb eines Bandes, das die konkave Gelenkfläche zum Ring ergänzt. Beim ***Radgelenk*** bewegt sich eine konkave Gelenkfläche um eine konvexe, zylindrisch geformte Gelenkfläche. Das ***Gleitgelenk*** hat flache Gelenkflächen; hier sind lediglich Gleitbewegungen möglich.

Gelenkeiterung (Gelenkempyem) Zur Infektion eines Gelenks mit Eitererregern kann es durch offene Verletzungen, Operationen, Punktionen, Injektionen sowie durch Eiterherde in der Umgebung oder durch im Blut kreisende, von anderen Eiterherden herrührende Erreger kommen. Das betroffene Gelenk ist geschwollen, gerötet, warm und schmerzhaft, so dass eine ängstliche Schonhaltung eingenommen wird; oft besteht auch hohes Fieber. Es handelt sich in jedem Fall um eine ernste Krankheit, die zu einer starken Einschränkung der Beweglichkeit, schlimmstenfalls sogar zu einer → Gelenkversteifung führen kann. Die Behandlung besteht in Ruhigstellung, Gelenkpunktion und dem Einsatz von →Antibiotika.

Gelenkempyem → Gelenkeiterung.

Gelenkentzündung → Arthritis.

Gelenkerguss (Hydrarthrose) Flüssigkeitsansammlung in einem Gelenk. Nach der Beschaffenheit der Flüssigkeit werden unterschieden:

♦ ***seröser*** (wässriger) ***Gelenkerguss:*** Er entsteht durch

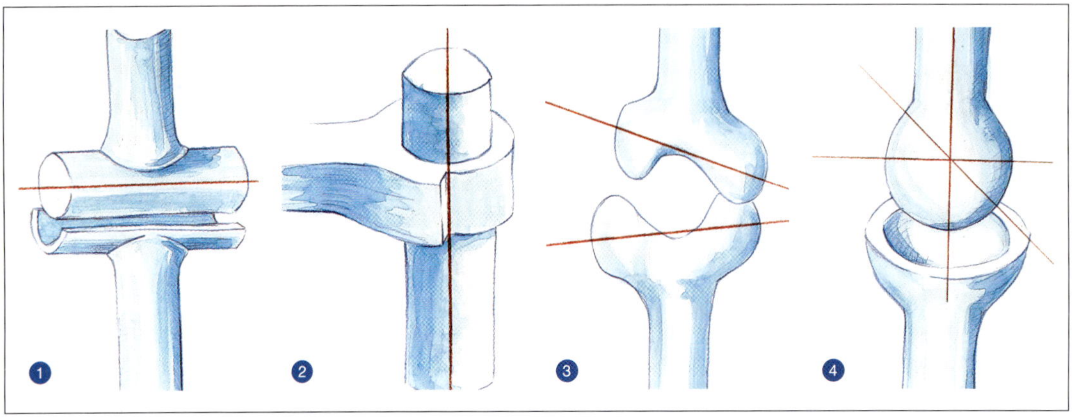

Gelenk Gelenkformen – die roten Linien geben die Achsen an, um die die beteiligten Skelettelemente geführt werden können; die Ordnung erfolgt nach der Zahl der »Freiheitsgrade« der Bewegungen. **1** Einachsiges Gelenk = Scharniergelenk, z. B. Fingermittel- und Fingerendgelenk, Oberarm-Ellen-Gelenk; **2** einachsiges Gelenk = Rad- oder Zapfengelenk, z. B. oberes Speichen-Ellen-Gelenk, inneres Gelenk zwischen erstem und zweitem Halswirbel; **3** zweiachsige Gelenke = Sattelgelenk und Eigelenk (ohne Zeichnung), z. B. Daumensattelgelenk, oberes Handgelenk; **4** dreiachsiges Gelenk = Kugelgelenk, z. B. Schultergelenk, Hüftgelenk, Fingergrundgelenke.

entzündliche Veränderungen der Gelenkkapsel als Folge von Verletzungen, Entzündungen, Tumoren, Allergien, rheumatischen Erkrankungen, → Arthrose, → Tuberkulose, → Tripper (Gonorrhö) oder → Gicht.

♦ ***eitriger Gelenkerguss:*** → Gelenkeiterung.

♦ ***blutiger Gelenkerguss:*** Er entsteht durch Blutgefäßzerreibung innerhalb des Gelenks infolge Verletzungen, Tumoren oder → Bluterkrankheit. Behandlung: baldige Punktion, um eine Überdehnung des Kapselbandapparates zu vermeiden. Nach Untersuchung der gewonnenen Flüssigkeit wird die entsprechende Therapie eingeleitet.

Gelenkmaus (freier Gelenkkörper) frei bewegliches Knochen- oder Knorpelstück in einem Gelenk. Begünstigt durch einige Knochen- oder Knorpelkrankheiten, bei denen sich in der Gelenkkapsel knorpelige Auflagerungen bilden, vor allem jedoch infolge von Unfällen, kommt es gelegentlich vor, dass innerhalb eines Gelenks kleine Knochen- oder Knorpelstücke abgesprengt werden, die man freie Gelenkkörper oder umgangssprachlich Gelenkmäuse nennt. Diese flachen oder rundlichen Bruchstücke liegen dann entweder vollkommen frei innerhalb der Gelenkkapsel oder sie sind mit ihr über einen kleinen Stiel verbunden. Am häufigsten findet man derartige Gelenkmäuse im Kniegelenk, wo sie zu plötzlichen Schmerzattacken und zu einem → Gelenkerguss führen können. Falls die Behandlung der zu Grunde liegenden Krankheit keinen Erfolg bringt, müssen Gelenkmäuse operativ entfernt werden.

Gelenkrheumatismus veralteter Sammelbegriff für unterschiedliche, schmerzhafte Gelenkkrankheiten mit mehr oder weniger starker Bewegungseinschränkung wie → rheumatisches Fieber, → rheumatoide Arthritis, → Bechterew-Krankheit etc.

Gelenkschmerzen Der Schmerz ist das erste Zeichen, das auf eine Verletzung oder Erkrankung eines Gelenks aufmerksam macht, denn die schmerzlose Bewegungsmöglichkeit eines Gelenks verbürgt im Allgemeinen seine Gesundheit. Allerdings muss erwähnt werden, dass gelegentlich auch Gelenke mit fortgeschrittener Versteifung in gewissen Bereichen eine schmerzfreie Beweglichkeit aufweisen. Der Prototyp des Gelenkschmerzes ist der Kapselschmerz, der vor allem bei Gelenkentzündungen (→ Arthritis) auftritt. Die Schmerzen sind scharf, hitzig, spannungsgeladen und »ausbruchbereit« wie etwa ein beginnender Furunkel; zudem schwellen sie häufig im Rhythmus des Pulses an und ab. Die starken Schmerzen zwingen den Kranken, jede Bewegung zu vermeiden.

Dagegen wird ein größerer Gelenkerguss eher als Dehnungsschmerz empfunden, was damit zusammenhängt, dass die ermüdende Schwere des aufgedunsenen Gelenks die Bewegungen mühsam und schwerfällig macht.

Bei chronisch verlaufenden degenerativen Gelenkleiden dehnt sich der Schmerz auf die Umgebung des Gelenks – also auf Bänder, Sehnen, Muskeln, Knochenhaut, Nerven und Gefäße – aus. Oft strahlt er in andere Gelenke aus (z. B. Knieschmerzen bei Kindern mit kranken Hüftgelenken). Die Schmerzen sind nicht streng lokalisiert; in der Ruhe klingen sie zumeist rasch ab, um jedoch bei maximalen Gelenkbewegungen wieder aufzutreten.

Bei Gelenkschmerzen stellen die Patienten fast immer die Selbstdiagnose »Rheuma«. Nicht selten handelt es sich um eine Fehldiagnose, denn altersbedingte Wirbelsäulenveränderungen oder Neuralgien haben mit → Rheuma nichts zu tun. Der verwaschene Begriff »Rheuma« ist ohnehin keine exakte Diagnose, da es eine große Anzahl verschiedenartiger Leiden gibt, die unter dieser Bezeichnung zusammengefasst werden. Dass Verletzungen von Gelenken Schmerzen auslösen, versteht sich von selbst; wegen der Gefahr von Infektionen ist bei offenen Gelenkverletzungen unbedingt ärztliche Hilfe geboten. Gelenkschmerzen ohne objektiven Gelenkbefund findet man bei jungen, schwächlichen Frauen mit Durchblutungsstörungen sowie bei älteren Patientinnen nach den Wechseljahren, wobei dann in der Regel gleich mehrere Gelenke betroffen sind.

Gelenkspiegelung → Arthroskopie.

Gelenktuberkulose Gelenkentzündung durch Tuberkulose-Erreger. Die auslösenden Tuberkelbakterien gelangen entweder unmittelbar von einer benachbarten → Knochentuberkulose oder mit dem Blutstrom von einer → Tuberkulose der Lunge in das betroffene Gelenk und rufen dort eine chronische Entzündung hervor. Die Krankheit verläuft langsam und schleichend. Die befallenen Gelenke schwellen meist nur leicht an, werden jedoch nach und nach immer mehr zerstört. Bei rechtzeitiger Behandlung mit Medikamenten, die die Tuberkelbakterien bekämpfen (Tuberkulostatika), kann die Beweglichkeit jedoch in der Regel erhalten werden.

Gelenkversteifung (Ankylose) Bei der Versteifung eines Gelenks, die sich ganz allmählich, aber auch relativ plötzlich einstellen kann, büßt das befallene Gelenk seine Beweglichkeit vollständig ein. Als Ursache kommen mehrere Erkrankungen in Frage: zum Beispiel eine → Arthritis (Gelenkentzündung), eine → Arthrose (Gelenkabnützung) oder eine Verletzung. Auch im Zusammenhang mit der → Schuppenflechte kann eine Gelenkentzündung mit daraus resultierender Versteifung entstehen: die so genannte Psoriasis-Arthritis.

-gen Bestandteil medizinischer Fachausdrücke mit den Bedeutungen »verursachend, hervorbringend« bzw. »erzeugt, entstanden«.

Gen auf einem Chromosom gelegene Erbanlage, die aus Teilabschnitten eines DNS-Moleküls (→ Desoxyribonukleinsäure) besteht, in dessen Basensequenz die vererbbare Information für den Zusammenbau eines Eiweißes codiert ist (genetischer Code). Neben der Information für die Synthese der Eiweiße beinhalten Gene auch die Information für die Ausprägung bestimmter Merkmale. Dabei können für ein Merkmal mehrere Eiweißstoffe und damit mehrere Gene nötig sein, andererseits kann ein einziges Gen auch mehrere Merkmale beeinflussen. Die Gesamtheit der Gene aller Chromosomen bestimmt den ***Genotyp*** eines Individuums. Welche der genetisch vorgegebenen Entwicklungsmöglichkeiten dann allerdings verwirklicht werden und dadurch die Erscheinung des Individuums, den ***Phänotyp***, bilden, hängt nicht nur vom Genotyp, sondern auch von Umwelteinflüssen ab; → Vererbung.

Genetik (Erblehre) Die Erblehre befasst sich mit den angeborenen Eigenschaften der Organismen, und zwar vor allem mit dem Übertragungsmechanismus erblicher Merkmale. Im Fall des Menschen (Humangenetik) geht sie besonders der wechselseitigen Bedeutung von Genetik und klinischer Forschung nach und klärt dabei die Vererbbarkeit von Krankheiten auf.

Die in den → Genen enthaltene Information wird einerseits von Generation zu Generation und innerhalb des Individuums von Zelle zu Zelle, andererseits an den Stoffwechsel weitergegeben. Diese Weitergabe vollzieht sich in 2 Schritten:

1. Umschreibung (Transkription) der Botschaft der → Desoxyribonukleinsäure (DNS) in eine Botschaft der → Ribonukleinsäure (RNS)

2. Übersetzung (Translation) der Botschaft aus der RNS- in die Aminosäuresprache. Hieran sind wiederum 2 Arten von RNS beteiligt: Die ***Boten-*** oder ***Messenger-RNS*** trägt die Nachricht vom Zellkern zum Zellplasma (Zellleib): Sie hat eine kurze Lebensdauer und macht nur einen winzigen Teil der gesamten RNS einer Zelle aus. Ihre Länge ist abhängig von der zu übermittelnden Botschaft, die die Bildung eines bestimmten Enzyms veranlasst. Im Zellplasma dient die Boten-RNS als Matrize für die ***Transfer-RNS***, deren Struktur die eigentliche Übersetzung der genetischen in die Stoffwechselinformation darstellt.

Das Problem des genetischen Codes besteht darin, dass die Nukleinsäureschrift über 4 Buchstaben (die 4 organischen Basen der DNS bzw. RNS) und die Eiweißschrift über 23 Buchstaben (die 23 → Aminosäuren) verfügt.

Mutationen (Änderungen des Erbgutes) können spontan auftreten oder durch Strahlung bzw. bestimmte chemische Stoffe (Mutagene) herbeigeführt werden. Hier spielen vor allem die Mutationen in den Keimzellen eine wichtige Rolle, denn nur diese genetischen Mutationen werden auf die folgenden Generationen übertragen. Von der Struktur der DNS her gesehen, bestehen Mutationen in Änderungen der Reihenfolge der Einzelbausteine (Nukleotide); sie sind also gewissermaßen »Druckfehler«, die beim »Abschreiben« der genetischen Information entstehen. Die meisten Mutationen haben schädliche Folgen (Fruchttod, Missbildungen, Erbkrankheiten); nur sehr wenige erweisen sich als günstig und bilden die Grundlage für die Höherentwicklung der Organismen.

Als Folge der Befruchtung erhält das neue Lebewesen von Vater und Mutter je einen vollständigen Satz der genetischen Information, also 2 Kopien von jedem Chromosom, und damit auch 2 Kopien von allen Genen. Nur für die Geschlechtszellen muss der doppelte Chromosomensatz wieder auf die Hälfte reduziert werden, wobei jede Ei- oder Samenzelle die einzelnen Chromosomen willkürlich von Vater oder Mutter erhält (z. B. die Chromosomen Nr. 1, 3, 6, 7 vom Vater und die Chromosomen Nr. 2, 4, 5, 8 von der Mutter). Aus dem Vorhandensein dieses doppelten Chromosomensatzes erklärt sich, dass jedes Merkmal vom Vater oder von der Mutter bestimmt sein kann. Sind beide Kopien eines Gens normal funktionsfähig (reinerbig gesund), ist das Kind auch normal. Sind jedoch beide Kopien eines Gens defekt (reinerbig krank), muss mit schwer wiegenden Folgen gerechnet werden. Es besteht aber noch eine dritte Möglichkeit: Ein Elternteil liefert ein normales, der andere ein defektes Gen (mischerbig). In den meisten Fällen ist das nicht tragisch, weil das »gesunde« Gen ausreichende Mengen des zugehörigen En-

zyms liefert; es handelt sich dann um einen ***rezessiven Erbgang***. Im Gegensatz hierzu spricht man von einem ***dominanten Erbgang***, wenn bei Mischerbigkeit das defekte Gen das gesunde unterdrückt und ernste Folgen auslöst. Heiraten 2 gesunde Träger eines rezessiven Erbdefektes, so müssen sie damit rechnen, dass ein Viertel ihrer Kinder reinerbig krank (mit 2 defekten Genkopien) sein wird, wohingegen ein Kranker mit einem reinerbig gesunden Ehepartner – statistisch gesehen – 50 Prozent kranke Kinder zeugen wird.

Weitaus häufiger und deshalb wichtiger sind die ***rezessiven Erbkrankheiten***, die bei den Nachkommen schon dann ausbrechen, wenn nur eines der beiden sich entsprechenden Chromosomen das »kranke« Gen aufweist. Die früher übliche Inzucht führte dazu, dass bestimmte Erbdefekte öfter bei Vater und Mutter rezessiv vorhanden waren, bei den Kindern reinerbig auftraten und dann durch Fruchttod oder Sterilität ausgemerzt wurden. Heute sind rezessive Erbkrankheiten aufgrund der starken Durchmischung der Bevölkerung seltener geworden, obwohl sich die zugehörigen defekten Gene mehr als früher ausbreiten können.

Eine auf der Grundlage der modernen Humangenetik beruhende → genetische Beratung vor der Eheschließung kann wesentlich dazu beitragen, die Zeugung kranker Kinder so weit wie möglich zu vermeiden.

genetische Beratung Beratung eines Paares mit Kinderwunsch über das Risiko einer Erbkrankheit. Eine vorgeburtliche Untersuchung ist in folgenden Fällen angezeigt:

- ♦ wenn die Mutter über 35 Jahre alt ist, da mit höherem Lebensalter der Mutter das Risiko für ein Kind mit → Chromosomen-Aberration deutlich ansteigt;
- ♦ wenn ein vorangegangenes Kind eine auf Chromosomen-Aberrationen beruhende Krankheit aufweist;
- ♦ wenn ein Elternteil Träger einer auf Chromosomen-Aberration ist;
- ♦ wenn in der Familie Fälle von auf Chromosomen-Aberration beruhenden Krankheiten aufgetreten sind.

Über die reine Aufklärung hinaus bedient sich die genetische Beratung folgender Untersuchungsverfahren: Fruchtwasseruntersuchung (→ Amniozentese), → Ultraschalldiagnostik, Fetoskopie (direkte Betrachtung des Fetus in der Gebärmutter) sowie weiterer spezieller Methoden.

Genickstarre harte Verspannung der Nackenmuskulatur als Begleiterscheinung der → Hirnhautentzündung.

Genitalien medizinische Fachbezeichnung für die → Geschlechtsorgane.

Genmanipulation → Gentechnologie.

Genotyp Gesamtheit der Erbanlagen eines Organismus; → Gen.

Gentechnologie (Genmanipulation) Die Gentechnologie befasst sich mit der gezielten Veränderung der Erbanlagen einfacher Lebewesen (z. B. Bakterien). Diese sollen dadurch neue, vererbbare Eigenschaften erhalten, die sich der Mensch nutzbar macht.

Ziele der Gentechnologie sind:

- ♦ Entwicklung von Arzneimitteln, Impfstoffen und neuen Behandlungsmöglichkeiten von Krankheiten;
- ♦ Entwicklung diagnostischer Verfahren bei Erbkrankheiten;
- ♦ Herstellung neuer Nahrungs- und Futtermittel sowie Ertragsverbesserung bei bekannten Nutzpflanzen;
- ♦ Entwicklung neuer, Energie sparender und umweltfreundlicher Produktionsverfahren sowie Abfallverwertung (z. B. Beseitigung von Ölverschmutzung durch Erdöl fressende Bakterien).

Die Träger vererbbarer Anlagen – also der äußeren Merkmale wie Haar- und Augenfarbe, Körpergröße usw. sowie be-

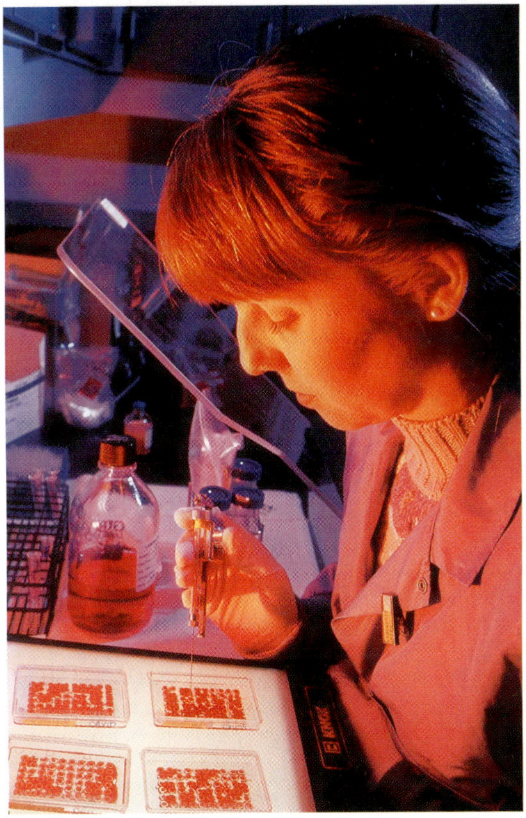

Gentechnologie Eine Revolution in der Pharmazie: gentechnisch hergestellte Medikamente.

stimmter geistiger Fähigkeiten wie Musikalität oder Krankheitsanfälligkeit – sind die → Gene, bestimmte Abschnitte der → Desoxyribonukleinsäure (DNS) im Zellkern. Diese Gene stellen in ihrer Gesamtheit die »genetische Information« dar, d. h., sie sorgen für die Weitergabe der verschiedenen Erbeigenschaften an die Nachkommen. Während der chemische Aufbau der DNS bei allen Lebewesen von den Bakterien bis zum Menschen im Wesentlichen der gleiche ist, unterscheiden sich die einzelnen Lebewesen erheblich durch Art, Anordnung und Zahl der Gene. Je höher entwickelt ein Lebewesen ist, desto mehr Erbeigenschaften sind in seiner DNS-Spirale gespeichert. Einfache Bakterienzellen besitzen auf ihrem DNS-Faden bis zu 5000 Gene, wohingegen die menschliche DNS aus etwa 6 Milliarden Molekülbausteinen mit mehr als 50 000 Genen besteht.

Mit der Aufklärung der chemischen Struktur der DNS ergab sich für die Forschung die Möglichkeit, die für die Vererbung und Produktion neuer Zellen verantwortliche Erbsubstanz zu isolieren und planmäßig zu verändern. So gelang es 1977, die Information, die die → Bauchspeicheldrüse veranlasst, → Insulin zu produzieren, auf bestimmte Mikroorganismen (Kolibakterien) zu übertragen. In vielen Laboratorien produzieren seither genetisch veränderte Kolibakterien Insulin, → Interferon, Wachstumshormone, gerinnungshemmende Enzyme und Impfstoffe. Ende 2000 waren in Deutschland bereits rund 70 gentechnisch hergestellte Medikamente auf dem Markt, und man erwartet, dass diese Zahl in den nächsten Jahren kontinuierlich ansteigen wird.

Zur ***Genmanipulation*** gehören die Isolierung, Analyse und Veränderung von Genen sowie der Einbau veränderter Gene in eine andere Zelle, die sog. Wirtszelle. Da genetische Veränderungen wesentliche Ursachen für viele Stoffwechselerkrankungen, Krebs, Defekte des Immunsystems und rheumatische Erkrankungen sind, werden in die ***Gentherapie***, die medizinische Anwendung der Gentechnologie, hohe Erwartungen gesetzt. Neben den wissenschaftlichen Erfolgen werden jedoch auch die juristischen und ethischen Risiken der Gentechnologie diskutiert. Dabei geht es vor allem um die genetische Manipulation geistiger und seelischer Eigenschaften des Menschen, die verbrecherisch ausgenutzt werden könnte. Für solche Vorhaben gibt es bisher aber keine funktionierenden Methoden, was darauf beruht, dass für die geistigen und seelischen Eigenschaften des Menschen bis jetzt keine Gene bekannt sind, ja, dass die Existenz derartiger Erbanlagen nicht einmal sicher ist.

genuin angeboren, selbstständig, ursprünglich, eigentlich.

Genussmittel nur teilweise zu den Lebensmitteln zählende Stoffe, die nicht wegen ihres Nährwertes, sondern wegen ihrer anregenden oder geschmacklichen Wirkung genossen werden. Hierher gehören vor allem Alkohol, Kaffee, Tabak und im weiteren Sinne auch manche Gewürze. Genussmittel können bei Missbrauch bzw. übermäßigem Konsum Schädigungen bedingen (→ Alkoholismus), weshalb sie auch als Genussgifte bezeichnet werden. Vor allem Sucht erzeugende Rauschmittel wie → Haschisch, → Kokain, → Opium usw. führen zu schwersten körperlichen, geistigen, seelischen und sozialen Schäden.

Geomedizin Forschungszweig der Medizin, der sich mit der geografischen Verbreitung von Krankheiten sowie der weltweiten Bekämpfung von Epidemien und Seuchen befasst.

Geriatrie Altersheilkunde, Lehre von den Krankheiten des alten Menschen; → Altern.

Geriatrika Medikamente zur geistigen und körperlichen Leistungssteigerung älterer Menschen; → Altern.

Gerinnung → Blutgerinnung.

Gerontologie Alternsforschung: Wissenschaft, die sich mit den biologischen, körperlichen, seelischen und sozialen Grundlagen des → Alterns beschäftigt.

Gerstenkorn (Hordeolum) In der Haut der Augenlider liegen kleine Talgdrüsen, deren Ausführungsgänge am Lidrand münden. Durch Verstopfung eines solchen Ausführungsgangs kann es zu einer Entzündung der Drüse kommen. Bildet sich im Rahmen dieser Entzündung Eiter, so zeigt sich eine knotenförmige Schwellung, das Gerstenkorn. Das ganze Lid ist stark geschwollen und kann nur mühsam geöffnet werden. Manchmal entleert sich der Eiter aus dem Gerstenkorn ganz von selbst. Ist dies nicht der Fall, sollte der Betroffene keinesfalls das Gerstenkorn selbst ausdrücken, sondern die Ableitung des Eiters unbedingt dem Augenarzt überlassen. Unterstützend wirken warme Auflagen auf die Augen und antibiotikahaltige Salben.

Geschlechtsbestimmung Es ist ein jahrtausendealter Wunschtraum der Menschheit, das → Geschlecht eines gewünschten Kindes auf natürlichem Weg selbst festlegen zu können. Die Motive hierfür reichen vom Wunsch nach einem Stammhalter bis zum Versuch, durch entsprechende Planung geschlechtsgebundene Erbkrankheiten zu vermeiden.
Jede Methode der Geschlechtsbestimmung vor der Befruchtung muss von 2 Grunderkenntnissen ausgehen:

1. Das Geschlecht des Kindes wird im Augenblick der → Befruchtung festgelegt.

2. Es sind die Samenfäden des Mannes, die bestimmen, ob ein Sohn oder eine Tochter entsteht.

Die männlichen Samenfäden besitzen nämlich ein X- und ein Y-Chromosom (→ Geschlechtschromosomen), die weiblichen Eizellen hingegen 2 X-Chromosomen; und nur das Y-Chromosom legt das männliche Geschlecht des neuen Lebewesens fest. Wenn mütterliche und väterliche Keimzellen bei der Befruchtung verschmelzen, entsteht wieder eine Zelle mit einem vollständigen Chromosomensatz. Hierbei bestehen 2 Möglichkeiten: Wird die Eizelle von einem Spermium mit einem X-Chromosom befruchtet, so entsteht ein Mädchen. Verschmilzt aber das Ei mit einem Spermium, das ein Y-Chromosom in sich trägt, entsteht ein Junge. Die Samenfäden mit einem Y-Chromosom sind schneller und kleiner als die mit einem X-Chromosom; dafür bleiben die Samenzellen mit einem X-Chromosom im Eileiter länger am Leben. Darauf fußend wurde folgende Methode zur Geschlechtsbestimmung entwickelt, die eine Erfolgsquote von 90 Prozent haben soll: Wird ein Sohn gewünscht, muss der Geschlechtsverkehr am Tage des Eisprungs stattfinden; soll ein Mädchen gezeugt werden, einen Tag vorher. Die Problematik dieser Methode besteht darin, dass sich der Eisprung nicht exakt vorherbestimmen lässt, denn er findet normalerweise am 15. Tag vor Beginn der nächsten → Menstruation statt. Die Frau müsste also einige Monate, besser ein ganzes Jahr lang, den Beginn der Monatsblutung in einem Kalender eintragen. Nur wenn die Zeitspanne zwischen dem ersten Tag der Regelblutung und dem ersten Tag der nächsten konstant bleibt, ist die Berechnung des Eisprung-Termins einigermaßen zuverlässig.

Geschlechtschromosomen Ein kompletter Satz von 46 → Chromosomen enthält 2 Geschlechtschromosomen: das relativ große X-Chromosom und das sehr viel kleinere Y-Chromosom. Von diesen Chromosomen hängt die Geschlechtsbestimmung ab. Männer besitzen in ihren Zellen je ein X- und ein Y-Chromosom, Frauen dagegen 2 X-Chromosomen. Bereits bei der Empfängnis wird damit das chromosomale Geschlecht der Frucht festgelegt. Die Keimdrüsen (Gonaden: Hoden bzw. Eierstöcke) bilden das gonadale Geschlecht, aus dem sich die Geschlechtsmerkmale entwickeln, die das genitale Geschlecht darstellen.

Geschlechtshormone (Sexualhormone) → Hormone, die Entwicklung und Funktion der weiblichen bzw. männlichen Geschlechtsorgane steuern und die Ausprägung der sekundären → Geschlechtsmerkmale fördern. Man unterscheidet drei Gruppen von Geschlechtshormonen: die männlichen → ***Androgene***, deren wichtigster Vertreter das ***Testosteron*** ist, sowie die beiden Gruppen weiblicher Geschlechtshormone: → ***Gestagene*** (wichtigster Vertreter: ***Progesteron***) und → ***Östrogene***. Mit Beginn der Pubertät findet eine tief greifende hormonelle Umstellung statt: Die Hirnanhangdrüse (Hypophyse) beginnt mit der Ausschüttung des follikelstimulierenden Hormons (FSH) und des luteinisierenden Hormons (LH), beides Hormone, die auf die Hoden bzw. Eierstöcke wirken. Das FSH regt beim Mann die Spermienreifung an; bei der Frau wird es vor allem in der ersten Zyklushälfte ausgeschüttet und bewirkt die Reifung einer Eizelle zum Follikel sowie die Ausschüttung der Östrogene aus den Eierstöcken. Das LH regt beim Mann die Ausschüttung von Testosteron aus bestimmten Zellen des Hodens an. Bei der Frau wird es vor allem in der Zyklusmitte ausgeschüttet und bewirkt zusammen mit FSH den Eisprung sowie die Umwandlung des Follikels in den → Gelbkörper, der vorwiegend das Gelbkörperhormon Progesteron produziert.

Geschlechtskrankheiten (venerische Krankheiten) Oberbegriff für Erkrankungen, die vorzugsweise beim Geschlechtsverkehr übertragen werden. Dazu gehören der → Tripper, die → Syphilis, der weiche → Schanker und die so genannte »vierte Geschlechtskrankheit«, das → Lymphogranuloma inguinale. Gemeinsam ist diesen Erkrankungen nicht nur, dass sie vorzugsweise – jedoch nicht unbedingt in jedem Fall – beim Geschlechtsverkehr übertragen werden, sondern auch die oft gehörte unsinnige Bewertung als »unmoralische« Krankheiten. Seit Mitte der Achtzigerjahre gehen die Neuinfektionen mit Geschlechtskrankheiten ständig zurück, was darauf zurückgeführt wird, dass sich vor allem durch die zunehmende Präsenz von AIDS ein verändertes Sexualverhalten mit Benutzung von Kondomen und Rückgang des allzu häufigen Partnerwechsels durchsetzt.

Wer an einer Geschlechtskrankheit leidet, sollte keine Hemmungen haben, zum Arzt zu gehen. Denn der sieht es als seine einzige Aufgabe an, den Betroffenen bald wieder gesund zu machen. Dazu ist ein Arztbesuch im Anfangsstadium der Krankheit von Vorteil, da die Heilungsaussichten umso größer sind, je früher die Diagnose gestellt wird und die Behandlung einsetzt. Hinzu kommt, dass nur durch frühzeitiges Erkennen der Geschlechtskrankheit verhindert werden kann, dass der Erkrankte andere ansteckt.

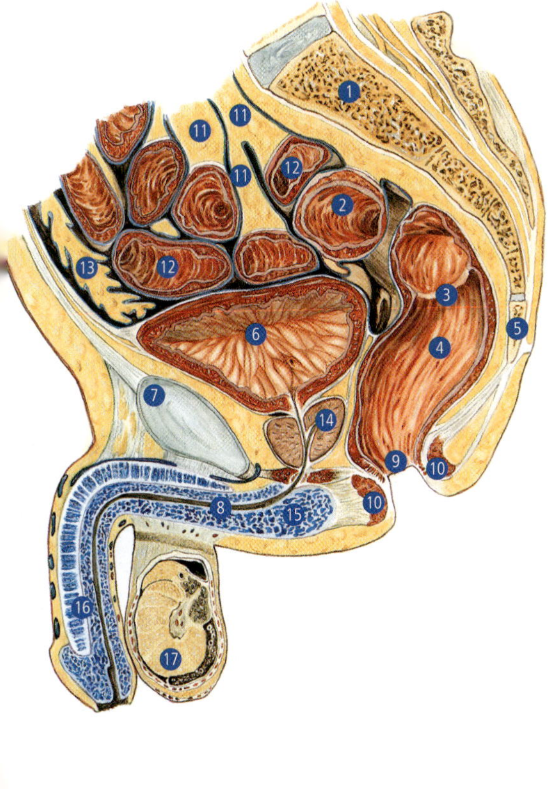

Zu den klassischen 4 Geschlechtskrankheiten sind in neuerer Zeit zahlreiche weitere Krankheitsgruppen getreten, die bei sexuellen Kontakten durch → Chlamydien, → Mykoplasmen, Herpes-Viren, Hepatitis-B-Viren und → Trichomonaden hervorgerufen werden. Schließlich ist in diesem Zusammenhang noch das bereits erwähnte erworbene Immundefektsyndrom → AIDS zu nennen, das ebenfalls vorwiegend beim Geschlechtsverkehr übertragen wird. Die neuen sexuell übertragenen Infektionskrankheiten verursachen vor allem örtliche Erkrankungen im Bereich der Geschlechtsorgane, des Afters und Mastdarms sowie des Mundes. Die richtige Diagnose ist nicht immer einfach. Besonders bei Frauen verlaufen diese Infektionen sehr oft nur unter dem Bild von → Ausfluss und Beschwerden beim Wasserlassen.

Einen sicheren Schutz vor einer Ansteckung bietet nur der Geschlechtsverkehr mit → Kondom, eventuell in Verbindung mit einem chemischen Verhütungsmittel oder einem Scheidenpessar (→ Empfängnisverhütung). Die jeweilige Behandlung richtet sich nach der vorliegenden Infektion.

Geschlechtsmerkmale für das weibliche und männliche Geschlecht typische körperliche Merkmale. Man unterscheidet ***primäre***, von Geburt an vorhandene Geschlechtsmerkmale – die eigentlichen Geschlechtsorgane – von den ***sekundären***, sich erst in der Pubertät entwickelnden Geschlechtsmerkmalen. Das sind bei der Frau vor allem Brüste, hohe Stimme und charakteristische Fettverteilung; beim Mann Bartwuchs, Körperbehaarung und tiefe Stimme. Als ***tertiäre*** Geschlechtsmerkmale werden die Unterschiede in Körperbau und (durchschnittlicher) Körpergröße bezeichnet.

Geschlechtsorgane, männliche Man unterscheidet:

1. innere Geschlechtsorgane: Hoden, Nebenhoden, Samenleiter, Bläschendrüse (Samenbläschen) und Prostata.

2. äußere Geschlechtsorgane: Penis, Hodensack.

Die ***Hoden*** (Testes) produzieren einerseits die Samenzellen (Spermien) und andererseits die männlichen Geschlechtshormone. Sie sind ungefähr pflaumengroß und liegen im Hodensack. Beim Embryo bilden sie sich in der Leibeshöhle und wandern erst unmittelbar vor der Geburt durch den Leisten-

Geschlechtsorgane, männliche Die Beckenorgane des Mannes; Zeichnung eines Längsschnittes in Pfeilrichtung durch Unterbauch und Damm. **1** Kreuzbein; **2** S-förmiger Teil des Dickdarms; **3** KOHLRAUSCH-Falte des Mastdarms; **4** Mastdarm; **5** Steißbein; **6** Harnblase; **7** Schambeinfuge; **8** Harnröhre; **9** After; **10** innerer Afterschließmuskel, verstärkte Ringschicht der Mastdarmwand; **11** Gekröse des Dünndarms; **12** Dünndarm; **13** großes Netz; **14** Vorsteherdrüse; **15** Schwellkörper des Gliedes; **16** männliches Glied; **17** Hoden im Hodensack.

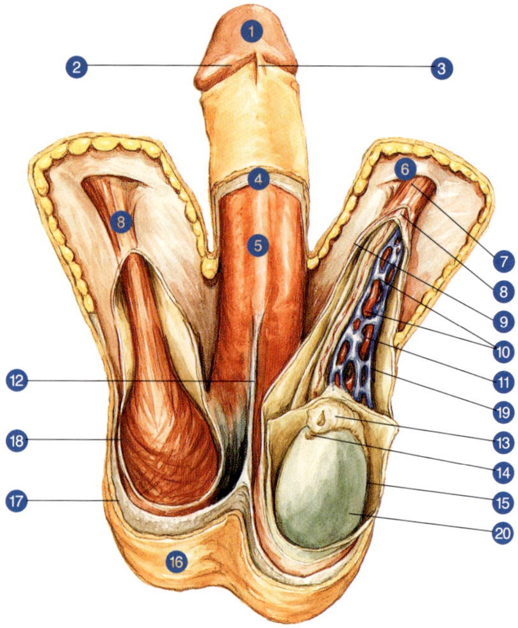

Geschlechtsorgane, männliche Links sind die Hüllen von Samenstrang und Hoden schichtenweise eröffnet; Zeichnung nach einem fixierten Feuchtpräparat. **1** Eichel; **2** Eichelkrone, Hinterrand der Eichel; **3** Bändchen der Vorhaut; **4** oberflächliche Gliedfaszie; **5** tiefe Gliedfaszie; **6** Sehne des äußeren schrägen Bauchmuskels; **7** äußerer Leistenring; **8** Samenstrang; **9** Samenleiter und Samenleiterschlagader; **10** Venengeflecht für Samenstrang und Hoden; **11** Hodenschlagader; **12** Scheidewand des Hodensacks; **13** Nebenhodenkopf und Nebenhodenanhängsel; **14** Hodenanhängsel; **15** Hoden; **16–20** Hodenhüllen; **16** Hodensack und Fleischhaut; **17** äußere Faszie des Samenstrangs mit Faszie des Hodenhebers; **18** Hodenheber; **19** innere Faszie des Samenstrangs; **20** seröse Hodenhülle.

kanal in den Hodensack. Die ***Nebenhoden*** liegen auf dem oberen Pol der Hoden und bestehen aus zahlreichen gewundenen Kanälchen. Hier werden die im Hoden produzierten Samenfäden gespeichert und beim Samenerguss (Ejakulation) über den Samenleiter in die Harnröhre befördert. Die ca. 60 cm langen ***Samenleiter*** ziehen vom Nebenhoden zu beiden Seiten nach oben durch den Leistenkanal, wenden sich dann zum kleinen Becken um und vereinigen sich innerhalb der Prostata zu einem einzigen Gang, der in die Harnröhre mündet. Hinter der Harnblase liegen die beiden ***Bläschendrüsen***, die ebenso wie die Prostata ein Sekret absondern, das die Beweglichkeit der ruhig gestellten Samenfäden auslöst und sie dadurch erst befruchtungsfähig macht.

Die ***Prostata*** (Vorsteherdrüse) ähnelt in Form und Größe einer Kastanie. Sie wiegt etwa 20 g, hat einen Durchmesser von 3–5 cm und umschließt die Harnröhre ringförmig. Während der Pubertät entwickelt sie sich gleichzeitig mit den Hoden zu einem funktionstüchtigen Organ. In ihr beginnt der gemeinsame Abflussweg für Urin und Samenflüssigkeit.

Der ***Hodensack*** (Scrotum) besteht aus gerunzelter Haut mit reichlich Muskelzellen. Die Temperatur in seinem Inneren liegt normalerweise 2–4 °C tiefer als in der Bauchhöhle, eine Tatsache, die für die Reifung der Spermien von großer Bedeutung ist. Der ***Penis*** ist das mit 3 Schwellkörpern versehene Begattungsorgan, durch das der Samen in die weibliche Scheide gelangt. Seine Spitze bildet die ***Eichel***, die von einer zurückstreifbaren Haut, der ***Vorhaut***, umhüllt ist. Die Erektion (Aufrichtung) des Penis – sie ist Voraussetzung für seine Einführung in die Scheide, also für den Geschlechtsverkehr – kommt dadurch zu Stande, dass bei mechanischer Reizung der Eichel oder unter psychischem Einfluss Blut in die Schwellkörper einströmt, aber nicht zurückfließen kann. Das dadurch bedingte Hartwerden des Gliedes läuft über einen Reflex ab, der von einem Zentrum im Rückenmark ausgeht. Der Samenerguss (Ejakulation), bei dem der Samenspeicher des Nebenhodens entleert wird, ist ebenfalls ein reflektorischer Vorgang, an dem die glatte Muskulatur in Nebenhoden, Samenleiter, Bläschendrüse und Prostata sowie die Beckenbodenmuskulatur beteiligt sind.

Geschlechtsorgane, weibliche Man unterscheidet:

1. innere Geschlechtsorgane: Eierstöcke, Eileiter, Gebärmutter und Scheide.

2. äußere Geschlechtsorgane: Schamlippen, Kitzler, Scheidenvorhof.

Die ***Eierstöcke*** (Ovarien) bilden einerseits in den Eibläschen (***Follikel***) Eizellen und Follikelhormone (→ Östrogene) und andererseits im Gelbkörper das Gelbkörperhormon (→ Gestagene). Sie haben Form und Größe einer Mandel und sind mit Bändern zwischen Gebärmutter und Beckenwand aufgehängt. In den beiden Eierstöcken sind etwa 400 000 Anlagen von Eibläschen vorhanden, von denen während der geschlechtsreifen Zeit der Frau jedoch nur etwa 300–400 ausreifen; die übrigen bilden sich zurück. Die ***Eileiter*** (Tuben) sind 2 bleistiftdicke, etwa 12 cm lange Kanäle, die beidseits vom Eierstock zur Gebärmutter ziehen. Das obere freie Ende des Eileiters ist in Form eines Wimperntrichters ausgebildet, der sich an den Eierstock anlegt. Beim Eisprung wird das Ei vom Eileiter aufgenommen und durch wellenförmige Bewegungen in 3–4 Tagen in die Gebärmutter befördert.

Die zwischen Harnblase und Mastdarm gelegene, überaus

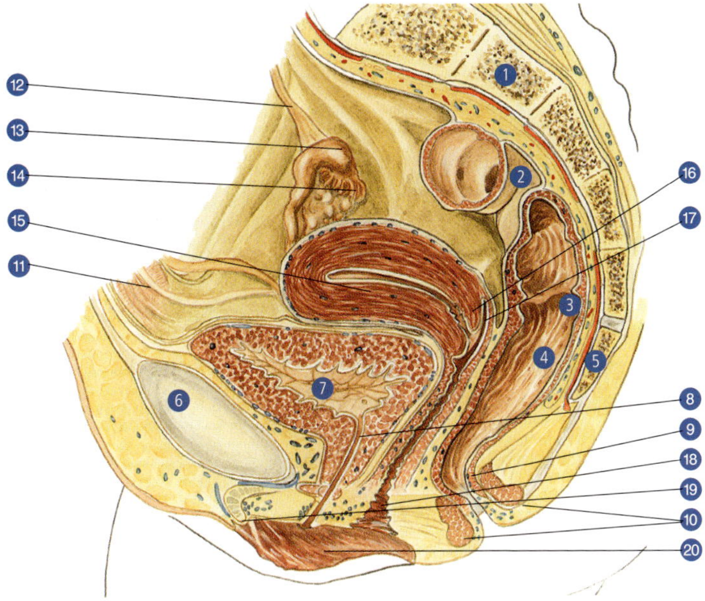

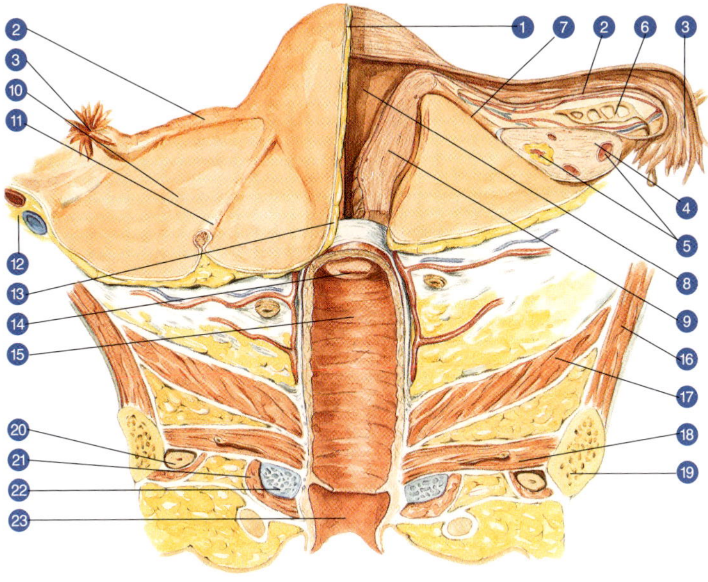

muskulöse ***Gebärmutter*** (Uterus) hat Gestalt und Größe einer Birne und besteht aus Gebärmuttergrund, Gebärmutterkörper und dem in die Scheide hineinragenden Gebärmutterhals. Dieser wird durch den inneren und äußeren ***Muttermund*** begrenzt. Die Gebärmutterhöhle ist mit Schleimhaut ausgekleidet, in der sich das befruchtete Ei einnistet.

Geschlechtsorgane, weibliche

Oben: Beckenorgane der Frau, Dünndarm und Gekröse entfernt; Zeichnung eines sagittalen Längsschnittes durch Unterbauch und Damm. **1** Kreuzbein; **2** S-förmiger Teil des Dickdarms; **3** KOHLRAUSCH-Falte des Mastdarms; **4** Mastdarm; **5** Steißbein; **6** Schambeinfuge; **7** Harnblase; **8** Harnröhre; **9** After; **10** innerer Afterschließmuskel, verstärkte Ringschicht der Mastdarmwand; **11** untere Bauchwandgefäße; **12** Aufhängeband des Eierstocks mit den Blutgefäßen für den Eierstock; **13** Eileiter mit Fransentrichter; **14** Eierstock; **15** Gebärmutter; **16** Muttermund; **17** Scheidengewölbe; **18** Scheide; **19** Kitzler; **20** äußeres weibliches Genitale.

Darunter: Innere Geschlechtsorgane einer Frau im gebärfähigen Alter. Eine Hälfte der Gebärmutter, ein Eileiter und ein Eierstock sowie die Scheide sind eröffnet. Die Aufhängung der Geschlechtsorgane ist durch Frontalschnitt des Beckenbodens dargestellt. **1** Gebärmutterkuppe; **2** Eileiter; **3** Trichter des Eileiters mit Fransen; **4** Eierstock; **5** Bläschenfollikel, »Tertiärfollikel«; **6** Gekröse des Eileiters; **7** Band zwischen Gebärmutter und Eierstock; **8** Gebärmutterhöhle; **9** Muskelwand der Gebärmutter; **10** breites Mutterband; **11** rundes Mutterband; **12** Aufhängeband des Eierstocks mit den Blutgefäßen für den Eierstock; **13** Gebärmutterenge; **14** Muttermund; **15** Scheide mit Querfalten der Scheidenschleimhaut; **16** innerer Hüftlochmuskel; **17** Afterheber; **18** tiefer querer Dammmuskel; **19** unterer Schambeinast; **20** Schwellkörperschenkel; **21** Schwellkörpermuskel der Harnröhre; **22** verdicktes Ende des Schwellkörpers; **23** Scheidenvorhof, Raum innerhalb der kleinen Lippen.

Die ***Scheide*** (Vagina) ist ein 8–10 cm langer muskulöser Schlauch, der vor dem ersten Geschlechtsverkehr durch das ***Jungfernhäutchen*** (Hymen) teilweise verschlossen wird. Sie dient beim Geschlechtsverkehr als weibliches Begattungsorgan zur Aufnahme des männlichen Gliedes.

Die äußeren Geschlechtsorgane werden in ihrer Gesamtheit als ***Vulva*** bezeichnet. Die beiden großen und kleinen ***Schamlippen*** umschließen den ***Scheidenvorhof***, in den vorn die Harnröhre und weiter hinten die Scheide mündet. Oberhalb der Vereinigungsstelle der kleinen Schamlippen liegt der ***Kitzler*** (Klitoris), der Schwellkörper und Nervenendigungen enthält. Er entspricht entwicklungsgeschichtlich dem Penis und spielt bei der geschlechtlichen Erregung der Frau eine große Rolle.

Geschlechtsreife Lebensabschnitt nach vollständiger Ausbildung der Geschlechtsmerkmale. Die Geschlechtsreife beginnt mit der → Pubertät und endet bei Frauen mit den → Wechseljahren.

Geschlechtsumwandlung durch hormonelle Therapie und chirurgische Eingriffe erreichte Umgestaltung des Körpers zum gegengeschlechtlichen Erscheinungstyp. Eine Geschlechtsumwandlung wird in Deutschland gestattet und von den Krankenkassen bezahlt, wenn dem Umwandlungswilligen in mindestens 2 unabhängig voneinander erstellten medizinisch-psychologischen Gutachten eine zweifelsfreie Transsexualität (psychische Identifikation mit dem anderen Geschlecht) mit hohem Leidensdruck bescheinigt wird. Die Geschlechtsumwandlung stellt dann gewissermaßen die medizinische Anpassung des körperlichen Geschlechtstypus an das psychologische Geschlecht dar.

Geschlechtsverkehr (Beischlaf, Koitus, Kohabitation) Die sexuelle Vereinigung von Mann und Frau erfolgt durch die Einführung des aufgerichteten männlichen Gliedes in die weibliche Scheide. Nach gegenseitigen rhythmischen Bewegungen kommt es im Idealfall zum gemeinsamen sexuellen Höhepunkt (Orgasmus), der beim Mann mit der → Ejakulation (Samenerguss) verbunden ist. Dem eigentlichen Geschlechtsakt sollte ein Vorspiel vorausgehen, das durch Reizung erogener Zonen zur Steigerung der geschlechtlichen Erregung führt. Der biologische Zweck des Geschlechtsverkehrs ist die Befruchtung des weiblichen Eis; gleichzeitig dient er der Triebbefriedigung und der Paarbildung.

Geschmacksstörungen Durch Reizung der Geschmackspapillen der Zunge werden subjektive Empfindungen ausgelöst, die in ihrer Gesamtheit als Geschmack bezeichnet werden. Man unterscheidet 4 reine Geschmacksqualitäten: süß, salzig, sauer, bitter. Sie haben gleichzeitig eine angenehme oder unangenehme Gefühlsbetonung. Am Zustandekommen des Geschmacks sind außer dem eigentlichen Geschmackssinn auch der Geruchs- und Temperatursinn sowie Schmerznerven beteiligt.

Geschmacksstörungen können die verschiedensten Ursachen haben. Sie können durch die örtliche Einwirkung toxischer Substanzen auf die Zungenschleimhaut – z. B. beim Anfeuchten eines Farbstiftes – ebenso verursacht werden wie durch Zahnfüllungen und Prothesen. Auch nach der Einnahme gewisser Medikamente und bei hormonellen Störungen wie → Zuckerkrankheit und → Schilddrüsenunterfunktion treten bisweilen Geschmacksstörungen auf. Ferner gehen anfallartige, meist unangenehme Geschmackssensationen nicht selten einem epileptischen Anfall (→ Epilepsie) voraus. Seltener kommt es hingegen nach Schädel- und Hirnverletzungen (→ Schädel-Hirn-Trauma) zu Störungen des Geschmackssinnes. Über einen bitteren Mundgeschmack wird außerdem bei Magen- und Gallenkrankheiten geklagt.

Geschwulst (Tumor) Eine Geschwulst entsteht durch eine plötzlich einsetzende unnormale Vermehrung einzelner Körperzellen, etwa von Epithelzellen, die die oberflächlichsten Schichten der Haut und aller Schleimhäute des Körpers bilden und aus denen alle drüsigen Organe aufgebaut sind, oder einer jener vielgestaltigen Bindegewebszellen, die überall in den Körpergeweben als Füll- oder Stützsubstanz anzutreffen sind. So beginnt plötzlich eine Zelle – beispielsweise aus der Muskulatur der Gebärmutter – sich zu teilen und nochmals zu teilen, und alle so entstandenen »Tochterzellen« tun immer wieder das Gleiche, bis schließlich eine Muskelgeschwulst der Gebärmutter, ein Myom, entstanden ist, das zu erheblicher Größe (und zu einem Gewicht von mehreren Pfund) heranwachsen kann. Oder eine jener unzählig vielen Epithelzellen, die wie eng aneinander gefügte Mosaiksteinchen die spiegelblanke Oberfläche der Magenschleimhaut bilden, beginnt eines Tages aus einem bisher nicht bekannten Grund, sich ebenso maßlos zu teilen und zu vervielfachen: So entsteht eine Geschwulst aus Magenepithelzellen, ein Magenkrebs (→ Krebs). Je nach der »Mutterzelle«, aus der eine Geschwulst hervorging, spricht man von Muskelgeschwulst (Myom), von Nervengeschwulst (Neurom), von Drüsengeschwulst (Adenom), von Fettgewebsgeschwulst (Lipom), von gutartiger Epithelzellengeschwulst (Polyp) und von bösartiger Epithelzellengeschwulst (Karzinom), von gutartiger Bindegewebsgeschwulst (Fibrom) und von bösartiger Bindegewebsgeschwulst (Sarkom), von Knochengeschwulst (Osteom) usw. Da beispielsweise eine bösartige Epithelzellengeschwulst von allen Organen ausgehen kann, die von derartigen Zellen ausgekleidet oder aus ihnen aufgebaut sind, gibt es ein Magen-, Blasen-, Zungenkarzinom usw. Die gleiche Unterscheidung gilt auch für die anderen Geschwulstarten.

Für alle Überlegungen im Zusammenhang mit einem Tumor ist der Unterschied zwischen einer ***gutartigen*** (benignen) und einer ***bösartigen*** (malignen) Geschwulst von grundsätzlicher Bedeutung: Eine gutartige Geschwulst ist ein aus einer großen Menge von Zellen bestehender Tumor, der zwar mit der Zeit immer mehr an Größe zunehmen und dadurch schließlich die Organe seiner Umgebung beeinträchtigen kann, im Grunde genommen aber nicht viel mehr ist als eine Art störender Fremdkörper. Das ist natürlich nur prinzipiell zu verstehen; denn im Einzelfall kann sich auch eine ihrem Aufbau nach gutartige Geschwulst für den Betroffenen sehr nachteilig auswirken: etwa, wenn sie im Gehirn entsteht (→ Gehirngeschwulst) und hier durch den Druck, den sie auf das umgebende Nervengewebe ausübt, schweren Schaden anrichtet, oder wenn es wegen einer an sich gutartigen Gebärmuttergeschwulst (eines Myoms) immer wieder zu heftigen Blutungen kommt, so dass die betroffene Frau zunehmend blutärmer wird. Im Gegensatz zu den – prinzipiell – »gutartigen« Geschwülsten stehen die »bösartigen«, die diese Bösartigkeit dadurch beweisen, dass sie nicht einfach, wie die gutartigen, durch ihr Größerwerden auf die benachbarten Gewebe drücken und sie möglicherweise zur Seite drücken, sondern in diese hineinwachsen und sie nach und nach zerstören. Dieses »infiltrierende« Wachstum macht die eine charakteristische Eigenschaft der bösartigen Tumoren aus. Die zweite besteht in ihrer Neigung, »Ableger« in den Blut- oder Lymphstrom zum Transport zu entfernt liegenden Organen gelangen zu lassen, wo sie sich dann ansiedeln und wiederum Krebsgeschwülste, so genannte ***Metastasen*** (Tochtergeschwülste), bilden, die, genau wie die »Muttergeschwulst«, zerstörend in ihre Umgebung hineinwuchern. Das wichtigste Beispiel für einen bösartigen Tumor ist das aus Epithelzellen hervorgegangene Karzinom, das in der Regel gemeint ist, wenn man von → Krebs spricht. Werden bösartige Gewebswucherungen nicht gleich im Anfangsstadium erkannt und konsequent bekämpft, d. h. möglichst vollständig entfernt, so führen sie sehr oft zum Tod. Nicht selten entstehen sie aus ursprünglich harmlosen Veränderungen, die plötzlich bösartig werden und die man deshalb als Krebsvorstufen oder → Präkanzerosen bezeichnet.

Für die erfolgreiche Behandlung einer gutartigen Geschwulst spielt der Zeitfaktor dagegen im Allgemeinen keine so ausschlaggebende Rolle, weil dieser Tumor ja nicht zerstörend in seine Umgebung einwächst und nicht die Gefahr der Tochtergeschwulst-Entstehung mit sich bringt. Es ist und bleibt eine örtliche Geschwulstbildung. Ärztliche Behandlung – im Allgemeinen eine relativ einfache operative Beseitigung – verlangt sie nur, wenn durch das Wachstum die umgebenden Gewebe und Organe gedrückt und dadurch geschädigt werden oder wenn sonstige Behinderungen, z. B. übermäßige Blutungen, auftreten.

Geschwür (Ulkus) tief greifender Defekt der Haut oder Schleimhaut, der nur unter Narbenbildung abheilt. Der Geschwürsgrund kann bluten oder auch Eiter absondern. Als Ursachen kommen sehr unterschiedliche Schädigungen und Reize in Betracht: Durchblutungsstörungen, Chemikalien, mechanische Reize, Strahlenwirkung usw. Je länger ein Geschwür besteht, umso schlechter ist die Heilungstendenz. Besondere Bedeutung haben in diesem Zusammenhang das → Magengeschwür, das → Zwölffingerdarmgeschwür, das → Beingeschwür sowie die als → Schanker bezeichneten Geschwüre, die sich bei Geschlechtskrankheiten bilden.

geschwürige Dickdarmentzündung → Colitis ulcerosa.

Gesichtsfeldstörungen Gesichtsfeld ist das Feld, das man bei »feststehendem« Auge, also wenn das Auge fest auf einen bestimmten Punkt gerichtet ist, übersehen kann. Es ist selbstverständlich wesentlich kleiner als das »Blickfeld«, das das Auge – bei fest gehaltenem Kopf – zu überblicken vermag, wenn es so weit wie möglich nach allen Seiten blickt. Störungen im Gesichtsfeld, also beim ruhigen Geradeaussehen, kommen z. B. in Form so genannter »fliegender Mücken« vor (→ Augenflimmern). Es gibt andere Störungen, die sich in einer Einschränkung des normalen Gesichtsfeldes in waagerechter oder senkrechter Richtung bemerkbar machen. Eine solche Gesichtsfeldeinschränkung würde etwa dem Bild entsprechen, das entsteht, wenn man beim Fotografieren von einer Seite her die Hand ein Stück weit vor die Öffnung des Apparats hält, und ist zumeist ein Zeichen dafür, dass an der Netzhaut oder an den Nervenbahnen, die sie mit dem Sehzentrum im Gehirn verbinden, etwas nicht in Ordnung ist. Sie erfordert eine eingehende fachärztliche Untersuchung, auf deren Ergebnis sich dann eine entsprechende Behandlung aufbauen kann.

Eine Einschränkung des Gesichtsfeldes kommt auch bei Trägern sehr starker Brillengläser vor, und zwar speziell beim schiefen Durchblicken durch die Randteile solcher Gläser.

Gesichtsfeldmessung (Perimetrie) augenärztliche Untersuchung zur Feststellung der Größe des Gesichtsfeldes, also desjenigen Blickfeldes, das man bei unbewegtem Auge überblicken kann. Die Gesichtsfeldmessung ist vor allem zur Früherkennung des → grünen Stars von großer Bedeutung.

Gesichtslähmung → Fazialislähmung.

Gesichtsplastik Oberbegriff für rekonstruktive Eingriffe der plastischen Chirurgie zur Korrektur von Fehlbildungen, Deformitäten und Defekten im Gesicht. Hierzu gehören beispielsweise angeborene Fehlbildungen, Narben nach Verletzungen oder Verbrennungen, Defekte nach Hauttuberkulose und Syphilis, aber auch kosmetische Störungen wie Altersfalten, Hängebacken, Doppelkinn usw.; → Face lifting.

Gesichtsrötung Manche Menschen, vor allem übergewichtige, untersetzte Personen, neigen schon von ihrer Konstitution her zu einem roten Gesicht; Ähnliches gilt für Kranke mit → Hypertonie (Bluthochdruck). Ansonsten findet man eine auffallende, allgemeine oder fleckige Rötung des Gesichts bei folgenden Erkrankungen: → Herzklappenfehler (und zwar Fehler der Mitralklappe), → Cushing-Krankheit, → Polyzythämie, → Dermatomyositis, → Erythematodes, → Pellagra und → Zuckerkrankheit.

Gesichtsschmerzen Unter den Ursachen von Gesichtsschmerzen stehen an erster Stelle die → Migräne und an zweiter Stelle die → Trigeminusneuralgie. Neuralgien, d. h. Nervenschmerzen anderer Nervenäste, und durch Augen- oder Hals-Nasen-Ohren-Krankheiten bedingte Gesichtsschmerzen sind wesentlich seltener. In vielen, untypischen Fällen kann die richtige Diagnose erst durch eine Zusammenarbeit von Augen-, Hals-Nasen-Ohren- und Zahnarzt, Kieferchirurg und Internist gestellt werden. Die Therapie – sie kann konservativ oder chirurgisch sein – richtet sich nach dem zu Grunde liegenden Leiden.

Gesprächstherapie Form der → Psychotherapie, bei der das Gespräch zwischen Therapeuten und Patienten im Vordergrund steht. Voraussetzung sind tiefes gegenseitiges Vertrauen und absolute Aufrichtigkeit. In einer derart offenen Atmosphäre kann sich der Patient belastende Situationen, mit denen er allein nicht zurechtkommt, »von der Seele reden«, so dass anschließend Lösungsstrategien besprochen und erarbeitet werden können.

Gestagene weibliche Sexualhormone, die der Entstehung und Erhaltung der Schwangerschaft dienen. Sie bilden zusammen mit den → Androgenen, → Östrogenen und → Corticosteroiden die Gruppe der Steroidhormone, die alle durch ein gemeinsames chemisches Gerüst ausgezeichnet sind. Das wichtigste natürliche Gestagen ist das ***Progesteron*** (Gelbkörperhormon, Corpus-luteum-Hormon), das unter dem Einfluss des luteinisierenden und des luteotropen Hormons aus der → Hirnanhangdrüse (Hypophyse) im Eierstock und in der Plazenta, aber auch im Hoden und in der → Nebenniere gebildet wird. Östrogen und Progesteron bewirken während des Menstruationszyklus gemeinsam die charakteristischen Veränderungen im Gesamtorganismus, am Geschlechtstrakt und speziell an der Gebärmutterschleimhaut. In der ersten Zyklushälfte reift ein Eifollikel heran, der zwischen 12. und 14. Zyklustag platzt (Eisprung, Ovulation); das freigesetzte Ei wandert durch den Eileiter und stirbt unbefruchtet nach wenigen Tagen ab. Der schlaffwandige Follikel wird nach dem Eisprung zum Gelbkörper (Corpus luteum) umgewandelt, in dem das Progesteron produziert

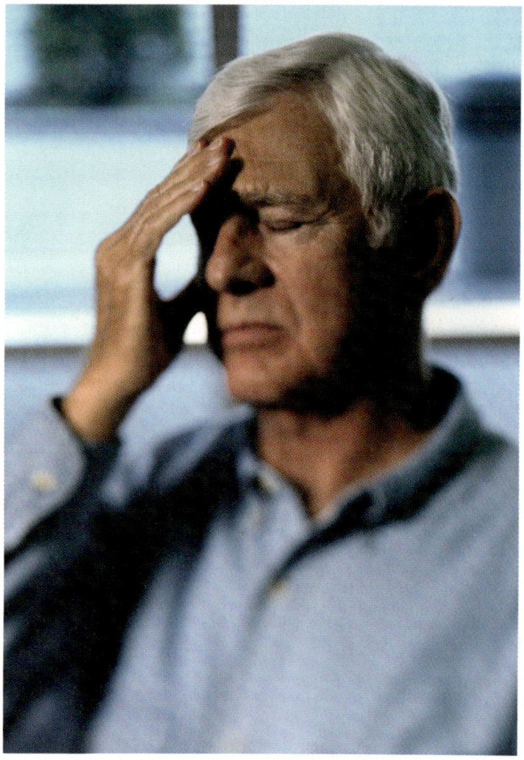

Gesichtsschmerzen Ein sehr schmerzhaftes Leiden, das sich meistens anfallsweise äußert.

wird. Bleiben Befruchtung und Eieinnistung in der Gebärmutterschleimhaut aus, beginnt sich der Gelbkörper etwa 10 Tage nach der Ovulation zurückzubilden, wodurch die Regelblutung ausgelöst wird. Bei einer Schwangerschaft wächst der Gelbkörper weiter und bildet sich erst vom 5. Schwangerschaftsmonat an stärker zurück, da seine Funktion nun von der Plazenta übernommen wird.

Das natürliche Gelbkörperhormon und seine Abkömmlinge werden zur Behandlung von Menstruationsunregelmäßigkeiten, bei drohender Fehlgeburt und gutartigen Vorsteherdrüsengeschwülsten herangezogen. Eine zweite Gruppe von Gestagenen leitet sich vom männlichen Keimdrüsenhormon Testosteron ab. Pharmakologisch macht man sich ihre Nebenwirkungen – Störung des Menstruationszyklus, Verzögerung der Menstruation, Unterdrückung des Eisprungs – zu Nutze, indem man Gestagene zusammen mit → Östrogenen als Ovulationshemmer (→ Anti-Baby-Pille) verwendet.

Gestose (Schwangerschaftstoxikose) Die Krankheitsbezeichnung setzt sich aus dem lateinischen Wort »gestare« für »tragen« und der Endung »-ose« für »Krankheit« zusammen, bedeutet also »Krankheit der Tragenden«. Darunter fasste man früher alle schwangerschaftsbedingten krankhaften Störungen, zum Beispiel auch das Schwangerschaftserbrechen (→ Schwangerschaft, Erbrechen), zusammen; heute spricht man nur noch dann von Gestose, wenn der Blutdruck im Zusammenhang mit einer Schwangerschaft stark ansteigt. Hinzu kommt eine Nierenfunktionsstörung, in deren Folge Eiweiß im Urin auftaucht. Der ebenfalls gebräuchliche Ausdruck ***EPH-Gestose***, bei dem das **E** für das englische Wort **E**dema (Schwellung), das **P** für **P**roteinurie (Eiweiß im Urin) und das **H** für **H**ypertonie (Bluthochdruck) steht, ist ungenau, da auch gesunde Schwangere häufig Schwellungen aufweisen.

Eine Gestose tritt fast bei jeder 10. Schwangerschaft auf, in der Regel jedoch erst nach der 20. Woche. Die Krankheit ist also recht häufig; in den meisten Fällen verläuft sie allerdings nur sehr leicht. Die Ursache ist weitgehend unbekannt, jedoch weiß man, dass Erstgebärende sowie Frauen, die Mehrlinge erwarten, besonders gefährdet sind. Das Gleiche gilt für Frauen, die erst in fortgeschrittenem Alter schwanger werden, und für solche, die ohnehin an hohem Blutdruck, Nierenerkrankungen oder an der → Zuckerkrankheit leiden. In schlimmen Fällen kann sich aus der Gestose über gewisse Vorstufen mit Übelkeit, Erbrechen, Kopfschmerzen und Sehstörungen eine → Eklampsie entwickeln, ein Krampfleiden, das für Mutter und Kind allerhöchste Gefahr bedeutet.

Symptome: Wie bereits erwähnt, sind für die Gestose die 3 Krankheitszeichen Blutdruckerhöhung, Eiweiß im Urin und Schwellungen besonders typisch. Allerdings sind dies Symptome durchaus nicht immer gleich stark ausgeprägt, so dass das Krankheitsbild von Fall zu Fall sehr unterschiedlich ist.

Zur Vermeidung einer Gestose sind in erster Linie die routinemäßigen Untersuchungen während der Schwangerschaft von großer Bedeutung. So haben die regelmäßige Gewichtskontrolle sowie die Untersuchung von Blutdruck und Urin allesamt den Zweck, warnende Anzeichen rechtzeitig zu entdecken, um notfalls sofort gegensteuern zu können.

Ist es dennoch bereits zur Gestose gekommen, so muss vor allem der Blutdruck mit geeigneten Medikamenten unter Kontrolle gebracht werden. Die Flüssigkeitsansammlungen müssen ausgeschwemmt, und das mit dem Urin verloren gegangene Eiweiß muss ersetzt werden. Besteht die Gefahr, dass das ungeborene Kind Schaden nehmen könnte, ist eine vorzeitige Geburtseinleitung oder ein Kaiserschnitt zu erwägen.

Gesundheit Die Definition der Weltgesundheitsorganisation (WHO) aus dem Jahr 1946 lautet: »Gesundheit ist ein Zustand des vollständigen körperlichen, geistigen und sozialen Wohlbefindens und nicht nur des Freiseins von Krankheit und Gebrechen.« Diese Definition ist mehrfach kritisiert worden, weil sie den Begriff Gesundheit ungebührlich in den politischen Bereich ausweitet und zudem einen unerreichbaren Idealzustand beschreibt, für den bestimmt nicht der Arzt die alleinige Verantwortung hat. Gesundheit und Krankheit gehen vielfach fließend ineinander über, wobei Gesundheit eher eine Art Gleichgewicht aller körperlichen und seelisch-geistigen Funktionen und Krankheit deren Ungleichgewicht darstellt. Dieses Gleichgewicht der Gesundheit ist ständig den verschiedensten Bedrohungen – inneren und äußeren Einflüssen – ausgesetzt. Gesundheit und Krankheit werden heute nicht mehr als sich gegenseitig ausschließende statische Zustände betrachtet, sondern als dynamische Prozesse mit fließenden Übergängen.

In verkürzter Form lässt sich daher sagen:

- Gesundheit ist Anpassung.
- Krankheit ist Störung der Anpassung.
- Tod ist Zusammenbruch der Anpassung.

Anpassung bedeutet in diesem Zusammenhang allerdings nicht die passive Hinnahme aller Lebensumstände, sondern Angepasstsein an die Forderungen des täglichen Lebens. Darum kann Anpassung im biologisch-medizinischen Sinn je nach Situation einmal Kampf, ein anderes Mal Flucht bedeuten. Der Begriff Gesundheit lässt sich auch nicht für alle Menschen gleichermaßen verbindlich festlegen. Es gibt keine Allerweltsgesundheit, sondern jeweils die Gesundheit einer bestimmten Person. Die Gesundheit eines athletischen Holzknechts ist anders beschaffen als die eines zartgliedrigen Musikers. Das viel zitierte »Recht auf Gesundheit« ist ein humanitärer Gedanke, der wohl gesundheitspolitisch eine Rolle spielt, aber nicht so missverstanden werden darf, als sei die Gesundheit »von der Stange« zu kaufen oder gar einklagbar. Die Gesundheit ist vielmehr ein persönlicher Wert, für den jeder Einzelne selbst verantwortlich ist. Zunächst ist die Gesundheit eine Mitgift, ein Erbe, das zu behalten oder wiederzuerlangen ein jeder aktiv bestrebt sein muss. Der Auftrag der Heilkunde lautet, dem Menschen bei der Erhaltung und Wiederherstellung der Gesundheit zu helfen. Allerdings darf die Gesundheit nicht als Selbstzweck vergötzt werden: Wir leben nicht, um gesund zu sein, sondern wir wollen gesund sein, um zu leben und zu wirken.

Eine Kurzbeschreibung des gesunden Menschen könnte lauten:

♦ Der gesunde Mensch fühlt sich wohl.

♦ Der gesunde Mensch ist körperlich, seelisch und geistig leistungsfähig.

♦ Der gesunde Mensch liefert bei der ärztlichen Untersuchung normale Befunde.

♦ Der gesunde Mensch »entspricht sich selbst«: Seine tatsächlichen Leistungen korrespondieren mit seinen persönlichen Möglichkeiten und Fähigkeiten.

Gesundheitserziehung Die Gesundheitserziehung verfolgt das grundsätzliche Ziel, die allgemeine Wertschätzung der Gesundheit zu fördern und die Bereitschaft zum aktiven Einsatz für die Gesundheit zu wecken. Im Rahmen der vorbeugenden Medizin geht es um Aufklärung und Beeinflussung von Einzelpersonen und größeren Gruppen, mit dem Ziel, diese zu einer gesunden Lebensführung und Körperertüchtigung zu veranlassen. Träger der Gesundheitserziehung sind Ärzte, Erzieher, Lehrer, Fürsorgerinnen und die Massenmedien (Zeitung, Zeitschrift, Rundfunk, Fernsehen). Darüber hinaus ist die Gesundheitserziehung auch eine Pflichtaufgabe des Gesundheitsamtes. Auf Bundesebene ist in diesem Bereich vor allem die Bundeszentrale für gesundheitliche Aufklärung tätig, die eigene Publikationen veröffentlicht. Schwerpunkte der Gesundheitserziehung sind die Aufdeckung von Lebensgewohnheiten, die ein erhöhtes Gesundheitsrisiko beinhalten oder eine Beeinträchtigung der Lebensqualität nach sich ziehen können, sowie Ernährungsberatung und Anleitung Gesunder und Kranker zur Erhaltung oder Wiedererlangung der Gesundheit. Mit einer wirkungsvollen Gesundheitserziehung sollte frühzeitig – am besten bereits im Kindergarten, spätestens in der Schule – begonnen werden.

Gesundheitswesen (öffentlicher Gesundheitsdienst) Gesamtheit aller Einrichtungen des Staates, die der Förderung und Erhaltung der Gesundheit und der Vorbeugung und Bekämpfung von Krankheiten dienen. Das Gesundheitswesen teilt sich auf in den öffentlichen Gesundheitsdienst, das Krankenhauswesen und den Bereich der ambulanten Versorgung. Dem öffentlichen Gesundheitsdienst obliegt die Erfüllung öffentlicher Aufgaben bei der Sicherung der Gesundheit der Bevölkerung; seine Organisation fällt in die Zuständigkeit der Bundesländer. Dem Bund sind Aufgaben der Gesetzgebung vorbehalten. An der Spitze der Gesundheitsverwaltung steht das ***Bundesministerium für Gesundheit*** (BMG), das für alle Fragen des Gesundheitswesens, des Lebensmittelwesens, der Veterinärmedizin, des Verbraucherschutzes und für Teile des Sozialwesens zuständig ist.

Der ***Bundesgesundheitsrat*** ist ein Sachverständigengremium, das die Bundesregierung bei der Vorbereitung von Gesetzen in allen Fragen des öffentlichen Gesundheitswesens und der öffentlichen Fürsorge berät.

Die staatlichen Funktionen auf dem Gebiet des öffentlichen Gesundheitswesens werden im Wesentlichen durch das ***Gesundheitsamt*** ausgeübt, dessen Leiter – meist ein Amtsarzt – von weiteren Ärzten und Mitarbeitern unterstützt wird. Die Aufsicht über das Gesundheitsamt haben die Medizinalaufsichtsbehörde beim Regierungspräsidenten und die Gesundheitsminister des jeweiligen Landes. Die Aufgaben des Gesundheitsamtes beinhalten den Gesundheitsschutz der Bevölkerung, Überwachungsfunktionen und das Berichtswesen. Eine weitere Gruppe von Aufgaben betrifft die Aufsicht über alle mit der Medizin zusammenhängenden Berufe (Apotheker, Hebammen, ärztliches Hilfspersonal, Heilpraktiker). Zum öffentlichen Gesundheitswesen gehören außerdem noch folgende ärztliche Dienste: vertrauensärztliche Dienste der Krankenversicherung; Gutachterdienste und sonstige ärztliche Dienste der Rentenversicherungsträger; ärztliche Dienste der Versorgungsverwaltung (Versorgungsämter); ärztliche Dienste der Arbeitsverwaltung (Arbeitsämter); gewerbeärztlicher Dienst; polizeiärztlicher Dienst.

Gewebe Zellverbände aus Zellen gleicher Gestalt und Funktion im menschlichen Körper. Man unterscheidet folgende Arten von Geweben:

♦ ***Epithelgewebe*** (Deckgewebe): Es dient der Bedeckung der äußeren (Haut) und inneren (Schleimhaut) Oberfläche des Körpers. Aber auch Drüsen- und Sinneszellen gehören zum Epithelgewebe. Es hat folgende Funktionen: Schutz, Stoffabsonderung (z. B. Schweißdrüsen, Hormondrüsen), Stoffaufnahme (Darmzotten), Reizaufnahme (Sinneszellen: z. B. Netzhaut des Auges).

♦ ***Binde- und Stützgewebe:*** Es verbindet als Zwischensubstanz alle Gewebe und Organe miteinander. Dazu gehören das Fettgewebe sowie das Knorpel- und Knochengewebe.

♦ ***Muskelgewebe:*** Es zeichnet sich durch die Fähigkeit zu einer besonders raschen Verkürzung (Kontraktion) aus und stellt damit die Voraussetzung für alle Bewegungen sowohl der Gliedmaßen als auch der inneren Hohlorgane (z. B. Magen, Gallenblase, Gebärmutter) dar.

Man unterscheidet 3 Arten von Muskelgewebe:

1. glatte Muskulatur: Muskelschicht der inneren Hohlorgane und der Blutgefäße. Sie arbeitet langsam, rhythmisch und unwillkürlich unter dem Einfluss des → vegetativen Nervensystems.

2. quer gestreifte Muskulatur: Skelettmuskulatur des Bewegungsapparates. Sie arbeitet rasch und ist willkürlich beeinflussbar.

3. Herzmuskulatur: Sie zeigt einen besonderen Aufbau im feingeweblichen Bild und ist gekennzeichnet durch eine rasche, rhythmische und unwillkürliche Tätigkeit.

♦ ***Nervengewebe:*** Seine Hauptaufgaben sind die Erregungsleitung sowie Reizaufnahme und Reizverarbeitung. Die Baueinheit des Nervengewebes ist das Neuron, bestehend aus Nervenzelle und ihren Fortsätzen; → Nervensystem.

Gewebelehre (Histologie) Lehre vom – nur unter dem Mikroskop zu erkennenden – Feinbau der Gewebe und ihrer Grundbestandteile, der Zellen.

Gewebehormone überholter Begriff für hormonähnliche Wirkstoffe, die nicht in bestimmten Hormondrüsen, sondern in verschiedenen Geweben des Organismus produziert werden und nur in deren unmittelbarer Umgebung wirken. Manche Gewebehormone wie Angiotensin und Bradykinin werden aus Vorstufen, die im Blutplasma vorhanden sind, durch bestimmte Enzyme freigesetzt; andere (Gastrin, Sekretin, Pankreozymin usw.) werden in der Schleimhaut der Verdauungsorgane gebildet und gelangen auf dem Blutweg zum Erfolgsorgan (Magen, Bauchspeicheldrüse, Gallenblase usw.). Schließlich fallen unter den Begriff »Gewebehormone« auch die so genannten biogenen Amine wie → Azetylcholin, → Histamin und → Serotonin.

Gewicht → Körpermaße und -gewichte.

Gibbus → Buckel.

Gicht (Arthritis urica, »Zipperlein«) Die Gicht ist eine erbliche Stoffwechselkrankheit, von der 2–3 Prozent der Bevölkerung betroffen sind. Sie befällt Männer zehnmal häufiger als Frauen und tritt bevorzugt zwischen dem 40. und 50. Lebensjahr auf. Als Zivilisations- und Wohlstandskrankheit hat sie in den letzten Jahren und Jahrzehnten stark zugenommen. Die Gicht wird von Laien oft mit den rheumatischen Krankheiten (→ Rheuma) in einen Topf geworfen, mit denen sie jedoch nicht das Geringste zu tun hat. Das Wesen der Krankheit besteht in einer Erhöhung des Harnsäurespiegels im Blut (Hyperurikämie) und – dadurch bedingt – in einer Ablagerung von Harnsäurekristallen in den Gelenken und bestimmten Organen und Geweben. Die Harnsäure ist ein Abbauprodukt der Purine, lebensnotwendiger Bausteine aller Körperzellen. Sie wird daher ständig beim Zerfall und Neuaufbau der Zellen frei und normalerweise über die Nieren ausgeschieden. Funktioniert diese Ausscheidung nicht oder werden mit der Nahrung – vor allem beim Verzehr zellreicher Organe wie Innereien – vermehrt Purine zugeführt, dann steigt der Harnsäurespiegel über die Normalwerte an.

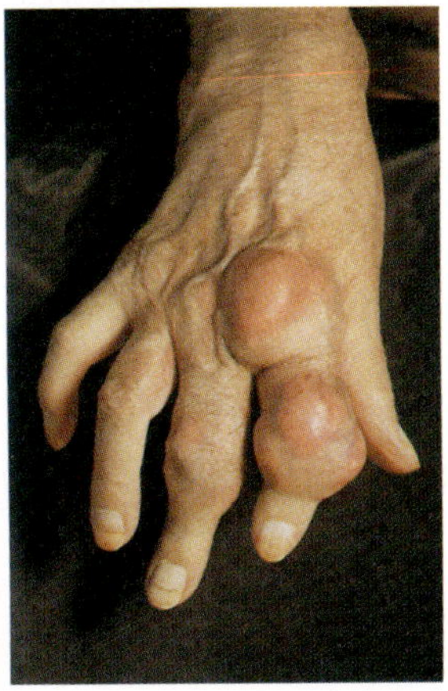

Gicht Starke Gelenkschwellungen durch Ablagerung von Harnsäurekristallen.

Man unterscheidet eine primäre und eine sekundäre Gicht.

Die ***primäre Gicht*** (familiäre Hyperurikämie) – die Veranlagung dazu ist vererbt – beruht entweder auf einer vermehrten Harnsäurebildung oder – weitaus häufiger – auf einer verminderten Harnsäureausscheidung über die Nieren.

Die wesentlich seltenere ***sekundäre Gicht*** kann folgende Ursachen haben:

1. vermehrter Anfall von Harnsäure durch erhöhten Zelluntergang bei → Leukämie, → Polyzythämie, radiologischer oder zytostatischer Behandlung bösartiger Geschwülste, → Sarkoidose, ausgedehnter → Schuppenflechte und während der Schwangerschaft;

2. verminderte Harnsäureausscheidung bei Nierenversagen;

3. Einfluss verschiedener Medikamente oder Infusionen (→ Diuretika, Infusionen von Fruchtzucker usw.);

4. Hunger, Nulldiät, fettreiche Kost;

5. Alkoholmissbrauch.

Der erste akute Gichtanfall tritt meist plötzlich – oft nachts – aus bestem Wohlbefinden heraus auf. Je länger der Anfall dauert, umso intensiver wird der Schmerz. Das betroffene Gelenk ist geschwollen und äußerst druckempfindlich, die Haut darüber gespannt, warm und dunkelrot. Meist ist nur ein Gelenk der unteren Extremität befallen; in der Hälfte der Fälle ist es das Großzehengrundgelenk (***Podagra***). Gleichzeitig können Allgemeinreaktionen – Fieber, Übelkeit und Pulsbeschleunigung – auftreten. Folgen des Anfalls sind häufig heftiger Juckreiz und Schuppung. Eine sofortige medikamentöse Behandlung durch den Arzt ist erforderlich. Anfallauslösend können reichliche Mahlzeiten, übermäßiger Alkoholgenuss (besonders Rotwein), Unfälle, Operationen, Infekte, ungewohnte körperliche Anstrengungen, seelische Belastungen und manche Medikamente (Diuretika) wirken.

Auf den ersten Anfall folgt oft ein längeres, beschwerdefreies Intervall. Die nächsten Attacken treten dann jedoch häufig in immer kürzeren Abständen auf. Dabei werden weitere Gelenke, Sehnenscheiden und Schleimbeutel befallen. Der Zustand der chronischen Gicht ist erreicht, wenn sich dauernde

Gelenkdeformierungen mit Einschränkung der Beweglichkeit ausgebildet haben und Gichtknoten (Tophi) in der Nähe der Gelenke und in der Ohrmuschel entwickeln. Durch die Gicht werden aber nicht nur die Gelenke, sondern sehr häufig auch die Nieren in Mitleidenschaft gezogen: Es kommt zur → Nierenbeckenentzündung, zu Nieren- und Harnleitersteinen sowie zur → Hypertonie (Bluthochdruck).

Das Ziel der Dauerbehandlung ist es, die Harnsäurewerte im Blut möglichst zu normalisieren und die Harnsäurebilanz zu stabilisieren. Dazu werden gewöhnlich 2 Arten von Medikamenten verschrieben:

1. Präparate, die die Harnsäureausscheidung vermehren (Urikosurika)

2. Präparate, die die Harnsäurebildung hemmen (Urikostatika).

Durch die Kombination dieser beiden Medikamentengruppen können die Dosen der Einzelmittel verkleinert und dadurch die Nebenwirkungen verringert werden. Zur Langzeit- bzw. lebenslangen Dauertherapie gehören neben den genannten Medikamenten:

- ♦ Gewichtsreduktion bei Übergewicht
- ♦ Einschränkung purinreicher Nahrungsmittel
- ♦ drastische Einschränkung des Alkoholkonsums.

Das bedeutet für die tägliche Ernährung: Die Kost soll fettarm und hinsichtlich der Kalorien knapp bemessen sein. Da der Gichtkranke sehr oft gleichzeitig an einer → Fettstoffwechselstörung und/oder → Zuckerkrankheit leidet, sind Zucker und konzentrierte Kohlenhydrate (Honig, Marmelade, Süßigkeiten, Schokolade, süße Getränke usw.) einzuschränken.

Auch der Alkoholkonsum muss drastisch verringert werden, und zwar deshalb, weil der Alkohol Gewicht und Blutfettspiegel ansteigen lässt und zur Verfettung der Leber führt.

Vor allem sollte der Kranke purinreiche Lebensmittel meiden: Innereien, Ölsardinen, Sardellen, Anchovis, Sprotten, alle Fischkonserven, Fleischextrakte, Fertigsuppen, Fertigsoßen, Gans, Miesmuscheln, Hülsenfrüchte, Sojaprodukte, frische grüne Erbsen, Spinat, Erdnüsse. Auch Fleisch, Wurst, Geflügel, Wild, Süßwasser- und Seefische sowie Krustentiere enthalten in größeren Mengen reichlich Purine; daher sollen von diesen Nahrungsmitteln nicht mehr als 100–150 g täglich genossen werden! Fleisch und Fische sollen gekocht werden, da beim Kochen ein Teil der Purine in das Kochwasser übergeht.

Um der Bildung von Harnsäuresteinen vorzubeugen, muss eine ausreichend hohe Flüssigkeitszufuhr von mindestens 2 Litern täglich sichergestellt sein.

Bei der wünschenswerten Gewichtsabnahme muss jedoch auf drastische Fastenkuren verzichtet werden, da strenges Fasten zu einer Erhöhung des Harnsäurespiegels führt. Die Kostumstellung soll durch mit dem Arzt abgestimmte körperliche Aktivitäten (Sport, Gymnastik, Gartenarbeit usw.) unterstützt werden. Gut eingestellte Gichtkranke bleiben anfallsfrei und arbeitsfähig; Komplikationen bleiben aus; ja, bereits bestehende bilden sich unter Umständen sogar zurück.

Gifte (Toxine) Substanzen, die durch ihre physikalischen oder chemischen Eigenschaften den Organismus schädigen und unter Umständen tödlich wirken. Die Giftwirkungen hängen von der Dosis (bzw. Konzentration) sowie von Art (Kontaktart bzw. Aufnahmewege), Häufigkeit und der Zeitdauer der Einwirkung ab. Von Tieren, Pflanzen und Mikroorganismen gebildete Gifte werden als Toxine bezeichnet; sie sind in der Natur weit verbreitet. Außerdem wirken zahlreiche Mineralien und Chemikalien giftig.

Man kann die Gifte einerseits nach der Herkunft – pflanzliche Gifte, tierische Gifte, Umweltgifte, gewerbliche Gifte und Genussgifte –, andererseits nach dem Angriffspunkt – Haut-, Lungen-, Blut-, Enzym-, Herz-, Nieren- und Nervengifte – unterscheiden. Verwendung von Giftstoffen und der Umgang mit ihnen sind durch zahlreiche Gesetze und Verordnungen geregelt; → Vergiftungen, S. 740.

giftige Tiere Man unterscheidet 2 Gruppen:

1. passiv giftige Tiere: Sie besitzen keinen Giftapparat; vielmehr beruht ihre Giftigkeit auf Substanzen, die sie mit dem Stoffwechsel bilden oder mit ihrer Nahrung aufnehmen. In diese Gruppe gehören in erster Linie Muscheln und Fische, bei deren Verzehr es beim Menschen zu Magen-Darm- oder Nervenvergiftungen kommt.

2. aktiv giftige Tiere: Sie haben die Fähigkeit, selbst Gift zu produzieren, das sie über Stacheln, Klauen, und Zähne auf andere Lebewesen übertragen können. In diese Gruppe gehören Schlangen, Quallen, Fische, Skorpione und Spinnen.

In der Reise- und Touristikmedizin haben vor allem Gifttiere südlicher und tropischer Regionen eine gewisse Bedeutung. Die wichtigsten Gifttiere und ihre Verbreitung sind:

♦ ***Muscheln*** (Küstengebiete der nördlichen Hemisphäre): Miesmuscheln und Austern können durch Bakterien (→ Salmonellenerkrankungen) oder Viren verseucht sein und zu entsprechenden Erkrankungen führen. Auch durch Aufnahme einzelliger Geißeltierchen, die periodisch in den Monaten Juli bis September an den Küsten der nördlichen Halbkugel auftreten, können sie giftig werden. Die Muscheln selbst bleiben dabei äußerlich unauffällig. Symptome der durch sie ausgelösten Nervenvergiftung sind: abnorme Empfindungen (Kribbeln usw.) um den Mund herum, Gefühlsstörungen und Lähmungen an Armen und Beinen, in seltenen Fällen

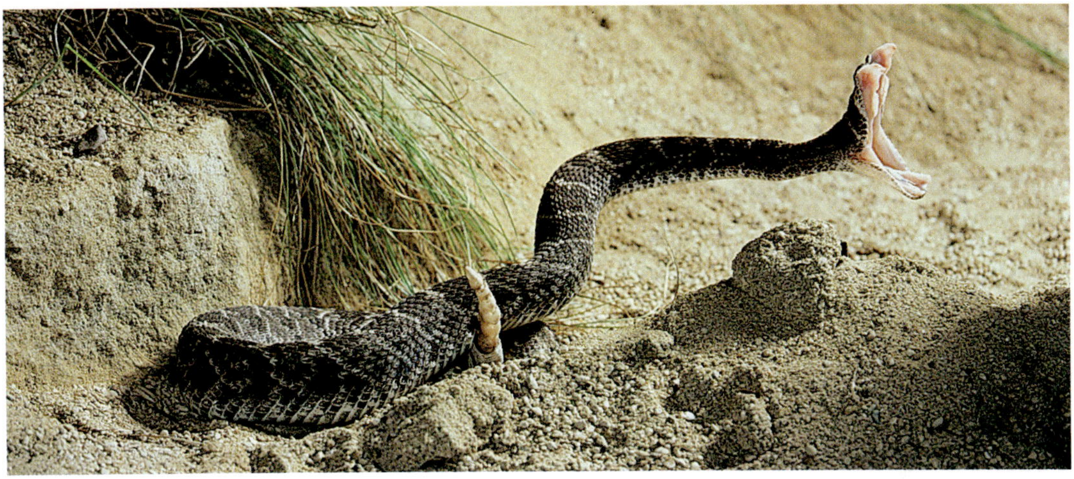

Giftige Tiere Die Klapperschlange zählt zu den gefährlichsten Schlangen in Nordamerika.

Atemlähmung. Die Erscheinungen verschwinden meist nach 1–2 Tagen. Behandlung: Erbrechen und Abführen.

♦ ***Fische*** (tropische Korallenriffe, Karibik, Pazifik): Ciguatera-Krankheit durch Raubfische, die Algengifte aufgenommen haben. 3–40 Stunden nach dem Fischgenuss treten Erbrechen, Durchfall, Bauchkrämpfe, abnorme Empfindungen, metallischer Geschmack auf der Zunge, gestörte Kalt-Warm-Empfindung, Pupillenerweiterung und Muskelschmerzen auf. Der Tod erfolgt durch Atemlähmung oder Schock; → Fischvergiftung.

♦ ***Quallen*** (alle Meere): In den meisten Fällen führt der Kontakt mit Quallen nur zu brennnesselartigen Hauterscheinungen. Schwere Vergiftungen werden durch Tiere der tropischen Gewässer sowie durch die Würfelqualle an der australischen Nordostküste verursacht: Ertrinkungsgefahr durch Kreislaufversagen, Atemstörung, Verwirrung oder Bewusstlosigkeit. Behandlung: Das Gift der an der Haut anhaftenden Quallenreste kann mit Alkohol oder Salmiakgeist neutralisiert werden. Die medikamentöse Behandlung erfolgt mit → Antihistaminika oder → Corticosteroiden (Kortison).

♦ ***Seeigel*** (alle Meere): Verletzungen durch Seeigelstacheln gehören zu den häufigsten Unfällen beim Baden. Nur bei wenigen Arten kommt es neben der mechanischen Verletzung zu einer Vergiftung, die sich durch Schmerzen und Rötung der Stichstelle bemerkbar macht. Bei allgemeiner Vergiftung treten Schwellungen im Gesicht, abnorme Empfindungen und Lähmungen auf. Behandlung: Die Stacheln müssen entfernt werden, da sie Infektionen auslösen können. Dabei kann ein Teil der Stacheln durch täglich wiederholtes Aufkleben von Heftpflaster oder mit einer Zugsalbe entfernt werden; die verbleibenden Stacheln müssen chirurgisch beseitigt werden.

♦ ***Kegelschnecken*** (Indopazifik): Einzelne Kegelschnecken besitzen einen hoch entwickelten Giftapparat, mit dem sie Muschelsammler zumeist an der Hand verletzen. Das auf diese Weise in den Körper eingedrungene Nervengift verursacht ein schmerzhaftes Taubheitsgefühl, Muskelschwäche, Speichelfluss, Sehstörungen, in schweren Fällen sogar Atemprobleme und Bewusstlosigkeit. Behandlung: Heißwasserbehandlung zur Schmerzbekämpfung.

♦ ***Skorpione*** (Nordafrika, Naher Osten, Süd- und Mittelamerika): Gefährdet sind vor allem Touristen, die morgens Schuhe und Kleidung anziehen, in die sich Skorpione verkrochen haben. Deshalb sollte man Schuhe und Kleidung vor dem Anziehen immer gut ausschütteln. Der Stich verursacht eine schmerzhafte Schwellung mit Taubheitsgefühl. Allgemeinanzeichen sind Angst- und Erstickungsgefühl, Speichelfluss, Erbrechen, Pulsjagen, Krämpfe, → Lungenödem und Blutungen. Behandlung: Bei Kindern ist wegen möglicher Todesfälle die Gabe eines Gegengiftes unbedingt notwendig. Eine Stauung der Venen verlangsamt die Giftaufnahme.

♦ ***Spinnen*** (weltweit): Für den Menschen gefährlich sind die Schwarze Witwe, Wanderspinnen und verwandte Arten. Sie verursachen unterschiedliche örtlichen Erscheinungen und Nervengiftwirkungen.

♦ ***Schlangen*** (weltweit): Dort, wo bekanntermaßen Giftschlangen vorkommen, ist darauf zu achten, wohin man greift und tritt. Ferner ist es sinnvoll, lange Hosen und feste

Schuhe zu tragen, beim Gehen fest aufzutreten und nachts eine Taschenlampe zu benutzen. Grundsätzlich sollte der Nichtfachmann keine Schlangen berühren, auch wenn er sie für tot hält. Beschwerden: örtliche Schwellung, Blutungsneigung, Sprach- und Schluckstörungen, Lähmungen, Atemstörungen, Angstzustände, Schweißausbruch, schneller Puls. Erste Hilfe: Nach einem Schlangenbiss eine venöse Stauung herzwärts des Bisses anlegen; die betroffene Extremität ruhig stellen; das nächste Krankenhaus aufsuchen. Behandlung: Injektion eines spezifischen Gegengiftes.

Giftpflanzen In den europäischen Kulturlandschaften wachsen – ohne Berücksichtigung der Giftpilze – weit über 100 Arten giftiger Pflanzen. Eine beträchtliche Zahl von ihnen, vor allem solche, die als Schmuckpflanzen in privaten Gärten und öffentlichen Parkanlagen zu finden sind, können vor allem Kindern gefährlich werden. Besonders Pflanzen mit auffälligen Fruchtformen wecken die Neugier der Kinder. Dazu kommt noch, dass die Eltern wegen mangelnder eigener botanischer Kenntnisse meist nicht in der Lage sind, Kinder über Giftpflanzen und die von ihnen ausgehenden Gefahren zu informieren. Giftige Früchte haben Stechapfel, Bilsenkraut, schwarzer Nachtschatten und nicht zuletzt die Tollkirsche. Zudem sind auch die roten Beeren von Maiglöckchen und Seidelbast sowie die Früchte von Liguster und Zwergholunder giftig. Auch einige Weihnachtspflanzen wie die Stechpalme und die Christrose enthalten Giftstoffe. Hochgiftig sind die Früchte des Efeus sowie die Samen des Pfaffenhütchens und der Eibe. Zu warnen ist auch vor dem weißen Saft aller Wolfsmilcharten und dem gelben Saft des → Schöllkrautes.

Aber auch einige normalerweise genießbare Pflanzen – z. B. Bucheckern, Sauerampfer, Ebereschenfrüchte, Bittermandeln und die Samenkerne von Pfirsich und Aprikose – können bei übermäßiger Aufnahme Übelkeit verursachen, ja unter Umständen sogar tödlich wirken.

Gering giftige Pflanzenarten, die erst bei Aufnahme größerer Mengen Beschwerden hervorrufen, sind: Akazie, Berberitze, Feuerdorn, Heckenkirsche, Liguster, Rosskastanie, gemeiner Schneeball, Schneebeere, Vogelbeere, Zwergmispel.

Pflanzen, bei denen schon kleine Mengen Symptome hervorrufen können und größere Mengen ernste Vergiftungserscheinungen auslösen, sind: Aronstab, Fingerhut, Giftbeere, Goldregen, Kartoffelbeere, Maiglöckchen, Nachtschatten, Oleander, Pfaffenhütchen und Stechpalme.

Pflanzen, bei denen schon der Genuss kleiner Mengen schwerste Vergiftungserscheinungen bis hin zum Tod auslösen kann, sind: Bilsenkraut, Eisenhut, Giftsumach, Herbstzeitlose, gefleckter Schierling, Seidelbast, Stechapfel, Tollkirsche und Wasserschierling.

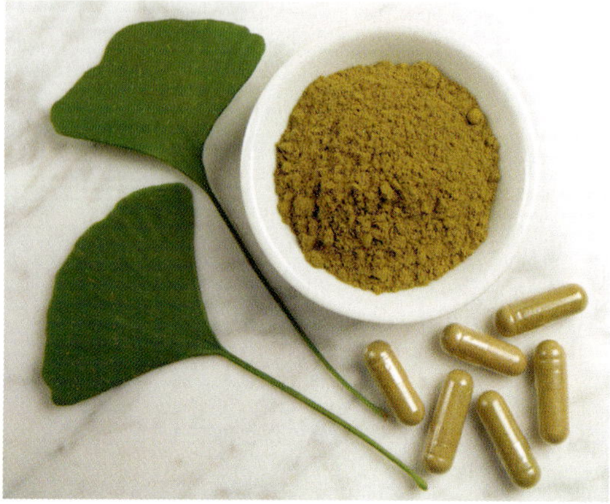

Ginkgo biloba Der aus den Blättern des Ginkgo-Baums gewonnene Extrakt wird bei Durchblutungsstörungen eingesetzt.

Giftpilze → Vergiftungen, S. 519 und 746.

Giftschlangen → giftige Tiere.

Gigantismus (Riesenwuchs, Hochwuchs) Es gibt eine Reihe von Ursachen, warum Menschen deutlich größer sind – Frauen über 1,85 m und Männern über 2 m – als der Durchschnitt gleichaltriger Personen. Dabei ist die erblich bedingte Form, bei der ein – meist auch auffallend großes – Elternpaar außergewöhnlich große Kinder hervorbringt, die normal proportioniert und auch hinsichtlich Geschlechts- und Intelligenzentwicklung keine Abweichungen zeigen, durchaus als normal anzusehen.

Den eigentlich krankhaften Gigantismusformen liegt in der Regel eine hormonelle Störung zu Grunde, wobei ein Überschuss des in der Hirnanhangdrüse gebildeten Wachstumshormons die Hauptrolle spielt. Aber auch eine → Schilddrüsenüberfunktion, d. h. eine krankhaft gesteigerte Produktion von Schilddrüsenhormonen, führt häufig zu weit überdurchschnittlicher Körperlänge. Schließlich sind in Einzelfällen auch noch Abweichungen vom normalen Chromosomenbestand, so genannte → Chromosomen-Aberrationen und hier vor allem das → Klinefelter-Syndrom, an der übermäßigen Körpergröße schuld.

Gingivitis → Zahnfleischentzündung.

Ginkgo biloba seit Anfang des 18. Jahrhunderts auch in Europa vorkommender chinesischer Baum mit charakteristischen Fächerblättern. Aus diesen Blättern gewinnt man einen Extrakt, der bei Durchblutungsstörungen hilfreich ist und

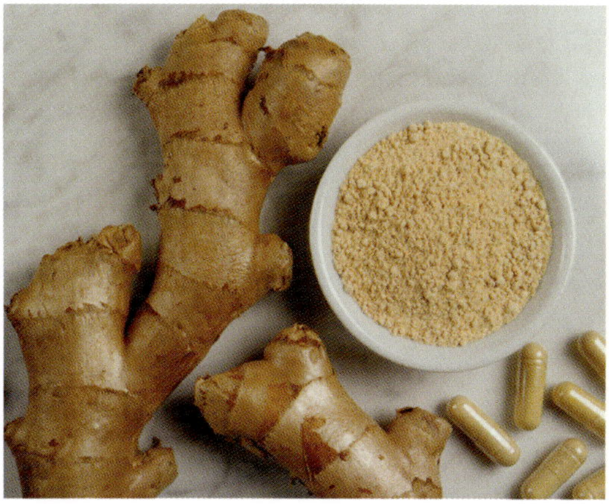

Ginseng Dem in Ostasien sehr populären Heilmittel wird eine anregende Wirkung auf das Herz-Kreislauf-System nachgesagt.

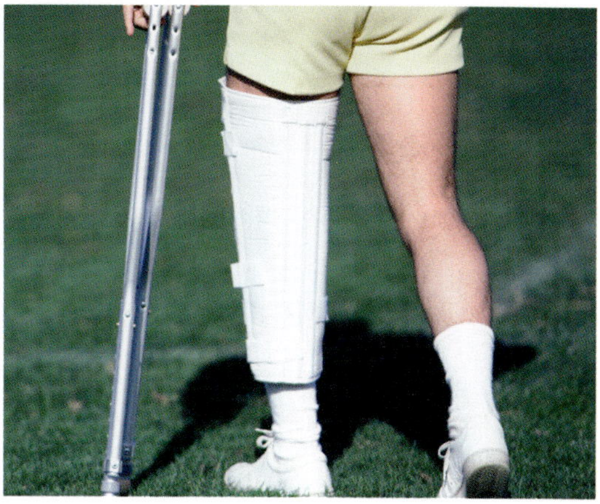

Gipsverbände gehören zwar nicht der Vergangenheit an, heute werden jedoch vermehrt moderne Manschettenverbände eingesetzt.

daher vor allem bei mangelnder Gehirndurchblutung und dadurch bedingtem nachlassendem Gedächtnis eingesetzt wird.

Ginseng Die Ginsengwurzel (Panax ginseng) – sie spielte bereits vor 2000 Jahren in der fernöstlichen Medizin eine wichtige Rolle – wird als Allheilmittel angepriesen und soll besonders das Herz-Kreislauf-System anregen und den Alterserscheinungen vorbeugen. Außerdem wird sie als Fertigarzneimittel (Dragees, Kapseln, Säfte) oder Teeaufguss bei allgemeiner Erschöpfung, niedrigem Blutdruck, Wechseljahrbeschwerden, Frigidität, Impotenz und anderen Zuständen empfohlen. Die Wirksamkeit von Ginsengpräparaten ist bisher allerdings weder eindeutig nachgewiesen noch widerlegt worden. Als Nebenwirkungen können bei langzeitiger hoher Dosis Durchfall, Schlaflosigkeit und Blutdrucksteigerung auftreten.

Gips Aus Kalziumsulfat entsteht durch Erhitzen der wasserärmere gebrannte Gips, der unter Zusatz von Wasser rasch zu einer festen Masse erstarrt. Diese Eigenschaft macht man sich bei Gipsbinden zu Nutze, mit deren Hilfe Gipsverbände zur absoluten Ruhigstellung von Gelenken und Gliedmaßen, vor allem nach einem → Knochenbruch, hergestellt werden.

Glasknochenkrankheit vererbtes Leiden, bei dem die Knochensubstanz nicht regelgerecht aufgebaut wird. Der Mediziner unterscheidet verschiedene Formen, die häufig mit anderen Entwicklungsstörungen kombiniert auftreten.

Die Knochen sind manchmal geradezu grotesk verbogen; außerdem brechen sie schon bei geringen Belastungen. Bei der Frühform der Krankheit werden befallene Kinder nicht selten schon mit einer Vielzahl von Knochenbrüchen geboren und kommen entweder tot auf die Welt oder sterben kurz nach der Geburt. Bei anderen, weniger dramatisch verlaufenden Krankheitsfällen sind die Knochen nur leicht verbogen, wobei sich die starke Brüchigkeit nach Abschluss des Wachstumsalters mehr und mehr verliert. Oft ist die Glasknochenkrankheit zudem mit Zahnmissbildungen und bisweilen sogar mit Schwerhörigkeit verbunden.

Zur Behandlung versucht man, mit bestimmten Medikamenten – unter anderem mit dem für den Knochenaufbau wichtigen Vitamin D – die Entwicklung des Knochengewebes nachträglich zu fördern. Dies gelingt allerdings meist nur unzureichend. Die auftretenden → Knochenbrüche werden mit den üblichen Methoden behandelt.

Glaskörper gallertartiger Körper im Inneren des Augapfels; → Auge.

Glaskörpererkrankungen krankhafte Veränderungen am → Glaskörper des Auges. Im Einzelnen unterscheidet man:

♦ die hintere Glaskörperabhebung: Diese beruht darauf, dass es innerhalb des normalerweise der Netzhaut anliegenden Glaskörpers mit vorgerücktem Alter zur Verflüssigung und Höhlenbildung kommt. Bricht eine solche Höhle nach hinten durch, drückt die entleerte Flüssigkeit den Glaskörper von der Netzhaut weg; wobei diese sogar einreißen kann. Das rasch eintretende Ereignis führt dazu, dass der Betroffene vor dem befallenen Auge plötzlich »fliegende Mücken«, Schlangen oder Spinnen sieht. Bei derlei Erscheinungen muss daher so schnell wie möglich ein Augenarzt aufgesucht werden.

♦ Glaskörperblutungen, -entzündungen und -trübungen: Sie werden meist ebenfalls als »fliegende Mücken« wahrgenommen und erfordern wie die Glaskörperabhebung unbedingt augenärztliche Behandlung.

Glaubersalz (Natriumsulfat) schnell wirkendes → Abführmittel. Die Glaubersalzquellen enthalten neben Natriumsulfat noch Natriumhydrogenkarbonat und dienen als Trinkheilwässer mit abführender und gallentreibender Wirkung.

Glaukom → grüner Star.

Gleichgewichtssinn (statischer Sinn) Das Gleichgewichtsorgan (Vestibularapparat), das uns die Orientierung im Raum ermöglicht, sitzt im Innenohr und besteht aus dem Schlauchsystem der 3 Bogengänge und 2 kleinen mit Endolymphe gefüllten Bläschen, von denen jedes eine Sinnesplatte enthält. Die darauf sitzenden Sinneszellen lösen bei Geschwindigkeitsänderungen Nervenimpulse aus, die durch Nervenbahnen teils dem Kleinhirn, teils dem Rückenmark zugeleitet werden. Dadurch werden die Stellung von Kopf und Augen, aber auch der für das Gleichgewicht notwendige Muskeltonus beeinflusst. → Gleichgewichtsstörungen führen zu Schwindelgefühl und Augenzittern (Nystagmus).

Gleichgewichtsstörungen Wenn jemand nicht in der Lage ist, Stellung und Bewegungen des Körpers bewusst zu kontrollieren, und stattdessen unsicher hin und her schwankt, so ist daran in der Regel eine Störung des Gleichgewichtsorgans oder eine Erkrankung des Kleinhirns schuld. Der Betroffene kann dann nicht mehr geradeaus gehen, er taumelt und muss sich festhalten, um nicht zu stürzen. Das Ganze wird häufig von → Schwindel, Übelkeit und Brechreiz begleitet.

Relativ harmlos sind derartige Gleichgewichtsstörungen, wenn sie nach schnellen Drehbewegungen sowie nach Alkoholgenuss auftreten; dann vergehen sie normalerweise auch innerhalb kurzer Zeit wieder. Wesentlich ernster sind diejenigen Störungen, die sich aufgrund einer Kopfverletzung, bei Gehirnerkrankungen oder bei Schäden des Innenohrs einstellen. Die Ursache hartnäckiger Gleichgewichtsstörungen muss in jedem Fall ärztlich abgeklärt werden.

Glia Stützgewebe des Nervensystems. Gliazellen füllen im Gehirn die Räume zwischen den Nervenzellen und Blutgefäßen aus und bilden die Markscheiden; → Gehirn.

Gliom vom Binde- und Stützgewebe des Zentralnervensystems ausgehende → Gehirngeschwulst.

Globus-Symptom Gefühl, »einen Kloß im Hals« zu haben. Die Krankheitsbezeichnung leitet sich vom lateinischen Wort »globus« für »Klumpen« ab, was darauf zurückzuführen ist, dass der Betroffene bisweilen das Gefühl hat, ihm stecke ein solcher Klumpen im Hals. Hieran ist nur in Ausnahmefällen eine organische Erkrankung wie zum Beispiel ein → Kropf oder ein Speiseröhrenleiden schuld, vielmehr beruht das Globus-Symptom meist auf seelischen Einflüssen, häufig auf → Stress. Oft löst es ein Druckgefühl im Hals und nicht selten auch einen quälenden Schluckzwang aus.

Glomerulonephritis doppelseitige Nierenentzündung ohne bakterielle Ursache. Glomeruli nennt man die winzigen, in jeder Niere millionenfach vorhandenen Blutgefäßknäuel, aus denen der Primärharn austritt, der sich beim weiteren Durchfließen der Harnkanälchen in den endgültigen Urin umwandelt. Dieser läuft dann im Nierenbecken zusammen und fließt von dort Richtung Harnblase ab.

Im Gegensatz zur → Nierenbeckenentzündung (Pyelitis bzw. Pyelonephritis) sind an der Entstehung der Glomerulonephritis keine die Nieren unmittelbar befallenden Krankheitserreger schuld, sondern immunologische Vorgänge auf bestimmte Eiweißkörper, die von Bakterien, hauptsächlich Streptokokken, im Zusammenhang mit einer eitrigen Erkrankung, beispielsweise einer → Mandelentzündung, in die Blutbahn eingeschleust werden. Diese Eiweißkörper – man nennt sie Antigene – versucht der Körper dadurch unschädlich zu machen, dass er dagegen Antikörper bildet, welche die Antigene an sich binden. Die so zu Stande kommenden → Antigen-Antikörper-Komplexe können sich nun in den Glomeruli ablagern und diese schwer schädigen. Der Mediziner spricht in diesem Fall von einer Poststreptokokken- Glomerulonephritis (»post-« bedeutet »nach«). In Zusammenhang mit anderen Krankheiten – vor allem der → Zuckerkrankheit und der → Amyloidose – tritt die Glomerulonephritis bisweilen jedoch auch ohne vorhergehende Streptokokken-Infektionen auf.

Man unterscheidet eine akute und eine chronische Form der Erkrankung. Die ***akute Glomerulonephritis*** bricht etwa 7–20 Tage nach der erwähnten bakteriellen Infektion aus und befällt in 70 Prozent der Fälle Kinder und Jugendliche. Oft heilt sie nach einiger Zeit von selbst wieder ab, kann aber in Einzelfällen auch in die chronische, also langsam und schleichend verlaufende Form übergehen. Wesentlich häufiger kommt es jedoch vor, dass die Glomerulonephritis – möglicherweise aufgrund einer erblich bedingten Autoimmunreaktion – von Beginn an chronisch verläuft und dann oft weitgehend unbemerkt bleibt. Das ist deshalb fatal, weil das Nierengewebe, sofern man die Krankheit nicht rechtzeitig konsequent behandelt, nach und nach immer stärker geschädigt wird, bis am Ende nicht mehr heilbare Funktionsstörungen entstehen.

Oft beginnt die akute Glomerulonephritis mit Müdigkeit, bisweilen auch mit Übelkeit. Der Urin wird durch abgehende Eiweißstoffe trüb und verfärbt sich infolge von Blutbeimengungen fleischwasserfarben. Zudem lässt die Harnmenge nach, da die Nieren nicht mehr in der Lage sind, die überschüssige Flüssigkeit aus dem Körper hinauszubefördern. Diese sammelt sich nun an den verschiedensten Körperstellen an und erzeugt – meist zuerst an Unterschenkeln und Augenlidern – teigige Schwellungen, so genannte Ödeme. Man spricht in diesem Zusammenhang auch von → Wassersucht. Außerdem steigt aufgrund komplizierter biochemischer Vorgänge der Blutdruck an.

Wie bereits erwähnt, wird die ***chronische Glomerulonephritis***, da sie sich ausgesprochen schleichend entwickelt, anfänglich häufig gar nicht bemerkt. Hinweise, die dementsprechend ernst genommen werden müssen, sind geringfügige Eiweißtrübungen bzw. eine blutbedingte leichte Rosafärbung des Urins. Die Anzeichen der Nierenschwäche – vor allem Wasseransammlungen in den Geweben – sowie der Anstieg des Blutdrucks machen sich nicht selten erst dann bemerkbar, wenn schon ein großer Teil der Niere so schwer geschädigt ist, dass eine vollständige Heilung nicht mehr möglich ist.

Zur Vorbeugung gegen eine Glomerulonephritis sollten alle akuten Infektionen, vor allem wenn sie durch Streptokokken bedingt sind, frühzeitig und konsequent – in der Regel mit Hilfe von → Antibiotika – bekämpft werden.

Bei der akuten Krankheitsform muss der Betroffene so lange strikte Bettruhe einhalten, bis Blut- und Eiweißausscheidung im Urin zurückgegangen sind und sich der Blutdruck wieder normalisiert hat. Ist die verursachende Streptokokken-Infektion noch nicht abgeklungen, so geht man mit Antibiotika gegen sie vor. Um die lästigen Ödeme loszuwerden, muss der Kranke die Flüssigkeitszufuhr einschränken und so weit wie möglich Wasser bindendes Kochsalz vermeiden.

Gegen die chronische Glomerulonephritis gibt es keine spezifische Behandlung. Die Kranken sollten sich vor Kälte und Nässe schützen, um Infektionen zu vermeiden, und zudem eine eiweißreiche Diät einhalten. Zur Bekämpfung des erhöhten Blutdrucks und der fortschreitenden Nierenschädigung setzt man geeignete Medikamente ein, und obendrein verwendet man Arzneimittel, die die überschießenden Reaktionen des Immunsystems dämpfen (→ Immunsuppression). Ist die Nierengewebszerstörung allerdings schon sehr weit fortgeschritten, so kommt man nicht umhin, das Blut durch → Dialyse von Schadstoffen zu befreien. In derartigen Fällen sollte unter Umständen eine → Nierentransplantation erwogen werden.

Glossitis → Zungenentzündung.

Glotzauge umgangssprachliche Bezeichnung für → Exophthalmus.

Glukagon von den Alphazellen des Inselorgans der → Bauchspeicheldrüse produziertes Hormon. Es erhöht den Blutzuckerspiegel, indem es die Umwandlung der in der Leber gespeicherten Stärke (Glykogen) in Zucker bewirkt, und ist damit ein Gegenspieler des → Insulins. Außerdem fördert Glukagon den Abbau der Fettstoffe im Fettgewebe und des Eiweißes in der Muskulatur. Ob das Glukagon eine ständige Aufgabe im Kohlenhydratstoffwechsel besitzt oder nur im Notfall ausgeschüttet wird, wenn die Versorgung des Organismus mit Glukose nicht mehr gewährleistet ist, ist noch nicht ganz geklärt. Jedenfalls wird es bei Blutzuckerabfall durch Hunger oder Überdosierung von → Insulin vermehrt gebildet und verhindert dann den Blutzuckerabfall. Umgekehrt sinkt der Glukagonblutspiegel bei erhöhtem Zuckergehalt des Blutes, so dass ein weiterer Blutzuckeranstieg ausbleibt. Aufgrund des erhöhten Eiweißabbaus führt Glukagon zu einer Abnahme der Muskelmasse und des Körpergewichts sowie zu einer Steigerung der Harnsäure-, Kreatinin- und Harnstoffbildung. Therapeutisch wird es bei Blutzuckerabfall nach zu hohen Insulindosen eingesetzt.

Glucocorticoide → Corticosteroide.

Glukose → Traubenzucker.

Glukosurie → Glykosurie.

Glykogen aus Traubenzucker bestehender Mehrfachzucker, der als Energiespeicher im menschlichen Organismus vorwiegend in Leber und Skelettmuskulatur vorkommt. Bei Überangebot von Traubenzucker wird Glykogen aufgebaut und bei Bedarf wieder zu Traubenzucker abgebaut.

Glykogenose → Glykogenspeicherkrankheit.

Glykogenspeicherkrankheit (Glykogenose) durch einen erblichen Enzymdefekt verursachte Stoffwechselstörung mit krankhafter Speicherung von Glykogen in Leber, Niere und Herz unter Vergrößerung dieser Organe. Man unterscheidet 6 verschiedene Typen, von denen der Typ I (Gierke-Krankheit oder hepatorenale Form) am häufigsten ist. Die betroffenen Kinder sind dick – auch im Gesicht (»Puppengesicht«) –, minderwüchsig und appetitlos. Immer wieder kommt es zur Unterzuckerung, die manchmal sogar mit Bewusstseinsstörungen verbunden ist. Leber und Nieren sind vergrößert, Fett- und Harnsäurewerte im Blut erhöht. Behandlung: Die Kost kranker Kinder soll zu 2 Dritteln aus Kohlenhydraten (vornehmlich Stärke) und zu einem Drittel aus Eiweiß bestehen. Fett ist möglichst zu vermeiden. Dabei soll der Abstand zwischen den Mahlzeiten nicht mehr als 3 Stunden betragen. Die

Aussichten für die betroffenen Kinder sind, vor allem, wenn sie erst einmal das 4.–6. Lebensjahr überlebt haben, mäßig bis gut.

Glykosurie (Glukosurie) Ausscheidung von Traubenzucker (Glukose) im Harn; → Zuckerkrankheit.

Glyzerin (Glycerin) farb- und geruchlose, süßlich schmeckende, mit Wasser mischbare Flüssigkeit. Es handelt sich um einen dreiwertigen Alkohol, der zusammen mit → Fettsäuren die Neutralfette bildet. Glyzerin wirkt durch Wasseranziehung reizend auf die Schleimhaut. Es wird für Einläufe oder als Zäpfchen zur schnellen Entleerung des Mastdarms und zur äußerlichen Anwendung bei spröder aufgesprungener Haut verwendet.

Gonaden → Keimdrüsen.

Gonadotropine (gonadotrope Hormone) im Vorderlappen der → Hirnanhangdrüse und in der Plazenta gebildete Hormone, die das Wachstum der männlichen und weiblichen Keimdrüsen fördern. Es handelt sich um mit Zucker verbundene Eiweißkörper, so genannte Glykoproteide, deren chemische Struktur noch nicht restlos geklärt ist. Für jedes dieser Hormone gibt es über 10 verschiedene Bezeichnungen.

Das ***follikelstimulierende Hormon*** (FSH) regt Wachstum und Reifung der Eierstockfollikel und die Bildung von Samenzellen an. Das ***luteinisierende Hormon*** (LH) bewirkt bei der Frau die Absonderung von → Östrogen, den Eisprung (Ovulation) und die Bildung des → Gelbkörpers (Corpus luteum); bei Personen männlichen Geschlechts stimuliert es die so genannten interstitiellen Zellen im Hoden und fördert dadurch die Produktion der → Androgene. Das ***luteotrope Hormon*** (LTH, Prolaktin) unterhält die Funktion des Gelbkörpers sowie die Sekretion des Gelbkörperhormons (Progesteron) und unterhält dadurch die Voraussetzungen für die Entwicklung der Milchdrüse und für die Milchsekretion. Daran sind allerdings auch noch andere Hormone beteiligt.

Choriongonadotropin (Human Chorionic Gonadotropine: HCG) wird in der Plazenta gebildet und kann aus Schwangerenharn gewonnen werden. Es steigert die Tätigkeit des Gelbkörpers.

Gonadotropine werden zur Behandlung von Menstruationsstörungen, Sterilität und → Hodenhochstand (Bauch- bzw. Leistenhoden) verwendet und spielen zudem in der Diagnostik von Schwangerschaftsstörungen eine Rolle.

Gonarthritis → Kniegelenkentzündung.

Gonokokken Erreger des → Trippers (Gonorrhö).

Gonorrhö → Tripper.

Goodpasture-Syndrom seltene → Autoaggressionskrankheit (Krankheit, bei der das Immunsystem körpereigene Bestandteile bekämpft) mit Beteiligung von Lunge und Nieren. Durch Antikörper gegen Bestandteile der Lungenbläschen und der Nierenkörperchen entwickelt sich eine chronische Entzündung der kleinsten Blutgefäße in diesen Organen. Wiederholt treten zum Teil schwere Lungenblutungen mit Atemnot auf. Von größerer Bedeutung sind jedoch die Veränderungen an den Nieren, wo sich eine rasch fortschreitende Nierenentzündung mit Eiweiß und Blut im Urin entwickelt. Die Diagnose wird durch Antikörpernachweis, eine Röntgenaufnahme des Brustkorbs und eine → Biopsie des Lungen- und/oder Nierengewebes gestellt. Die Behandlung erfolgt durch → Plasmapherese und durch die hoch dosierte Gabe von Medikamenten zur Dämpfung des Immunsystems (→ Immunsuppression).

Gramfärbung Methode zur groben Einteilung von Bakterien in zwei Gruppen nach ihrem Verhalten bei Anfärbung mit einem jodhaltigen Farbkomplex. Dabei werden die grampositiven Bakterien (z. B. Staphylokokken) dunkelblau und die gramnegativen (z. B. Kolibakterien) rot.

Grand mal großer, den ganzen Körper erfassender Anfall bei der → Epilepsie.

Granulat grobkörniges Pulvergemisch.

Granulationen (wildes Fleisch) bei der Wundheilung oder bei chronischen Entzündungen neu gebildete, weiche, körnige Fleischwucherungen, die sich später zu Narbengewebe umbilden.

Granulom aus → Granulationen entstandene geschwulstähnliche Neubildung mit einer für die Erkrankung typischen Struktur. So gibt es z. B. ***infektiöse Granulome***, die durch bestimmte Erreger – unter anderem bei → Tuberkulose, → Syphilis, → Lepra, → Aktinomykose und bestimmten Wurmkrankheiten – hervorgerufen werden. ***Fremdkörpergranulome*** sind knötchenförmige Anlagerungen von Entzündungszellen um einen in den Körper eingedrungenen Fremdkörper, die dem Schutz des umgebenden Gewebes dienen. Daneben gibt es noch Granulome der Haut – höckerige Hauterscheinungen verschiedener Form und Ursache – sowie das → Zahngranulom.

Granulozyten Hauptform der weißen Blutkörperchen (Leukozyten); →Blut.

grauer Star (Linsentrübung, Katarakt) Das Wesen der als »grauer Star« bezeichneten Krankheit besteht darin, dass die hinter der Pupille gelegene Augenlinse, die normalerweise vollkommen klar und durchsichtig ist, allmählich grauweiß und trübe wird. Man unterscheidet zwischen dem angeborenen und dem im Lauf des Lebens erworbenen Star, der auf Verletzungen, Strahlenschädigungen (Hitze, Röntgenstrah-

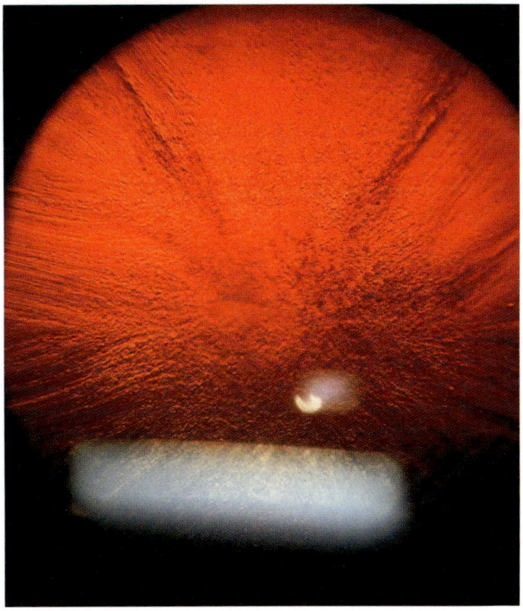

Grauer Star Massive Einschränkung der Lichtdurchlässigkeit als Folge einer getrübten Linse.

len, Radioaktivität, Starkstrom, Blitz) oder Ernährungsstörungen der Linse (bei → Zuckerkrankheit oder im Alter) zurückzuführen ist.

Zunächst lässt die Sehschärfe nach, manchmal treten auch → Gesichtsfeldstörungen und Blenderscheinungen auf, so dass der Betroffene schon bei geringer Helligkeit ständig blinzelt. Oft macht er die merkwürdige Feststellung, dass er in der Dämmerung besser sehen kann als am hellen Tage. Der Altersstar – er beginnt typischerweise zwischen dem 40. und 60. Lebensjahr – macht sich zunächst durch Trübungen bemerkbar, die speichenförmig vom Rand her in das Pupillengebiet vordringen. Diese Trübungen nehmen dann im gleichen Maß zu, wie das Sehvermögen abnimmt. Schließlich bilden sich wolkenförmige Schleier, die die ganze Linse ausfüllen, so dass die Kranken schließlich nur noch Hell und Dunkel unterscheiden können.

Angeborene Linsentrübungen, die meist auf eine Infektion der Mutter während der Schwangerschaft zurückzuführen sind, behandelt man durch eine Operation bereits im ersten Lebensjahr. Der Altersstar, der 90 Prozent aller Krankheitsfälle ausmacht, wird heute schon frühzeitig und nicht erst, wenn die Krankheitszeichen voll ausgeprägt sind, operiert. In örtlicher Betäubung wird die Linsenkapsel eröffnet und der Linsenkern entfernt; anschließend wird eine Kunststofflinse (Intraokularlinse) in den Kapselsack eingepflanzt. Die Operation dauert etwa 30 Minuten und kann ambulant durchgeführt werden. Nach ca. 6 Wochen wird eine definitive Brille verordnet.

Gravidität medizinische Fachbezeichnung für die → Schwangerschaft.

Grawitz-Geschwulst → Nierenkrebs.

Greisenbogen (Arcus senilis) Bei alten Leuten stellt sich – infolge einer Fetteinlagerung in die Hornhautzellen – manchmal eine bogenförmige Trübung der Hornhaut des Auges nahe ihrem Rand ein. Das Auge sieht dann aus, als habe sich ein weißer oder gelblicher Ring über den Rand der bunten Scheibe der Regenbogenhaut gelegt. Der Greisenbogen ist eine harmlose Alterserscheinung, die ohne Einfluss auf die Sehkraft ist und deshalb keiner Behandlung bedarf. Tritt eine solche Fetteinlagerung allerdings bereits bei einem jüngeren Menschen auf, so ist sie als Hinweis auf eine → Fettstoffwechselstörung zu bewerten.

Grind umgangssprachliche Bezeichnung für nässende und verkrustende Hautausschläge, wie sie z. B. beim → Milchschorf, bei der → Impetigo contagiosa und beim → Favus auftreten.

Grindflechte volkstümlich beschreibende Bezeichnung für die → Impetigo contagiosa.

grippaler Infekt → Erkältung.

Grippe (Influenza) Wenn man umgangssprachlich von Grippe spricht, meint man in der Regel nur eine banale → Erkältung. Bei der echten Virusgrippe – sie ist eine der letzten großen, noch unbesiegten Infektionskrankheiten der Menschheit – hat man es jedoch mit einer wesentlich ernsteren Erkrankung zu tun, die, wenn sie in → Epidemien auftritt, nicht selten sogar Todesopfer fordert. Diese hochinfektiöse Krankheit wird durch Influenza- oder Grippe-Viren hervorgerufen, von denen man 3 Typen (A, B und C) mit mehreren Untertypen unterscheidet. Die Übertragung erfolgt durch → Tröpfcheninfektion von Mensch zu Mensch, wobei besonders Kinder, Schwangere, ältere Personen und Patienten mit chronischen Erkrankungen von Herz, Kreislauf und Atmungsorganen sowie Zuckerkranke bedroht sind. Die Viren dringen in die obersten Zellschichten (Epithel) der Atemwege ein und vermehren sich sehr rasch. Die Inkubationszeit beträgt daher nur 1–4 Tage. In der Regel beginnt die Krankheit recht plötzlich mit Kopfschmerzen, Augendruck, Abgeschlagenheit, hohem Fieber bis 40 °C und Schüttelfrost. Zudem machen den Betroffenen oft heftiges Brennen im Rachen und Schmerzen hinter dem Brustbein sowie Rücken- und Gliederschmerzen, Brechreiz, Ohnmachtsneigung, Schnupfen und trockener Husten zu schaffen. Aber auch Magen-Darm-Beschwerden und Nasenbluten können auftreten. Das Fieber geht im Allgemeinen nach 4–6 Tagen zurück; danach bleiben oft noch längere Zeit eine starke Mattigkeit sowie Abgeschlagenheit und Schlafbedürfnis bestehen. Es kommt aber auch vor, dass die Grippe als Folge hinzutretender Komplikationen anders verläuft. Gefürchtet ist vor allem ein Befall des Gehirns im Sinne einer → Gehirnentzündung mit psychischer Beteiligung, Krampfanfällen, Schläfrigkeit und anderen zentralnervösen Störungen. Besonders bei älteren oder abwehrgeschwächten Personen entwickeln sich häufig zusätzliche bakterielle Infektionen (Superinfektionen), die dann das Krankheitsbild bestimmen. Hierzu gehören vor allem die → Lungenentzündung und die Herzmuskelentzündung (→ Myokarditis). Da sie häufig keine typischen Symptome zeigen und zunächst unerkannt bleiben, kann es zu dauerhaften Schäden kommen. Weitere Komplikationen sind → Mittelohrentzündung, → Hirnhautentzündung, → Nervenentzündung sowie Erkrankungen der Nieren und der Harnwege.

Eine ursächliche Behandlung der Virusgrippe gibt es bis heute nicht. Durch Einnahme von Chemotherapeutika (→ Chemotherapie) ist allenfalls eine gewisse Vorbeugung möglich; bei bereits ausgebrochener Erkrankung ist die Maßnahme jedoch wirkungslos. Die Behandlung ist rein symptomatisch: Bettruhe, reichlich heiße Getränke und Obstsäfte, Fieber senkende Mittel, Hustensaft; in ernsten Fällen Kreislaufmittel und bei Sekundärinfektionen auch → Antibiotika.

Wirksame Maßnahmen zur Vorbeugung sind die → Grippeschutzimpfung sowie das Meiden größerer Menschenansammlungen bei Epidemien.

Grippeschutzimpfung Für die Herstellung von Grippeimpfstoffen werden große Mengen an Influenza-Viren benötigt, die in angebrüteten Hühnereiern gezüchtet werden. Die modernen Impfstoffe enthalten keine überflüssigen Virusbestandteile mehr, sondern nur die Viruspartikel, die zur Bildung der schützenden Antikörper notwendig sind; auf diese Weise wird der Impfstoff besser verträglich und wirksamer. Erst nach einer eingehenden virologischen und klinischen Untersuchung durch das Paul-Ehrlich-Institut erfolgt die Freigabe des Impfstoffs zur Auslieferung an Apotheken und Ärzte. Die Impfstoffe müssen außerdem jährlich den aktuellen Influenza-Viren angepasst werden, da diese die unangenehme Fähigkeit besitzen, ihre Struktur immer wieder zu verändern und sich so der Abwehr des Körpers zu entziehen. Kleinere Abwandlungen treten von Jahr zu Jahr auf, große Veränderungen in Abständen von 10–15 Jahren. Diese sind dann regelmäßig mit großen, nach dem Ort ihres Entstehens benannten Epidemien verbunden.

Da eine Grippeimpfung natürlich nur dann wirksam sein kann, wenn der Impfstoff gegen das sich gerade ausbreitende Virus gerichtet ist, hat die WHO (Weltgesundheitsorganisation) ein weltweites Meldesystem eingerichtet, dessen Auswertung frühzeitig erkennen lässt, wann sich ein neuer Virustyp auszubreiten beginnt. Durch die Grippeimpfung sind 80–90 Prozent der Geimpften vor der Grippe geschützt; bei den übrigen verläuft die Krankheit viel leichter als bei nicht geimpften Personen. Allerdings muss die Impfung, da der Schutz nur ein Jahr anhält, jedes Jahr wiederholt werden. Zu beachten ist ferner, dass die Grippeimpfung natürlich nur vor der echten Virusgrippe, nicht aber vor den banalen → Erkältungen schützt, die durch andere, ungefährlichere Viren ausgelöst werden. Der günstigste Impftermin ist der Spätsommer oder der Herbst.

Grundumsatz beim Nüchternen in wachem Zustand, bei körperlicher Ruhe und einer als angenehm empfundenen Raumtemperatur gemessene Energieproduktion des Körpers, die zur Aufrechterhaltung der Organfunktionen notwendig ist. Der Grundumsatz ist von Alter, Geschlecht, Größe der Körperoberfläche und vor allem der Tätigkeit der → Schilddrüse abhängig. Der jeweilige Sollwert kann aus einer Tabelle entnommen werden.

grüner Star (Glaukom) Der Name des Augenleidens, das zu den häufigsten Erblindungsursachen zählt, geht darauf zurück, dass die Pupille dabei allmählich einen leicht grünlichen Schimmer annimmt. Die Krankheit entsteht, wenn der → Augendruck weit über das normale Maß hinaus ansteigt. Eine derartige Druckerhöhung kann das Auge nämlich nur für kurze Zeit aushalten; danach werden Netzhaut und Sehnerv unweigerlich in Mitleidenschaft gezogen. Die Ursache für die Druckerhöhung liegt entweder in einer Überproduktion oder in einer Abflussbehinderung des → Kammerwassers, so dass sich dies im Auge staut. Hieran sind oft andere Augenkrankheiten wie Verlagerungen der Augenlinse, eine → Regenbogenhautentzündung sowie Geschwülste oder Verletzungen schuld (***sekundäres Glaukom***). In Fällen, in denen die Erhöhung des Augendrucks nicht durch ein anderes Leiden, sondern durch anatomische Besonderheiten oder altersbedingte Veränderungen ausgelöst wird, spricht man vom ***primären Glaukom***. Betroffen sind in erster Linie Erwachsene jenseits des 40. Lebensjahrs: Von ihnen bekommt etwa jeder 50. im Alter einen grünen Star. Der Augeninnendruck steigert sich häufig so langsam, dass der auf diese Weise entstehende chronische grüne Star gar nicht oder erst dann bemerkt wird, wenn er schon weit fortgeschritten ist und erhebliche Schäden angerichtet hat. Andererseits kann der Druck aber auch ganz plötzlich in die Höhe schnellen und einen ***akuten Glaukomanfall*** mit heftigen Beschwerden auslösen. In jedem Fall schädigt der hohe Druck vor allem die weichste und empfindlichste Stelle der Netzhaut, die Eintrittsstelle des Sehnerven, und verursacht hier eine regelrechte Ausbuchtung. Dadurch können Lichteindrücke nicht mehr richtig zum Gehirn weitergeleitet werden, und die Sehkraft nimmt immer mehr ab, bis der grüne Star, wenn er nicht behandelt wird, schließlich zur Erblindung führt.

In neuerer Zeit wird auch noch eine andere Krankheitsursache diskutiert: die Unterversorgung des Sehnervs mit Nährstoffen und Sauerstoff. Es scheint nämlich so zu sein, dass bei einer Augendruckerhöhung ein Regelmechanismus dafür sorgt, dass der Sehnerv stärker durchblutet und nach wie vor ausreichend versorgt wird. Demnach sterben Nervenzellen erst dann durch Sauerstoffmangel ab, wenn dieser Mechanismus gestört ist.

Die chronisch verlaufende Krankheitsform verursacht, wie erwähnt, lange Zeit überhaupt keine Beschwerden. Der zum Glück seltene Glaukomanfall hingegen beginnt ganz plötzlich mit starken Kopfschmerzen über dem erkrankten Auge, die so heftig werden können, dass dem Betroffenen furchtbar schlecht wird und er sich übergeben muss. Das Auge ist dunkelrot verfärbt und bretthart, die Hornhaut trüb und die Pupille grau und starr. Die Sehkraft ist erheblich herabgesetzt, der Patient sieht farbige Ringe, und auch das Gesichtsfeld ist stark eingeschränkt. Der Anfall kann nach kurzer Zeit wieder abklingen; es besteht jedoch jederzeit die Gefahr, dass er erneut auftritt.

Diagnose: Der Augeninnendruck und auch die Größe des Gesichtsfeldes lassen sich mit speziellen Geräten leicht messen. Diese Untersuchungen sollten daher bei jeder augenärztlichen Untersuchung routinemäßig durchgeführt werden, um eine krankhafte Abweichung schon im Anfangsstadium erkennen zu können.

Behandlung: Beim akuten Glaukomanfall kann man, wenn nicht eine sofortige Operation durchgeführt werden muss, den Augeninnendruck mit Augentropfen und wirksamen Arzneimitteln herabsetzen. In der Folgezeit muss die weitere Entwicklung dann regelmäßig kontrolliert werden. Beim chronischen grünen Star stehen ebenfalls Medikamente zur Verfügung, mit denen das Leiden beherrscht werden kann. Gelingt dies nicht zufrieden stellend, ist ein operativer Eingriff erforderlich, der allerdings leider auch nicht immer die erhofften guten Ergebnisse bringt.

Grünholzfraktur unvollständiger Knochenbruch, bei dem die umhüllende Knochenhaut unversehrt bleibt.

Gruppentherapie spezielle Form der → Psychotherapie, bei der mehrere Patienten – in der Regel beiderlei Geschlechts – unter der zurückhaltenden, unauffälligen Leitung eines oder mehrerer Psychotherapeuten veranlasst werden, ihre Probleme zu diskutieren und Zugang zur Gemeinschaft zu finden. Voraussetzung ist, dass die Gruppenmitglieder in Bezug auf Intelligenz, Bildung, Entwicklung und Einstellung ungefähr übereinstimmen. Die Gruppentherapie kann stationär (drei- bis fünfmal wöchentlich) oder ambulant (ein- bis zweimal wöchentlich 1–1½ Stunden), in geschlossenen Gruppen (gleich bleibende Teilnehmer) oder in offenen Gruppen (wechselnde Teilnehmer) durchgeführt werden. Die Behandlungsdauer beträgt bei stationären Gruppen etwa 3 Monate, bei ambulanten Gruppen 1 bis 2 Jahre. Die Gruppentherapie wird angewandt bei Konfliktreaktionen, neurotischen und psychosomatischen Störungen, → Alkoholismus und anderen Suchterkrankungen.

Eine besondere Methode der Gruppenpsychotherapie ist das ***Psychodrama:*** Die Patienten spielen frei gewählte Rollen; in gestellten Bildern oder spontan dargestellten Szenen lernen sie, im Spiel ihre Affekte abzureagieren und sich verdrängte Zwänge oder Bestrebungen bewusst zu machen. Dem erfahrenen Psychotherapeuten gelingt es dabei unter Umständen, Symptome und deren Ursachen zu ermitteln.

Grützbeutel umgangssprachliche Bezeichnung für das → Atherom.

Gürtelrose (Herpes zoster, Zoster) dem Ausbreitungsgebiet eines Nervs folgende Hautkrankheit. Nach Vorboten wie Fieber, allgemeinem Krankheitsgefühl, Magen-Darm-Störungen und Neuralgien treten am 4. oder 5. Krankheitstag im Versorgungsbereich eines Hautnervs einzelne oder gruppenförmig angeordnete Knötchen und Bläschen auf. Betroffen ist immer nur eine Körperseite von der Mittellinie des Rückens bis zur Mittellinie der Vorderseite und immer nur eine »Etage« (Stirn, Wangen, Ohrgegend, Brust, Bauch), eben der Verlauf eines Rückenmarknervs. Typisch sind das brennende Jucken und die oft sehr starken Nervenschmerzen. Etwa am 5. Tag nach dem Aufschießen beginnen die Bläschen zu trocknen. Die Schmerzen können danach jedoch noch monate- oder jahrelang bestehen bleiben.

Bemerkenswert ist, dass die Gürtelrose von demselben Virus hervorgerufen wird, das auch für die → Windpocken verantwortlich ist. Tatsächlich kann man nur dann an einer Gürtelrose erkranken, wenn man früher – im Allgemeinen während der Kindheit – schon einmal Windpocken hatte. Einige Viren

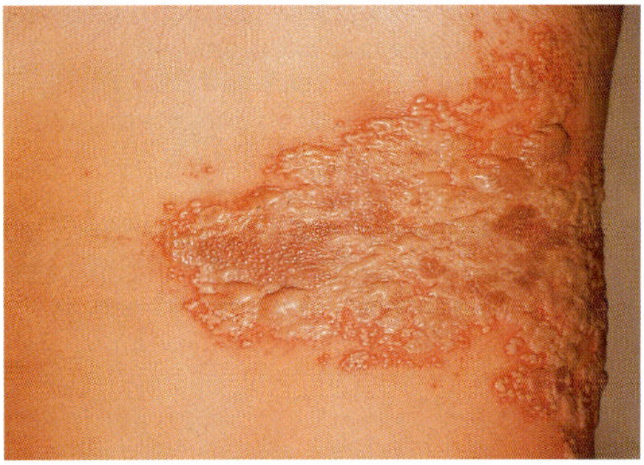

Gürtelrose im Rumpfbereich mit ausgeprägter Bläschenbildung auf gerötetem Grund.

bleiben nämlich versteckt im Körper zurück und können später – oft viele Jahrzehnte nach den Windpocken – wieder aktiv werden. Eine andere Möglichkeit der Krankheitsentstehung besteht darin, dass es in der Folge der Windpocken nicht zu einer vollständigen Immunität gekommen ist. Infiziert man sich dann im Erwachsenenalter erneut mit dem Virus, so entwickelt sich jetzt eine Gürtelrose.

Neben dem Rumpf kann die Krankheit auch Auge, Ohr und Mundhöhle befallen, zudem kann sich in ihrem Verlauf eine → Gehirnentzündung oder → Hirnhautentzündung entwickeln.

In unkomplizierten Fällen genügt eine örtliche Behandlung mit austrocknenden, schmerzbetäubenden Lösungen oder Pudern. Bei schwerem Verlauf ist eine Behandlung mit → Interferon und → Virostatika sowie → Corticosteroiden (Kortison) zu empfehlen. Zudem kommen → Analgetika und verschiedene B-Vitamine zur Anwendung. Die vor allem bei älteren Menschen auftretenden hartnäckigen Nervenschmerzen nach Abklingen der Hauterscheinungen lassen sich nur sehr schwer beeinflussen. Da der Bläscheninhalt ansteckend ist, sollten sich Erkrankte von abwehrgeschwächten Erwachsenen und Kindern, die noch keine Windpocken hatten, fern halten.

Gymnastik mit Kindern → Kinder, Gymnastik.

Gynäkologie Frauenheilkunde.

Gynäkologie bei Mädchen → Kindergynäkologie.

Gynäkomastie Vergrößerung der männlichen Brust, die in der Regel als Folge einer Unterentwicklung der männlichen Keimdrüsen (Hoden) auftritt. Schuld daran ist ein hormonelles Ungleichgewicht: Jeder Mann besitzt nämlich neben männlichen (→ Androgene) auch weibliche Geschlechtshormone (→ Östrogene), allerdings nur in sehr geringer Menge. Ist diese Menge zu hoch oder die der männlichen Hormone zu klein, so entwickeln sich eben weibliche Merkmale wie zum Beispiel eine ausgeprägte Brust.

Besonders häufig tritt die Störung während der Pubertät auf, bisweilen jedoch auch nach der Behandlung eines Prostatakrebses (→ Prostataerkrankungen), bei der man ebenfalls weibliche Geschlechtshormone einsetzt. Auch beim → Klinefelter-Syndrom, bei der → Akromegalie, bei der → Basedow-Krankheit und bei Krankheiten im Bereich Hormon produzierender Drüsen kann die männliche Brust sichtbar anschwellen. Schließlich verbirgt sich hinter der Gynäkomastie mitunter sogar eine bösartige Geschwulst der Hoden, die die dort stattfindende Erzeugung männlicher Sexualhormone zum Erliegen bringt.

Haarausfall (Alopezie) Ein Erwachsener verliert ca. 70–100 Haare am Tag. Dieser Verlust wird durch das Haarwachstum von 0,4 mm täglich und das natürliche Nachwachsen neuer Haare ausgeglichen. Zum eigentlichen Haarausfall kommt es, wenn die Neubildung von Haaren hinter dem normalen »Verschleiß« zurückbleibt oder wenn mehr Haare ausgehen als nachgebildet werden. Von einem krankhaften Haarausfall spricht man, wenn täglich 100 oder mehr Haare ausfallen. In welchem Lebensalter beim Mann die Neubildung von Haaren nachlässt – Frauen haben es in dieser Beziehung besser –, ist zumindest zu einem Teil eine Frage der von den männlichen Vorfahren ererbten Veranlagung. Zum normalen Haarwuchs bedarf die Kopfhaut einer bestimmten Geschmeidigkeit, d. h. eines bestimmten Gehalts an Hautfett. Sowohl ein Zuviel als auch ein Zuwenig an Hauttalg, also sowohl eine zu fettige – und dann zu Jucken und Abschilferung fettiger Schuppen neigende – als auch eine zu trockene, spröde Kopfhaut mindern den Haarwuchs und begünstigen somit den Haarausfall.

Zu krankhaftem Haarausfall kommt es manchmal im Zusammenhang mit bestimmten Infektionskrankheiten (z. B. → Typhus und → Syphilis), manchen hormonellen Störungen (z. B. → Basedow-Krankheit), bei gewissen Vergiftungen, durch → Strahlenschäden und bei der Behandlung mit → Zytostatika im Rahmen einer → Chemotherapie. In allen diesen Fällen – mit Ausnahme der Strahlenschäden – kann der Betroffene damit rechnen, dass seine Haare wieder zu wachsen beginnen, sobald die Ursache des Haarausfalls nicht mehr wirksam ist.

Der hormonell bedingte Haarausfall (***Alopecia androgenetica***) ist die häufigste Ursache der zunehmenden Kahlheit und im engeren Sinn eigentlich keine Krankheit, sondern eher eine anlagebedingte Abweichung vom Normalen. Er ist auf eine Überempfindlichkeit der Haarwurzeln gegen männliche Geschlechtshormone (→ Androgene) zurückzuführen und kommt, da Androgene in geringer Menge auch bei weiblichen Personen vorhanden sind, auch bei diesen vor. Bei Männern beginnen die Haare um das 20. Lebensjahr auszufallen, und zwar zunächst im Schläfen- und Stirnbereich, dann auch oben auf der Kopfhaut, bis schließlich nur noch ein Haarkranz am Hinterkopf zurückbleibt. Oft schuppt sich die Kopfhaut dabei, was auf eine übermäßige Talgabsonderung zurückzuführen ist. Bei Frauen macht sich die Störung in der Regel erst nach den Wechseljahren bemerkbar, wobei zunächst die oben auf dem Kopf wachsenden Haare lichter werden. Eine vollständige Glatze entsteht dabei allerdings nicht.

Beim »kreisrunden Haarausfall« (***Alopecia areata***) fallen im Bereich des sonst mit Haaren gut ausgestatteten Kopfes hier und da in kleineren oder größeren kreisrunden Bezirken die Haare völlig aus. Wenn Zahl und Ausdehnung dieser Einzelherde zunehmen, kann es sogar durch Zusammenfließen der einzelnen Bezirke zur völligen Haarlosigkeit des Schädels kommen. In etwa 30 Prozent der weniger schweren Fälle einer Alopecia areata, als deren Ursache man Autoimmunreaktionen vermutet, setzt das Haarwachstum an den kahlen Stellen nach einiger Zeit von selbst wieder ein. Quarzlampenbestrahlungen, Bepinseln oder Unterspritzen der Krankheitsherde mit einem Kortisonpräparat können, wenn auch nicht immer, das erneute Haarwachstum fördern.

Liegt dem Haarausfall eine Allgemeinkrankheit zu Grunde, so erlebt man bisweilen, dass nach erfolgreicher Behandlung des Ursprungsleidens wieder neue Haare zu sprießen beginnen. Gegen den anlagemäßigen, hormonell bedingten Haarausfall gibt es jedoch bis heute kein Erfolg versprechendes Mittel. Haarwässer verbessern zwar die Durchblutung der Kopfhaut und haben damit eine gewisse vorbeugende Wirkung; sie sind jedoch nicht in der Lage, an kahlen Stellen Haare nachwachsen zu lassen. Allenfalls kann man den Betroffenen durch die Verpflanzung von Haaren längerfristig helfen. Beim kreisrunden Haarausfall erzielt man seit einiger Zeit mit einer Methode beachtliche Erfolge, bei der man durch

Krankhafter Haarverlust

1. Mechanisch: durch Zug, Massage, Reiben, intensives Schwimmen, neurotisches Haarausreißen, zwanghaftes Haarabschneiden, falsche Pflege und Kosmetik.

2. Stoffwechsel: Mangel an Eisen und Eiweiß. Abmagerungskuren, Erkrankungen von Schilddrüse, Leber und Hypophyse.

3. Folge anderer Erkrankungen und Schädigungen: Pilzerkrankungen, Hauterkrankungen, Blutverlust, Stress, Hirntumoren, Strahlenbehandlung, Medikamente.

4. Giftwirkungen: pflanzliche Gifte, Infektionen (z. B. → Syphilis), Thallium, Arsen, Quecksilber, Medikamente (Hormone, Gerinnungshemmer, Zytostatika usw.).

5. Kreisrunder Haarausfall unbekannter Ursache, der sich nicht nur auf den Kopf beschränken muss, sondern den ganzen Körper betreffen kann.

6. Durch Hormonmangelzustände beim Mann und bei der Frau vorkommend.

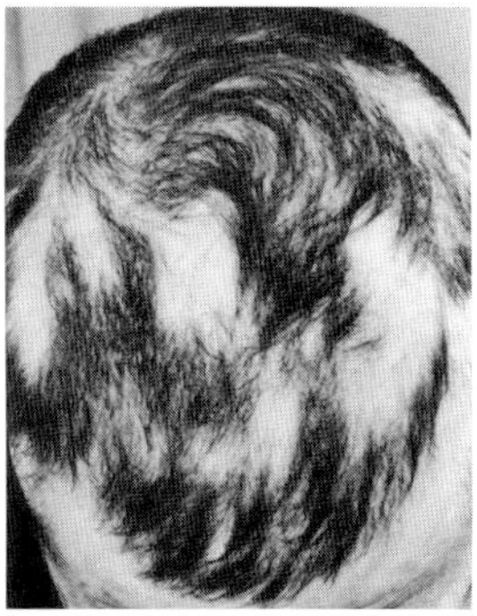

Haarausfall Alopecia areata, keine Atrophie, abgebrochene Haare (»Ausrufezeichen«) erkennbar.

Auftragen spezieller Substanzen künstlich eine Entzündung der Kopfhaut auslöst, wodurch die Haarwurzeln zu neuer Tätigkeit angeregt werden.

Haare Die ersten Haare, die der werdende Mensch bekommt, die so genannten Wollhaare (Lanugo), entwickeln sich beim Fetus gegen Ende des 3. Schwangerschaftsmonats in der Gegend der Augenbrauen. Mit der Geburt sind alle Haaranlagen vorhanden, sowohl die der feinen Lanugohärchen, die die gesamte Haut, mit Ausnahme weniger Stellen – Handflächen und Rückenseiten der Nagelglieder der Finger – bedecken, als auch die für die »richtigen« Haare auf dem Kopf, in der Achsel- und Schamgegend sowie bei Männern in der Bartgegend und oft auch an Rumpf und Extremitäten. Die unterschiedliche Ausgestaltung des »Haarkleides« bei Mann und Frau ist von der Wirkung der → Geschlechtshormone abhängig.

Die einzelnen Haare sind etwas schräg in die Haut eingepflanzt; zu jedem zieht ein winziger Haarbalgmuskel, der das Haar aufrichten kann. Das geschieht, wenn eine → Gänsehaut entsteht. Die Betrachtung eines in der Haut steckenden Haares unter dem Mikroskop lässt folgende Einzelheiten erkennen: Die ***Haarwurzel*** steckt, von einer Wurzelscheide umhüllt, wie ein mit Papier umwickelter Zweig in einer ganz schlanken Vase. Diese »Vase«, der ***Haarbalg***, hat einen weit ins Innere hinaufreichenden Boden. Dieser Bodenhügel wird durch die ***Haarpapille*** gebildet, ein kleines Wärzchen aus feinsten Blutgefäßen und Nervenfasern, das der Haarwurzel das Material zum Wachsen liefert. Damit ihr sozusagen nichts davon entgeht, ist ihr unterster Teil zur ***Haarzwiebel*** knollig verdickt, und zudem ist die Haarzwiebel von unten her eingedellt, damit sie fest auf der Haarpapille sitzen kann wie eine Kappe auf dem Kopf.

Das Haar wächst von der Haarzwiebel aus: Indem diese neues Haargewebe bildet, schiebt sie das Haar immer weiter aus der Haut heraus. Mit dem von der Haarpapille angelieferten Material erhält sie zugleich auch das Pigment (feinste Farbstoffkörnchen), das von ihr in die Rindenschicht des Haares eingelagert wird und somit dessen Farbe bestimmt. Lässt im Lauf der Jahre die Pigmentzulieferung von der Haarpapille an die Haarzwiebel langsam nach, erscheint außen ein Haarschaft, der immer weniger Farbe hat: Das Haar wird grau und schließlich, wenn die Pigmentanlieferung zur Haarzwiebel ganz aufgehört hat, weiß. Auch der Kontakt zwischen der Kappe der Haarzwiebel und dem Kopf der Haarpapille ist dann nicht mehr so eng; deshalb geraten kleine Luftbläschen zwischen die Zellen des neu entstehenden Haargewebes, die dem weißen Haar den schönen Silberglanz verleihen. Wann das Haar beginnt, grau zu werden, hängt zum Teil von ererbten Faktoren ab. Wurde der Vater früh grau, hat auch der Sohn nur geringe Chancen, sein dunkles Haar bis ins hohe Alter zu bewahren. Auch manche Infektionskrankheiten, wie → Typhus und → Wundrose (Erysipel), können die Pigmentversorgung der Haarwurzeln stören, so dass die Haare vorzeitig grau werden. Das Gleiche gilt für → Neuralgien der Kopfnerven. In diesem Fall ist dann nur jener Bereich der Haarwurzeln betroffen, der infolge der Neuralgie in seiner nervlichen Versorgung gestört ist. So entsteht gelegentlich bei einem Menschen, der sonst noch dunkles Kopfhaar hat, eine umschriebene Strähne mit grauem oder weißem Haar.

Ein Mittel, das Grauwerden der Haare zu verhüten, gibt es bisher nicht. Wer auch im Alter dunkle Haare haben möchte, ist daher nach wie vor darauf angewiesen, den Mangel der Natur durch den Farbstoff des Friseurs ausgleichen zu lassen.

Gelegentlich wird erzählt, dass ein Mensch durch ein schreckliches Erlebnis plötzlich über Nacht grau oder gar weiß geworden sei. Bei solchen Erzählungen dürfte es sich in vielen Fällen um Übertreibungen handeln, denn auch wenn die Pigmentbildung in den Haarwurzeln plötzlich aufhört, so kann das nur dazu führen, dass von nun an das Haar grau oder weiß nachwächst. Ein »Weißwerden über Nacht« ist aber tatsächlich nur ganz selten einwandfrei beobachtet worden, ohne dass die Wissenschaft bisher eindeutig erklären kann, wie dieser plötzliche Farbstoffschwund in den vorhandenen Haaren zu Stande gekommen ist.

In den ersten beiden Lebensjahrzehnten nimmt die Pigmentanlieferung zur Haarwurzel meist von Jahr zu Jahr zu: Viele Erwachsene mit dunklen Haaren waren früher hellblonde Kinder. Das Haar wächst so lange nach, wie die Haarpapille lebt. Ein gesunder 20-Jähriger hat durchschnittlich 100 000 Haare auf dem Kopf. Die Kopfhaare haben eine durchschnittliche Lebensdauer von 2–4 Jahren; die Wimpern leben nur 100 bis 150 Tage. Die Eigenschaft der Kopfhaare, glatt oder kraus zu sein, ist durch erbliche Einflüsse bestimmt, wobei sich die Anlage zu krausem Haar gegenüber der zu glattem durchsetzt.

Anzahl der Kopfhaare	100 000
Haardichte	200/cm2
Haardurchmesser	0,1 mm
monatliches Haarwachstum	1 cm
gesamte tägliche Haarproduktion	30 m
Lebensdauer des Haares	2–6 Jahre
täglich ausfallende Haare	50–80

- Männerhaar wächst schneller als Frauenhaar.
- Das Haar wächst bei warmem Wetter schneller.
- Das Haar wächst im Alter langsamer.
- Schneiden oder Rasieren beeinflussen das Haarwachstum nicht
- Männerhaar ist dichter als Frauenhaar.
- Die Haardichte nimmt im Alter ab.

Haargefäße → Kapillaren.

Haarpflege Zwar wäre unter hygienischen Gesichtspunkten ein häufiges Haarewaschen erwünscht, doch muss man beachten, dass heißes Wasser und Waschmittel das Haar stark austrocknen und der Kopfhaut Fett entziehen. Durch den fehlenden Fettfilm besitzt das Haar keinen Schutz gegenüber mechanischen und chemischen Einflüssen, mit der Folge, dass es spröde und glanzlos wird und leicht abbricht oder sich an den Enden aufspaltet. Deshalb sind 1–2 Haarwäschen pro Woche mit einem der Haarbeschaffenheit entsprechenden Waschmittel zu empfehlen. Nach dem Waschgang werden die Haare gründlich ausgespült, damit keine Reste des Shampoos zurückbleiben. Bei besonders strapazierten und trockenen Haaren kann zusätzlich eine pflegende Spülung verwendet werden, die dem Haar Glanz verleiht und es leichter kämmbar macht.

Außerdem gehört zur Haarpflege das tägliche Kämmen und Bürsten, um Staub, Schmutz, → Kopfschuppen und das Sekret der Talg- und Schweißdrüsen zu entfernen. Die Metall-, Kunststoff- oder Holzstifte der Bürsten sollten abgerundete Spitzen haben, um das Haar nicht zu verletzen. Bürsten mit Naturborsten (z. B. Wildschweinborsten) sind mit ihrer glatten Oberfläche besonders gut für feines, empfindliches Haar und für die strapazierte Kopfhaut geeignet. Fettiges Haar sollte nicht zu ausgiebig gebürstet werden, da hierdurch die Talgproduktion angeregt wird. Kämme und Bürsten werden ab und zu durch Waschen mit heißem Seifenwasser, dem ein Esslöffel Salmiakgeist auf einen Liter Wasser zugefügt ist, gereinigt.

Sehr wesentlich zur Pflege des Haarbestandes ist die regelmäßige Kopfmassage. Dabei dürfen die Haare aber nicht etwa mit massierenden Strichen der Finger von der Kopfhaut »abgerubbelt« werden. Vielmehr sollen die Fingerspitzen so kräftig auf die Kopfhaut aufgelegt werden, dass die kreisenden, massierenden Bewegungen der Hände die Kopfhaut gegen ihre knöcherne Unterlage verschieben. Man beginnt in der Schläfengegend, wo die Haut normalerweise auch bei älteren Menschen noch locker der knöchernen Unterlage aufliegt und demnach gut verschiebbar ist. Nach einer Weile werden dann die Fingerspitzen etwas höher aufgesetzt und die gleichen Massagebewegungen ausgeführt. Auf diese Weise sollte man täglich einige Minuten lang versuchen, die ganze Kopfhaut – vor allem die über dem Scheitel des Schädeldaches – gegenüber ihrer knöchernen Unterlage zu lockern.

Ein zu trockener Haarboden verdient von Zeit zu Zeit die Behandlung mit einem feinen Haaröl, etwa mit Klettenwurzelöl. Für die von Natur aus etwas zu fettige Kopfhaut ist alkoholhaltiges Haarwasser günstig, da Alkohol das Fett von Kopfhaut und Haaren löst. Jeder Kopfhaut bekommt frische Luft und milde Sonnenbestrahlung gut. Es ist also vorteilhaft, so viel wie möglich ohne Kopfbedeckung zu gehen. Nur im Hochsommer bei praller Sonne ist auch die Kopfhaut vor der zu intensiven Einwirkung der Sonnenbestrahlung zu schützen.

Haarzunge → schwarze Haarzunge.

habituell gewohnheitsmäßig, öfter auftretend.

Habitus Aussehen, äußere Erscheinung, Verhaltenseigenart.

Hackenfuß Fußfehlstellung mit steiler Ferse und übermäßiger Fußwölbung, von der es 2 Formen gibt:

1. *angeborener Hackenfuß:* ein- oder doppelseitig vorkommende Fußdeformität mit starker Streckung des Fußrückens, so dass dieser das Schienbein berühren kann. Die Fußsohle ist massiv verkürzt, das Fersenbein steht in Steilstellung. Meist genügt eine frühzeitig einsetzende konservative Behandlung (Gipsverband, Gymnastik usw.) zur Korrektur; eine Operation ist nur selten notwendig.

2. *erworbener Hacken- und Hackenhohlfuß:* Als Ursachen kommen in Betracht: teilweiser oder vollständiger Ausfall der Wadenmuskulatur (nach → spinaler Kinderlähmung, Lähmungen und Verletzungen sowie unbehandelter Achillessehnenzerreißung); Narbenzüge am Fußrücken; Versteifung im oberen Sprunggelenk nach Infektionen. Diese Form des Hackenfußes zeichnet sich durch eine auffällige Steilstellung des Fersenbeins aus; die Beugung des Fußrückens ist

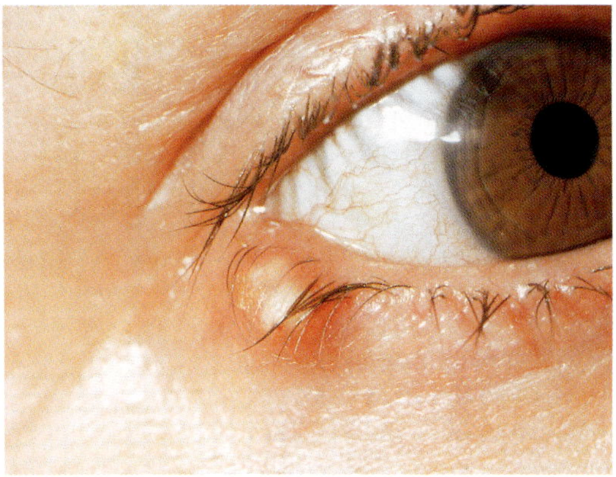

Hagelkorn Knotenförmig entzündete Talgdrüse an der Innenseite des Augenlides.

eingeschränkt, ein Zehenstand unmöglich; der Gang ist stampfend. Durch Verkürzung der Fußsohlenmuskulatur entsteht schließlich der Hackenhohlfuß. Im Kleinkindesalter kann eine konservative Behandlung versucht werden. Bei Erwachsenen kommt nur eine operative Behandlung in Betracht.

Hagelkorn (Chalazion) Im Gegensatz zum am unmittelbaren Lidrand gelegenen → Gerstenkorn bildet sich ein Hagelkorn in einiger Entfernung vom Lidrand. Es entsteht durch eine Entzündung einer der Talgdrüsen, die in diesem Bereich der Augenlider liegen. Die entzündete Drüse schwillt an und bildet einen hagelkornähnlichen, ziemlich derben Knoten, der sich vornehmlich an der Innenseite des Augenlides vorwölbt und dadurch unangenehme Druckbeschwerden auf den Augapfel auslöst.

Die einzig richtige Behandlung besteht in der Ausschälung durch den Augenarzt. Keinesfalls sollte man versuchen, ein Hagelkorn durch Ätzen mit einem Höllensteinstift zu beseitigen!

Hakenwurmkrankheit Hakenwürmer sind etwa ½–5 cm lange, rötlich-weiße, Blut saugende Schmarotzer, die vor allem in feuchten Tropengebieten im menschlichen Dünndarm leben. Dorthin gelangen sie, indem ihre im Erdboden lebenden Larven bei barfuß gehenden Personen zunächst durch kleine Hautwunden eindringen. Mit dem Blutstrom werden sie dann in die Lunge transportiert, wandern über die Luftröhre in den Rachen, werden anschließend wieder verschluckt und siedeln sich schließlich im Darm an. Gefürchtet sind sie nicht nur bei Bewohnern warmer Länder, sondern auch bei Arbeitern in eigentlich kälteren Zonen, die in feuchtwarmer Umgebung Tunnel bauen oder in Bergwerken tätig sind. In schlimmen Fällen können sich bis zu 2000 Würmer in der Darmschleimhaut verbeißen und dort Blut saugen.

Ein besonders auffälliges Symptom ist der starke Juckreiz. Außerdem machen den Betroffenen vielfach Atembeschwerden zu schaffen, die auf entzündliche Veränderungen zurückzuführen sind, welche von den Wurmlarven auf ihrem Weg durch die Lunge verursacht werden. Besonders schlimm aber sind der massive Blut- und der damit einhergehende Eiweißverlust sowie die Darmwandverletzungen, die eine erhebliche Störung der Nahrungsaufnahme bedingen. Infolge quälender Bauchschmerzen, Blähungen und Durchfälle mit blutigen Beimengungen nehmen die Befallenen immer mehr an Gewicht ab. Die krankhaften Veränderungen können schließlich solche Ausmaße annehmen, dass die Kranken unter einem massiven Verfall der körperlichen und geistigen Kräfte leiden, der über langes Siechtum zum Tod führt.

Vorbeugend sollte man in gefährdeten Gebieten unbedingt vermeiden, barfuß zu gehen. Sind jedoch die Würmer einmal in den Körper eingedrungen, so lassen sie sich mit speziellen Medikamenten wirksam bekämpfen.

Halbseitenlähmung (Hemiplegie) vollständige → Lähmung einer Körperseite, beispielsweise infolge eines → Schlaganfalls. Ist die Lähmung unvollständig, spricht man von Hemiparese.

Halitosis → Mundgeruch.

Hallux valgus → Ballenzehe.

Halluzinationen (Sinnestäuschungen) Bei den Sinnestäuschungen unterscheidet man grundsätzlich 2 verschiedene Arten: die »Illusion« und die »Halluzination«. Der Unterschied wird durch ein Beispiel verständlich: Wer – etwa durch die Lektüre eines aufregenden Kriminalromans – in eine besondere seelische Spannung geraten ist, neigt bekanntlich dazu, Geräusche im Haus, z. B. das Gluckern im Wasserleitungsrohr, fälschlich umzudeuten. Er glaubt plötzlich, an der Haustür oder in der Küche Einbrecher zu hören. Eine derartige Fehlwahrnehmung bezeichnet man als ***Illusion***: Ein tatsächlich vorhandenes Geräusch – das in der Wasserleitung – wird von dem betreffenden Menschen aufgrund einer besonderen seelischen Verfassung falsch gedeutet. Eine Illusion ist also – in der Sprache des Arztes – eine zwar falsche, aber immerhin noch verständliche Umdeutung eines tatsächlich vorhandenen Geschehens.

Im Gegensatz dazu spricht der Arzt von einer ***Halluzination***, wenn der Betreffende etwas hört oder etwas sieht, ohne dass in der Außenwelt irgendetwas Entsprechendes geschieht. Hier wird ein Geschehen also nicht »krankhaft« umgedeutet, sondern sozusagen aus der Seele des Betroffenen geboren, ohne dass dazu ein Anlass besteht. Kurz gesagt: Halluzinationen sind Empfindungen ohne äußeren Gegenstand. Sie können unterschiedliche Deutlichkeit und Intensität haben. Nach den Sinnesqualitäten lassen sich folgende Formen unterscheiden:

♦ ***akustische Halluzinationen*** mit Hören von Stimmen, die sich teilweise direkt an den Betroffenen richten.

♦ ***optische Halluzinationen***, bei denen tatsächlich nicht vorhandene Personen, Tiere, Gegenstände oder komplexe Szenen wahrgenommen werden.

♦ ***olfaktorische Halluzinationen:*** Geruchshalluzinationen, bei denen der Betroffene fest überzeugt ist, etwas zu riechen, eine entsprechende Geruchsquelle aber nicht vorhanden ist.

♦ ***gustative Halluzinationen:*** Geschmackshalluzinationen, die derart intensiv sein können, dass der Betroffene verzückt die Augen schließt oder angeekelt einen starken Brechreiz verspürt.

♦ ***haptische Halluzinationen:*** vermeintliche Hautempfindungen wie Berührung, Stiche, Elektrisieren.

Halluzinationen treten auf bei schweren psychischen Störungen, bei einigen organischen Hirnerkrankungen, aber auch während eines Alkoholentzugdelirs, unter Hypnose oder nach Einnahme bestimmter Drogen.

Hals-Nasen-Ohren-Heilkunde (HNO) Teilgebiet der Medizin, das die Erkennung, die konservative und operative Behandlung, Vorbeugung und Wiederherstellung der Erkrankungen und Verletzungen von Rachenraum, Kehlkopf, Nase, Nasennebenhöhlen und Ohr umfasst. Teilgebiete sind: Foniatrie (Wissenschaft von Stimme und Sprache und ihren Störungen) und Pädaudiologie (Ursachenforschung der kindlichen Schwerhörigkeit).

Halsschmerzen Schluckbeschwerden mit Kratzen, Brennen oder Stechen im Hals sind Anzeichen einer → Rachenentzündung, die fast regelmäßig bei banalen → Erkältungen und auch bei der echten → Grippe auftritt. Dabei sind Rachen und Gaumenmandeln gerötet und geschwollen, weisen aber keine Beläge auf. Zur Behandlung reichen in leichteren Fällen Spülungen mit Kamillen- oder Salbeitee, Halswickel oder Umschläge mit Quark oder Heilerde aus. Zusätzlich kann der Betroffene desinfizierende und lindernde Halstabletten lutschen. Sofern keine Komplikationen (Mittelohrentzündung, Mandelabszess usw.) auftreten, klingt die Erkrankung innerhalb einer Woche ab.

Beginnt die Erkrankung plötzlich mit hohem Fieber, Schüttelfrost, starken Schluckbeschwerden, Kopfschmerzen und Übelkeit, so findet man auf den geschwollenen Mandeln meist gelbe Stippchen oder Beläge. Es handelt sich dann um eine eitrige → Mandelentzündung, die unbedingt einer ärztlichen Behandlung bedarf. Außerdem muss man bei einer Mandelentzündung mit Belägen auch an eine → Diphtherie denken.

Halswirbelsyndrom → Zervikalsyndrom.

Haltungsfehler Die Wirbelkörper sind so zur Wirbelsäule zusammengefügt, dass diese, von hinten gesehen, ein gerades Rohr bildet, von der Seite betrachtet dagegen in einer sanften Schlangenlinie geschwungen ist: Im Brustbereich (Brustwirbelsäule) ist sie ein wenig nach hinten ausgewölbt, im Bauchbereich (Lendenwirbelsäule) ein wenig nach vorn. Eine stärkere Durchbiegung der Lendenwirbelsäule nach vorn (→ Lordose) erzeugt das Bild des Hohlkreuzes; eine ausgeprägte Wölbung der Brustwirbelsäule nach hinten (→ Kyphose) das Bild des Rundrückens; eine stärkere Wölbung der Brustwirbelsäule nach hinten und zugleich nach einer Seite (→ Skoliose) das Bild der Rückgratverkrümmung.

An einer schlechten Körperhaltung ist in erster Linie die ungenügende Kraft des Stützgewebes (Muskeln, Bänder) schuld; sie tritt vornehmlich in den Entwicklungsjahren und dann gehäuft in höherem Alter auf.

Behandlung: Turnen, Gymnastik, Massage, außerdem genügendes Ausruhen, am besten in Bauchlage.

häm-, hämato- Bestandteil medizinischer Fachausdrücke mit der Bedeutung »Blut«.

Hämangiom → Blutgefäßgeschwulst.

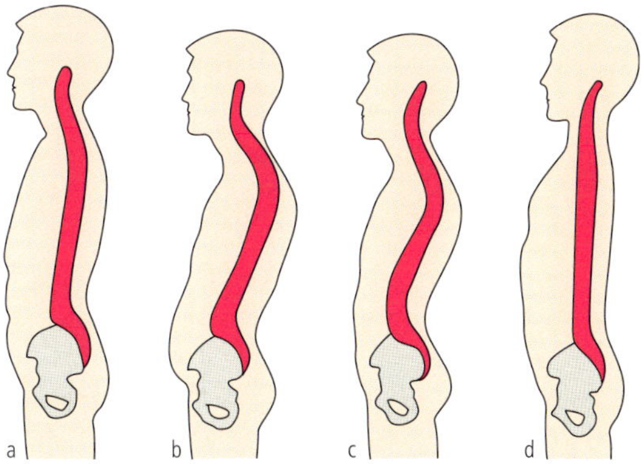

Haltungsfehler Durch die Haltung wird ein Gleichgewichtszustand zwischen der Schwerkraft und den aktiven und passiven Haltevorrichtungen des Menschen erreicht. Die menschliche Haltung ist ein überaus kompliziertes Zusammenspiel körperlicher und auch seelischer Faktoren. Haltungsformen: **a** normale Haltung; **b** Rundrücken; **c** hohlrunder Rücken; **d** flacher Rücken.

Hämatemesis → Bluterbrechen.

hämatogen aus dem Blut stammend; auf dem Blutweg entstanden.

Hämatokrit Der Hämatokritwert gibt an, welches Volumen die roten Blutkörperchen in 100 ml Blut einnehmen; er wird ausgedrückt in Volumenprozent. Normwerte: Männer 47–54 Vol.-Prozent, Frauen 42–47 Vol.-Prozent. Der Hämatokritwert ist abhängig von Zahl und Größe der Erythrozyten sowie vom Plasmavolumen des Gesamtblutes. Er gibt Aufschluss über Wasserverschiebungen zwischen Plasma und Erythrozyten sowie zwischen Blut und Gewebe und bildet ein wichtiges Kriterium für die Infusionstherapie beim → Schock.

Hämatologie Lehre vom Blut und seinen Erkrankungen; Teilgebiet der inneren Medizin.

Hämatom → Bluterguss.

Hämatopoese → Blutbildung.

Hämaturie → Bluthamen.

Hammerzehe Die hammerähnliche Stellung der 2. bis 5. Zehe entsteht durch starke Beugung des End- oder auch des Mittelgelenkes, während das Grundgelenk gestreckt ist. Über den Zehengelenken und auf der Kuppe der Hammerzehe bilden sich Schwielen. Von einer ***Krallenzehe*** spricht man, wenn bei gebeugtem Mittel- und Endgelenk das Grundgelenk überstreckt ist und die Zehenkuppe beim Stehen und Gehen nicht den Boden erreicht. Als Ursachen kommen in Frage: verschiedene Fußdeformitäten (→ Knickfuß, → Spreizfuß, → Hackenfuß); Lähmungen; chronische Gelenkentzündung; Narbenzug und vor allem dauerndes Tragen zu enger Strümpfe und Schuhe, besonders mit hohen Absätzen. Eine konservative Therapie kommt nur bei korrigierbaren Fehlstellungen in Betracht; bei Vorliegen einer → Gelenkversteifung muss operiert werden.

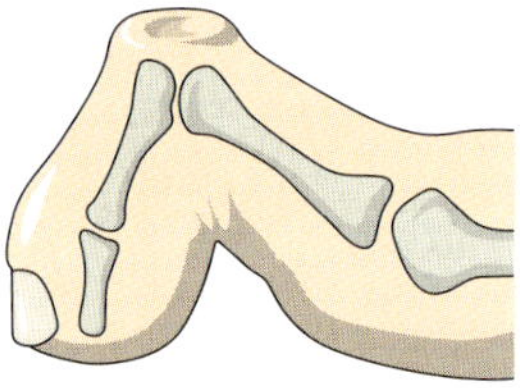

Hammerzehe Hier eine starke Beugung des End- und Mittelgelenks mit Schwiele auf der Kuppe.

Hämochromatose (Eisenspeicherkrankheit, Siderophilie) angeborener Stoffwechseldefekt, als dessen Folge sich in Leber und Bauchspeicheldrüse, aber auch in Herzmuskel, Nebennierenrinde, Hoden und Haut vermehrt Eisen ablagert. Die Krankheit befällt vorwiegend Männer zwischen dem 50. und 60. Lebensjahr und erzeugt folgende Symptome: graubraune Verfärbung der Haut (***Bronzediabetes***), Lebervergrößerung und schließlich → Leberzirrhose, Hodenschwund, Haarausfall sowie Verlust der geschlechtlichen Begierde. Da in der Bauchspeicheldrüse neben etlichen Verdauungsenzymen auch das Hormon → Insulin produziert wird, führt deren Schädigung langfristig zur → Zuckerkrankheit.

Die Behandlung besteht, darin, die Eisenaufnahme so weit wie möglich zu reduzieren. Zudem wird durch → Aderlässe ein Großteil des im Blutfarbstoff Hämoglobin enthaltenen Eisens aus dem Körper entfernt.

Hämoglobin roter Blutfarbstoff; → Blut.

Hämoglobinopathie Sammelbegriff für vererbte Krankheiten, bei denen der Organismus qualitativ minderwertigen roten Blutfarbstoff (Hämoglobin) herstellt. Dadurch wird die Lebenszeit der roten Blutkörperchen (Erythrozyten) verkürzt, und es kommt zu deren fortwährendem Abbau (→ Hämolyse). Als Folge leiden die Betroffenen an einer → Anämie (Blutarmut). Etwa 300 verschiedene Formen der Hämoglobinopathie sind bekannt: Die häufigsten sind die → ***Sichelzellenanämie*** und die → ***Thalassämie***. Die Symptome der Hämoglobinopathie sind mit denen einer Anämie identisch: Schon bei leichten Belastungen können Müdigkeit, Schwäche, Herzrasen und Luftnot auftreten. Die Diagnose erfolgt durch eine Untersuchung des Blutbildes im Mikroskop und durch die Ermittlung der Struktur des Blutfarbstoffs mit Hilfe elektrophoretischer (→ Elektrophorese) bzw. chromatografischer Verfahren.

Nachdem es gelungen ist, Hämoglobin synthetisch herzustellen, hofft man, durch genetische Manipulation (→ Gentechnologie) auch bei Hämoglobinopathie eine normale Hämoglobinproduktion erreichen zu können.

Hämogramm → Blutbild.

Hämolyse natürlicher oder krankhafter Abbau roter Blutkörperchen (Erythrozyten) durch Zerstörung der Zellmembran. Die Hämolyse findet vor allem in Milz, Leber und dem Blutgefäßsystem statt.

Eine natürliche Hämolyse findet beim Abbau gealterter roter Blutkörperchen statt. Krankhaft gesteigert ist der Blutkörperchenabbau bei Vergiftungen, Blutgruppenunverträglichkeit und bei der hämolytischen → Anämie.

Auffälligster Hinweis auf eine krankhafte Hämolyse ist brauner Urin als Zeichen einer Ausscheidung von rotem Blutfarbstoff und dessen Abbauprodukten über die Niere. Im Blut finden sich eine erniedrigte Blutfarbstoffkonzentration und eine erhöhte Zahl junger roter Blutkörperchen. Betroffene mit länger andauernder Hämolyse leiden häufig an Gallensteinen. Fällt im Rahmen einer akuten Hämolyse in kurzer Zeit eine große Menge an freiem Blutfarbstoff an, kann Nierenversagen die Folge sein. Die ***hämolytische Krise***, d. h. ein plötz-

licher, massiver Blutkörperchenzerfall, stellt einen Notfall dar, da der Mangel an Erythrozyten unter Umständen die ausreichende Sauerstoffversorgung der Gewebe gefährdet.
Behandlung: Bei angeborenen Formen, aber auch bei wiederholt auftretenden, antikörpervermittelten Hämolysen wird häufig die Milz entfernt. Dadurch kann der Verlauf erheblich abgemildert werden. Bei wiederkehrender, auf einer Reaktion des → Immunsystems beruhender Hämolyse kann eine medikamentöse Unterdrückung des Immunsystems (→ Immunsuppression) von Nutzen sein.

hämolytische Anämie Form der → Anämie durch gesteigerten Abbau von roten Blutkörperchen (Erythrozyten).

Hämophilie → Bluterkrankheit.

Hämoptoe → Bluthusten.

Hämorrhagie → Blutung.

hämorrhagische Diathesen → Blutungsübel.

hämorrhagisches Fieber Sammelbegriff für Viruserkrankungen mit Blutungen und Fieber. Unter Hämorrhagie versteht der Mediziner eine Blutung; hämorrhagisches Fieber bedeutet daher so viel wie »von Blutungen begleitetes Fieber«. Es handelt sich dabei um den Oberbegriff für eine Reihe gefährlicher → Infektionskrankheiten, die von Viren ausgelöst werden und mit hohem Fieber und Blutungen einhergehen. Sie kommen bevorzugt in warmen Gegenden vor, wo die Viren entweder direkt von Mensch zu Mensch oder von Insekten wie Mücken und Zecken auf den Menschen übertragen werden. Typische Krankheiten aus dieser Gruppe sind das → Gelbfieber und das → Lassa-Fieber.

Hämorriden (alte Schreibweise: Hämorrhoiden) Erweiterungen von Blutgefäßen im Bereich des unteren Mastdarms. Je nachdem, ob die im Allgemeinen weichen, knoten- oder wulstartigen Verwölbungen im Darminneren oder außerhalb des Afters liegen, spricht man von ***inneren*** und ***äußeren Hämorriden***. Die äußeren Hämorriden ähneln in ihrem Aussehen den → Krampfadern der Unterschenkel. Ein gemeinsames Merkmal aller Hämorriden ist, dass sie sich bei Druckerhöhung im Bauchraum – beispielsweise durch Husten, Stuhlgang oder Presswehen – vergrößern oder unter Umständen überhaupt erst deutlich hervortreten. Ursache der Hämorriden sind zeitweilige oder anhaltende Stauungen in den Blutgefäßen dieses Bereichs, zurückzuführen auf eine erbliche Veranlagung und begünstigt durch sitzende Lebensweise, verstopfungsbedingtes, übermäßiges Pressen beim Stuhlgang und → Schwangerschaft. Außerdem entstehen Hämorriden bisweilen im Zusammenhang mit Entzündungen und Tumoren im Beckenbereich.
Dem Betroffenen fallen vor allem hellrote Blutungen am Ende des Stuhlgangs auf, die tropfend oder spritzend sein können. Auch Juckreiz, Brennen oder Nässen sind häufige Beschwerden; manchmal treten dumpfe Schmerzen auf.
Symptome und Ausprägung variieren je nach Stadium:

- Im ***Stadium I*** sind die Hämorriden nur leicht vorgewölbt und nicht sicht- oder tastbar.
- Im ***Stadium II*** sind Knoten tastbar, die beim Pressen nach außen hervortreten, sich bei Entlastung aber wieder zurückziehen.
- Im ***Stadium III*** bleiben die Hämorriden außerhalb der Analöffnung, können jedoch noch mit dem Finger zurückgeschoben werden.
- Im ***Stadium IV*** ist dies nicht mehr möglich.

Durch die Spannung im Schließmuskel können die Hämorridalknoten eingeklemmt und von der Blutversorgung abgeschnitten werden, was Geschwüre und Entzündungen zur Folge hat. Auch Blutgerinnsel können entstehen, die unter heftigen, plötzlich einsetzenden Schmerzen die Gefäße verstopfen.
Behandlung: Das Gebiet um den After muss peinlich sauber gehalten werden, um zusätzliche Reizungen der empfindlichen Haut zu vermeiden. Zudem ist es in vielen Fällen sinnvoll, das Körpergewicht zu reduzieren. Mit Medikamenten, die der Betroffene einnehmen muss, sowie mit in den Enddarm eingeführten Zäpfchen wird dafür gesorgt, dass der Stuhlgang regelmäßig erfolgt und vor allem so weich ist, dass er schmerzhaftes Pressen überflüssig macht. Kleinere Hämorriden kann man dadurch zum Verschwinden bringen, dass man eine Substanz einspritzt, die eine örtliche Entzündung mit nachfolgender Gewebeschrumpfung bewirkt. Man nennt dieses Verfahren ***Verödung***. Eine andere Behandlungsmethode ist die Gummibandligatur. Dabei legt man mit einer speziellen Vorrichtung um die Hämorridenknoten straffe Gummibänder, die die Blutversorgung abschnüren und die Knoten so zum Verschwinden bringen. Größere, hartnäckige Hämorriden müssen jedoch – vor allem, wenn sie Anlass ständiger Komplikationen sind – operativ entfernt werden. Dabei werden die Hämorriden, nachdem die versorgenden Blutgefäße unterbunden wurden, abschnittsweise vom Schließmuskel gelöst und abgetragen. Als Komplikation kann es nach der Operation zu Blutungen und sehr selten zu einer eingeschränkten Kontrolle über die Stuhlentleerung (Stuhlinkontinenz) oder einer Enge im Afterbereich kommen.

Hämostyptika blutstillende Mittel; blutgerinnungsfördernde Mittel; → Blutgerinnung.

Hand an den Unterarm anschließender Abschnitt des → Arms. Man unterscheidet 3 Bereiche: Handwurzel, Mittel-

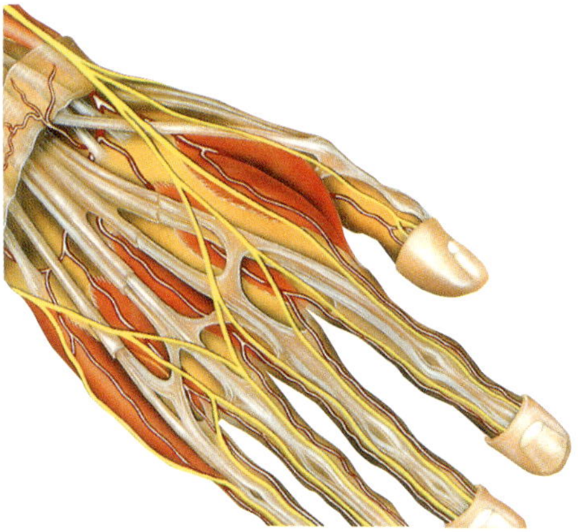

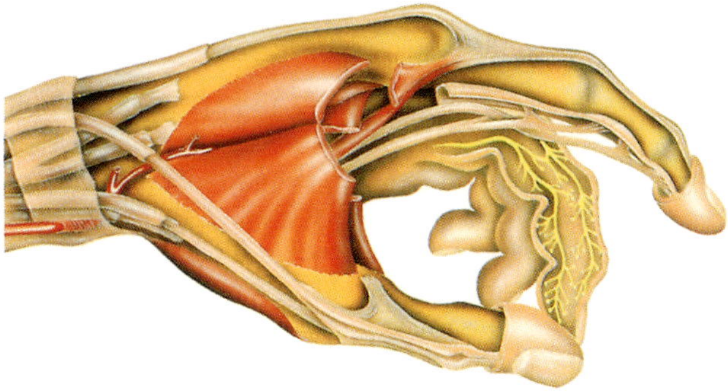

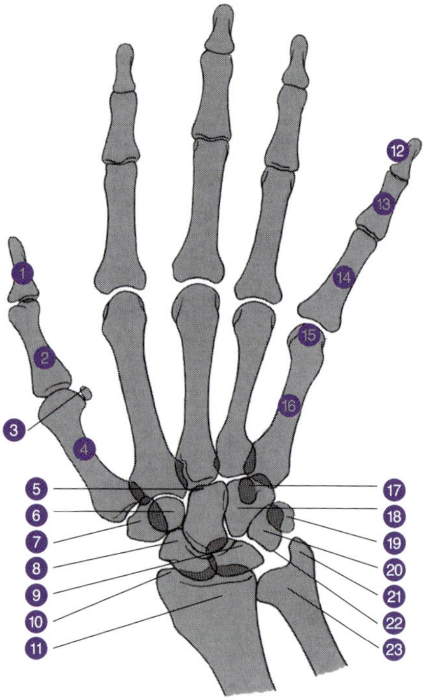

Hand
Links oben: Handrücken (Streckseite). Muskeln (Fingerstrecker) mit Sehnen, die zu den einzelnen Fingern zeigen.
Rechts oben: Hand mit abgespreiztem Daumen (Knochen, Muskeln und Sehnen. Gelb eingezeichnet: Nervenendigungen mit Tastkörperchen, die als Sinnesorgane der Haut in der Hohlhand und an den Fingerkuppen besonders zahlreich vorkommen.
Rechts: Vereinfachte Durchzeichnung einer Röntgenaufnahme der Hand in Ulnarabwinkelung bei leichter Spreizung der Finger (verkleinerte Wiedergabe). **1** Nagelglied des Daumens; **2** Grundglied des Daumens; **3** Sesambein; **4** erster Mittelhandknochen; **5** Kopfbein; **6** kleines Vieleckbein; **7** großes Vieleckbein; **8** Kahnbein; **9** Mondbein; **10** dolchförmiger Fortsatz der Speiche; **11** Vorderende der Speiche (Radius); **12** Nagelglied eines Fingers; **13** Mittelglied eines Fingers; **14** Grundglied eines Fingers; **15** Köpfchen eines Mittelhandknochens; **16** Schaft eines Mittelhandknochens; **17** Haken des Hakenbeins; **18** Hakenbein; **19** Erbsenbein; **20** Dreieckbein; **21** dolchförmiger Fortsatz der Elle; **22** Raum für die Gelenkscheibe; **23** Vorderende der Elle (Ulna).

hand und Finger. Die Außenseite der Hand wird als Handrücken, ihre Innenseite als Handteller (Handfläche) bezeichnet. Die Hand des Menschen besitzt 42 Muskeln, die mit ihren Sehnen 27 kleine Knochen in ihren gelenkigen Verbindungen fein dosiert bewegen. Außerdem machen 3 große Nervenstämme mit ihren tausendfältigen Verästelungen die Hand zu einem Sinnesorgan, das dem Blinden zum großen Teil das Auge ersetzen kann. Die Hand, deren Einstellmöglichkeiten vom derben Boxschlag bis zur subtilsten feinmechanischen Arbeit reichen, liefert dem Gehirn wertvolle und präzise Informationen und führt seine Befehle exakt aus.

Handschweiß Die Stärke der Schweißabsonderung ist individuell verschieden und von äußeren sowie inneren Einflüssen abhängig. Feuchte Hände kommen bei → Basedow-Krankheit, → Zuckerkrankheit, → Tuberkulose, → Malaria sowie in den → Wechseljahren vor. Außerdem beruht vermehrtes Schwitzen an Handtellern und Fußsohlen häufig auf seelischer Erregung und Durchblutungsstörungen. Gelingt es nicht, die ursächliche Störung zu beheben, bleibt die Behandlung meist unbefriedigend. Zu empfehlen sind häufige kalte Waschungen und Abhärtungsmaßnahmen.

Hängebrust (Mastoptose) Man unterscheidet 2 Formen:
1. die fettreiche Hängebrust: Sie kommt bei sehr kräftigen Frauen – besonders in den → Wechseljahren –, aber auch bei schlankeren Frauen nach mehreren Geburten vor. Als krankhaft kann man nur extreme Vergrößerungen mit Schmerzen

und Haltungsschäden der Wirbelsäule bezeichnen. Zur Behandlung dienen stützende Mieder; unterstützend wirkt die Pflege der überdehnten Haut mit fetthaltiger Creme. Jüngere Frauen wünschen nicht selten eine operative Korrektur (Verkleinerung der zu großen Brust durch Brustdrüsen- und Hautausschneidung); → plastische Chirurgie.

2. die atrophische Hängebrust: Man findet sie bei älteren Frauen mit → Bindegewebsschwäche, oft nach einer raschen Abmagerung. Nach Gewichtszunahme kann auch die Brust wieder voller werden. Eine operative Korrektur wird in diesen Fällen selten verlangt.

Harn (Urin) Die von den Nieren durch die Harnwege abgesonderte Flüssigkeit enthält die Endprodukte des Eiweißstoffwechsels und Mineralsalze in wässriger Lösung. Menge, Farbe, Geruch und Zusammensetzung des Harns hängen von der Flüssigkeitsaufnahme sowie von Ernährung und Stoffwechsel ab. Der frisch entleerte normale Harn ist hell- bis dunkelgelb, klar, durchsichtig und frei von Eiweiß und Zucker. Bei sehr reichlicher Flüssigkeitszufuhr wird er fast wasserhell, nach starkem Schwitzen und bei Fieber dunkelgelb bis bräunlich. Abgestandener, kalter Harn kann trübe und undurchsichtig werden und einen rötlichen Satz (Ziegelmehlsediment) bilden, was als normaler und keinesfalls durch ein krankhaftes Geschehen bedingter Vorgang anzusehen ist.

Harnanalyse (Urinuntersuchung) Harnteststreifen ermöglichen eine schnelle und zuverlässige Aussage über krankhafte Veränderungen im Harn; sie eignen sich für Routineuntersuchungen, Therapiekontrolle, Selbstkontrolle durch den Patienten und Vorsorgeuntersuchungen. Mit ihrer Hilfe können folgende Werte bzw. krankhaften Veränderungen erfasst werden: Leukozyten (weiße Blutkörperchen), Nitrit (Nitrit bildende Keime im Harn), pH-Wert (alkalische Werte bei Harnweginfektion), Eiweiß (bei verschiedenen Nierenerkrankungen), Zucker (bei → Zuckerkrankheit), Keton (ebenfalls bei Zuckerkrankheit), Urobilinogen (bei Lebererkrankungen), Bilirubin (bei Lebererkrankungen), Blut (bei Nierenerkrankungen, vor allem bei Harnsteinen, Tumoren und Blutungen). Damit können demnach die Frühsymptome von 3 großen Krankheitsgruppen erkannt werden:
1. Kohlenhydratstoffwechselstörungen, **2.** Erkrankungen der Nieren und Harnwege, **3.** Lebererkrankungen und hämolytische Erkrankungen. Die weiter gehende Diagnostik erfolgt im Labor mit speziellen chemischen und physikalischen Methoden (mikroskopische und bakteriologische Harnuntersuchung, → Zytodiagnostik).

Harnblase (Blase) Die Harnblase ist ein muskulöser Urinbehälter, der im kleinen Becken hinter der Schamfuge liegt. Beim Mann befindet sie sich vor dem Mastdarm, bei der Frau vor der Gebärmutter. Das normale Fassungsvermögen beträgt zwischen 150 und 500 ml, bei stärkster Füllung passen jedoch 1 Liter und mehr in die Blase. In den hinteren Teil des Blasengrundes münden die beiden von den Nieren kommenden Harnleiter. Aus dem Blasenhals geht die Harnröhre hervor. Die äußere Wandschicht der Harnblase besteht aus glatter, dem Willen nicht unterworfener Muskulatur, die innere aus Schleimhaut. Der Harnabfluss wird durch 2 Schließmuskeln geregelt: Der obere, glatte Ringmuskel liegt am Blasenhals und arbeitet reflektorisch, d. h. ohne willentliches Zutun. Der untere, quer gestreifte Ringmuskel kann zur Haarnentleerung bewusst geöffnet werden. Die glatte Blasenmuskulatur wird vom → vegetativen Nervensystem versorgt: Dabei lässt der → Sympathikus die Blasenwandmuskulatur erschlaffen und den glatten Ringmuskel sich zusammenziehen, worauf sich die Harnblase füllt. Unter dem Einfluss des → Parasympathikus zieht sich die Wandmuskulatur zusammen, der glatte Ringmuskel erschlafft, und die Harnblase entleert sich.

Harnblasenentzündung (Zystitis) Die Entzündung der Blasenschleimhaut ist eine mit Rötung, Schwellung und Empfindlichkeitssteigerung verbundene Reaktion auf den Befall mit Bakterien, die in der Regel aufsteigend über die Harnröhre in die Blase gelangen. Dies erklärt, warum Frauen wesentlich öfter unter der Erkrankung leiden als Männer: Sie haben eine wesentlich kürzere Harnröhre, so dass die Bakterien einen viel kürzeren Weg zurücklegen müssen, um, von der

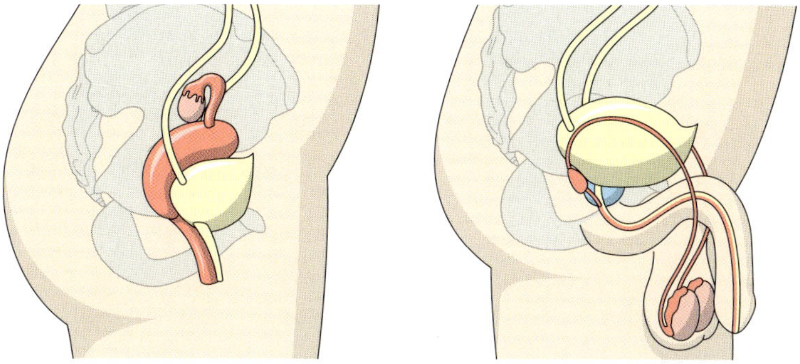

Harnblase Links bei der Frau, rechts beim Mann mit den Harnleitern und der Harnröhre.

Geschlechtsregion ausgehend, die Harnblase zu erreichen. Der zweite Weg, auf dem Mikroorganismen in die Blase gelangen können, ist der absteigende von der Niere oder, bei Männern, auch von der Prostata her. Hierfür ist natürlich eine bakterielle Erkrankung der oberen Harnwege, zum Beispiel eine → Nierenbeckenentzündung, Voraussetzung. In jedem Fall wird das Entstehen einer Blasenentzündung durch Störungen wie Prostatavergrößerung (→ Prostataerkrankungen), → Harnröhrenverengung oder → Harnblasensteine begünstigt, also durch krankhafte Veränderungen, die einen Rückstau von Harn zur Folge haben. Auch eine unsachgemäße Katheterisierung kann die Blasenschleimhaut schädigen und damit einer Entzündung Vorschub leisten.

Die Hauptanzeichen sind: häufiger Harndrang (alle 10–20 Minuten), typischer Endschmerz beim Wasserlassen, schwache Blutung, manchmal auch tröpfchenweiser unwillkürlicher Harnabgang. Im Gegensatz zur → Reizblase, bei der die Beschwerden in der Nacht nachlassen, verursacht eine Blasenentzündung rund um die Uhr Schmerzen. Eine Temperaturerhöhung spricht für eine Mitbeteiligung des Nierenbeckens oder der Prostata. Die Patienten geben oft an, dass den Beschwerden eine Unterkühlung oder Durchnässung vorangegangen ist.

Behandlung: Nicht jede Harnblasenentzündung muss sofort mit → Antibiotika behandelt werden; oft genügt es schon, die tägliche Trinkmenge zu steigern. Außerdem lindern in vielen Fällen pflanzliche Extrakte und Tees die Beschwerden. Auch lokale Wärme (Heizkissen, Wärmflasche, wollene Unterwäsche) unterstützt den Heilungsprozess. Zusätzlich werden häufig Schmerzmittel und krampflösende Medikamente verordnet. Bei ausgeprägter akuter Erkrankung sowie bei Schwangeren, Diabetikern und Immungeschwächten lässt sich die Einnahme von Antibiotika nicht vermeiden, bei chronischen Formen kann auch die vorbeugende Einnahme über einen längeren Zeitraum angezeigt sein.

Harnblasengeschwülste Blasentumoren sind nach den Prostatageschwülsten die häufigsten Tumoren des Harn- und Geschlechtstraktes. In drei Viertel der Fälle sind Männer, vor allem zwischen 50 und 75 Jahren, betroffen. Diese werden auf die Blasengeschwulst in der Regel dadurch aufmerksam, dass sie – vielleicht sogar mehrmals in Abständen weniger Tage – plötzlich einen stark bluthaltigen Harn ausscheiden. Tritt dieses Symptom auf, so ist eine eingehende ärztliche Untersuchung dringend erforderlich. Wenn es sich auch bei den Tumoren, die in der Harnblase entstehen können, in der Mehrzahl der Fälle um gutartige Geschwulstbildungen handelt (gutartig deshalb, weil sie auf die Harnblase beschränkt bleiben und nicht durch bösartiges Wachstum lebensbedrohlich werden), so kann man erst, wenn die Sachlage durch eine ärztliche Untersuchung geklärt worden ist, wissen, ob es im Einzelfall eine harmlose Zottengeschwulst (***Papillom***) ist, aus deren Oberfläche es geblutet hat, oder ein bösartiger → ***Harnblasenkrebs***. Diese Klärung ist mit Hilfe der → Harnblasenspiegelung (Zystoskopie) meist nicht schwer: Dabei wird ein dünnes Metallrohr durch die Harnröhre in die Blase eingeführt, durch das hindurch der Arzt die Innenwand der Blase nach der blutenden Geschwulst absuchen kann.

Ein Papillom lässt sich oft mit einem elektrisch schneidenden Instrument, das durch den Blasenspiegel eingeführt wird, verhältnismäßig einfach entfernen. Da die Blasenpapillome eine ausgesprochene Neigung zu Rezidiven (Wiederauftreten nach scheinbarer Heilung) und zur krebsigen Entartung haben, sind nach der Operation regelmäßige Kontrolluntersuchungen erforderlich. Der Blasenkrebs erfordert eine Operation oder Strahlentherapie bzw. beides in Kombination.

Harnblasenkrebs Der Harnblasenkrebs, der meist blumenkohlförmig aus der Blasenschleimhaut herauswächst, tritt überwiegend bei Männern jenseits des 60. Lebensjahrs auf. Ursächlich spielen bestimmte chemische Substanzen, so genannte Karzinogene, eine wichtige Rolle, mit denen die Betroffenen häufig beruflich viel zu tun haben; außerdem sind starke Raucher besonders gefährdet. Nicht selten entwickelt sich der Krebs zudem auf dem Boden einer chronischen → Harnblasenentzündung. → Metastasen (Tochtergeschwülste) entstehen bevorzugt in den umgebenden Lymphknoten, durch Verschleppung der Krebszellen mit dem Blutstrom (hämatogen) aber auch in Leber, Lunge und anderen Organen.

Das charakteristischste Kennzeichen eines Harnblasenkrebses sind Blutbeimengungen im Urin (→ Blutharnen), die jedoch anfänglich nicht mit bloßem Auge sichtbar, sondern nur mit Teststreifen nachweisbar sind (→ Harnanalyse). Das Wasserlassen ist zwar schmerzlos – nur selten klagen die Betroffenen dabei über ein ziehendes Gefühl in der Lendengegend –, je nach Lage der Geschwulst aber mehr oder weniger stark behindert.

Neben den Blutbeimengungen, die allerdings auch andere, harmlosere Ursachen haben können, findet man beim Blasenkrebs im Urin manchmal auch Krebszellen. Zuverlässig lässt sich die Diagnose erst durch eine → Harnblasenspiegelung (Zystoskopie) stellen.

Wie bei allen bösartigen Geschwülsten ist die Therapie der Wahl die operative Entfernung bis ins Gesunde hinein. Eine → Strahlenbehandlung wird häufig zusätzlich durchgeführt.

Da der Blasenkrebs eine ausgeprägte Neigung hat, nach scheinbarer Heilung erneut aufzutreten, sind nach einer Operation jahrelange regelmäßige Kontrollen unabdingbar.

Harnblasenspiegelung (Zystoskopie) Besichtigung des Blaseninneren mit einem beleuchteten biegsamen Spezialinstrument, das durch die Harnröhre eingeführt wird (→ Endoskopie). Dabei besteht die Möglichkeit, Gewebe für eine mikroskopische Untersuchung zu entnehmen (→ Biopsie) und auch kleine chirurgische Eingriffe durchzuführen.

Harnblasensteine Hartsubstanzablagerungen in der Harnblase. Man unterscheidet primär innerhalb der Blase entstehende Steine, die Ursache für eine Abflussbehinderung sind, und Steine, die in der Niere gebildet, dann in die Blase gespült und dort festgehalten werden. Durch weitere Hartsubstanzanlagerung vergrößern Harnblasensteine sich fortwährend.

Harnblutung (Hämaturie) → Blutharnen.

Harndrang bei voller Harnblase auftretender Reiz zur Blasenentleerung. Vorzeitiger oder gehäufter Harndrang tritt bei der → Harnblasenentzündung, bei neurogenen Blasenstörungen, bei Vergrößerung der → Prostata, Kälte, seelischer Erregung sowie nach Einnahme von → Diuretika auf.

Harnfistel (Blasenfistel) abnormer, Harn führender Gang zwischen der Schleimhaut der Harnorgane und der äußeren Haut oder anderen inneren Organen, z. B.: Blasen-Haut-Fistel, Blasen-Darm-Fistel, Blasen-Scheiden-Fistel, Blasen-Gebärmutter-Fistel. Als Ursachen kommen unter anderem angeborene Fistelbildung, Verletzungsfolgen, Operationen, Entzündungen, Bestrahlungen und Darmkrebs in Betracht. Harnfisteln müssen in der Regel operativ entfernt werden.

Harninkontinenz Unfähigkeit zur kontrollierten Blasenentleerung; → Inkontinenz.

Harnleiter (Ureter) paarige, etwa 25 cm lange dünne Muskelschläuche zwischen Nierenbecken und Harnblase, die den Harn durch aktive Bewegungen in die Blase befördern. Die beiden Harnleiter münden an der Hinterseite der Harnblase, wobei sie die Blasenwand schräg durchdringen; dadurch entsteht eine Art Druckverschluss, der eine Rückstauung des Harns verhindert.

Harnorgane → Nieren mit Nierenbecken, → Harnleiter, → Harnblase und → Harnröhre. Die Harnorgane bilden zusammen mit den Geschlechtsorganen das Urogenitalsystem. Für die Erkrankungen der Harnorgane sind → Urologen, Frauenärzte und auch → Chirurgen zuständig.

harnpflichtige Substanzen giftige Stoffwechselprodukte im Blut, die über die Nieren mit dem Harn ausgeschieden werden müssen.

Harnröhre (Urethra) Abschnitt der ableitenden Harnwege, der den Urin von der Harnblase nach außen leitet. Die männliche Harnröhre ist ca. 20–25 cm lang, durchbohrt die → Prostata, dann den bindegewebigen Beckenboden und mündet an der Eichel des Penis nach außen. Sie dient zugleich als Samenweg und wird daher auch Harn-Samenröhre genannt (→ Geschlechtsorgane, männliche) Die weibliche Harnröhre ist hingegen nur etwa 3–5 cm lang und mündet im Scheidenvorhof nach außen.

Harnröhrenentzündung (Urethritis) Am häufigsten ist die spezifische, d. h. durch eine spezielle Art von Erregern ausgelöste Harnröhrenentzündung bei → Tripper. Die unspezifische Harnröhrenentzündung kann durch verschiedenste, von außen aufsteigende Kleinstlebewesen – Bakterien, → Mykoplasmen, → Trichomonaden, → Chlamydien – verursacht werden. Eine weitere mögliche Ursache der Erkrankung sind instrumentelle Eingriffe wie → Harnblasenspiegelung oder Einführen eines Katheters. Krankheitszeichen sind Jucken, Brennen, schleimiger bis eitriger Ausfluss und starker Harndrang. Dehnt sich die Entzündung in das angrenzende Gewebe aus, so färbt sich der Urin blutig und ist nicht selten sogar mit Eiter durchsetzt.

Die Behandlung muss sich nach der auslösenden Ursache richten: Tripper-Erreger und andere Bakterien werden mit → Antibiotika bekämpft, Pilze mit speziellen, pilztötenden Medikamenten. In jedem Fall sollte, um wechselseitige Ansteckungen auszuschalten, der Geschlechtspartner mitbehandelt werden. Wichtig ist eine sorgfältige Hygiene im Bereich der Geschlechtsorgane und eventuell ein kondomgeschützter Geschlechtsverkehr.

Harnröhrenverengung dauerhafte Verengung der Harnröhre als angeborene Fehlbildung oder Folge von → Tripper oder Verletzungen nach Operationen oder Untersuchungen. Dadurch entsteht ein Abflusshindernis für den Harn, was dessen Entleerung mehr oder weniger erschwert. Mögliche Symptome sind: Harndrang, Beschwerden beim Wasserlassen, Abgang von Blut, schwacher Harnstrahl bis zur → Harnverhaltung, Harnstrahlveränderungen (gedrehter, gefächerter Harnstrahl) und Nachträufeln. Die Behandlung besteht in der instrumentellen Aufdehnung oder operativen Korrektur.

Harnsäure mit dem Harn ausgeschiedenes Stoffwechselprodukt aus dem Abbau von im Zellkern enthaltenen Substanzen, den so genannten Purinen. Eine Störung dieser Ausscheidung, und damit eine Ansammlung von Harnsäure im Körper, ist Ursache der → Gicht.

Harnsedimente Bodensatz aus dem entleerten Harn, der sich nach Schleudern (Zentrifugieren) oder längerem Stehen absetzt. Das Sediment wird mikroskopisch auf Zellen aus den Harnwegen, Blutkörperchen, Salzkristalle usw. untersucht. Diese Untersuchung ist routinemäßiger Bestandteil der → Harnanalyse.

Harnstoff wichtiges Endprodukt des Eiweißstoffwechsels, das in der Leber gebildet und mit dem Harn ausgeschieden wird. Die Höhe der Ausscheidung ist von der Menge des aufgenommenen Eiweißes abhängig. Erniedrigt ist die Harnstoffausscheidung bei Nierenversagen und Leberkrankheiten, erhöht bei gesteigertem Eiweißabbau. Bei verringerter Ausscheidung mit dem Harn steigt die Harnstoffkonzentration im Blut an.

Harn treibende Mittel → Diuretika.

Harnvergiftung (Urämie) Vergiftung durch Substanzen, die normalerweise mit dem Urin ausgeschieden werden. Vor allem beim Abbau von Eiweißstoffen entstehen im Körper Produkte, die unbedingt über die Nieren, also mit dem Harn ausgeschieden werden müssen und die man deshalb als → harnpflichtige Substanzen bezeichnet. Sind die Nieren aufgrund einer → Niereninsuffizienz nicht mehr in der Lage, diese Stoffe aus dem Blut herauszufiltern und mit dem Harn aus dem Körper zu befördern, so kommt es infolge der chemischen Umstellungen im Blut zu außerordentlich vielfältigen und höchst bedrohlichen Vergiftungserscheinungen.

Der Patient fühlt sich übel, leidet unter Appetitlosigkeit, Erbrechen und Durchfällen und ist von einem charakteristischen Uringeruch (Foetor uraemicus) umgeben. Im Blutserum ist der Reststickstoff stark erhöht, der Gehalt an Kalium und Magnesium steigt ebenfalls, der an Natrium und Kalzium sinkt; und die chemische Reaktion des Blutes verschiebt sich wegen der mangelhaften Säureausscheidung immer mehr in den sauren Bereich (→ Azidose). Der Gehalt an Blutfarbstoff geht ebenfalls zurück, so dass sich eine fortschreitende → Anämie (Blutarmut) entwickelt. Da überdies zahlreiche für die Blutgerinnung wichtige Blutplättchen zu Grunde gehen, besteht eine erhöhte Blutungsneigung. Auch die Tätigkeit der Hormondrüsen wird beeinträchtigt. Im Körper sammelt sich immer mehr Flüssigkeit an, und schließlich machen sich Muskelkrämpfe sowie starke Verwirrtheit und Konzentrationsschwäche bemerkbar. Der Patient wird ohnmächtig und verfällt unter tiefen Atemzügen – der so genannten → Kussmaul-Atmung – ins → Koma.

Die Behandlung erfolgt durch → Dialyse, bei der die harnpflichtigen Substanzen außerhalb des Körpers aus dem Blut entfernt werden. Außerdem muss der Patient eine strenge, an den Einzelfall angepasste Diät einhalten, bei der die fehlenden Mineralstoffe im richtigen Verhältnis wieder zugeführt werden. Ideal ist in einem solchen Fall der Austausch der erkrankten Niere gegen ein gesundes, von einem Verstorbenen stammendes Organ: eine → Nierentransplantation. Diese scheitert jedoch vielfach daran, dass bei weitem nicht genügend Spendernieren zur Verfügung stehen.

Harnverhaltung (Ischurie) Unmöglichkeit, trotz gefüllter Harnblase Wasser zu lassen. An dem dadurch ausgelösten quälenden Harndrang – nur gelegentlich gehen unwillkürlich einige Tropfen Urin ab – leiden die unruhigen Patienten sehr. Die Harnblase wird überdehnt und wölbt bisweilen den Unterbauch vor; außerdem kann die Harnrückstauung Harnleiter, Nierenbecken und Nieren schädigen. Als Ursachen kommen in Betracht: → Harnröhrenverengung, eingeklemmter Harnstein oder angeborene Missbildung sowie beim Mann in erster Linie → Prostataerkrankungen. Zudem führen unter Umständen auch Harnröhren- oder Rückenmarksverletzungen, Folgen von Operationen und diagnostischen Eingriffen, manche Medikamente sowie Nervenleiden verschiedener Art zur Harnverhaltung. In jedem Fall ist sofortige ärztliche Hilfe erforderlich! Entleert sich auch nach Einführen eines Katheters in die Harnblase kein Urin, kommen 2 Ursachenkomplexe in Betracht:

1. Verlegung der Harnwege oberhalb der Harnblase, vor allem der Harnleiter.

2. Versagen der Harnausscheidung durch die Nieren (Anurie), Harnwegsinfektionen, → Harnblasenentzündung und → Nierenbeckenentzündung.

Harnwegsinfektionen bei Kindern → Kinder, Harnwegsinfektionen.

harter Schanker → Syphilis.

Hartspann (Myogelose) umschriebene, druckschmerzhafte Muskelverhärtung; → Muskelerkrankungen.

Haschisch Aus dem Indischen Hanf (*Cannabis indica*), der in subtropischem Klima (Mexiko, Nordafrika, Türkei, Indien usw.) am besten gedeiht, werden seit jeher Rauschmittel erzeugt. Haschisch ist das Harz aus den Drüsenhaaren an den Sprossspitzen der weiblichen Hanfpflanze, das zur Blütezeit frei wird, wenn die Drüsenhaare platzen. Dagegen besteht ***Marihuana*** – es hat eine geringere Wirkstoffkonzentration als Haschisch – aus den getrockneten Blüten, Blättern und Stängeln der Pflanze. Der rauscherzeugende Wirkstoff in beiden Rauschmitteln, die in Pfeifen, selbst gedrehten Zigaretten, Nahrungsmitteln oder Getränken genossen werden, heißt Tetrahydrocannabinol. Seine Konzentration hängt vom Klima des Anbaugebietes, von Aufbereitung, Weiterverarbeitung und Lagerung ab.

Haschisch erzeugt keine körperliche, bei Dauergebrauch aber

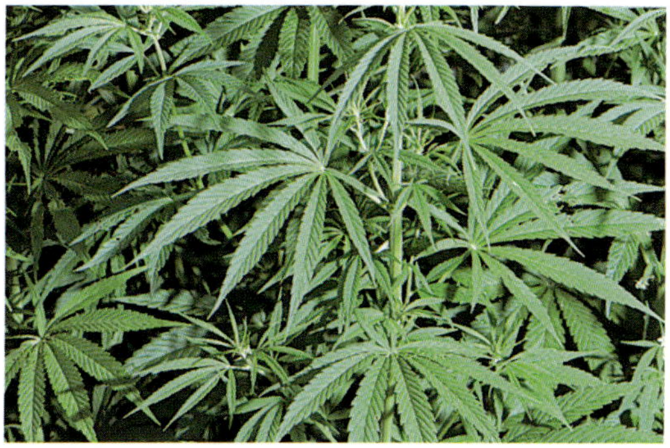

Haschisch Zu den aus dem Indischen Hanf gewonnenen Drogen zählen Haschisch (Harz der Blüten und oberen Blätter) und Marihuana (getrocknete Blüten und Blätter).

sehr wohl eine psychische Abhängigkeit. Der Effekt beginnt schon wenige Minuten nach dem Rauchen, erreicht sein Maximum nach 30–60 Minuten und ist nach 2–5 Stunden wieder verschwunden. Haschisch besitzt hemmende und erregende Wirkungen; die Art des Effekts variiert von Individuum zu Individuum und ist von der Situation, in der geraucht wird, abhängig. Dem Gefühl der Entspannung und des Abrückens von den Alltagsproblemen folgen eine angenehme Apathie und milde Euphorie, häufig mit Kichern und alberner Lustigkeit verbunden. Die Denkabläufe werden fantasievoll und beglückend, die Sinneswahrnehmungen intensiver, besonders die Farben gewinnen an Leuchtkraft. Dann stellen sich ein unbekämpfbarer Betätigungsdrang, eine stark gelockerte Fantasietätigkeit und Denkstörungen ein; dazu können sich Trugwahrnehmungen gesellen. Durch eine Überdosis werden schwere psychische Störungen (Horrortrip) wie Erregung, Angstzustände und Sinnestäuschungen erzeugt, die 8–24 Stunden andauern. Nach der Phase des Wohlgefühls folgen oft tiefste Niedergeschlagenheit, Schwäche, ja, nicht selten ausgesprochener Lebensekel. Typische Begleiterscheinungen sind Entzündungen der Rachen- und Bronchialschleimhaut sowie der Augenbindehaut. Das größte Problem stellen die durch chronischen Haschischgebrauch ausgelösten Persönlichkeitsschäden – allgemeine Gleichgültigkeit, Einengung des Interesses auf die Beschaffung des Stoffes, kriminelle Entgleisungen – dar.

Derzeit wird diskutiert, ob sich der indische Hanf zur medizinischen Behandlung einsetzen lässt, da einige seiner Inhaltsstoffe möglicherweise gegen Schmerzen oder den → grünen Star wirken.

Hasenpest → Tularämie.

Hasenscharte umgangssprachlicher Ausdruck für die angeborene Spaltbildung der Oberlippe; → Lippen-, Kiefer-, Gaumenspalten.

Hausapotheke Eine Hausapotheke soll verschließbar sein oder so angebracht bzw. eingerichtet werden, dass Kinder nicht an ihren Inhalt gelangen können. Denn Kinder spielen manchmal gern »krank sein«, das bringt die Gefahr, dass sie aus der Hausapotheke »naschen« und sich damit vielleicht Schaden zufügen. Zudem darf eine Hausapotheke auch nicht der Platz sein, an dem Medikamente, die früher einmal in einem Krankheitsfall vom Arzt verordnet wurden, jahrelang aufbewahrt werden. Auch Arzneimittel können sich zersetzen und schlecht werden und so mehr Schaden als Nutzen anrichten. Schließlich muss eine Hausapotheke »auf dem Laufenden« gehalten werden, das heißt, was verbraucht wurde, muss sofort wieder ergänzt werden. Neben der Grundausstattung, die zu jeder Hausapotheke gehört (siehe die nachstehende Aufstellung), muss der Inhalt den besonderen Gesundheitsverhältnissen der Familienmitglieder (z. B. Kleinkinder, Gallen- oder Nierenkranke usw.) entsprechen.

In jeder Hausapotheke sollten vorhanden sein:

1. Verbandmittel: Verbandmull (steril verpackt), Mullbinden verschiedener Breite, eine elastische Binde, Verbandwatte, blutstillende Gaze, Schnellverband, Heftpflaster, ein Dreiecktuch, Fingerlinge.

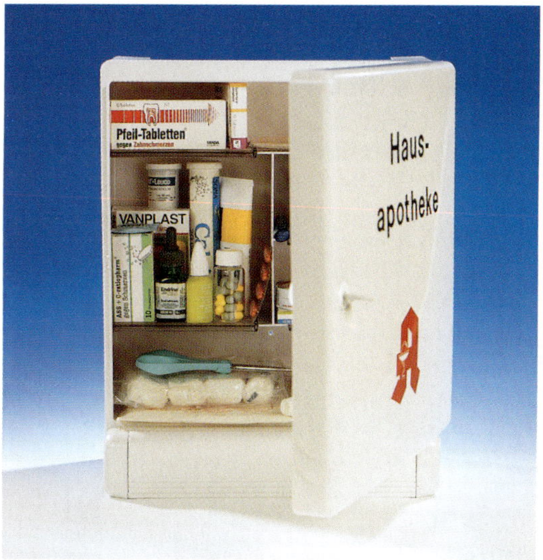

Hausapotheke Neben Verbandsmaterial und den wichtigsten Medikamenten sollte sie auch eine kurze Anleitung zur Ersten Hilfe enthalten.

2. Instrumente und Geräte: Fieberthermometer, Schere, Pinzette, Tropfenzähler, Sicherheitsnadeln, Wärmflasche, Gummiunterlage, Einlaufgerät.

3. Medikamente zur äußeren Anwendung: Jodtinktur, Wundpuder oder Wundspray, Gurgelmittel, Salben gegen Muskel- und Gelenkschmerzen, Brandmittel.

4. Medikamente zur inneren Anwendung: Baldriantropfen, Rizinusöl, Kohletabletten, ein Schmerzmittel, ein Grippemittel, Halstabletten, Mittel gegen Durchfall, verschiedene Tees (Kamillen-, Lindenblüten-, Salbei-, Pfefferminztee).

Beim Einkauf empfiehlt es sich, sich von einem Apotheker beraten zu lassen.

Hausarzt Allgemeinarzt, der bei Krankheit in einer Familie zuerst konsultiert wird. Er entscheidet, ob eine Überweisung an einen Facharzt erforderlich ist oder nicht. Im Idealfall besteht zwischen einer Familie und ihrem Hausarzt ein im Lauf der Zeit gewachsenes enges Vertrauensverhältnis, das darauf beruht, dass der Arzt die speziellen Umstände in der Familie, die berufliche und private Situation der einzelnen Familienmitglieder weit besser beurteilen und bei seinen Therapieentscheidungen berücksichtigen kann als ein Fachspezialist.

Hausgeburt Da bei einer Entbindung in der Klinik naturwissenschaftlich-medizinische und klinisch-schematische Gesichtspunkte im Vordergrund stehen, wird von Frauenbewegungen und Vertretern alternativer Lebensformen eine »Vermenschlichung der Geburtshilfe« und eine Bevorzugung der Hausgeburt gefordert. Etliche Entbindungsstationen haben darauf reagiert und berechtigte Wünsche erfüllt: vor allem freundlichere Umgebung, Anwesenheit des Ehemannes und sogar der ganzen Familie am Geburtsbett, entspannende Musik, bessere psychische Betreuung, »Rooming-in« (Bett des Neugeborenen im Zimmer der Mutter). Eine völlige Rückkehr zur Hausgeburtshilfe wäre ein bedenklicher Rückschritt, da selbst bei ausgesuchten Schwangeren ohne erkennbare Gefährdung in 17 Prozent unvorhersehbare Risikosituationen unterschiedlicher Schwere auftreten. Die Ängste der Gebärenden vor den Apparaten im Kreißsaal werden häufig überbewertet. Die meisten Frauen werden durch die apparative Geburtsüberwachung beruhigt, ja, es ist zweifellos so, dass werdende Mütter, die Komplikationen befürchten bzw. eine Risikogeburt zu erwarten haben, für die maximale Sicherheit einer modernen Klinik überaus dankbar sind. Schließlich besteht der alleinige Zweck von Geburtsverlaufskontrolle und → Geburtshilfe darin, Mutter und Kind gesund zu erhalten, und dies ist vielfach nur mit entsprechend komplizierten Geräten möglich.

Hausstauballergie meist die Atmungsorgane befallende → Allergie als Reaktion auf Bestandteile des Hausstaubs, vor allem auf die Ausscheidungsprodukte der Hausstaubmilbe (→ Milben), aber auch auf Pilzsporen und Pollen von Zimmerpflanzen. Betroffene sollten bei der Wohnungsausstattung so weit wie möglich auf Textilien verzichten und zum Beispiel an Stelle von Teppichboden Parkett oder Fliesen bevorzugen.

Haustiere Dass Tiere das Zusammenleben in der Familie bereichern können, steht außer Zweifel. Vor allem für Kinder, die ohne Geschwister aufwachsen, können Tiere – egal, ob Goldhamster, Meerschweinchen, Schildkröten, Vögel, Fische, Katzen oder Hunde – eine große Hilfe bedeuten. Um gegen Infektionen gewappnet zu sein, sollte man Tiere allerdings nur in seriösen Tierhandlungen bzw. Zwingern kaufen. Ferner ist wichtig, dass Hunde und Katzen vor dem Kontakt mit Kleinkindern gegen Würmer behandelt und gegen → Tollwut und Staupe geimpft werden. Wellensittiche müssen einen Ring tragen, der ausweist, dass das Tier frei von der → Papageienkrankheit ist.

Haut Die Haut ist nicht nur äußere Hülle unseres Körpers, sondern gleichzeitig Schutz- und Sinnesorgan; zudem dient sie der Wärmeregulation und Ausscheidung. Die Haut schützt die Körpergewebe vor mechanischen, chemischen und thermischen Schädigungen, vor zu starker Wasserverdunstung und gegen das Eindringen von Bakterien. Die Schweißdrüsen der Haut stellen wichtige Ausscheidungsorgane für Wasser, Kochsalz und stickstoffhaltige Abbauprodukte dar; auf diese Weise unterstützt die Haut die Nierenfunktion. Zudem vermittelt der an Reizaufnehmer in der Haut gebundene Tastsinn Berührungs-, Schmerz-, Wärme- und Kälteempfindungen. Da die Haut über Blutgefäße und Nerven mit den inneren Organen verbunden ist, können innere Krankheiten durch planmäßige Einwirkungen auf die Haut behandelt werden. Auch an der Bildung von Abwehrstoffen bei Infektionskrankheiten ist die Haut beteiligt; und schließlich wird in ihr durch Ultraviolettbestrahlung aus einer Vorstufe das antirachitische Vitamin D gebildet.

Die Haut ist aus 3 Schichten aufgebaut:

♦ Die ***Oberhaut*** (Epidermis) stellt eine Deckzellenschicht dar, deren oberste Lage die Hornhaut ist und in deren unterster Schicht das Pigment (Farbstoff) der Haut gebildet wird.

♦ Die ***Lederhaut*** (Korium) besteht aus Bindegewebe, elastischen Fasern und Muskelzügen; in ihr liegen Blutgefäße und Nervenfasern.

♦ Die ***Unterhaut*** (Subkutis) ist hauptsächlich aus Binde- und Fettgewebe aufgebaut und bildet einen enormen Wasser- und Blutspeicher.

Haut Schnitt durch die Haut mit den drei Schichten: Oberhaut, Lederhaut und Unterhautzellgewebe. **1** Haarschaft; **2** hornige Oberfläche; **3** Melanozyten; **4** Stachelzellen; **5** aufrichtender Muskel des Haares; **6** Talgdrüse; **7** Nervenfaser; **8** Wurzelscheide, äußerer Teil; **9** Wurzelscheide, innerer Teil; **10** Gefäß; **11** Haarwurzel; **12** Fettgewebe; **13** Haarzwiebel; **14** Haarpapille; **15** Bindegewebe.

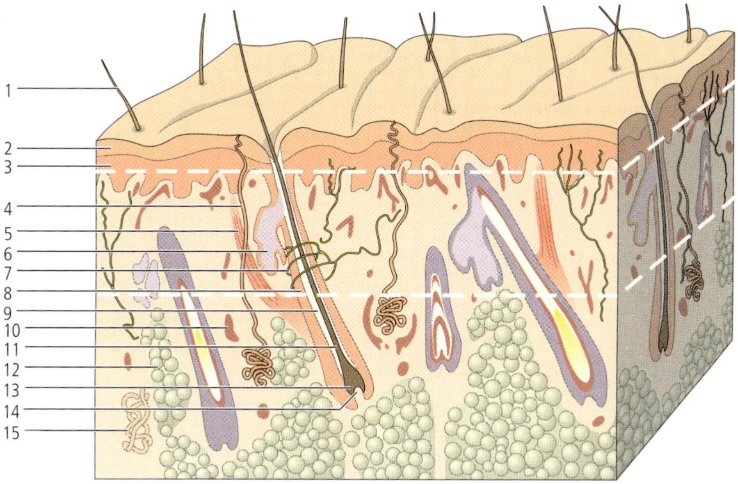

Haare, Nägel, Schweiß- und Talgdrüsen werden als ***Anhangsgebilde*** der Haut bezeichnet. Während die Schweißdrüsen für die Hautatmung verantwortlich sind, sorgen die Talgdrüsen für deren Geschmeidigkeit. Die verschieden dicht verteilten Sinnespunkte (Rezeptoren) der Haut dienen der Tast-, Schmerz- und Temperaturempfindung. Dabei ist bemerkenswert, dass die Körperoberfläche über ungefähr 250 000 Kältepunkte, jedoch nur über etwa 30 000 Wärmepunkte verfügt.

Dass die Haut zudem ein sehr feiner Spiegel der ererbten Konstitution eines Menschen ist, wird unter anderem aus den Ergebnissen der Kapillarmikroskopie – der mikroskopischen Betrachtung der feinen Hautkapillaren am Nagelfalz – deutlich, bei der die besondere Art der Schlängelung usw. dieser zarten Hautgefäße auf spezielle körperliche Eigenschaften des Untersuchten hinweisen kann.

Hautausschlag (Exanthem) Verfärbungen und Oberflächenveränderungen der äußeren Haut, die meist plötzlich mit oder ohne Beschwerden (Jucken, Nässen, Brennen), einzeln oder in größerer Zahl und über größere Flächen verteilt zum Vorschein kommen. Ein Hautausschlag besteht aus einzelnen Effloreszenzen (»Hautblüten«):

- ***Fleck:*** reine Farbänderung ohne Änderung der Festigkeit und Höhe der Haut;
- ***Quaddel:*** flüchtige, weiße oder rote, über das Hautniveau erhabene Hautveränderung durch Flüssigkeitsansammlung in der oberen Lederhaut;
- ***Knötchen:*** über das Hautniveau erhabene, bis erbsengroße Verdickung der Oberhaut oder Lederhaut;
- ***Knoten:*** über erbsengroße Hautverdickung;
- ***Bläschen:*** mit Flüssigkeit gefüllter, im Hautniveau liegender oder erhabener, bis erbsengroßer Hohlraum;
- ***Blase:*** mit Flüssigkeit gefüllter, über erbsengroßer, erhabener Hohlraum;
- ***Pustel:*** Eiterbläschen in der äußeren Haut.

Im Gefolge dieser primären Effloreszenzen können sekundäre auftreten: Schuppen (leicht ablösbare Hornzellen), übermäßige Verhornung (verdickte Hornschicht), Krusten, Schorf, oberflächlicher Gewebsdefekt (Erosion), Schrunden oder Abschürfungen, Geschwüre, Gewebsschwund und Narben. Bei der Beurteilung der Hautveränderungen achtet der Arzt vor allem auf Festigkeit, Begrenzung, Farbe und Temperatur. Daneben liefern Lokalisation (Verteilungsmuster), Begleiterscheinungen und Bestandsdauer weitere wichtige Hinweise auf eine bestimmte Hauterkrankung.

Als ***Ausschlagkrankheiten*** werden akute, mit deutlichen Hautveränderungen einhergehende Infektionskrankheiten wie → Masern, → Scharlach, → Röteln, → Windpocken usw. bezeichnet, bei denen es sich jedoch nicht um Hautkrankheiten im engeren Sinne handelt.

Einen Ausschlag an den Schleimhäuten bezeichnet man als ***Enanthem***.

Hautentzündung → Dermatitis.

Hautfarbe Infolge Einlagerung eines Pigments in die Zellen der oberen Hautschicht hat die Haut einen bestimmten Farbton, der normalerweise beim einzelnen Menschen mit Ausnahme einzelner stets stärker pigmentierter Hautstellen, wie z. B. des kleinen Bezirks um die Brustwarzen, ziemlich gleichmäßig über die gesamte Körperhaut verteilt ist. Auffällige Farbflecken der Haut stellen neben → Sommersprossen und → Leberfleck die so genannten Altersflecken dar: kleine, gelegentlich bis linsengroße braune Flecken, die bei älteren Menschen vornehmlich am Hals und am Handrücken, manchmal auch im Gesicht auftreten und wie ganz kleine, flache Leberflecken in der Haut liegen. Daneben gibt es aber auch eine »Hautkrankheit«, die sich allein dadurch äußert, dass an einzelnen Hautstellen der übliche Farbstoff verschwindet und weiße Flecken entstehen. Die Ursache dieser als → Vitiligo bezeichneten Abnormität ist nicht bekannt; aus Erfahrung weiß man aber, dass an den betroffenen Stellen häufig nach einiger Zeit wieder Pigment vorhanden ist, so dass die weißen Flecken verschwinden.

Stärker pigmentierte Hautstellen treten manchmal während der Schwangerschaft und dann vornehmlich im Gesicht auf. Dieses → Chloasma ist ein vorübergehender Schönheitsfehler und verschwindet in der Regel ohne besondere Behandlung nach der Geburt.

Hautgeschwülste Jede abnorme Vermehrung bzw. Anhäufung von Zellen und Geweben wird in der Medizin als Geschwulst (Tumor) bezeichnet. Demnach rechnen → Leberfleck und Muttermal ebenso zu den Geschwulstbildungen der Haut wie → Feuermal und → Warzen. Andere – zum Glück gutartige – Geschwulstbildungen der Haut sind das Lipom (→ Fettgeschwulst) und das → Fibrom. Das ***Lipom*** entsteht durch eine abnorme Vermehrung von Zellen des Unterhautfettgewebes; es liegt als ziemlich weiche Knolle in der ansonsten intakten Haut, die je nach Größe der Geschwulst mehr oder weniger vorgewölbt ist. Manchmal treten bei einem Menschen an ganz verschiedenen Hautstellen mehrere Lipome auf. Das ***Fibrom*** (Bindegewebsgeschwulst) entsteht durch eine übermäßige Vermehrung von Bindegewebszellen an einer bestimmten Stelle und bildet einen härter erscheinenden Tumor in der Haut. Für beide Geschwulstarten gilt, wie schon gesagt, dass sie gutartig sind und nur dann eine operative Entfernung erforderlich machen, wenn sie in irgendeiner Weise lästig werden.

Wenn sich an einer Stelle der Haut oder der Schleimhaut, z. B. der Lippen, die oberflächlichsten Zellen, die Epithelzellen, vermehren, entsteht ein ***Epitheliom***, bei dem nur der erfahrene Fachmann beurteilen kann, ob eine Neigung zu bösartiger Vermehrung besteht. Ist das der Fall, so handelt es sich um ein → Präkanzerose (Vorkrebserkrankung) genanntes Übergangs- oder Vorstadium zum eigentlichen → Hautkrebs.

Zu erwähnen ist noch, dass Grützbeutel (→ Atherom), Gelbknoten (→ Xanthom) und → Hautgrieß, die ebenfalls wie kleinere oder größere Tumoren aussehen, nicht zu den Hautgeschwülsten gerechnet werden, da ihnen nicht eine abnormale Zellvermehrung, sondern eine krankhafte Zurückhaltung bzw. Einlagerung von Zellprodukten zu Grunde liegt.

Hautgrieß (Milien) weiße, körnchenartige Hautveränderungen, die besonders häufig im Gesicht vorkommen, die Hautfläche ein wenig überragen und dem Teint ein unreines Aussehen geben. Es handelt sich um kleine, verschlossene Talgdrüsen der Haut, in denen der angesammelte Hauttalg eingetrocknet ist. Durch Aufschlitzen der kleinen »Grießkörnchen« mit einem ganz feinen Messer kann der Hautarzt als störend empfundene Milien beseitigen.

Hauthorn warzenförmige Verdickung der Hornschicht der Haut. Der Name Hauthorn erklärt sich aus der Tatsache, dass es sich um eine Fehlbildung handelt, die aus Horn besteht und obendrein auch noch in etwa die Form eines Tierhorns aufweist. Sie sitzt der Haut pilzartig auf und beruht auf einer umschriebenen, übermäßigen Bildung der äußeren Hornschicht, einer so genannten → Hyperkeratose. Gelegentlich findet man ein Hauthorn in Verbindung mit einem → Hautkrebs.

Hautjucken (Pruritus) → Juckreiz.

Hautkrankheiten (Dermatosen) Erkrankungen der Haut und ihrer Anhangsgebilde (Haare, Nägel, Talg- und Schweißdrüsen) nehmen in der Allgemeinpraxis einen breiten Raum ein. Grundsätzlich muss zwischen ansteckenden (Krätze, Pilzerkrankungen usw.) und nicht ansteckenden Hautausschlägen (Ekzem, Nesselsucht, Schuppenflechte usw.) unterschieden werden. Außerdem geht eine Reihe von akuten Infektionskrankheiten mit Ausschlägen einher: → Masern, → Röteln, → Scharlach, → Windpocken usw.; diese zählen aber nicht zu den Hautkrankheiten im eigentlichen Sinn.

Hautkranke werden von ihrer Umgebung häufig gemieden, weil ihre Ausschläge als ansteckend gelten. Unvernunft, mangelndes Wissen und fehlende Aufklärung führen dazu, dass die Betroffenen nicht selten schweren seelischen Belastungen ausgesetzt sind und sich deswegen oft völlig zurückziehen. Nach umfangreichen Erhebungen sind jedoch nur 15 Prozent aller Fälle von Hautkrankheiten ansteckend, wobei Pilzerkrankungen mit rund 10 Prozent den weitaus größten Anteil darstellen. In jedem Fall ist eine ärztliche Diagnose notwendig, wobei die oft spärlichen und sich häufig sehr ähnelnden »Hautblüten« (→ Effloreszenzen) selbst den erfahrenen Arzt häufig vor schwierige Entscheidungen stellen. Unbedingt zu warnen ist vor jeder Selbstbehandlung mit hoch wirksamen Mitteln, vor allem mit → Corticosteroiden (Kortison).

Hautkrebs bösartige Neubildung der Haut. Die wichtigsten Formen des Hautkrebses sind das → ***Basaliom***, das nur als bedingt bösartig (semimaligne) gilt, da es keine → Metastasen (Tochtergeschwülste) erzeugt; das → ***Plattenepithelkarzinom*** (Spinaliom) und das maligne → ***Melanom***. Sehr viel seltener sind Geschwülste, die nicht vom Epithel, son-

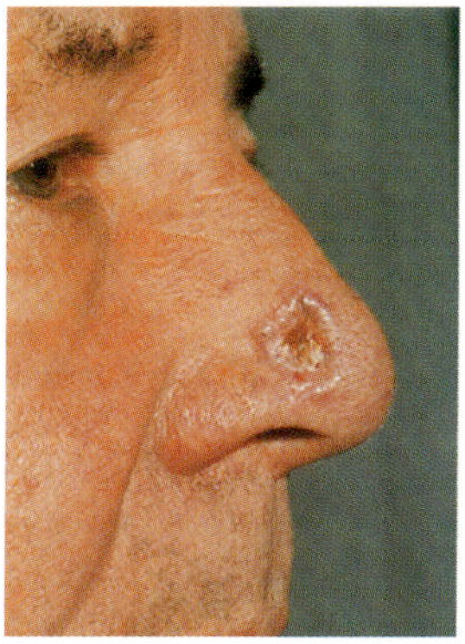

Hautkrebserkrankung an der äußeren Nase.

dern z. B. von Schweißdrüsen, Talgdrüsen oder Haarfollikeln ausgehen. Das Risiko, an Hautkrebs zu erkranken, wird durch UV-Bestrahlung erheblich erhöht. Außerdem spielen als Ursachen eine erbliche Veranlagung sowie andere Vorschädigungen der Haut eine wichtige Rolle. Die Häufigkeit des Hautkrebses hat in den letzten Jahren stark zugenommen.

Folgende Krankheitserscheinungen an der Haut weisen auf Krebsverdacht hin und erfordern eine unverzügliche Untersuchung durch den Arzt:

♦ stecknadelkopfgroße, derbe, hautfarbene oder perlmutterartig glänzende Knötchen

♦ schlecht heilende, verkrustete Geschwüre

♦ dunkle, plötzlich weiterwachsende Muttermale

♦ krustenbedeckte, oberflächliche Wunden, aus denen sich ein derber Knoten entwickelt, der geschwürig zerfällt oder mit Hornmassen bedeckt ist.

Wenn der Hautkrebs früh genug erkannt und durch Operation, → Strahlentherapie oder → Chemotherapie behandelt wird, hat er von allen Krebserkrankungen die beste Prognose.

Hautpflege Maßnahmen zur Gesunderhaltung der Haut, die sich nach dem Hauttyp und der Hautbeschaffenheit richten. Die normale Haut hält sich selbst gesund: Der Säureschutzmantel schützt vor Infektionen, der Fettgehalt hält sie geschmeidig und die ständige Erneuerung lässt kleinere Verletzungen abheilen. Bei der Hautpflege ist deshalb vor allem darauf zu achten, dass Talgschicht und Säureschutzmantel nicht zu sehr beeinträchtigt werden.

Bei der Verwendung von Wasser und einer üblichen alkalischen Seife zur Hautreinigung werden der normale Talgfilm und der Säuremantel der Haut entfernt. Außerdem kommt es zum Niederschlag unlöslicher Kalkseifen in den Spalten der Oberhaut und dadurch zu einer Quellung und Auflockerung der Deckzellenschicht. Die Folgen sind Reizungen, Entzündungen und erhöhte Infektionsbereitschaft. Von einem guten Waschmittel ist daher zu fordern, dass bei optimaler Reinigungswirkung die Hautfunktionen geschont werden. Bei kranker, empfindlicher und besonders beanspruchter Haut

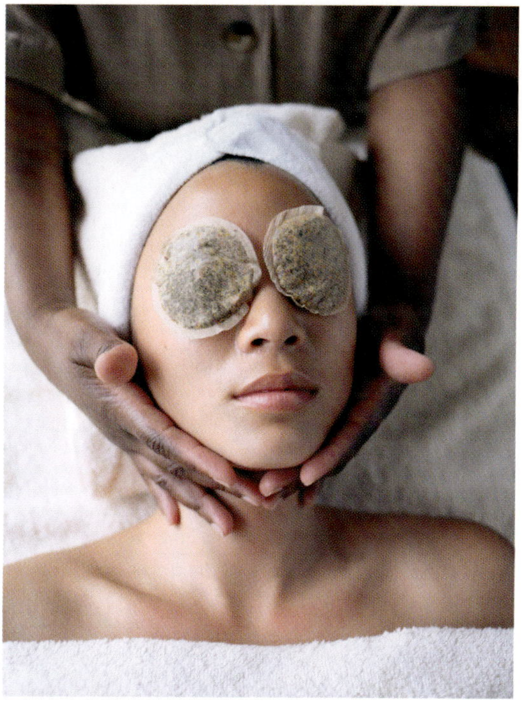

Hautpflege Die Haut hat einen ständigen Feuchtigkeitsbedarf. Empfehlenswert sind daher Pflegemittel mit hohem Feuchtigkeitsgehalt.

sollte man daher alkali- und seifenfreie synthetische Reinigungsmittel verwenden, die leicht sauer eingestellt und ausgezeichnet verträglich sind. Da der Hornschicht durch übermäßiges Waschen zudem Wasser bindende Stoffe wie Eiweiße entzogen werden, wird die Haut trocken und anfälliger gegenüber mechanischen Schädigungen und Krankheitserregern. Die Dusche ist deshalb einem Bad vorzuziehen, wobei ein wöchentliches Vollbad zur Entspannung und als Reinigungsbad hinzukommen kann.

Nach dem Waschen muss die Haut gründlich abgetrocknet werden, wobei man sie nicht heftig reiben, sondern bloß abtupfen sollte. Da die Haut durch jedwede Reinigung entfettet wird, soll sie anschließend – vor allem an den Händen – mit einer geeigneten fetthaltigen Creme gepflegt werden.

Hautpilzerkrankungen (Dermatomykosen) Pilze spielen als Erreger von – zumeist ansteckenden – Hauterkrankungen eine sehr große Rolle. Die Übertragung erfolgt von Mensch zu Mensch, von Tieren auf Menschen oder indirekt durch Gebrauchsgegenstände, wobei die Häufigkeit der Pilzerkran-

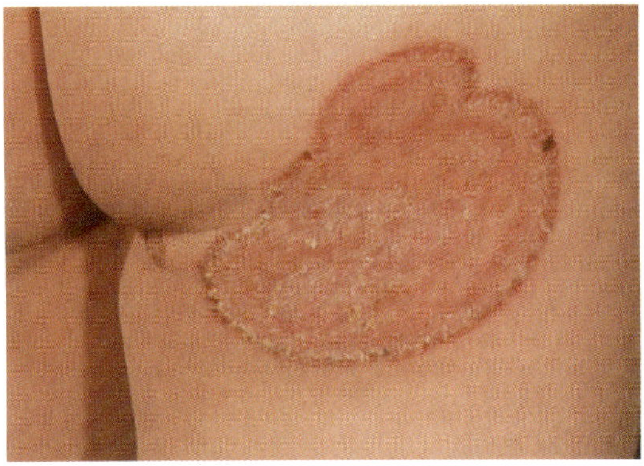

Hautpilzerkrankungen Typischer scheibenförmiger Rand, zentrale Abheilung, peripheres Fortschreiten.

kungen durch die hygienischen Verhältnisse bestimmt wird. Besonders häufig werden der behaarte Kopf, der Bart, die Geschlechtsgegend, die Afterumgebung und die Füße befallen. Aber auch auf den Schleimhäuten (Mund, Rachen, Scheide usw.) und an den inneren Organen können sich Pilzerkrankungen abspielen; dann handelt es sich um ernsthafte Erkrankungen, die unbedingt eine ärztliche Behandlung erfordern.

Weitaus am häufigsten sind jedoch Pilzerkrankungen an Händen und Füßen. Als Ansteckungsquellen gelten Schwimmbäder, Sportplätze, Schulen und Hotels, wo auf dem Boden liegende pilzhaltige Schuppen zur Infektion führen. Da die Pilze wie alle Pflanzen für Wachstum und Vermehrung Wärme und Wasser benötigen, siedeln sie sich am menschlichen Körper vor allem an warm-feuchten Stellen an: zwischen den Zehen und Fingern, in den Leistenbeugen, und bei Frauen unter der Brust. Das erste Anzeichen ist meist ein quälender Juckreiz. Die befallene Haut verfärbt sich weißlich und wird schwammig; später bilden sich Schuppen, mitunter auch schmierige, übel riechende Beläge oder eitrige Entzündungen.

Wichtig ist die Vorbeugung: In Schwimmbädern, Turnhallen, Saunabädern oder in Hotels mit Teppichböden sollte man immer Bade- bzw. Hausschuhe tragen. Fremdes Schuhzeug sollte man nicht benutzen, weil auch dieses Pilze enthalten kann. Wichtig ist zudem, die genannten Hautfalten nach jedem Waschen gut abzutrocknen. Vorbeugend kann man einmal pro Woche die Zwischenzehenräume mit einem pilzbekämpfenden Mittel (Puder, Lösung, Spray, Salbe) behandeln. Selbst bei einer bereits ausgebrochenen Hautpilzerkrankung ist eine derartige Selbstbehandlung mit Mitteln, die in jeder Apotheke erhältlich sind, zulässig. Ist es allerdings nach drei Wochen noch immer nicht zu einer wesentlichen Besserung gekommen, wird eine ärztliche Behandlung erforderlich. Innerlich gegen Pilzerkrankungen einzunehmende Mittel dürfen grundsätzlich nur auf Verordnung des Arztes verwendet werden.

Hautschrift (Dermografismus) sichtbare Reaktion der Haut auf eine mechanische Reizung (z. B. Ziehen eines Striches mit dem Fingernagel oder einem Stift). Während es bei der ***roten Hautschrift***, einer normalen Hautreaktion, nach 15–20 Sekunden zu einer lebhaften Rötung durch eine Gefäßerweiterung kommt, zeigt sich bei der ***weißen Hautschrift*** innerhalb des Hautdruckstrichs eine Weißfärbung durch Gefäßverengung. Eine derartige Reaktion tritt als typisches Merkmal bei der → Neurodermitis auf, aber auch bei Menschen mit allgemein erhöhter Allergieneigung (Atopie). Weiterhin gibt es die ***urtikarielle Hautschrift***, bei der nach 3–5 Minuten eine quaddelartige Schwellung entsteht. Eine derartige Reaktion ist ein Hinweis auf psychovegetative Störungen oder auf die → Nesselsucht.

Hauttransplantation (Hautverpflanzung) Bei der Verpflanzung von Haut von einer Körperstelle an eine andere unterscheidet man 2 Verfahrensweisen:

1. gestielte Verpflanzung: Die Deckung des Hautdefektes erfolgt mit einem Hautlappen, der mit allen Hautschichten einschließlich der Unterhaut von seiner Unterlage abgetrennt wird, mit dieser aber durch einen Stiel verbunden bleibt. Der große Vorteil dieses Verfahrens liegt darin, dass die Blutversorgung des Lappens erhalten bleibt.

2. freie Verpflanzung: Verschieden dicke Hautlappen werden mit dem Messer oder mit einem besonderen Schneideinstrument (Dermatom) – bevorzugt aus Oberschenkel, Gesäß und Bauchhaut – entnommen. Anschließend wird der Hautlappen auf die Einpflanzungsstelle gebracht und mit Nähten oder Klammern fixiert. Darüber wird ein Druckverband angelegt.

Nach der Art der verpflanzten Haut unterscheidet man:

♦ ***Spalthautlappen:*** Er besteht aus der oberflächlichen, 0,2–0,5 mm dicken Schicht der Haut.

♦ ***Mischhautlappen:*** Kleine Inseln aus Eigenhaut werden in vorher gestanzte Löcher eines Fremdhauttransplantats eingebracht und überwachsen diese. Nach dem Einwachsen wird die Fremdhaut abgestoßen. Dieses Verfahren wird insbesondere zur Deckung großflächiger Defekte, wie sie bei Verbrennungen vorkommen, angewandt.

♦ ***Vollhautlappen:*** Er umfasst alle Hautschichten und wird vorzugsweise aus Leistenbeuge, Unter- oder Oberarm entnommen. Die Entnahmestelle wird mit Spalthaut bedeckt, das Transplantat locker angenäht und mit einem Druckverband fixiert.

Hauttuberkulose durch Tuberkuloseerreger verursachte Hautveränderungen. Da die Tuberkulosebakterien die unverletzte Haut nicht durchdringen können, ist eine tuberkulöse Erstinfektion der Haut nur als Wundinfektion, besonders bei beruflich exponierten Personen – Ärzte, Tierärzte, Laboranten, Metzger, Melker – denkbar. Die meisten Hauttuberkulosen gehen von einer bereits im Körper bestehenden → Tuberkulose aus, wobei die Erreger über Blut- oder Lymphbahn in die Haut gelangen. Die Ansteckungsgefahr – sie ist nur bei geschwürigem Zerfall der Herde gegeben – ist so gering, dass besondere Isolierungsmaßnahmen nicht notwendig sind. In den hoch entwickelten Ländern ist die Krankheit dank der verbesserten Behandlungsmethoden, des höheren Lebensstandards und der Ausmerzung infizierter Kühe selten geworden.

Man unterscheidet heute 10 verschiedene Formen. Die häufigste Form, der so genannte ***Lupus vulgaris***, kann schon in der Kindheit beginnen. Dabei treten im Gesicht, aber auch an anderen Körperstellen, Lupusknötchen auf: stecknadelkopfgroße, braunrote, weiche Einlagerung in der Haut. Mehrere Knötchen bilden einen Herd. Während sie in der Mitte abheilen, schießen am Rand neue Knötchen auf; so entstehen ring- oder schlangenförmige Herde, aus denen sich Lupusgeschwüre mit flachem, blutendem Grund und ausgezackten, unterwühlten Rändern bilden können. Die Behandlung erfolgt mit → Tuberkulostatika, die auch nach der Abheilung mehrere Monate eingenommen werden müssen. Bei entstellender Narbenbildung muss der Defekt bisweilen durch eine → Hauttransplantation gedeckt werden.

Das ***Skrofuloderm*** ist eine Erkrankung Jugendlicher, die von tuberkulösen Lymphknoten auf die Haut übergreift und durch unter der Haut gelegene, derbe, schmerzlose Knoten gekennzeichnet ist, die erweichen und nach außen durchbrechen, wobei sich dünnflüssiger, käsige Bröckchen führender Eiter entleert. Nach der Abheilung bleiben eingezogene Narben zurück. Lieblingssitz des Skrofuloderms ist die Halsgegend. Die Behandlung entspricht der des Lupus vulgaris.

Hautverpflanzung → Hauttransplantation.

HDL Abkürzung für **H**igh-**D**ensity-**L**ipoproteins; → Cholesterin.

Head-Zonen bei Erkrankungen innerer Organe nachweisbare, überempfindliche Hautgebiete. Sie entstehen dadurch, dass bei Schmerzreizen der inneren Organe die Erregung im Rückenmark von den vegetativen auf die Hautempfindungsnerven überspringt. Die Head-Zonen dienen dem Arzt zur Diagnosestellung und können auch in der Therapie genutzt werden. Durch die Einwirkung auf diese Zonen mittels Massage, Wasseranwendungen usw. kann man innere Organe von außen beeinflussen.

Hebamme behördlich geprüfte und anerkannte Geburtshelferin. Zu ihren Aufgaben gehören neben der Beratung der Schwangeren vor allem die Hilfe bei der Entbindung sowie die Pflege von Mutter und Kind im Wochenbett. Übernimmt ein Arzt die Geburtsleitung, ist die Hebamme seine Gehilfin. Die Hebamme ist nicht befugt, einen → Dammschnitt vorzunehmen oder Komplikationen zu behandeln.

Heberden-Knoten Die nach dem englischen Arzt William Heberden benannten kugeligen und knorpeligen, mit der Zeit härter werdenden Verdickungen finden sich an der Handrückenseite der Endgelenke vom Zeige- bis zum Kleinfinger. Sie sind das auffälligste Symptom einer erblichen Gelenkstörung, die bei Frauen – hauptsächlich nach den Wechseljahren – etwa zehnmal häufiger vorkommt als bei Männern.

Heftpflaster mit klebender Masse bestrichener Stoff zur Befestigung von Verbandmaterial. Mit steriler Mullauflage versehen, dient er als Schnellverband.

Heilbäder Orte, in denen man sich das natürliche Vorkommen von Heilquellen zur Behandlung, Linderung oder Vorbeugung bestimmter Krankheiten nutzbar macht. Die Wasserbehandlung in Heilbädern unterscheidet sich von Bädern mit Leitungswasser in 2 Punkten:

1. Die Heilbäderbehandlung ist an den Kurort gebunden.

2. Das verwendete Badematerial ist von besonderer Zusammensetzung.

Dazu kommt noch, dass die Wirkungen einer → Badekur auch vom »komplexen Heilmilieu« abhängen: Die Einflüsse des Umgebungswechsels, vor allem der besondere Klimareiz, die Herausnahme aus Beruf und Familie, die seelische Entspannung und das Erlebnis der Naturverbundenheit tragen maßgeblich zum Erfolg der Maßnahmen bei. Bei der Wirkung der Bäder auf den menschlichen Organismus können folgende Faktoren unterschieden werden:

1. mechanische Wirkung: Sie ist bedingt durch den Auftrieb und den hydrostatischen Druck des Wassers.

2. thermische Wirkung: Sie ist abhängig vom Wärmeleitvermögen und von der Wärmekapazität des Bademediums.

3. chemische Wirkung: Sie beruht auf den besonderen Eigenschaften des Bades.

Dauer der Kur und Anzahl der Bäder richten sich nach Form und Art der Erkrankung sowie nach den eintretenden Reaktionen. Bei vielen Badekuren kommt es nach 5–8 Bädern zur so genannten »Badereaktion«, die durch Mattigkeit, seelische Verstimmung, Schlaf- und Appetitlosigkeit, Temperaturanstieg sowie vermehrte Schmerzen in den Krankheitsherden gekennzeichnet ist.

Im Allgemeinen sprechen chronische Leiden und durch Konstitutionsschwäche bedingte Erkrankungen gut auf eine Heilbäderbehandlung an, wohingegen Badekuren bei allen akuten, vor allem fieberhaften Krankheiten und bei bereits weiter fortgeschrittenen Organdefekten nicht angezeigt sind.

Die Auswahl des Kurortes sollte man unbedingt mit dem Arzt besprechen. Nur so kann man sich vor Enttäuschungen und Fehlschlägen bewahren. Seebäder bilden eine besonders enge Verknüpfung von Bade- und Klimakur, was zum Teil darauf beruht, dass neben dem Kochsalz auch die anderen im Meerwasser nachgewiesenen Elemente eine günstige Stoffwechselwirkung besitzen. Aber auch Moore, Schlamme und Erden (Peloide) werden, in fein aufgeteiltem Zustand mit Wasser gemischt, in Form von Bädern und Packungen verwendet. Sie sind vor allem bei rheumatischen Erkrankungen und Frauenkrankheiten wirksam. Ein besonderes Kurmittel stellen die Moorwasserbäder dar, die gewöhnlich zusätzlich neben Moorbädern verabreicht werden.

Heilerde fein pulverisierte Verwitterungsprodukte von Ton, Lehm, Mergel und Löss. Heilerde wird für äußeren und für inneren Gebrauch sowie in feinst aufbereiteter Form für besondere Anwendungszwecke hergestellt. Ihre Wirkung beruht in erster Linie auf der Fähigkeit, Krankheitserreger und deren Giftstoffe zu binden, aber auch auf der Pufferkapazität der basischen Mineralstoffe. Trocken verwendet man Heilerde bei Wundsein, Schwitzen, Juckreiz und verschiedenen Ekzemarten, in Breiform als kaltes Lehmpflaster bei äußeren Entzündungen und Eiterungen sowie als Gesichtsmaske in der Kosmetik.

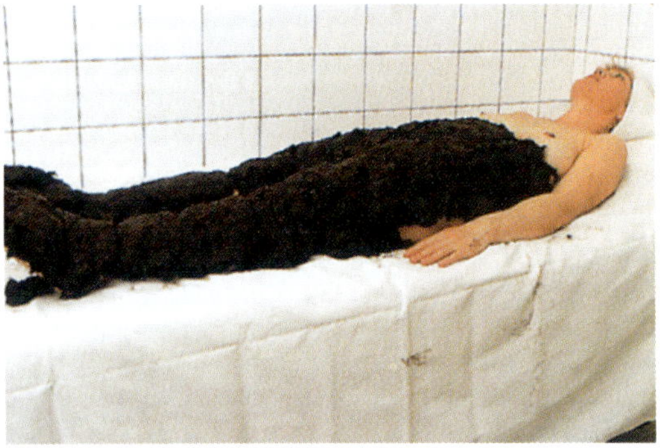

Heilerde Verabreichung einer Packung aus Heilerde.

Heilfasten freiwilliger Verzicht auf jegliche Nahrung zu Heilzwecken; → Fasten.

Heilnahrung 1. auf bestimmte Bedürfnisse bei verschiedenen Erkrankungen, speziell Stoffwechselstörungen, abgestimmte Diät.

2. bei Ernährungsstörungen von Säuglingen verabreichte Nährstoffgemische, die in ihrer Zusammensetzung je nach zu Grunde liegendem Leiden stark variieren.

Heilpflanzen Die Angst vor Nebenwirkungen chemischer Arzneimittel hat der Selbstmedikation mit Heilpflanzen einen großen Auftrieb verschafft. Dabei besteht jedoch die Gefahr, blindlings auf die Heilkraft von Pflanzen zu vertrauen und zu übersehen, dass eine Langzeitbehandlung mit größeren Mengen von ihnen in den verschiedensten Zubereitungen durchaus problematisch sein kann. So konnten in letzter Zeit einwandfreie Beweise dafür erbracht werden, dass Arnika, Kamille, Wermut, Schafgarbe und Alant → Allergien auslösen können. Durch den Wurzelextrakt von Süßholz (→ Lakritze) in Husten- und Magenpräparaten ist es schon zu Bluthochdruck, Ödemen und Pulsverlangsamung gekommen; und ein Inhaltsstoff von Kalmus wirkt Krebs erzeugend. Die folgende unvollständige Aufstellung zeigt, dass bei einigen Heilpflanzen das Gesundheitsrisiko größer ist als ihre Heilwirkung.

KLEINES HEILPFLANZEN-ABC

♦ ACKERSCHACHTELHALM

Vorkommen: auf Äckern als Unkraut; an Wegrändern, in Gebüschen; vom Tiefland bis in die Alpenregion.

Verwendeter Pflanzenteil: Kraut.

Wirkung: harntreibend, Stärkung von Kreislauf und Bindegewebe.

Anwendung: Nieren- und Blasenerkrankungen, Wassersucht, rheumatische Erkrankungen.

♦ ARNIKA

Vorkommen: Bergwiesen, Heide, ausgetrocknete Hochmoore, lichte Nadelwälder. Die Pflanze steht unter Naturschutz!

Verwendeter Pflanzenteil: Blüten, Wurzel.

Wirkung:

1. Äußerlich: entzündungshemmend, gefäßerweiternd, heilungsfördernd, kreislauffördernd, schmerzstillend.

2. Innerlich: Zunahme der Herzleistung und Herzdurchblutung, Senkung des Widerstandes in den Blutgefäßen.

Anwendung:
1. Äußerlich für Umschläge (Tinktur verdünnt mit Wasser 1:3) bei Bluterguss, Prellungen, Muskelzerrung, Verrenkungen, Verstauchungen, Sportverletzungen, rheumatischen Schmerzen, Entzündungen nach Insektenstichen; es gibt auch Arnikasalben, zum Auftragen bzw. Einreiben. Die Arnikatinktur muss stets verdünnt angewendet werden und soll nicht auf offene Wunden und Schleimhäute gebracht werden.
2. Innerlich: Wegen der Gefahr der Überdosierung keine selbst zubereiteten Teeaufgüsse verwenden, sondern nur standardisierte Fertigpräparate kaufen!
Heilanzeigen: Altersherz, Herzleistungsschwäche, Durchblutungsstörungen von Herz und Gehirn.
Nebenwirkungen: Die unverdünnte Tinktur bewirkt auf der Haut eine Rötung mit Blasenbildung, auf den Schleimhäuten stärkere Reizerscheinungen. Die Einnahme der unverdünnten Tinktur reizt Magen und Darm, führt zu Pulsjagen und Kollaps.

♦ **AUGENTROST, GEMEINER**
Vorkommen: Wiesen, Heide, lichte Wälder.
Verwendeter Pflanzenteil: Kraut.
Wirkung: zusammenziehend.
Anwendung: warme Augenbäder oder heiße Umschläge bei Entzündungen des äußeren Auges (Bindehautentzündung, Lidrandentzündung, Gerstenkorn usw.); Überanstrengung des Auges.

♦ **BALDRIAN**
Vorkommen: feuchte Wiesen, Flussniederungen, Waldränder.
Verwendete Pflanzenteile: Wurzel.
Wirkung: beruhigend, erregungsdämpfend, krampflösend.
Anwendung: Schlaflosigkeit, Erregungszustände, nervöse Herzbeschwerden, Angstzustände, Krämpfe im Magen-Darm-Bereich.

♦ **BENEDIKTENKRAUT**
Vorkommen: sonnige, warme Lagen auf nährstoffarmem Boden.
Verwendete Pflanzenteile: Kraut.
Wirkung: Anregung der Absonderung von Magensaft und Galle.
Anwendung: Leber- und Gallenkrankheiten; Zustände mit zu wenig Magensäure; Appetitstörungen.

♦ **BERBERITZE (SAUERDORN)**
Vorkommen: trockene, sonnige Standorte; Hecken.
Verwendete Pflanzenteile: Beeren.
Wirkung: harn- und gallentreibend.
Anwendung: Funktionsstörungen von Leber, Gallenblase und Gallenwegen; wegen des Gehaltes an Vitamin C als Stärkungsmittel während der Schwangerschaft und Stillzeit, bei fieberhaften Erkrankungen und bei Blutarmut.

♦ **BRENNNESSEL**
Vorkommen: überall in unmittelbarer Nähe des Menschen.
Verwendete Pflanzenteile: Kraut.
Wirkung: gering harntreibend.
Anwendung:
1. Innerlich als Blasen-, Nieren-, Gicht- und Rheumatee.
2. Äußerlich als Zusatz in Haarwässern.
Nebenwirkungen:
1. Innerlich: bei Verwendung älterer Pflanzen Magenreizung und Hautbrennen am ganzen Körper.
2. Äußerlich: Quaddelbildung mit Jucken und Schmerzen.

♦ **EIBISCH**
Vorkommen: salz- und kalkhaltige Böden, feuchte Wiesen, Ufergebüsch, Viehweiden.
Verwendete Pflanzenteile: Wurzel, Blätter.
Wirkung: reizlindernd auf die Schleimhäute durch den Schleimgehalt.
Anwendung: als Kaltwasseranwendung, Sirup oder Tee bei Entzündungen der Atemwege (Rachen-, Luftröhren-, Bronchialkatarr).

♦ **ENZIAN, GELBER**
Vorkommen: auf Kalkböden; im lichten Unterwuchs beschatteter Beihänge, Schutthalden, ungedüngte Weiden.
Verwendete Pflanzenteile: Wurzel.
Wirkung: fördert durch seine Bitterstoffe die Speichel- und Magensagtabsonderung.
Anwendung: Appetitanregung, Stärkungsmittel, Verdauungsstörungen.
Nebenwirkungen: in größeren Mengen Magen-Darm-Reizungen.

♦ **GELBWURZEL (CURCUMA, TEMOE)**
Vorkommen: Anbau in Indonesien und China.
Verwendete Pflanzenteile: Wurzel.
Wirkung: Anregung von Magensaft- und Gallenabsonderung.
Anwendung: Gallenbeschwerden, Verdauungsschwäche.

♦ **GOLDRUTE**
Vorkommen: Dünenwälder, Kahlschläge im Gebirge, Gebüsche, Straßenböschungen.
Verwendete Pflanzenteile: Kraut.
Wirkung: stark harntreibend.
Anwendung: Nieren- und Blasenkrankheiten.

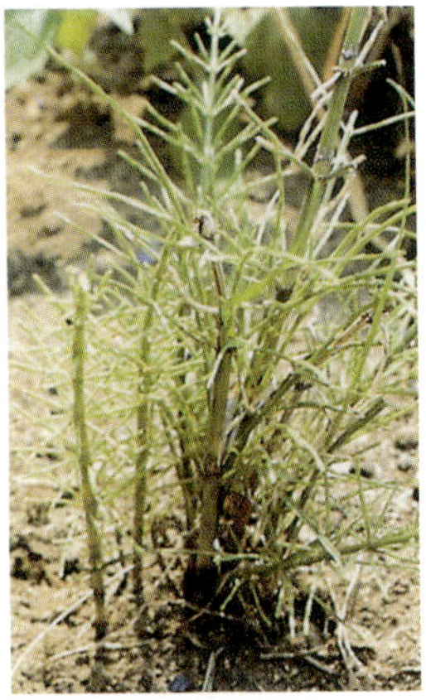
Ackerschachtelhalm

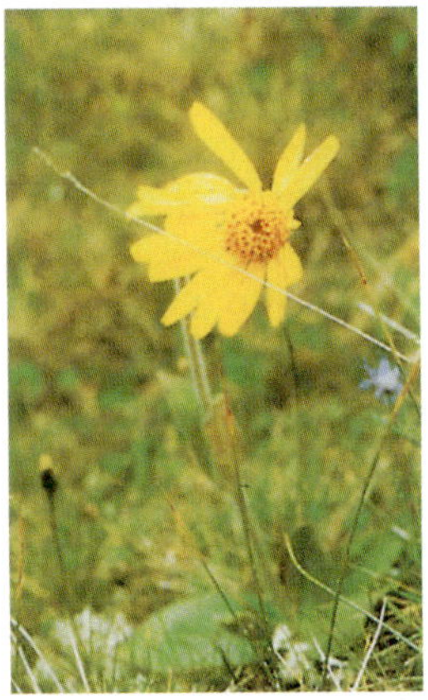
Arnika

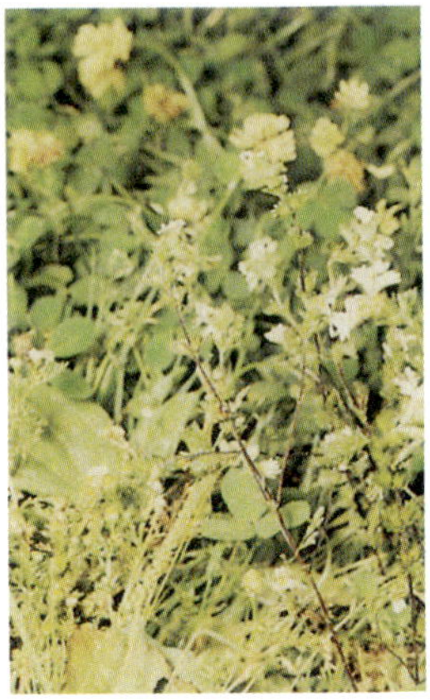
Augentrost

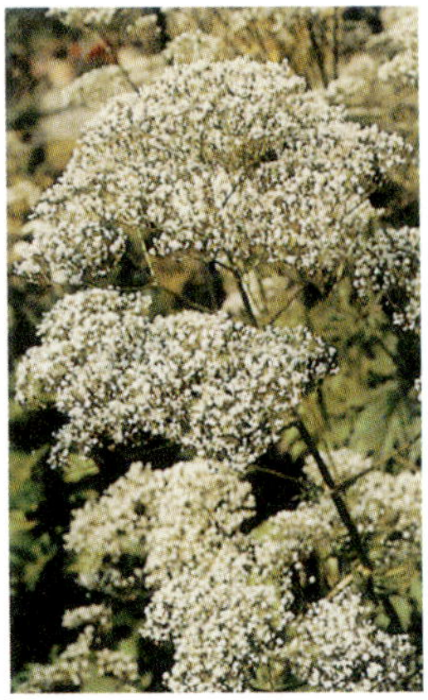
Baldrian

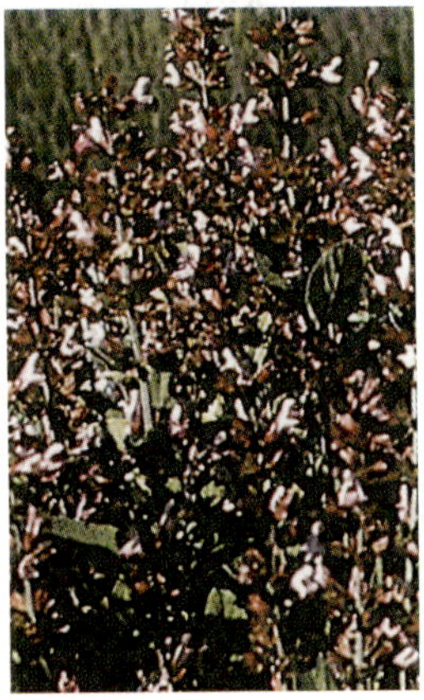
Benediktenkraut

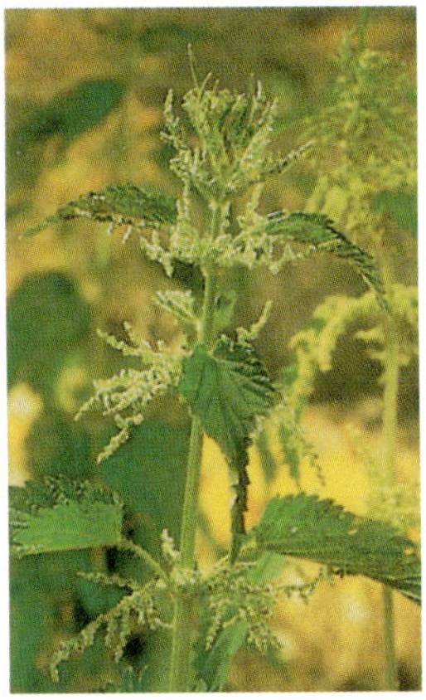
Brennnessel

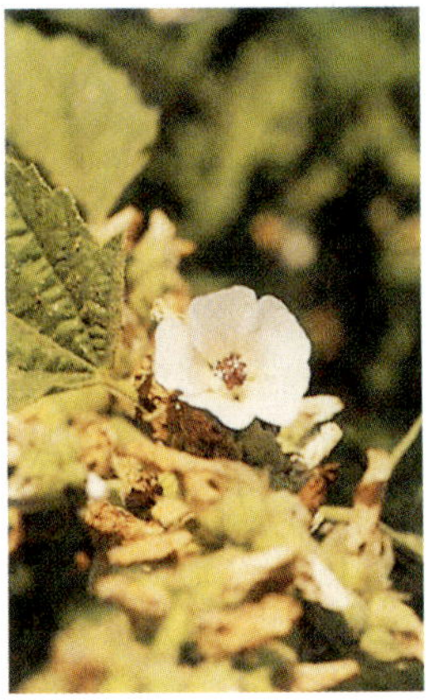
Eibisch

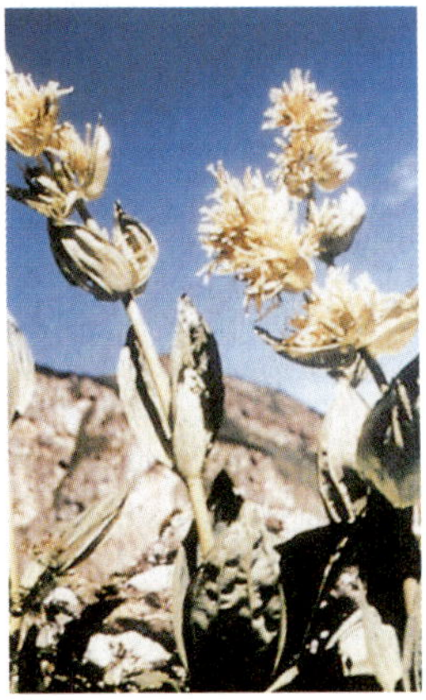
Enzian, gelber

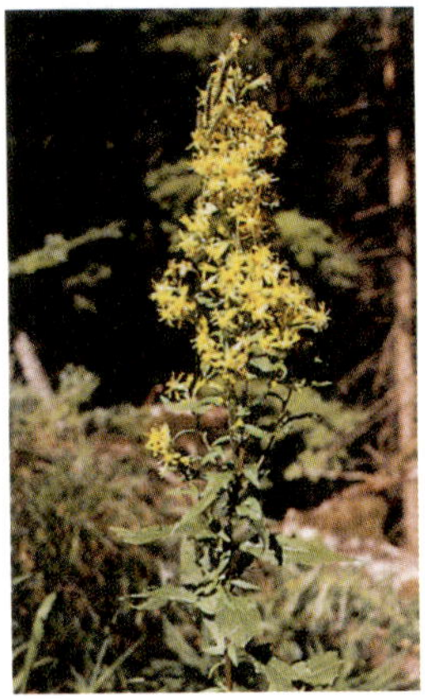
Goldrute

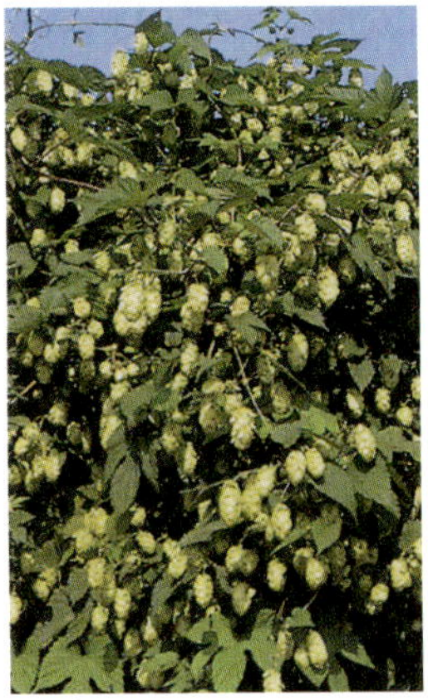
Hopfen

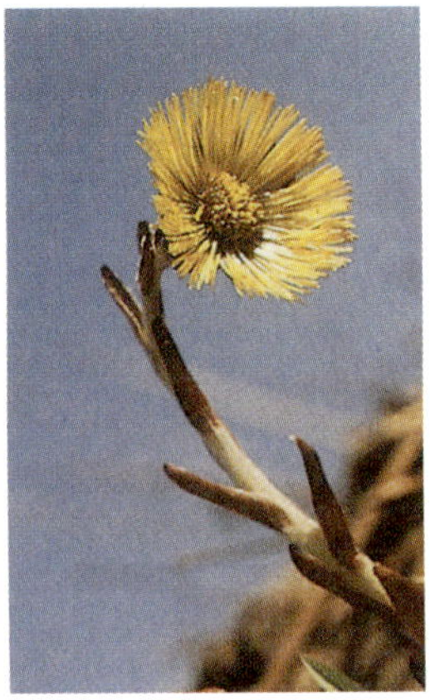
Huflattich

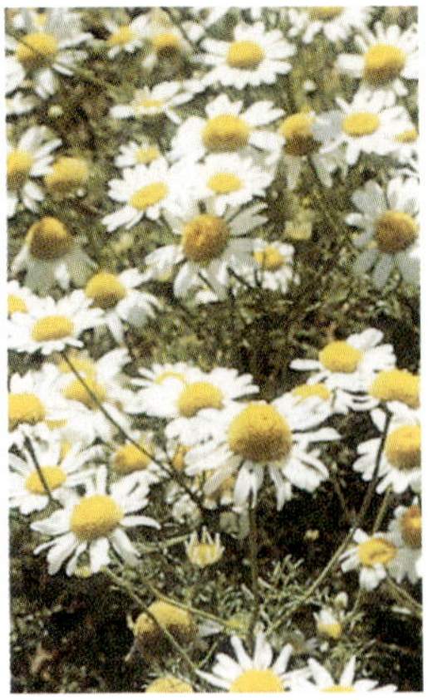
Kamille

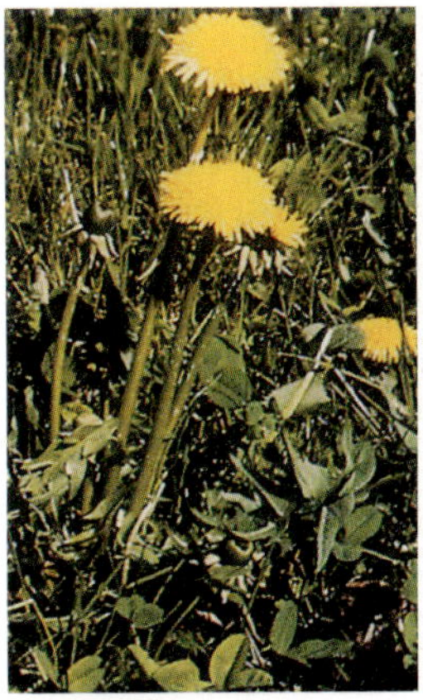
Löwenzahn

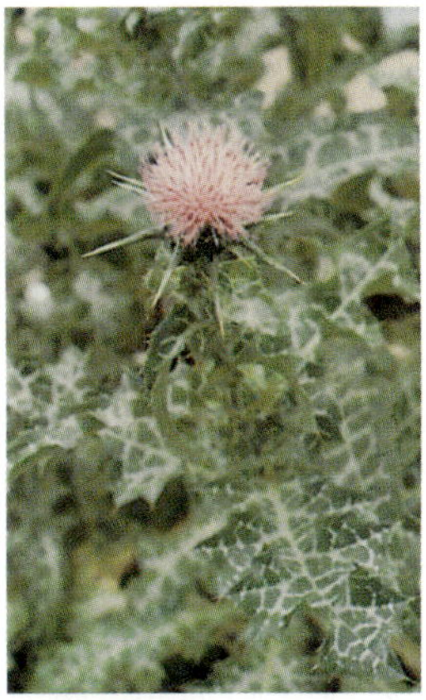
Mariendistel

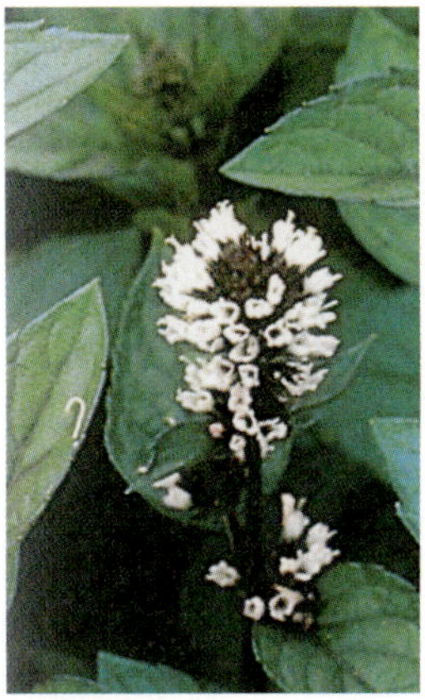
Pfefferminze

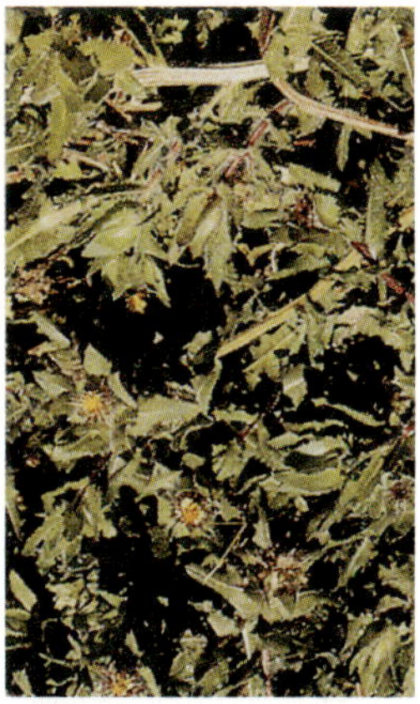
Salbei

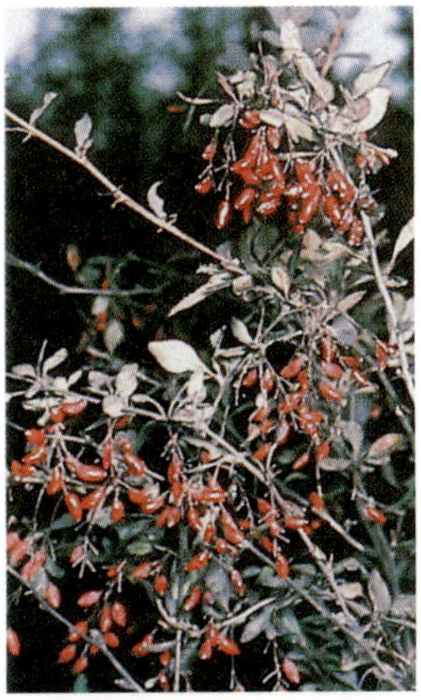
Sauerdorn

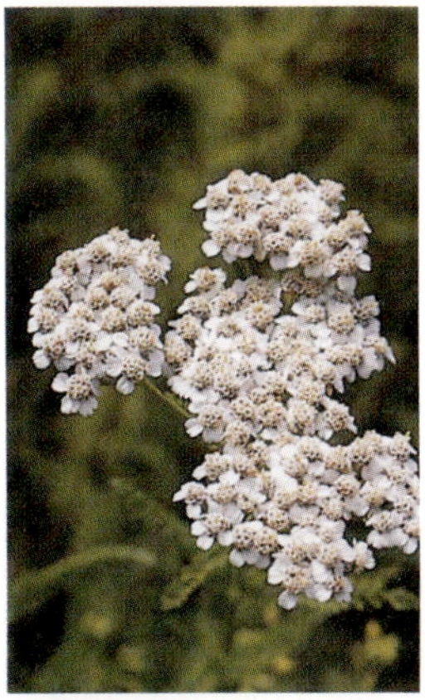
Schafgarbe

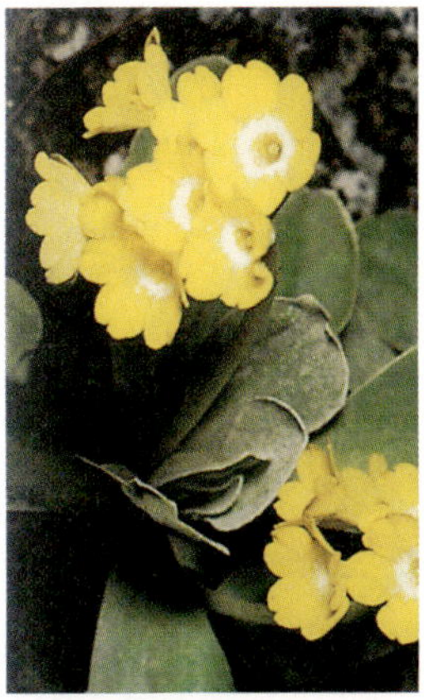
Schlüsselblume

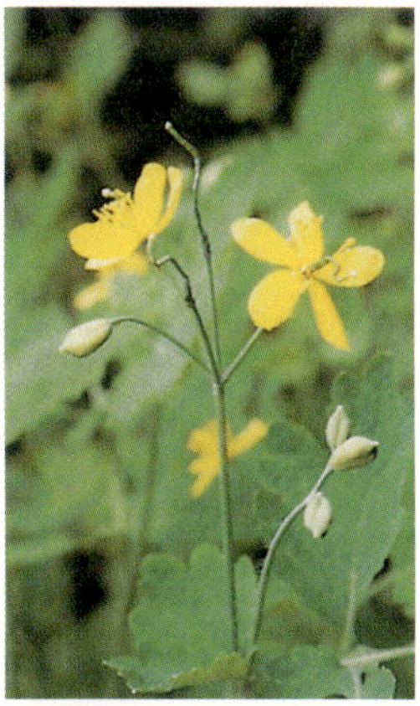
Schöllkraut

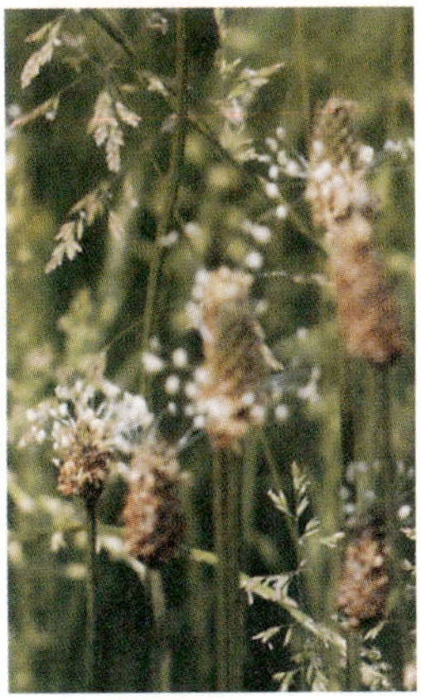
Spitzwegerich

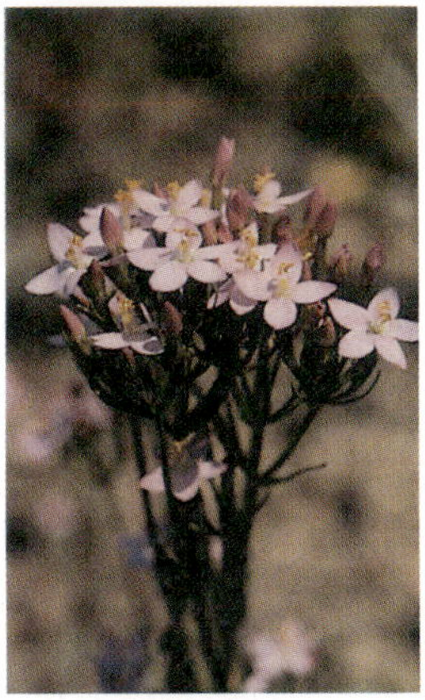
Tausendgüldenkraut

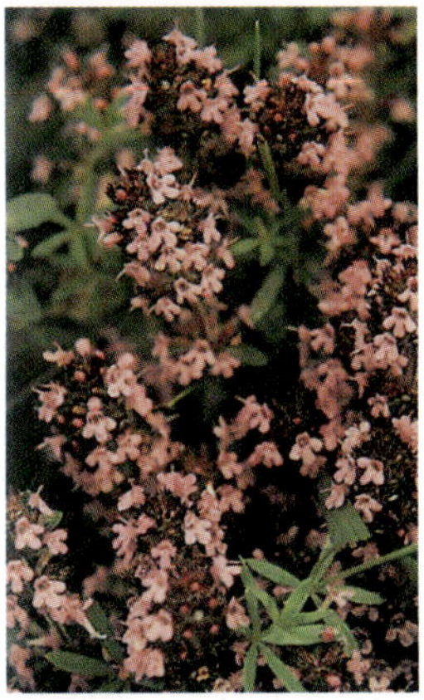
Thymian

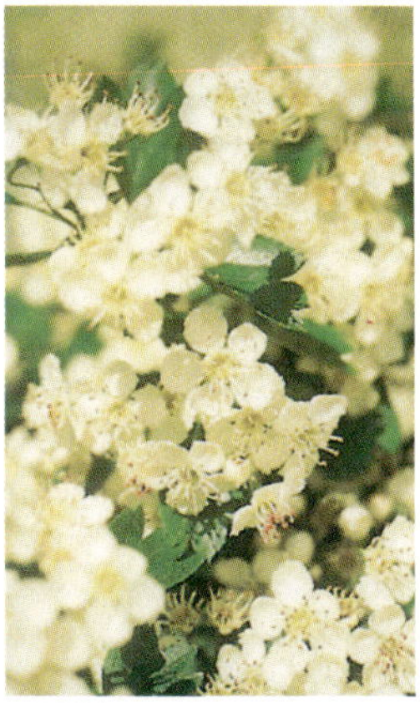
Weißdorn

♦ **HOPFEN**

Vorkommen: feuchte Standorte (Auenwälder, feuchte Gebüsche), Hecken; angebaut.

Verwendete Pflanzenteile: Hopfenzapfen.

Wirkung: beruhigend.

Anwendung: mildes Einschlaf- und Beruhigungsmittel (eventuell zusammen mit Baldrian); nervöse Magenbeschwerden, sexuelle Erregungszustände.

Nebenwirkungen: frische Hopfenfrüchte können Schlafsucht, Erbrechen, Schweißausbrüche, Erregungszustände und Hauterkrankungen hervorrufen (Hopfenpflückerkrankheit).

♦ **HUFLATTICH**

Vorkommen: Wegränder, Felder, Geröllhalden, Bahndamm; auf feuchten, tonig-mergeligen Böden.

Verwendete Pflanzenteile: Blätter, Blüten.

Wirkung: reizlindernd auf Schleimhäute, schleimlösend.

Anwendung: Husten, Heiserkeit.

♦ **KALMUS**

Vorkommen: Uferregionen, sumpfige Stellen.

Verwendete Pflanzenteile: Wurzel.

Wirkung: magenstärkend, appetitanregend, verdauungsfördernd.

Anwendung:

1. Innerlich als Tee oder Tinktur bei Magen- und Darmerkrankungen, Appetitlosigkeit, Stärkungsmittel.

2. Äußerlich als Gurgelwasser und bei Zahnfleischentzündungen; Kalmusöl zum Einreiben bei Gicht und Rheuma sowie als Badezusatz.

♦ **KAMILLE**

Vorkommen: Wiesen und Äcker.

Verwendete Pflanzenteile: Blütenkopf.

Wirkung: entzündungshemmend, krampflösend, schmerzstillend, entspannend, wundheilungsfördernd.

Anwendung:

1. Innerlich bei Magenleiden, Durchfällen, Blähungen, krampfartigen Zuständen des Verdauungstraktes.

2. Äußerlich bei Entzündungen, Wunden, Verbrennungen und zu Mundspülungen.

♦ **LÖWENZAHN**

Vorkommen: Wiesen, Felder, Gärten.

Verwendete Pflanzenteile: ganze Pflanze mit Wurzel.

Wirkung: Galle bildend.

Anwendung: Leber-, Gallenbeschwerden, Appetitlosigkeit.

Nebenwirkungen: Vergiftungen mit Übelkeit, Erbrechen, Durchfall und Herzrhythmusstörungen.

♦ **MARIENDISTEL**

Vorkommen: in Gärten und Kulturen.

Verwendete Pflanzenteile: Früchte.

Wirkung: Galle bildend und gallentreibend, krampflösend. leberschützend, entgiftend.

Anwendung: Leber- und Gallenstörungen.

♦ **MELISSE**

Vorkommen: in Gärten, angebaut.

Verwendete Pflanzenteile: Blätter.

Wirkung: beruhigend, krampflösend, magen- und darmstärkend.

Anwendung:

1. Innerlich: nervöse Herz- und Magenbeschwerden, nervöse Erregbarkeit, Einschlafstörungen, Kopfschmerzen. Schwindelzustände, Regel- und Schwangerschaftsbeschwerden, Erkältungen; Verwendung als Gewürz!

2. Äußerlich bei Wunden, Nervenschmerzen, Rheumatismus.

♦ **PFEFFERMINZE**

Vorkommen: Wiesen, am Wasser verwildert; angebaut.

Verwendete Pflanzenteile: Blätter.

Wirkung: krampflösend, gallentreibend, verdauungsfördernd, beruhigend auf die Muskulatur von Magen und Darm, appetitanregend.

Anwendung: Magenverstimmung, Leber- und Gallenbeschwerden, Magen-Darm-Katarr, Gärungszustände und Blähungen, Appetitlosigkeit.

♦ **SALBEI**

Vorkommen: an trockenen Kalkhängen; angebaut.

Verwendete Pflanzenteile: Blätter.

Wirkung: Hemmung der Schweißabsonderung, krampflösend, entzündungshemmend, zusammenziehend.

Anwendung:

1. Innerlich gegen Nachtschweiß und nervöses Schwitzen.

2. Äußerlich zum Spülen und Gurgeln bei Zahnfleischentzündung.

♦ **SCHAFGARBE**

Vorkommen: Wiesen, Wegränder, Bahndamm, Feldraine.

Verwendete Pflanzenteile: Kraut.

Wirkung: appetitanregend, verdauungsfördernd, gallen- und blähungstreibend, entzündungshemmend, blutgerinnungsfördernd, harntreibend.

Anwendung: Magen-Darm-Beschwerden, Appetitlosigkeit.

♦ **SCHLÜSSELBLUME (PRIMEL)**

Vorkommen: Wiesen, Gebüsche, Böschungen (zwei Arten: Wiesenschlüsselblume und Hohe Schlüsselblume).

Verwendete Pflanzenteile: Wurzel.
Wirkung: schleimlösend, auswurffördernd.
Anwendung: Erkrankungen der Atemwege.
Nebenwirkungen: bei Überdosierung Erbrechen und Durchfall.

♦ **SCHÖLLKRAUT**
Vorkommen: Weg- und Straßenränder, Hecken, Gebüsch.
Verwendete Pflanzenteile: Kraut.
Wirkung: krampflösend, gallenflussfördernd.
Anwendung: Leber- und Gallenleiden, Krämpfe im Magen-Darm-Kanal.
Nebenwirkungen: bei therapeutischen Dosen keine; bei Kindern kann es durch Essen der Pflanze zu Vergiftungen kommen (Magen-Darm-Entzündung, Erbrechen, Durchfall, Kreislaufstörungen).

♦ **SPITZWEGERICH**
Vorkommen: Wiesen, Weiden, Wald- und Wegränder.
Verwendete Pflanzenteile: Kraut.
Wirkung: schleimlösend, antibakteriell (keimhemmend).
Anwendung: Infektionen der oberen Luftwege und des Harnapparates, Magen-Darm-Erkrankungen.

♦ **TAUSENDGÜLDENKRAUT**
Vorkommen: Kahlschläge, lichte Gebüsche, Feldränder, Äcker.
Verwendete Pflanzenteile: Kraut.
Wirkung: Vermehrung der Speichel- und Magensaftabsonderung.
Anwendung: Appetitlosigkeit, Verdauungsschwäche, Magen-Darm-Beschwerden.

♦ **THYMIAN**
Vorkommen: trockene, sonnige Standorte.
Verwendete Pflanzenteile: blühendes Kraut.
Wirkung: schleim- und krampflösend, auswurffördernd, appetitanregend, desinfizierend.
Anwendung: Husten, Reizhusten, Keuchhusten, Durchfälle.

♦ **WEISSDORN (CRATAEGUS)**
Vorkommen: Gärten, Felder, Waldränder.
Verwendete Pflanzenteile: Blüten und Beeren.
Wirkung: stärkt den Herzmuskel, erweitert die Herzkranzgefäße, senkt den Blutdruck, beruhigend, bessert die Merk- und Konzentrationsfähigkeit älterer Menschen.
Anwendung: Altersherz, Belastungsherz (durch Krankheit, Stress und Nikotin belastetes Herz), hoher Blutdruck, mangelhafte Hirndurchblutung.

Heilpraktiker gesetzlich geschützte Berufsbezeichnung für Personen, die ohne ärztliche Ausbildung und Bestallung die staatliche Erlaubnis zur Ausübung der Heilkunde am Menschen besitzen. Nach dem Heilpraktiker-Gesetz müssen sie eine amtliche Überprüfung bestanden und ihre Praxis beim zuständigen Gesundheitsamt angemeldet haben. Darüber hinaus müssen sie mindestens 25 Jahre alt sein und ein einwandfreies polizeiliches Führungszeugnis vorweisen. Heilpraktiker bedienen sich vornehmlich der Methoden der → Naturheilkunde, → Akupunktur, → Homöopathie und → Pflanzenheilkunde sowie verschiedener Außenseiterverfahren. Die dazu erforderlichen Kenntnisse erwerben sie in besonderen Kursen und durch Bücherstudium.
Den Heilpraktikern sind folgende Beschränkungen auferlegt: keine Behandlung von Geschlechtskrankheiten und übertragbaren Krankheiten, keine Impfungen, keine Geburtshilfe, keine Zahnbehandlung. Sie dürfen keine verschreibungspflichtigen Medikamente verordnen und keine Totenscheine ausstellen. Heilpraktiker sind nicht zur Behandlung von Versicherten der gesetzlichen Krankenkassen auf Krankenschein zugelassen, jedoch werden die von ihnen in Rechnung gestellten Behandlungskosten von den meisten privaten Krankenkassen, Beihilfen und privaten Zusatzversicherern übernommen.

Heilquellen Quellen, deren Wasser einen erhöhten Anteil an gelösten Stoffen mit Heilwirkung auf bestimmte Krankheiten besitzt. Heilwässer werden getrunken, in verdampfter Form inhaliert oder man badet in ihnen; → Heilbäder.

Heimlich-Handgriff Notfallmaßnahme bei akuter Erstickungsgefahr durch Fremdkörper in den Luftwegen; → Erste Hilfe, S. 736.

Heine-Medin-Krankheit → spinale Kinderlähmung.

Heiserkeit Heiserkeit ist ein Krankheitszeichen, das darauf hinweist, dass am Stimmbandapparat etwas nicht in Ordnung ist. Sie ist daher ein typisches Symptom fast aller Erkrankungen des → Kehlkopfes, von der einfachen → Kehlkopfentzündung bis hin zum → Kehlkopfkrebs. Meist handelt es sich jedoch lediglich um eine Überlastung der Stimmbänder, und derjenige, der an Heiserkeit leidet, sollte unbedingt alle äußeren schädlichen Einwirkungen, also Rauch, Staub, starke Kälte usw., meiden und, statt laut zu sprechen, nur »ohne Ton« flüstern. Verschwindet die Heiserkeit daraufhin nicht in wenigen Tagen, so sollte sie in jedem Fall Anlass für eine ärztliche Untersuchung sein, damit geklärt wird, durch welche Krankheit sie verursacht wird, ja, ob möglicherweise gar eine bösartige Geschwulst im Kehlkopfbereich daran schuld ist.

Heißhunger Ein ungewöhnlich heftiges, kaum bezwingbares Hungergefühl tritt gelegentlich bei der → Basedow-Krankheit, der → Zuckerkrankheit, beim Befall mit → Bandwürmern, aber auch bei einigen Bauchspeicheldrüsenerkrankungen sowie während der Schwangerschaft auf. Heißhunger kann jedoch auch rein seelisch bedingt sein.

Helicobacter pylori Bakterium der Gattung »Helicobacter«, das in letzter Zeit als häufige Ursache für die → Ulkuskrankheit (→ Magen- und → Zwölffingerdarmgeschwür), die → Magenschleimhautentzündung und wahrscheinlich auch den → Magenkrebs erkannt wurde. Der Infektionsweg ist noch nicht endgültig geklärt. Sicher ist, dass Nahrung, die mit Helicobacter pylori verunreinigt ist, eine Infektion auslösen kann; daneben wird auch eine Übertragung von Mensch zu Mensch vermutet. Der Nachweis ist mittels feingeweblicher und mikrobiologischer Untersuchung einer bei der Magenspiegelung gewonnenen Gewebeprobe oder durch einen speziellen Test (Urase-Schnelltest) möglich.

Heliotherapie Behandlung mit Sonnenlicht.

hemi- Bestandteil medizinischer Fachausdrücke mit der Bedeutung »halb«.

Hemiparese unvollständige Halbseitenlähmung, z. B. als Folge eines → Schlaganfalls.

Hemiplegie vollständige → Halbseitenlähmung.

Hepar medizinische Fachbezeichnung für die → Leber.

Heparin gerinnungshemmender Stoff (→ Antikoagulanzien), der in verschiedenen Organen (Leber, Lunge usw.) vorkommt und zur Verhütung und Behandlung von → Thrombosen und → Embolien verwendet wird.

hepat- Bestandteil medizinischer Fachausdrücke mit der Bedeutung »Leber«.

Hepatitis (Virushepatitis, Leberentzündung) Eine akute Entzündung der Leber kann durch Viren, Bakterien, Parasiten, verschiedene Gifte, Alkohol und einige Arzneimittel verursacht werden. Von überragender Bedeutung ist die weltweit verbreitete Virushepatitis, die durch unterschiedliche Viren verursacht wird und bei der man dementsprechend folgende Krankheitsformen unterscheidet:

♦ ***Hepatitis A*** (frühere Bezeichnungen: infektiöse Hepatitis, epidemische Gelbsucht): Sie wird durch Schmutz und Schmierinfektion übertragen, kommt häufiger bei Kindern und Jugendlichen vor und tritt vorwiegend in Gegenden mit schlechten sanitären Verhältnissen – vorzugsweise in Subtropen und Tropen – auf. Kleinere und größere Epidemien kommen in Schulen, Kindergärten, Lagern sowie unter Kriegsverhältnissen bei der Truppe vor. Der Erkrankungsgipfel fällt in die späten Herbst- und frühen Wintermonate. Die Infektion kann durch direkten Kontakt und vor allem durch verunreinigtes Trinkwasser, Milch, Gemüse, Salate, Austern oder Muscheln erfolgen. Die Inkubationszeit beträgt zwischen 15 und 50, im Durchschnitt 30 Tage. Das Virus wird 1–3 Wochen vor Beginn der Erkrankung und 2–3 Wochen danach mit dem Stuhl ausgeschieden. Nicht alle Erkrankten bekommen eine → Gelbsucht, aber alle scheiden vorübergehend das Virus aus. Die Hepatitis A hinterlässt eine lebenslange Immunität. Für Menschen, die in verseuchte Gebiete reisen, gibt es eine wirkungsvolle Schutzimpfung.

♦ ***Hepatitis B*** (Serumhepatitis, Transfusionshepatitis): Sie ist 100-mal ansteckender als → AIDS und wird durch Bluttransfusionen, Injektionen, Instrumente, vorwiegend jedoch durch sexuelle Kontakte übertragen. Gefährdet sind vor allem Drogenabhängige, die unsauberes Spritzenbesteck benutzen, Menschen mit häufig wechselndem Geschlechtspartner, Bluterkranke oder Patienten, die Bluttransfusionen unklarer Herkunft bekommen, sowie Dialysepatienten und medizinisches Personal. Es besteht keine Altersabhängigkeit und keine jahreszeitliche Häufung. Die Inkubationszeit beträgt 1–4 Monate. Auch bei dieser Form der Hepatitis ist eine vorbeugende Schutzimpfung möglich. Bei 5–10 Prozent der befallenen Erwachsenen und bei fast 80 Prozent der Kinder wird die Hepatitis B chronisch.

♦ ***Hepatitis C:*** Sie wird wie die Hepatitis B durch Blut oder Geschlechtsverkehr übertragen, oft bleibt der Infektionsweg jedoch unerkannt. Die Hepatitis C hat sich in den letzten Jahren massiv ausgebreitet, und man rechnet allein in Deutschland mit nahezu 1 Million Erkrankter. Die Inkubationszeit beträgt 30–90 Tage. In 40–60 Prozent der Fälle ist mit einem chronischen Verlauf zu rechnen.

♦ Mit ***Hepatitis D*** können sich nur Menschen anstecken, die schon zuvor mit Hepatitis B infiziert waren. Die ***Hepatitis E*** kommt vor allem in Asien, Afrika, Mittel- und Südamerika vor, die ***Hepatitis F*** in Indien. Die ***Hepatitis G*** ist vor allem unter Drogenabhängigen verbreitet.

Der genaue Virustyp kann durch eine Blutuntersuchung unter Verwendung spezieller Nachweisverfahren festgestellt werden.

Das klinische Bild ist bei allen Hepatitis-Formen ähnlich. Der eigentlichen Erkrankung gehen unspezifische Symptome wie Appetitlosigkeit, Übelkeit, Müdigkeit, dumpfe Schmerzen unter dem rechten Rippenbogen, manchmal auch Fieber, Muskel- und Gelenkschmerzen voraus. Mit der Dunkelfärbung des Urins und Entfärbung des Stuhls tritt in vielen Fällen eine deutliche, oft von Juckreiz begleitete Gelbsucht auf, die darauf beruht, dass die geschädigte Leber das beim Blutabbau anfallende Bilirubin nicht mehr verarbeiten kann, so dass es in die Blutbahn übertritt und anschließend Haut und das Weiße des Auges gelb färbt. Nach etwa 10 Tagen beginnen die Gelbsucht und die Magen-Darm-Symptome abzuklingen. Langsam werden auch Stuhl- und Urinfarbe wieder normal. Bei normalem Verlauf ist die Gelbsucht nach 2–6 Wochen ganz verschwunden. Die Erkrankung selbst kann bis zu 6 Monate und länger anhalten. Eine mögliche Komplikation ist die plötzliche und lebensbedrohliche → akute Lebernekrose als Folge eines massiven Leberzelluntergangs.

Der Vorbeugung dient eine peinliche Hygiene, besonders im medizinischen Bereich sowie bei Reisen in südliche Länder (Händewaschen; nur gekochte Speisen einnehmen; einwandfreies Mineralwasser trinken; Obst schälen).

Eine ursächliche Behandlung der Virushepatitis ist nicht möglich. Allgemeine Maßnahmen zur Leberschonung wie strenges Alkoholverbot, Verzicht auf Medikamente, Bettruhe, leicht verdauliche Kost, warme Bauchwickel stehen daher im Vordergrund. Bei der Hepatitis C wird zusätzlich versucht, mit Medikamenten, die das Immunsystem unterdrücken (→ Immunsuppression), die Krankheit einzudämmen.

Auch nach der Entlassung aus dem Krankenhaus sind Kontrolluntersuchungen des Blutes erforderlich. Bei Erkrankung an Hepatitis B oder C kann der Betroffene noch weit über die akute Krankheitsphase hinaus für seinen Sexualpartner infektiös sein.

Sind Störungen im Befinden und der Leberfunktion (Labor!) länger als 6 Monate nach Überstehen der akuten Krankheit nachweisbar, muss eine Leberpunktion Klarheit schaffen, ob eine chronische Hepatitis vorliegt. Dann ist mit einer längeren Krankheits- und Behandlungsdauer zu rechnen, und stets besteht die Gefahr eines Übergangs in eine lebensbedrohliche → Leberzirrhose sowie ein erhöhtes Risiko, einen → Leberkrebs zu entwickeln.

Hepatose Funktionsverlust der Leber durch Umbauvorgänge. Ursache der Hepatose ist keine Entzündung, sondern eine → Degeneration, d. h. der allmähliche Zellumbau, wobei funktionstüchtiges durch mangelhaftes Gewebe ersetzt wird. Ausgelöst werden derartige Umbauvorgänge durch eine lang anhaltende, chronische → Hepatitis, durch Giftstoffe wie Alkohol, bestimmte Arzneimittel oder Pilzgifte, durch Fehler bei Fetternährung und -stoffwechsel – man spricht dann auch von → Fettleber – sowie durch Speicherung bestimmter Substanzen in der Leber, wie es zum Beispiel bei der → Amyloidose der Fall ist.

Je nach Art und Umfang der schädigenden Einflüsse werden nur einige wenige Eigenschaften der Leberzellen zerstört oder sie gehen vollkommen zu Grunde. Sterben auf diese Weise umfangreiche Organteile ab, so endet die Hepatose nicht selten tödlich.

Einen massiven Leberzerfall, der im Gegensatz zu der normalerweise langsam verlaufenden Hepatose akut um sich greift und rasch große Teile der Leber vernichtet, nennt man → akute Lebernekrose.

Herbizide Unkrautvernichtungsmittel verschiedener chemischer Zusammensetzung. Einige dieser Mittel sind hochgiftig und führen bereits nach dem Trinken geringer Mengen zum Tod. Örtlich erzeugen sie auf Haut und Schleimhäuten stärkere Reizerscheinungen. Herbizide müssen unbedingt sicher aufbewahrt und streng nach Vorschrift angewandt werden; Kinder dürfen an sie nicht herankommen! Bei Vergiftungen ist sofort das nächste Krankenhaus aufzusuchen, wobei die Packung mitgebracht werden sollte.

Herdinfektion (Fokalinfektion) von einem weitgehend abgekapselten Krankheitsherd (Fokus) ausgehende Infektion. Ein solcher Herd entsteht dadurch, dass Krankheitserreger in den Körper eindringen und irgendwo (Zähne, Mandeln, Gallenblase, Nasennebenhöhlen, Knochenmark usw.) Fuß fassen. Der Herd beherbergt dann die betreffenden Erreger, ihre Stoffwechselprodukte und Gifte sowie körpereigene Zerfallsprodukte und ist gegen die gesunde Umgebung durch einen Gewebswall abgegrenzt. Durch vorübergehende Verringerung der Abwehrkräfte des Körpers und durch Erhöhung des Innendrucks im Herd kommt es mitunter zu einer Ausschwemmung von Erregern und Giftstoffen in den übrigen Körper, was ernste Erkrankungen auslösen kann: Gelenk- und Muskelrheumatismus, Herz-, Nieren- und Leberkrankheiten, Asthma, Erkrankungen der Nerven, der Augen, der Haut und der Unterleibsorgane. Es ist aber auch möglich, dass sich eine Herdinfektion lediglich in unklaren Allgemeinbeschwerden wie Müdigkeit, Abgeschlagenheit, Verstimmung, Kopfschmerzen und leicht erhöhter Körpertemperatur äußert. Die Behandlung erfolgt durch Herdsanierung: Entfernung der auslösenden Zähne, Mandeln oder Gallenblase; dazu Gabe von → Antibiotika. Nicht immer erlischt danach jedoch auch die durch den Herd ausgelöste Krankheit; vielfach muss sie gesondert behandelt werden.

hereditär erblich.

Hermaphroditismus → Zwitterbildung.

Hernie → Eingeweidebruch.

Heroin halbsynthetischer Morphinabkömmling, der sechsmal wirksamer als Morphin ist und dessen Verwendung daher mit einer dementsprechend größeren Suchtgefahr verbunden ist. Heroin ist eine »harte Droge«, die anfänglich zu Euphorie mit sexuellen Empfindungen führt, später aber bei reizbarer mürrischer Stimmung nur noch wegen der quälenden Entzugserscheinungen genommen wird. Bei Überdosierung führt es durch Beeinträchtigung des Atemzentrums zu starker Atemlähmung bis hin zum Atemstillstand. Durch erhöhtes Selbstbewusstsein und enthemmte Aggressivität werden etwa drei Viertel aller Heroinsüchtigen kriminell.

Herpes simplex (Bläschenausschlag) Erreger dieser – obwohl »simplex« »einfach« bedeutet, doch sehr lästigen – Krankheit sind Viren, von denen eine Art vorwiegend an den Lippen (***Herpes labialis***), eine andere an den Geschlechtsorganen (***Herpes genitalis***) bläschenförmige Veränderungen hervorruft. Bei Kleinkindern, die, nachdem der mütterliche Antikörperschutz nachgelassen hat, zum ersten Mal mit solchen Viren in Berührung kommen, verursachen diese nicht selten eine schlimme → Mundschleimhautentzündung (***Stomatitis herpetica***). Bei Erwachsenen hingegen sind die Erreger fast immer schon im Körper vorhanden, ohne krankhafte Veränderungen hervorzurufen, und werden erst durch Einflüsse wie Sonnenbestrahlung, Menstruation, Verletzungen, seelische Erschütterungen und vor allem durch fiebrige Erkrankungen wieder aktiv, was den dann entstehenden Blasen auch die umgangssprachliche Bezeichnung »Fieberbläschen« eingetragen hat.

Da der Herpes keine lang dauernde Immunität hinterlässt, tritt er bei besonders anfälligen Menschen oft jahre- und jahrzehntelang immer wieder auf. Die Krankheit ist im Grunde harmlos, jedoch besteht die Gefahr, dass ein neugeborenes Kind durch einen mütterlichen Herpes der Geschlechtsorgane während der Geburt angesteckt wird und sehr schwer erkrankt.

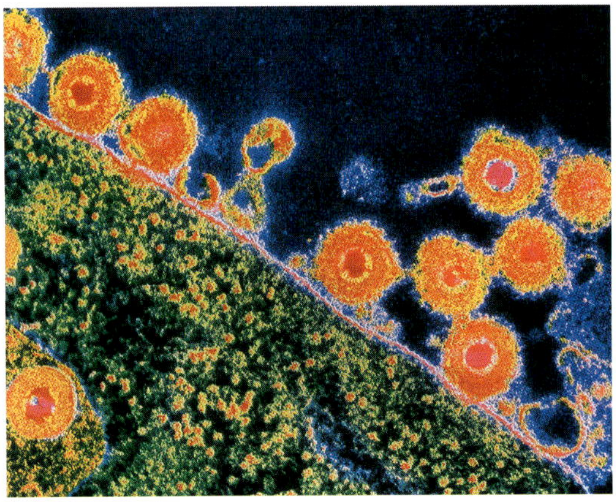

Herpes simplex Elektronenmikroskopische Aufnahme von annähernd kugelförmigen Herpes-simplex-Viren.

Die nach einer kindlichen Erstinfektion auftretenden Mundschleimhautveränderungen sind durch zahlreiche Bläschen und geschwürige Veränderungen gekennzeichnet, die dermaßen starke Schmerzen verursachen, dass das Kind keine feste Nahrung zu sich nehmen und bestenfalls Flüssiges schlucken kann. Bei Erwachsenen macht sich der Herpes vor allem an der Haut-Schleimhaut-Grenze von Lippen, weiblicher Scham und männlichem Glied bemerkbar, und zwar zunächst durch ein zunehmendes, häufig mit Juckreiz verbundenes Spannungsgefühl. Dann erscheinen auf gerötetem Untergrund Gruppen von Bläschen, die platzen und eine wässrige Flüssigkeit absondern. Dieses Sekret trocknet zu Krusten ein, die nach etwa 8–10 Tagen abheilen, ohne Narben zu hinterlassen. Die Lymphknoten der Umgebung sind dabei häufig leicht geschwollen und druckschmerzhaft.

Zur Behandlung gibt es ein wirksames Arzneimittel namens Aciclovir, das möglichst sofort angewandt werden sollte, sobald der erste leichte Spannungsschmerz die Herpesbläschen ankündigt.

Herpes zoster → Gürtelrose.

Herz Das Herz ist ein kräftiger, dickwandiger Hohlmuskel, der als zentraler Antriebsmotor das Blut durch die Blutgefäße pumpt. Es ist ungefähr so groß wie die Faust seines Trägers und hat die Form eines abgeplatteten Kegels. Beim Erwachsenen wiegt es etwa 300 g, und sein Hohlraum fasst 200–300 ml Blut. Zwei Drittel des Herzens liegen links, ein Drittel liegt rechts der Mittellinie des Brustkorbes. Die Herzspitze befindet sich ungefähr dort, wo eine senkrecht von der linken Brustwarze nach unten gezogene Linie den Zwischenraum zwischen 5. und 6. Rippe schneidet.

Die Wand des Herzens besteht aus 3 Schichten: Die innere (***Endokard***) kleidet die Hohlräume aus und formt die Herzklappen; die mittlere, die Muskulatur des Herzens (***Myokard***), ist die stärkste Schicht; die äußere (***Epikard***) bildet gleichzeitig die innere Wand des doppelwandigen Herzbeutels (***Perikard***), der wie ein Sack das ganze Herz umgibt. Der Herzbeutel enthält stets etwas Flüssigkeit, die die Bewegungen des pumpenden Herzens erleichtert. Die Arterien, die den Herzmuskel ernähren (***Herzkranzgefäße*** oder ***Koronararterien***), laufen geschlängelt und in Fettgewebe eingehüllt an der Außenseite des Herzens entlang.

Eine dicke Scheidewand trennt das Herz in eine linke und eine rechte Hälfte. Jede besteht aus einem dünnwandigen ***Herzvorhof***, in den das Blut einströmt, und aus einer dickwandigen ***Herzkammer***, die das Blut weiterbefördert.

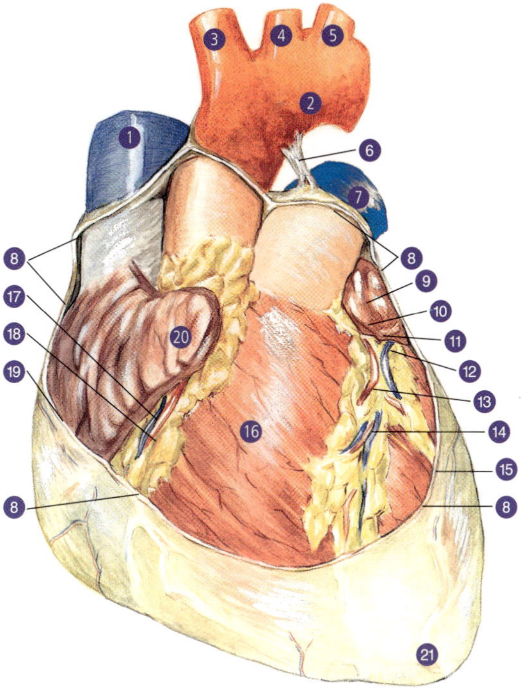

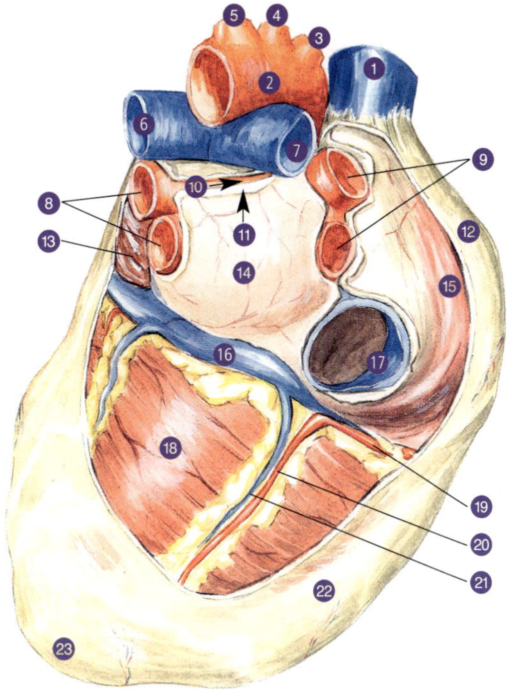

Herz von vorn in der natürlichen Lage im Brustkorb, Zeichnung nach einem Feuchtpräparat, die Vorderwand des Herzbeutels ist gefenstert. **1** Obere Hohlvene; **2** Bogen der Körperschlagader; **3** gemeinsamer Stamm für rechte Arm-Kopf-Schlagader; **4** linke gemeinsame Halsschlagader; **5** linke Schlüsselbeinschlagader; **6** Arterienband; **7** Stamm der Lungenschlagadern; **8** Herzbeutel; **9** linkes Herzrohr; **10** linker Vorhof; **11** linke Kranzschlagader, umbiegender Ast; **12** linke Kranzvene; **13** linke Kranzschlagader, vorderer Zwischenkammerast; **14** vordere Zwischenkammervene; **15** linke Kammer; **16** rechte Kammer; **17** rechte Kranzvene; **18** rechte Kranzschlagader; **19** rechter Vorhof; **20** rechtes Herzohr; **21** Herzspitze.

Herz und herznahe Blutgefäße von hinten, Zeichnung nach einem Feuchtpräparat, der Herzbeutel ist in der Region der Umschlagstellen von Perikard in Epikard an den großen Gefäßen abgesetzt und herzspitzenwärts gefenstert. **1** Obere Hohlvene; **2** Bogen der Körperschlagader; **3** gemeinsamer Stamm für rechte Arm-Kopf-Schlagader; **4** linke gemeinsame Halsschlagader; **5** linke Schlüsselbeinschlagader; **6** linke Lungenschlagader; **7** rechte Lungenschlagader; **8** linke Lungenvenen; **9** rechte Lungenvenen; **10** quere Herzbeutelbucht; **11** schräge Herzbeutelbucht; **12** Herzbeutel; **13** linkes Herzohr; **14** linker Vorhof; **15** rechter Vorhof; **16** Kranzbucht, Zusammenfluss der Herzvenen; **17** untere Hohlvene; **18** linke Kammer; **19** rechte Kranzschlagader in der Kranzfurche; **20** rechte Kranzschlagader, hinterer Zwischenkammerast; **21** hintere Zwischenkammervene; **22** rechte Kammer; **23** Herzspitze.

Wenn sich die beiden Vorhöfe gleichzeitig zusammenziehen, erschlaffen die beiden Herzkammern und umgekehrt. Bei Körperruhe zieht sich das Herz des gesunden Erwachsenen ungefähr 60- bis 70-mal pro Minute zusammen und pumpt dabei je 70 ml Blut in die Hauptschlagader (***Aorta***) und in die Lungenarterie (***Pulmonalarterie***). Das ergibt eine Pumpleistung von rund 15 000 Litern pro Tag! Die Herzschläge können als → Puls am Handgelenk, an der Schläfe oder am Hals getastet werden. Man hat berechnet, dass das Herz einem Motor von 0,0027 PS entspricht, dessen tägliche Arbeitsleistung ausreichen würde, einen Güterwagon 1 m hochzuheben.

Die ventilartigen ***Herzklappen*** zwischen Vorhöfen und Kammern sowie zwischen Kammern und großen Blutgefäßen sorgen dafür, dass das Blut den richtigen Weg nimmt. Wenn sich die beiden Herzkammern zusammenziehen, sind die Klappen zwischen Vorhöfen und Kammern geschlossen, während die Klappen an den Abgangsstellen der großen Blutgefäße geöffnet sind. Das Blut aus der linken Kammer wird in die Hauptschlagader und damit in den großen oder Körperkreislauf gepumpt, das Blut aus der rechten Kammer fließt in die Lungenschlagader und damit in den kleinen oder

Lungenkreislauf. In dieser Phase strömt das Blut in die erschlafften Vorhöfe, und zwar in den rechten Vorhof aus den großen Körpervenen und in den linken Vorhof aus den Lungenvenen. Während der Erschlaffung der beiden Herzkammern sind die Klappen zwischen Vorhöfen und Kammern geöffnet, hingegen die Klappen an den Abgangsstellen der großen Gefäße geschlossen. Die beiden Vorhöfe ziehen sich zusammen und drücken das in ihnen befindliche Blut in die Herzkammern.

Das Herz besitzt ein eigenes, von äußeren Nervenreizen unabhängiges ***Reizleitungssystem***, das die automatische und zeitlich abgestimmte Abfolge seiner Bewegungen gewährleistet. Die unwillkürlichen Nervenfasern, die das Herz versorgen, dienen also nicht der Auslösung der Zusammenziehungen, sondern ausschließlich der Regulierung der Herztätigkeit, d. h., unter ihrem Einfluss können Schlagfrequenz, Schlagstärke, Erregungsleitung und Erregbarkeit des Herzmuskels verändert werden.

Wegen seiner unermüdlichen Tätigkeit hat das Herz einen sehr großen Sauerstoffbedarf. Schon beim ruhenden Menschen benötigt es ungefähr 43 Liter Sauerstoff pro Tag; bei Arbeit kann der Verbrauch bis auf das Vierfache ansteigen. Ohne Sauerstoff kann das Herz nur wenige Sekunden arbeiten. Über Zustand und Leistungsfähigkeit des Herzens orientiert sich der Arzt durch Betrachtung, Betasten, Beklopfen, Abhören, Blutdruckmessung, → Elektrokardiogramm, Röntgenuntersuchung und Belastungsproben.

Herzanfall Der Ausdruck »Herzanfall« ist kein exakter medizinischer Krankheitsbegriff, sondern vielmehr eine umgangssprachliche Bezeichnung für plötzlich und unerwartet auftretende Missempfindungen, die vom Herzen ausgehen. Hieran sind zumeist Einengungen oder krampfartige Zusammenziehungen der Herzkranzgefäße schuld (→ Angina pectoris); aber auch → Herzrhythmusstörungen können höchst beunruhigende Beschwerden auslösen. Meist treten Herzanfälle bei anstrengenden körperlichen Tätigkeiten oder starker seelischer Erregung auf. In jedem Fall sollten derartige Attacken – vor allem, wenn sie häufiger auftreten – Anlass für eine gründliche ärztliche Untersuchung sein; → Herzbeschwerden.

Herzasthma (Asthma cardiale) anfallsweise, besonders nachts auftretende Atemnot infolge Blutstauung in den Lungen bei → Herzschwäche. Im Gegensatz zum → Bronchialasthma, bei dem Anfälle von Atemnot durch krankhafte Veränderungen der Luftwege ausgelöst werden, handelt es sich beim Herzasthma um die Auswirkung einer Herzkrankheit auf die Lungenfunktion. Diese kommt dadurch zu Stande, dass das in der Lunge mit Sauerstoff beladene Blut infolge einer Störung in der linken Herzhälfte (Linksherzversagen) nicht ungehindert in das Herz zurückfließen kann. Es staut sich dann in der Lunge und behindert ganz erheblich den Gasaustausch. Dadurch kommt es – gleichsam als Anpassungsreaktion des Körpers – zu fortschreitenden Veränderungen im Lungengewebe und zur krampfhaften Verengung der Atemwege.

Die Krankheit äußert sich zunächst in einer mehr oder weniger starken Kurzatmigkeit und geht dann in schwere Anfälle massiver Atemnot über, wobei vor allem die Ausatmung erheblich behindert ist. Die Patienten sitzen aufrecht, ringen keuchend nach Luft und werden von quälendem Husten geschüttelt. Dabei geben sie große Mengen eines dünnflüssigen, bräunlichen, manchmal mit Blut vermischten → Auswurfs von sich, der sich deutlich von dem mehr weißlichen und zähflüssigen des Bronchialasthmas unterscheidet.

Beim akuten Erstickungsanfall hilft es, den Oberkörper des Patienten hochzulagern. Auch eine Einschränkung der Flüssigkeitsaufnahme ist sinnvoll. An erster Stelle muss jedoch die gezielte Behandlung der zu Grunde liegenden Herzmuskelschwäche stehen.

Herzbeschwerden Normalerweise arbeitet das Herz wie ein besonders fein konstruierter Motor: geräuschlos und ohne dass man überhaupt merkt, dass man ein Herz hat. Fühlt man sein eigenes Herz – durch plötzlich vernehmbares Klopfen, durch »Stolpern« und darauf folgendes Aussetzen eines Schlages oder durch Schmerzen in der Herzgegend –, so stellt sich zugleich der Verdacht ein, dass mit dem Herzen etwas nicht in Ordnung ist. Dieser Verdacht sollte, wenn die Beschwerden anhalten oder immer wieder auftreten, unbedingt Anlass sein, den Arzt zu befragen.

Ganz allgemein ist zu sagen, dass Herzbeschwerden nicht unbedingt auf ein ernst zu nehmendes Herzleiden hindeuten. Beispielsweise verursachen 2 der wichtigsten Erkrankungen des Herzens selbst, → Herzschwäche und → Herzklappenfehler, oft überhaupt keine Schmerzen in der Herzgegend. Und andererseits können vom Herzen erhebliche Beschwerden ausgehen, obwohl es eigentlich ganz gesund ist und vielleicht nur infolge allgemein erhöhter nervöser Erregbarkeit vernehmbarer als üblich klopft. Wie die Dinge im Einzelfall tatsächlich liegen, vermag nur der Arzt nach einer gründlichen Untersuchung des Herzens zu entscheiden.

Herzbeutelentzündung (Perikarditis) Der Herzbeutel (Perikard) umhüllt das Herz mit zwei Blättern, zwischen denen sich ein dünner Flüssigkeitsfilm befindet. Dieser ermöglicht ein reibungsfreies Aufeinandergleiten der beiden Blätter, so

dass sich das Herz ungestört ausdehnen und wieder zusammenziehen kann. Die Innenfläche des Herzbeutels kann sich entzünden, jedoch tritt eine solche Entzündung nicht als selbstständige Krankheit auf, sondern als Begleiterscheinung anderer Erkrankungen, die sich entweder in der Nähe des Herzens abspielen und von dort auf den Herzbeutel übergreifen oder von denen aus Krankheitserreger mit dem Blut zum Herzbeutel gelangen. Die häufigsten Ausgangsleiden einer Herzbeutelentzündung sind → Tuberkulose, rheumatische Erkrankungen und Virusinfektionen.
Dabei sondert die entzündete Innenfläche des Herzbeutels Flüssigkeit ab, die diesen Beutel ziemlich prall auffüllt und dadurch das Herz bei seiner Arbeit erheblich beengt. Daraus erklärt sich die Luftknappheit, unter der der Kranke leidet. Außerdem klagt er über stechende Schmerzen in der Herzgegend, die durch die Entzündung der Herzbeutelwand ausgelöst werden. Klingt diese Entzündung ab, so wird die im Herzbeutel angesammelte Flüssigkeit langsam aufgesogen, womit die Beengung der Herzarbeit fortfällt. Manchmal aber bleiben kleine Verwachsungen zwischen Herzbeutelwand und Herz zurück, die auch später noch gelegentlich Beschwerden hervorrufen können. Sehr selten kommt es zur Bildung fester Schwielen in der Herzbeutelwand. Lagert sich in diesem Narbengewebe gar noch Kalk ab, so entsteht ein so genanntes ***Panzerherz***, d. h., das Herz ist nun statt vom zarten Herzbeutel von einem festen Kalkpanzer umgeben.
Die moderne Chirurgie kann den Patienten von diesem Panzer befreien. Doch auch ohne Panzerherz ist es wegen der Schwere der Krankheit unbedingt erforderlich, den Betroffenen ins Krankenhaus einzuweisen. Dort gilt es in erster Linie die Ursache der Herzbeutelentzündung zu ermitteln und gezielt zu behandeln. Strenge Bettruhe ist unumgänglich, wobei Beruhigungsmittel unterstützend wirken. Bei großen Herzbeutelergüssen wird die Flüssigkeit von außen abgesaugt. Dadurch verschwinden die Druckerscheinungen sofort, so dass das Blut wieder ungehindert fließen kann.

Herzblock Unterbrechung der Erregungsleitung am Herzen; → Reizleitungsstörungen.

Herzchirurgie medizinisches Fachgebiet, das sich mit der Erkennung von chirurgischen Erkrankungen, Verletzungen und Fehlbildungen des Herzens, der herznahen Gefäße, des Mittelfells (Mediastinum) und der Lunge sowie deren operativer Behandlung, Vorsorge und Nachsorge befasst. Die Epoche der Operationen am schlagenden Herzen begann, als 1896 die erste erfolgreiche Naht einer Stichwunde der rechten Herzkammer beim Menschen gelang. Doch erst nach dem Zweiten Weltkrieg erfolgte der große Aufschwung der Herzchirurgie, was auf folgende Neuerungen zurückzuführen war: Intubationsnarkose und künstlicher Winterschlaf (→ Hibernation), Bluttransfusionswesen, → Herzkatheterisierung und → Herz-Lungen-Maschine.
Zuerst führte man herznahe Gefäßoperationen und später Operationen am geschlossenen Herzen durch, bei denen sich der Operateur im Dunkeln ohne Kontrolle durch das Auge von einem kleinen Schnitt aus mit einem Finger an die verengte Herzklappe herantasten und die Verwachsungen sprengen musste. Für diesen Eingriff standen höchstens 3 Minuten zur Verfügung, da der Blutstrom nicht länger unterbrochen werden darf. Längere und kompliziertere Operationen am offenen Herzen wurden erst möglich, als es mit Hilfe der Herz-Lungen-Maschine gelang, das blutleere Herz aus dem Kreislauf auszuschalten und einen Blutkreislauf außerhalb des Körpers in Gang zu halten.
Heute werden Herzoperationen in jedem Lebensalter durchgeführt. Anlass hierzu geben teils angeborene Herz- und Gefäßmissbildungen, teils im Lauf des Lebens erworbene Herzfehler. In den ersten 5 Lebensjahren werden lindernde Operationen allerdings nur dann vorgenommen, wenn erhebliche Atemnot und Leistungsminderung dazu zwingen. Totalkorrekturen kommen erst später in Betracht, wobei der nähere Zeitpunkt von der Art des Herzfehlers und dem Zustand des Patienten abhängt.
Neben dem Einsetzen von Herzwandprothesen und Gefäßwandstützen aus Kunststoffen haben vor allem die letzten Errungenschaften der Herzchirurgie viel von sich reden gemacht: Herzklappenersatz, → Herztransplantation und Einpflanzung eines → Kunstherzens. Einen immer größeren Raum innerhalb der Herzchirurgie nimmt die Koronarchirurgie – die Chirurgie der arteriosklerotischen Herzkranzgefäße (Koronargefäße) und ihrer Folgezustände (→ Angina pectoris, → Herzinfarkt) – ein. Diesen Eingriffen geht eine Koronarografie voraus: Dabei wird ein Katheter in eine Arm- oder Beinarterie eingeführt und bis in ein Herzkranzgefäß vorgeschoben. Durch diesen Katheter spritzt der Arzt unter ständiger Röntgenkontrolle ein Kontrastmittel zur umfassenden Darstellung der Herzkranzgefäße ein (→ Angiokardiografie).
Zur Behebung der Durchblutungsstörungen des Herzens bieten sich folgende Verfahren an:

1. mechanische oder pneumatische Ausräumung des Gefäßverschlusses;

2. Umgehungsoperation (Bypass): Dabei wird ein Stück der Beinvene so zwischen Aorta und Herzkranzgefäß eingepflanzt, dass der kranke Teil der Koronararterie überbrückt wird.

3. Eine oder zwei Arterien werden von der Brustwand gelöst und direkt in den Herzmuskel eingepflanzt; sie bilden dort bald ein neues Adergeflecht mit Anschlüssen an den Koronarkreislauf.
Alle diese Operationen, die auch kombiniert vorgenommen werden können, werden von den Patienten relativ gut vertragen, verbessern die Herzdurchblutung deutlich und verlängern das Leben der Kranken.
Als Alternative zur Bypass-Operation hat sich die Aufweitung verengter Koronargefäße mit Hilfe steuerbarer → Ballonkatheter (perkutane transluminale Koronarangioplastie) bewährt: Mit Hilfe eines Führungskatheters wird der Ballonkatheter in das verengte Herzkranzgefäß eingeführt. Anschließend wird die Lichtung des verengten Gefäßes dadurch aufgedehnt, dass man den Ballon für etwa 40–50 Sekunden mit einer kontrastmittelhaltigen Lösung füllt. Das alles geschieht unter Röntgenkontrolle. Die Erfolgsquote dieses Verfahrens ist sehr hoch; allerdings muss bei nicht wenigen Patienten die Ballondilatation nach 3–6 Monaten wiederholt werden.

Herzdilatation → Herzerweiterung.

Herzenge umgangssprachliche Bezeichnung für die → Angina pectoris.

Herzerweiterung (Herzdilatation) Ein Mensch kann nur dann schwere körperliche Arbeit leisten, wenn seine Muskulatur ständig mit einer besonders reichlichen Menge frischen Blutes versorgt wird. Das kann das Herz auf längere Zeit jedoch nicht einfach dadurch bewerkstelligen, dass es schneller arbeitet; vielmehr muss es bei jedem einzelnen Herzschlag eine möglichst große Menge Blut in den Kreislauf auswerfen, und das funktioniert nur, wenn die linke Herzkammer ihr Fassungsvermögen vergrößert. Auf diese Weise entsteht eine Herzerweiterung, die selbstverständlich keine Krankheit darstellt, sondern eine normale Folgeerscheinung an einem gesunden Herzen, das besonders große Belastungen (z. B. bei Spitzensportlern) zu bewältigen hat. Wenn sich nicht nur die Herzkammern erweitern, sondern sich zugleich auch noch die Muskelschicht ihrer Wände verdickt, spricht man von → Herzhypertrophie.
Vergegenwärtigt man sich noch einmal die Funktion der Herzklappen (→ Herz), so wird verständlich, dass auch ein fehlerhafter Schluss etwa der Klappen am Ausgang der linken Herzkammer – also ein → Herzklappenfehler – zu einer Herzvergrößerung führen muss: Während der Erschlaffungsphase der Herzkammer strömt in einem solchen Fall nicht nur Blut aus dem Vorhof in die Kammer, sondern auch – durch den undichten Verschluss der Kammerausgangsklappe – aus der Aorta in die Kammer zurück. Demnach muss die Kammer auch hier bei jedem Herzschlag mehr Blut als unter normalen Verhältnissen in den Kreislauf auswerfen. Solange auch in diesem Fall die Erweiterung der Herzkammer mit einer gleichzeitigen Verstärkung ihrer Muskelwand verbunden ist, funktioniert der Blutkreislauf ohne Beschwerden. Der durch die undichte Herzklappe bedingte Herzfehler ist durch die Erweiterung der Kammer und durch die gleichzeitige Verstärkung der Kammerwand praktisch ausgeglichen (kompensiert). Erst wenn die Kraft des Herzmuskels nachlässt, die Wand der Kammer also nicht mehr kräftig genug ist, um die (in der erweiterten Herzkammer) ständig vermehrte Blutmenge restlos auszupumpen, stellen sich die Beschwerden der → Herzschwäche ein. Eine Herzerweiterung kann aber auch dadurch entstehen, dass die Muskelwand – auch ohne Belastung durch einen Herzklappenfehler – mit der Zeit schlaffer wird und dem Innendruck nachgibt.

Herzfehler Um die angeborenen Herz- und Gefäßmissbildungen verstehen zu können, muss man die Besonderheiten des → fetalen Blutkreislaufs berücksichtigen. Die Lunge des ungeborenen Kindes arbeitet noch nicht und wird deshalb nur von wenig Blut durchströmt, stattdessen bestehen 2 Kurzschlussverbindungen, die sich normalerweise nach der Geburt schließen:
1. Ein Teil des Blutes strömt vom rechten Vorhof nicht in die rechte Kammer, sondern durch das so genannte »ovale Fenster« (Foramen ovale) in der Vorhofscheidewand in den linken Vorhof.
2. Ein Teil des Blutes aus der rechten Kammer wird von der Lungenschlagader nicht zur Lunge, sondern durch einen Verbindungsgang (Ductus Botalli) in die Aorta geleitet.
Allein schon das Offenbleiben dieser 2 Kurzschlusswege bedingt 2 Formen von angeborenen Herz- und Gefäßfehlern. Die anderen angeborenen Herzfehler erklären sich aus dem komplizierten Entwicklungsgang der Herzräume.
Man kann die angeborenen Missbildungen des Herzens und der großen Blutgefäße nach 2 Gesichtspunkten einteilen:
1. ob bei den Kindern eine Zyanose (ständige bläuliche Verfärbung der Haut, Lippen und Finger) besteht, ob es sich also um ein so genanntes »blaues Baby« handelt oder nicht
2. ob sich infolge einer Kurzschlussverbindung (»Shunt«) Blut aus großem und kleinem Kreislauf vermischt oder nicht.
Mögliche Anzeichen angeborener Herzfehler sind Blausucht, Atemnot, Herzklopfen, schnelle Ermüdbarkeit und verstärktes Schwitzen. Nicht selten ist die gesamte körperliche Entwicklung in Mitleidenschaft gezogen.
Die häufigsten Formen angeborener Herzfehler sind: offener

Ductus Botalli, Vorhofscheidewanddefekt, Kammerscheidewanddefekt, Verengung der Lungenschlagader (Pulmonalstenose), Verengung der Aorta (Aortenstenose), Transposition (Versetzung) der großen Gefäße (die Aorta entspringt aus der rechten Kammer, die Lungenschlagader aus der linken; diese Kinder sind nur lebensfähig, wenn gleichzeitig noch ein Scheidewanddefekt besteht, der eine Querverbindung zwischen den beiden Kreisläufen herstellt) sowie die → Fallot-Tetralogie (Kombination von 4 Fehlern: Verengung der Lungenschlagader, Kammerscheidewanddefekt, Rechtsverlagerung der Aorta, Verstärkung der Muskulatur der rechten Kammer). Während früher Kinder mit angeborenen Herzfehlern selten die Entwicklungsjahre erlebten, gelingt es heute in der Regel, durch operative Korrekturen (→ Herzchirurgie) normale Blutkreislaufverhältnisse herzustellen.

Herzfrequenz mit der Pulszahl übereinstimmende Anzahl der Herzschläge pro Minute. Die Herzfrequenz ist abhängig von Konstitution, Lebensalter und Geschlecht; sie ändert sich bei Belastung, abweichender Körpertemperatur und vielen Erkrankungen. Normwerte: Neugeborene 120; 7.–10. Lebensjahr 80–90; Erwachsene 60–70 Schläge pro Minute.

Herzgeräusche unter krankhaften Bedingungen zusammen mit den normalen Herztönen oder zwischen ihnen auftretende Geräusche. Als Ursachen kommen in Frage:

1. harmlose Wirbelbildung des Blutstroms, zumeist bei Jugendlichen

2. funktionelle Herzgeräusche bei → Anämie (Blutarmut) und → Basedow-Krankheit.

3. organische Herzgeräusche bei → Herzklappenfehlern.

Herzglykoside Gruppe chemischer Verbindungen pflanzlicher Herkunft, die durch ihre charakteristische Struktur und typische Wirkungen auf das Herz gekennzeichnet sind. Hierher gehören die Wirkstoffe des Fingerhuts (Digitalis), der afrikanischen Buschpflanze Strophanthus (Strophanthin), des Rosenlorbeers (Oleander), des Frühlingsteufelsauges (Adonis), des Maiglöckchens (Convallaria) und der Meereszwiebel (Scilla). Heute werden in Klinik und Praxis jedoch kaum noch die Drogenauszüge, sondern fast ausschließlich kristallisierte Reinglykoside verwendet.

Herzglykoside stärken die Muskelkraft des Herzens und verlangsamen Schlagfrequenz und Erregungsleitung. Bei Überdosierung kommt es zu → Herzrhythmusstörungen und extremer Verlangsamung der Frequenz mit Übelkeit, Erbrechen und Durchfall. Deshalb dürfen Herzglykoside nur genau nach Vorschrift des Arztes eingenommen werden.

Herzhypertrophie Im Gegensatz zur → Herzerweiterung, bei der die Herzinnenräume voluminöser werden, beruht die Vergrößerung des Herzen bei der Herzhypertrophie auf der Zunahme von Muskelmasse und Gewicht des Herzens infolge chronischer Mehrbelastung. Derartige Veränderungen des Herzmuskels findet man z. B. bei → Herzklappenfehlern, → Hypertonie (Bluthochdruck), → Arteriosklerose sowie bei manchen chronischen Lungen- und Nierenkrankheiten. Wenn die Belastung nicht aufhört oder sogar zunimmt, kommt es auf Dauer leicht zur → Herzschwäche (Herzinsuffizienz). Eine mehr oder weniger »normale« Herzhypertrophie findet man bei Hochleistungssportlern (Sportherz).

Herzinfarkt (Myokardinfarkt) umschriebener Untergang von Herzmuskelgewebe infolge einer akuten Unterbrechung der Durchblutung im Bereich der Herzkranzgefäße (Koronargefäße). Je größer der von dieser akuten Durchblutungsstörung betroffene Bezirk ist, umso schwerer sind die Krankheitserscheinungen. Der kritische Sauerstoffmangel des Herzmuskels ist meist durch den direkten Verschluss eines arteriosklerotisch verengten Koronargefäßes mit einem Blut-

Der Weg zum Herzinfarkt

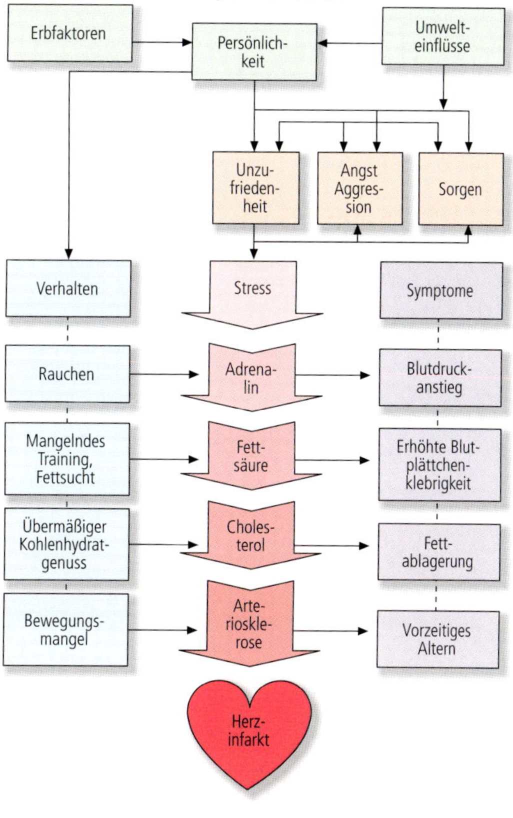

pfropf (Thrombus) bedingt, seltener handelt es sich um eine → Embolie, d. h. um den Verschluss durch ein mit dem Blutstrom herangeführtes Gerinnsel. Daneben können auch Verkrampfungen (Spasmen) der Herzkranzgefäße eine Rolle spielen.

Allein in der Bundesrepublik Deutschland erleiden jedes Jahr ca. 280 000 Menschen einen Herzinfarkt, der bei ca. 35 Prozent der Betroffenen zum Tod führt. Etwa 13 Prozent aller Männer und 8 Prozent aller Frauen sterben an einem Herzinfarkt, wobei Frauen meist erst nach den Wechseljahren betroffen sind, wenn die Produktion des gefäßschützenden Geschlechtshormons → Östrogen allmählich zurückgeht. Vom Herzinfarkt bevorzugt betroffen sind Männer zwischen 50 und 70 Jahren, in zunehmendem Maße aber auch jüngere. Bei Frauen wirkt sich die Kombination Rauchen plus Einnahme von Ovulationshemmern (»Pille«) ungünstig aus.

Die Risikofaktoren für einen Herzinfarkt sind dieselben wie die der → koronaren Herzkrankheit: → Fettstoffwechselstörungen, → Hypertonie (Bluthochdruck), → Zuckerkrankheit, Zigarettenrauchen, → Übergewicht sowie ein erhöhter Fibrinogenspiegel im Blut, der zu verstärkter Gerinnungsneigung führt. Bewegungsmangel und hektische Lebensweise fördern ebenfalls die Entstehung eines Herzinfarkts. All diese Risikofaktoren können zumindest in gewissem Ausmaß vom Einzelnen minimiert werden. Zusätzlich gibt es jedoch auch unbeeinflussbare Risikofaktoren wie z. B. familiäre Veranlagung, höheres Lebensalter oder Geschlecht (wie bereits erwähnt, sind Männer wesentlich häufiger betroffen als Frauen). Derzeit wird auch der mögliche Zusammenhang zwischen dem Auftreten eines Herzinfarkts und vorausgegangenen Infektionen mit dem Bakterium »Chlamydium pneumoniae« (→ Chlamydien) diskutiert. An geschädigten Gefäßpassagen wurde vermehrt eine Besiedlung mit diesem Bakterium festgestellt, und die hierdurch verursachten Gefäßveränderungen sind denen der arterioklerotischen Auflagerungen (→ Arteriosklerose) ähnlich.

Beim Auftreten folgender Beschwerden muss an einen drohenden oder frischen Herzinfarkt gedacht und unverzüglich der Hausarzt bzw. der Notarzt alarmiert werden:

1. plötzlich auftretender oder sich in Minuten verstärkender Brustschmerz (brennend – drückend – beengend – zusammenschnürend – krampfartig), oft in Verbindung mit furchtbarer Todesangst, kaltem Schweiß, Übelkeit und Mattigkeit;

2. plötzlich auftretende Bewusstlosigkeit (»Mir wird plötzlich so schlecht«);

3. plötzlich auftretende oder sich schnell verschlimmernde starke Atemnot (Rasseln auf der Lunge; Erstickungsgefühl; Lufthunger; blassgraue Hautfarbe).

Bei Patienten mit bekannter → Angina pectoris muss jeder über 30 Minuten dauernde Anfall als Verdacht auf einen Herzinfarkt angesehen werden.

Herzinfarkt Die Lichtung des Koronargefäßes (Koronarlumen) wird durch die arteriosklerotischen Wandveränderungen zunehmend verengt, bis es zu einer aktuten Durchblutungsnot mit Infarkt kommt. Oben sind die Risikofaktoren, unten die pathologischen Wandveränderungen eingetragen (Atherombildung: Verfettung und später Verkalkung der Gefäßwand; Intimaquellung: Wassereinlagerung in der innersten Gefäßwandschicht; auf dem aufgebrochenen Atherom siedeln sich leicht Blutgerinnsel an).

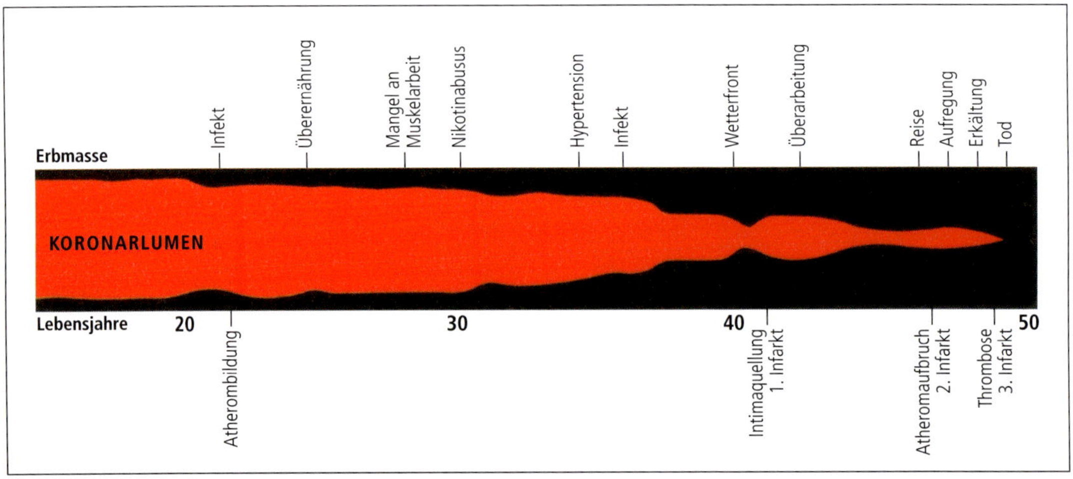

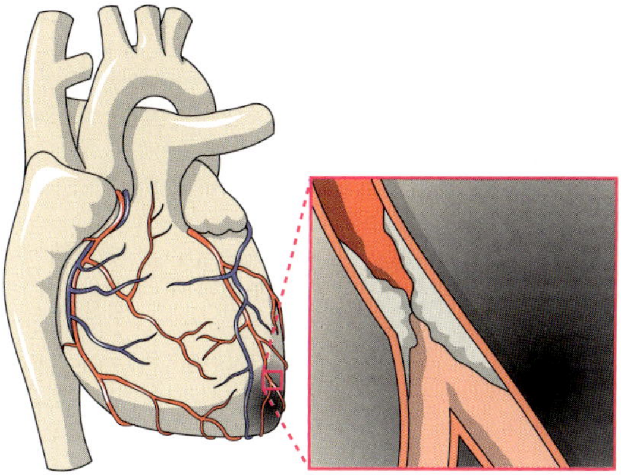

Herzinfarkt Akute Durchblutungsstörung des Herzmuskels nach Verschluss eines arteriosklerotisch verengten Koronargefäßes.

Verhalten bei drohendem oder frischem Herzinfarkt:

1. So schnell wie möglich den Notarzt rufen! Minuten können lebensrettend sein. Die meisten Patienten kommen zu spät in die Klinik – im Durchschnitt erst 3 Stunden nach dem Infarkt. Gerade die allerersten Stunden sind jedoch entscheidend, da in dieser Zeit noch gute Chancen bestehen, Herzmuskelgewebe vor dem Untergang zu retten.

2. Vor allem Ruhe bewahren! Den Kranken nicht allein lassen, sondern mit ihm reden und beruhigend auf ihn einwirken.

3. Fenster öffnen und frische Luft einlassen. Den Raum aber nicht auskühlen lassen.

4. Den Patienten flach lagern! Wenn er aber lieber sitzen, kauern oder auf der Seite liegen möchte, ihn in seiner gewünschten Lage belassen.

5. Alle beengenden Kleidungsstücke öffnen.

6. Falls der Kranke ein Angina-pectoris-Patient ist und sich im Hause Nitroglyzerinkapseln oder -spray befinden, dem Kranken 2–3 Spraystöße unter die Zunge sprühen oder entsprechend Kapseln verabreichen.

7. Verliert der Patient das Bewusstsein, sollte man ihn in die stabile Seitenlage bringen. Anschließend regelmäßig Pulsschlag und Atmung kontrollieren. Notfalls Wiederbelebungsmaßnahmen (Atemspende und Herzmassage) einleiten.

Nicht jeder Herzinfarkt geht mit dramatischen Symptomen einher, manchmal verursacht er nur geringe Beschwerden, ja, 15–20 Prozent der Infarkte, vor allem bei Zuckerkranken und älteren Menschen, bleiben sogar gänzlich unbemerkt (»stumme Infarkte«) und werden erst durch das EKG entdeckt. Bei Patienten über 65 Jahren verlaufen nur noch 20 Prozent der Fälle typisch, die übrigen machen sich durch plötzliche Atemnot, Unruhe, Bewusstseinsstörungen, Erbrechen, Herzrhythmusstörungen, Kreislaufkollaps, Schweißausbruch, Schlaganfall oder Herzversagen bemerkbar.

Im Krankenhaus wird die Diagnose durch das → Elektrokardiogramm (EKG) und den Nachweis bestimmter Enzyme im Blut gesichert, die aus der untergegangenen Herzmuskulatur stammen. Das EKG kann jedoch kurz nach dem Infarkt noch unauffällig sein und muss daher nach einigen Stunden wiederholt werden.

Das Ziel der Behandlung eines Herzinfarkts ist die umgehende Wiederherstellung der Durchblutung, um Schwere und Ausdehnung möglichst zu begrenzen. Da in mehreren Studien gezeigt wurde, dass Aspirin – wahrscheinlich aufgrund seiner gerinnungshemmenden Eigenschaften – die Sterblichkeit um bis zu 23 Prozent senken kann, wird empfohlen, bereits vor Eintreffen des Notarztes eine Tablette (500 mg) einzunehmen. Unter ärztlicher Aufsicht werden dann Sauerstoff, Schmerz- und Beruhigungsmittel verabreicht. Der Betroffene wird im Notarztwagen, in dem eine entsprechende Ausrüstung einschließlich EKG-Monitor und → Defibrillator zur Verfügung steht, in ein Krankenhaus transportiert. Die weitere Behandlung erfolgt auf der Intensivstation. Die medikamentöse Therapie besteht in der Gabe blutverdünnender Medikamente wie Heparin und Acetylsalizylsäure, um weiteren Gefäßverschlüssen vorzubeugen. Beim lebensbedrohlichen → Kammerflimmern wird neben der Wiederbelebung eine Defibrillation durchgeführt, um die chaotischen Muskelzuckungen durch eine geordnete Erregungsausbreitung in gezielte Zusammenziehungen umzuwandeln. Liegt der Herzinfarkt und damit der Schmerzbeginn nicht länger als 6 Stunden zurück, wird im Krankenhaus eine Lysetherapie (Thrombolyse) durchgeführt, bei der versucht wird, mit Hilfe gerinnselauflösender Präparate das gefäßverstopfende Blutgerinnsel zu beseitigen. Kann eine Lysetherapie nicht durchgeführt werden oder ist sie erfolglos, kann das verschlossene Gefäß mit Hilfe eines → Ballonkatheters aufgedehnt werden. Sofern erforderlich, wird die Durchgängigkeit mittels eines eingesetzten Röhrchens gesichert. Nur sehr selten wird eine Bypassoperation (→ Bypass), also die Umgehung des verschlossen Gefäßes im Rahmen einer Operation am offenen Herzen, erforderlich, da eine solche Notfalloperation mit hohen Risiken behaftet ist. Auf der Intensivstation wird der Patient kontinuierlich überwacht. Das fortwährend erstellte EKG lässt eintretende Komplikationen rasch erkennen, so dass diese sofort behandelt werden können. Anfangs hat der

Kranke strenge Bettruhe einzuhalten, die je nach weiterem Krankheitsverlauf stufenweise gelockert wird. Nach Überbrückung der gefährlichen, weil besonders komplikationsreichen ersten 2–3 Tage kann der Kranke in der Regel auf eine internistische Normalstation verlegt werden. Häufig schließt sich an den Krankenhausaufenthalt eine Anschlussheilbehandlung an, in der dem Genesenden Hilfe für das Leben nach dem Infarkt gegeben wird. Regelmäßige Kontrolluntersuchungen (EKG- bzw. Belastungs-EKG) durch den Hausarzt sind unerlässlich; zudem wird in der Regel für längere Zeit eine medikamentöse Therapie weitergeführt.

Nach einem überstandenen Herzinfarkt soll sich der Patient an folgende Regeln halten, um das Risiko eines weiteren Infarktes zu vermeiden:

♦ regelmäßige Lebensweise mit ausreichenden Ruhezeiten;

♦ fettreduzierte, cholesterinarme Ernährung. Von Vorteil ist hier die sog. Mittelmeerkost (Olivenöl, Knoblauch, Fisch, Gemüse), da sie vermehrt ungesättigte Fettsäuren und zellschützende → Antioxidanzien enthält. Seefisch versorgt den Organismus mit natürlichen Fettsäuren, von denen vermutet wird, dass sie die Entstehung arteriosklerotischer Gefäßveränderungen verlangsamen. Auch sollte die tägliche Nahrung ausreichend Folsäure enthalten, da diese zu den B-Vitaminen zählende Substanz einem bei Herzinfarkt im Blut erhöhten schädlichen Eiweißstoff entgegenwirkt;

♦ strengstes Rauchverbot! Wer nach dem Infarkt das Rauchen aufgibt, hat doppelt so hohe Überlebenschancen wie ein Weiterraucher;

♦ alkoholische Getränke nur in geringen Mengen. Größerer Alkoholgenuss kann Herzrhythmusstörungen auslösen;

♦ körperliche Betätigung als Herz- und Kreislauftraining: Bei jedem Wetter spazieren gehen! Unter ärztlicher Betreuung kann langfristig mit mäßigem Ausdauersport begonnen werden, da körperliche Bewegung die Bildung von neuen Kapillaren und damit von Umgehungskreisläufen am Herz fördert;

♦ keine Arbeit bei starker Hitze, Kälte, Lärm, im Akkord, Wechsel- und Nachtschicht; keine Terminzwänge;

♦ wenn keine Komplikationen vorliegen, kann nach 3 Monaten vorsichtig das Autofahren wieder aufgenommen werden;

♦ im Urlaub ein Schonklima bevorzugen. Keine großen Reisen mit Zeitverschiebungen und großer Klimaumstellung;

♦ sofern nicht Begleitkrankheiten dagegen sprechen, empfiehlt sich die Dauerbehandlung mit Acetylsalizylsäure, um die Bildung von Blutgerinnseln an der Gefäßinnenwand zu verhindern. Die Einnahme eines → Betablockers wirkt puls- und blutdrucksenkend, entlastet das Herz und schützt vor dem plötzlichen Herztod. Bei verminderter Pumpleistung des Herzens werden → ACE-Hemmer eingesetzt. Zurzeit wird diskutiert, ob es sinnvoll ist, bestimmte → Antibiotika einzunehmen. Da es aber noch nicht sicher erwiesen gilt, dass Bakterien wirklich zu den Auslösern eines Herzinfarktes gehören, scheint eine solche Therapie derzeit nicht angebracht.

Herzinnenhautentzündung → Endokarditis.

Herzinsuffizienz (Myokardinsuffizienz) → Herzschwäche.

Herzjagen (anfallartiges Herzjagen, paroxysmale Tachykardie) starkes Herzklopfen mit sehr schnellem Puls (150–200 Schläge pro Minute), das anfallsweise auftritt und mit Beklemmung in der Herzgegend, Atemnot und Schwindel bis zur Bewusstlosigkeit verbunden ist. Der blasse Kranke kann seinen Puls aufgrund des niedrigen Blutdrucks kaum tasten. Nach dem Anfall setzt eine Harnflut ein, wobei der Urin fast wasserhell ist. Ein solcher Zustand kommt sowohl bei gesunden Personen als auch bei Kranken mit schwerer Herzmuskelschädigung sowie als Folge verschiedener, außerhalb des Herzens gelegener Ursachen vor, z. B. bei der → Basedow-Krankheit, bei Überdehnung des Magens, bei Erkrankungen von Speiseröhre, Magen oder Gallenwegen sowie nach übermäßigem Genuss von Alkohol und Kaffee und Einnahme verschiedener Medikamente. Die Behandlung richtet sich nach der Grundkrankheit. Im Anfall kann sich der Patient dadurch helfen, dass er eiskaltes Mineralwasser aus der Flasche trinkt. Das darauf folgende Aufstoßen unterbricht meist den Anfall.

Herzkatheterisierung Einführen einer speziellen flexiblen Kunststoffröhre unter Durchleuchtungskontrolle in die herznahen großen Blutgefäße und in die Herzhöhlen. Zur Katheterisierung des rechten Herzens und der Lungenarterien wird der Herzkatheter von einer Vene, meist einer Armvene, aus vorgeschoben; das linke Herz wird über eine Arterie (Bein- oder Armarterie) oder vom rechten Vorhof durch Punktion der Vorhofscheidewand erreicht.

Mit Hilfe eines Herzkatheters sind folgende Untersuchungen möglich: Austasten der einzelnen Herzabschnitte (Feststellen von Größe, Lage und abnormen Verbindungen), Druckmessung in den einzelnen Herzhöhlen und herznahen Gefäßen, Durchflussmessung im großen und kleinen Kreislauf, Bestimmung des Volumens der Herzkammern, Durchführung der →Angiokardiografie und Einbringung von → Herzschrittmachern, chemische Blutgasanalysen (Sauerstoff- und Kohlendioxiddruck). Die Herzkatheterisierung ist eine unentbehrliche Untersuchungsmethode zur Abklärung und quantitativen Erfassung angeborener und erworbener Herzfehler;

der geübte Spezialist erreicht damit eine sonst unmögliche diagnostische Präzision. Die Herzsondierung birgt zwar für den Patienten ein gewisses Risiko in sich – Gefahr von Verletzungen, Herzrhythmusstörungen, Thrombosen und Embolien –, ist aber für die Entscheidung, ob eine Herzoperation durchgeführt werden soll, unerlässlich.

Herzklappenfehler Neben angeborenen gibt es erworbene Herzklappenfehler, die im Allgemeinen als Restzustand nach einer → Endokarditis (Herzinnnenhautentzündung) zurückbleiben, bei der am feinen Rand der Herzklappe eine Narbe entsteht. Diese Narbe hat zur Folge, dass sich die so veränderte Herzklappe zusammen mit den anderen nicht mehr vollständig schließen kann. Ein solcher ungenügender Verschluss heißt ***Klappeninsuffizienz***. Jedes Mal, wenn sich die zwischen Vorhof und Kammer oder die am Ausgang einer Herzkammer zur großen Arterie gelegenen Herzklappen schließen, strömt etwas Blut durch den nunmehr undichten Verschluss in den Vorhof bzw. in die Kammer zurück. Besteht der Herzklappenfehler beispielsweise an der Aortenklappe zwischen linker Herzkammer und Aorta, so hat dieser Rückstrom des Blutes allmählich eine Vergrößerung der linken Herzkammer und damit eine → Herzerweiterung zur Folge. Eine Herzklappenentzündung kann andererseits aber auch dazu führen, dass die betroffenen Klappen irgendwo miteinander verkleben bzw. später verwachsen, so dass die Klappenöffnung verengt ist. In einem solchen Fall, in dem sich die Herzklappe also nicht weit genug öffnet, spricht man von einer ***Klappenstenose***. Das bedeutet für die Herzkammer oder den Vorhof, der das Blut durch diese Stenose hindurchpressen muss, zunächst eine erhebliche Mehrbelastung. Reicht die Kraft dazu nicht aus, so bleibt immer etwas Blut in der Kammer bzw. im Vorhof zurück, wodurch schließlich ebenfalls eine Herzerweiterung eintreten kann.

Die wichtigsten Herzklappenfehler sind:

♦ ***Mitralstenose:*** Verengung der Lichtung der Mitralklappe zwischen linkem Vorhof und linker Kammer; häufigster Herzfehler bei weiblichen Personen; zumeist die Folge eines → rheumatischen Fiebers.

♦ ***Mitralinsuffizienz:*** Schlussunfähigkeit der Mitralklappe; entweder durch eine Endokarditis oder durch eine Herzerweiterung bedingt.

♦ ***Aortenstenose:*** Verengung der Lichtung der Aortenklappe zwischen linker Herzkammer und Anfangsteil der Aorta (Hauptschlagader); seltener Herzfehler, der angeboren oder durch rheumatisches Fieber erworben sein kann.

♦ ***Aorteninsuffizienz:*** Schlussunfähigkeit der Aortenklappe; zumeist durch Endokarditis erworben.

♦ ***Trikuspidalstenose bzw. -insuffizienz:*** Verengung bzw. Schlussunfähigkeit der Trikuspidalklappe zwischen linkem Vorhof und linker Kammer; angeboren oder durch Herzklappenentzündung erworben.

♦ ***Pulmonalstenose bzw. -insuffizienz:*** Verengung bzw. Schlussunfähigkeit der Pulmonalklappe zwischen rechter Herzkammer und Lungenarterie; oft angeboren und mit anderen Fehlbildungen kombiniert.

Die Tatsache, dass ein Mensch einen Herzklappenfehler hat, besagt an sich noch nicht viel, und es kann sein, dass er sein Leben lang genauso gut lebt wie ein völlig Gesunder. Es kommt auf die Größe des Fehlers an und auf die Ansprüche, die man an die Leistungsfähigkeit des Herzens stellt. Ein »kleiner« Fehler an einer Herzklappe kann während des ganzen Lebens ohne störende Beschwerden bleiben, wenn der Betroffene besonders große körperliche Anstrengungen meidet. Ist der Defekt am Klappenrand größer, strömt also bei jedem Herzschlag eine nicht unerhebliche Blutmenge in die Herzkammer zurück, kommt es darauf an, wie die Muskelwand der Herzkammer auf die Dauer mit dieser Mehrarbeit fertig wird. Solange ihre Muskelkraft ausreicht, wird der Betroffene keine weiteren Beschwerden haben; lässt sie infolge der ständigen Mehrbeanspruchung nach, so wird es zu den typischen Krankheitserscheinungen der → Herzschwäche kommen.

Ebenso wie bei verschiedenen angeborenen Herzfehlern kann auch bei erworbenen Herzklappenfehlern eine Operation durchgeführt werden, wobei folgende Verfahren in Betracht kommen:

♦ operative Erweiterung (Sprengung) der narbig veränderten Herzklappen ohne Sichtkontrolle oder am eröffneten Herzen unter Einsatz der → Herz-Lungen-Maschine;

♦ Einpflanzen einer Herzklappenprothese (künstliche Herzklappe) aus Kunststoff oder Metall bzw. aus Schweineherzklappen oder aus körpereigenem Gewebe (Sehnen).

Folgende Komplikationen können bei einem derartigen Eingriff auftreten: Thrombosen, Embolien, Endokarditis, Herzrhythmusstörungen, Herzschwäche, schlechte Funktion der künstlichen Herzklappe sowie Wiederauftreten (Rezidiv) des Klappenfehlers. Stets ist eine längere Nachbehandlung mit → Antikoagulanzien erforderlich.

Herzklopfen subjektive Empfindung einer verstärkten und beschleunigten Herztätigkeit. Der Gesunde spürt seinen Herzschlag normalerweise nur bei Aufregung, Angst oder starker körperlicher Anstrengung. Ein ängstlicher, in seinem seelischen Gleichgewicht gestörter Mensch kann jedoch unter Umständen schon bei einem regelmäßigen Herzrhythmus von 80 Schlägen pro Minute heftiges Herzklopfen oder sogar Herzrasen empfinden. Herzklopfen findet sich zudem häufig bei der → Basedow-Krankheit, bei → Anämien (Blutarmut), bei hohem Fieber, bei → Herzklappenfehlern, bei → Herzrhythmusstörungen, nach Einnahme bestimmter Medikamente sowie nach Genuss von Nikotin, Alkohol und Kaffee.

Herzkranzarterien (Herzkranzgefäße, Koronararterien) System von Arterien, die den Herzmuskel wie ein Kranz umschließen und ihn mit sauerstoffhaltigem Blut versorgen. Die linke und die rechte Koronararterie entspringen getrennt aus dem Anfangsteil der Hauptschlagader (Aorta). Die Einengung der Koronararterien oder ihrer Äste durch arteriosklerotische Auflagerungen (→ Arteriosklerose) oder durch Gefäßkrämpfe (Spasmen) führt zur → koronaren Herzkrankheit.

Herz-Kreislauf-Erkrankungen Nicht die bösartigen Tumoren sind es, die in den modernen Industrieländern die meisten Todesopfer fordern, sondern die Herz-Kreislauf-Erkrankungen. Nahezu jeder zweite Todesfall geht darauf zurück. Unter Herz-Kreislauf-Erkrankungen versteht man zum einen alle Krankheiten, die zu einer Beeinträchtigung der Herztätigkeit führen, und zum anderen die krankhaften Veränderungen an den Blutgefäßen, die zur Folge haben, dass der Transport des Blutes durch den Körper erschwert wird und damit die Sauerstoff- und Nährstoffversorgung sämtlicher Organe und Gewebe nicht mehr ausreichend gewährleistet ist.

Zu den Herzkrankheiten zählen unter anderem die → Herzfehler, die → Herzrhythmusstörungen, die → Herzschwäche und – besonders häufig tödlich endend – der → Herzinfarkt. Unter den Kreislaufkrankheiten stehen die → Hypertonie (Bluthochdruck) mit all ihren Folgen sowie die → Arteriosklerose (Arterienverkalkung) an erster Stelle. Aber auch Venenkrankheiten, besonders die → Thrombose und die mit ihr eng verbundene → Embolie, beeinträchtigen den Kreislauf des Blutes ganz erheblich. Am Ende steht schließlich der lebensbedrohliche → Schock, der durch ein akutes Missverhältnis zwischen Blutangebot und -bedarf zu Stande kommt. Daran, dass Herz-Kreislauf-Krankheiten bei uns eine so tragische Rolle spielen, tragen zahlreiche Faktoren der modernen Lebensgestaltung eine erhebliche Mitschuld: → Stress, Hektik, zu hohe seelische und zu geringe körperliche Belastung, Fehlernährung, → Übergewicht und nicht zuletzt Genussgifte wie Nikotin und Alkohol.

Herz, künstliches → Kunstherz.

Herz-Lungen-Maschine Gerät, das bei Operationen am offenen Herzen eingesetzt wird und vorübergehend die Funktion von Herz und Lunge übernimmt. Die Maschine besteht aus einer Pumpe, einem Oxygenator für den Gasaustausch, einem Wärmeaustauscher (zur Erzeugung einer Unterkühlung) und einer Entschäumungsvorrichtung. Das venöse Blut des Patienten wird mittels Schläuchen dem rechten Vorhof oder den großen Hohlvenen entnommen und über eine Pumpe dem Oxygenator zugeführt. Hier wird das Blut mit Sauerstoff angereichert und gleichzeitig die Kohlensäure entfernt. Nach Passieren des Oxygenators wird das arterialisierte Blut durch eine weitere Pumpe in eine große Schlagader zurück-

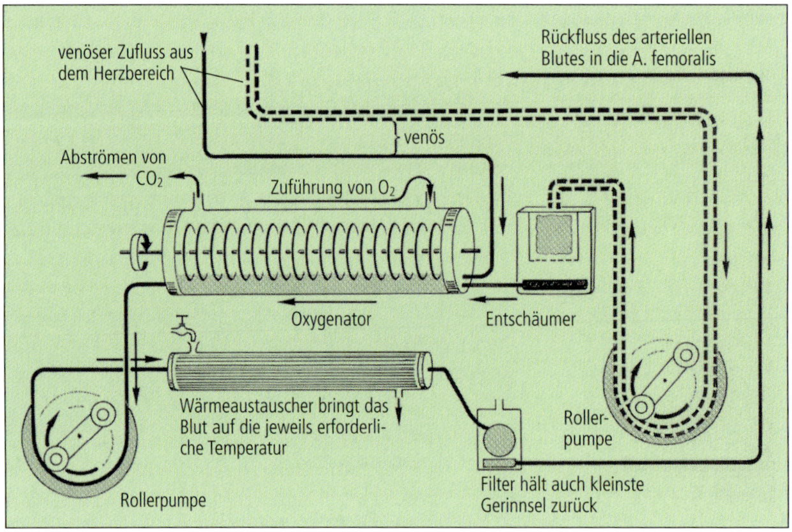

Schematische Darstellung einer **Herz-Lungen-Maschine**. Das aus der oberen und unteren Hohlvene entnommene Blut wird über den Entschäumer in den Oxygenator geleitet; dort gibt es Kohlendioxid ab und wird mit Sauerstoff angereichert. Im Wärmeaustauscher wird das Blut bis auf 22 °C abgekühlt; diese niedrige Temperatur kann über 40 Minuten andauern; danach wird die Bluttemperatur im Wärmeaustauscher wieder zum normalen Wert angehoben. Das Blut wird über die Oberschenkelarterie dem Körper wieder zugeführt. Mittels der Herz-Lungen-Maschine können komplizierte, länger dauernde Operationen am offenen Herzen durchgeführt werden.

geleitet. Das Blut in der Herz-Lungen-Maschine und im Körper des Patienten muss durch → Heparin ungerinnbar gemacht werden. Die künstliche Durchströmung des Körpers kann ohne Schädigung bis zu 5 Stunden aufrechterhalten werden und macht so Operationen am eröffneten blutleeren Herzen (→ Herzchirurgie) möglich.

Herzmassage Notfallmaßnahme zur Behandlung eines Herzstillstandes; → Erste Hilfe, S. 727.

Herzmuskelentzündung → Myokarditis.

Herzmuskelschwäche → Herzschwäche.

Herzneurose (nervöses Herzleiden) Man spricht von einem nervösen Herzleiden, wenn ein Mensch – im Gegensatz zum Gesunden, der üblicherweise gar nicht merkt, dass er ein Herz hat – unter irgendwelchen Beschwerden von Seiten seines Herzens leidet, ohne dass eine gründliche ärztliche Untersuchung Anzeichen für eine krankhafte Veränderung ergibt. Daraus ist der Schluss zu ziehen, dass man sich beim Auftreten von Herzbeschwerden nicht mit der Annahme zufrieden geben darf, dass es sich wohl um ein nervöses Herzleiden handeln wird, sondern dass diese Annahme erst dann berechtigt ist, wenn sie durch die ärztliche Untersuchung bestätigt wurde. Alle → Herzbeschwerden können auch im Zusammenhang mit einer Herzneurose auftreten; ja, man kann sogar sagen, dass gerade nervöse Herzleiden oft stärkere Beschwerden verursachen als beispielsweise ein → Herzklappenfehler oder eine Herzmuskelerkrankung. Die Stärke der Beschwerden gibt daher noch keinen Hinweis auf den Grad der Erkrankung. Die Herzneurose beruht überwiegend auf einer veränderten Ausgangs- und Reaktionslage des → vegetativen Nervensystems, die durch vermehrte körperliche und seelische Belastungen (→ Stress), Verlusterlebnisse (z. B. Tod des Partners) oder eine neurotische Angstverarbeitung entstanden ist. Typischerweise treten nervöse Herzbeschwerden gehäuft im 4. Lebensjahrzehnt auf und äußern sich in Schmerzen in der Brust, Herzstolpern und -jagen sowie teils erheblicher Angst. Die Beschwerden können in eine immer wieder plötzlich, ohne Auslöser auftretende ***Herzphobie*** münden. Bei dieser Form der Panikstörung sind die Symptome ins Unerträgliche gesteigert und mit massiven Atembeschwerden, Schweißausbrüchen und Todesangst verbunden. Nicht selten finden sich zusätzlich depressive und psychosomatische Störungen, gekoppelt mit der Furcht vor erneuten Anfällen.

Nach Ausschluss einer organischen Erkrankung sind Entspannungsmethoden (z. B. → autogenes Training) und psychotherapeutische Maßnahmen wie die → Verhaltenstherapie empfehlenswert.

Herzoperationen → Herzchirurgie.

Herzrasen → Tachykardie.

Herzrhythmusstörungen Das Herz hat eine zweifache Nervenversorgung: sein »eigenes« Nervensystem, das sich, teilweise innerhalb der Herzmuskulatur gelegen, vom rechten Vorhof zu den Kammern und bis in die Herzspitze erstreckt und durch eine gleichförmige Abfolge von Erregungen für eine regelmäßige und koordinierte Herztätigkeit sorgt, sowie eine »übergeordnete« Nervenversorgung durch das → vegetative Nervensystem, die die Verbindung zum übrigen Körper und zum Gehirn herstellt. Das eigene Nervensystem sorgt dafür, dass jeder einzelne Herzschlag koordiniert abläuft, dass sich zuerst die beiden Herzvorhöfe und dann die beiden Herzkammern zusammenziehen. Die übergeordneten Nerven dienen dazu, die Arbeit des Herzens den Bedürfnissen des Körpers anzupassen.

Eine verhältnismäßig häufige Rhythmusstörung ist das ***Herzstolpern*** (→ ***Extrasystolen***). Es wird durch Vermittlung der »übergeordneten« Nerven ausgelöst und ist oft dem Krankheitsbild der nervösen Herzbeschwerden (→ Herzneurose) zuzuordnen. Bei diesem Herzstolpern hat der Patient das Gefühl, als schlage das Herz auf einmal ganz schnell und setze dann plötzlich für ein, zwei Schläge aus.

Herzrhythmusstörungen können aber auch durch eine Erkrankung des herzeigenen Nervensystems zu Stande kommen; dann spricht man von → Reizleitungsstörungen. So kann es beispielsweise geschehen, dass sich ein Vorhof in überaus rascher Folge kontrahiert, wodurch das Blut nicht richtig weiterbefördert wird (so genanntes ***Vorhofflattern***), oder dass die Herzkammern – weil ihnen die nervösen Impulse von den Vorhöfen her über das herzeigene Nervensystem nicht mehr richtig zugeleitet werden – ganz schnell zu schlagen beginnen (so genanntes ***Kammerflimmern***). Dieses Herzflimmern kann z. B. auch durch → Blitzschlag oder durch einen → Elektrizitätsunfall ausgelöst werden und geht dann eventuell in einen → Herzstillstand über. Nur eine sofort unternommene Herzmassage kann dann vielleicht noch das Leben retten.

Neben dem Abhören des Herzens bietet das → Elektrokardiogramm (EKG) die beste Möglichkeit, Herzrhythmusstörungen zu erkennen und zu beurteilen.

Die Behandlung muss sich natürlich nach der zu Grunde liegenden Ursache richten. Beim Kammerflimmern hilft ein sofort eingesetzter → Defibrillator, der dem Herz mit Hilfe kurzer Stromstöße wieder einen normalen Schlagrhythmus aufzwingt. Elektrische Impulse verwendet man auch beim → Herzschrittmacher, der operativ in den Körper eingesetzt wird und gewissermaßen das körperliche Reizleitungssystem ersetzt, das beim Gesunden für die geordnete Herztätigkeit sorgt.

Herzschlag 1. Herzaktion: Zusammenziehung der Herzmuskulatur.
2. plötzlicher Stillstand der Herztätigkeit; → Sekundenherztod.

Herzschrittmacher elektrisch betriebenes Gerät zur Aufrechterhaltung einer regelmäßigen Schlagfolge des Herzens bei → Herzrhythmusstörungen. Die Elektrostimulation des Herzens wurde 1952 zunächst zur Überwindung akuter Notfälle in die Klinik eingeführt. Bald darauf wurden dann kleine, netzunabhängige Impulsgeber und korrosionsfrei einheilende Elektroden für die Dauertherapie entwickelt.
Einen Herzschrittmacher benötigen z. B. Patienten mit einem Dauerpuls unter 40 Schlägen pro Minute, denn die anfallsweise oder ständige Leistungsminderung des Herzens führt nicht selten zu Anfällen mit Bewusstlosigkeit und Krämpfen oder zu Durchblutungsstörungen des Herzens und anderer lebenswichtiger Organe. Für die Betroffenen ist der Schrittmacher ein wahrer Segen: Sie leben damit nicht nur länger, sondern auch weitgehend beschwerdefrei.
Der allenfalls streichholzgroße Herzschrittmacher – er besteht aus einem Impulsgenerator, einer Batterie als Energiequelle und Elektroden und wird unter der Brust- oder Bauchhaut eingepflanzt – überträgt einen elektrischen Impuls zum Herzmuskel, der sich daraufhin zusammenzieht und das Blut weiterpumpt.
Es gibt verschiedene Gerätesysteme. Heute werden die ***Demand-Schrittmacher*** bevorzugt, die das Herz nur dann stimulieren, wenn seine Frequenz unter einen elektronisch vorprogrammierten Wert abfällt. Durch die Entwicklung von Lithiumbatterien haben die Geräte heute eine Lebensdauer von mehr als 10 Jahren; ihr Gewicht beträgt nur noch 40 g. Die Elektrodenkabel, die sich täglich etwa 100 000-mal mit dem Herzschlag biegen lassen müssen, sind Kupferlitzen, die – um einen Kunststoffkern gewickelt – diese Belastung aushalten. Die heutigen Herzschrittmacher sind so konstruiert und geschützt, dass nur bei sehr großer Nähe zu starken Strahlungsquellen – z. B. Radiosender, Kurzwellengeräte, Mikrowellenherde – eine Gefährdung besteht. Hingegen sind Röntgengeräte und alle einschlägigen Haushaltsgeräte (Fernseher, Staubsauger, Rasierapparat usw.) in dieser Hinsicht harmlos. Das Einsetzen des Herzschrittmachers ist eine einfache, kleine Operation in örtlicher Betäubung. Kontrollen durch den Arzt sind zuerst in kürzeren, später nur noch in jährlichen Abständen erforderlich. Allerdings muss der Arzt unverzüglich aufgesucht werden, wenn der Patient merkt, dass der Pulsschlag deutlich abfällt.
Durch die Schrittmacherbehandlung wird die Lebensdauer des Patienten verlängert und seine Lebensqualität verbessert. Der Patient kann wieder normal leben, arbeiten, Sport treiben, reisen und fliegen. Der Schrittmacher ist jedoch nicht in der Lage, die Kräfte des Herzmuskels zu stärken oder den Patienten vor einem → Herzinfarkt zu bewahren. Er kann das zu langsame Schlagen und Stehenbleiben des Herzens verhindern, aber kein ewiges Leben schenken.

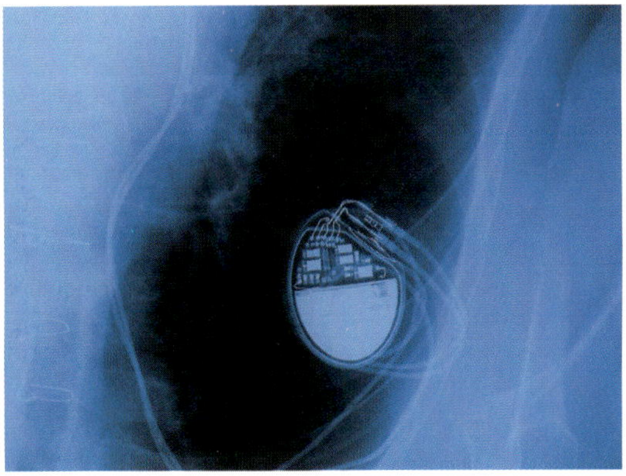

Herzschrittmacher Auf der Röntgenaufnahme deutlich erkennbar der Impulsgenerator und die zum Herzmuskel führenden Elektroden.

Herzschwäche (Herzmuskelschwäche, Herzinsuffizienz, Myokardinsuffizienz) Das gesunde Herz kann seine Leistung gesteigerten Anforderungen durch Erhöhung der Schlagfrequenz und des Schlagvolumens (Menge des bei jedem Herzschlag ausgeworfenen Blutes) anpassen. Werden ihm derartige Mehrleistungen längere Zeit abverlangt, so nimmt die Herzmuskelmasse zu, indem die einzelnen Muskelfasern dicker werden. Der verdickte Herzmuskel – man spricht von → Herzhypertrophie – ist zu größeren Arbeitsleistungen fähig. Dieser Anpassungsvorgang ist zwar nicht krankhaft, aber auch nicht ganz risikofrei, denn die Blutversorgung hält oft mit der Dickenzunahme der Herzmuskulatur nicht Schritt. Überschreitet das Herzgewicht die 500-g-Grenze, so kommt es zu Durchblutungsstörungen im Herzmuskel selbst. Bei zusätzlicher Beanspruchung, z. B. durch anstrengende körperliche Arbeit oder als Folge einer Infektionskrankheit, versagt das Herz dann, es kommt zur Herzschwäche. Diese äußert sich darin, dass das Herz unfähig ist, das in den Venen herantransportierte Blut vollständig in das Arteriensystem weiterzufördern und damit den Blutbedarf in den herzfernen

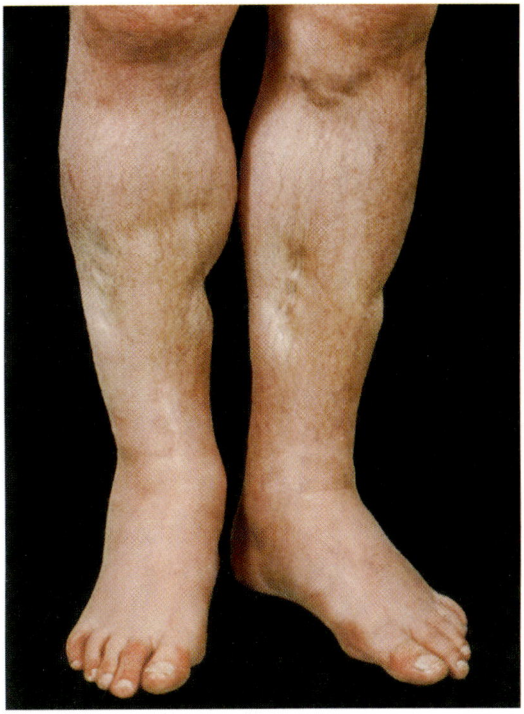

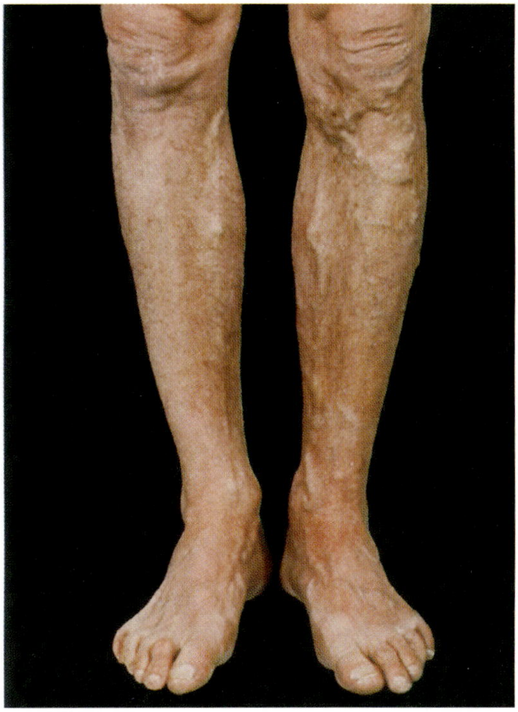

Herzschwäche Ausgeprägte Schwellung von Unterschenkel und Knöchel bei Patient mit Insuffizienz des rechten Herzens; ***links:*** nach Kompression mit dem Finger treten tiefe Dellen auf; ***rechts:*** unter Therapie mit Digitalisglykosiden und Diuretika ist die Schwellung verschwunden.

Körpergebieten zu decken. Die Folgen sind eine Blutstauung vor dem Herzen und ein Absinken der pro Minute ausgeworfenen Blutmenge. Durch die Blutstauung in den Venen kommt es zum Austritt von Blutplasma in die verschiedenen Organe, die dadurch anschwellen.

Ursachen einer Herzschwäche können → Herzklappenfehler, → Herzrhythmusstörungen oder eine Herzmuskelschwäche durch Entzündung, Vergiftung, Sauerstoffmangel, Hochdruck usw. sein. Bei der voll entwickelten Herzschwäche unterscheidet man 2 Grundtypen, je nachdem, ob mehr die linke oder die rechte Herzkammer betroffen ist; meist sind allerdings beide gleichzeitig befallen.

Bei ***Linksherzversagen*** (Linksinsuffizienz) kommt es zu einer Lungenstauung mit Atemnot, Husten und Blausucht. Die sich daraus ergebende Widerstandserhöhung im Lungenkreislauf muss von der rechten Herzkammer durch Mehrarbeit überwunden werden, was dazu führt, dass es bei Linksherzversagen meist nach kurzer Zeit infolge Überlastung der rechten Herzkammer auch zu einem ***Rechtsherzversagen*** (Rechtsinsuffizienz) kommt. Dieses ist durch Stauungen im Körperkreislauf charakterisiert (→ Wassersucht). Im Einzelnen zeigt die Linksinsuffizienz folgende Erscheinungen:

Atemnot (vertiefte und beschleunigte Atmung) zunächst nur bei Belastungen (Arbeit oder Treppensteigen), später auch in Ruhe. Zuletzt können die Kranken nicht mehr im Bett liegen, sondern müssen sitzend schlafen. Ein quälender Hustenreiz zeigt das Vorliegen einer Stauungsbronchitis an. Hochgradige Lungenstauung führt zum → Lungenödem (Übertritt von Blutflüssigkeit in die Lungenbläschen) mit schwerster Atemnot, lautem Röcheln und Kochen auf der Brust, Blausucht, schaumig-blutigem Auswurf, Schweißausbrüchen und Todesangst. Geringere Grade von Lungenstauung bedingen das → Herzasthma (Asthma cardiale) mit nächtlichen Husten- und Atemnotanfällen. Es kann auch zu einer Wasseransammlung im Rippenfellraum kommen, einem so genannten → Pleuraerguss. Eine seltene, zumeist im Schlaf auftretende Atemstörung ist die → Cheyne-Stokes-Atmung: periodisches An- und Abschwellen der Atemtiefe mit minutenlangen Atempausen.

Schweregrade der Herzschwäche nach New York Heart Association (NYHA)

NYHA I	Keine Einschränkung der körperlichen Leistungsfähigkeit; bei gewohnter körperlicher Betätigung keine Atemnot, keine Herzschmerzen, keine Müdigkeit, kein Herzklopfen.
NYHA II	Leichte Einschränkung der körperlichen Leistungsfähigkeit; Beschwerden nur bei stärkerer Belastung.
NYHA III	Starke Einschränkung der körperlichen Leistungsfähigkeit; in Ruhe beschwerdefrei, aber schon bei geringer Belastung treten Beschwerden auf.
NYHA IV	Keine körperliche Tätigkeit ohne Beschwerden möglich; die Beschwerden können schon in Ruhe auftreten und verstärken sich bei Belastung.

Die typischen Symptome der Rechtsinsuffizienz sind Stauungserscheinungen, die auf die Unfähigkeit der rechten Herzhälfte zurückzuführen sind, das Blut aus dem Körper aufzunehmen und in die Lunge weiterzutransportieren: Die Venen am Hals und an den Armen sind prall gestaut (auch wenn man die Hände über Herzhöhe hebt, bleiben die Venen am Handrücken gut gefüllt). Die Stauungsleber führt zu Druckschmerz, Vergrößerung der Leber und schließlich zur → Gelbsucht. Die Stauungsnieren bedingen eine Abnahme der Harnmenge, gleichzeitig wird der Harn stärker konzentriert. Die Stauung im Bauchraum verursacht Blähungen, Völlegefühl, Verstopfung oder Durchfall, Übelkeit, Appetitlosigkeit und schließlich → Aszites (Bauchwassersucht). Typisch ist die langsam zunehmende Wasseransammlung um die Knöchel und über dem Schienbein (lange bleibende Delle bei Fingerdruck!). Beim liegenden Patienten bilden sich derartige teigige Schwellungen (→ Ödem) vor allem am Rücken. Zu Beginn treten die Schwellungen nur tagsüber auf und verschwinden über Nacht, später bleiben sie auch nachts bestehen. Die nächtliche Ausschwemmung der Ödeme über die Nieren führt zu starkem Harndruck; dies ist daher ein wichtiges Zeichen einer beginnenden Herzschwäche.

Die Behandlung verfolgt 4 Ziele:

1. Schonung der Herzbeanspruchung;
2. Verbesserung der Herzarbeit;
3. Erzielung einer vermehrten Wasserausscheidung;
4. langsames Training des Herzens.

Neben der Therapie der Ursachen werden in erster Linie entwässernde Medikamente (→ Diuretika), → Herzglykoside, Nitrate, Kalziumantagonisten und → ACE-Hemmer verordnet, bei fortgeschrittener Herzschwäche auch blutverdünnende Mittel (→ Antikoagulanzien). Körperliche Schonung, unter Umständen strenge Bettruhe, ist wichtig. Dabei werden zur Entlastung der Atmung der Oberkörper hoch- und die Füße tiefgestellt (Herzbettlage). Weitere Allgemeinmaßnahmen sind Einschränkung der Flüssigkeitszufuhr, kochsalzarme Ernährung, Verzicht auf Alkohol und Nikotin und – falls erforderlich – eine langsame, aber konsequente Gewichtsreduktion. Sehr wichtig ist die Rehabilitation durch Übungs- und Bewegungstherapie sowie Klima- und Badekuren.

Herzschwiele Narbenbildung im Herzmuskel nach überstandenem → Herzinfarkt.

Herzstiche subjektive Empfindungen in der Herzgegend, die meist mit dem Herzen selbst nichts zu tun haben, sondern nervöser Natur sind. Wenn sich diese Missempfindungen öfter wiederholen und eventuell mit Unregelmäßigkeiten des Herzschlags verbunden sind, sollte ein Arzt zur Kontrolle aufgesucht werden. Die Abklärung wird mit Hilfe eines → Elektrokardiogramms vorgenommen.

Herzstillstand Ein plötzlicher Herzstillstand kommt nicht nur bei Herzkranken vor, sondern kann auch durch → Elektrizitätsunfall, → Blitzschlag, Sturz in kaltes Wasser, Schlag in die Bauchgegend, Schock bei Lawinenunfall und bestimmte Gifte ausgelöst werden. Dauert der Herzstillstand länger als 3–5 Minuten, kommt es zu einer unwiderruflichen Schädigung lebenswichtiger Gehirnzellen: Der Patient stirbt. Ein Herzstillstand muss angenommen werden, wenn bei einem bewusstlosen Patienten an der Brust kein Herzschlag und an den Arterien kein Puls fühlbar ist, wenn zudem Atemstillstand besteht, die Pupillen starr und weit sind und auf Lichteinfall nicht reagieren. Die Hautfarbe kann dabei blass oder bläulich sein; → Erste Hilfe, S. 727.

Herzstolpern → Extrasystolen.

Herztamponade Behinderung bzw. Aufhebung der Herztätigkeit durch vermehrte Flüssigkeits- oder Blutansammlung im Herzbeutel. Mögliche Ursachen: Herzriss nach → Herzinfarkt oder Herzverletzung, → Herzbeutelentzündung (Perikarditis). Anzeichen: Blässe, Schwitzen, bläuliche Gesichtsverfärbung, Atemnot, Pulsbeschleunigung, kaum tastbarer Puls, Stauung der Halsvenen, geringe Harnausscheidung. Behandlung: zuerst Herzbeutelpunktion und Schockbekämpfung. Ändert sich der Zustand nicht, besteht Verdacht auf eine größere Herzwunde; dann muss operiert und eine Herznaht ausgeführt werden.

Herztöne Beim Abhören des Herzens nimmt der Arzt Schallerscheinungen wahr, die durch die Bewegung der Herzklappen und Schwingungen des Herzmuskels entstehen. Dabei muss man die normalen Herztöne von den → Herzgeräuschen unterscheiden, die nur bei krankhaften Prozessen auftreten.

Mit einem geburtshilflichen Holzstethoskop kann der Arzt etwa nach der 16.–18. Schwangerschaftswoche die ***kindlichen Herztöne*** hören; mittels Ultraschall können sie unter Umständen schon zwischen der 9. und 10., sicher aber zwischen der 10. und 12. Schwangerschaftswoche nachgewiesen werden.

Herztransplantation (Herzverpflanzung) Verpflanzung des Herzens eines Unfallopfers auf einen Herzkranken mit unbeeinflussbarem Herzversagen. Die Operationstechnik hat bei diesem Eingriff einen sehr hohen, kaum noch verbesserungsfähigen Stand erreicht: Empfänger und Spender werden gleichzeitig in 2 nebeneinander gelegenen Operationssälen von 2 Teams operiert.

Beim Spender des Organs muss es sich um einen nach Unfall gerade Verstorbenen handeln, bei dem der Hirntod nachgewiesen wurde. Nach operativer Eröffnung von Brustkorb und Herzbeutel werden die zu- und abführenden Blutgefäße durchtrennt; das noch schlagende Herz wird entnommen und in eine 6 °C kalte Salzlösung gelegt. Zur gleichen Zeit wird der Empfänger an eine → Herz-Lungen-Maschine angeschlossen und das Herz unter Belassung des Herzbeutels unmittelbar an der Vorhofkammergrenze und oberhalb der Aorten- und Pulmonalklappe abgetrennt.

Die Verbindung des Restherzens des Empfängers mit dem Spenderherz durch eine fortlaufende Naht beginnt am linken Vorhof, dann folgen Vorhofscheidewand und zuletzt der rechte Vorhof. Abschließend werden die Lungenarterie und die Hauptschlagader angeschlossen. Danach wird das Herz entlüftet und die Herztätigkeit mittels → Defibrillator wiederhergestellt.

Nach den ersten 100 Herztransplantationen (1967 bis 1969) geriet das Verfahren wegen der vielen Misserfolge ins Abseits. Erst Anfang der 80er-Jahre kam ein neuer Aufschwung: Die Operationstechnik wurde standardisiert, Empfänger- und Spenderwahl präziser abgegrenzt und eine bessere Erkennung von Abstoßungskrisen sowie deren Behandlung mit → Ciclosporin A (→ Immunsuppression) ermöglicht. Derartige, das körpereigene Abwehrsystem dämpfende Medikamente müssen nach erfolgreicher Operation lebenslang eingenommen werden.

Besonders wichtig ist die Spenderauswahl: Die Organspender sollen nicht älter als 35 Jahre, ihre Kreislauffunktion soll auch ohne Verabreichung von Medikamenten normal sein. Derzeit werden in Deutschland jährlich ca. 550 Herztransplantationen durchgeführt. Die 5-Jahres-Überlebensrate hat sich in den letzten Jahren auf ca. 70 Prozent erhöht; die Herztransplantation ist somit ein etabliertes Therapieverfahren. Allerdings gilt der Betroffene auch nach einer erfolgreichen Herztransplantation in der Regel weiterhin als chronisch krank, und es besteht meist weiterhin Berufsunfähigkeit.

Wegen der Knappheit an Spenderorganen beträgt die durchschnittliche Wartezeit der rund 1000 Patienten auf der Warteliste allerdings 500 Tage.

Herzverfettung → Fettherz.

Herzverpflanzung → Herztransplantation.

Herzwandaneurysma begrenzte Ausbuchtung (→ Aneurysma) der Herzwand, fast ausschließlich im Bereich der rechten Herzkammer; häufig Folge eines → Herzinfarkts. Ein Herzwandaneurysma behindert die Tätigkeit des Herzens durch Bewegungseinschränkung bzw. -ausfall im Bereich der betroffenen Muskelabschnitte.

hetero- Bestandteil medizinischer Fachausdrücke mit der Bedeutung »unterschiedlich, verschieden«.

heterogen verschiedenartig; Gegensatz: homogen.

Heterosexualität auf das andere Geschlecht gerichtete Sexualität; Gegensatz: → Homosexualität.

heterozygot gemischterbig; Bezeichnung für Lebewesen, deren Erbanlagen im Hinblick auf ein Merkmal unterschiedlich sind; Gegensatz: → homozygot.

Heuschnupfen Der Name der Krankheit ist irreführend, da die Ursache dieser jahreszeitlich auftretenden Form einer allergischen Nasenschleimhautentzündung nicht das Heu,

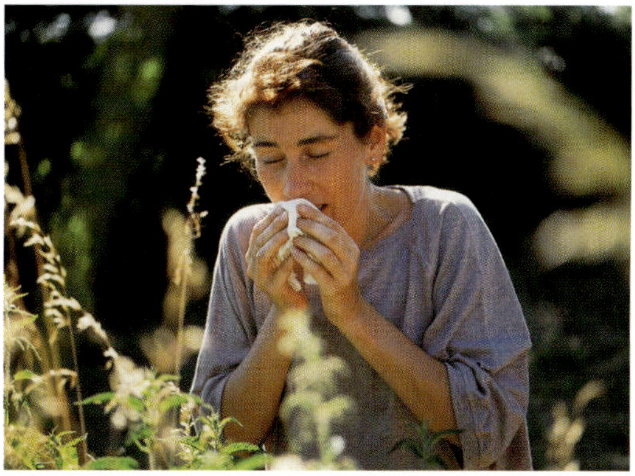

Heuschnupfen Bei ausgeprägten Formen dieser allergischen Nasenschleimhautentzündung wird der Frühjahrsspaziergang zur Qual.

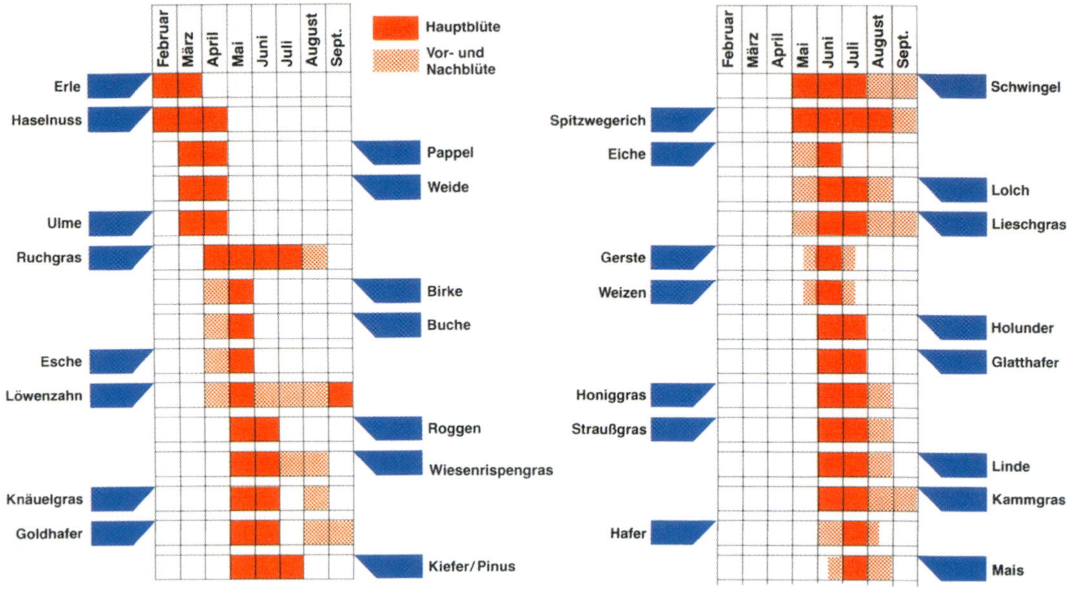

Heuschnupfen Blütenstaub ist bei über zwei Millionen Einwohnern in Deutschland die Ursache einer Allergie. Bei etwa einem Drittel der Patienten entwickelt sich neben einem allergisch bedingten Schnupfen und Bindehautentzündung nach zwei bis zehn Jahren ein Pollen-Asthma. Unter den verschiedenen Pollenarten spielen die Gräserpollen die bedeutendste Rolle. Für Behandlung und Prognose ist von Wichtigkeit, ob eine Sensibilisierung gegenüber Pollen von verschiedenen Pflanzenfamilien vorliegt (z. B. Gräser, Bäume, Kräuterpollen) oder nur gegen Pollen einer einzigen Familie.

sondern Blütenstaub (Pollen) von Gräsern einschließlich Getreide ist, bei denen die Bestäubung mit dem Wind erfolgt. Weitaus seltener ist eine → Allergie gegen Pollen von Bäumen und Insektenblütlern (z. B. Linde, Flieder, Holunder, Rose usw.) die Ursache. Die Anlage zur Erkrankung an Heuschnupfen, der die Patienten sehr belästigt, ist in der Regel ererbt. Die schlimmsten Zeiten sind Mai und Juni; bei manchen Kranken treten die Beschwerden allerdings schon im März auf und können unter Umständen bis zum August anhalten.

Kurz nach dem Kontakt mit Blütenstaub kommt es an den Schleimhäuten von Nase, Augen, Gaumen und Rachen zu heftigem Juckreiz, Schwellung und Sekretion. Unter kräftigem Niesen wird reichlich wässrig-klares Nasensekret abgesondert. Auch Asthmaanfälle, → Nesselsucht und hohes Fieber können auftreten.

Bei starken Störungen ist es am besten, wenn die Erkrankten – sofern sie es sich leisten können – der Gräserblüte ausweichen; entweder durch Reisen nach Helgoland oder in das Hochgebirge, wo es keine Gräser gibt. Sie können auch Urlaub im Süden machen, wo die Gräserblüte schon beendet ist, wenn sie bei uns noch anzutreffen ist.

Eine andere Möglichkeit ist die ***Desensibilisierung*** mit einem Gräserpollen-Mischextrakt. Durch die Injektion steigender Mengen unter die Haut kann eine Unempfindlichkeit gegen den Blütenstaub erzielt werden. Die Kur, die rund 25 Injektionen umfasst, muss spätestens Anfang März begonnen werden, damit sie zur Zeit der Gräserblüte abgeschlossen ist. Die Beschwerden lassen sich in den meisten Fällen auch durch die Behandlung mit → Antihistaminika und Kortisonpräparaten (→ Corticosteroide) beherrschen. Dabei müssen jedoch vor allem Autofahrer beachten, dass Antihistaminika müde machen können. Bei längerer örtlicher Anwendung abschwellender Mittel in Form von Nasentropfen oder -sprays können Schädigungen der Schleimhaut auftreten; außerdem lässt die Wirksamkeit der Mittel mit der Zeit nach.

Hexenmilch umgangssprachliche Bezeichnung für die milchähnliche Flüssigkeit, die aus der Brustdrüse Neugeborener beiderlei Geschlechts abgesondert wird. Es handelt sich um eine Folge mütterlicher Hormonwirkung, die nach wenigen Tagen von selbst aufhört.

Hexenschuss (Lumbago) Die Ursache dieser heftigen Schmerzattacke im unteren Rückenbereich, die den Betroffenen dazu zwingt, nach vorn gekrümmt zu gehen und jede unnötige Bewegung ängstlich zu vermeiden, liegt meist im Bereich der Wirbelsäule. Die wichtigste Rolle spielen hier Schäden an den Bandscheiben, dagegen sind Geschwülste relativ selten an der Schmerzentstehung schuld. Im Gegensatz zur → Ischialgie strahlen die Beschwerden beim Hexenschuss nicht ins Bein aus.

HGH Abkürzung für **H**uman **G**rowth **H**ormone = Wachstumshormon; → Wachstum.

Hiatushernie → Zwerchfellbruch.

Hibernation Erzeugung eines künstlichen Winterschlafs, d. h. einer kontrollierten Unterkühlung, durch Injektion bestimmter → Psychopharmaka, die das Wärmezentrum im Gehirn lähmen, den Sauerstoffverbrauch vermindern und die Körpertemperatur absinken lassen. Die innere Abkühlung wird durch äußere Maßnahmen wie Kühldecken und Eisbeutel unterstützt. Das Ziel ist die Abschwächung der Abwehr- und Gegenregulationen des Organismus bei Verletzungen, Infekten und Operationen. Der Wert dieser Methode liegt darin, die Toleranz des Organismus gegen verminderte Sauerstoffzufuhr bei operativ notwendiger Herabsetzung der Durchblutung zu verlängern. In kontrollierter Unterkühlung werden vor allem große Herz- und Gefäßoperationen und Eingriffe am Gehirn im Bereich lebenswichtiger Zentren durchgeführt.

hidr- Bestandteil medizinischer Fachausdrücke mit der Bedeutung »Schweiß«.

Hidratenitis → Schweißdrüsenabszess.

Hilus allgemein: Einziehung in der Oberfläche eines Organs mit Ein- und Austritt von Gefäßen, Nerven, Ausführungsgängen usw.; im Besonderen: Lungenhilus (Lungenwurzel): häufig mit zahlreichen Lymphknoten besetzte Ein- und Austrittsstelle von Bronchien und Blutgefäßen in die Lungenflügel.

Himbeerzunge gerötete und geschwollene Zunge als typisches Symptom bei → Scharlach.

Hinken (Claudicatio) asymmetrische Gangstörung, die ein unharmonisches Gangbild verursacht. Dabei unterscheidet man verschiedene Formen:

♦ Beim ***Verkürzungshinken***, das auf unterschiedlicher Beinlänge oder einer einseitigen Bewegungseinschränkung im Knie- oder Hüftgelenk beruht, neigt sich der Oberkörper beim Gehen zum verkürzten Bein hin.

♦ Beim ***Schonhinken*** veranlassen Schmerzen, z. B. in der Hüfte oder im Knie, den Betroffenen, die Belastung der erkrankten Gliedmaße zu vermeiden: Er neigt sich beim Gehen auf die kranke Seite.

♦ Dem ***Versteifungshinken*** liegt eine Versteifung im Hüft-, Knie- oder Fußgelenk zu Grunde, die den Gang in unterschiedlichem Ausmaß behindert.

♦ Von ***Lähmungshinken*** spricht man, wenn bei schlaffer Lähmung die Kontrolle über die Beine fehlt, was sich in schlaksigen, an Marionetten erinnernden Bewegungen zeigt. Bei spastischer Lähmung wirkt der Gang dagegen steif und verkrampft und ist oft mit einer Einwärtsdrehung der Gliedmaßen verbunden.

♦ ***Intermittierendes Hinken*** ist charakteristisch für die → arterielle Verschlusskrankheit: Nach wenigen Schritten wird der Betroffene von heftigen Schmerzen in der Wade dazu gezwungen, so lange stehen zu bleiben, bis aufgrund des nunmehr geringeren Blutbedarfs in der Beinmuskulatur die Beschwerden nachlassen.

Hinterhauptslage Lage des kindlichen Kopfes bei der → Geburt, wobei der Kopf tief gebeugt gehalten wird, so dass das Hinterhaupt die Führung übernimmt; häufigste und günstigste Kindslage.

Hinterwandinfarkt → Herzinfarkt in der Rückwand der rechten oder linken Herzkammer.

Hippotherapie → Reittherapie.

Hirn → Gehirn.

Hirnanhangdrüse (Hypophyse) etwa kirschgroße, nur 0,5 g schwere Drüse an der Hirnbasis, die durch Ausschüttung von → Hormonen eine zentrale Rolle bei der Steuerung vieler Organfunktionen spielt. Man unterscheidet den drüsigen ***Vorderlappen*** vom nervösen ***Hinterlappen***, der durch den Hypophysenstiel mit der 3. Gehirnkammer im Zwischenhirn verbunden ist. Die Hirnanhangdrüse ist die wichtigste Regulationsstelle des Hormonhaushaltes und steht mit dem → Hypothalamus, einem besonderen Abschnitt im Zwischenhirn, funktionell in enger Verbindung, der seinerseits durch spezielle Hormone die Synthese und die Absonderung der Hypophysenvorderlappenhormone regelt. Diese wiederum steuern die Sekretion der Hormone in den übrigen Hormondrüsen (→ Nebennieren, → Schilddrüse, Keimdrüsen usw.).

Die bekanntesten Hypophysenvorderlappenhormone sind: ACTH (**a**drenoc**o**rticotropes **H**ormon), das die Hormonproduktion in der Nebennierenrinde anregt; MSH (**M**elanozyten-**s**timulierendes **H**ormon), das unter anderem für die Hautpigmentierung in der Schwangerschaft verantwortlich ist; STH (**so**mato**t**ropes **H**ormon), das im Zusammenhang mit Zuckerstoffwechsel und Wachstum eine große Rolle spielt; TSH (**T**hyreoidea-**s**timulierendes **H**ormon), das auf die Schilddrüse wirkt, sowie Gonadotropine, die das Wachstum der männlichen und der weiblichen Keimdrüsen fördern. Vermehrte oder verminderte Absonderung der einzelnen Hypophysenvorderlappenhormone führt zu typischen Krankheitsbildern (→ Minderwuchs, → Gigantismus, → Akromegalie, → Fettsucht usw.).

Von den Hormonen des Hypophysenhinterlappens wirkt das Oxytocin auf die glatte Muskulatur der Gebärmutter und damit Wehen erregend. Das ADH (**a**nti**d**iuretische **H**ormon, Adiuretin, Vasopressin) hemmt die Wasserausscheidung durch die Nieren und steigert den Blutdruck. Durch ADH-Mangel kommt es zum → Diabetes insipidus, der sich durch Ausscheidung sehr großer Harnmengen bemerkbar macht.

Hirndruck innerhalb der Schädelhöhle herrschender (intrakranieller) Druck. Er beträgt in den Gehirnkammern beim Gesunden 3–15 mm Hg, kurzzeitig, z. B. beim Pressen, kann es zu Druckspitzen bis 60 mm Hg kommen. Zur Messung des Hirndrucks wird ein spezielles Gerät durch ein kleines Bohrloch in den Schädel eingeführt. Ein erhöhter Hirndruck weist auf einen raumverdrängenden Prozess im Schädelinneren hin, beispielsweise auf eine Geschwulst, auf Blutungen oder Abflussstauungen der das Hirn umgebenden → Gehirn-Rückenmarks-Flüssigkeit (Liquor cerebrospinalis).

Hirnhäute (Meningen) häutige Hüllen zwischen knöchernem Schädel und → Gehirn. Man unterscheidet harte und weiche Hirnhäute:

Die harte Hirnhaut (***Dura mater***) bildet die äußere Hülle und besteht aus straffem Bindegewebe. Sie hat 2 Schichten, die im Hirnbereich über weite Strecken miteinander verwachsen, im Rückenmarksbereich jedoch getrennt sind.

Die weiche Hirnhaut besteht ihrerseits aus ***Arachnoidea*** und ***Pia mater***. Die bindegewebige Arachnoidea (Spinnwebenhaut) ist fast gefäßlos und liegt der Dura innen an. Die gefäßreiche Pia mater bedeckt die Oberfläche von Gehirn und Rückenmark und bildet in ihren Blutkapillargeflechten die → Gehirn-Rückenmarks-Flüssigkeit (Liquor cerebrospinalis).

Hirnhautentzündung (Meningitis) Die Entzündung der → Hirnhäute ist im Allgemeinen eine Komplikation, die im Verlauf einer anderen, durch Krankheitserreger hervorgerufenen Organerkrankung auftritt, wenn die Erreger von diesem erkrankten Organ aus mit dem Blutstrom oder auf dem Lymphweg ins Schädelinnere gelangen. Meist handelt es sich um Bakterien (z. B. Pneumokokken oder Meningokokken) und Viren wie z. B. die Erreger der → Herpes-simplex-Infektion oder der → Frühsommer-Meningoenzephalitis (FSME). Weitaus seltener führen Infektionen mit Einzellern (z. B. → Toxoplasmose) oder Pilzen zu einer Hirnhautentzündung. Finden beispielsweise bei Eiterungen im Mittelohr oder in den Kiefer- und Stirnhöhlen, beim Nasen- oder Oberlippenfurunkel, bei der → Wundrose, der → Grippe (Influenza) oder auch bei der → Tuberkulose die Erreger dieser Erkrankungen den Weg zu den Hirnhäuten, so stellt sich als Komplikation der Grundkrankheit eine Hirnhautentzündung ein. Allerdings kann es auch im Verlauf einer ganzen Reihe anderer Erkrankungen, etwa bei der → Lungenentzündung, beim → Typhus, bei der → Blutvergiftung und bei manchen anderen Vergiftungen, ja, sogar nach zu starker Sonnenbestrahlung des Kopfes, zu Krankheitserscheinungen kommen, die denen einer beginnenden Hirnhautentzündung in vielem ähneln, ohne dass eine wirkliche – also durch Erreger bedingte – Entzündung der Gehirnhäute dahinter steckt. Treten also im Verlauf einer der erwähnten Krankheiten heftige Kopfschmerzen und Benommenheit auf, so kann es durchaus sein, dass es sich dabei lediglich um Symptome einer bloßen Hirnhautreizung (Meningismus) und nicht um Anfangserscheinungen einer ernsten Entzündung handelt. Welche Krankheit im Einzelfall vorliegt, kann erst nach dem Ergebnis einer ärztlichen Untersuchung sicher entschieden werden.

Meist bricht die Krankheit rasch und plötzlich mit heftigen Kopfschmerzen, Übelkeit, Erbrechen, und hohem Fieber aus. Ein typisches Symptom ist die ***Genickstarre***, bei der der Kranke den Kopf nach hinten überstreckt, fest ins Kissen bohrt und kaum bewegt. Meist sind auch die Beine starr angewinkelt und so steif, dass sie sich nicht strecken lassen; obendrein wird häufig der Bauch eingezogen. Je jünger die Betroffenen sind, desto undeutlicher ist das Krankheitsbild; bei Säuglingen fehlt das Fieber bisweilen sogar ganz. Machen sich zusätzlich Bewusstseinsstörungen, Hör- und Sprachschwierigkeiten oder gar Lähmungen und Krämpfe bemerkbar, so ist dies ein Hinweis darauf, dass die Entzündung von den Hirnhäuten auf das Gehirn selbst übergegriffen hat (→ Gehirnentzündung).

Zur Erkennung der Hirnhautentzündung und zur Ermittlung der Ursache entnimmt man im Rahmen einer → Lumbalpunktion Flüssigkeit (Liquor cerebrospinalis) aus dem Rückenmarkkanal und untersucht diese. Dabei findet man je nach Schwere der Erkrankung zahlreiche Entzündungszellen sowie mitunter auch die auslösenden Krankheitserreger. Diese Liquoruntersuchung ist von zentraler Bedeutung für die Behandlung. Zwar gelingt die Identifizierung der Erreger nicht immer und ist zeitaufwändig, aber aus der Zusammensetzung der Entzündungszellen kann meist sehr schnell darauf geschlossen werden, ob es sich um Bakterien oder Viren handelt. So kann innerhalb weniger Stunden eine gezielte und nicht selten lebensrettende Behandlung eingeleitet werden. Bei der bakteriellen Hirnhautentzündung werden → Antibiotika in hoher Dosierung intravenös verabreicht; bei der durch Viren ausgelösten Krankheitsform sind manchmal Viren bekämpfende Medikamente (Virostatika, z. B. Aciclovir) wirksam. Je nach Erregerart, Abwehrlage des Betroffenen und Schwere des Krankheitsbildes bestehen unterschiedliche Heilungsaussichten. Besonders hoch ist die Sterblichkeit bei der durch Meningokokken hervorgerufen Form der Hirnhautentzündung. Auch bei Neugeborenen endet die Krankheit nicht selten tödlich. Von Dauerschäden wie z. B. Hörminderung, Sehstörungen oder Konzentrationsstörungen sind vor allem Kleinkinder bedroht.

Bei schwer ausgeprägtem Krankheitsbild müssen die Betroffenen intensivmedizinisch überwacht werden. Je nach Erregerart erfordert die hohe Ansteckungsgefahr eine strenge Isolierung. Angehörige und Kontaktpersonen sollten sich in diesem Fall durch Mundschutz, Handschuhe und Schutzkittel vor einer Ansteckung schützen und nach ärztlicher Empfehlung vorbeugend Medikamente einnehmen.

Hirnnerven 12 Nervenpaare, die nicht vom Rückenmark, sondern unmittelbar vom → Gehirn ausgehen und hauptsächlich den Kopfbereich versorgen.

Hirnödem Steigerung des → Hirndrucks durch Flüssigkeitseinlagerung im Gehirn. Es gibt zahlreiche Gründe, warum im Blut enthaltene Flüssigkeit aus den Gefäßen ausströmen und sich im Gehirn ansammeln kann: Die Durchlässigkeit der Gefäßwände kann ebenso krankhaft erhöht sein wie der Einstrom von → Gehirn-Rückenmarks-Flüssigkeit (Liquor cerebrospinalis) in den Raum zwischen Gehirn und Hirnhäuten. Die Folge ist in jedem Fall ein gefährlicher Anstieg des Drucks im Schädelinneren, der schlimmstenfalls dazu führen kann, dass Gehirnanteile zu Grunde gehen.

Das Hirnödem äußert sich in Kopfschmerzen, kann aber auch Atem- und Bewusstseinsstörungen sowie Ausfallerscheinungen im Versorgungsgebiet von Hirnnerven zur Folge haben.

Hirntod endgültiger Ausfall aller Hirnfunktionen. Anzeichen: tiefe Bewusstlosigkeit, keine Reflexe, Atemstillstand, weite lichtstarre Pupillen, keine Ausschläge im → Elektroenzephalogramm. Der Hirntod ist stets das Anzeichen einer schweren Gehirnschädigung. Unter Intensivmaßnahmen kann dabei jedoch die Herz- und Kreislauffunktion noch für längere Zeit aufrechterhalten werden.

Hirschsprung-Krankheit (Megacolon congenitum) angeborene Erweiterung eines Dickdarmabschnitts, dessen Ursache das Fehlen der Nervenversorgung ist. In dem betroffenen Teil des Darmrohrs fehlt die normale Darmbewegung (Peristaltik), so dass der Darminhalt nicht weitertransportiert wird. Oberhalb dieses Darmstücks kommt es zu einer Kotstauung mit starker Überdehnung des Dickdarms, die so weit gehen kann, dass der Leib des kranken Kindes erheblich aufgebläht ist. Nicht selten treten Darmgeschwüre auf, die infolge der Überdehnung durchbrechen können. Auffälliges Anzeichen der Hirschsprung-Krankheit ist eine Verstopfung, die schon früh im Säuglingsalter beginnt. Oft wird mehrere Tage lang kein Stuhl entleert. Abführmittel und Einläufe sind in solchen Fällen unvermeidlich, bis man sich schließlich zur operativen Entfernung des zu engen Dickdarmstücks entschließt.

Hirsutismus männlicher Behaarungstyp bei Frauen (verstärkte Behaarung im Gesicht, auf der Brust und am Bauch) infolge vermehrter Produktion von männlichen Geschlechtshormonen (→ Androgene) in der Nebennierenrinde und im Eierstock, oft begleitet von fettiger Haut und → Akne. Als Ursachen kommen Tumoren oder Überfunktion der Nebennierenrinde (→ Nebennieren) oder Eierstöcke, aber auch Nebenwirkungen hormonhaltiger Medikamente in Betracht. Die Behandlung besteht in einer hormonellen Therapie, eventuell in Kombination mit kosmetischen Maßnahmen.

Hirudo medicinalis medizinischer Blutegel.

Histamin Hormon, das beim Menschen in allen Geweben vorkommt und vor allem in spezialisierten weißen Blutkörperchen und Mastzellen gespeichert wird. Es gehört zu der Gruppe der natürlich vorkommenden Amine und ist als Überträgerstoff (Mediator) an zahlreichen Reaktionen im Körper beteiligt. Die höchsten Histaminkonzentrationen enthalten Lungen, Haut und Magen-Darm-Kanal. Aus seinen Speicherdepots wird das Histamin durch Ionenaustauscher, nervliche Reize oder Liberatoren (Stoffe unterschiedlicher Art) freigesetzt. In kleinsten Dosen zeigt Histamin folgende Wirkungen:

1. verstärkte Absonderung von Magensaft, der viel Salzsäure, aber wenig Pepsin (Eiweiß spaltendes Enzym) enthält;

2. Erweiterung der feinsten Blutgefäße (Kapillaren).

Wird Histamin in großen Mengen freigesetzt, kommt es zu pathologischen Erscheinungen:

♦ enorme Erweiterung der kleinen Arterien in der Peripherie mit Austritt von Blutserum (Quaddelbildung, Juckreiz) und beträchtlicher Blutdrucksenkung;

♦ Gefäßerweiterung im Gehirn (Migräne) und im Bauchraum (Kollaps);

♦ Verkrampfung der glatten Muskulatur in Bronchien (Asthma), Darm und Gebärmutter.

Stoffe, die Histamin freisetzen, kommen in Austern, Muscheln, Quallen, Bienen und Wespen vor oder werden bei Erfrierungen, Verbrennungen und allergischen Reaktionen gebildet. Es handelt sich dabei um Eiweiß spaltende Enzyme (Proteasen). Da derartige Proteasen auch bei der Antigen-Antikörper-Reaktion, wie sie für die → Allergie charakteristisch ist, gebildet werden, ist Histamin entscheidend an der Ausprägung des klinischen Bildes von Allergien beteiligt. Die pathologische Histaminwirkung kann durch so genannte → Antihistaminika gehemmt werden, mit denen sich viele unangenehme Symptome – Schwellungen, Juckreiz, Nesselausschlag, Blutdrucksenkung usw. – beseitigen lassen. Histamin wird als Testsubstanz zur Prüfung der Magensaftsekretion und der Kreislauffunktion verwendet.

Histologie → Gewebelehre.

Hitzewallungen → fliegende Hitze.

Hitzschlag Dem Hitzschlag liegt eine hochgradige Wärmestauung mit plötzlichem Anstieg der Körpertemperatur zu Grunde. Ursache ist die ungenügende Wärmeabgabe infolge unzureichender Schweißbildung oder -verdunstung. Gleichzeitig mit der Wärmestauung kommt es zu einer Hirnschwellung. Unbehandelt endet der Hitzschlag nicht selten tödlich. Vorboten sind: Aufhören der Schweißabsonderung, trockene heiße Haut, Kopfschmerzen, Schwindel, erhöhte Reizbarkeit. Das Anfangsstadium des Hitzschlags ist durch folgende Kennzeichen charakterisiert: hochroter Kopf, trocken-heiße Haut, schneller Puls, Verwirrtheit oder Bewusstlosigkeit und stark erhöhte Körpertemperatur (im After gemessen über 40 °C). Außerdem können Kopfschmerzen, Schwindel, Übelkeit, Erbrechen und Krämpfe bestehen. Steigt die Körpertemperatur über 42 °C an, folgt das Vollstadium als Ausdruck eines lebensgefährlichen Kreislaufversagens mit blasser Gesichtsfarbe, bläulichen Lippen und schnellem, schwachem Puls.

Erste Hilfe bei Hitzschlag: energische Abkühlung und rasche ärztliche Hilfe. Man lagert den Betroffenen mit erhöhtem Kopf und Oberkörper im Schatten – bei Bewusstlosen Seitenlage! Kleidung weitgehend entfernen; Luft zufächeln und mit Wasser besprengen; kalte Wickel um Arme und Beine; Eisbeutel auf Kopf oder Herzgegend; bei Atemstillstand sofortige Atemspende. Die Abkühlung ist fortzusetzen, bis der Arzt eintrifft oder die Körpertemperatur auf Werte unter 38 °C fällt. Während eines eventuellen Transportes sind die Fenster zu öffnen, damit Luftzug entsteht. Ein überstandener Hitzschlag hinterlässt in der Regel eine starke Empfindlichkeit gegen übermäßige Hitze.

HIV-Infektion Bezeichnung für → AIDS, nach dem Erreger, dem HIV-Virus.

HNO → Abkürzung für **H**als-**N**asen-**O**hren-Heilkunde.

Hochfrequenztherapie (Diathermie) Behandlung mit Hochfrequenzströmen – Kurzwellen, Ultrakurzwellen, Mikrowellen – zur Tiefenerwärmung des Gewebes; z. B. bei Muskel- und Gelenkschmerzen, Nervenentzündung, Entzündungen innerer Organe (Gallenblase, Nierenbecken, Eierstöcke usw.), Mittelohr- und Nebenhöhlenentzündung und verschiedenen Hautleiden. Die früher übliche Behandlung mit relativ langen Wellen ist inzwischen abgelöst worden durch Kurzwellen, Ultrakurzwellen und Mikrowellen; → Elektrotherapie.

Hochwuchs → Gigantismus.

Hoden (Testis) im Hodensack (Scrotum) gelegene männliche Keimdrüsen; → Geschlechtsorgane, männliche.

Hodenbruch Leistenbruch (→ Eingeweidebruch), bei dem der tiefste Punkt im Hodensack liegt.

Hodenentzündung (Orchitis) Eine akute Entzündung des Hodens tritt manchmal durch Übergreifen einer → Nebenhodenentzündung oder – weit häufiger – bei Kindern und Jugendlichen als Komplikation von → Mumps auf. Dabei ist die Gefahr, dass die auslösenden Viren den Hoden befallen, am größten, wenn Mumps recht spät, d. h. erst nach der Pubertät, ausbricht. Erkranken dann beide Hoden, ist nicht selten dauernde Unfruchtbarkeit die Folge. Ursache einer Hodenentzündung kann aber auch starke Gewalteinwirkung sein. Anzeichen sind Fieber, Schwellung und heftige Schmerzen des betroffenen Hodens. Die Behandlung besteht in Bettruhe, Hochlagerung des Hodensacks und kühlenden Umschlägen. Zu diesem Zweck spannt man ein Handtuch straff über beide Oberschenkel und bettet den Hodensack darauf. Ärztliche Hilfe muss auf jeden Fall geholt werden.

Hodenhochstand (Kryptorchismus) Normalerweise sollen die während der Embryonalentwicklung in der Bauchhöhle gebildeten Hoden 3–4 Wochen vor der Geburt in den Hodensack gewandert sein. Bei 2–4 Prozent der rechtzeitig und 20 Prozent der früh geborenen Knaben erfolgt diese Normalisierung jedoch erst in den ersten Lebenswochen. Am Ende des ersten Lebensjahres ist dann allerdings bei weniger als jedem 100. Jungen der Hoden noch nicht in den Hodensack gerutscht. Der Hodenhochstand kann einen oder beide Hoden betreffen, und man spricht, je nachdem, ob der Hoden im Bauchraum oder im Leistenkanal stecken geblieben ist, von einem ***Bauchhoden*** oder einem ***Leistenhoden***.

Eine Sonderform stellt der so genannte ***Gleithoden*** dar. Hier lässt sich der Hoden durch leichten Druck aus dem Leistenkanal bis an den Ansatz des Hodensacks schieben, gleitet jedoch, wenn man ihn loslässt, sofort wieder zurück, da ihn ein zu kurzer Samenstrang nach oben zieht. Von einem ***Pendelhoden*** oder wandernden Leistenhoden spricht man, wenn die Hoden wechselnd im Leistenkanal oder im Hodensack zu finden sind. Ursächlich können neben Anomalien des Samenstrangs oder Leistenkanals auch Störungen der Hormonproduktion – sowohl der Mutter während der Schwangerschaft als auch des Kindes – zu Grunde liegen. Zusätzlich wird eine erbliche Veranlagung vermutet.

Da für die Entwicklung der Spermien sowohl der Druck als auch die Temperatur im Bauchraum zu hoch sind, können bei einem Hodenhochstand keine funktionierenden Samenzellen gebildet werden. Da zudem derartige Hoden häufiger als normal entwickelte dazu neigen, einen → Hodenkrebs zu bekommen, kann der Zustand nicht einfach so belassen werden.

Während ein Pendelhoden die Zeugungsfähigkeit nicht beeinträchtigt und nicht behandlungsbedürftig ist, müssen alle anderen Formen des Hodenhochstandes vor Ende des 2. Lebensjahrs beseitigt werden. Hierzu wird zuerst eine Hormontherapie versucht (mit Choriongonadotropin = HCG; einem Plazentahormon, das intramuskulär gespritzt wird); neuerdings auch mit einem Nasenspray, der einen Hormonfaktor enthält. Bleibt diese Therapie erfolglos, was in 80–90 Prozent der Fälle vorkommt, muss der Hoden noch im 2. Lebensjahr operativ in den Hodensack verlagert und dort fixiert werden.

Hodenkrebs Der Hodenkrebs gehört zu den relativ seltenen Krebsformen. Obwohl er nur rund 1–2 Prozent aller bösartigen Tumoren beim Mann ausmacht, zählt er in der Altersgruppe der 20- bis 40-Jährigen zu den häufigsten Krebserkrankungen. Die Ursache ist nicht geklärt; als Risikofaktor gilt jedoch der → Hodenhochstand. 2 Hauptformen werden unterschieden:

1. Das häufigere ***Seminom*** (von den Keimzellen des Hodens ausgehende Geschwulst) ist der typische Hodentumor des reifen und älteren Mannes.

2. Das ***Teratom*** (Mischgeschwulst aus verschiedenen Geweben) befällt vor allem Männer zwischen dem 20. und 30. Lebensjahr.

Heimtückisch am Hodenkrebs ist, dass er praktisch keine alarmierenden Frühsymptome aufweist. Bisweilen fallen dem Betroffenen ein langsam dicker werdender Knoten, eine schmerzlose Schwellung des ganzen Hodens oder ein zunehmendes Schweregefühl auf. Alle anderen Symptome – ziehende Rückenschmerzen, Bauchbeschwerden, Husten, Atemnot – sind Zeichen dafür, dass bereits Lymphknoten im Bauchraum, in Lungen, Leber oder Skelett befallen sind. Manche Patienten bemerken auch eine beidseitige, mit Spannungsgefühl verbundene Vergrößerung der Brustdrüse. Die Früherkennung kann nur durch die eigene regelmäßige Betastung der Hoden erfolgen. Bei jeder Schwellung eines Hodens muss unverzüglich der Arzt aufgesucht werden.

Die Behandlung besteht in der Entfernung des befallenen Hodens und der Lymphknoten der Leistengegend sowie bei fortgeschrittener Erkrankung in einer zusätzlichen Strahlen- und Chemotherapie. Die 10-Jahres-Überlebensrate der Patienten mit Seminomen beträgt rund 90 Prozent, bei den Teratomen 45 Prozent. Insgesamt ist heute bei fast der Hälfte aller Hodenkrebspatienten eine komplette Heilung zu erwarten.

Hodgkin-Krankheit → Lymphogranulomatose.

Höhenkrankheit → Bergkrankheit.

Hohlfuß Fußfehlstellung, bei der das Längsgewölbe des Fußes übermäßig ausgeprägt ist, so dass der Fuß stark verkürzt wird. Gleichzeitig ist das Quergewölbe verbreitert, meist abgeflacht und tiefer stehend als der Rückfuß. Oft bilden sich Fußschwielen auf Ferse und Ballen mit Überlastung des Vorfußes. Dabei besteht eine Tendenz zum Umkippen nach außen; außerdem fallen Betroffene durch einen eigentümlich stampfenden Gang auf. Der Hohlfuß entwickelt sich erst in der zweiten Hälfte des Wachstums oder noch später, oft als Folge von Lähmungen oder Muskelkrankheiten. Behandlung: In leichten Fällen genügen Stufeneinlagen zur Entlastung des Ballens, oder es müssen orthopädische Maßschuhe angefertigt werden. In schweren Fällen ist eine operative Korrektur notwendig.

Hohlkreuz → Lordose.

Hohlwarzen (Schlupfwarzen) stark eingezogene, in der Tiefe freiliegende oder aber völlig verdeckte weibliche Brust-

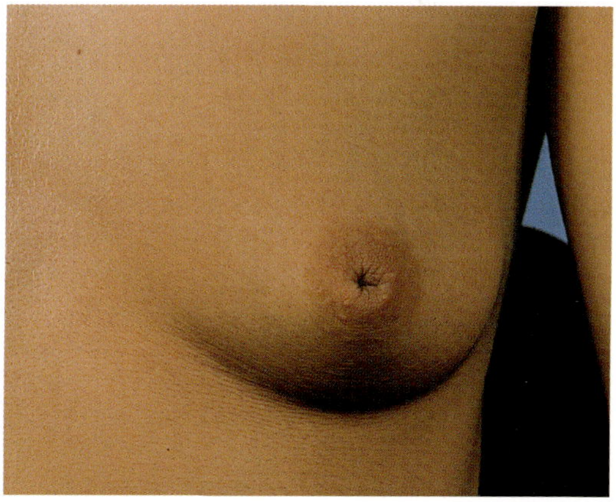

Hohlwarzen sollten bereits während der Schwangerschaft auf das Stillen vorbereitet werden.

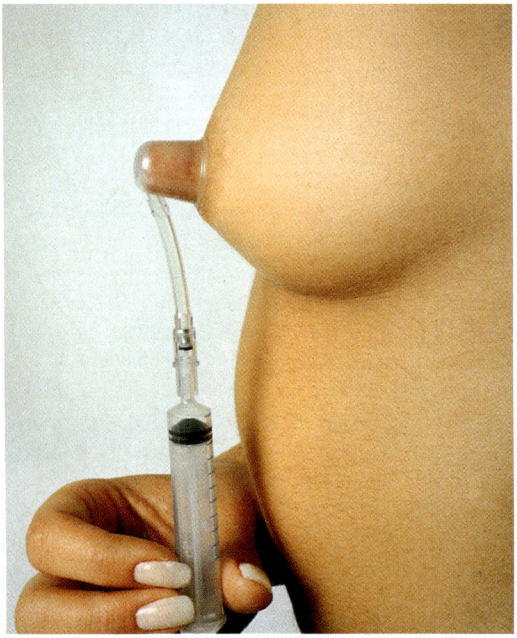

Hohlwarzen können mittels eines Unterdruck erzeugenden Saughütchens, einer Niplette, auf das Stillen vorbereitet werden.

warzen, die Schwierigkeiten beim Stillen bedingen. Abhilfe erfolgt durch Saughütchen oder Abpumpen der Muttermilch.

Höllensteinstift Silbernitrat in Form eines festen Stiftes zum Ätzen bei schlecht heilenden Wunden (»wildes Fleisch«) und Schrunden.

homo- Bestandteil medizinischer Fachausdrücke mit der Bedeutung »gleichartig«.

homogen gleichartig, einförmig; Gegensatz: heterogen.

Homöopathie Der Grundgedanke der von dem sächsischen Arzt Samuel Hahnemann (1755–1843) entwickelten Homöopathie ist die so genannte Ähnlichkeitsregel: Diese besagt, dass diejenige Substanz, die bei einem gesunden Menschen bestimmte Symptome hervorruft, dieselben Symptome bei einem kranken Menschen heilen kann: »Ähnliches werde durch Ähnliches geheilt« (Similia similibus curentur). Wenn z. B. eine bestimmte Substanz bei einem gesunden Menschen drückende Kopfschmerzen am Scheitel hervorruft und ein Kranker genau unter diesen Beschwerden leidet, wird er nach Hahnemanns Ansicht durch die Verabreichung dieser Substanz von den Kopfschmerzen geheilt. Außerdem stellte Hahnemann die Forderung der »kleinsten Dosis« auf: »Wie wenig benötige ich, um noch zu nützen?« Nach seiner Ansicht nimmt die Wirksamkeit homöopathischer Arzneien bei immer höherer Verdünnung nicht ab, sondern zu. Ein wichtiges Werkzeug ist die homöopathische Anamnese, bei der durch Beobachtung und Befragung des Patienten alle Befindlichkeitsstörungen im körperlichen und seelischen Bereich möglichst genau abgeklärt werden. Zur Bewertung der gesammelten Symptome nach ihrer Bedeutung werden diese in den Arzneimittellehren und Symptomenverzeichnissen nachgeschlagen. Als besonders wichtig gelten die geistig-seelischen, ursächlichen und allgemeinen, als weniger bedeutsam die lokalen Symptome (z. B. Steifigkeit des Knies bei Kniearthrose). Ist das gesuchte Arzneimittel gefunden, wird es je nach Erkrankung einmal oder mehrmals verabreicht und die Reaktionsweise des Organismus beurteilt. Die homöopathischen Mittel sind dem Pflanzen-, Tier- und Mineralreich entnommen. Je nach Ausgangsmaterial werden Verdünnungen mit Wasser, Alkohol oder Milchzucker im Verhältnis 1:10 hergestellt. Dieser Vorgang wird als Potenzierung nach der Dezimalskala bezeichnet. D 1 entspricht einer Verdünnung von 1:10, D 2 einer Verdünnung von 1:100, D 3 einer Verdünnung von 1:1000, D 6 einer Verdünnung von 1:1 000 000 usw. Die am häufigsten verwendeten Potenzen liegen zwischen D 3 und D 12. Diese extremen Verdünnungen bilden heute für die Verständigung zwischen Hochschulmedizin und Homöopathie keine Scheide-

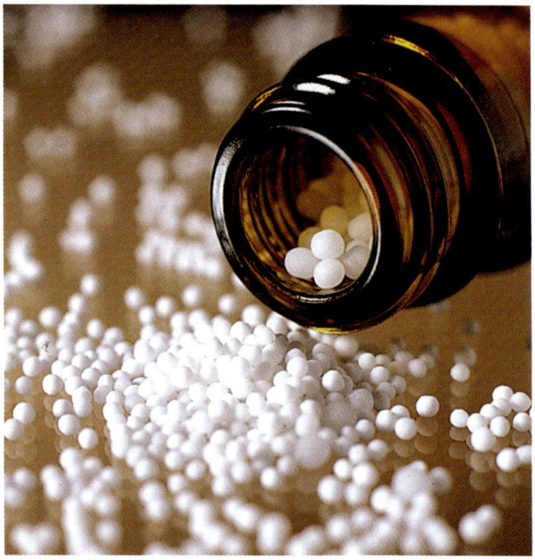

Homöopathische Mittel werden in unterschiedlichen Darreichungsformen angeboten. Sehr verbreitet sind Kügelchen auf Milchzuckerbasis (Globuli).

wand mehr. Die Homöopathie ist ähnlich wie die Naturheilkunde eine Erfahrungsheilkunde, die nur von einem bestimmten Kreis von Ärzten ausgeübt wird und deren Erfolge nicht zu leugnen sind.

Homöostase durch Steuerungs- und Regelmechanismen aufrechterhaltener Gleichgewichtszustand des Körpers, beispielsweise in Form der Kreislauf- und Körpertemperaturregelung, der Konstanthaltung des Säuregrades der Körperflüssigkeiten, des Mineralstoffhaushaltes usw.

Homosexualität gleichgeschlechtliche Liebe; Verlangen nach sexuellen Beziehungen zu einem Menschen des gleichen Geschlechts. Homosexuelle Männer werden gemeinhin als schwul, Frauen als lesbisch bezeichnet. Über die Ursachen der Homosexualität existieren verschiedene Theorien, die genetische oder psychische Anlagefaktoren, zum Teil Umwelteinflüsse oder auch beide Aspekte zu Grunde legen. Die Psychoanalyse geht davon aus, dass die Disposition zur Homosexualität durch Fehlentwicklungen in der frühen Mutter-Kind-Beziehung zu Stande kommt. Dafür spricht, dass bei Kindern, in deren Familien sexuelle Verhaltensweisen ignoriert oder unterdrückt werden, die Gefahr einer abweichenden sexuellen Entwicklung besonders groß zu sein scheint. Modernen Einschätzungen zufolge stellt die Homosexualität eine Variante normaler Sexualität dar, so dass eine Therapie allenfalls darin bestehen kann, Hilfestellung zur Akzeptanz der eigenen Andersartigkeit zu geben. Eine → Psychotherapie erweist sich in der Regel schon deswegen als erfolglos, weil die meisten Homosexuellen gar nicht »geheilt« werden wollen.

homozygot reinerbig; Bezeichnung für Lebewesen, deren Erbanlagen im Hinblick auf ein Merkmal gleich sind. Gegensatz: → heterozygot.

Honig Da Zusätze zum Bienenhonig verboten sind, handelt es sich zweifellos um ein naturbelassenes Lebensmittel. Es gibt allerdings Qualitätsunterschiede, die von Bienenhaltung, Honiggewinnung und Lagerung abhängen. Der Honig besteht zu 80 Prozent aus Zucker und zu 20 Prozent aus Wasser. Während der Vitamingehalt gering ist, muss der Reichtum des Honigs an → Spurenelementen hervorgehoben werden. Honig ist gut verträglich und wirkt leicht abführend; er wird als Stärkungsmittel für Kleinkinder, Genesende und Sportler sowie als Heilmittel bei Herz- und Kreislauferkrankungen, Galle- und Leberleiden empfohlen. Da Honig zudem Bakterien abtötend wirkt, wird er auch äußerlich zur Wundreinigung bei schlecht heilenden Wunden verwendet.

Hordeolum → Gerstenkorn.

Hörgeräte Wenn eine → Schwerhörigkeit nicht durch gehörverbessernde Operationen oder andere medizinische Maßnahmen behoben oder gebessert werden kann, ist die Anpassung eines Hörgerätes erforderlich; dieses muss vom Facharzt aufgrund einer eingehenden Untersuchung verordnet werden.

Ein Hörgerät besteht aus Mikrofon, Verstärker (Transistor) und elektromagnetischem Hörer. Der Betrieb kann mit Batterie oder aufladbarem Akku erfolgen. Die Wahl des Hörgerätes (Hinter-dem-Ohr-Gerät, Im-Ohr-Hörgerät, Hörbrille, Taschenapparat) richtet sich nach dem Typus der Schwerhörigkeit und anderen Faktoren. Da jede Schwerhörigkeit eine starke Beeinträchtigung der zwischenmenschlichen Beziehungen darstellt, ist es notwendig, jede Hörstörung so früh wie möglich zu erfassen, genau abzuklären und einer ausreichenden Behandlung zu unterziehen.

Hormonentzugsblutung → Abbruchblutung.

Hormone Es gibt → Drüsen, die ihre Absonderung (Sekret) durch einen besonderen Ausführungsgang ableiten, so z. B. die Speicheldrüsen, deren Ausführungsgänge im Mund enden, oder die Schweißdrüsen, deren Ausführungsgänge den abgesonderten Schweiß zur Oberfläche der Haut führen. Derartige Drüsen nennt man exokrin. Daneben gibt es andere – so genannte ***endokrine*** – Drüsen, die keinen Ausführungsgang besitzen und ihr Sekret deshalb unmittelbar ins Blut abgeben. Derartige Drüsensekrete bezeichnet man als Hormone. Ihr gemeinsames Merkmal ist, dass sie mit dem Blutstrom im Körper verteilt werden und ihre spezifische Wirkung an ganz bestimmten Orten bzw. Organen des Körpers entfalten. Man kann Hormone deshalb als eine Art Botenstoffe bezeichnen.

Hormonproduzierende Drüsen sind die → Hirnanhangdrüse (Hypophyse), die → Schilddrüse, die → Nebenschilddrüsen, der → Thymus, Teile der → Bauchspeicheldrüse, die →

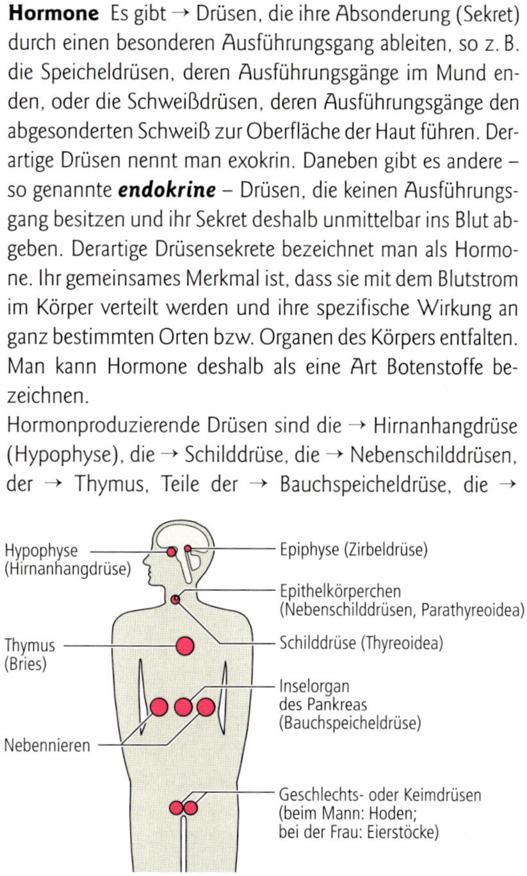

Hormone Grafische Darstellung der hormonproduzierenden Drüsen im menschlichen Körper.

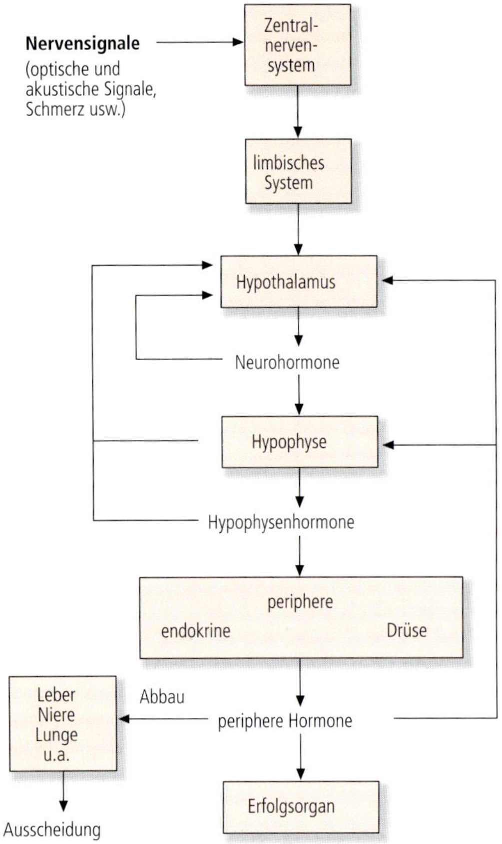

Hormone Hierarchie der Hormondrüsen. Steuerung der Biosynthese der in der peripheren endokrinen Drüse gebildeten Hormone durch Rückkopplung auf die vorgeschalteten endokrinen Drüsen Hypothalamus und Hypophyse. Kurze und ultrakurze Rückkopplung der Hypophysen- und Hypothalamushormone bieten außerdem eine Feinabstimmung innerhalb des Regelkreises. Das Schema zeigt ferner die Anbindung des endokrinen Regelkreises an die nervöse Regulation des Zentralen Nervensystems (ZNS) und Abbau und Ausscheidung der Hormone als notwendigen Teil des endokrinen Signalsystems.

Nebennieren und die Keimdrüsen (Hoden und Eierstöcke). Hormone regulieren unter anderem den Zellstoffwechsel, das Wachstum, die Geschlechtsentwicklung und den weiblichen Zyklus. Dabei wirken die jeweiligen Hormone nicht für sich allein, vielmehr stehen ihre Wirkungen in einem inneren Gleichgewicht mit den Wirkungen anderer Hormone. Über- oder Unterfunktion einer Hormondrüse, also ein Zuviel oder Zuwenig an einem Hormon, wirkt sich deshalb nicht nur an den Organen aus, auf deren Funktion das von dieser Drüse abgesonderte Hormon einen Einfluss hat (Erfolgsorgan), sondern zugleich auch als Störung im inneren Gleichgewicht, in dem harmonischen Zusammenspiel aller Hormone.

Hornhaut (Cornea) lichtdurchlässige, gefäßlose Schicht im vorderen Abschnitt des Augapfels; → Auge.

Hornhauterkrankungen Wenn Krankheitserreger – durch eine kleine Verletzung von außen her, von einer Erkrankung der Bindehaut weitergeleitet oder mit dem Blutstrom herangeführt – in die Hornhaut des Auges gelangen, kann es zu einer Entzündung (Keratitis) und in deren Verlauf sogar zur Bildung von Geschwüren kommen. Auch mechanische Ursachen, etwa das ständige Reiben eines deformierten Augenlids an der Hornhaut, kann zur deren Entzündung und zur Geschwürbildung führen. Eine Hornhautentzündung, die nicht rasch beseitigt wird, ist deshalb eine so ernst zu nehmende Erkrankung, weil sie oft eine Narbe hinterlässt. Dies hat aber in der sonst klar durchsichtigen Hornhaut zur Folge, dass diese narbige Stelle nicht mehr durchsichtig ist; und wenn eine größere Narbe in der Mitte der Hornhaut (also über dem Loch der Pupille) liegt, so kann dadurch die Sehkraft des Auges nahezu völlig aufgehoben werden. Um eine derartige, auf einer undurchsichtigen Stelle der Hornhaut beruhenden Form der Erblindung handelt es sich auch meist, wenn davon berichtet wird, dass ein Blinder nach einer Operation wieder sehen konnte. Bei dieser Operation wird nämlich eine Transplantation der Hornhaut vorgenommen: Die getrübte Hornhaut des Kranken wird ausgeschnitten, und in das so entstandene Loch wird die Hornhaut eines Spenders eingepflanzt. Eine andere Möglichkeit operativer Hilfe für einen durch Hornhauttrübung Erblindeten besteht in der Einpflanzung eines durchsichtigen kleinen »Stiftes« aus Kunstharz in ein zuvor geschaffenes Loch in der Mitte der getrübten Hornhaut des Patienten.

Hornhauttransplantation → Keratoplastik.

Hörprüfung → Audiometrie.

Hörstummheit → Stummheit bei intaktem Gehör. Man unterscheidet 2 Formen:

1. *sensorische Hörstummheit* (Seelen- oder Worttaubheit): Das Hauptsymptom ist die verzögerte Sprachentwicklung. Ursachen: → Schädel-Hirn-Trauma, → Gehirnentzündung, vor- oder nachgeburtliche Schädigungen.

2. *motorische Hörstummheit:* Die Kinder sind stumm, obwohl sie gut hören.

Diese Abgrenzung ist jedoch nur theoretisch bedeutungsvoll: Immer kommt es darauf an, durch eine Langzeitbehandlung (Sprechübungen, rhythmische Übungen, Musiktherapie usw.) den fehlenden oder verzögerten Spracherwerb auszugleichen.

Hörsturz plötzliche, in Sekunden oder wenigen Minuten, meist aus vollem Wohlbefinden heraus einseitig, selten doppelseitig auftretende hochgradige, an Taubheit grenzende Schwerhörigkeit. Ein typisches Begleitsymptom ist Ohrensausen unterschiedlicher Stärke (→ Tinnitus). Manche Patienten klagen zudem über Schwindel und Unsicherheitsgefühl. Es handelt sich immer um einen medizinischen Notfall, der aufgrund seiner Häufigkeitszunahme eine Zivilisationskrankheit zu sein scheint.

Als Auslöser werden Durchblutungsstörungen im Innenohr diskutiert, wie sie durch Herzerkrankungen, Blutdruckschwankungen, Erkrankungen der Halswirbelsäule, Virusinfekte oder allergische Reaktionen hervorgerufen werden können. Häufig finden sich in der Krankengeschichte vorausgegangene psychische Belastungen (Stress). Einem neueren Erklärungsversuch nach ist der Hörsturz keine eigenständige Krankheit, sondern ein Symptom, das bei verschiedenen Erkrankungen auftreten kann.

Die Therapie besteht in der Infusionsbehandlung mit einem durchblutungsfördernden Medikament und Vitamin B. Bei starkem Hörverlust werden ergänzend → Corticosteroide (Kortison) verabreicht.

Wenn die Behandlung umgehend einsetzt, haben über 80 Prozent der Patienten eine Chance auf Verbesserung oder Normalisierung des Gehörs. Je später die Therapie begonnen wird, desto schlechter wird die Prognose. Bei einem Hörsturz ist aber nur in 5–10 Prozent mit einem späteren Rückfall zu rechnen.

Horton-Krankheit (Riesenzellarteriitis, Arteriitis temporalis) schmerzhafte Arterienveränderung im Kiefer-Gesichts-Bereich. Die lateinische Krankheitsbezeichnung »Arteritis temporalis« leitet sich von der Arteria temporalis, der Schläfenarterie, ab, an der das Leiden am deutlichsten in Erscheinung tritt. Es handelt sich dabei um eine keinesfalls seltene, ursächlich unklare Entzündung der Arterienwände vorwiegend im Gesichtsbereich, bei der charakteristische Zellen, so genannte Riesenzellen, auftreten. Möglicherweise ist an dem Leiden, das sich meist erst jenseits des 50. Lebensjahrs – bei Frauen häufiger als bei Männern – bemerkbar macht, eine Autoimmunreaktion, d. h. der Angriff des Körpers auf eigene Gewebe, schuld (→ Autoaggressionskrankheiten).

Die Krankheit beginnt ganz allmählich, meist mit leichtem Fieber; dann verschlechtert sich das Allgemeinbefinden immer mehr. Die Betroffenen fühlen sich müde und schwach, leiden unter zunehmenden Kopfschmerzen, und auch das Kauen ist ihnen häufig nur unter starken Beschwerden möglich. Sie haben keinen Appetit, und ihr Körpergewicht nimmt immer mehr ab. Besonders auffällig ist, dass die oberflächliche Arterie des Schläfenbereichs als verdickter, geschlängelter, druckschmerzhafter Strang deutlich hervortritt. Ebenfalls beteiligt sind die Augenarterien, was sich in erheblichen Sehstörungen äußert und unbehandelt bei etwa der Hälfte der Kranken zur Erblindung führt.

Neben der Behandlung mit entzündungshemmenden Medikamenten, in erster Linie → Corticosteroiden (Kortison), wird bisweilen auch eine operative Therapie durchgeführt, bei der die krankhaft veränderten Blutgefäßabschnitte entfernt werden.

Hospitalismus durch Aufenthalt in Krankenhäusern oder Heimen bedingte Schäden, von denen man 2 Arten unterscheidet:

1. ***infektiöser Hospitalismus:*** zusätzliche Infektionen bei Kranken durch Keime, die im Krankenhausmilieu besonders verbreitet sind, und zwar in der Regel deshalb, weil sie durch die dort häufige Behandlung mit → Antibiotika gegen diese Medikamente widerstandsfähig (resistent) geworden sind.

2. ***psychischer Hospitalismus:*** Auswirkungen eines längeren Krankenhausaufenthaltes auf das Seelenleben, besonders bei Kindern. Die Kontaktarmut und das Fehlen des Geborgenheitsgefühls können bei Kindern Entwicklungs- und Verhaltensstörungen, Passivität oder Aggressivität hervorrufen. Bei Erwachsenen wird der Genesungswille geschwächt und die Krankheitsanfälligkeit gesteigert.

Hufeisenniere Nierenmissbildung, bei der beide Nieren über ein verbindendes Gewebsstück hufeisenförmig miteinander verschmolzen sind. Bei stärkeren Beschwerden, Abflussbehinderungen des Harns, Nierenentzündung oder Nierensteinbildung muss die Verwachsung operativ getrennt werden.

Hüftgelenkarthrose (Koxarthrose) Eine → Arthrose ist eine Gelenkabnützungskrankheit, die im Fall des Hüftgelenks auf einer fortwährenden Überbelastung beruht und daher fast immer erst in höherem Alter auftritt. Ursache hierfür können angeborene oder durch Verletzungen entstandene Störungen im Zusammenspiel der einzelnen Gelenkbestandteile (→ Gelenk) sein, oder es liegen Durchblutungs- bzw. Stoffwechselstörungen vor, wie dies zum Beispiel bei der → Gicht oder der → Zuckerkrankheit der Fall ist. Schließlich besteht auch noch die Möglichkeit, dass die Arthrose Folge einer Gelenkentzündung (→ Arthritis) ist.

Die Krankheit ist durch Schmerzen und eine zunehmende Bewegungseinschränkung gekennzeichnet, die bis zur aus-

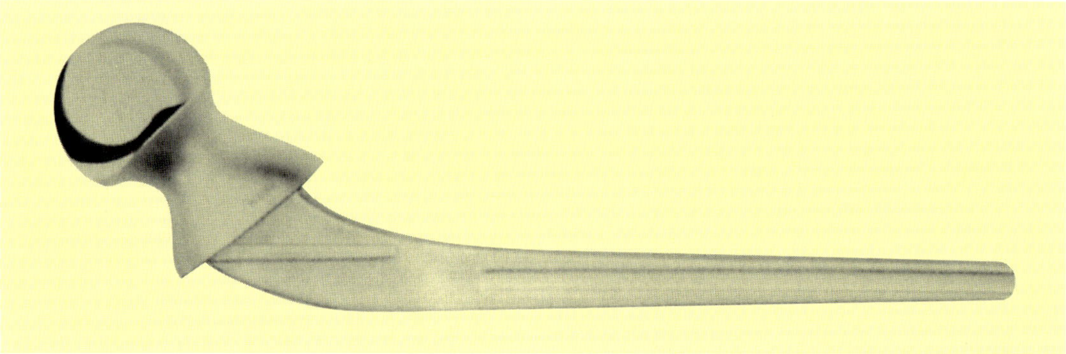

Hüftgelenkarthrose ***Oben:*** Hüftgelenkendoprothese (Kopfdurchmesser 38 mm, Schaftlänge 170 mm); ***rechts:*** Röntgenbild einer Totalhüftprothese mit implantiertem Pfannendach-Stützanker.

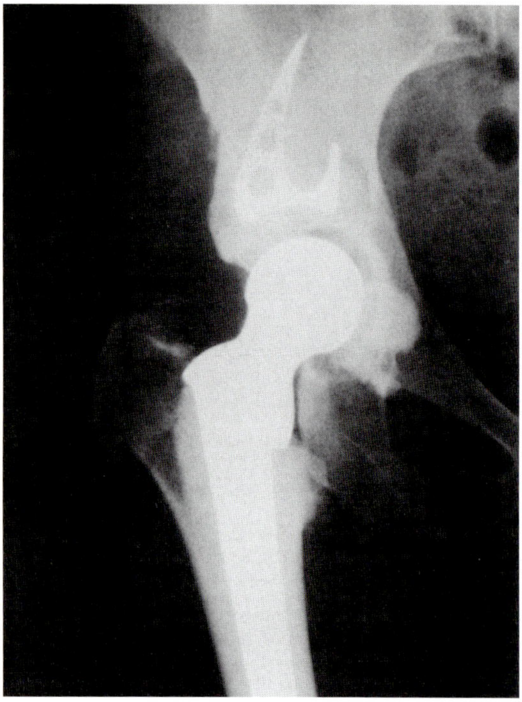

gesprochenen Steifigkeit gehen kann. Auf dem Röntgenbild sieht man typische Abnutzungserscheinungen: Der Gelenkspalt ist kaum noch zu erkennen, und in den beteiligten Knochen des Beckens bzw. Oberschenkels findet man Hohlräume, Verdickungen, Auswüchse und Einbrüche unmittelbar nebeneinander.

Mit physiotherapeutischen Verfahren – d. h. mit Wärme und Stromanwendungen – sowie mit intensiver Krankengymnastik versucht man, dem Beweglichkeitsverlust entgegenzuwirken. Außerdem sorgt man durch orthopädische Hilfsmittel wie zum Beispiel Schuheinlagen dafür, dass das Gelenk entlastet wird. Medikamentös wird die Behandlung mit entzündungshemmenden Mitteln unterstützt. Schließlich besteht noch die Möglichkeit, chirurgisch einzugreifen: einerseits indem man die Gelenkbestandteile umformt und andererseits, indem man als letzten Ausweg ein künstliches Hüftgelenk einsetzt.

Hüftgelenkentzündung (Koxitis) entzündliche Veränderung des Hüftgelenks, die meist im Kindesalter durch eine Infektion mit Erregern aus anderen Krankheitsherden ausgelöst wird. Auch bestimmte Infektionskrankheiten gehen mitunter mit einer kurzzeitigen entzündlichen Beteiligung des Hüftgelenks einher; und schließlich wird das Hüftgelenk gelegentlich von der → rheumatoiden Arthritis befallen, einer zu schweren Verformungen führenden Erkrankung zahlreicher Gelenke.

Als erstes Anzeichen fällt ein Hinken als Folge der Schmerzen im Gelenk auf. Der Arzt wird durch die meist charakteristische Haltung des so erkrankten Kindes, das mit gebeugtem Knie und mit nach der kranken Seite gedrehtem Becken im Bett liegt, auf das Krankheitsgeschehen aufmerksam. Meist ist zudem die befallene Hüfte überwärmt und gerötet. Die Behandlung besteht in der Bekämpfung der zu Grunde liegenden Ursache.

Hüftgelenkluxation → Hüftgelenkverrenkung.

Hüftgelenkverrenkung (Hüftgelenkluxation) Entwicklungsstörung der Gelenkpfanne des Hüftgelenks, in deren Folge der Oberschenkelkopf keinen Halt in der zu flachen Pfanne findet und bei Belastung, also beim Stehen und Ge-

hen, nach oben abrutscht. Auf diese Weise entsteht, wenn das Leiden unbehandelt bleibt, schließlich der watschelnde Gang der von dieser Gelenkmissbildung Betroffenen. Daneben gibt es auch noch eine unfallbedingte Form der Erkrankung, beispielsweise durch einen Verkehrsunfall oder durch eine Sturz aus großer Höhe. In derartigen Fällen hat der Betroffene starke Schmerzen, das Bein liegt in Fehlstellung und ist im Hüftgelenk bewegungsunfähig. Ein Röntgenbild gibt Aufschluss über die Art der Verrenkung und über möglicherweise vorliegende zusätzliche Verletzungen. Da gleichzeitig die das Hüftgelenk versorgenden Gefäße geschädigt sein können, muss das Gelenk möglichst schnell in Narkose eingerichtet werden, um ein Absterben des Hüftkopfes (Hüftkopfnekrose) zu verhindern.
Bei der angeborenen Krankheitsform ist die Behandlung vom Ausmaß der Veränderung abhängig und besteht in leichteren Fällen darin, das betroffene Kind eine Spreizhose tragen zu lassen, wodurch das fehlerhafte Gelenk die Möglichkeit bekommt, sich noch nachzuentwickeln. Bei ausgeprägten Verrenkungen ist jedoch eine Operation erforderlich, bei der der Oberschenkel wieder eingerenkt und anschließend zur Stabilisierung längere Zeit in einem Gipsverband ruhig gestellt wird.

Hühnerauge (Clavus) Das Hühnerauge kommt dadurch zu Stande, dass sich die Haut einer Zehe an einer Druckstelle – z. B. durch einen zu engen Schuh – verdickt. Zu dieser Schwielenbildung kommt beim Hühnerauge die Besonderheit, dass sich von seiner Mitte her ein Hornkegel bildet, der ziemlich tief in die Haut hineinreicht und es dort verankert. Die beste Vorbeugung besteht im Tragen bequemer Strümpfe und Schuhe, die nirgends drücken.
Nach Erweichung mit entsprechenden Salben können Hühneraugen im Ganzen aus der umgebenden Haut geschält werden. Für Hühneraugen an der Fußsohle gilt dies jedoch nur bedingt. Hier kann in der Regel nur der Hautarzt mit einem kleinen chirurgischen Eingriff helfen.

Hühnerbrust (Kielbrust) kielartiges Vorspringen des Brustbeins bei gleichzeitiger Einziehung der unteren seitlichen Rippenanteile, die eine schlaffe Körperhaltung mit vorgewölbtem Bauch und herabhängenden Schultern bedingt. Ursachen: angeboren durch Raumbeengung in der Gebärmutter oder als Folge von → Rachitis. Da Atem- und Herz-Kreislauf-Funktion meist nicht beeinträchtigt sind, ist die Hühnerbrust vorwiegend ein kosmetisches und psychologisches Problem. Die Behandlung besteht in → Atemgymnastik; bei Kleinkindern im Alter von 3–4 Jahren mit noch gut formbarem Brustkorb haben sich Brustkorb-Bandagen bewährt.

Humangenetik Lehre von der menschlichen Vererbung.

Humerus Oberarmknochen.

humoral eine Körperflüssigkeit betreffend bzw. auf dem Weg über eine Körperflüssigkeit wirkend.

Humoralpathologie antike Krankheitslehre, die alle Krankheiten auf eine falsche Zusammensetzung der Körpersäfte zurückführt.

Hundebandwurm → Echinokokkenkrankheit.

Hunger Anders als der Appetit ist der Hunger ein Trieb, der jedem Lebewesen innewohnt und seiner Selbsterhaltung dient. In den ersten Tagen völligen Hungerns stellen sich beim Menschen die jedermann bekannten unangenehmen Empfindungen ein; nach 3 Hungertagen schwindet das normale Hungergefühl jedoch vorübergehend und macht sogar der Empfindung einer inneren Leichtigkeit Platz. Dann aber tritt der Hunger wieder auf – nun mit wesentlich stärkerer Gewalt – und verwandelt den Menschen so, dass seine Gedanken nur noch um das Essen kreisen. Er wird zunehmend egoistischer, vernachlässigt alle anderen Notwendigkeiten und gerät schließlich in einen Zustand des Vor-sich-hin-Dämmerns, der durch die zunehmende körperliche Entkräftung unterhalten wird. Der Tod tritt allerdings im Durchschnitt erst nach etwa 45 Tagen völligen Hungerns ein, wohingegen Dursten schon nach wenigen Tagen zum Tod führt. Der Magen selbst spielt beim Zustandekommen des Hungers keine besondere Rolle; das Hungergefühl wird vielmehr von einem besonderen Zentrum im Gehirn ausgelöst, sobald dieses im Blut einen Mangel an Nährstoffen registriert.

Hungerödem durch Unterernährung bedingte Flüssigkeitsansammlung in der Bauchhöhle. Unter einem Ödem versteht man eine Form der → Wassersucht, also eine durch Flüssigkeitsansammlung bedingte Schwellung. Beim Hungerödem ist hieran eine massive Unterernährung schuld, in deren Folge Wasser bindende Eiweißstoffe fehlen, so dass erhebliche Flüssigkeitsmengen aus der Blutbahn austreten können. Diese sammeln sich in den verschiedenen Körpergeweben und vor allem in der Bauchhöhle an und sind für die massive Bauchauftreibung verantwortlich, die man von Bildern unterernährter Kinder kennt.

Huntington-Chorea nach dem amerikanischen Nervenarzt G. Huntington benannte Form des → Veitstanzes bei Erwachsenen.

Husten (Tussis) Der Husten ist das häufigste Symptom bei einer Atemwegserkrankung, die überall zwischen Nase und Lunge angesiedelt sein kann. Aber auch eine → Herzschwäche oder ein krankhafter Prozess im Gehirn können zu starkem Husten führen. Besonders heftiges Husten wird durch

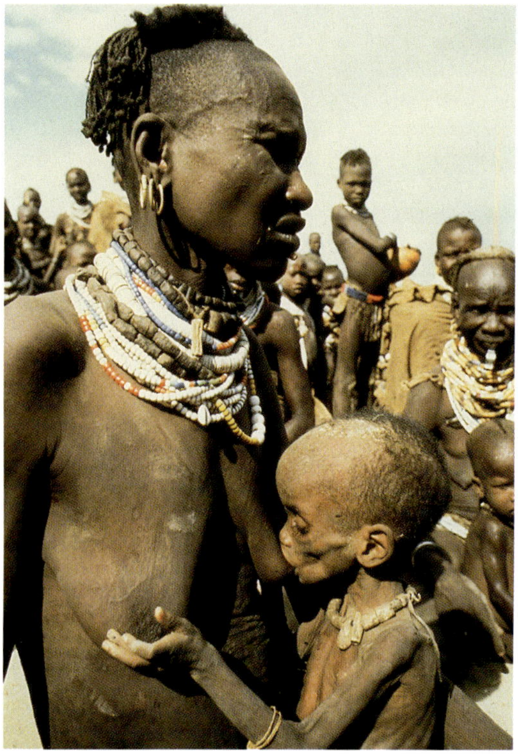

Hunger In manchen Regionen Südasiens und Afrikas leiden Millionen Menschen an lebensbedrohlicher Unterernährung.

Fremdkörper in den Luftwegen (»Verschlucken«) ausgelöst, wenn der Kehlkopf reflektorisch versucht, den Fremdkörper loszuwerden. Das nervöse Hüsteln ist hingegen seelisch bedingt; allgemeine Nervosität und Unsicherheit (»Verlegenheitshusten«, »Tick-Husten«) können dahinter stecken.
Der Vorgang des Hustens beginnt damit, dass man tief Luft holt; dann spannt man die Bauchdecke an und erzeugt dadurch einen enormen Druck im Brustraum. Die Atemluft kann jedoch nicht entweichen, da die Stimmritze im Kehlkopf noch geschlossen ist. Erweitert sich diese nun schlagartig, so wird die Luft mit ungeheurer Wucht hinausgeschleudert und reißt alle in den Atemwegen befindlichen Fremdkörper mit sich.
Der Husten ist ein reflektorischer Akt, der vom Hustenzentrum im verlängerten Mark des Gehirns gesteuert und durch Reizung von Nervenendigungen in der Schleimhaut der Atemwege ausgelöst wird. Oft, aber nicht immer, bezweckt der Husten, Material (Schleim, Fremdkörper) aus den Luftwegen auszustoßen. Die landläufige Meinung »Husten = Bronchitis« trifft nur für einen Teil der Fälle zu; denn manchmal liegt die Ursache lediglich in einer banalen Erkältung, manchmal aber auch in weit ernsteren Erkrankungen als einer → Bronchitis, beispielsweise in einer → Tuberkulose, einer → Brustfellentzündung oder gar im → Lungenkrebs.
Man unterscheidet den trockenen, kurz anstoßenden Husten, der belanglos sein, aber auch eine schwere Erkrankung anzeigen kann, vom feuchten, ergiebigen (produktiven) Husten, bei dem mehr oder weniger viel Sekret verschiedener Farbe und Konsistenz ausgeworfen wird, wie es besonders ausgeprägt bei den → Bronchiektasen der Fall ist. Vom akuten Husten muss der chronische unterschieden werden, der länger als 6 Wochen dauert. Schließlich kann Husten auch anfallsweise auftreten: z. B. bei → Keuchhusten und → Asthma.

Hustenmittel Zur Behandlung des → Hustens werden 2 große Gruppen von Arzneimitteln verordnet:
1. *Antitussiva:* hustenreizstillende Mittel, die Häufigkeit und Stärke von Hustenstößen durch Hemmung des so genannten Hustenzentrums im Stammhirn herabsetzen. Sie sind nur bei trockenem Reizhusten angezeigt, bei dem durch die Ausschaltung des Hustenreflexes keine Gefahr einer Bronchialsekretstauung besteht. Die meisten Antitussiva leiten sich von den Schlaf- und Schmerzmitteln ab. Das bekannteste, noch immer viel verwendete Mittel dieser Gruppe ist das Kodein, bei dessen Einnahme allerdings gelegentlich Verstopfung und Übelkeit auftreten.
2. *Expektoranzien:* auswurffördernde Mittel, die zähen Schleim verflüssigen, den Auswurf fördern und die entzündete Schleimhaut mit einer Schutzschicht überziehen. Zu den Schleimlösern gehören alte Mittel wie Kaliumjodid, Ammoniumchlorid und andere anorganische Salze (z. B. in Mineralwässern oder salzhaltigen Pastillen wie Emser Pastillen) sowie saponinhaltige und brecherregende Drogen. Aber auch mit verschiedenen ätherischen Ölen lässt sich der Schleimauswurf fördern; während zuckerhaltige Präparate (Malzzucker, Lakritze) von der Mundschleimhaut her eine Steigerung der Bronchialschleimabsonderung bewirken. Daneben gibt es neuere synthetische Mittel, die auf verschiedenen Wegen eine Hustenstillung herbeiführen.

Hyalin-Membran-Krankheit (Membransyndrom) Hyaline sind spezielle, sehr gleichförmig aufgebaute Eiweißstoffe, die einen gläsernen Schimmer aufweisen. Mit Schichten derartiger Substanzen sind bei der Hyalin-Membran-Krankheit die Lungenbläschen von Frühgeborenen ausgekleidet. Zusätzlich fehlt infolge mangelhafter Ausreifung der Lunge ein anderer Stoff, das so genannte → Surfactant, das für die normalerweise direkt nach der Geburt erfolgende Entfaltung des Atmungsorgans von großer Bedeutung ist. Die Folge ist, dass das Lungengewebe teilweise zusammenklebt, wodurch der Gasaustausch natürlich erheblich erschwert wird. Als Folge bekommen die befallenen Säuglinge kurze Zeit nach der Geburt zunehmende Schwierigkeiten beim Atmen und ringen verzweifelt nach Luft. Werden sie nicht sofort intensiv behandelt, ersticken sie meist nach wenigen Tagen.

Neben der Beatmung mit Sauerstoff besteht die Behandlung darin, das fehlende, für die Entfaltung der Lungenbläschen unentbehrliche Surfactant über die Luftröhre in die Lunge einzubringen. Durch diese Maßnahme gelingt es, etliche der kranken Kinder zu retten.

Hyaluronidase in Hoden, Bakterien, Schlangen- und Insektengiften vorkommendes Enzym, das Hyaluronsäure – einen wesentlichen Bestandteil der Bindegewebskittsubstanz – spaltet. Dadurch kommt es zu einer Auflockerung des Binde- und Stützgewebes, zur Erleichterung des Flüssigkeitsaustausches zwischen Gewebe und Blutgefäßen und der Ausbreitung von Fremdsubstanzen, Medikamenten und Bakterien im Gewebe. Die Hyaluronidase der Samenzellen löst den Zellkitt der Eihülle auf und ermöglicht dadurch die Befruchtung. Aus tierischem Hoden oder Bakterienkulturen gewonnene Hyaluronidase wird Injektionen und Infusionen zugesetzt, bei denen eine schnelle Verteilung und Aufnahme im Gewebe erzielt werden soll.

hydr- Bestandteil medizinischer Fachausdrücke mit der Bedeutung »Wasser«.

Hydrämie Vermehrung des Wassergehaltes im Blut über das Normalmaß von 80–85 Prozent hinaus, z. B. bei Herz- und Nierenkrankheiten, → Anämien (Blutarmut), Hungerzuständen und allgemeiner Auszehrung. Die erhöhte Flüssigkeitsmenge im Blut macht sich normalerweise durch verstärkten Harndrang bemerkbar.

Hydramnion krankhafte Vermehrung des → Fruchtwassers auf ein Volumen von mehr als 2 Liter, wie sie oft bei kindlichen Fehlbildungen sowie bei mütterlicher → Zuckerkrankheit vorkommt. Ein Hydramnion macht sich nach der 24.–30. Schwangerschaftswoche durch extreme Zunahme des Leibesumfangs bemerkbar. Die Schwangere klagt über Atemnot und Erbrechen. Kindliche Teile sind kaum zu tasten. Die Klärung erfolgt durch Ultraschalluntersuchung. Bei Nachweis schwerer kindlicher Missbildungen wird die Fruchtblase gesprengt, so dass die Geburt in Gang kommt. Ist jedoch eine normale Fruchtentwicklung zu erwarten, wird das überschüssige Fruchtwasser punktiert, um die Schwangerschaft noch über mehrere Wochen in Gang zu halten.

Hydrarthrose → Gelenkerguss.

hydroelektrische Bäder Anwendung eines kontinuierlich fließenden elektrischen Gleichstroms (Galvanisation), wobei die Elektroden in mit Wasser gefüllten Wannen angebracht sind. Die Berührungsfläche für den Strom ist daher sehr groß und gestattet einen unübertroffenen gleichmäßigen Kontakt mit der Haut. Durch verschiedene Schaltmöglichkeiten kann man den Stromfluss im Körper verändern, so dass eine entspannende oder anregende Wirkung eintritt.

Beim ***Stangerbad*** handelt es sich um ein hydroelektrisches Vollbad. Über die gesamte Innenfläche der Wanne sind zahlreiche Elektroden verteilt, die so gegeneinander geschaltet werden können, dass eine gezielte Durchströmung bestimmter Körperabschnitte erfolgt. Anwendungsgebiete sind rheumatische Erkrankungen und Lähmungen.

Hydronephrose → Nierenbeckenerweiterung.

Hydrophobie → Wasserscheu.

Hydrops → Wassersucht.

Hydrotherapie → Wasseranwendungen.

Hydrozele → Wasserbruch.

Hydrozephalus → Wasserkopf.

Hygiene Sammelbegriff für vorbeugende Maßnahmen, die der Gesunderhaltung von einzelnen Menschen und Gruppen dienen und den Zweck haben, körperliche Erkrankungen sowie geistige, seelische und soziale Störungen zu eliminieren und darüber hinaus Menschen und Gesellschaften so widerstandsfähig wie möglich gegen die Entstehung von Krankheiten zu machen.

Die Hygiene umfasst 4 Aufgabenbereiche:

1. *Umwelthygiene:* Sie beschäftigt sich mit den Beziehungen zwischen Gesundheit einerseits und Wasser, Boden, Luft, Ernährung, Kleidung, Wohnung und Arbeit andererseits. Ihr wichtigstes Ziel ist die Bekämpfung von Seuchen sowie die Verhütung von Vergiftungen und Abnutzungskrankheiten.

2. *Arbeits- und Sozialhygiene:* Sie befasst sich mit dem Einfluss von Gesellschaft und Arbeit auf die Gesundheit des Einzelnen. So werden z. B. die psychischen und körperlichen Auswirkungen von Arbeitslosigkeit oder Stress am Arbeitsplatz untersucht und gegebenenfalls Maßnahmen zur Verbesserung entwickelt.

3. *Psychohygiene:* Darunter fasst man alle Maßnahmen zusammen, die der Pflege der geistigen und seelischen Gesundheit dienen.

4. *Krankenhaushygiene:* Sie beschäftigt sich mit Ursache, Übertragung und Verhütung von Krankenhausinfektionen. Zu ihren Aufgaben gehört die Organisation der dazu notwendigen Maßnahmen, unter anderem die Überprüfung der hygienischen Verhältnisse in einem Krankenhaus und gegebenenfalls die Verbesserung von Desinfektion oder Sterilisation; die Kontrolle der Abfallentsorgung; die Schulung des Personals und die Beratung bei baulichen Maßnahmen. Außerdem unterteilt man noch in: ***Individualhygiene*** (→ Hautpflege, → Körperpflege usw.) und ***Kommunalhygiene*** (Gesundheitsmaßnahmen, die die ganze menschliche Gemeinschaft betreffen; z. B. Trinkwasserversorgung, Abwasserbeseitigung usw.).

Hygrom entzündungsbedingte Flüssigkeitsansammlung in Schleimbeuteln oder Sehnenscheiden. Hygrome bilden sich nach Verletzungen, bei der → Tuberkulose, bei → Syphilis, → Tripper und → rheumatischen Erkrankungen (→ Rheuma). Sie treten häufig an Hand- und Kniegelenk auf und werden oft fälschlich als Überbein bezeichnet. Die Behandlung besteht in der operativen Entfernung.

Hymen (Jungfernhäutchen) ringförmige Hautfalte, die die Scheide in ihrem untersten Abschnitt teilweise verschließt. Beim ersten Geschlechtsverkehr reißt dieses Häutchen ein, was umgangssprachlich als Entjungferung bezeichnet wird. Nach der ersten Geburt bleiben vom Hymen nur noch kleine Wärzchen übrig.

Hymenatresie angeborener Verschluss des Scheideneingangs durch Fehlen der natürlichen Öffnung im Jungfernhäutchen (→ Hymen). Beschwerden treten erst nach Eintritt der Regelblutung (Menarche) auf: Das Menstruationsblut kann nicht abfließen, sammelt sich zunächst in der Scheide und staut sich dann in Gebärmutter und Eileiter zurück. Die Behandlung besteht in einem Einschnitt in das Hymen, worauf das Blut normal abfließen kann.

Hypalgesie Herabsetzung der Schmerzempfindung, z. B. bei Nervenschäden und psychischen Störungen.

Hypazidität (Subazidität) zu geringer Gehalt des Magensaftes an Salzsäure.

hyper- Bestandteil medizinischer Fachausdrücke mit der Bedeutung »übermäßig, zu viel«.

Hyperakusis krankhafte Übersteigerung des Hörvermögens, z. B. bei Nervenlähmungen oder nach Schädelverletzungen.

Hyperämie vermehrte Blutfülle in einem Kreislaufabschnitt bzw. in einem Organ. Man unterscheidet:

1. aktive oder arterielle Hyperämie: erhöhter Zufluss durch die Arterien (Blutandrang). Diese Form ist unter anderem typisch für → Entzündungen.

2. passive oder venöse Hyperämie: Blutstau durch Abflussstörungen in den Venen, z. B. bei der → Thrombose.

Hyperästhesie gesteigerte Empfindlichkeit für Berührungsreize.

Hyperazidität (Superazidität) Übersäuerung des Magensaftes durch erhöhte Produktion von Salzsäure.

hyperbare Sauerstofftherapie (hyperbare Oxygenation) Zufuhr von Sauerstoff unter Überdruck zur Behandlung krankhafter Störungen. Hierzu werden die Kranken für jeweils 1–2 Stunden in eine stählerne Überdruckkammer gebracht, in der sie reinem Sauerstoff bei einem Druck von 2 Atmosphären ausgesetzt werden, was zur Folge hat, dass vermehrt Sauerstoff aus den Lungen in das Blut und von dort in sämtliche Körpergewebe gelangt. Auf diese Weise werden auch mangelhaft durchblutete Gewebepartien besser mit Sauerstoff versorgt. Die Sauerstoffanreicherung wirkt sich auf den Zellstoffwechsel aus; die sich dabei abspielenden enzymatischen Prozesse sind allerdings im Einzelnen noch nicht bekannt. Vor allem beim → Gasödem (Gasbrand) hat die hyperbare Sauerstofftherapie die Prognose entscheidend verbessert, was daran liegt, dass die Erreger des Gasödems nur unter Sauerstoffausschluss gedeihen, so dass sich ihre Lebensbedingungen durch Sauerstoffanreicherung des Gewebes entscheidend verschlechtern. Weitere Anwendungsgebiete sind: Kohlenmonoxidvergiftung (→ Kohlengasvergiftung), → Druckluftkrankheit, Atemstörungen von Neugeborenen, besondere Formen von → Schock, schlecht heilende Wunden, drohender → Brand bei Durchblutungsstörungen und → Herzinfarkt. Außerdem wird die hyperbare Sauerstofftherapie zur Unterstützung der → Strahlenbehandlung bei bestimmten bösartigen Tumoren und zur Konservierung von Organen im Rahmen der → Transplantation eingesetzt.

Hyperbilirubinämie erhöhter Gehalt des Blutes an → Bilirubin bei verschiedenen Formen der → Gelbsucht.

Hypercholesterinämie erhöhter Gehalt des Blutes an → Cholesterin; → Fettstoffwechselstörungen.

Hyperdaktylie Überzahl von Fingern oder Zehen (meist 6 statt 5) als angeborene Missbildung.

Hyperemesis übermäßiges, unstillbares Erbrechen.

Hyperemesis gravidarum (Schwangerschaftserbrechen) → Schwangerschaft, Erbrechen.

Hypergenitalismus Überentwicklung der Geschlechtsmerkmale. Unter Hypergenitalismus versteht man jedoch nicht nur eine außergewöhnlich starke oder frühe Ausbildung der primären Geschlechtsmerkmale – d. h. der Geschlechtsorgane selbst –, sondern auch der sekundären Geschlechtsmerkmale, also beispielsweise der Körperbehaarung beim Mann und der Brüste bei der Frau. Hieran sind in der Regel hormonelle Störungen schuld. Das Gegenteil, also die Unterentwicklung der Geschlechtsmerkmale, nennt man → Hypogenitalismus.

Hyperhidrose übermäßiges Schwitzen.

Hyperinsulinismus vermehrte Bildung von → Insulin in der → Bauchspeicheldrüse mit nachfolgender Blutzuckersenkung (→ Hypoglykämie). Hyperinsulinismus kommt bei gut- und bösartigen Tumoren des Inselorgans der Bauchspeicheldrüse, als Folge einer Überdosierung von Insulin und oralen → Antidiabetika bei Zuckerkranken sowie bei Leberkrankheiten, → Alkoholismus und angeborenen Enzymdefekten vor. Die Behandlung richtet sich nach dem Grundleiden.

Hyperkaliämie übermäßiger Kaliumgehalt im Blut. Dazu kann es durch zu starke Kaliumzufuhr oder, was häufiger ist, als Folge verminderter Ausscheidung durch die Nieren – zum Beispiel bei einer akuten Nierenerkrankung – kommen (→ Harnvergiftung). Auch nach Verletzungen oder Verbrennungen wird unter Umständen Kalium im Organismus freigesetzt. Neben einem allgemeinen Krankheitsgefühl mit Schwäche und Verwirrtheit führt ein zu hoher Blutkaliumgehalt zu erheblichen und nicht ungefährlichen → Herzrhythmusstörungen, zu Empfindungsbeeinträchtigungen und bisweilen auch zu Lähmungserscheinungen, in schlimmen Fällen zum → Kreislaufstillstand. Ist an der Kaliumanreicherung im Blut eine Nierenstörung schuld, so muss diese unverzüglich und konsequent behandelt werden. Zudem kann man durch geeignete Medikamente dem Kaliumüberangebot entgegenwirken. Das Gegenteil, also ein zu geringer Kaliumgehalt des Blutes, wird als → Hypokaliämie bezeichnet.

Hyperkalzämie erhöhter Kalziumgehalt des Blutes. Hierzu kann es kommen, wenn → Kalzium im Übermaß aufgenommen oder in zu geringer Menge ausgeschieden wird. Auch die verstärkte Freisetzung von Kalzium aus Knochen, in denen es in großen Mengen enthalten ist, lässt die Konzentration im Blut ansteigen. Das ist deshalb von großer Bedeutung, weil Kalzium im Organismus außerordentlich vielseitige Aufgaben hat: Unter anderem ist es für die Blutgerinnung wichtig und ganz besonders dafür, dass die Impulse der Nerven die Muskeln erreichen, so dass diese sich zusammenziehen können.

Wegen seiner überaus großen Bedeutung im Körper erzeugt ein Zuviel an Kalzium eine ganze Reihe von Krankheitserscheinungen: Die Urinausscheidung steigt an und damit auch der Durst; zudem treten quälende Muskelschwäche, Übelkeit und Erbrechen auf. Die Betroffenen leiden häufig unter Blähungen und Verstopfung; vielfach machen ihnen auch Niedergeschlagenheit und Konzentrationsstörungen zu schaffen. Außerdem lagert sich das überschüssige Kalzium in verschiedenen Organen ab und führt auf diese Weise zu Verkalkungen, ganz besonders an Gelenken (→ Pseudogicht) und Augen. In schlimmen Fällen kann die Hyperkalzämie sogar schwere Nierenstörungen, ein → Koma und schließlich den Tod durch Herzstillstand zur Folge haben. Das Gegenteil, also einen Mangel an Kalzium im Blut, bezeichnet man als → Hypokalzämie.

Hyperkapnie übermäßiger Kohlendioxidgehalt im Blut. Normalerweise wird das aus dem Stoffwechsel stammende und im Blut enthaltene Kohlendioxid in der Lunge abgeatmet und durch Sauerstoff ersetzt. Bei Störungen dieses Gasaustausches infolge einer schweren Lungenkrankheit bleibt zu viel Kohlendioxid im Blut zurück und bewirkt dort einen Anstieg des Säuregehaltes, eine so genannte → Azidose. Diese kann zu Bewusstseinstrübungen, schlimmstenfalls sogar zum → Koma führen.

Hyperkeratose krankhafte Verdickung der Hornschicht der Haut. Dabei handelt es sich um die äußere, aus Hornplatten bestehende Hautschicht, die entweder durch zu starke Bildung neuer oder durch zu geringe Abstoßung alter Hornzellen dicker werden kann. Besonders ausgeprägt ist die Hyperkeratose bei der → Schwiele, beim → Hühnerauge und beim → Hauthorn.

Hyperlipidämie erhöhter Fettstoffgehalt des Blutes; → Fettstoffwechselstörungen.

Hypermenorrhö zu starke Menstruationsblutung; → Menstruationsstörungen.

Hypermetropie → Weitsichtigkeit.

Hypernephrom (Grawitz-Geschwulst) → Nierengeschwülste.

Hyperparathyreoidismus Überfunktion der → Nebenschilddrüsen.

Hyperplasie Gewebsvermehrung und dadurch bedingte Verdickung eines Organs durch Zunahme der Zellzahl. Im Gegensatz zur → Hypertrophie bleibt dabei die Größe der einzelnen Zellen unverändert. Oft entwickelt sich eine solche Organvergrößerung durch Anpassung des Körpers an vermehrte Beanspruchung, wie man das von den Muskeln bei Bodybuildern kennt. Aber auch hormonelle Faktoren können zu einer Hyperplasie führen. Lässt der auslösende Reiz nach, so bildet sich das überschüssige Gewebe wieder zurück, das Organ wird wieder kleiner. Hierin liegt der wesentliche Unterschied zu einer Geschwulst, die – unabhängig von äußeren Einflüssen – immer weiter wächst. Das Gegenteil, also die Unterentwicklung eines Organs, nennt man → Hypoplasie.

Hypersomnie → Schlafsucht.

Hypertension → Hypertonie.

Hyperthermie Wärmestauung; Überwärmung des Körpers durch übermäßige Wärmezufuhr und dadurch bedingte Störung der Temperaturregelung. Von besonderer Bedeutung sind in diesem Zusammenhang der → Hitzschlag und der → Sonnenstich.

Hyperthyreose → Schilddrüsenüberfunktion.

Hypertonie (Hypertension, Bluthochdruck) Die Hochdruckkrankheit ist durch eine ständige Blutdruckerhöhung und deren Folgekrankheiten charakterisiert. Bei Erwachsenen liegt die Grenze des normalen Blutdrucks bei 140/90 mm Hg. Als optimal wird derzeit ein Blutdruck eingestuft, dessen oberer (systolischer) Wert unter 120 mm Hg und dessen unterer (diastolischer) Wert unter 80 mm Hg liegt. Einen Blutdruck von 130–140/85–90 bezeichnet man als »hochnormal«, bei darüber liegenden Werten hat man es mit einer Hypertonie zu tun. Von einer ***labilen Hypertonie*** spricht man, wenn neben erhöhten Blutdruckwerten zeitweise auch normale gemessen werden. Bleiben systolischer und diastolischer Blutdruck bei allen Messungen erhöht, besteht eine ***stabile Hypertonie***. Von ***maligner Hypertonie*** schließlich spricht man, wenn der diastolische Blutdruck ständig um 120 mm Hg liegt und die hochdruckbedingten Organschäden fortschreiten. Diese Grenzwerte haben sich aufgrund umfangreicher Studien in den letzten Jahren zunehmend nach unten verschoben; allerdings müssen sie in mehreren Messungen unter Ruhebedingungen ermittelt werden.

Auch wenn der Bluthochdruck sehr lange keine typischen Beschwerden hervorruft, ist er genauso gefährlich wie der Hochdruck mit unangenehmen Symptomen. Da die Störung bei den meisten Patienten eher zufällig bei einer Untersuchung festgestellt wird, sollte sich jedermann mindestens einmal im Jahr den Blutdruck messen lassen.

Einteilung der Hypertonie nach der Weltgesundheitsorganisation (WHO)

WHO-Grad	diastolischer Blutdruck	Organschäden	Augenhintergrund
I	bis zu 105 mm Hg	keine	normal
II	über 105 mm Hg	Herz, Gehirn oder Nieren	Veränderungen
III	über 120 mm Hg (maligne Hypertonie)	an mehreren Organen gleichzeitig	Schwellung der Sehnervenpapille

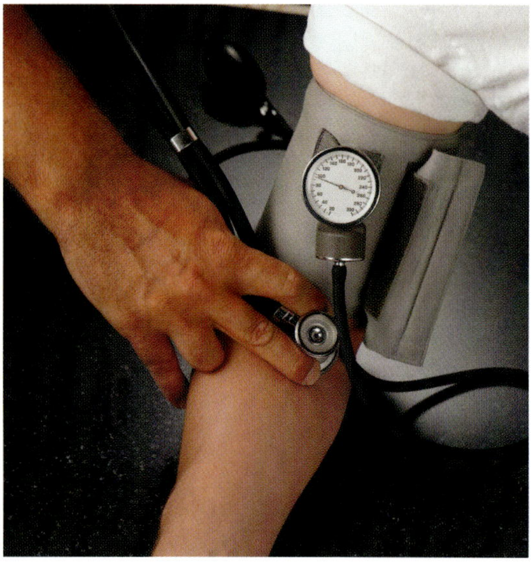

Hypertonie Vorbeugend empfiehlt es sich, mindestens einmal pro Jahr den Blutdruck messen zu lassen.

Die Höhe des Blutdrucks ist im Wesentlichen von zwei Faktoren abhängig: vom Auswurfvolumen des Herzens pro Zeiteinheit (Herzminutenvolumen) und von der Höhe des peripheren Widerstandes. Dieser umfasst den Strömungswiderstand, der durch die feinen Gefäßverzweigungen im Bereich der Endstrombahn entsteht und durch Weit- bzw. Engstellung der Gefäße durch das → vegetative Nervensystem beeinflusst wird. Je höher das Herzminutenvolumen und/oder der periphere Widerstand ist, desto höher ist der Blutdruck.

Die Hypertonie ist eine sehr häufige Zivilisationskrankheit: Jeder 5. Mensch über 40 leidet daran. In rund 90 Prozent der Fälle handelt es sich um eine primäre oder ***essenzielle Hypertonie***, das heißt, die eigentliche Ursache des Leidens ist nicht bekannt. Nur in 5–10 Prozent der Fälle ist der Bluthochdruck Folge einer bestimmten Organkrankheit (Nieren, Nebennieren, Herz, Blutgefäße usw.). Dann spricht man von ***sekundärer Hypertonie***, bei der manche Formen einer ursächlichen Behandlung (z. B. durch Operation) zugänglich sind. Bei allen übrigen Hypertonieformen ist durch die Therapie allenfalls eine dauerhafte Blutdrucksenkung, aber keine Heilung im engeren Sinn des Begriffes möglich.

Wenn auch die eigentliche Ursache der Hypertonie unbekannt ist, gibt es doch einzelne Faktoren, die deren Auftreten begünstigen. So kann die Neigung zur Hypertonie vererbt sein oder es können hormonelle Faktoren dahinter stecken, aber auch Übergewicht und hohe Kochsalzaufnahme lassen den Blutdruck häufig ansteigen. Deshalb ist es bisweilen möglich, allein durch Reduktion des Körpergewichts oder rigorose Einschränkung des Kochsalzverbrauchs den erhöhten Blutdruck zu senken.

Die Hypertonie wird nach folgenden Schweregraden eingeteilt:

♦ ***Stadium I:*** Hochdruck ohne nachweisbare Organschäden an Herz, Nieren, Gehirn, Augenhintergrund.

♦ ***Stadium II:*** Hochdruck mit nachweisbaren Schädigungen von Herz, Nieren, Gehirn, Augenhintergrund.

♦ ***Stadium III:*** Hochdruck mit Schädigung an Herz, Nieren, Gehirn, Augenhintergrund und deutlicher Funktionsbeeinträchtigung eines dieser Organe.

♦ ***Stadium IV:*** Hochdruck mit rasch fortschreitender Funktionsbeeinträchtigung eines der genannten Organe.

Der Bluthochdruck ist, auch wenn er nicht immer auffällige Krankheitserscheinungen verursacht, durchaus ernst zu nehmen, da er auf Dauer zu erheblichen Gefäßveränderungen führt. So entwickelt sich daraus sehr häufig eine → Arteriosklerose, die wiederum massive → Durchblutungsstörungen nach sich ziehen und unter anderem zur → arteriellen Verschlusskrankheit führen kann, aber auch an Herz, Nieren und vor allem am Gehirn infolge Einschränkung der Blutversorgung ernsthafte Schäden hinterlässt.

Das Herz wird gleich zweifach in Mitleidenschaft gezogen: Erstens muss es ständig gegen die starren Gefäßwände anpumpen, was zur dauerhaften Überanstrengung führt, und obendrein erhält es über die krankhaft veränderten → Herzkranzarterien auch noch selbst zu wenig Nährstoffe und Sauerstoff. Es versucht dann zunächst, die geforderte Mehrarbeit dadurch zu Wege zu bringen, dass es sich vergrößert (→ Herzerweiterung); mit der Zeit stellt sich jedoch eine dauerhafte → Herzschwäche ein; in schlimmen Fällen kann sogar ein → Herzinfarkt die Folge sein. Im Bereich des Gehirns besteht die Gefahr eines → Schlaganfalls durch Verstopfung oder Platzen eines Blutgefäßes, wobei nach neuesten Erkenntnissen ganz besonders Menschen gefährdet zu sein scheinen, die an → Depressionen leiden oder in der Vergangenheit gelitten haben.

Herz-Kreislauf-Erkrankungen und der Bluthochdruck als einer ihrer wichtigsten Vertreter sind in der westlichen Welt die Todesursache Nummer eins. Hinzu kommen die wirtschaftlichen und gesellschaftlichen Folgen durch Fehlzeiten und Frühberentung sowie der Verlust an Lebensqualität für die Betroffenen. Wissenschaftliche Untersuchungen in den USA haben belegt, dass eine gute medikamentöse Blutdruckeinstellung zusammen mit der Senkung erhöhter Blutfette und einer Einschränkung des Zigarettenrauchens die Sterblichkeit an → Schlaganfällen um die Hälfte und die an Herzinfarkt um gut ein Drittel senken kann.

Die Beschwerden bei Hochdruck können in 3 Gruppen eingeteilt werden:

1. Anzeichen einer verminderten Herzleistung: Herzklopfen, Atemnot, Leistungsschwäche.

2. Anzeichen einer gestörten Gehirndurchblutung: Kopfschmerzen, Kopfdruck, Schwindel, Schlaflosigkeit, leichte Ermüdbarkeit.

3. Anzeichen einer gestörten peripheren Durchblutung: Sehstörungen, Nasenbluten, Gefäßkrämpfe.

Hochdruckpatienten können eine rote oder eine blasse Gesichtsfarbe haben, wobei Blässe auf eine bereits eingetretene Nierenschädigung hindeutet. Um das Fortschreiten der Gefäßveränderungen aufzuhalten, ist es zwingend notwendig, die chronische Blutdrucksteigerung zu beseitigen, wobei der Blutdruck allerdings nicht rapide, sondern schonend gesenkt werden muss.

Zur Verhütung bzw. Beseitigung eines Bluthochdrucks haben sich folgende Verhaltensweisen bzw. Behandlungsformen bewährt:

1. harmonische Ordnung der ganzen Lebensweise: Arbeit und körperliches Training ohne Hetze und Stress; ausreichender Schlaf und Entspannung; zusammenhängender Urlaub von mindestens 3–4 Wochen; Vorsicht bei Flugreisen bzw. Aufenthalt in Höhen über 1500 m; Vorsicht bei raschem Klimawechsel (Reisen von Kontinent zu Kontinent); völliges Einstellen des Rauchens; Mäßigung im Alkoholgenuss.

2. Regelung von Ernährung und Kochsalzaufnahme sowie Gewichtsabnahme bei vorhandenem Übergewicht.

Anstieg der Lebenserwartung von Hochdruckpatienten durch antihypertensive Behandlung nach Alter und Geschlecht

	durchschnittliches erreichbares Alter von **Unbehandelten** in Jahren		durchschnittliches erreichbares Alter von **Behandelten** in Jahren	
Alter	Männer	Frauen	Männer	Frauen
20	66,5	73,2	74,6	78,2
30	68,2	73,9	74,0	78,3
40	69,7	74,8	73,6	77,6
50	71,7	76,4	74,2	79,2
60	74,8	78,5	76,2	80,8

Merksätze zur Hypertonie

- Bluthochdruck ist häufig.
- Bluthochdruck ist gefährlich.
- Bluthochdruck verläuft meistens ohne Beschwerden.
- Eine ausreichende Behandlung verhindert oder verringert die Komplikationen des Bluthochdrucks.

3. Blutgefäßtraining durch leichte sportliche Betätigung, Gartenarbeit, Wandern, Gymnastik, Waschungen, Trockenbürsten und Massage.

4. medikamentöse Therapie: Die Wahl des Präparates – es gibt heute eine ganze Reihe hoch wirksamer und gut verträglicher Mittel – trifft der Arzt für jeden Patienten individuell. Die Arzneimittel sind regelmäßig, stets zur gleichen Tageszeit und in der verordneten Dosis einzunehmen. Meist dauert es allerdings eine gewisse Zeit, bis die Behandlung »greift«, bis also der Blutdruck ausreichend absinkt. Keinesfalls darf die Behandlung eigenmächtig unterbrochen werden, weil es hierdurch zu lebensgefährlichen Blutdruckkrisen kommen kann. Die Hochdrucktherapie ist stets eine Langzeittherapie, oft eine lebenslange! Bei Auftreten von Nebenwirkungen, zu denen es unter Umständen kommen kann (z. B. Übelkeit, Müdigkeit, Schwindel usw.), ist sofort der behandelnde Arzt zu konsultieren. Die Behandlung beginnt immer als Monotherapie, d. h. mit einem einzigen Medikament (→ Betablocker, → Diuretika, → Kalzium-Antagonisten, → ACE-Hemmer); erst wenn diese nicht ausreicht, muss auf eine Zweier- und eventuell Dreierkombination gewechselt werden.

5. regelmäßige Kontrolluntersuchungen durch den Arzt.

Hypertonie und Lebenserwartung

Alter	Blutdruck mm Hg	Lebenserwartung (Jahre) Männer	Frauen	Lebensverkürzung (Jahre) Männer	Frauen
45	120/80	32	37	–	–
	130/90	29	35,5	3	1,5
	140/95	26	32	6	5
	150/100	20,5	28,5	11,5	8,5
55	120/80	23,5	27,5	–	–
	130/90	22,5	27	1	0,5
	140/95	19,5	24,5	4	3
	150/100	17,5	23,5	6	4

Sehr oft wird heute den Patienten ein Gerät zur Selbstmessung des Blutdrucks verschrieben. Die täglichen Messwerte sind genau aufzuschreiben und beim nächsten Arztbesuch mitzubringen. Dabei ist zu beachten, dass beim Blutdruckmessen der Arm in Herzhöhe gehalten wird.

Grundregeln für den übergewichtigen Hypertoniker

1. Energiearme Kost (1000–1500 Kalorien pro Tag) bevorzugen.
2. Günstig ist eine eiweiß- und vitaminreiche, jedoch an Kohlenhydraten, Fetten und Kochsalz arme Kost.
3. Leicht aufschließbare Kohlenhydrate (Weißbrot, Weißmehlgerichte, Teigwaren, Zucker, Süßigkeiten aller Art) sind verboten.
4. Zu berücksichtigen sind auch die »flüssigen Kalorien« in Obstsäften, süßen Obstsorten, Cola-Getränken, Limonaden, Bier, Wein, Sekt und scharfen Getränken.
5. Besser als 3 große sind 5–6 kleine, über den Tag verteilte Mahlzeiten.
6. Pro Woche 1–2 Saft-, Obst- oder Rohkosttage einlegen.

Hypertrichose → Überbehaarung.

Hypertrophie Größen- und Gewichtszunahme eines Gewebes oder Organs durch Vergrößerung der einzelnen Zellen, wobei im Gegensatz zur → Hyperplasie die Zahl der Zellen normal bleibt.

Hyperurikämie erhöhter Harnsäuregehalt des Blutes. Eine Hyperurikämie liegt vor, wenn der Harnsäurespiegel im Serum bei Männern über 7 mg/100 ml und bei Frauen über 6–6,5 mg/100 ml beträgt, was in den meisten Fällen auf eine angeborene Stoffwechselstörung, die → Gicht, zurückzuführen ist.

Hyperventilation übermäßige Steigerung der Atmung. Anlass sind oft seelische Spannungszustände, vor allem Angst; aber auch bei Gehirnerkrankungen, bei Fieber oder im Zusammenhang mit einer → Schilddrüsenüberfunktion kann es zur Hyperventilation kommen. Die Folge ist eine zu starke Abatmung von Kohlendioxid und damit eine Zunahme der basischen Reaktion des Blutes. Dies kann zu heftigen Krämpfen führen, die man als ***Hyperventilationstetanie*** bezeichnet.

Hypervitaminosen Krankheiten infolge übermäßiger Zufuhr von → Vitaminen, Stoffen also, die dem Körper in kleinen Mengen zugeführt werden müssen, weil er sie selbst entweder gar nicht oder nicht in ausreichender Menge produzieren kann. Hier gilt jedoch nicht »viel hilft viel«, denn es gibt durchaus Krankheitsbilder, die auf eine übermäßige Zufuhr dieser Substanzen zurückzuführen sind. Besonders die Vitamine A, D, E und K werden nämlich, da sie sich im Fettgewebe auflösen, im Körper gespeichert. So ruft eine Vitamin-A-Überdosierung Mattigkeit, Kopf- und Gliederschmerzen, Schwindel und Erbrechen hervor und kann bei Säuglingen sogar zur Ausbildung eines → Wasserkopfs führen (Marie-Sée-Syndrom). Zu viel Vitamin D führt zu Knochenentkalkungen und zur Kalkablagerung in verschiedenen Geweben und Organen. Das Gegenteil, also körperliche Störungen, die durch ein Zuwenig an Vitaminen ausgelöst werden, bezeichnet man als ***Hypovitaminosen*** oder auf Deutsch als Vitaminmangelkrankheiten.

Hypnose durch Suggestion herbeigeführter psychischer Dämmerzustand, in dem einzelne Erlebnisse von außen – vom Hypnotiseur – bestimmt werden. Sagt der Hypnotiseur z. B.: »Sie stehen nackt im winterlichen Wald«, beginnt der Hypnotisierte tatsächlich zu frieren. Wird die Hypnose nicht durch Zurücknehmen unterbrochen, geht sie in echten Schlaf über. Nach dem Erwachen ist die Erinnerung an die Vorgänge vor dem Einschlafen getrübt. Das Festhalten an Aufträgen und Einstellungen, die dem Patienten in der Hypnose eingegeben wurden, bildet die Grundlage der Anwendung der Hypnose in der → Psychotherapie. Außerdem wird die Hypnose im medizinischen Bereich zur Beruhigung und Entspannung bei funktionellen Organstörungen, zur Herbeischaffung von vergessenem bzw. verdrängtem Gedächtnismaterial und zunehmend auch als Ersatz für die örtliche Betäubung angewandt. Durch die Hypnose können größere Mengen an Beruhigungsmitteln eingespart werden, wodurch der Patient vor Gewöhnung und Abhängigkeit bewahrt wird. Voraussetzungen für das Gelingen einer Hypnosetherapie sind der Wille und die Fähigkeit des Patienten zur Mitarbeit sowie die Zuversicht des behandelnden Arztes. Die einzelnen Sitzungen dauern in der Regel nicht länger als 10 Minuten. Anfangs werden die Behandlungen wöchentlich, später in größeren Abständen angesetzt. Ungeeignet ist die Hypnosetherapie zur Behandlung von → Depressionen und → Schizophrenie.

Hypnotika → Schlafmittel.

hypo-, hyp- Bestandteil medizinischer Fachausdrücke mit der Bedeutung »unterentwickelt, zu wenig«.

Hypochondrie unbegründete Sorge um Gesundheit und Leben mit krankhaft übertriebener Selbstbeobachtung (ständige Angst vor Verdauungsbeschwerden, Hautparasiten, Verletzungen usw.). Die Hypochondrie kommt bei → Persönlichkeitsstörungen, aber auch bei → Depressionen, → Schizophrenie, → Arteriosklerose und im Alter gehäuft auch bei völliger Gesundheit vor.

Hypogenitalismus ungewöhnlich spärliche Ausbildung der Geschlechtsmerkmale, und zwar sowohl der primären (Geschlechtsorgane) als auch der sekundären (zum Beispiel der Behaarung beim Mann und der Brüste bei der Frau). Schuld daran sind meist hormonelle Störungen. Das Gegenteil, also die zu frühe oder zu starke Ausbildung der Geschlechtsmerkmale, nennt man → Hypergenitalismus.

Hypoglykämie zu geringer Zuckergehalt im Blut; → Unterzuckerung.

Hypokaliämie unzureichender Kaliumgehalt im Blut. Dafür gibt es mehrere Ursachen: eine extrem einseitige und unausgewogene Ernährung; übermäßige Ausscheidung, zum Beispiel wenn der Betroffene Harn treibende Mittel einnimmt; Magen- und Darmkrankheiten, die mit starkem Erbrechen oder Durchfall einhergehen, oder Störungen bei der Verteilung des zugeführten Kaliums im Organismus.

Da Kalium an einer Vielzahl von Körperfunktionen, unter anderem an der Übertragung von Nervenimpulsen und an der Zusammenziehung der Muskeln, beteiligt ist, hat sein Mangel vielerlei Folgen: Die Betroffenen sind teilnahmslos und haben keinen Appetit; ihre Muskeln weisen eine zu geringe Spannung auf; zum Teil machen sich sogar Lähmungen bemerkbar. Im Darmbereich bewirkt der Kaliummangel Verstopfungen bis hin zum → Darmverschluss. Zudem können sich gefährliche → Herzrhythmusstörungen und eine → Wassersucht einstellen. Eine länger anhaltende, starke Absenkung des Blutkaliumgehaltes kann sogar zur Bewusstlosigkeit bis hin zum → Koma führen. Das Gegenteil, also ein Zuviel an Kalium im Blut, bezeichnet man als → Hyperkaliämie.

Hypokalzämie erniedrigte Konzentration von → Kalzium im Blut. Die häufigsten Ursachen sind Vitamin-D-Stoffwechselstörungen, Mangel an Parathormon aus den → Nebenschilddrüsen sowie Tumoren, die das Hormon → Calcitonin produzieren. In Pubertät, Schwangerschaft und Stillzeit ist der Kalziumbedarf erhöht und wird durch die Nahrung oft nicht gedeckt. Auch bestimmte harntreibende Mittel können einen Kalziummangel hervorrufen. Dieser ist gekennzeichnet durch die gesteigerte Erregbarkeit von Nerven und Muskeln (Tetanie) mit Pelzigkeitsgefühl und Kribbeln der Haut sowie durch Muskelkrämpfe mit typischer Spitzfußstellung und »Pfötchenstellung« der Hände. Auch Krampfanfälle sind möglich. Der chronische Kalziummangel zeigt sich in einer trockenen, rissigen Haut, Haarausfall, Querrillen an den Nägeln und krankhaften Veränderungen des Skeletts mit Verbiegung besonders belasteter Knochen, Gangstörungen und Schmerzen (Knochenerweichung).

Zur Behandlung kann bei akutem Kalziummangel die intravenöse Gabe von Kalzium notwendig werden, wohingegen die Behandlung der chronischen Hypokalzämie in einer kalziumreichen Diät mit reichlich Milch und Milchprodukten sowie in der Verordnung von Kalziumpräparaten und Vitamin D besteht.

Das Gegenteil, also einen Überschuss von Kalzium im Blut, bezeichnet man als → Hyperkalzämie.

Hypomenorrhö zu schwache Menstruationsblutung; → Menstruationsstörungen.

Hypoparathyreoidismus Unterfunktion der → Nebenschilddrüsen.

Hypophyse → Hirnanhangdrüse.

Hypoplasie Unterentwicklung eines Gewebes oder Organs trotz vollständig vorhandener Organanlage. Das Gegenteil, also eine Gewebsvermehrung, bezeichnet man als → Hyperplasie.

Hypoproteinämie verminderter Eiweißgehalt im Blut. Ursachen sind z. B. länger dauernde vermehrte Eiweißausscheidung (Proteinurie) bei bestimmten Nierenerkrankungen, Eiweißmangelernährung, unzureichende Eiweißsynthese bei → Leberzirrhose, gesteigerter Eiweißabbau bei → Tuberkulose oder starker Eiweißverlust infolge großflächiger Verbrennungen. Eine relative Hypoproteinämie kann auch Folge einer Überwässerung, also eines Zuviel an Wasser im Organismus, sein. Die Verminderung der Eiweißstoffe, insbesondere des Albumins (Hypalbuminämie), kann zu Gewebsschwellungen (→ Wassersucht) führen. Die Diagnosestellung erfolgt mittels → Elektrophorese.

Hypospadie angeborene Missbildung, bei der die Harnröhre unterhalb der normalen Stelle in eine nach unten offene Rinne mündet. Beim Mann kann die Harnröhrenmündung dabei von der Unterseite der Eichel bis hinunter zum Hodensack verlagert sein, wohingegen die Harnröhre bei der Hypospadie der Frau ganz fehlt, so dass der Urin am Scheideneingang unmittelbar aus der Harnblase herausfließt. Durch einen operativen Eingriff kann die Fehlbildung zumindest teilweise behoben werden. Das Gegenteil, eine zu weit oben mündende Harnröhre – die allerdings nur beim Mann vorkommt – bezeichnet man als → Epispadie.

Hypothalamus kleiner, anatomisch und funktionell schwer abgrenzbarer Abschnitt des → Gehirns, der unterhalb des → Thalamus im Zwischenhirn liegt und den Boden der 3. Hirnkammer bildet. Durch einen Stiel ist er mit dem Hinterlappen der → Hirnanhangdrüse (Hypophyse) verbunden. Der Hypothalamus besteht aus mehreren Nervenzellverbänden (Kernen), die durch ein dichtes Gefäßnetz außerordentlich gut mit Blut versorgt werden. Obwohl die hypothalamische Region nur etwa 4 g von den 1200 g eines gehärteten Gehirns ausmacht, hat ihre Zerstörung schwer wiegende Folgen, weil der Hypothalamus die zentrale Schaltstelle des → vegetativen Nervensystems bildet. Er steht durch Faserzüge mit vielen anderen Hirnregionen in Verbindung und ist in zahlreiche Regelkreise eingeschlossen. So lenkt er das gesamte vegetative Geschehen, indem er als »Sollwertversteller« fungiert und allen tiefer liegenden vegetativen Zentren Befehle erteilt. Gewisse hypothalamische Nervenzellgruppen regulieren Körpertemperatur, Blutbeschaffenheit, Wasser- und → Elektrolythaushalt, Nahrungsaufnahme und weitere Körperfunktionen. Im Hypothalamus wird zudem die Bereitstellung des vegetativen Systems für Angriff und Flucht (Mobilisierung des → Sympathikus) organisiert. Andere Teile des Hypothalamus beeinflussen die vom → Parasympathikus vermittelten Vorgänge wie Verdauung, Erbrechen, Husten, Harnabgang usw.

Die Erforschung des Hypothalamus ist bei weitem noch nicht abgeschlossen. Schädigungen dieses Hirnabschnitts können durch angeborene Missbildungen, Tumoren, Entzündungen und Verletzungen verursacht werden. Unter den dadurch hervorgerufenen Symptomen stehen psychische an erster Stelle: Antriebsschwäche, Benommenheit, Apathie (bei Befall der hinteren Abschnitte des Hypothalamus) bzw. Wutausbrüche und Aggressivität (bei Verletzungen der vorderen Abschnitte); zeitliche und örtliche Orientierungsschäden sowie krankhafte Schlaf- und Wachzustände. Nicht selten werden überdies Störungen des Stoffwechsels (Fett- oder Magersucht), der Atmung und des Kreislaufs sowie der Schweißabsonderung beobachtet.

Hypothermie → Unterkühlung.

Hypothyreose → Schilddrüsenunterfunktion.

Hypotonie (niedriger Blutdruck) Ein dauerhaft erniedrigter Blutdruck – d. h. ein oberer (systolischer) Blutdruckwert von weniger als 105–100 mm Hg – besitzt nur dann Krankheitscharakter, wenn er mit Beschwerden verbunden ist oder wenn es bei Belastungen des Kreislaufs zu Versagenszuständen kommt.

Man unterscheidet die sehr häufige ***primäre Hypotonie***, bei der sich die Ursache nicht ermitteln lässt, von der wesentlich selteneren ***sekundären Hypertonie***, die Folge einer anderen Erkrankung oder Störung ist und bei Unterernährung, chronischem Schlaf-, Schmerzmittel- oder Nikotinmissbrauch, → Tuberkulose, → Addison-Krankheit, → Magersucht, → Myxödem sowie nach schweren Infektionskrankheiten in der Rekonvaleszenz vorkommt.

Die Patienten klagen gelegentlich über Müdigkeit, Schwindel, Sehstörungen, Herzklopfen, Pulsjagen, Schweißausbrüche, sowie über Verstopfung. Nicht selten treten depressive Verstimmungen, Frösteln, Blässe und ein Beklemmungsgefühl in der Herzgegend auf. Auslöser derartiger Beschwerden sind bisweilen lang dauernde körperliche, geistige oder seelische Überlastungen.

Bei der Behandlung hat die Therapie eines etwaigen Grundleidens Vorrang. Mit Medikamenten, die bei akuten Schwächezuständen hilfreich sind, kann man keine dauernde Erhöhung des Blutdruckniveaus erreichen. Weit besser eignen sich Maßnahmen der physikalischen Therapie wie Bäder, Massage, Gymnastik, Wasseranwendungen und Klimakuren.

Hypovitaminosen Vitaminmangelkrankheiten; → Vitamine.

Hypoxämie verminderter Sauerstoffgehalt des Blutes. Für diesen Zustand gibt es eine ganze Reihe möglicher Ursachen: Eine ist der verringerte Sauerstoffgehalt der Atemluft in größeren Höhen, der für die → Bergkrankheit verantwortlich ist. Ein anderer ist eine krankhaft verringerte Lungentätigkeit wie zum Beispiel bei der → Lungenblähung. Auch eine mangelhafte Transportfähigkeit des Blutes, in dem der Sauerstoff an den roten Blutfarbstoff Hämoglobin gebunden ist, kann an einer Hypoxämie schuld sein.

In jedem Fall bewirkt der verminderte Blutsauerstoffgehalt eine Unterversorgung aller Gewebe und Organe mit dem lebensnotwendigen Sauerstoff: ein Zustand, den der Mediziner ***Hypoxie*** nennt. Hierzu kann es allerdings auch bei normaler Sauerstoffsättigung des Blutes kommen, und zwar dann, wenn – zum Beispiel infolge einer → Thrombose, d. h. einer Gerinnselbildung in Blutgefäßen – die Durchblutung eines Gebietes herabgesetzt ist. Das Organ, das auf Sauerstoffmangel am empfindlichsten reagiert und schon nach kurzer Zeit unwiderruflich geschädigt wird, ist das Gehirn. Aber auch an anderen Geweben verursacht der Sauerstoffmangel über kurz oder lang einen zum Teil von Schmerzen begleiteten Gewebezerfall.

Hysterektomie operative Entfernung der Gebärmutter.

Hysterie Die Hysterie ist eine krankhafte Art des seelischen Reagierens, die sich vornehmlich dann bemerkbar macht, wenn ein bestimmter Zweck verfolgt wird. Dazu ein Beispiel: Niemand empfindet alle Aufgaben, die ihm gestellt werden, als angenehm. Der Gesunde zwingt sich gegebenenfalls und erledigt sie dennoch. Der Hysterische dagegen erlebt angesichts einer ihm widerwärtigen Aufgabe eine derart massive innere Abwehr, dass er das sichere Gefühl hat, krank zu werden, wenn er sie trotzdem ausführt. Zwingt man ihn dazu, so stellen sich tatsächlich Krankheitserscheinungen ein: etwa starkes Erbrechen oder ein Krampfanfall oder gar eine Lähmung des Armes usw. In gleicher Weise kann es aufgrund einer Hysterie bei den verschiedensten körperlichen und geistigen Funktionen – im Bereich von Sinnesorganen, Sprache, Muskelbewegungen und Magen-Darm-Tätigkeit – zu erheblichen Störungen kommen, wenn der Kranke seiner Meinung nach nicht so anerkannt wird, wie es seinem, ihm selbst nicht bewussten Wunsch entspricht, wenn er z. B. trotz aller Bemühungen nicht Mittelpunkt einer Gesellschaft ist. Der Gesunde ist dann schlicht enttäuscht oder traurig; der Hysterische »krank«. Seine Anfälle äußern sich in Wein- und Schreikrämpfen, die sich bis zur Ohnmacht steigern können und bisweilen von den Krampfanfällen bei einer → Epilepsie kaum zu unterscheiden sind. Häufig bestehen gleichzeitig erhebliche sexuelle Probleme und wahnhafte Angstvorstellungen.

Der Hysterische wird jedoch keinesfalls »mit Absicht« krank; vielmehr geht die hysterische Reaktion im Unterbewusstsein vor sich. Deshalb kann der Betroffene sich auch nicht willentlich dagegen wehren und sich »zusammenreißen« und leidet nicht selten selbst unter den Krankheitserscheinungen. Der hysterische Charakter ist gekennzeichnet durch Gefühlsschwankungen, Geltungssucht, Hemmungslosigkeit, Gemütskälte und eine Triebhaftigkeit, die kurz vor Erreichen des Zieles zurückschreckt. Demnach kommt es bei der Behandlung der Hysterie darauf an, den Betroffenen in einen Lebensraum einzuordnen, der möglichst wenig Anlass zu übersteigerten Reaktionen gibt. Bringt dies keinen Erfolg, so gelingt es manchmal mit Hilfe psychotherapeutischer Methoden (→ Psychotherapie), eine dauerhafte Normalisierung der Reaktions- und Verhaltensweise zu erreichen.

IJ

-iasis Bestandteil medizinischer Fachausdrücke mit der Bedeutung »krankhafter Zustand«.

iatrogen durch ärztliche Einwirkung entstanden, vom Arzt verursacht.

Ichthyosis → Fischschuppenkrankheit.

Icterus infectiosus (Weil-Krankheit) → Leptospirosen.

idiopathisch selbstständig; ohne erkennbare Ursache entstanden.

Idiosynkrasie angeborene Überempfindlichkeit im Gegensatz zur → Allergie, bei der es erst nach wiederholtem Kontakt mit einer Substanz zu einer Überempfindlichkeitsreaktion kommt.

Idiotie schwerster Grad des → Schwachsinns.

Ikterus → Gelbsucht.

Ileum Krummdarm, letzter Dünndarmabschnitt vor Übergang in den Dickdarm; → Darm.

Ileus (Darmverschluss) lebensbedrohliche Blockierung der Darmpassage. Man unterscheidet grundsätzlich 2 Formen:

1. ***mechanischer Ileus:*** vollkommene Aufhebung des Weitertransportes von Darminhalt durch einen kompletten Verschluss der Darmlichtung, bedingt durch Verwachsungen nach früheren Operationen, eingeklemmten → Eingeweidebruch, Einstülpung von Darmabschnitten (Invagination), Tumoren, Fremdkörper, Gallensteine oder Strangulation der Darmaufhängung.

2. ***funktioneller Ileus:*** reflektorische Darmlähmung oder Krampfzustand des Darms durch entzündliche Reize, Stoffwechselstörungen oder Vergiftungen.

Der mechanische Ileus – in 70–80 Prozent der Fälle ist der Dünndarm betroffen – gehört zu den akut lebensbedrohlichen Krankheitsbildern. Im Vordergrund der Beschwerden steht die Stuhl- und Windverhaltung, gefolgt von Übelkeit und Erbrechen, aufgetriebenem Leib, krampfartigen Schmerzen sowie klingenden oder fehlenden Darmgeräuschen; später kommt es zu Austrocknungserscheinungen, zum ***Koterbrechen***, schließlich zur → Bauchfellentzündung und zum → Schock. Beim Ileus durch Darmlähmung herrscht »Totenstille« im Bauch.

Beim geringsten Verdacht auf einen Darmverschluss muss sofort ein Arzt gerufen werden. Keinesfalls darf der Betroffene Abführmittel einnehmen! In der Klinik wird die Diagnose durch eine Röntgenuntersuchung geklärt. Daran schließt sich die operative Behandlung an, die der Ursache und dem jeweiligen Befund angepasst wird.

i. m. Abkürzung für → **i**ntra**m**uskulär.

Imbezillität mittelschwerer Grad des → Schwachsinns.

immun unempfindlich, gefeit, unempfänglich; → Immunität.

Ileus Die wichtigsten Ursachen des mechanischen Ileus: **1** Einklemmung (Inkarzeration); **2** Ineinanderschieben (Invagination); **3** Drehung einer Darmschlinge um sich selbst (Volvulus); **4** Strangbildung; **5** Geschwulstverlegung; **6** Gallensteine.

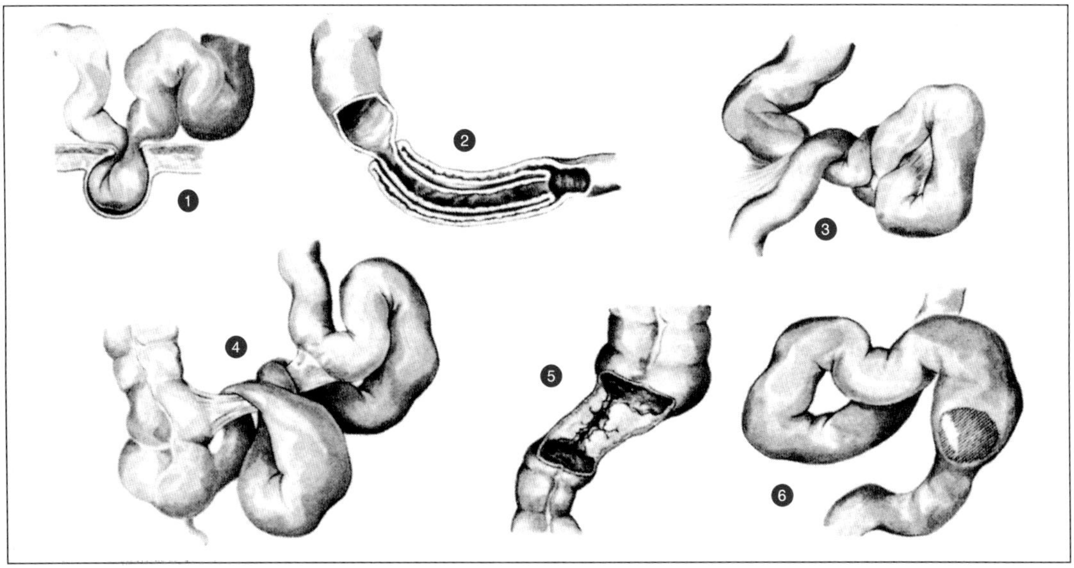

Immunglobuline → Gammaglobuline.

Immunisierung → Impfung.

Immunität Zustand völliger Unempfindlichkeit gegen Infektionen, d. h. Fähigkeit des Organismus, Krankheitserreger durch körpereigene, spezifische Antikörper bzw. Immunzellen zu bekämpfen. Man unterscheidet zwischen angeborener und erworbener Immunität. Die ***angeborene Immunität*** ist von einem vorhergehenden Kontakt mit dem Erreger unabhängig und relativ unspezifisch. Bei der ***erworbenen Immunität*** entwickelt der Erkrankte während der Infektion spezifische → Antikörper gegen den Erreger, die ihn vor einer erneuten Erkrankung schützen. Einige – vor allem virusbedingte – Infektionskrankheiten hinterlassen eine lang andauernde, oft sogar lebenslange Immunität.

Der Begriff der Immunität, der ursprünglich nur für die Abwehrmechanismen gegen Infekte verwendet wurde, hat eine beträchtliche Erweiterung erfahren. Heute versteht man darunter alle spezifischen Reaktionen zur Erhaltung der biologischen Spezifität und Integrität des Individuums. Diese Abwehrvorgänge werden teils von bestimmten Eiweißkörpern des Blutes, den → Gammaglobulinen, teils von bestimmten Gewebszellen in Thymus, Milz, Knochenmark, Lymphknoten und Leber getragen (→ Immunsystem). Besondere Bedeutung hat in letzter Zeit die Transplantationsimmunität erlangt, die Abstoßung eines überpflanzten Gewebes oder Organs nach durchschnittlich 12–21 Tagen. Diese Abstoßungsreaktion versucht man durch verschiedene chemische, physikalische und serologische Maßnahmen (→ Immunsuppression) zu verhindern.

Immunologie Lehre von der → Immunität und ihren Erscheinungsformen.

Immunsuppression chemische, physikalische und serologische Maßnahmen zur Unterdrückung der Abwehrreaktionen des Organismus (→ Immunität). Dabei geht es darum, die Antikörperbildung zu verhindern bzw. die Plasmazellen und Lymphozyten als Träger der Immunabwehr zu zerstören. Das große Problem der Immunsuppression besteht darin, gezielt unerwünschte Immunreaktionen (z. B. die Abstoßung eines transplantierten Organs) zu unterdrücken, ohne gleichzeitig lebenswichtige Abwehrreaktionen (z. B. gegen Infektionen) zu hemmen. Leider sind die meisten immunsuppressiven Mittel entweder in ihrer Wirksamkeit nicht ausreichend oder zu giftig und schädigen den Organismus schwer. → Lymphozyten sind gegen ionisierende Strahlen sehr empfindlich, so dass man durch eine Ganzkörperbestrahlung mit Röntgenstrahlen eine Immunsuppression erzielen kann; doch muss dabei eine den Gesamtorganismus schädigende Strahlendosis gewählt werden, wenn eine ausreichende Wirkung erzielt werden soll.

Eine Immunsuppression ist angezeigt bei → Transplantationen und bei → Autoaggressionskrankheiten. Medikamente mit immunsuppressiver Wirkung sind: → Corticosteroide, bestimmte → Zytostatika und → Ciclosporin A.

Immunsuppressiva Medikamente, die eine → Immunsuppression bewirken.

Immunsystem (Abwehrsystem) Der menschliche Organismus muss sich, um überleben zu können, gegen die verschiedensten Krankheitserreger, gegen körperfremde Stoffe aller Art (Eiweißkörper, Staub, Gifte usw.) und gegen kranke Körperzellen verteidigen. Hierzu dient das Immunsystem, das aus 2 unterschiedlichen Systemen besteht:

1. Das ***humorale*** (= in den Körperflüssigkeiten angesiedelte) Abwehrsystem beruht vor allem auf der Tätigkeit der B-Lymphozyten, einer besonderen Art weißer Blutkörperchen, und der von ihnen abstammenden Plasmazellen. Diese beiden Zellformen kommen aber nicht nur im Blut, sondern auch im Gewebe vor; sie produzieren gegen körperfremde Substanzen (meist Eiweißkörper) gerichtete spezifische → Antikörper. Diese bilden mit den als Antigene bezeichneten Fremdeiweißkörpern unlösliche Komplexe (Immunkomplexe) und machen sie dadurch unschädlich.

2. Das ***zelluläre*** (= in den Zellen angesiedelte) Abwehrsystem verdaut mit kleinen und großen »Fresszellen« die Immunkomplexe. Den wichtigsten Teil des zellulären Abwehrsystems bilden die T-Lymphozyten (thymusabhängige Lymphozyten). Diese haben im → Thymus (Briesdrüse) die Fähigkeit zur Bildung unspezifischer Abwehrstoffe erworben, die ebenfalls der Verdauung von Fremdsubstanzen dienen.

Das zelluläre Abwehrsystem ist dem humoralen übergeordnet. Während das humorale Abwehrsystem spezifisch arbeitet, d. h. ganz bestimmte Fremdstoffe bekämpft, vollendet das zelluläre Abwehrsystem diese Arbeit mit Hilfe seiner unspezifischen Abwehrstoffe. Sowohl B- als auch T-Lymphozyten werden in der Milz und in den Lymphknoten gebildet, von dort gelangen sie in das Lymph- und Blutgefäßsystem, mit dem sie durch den Körper kreisen, stets bereit, ihre Abwehrfunktion wahrzunehmen.

Wenn ein Kind zum ersten Mal mit Masernviren in Berührung gerät, erkrankt es an Masern, weil es 2 Tage dauert, bis die Bildung von Antikörpern einsetzt, die dann die Masernviren unschädlich machen. Nun bilden aber die B- und T-Lymphozyten auch so genannte »Gedächtniszellen«, die bei einem neuerlichen Kontakt mit Masernviren eine schnellere und stärkere Antikörperproduktion veranlassen, so dass es zu

Immunsystem Schema der Funktion einer Fresszelle: **1** Chemotaxis – Leukozyten werden durch entzündliche Reize angelockt; **2** Opsonisierung – die Bakterien werden mit spezifischen Antikörpern (IgG, IgM) und Komplementfaktoren (C_3, C_5, C_6, C_7) bedeckt; **3** Phagozytose – biochemische Aktivierung der Fresszellen; **4** Abtötung, Verdauung der Bakterien; **5** Zelltod, Autolyse.

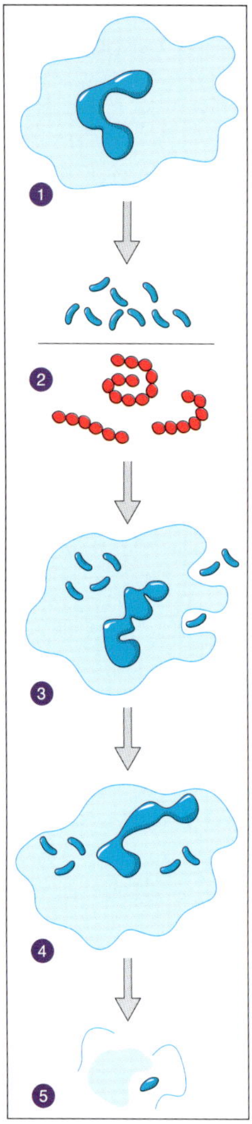

keiner weiteren Erkrankung kommt. Der Organismus ist in diesem Fall gegen Masern immun geworden. → Immunität ist demnach der spezifische Schutz gegen den Erreger einer überstandenen Infektionskrankheit. Diesen Mechanismus nutzt man bei der → Impfung aus.

Die Aktivität der Abwehrkräfte des Körpers kann sich fatalerweise aber auch gegen gesunde körpereigene Zellen richten, so dass so genannte → Autoaggressionskrankheiten entstehen. Außerdem kann die Abwehr gegen an sich harmlose Stoffe (z. B. Blütenstaub, Tierhaare usw.) so vehement ablaufen, dass es zu teilweise schweren Krankheitserscheinungen kommt; man spricht dann von einer → Allergie. Auch bei der → Transplantation fremder Organe erweist sich die Tätigkeit der Abwehrsysteme als unerwünscht und muss durch bestimmte Medikamente (→ Immunsuppressiva) unterdrückt werden, um so die Abstoßung des übertragenen Organs zu vermeiden.

Impetigo contagiosa (Eiterflechte, Grindflechte) sehr ansteckende, durch Eiterbakterien hervorgerufene Hauterkrankung, die hauptsächlich bei Kindern und Jugendlichen vorkommt. Befallen werden insbesondere Gesicht, behaarter Kopf und Gesäß. Die Eitererreger werden direkt durch Berührung mit Kranken oder indirekt durch infizierte Gegenstände auf Gesunde übertragen. Zuerst bilden sich kleine Pusteln oder größere, mit Eiter gefüllte Blasen, die dann aufplatzen und verkrusten, so dass honiggelbe Borken entstehen. Durch Kratzen übertragen die Kinder die Infektion auf immer neue Stellen. Bei Säuglingen und Kleinkindern besteht als Komplikation die Gefahr einer tödlichen Allgemeininfektion (Sepsis) oder einer Nierenentzündung. Die Behandlung mit antibiotikahaltigen Salben führt stets zu rascher Abheilung. Allerdings müssen dickere Borken vom Arzt entfernt oder durch warme Kamillenumschläge aufgeweicht werden.

Impfung (Schutzimpfung, Immunisierung) Obwohl die Sterblichkeit durch Infektionskrankheiten ständig zurückgeht – ein stolzes Ergebnis der → Chemotherapie –, sind Impfungen heute notwendiger denn je. Infolge der besseren hygienischen Lebensbedingungen unserer Kinder haben diese weniger Kontaktmöglichkeiten mit Krankheitserregern. Dadurch sinken zwar Erkrankungshäufigkeit und Sterblichkeit, aber gleichzeitig auch die auf natürlichem Wege erworbene Ab-

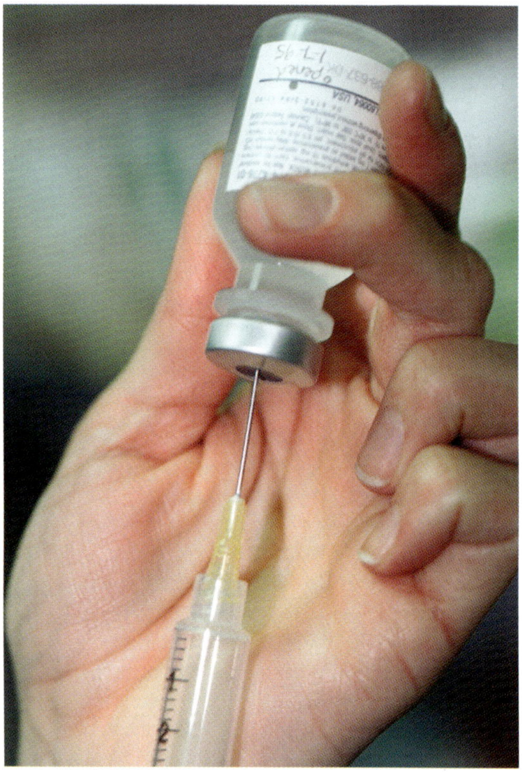

Impfungen gehören zu den wirksamsten vorbeugenden Maßnahmen gegen Infektionskrankheiten.

Impfkalender für Kinder

Lebensalter	Impfung gegen	Personenkreis
1. Lebenswoche	Tuberkulose	Neugeborene bei erhöhter Tuberkulose-Ansteckungsgefahr
ab 3. Lebensmonat	Diphtherie-Tetanus 2 x im Abstand von mindestens 6 Wochen	alle Säuglinge und Kleinkinder
	oder	
	Diphtherie-Keuchhusten-Tetanus 3 x im Abstand von 4 Wochen (Beginn nicht nach vollendetem 1. Lebensjahr)	Säuglinge in Gemeinschaftseinrichtungen oder ungünstigen sozialen Verhältnissen oder bei denen der Keuchhusten eine besondere Gefährdung bedeutet
	Poliomyelitis (epidemische Kinderlähmung) 2 x trivalente Schluckimpfung im Abstand von mindestens 6 Wochen, ggf. in Kombination mit der 1. und 2. DT-Impfung **oder** mit der 1. und 3. DT-Impfung **oder** mit der 1. und 3. DPT-Impfung oder Teilnahme an Impfaktionen der Gesundheitsämter im folgenden Winter (November/Januar)	alle Säuglinge und Kleinkinder
2. Lebensjahr (ab 15. Lebensmonat)	Masern, Mumps, Röteln, Poliomyelitis 3. trivalente Schluckimpfung, 3. Diphtherie-Tetanus **oder** 4. Diphtherie-Keuchhusten-Tetanus	alle Kleinkinder und Kinder
6./7. Lebensjahr	Nachholimpfungen (bisher versäumte Impfungen außer gegen Pertussis) Diphtherie (Auffrischimpfung)	alle Kinder
10. Lebensjahr	Poliomyelitis (Auffrischimpfung) Tetanus (Auffrischimpfung) Diphtherie (Auffrischimpfung mit gering dosiertem Impfstoff), zweckmäßig als Kombinationsimpfung mit Td	alle Kinder
11.–15. Lebensjahr	Röteln	alle Mädchen, auch wenn im Kleinkindesalter bereits (allein oder in Kombination) gegen Röteln geimpft

wehrbereitschaft der Überlebenden. Durch künstliche Impfungen muss diese → Immunität nachträglich erworben werden. Man unterscheidet hierbei 2 Wege: die passive und die aktive Immunisierung.

Bei der ***passiven Immunisierung*** (Serumprophylaxe), die man anwendet, wenn eine Infektion möglicherweise schon stattgefunden hat, erhält der Patient antikörperhaltiges Blutserum (Immunserum) eingespritzt und wird dadurch, wenn auch nur vorübergehend, immun. Wird hierzu tierisches Serum verwendet, so erhält der Patient ein artfremdes Eiweiß zugeführt, das manchmal schon bei der ersten Injektion, häufiger jedoch erst bei wiederholten Seruminjektionen zu einer Überempfindlichkeitsreaktion (→ Serumkrankheit) führen kann. Außerdem hält der Schutz nur kurze Zeit, etwa 1–2 Wochen, an. Solche Immunseren gibt es gegen → Diphtherie, → Wundstarrkrampf, → Gasödem, → Botulismus, → Milzbrand, → Weil-Krankheit, → Rotlauf und → Tollwut.

Die ***aktive Immunisierung*** (aktive Schutzimpfung) verfolgt den Zweck, den Organismus des Impflings durch Antigenzufuhr vorbeugend zur Produktion eigener Antikörper anzuregen, die ihn dann, wenn er mit den entsprechenden Krankheitserregern in Berührung kommt, vor der fraglichen Krankheit bewahren. Dabei unterscheidet man 3 Arten von Impfstoffen:

Impfungen für Erwachsene

In Weiterführung des Impfplans für Kinder werden nachfolgend Impfungen aufgeführt, die im Erwachsenenalter von Bedeutung sind. So sollten manche Impfungen des Kindesalters in späteren Lebensjahren aufgefrischt oder bislang versäumte Impfungen nachgeholt werden (Diphtherie, Tetanus, Röteln), andere können bei besonderen epidemischen Ereignissen oder Risiken in Betracht kommen (Poliomyelitis, Tollwut, Tuberkulose). Manche Impfungen sind bei Reisen in bestimmte Gebiete aufgrund der internationalen Gesundheitsvorschriften erforderlich oder zum individuellen Schutz empfehlenswert. Die Entscheidung über Art und Umfang der Impfungen obliegt dem Arzt in jedem Einzelfall unter Abwägung von Indikation und Kontraindikation.
Die Erwachsenenimpfungen sind in ihrer praktischen Bedeutung sehr unterschiedlich, sie werden in folgende Kategorien eingeteilt: A = Impfungen mit breiter Anwendung und erheblichem Wert für die Volksgesundheit; S = Impfungen in Sonderfällen; R = Reiseimpfungen, von der WHO veröffentlichte Infektionsgebiete beachten; RS = Reiseimpfungen in Sonderfällen.

Kategorie	Impfung gegen	Indikation bzw. Reiseziele	Anwendung (Beipackzettel beachten)
R	Cholera	Südostasien, Afrika, südliche Sahara; sonstige Infektionsgebiete	1. Injektion: 0,5 ml 2. Injektion: 1,0 ml im Abstand von 1–4 Wochen
S	Diphtherie	bei Ausbrüchen oder regional erhöhter Morbidität	stark reduzierte Dosis (2–5 I.E.) subkutan
A, R		bei Tetanusauffrischimpfungen	in Kombination mit Tetanusimpfstoff (Td)
RS, S	FSME (Frühsommer-meningoenzephalitis)	Naturherde in Österreich, Südosteuropa und Süddeutschland; Waldarbeiter, Jäger usw.	Grundimmunisierung: 2 Injektionen im Abstand von 1–3 Monaten 3. Injektion im Abstand von 9–12 Monaten; Auffrischimpfungen
R	Gelbfieber	Mittel- und Südamerika; Afrika zwischen 17° nördlicher und 17° südlicher Breite	Lebendimpfung; Wiederholung im Bedarfsfall in zehnjährigem Abstand nur im hierfür staatlich zugelassenen Impfstellen
S	Influenza	Personen über 60 Jahre und Personen mit bestimmten Grundleiden, infektionsgefährdetes Personal	jährliche Impfung im Spätsommer, Herbst, mit einem Impfstoff mit aktueller Antigenkombination
A		bei Pandemien durch Erregerwechsel größere Personenkreise	abhängig von der epidemischen Situation
RS	Meningokokkeninfektionen	exponierte Personen, z. B. Entwicklungshelfer im Meningitisgürtel Afrikas; Brasilien	Impfung gegen Serotyp A und C nach Angaben des Herstellers
S	Pneumokokkeninfektionen	Risikofälle, z. B. bei chronischen Lungen- und Herzkrankheiten, Diabetes, Leberzirrhose, Krankheiten der Nieren, der Milz, der Blut bildenden Organe usw.	1. Injektion; Wiederholung der Impfung nicht vor Ablauf von 3 Jahren, da sonst schwere lokale Reaktionen auftreten
R, S	Poliomyelitis (epidemische Kinderlähmung)	nach Grundimmunisierung im Kleinkindesalter und Auffrischung im 10. Lebensjahr; Personen mit erhöhter Gefährdung in zehnjährigem Abstand; Reisende jeden Alters in warme Länder, wenn letzte Impfung länger als 10 Jahre zurückliegt; Riegelungsimpfung bei Ausbrüchen.	grundsätzlich 1 Impfschluck; bei Erwachsenen, die noch niemals eine Schluckimpfung erhalten haben, kann aus Sicherheitsgründen (minimal erhöhtes Impfschadenrisiko) auch mit inaktivierter Vakzine (nach Salk) begonnen werden (2 Injektionen im Abstand von 4 Wochen); danach soll sich eine dreimalige trivalente Schluckimpfung anschließen (Mindestabstand zwischen den Impfschlucken: 4 Wochen).

Kategorie	Impfung gegen	Indikation bzw. Reiseziele	Anwendung (Beipackzettel beachten)
A	Röteln	Frauen im gebärfähigen Alter ohne Rötelnantikörper	nach der Impfung Konzeptionsverhütung für 2 Zyklen; Wochenbettimpfung; Impferfolgskontrolle erforderlich
A, R	Tetanus	alle Personen 10 Jahre nach der letzten Tetanusimpfung; Exposition (Verletzung)	bei früherer Grundimmunisierung jeweils 1 Injektion möglichst mit Td-Impfstoff; bei fehlender oder mangelhafter Grundimmunisierung simultane passive und aktive Immunisierung; bei ausreichender Grundimmunisierung aktive Auffrischung, wenn letzte Tetanusimpfung länger als 5 Jahre zurückliegt
S	Tollwut	bei Bissen sowie bei Laboratoriumspersonal, Tierärzten, Jägern u. ä. Risikogruppen	HDC-Impfstoff in empfohlenem Dosierungsschema
S	Tuberkulose	tuberkuloseansteckungsgefährdete, tuberkulinnegative Personen	BCG-Impfung
R	Virushepatitis A	Reisen in südliche Länder	3 Impfungen; schon 4 Wochen nach der ersten Impfung haben über 90% der Impflinge eine sichere Immunität. Für »Spontanreisende« gibt es ein Schnellverfahren: Impfung mit einer Doppeldosis; 92,7% haben einen Schutz nach 14 Tagen
	Virushepatitis B	vorrangig: **1.** Hepatitis-B-gefährdetes medizinisches und zahnmedizinisches Personal **2.** Dialysepatienten, Patienten mit häufiger Übertragung von Blut oder Blutbestandteilen, vor ausgedehnten chirurgischen Eingriffen (z. B. Operationen unter Verwendung der Herz-Lungen-Maschine) **3.** Patienten in psychiatrischen Anstalten oder vergleichbaren Fürsorgeeinrichtungen für Zerebralgeschädigte oder Verhaltensgestörte einschließlich des Pflegepersonals **4.** Personen mit engem Kontakt mit HBsAg-positiven Personen (z. B. Wohngemeinschaft) einschließlich Neugeborene HBsAg-positiver Mütter **5.** besondere Risikogruppen wie z. B. Prostituierte, Homosexuelle, Drogenabhängige, länger einsitzende Strafgefangene **6.** Reisende in Hepatitis-B-Epidemiegebiete bei engem Kontakt zur einheimischen Bevölkerung	Hepatitis-B-Impfung nach den Vorschriften der jeweiligen Hersteller

Impfungen vor Fernreisen

Die in der Tabelle angegebenen Mindestzeiten bis zur Abreise beziehen sich auf jeweils nur eine Impfung. Sind mehrere verschiedene Impfungen notwendig, so kann sich die Zeit wesentlich verlängern.

Impfung gegen	Reiseland	Mindestzeit bis zur Abreise	Besonderheiten
Cholera	Choleragebiete in Afrika, Amerika und Südostasien	7 Tage	Impfung ist in manchen Ländern Einreisevorschrift
Diphtherie	GUS-Staaten, Tropen	1 Tag	besser: Abreise erst nach der 2. Impfung, nach 4 Wochen
FSME	Süddeutschland, Österreich, Südeuropa, Südschweden, Finnland, Ungarn, Tschechien, Slowakei	7 Tage	vor allem bei Sport-, Wander-, Trecking- und Zeltreisen
Gelbfieber	Afrika, besonders Nigeria, Niger, Angola, Kamerun, Kenia; Südamerika, besonders Bolivien, Peru, Brasilien, Kolumbien, Ecuador, Franz. Guayana	10 Tage	nur bei autorisierten Impfstellen; Impfung ist in manchen Ländern Einreisevorschrift
Hepatitis A passiv	südlicher und östlicher Mittelmeerraum einschließlich Türkei, GUS-Staaten, Südosteuropa, Naher Osten, Indien, Südostasien, Afrika, Lateinamerika	1 Tag	nach Erkrankung mit Hepatitis A besteht lebenslange Immunität
Hepatitis A aktiv		14 Tage	Folgeimpfung nach Rückkehr
Hepatitis B	Tropen, Subtropen	4 Wochen	bei längerem Aufenthalt oder engem Kontakt mit Einheimischen
Japanische Enzephalitis B	ländliche Regionen in Südostasien	4 Wochen	bei längerem Aufenthalt; Impfstoff nur in internationalen Apotheken
Malaria	Tropen (Afrika, Arabien, Indischer Subkontinent, Südostasien, Neuguinea, Lateinamerika)	8 Tage	Prophylaxe und Stand-by
Meningokokken	Sahelzone, Nepal, Brasilien	2 Wochen	
Poliomyelitis	Türkei, ehemaliges Jugoslawien, GUS-Staaten, Afrika, Naher Osten, Indien, Pakistan, Bangladesch, China, Vietnam, Laos, Kambodscha, Papua-Neuguinea, Philippinen, Indonesien	1 Tag	Schluckimpfung
Tetanus (Proph.) Tetanus/Diphth.	alle	1 Tag 1 Tag	vor allem bei Erlebnisreisen; Folgeimpfung nach Rückkehr
Tollwut	alle	3 Wochen	bei Tierkontakt
Tuberkulose	alle	1 Tag	besonders Kleinkinder
Typhus	Tropen, Subtropen	1 Tag	vor allem bei mangelnder Hygiene

1. Lebendimpfstoffe (Lebendvakzine) mit lebenden, vermehrungsfähigen, aber in ihrer Wirkung stark abgeschwächten Keimen, die beim Geimpften eine echte Infektion hervorrufen. Dabei kommt es zu Reaktionen, die die Symptome der Infektionskrankheit in wesentlich abgeschwächter Form nachahmen. Beispiele: Impfung gegen → Windpocken, → Gelbfieber, → Tuberkulose (BCG-Impfung), → spinale Kinderlähmung (Polio-Schluckimpfung), → Masern, → Röteln und → Mumps.

2. Totimpfstoffe (Totvakzine) mit chemisch oder physikalisch abgetöteten, nicht mehr vermehrungsfähigen Erregern die aber ihre Eigenschaften als Antigene behalten haben und beim Impfling die Antikörperbildung anregen, ohne ihn zu infizieren. Beispiele: Impfung gegen → Keuchhusten, → Fleckfieber, → Grippe, → Cholera, → Typhus, → Paratyphus, → Hepatitis B und → Frühsommer-Meningoenzephalitis (FSME).

3. Toxoide (Anatoxine), die aus chemisch veränderten Bakteriengiften bestehen. Sie sind nicht mehr giftig, veranlassen jedoch beim Geimpften die Bildung von Antikörpern (Antitoxine).

Es ist empfehlenswert, für jedes Kind ein Impfbuch anzulegen, in das der Arzt sämtliche Impfungen einträgt und das auch in späterem Alter zur Dokumentation jener Impfungen geeignet ist, die bei Reisen in verschiedene Länder vorgeschrieben sind; → Impfung vor Fernreisen.

Impfung vor Fernreisen Schutzimpfungen entsprechend den Forderungen der Weltgesundheitsorganisation (WHO) bzw. der nationalen Gesundheitsbehörden. Über einen Impfschutz gegen → Wundstarrkrampf, → spinale Kinderlähmung (Poliomyelitis) und → Typhus sollte jedermann verfügen. Außerdem wird von einigen Ländern eine Impfung gegen → Cholera, → Gelbfieber und → Pocken verlangt. Gegen die → Hepatitis A wird die Gammaglobulin-Prophylaxe empfohlen: 1 Injektion von 2 ml, 4–6 Tage vor der Abreise verabreicht, schützt für 21–28 Tage.

Impfschäden Kurzzeitige unangenehme Reaktionen des Organismus nach → Impfungen sind nicht selten und relativ harmlos. Von echten Impfschäden spricht man erst, wenn die bei der Impfung eingespritzten Stoffe und abgeschwächten Krankheitserreger ernste Krankheiten auslösen. Heutzutage kommen derartige Schäden kaum noch vor, früher jedoch, als die Schutzimpfung gegen → Pocken noch Pflicht war, traten in deren Folge gar nicht so selten schwere Erkrankungen, vor allem → Gehirnentzündungen, auf. Eine leichte Form von Impfschäden beobachtet man gelegentlich im Anschluss an die Impfung gegen die → spinale Kinderlähmung (Poliomyelitis), und zwar in Form von Lähmungen, die jedoch im Allgemeinen rasch wieder abklingen.

Implantate Sammelbegriff für Stoffe oder Teile, die für einen begrenzten Zeitraum oder auf Dauer in den menschlichen Körper eingebracht werden, um dort bestimmte Ersatzfunktionen zu erfüllen. Bekannt sind in diesem Zusammenhang die → Silikonimplantate zur Wiederherstellung der weiblichen Brust. Meist sind jedoch, wenn man von Implantaten spricht, → Zahnimplantate gemeint.

Implantation Einpflanzung von natürlichem (Knochen, Catgut) oder künstlichem (Kunststoffe, Metall) Material in den Körper als Ersatz oder Verstärkung (z. B. Gelenk-, Herzklappen- oder Gefäßprothesen; Herzschrittmacher; Augenlinse; Zahnimplantate).

Impotenz Mit dem Ausdruck »Impotenz« bezeichnet man das Unvermögen des Mannes, entweder den Geschlechtsverkehr auszuüben oder ein Kind zu zeugen. Das ist keinesfalls ein und dasselbe, und so unterscheidet man eine »Impotentia generandi« (Zeugungsunfähigkeit) und eine »Impotentia coeundi« (Beischlafunfähigkeit).

♦ ***Impotentia generandi:*** Bei ihr kann die Fähigkeit, den Beischlaf auszuüben, d. h. die Erektionsfähigkeit, völlig erhalten sein. Dennoch ist der betroffene Mann nicht in der Lage, ein Kind zu zeugen. Aufschluss bringt in der Regel eine mikroskopische Untersuchung des Ejakulats, d. h. der beim Samenerguss entleerten Flüssigkeit. Es kann sein, dass sich dabei ergibt, dass die Zahl der in dieser Flüssigkeit enthaltenen männlichen Samenzellen weit unterhalb der Norm liegt oder dass die vorhandenen Samenzellen eine ungenügende Entwicklung aufweisen oder auch, dass in dieser Flüssigkeit überhaupt keine Samenzellen vorhanden sind. Ursache für den zuletzt genannten Fall ist oft eine Verlegung der Nebenhoden bzw. der Samenleiter, durch die normalerweise die im Hoden gebildeten Samenzellen in die Samenflüssigkeit gelangen. Eine solche Verlegung kann Folge einer früher durchgemachten beiderseitigen → Nebenhodenentzündung sein, bei deren Abheilung die feinen Gänge des Nebenhodens verwachsen und damit undurchlässig geworden sind. Eine andere Ursache ist die völlige Funktionslosigkeit der Keimschicht im Hoden, in der die Samenzellen gebildet werden, z. B. infolge einer früher durchgemachten Entzündung oder einer sonstigen schweren Schädigung der Hoden. Ursache für eine zu geringe Zahl von Samenzellen oder für unterentwickelte bzw. missgebildete Samenzellen ist oft ein nur teilweises Versagen der Keimschicht im Hoden, z. B. infolge länger dauernder Hungerzustände, unzureichender Vitaminversorgung oder chronischer Gifteinwirkung. In einigen dieser Fälle hat sich die Zufuhr von Vitamin E (→ Vitamine) gut bewährt, mit dem die Keimschicht des Hodens unter Umständen wieder voll funktionstüchtig gemacht werden kann. Bei der Verlegung der feinen Nebenhodengänge kann manchmal eine Operation, die die Bildung neuer Ausführungsgänge für die im Hoden entstehenden Samenzellen zum Ziel hat, die Zeugungsfähigkeit wiederherstellen.

♦ ***Impotentia coeundi:*** Die Unfähigkeit des Mannes, den Geschlechtsverkehr auszuüben, ist eine Störung, die in jeder Phase des Beischlafs ihre eigentliche Wurzel haben kann. Ein Mangel an körperlichem Verlangen (Libido) kann ebenso vorliegen wie das Ausbleiben oder zu schnelle Wiederabklingen der Aufrichtung des Gliedes. In der Sexualmedizin hat die Bezeichnung »erektile Dysfunktion« den alten, unpräzisen und abwertenden Begriff »Impotenz« abgelöst; Libido ist wohl vorhanden, aber die sexuellen Reize führen nicht zu einer stabilen Erhöhung der Blutfülle in den Geschlechtsorganen, so dass die Erektion ausbleibt.

Für alle diese Störungen gibt es körperliche Ursachen, so unter anderem die Bildung eines kleinen Polypen (pilzförmige Schleimhautwucherung) in der hinteren Harnröhre, die zu entsprechenden Empfindungsstörungen führt. Deshalb ist es in jedem Fall von Impotenz notwendig, zunächst eine gründliche fachärztliche Untersuchung herbeizuführen, um zumindest das Vorliegen einer derartigen körperlichen Ursache auszuschließen bzw. diese gegebenenfalls zu behandeln. Allerdings kann dadurch nur selten die Sexualproblematik beeinflusst werden. Hier hat sich die Schwellkörperinjektionstherapie (SKAT = Schwell-Körper-Autoinjektions-Therapie) mit gefäßwirksamen Mitteln als erfolgreiche Methode durchgesetzt. Wenn die Patienten die Technik dieser Selbstinjektionen beherrschen, führt dieses Verfahren in der Regel nach einigen Minuten zu einer Erektion, die bis zu einer halben Stunde andauert. Eine solche Selbstbehandlung darf jedoch höchstens zweimal pro Woche vorgenommen werden. Ein anderes Erfolg versprechendes Hilfsmittel ist die → Penisprothese aus weichem Silikon mit eingebettetem Silberdrahtgeflecht, die durch eine einfache Operation in den Schwellkörper eingebracht wird.

Bei der so genannten transurethalen Therapie wird eine Art längliche Tablette mit einem Applikator in die Harnröhre eingeführt. Das Medikament wird dann über die Wand der Harnröhre in den Schwellkörper aufgenommen und führt – falls der Betroffene auf das Medikament anspricht – nach etwa 10 Minuten zur Erektion.

Veränderungen im Selbstwertgefühl, Versagensängste und Partnerkonflikte sprechen für eine psychische Ursache. In diesen Fällen beginnt die Behandlung mit einem Verbot von Geschlechtsverkehr und → Masturbation; danach wird das Paar in das so genannte »Sensualitätstraining« eingeführt: Diese besteht aus Liebkosungen aller Art ohne Geschlechtsverkehr. Erst, wenn der Mann nach einigen Wochen eine stabile Erektion erreicht hat, soll der Geschlechtsverkehr versucht werden.

Seit einiger Zeit sind überdies sehr wirkungsvolle Medikamente auf dem Markt: »Viagra« wird etwa 1 Stunde vor der geplanten sexuellen Aktivität eingenommen, wirkt allerdings nicht ohne geschlechtliche Stimulation. Ein anderes, aus der Rinde eines afrikanischen Baumes gewonnenes Präparat namens »Yohimbin« hat sich ebenfalls als effektiv zur Verstärkung einer Erektion herausgestellt. Es wirkt jedoch nicht bei allen Patienten und muss, um einen Effekt zu erzielen, regelmäßig eingenommen werden.

Abschließend soll noch eine verhältnismäßig häufige Störung der normalen Potenz erwähnt werden, die durch eine Verschiebung der einzelnen oben erwähnten Phasen im Ablauf des Beischlafs entsteht: die so genannte ***»Ejaculatio praecox«*** (vorzeitiger Samenerguss). Bei dieser Potenzstörung kommt es schon sehr schnell nach Eintritt der Erektion zum Samenerguss. Dadurch ist die Möglichkeit des Beischlafvollzugs bereits beendet, bevor der Geschlechtsverkehr richtig begonnen hat, und so ist die Ejaculatio praecox eine Form der Potenzstörung, die für beide Partner, für Mann und Frau, zu einer Enttäuschung statt zu einer glücklichen Entspannung führt. Für die Behandlung gilt ebenfalls das, was bereits oben über die Behandlung der Impotenz gesagt wurde: Zunächst ist eine eingehende körperliche Untersuchung und gegebenenfalls eine entsprechende örtliche Behandlung notwendig, denn nicht selten ist ein kleiner Schleimhautpolyp in der hinteren Harnröhre Ursache dafür, dass der Reflex der Samenentleerung zu frühzeitig eintritt. Stellt sich bei der Untersuchung keine organische Veränderung heraus, so ist eine seelische Behandlung durch einen auf diesem Gebiet erfahrenen Arzt notwendig, die dann in den meisten Fällen verhältnismäßig schnell zu einer Beseitigung der Potenzstörung führt.

in-, im- Bestandteil medizinischer Fachausdrücke mit den Bedeutungen »in, hinein« bzw. »un-, -los«.

Inaktivitätsatrophie Rückbildung eines Gewebes infolge Nichtbeanspruchung; → Atrophie.

Indikation Anzeige: Grund oder Umstand, ein bestimmtes Verfahren zur Diagnostik oder Therapie anzuwenden bzw. ein bestimmtes Medikament einzusetzen. Das Gegenteil ist die → Kontraindikation.

Individualpsychologie Von der → Psychoanalyse, deren erste Blütezeit von 1905 bis 1920 reichte, trennten sich in den folgenden Jahren verschiedene Richtungen ab. So entwickelte der Wiener Arzt Alfred Adler 1911 die Individualpsychologie, die eine soziale Einordnung der freudschen Lehre versuchte. Nach Adlers Auffassung steht im Mittelpunkt des Seelenlebens das Gegensatzpaar Gemeinschaftswille und Machtwille. Kann sich der Machtwille oder Geltungsdrang nicht durchsetzen, entstehen Minderwertigkeitsgefühle, die zur Ursache von Krankheiten und → Neurosen werden. Alle seelischen Bestrebungen sind demnach nur »Mittel zum Zweck«. An die Stelle des freudschen »Müssens« setzt Adler das »Wollen«. Die Krankheit wird so zu einem »Arrangement« und erhält damit ihre »Legitimation«. Von der Individualpsychologie wird die Auseinandersetzung des Individuums mit seiner Umwelt als das alles Entscheidende erachtet, hingegen werden Anlagefaktoren kaum berücksichtigt.

Indolenz Schmerzlosigkeit, Gleichgültigkeit.

infantile Zerebralparese → zerebrale Kinderlähmung.

Infantilismus Stehenbleiben auf einer kindlichen Entwicklungsstufe in körperlicher und/oder psychischer Hinsicht (z. B. bei Störungen von Hormondrüsen, schwerem Herzfehler, Nierenleiden usw.).

Infarkt Absterben eines Gewebebezirks durch plötzliches Aussetzen der Blutzufuhr, meist infolge → Embolie oder → Thrombose. Die fehlende Sauerstoffzufuhr führt zu einem Untergang des Gewebeabschnitts, der von diesem Blutgefäß versorgt wird. Infarkte kommen in vielen Organen vor: in Herz (→ Herzinfarkt), Gehirn (→ Schlaganfall), Niere, Milz und Lunge (→ Lungeninfarkt).

infaust aussichtslos, ungünstig; bei Krankheiten in Bezug auf die → Prognose.

Infektion Eindringen von Krankheitserregern in den Körper, wo sie eine → Infektionskrankheit auslösen.

Infektionskrankheiten durch lebende Krankheitserreger oder deren Gifte hervorgerufene Erkrankungen. Eine Infektionskrankheit ist der deutlich sichtbare Ausdruck der Auseinandersetzung des Körpers mit den Keimen, die sich im Organismus angesiedelt haben, dort wachsen und sich vermehren. Der Organismus antwortet dabei gesetzmäßig auf bestimmte Erreger mit bestimmten allgemeinen und örtlichen Reaktionen. Bei den krankheitserregenden (pathogenen) Mikroorganismen unterscheidet man Pilze, Bakterien, Rickettsien, Protozoen, Spirochäten und Viren; demzufolge spricht man von Pilzerkrankungen (Mykosen), bakteriellen Erkrankungen, Rickettsiosen, Protozoen-Erkrankungen, Spirochätosen und Viruskrankheiten. Voraussetzung ist die Übertragung auf den menschlichen Organismus; deshalb bezeichnet man die Infektionskrankheiten auch als ***übertragbare Krankheiten***. Infektionskrankheiten, die durch direkten Kontakt, Ausscheidungen des Kranken oder durch vom Kranken benutzte Gegenstände leicht auf andere Personen übertragen werden – z. B. → Scharlach und → Typhus –, nennt man ***ansteckende Krankheiten***. Bei vielen Infektionskrankheiten – z. B. → Malaria, → Wundstarrkrampf und → Tollwut – gibt es jedoch keine direkte Übertragung, weshalb die Kranken auch nicht isoliert werden müssen. Merke: Alle ansteckenden Krankheiten sind übertragbar, aber nicht alle übertragbaren Krankheiten sind ansteckend!

Die indirekte Übertragung erfolgt durch lebende oder tote Zwischenträger, also über gesunde Personen, Gegenstände, Nahrungsmittel, Wasser, Tiere, Luft oder Staub. Tierische Infektionskrankheiten, die auf den Menschen übertragbar sind – z. B. → Tollwut und → Toxoplasmose –, heißen ***Anthropozoonosen***. Davon zu unterscheiden sind Infektionskrankheiten, bei denen in den Entwicklungsgang bestimmter Mikroben Tiere als Zwischenwirte eingeschaltet sind: z. B. Kleiderläuse beim → Fleckfieber und Stechmücken bei der Malaria.

Eintrittspforten für die Krankheitserreger sind natürliche Körperöffnungen (Mund, Nase, After, Harnröhre, Scheide) sowie Wunden an Haut und Schleimhäuten. Grundsätzlich unterscheidet man zwischen ***endogenen Infektionen***, bei denen der Erreger aus der körpereigenen Flora des Kranken stammt (z. B. wenn eigene Darmbakterien bei einem Darmdurchbruch in den Körper gelangen), und ***exogenen Infektionen***, bei denen der Erreger aus der Umgebung stammt. Bleibt nach einer Infektion die Gewebsschädigung örtlich begrenzt, spricht man von einer ***Lokalinfektion*** (z. B. Furunkel, Abszess); diese zeigt keinen gesetzmäßigen Ablauf. Es gibt auch ***stumme Infektionen*** (Infektionen ohne Infektionskrankheit), bei denen keine wahrnehmbaren Körperveränderungen auftreten, obwohl im Körper infektiöse Prozesse ablaufen, die im Blutserum nachweisbar sind.

Unter ***Resistenz*** versteht man die natürliche Widerstands-

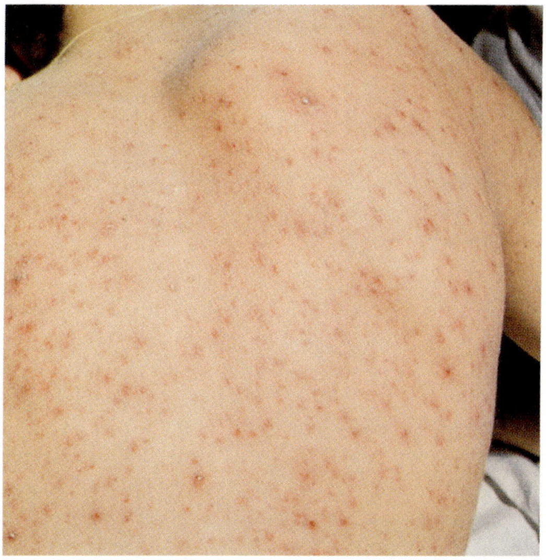

Infektionskrankheiten Viele Infektionskrankheiten verursachen charakteristische Hautausschläge.

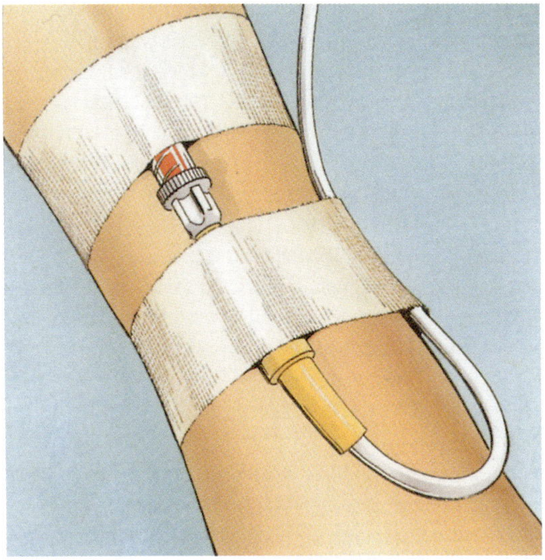

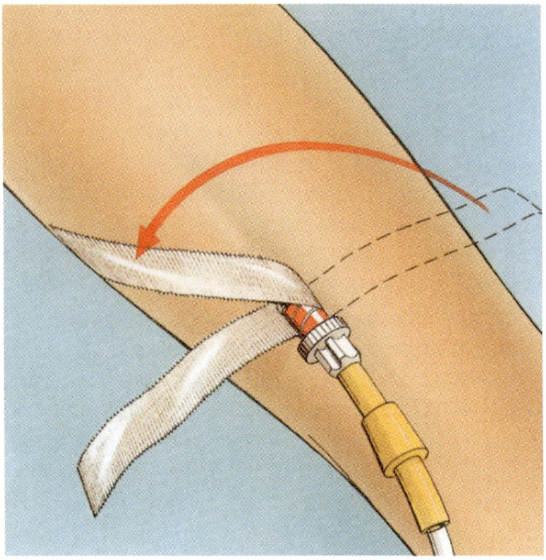

Infusion ***Links oben:*** einfache Fixierung der Boehringer Ingelheim Verweilkanüle durch Kleben eines Pflasterstreifens quer über den Kanülenkonus; ***rechts oben:*** die zuverlässige Fixierung durch Legung eines V-Verbandes erhöht die Kanülenverweildauer. Der Pflasterstreifen wird mit der Klebefläche nach oben unter den Kanülenansatz gebracht.

fähigkeit des Organismus, die von Rasse, Alter Geschlecht und individuellen Gegebenheiten abhängig ist. Davon streng zu trennen ist die → ***Immunität***, die erworbene Unempfindlichkeit einem Krankheitserreger gegenüber. Mit dem Ausdruck ***Disposition*** schließlich bezeichnet man die durch äußere Einflüsse (Ernährung, Beruf, chronische Vergiftungen usw.) verursachte erhöhte Anfälligkeit für Infektionskrankheiten.

Die ***Inkubationszeit*** (Vorbereitungs- oder Ausbrütungszeit) einer Krankheit beginnt mit dem Eindringen der Erreger und endet mit dem Auftreten der Krankheitserscheinungen. Sie ist bei den einzelnen Krankheiten verschieden lang (wenige Tage bis mehrere Wochen), oft für die Diagnose bedeutsam und für die Begrenzung einer eventuellen → Quarantäne entscheidend. Gegen Ende der Inkubationszeit können bereits über Atem, Stuhl oder Urin Krankheitserreger ausgeschieden und auf andere Personen übertragen werden, ohne dass der Ausscheider selbst erkennbare Krankheitssymptome aufweist.

Infektionskrankheiten werden in der Regel mit Medikamenten behandelt, die die jeweiligen Erreger abtöten oder an der Vermehrung hindern (virushemmende Mittel, Antibiotika, Parasitenmittel, Pilzmittel, Wurmmittel). Neben individuellen Vorkehrungen zur Blockierung der Übertragungswege (Infektionsprophylaxe) sind übergreifende bevölkerungspolitische Maßnahmen wie z. B. Reihenimpfungen, Gesundheitsaufklärung und Reinhaltung von Trinkwasserquellen von großer Bedeutung. Ferner dienen vom Gesetzgeber geschaffene Grundlagen wie das Bundes-Seuchengesetz, das eine Meldepflicht sowie seuchenspezifische Maßnahmen bei bestimmten Infektionskrankheiten vorschreibt, deren Verhütung und Bekämpfung.

infektiös ansteckend.

infektiöse Mononukleose → Pfeiffer-Drüsenfieber.

Infertilität Unvermögen der Frau, die Frucht bis zur Lebensfähigkeit auszutragen, im Gegensatz zur Sterilität, bei der es gar nicht zur Schwangerschaft kommt.

Infiltrat örtlich begrenzte Einlagerung von körpereigenen (Blut, Blutzellen, Harn, Abwehrzellen usw.) oder körperfremden Substanzen (Medikamente) in das Körpergewebe (z. B. entzündliches Infiltrat).

Influenza → Grippe.

infra- Bestandteil medizinischer Fachausdrücke mit der Bedeutung »unterhalb«.

Infusion langsame, tropfenweise Zufuhr von Flüssigkeit, Nähr- oder Arzneistoffen unter Umgehung des Verdauungssystems; meist über eine Kanüle in eine Vene (intravenös), aber auch unter die Haut (subkutan) oder in einen Knochen (intraossär).

Inguinalhernie Leistenbruch; → Eingeweidebruch.

Inhalation Einatmen von Dämpfen, Gasen oder feinsten in Gas (z. B. Luft) zerstäubten, festen oder flüssigen Teilchen zur Vorbeugung oder Therapie von Atemwegserkrankungen oder als spezielle Form der Medikamentengabe. Die einfachste Art der Inhalation ist das Aufhängen nasser Tücher in der Nähe des Kranken, so dass die Luft, die er einatmet, stets mit Wasserdampf gesättigt ist. Derart angefeuchtete Luft mildert oft rasch die Beschwerden bei trockenem quälendem Husten. Diese Methode der Inhalation ist besonders gut zur Behandlung von Säuglingen geeignet, wobei man, um die Wirkung zu steigern, auf das feuchte Tuch noch einige Tropfen eines ätherischen Öls geben kann.

Ist für übliche Inhalationen kein spezieller Zerstäubungsapparat vorhanden, so hält man den mit einem großen, weit herabhängenden Tuch bedeckten Kopf über einen Topf mit dampfendem Wasser oder Tee, wobei das Tuch das seitliche Entweichen der Dämpfe verhindern soll. Wer durch die Dampfumflutung des ganzen Gesichts zu sehr belästigt wird, kann über den Topf einen umgekehrten Trichter oder eine spitze Tüte mit abgeschnittener Spitze stülpen, mit deren Hilfe sich die Richtung des aus der Öffnung aufsteigenden Dampfstrahls gut regulieren lässt.

Eine andere Form der Inhalation stellt die ***Aerosoltherapie*** dar: Dabei wird das Medikament in einem speziellen Apparat so fein zerstäubt, dass der Patient es ähnlich wie bei einer üblichen Inhalation einatmen kann. Die Partikelchen des Medikaments gelangen auf diese Weise auf die Schleimhaut der Bronchien und werden von hier aus in den Körper aufgenommen.

initial anfangs, am Beginn, einleitend.

Initialstadium Anfangsstadium.

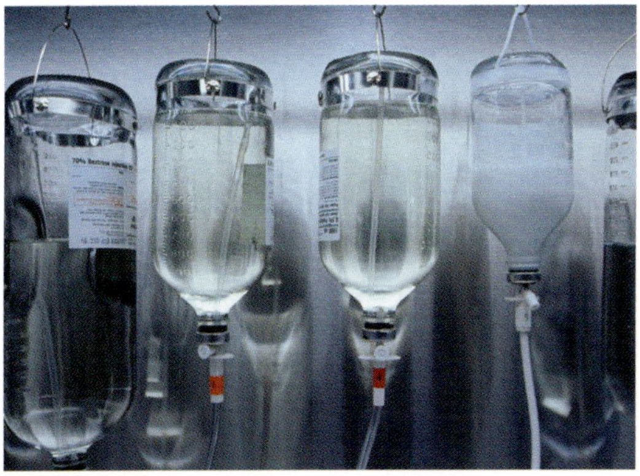

Infusion Zahlreiche Infusionslösungen stehen für unterschiedliche Zwecke zur Verfügung.

Injektion (Einspritzung) Einspritzen von Arzneimitteln in den Körper mit Hilfe einer Spritze und einer Hohlnadel (Kanüle). Dabei unterscheidet man folgende Arten:

- intrakutane Injektion (i. c.): Einspritzung in die Haut
- subkutane Injektion (s. c.): Einspritzung unter die Haut
- intramuskuläre Injektion (i. m.): Einspritzung in die Muskulatur, meist von Oberschenkel oder Gesäß
- intravenöse Injektion (i. v.): Einspritzung in eine Vene, vorzugsweise in der Ellenbeuge
- intraarterielle Injektion (i. a.): Einspritzung in eine Arterie, meist in die Oberschenkelschlagader
- intrakardiale Injektion: Einspritzung direkt in das Herz, nur in Notfällen zur Wiederbelebung.

inkompatibel unvereinbar, unverträglich.

Inkontinenz unfreiwilliger Abgang von Harn (***Harninkontinenz***) oder Stuhl (***Stuhlinkontinenz***). Die Ursachen können vielfältig sein: psychische Störungen, Hirn- und Rückenmarkerkrankungen, Infektionen, Folge von Operationen oder Bestrahlungen. Häufig handelt es sich jedoch lediglich um eine altersbedingte Erschlaffung der Blasen- und Darmschließmuskeln.

Bei der Harninkontinenz unterscheidet man 3 Grade:

1. Grad: Harnabgang nur bei Druckerhöhung innerhalb des Bauchraums (Husten, Niesen, Lachen)

2. Grad: Harnabgang bei plötzlichen Bewegungen (Laufen, Hüpfen, Treppensteigen)

3. Grad: Harnabgang selbst im Liegen.

Lässt sich durch Medikamente, → Beckenbodengymnastik, Elektrostimulation oder operative Behandlung keine Beseitigung der Inkontinenz erreichen, muss der Kranke dauernd saugfähige Einlagen bzw. spezielle Slips tragen, die ihm Sicherheit verleihen und es ihm ermöglichen, am gesellschaftlichen Leben teilzunehmen.

Inkretion (innere Sekretion) Absonderung von → Hormonen direkt in die Blutbahn.

Inkubationszeit Zeitspanne zwischen Ansteckung und Auftreten von Krankheitserscheinungen bei → Infektionskrankheiten.

Inkubator (Brutkasten) geschlossener, durchsichtiger Kasten zur Aufzucht von Frühgeborenen. In dieser Mikroklimakammer können Wärme, Luftfeuchtigkeit und Sauerstoffgehalt der Luft von außen genau reguliert werden. Die Luftansaugung erfolgt durch ein Bakterienfilter, so dass ein weitgehender Schutz vor Infektionen besteht. Um eine Behinderung der Atmung durch Bekleidung oder Bettdecke zu vermeiden, sind die Kinder im Wärmebett nur mit einer Windel bekleidet. Durch die Plexiglashaube kann ihr Verhal-

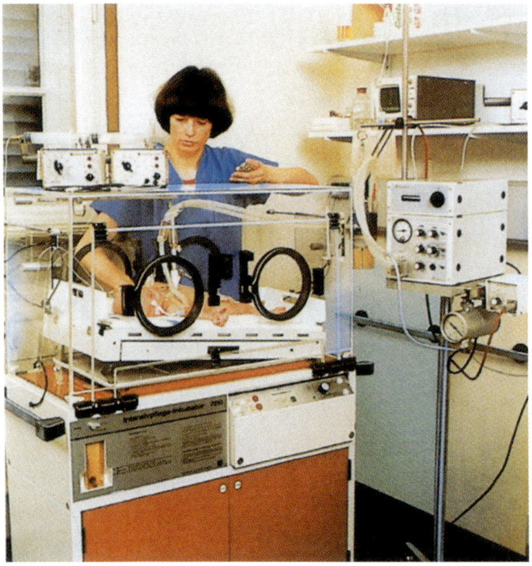

Inkubator Der Inkubator, eine geschlossene durchsichtige Zelle (Couveuse) zur Pflege von Frühgeborenen mit einem Geburtsgewicht unter 1800 Gramm.

ten problemlos kontrolliert werden. Durchgriffsöffnungen mit Manschetten ermöglichen sämtliche Pflege- und Behandlungsmaßnahmen.

inkurabel unheilbar.

Innenohr im Felsenbein des Schädels liegender Teil des → Ohres.

innere Medizin Teilgebiet der Medizin, das sich mit Erkennung und Behandlung folgender Erkrankungen befasst: Krankheiten der Atmungsorgane, des Herzens und Kreislaufs, der Verdauungsorgane, der Nieren und ableitenden Harnwege, des Blutes und der Blut bildenden Organe, des Stoffwechsels und der inneren Sekretion. Hinzu kommen die internen allergischen Erkrankungen, die internen Erkrankungen des Stütz- und Bewegungsapparates, die Infektionskrankheiten und Vergiftungen. Zur inneren Medizin gehören auch Intensivmedizin, Prophylaxe und Rehabilitation.

Teilgebiete der inneren Medizin sind:

- Endokrinologie: Lehre von den hormonellen Krankheiten
- Gastroenterologie: Lehre von den Krankheiten des Magen-Darm-Traktes
- Hämatologie: Lehre von den Blutkrankheiten
- Kardiologie: Lehre von den Herzkrankheiten
- Pneumologie: Lehre von den Erkrankungen der Atmungsorgane
- Nephrologie: Lehre von den Nierenkrankheiten
- Rheumatologie: Lehre von den rheumatischen Erkrankungen.

innere Organe im Brust- und Bauchraum gelegene Organe.

innere Sekretion → Inkretion.

inoperabel nicht operierbar (z. B. Krebsgeschwülste, die ohne Gefährdung des Lebens nicht vollständig entfernt werden können).

Insektenstiche Stiche von Bienen, Wespen, Hornissen, Mücken, Stechfliegen, Läusen, Flöhen und Wanzen sowie Bisse von Ameisen entweder mit stechenden bzw. beißenden Mundwerkzeugen oder mit einem Giftstachel. Die Stiche – sie dienen den Insekten entweder zur Verteidigung oder zur Ernährung (Blutsaugen) – sind im Allgemeinen harmlos, werden aber dann gefährlich, wenn Erreger von → Infektionskrankheiten (z. B. Malaria) übertragen werden oder wenn eine → Allergie gegen Insektengifte (vor allem gegen das Gift von Bienen und Wespen) besteht.

Bei Stichen von Bienen, Wespen oder Hornissen kann es zu ernsteren Erscheinungen kommen: erstens, wenn eine Allergie gegen deren Gift besteht; zweitens, wenn viele, vor allem

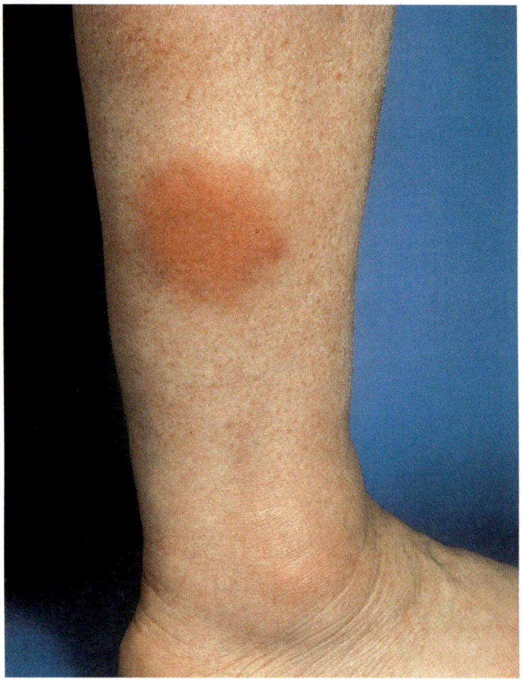

Insektenstiche Unter Umständen können Insektenstiche ausgedehnte Schwellungen hervorrufen.

junge Tiere stechen; drittens, wenn der Einstich an besonders empfindlichen Hautstellen (Oberlippe, Nase, Augenlid usw.) erfolgt. Dann können ausgedehnte rotbläuliche Schwellungen, Atemnot, Herzdruck, Harndrang, Ohnmachtsanwandlungen und Kollaps auftreten. Bei Insektenstichen im Mund oder Rachenraum – z. B. beim versehentlichen Mitessen einer Wespe – ist schnellstens ärztliche Behandlung notwendig, weil durch die mögliche Schwellung im Kehlkopf akute Erstickungsgefahr besteht. Unter Umständen kann sogar als Notmaßnahme ein Luftröhrenschnitt (Tracheotomie) erforderlich werden. Bei asthmaähnlichen Beschwerden ist die Inhalation eines Asthmamittels angezeigt. Patienten mit bekannter Insektenallergie sollten für den Notfall entsprechende Medikamente (Antihistaminika, Kalzium-Brausetabletten, Asthmatabletten oder Ähnliches) bei sich haben.

Gegen Stiche von Mücken kann man sich einigermaßen durch nelkenölhaltige Salben schützen. Ein anderer Rat lautet, Vitamin-B_1-Tabletten einzunehmen: Der Geruch dieses Vitamins tritt danach auch an der Haut auf, wodurch die Insekten vom Stechen abgehalten werden. Ist der Stachel in der Haut verblieben, soll er nach Möglichkeit vollständig entfernt werden. Beim Stich an Gliedmaßenenden kann der betreffende Körperteil kurzfristig abgebunden werden, um die Giftaufnahme zu verzögern. Die Stichstelle betupft man mit Salmiak, Mentholspiritus, Zitronensaft, Essig oder Zwiebelsaft. Wirksamer sind kortison- oder antihistaminhaltige Salben oder Gelees. Auch kühlende Umschläge mit Wasser oder essigsaurer Tonerde helfen.

Insektizide Chemikalien zur Insektenbekämpfung.

Insemination Besamung; Einbringen von Samen in die weiblichen Geschlechtsorgane; → künstliche Befruchtung.

Insomnie Schlaflosigkeit; → Schlafstörungen.

Inspiration Einatmung; Gegensatz: Exspiration.

Instillation tropfenweises Aufbringen von Flüssigkeiten, z. B. von Augen-, Nasen- oder Ohrentropfen.

Instinkt auf angeborenem Verhalten beruhende, gesetzmäßig ablaufende Reaktionen des Organismus auf innere und äußere Reize.

Insuffizienz ungenügende Leistung eines Organs (z. B. des Herzens oder der Nieren).

Insulin Hormon der → Bauchspeicheldrüse, dessen unzureichende Ausschüttung zur → Zuckerkrankheit führt.

Insulinpumpe Gerät, das den Körper eines Zuckerkranken nach einem individuell eingestellten Programm kontinuierlich mit → Insulin versorgt.

Insult plötzlich eintretendes Ereignis, Anfall; insbesondere der → Schlaganfall.

Intelligenz angeborene Fähigkeit zu geistiger Leistung, die den Einzelnen befähigt, sich in bisher unbekannten Situationen zurechtzufinden und neu auftretende Probleme kreativ zu lösen.

Intelligenzquotient (IQ) Maß für die Höhe der → Intelligenz. Die durchschnittliche Intelligenz entspricht einem Intelligenzquotienten von 100.

Intelligenzquotient (IQ)

IQ	Intelligenzgrad
über 140	hervorragend
120–139	sehr gut
110–119	gut
90–109	durchschnittlich
80–89	gering
70–79	sehr gering
unter 69	äußerst gering

Intensivpflege Pflege von Schwerkranken in besonders dafür ausgestatteten Pflegeeinrichtungen. Vorrangiges Ziel ist die Wiederherstellung der Vitalfunktionen, also der Atmung und des Kreislaufs des Kranken. Unter Einsatz verschiedener diagnostischer, therapeutischer und pflegerischer Methoden wird versucht, die lebensbedrohenden Vorgänge im menschlichen Organismus zu beheben und Funktionen einzelner Organe zu ersetzen. Einer Intensivpflege bedürfen unter anderem Patienten, die von einer der folgenden Krankheiten betroffen sind: → Herzinfarkt, → Lungenembolie, Atemläh-

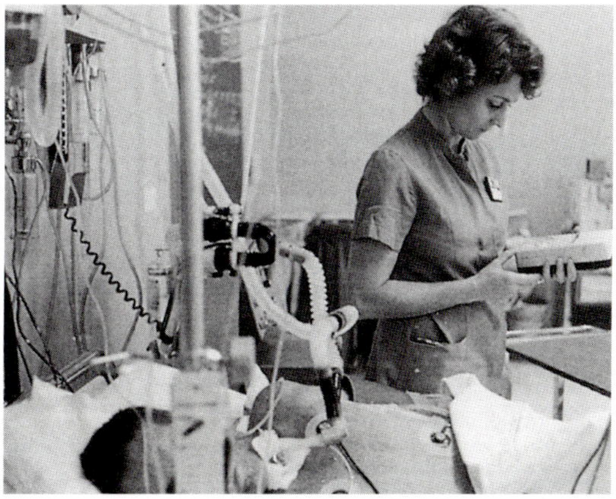

Intensivpflege in akut bedrohlichen Fällen auf Spezialstationen, die mit lebenserhaltenden technischen Geräten ausgestattet sind.

mungen, Nierenversagen und schwere Stoffwechselvergiftungen. Die ständige Überwachung der Patienten erfolgt mittels elektronischer Geräte und Apparaturen; daneben werden in einem speziell dafür ausgestatteten Labor zahlreiche Analysen durchgeführt, um eine Stoffwechselbilanz aufstellen zu können. Die Intensivpflege betrifft: Augen (Verhütung der Austrocknung), Mund und Lippen (Verhütung der Austrocknung, Absaugung von Speichel), Nase (Reinigung), Blase (Dauerkatheter für Harnabfluss), Darm (Einläufe), Bronchien (Absaugung), Haut (Lagewechsel, Hautpflege), Muskeln (Bewegungsübungen, Massagen), Magen (Absaugen, Sondenernährung). Parallel dazu läuft die Intensivtherapie (Beatmung, Infusionen, Inhalationen, medikamentöse Therapie usw.). Intensivpflege, Intensivüberwachung und Intensivtherapie verursachen immense Kosten, wobei das Erfolgserlebnis einer vollständigen Heilung leider selten ist.

inter- Bestandteil medizinischer Fachausdrücke mit der Bedeutung »zwischen«.

Interferone körpereigene Abwehrstoffe, die in von Viren befallenen Zellen des Organismus entstehen und die Vermehrung der Viren blockieren, wodurch andere, noch nicht infizierte Zellen gegen die virale Invasion geschützt werden. Das wichtigste biologische Merkmal der Interferone ist die Artspezifität der Wirkung. So ist z. B. Interferon aus Hühnerzellen nur in Hühnern wirksam. Hingegen sind die Interferone nicht virusspezifisch: Das Hühnerinterferon ist in Hühnerzellen nicht nur gegen dasjenige Virus wirksam, das seine Bildung angeregt hat, sondern gegen eine Vielzahl unterschiedlicher Viren.

Das Ausmaß der Interferonbildung ist sehr unterschiedlich, es hängt sowohl von der Art der Viren als auch von der Art der befallenen Zellen ab. Im Gegensatz zur relativ langsam ablaufenden Reaktion des → Immunsystems auf eingedrungene Viren läuft die Interferon-Bildung sehr rasch – innerhalb weniger Stunden – ab. Allerdings hält der auf diese Weise entstehende Schutz vor einer weiteren Virusinfektion nur ungefähr 24 Stunden an. Interferone sind Eiweißkörper, deren chemische Struktur größtenteils aufgeklärt werden konnte. Heute lassen sich Interferone unter Verwendung von Kolibakterien gentechnisch herstellen. Die auf diese Weise gewonnenen Interferone sind wesentlich billiger als die natürlichen aus Spender-Blutkörperchen. Therapeutisch verwendet man Interferone bei schweren Infektionen mit dem Herpesvirus, chronisch-aggressiver → Hepatitis (infektiöse Leberentzündung), → multipler Sklerose und verschiedenen Tumorerkrankungen. Dabei treten häufig Nebenwirkungen auf: beispielsweise grippeähnliche Beschwerden, manchmal auch Übelkeit, Erbrechen und Müdigkeit. Aufgrund der bisherigen Ergebnisse muss allerdings davor gewarnt werden, in Interferone überzogene Erwartungen zu setzen oder sie gar als »Wundermittel« zu betrachten.

interkostal zwischen den Rippen.

Interkostalneuralgie → Neuralgie, das heißt anfallartige Schmerzen, im Ausbreitungsgebiet der zwischen den Rippen verlaufenden Nerven. Sie treten bevorzugt nach Rippenbrüchen und Wirbelsäulenerkrankungen auf und strahlen nicht selten in den gesamten Brustraum aus.

interkurrent zwischenzeitlich auftretend.

Interleukine Sammelbegriff für unterschiedliche, von weißen Blutkörperchen (Leukozyten) produzierte Eiweißstoffe, die eine wichtige Rolle im Rahmen des körperlichen → Immunsystems spielen. Bestimmte Interleukine regen die Eiweißbildung an, andere sorgen für die Vermehrung von → Fresszellen, fördern die Blutbildung und stimulieren die Produktion von → Antikörpern.

intermittierend zeitweilig aussetzend; mit Unterbrechungen (z. B. intermittierendes Hinken oder intermittierendes Fieber).

Internist Arzt für → innere Medizin.

Intersexualität Störung der geschlechtlichen Ausbildung, bei der sich die inneren und äußeren Geschlechtsorgane in unterschiedlich starkem Ausmaß entgegen dem durch die Chromosomen festgelegten Geschlecht entwickeln. Von der echten → Zwitterbildung unterscheidet sich die Intersexualität dadurch, dass die Geschlechtsorgane in der Regel funktionsfähig sind oder dass nur entweder männliche oder weibliche Keimzellen, d. h. entweder Ei- oder Samenzellen, gebildet werden.

Intertrigo (Wolf) Wundflächen in Körperfalten. Sie treten an der Innenseite der Oberschenkel, gelegentlich auch zwischen den Gesäßbacken auf, beispielsweise nach längeren Märschen, bei denen die Haut durch Schweiß und scheuernde Kleidung geschädigt und aufgerieben wurde. Die Haut ist gerötet, nässt und juckt. Im weiteren Verlauf kann es zu Infektionen mit Bakterien oder Pilzen kommen.

Um diesen unangenehmen Erscheinungen vorzubeugen, sollten Hautfalten nach jedem Waschen gründlich getrocknet und eventuell eingepudert werden. Dagegen ist die Anwendung fetthaltiger Salben nur bedingt zu empfehlen, da ständiges Auftragen von Fett die Haut zu weich und empfindlich macht.

intestinal zum Darm gehörig, den Darm betreffend.

Intimpflege Reinigung und Pflege der äußeren Genitalregion.

Bei der Frau ist die Intimpflege besonders während der Menstruationsblutung und bei Veränderungen oder Erkrankungen im Genitalbereich wichtig. Der Intimbereich sollte stets vom Scheideneingang in Richtung zum After hin gereinigt werden, um eine Keimverschleppung zu verhindern. Nach Operationen der Geschlechtsorgane oder im Wochenbett wird dabei Wundsekret oder Wochenfluss entfernt, die ein optimaler Nährboden für Krankheitserreger sind. Scheidenspülungen gehören dagegen nicht zur Intimpflege und sollten ohne ausdrückliche ärztliche Anweisung grundsätzlich unterbleiben.

Für den Mann ist vor allem die Reinigung der Eichel unter der Vorhaut wichtig. Denn dort sammeln sich Sekret und zelluläre Abschilferungen (Smegma), die einen idealen Nährboden für Bakterien darstellen. Die Vorhaut muss deshalb zurückgeschoben, das Sekret entfernt und anschließend der Bereich gut abgetrocknet werden. Danach wird die Vorhaut wieder vorgezogen, um ein Austrocknen der Eichel zu vermeiden. Abschließend wird der Hodensack von vorn in Richtung Gesäß gewaschen und abgetrocknet.

Intoxikation → Vergiftung.

intra- Bestandteil medizinischer Fachausdrücke mit der Bedeutung »innerhalb«.

intrakutan (i. c.) in der Haut gelegen; in die Haut verabreicht; → Injektion.

intramuskulär (i. m.) in einem Muskel; in einen Muskel verabreicht; → Injektion.

Intrauterinpessar (IUP, Spirale) zur → Empfängnisverhütung in die Gebärmutter eingebrachter Kunststoffkörper, der die Einnistung des befruchteten Keimes verhindert.

intravenös (i. v.) innerhalb einer Vene; in eine Vene verabreicht; → Injektion.

intrazellulär innerhalb der Zelle gelegen.

introvertiert nach innen gewandt; zurückhaltend gegenüber der Außenwelt; Gegensatz: → extrovertiert.

Intubation Einführen eines Rohres oder Schlauches vom Mund oder von der Nase aus in den Rachen oder in die Luftröhre; → Anästhesie.

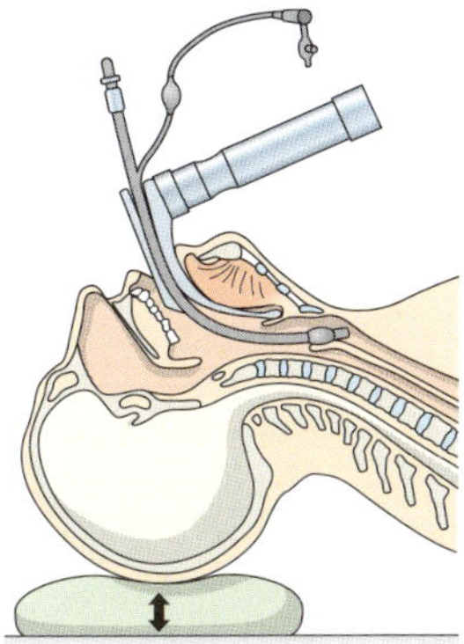

Intubation Die Intubation dient der Freihaltung der Atemwege; über den Tubus können aber auch Narkosemittel verabreicht werden.

Intuition gefühlsmäßiges, nicht vom Verstand beeinflusstes Erfassen von Vorgängen.

Invagination Einstülpung von Darmabschnitten ineinander. Dass sich eine Darmschlinge in eine andere hinein vorwölbt, kommt ohne erkennbare Ursache bzw. aufgrund einer außergewöhnlichen Darmbeweglichkeit bei Säuglingen und Kleinkindern vor. Im späteren Lebensalter stecken meist → Darmpolypen (Schleimhautwucherungen), → Divertikel (Darmwandausbauchungen) oder Geschwülste im Darmbereich dahinter. Besonders häufig betroffen ist der Übergang vom Dünn- zum Dickdarm. Die größte Gefahr der Invagination liegt darin, dass infolge Abknickung von Blutgefäßen die Blutzufuhr unterbrochen wird oder dass die Einstülpung gar einen Darmverschluss (→ Ileus) heraufbeschwört.

Invalidität dauernde Erwerbsunfähigkeit.

invasiv eindringend: **1.** invasives – in die Tiefe dringendes, das umliegende Gewebe zerstörendes – Wachstum bösartiger Tumoren. **2.** invasives – durch Einbringen eines Gerätes in den Körper durchgeführtes – Verfahren.

in vitro im Reagenzglas, d. h. nicht im lebenden Organismus, sondern experimentell im Labor; Gegensatz: in vivo.

in vivo im oder am lebenden Organismus; Gegensatz: in vitro.

Involution Rückbildung (z. B. der Gebärmutter nach der Entbindung).

Inzest Blutschande: Geschlechtsverkehr zwischen Verwandten der auf- und absteigenden Linie und Geschwistern.

Inzision das Einschneiden, der Einschnitt; vorwiegend zur Eröffnung eines → Abszesses.

Inzucht Fortpflanzung unter nahen Verwandten, wodurch die Gefahr des Auftretens von Erbleiden erhöht ist.

Ionenaustauscher wasserunlösliche Substanzen (Kunstharze), die aus Lösungen Ionen im Austausch gegen eigene Ionen aufnehmen. Ionenaustauscher werden bei Stoffwechselstörungen, Ödemen und Leberversagen verwendet.

IQ Abkürzung für → **I**ntelligenz**q**uotient.

Iris (Regenbogenhaut) die Pupille umgebende Augenhaut, die für die Farbe der Augen verantwortlich ist; → Auge.

Irisdiagnostik wissenschaftlich umstrittenes Diagnoseverfahren zur Erkennung von Krankheiten anhand bestimmter Veränderungen der Regenbogenhaut des Auges.

Iritis → Regenbogenhautentzündung.

Irradiation Ausstrahlung, z. B. von Schmerzen.

irreversibel nicht umkehrbar, nicht rückgängig zu machen, nicht heilbar; Gegensatz: reversibel.

Irrigator Spülkanne mit Schlauchansatz für einen Einlauf in den Darm.

Ischämie → Blutleere.

Ischialgie (Ischias) heftige Schmerzen im Bereich des Ischiasnervs, des längsten Nervs des Körpers, der mit seinen vielen Ästen einen Teil der Ober- und Unterschenkelmuskulatur, die Gelenke und die Haut der Beine versorgt. Ursache für eine Ischialgie können sein:

1. Druck oder Verletzung des Nervs. Am häufigsten liegt der Ischialgie ein → Bandscheibenvorfall zu Grunde.

2. Vergiftungen, Stoffwechsel- oder Infektionskrankheiten (z. B. Alkoholismus, Bleivergiftung, Syphilis).

3. ausstrahlende Schmerzen, z. B. ausgehend von einer → Hüftgelenkentzündung.

Die Ischialgie ist gekennzeichnet durch Schmerzen unterschiedlichen Charakters (stechend, reißend, nagend oder stumpf), die vom Gesäß ausgehend an der Rückseite des Ober- und Unterschenkels bis zum Fußknöchel hinabziehen und manchmal mit einem Taubheitsgefühl an der äußeren Fußkante verbunden sind. Die Schmerzen verschlimmern sich durch Husten, Niesen oder Drücken beim Stuhlgang. Nicht selten beginnen sie akut wie ein Hexenschuss, z. B. im Zusammenhang mit dem Heben schwerer Lasten.

Die genaue Diagnose kann nur der Arzt nach einer eingehenden Untersuchung stellen. Therapeutisch spielt neben der Anwendung von Schmerzmitteln selbstverständlich die Behandlung der zu Grunde liegenden Krankheit die entscheidende Rolle. Wärmeanwendung sowie Körperstellungen, bei denen der Ischiasnerv möglichst wenig gereizt wird, wirken unterstützend.

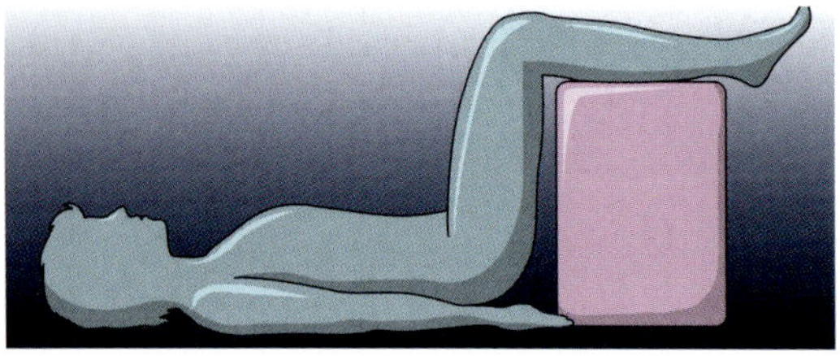

Ischialgie Schonhaltungen wie diese unterstützen die Behandlung.

Ischias umgangssprachliche Bezeichnung für → Ischialgie.

Ischurie → Harnverhaltung.

isometrisches Muskeltraining Methode des Krafttrainings, bei der die Muskeln angespannt werden, ohne sich jedoch verkürzen zu können. Wer aus Zeitmangel oder infolge anderer Hemmnisse einer sportlichen Betätigung nicht nachgehen kann, ist durch tägliches 10-minütiges isometrisches Muskeltraining in der Lage, sich im eigenen Heim ohne Sportgerät fit zu halten. Bei den Übungen, die grundsätzlich gegen einen Widerstand erfolgen, muss die Muskelanspannung langsam und nicht ruckartig, aber mit maximaler Kraft erfolgen und über 2–3 Sekunden aufrechterhalten werden. Beispielhafte Übungen des isometrischen Krafttrainings:

- Training der Halsmuskulatur: Hände vor der Stirn verschränken und nach hinten ziehen; Kopf kraftvoll nach vorn gegen die Hände drücken.
- Training der Arm- und Schultergürtelmuskulatur: Die in den Ellbogen angewinkelten Arme in Brusthöhe heben und die Finger beider Hände ineinander verhaken; anschließend mit aller Kraft versuchen, die Finger auseinander zu ziehen.
- Training der Armmuskulatur: Mit gespreizten Beinen in eine Tür stellen; Arme hochheben und die Handflächen fest gegen den oberen Querteil des Türrahmens pressen.

iso- Bestandteil medizinischer Fachausdrücke mit der Bedeutung »gleich, ähnlich«.

Isotopendiagnostik Stellung der → Diagnose anhand von Untersuchungsverfahren, bei denen Radionuklide – künstlich radioaktive Atomarten eines Elementes – verwendet werden; → Szintigrafie.

Isotopentherapie → Strahlenbehandlung mit Radionukliden (z. B. bei bösartigen Geschwülsten).

Isthmus Engstelle eines Hohlorgans.

-itis Bestandteil medizinischer Fachausdrücke mit der Bedeutung »Entzündung«.

IU Abkürzung für **I**nternational **U**nit (internationale Einheit).

IUP Abkürzung für → **I**ntra**u**terin**p**essar.

i. v. Abkürzung für → **i**ntra**v**enös.

J

Jackson-Anfälle nach dem britischen Neurologen John Jackson benannte, plötzlich auftretende Krämpfe, die entweder mit Zuckungen im Gesicht oder an den Händen bzw. Füßen beginnen und sich dann zur Körpermitte hin fortsetzen. Das Bewusstsein ist dabei in der Regel nicht beeinträchtigt. Die Ursache liegt fast immer in örtlich begrenzten Gehirnschädigungen, zum Beispiel in einer Geschwulst oder Blutung.

Jejunum (Leerdarm) an den Zwölffingerdarm anschließender mittlerer Abschnitt des Dünndarms; → Darm.

Jochbein Backenknochen; → Kopf.

Jod (chemisches Zeichen: J) für den Aufbau der Schilddrüsenhormone unentbehrliches → Spurenelement. Der tägliche Bedarf beträgt ca. 200 µg und wird hauptsächlich über den Verzehr von Milch, Eiern und Seefisch gedeckt, wobei der Gehalt in Lebensmitteln stark von dem regionalen Jodvorkommen abhängt. Steht Jod nicht in ausreichender Menge zur Verfügung, so kommt es zu einer Vergrößerung der → Schilddrüse, die man als Struma oder → Kropf bezeichnet. Mehr als 15 Prozent der Bevölkerung der Bundesrepublik Deutschland weisen eine derartige Jodmangelstruma auf. Die konsequente Vorbeugung durch jodiertes Kochsalz könnte die Häufigkeit ganz erheblich reduzieren. Allerdings dient das Jodsalz nur zur Prophylaxe, nicht aber zur Behandlung eines Kropfes. Wenn in einer Familie der Salzverbrauch sehr niedrig ist oder wenn aus bestimmten Gründen auf die Verwendung von Speisesalz weitgehend verzichtet wird, kann eine derartige Prophylaxe nach Rücksprache mit dem Hausarzt durch Einnahme von Jodtabletten gewährleistet werden.

Jodtinktur jodhaltige Flüssigkeit zur Wunddesinfektion, die heutzutage, da sie bei überempfindlichen Personen eine → Allergie auslösen kann, weitgehend durch mildere Mittel ersetzt ist.

Jogging Lauftraining, das aus einem leichten Dauerlauf mit eingeschalteten kurzen Ruhepausen besteht und vor allem für weniger geübte Freizeitsportler zur Stärkung von Herz, Kreislauf, Muskulatur und Gelenken bzw. als Ausgleichssport zur Vorbeugung gegen Herz-Kreislauf-Erkrankungen und zum Stressabbau geeignet ist. Jogger sollten allerdings darauf achten, dass sie sich beim Laufen nicht übernehmen. Die Herzschlagfrequenz pro Minute sollte nicht mehr als 180 minus Lebensalter erreichen! Ältere Personen dürfen derartige Aktivitäten grundsätzlich nur nach ärztlicher Untersuchung betreiben. Bei Beschwerden und Unwohlsein muss das Lauftraining sofort unterbrochen werden. Wer Warnsymptome missachtet, kann leicht das Opfer seines Übereifers werden.

Jogurt aus erhitzter Milch durch Zusatz bestimmter Bakterien gewonnenes Sauermilchprodukt. Die im Jogurt enthaltenen Bakterien sind unschädlich und siedeln sich nicht im Körper an. Der Wert des Jogurts als diätetisches Nahrungsmittel beruht auf seinem Gehalt an Milchsäure. Kurmäßig ist Jogurt 2–3 Wochen lang bei Fäulnisdurchfällen zu empfehlen.

Joule (Abkürzung: J) Maßeinheit für Arbeit, Energie und Wärmemenge, die die früher übliche Einheit »Kalorie« ersetzt hat: 1 cal = 4,186 J.

Juckausschlag → Prurigo.

Juckreiz (Pruritus) Etliche Erkrankungen der Haut – z. B. die → Krätze, Stiche von Läusen und Flöhen, Pilzerkrankungen, → Nesselsucht sowie Nahrungsmittel- und Arzneimittelallergien – verursachen ein mehr oder weniger starkes Jucken. Ein solches Hautjucken kann aber auch Symptom einer ernsten Allgemeinerkrankung sein, so z. B. der → Zuckerkrankheit, der → Nierenentzündung, verschiedener Leber-Gallen-Erkrankungen, einiger Formen von → Krebs, der → Leukämie, der → Lymphogranulomatose, der → Gicht sowie unterschiedlicher Schilddrüsenstörungen, und verlangt daher eine genaue Aufklärung. Auch Schwangerschaft und Wechseljahre können aufgrund von Hormon- und Stoffwechselstörungen von heftigem Hautjucken begleitet sein. Das Juckgefühl kommt vornehmlich durch chemische oder mechanische Reizung feiner Nervenfasern zu Stande, die wie ein Netz in der Wand der kleinsten Blutgefäße liegen und mit diesen an alle Stellen der Körperoberfläche gelangen. Das erklärt auch, weshalb Krankheiten, die hauptsächlich die Blutgefäße der Haut betreffen, wie z. B. → Frostbeulen und Nesselsucht, mit besonders starkem Juckgefühl einhergehen. Ständiges Kratzen bringt wohl eine vorübergehende Erleichterung, schädigt die Haut aber noch zusätzlich und verursacht nicht selten sogar Hauteiterungen. Daneben gibt es auch einen Juckreiz, für den keine der genannten Ursachen gefunden werden kann. So

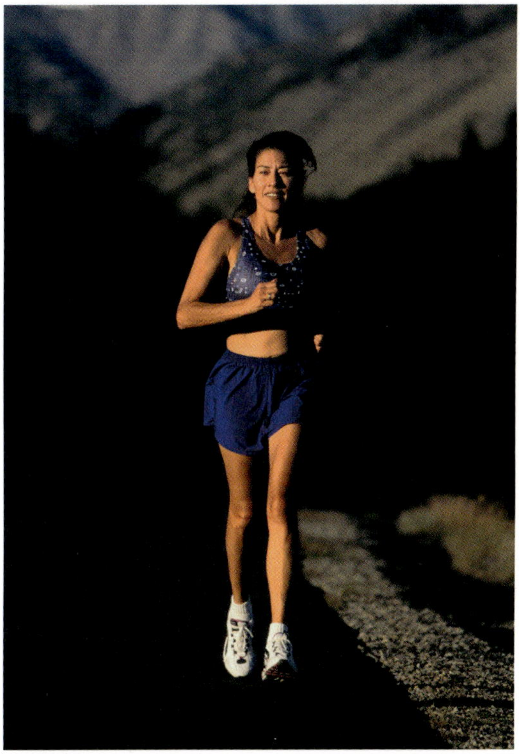

Jogging Ein hervorragender Ausgleichssport zur Stärkung von Herz, Kreislauf, Muskulatur sowie zur aktiven Stressbekämpfung.

Ursachen von Juckreiz
(ohne Hauterkrankungen; nur innere Krankheiten)

- Lebererkrankungen
- Nierenerkrankungen
- Blutkrankheiten
- Krebs (Lunge, Magen, Dickdarm, weibliche Brust, Prostata)
- Hormondrüsen- und Stoffwechselkrankheiten (→ Zuckerkrankheit, → Myxödem, → Hyperthyreose, → Diabetes insipidus, → Gicht, → Schwangerschaft)
- Wurmerkrankungen (→Spulwürmer, → Trichinenkrankheit)
- Altershaut
- Arzneimittelreaktion
- Genussmittelkonsum
- psychogen
- Rückenmarkschwindsucht

neigt besonders die Haut alter Menschen zu quälendem Hautjucken (Pruritus senilis), das allgemein oder örtlich begrenzt (z. B. Nase, After, Geschlechtsteile) auftreten kann. Die Patienten werden schlaflos, unlustig, abgespannt, nervös und gereizt.

Die Behandlung des Juckreizes besteht zunächst in der Ausschaltung etwaiger Grundleiden. Alle Reizstoffe wie Bohnenkaffee, Nikotin und Medikamente sind abzusetzen. Die Patienten sollten auf eine ordentliche Verdauung achten, Frauen überdies auf eine regelmäßige Menstruation. Die örtliche Behandlung besteht im Einpudern oder Abreiben mit Essigwasser oder Zitronenscheiben sowie in Bädern mit Heublumen oder Kamillen. An Medikamenten – die allerdings nur nach ärztlicher Anordnung angewandt werden dürfen – helfen → Antihistaminika oder → Corticosteroide (Kortison) in Form von Salben, Cremes oder Sprays. Auch Klimakuren an der See oder im Hochgebirge sowie eine Behandlung mit Hormonen kann angezeigt sein.

Jugulum natürliche Einsenkung an der Vorderseite des Halses zwischen Halsmuskeln, Brustbein und beiden Schlüsselbeinen.

Jungfernhäutchen → Hymen.

juvenil jugendlich; im Jugendalter auftretend.

juveniles Melanom gutartige, bei Kindern und Jugendlichen vorkommende Form des → Melanoms.

K

Kachexie → Auszehrung.

Kadmiumvergiftung Kadmium (chemisches Zeichen: Cd) ist als silberweißes Schwermetall natürlicher Bestandteil der Erdkruste. Durch Winde, Gewässer und Vulkane, aber auch über Klärschlamm und Abwässer, gelangt es in den landwirtschaftlich genutzten Boden und von dort in die Pflanzen. Dort reichert es sich besonders in Blüten und Stängeln an, während Samen und Früchte weitgehend verschont bleiben. In belasteten Gegenden sollten daher keine blattreichen Gemüse (Salate, Kohlarten usw.) angebaut werden. Besonders viel Kadmium enthalten Champignons, Leber und Nieren von Wildtieren und einige Muschelarten. Vor allem Tabakpflanzen sind ausgesprochene Kadmiumsammler; durch Rauchen erhöht sich daher die Kadmiumbelastung beträchtlich.

Kadmium wird heute zunehmend für die galvanische Oberflächenveredelung von Metallen, für die Produktion von Nickel-Kadmium-Batterien, Farbpigmenten und Fotoelementen sowie als Zusatz in PVC-Kunststoffen und Phosphatdüngern verwendet. Erkrankungen durch Kadmium oder seine Verbindungen gelten als → Berufskrankheiten. Die akute Vergiftung äußert sich in Reizerscheinungen der Luftwege: Entzündung der Luftröhre und Bronchien, eventuell → Lungenentzündung und → Lungenödem. Bei der seltenen Aufnahme größerer Mengen durch den Mund kommt es zu einer heftigen Magen-Darm-Entzündung mit Erbrechen und Durchfällen. Als Folge einer chronischen Kadmiumvergiftung können sich → Lungenblähung, diverse Nierenschäden und → Osteoporose entwickeln.

Verhütung: Nicht rauchen! Auf Innereien von Wild sowie auf Wildpilze ganz verzichten; Obst und Gemüse gründlich waschen, äußere Hüllblätter entfernen; keine sauren Lebensmittel in buntem Keramikgeschirr aufbewahren; Kinderspielzeug aus Holz statt aus Kunststoff verwenden, da Kunststoff manchmal auch Kadmium enthält; gebrauchte Batterien grundsätzlich nicht in den Müll werfen, sondern in Sammelstellen abgeben.

Kaffee Der ursprünglich aus Äthiopien stammende Kaffee gehört als anregendes Getränk zu den Genussmitteln. Das darin enthaltene Koffein hat im Organismus folgende Wirkungen: Erregung von Großhirnrinde, Atem- und Gefäßzentrum; Erweiterung der Blutgefäße; Beschleunigung der Herztätigkeit; Vermehrung der Harnausscheidung. Medizinisch wird Koffein wegen seiner anregenden Wirkung auf Herz, Kreislauf und Atmung, bei akuter Kreislaufschwäche, Vergiftungen und Migräne angewandt. Chronischer Kaffeemissbrauch äußert sich in Herzklopfen, Angst, Zittern, Unruhe, Schlaflosigkeit, allgemeiner Nervosität, Appetitlosigkeit, Herzschmerzen und Verstopfung. Vor allem Kinder und empfindliche Personen sollten deshalb keinen Kaffeee trinken. Außerdem ist Kaffee wegen seiner Reizwirkung bei nervöser Übererregbarkeit, → Schilddrüsenüberfunktion, → Hypertonie (Bluthochdruck), → Magenschleimhautentzündung (Gastritis) und → Magengeschwüren unbedingt zu meiden. Koffeinfreier Kaffee ist zwar bei Erkrankungen von Herz und Nervensystem zugelassen, wird jedoch wegen der Röstprodukte von Magen- und Gallenkranken ebenso wenig wie koffeinhaltiger Kaffee vertragen. Kranke sollten deshalb lieber zuerst den Arzt fragen, ob sie Kaffee trinken dürfen.

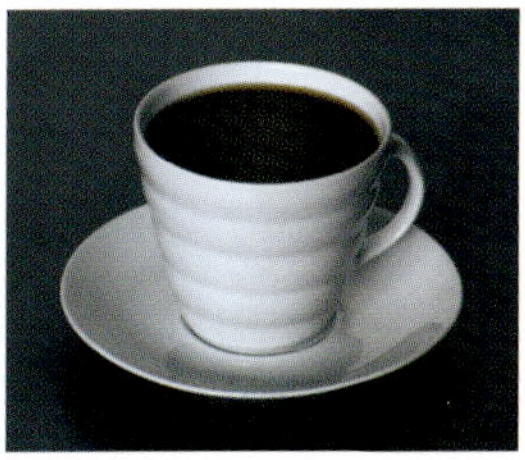

Kahler-Krankheit → Plasmozytom.

Kaiserschnitt (Schnittentbindung, Sectio) operativer Eingriff, bei dem das ungeborene Kind nach Eröffnung von Bauchdecke und Gebärmutter direkt aus dem Mutterleib entnommen wird; → Geburtshilfe.

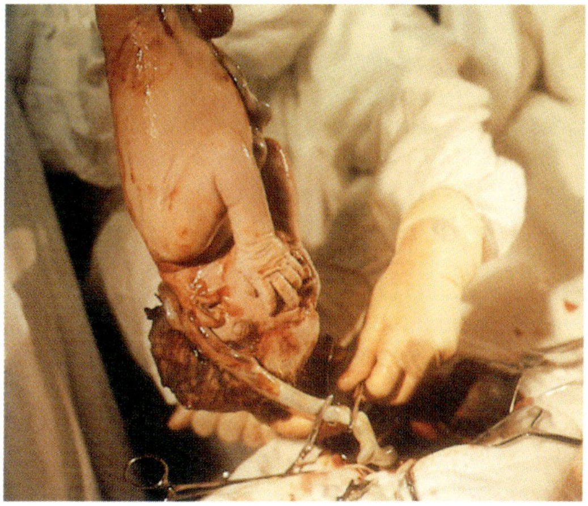

Kaiserschnitt Der Kaiserschnitt (Schnittentbindung, Sectio caesarea, Sectio) hat vielen Müttern und Kindern das Leben gerettet.

Kala-Azar zu den → Leishmaniasen zählende, die Eingeweide befallende tropische Infektionskrankheit.

Kalabar-Beule (Kamerunbeule) von Fadenwürmern hervorgerufene, ausschließlich in Afrika vorkommende Erkrankung, die durch eine rötliche, schmerzlose, allerdings stark juckende Schwellung gekennzeichnet ist. Die Krankheitserscheinungen sind oft von Fieber begleitet und bilden sich nach einigen Tagen spontan wieder zurück.

Kalium (chemisches Zeichen: K) Das Alkalimetall Kalium – man nimmt davon mit der Nahrung pro Tag durchschnittlich 3–4 g auf – spielt im Eiweiß-, Kohlenhydrat- und Fettstoffwechsel eine bedeutende Rolle und ist für die Nervenerregung sowie eine geregelte Herzmuskeltätigkeit wichtig. Zu einem Kaliummangel (→ Hypokaliämie) kann es einerseits durch verminderte Aufnahme (Unterernährung, Hunger, künstliche Ernährung), andererseits durch übermäßige Verluste bei der Einnahme von → Diuretika, Nebennierenrindenhormonen, → Digitalis und Abführmitteln, aber auch als Folge von Durchfällen, Erbrechen und starkem Schwitzen kommen. Anzeichen eines starken Kaliumverlustes sind Muskelschwäche bis hin zu Muskellähmungen, Übelkeit, Erbrechen, Blähungen, Apathie, Herzschwäche und Herzrhythmusstörungen. Kaliumreiche Nahrungsmittel sind Nüsse, Datteln, weiße Bohnen, Weizenkleie, getrocknete Pfirsiche, Aprikosen, Weinbeeren, Pflaumen und Feigen; ferner Weizenkeime, Sojamehl, getrocknete Steinpilze, getrocknete Möhren und Stockfisch. Da die meisten dieser Nahrungsmittel gleichzeitig sehr kalorienreich sind, ist es sinnvoll, bei stärkerem Kaliummangel auf ein handelsübliches Kaliumpräparat zurückzugreifen.

Weitaus seltener als der Mangel an Kalium ist dessen Überschuss im Blut, den der Mediziner → Hyperkaliämie nennt.

Kaliumpermanganat violette Lösung, die in hohen Verdünnungen als Desinfektionsmittel verwendet wird und zudem zusammenziehend (adstringierend) und desodorierend wirkt. Wegen Vergiftungsgefahr muss die Verdünnungsvorschrift genau eingehalten werden.

Kalkmilch Desinfektionsmittel zur Grobdesinfektion von Stuhl und Urin sowie zum Anstreichen von Tierställen.

Kalkpräparate kalziumhaltige Medikamente; → Kalzium.

Kalkseifenstuhl → Seifenstuhl.

Kallus (Callus) nach einem Knochenbruch gebildetes, der Heilung dienendes jugendliches Knochengewebe, das seinen Ursprung im Knochenmark und in der Knochenhaut hat. Kallus ist zuerst bindegewebig und wird erst im Lauf der Zeit durch Kalkeinlagerung verfestigt. Je älter der Mensch wird, umso langsamer verläuft die Kallusbildung.

Kalorie (cal) gesetzlich nicht mehr zulässige Einheit der Wärmemenge; heute ersetzt durch → Joule.

Kälteallergie heftige Überempfindlichkeitsreaktion des Körpers auf die Einwirkung tiefer Temperaturen, bei der es zur Bildung von juckenden Quaddeln oder zu ausgedehnten, durch Flüssigkeitsansammlung unter der Haut bedingten Schwellungen, so genannten Ödemen, kommen kann.

Kältechirurgie → Kryochirurgie.

Kältetherapie neuartiges Vorbeugungs- und Behandlungsverfahren, bei dem man sich die Wirkung extremer Kälte auf den Körper zu Nutze macht, indem man Menschen für etwa 60–90 Sekunden in einer speziellen Kammer einer trockenen Eiseskälte von minus 110 °C ausgesetzt. Derart tiefe Temperaturen regen das Immunsystem an, wirken bei rheumatischen Erkrankungen der Weichteile, chronisch entzündlichen Gelenkerkrankungen und Hautkrankheiten und verbessern zudem die Spannkraft der Muskulatur. Nicht zu empfehlen ist die Kältetherapie bei akuten → Herz-Kreislauf-Erkrankungen, arteriellen Durchblutungsstörungen und → Hypertonie (Bluthochdruck).

Kalzium (chemisches Zeichen: Ca) Das Erdalkalimetall Kalzium ist zum Aufbau von Knochen und Zähnen sowie für die Blutgerinnung unentbehrlich. Kalziummangel (→ Hypokalzämie) führt zu einer Entmineralisierung der Knochen, zu Wachstumsstörungen, erhöhter Anfälligkeit gegen Infektionen, Nervosität und verminderter Fortpflanzungsfähigkeit. Kalziumüberschuss (→ Hyperkalzämie) hingegen zu Verstopfung und in schweren Fällen sogar zu → Herzrhythmusstörungen.

Der Kalziumgehalt von Pflanzen hängt vom Kalkgehalt des Bodens und des Wassers ab. Am besten nützt der Organismus das Kalzium in Milch und Käse aus. Da die heutige Kost oft zu wenig Kalzium enthält, ist ein vermehrter Verzehr von Milch, Käse und grünem Gemüse anzuraten.

Kalzium-Antagonisten Gruppe von Medikamenten, die den Einstrom von → Kalzium in die Zellen behindern, dadurch gefäßerweiternd wirken und die Sauerstoffausnützung des Herzmuskels verbessern. Man wendet sie gegen → Hypertonie (Bluthochdruck) und zur Behandlung verschiedener Herzkrankheiten, vor allem der → Angina pectoris und verschiedener → Herzrhythmusstörungen, an. Zusammen mit → Betablockern und Flüssigkeit ausschwemmenden Arzneimitteln senken Kalzium-Anta-

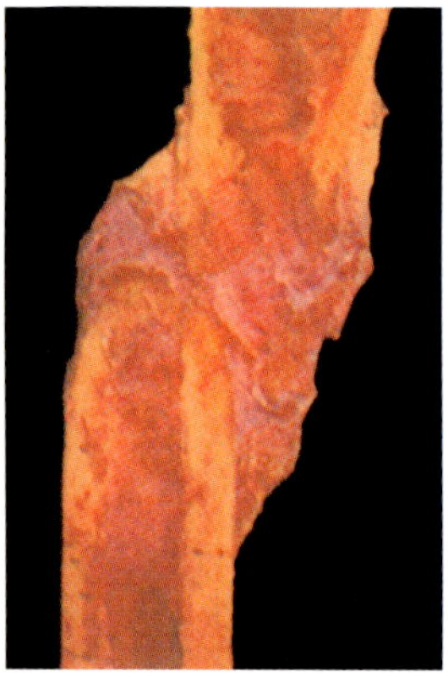

Kallusbildung nach einem Knochenbruch.

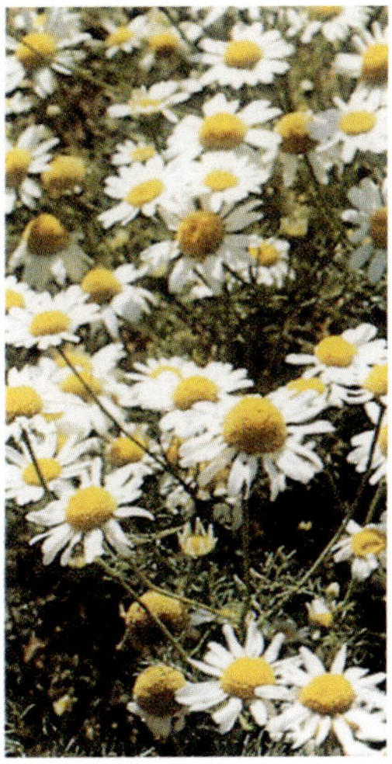

Kamille Die Blüten werden als krampflösendes und entzündungshemmendes Mittel verwendet.

gonisten nach einem → Herzinfarkt das Risiko eines Rückfalls.

Kamerunbeule → Kalabar-Beule.

Kamille Heilpflanze, die getrocknet in Form von Tees oder als Zusatz zu Aufgüssen und Bädern innerlich und äußerlich angewandt wird. Ihr Extrakt wirkt krampflösend, entzündungshemmend und beruhigend.

Kammerflattern sehr schnelle, aber regelmäßige Aufeinanderfolge von Herzschlägen (Systolen), etwa bis 300 pro Minute. Anfälle von Kammerflattern führen zu Kollaps, Kreislaufstillstand und Ohnmacht und können, sofern sie nicht durch Herzmassage und Elektroschock unterbrochen werden, in lebensbedrohliches → Kammerflimmern übergehen. Als Ursachen kommen eine schwere Herzmuskelentzündung (→ Myokarditis), verschiedene → Herzfehler oder ein → Herzinfarkt in Betracht; → Herzrhythmusstörungen.

Kammerflimmern völlig unregelmäßige Herzmuskelzusammenziehungen, die sich in wogenden Bewegungen der Herzkammern äußern. Die Schlagfrequenz des Herzens kann dabei bis auf 600 Schläge pro Minute ansteigen. Dadurch wird kein Blut mehr ausgestoßen und es kommt zu akutem Kreislaufstillstand. Mögliche Ursachen sind ein → Herzinfarkt, eine Vergiftung mit → Digitalis, Starkstromunfälle, Blitzschlag und → Lungenembolie. Zur Behandlung sind Elektroschocks erforderlich, mit denen das Herz wieder in seinen normalen Rhythmus gebracht werden soll. Kammerflimmern endet oft tödlich; → Herzrhythmusstörungen.

Kammerwasser Mineralstoffe, Eiweiß, Zucker und Enzyme enthaltende Flüssigkeit im Inneren der Augenkammern. Das Kammerwasser bedingt durch seinen Druck die prallelastische Form des Augapfels und ernährt die gefäßlose Augenlinse. Übersteigt die Produktion des Kammerwassers dessen Abfluss, so erhöht sich der → Augendruck, was zum → grünen Star führen kann.

Kandidiasis → Candidiasis.

Kanikolafieber (Stuttgarter Hundeseuche) von Hunden auf Menschen übertragbare → Leptospirose.

Kanüle Hohlnadel zur Verabfolgung von Injektionen oder zum Ablassen von Flüssigkeiten.

kanzerogen Krebs erzeugend.

Kapillaren (Haargefäße) feinste Blutgefäße, in denen im Gewebe der Gasaustausch stattfindet; → Blutkreislauf.

Kaposi-Sarkom Die nach dem Wiener Hautarzt Moritz Kaposi benannte Sonderform eines → Sarkoms, also einer bösartigen, vom Stütz- und Bindegewebe ausgehenden Geschwulst, ist im Grunde sehr selten und befällt hauptsächlich über 50-jährige Männer in Süd- und Osteuropa. Eine etwas andere Ausprägung, von der auch Kinder betroffen werden, kommt in Zentral- und Südafrika vor. Das Kaposi-Sarkom hat jedoch wesentlich an Bedeutung gewonnen, weil es in einer sehr bösartigen, sich rasch auf Lymphknoten und andere Organe ausbreitenden Form gehäuft im Endstadium von → AIDS auftritt.

Meist beginnend an den Beinen, zeigen sich bräunliche Flecken und Knoten, die sich über den ganzen Körper ausbreiten und dann auch auf den Schleimhäuten erscheinen. In der Folge werden auch innere Organe, vor allem Leber und Milz, sowie Gehirn und Knochen befallen. Das Kaposi-Sarkom, das im Zusammenhang mit AIDS auftritt, ist meist zuerst auf der Mundschleimhaut zu erkennen.

Karbol → Phenol.

Karbunkel Gruppe von mehreren, dicht nebeneinander stehenden und ineinander übergehenden → Furunkeln. Karbunkel treten bevorzugt an Nacken und Rücken auf.

kard- Bestandteil medizinischer Fachausdrücke mit der Bedeutung »Herz«.

Kardia Mageneingang: Übergang von der Speiseröhren- zur Magenmuskulatur. Aufgabe: Verschluss des Magens gegen die Speiseröhre.

Kardiaka Medikamente zur Behandlung von Herzkrankheiten.

kardial das Herz betreffend, herzbedingt.

Kardiologie Lehre von den Herzkrankheiten; Teilgebiet der → inneren Medizin.

Kardiomyopathien Herzmuskelerkrankungen verschiedener Ursache, die nicht durch einen → Herzklappenfehler oder eine Durchblutungsstörung bedingt sind. In der Regel sind dabei beide Herzkammern erweitert, und das ganze Herz ist stark vergrößert. Die häufigsten dadurch ausgelösten Beschwerden sind Atemnot und nächtliches Wasserlassen; oft entwickelt sich eine schnell fortschreitende → Herzschwäche. Die Behandlung besteht in der Entlastung des Herzens, kochsalzarmer Kost sowie in der medikamentösen Therapie mit → Digitalis, → Diuretika und → Vasodilatatoren.

Kardioptose → Wanderherz.

Kardiospasmus krampfhafter Verschluss des Mageneingangs; → Achalasie.

Kardiotokografie (CTG) Untersuchungsverfahren mit kontinuierlicher Aufzeichnung der Wehen und der kindlichen Herztätigkeit. Dabei werden ein mechanischer Druckaufnehmer (Wehen-Transducer) und ein Ultraschallkopf mit Mikrofon (Herzton-Transducer) auf die Bauchdecke der Schwangeren aufgesetzt. Auf einen fortlaufenden Papierstreifen werden Wehenhäufigkeit und -stärke sowie die Herzfrequenz des Ungeborenen aufgezeichnet. Ist die Fruchtblase bereits geplatzt, können die kindlichen Herztöne auch direkt abgeleitet werden, indem eine Elektrode am Kopf des Kindes angelegt wird (interne Kardiografie). Das CTG wird zur Überwachung des kindlichen Befindens in der Spätschwangerschaft und während der Geburt durchgeführt; außerdem dient es der Kontrolle der Wehentätigkeit.

kardiovaskulär Herz und Blutgefäße betreffend.

Karditis Entzündung des Herzens; Oberbegriff für Endo-, Myo- und Perikarditis.

Karenz Entwöhnung, Ausschaltung, Verzicht, Aussetzen.

Karies (Zahnfäule) Zahnzerstörung durch von Bakterien gebildete Säuren. Karies ist die bei weitem häufigste Zahnkrankheit, der alljährlich weltweit Unmengen von Zähnen zum Opfer fallen. Voraussetzung für ihre Entstehung sind Zahnbeläge (Plaque), in denen Bakterien leben, die in der Lage sind, aus der Nahrung stammende Kohlenhydrate in Säuren umzuwandeln. Diese Säuren greifen dann den Zahnschmelz an und erzeugen darin Defekte, die sich immer weiter in den Zahn hineinfressen. Es ist also nicht so, dass die Bakterien den Zahn direkt schädigen, vielmehr tun dies die von ihnen ausgeschiedenen Säuren.

Nach dem überaus harten Zahnschmelz wird das darunter liegende weichere Zahnbein (Dentin) angegriffen, und schließlich erreicht die Karies das Zahnmark (Pulpa). Dieses reagiert mit einer → Pulpitis (Zahnmarkentzündung), die in der Regel nicht nur starke Schmerzen verursacht, sondern darüber hinaus erhebliche, zum Teil nicht ungefährliche Folgeerscheinungen nach sich ziehen kann. Schließlich geht immer mehr Zahnsubstanz verloren, bis der Zahn schließlich nur noch ein übel riechendes, schwarz-braunes Gebilde ist und entfernt werden muss.

Die Karies bereitet im Anfangsstadium – solange sie noch nicht über den Zahnschmelz hinaus gelangt ist – kaum Beschwerden. Je mehr sie sich allerdings der Pulpa nähert, je intensiver also deren Entzündung wird, desto heftiger werden die Schmerzen. Allerdings kann die Karies – wenn die Pulpitis chronisch, d. h. schleichend und nahezu unbemerkt verläuft – einen Zahn auch zerstören, ohne dass dabei nennenswerte Beschwerden auftreten.

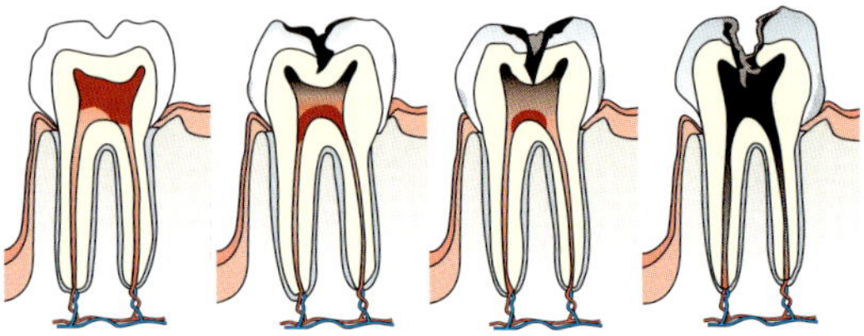

Karies mit von links nach rechts zunehmender Zerstörung des Zahns.

Karies lässt sich durch intensive Vorbeugemaßnahmen weitgehend vermeiden. Dazu ist es erforderlich, die Zahnbeläge durch sorgfältiges Putzen so regelmäßig zu entfernen, dass den darin lebenden Bakterien keine Zeit zur Säurebildung bleibt (→ Zahnpflege). Auch die regelmäßige Anwendung von Fluoriden (→ Fluoridierung) ist sehr zu empfehlen, da diese den Zahnschmelz widerstandsfähig gegen Säuren machen und zudem die Lebensbedingungen der verursachenden Bakterien erheblich verschlechtern.

Ist erst einmal ein Defekt entstanden, bohrt der Zahnarzt den befallenen Zahn aus und entfernt die erkrankte Zahnhartsubstanz. Je nachdem, wie tief und ausgedehnt die Karies und wie sehr die Pulpa in Mitleidenschaft gezogen ist, reichen die Behandlungsmaßnahmen von der bloßen Füllung über die Wurzelbehandlung bis hin zur Zahnentfernung (Extraktion).

Kariesprophylaxe Oberbegriff für alle Mundhygienemaßnahmen, die der Vorbeugung gegen → Karies dienen.

Karlsbader Salz als Abführmittel verwendete natürliche bzw. künstliche Salzmischung aus Natriumsulfat (Glaubersalz), Kaliumsulfat, Natriumchlorid (Kochsalz) und Natriumbikarbonat (Natron).

Karotine gelbe bis rote Pflanzenfarbstoffe, die, weil sie Vorstufen des Vitamins A (→ Vitamine) sind, als Provitamine A bezeichnet werden. Sie kommen in allen grünen Pflanzenteilen, in Blattgemüse, Karotten, Paprika und Hagebutten vor.

Karotis (Arteria carotis) Oberbegriff für die beiden großen Halsschlagadern, die zum Kopf führen.

Karpaltunnelsyndrom Durch den Karpaltunnel – er liegt im Bereich der Handwurzel auf der Handinnenseite – verlaufen der Unterarmnerv (Nervus medianus) sowie die Sehnen derjenigen Muskeln, die die Finger abbeugen. Durch mechanischen Druck auf den Medianusnerv im Karpaltunnel kommt es zu nächtlichen Schmerzattacken in Arm und

Hand, zu Taubheit, Kribbeln und andere Missempfindungen im Bereich der ersten 3 Finger. Die Hand lässt sich morgens nur mühsam öffnen, das Greifen macht große Mühe, und die Daumenballenmuskulatur bildet sich zurück. Am häufigsten sind Frauen im 5. bis 6. Lebensjahrzehnt betroffen. Als Ursachen kommen Zustände nach Knochenbrüchen und anderen Verletzungen, Tumoren, → Arthrose und → rheumatisches Fieber in Betracht. In den meisten Fällen lässt sich allerdings keine Ursache ermitteln.

Nur im Anfangsstadium kann durch eine konservative Behandlung mit entzündungshemmenden Präparaten sowie Unterarm-Mittelhand-Schienen für die Nacht eine Besserung erzielt werden. In den meisten Fällen muss jedoch ein erfahrener Handchirurg unter Verwendung moderner Operationstechniken (Lupe und Operationsmikroskop) den Nerv aus seinen Verwachsungen lösen bzw. ein Band im Handwurzelkanal spalten, eine Operation, die heute auch endoskopisch ausgeführt wird (→ endoskopische Operationsverfahren). Dadurch kann eine weitgehende Beschwerdefreiheit und ein Kraftgewinn erzielt werden. Weniger gut sind die Resultate, wenn die Operation zu lange hinausgeschoben wird und bereits Dauerschäden vorliegen.

Kartoffel Kartoffeln gehören nach dem Brotgetreide zu den wichtigsten Nahrungsmitteln der westlichen Bevölkerung. 100 g Kartoffeln enthalten rund 18 g Kohlenhydrate und 2 g Eiweiß und haben einen Nährwert von 360 Joule (= 85 Kalorien). Hervorzuheben ist zudem der Gehalt an Vitamin C, der zwar nach Jahreszeit und Sorte schwankt, es aber möglich macht, mit Kartoffeln bis zu 80 Prozent des Tagesbedarfs an Vitamin C zu decken. Wichtig ist hierbei die Zubereitungsart: Man sollte die Kartoffeln möglichst in der Schale kochen (Pellkartoffeln); niemals sollten sie geschält oder gar klein geschnitten längere Zeit in Wasser liegen. Auch zu langes Kochen und Aufwärmen führt zu beträchtlichen Vitamin-C-Verlusten. Das Kartoffeleiweiß hat einen sehr hohen biologischen Wert. Von den Mineralien und Spurenelementen in der Kartoffel sind vor allem → Kalium, → Phosphor, → Kalzium, → Magnesium und → Eisen bedeutsam.

Für den Erhalt der Nährstoffe ist vor allem eine sachgemäße Lagerung bei 3–4 °C und wenig Licht wesentlich. In bereits keimenden Kartoffeln bildet sich ein Giftstoff, das Solanin. Dieses wird zwar durch Kochen und Dämpfen zerstört, doch sollen keimende Kartoffeln nicht zu Pellkartoffeln verarbeitet werden.

karzinogen Krebs erzeugend. Dementsprechend spricht man bei Krebs erregenden Stoffen von Karzinogenen.

Karzinoid zumeist mehrfach auftretender, höchstens kirschgroßer Tumor, der wie ein → Krebs aufgebaut ist, aber sich von diesem in der Bösartigkeit unterscheidet. Karzinoide haben ihren Sitz im ganzen Magen-Darm-Kanal unter Bevorzugung des untersten Dünndarmabschnitts und des Wurmfortsatzes am Blinddarm sowie in den Bronchien oder in den Eierstöcken. Ausgangspunkt sind die so genannten gelben Zellen der Darmschleimhaut bzw. die hellen Zellen der Bronchialschleimhaut. Während das solitär auftretende Appendixkarzinoid meist ein Zufallsbefund bei jüngeren Frauen ist und niemals → Metastasen (Tochtergeschwülste) bildet, tritt das Karzinoid des Dünndarms eher bei älteren Männern auf und führt zu Metastasen in Leber und Lymphknoten des Bauchraums.

Karzinoide produzieren → Serotonin, das das so genannte ***Karzinoid-*** oder ***Flush-Syndrom*** – anfallsweise purpurrote Verfärbung der Haut mit Hitzegefühl, besonders im Gesicht – auslösen kann. Durch Anstrengungen, Alkohol und scharf gewürzte Speisen kann der Flush provoziert werden. Weitere Symptome sind: Klappenverdickung im rechten Herzen mit entsprechender Herz- und Kreislaufstörung; Asthmaanfälle durch Bronchialkrämpfe; kolikartiger Durchfall; manchmal Anzeichen eines → Ileus (Darmverschluss) sowie Heißhungeranfälle mit Blutzuckerabfall. Die Behandlung besteht in der operativen Entfernung des Tumors. Ist dies nicht möglich, erfolgt eine medikamentöse Therapie, vorzugsweise mit Hormonhemmern und Zytostatika.

Karzinom bösartige Geschwulst, die im Körper überall dort entstehen kann, wo Zelldeckschichten Organe überziehen bzw. auskleiden, und im Allgemeinen gemeint ist, wenn man von → Krebs spricht.

Hinsichtlich Ursprungsgewebe und Entwicklungsstadium lassen sich Karzinome weiter differenzieren:

Das → ***Plattenepithelkarzinom*** geht von der plattenförmigen Deckschicht der Haut oder Schleimhäute aus. Auch die Luftröhre oder die Bronchien können von einem Plattenepithelkarzinom befallen werden. Das ***Adenokarzinom*** (Drüsenkrebs) hat seinen Ursprung in der Deckschicht von Drüsengewebe, entwickelt sich also z. B. in Brustdrüse, Bauchspeicheldrüse, Magen oder Dickdarm. Bösartige Mischgeschwülste aus Karzinom und → Sarkom werden ***Karzinosarkome*** genannt. Sie enthalten drüsen- und bindegewebige Anteile und treten insbesondere an Gebärmutter und Eierstöcken auf.

Karzinophobie → Krebsangst.

Käse Neben Butter ist Käse das wichtigste Milchprodukt. Es wird aus Vollmilch, Rahm, Magermilch, Buttermilch und Molke durch Labferment, Milchsäurebakterien oder Kochen gewonnen und besteht aus Kaseineiweiß, Milcheiweiß, Milchfett, Milchzucker, Kochsalz, Mineralien, Spurenelementen und Vitaminen. 9–14 Liter Milch ergeben 1 kg Käse. Bei der üblichen Käseerzeugung gehen allerdings die meisten der genannten Bestandteile in die Molke über und sind damit verloren. Man unterscheidet den Käse nach:

1. Tierart: Kuh-, Schaf- und Ziegenkäse
2. Herstellungsart: Labkäse und Sauermilchkäse
3. Fettgehalt in der Trockenmasse
4. Festigkeit: Hart-, Schnitt-, Weich-, Schmelz-, Frischkäse.

Je fetter ein Käse ist, umso weniger Eiweiß enthält er. Daher ist magerer Käse vorzuziehen!

Kastration operative Entfernung der Keimdrüsen (Hoden bzw. Eierstöcke) oder deren Ausschaltung durch Röntgenbestrahlung (Röntgenkastration). Die freiwillige Kastration wird bei bestimmten Krebsgeschwülsten vorgenommen und Triebverbrechern empfohlen.

Katabolismus Abbaustoffwechsel.

Katarakt → grauer Star.

Katarr (frühere Schreibweise: Katarrh) Schleimhautentzündung mit vermehrter Absonderung von Sekret (z. B. Schnupfen oder Bronchitis).

Katatonie psychische Störung mit muskulären Krampf- und Spannungszuständen. Im Allgemeinen kommt die Katatonie im Zusammenhang mit der → Schizophrenie vor, man findet sie aber auch bei schweren Infektionen wie → Typhus, → Tuberkulose sowie bei Hirntumoren und der → Depression.

Charakteristisch ist der Wechsel zwischen 2 Formen:

1. katatoner Sperrungszustand: völlige Starre des hellwachen, aber auf nichts reagierenden Kranken
2. katatoner Erregungszustand: sinnloses Umsichschlagen bis zur körperlichen Erschöpfung.

Die einzelnen Erkrankungsphasen können Tage bis Monate dauern.

Katecholamine Gruppe körpereigener Botenstoffe, deren Bildung von der Aminosäure Tyrosin ausgeht. Zu ihnen gehören die Hormone ***Adrenalin*** und ***Noradrenalin***, die im Nebennierenmark und in den Ganglienzellen des → Sympathikus gebildet und gespeichert werden. Sie dienen als Überträgerstoffe im Nervensystem (→ Neurotransmitter), vor allem im Sympathikusanteil des → vegetativen Nervensystems. Normalerweise werden die Katecholamine an den Nervenenden durch die dort ankommenden Erregungen freigesetzt und können nun von den Rezeptoren aufgenommen werden und ihre Wirkungen entfalten. Beim Adrenalin steht die Wirkung auf Herz und Stoffwechsel (Erhöhung der Pulsfrequenz und Steigerung des Stoffwechsels), beim Noradrenalin die Wirkung auf den peripheren Kreislauf (Gefäßverengung und dadurch Widerstandshochdruck; → Hypertonie) im Vordergrund. Beiden gemeinsam ist die Verengung der Hautgefäße mit Blässe und Förderung der Schweißabsonderung. Ein Teil der Katecholamine wird sofort wieder in die sympathischen Nervenzellen eingelagert, ein anderer, im Blut zirkulierender Anteil wird hauptsächlich in der Leber abgebaut und dann im Urin ausgeschieden. Die beim biologischen Auf- und Abbau der Katecholamine auftretenden Enzymvorgänge können durch verschiedene Arzneimittel, beispielsweise durch → Betablocker, gestört werden. Bei empfindlichen Personen lösen Adrenalin und Noradrenalin schon in geringen Dosen Zittern, Hautblässe, Herzklopfen und Angstgefühl aus. Größere Dosen verursachen starken Blutdruckanstieg, Herzunregelmäßigkeiten und eventuell sogar tödliches Herzkammerflimmern (→ Herzrhythmusstörungen). Deshalb dürfen Katecholamine bei Koronarsklerose (Arteriosklerose der Herzkranzgefäße), → Herzinfarkt, schwerer → Hypertonie (Bluthochdruck) und → Schilddrüsenüberfunktion nicht verabreicht werden.

Therapeutisch wird Noradrenalin vor allem zur Blutdrucksteigerung verwendet, während Adrenalin in verdünnten Lösungen zur örtlichen Blutstillung appliziert sowie bei gewissen Fällen von Herzstillstand und Asthmaanfällen eingespritzt wird. Ähnliche Wirkungen wie die Katecholamine haben die Adrenalinverwandten wie Ephedrin, Amphetamin, Isoproterenol und Naphazolin, die als Kreislaufmittel, Asthmamittel und örtlich zur Schleimhautabschwellung (Auge, Nase) Verwendung finden.

Kater Der bekannte »Kater« nach zu reichlichem Alkoholgenuss kommt folgendermaßen zu Stande: Alkohol reizt die Magenschleimhaut zu lebhafter Absonderung von Magensaft plus Salzsäure; der dadurch bedingte Säureverlust löst am nächsten Morgen das Bedürfnis nach Saurem aus. Zudem erweitert Alkohol die Blutgefäße, auch die der Nieren, die dadurch mehr Wasser ausscheiden. Der so entstehende Wassermangel ist am nächsten Morgen für den Durst verantwortlich. Hinzu kommt, dass Alkohol die Neigung der Gewebe zur Wasserspeicherung erhöht, wodurch noch einmal das Bedürfnis nach Wasserzufuhr steigt. Die erweiternde Wirkung auf die Blutgefäße bringt auch die sonst sehr feine Gefäßregulation im Gehirn bzw. im Kopf durcheinander; solange diese nicht wieder richtig einreguliert sind, hat man bohrende Kopfschmerzen bzw. einen Brummschädel. Insofern hat der oft empfohlene Spaziergang in frischer Luft durchaus Sinn, da er die normale Einregulierung des Blutkreislaufs begünstigt. Ansonsten sind Rührei mit Schinken oder eingelegte Heringe gegen den Kater wirkungsvoll, da sie dazu beitragen, verloren gegangene Vitamine und Mineralstoffe zu ersetzen.

Wer dem Kater vorbeugen will, sollte vor der Feier eine kalorienreiche Mahlzeit zu sich nehmen; dadurch gelangt der Alkohol langsamer ins Blut. Chips, Nüsse und anderes Salzgebäck können den Mineralverlust einschränken.

Katgut → Catgut.

Katharsis Reinigung, geistig-seelische Läuterung; in der → Psychoanalyse das Abreagieren von Gefühlen.

Katheter röhrenförmiges, starres oder biegsames Instrument zum Einführen in Hohlorgane (z. B. Blasenkatheter zur Entleerung der Harnblase bei → Harnverhaltung).

Katzenkratzkrankheit Infektionskrankheit, die von selbst nicht erkrankten Katzen durch Kratzen auf den Menschen übertragen wird. Erreger sind Bakterien der Gattung »Bartonella«. Nach einer Inkubationszeit von 4–6 Tagen tritt an der Kratzstelle eine entzündete Papel oder Pustel auf, und nach 3–6 Wochen schwellen in der betreffenden Region, meist an Achsel oder Leiste, die Lymphknoten an, werden derb und vereitern manchmal; dabei kann Fieber mit Schüttelfrost auftreten. Die Behandlung besteht in strenger Bettruhe und der Bekämpfung der Erreger mit → Antibiotika. Die Prognose ist gut.

kaudal (wörtl.: schwanzwärts) fußwärts, abwärts liegend; Gegensatz: kranial.

Kausalgie anfallartig auftretender, brennender Schmerz, besonders nach Nervenverletzungen.

Kaustik → Kauterisation.

Kauterisation (Kaustik) therapeutische Gewebezerstörung (Verkochung, Verschorfung) durch Brenn- oder Ätzmittel, z. B. durch eine Messer-, Schlingen- oder Nadelelektrode.

Kaverne krankhafte Höhlenbildung in einem Organ, z. B. in der Lunge bei → Tuberkulose.

Kawasaki-Syndrom ursprünglich in Japan, aber zunehmend auch in Mitteleuropa auftretende Infektionskrankheit bei Säuglingen und Kleinkindern. Der Erkrankungsgipfel liegt zwischen dem 12. und 18. Lebensmonat. Es handelt sich vermutlich um eine → Autoaggressionskrankheit, deren Auslöser jedoch noch nicht bekannt sind. Das Kawasaki-Syndrom verursacht ein etwa 5 Tage andauerndes, sehr hohes Fieber, roten Hautausschlag, Rachenrötung, Gliedmaßenschwellung durch Ödeme sowie Lymphknotenschwellungen. Die gesamte Krankheitsdauer kann 2–12 Wochen betragen. Die Behandlung erfolgt mit → Gammaglobulinen, die das Immunsystem des Körpers stärken.

Kefir mit Hilfe bestimmter Gärungserreger aus Süßmilch hergestelltes, rahmartiges, prickelndes, alkoholhaltiges Sauermilchgetränk, das die Verdauung fördert und deshalb zur Verhütung und Behandlung von → Verstopfungen verwendet wird.

Kehlkopf (Larynx) Der Kehlkopf liegt zwischen oberen (Nasenhöhlen, Rachen) und unteren (Luftröhre, Bronchien) Luftwegen, die er mit Hilfe des Hustenreflexes vor Fremdkörpern schützt. Außerdem ist der Kehlkopf das Stimmorgan: Die darin ausgespannten ***Stimmbänder*** werden von der durchgepressten Ausatmungsluft in Schwingungen versetzt. Die eigentliche Sprache wird jedoch erst im Mund-, Nasen- und Rachenraum gebildet.

Das knöcherne Kehlkopfskelett wird vom Zungenbein und von den ***Kehlkopfknorpeln*** gebildet, zu denen Schildknorpel (Adamsapfel), Ringknorpel und die beiden Stellknorpel gehören. Während die äußeren Kehlkopfmuskeln den Kehlkopf als Ganzes bewegen, verdrehen die inneren die Stellknorpel: Dadurch wird die ***Stimmritze*** (Spalt zwischen den beiden inneren Rändern der Stimmbänder) geöffnet und geschlossen.

Das innere Relief des Kehlkopfs wird von bandartigen Schleimhautvorsprüngen gebildet, von denen die unteren als Stimmbänder, die oberen als ***Taschenbänder*** bezeichnet werden. Über dem Eingang zum Kehlkopf sitzt der ***Kehldeckel*** (Epiglottis), der sich beim Schlucken schließt. Bei Ver-

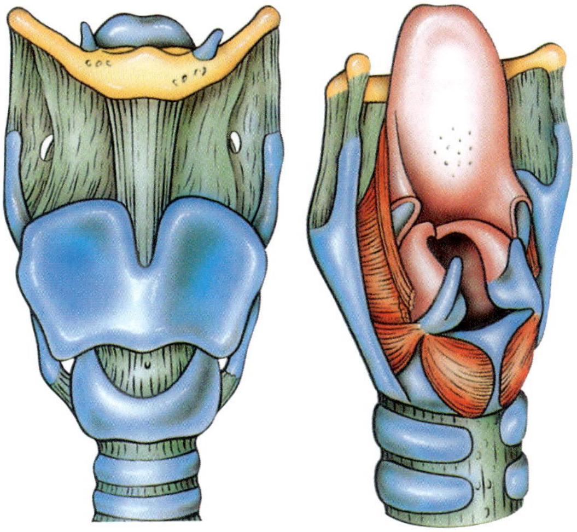

Kehlkopf mit Luftröhre, links von vorn, rechts von hinten; **gelb:** Zungenbein; **grün:** bindegewebige Membran; **blau:** der Schildknorpel sitzt auf dem Ringknorpel; **violett:** Kehldeckel und darunter die Stimmbänder; **braun:** Kehkopfmuskeln.

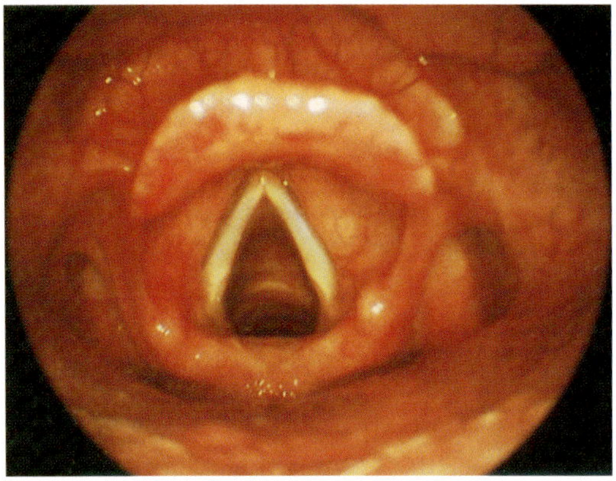

Normaler **Kehlkopf**. Inspirationsstellung mit weiter Öffnung der Stimmlippen (Kehlkopfspiegelung).

schluss des Kehlkopfeingangs durch Anschwellung der Schleimhaut (z. B. als Folge eines Insektenstiches) oder bei Verschluss der Stimmritze durch Krampf, Fremdkörper oder Lähmung droht die Gefahr einer akuten Erstickung. In derartigen Notfällen kann das Leben manchmal nur durch einen → Luftröhrenschnitt (Tracheotomie) gerettet werden.

Kehlkopfentzündung (Laryngitis) Die Innenfläche des Kehlkopfes ist – wie Mund, Rachen, Luftröhre und Speiseröhre – mit einer zarten Schleimhaut ausgekleidet. Reagiert diese Schleimhaut auf schädigende Reize – beispielsweise infolge einer Erkältung, einer Infektion, der Einwirkung von Staub, Rauch und reizenden Gasen oder bei übermäßigem Rauchen – mit einer Entzündung, so machen dem Betroffenen in erster Linie Heiserkeit und ein rau klingender Husten zu schaffen. Nach Ausschaltung der Ursache klingt die Entzündung in der Regel in wenigen Tagen ab. Durch Halswickel, Inhalationen und Hustensaft lässt sich der Heilungsvorgang unterstützen. Zudem sollte der Betroffene nach Möglichkeit nicht sprechen, sondern allenfalls mit tonloser Stimme flüstern. Bleibt die Kehlkopfentzündung trotz all dieser Maßnahmen bestehen, muss unbedingt ein Arzt zu Rate gezogen werden, da bei jeder länger anhaltenden Heiserkeit Verdacht auf → Kehlkopfkrebs besteht. Eine Sonderform der Kehlkopfentzündung ist der ***Pseudokrupp*** (→ Krupp-Syndrom), der bei Kindern auftritt und durch plötzlich auftretenden nächtlichen, bellenden Husten (Krupp-Husten), Heiserkeit, ein pfeifendes Geräusch beim Einatmen und eine Schwellung der Schleimhaut von Kehlkopf, Luftröhre und Bronchien gekennzeichnet ist.

Kehlkopfkrebs (Larynxkarzinom) Der → Krebs des Kehlkopfes ist die häufigste bösartige Geschwulst im Halsbereich. Betroffen sind insbesondere ältere, stark rauchende und Alkohol trinkende Männer. Zu den Risikofaktoren gehören aber auch lang anhaltende → Kehlkopfentzündungen, örtliche Bestrahlungen oder ein sehr staubiges Umfeld. Erstes Krankheitszeichen ist meist eine Behinderung beim Sprechen durch eine mehr oder weniger starke Heiserkeit, die nicht, wie sonst eine »einfache« Heiserkeit, in kurzer Zeit wieder abklingt, sondern hartnäckig bestehen bleibt, ja, oft sogar allmählich zunimmt. Vorsichtshalber sollte daher jede länger dauernde Heiserkeit Anlass zu einer fachärztlichen Untersuchung sein. Weitere Krankheitszeichen können Schluckstörungen, Husten, Fremdkörper- oder Kloßgefühl, Schmerzen oder eine Schwellung der Halslymphknoten sein. Atemnot tritt in der Regel erst im fortgeschritteneren Stadium bei Verlegung der Kehlkopföffnung auf.

Wie bei allen Krebsformen bringt nur die radikale operative Beseitigung völlige Heilung. Hierzu muss, je nach Lage und Größe der Geschwulst, manchmal nur eine Stimmlippe, nicht selten jedoch der komplette Kehlkopf entfernt werden. Häufig wendet man zusätzlich Bestrahlungen an.

Kehlkopfpolypen gutartige Schleimhautwucherungen im Kehlkopf, die sich als Reaktion auf chronische Reize, besonders bei unzureichender Behandlung akuter entzündlicher Infekte, vorzugsweise auf den Stimmlippen entwickeln. Sie haben die Größe einer Erbse oder Bohne und sitzen entweder breitbasig oder gestielt auf. Beim Sprechen oder Atmen können sie in den Raum unter den Kehlkopfeingang fallen oder sich zwischen die Stimmbänder einklemmen und so abwechselnd Heiserkeit und Atembeschwerden verursachen. Mit Hilfe der → Kehlkopfspiegelung lassen sich die Polypen gut erkennen. Die Behandlung besteht in der operativen Abtragung.

Kehlkopfspiegelung (Laryngoskopie) Untersuchung des Kehlkopfes mit einem Spiegel oder einem → Endoskop. Im ersten Fall spricht man von indirekter, im zweiten von direkter Kehlkopfspiegelung. Zweck der Maßnahme ist die Beurteilung der Farbe der Kehlkopfschleimhaut, der Beweglichkeit der Stimmlippen und des Vorhandenseins krankhafter Auflagerungen. Somit dient die Kehlkopfspiegelung der Klärung der Ursachen von Stimmveränderungen, Halsschmerzen, Schluckbeschwerden, rätselhaften Atemgeräuschen sowie dem Erkennen von → Kehlkopfpolypen oder eines → Kehlkopfkrebses.

Keilbeinhöhle eine der → Nasennebenhöhlen.

Keim 1. Kleinstlebewesen: Bakterium, Virus oder Pilz (→ Mikroorganismen);

2. das befruchtete Ei und dessen erste Entwicklungsstadien bis etwa Ende der 3. Woche;
3. Getreidekeim: das ruhende pflanzliche Samenkorn.

Keimdrüsen (Gonaden) Ei- bzw. Samenzellen produzierende Organe: beim Mann die Hoden, bei der Frau die Eierstöcke.

keimfrei steril, aseptisch; ohne lebende → Mikroorganismen.

Keloid (Wulstnarbe) derbe, bindegewebige Hautgeschwulst, die sich bei dazu veranlagten Personen in Narben nach Verletzungen, Verbrennungen oder Verätzungen bilden. Die Oberfläche ist glänzend und glatt, oft gewölbt und leicht gerötet. Die Behandlung erfolgt durch örtliche Einspritzung von → Corticosteroiden (Kortison) oder durch operative Entfernung.

kerat- Bestandteil medizinischer Fachausdrücke mit der Bedeutung »Horn« bzw. »Hornhaut«.

Keratin wasserunlöslicher und damit sehr widerstandsfähiger, Horn bildender Eiweißgrundstoff von Nägeln und Haaren.

Keratitis Entzündung der Hornhaut des Auges; → Hornhauterkrankungen.

Kongestion → Blutandrang.

Keratokonjunktivitis gleichzeitige Entzündung von Horn- und Bindehaut des Auges. Die typischen Beschwerden sind starker Tränenfluss, Lichtscheu, Rötung und Lidkrampf. Sehr häufig und besonders ansteckend ist die durch Viren verursachte epidemische Form (Keratokonjunktivitis epidemica), die durch direkten Kontakt mit Kranken oder deren Gebrauchsgegenständen übertragen wird. Sie beginnt meist einseitig mit erheblicher Schwellung und Rötung der Bindehaut sowie wässriger Absonderung. Nach 8–10 Tagen zeigen sich die Symptome auch am zweiten Auge. Das Sehvermögen ist herabgesetzt, und es besteht die Gefahr einer Mitbeteiligung benachbarter Strukturen wie Regenbogenhaut oder Ziliarkörper.

Keratom Verdickung der Hornschicht der Oberhaut (z. B. Hühnerauge).

Keratomalazie Erweichung der Hornhaut des Auges bei Vitamin-A-Mangel.

Keratoplastik (Hornhauttransplantation) totaler oder teilweiser operativer Ersatz der Hornhaut des Auges zur Besserung oder Wiederherstellung des Sehvermögens bei Narben, Trübung oder Defekten. Als Transplantate kommen entweder menschliche Hornhaut (Hornhautübertragung) oder Kunststoffe (Keratoprothese) in Betracht.

Keratosen Verhornungsstörungen der Haut mit Horn- oder Schuppenauflagerung, beispielsweise nach Arsen- oder Teereinwirkung oder als Folge massiver Bestrahlungen sowie bei Vitamin-A-Mangel. Eine typische Keratose stellt die → Fischschuppenkrankheit dar.

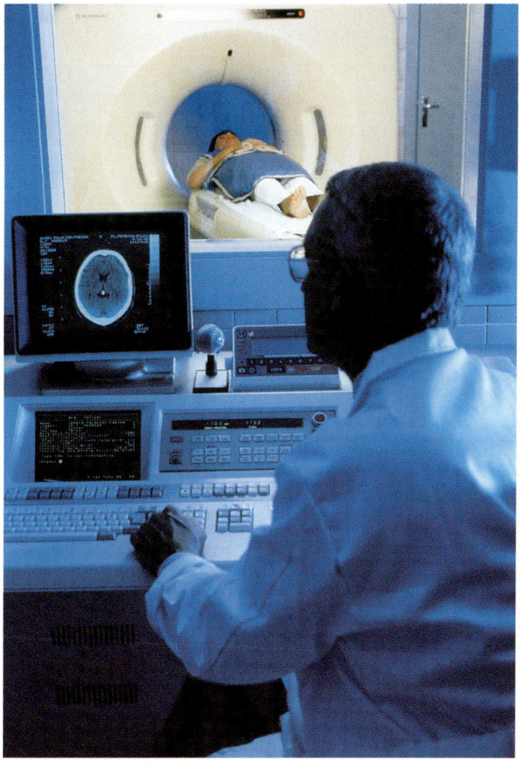

Kernspintomografie Auf dem Bildschirm erkennbar ein Schnittbild des Gehirns; die verschiedenen Graustufen stellen Dichteunterschiede dar.

Kernspintomografie (Magnetresonanztomografie) bildgebendes Verfahren, das aufgrund von Messungen elektromagnetischer Wellen die schichtweise Darstellung des Körpers im Längs- und Querschnitt ermöglicht. Ein elektromagnetisches Wechselfeld bewirkt die Ausrichtung des so genannten Kernspins der Wasserstoffkerne im Gewebe, die beim Zurückspringen in ihren ursprünglichen Zustand elektromagnetische Wellen aussenden. Diese werden gemessen und mit Hilfe eines Computers zu Bildern verarbeitet. Bei der Kernspintomografie handelt es sich um eine Magnetfelddiagnostik, die vollkommen ungefährlich ist, da keine ionisierenden Strahlen verwendet werden. Sie eignet sich besonders zur Darstellung geringer Dichteunterschiede im Gewebe und wird daher bevorzugt zur Diagnostik von Weichteilen (z. B. Knorpel) oder bei Erkrankungen des Zentralnervensystems eingesetzt. Das Ergebnis sind Schnittbilder mit unterschiedlichen Graustufen.

Ketonurie Ausscheidung von Ketonkörpern mit dem Urin. Ketonkörper sind saure Substanzen wie zum Beispiel das Azeton, die im Körper bei fehlerhaftem bzw. stark erhöhtem Abbau von Fettstoffen entstehen. Sie sammeln sich im Blut an und werden mit dem Harn ausgeschieden. Das ist vor allem bei der → Zuckerkrankheit, nach langem Hungern oder häufigem Erbrechen der Fall. Auch bei überhöhtem Fettgehalt der Nahrung sowie bei fieberhaften Krankheiten treten vermehrt Ketonkörper auf. Die Folge ist eine Übersäuerung des Blutes, eine so genannte → Azidose, die lebensgefährlich werden kann.

Keuchhusten (Stickhusten, Pertussis) Eigenartige Hustenanfälle sind das Kennzeichen dieser ansteckenden Infektionskrankheit der Atemwege, die hauptsächlich Kinder zwischen dem 1. und 3. Lebensjahr befällt. Die Keuchhustenerreger – stäbchenförmige Bakterien – werden ausschließlich beim Einatmen keimhaltiger Hustentröpfchen übertragen (Tröpfcheninfektion); indirekte Übertragung über Hände oder Gegenstände kommt nicht vor. Die Inkubationszeit beträgt 7–14, ausnahmsweise auch 5–21 Tage. Nach überstandener Krankheit besteht eine meist lebenslange Immunität.

Beim voll ausgeprägten Keuchhusten unterscheidet man folgende Stadien:

1. Katarrstadium (1–2 Wochen) mit uncharakteristischem, allmählich zunehmendem Husten, leichter Temperaturerhöhung und kaum gestörtem Allgemeinbefinden. In diesem Stadium besteht die größte Ansteckungsgefahr.

2. Krampfstadium (3–6 Wochen): Der Husten nimmt tagsüber und auch in der Nacht einen krampfartigen Charakter an. Die schlimmen Hustenanfälle werden durch einen von den Bakterien gebildeten Giftstoff (Toxin) ausgelöst, der selbst dann noch im Körper wirksam ist, wenn keine Bakterien mehr nachweisbar sind, also auch keine Ansteckungsgefahr mehr besteht. Der Anfall beginnt mit einer Serie kurzer, heftiger, harter Hustenstöße (»wie ein Maschinengewehr«), auf die eine mühsame, ziehende Einatmung erfolgt. Bei Säuglingen ist Keuchhusten nicht selten mit potenziell lebensbedrohlichen Atempausen verbunden. Den Abschluss bilden wieder einige Hustenstöße. Das Gesicht ist im Anfall hochrot bis blaurot. Nach dem Anfall wird unter Würgen und Tränen glasiger, zäher Schleim erbrochen. Das Gesicht der kranken Kinder ist gedunsen. Als Folge der Anfälle kann es zu Blutungen in der Augenbindehaut kommen. Gewöhnlich besteht kein Fieber. Zwischen den Anfällen herrscht relatives Wohlbefinden.

3. Lösungsstadium (2–4 Wochen): Jetzt ist nur noch geringe Ansteckungsfähigkeit vorhanden; Zahl und Schwere der Anfälle nehmen ab.

Die Gesamtdauer des Keuchhustens beträgt zwischen 6 und 12 Wochen. Als schwere, doch zum Glück seltene Komplikationen sind → Lungenentzündung, → Bronchiektasen und Gehirnschädigungen mit Krämpfen, Bewusstlosigkeit und Lähmungen möglich.

Die Behandlung muss der Arzt leiten. Säuglinge erhalten → Antibiotika, um Komplikationen möglichst zu verhüten. Sonst bekommen die Kinder beruhigende und hustendämpfende Medikamente. Sinnvoll sind häufigere, kleine Mahlzeiten und viel frische Luft. Ausreichende Flüssigkeitszufuhr und Expektoranzien (Schleim lösende Mittel) können das Abhusten des Schleims erleichtern.

In Anbetracht der möglichen Schwere des Krankheitsverlaufs im Säuglingsalter ist unbedingt die → Impfung der Säuglinge vorzunehmen: Dabei erfolgen die ersten 3 Impfungen im 3., 4. und 5. Lebensmonat und die 4. Impfung im 2. Lebensjahr. Bei bis zum 6. Lebensjahr noch nicht geimpften Kindern kann die Impfung nachgeholt werden.

Kieferanomalien (Dysgnathien) Abweichungen von den normalen Zahn- und Kieferverhältnissen. In einem gesunden Gebiss beißen die Gruben und Höcker der Ober- und Unterkieferzähne exakt ineinander, so dass eine enge Verzahnung entsteht. Dabei überdecken die oberen Zähne die unteren ein wenig. Es gibt jedoch eine ganze Reihe von Zahn- und Kieferfehlstellungen, die von diesem Idealzustand erheblich abweichen:

Bekannt ist in diesem Zusammenhang die ***Progenie***, bei der der Unterkiefer im Verhältnis zum Oberkiefer zu groß ist, was sich schon äußerlich in einem weit vorspringenden Kinn zeigt.

Auch das Gegenteil, nämlich einen zu großen Oberkiefer mit fliehendem Kinn, gibt es: die so genannte ***Prognathie***.

Ist der Unterkiefer im Verhältnis zum Oberkiefer nicht im Ganzen, sondern nur in einem bestimmten Abschnitt, vor allem im Seitenzahngebiet, zu groß, so überkreuzen sich hier beim Zusammenbeißen die Zahnreihen. Die Unterkieferseitenzähne stehen dann – ein- oder beidseitig – seitlich von den Oberkieferzähnen. Dies nennt man ***Kreuzbiss***.

Eine Fehlbildung, bei der sich mehrere Ober- und Unterkieferzähne beim Zusammenbeißen gar nicht berühren, bezeichnet man als ***offenen Biss***. Meist findet man diese Fehlstellung im Bereich der Schneidezähne, zwischen denen

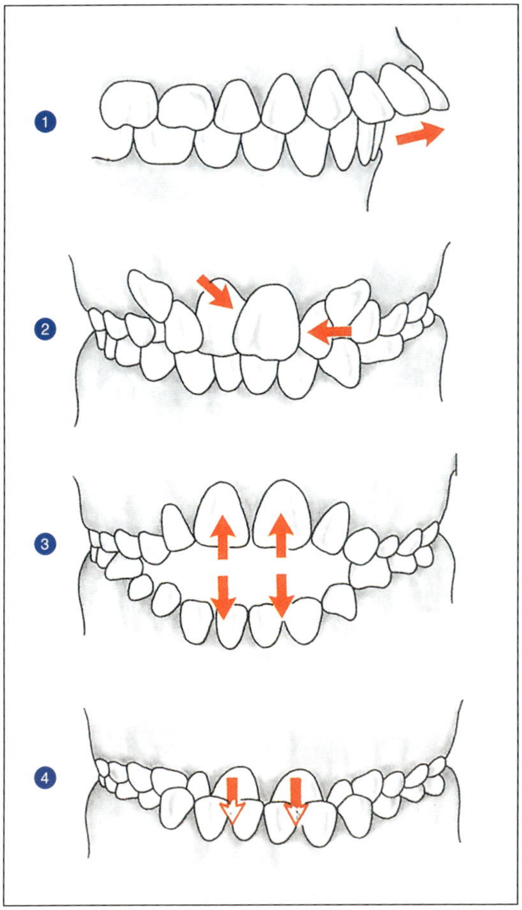

Kieferanomalien 1 Die Oberkieferfrontzähne können weit vor den vorderen Unterkieferzähnen stehen. Die Folgen: Einschränkungen des Kauvermögens, Neigung zur Mundatmung und Einziehung der Unterlippe, Störung der Aussprache. **2** Beim »Engstand« stehen die einzelnen Zähne nicht im wohl geordneten Bogen, sondern verschachtelt und dicht aneinander gerückt. Die Folgen: verstärkt Karies, erhöhte Anfälligkeit für Zahnfleischerkrankungen, Störung der Aussprache, Komplikationen beim späteren Zahnersatz. **3** Wenn die Seitenzähne aufeinander beißen, die Frontzähne sich dann aber nicht berühren, liegt ein »offener Biss« vor. Die Folgen: Abbeißen mit den Schneidezähnen nicht möglich, Neigung zur Mundatmung, Sprechstörungen, Komplikationen beim späteren Ersatz der Frontzähne. **4** Der normale Überbiss der Schneidezähne kann umgekehrt sein. Dann beißen die unteren Schneidezähne vor die vorderen Oberkieferzähne. Diese Fehlstellung sollte schon im Milchgebiss behandelt werden. Die Folgen: Einschränkungen des Kauvermögens, Überbelastungen des Zahnhalteapparates, erhebliche Komplikationen beim späteren Zahnersatz.

auch bei geschlossenem Mund ein mehr oder weniger großer Spalt klafft. Bei den Seitenzähnen kommt ein offener Biss hingegen weitaus seltener vor. In einer großen Anzahl von Fällen wird die Ausbildung eines offenen Bisses bei Kleinkindern durch Lutschen am Daumen, an einem Schnuller oder an anderen Dingen begünstigt. Deshalb spielt bei der Behandlung dieser Zahnfehlstellung das Abstellen derartiger Gewohnheiten eine ganz entscheidende Rolle.

Der ***Deckbiss*** ist eine Kieferfehlbildung, bei der die oberen Schneidezähne die unteren beim Zusammenbiss vollkommen verdecken, wodurch die Unterkieferzähne nicht selten in die Gaumenschleimhaut beißen. Kennzeichnend für diese meist erbliche Abweichung ist außerdem, dass die oberen Schneidezähne nicht, wie es normal ist, leicht nach vorn gekippt, sondern vielmehr ungewöhnlich steil im Kiefer stehen. Eine weniger ausgeprägte Form dieser Zahnfehlstellung, bei der der Abstand zwischen Ober- und Unterkiefer beim Zusammenbiss zu klein ist, nennt man ***tiefen Biss***.

Ursachen für derartige Missbildungen gibt es viele: Oft spielt eine erbliche Komponente eine Rolle. Auch die bereits erwähnten schädlichen Angewohnheiten (Habits) tragen entscheidend zu Zahn- und Kieferfehlbildungen bei. Nicht zuletzt ist es häufig der zu frühe Verlust der Milchzähne, der hier eine sehr große Rolle spielt, denn die Milchzähne haben bei der Gebissentwicklung eine wichtige Platzhalterfunktion für die nachfolgenden bleibenden Zähne.

Zur Vermeidung von Kieferfehlbildungen ist die konsequente Vorbeugung wichtig: Schädliche Angewohnheiten wie Daumenlutschen, Herumkauen an Gegenständen oder ständige Mundatmung sollten unbedingt unterbleiben oder baldmöglichst abgestellt werden. Zudem sollte man durch sorgfältige Zahnpflege alles dafür tun, die Milchzähne möglichst lange zu erhalten.

Trotz aller Vorsichtsmaßnahmen eingetretene Kieferfehlbildungen können mit Hilfe kieferorthopädischer Maßnahmen behandelt werden, bei denen Zähne und Kiefer mit herausnehmbaren oder fest sitzenden Apparaturen bewegt und umgeformt werden. Allerdings soll nicht verschwiegen werden, dass der Erfolg derartiger Behandlungen ganz erheblich von der Mitarbeit des betroffenen Kindes abhängt.

Kieferbruch durch äußere Gewalteinwirkung (Sturz, Boxhieb, Verkehrsunfall usw.) hervorgerufene Verletzung des Ober- oder Unterkieferknochens. Besonders häufig sind Brüche der Gelenkfortsätze im Unterkiefer, Schräg- und Querbrüche des Unterkieferkörpers und des Oberkiefers im Bereich der Frontzähne. Die Behandlung besteht darin, die Bruchstücke in die korrekte Position zurückzubringen und durch Schienung oder Verdrahtung der Kiefer ruhig zu stellen.

Kieferhöhle die größte der → Nasennebenhöhlen.

Kieferhöhlenentzündung Entzündung der Schleimhaut der Kieferhöhlen; → Nasennebenhöhlenentzündung.

Kieferklemme → Mundsperre.

Kieferorthopädie Teilgebiet der Zahnheilkunde, dessen Aufgabe darin besteht, Fehlstellungen der Zähne und regelwidrige Verzahnungen (→ Kieferanomalien) zu korrigieren. Die Behandlung erfolgt mit herausnehmbaren oder festsitzenden Geräten.

Kielbrust → Hühnerbrust.

Killerzellen spezielle weiße Blutkörperchen (Leukozyten), die in der Lage sind, bei Kontakt mit körperfremden Zellen zellgiftige Substanzen auszuscheiden und die Eindringlinge damit zu vernichten.

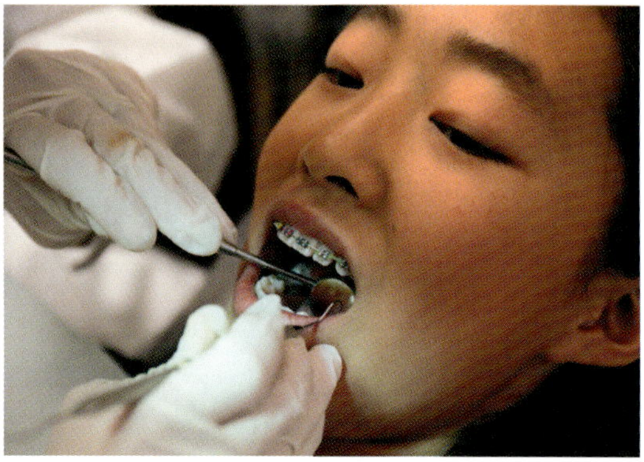

Kieferorthopädie Gerade bei festsitzenden kieferorthopädischen Apparaturen sind regelmäßige Kontrolluntersuchungen unerlässlich.

Kind Das Kind von heute lebt in einer Welt, die sich von der Kindheitswelt seiner Eltern und Großeltern radikal unterscheidet. Die Lebenserwartung des Neugeborenen beträgt heute über 75 Jahre gegenüber 40 Jahren am Ende des 19. Jahrhunderts. Dieser Fortschritt ist in erster Linie auf die Verminderung der Säuglings- und Kindersterblichkeit zurückzuführen. Krankheitshäufigkeit und Sterblichkeit der Kinder in unserer Gesellschaft sind in einem fast unvorstellbaren Maße gesunken. Die klassischen Kinderkrankheiten wie → Diphtherie und → Scharlach sind auf dem Rückzug und bilden keine Bedrohung des kindlichen Lebens mehr. Andere Kinderkrankheiten – z. B. → Masern, → Mumps und → spinale Kinderlähmung – können durch wirksame Impfungen unter Kontrolle gehalten werden. Zudem gibt es so gut wie keine Ernährungsstörungen durch Fehlernährung mehr. Die Fortschritte der allgemeinen Hygiene und die verbesserten Kindernährmittel haben das Ihre dazu beigetragen, die Kindersterblichkeit zu senken. Doch auch auf diesem Sektor schlägt das Pendel wieder zurück: Die Stillfreudigkeit der heutigen Mütter nimmt deutlich zu, ebenso ihre Bereitschaft, ihre Kinder mit selbst zubereiteten Mahlzeiten zu ernähren.

Die vorbeugende Betreuung, die zunächst vor allem das erste Lebensjahr betraf, wurde in Deutschland durch Einführung von 8 Vorsorgeuntersuchungen auf das Kleinkindalter ausgedehnt. Auch die sozialen Leistungen des Staates für die Kinder dürfen nicht unerwähnt bleiben. Die meisten Kindergärten, Kinderheime, Schulen, Spiel- und Sportplätze, Schwimmbäder und nicht zuletzt die Kinderkrankenhäuser können sich durchaus sehen lassen.

Diesen positiven Zeiterscheinungen stehen aber auch etliche negative Auswirkungen gegenüber. Wenn sich auch theoretisch die Erkenntnis durchgesetzt hat, dass das Kind kein »kleiner Erwachsener« ist, sondern neben eigenen Krankheiten in seiner Entwicklung auch eigene Reaktionen zeigt, sieht die Praxis leider oft anders aus. An die Stelle der Infektionskrankheiten und Ernährungsstörungen sind die Zivilisationskrankheiten getreten, die ihre Ursache in den modernen Lebensumständen haben. In den Industrieländern stehen Gefährdungen im Vordergrund, die sich innerhalb des Elternhauses durch mangelhafte Zuwendung und falsche Erziehung, in den übrigen Lebensbereichen durch eine erschreckende Zunahme von Verhaltensstörungen, psychosomatischen Krankheiten, Unfällen und Vergiftungen ergeben. Die Umstrukturierung der Familie durch die Berufstätigkeit der Mutter ist zu Lasten der Kinder gegangen. All das beginnt man langsam einzusehen und versucht, durch die wahlweise Heranziehung des Familienvaters als »Hausmann« gegenzusteuern. Es ist bestimmt kein Zufall, dass unter diesen Umständen viel zu viele Kinder Unfällen und Vergiftungen, die durch Sorgfalt und Vorsicht vermeidbar gewesen wären, zum Opfer fallen. Erschütternd hoch ist auch die Selbstmordquote bei Kindern und der Anteil junger Menschen an kriminellen Taten. Die Versäumnisse liegen vor allem bei Eltern, Lehrern und Erziehern, aber auch bei Behörden und Industrie.

Als Zivilisationsfolgen müssen auch die Zunahme der → Allergien und → Ekzeme sowie der Anteil der übergewichtigen Kinder gewertet werden. Außerdem werden die Kinderärzte immer mehr mit verhaltensgestörten Kindern konfrontiert (→ Entwicklungsstörungen). Nach einer Statistik weisen zum Teil bereits 7- bis 10-jährige Jungen folgende Beeinträchtigungen auf: Kopfschmerzen 23 Prozent, Schlafstörungen 26 Prozent, Essstörungen 15 Prozent, Bettnässen 8 Pro-

zent, Nägelkauen und Haarausreißen 38 Prozent, Tics (nervöse Muskelzuckungen) 11 Prozent, Konzentrationsstörungen 39 Prozent, Aggressivität 29 Prozent.
Das 20. Jahrhundert sollte nach der Prophezeiung der schwedischen Schriftstellerin Ellen Key (1849–1926) ein »Jahrhundert des Kindes« werden. Leider muss man heute sagen, dass dieses Ziel nicht erreicht wurde.

Kindbett → Wochenbett.

Kindbettfieber → Wochenbettfieber.

Kinder, Ansteckungsgefahr Die folgenden Richtlinien, ab wann Kinder nach Infektionskrankheiten – vor allem nach den herkömmlichen »Kinderkrankheiten« – wieder Schule und Kindergarten besuchen können, sollten zum Schutz der anderen Kinder unbedingt eingehalten werden:
→ ***Masern:*** Spätestens 48 Stunden nach Auftreten des Ausschlags ist das Kind nicht mehr infektiös, was jedoch insofern von geringer Bedeutung ist, als die Kinder im Allgemeinen so krank sind, dass sie ohnehin für 1–2 Wochen einer häuslichen Pflege bedürfen.
→ ***Röteln:*** Bei leichtem Krankheitsverlauf bestehen für Kindergarten- und Schulkinder keinerlei Beschränkungen. Allerdings ist bei Schwangeren, die noch keine Röteln gehabt haben, innerhalb der ersten 16 Schwangerschaftswochen das ungeborene Kind gefährdet.
→ ***Diphtherie:*** Erst wenn an 3 aufeinander folgenden Tagen die Nasen-Rachen-Abstriche negativ waren, dürfen die Kinder wieder unter ihresgleichen.
→ ***Keuchhusten:*** Wenn die Kinder mit → Antibiotika behandelt worden sind, dürfen sie 14 Tage nach Beginn des Krampfstadiums wieder in die Schule gehen.
→ ***Scharlach:*** Je nach Behandlung bzw. Vorbeugung mit Penicillin variiert der Zeitraum, in dem andere Kinder angesteckt werden können, erheblich.
→ ***Bakterienruhr:*** Die bakteriologische Untersuchung von 2 Stuhlproben muss negativ ausgefallen sein. Ist eine andere Person in der Wohngemeinschaft an Ruhr erkrankt, darf das Kind erst eine Woche nach Absonderung der betroffenen Person wieder in Kindergarten oder Schule gehen.
→ ***Typhus*** und → ***Paratyphus:*** Bei erkrankten Kindern muss die bakteriologische Untersuchung von 3 Stuhlproben negativ ausgefallen sein. Ist eine andere Person in der Wohngemeinschaft erkrankt, muss das nicht erkrankte Kind noch 2 Wochen nach Absonderung der erkrankten Person zu Hause bleiben.
→ ***Windpocken:*** Diese Erkrankung gilt so lange als ansteckend, bis am Körper des Kindes keinerlei Krusten mehr nachweisbar sind.
→ ***Hepatitis:*** Erst nach ausgedehnten serologischen Untersuchungen kann über den Schulbesuch entschieden werden.
→ ***Mumps:*** Frühestens 10 Tage nach Krankheitsbeginn dürfen die Kinder das Haus verlassen.
Bei anderen schweren Infektionskrankheiten (z. B. → Hirnhautentzündung oder → Tuberkulose) ist ein Schulbesuch erst nach vollkommener Genesung der erkrankten Kinder sowie nach mehrmaligen bakteriologischen bzw. serologischen Kontrollen zulässig. Bei weiteren Infektionskrankheiten – z. B. → Mandelentzündung (Angina) und → Mittelohrentzündung – richtet sich die Erlaubnis zum Kindergarten- bzw. Schulbesuch nach dem individuellen Zustand des Kindes, wobei folgende Voraussetzungen erüllt sein sollten:

1. 3 Tage ohne Temperaturerhöhung
2. keine schwer wiegenden Veränderungen im → Blutbild
3. normales → EKG.

Die Teilnahme am Turnunterricht sowie schwere körperliche Anstrengungen sind erst eine Woche nach Abklingen aller Krankheitssymptome erlaubt.

Kinder, Atemwegsinfektionen Atemwegsinfektionen durch Viren sind die häufigsten Erkrankungen im Kindesalter. Jedes Kleinkind macht im Jahr bis zu 6 und mehr derartige Infektionen durch. Die örtlichen Krankheitszeichen in Nase, Rachen und Luftröhre sind Ausdruck einer Schleimhautentzündung mit Schwellung und verstärkter Schleimabsonderung. Die Behandlung zielt einmal auf die Beeinflussung dieser Symptome (Husten, Schnupfen, Fieber) und zum anderen auf die Verhütung und Therapie von Komplikationen wie → Kehlkopfentzündung, → Mittelohrentzündung, → Lungenentzündung und → Fieberkrämpfe.
Die medikamentöse Abschwellung der Schleimhäute und die Verminderung der Sekretabsonderung können zwar vorübergehend eine gewisse Erleichterung bringen, den Krankheitsverlauf jedoch nicht nennenswert abkürzen; ja, es ist sogar so, dass eine zu starke Sekretverminderung eine Austrocknung und erhöhte Empfindlichkeit der Schleimhäute bedingt, so dass es leichter zu einer Sekundärinfektion mit Bakterien kommen kann.
Abschwellend wirkende Nasentropfen oder -sprays sind in altersentsprechender Dosierung und Konzentration nur bei anhaltend behinderter Nasenatmung und bei Auftreten von Ohrenschmerzen zu empfehlen. Besondere Vorsicht ist bei Säuglingen geboten: Bei ihnen kann das Einbringen von Tropfen in die Nase auf dem Nervenweg zu einer Unterdrückung der Herz-Kreislauf- und Atemtätigkeit bis zum totalen Atemstillstand führen!
Die wichtigste und einfachste Maßnahme zur Erhaltung ei-

nes dünnflüssigen Nasensekrets ist eine ausreichende Luftanfeuchtung im Krankenzimmer. Inhalationen, Mundspülungen und Lutschpastillen sind erst etwa ab dem 5. Lebensjahr zu empfehlen. Umstritten ist auch der therapeutische Wert von Vitamin C bei Virusinfektionen. Wenn schon erhöht Vitamin C zugeführt wird, dann in der natürlichen Form von Zitronensaft, anderen Zitrusfrüchten (Apfelsinen, Mandarinen, Grapefruit) und Kiwi. Zweifelhaft ist auch der Wert oder Unwert einer medikamentösen Fiebersenkung. Daher sollten die einschlägigen Fieber- und Grippemittel gerade bei Kleinkindern mit Bedacht ausgewählt und nur in der vorgeschriebenen Dosierung verabreicht werden. Bei durch andere Krankheiten – beispielsweise durch eine Herz-Lungen-Erkrankung, durch Asthma, Antikörpermangel oder Leukämie – geschädigten Kindern muss jeder scheinbar noch so »banale« Virusinfekt unbedingt ärztlich behandelt werden.

Kinder, Erbrechen Im Säuglings- und Kindesalter tritt → Erbrechen vor allem bei folgenden 3 großen Krankheitsgruppen auf:

1. bei Magen-Darm-Erkrankungen;
2. bei Krankheiten von Gehirn und Hirnhäuten;
3. bei Stoffwechselstörungen.

Dabei gibt das Aussehen des Erbrochenen wichtige Hinweise: Grüne oder gelbe Farbe weist auf Galle-, rote, braune oder schwarze Farbe auf Blutbeimengungen hin.

Bei Neugeborenen kann Erbrechen folgende Ursachen haben: verschlucktes Fruchtwasser, behinderte Nasenatmung, Hirnblutung und andere Hirnschädigungen, → Hirnhautentzündung, angeborener Verschluss von Speiseröhre oder Zwölffingerdarm, → Ileus (Darmverschluss) infolge → Kindspech (Mekonium), Zwerchfellbruch, Verengung des Magenpförtners, → adrenogenitales Syndrom, angeborene Stoffwechselstörungen, Begleiterbrechen bei Infektionskrankheiten. Die alte Regel »Speikinder sind Gedeihkinder« ist darauf zurückzuführen, dass in den ersten 3 Lebenswochen der Muskelverschluss am Übergang von der Speiseröhre zum Magen noch nicht richtig funktioniert, so dass Säuglinge besonders leicht erbrechen. Bei Erbrechen von Klein- und Schulkindern kommen neben den meisten bei Säuglingen genannten Ursachen noch andere Leiden in Betracht: psychische Störungen, → Migräne, chronisches Nierenversagen, akute → Blinddarmentzündung, → Gehirngeschwülste, → Zuckerkrankheit, → Achalasie, Vergiftungen und → Gehirnerschütterung. Bei schwerem oder anhaltendem Erbrechen muss unbedingt ein Arzt zugezogen werden.

Kinder, Ernährung Bei der → Ernährung von Kleinkindern werden oft 3 typische Fehler gemacht:

1. Der Nahrungsbedarf wird überschätzt.
2. Der Flüssigkeitsbedarf wird unnötig eingeschränkt oder es werden ungeeignete Getränke gegeben.
3. Die Bedeutung der Zwischenmahlzeiten wird falsch beurteilt.

Der tägliche Energiebedarf eines 3–6 Jahre alten Kindes beträgt zwischen 1200 und 1400 Kilokalorien (= 300 bis 350 kJ). Er sollte in etwa wie folgt gedeckt werden:

- Eiweiß: 50 g Fleisch oder Fisch, Quark oder 1 Ei; nicht mehr als ½ Liter Milch pro Tag.
- Fett: 40 g Gesamtfett; davon 25–30 g zum Streichen und Kochen.
- Kohlenhydrate: insgesamt 200 g; Vollkornerzeugnisse bevorzugen; nicht mehr als 35–40 g reiner Zucker pro Tag.
- ausreichend Vitamine und Mineralien.
- Flüssigkeitsbedarf: 2 Liter pro Tag! Davon sollte 1 Liter als Getränk (hiervon wiederum ½ Liter Milch) gegeben werden; die restliche Flüssigkeitsaufnahme erfolgt mit der Nahrung. Empfehlenswerte Durstlöscher sind schwach gesüßte Limonaden, Kräutertees mit Zitrone oder handelsübliche, energiearme Erfrischungsgetränke.

Kinder, Fieber Bei Säuglingen und Kindern sollte man die Temperatur niemals in der Achselhöhle, sondern ausschließlich im After oder allenfalls unter der Zunge messen. Bei Fieberbeginn ist es nämlich möglich, dass die Haut- und damit auch die Achselhöhlentemperatur durch verstärkte Zusammenziehung der Blutgefäße auf Zimmertemperatur abfällt, obwohl die Körperinnentemperatur ansteigt. Beim Messen im After sollen Säuglinge und Kleinkinder auf dem Rücken liegen. Die Mutter oder Pflegeperson hebt dann mit der linken Hand die Beine des Kindes hoch, führt das eingefettete Ende des Thermometers langsam in den After ein und hält es bis zum Ende der Messung fest. Beim Messen im Mund – das bei Atemnot oder stark beschleunigter Atmung ausscheidet – muss das Thermometer vom Kind bei geschlossenen Lippen ausreichend lang unter der Zunge gehalten werden.

Wichtig ist im Hinblick auf die Körpertemperatur auch, dass kranke Säuglinge nicht zu dick eingepackt werden. Eine Überwärmung durch Federbetten, Pelze oder Heizkissen kann nämlich zu einem → Hitzschlag mit Schocksymptomen, Krampfanfällen, Nieren- und Atemversagen, ja, sogar zum Tod führen. Übertriebenes Warmhalten schadet mehr, als es hilft.

Kinder, Gymnastik Kleinkinder haben einen ausgeprägten Bewegungsdrang und im Allgemeinen großen Spaß an körperlicher Aktivität. Dieses natürliche Bedürfnis soll durch

Eltern und Pflegepersonen unterstützt werden, indem täglich vor dem Baden bzw. Essen auf einer festen Unterlage 5 Minuten lang, allerdings ohne jeglichen Zwang und Druck, weiche und fließende Bewegungsübungen absolviert werden. Siehe folgende Doppelseite.

Kinder, Harnwegsinfektionen Infekte der ableitenden Harnwege sind bei Kindern häufiger, als gemeinhin angenommen wird. Manchmal, jedoch durchaus nicht immer, sind sie mit unspezifischen Symptomen wie Fieber, Blässe, Müdigkeit, Appetitlosigkeit und, Erbrechen verbunden. Auffälliger sind örtliche Beschwerden: Bauchschmerzen, Schmerzen in der Nieren- und in der Blasengegend, Beschwerden beim – meist häufigen – Wasserlassen, → Bettnässen sowie Blut im – zumeist übel riechenden – Urin. Die Diagnose kann nur anhand einer eingehenden Harnuntersuchung gestellt werden.

Eine sehr häufige Ursache für derartige Erkrankungen liegt im Zurückfließen von Harn aus der Blase in den Harnleiter, ja, sogar bis in das Nierenbecken. Dadurch entwickelt sich nicht selten eine → Nierenbeckenentzündung, die bisweilen unter Hinterlassung von Narben ausheilt, so dass ein Dauerschaden entsteht. Eine andere mögliche Ursache sind Fehlbildungen in den Harnwegen. Ob eine konservative oder eine operative Behandlung angebracht ist, muss der behandelnde Arzt von Fall zu Fall entscheiden.

Kinder, Hören und Sprechen Ein Kind, das nicht richtig hört, kann auch nicht richtig sprechen lernen. Da bei Ausbleiben oder Hemmung der Sprachentwicklung nicht selten gleichzeitig auch die geistige Entwicklung beeinträchtigt ist, sollte man von Anfang an darauf achten, ob das Kind gut hört und altersgemäß spricht. Je früher eine Störung auf diesem Gebiet erkannt wird, umso besser kann geholfen werden.

Folgende Hinweise sollten beachtet werden:

♦ 1. Lebensjahr: Ein gesundes Baby nimmt Geräusche und Laute seiner Umgebung wahr und reagiert darauf mit Änderung des Ausdrucks oder mit Kopfdrehen; außerdem beginnt es zu lallen.

♦ 2. Lebensjahr: Das Baby wiederholt Silben, plappert vor sich hin, ahmt ein oder 2 Wörter nach und findet Spaß daran, Geräusche (Läuten, Klopfen, Schlagen) zu produzieren.

♦ 1–2 Jahre: Das Kind lernt, Worte zu verstehen, nachzusprechen und zu gebrauchen. Dabei sollte es nicht vom Mund des Sprechenden ablesen können.

♦ 2–4 Jahre: Das Kind fragt nach Namen für Dinge seiner Umgebung, spricht Sätze aus 2–3 Wörtern; seine Stimme ist nicht mehr eintönig, sondern klingt melodisch.

Bei Unsicherheit über das Hörvermögen des Kindes sollte unbedingt ärztlicher Rat eingeholt werden. Gegebenenfalls kann schon vom ersten Lebensjahr an eine medizinische Behandlung und fachpädagogische Betreuung durchgeführt werden.

Kinder, Krämpfe Neugeborenenkrämpfe unterscheiden sich von Krämpfen älterer Kinder und Erwachsener dadurch, dass sie selten generalisiert sind und oft nur in Form diskreter Muskelzuckungen, Atemstörungen, Speichelfluss oder Wechsel der Hautfarbe auftreten. Die häufigste Ursache sind geburtsbedingte Hirnschädigungen, vor allem Blutungen und Sauerstoffmangel. Außerdem kommen Missbildungen des Zentralnervensystems (→ Wasserkopf) und Entzündungen (→ Hirnhautentzündung, → Toxoplasmose) in Betracht. Eine besondere Gruppe bilden die Neugeborenenkrämpfe mit Stoffwechselstörungen wie zu niedrigem Blutzucker- oder Blutkalziumspiegel (→ Hypokalzämie), Gelbsucht des Gehirns, Vitamin-B_6-Mangel und → Harnvergiftung (Urämie). Die Behandlung richtet sich nach dem jeweiligen Grundleiden.

Bei Krampfanfällen jenseits der Neugeborenenperiode, d. h. nach dem 28. Lebenstag, muss man eine zu Grunde liegende → Epilepsie von Gelegenheitskrämpfen unterscheiden, die eventuell im ganzen Leben nur einmal oder in einer einzigen Serie auftreten und folgende Ursachen haben können: rasch ansteigendes Fieber bei Infektionen; Schädigungen des Zentralnervensystems (→ Gehirnentzündung, → Hirnhautentzündung, Gehirnblutung, Geburtsschädigung, Unfälle, Tumor); äußere Vergiftungen sowie verschiedene Formen von Stoffwechselstörungen. Immer ist ärztliche Beratung und Behandlung erforderlich.

Von derartigen ernsten Krampfanfällen muss man die im Grunde harmlosen → Affektkrämpfe (Schreikrämpfe) unterscheiden, die man vorzugsweise bei fehlerzogenen älteren Säuglingen und Kleinkindern findet. Im Schulalter schließlich können unterschiedliche psychogene Körperstörungen auftreten, darunter auch »Herzanfälle«, hysterische Anfälle, Schreikrämpfe usw., denen eine erhebliche seelische Fehlentwicklung zu Grunde liegt.

Kinder, Krebs Nach Unfällen und Vergiftungen stehen Geschwülste einschließlich → Leukämie in der Statistik kindlicher Todesursachen an zweiter Stelle. Am stärksten betroffen sind Säuglinge und Kleinkinder. Während bei Erwachsenen die → Karzinome, bösartige Tumoren aus Epithelgewebe, im Vordergrund stehen, sind es bei Kindern nach der Leukämie die überaus bösartigen Abkömmlinge des Bindegewebes: die → Sarkome.

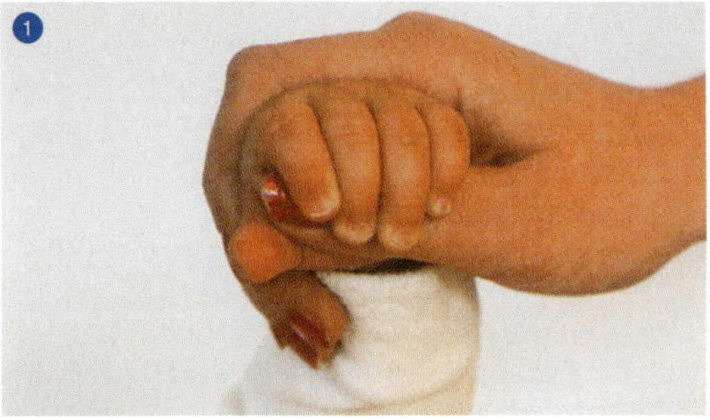

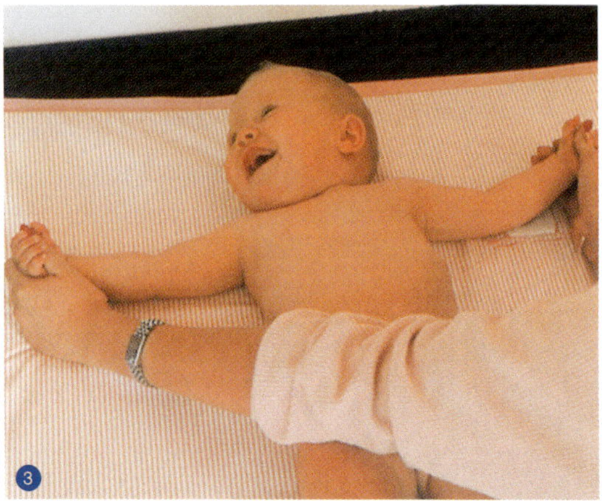

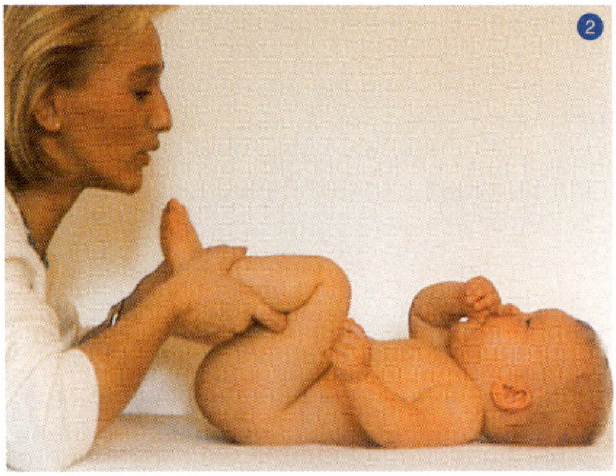

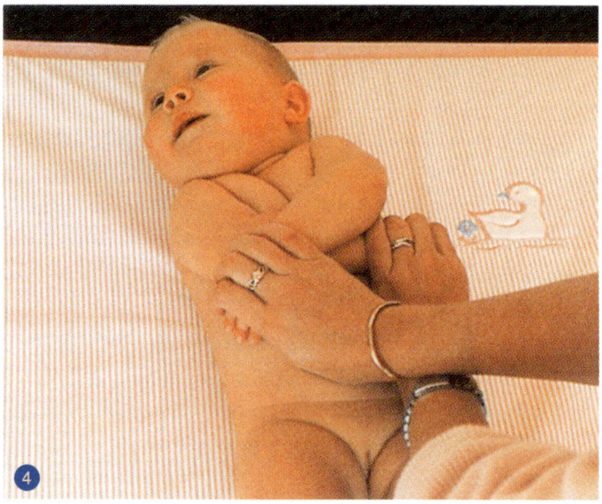

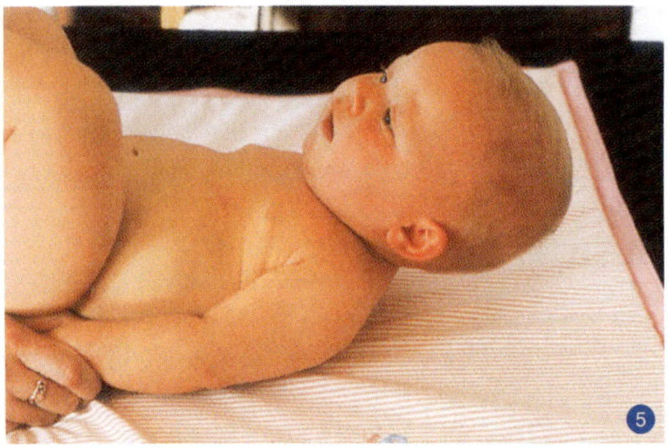

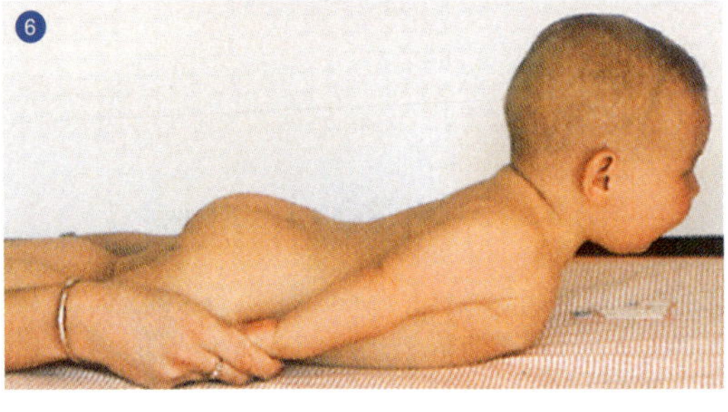

Kinder, Gymnastik **1** Unfallsicherer Handgriff für Säuglinge und Kleinkinder. **2** Kräftigung der Beinmuskulatur. Die Beine werden einige Male abwechselnd gebeugt und gestreckt. **3/4** Anregung der Atmung und Kräftigung der Schulter- und Armmuskulatur. Die Übung – Strecken und Beugen – wird im Wechsel dreimal rhythmisch durchgeführt. **5** Kräftigung der Hals- und Bauchmuskulatur. Bei leicht hinuntergezogenen und festgehaltenen Schultern soll das Kind seinen Kopf selbst aus der Rückenlage heben. **6** Kräftigung der gesamten Rückenmuskulatur. In der gezeigten Stellung soll das Kind seinen Kopf von selbst aus der Bauchlage heben. **7** Spreizgriff für die Übungen zur Kräftigung der Bauch- und Rückenmuskulatur. **8** Anregung des Tastsinns in den Zehen. Jede Zehe wird einzeln ganz zart langgezogen. **9** Kräftigung der Arm- und Schultermuskulatur. Die Arme werden abwechselnd mit leichtem Zug nach oben gestreckt. **10** Kräftigung der Bauchmuskulatur. Mit dem Spreizgriff wird das Kind aus der Rückenlage vorsichtig angehoben. Das Baby soll den Kopf mitheben. **11** Kräftigung der Rückenmuskulatur. Mit dem Spreizgriff wird das Kind aus der Bauchlage angehoben. Das Baby soll seinen Kopf hoch halten.

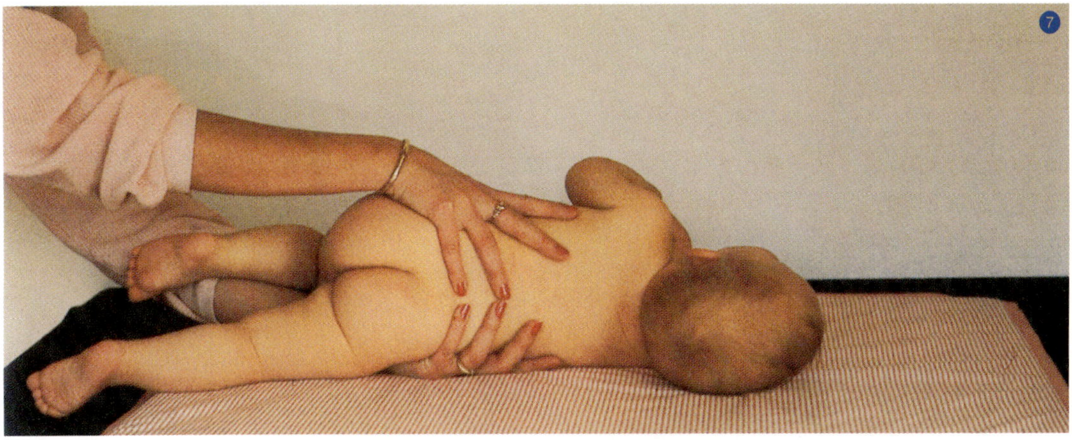

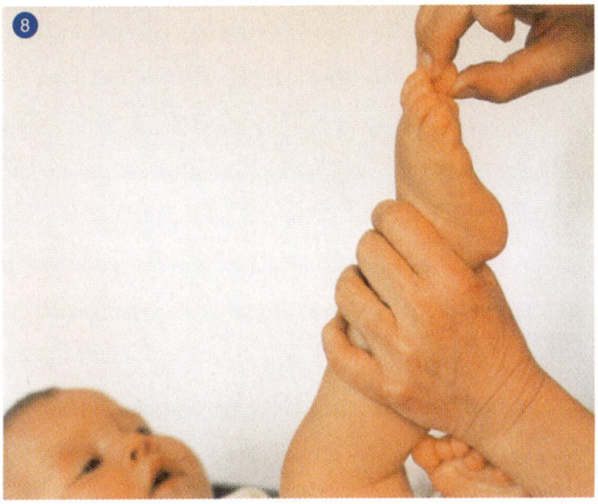

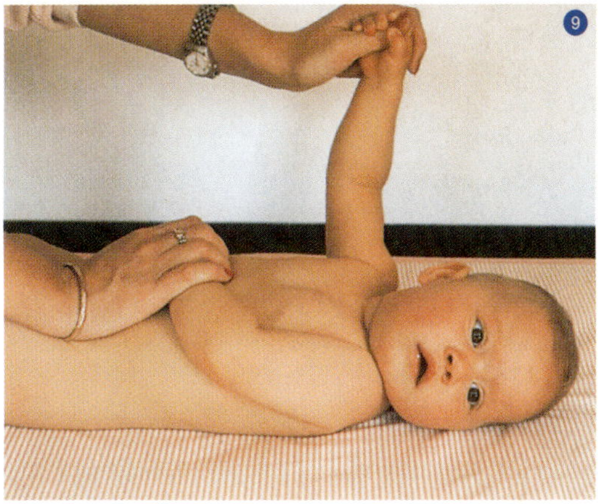

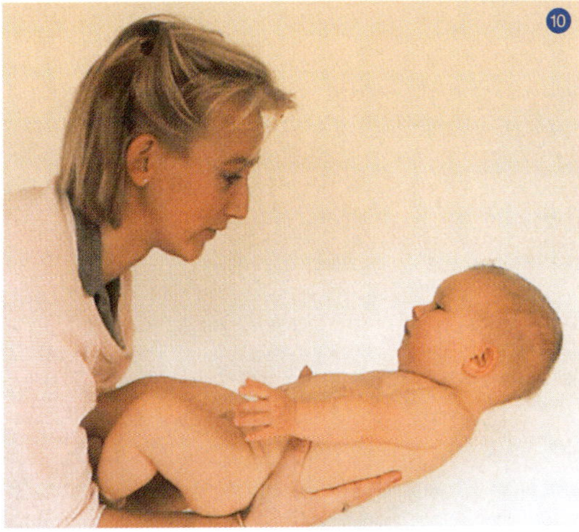

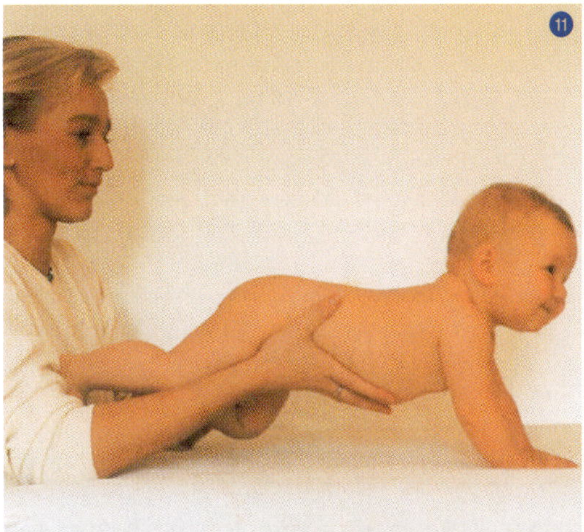

Die häufigsten Krebsformen bei Kindern unter 15 Jahren in Prozent

Leukämie	34,7
Tumoren des Zentralnervensystems	15,9
Lymphome (Lymphogranulomatose usw.)	11,2
Tumoren des sympathischen Nervensystems	7,6
Nierentumoren	6,4
Weichteilsarkome	6,3
Knochentumoren	5,2
Sonstige	12,1

Die Behandlung bösartiger Tumoren im Kindesalter hat im Lauf der letzten Jahrzehnte enorme Fortschritte gemacht. Viele Kinder, die früher nicht überlebt hätten, werden heute geheilt. Dazu haben eine perfektionierte Operationstechnik, weiterentwickelte Bestrahlungsgeräte und vor allem Chemotherapeutika (→ Zytostatika) beigetragen.

Kinder, Kropf Die nicht entzündliche, gutartige Schilddrüsenvergrößerung ohne Über- oder Unterfunktion des Organs (→ Kropf) ist die häufigste Schilddrüsenerkrankung im Kindes- und Jugendalter. Ihre Hauptursache liegt in einem Mangel an → Jod in der Nahrung. Dabei besteht ein deutliches Nord-Süd-Gefälle: Je weiter südlich ein Kind in Deutschland aufwächst, desto größer ist die Gefahr des Jodmangels und damit der Kropfentwicklung! Die Krankheitserkennung stützt sich auf die → Ultraschalldiagnostik, die – selbst bei Neugeborenen – rasch, einfach und nebenwirkungsfrei durchführbar ist. Dazu kommen noch Untersuchungen des Blutes auf den Gehalt an Schilddrüsenhormonen. Die Behandlung ist einfach und umso erfolgreicher, je früher sie einsetzt: Das betroffene Kind muss 6–12 Monate lang Jodtabletten einnehmen; danach ist nicht mehr mit einer Verkleinerung des Kropfes zu rechnen. Anschließend muss eine Jodsalzprophylaxe einsetzen, die lebenslang fortgesetzt werden soll. Vorbeugend ist wichtig, dass Schwangere jodreiches Speisesalz verwenden, damit ihr Baby nicht schon mit einem Kropf zur Welt kommt.

Kinder, Lutschen Nuckeln, Lutschen und Saugen gehören zu den normalen Tätigkeiten des Säuglings. Der Mund – er ist für das Baby Tast- und Kontaktorgan – ist schließlich mit Essen und Sattwerden eng verbunden. Daher ist es nicht verwunderlich, wenn der Säugling alles Mögliche in den Mund steckt. Eine wirksame Vorbeugung gegen die Angewöhnung des Fingerlutschens stellt das »Stillen nach Verlangen« dar, bei dem die Mutter dem Kind immer dann die Brust gibt, wenn es danach Verlangen hat und so nicht nur den Hunger des Säuglings, sondern auch sein natürliches Lutsch- und Nuckelbedürfnis befriedigt. Wird diese Fütterungsmethode mindestens 10 Wochen lang durchgeführt, hat der Säugling in der Regel am Daumenlutschen kein Interesse mehr. Weil analog auch bei Flaschenkindern die Mahlzeit 15–20 Minuten dauern soll, darf man das Saugloch nicht unnötig vergrößern. Das Baby soll durch das Trinken nicht nur satt, sondern auch zufrieden und müde werden. Das Essvergnügen darf nicht zu rasch vorübergehen.

Wenn mit etwa 6 Monaten die ersten Zähne kommen, werden die meisten Kinder gereizt und kauen auf allen möglichen Dingen herum. Man erleichtert ihnen das Zahnen, wenn man ihnen Brotrinden, alte Brötchen oder Beißringe zum Kauen gibt. Sobald die ersten Zähne erschienen sind, muss die Zahnpflege einsetzen; → Kinder, Zahnpflege.

Äußerst zurückhaltend sollte man mit der Verwendung von Schnullern sein. Zum einen geben einige Schnuller aus Silikon gesundheitlich höchst bedenkliche Schwermetalle ab, zum anderen führen sie, wenn ihr Gebrauch nicht spätestens nach dem 2. Lebensjahr endet, in vielen Fällen zu → Kieferanomalien, vor allem zum so genannten »offenen Biss«. Damit ist eine spätere, für das Kind lästige kieferorthopädische Behandlung bereits vorprogrammiert.

Kinder, plötzliche Erkrankungen Bei einer plötzlichen Erkrankung im Kleinkindesalter handelt es sich erfahrungsgemäß häufiger um ein harmloses als um ein schlimmes Ereignis. Da der Laie – vor allem die besorgte Mutter – nicht immer eindeutig erkennen kann, ob das Leben ihres Kindes in Gefahr ist oder ein ernsthafter Schaden droht, muss im Zweifelsfall sofort ein Arzt zugezogen werden. Dazu folgende Hinweise, die als grober Anhalt dienen können: Schon der Gesamteindruck des Kindes ist richtungweisend. Beruhigend sind kräftiges Schreien, rosiges Aussehen, ruhige Atmung, warme Hände und Füße sowie heftiges Wehren gegen Untersuchungsmaßnahmen. Vorsicht ist dagegen angebracht, wenn das Kind ruhig, matt und apathisch ist, vor sich hin jammert, unnötige Bewegungen vermeidet, anders als sonst atmet, blass oder grau aussieht oder auf Berührungen beim Entkleiden empfindlich reagiert. Auf die Angaben des Kindes, was ihm wehtut, kann man sich nicht verlassen. Ein angebliches »Bauchweh« kann ebenso gut im Kopf oder im Fuß sitzen. Bei Betrachtung der Haut ist auf Ausschläge, Gelbsucht, Blässe, Blaufärbung, Schwellungen oder Blutflecken unter der Haut zu achten. Bei Säuglingen und Kleinkindern sind Flüssigkeitsgehalt und Elastizität der Haut sehr wichtig. Wenn eine mit 2 Fingern am Bauch abgehobene Bauchfalte rasch verstreicht, ist die Hautelastizität noch normal; bleibt die Falte länger bestehen, so deutet dies auf eine Ernährungsstörung mit Wasserverlust hin. Manches Kind lässt sich auch durch das Streicheln des Bauches mit einer warmen Hand beruhigen. Dabei kann man feststellen, ob die Bauchdecke nur durch das Pressen beim Schreien hart erscheint oder ob tatsächlich eine Abwehrspannung infolge eines krankhaften Prozesses im Bauchraum vorliegt.

Stundenlanges Schreien eines Säuglings kann seine Ursache in Blähungen, Verstopfung oder Luftschlucken haben und ist dann in der Regel harmlos; es kann sich aber auch um eine → Mittelohrentzündung oder um eine Baucherkrankung handeln. Beruhigend ist in diesem Zusammenhang, wenn das Kind nicht erbricht und gut trinkt. Nahrungsverweigerung, Erbrechen oder Durchfall sind meist Folge einer beginnenden Infektionskrankheit oder einer Entzündung im Magen-Darm-Bereich. Je jünger das Kind ist, umso rascher und empfindlicher reagiert es auf Wassermangel infolge Erbrechen oder Durchfall. Ein Säugling kann nicht dursten! Daher ist das Risiko einer ernsthaften Erkrankung gering, solange ein Kind noch gut trinkt. Auf jeden Fall ist aber vorsichtshalber ein Arzt zuzuziehen.

Kinder, Sehstörungen Schlechtes Sehen und zu spät entdeckte Augenfehler gefährden die Entwicklung des Kindes und mindern seine Lebensfreude. Zudem bringt es allgemeine Unsicherheit, Entwicklungsstörungen, Lernschwierigkeiten und erhöhte Unfallgefährdung zu Hause, auf dem Spielplatz und vor allem im Straßenverkehr mit sich. Auf angeborene Sehfehler deuten folgende Beobachtungen hin:

♦ Das Kind macht keine ruckartige Augenbewegung zum Licht hin, wenn am Ende des ersten Monats eine Tischlampe neben seinem Köpfchen an- und ausgeknipst wird.

♦ Die Augen tränen öfter auch ohne Weinen.

♦ Die Pupillen sehen grau-weißlich aus.

♦ Das Kind lässt am Ende des 4. Monats einen bunten Gegenstand unbeachtet, der vor seinen Augen hin- und herbewegt wird.

♦ Das Kind schielt ständig.

♦ Das Kind greift nach dem 5. Monat noch immer an vorgehaltenen Gegenständen vorbei.

♦ Das Kind hat auffallend große Augen und gleichzeitig Scheu vor hellem Licht.

♦ Das Kind hält seinen Kopf zwanghaft schief.

Bei diesen Auffälligkeiten muss unbedingt ein Arzt aufgesucht werden.

Bei älteren Kindern ist in folgenden Fällen eine ärztliche Beratung erforderlich: bei gelegentlichem Schielen, bei häufigem Zusammenkneifen und Reiben der Augen, bei ständigen Kopfschmerzen, bei Schwierigkeiten im Zusammenhang mit dem Fangen eines Balles, bei zu dichtem Heranrücken an den Fernsehapparat, bei falschem Abschreiben von der Wandtafel sowie bei ständigem Verfehlen der Linien beim Schreiben in einem linierten Heft.

Kinder, Verstopfung Während beim Säugling die Stuhlentleerung rein reflektorisch abläuft, tritt später die willkürliche Steuerung dieses Vorgangs in den Vordergrund. Anzeichen einer Verstopfung sind: weniger als 3 Stuhlentleerungen pro Woche, sehr harter Stuhl, schmerzhafter Stuhlgang, Völlegefühl, Blähungen, Appetitlosigkeit und mannigfaltige andere Beschwerden. Als Ursachen kommen ballaststoffarme Kost, Verengungen im Darmkanal, → Ileus (Darmverschluss), Tumoren und Entzündungen im Bauchraum, Stoffwechselstörungen, Wassermangel, hormonale Störungen, bestimmte Medikamente, Vergiftungen und nicht zuletzt psychische Einflüsse in Betracht. Beim Kleinkind findet sich gelegentlich – oft in Zusammenhang mit einer strengen Sauberkeitserziehung – eine vorübergehende Stuhlverweigerung, die gleichsam als Unabhängigkeitserklärung des Kindes anzusehen ist.

Vor einer Behandlung gilt es, die Ursache der Verstopfung zu klären, wobei bei Neugeborenen und Säuglingen immer an organische Ursachen gedacht werden muss. Es ist zu überprüfen, ob möglicherweise ein Flüssigkeitsmangel vorliegt und ob die Kost auch genügend → Ballaststoffe enthält. Bei Schulkindern und Jugendlichen überwiegen seelische Einflüsse. Hier müssen Eltern, Arzt und Lehrpersonen zusammenarbeiten, um einen Erfolg zu erzielen.

Kinder, Vorsorgeuntersuchungen In Deutschland können Kinder von der Geburt an insgesamt zehnmal vorsorglich auf Krankheiten und Entwicklungsstörungen untersucht werden (Vorsorgeuntersuchungen U 1–U 10). Die Kosten tragen die Krankenkassen.

♦ ***U 1*** (Neugeborenes gleich nach der Geburt): Prüfung von Herzfrequenz, Atmung, Reflexen beim Absaugen, Muskeltonus. Dabei wird vor allem auf lebensbedrohliche Zustände und augenfällige Schäden (Missbildungen!) geachtet.

♦ ***U 2*** (3.–10. Tag): Fahndung nach Stoffwechselstörungen und Hüftanomalien; Überprüfung des Entwicklungsstandes und der einzelnen Organe des Kindes. Am Ende der ersten Woche beginnt die Prophylaxe wegen → Rachitis und → Karies.

♦ ***U 3*** (4.–6. Woche): Überprüfung des normalen Gedeihens und der Ernährung des Kindes.

♦ ***U 4*** (3.–4. Monat): Überprüfung von Verhalten und Er-

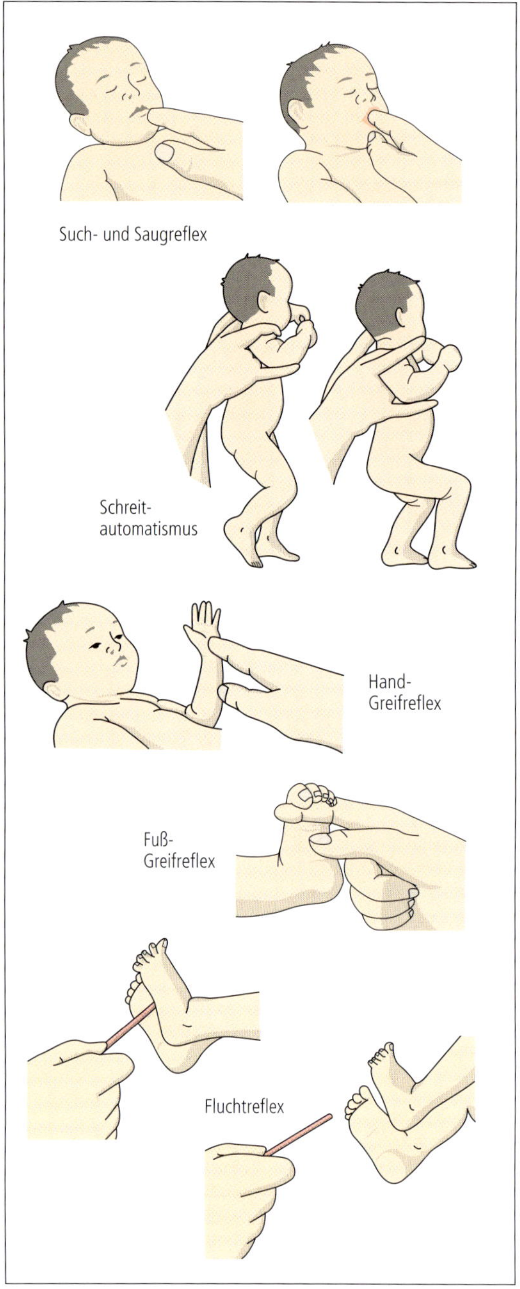

Kinder, Vorsorgeuntersuchungen Prüfung der physiologischen Neugeborenenreflexe, die sich im Lauf des ersten Lebensjahres verlieren.

nährung; Fahndung nach Bewegungsstörungen, geistiger Behinderung, Augenstörungen.

♦ ***U 5*** (6.–7. Monat): Neben den Untersuchungen von U 4 kommt noch die Fahndung nach Hör- und Sprachstörungen hinzu.

♦ ***U 6*** (10.–12. Monat): Überprüfung von Sprache, Hören, Sehen; Fahndung nach Bewegungsstörungen und Organstörungen.

♦ ***U 7*** (21.–24. Monat): Fahndung nach Verhaltensstörungen (altersgemäße Sprache, Ausführen von einfachen Aufforderungen).

♦ ***U 8*** (3½–4. Jahr): Fahndung nach Hör- und Sehstörungen, Ungeschicklichkeiten usw.

♦ ***U 9*** (60.–64. Lebensmonat): Früherkennung von Hör- und Sehstörungen und Sprachfehlern; Diagnostik von Haltungsschäden. Ersetzt nicht die Einschulungsuntersuchung, sondern soll ermöglichen, eventuell festgestellte Schäden und Störungen nach Möglichkeit noch vor der Einschulung zu beheben.

♦ ***U 10*** (10.–13. Lebensjahr): umfangreiche Vorsorgeuntersuchung zur Früherkennung von Krankheiten und Entwicklungsstörungen (z. B.: Blutdruck, Cholesterin, Stadium der Pubertätsentwicklung, Zähne, Harn, Skelettsystem, Motorik und Nervensystem, seelische Entwicklung, Gesundheitsverhalten).

Kinder, Zahnpflege Der wirksamste Schutz gegen → Karies wird durch die kombinierte Rachitis-Karies-Prophylaxe (Vitamin-D-Fluorid-Tabletten) erreicht. Die Zahnpflege selbst sollte unbedingt beginnen, sobald der erste Milchzahn sichtbar ist. Abends nach der letzten Mahlzeit soll die Mutter oder der Vater mit einem Mullläppchen oder einem Wattestäbchen die Zahnreihen von allen Seiten abwischen. Anschließend soll das Kind selbst – evtl. mit einer kleinen Putzlernbürste – die Zähne bearbeiten. Wichtig ist in diesem Stadium vor allem, das Kind an regelmäßiges Zähneputzen zu gewöhnen, so dass es die Mundhygiene als selbstverständlichen Teil der Körperpflege kennen lernt. Im Lauf der Zeit übernimmt dann immer mehr das Kind die Hauptrolle, die Eltern müssen allerdings nachputzen. Zahnpasta sollte man erst verwenden, wenn das Kind zuverlässig ausspucken kann und nicht mehr alles hinunterschluckt. Ab und zu kann man sich mittels Färbetabletten von der Güte des Zähneputzens überzeugen: Der darin enthaltene Farbstoff färbt die gefährlichen Zahnbeläge rot an und zeigt so, wo flüchtig geputzt wurde; → Zahnpflege.

Sinnvoll ist überdies, die Zähne rechtzeitig und regelmäßig auf das Vorliegen von → Kieferanomalien zu untersuchen.

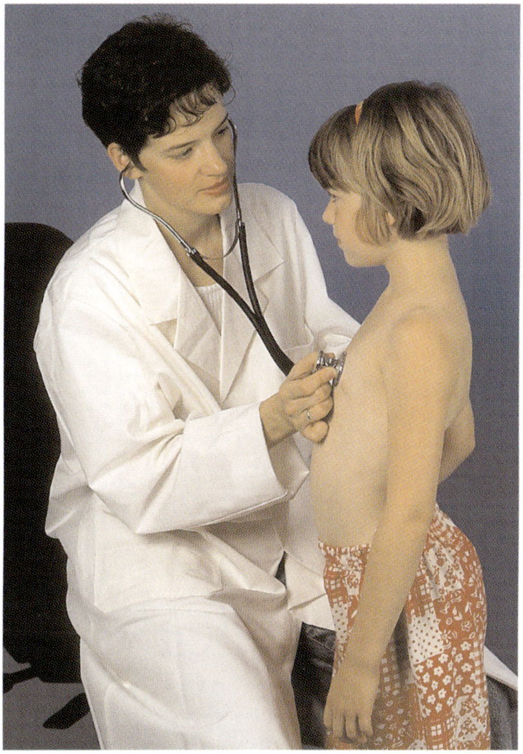

Kinderheilkunde Vorsorgeuntersuchung zur Früherkennung von Krankheiten und Entwicklungsstörungen.

Kinderarzt (Pädiater) Arzt für Kinderheilkunde.

Kindergynäkologie (Gynäkologie bei Mädchen) Zwar scheuen sich viele Eltern, ihre Tochter in eine gynäkologische Sprechstunde zu bringen, dennoch ist es eine Tatsache, dass auch schon kleine Mädchen an Unterleibsbeschwerden leiden können, bei denen unbedingt ein Frauenarzt zugezogen werden sollte, da eine in der Kindheit nicht beachtete und daher nicht richtig behandelte Unterleibsentzündung unter Umständen durch Verkleben der Eileiter später zur Unfruchtbarkeit führen kann. Von den Mädchen, die in einer kindergynäkologischen Sprechstunde vorgestellt werden, leiden 60–70 Prozent an Entzündungen, 20–30 Prozent an Blutungsstörungen, die übrigen an Tumoren, Verletzungen oder Anomalien im Geschlechtsbereich. Immer wenn unnatürliche Blutungen auftreten, wenn ein Mädchen unter Rötung, Juckreiz oder Schmerzen an den äußeren Geschlechtsteilen leidet, wenn es sich mit Fremdkörpern oder beim Spielen verletzt hat oder wenn die Mutter Anomalien am Geschlechtsteil beobachtet, sollte ein Frauenarzt aufgesucht werden. Zu diesem Zweck wurden an rund 30 Krankenhäusern in größeren deutschen Städten spezielle kindergynäkologische Sprechstunden eingerichtet, in denen ganz besonders auf die heikle Situation der kleinen Mädchen und ihrer Mütter eingegangen wird. Denn es bedarf zweifellos eines besonders sensiblen Einfühlungsvermögens, um ein 4- oder 8-jähriges Kind frauenärztlich zu untersuchen. Dabei ist die Angst vieler Mütter, eine Untersuchung der kindlichen Scheide mit dem Scheidenspiegel könne zu Verletzungen führen, vollkommen unbegründet. Da sich das Jungfernhäutchen schmerzlos dehnen lässt und die eingesetzten Instrumente dem jeweiligen Alter des Mädchens angepasst sind, bleibt die Jungfräulichkeit selbstverständlich ganz und gar erhalten.

Kinderheilkunde (Pädiatrie) Teilgebiet der Medizin, das die Erkennung und Behandlung aller körperlichen und seelischen Erkrankungen des Kindes von der Geburt bis zum Abschluss seiner körperlichen Entwicklung umfasst. Dazu gehören auch Prävention, Schutzimpfung, pädiatrische Intensivmedizin, Rehabilitation und Fürsorge im Kindesalter.

Kinderkrankheiten Oberbegriff für eine Gruppe sehr ansteckender Infektionskrankheiten, die nach durchgemachter Erkrankung oftmals einen bleibenden Schutz vor erneuter Ansteckung (Immunität) hinterlassen. Sie betreffen fast ausschließlich Kinder, weil Erwachsene meist durch eine Infektion im Kindesalter oder durch eine Impfung geschützt sind. Hierzu gehören unter anderem → Masern, → Windpocken, → Röteln, → Scharlach, → Mumps und → Diphtherie. Die meisten dieser Erkrankungen hinterlassen beim Erkrankten eine lebenslange Immunität, so dass die Betroffenen vor einer Wiedererkrankung in späteren Jahren geschützt sind. Es ist jedoch nicht so, dass ausschließlich Kinder von derartigen Infektionskrankheiten bedroht sind; vielmehr können auch Erwachsene, die in der Kindheit verschont geblieben sind, davon befallen werden. Gar nicht so selten kommt es vor, dass sich der Großvater bei seinem Enkelkind mit Keuchhusten ansteckt! Eine Kinderkrankheit, die keine Immunität hinterlässt, ist der → Scharlach.

Kinderlähmung Im Allgemeinen denkt man, wenn man von Kinderlähmung spricht, an die → spinale Kinderlähmung (Poliomyelitis). Daneben gibt es noch eine andere Form: die auf frühkindlichen Hirnstörungen beruhende → zerebrale Kinderlähmung.

Kinderlosigkeit Obwohl → Empfängnisverhütung und Geburtenregelung im Mittelpunkt des allgemeinen Interesses stehen, hat für nicht wenige Menschen das Problem der unerwünschten Kinderlosigkeit oder Sterilität weit größeres Ge-

wicht. Da beide Problemkreise auf der genauen Kenntnis des Geschehens bei der Empfängnis beruhen, kann man dieses Wissen sowohl für die Empfängnisverhütung als auch für ihr Gegenteil, die Empfängnisherbeiführung, anwenden.
In den meisten Ehen besteht der Wunsch nach wenigstens einem Kind. Stellt sich jedoch trotz häufigen ungeschützten Geschlechtsverkehrs keine → Schwangerschaft ein, wie es im Durchschnitt bei etwa 10 Prozent der Ehepaare der Fall ist, besteht das Bedürfnis nach einer Spezialberatung, die Frau und Mann einbeziehen muss. Stets ist dabei ein kompletter Untersuchungsgang erforderlich, da durchaus kombinierte Ursachen – z. B. eine hormonale Störung bei der Frau und ein Defekt der Samenzellen beim Mann – dafür verantwortlich sein können, dass die Frau nicht schwanger wird.
Die Untersuchung umfasst:

1. die anatomische Befunderhebung bei Frau und Mann;
2. die Überprüfung der Tätigkeit der weiblichen Eierstöcke;
3. die Beobachtung der Veränderungen im Muttermundhalskanal im Ablauf eines Zyklus zwischen 2 → Menstruationen;
4. die Bestimmung der Fähigkeit des Gebärmutterhalssekrets zur Aufnahme der Samenfäden;
5. das Erfassen der Dauer und des Verhaltens der Menstruationsphase nach dem Eisprung;
6. die Kontrolle der Zeugungsfähigkeit des Mannes;
7. die eingehende Überprüfung der Funktion der Eileiter (→ Eileiterdurchblasung, Röntgenuntersuchung, evtl. → Bauchspiegelung).

Eine exakte Sterilitätsdiagnostik verlangt von Patienten und Arzt viel Geduld und Zeitaufwand. Nicht selten stellt sich im Lauf der Untersuchung die Frage, ob eventuell eine → künstliche Befruchtung in Betracht kommt. Schließlich müssen auch die psychischen Aspekte des Problems berücksichtigt werden, wobei es allerdings bis heute noch nicht gelungen ist, den Anteil seelisch bedingter Fortpflanzungsstörungen exakt zu erfassen.
Die Behandlung richtet sich nach eventuell festgestellten Grundstörungen. Dennoch bleiben auch heute noch selbst bei Ausschöpfung aller therapeutischen Möglichkeiten nahezu zwei Drittel der behandelten sterilen Ehepaare kinderlos. Ihnen kann als Ausweg nur zu einer Adoption oder zur künstlichen Befruchtung geraten werden.

Kindspech (Mekonium) zäher, grünschwarzer, noch im Mutterleib gebildeter Darminhalt des Neugeborenen, der meist bald nach der Geburt oder innerhalb der ersten 2 Tage abgesetzt wird. Er besteht aus eingedicktem Schleim, Epithelzellen, Gallenfarbstoffen und Härchen. Findet sich Kindspech im Fruchtwasser, was bei 10–15 Prozent aller Entbindungen der Fall ist, kann dies auf eine Gefährdung des Kindes durch Sauerstoffmangel hinweisen. Hat das Kind 36 Stunden nach der Geburt noch immer nicht den ersten Stuhl ausgeschieden, muss mittels einer Röntgenuntersuchung nach einer Engstelle, einem Verschluss oder einer mangelnden Transportfähigkeit des Darms gefahndet werden.

Kindstod, plötzlicher → plötzlicher Kindstod.

Kinetosen Krankheiten infolge heftiger Bewegungen; → Reisekrankheit.

Kitzler umgangssprachliche Bezeichnung für die → Klitoris der Frau.

Klappenfehler → Herzklappenfehler.

Klaustrophobie → Raumangst.

Kleienflechte → Pityriasis.

Kleinhirn Teil des → Gehirns, das für die Aufrechterhaltung des Körpergleichgewichts und die sinnvolle Koordination der Bewegungen verantwortlich ist.

Kleinwüchsigkeit → Minderwuchs.

Kleptomanie (Stehltrieb) zwanghafter Drang zum Diebstahl ohne äußere Notlage, bei der es dem Betroffenen nur um die mit dem Akt des Stehlens verbundene Erregung geht. Das Diebesgut – nicht selten immer wieder dieselben Gegenstände – wird häufig sogar weggeworfen oder verschenkt. Eine der möglichen Ursachen ist eine Hemmung des Geschlechtstriebs. Aber auch im Zusammenhang mit einer → Persönlichkeitsstörung und als Folge einer → Gehirnentzündung kann sich eine Kleptomanie entwickeln. Diese ist unabhängig von Einkommen und Bildungsgrad. Als Behandlung kommt in erster Linie eine → Psychotherapie in Frage.

Klimakterium medizinische Fachbezeichnung für die → Wechseljahre der Frau.

Klinefelter-Syndrom (XXY-Syndrom) Durch → Chromosomen-Aberration verursachte mangelhafte Geschlechtsausbildung beim Mann. Normalerweise besitzt jeder Mensch in seinen Körperzellen 2 → Geschlechtschromosomen. Personen männlichen Geschlechts weisen dabei ein X- und ein Y-Chromosom auf, während bei Frauen zwei X-Chromosomen vorliegen. Beim nach einem amerikanischen Hormonspezialisten benannten Klinefelter-Syndrom, von dem etwa jeder 600. neugeborene Junge betroffen ist, sind jedoch gleich 3 Geschlechtschromosomen – darunter 2 X-Chromosomen – vorhanden. Diese Mutation, die eine verminderte Produktion von männlichen Geschlechtshormonen (→ Androgene) bewirkt, kann nicht weitervererbt werden, da die Patienten gewöhnlich unfruchtbar sind. Die durch das Überwiegen der

weiblichen Geschlechtschromosomen bedingte Unterfunktion der Keimdrüsen führt zu folgenden Erscheinungen: kleine Hoden; mangelhafte oder völlig fehlende Bildung von Samenzellen; spärliche oder fehlende Brust-, Achsel- und Bartbehaarung; → Gynäkomastie (weibliche Brustbildung beim Mann); gelegentlich Hochwuchs wie bei Eunuchen.
Die Erkrankung kristallisiert sich meist erst nach der Pubertät heraus. Die Patienten altern vorzeitig und leiden oft an einer → Osteoporose (Knochenschwund). Häufig findet man überdies mehr oder minder ausgeprägte Intelligenzdefekte. Das Schicksal der Kranken kann durch eine Dauertherapie mit Androgenen verbessert werden.

Klinik 1. Krankenhaus mit besonderer personeller und apparativer Ausstattung, das gleichzeitig der Forschung und Ausbildung dient (z. B. Universitätskliniken); im weiteren Sinn jedes öffentliche und private Krankenhaus.
2. »klinisches Bild«: der durch die Gesamtheit der Symptome bedingte charakteristische Verlauf einer Krankheit.

klinische Behandlung stationäre Behandlung in einem Krankenhaus. Gegensatz: ambulante Behandlung.

Klistier (Klysma) Im Gegensatz zum → Einlauf, bei dem größere Flüssigkeitsmengen in den Enddarm eingebracht werden, benützt man beim Klistier nur wenig Flüssigkeit, die mit Hilfe einer Klistierspritze verabreicht wird. Die Maßnahme dient zur Darmreinigung oder zur Einbringung von Medikamenten oder Nährstoffen in den Darm; z. B. vor Operationen, vor einer Darmspiegelung oder Röntgenuntersuchungen des Darmes bzw. zur künstlichen Ernährung.

Klitoris (Clitoris, Kitzler) bei sexuellen Reizen anschwellendes, hoch empfindliches Organ im vorderen Bereich der kleinen Schamlippen; → Geschlechtsorgane, weibliche.

klonisch schüttelnd, mit ruckartigen Bewegungen ablaufend (z. B. klonische Muskelkrämpfe).

Klumpfuß angeborene Fehlstellung eines Fußes oder beider Füße, von der Jungen doppelt so häufig befallen sind wie Mädchen: Die äußere Fußkante ist dabei etwas nach unten, die innere entsprechend nach oben gedreht; die Fußsohle zeigt mit ihrer Fläche nicht genau nach unten, sondern mehr oder weniger stark zum anderen Fuß. Häufigste Ursache ist eine Behinderung der freien Fußbeweglichkeit während der Entwicklung des Kindes vor der Geburt infolge einer Art Zwangslage; selten spielen erbliche Einflüsse eine Rolle. Neben dem angeborenen Klumpfuß – der häufigsten Deformität des Fußes – gibt es auch eine nach der Geburt durch Lähmungen oder Verletzungen erworbene Form.

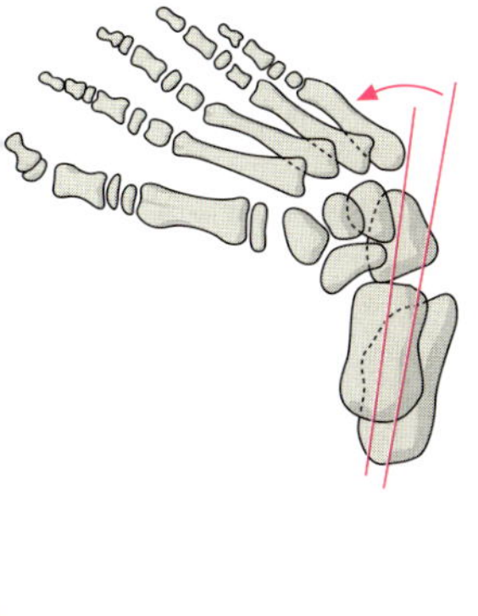

Klumpfuß Starke Drehung des Fußskeletts in Richtung auf den anderen Fuß.

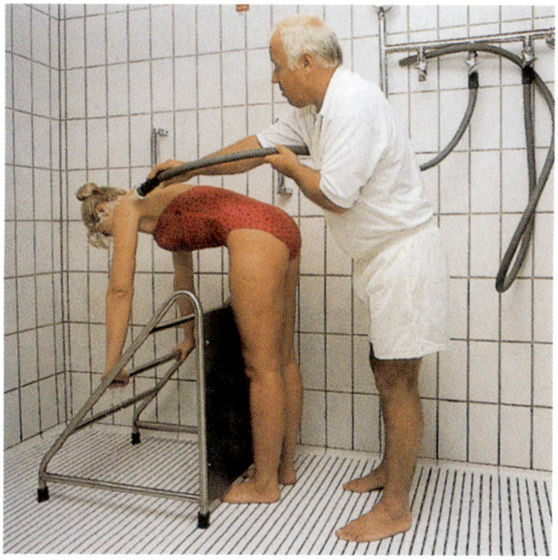

Kneippkur Im Zentrum dieser Behandlungsmethode stehen Wasseranwendungen; hier ein kalter Rückenguss.

Die orthopädische Behandlung des Klumpfußes muss schon in den ersten Lebenstagen beginnen. Sie besteht in schrittweiser Korrektur der Fehlhaltung, wobei die einzelnen Resultate durch einen Gipsverband gesichert werden. Wegen der hohen Rückfallneigung sind noch längere Zeit Nachtschienen anzulegen. In schweren Fällen hilft nur eine operative Korrektur.

Klysma → Klistier.

KMT Abkürzung für → **K**nochen**m**ark**t**ransplantation.

Knaus-Ogino Kurzbezeichnung für eine Methode der → Empfängnisverhütung, bei der während der fruchtbaren Tage der Frau auf Geschlechtsverkehr verzichtet wird.

Kneippkur von dem Pfarrer Sebastian Kneipp begründete Behandlungsmethode, die eine gesunde Lebensweise, Abhärtung, ausgewogene Ernährung, maßvolle Verteilung von Ruhe und Bewegung, reichlich Sonne und Luft, die Verwendung natürlicher Heilmittel sowie vor allem Wasseranwendungen beinhaltet. Für diese Wasseranwendungen gilt: Vor und nach jeder Anwendung ist eine gute Erwärmung des Körpers (durch Laufen, körperliche Übungen usw.) wichtig. Niemals sollte man einen fröstelnden Körper mit kaltem

Reizintensitäten der Wasseranwendungen

Reizstärke I (reizschwach): Abreibungen, Ober- und Unterkörperteilwaschungen, warme Fuß-, Arm- und Sitzbäder, wechselwarme Fuß- und Armbäder, temperierte Knie- und Armgüsse.

Reizstärke II (reizmild): Körperganzwaschungen, Trockenbürsten, Wassertreten, einseitige ansteigende Fuß- und Armbäder, wechselwarme Brust-, Ober-, Rücken-, Gesichts-, Schenkel-, Knie- und Armgüsse, Waden- und Armwickel.

Reizstärke III (reizstark): kalte Unter-, Rücken-, Ober- und Vollgüsse, heiße Blitzgüsse, Vollbäder mit anschließendem kaltem Vollguss, beidseitige ansteigende Fuß- und Armbäder, ansteigende Sitzbäder, wechselwarme Sitzbäder, kalte Halb-, Dreiviertel- und Vollbäder, Lenden-, Kurz-, Brust- und Ganzwickel.

Wasser behandeln! Auch sollte man keine Wasseranwendung nach einer größeren Mahlzeit durchführen. Jede Anwendung von kaltem Wasser soll rasch vor sich gehen, da die Heilwirkung bzw. der günstige Einfluss auf Gefäße, Nerven und Drüsen durch die unmittelbare Reaktion des Körpers zu Stande kommt. Zudem muss jede Anwendung der individuellen Hautreaktion angepasst werden. Um Erkältungen und Ermüdungsgefühle zu vermeiden, folgt jeder Wärme- eine Kälteanwendung. Im Allgemeinen soll man sich nach der Wasseranwendung nicht abtrocknen (außer Gesicht und Haare).

Sonderanwendungen sind das Barfußgehen, das so oft wie möglich geschehen soll, das Wassertreten (Dauer 1–2 Minuten, Wasser reicht bis zur halben Wade) und das Grasgehen im Morgentau (Dauer 5 bis höchstens 10 Minuten). Waschungen, als Ganzwaschung oder Oberkörperwaschung angewandt, sollen rasch erfolgen und in 1–2 Minuten wieder beendet sein. Bäder, als kaltes Voll- oder Sitzbad, dauern 3–10 Sekunden. Beim wechselwarmen Fußbad tauchen die Füße, mehrmals wechselnd, 2 Minuten in heißes und eine halbe Minute in kaltes Wasser. Beim Augenbad wird das Gesicht eine halbe Minute lang ins Wasser gehalten; in dieser Zeit werden die Augen (unter Wasser) mehrmals auf- und zugemacht. Güsse, mit Gießkannen oder Wasserschlauch (15–20 cm von der Haut entfernt gehalten) ausgeführt, dauern – wie üblich mit kaltem Wasser – 1–2 Minuten und werden als Oberguss (für den Oberkörper), Rücken-, Schenkel-, Knie-, Arm- oder Vollguss verabfolgt. Der Blitzguss verläuft anders als die sonstigen Güsse: Bei ihm wirkt der Wasserstrahl, aus größerer Entfernung und mit Druck angewandt, nacheinander auf Beine, Hüften, Rücken, Brust und Bauch ein. Dämpfe schließlich werden vornehmlich als Kopf- oder Fußdampf verabfolgt; durch Zusatz von Heublumen oder Kamillenblüten kann die Wirkung verstärkt werden.

Eine Kneippkur eignet sich zur Behandlung vieler Zivilisationskrankheiten, insbesondere zahlreicher funktioneller Störungen. Weitere Anwendungsgebiete sind Herz- und Gefäßerkrankungen, Nervenleiden, Störungen der Verdauungsorgane, hormonelle Unregelmäßigkeiten, Gelenk- und Muskelrheumatismus, Rückenschmerzen und Muskelverspannungen. Die Kneippkur wird vorzugsweise von besonders ausgebildeten Fachkräften in Kneippkurorten oder -sanatorien durchgeführt, aber auch von niedergelassenen Ärzten, die eine entsprechende Einrichtung besitzen.

Knickfuß Fußdeformität mit Einwärtsneigung des Rückfußes. Tritt sie kombiniert mit einem Plattfuß auf, ist also gleichzeitig das Längegewölbe des Fußes mehr oder weniger abgeflacht, so spricht man von einem Knickplattfuß. »Der Patient steht neben seinen Füßen!« Beim Säugling und Kleinkind ist der schlaffe Knickplattfuß noch normal. Mit dem Wachstum richtet sich jedoch die Ferse spontan auf und die Längswölbung des Fußes entwickelt sich. Wird der Fuß in dieser Phase überlastet, kann der Knickplattfuß bestehen bleiben. Doch auch im Erwachsenenalter kann der Knickfuß erstmals auftreten. Mögliche Ursachen sind: Verletzungen, Knochenerkrankungen, Übergewicht, langes Stehen und Gehen auf harten Böden, Lähmungen und Entzündungen.

Der kindliche Knickplattfuß verursacht keine Schmerzen, allenfalls strengt den Betroffenen das Gehen sehr an. Bei Jugendlichen und Erwachsenen kommt es dagegen stets zu schmerzhaften Reizzuständen, dadurch bedingt zur reflektorischen Abwehrspannung und zu narbigen Schrumpfungen. Das Resultat ist eine knöcherne Deformierung des Fußskelettes.

Vorbeugung: Das Kleinkind soll nicht zum Stehen oder Gehen gezwungen werden. Die Entwicklung der Fußmuskeln kann durch Barfußgehen, besonders auf unebenem Boden, gefördert werden. Zu enge Strümpfe und Schuhe sind ebenso zu vermeiden wie Überanstrengungen.

Behandlung: Bei Kindern sind nur bei stärkerer Ausprägung korrigierende Gipsschalen oder Einlagen erforderlich. Bei Erwachsenen erfolgt die Therapie, je nach Zustand, durch konservative Maßnahmen oder einen operativen Eingriff.

Kniegelenkverletzungen Das Kniegelenk ist das größte und zugleich empfindlichste Gelenk des menschlichen Kör-

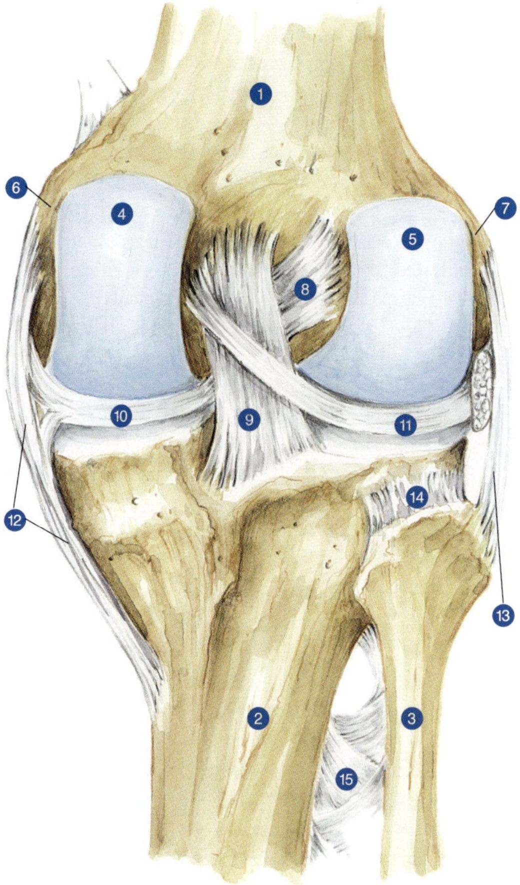

Rechtes **Kniegelenk** in Streckstellung, Ansicht von hinten. **1** Oberschenkelbein; **2** Schienbein; **3** Wadenbein; **4** innerer Gelenkknorren; **5** äußerer Gelenkknorren; **6** innerer Obergelenkknorren; **7** äußerer Obergelenkknorren; **8** vorderes Kreuzband; **9** hinteres Kreuzband; **10** innerer Meniskus; **11** äußerer Meniskus; **12** inneres Seitenband des Kniegelenks; **13** äußeres Seitenband des Kniegelenks; **14** Schienbein-Wadenbein-Gelenk; **15** Zwischenknochenmembran des Unterschenkels.

pers. Zwischen den beiden beteiligten Knochen, dem Oberschenkel und dem Schienbein, sind in das Gelenk 2 etwa halbmondförmige Knorpelscheiben, der äußere und der innere ***Meniskus***, eingelagert, auf denen die eigentlichen Gelenkflächen bei jeder Bewegung hin- und hergleiten. In der Lücke zwischen innerem und äußerem Meniskus werden die beiden Knochengelenkflächen außerdem noch durch 2 sich kreuzende Bänder, die ***Kreuzbänder***, verbunden.

Bei der Verstauchung des Kniegelenks kann eine der beiden Meniskusscheiben – meist ist die innere betroffen – oder ein Kreuzband einreißen. Gelegentlich kann sich aus dem abgerissenen Meniskusstück eine so genannte → Gelenkmaus (freier Gelenkkörper) entwickeln, die bei jeder Kniebewegung im Gelenk hin- und herrutscht und sich manchmal unversehens, aber unter umso größeren Schmerzen, einklemmt, so dass jede weitere Bewegung für kurze Zeit ausgeschlossen ist. Nicht selten erfordert deshalb eine Meniskusverletzung chirurgische Behandlung, bei der die gerissene Knorpelscheibe aus dem Gelenk entfernt wird.

Anzeichen einer Kniegelenkverletzung sind Schwellung, Schmerzen und Bewegungseinschränkung. Auf jeden Fall ist Vorsicht und deshalb ärztliche Hilfe geboten. Bis zur ärztlichen Untersuchung sind Ruhigstellung des Gelenks durch Unterlegen einer Tuchrolle und kühlende Umschläge angebracht.

Kniegelenkentzündung (Gonarthritis) Die so genannte chronische Kniegelenkentzündung, das »schlimme Knie« älterer Menschen, ist keine eigentliche Entzündung im Gelenk und hat auch nichts mit → Rheuma zu tun. Vielmehr handelt es sich um eine nicht entzündliche, umformende Gelenkerkrankung, bei der die feine Knorpelschicht, die die Gelenkflächen überzieht, infolge eines Alterungsprozesses auffasert, wobei zugleich einzelne Knochenstellen krankhafte Wucherungen in Form kleiner Zacken zeigen. (Der gleiche Vorgang im Hüftgelenk führt zur »chronischen Hüftgelenkentzündung« des älteren Erwachsenen). So kommt es, dass die Bewegungen eines derart veränderten Gelenks schmerzhaft sind und dass dabei ein Knirschen entsteht, das man mit der auf das Knie gelegten Hand gut fühlen, oft sogar auch hören kann. Wird das Bein eine Weile bewegt, so arbeitet das Kniegelenk oft wieder besser und weniger schmerzhaft als am Morgen oder nach längerem Sitzen. Das Begehen einer Treppe ist infolge einer solchen → Arthrose des Kniegelenks übrigens beim Hinabsteigen beschwerlicher als beim Hinaufsteigen.

Bewährte Mittel gegen eine derartige »deformierende Gelenkentzündung« sind Heißluft und Massagen, gegebenenfalls ein Kuraufenthalt in einem Moorbad. Spontane Schmerzlinderung lässt sich in vielen Fällen durch Injektion eines Kortisonpräparats (→ Corticosteroide) direkt in das betroffene Gelenk erreichen. Treten in dem betroffenen Gelenk – z. B. nach einer belastenden Anstrengung – heftige Schmerzen oder eine stärkere Schwellung der Weichteile um das Knie herum auf, so helfen in diesem akuten Zustand – im Gegensatz zur sonst empfohlenen Wärmeanwendung –

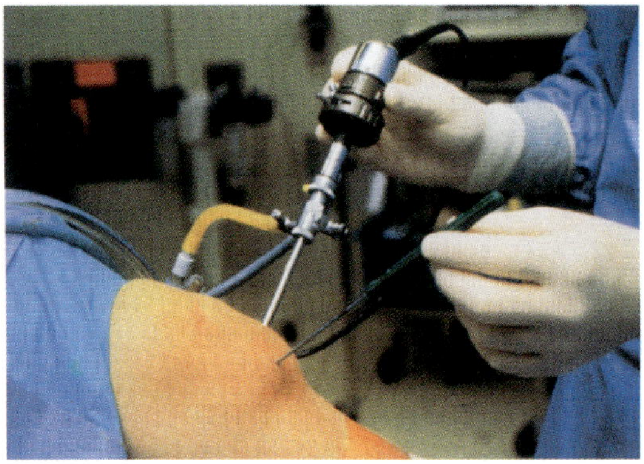

Kniegelenkentzündung Bei der infektiösen Form der Kniegelenkentzündung kann eine Operation notwendig werden.

kühle Umschläge, z. B. die Anwendung von Heilerdeumschlägen über Nacht. Zu beachten ist, dass ein arthrotisch verändertes Kniegelenk vor allem bei einseitigen Belastungen – beispielsweise infolge Plattfuß oder Hüftgelenkleiden – Beschwerden verursacht.

Daneben gibt es jedoch auch die infektiöse Form der Kniegelenkentzündung, in deren Verlauf es zum → Gelenkerguss, ja, sogar zur höchst schmerzhaften → Gelenkeiterung kommen kann. In derartigen Fällen kann eine Operation mit Eröffnung des befallenen Gelenks notwendig werden.

Kniesehnenreflex → Patellarreflex.

Knoblauch landwirtschaftlich angebautes Liliengewächs, das als Wirkstoff Alliin und das daraus entstehende Allicin enthält. Dieses wirkt gegen Bakterien und Pilze, ist aber auch für den typischen Geruch verantwortlich. Im Knoblauch finden sich die → Vitamine A, B_1 und C sowie hormonähnliche Substanzen. Knoblauch senkt den Cholesterinanteil im Blut und kann einer → Arteriosklerose entgegenwirken. Es wirkt appetitanregend, verdauungsfördernd und blähungstreibend und wird zudem bei → Hypertonie (Bluthochdruck) empfohlen. Roher Knoblauch wird wegen des scharfen, beißenden Geschmacks als Heilmittel meist abgelehnt; bevorzugt werden dagegen Knoblauchpräparate in Form von Kapseln, Dragees und Tropfen. Als störend wird der unangenehme Geruch empfunden, den der Körper nach dem Essen von Knoblauch ausströmt. Bei Verzehr größerer Knoblauchmengen kann es zu Magenreizungen, in selten Fällen auch zu → Allergien kommen.

Knöchelbruch Die beiden Knöchel stellen jeweils das untere Ende von Schienbein bzw. Wadenbein dar und sind Teile des oberen Sprunggelenks, das den Unterschenkel beweglich mit dem Fuß verbindet. Wird der innere oder äußere Fußrand – zum Beispiel, wenn der Fuß umknickt – plötzlich von einer heftigen Gewalteinwirkung getroffen, so entsteht über die Gelenkbänder ein massiver Zug auf einen der beiden Knöchel, und zwar vorwiegend auf den äußeren, der dadurch abgerissen wird. In seltenen Fällen kann der Bruch sogar beide Knöchel zugleich betreffen. Dabei werden immer auch die Bänder des Sprunggelenks mitverletzt. Da derartige Gewalteinwirkungen ziemlich oft vorkommen, ist der Knöchelbruch der häufigste Knochenbruch der unteren Extremität überhaupt. Er verursacht starke Schmerzen, und der Betroffene kann auf der verletzten Seite nicht auftreten. Zudem schwillt das verletzte Gelenk in der Regel stark an.

Behandlung: Gelingt es, die Bruchstücke wieder in die richtige Stellung zueinander zu bringen, so heilt der Knöchelbruch – wenn man das verletzte Gelenk durch einen Gipsverband ruhig stellt – in wenigen Wochen aus. Bei komplizierten Brüchen mit starken Verschiebungen müssen die Knochenteile allerdings durch Platten, Draht oder Schrauben miteinander verbunden werden (→ Osteosynthese).

Knochen Das Knochengewebe ist das festeste Gewebe des menschlichen Körpers. Es besteht aus weit verzweigten ***Knochenzellen*** (Osteozyten) und dazwischenliegender Knochengrundsubstanz, in die Kalksalze eingelagert sind, die durch ihre innige Verbindung mit den Fasern der Grundsubstanz die besondere Festigkeit und Elastizität des Knochens bedingen. Knochengewebe wird durch zahlreiche Blutgefäße gut ernährt, deshalb verheilt ein → Knochenbruch in der Regel verhältnismäßig rasch. Im Alter werden die Knochen allerdings kalkärmer und dadurch poröser.

In seinem Inneren ist der Knochen von einem zellreichen Netzgewebe, dem ***Knochenmark***, ausgefüllt. In den langen Knochen ist es stark fetthaltig und daher gelb. Nur kurze, platte Knochen enthalten das rote Knochenmark, in dem die roten Blutkörperchen (Erythrozyten) gebildet werden. Außen ist der Knochen von der derben ***Knochenhaut*** (Periost) überzogen.

Der Form nach unterscheidet man die länglichen Röhrenknochen (Arm- und Beinknochen), die kurzen Knochen (Hand- und Fußwurzelknochen, Wirbelknochen) und die platten Knochen (Schädelknochen, Brustbein, Schulterblatt, Darmbein). Die einzelnen Knochen sind miteinander starr bzw. mehr oder weniger beweglich verbunden. Dort, wo 2 Knochen stärker gegeneinander bewegt werden müssen, finden sich → Gelenke, die grundsätzlich so gebaut sind, dass ein kugelartiger Gelenkkopf in der ausgehöhlten Gelenkpfanne ruht.

1

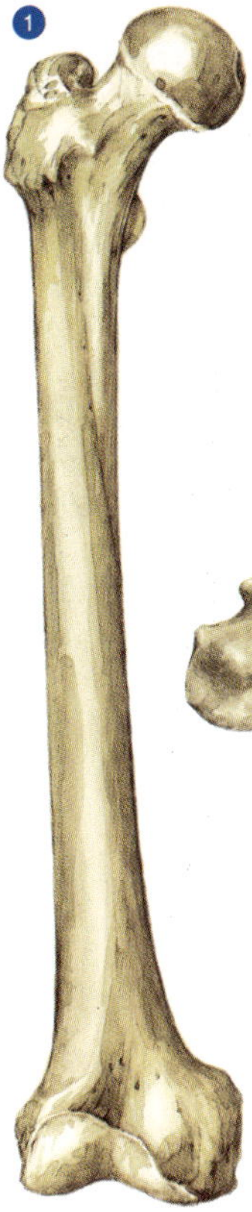

2

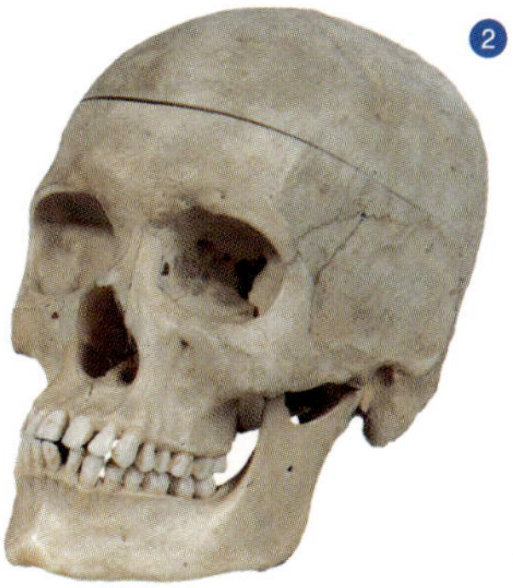

3

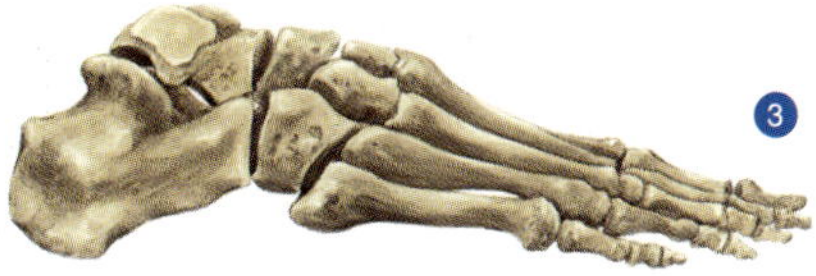

Knochen Der Form nach unterscheidet man: **1** lange Knochen (rechtes Oberschenkelbein von vorn); **2** platte Knochen (Schädeldach als Teil des Schädels von seitlich vorn); **3** kurze Knochen (rechtes Fersenbein als Teil des Fußskeletts von außen).

Das Knochenskelett bildet den wichtigsten Teil des Bewegungsapparates. Durch das Knochengerüst, das verschiedene Organe schützend umschließt, erhält der Körper seine Form.

Knochenbruch (Fraktur) Bei Knochenbrüchen durch äußere Gewalteinwirkung unterscheidet man 2 Formen: ***geschlossene Brüche***, bei denen die bedeckende Haut nicht verletzt ist, und ***offene Brüche***, bei denen die Haut durchtrennt ist, also eine äußere Wunde besteht, in die Krankheitserreger eindringen und eine Wundinfektion auslösen können. Nach dem Bruchmechanismus unterscheidet man Biegungs-, Dreh-, Berstungs-, Stauchungs-, Abscher- und Abrissbrüche. Daneben gibt es auch unvollständige sowie eingekeilte Brüche.

Für einen Knochenbruch sprechen folgende Anzeichen: Formveränderung, abnorme Beweglichkeit, Knirschen, Schmerzen, Bluterguss, Verkürzung und Gebrauchsunfähigkeit. Den Ausschlag gibt das Röntgenbild. Als Komplikationen sind → Schock und → Fettembolie gefürchtet.

Neben den Knochenbrüchen durch äußere Gewalteinwirkung gibt es noch 2 weitere Arten:

♦ den ***schleichenden Knochenbruch*** nach örtlicher Auflockerung der Knochenstruktur in dazu veranlagten Knochenpartien. Er entsteht infolge besonderer Belastung (Marschfraktur), Übermüdung oder anderer Umstände.

♦ den ***pathologischen Knochenbruch***. Darunter versteht man den Bruch eines erkrankten, durch Tumoren oder Zysten veränderten, entkalkten oder ernährungsgestörten Knochens (z. B. bei → Knochenmarkentzündung, → Tuberkulose, → Syphilis und → Knochengeschwülsten).

Die Knochenbruchheilung geht von der Knochenhaut, vom Knochenmark und dem Bindegewebe der Umgebung aus. Die Heilungsdauer hängt vom Alter des Patienten, von der Art des Knochenbruchs, vom betroffenen Knochen sowie von der Schwere der Nebenverletzungen ab. Der meist vorliegende geschlossene Knochenbruch erfordert zunächst eine exakte, durch das Röntgenbild überprüfte Gegenüberstellung der Bruchenden. Anschließend sorgt ein meist mehrere Wochen liegen bleibender Gipsverband dafür, dass die Bruchenden in Ruhe miteinander verheilen können. An die Abnahme des Gipsverbandes schließt sich im Allgemeinen eine Nachbehandlung mit Massage und Bewegungsübungen an, die dazu dient, die inzwischen eingetretene Schwächung der Muskulatur des betroffenen Gliedes wieder auszugleichen.

In manchen Fällen ist ein ***Streckverband*** erforderlich, bei dem der Bruch durch dosierten Zug von Gewichten in der gewünschten Stellung gehalten wird. Die Gewichtsbelastung erfolgt dabei sehr oft über einen durch den Knochen gebohrten und mittels Bügel gespannten dicken Stahldraht. Bei der operativen Frakturbehandlung, der so genannten → ***Osteosynthese***, wird mit Hilfe von Marknägeln, Zugschrauben, Druck- und Winkelplatten sowie anderer Behelfe eine stabile innere Schienung des Knochenbruchs erreicht.

Erste Hilfe bei Knochenbrüchen: Bei offenen Knochenbrüchen muss die Blutung gestillt und die Wunde verbunden werden; anschließend ist eine Ruhigstellung durch Verband oder Schiene er-

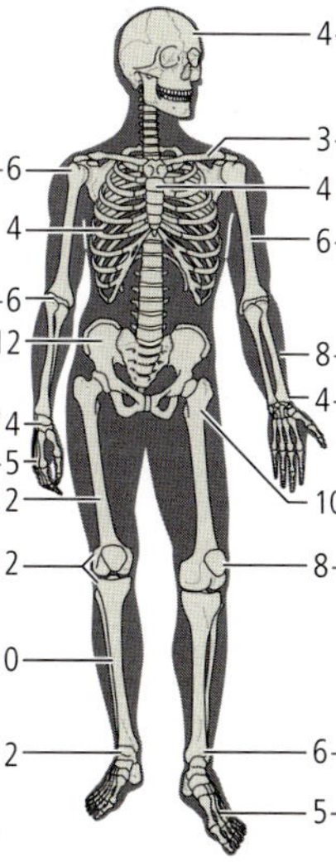

Knochenbruch Heilungsdauer der verschiedenen Knochenbrüche in Wochen.

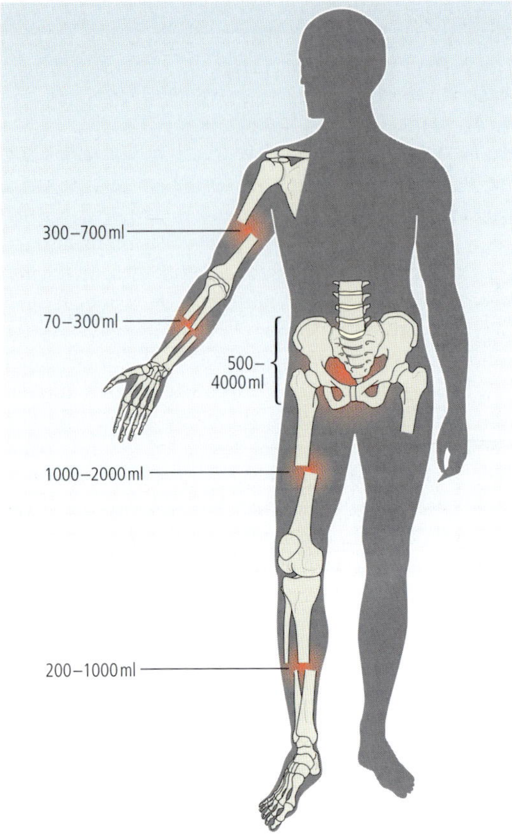

Knochenbruch Blutverluste bei geschlossenen Knochenbrüchen, die zu einem schweren → Schock führen können.

forderlich. Keinesfalls sollte der Laienhelfer versuchen, den Knochenbruch einzurichten, vielmehr sollte er die Schiene in der vorgefundenen Lage des Bruches anlegen. Wichtig ist dabei, dass die Schiene auch die beiden der Bruchstelle benachbarten Gelenke umfasst, damit der Bruch wirklich fixiert wird. Behelfsschienen (Stöcke, Bretter usw.) sind an den Enden sowie gegenüber vorspringenden Knochenstellen zu polstern; sie werden stets über der Bekleidung angelegt. Schienen dürfen nicht zu fest angewickelt werden, weil es sonst zu Störungen der Durchblutung und zu Druckschädigung von Nerven kommen kann.

Knochenentzündung (Ostitis) Chronische Entzündungsvorgänge im Knochen findet man gelegentlich als Folge einer → Knochentuberkulose oder einer → Syphilis.

Eine akute Entzündung der den Knochen umgebenden Knochenhaut (Periost) entsteht oft durch einen Schlag oder Stoß gegen den Knochen. Eine derartige → Knochenhautentzündung (Periostitis) verursacht meist ein paar Tage lang starke Schmerzen, geht dann aber, unterstützt durch kühle Umschläge und Ruhestellung des betroffenen Gliedes, sehr bald wieder zurück.

Die eitrige Entzündung des Knochenmarks (→ Knochenmarkentzündung), die als Folge einer Verschleppung von Eitererregern mit dem Blut ins Knochenmark entsteht und gelegentlich auch einmal im Anschluss an eine offene Knochenverletzung auftreten kann, ist eine schwere Erkrankung, die meist mit hohem Fieber einhergeht und in dem betroffenen Knochen sehr heftige bohrende Schmerzen verursacht.

Knochenerweichung (Osteomalazie) erhöhte Knochenbiegsamkeit infolge mangelhafter Verkalkung. Die Hauptursache ist ein Mangel an Vitamin D, wie er durch Fettverdauungsstörungen, Eiweißmangelernährung und Hungerzustände sowie in der Schwangerschaft auftreten kann. Auch Nierenleiden können ursächlich eine Rolle spielen. Da Vitamin D unbedingt Sonnenbestrahlung benötigt, um aus einer unwirksamen Vorstufe gebildet zu werden, kann sich die Krankheit auch nach langdauernder Bettlägrigkeit entwickeln.

Die Folge ist eine Belastungsminderung des Skeletts, so dass es zu Skelettdeformierungen – z. B. Wirbelsäulenverbiegungen und Beckenknochenveränderungen – kommt. Die Patienten klagen über Glieder- und Rückenschmerzen und allgemeine Müdigkeit. Man bezeichnet die Knochenerweichung auch als »Rachitis der Erwachsenen«. Die Diagnose kann anhand des Röntgenbildes einwandfrei gestellt werden. Die ursächliche Behandlung besteht darin, ausreichend Vitamin D und die für die Knochenaushärtung benötigten Mineralstoffe, vor allem → Kalzium, zuzuführen.

Knochengeschwülste Bei den Geschwulstbildungen im Knochengewebe unterscheidet man gutartige und bösartige Tumoren. Gutartig (benigne) ist das → ***Fibrom*** aus Bindegewebe, das → ***Chondrom*** aus Knorpelgewebe und das → ***Osteom*** aus Knochengewebe; überaus bösartig (maligne) ist das ***Osteosarkom*** (→ Knochenkrebs).

Knochenhaut (Periost) den Knochen umgebende bindegewebige Haut; → Knochen.

Knochenhautentzündung (Periostitis) akute oder chronische Entzündung der Knochenhaut, die nicht selten im Zusammenhang mit einer → Knochenmarkentzündung, aber auch infolge äußerer Verletzungen oder auf dem Blutweg bei Infektionskrankheiten (z. B. → Typhus) auftritt. Der Kranke klagt über Schmerzen in Ruhe sowie bei Berührung und Belastung. Der betroffene Knochenabschnitt ist geschwollen

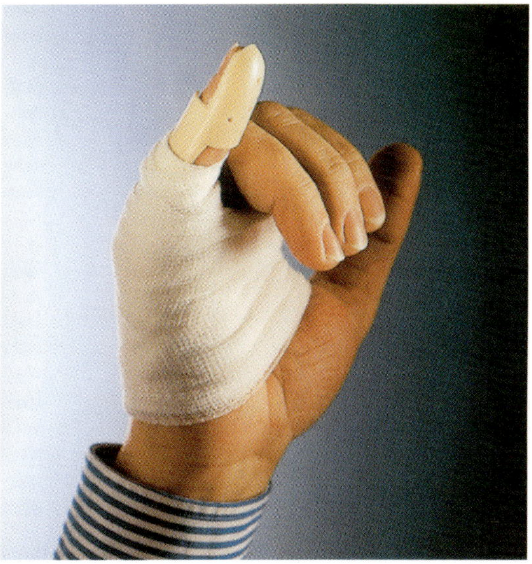

Knochenbruch Unkomplizierte Fingerfrakturen werden so geschient, dass man die Hand noch teilweise nutzen kann.

und meist in seiner Beweglichkeit eingeschränkt. Bei einer bakteriellen Infektion mit Eiterbildung kann der Eiter durch eine vorhandene Wunde abfließen oder als Weichteilfistel durch die Haut brechen. Im Röntgenbild sind die Veränderungen zu erkennen. Die Behandlung besteht in Ruhigstellung, dem Einsatz von → Antibiotika oder auch einem chirurgischen Eingriff.

Knochenkrebs (Osteosarkom) vom Knochengewebe ausgehender, überaus bösartiger Tumor, der vorzugsweise bei Kindern und Jugendlichen auftritt und meist den gelenknahen Bereich der langen Röhrenknochen, häufig in der Nähe des Kniegelenks, befällt. Es wächst sehr rasch auch über die Grenzen des Knochens hinaus und bildet schon früh → Metastasen (Tochtergeschwülste). Entstehen diese in der Lunge, ist der Verlauf der Erkrankung ausgesprochen schlecht.

Am Anfang sind die Beschwerden uncharakteristisch, aber bald nehmen Schmerzen und Schwellung stark zu. Das Röntgenbild zeigt die Zerstörung von Knochengewebe neben neu gebildetem Knochen. Zur Diagnosestellung werden → Kernspintomografie und → Szintigrafie des Knochens sowie eine Gewebeprobe (Biopsie) herangezogen.

Behandlung: Der Tumor muss radikal chirurgisch, meist durch eine Amputation weit im gesunden Gewebe, entfernt werden. Vor und nach der Operation wird zur Zerstörung von kleinsten Metastasen eine → Chemotherapie durchgeführt. Sofern noch keine Tochtergeschwülste vorliegen, beträgt die 5-Jahres-Überlebensrate 60–70 Prozent.

Knochenmark weiche Zellmasse im Inneren eines Knochens; → Knochen.

Knochenmarkentzündung (Osteomyelitis) Die entzündliche Veränderung des Knochenmarks stellt eine Abwehrreaktion gegen Bakterien dar, die auf dem Blutweg von anderen Infektionsherden, etwa einer → Mandelentzündung, herangeschleppt werden oder bei offenen Knochenbrüchen in den Knochen eindringen. Meist handelt es sich dabei um Eiter erregende → Strepto- oder Staphylokokken. Da derartige Keime heutzutage in der Regel frühzeitig mit → Antibiotika bekämpft und vernichtet werden, ist die Knochenmarkentzündung eine seltene Krankheit geworden, die noch am ehesten nach Unfällen auftritt. Dabei bilden sich im befallenen Knochen Eiteransammlungen, und umschriebene Knochenanteile sterben ab, die dann als so genannte ***Sequester*** abgegrenzt im umgebenden Knochengewebe liegen bleiben. Unter Fieber und Schüttelfrost schwillt die Umgebung um den befallenen Knochenabschnitt an und wird sehr warm. Dabei quälen den Betroffenen heftige Schmerzen, die sich bei Druck auf das entzündete Gebiet noch erheblich verstärken. Die Diagnose ist nicht einfach, denn eine Knochenmarkentzündung verursacht zunächst ganz allgemeine Entzündungszeichen, unter anderem eine starke Vermehrung der weißen Blutkörperchen (Leukozytose). Erst relativ spät – oft 2–3 Wochen nach Krankheitsbeginn – zeigen sich auf dem Röntgenbild charakteristische Veränderungen. Ein Verfahren, mit dem sich die Krankheit früher erkennen lässt, ist die → Szintigrafie, bei der aufgezeichnet wird, wie sich in den Körper eingebrachte radioaktive Substanzen im Knochen verteilen.

Zur Behandlung muss das entzündlich veränderte, von Eiterungen durchsetzte Knochengewebe vollständig chirurgisch ausgeräumt werden. Zusätzlich bekämpft man die verursachenden Bakterien mit Antibiotika. Unterstützend wirken absolute Schonung und Bettruhe.

Knochenmarkpunktion (Sternalpunktion) Entnahme von → Knochenmark aus dem Brustbein (Sternum) in örtlicher Betäubung zur besseren Diagnose von Blutkrankheiten.

Knochenmarktransplantation (KMT) Übertragung von Knochenmark von einem gesunden Spender auf einen Kranken. Dabei wird das Empfängerknochenmark als vorbereitende Maßnahme (Konditionierung) durch eine hoch dosierte Therapie mit speziellen Medikamenten zerstört. Die Knochenmarktransplantation dient der Behandlung von angeborenen Erkrankungen des → Immunsystems oder der Blutbildung – insbesondere der → Leukämie –, einer Reihe von Stoffwechselkrankheiten sowie verschiedener bösartiger Erkrankungen.

Knochenschwund → Osteoporose.

Knochentransplantation Die Verpflanzung von konserviertem, lebendem Knochengewebe, das von verstorbenen Menschen stammt, wird von russischen Ärzten schon lange geübt. Die den Leichen entnommenen Knochenteile werden zwecks Sterilisierung mit Kobalt-Gammastrahlen behandelt und dann tiefgekühlt oder gefriergetrocknet. Diese Knochenkonserven können bis zu 2 Jahre lang aufbewahrt werden. Vor der Transplantation müssen die Knochen 1–3 Monate gelagert werden, da sie bei sofortiger Verwendung stets zerstört werden. Die überpflanzten Knochenteile sind nach 2–3 Jahren von dem Empfängerknochen nicht mehr zu unterscheiden, bei Kindern wachsen sie mit. Da Abstoßungsreaktionen selten sind, wird auf eine Unterdrückung des Immunsystems (→ Immunsuppression) weitgehend verzichtet. Dafür erhalten die Empfänger in kleinen Dosen konserviertes Blutserum, das dem Verstorbenen zusammen mit den Knochen entnommen wurde. Knochentransplantationen werden vor allem nach der Operation von → Knochengeschwülsten vorgenommen. Dadurch können oft Amputationen vermieden werden. Bei gelenknahen Knochendefekten ist sogar ein Gelenkersatz möglich. Hierfür ist erforderlich, dass Größe und Passform der Transplantate vor der Operation sorgfältig bestimmt werden.

Knochentuberkulose Die Tuberkuloseerkrankung der Knochen und Gelenke ist sehr selten und macht nur knapp zwei Prozent aller Tuberkulosefälle aus. Die Erreger gelangen mit dem Blut von einem anderen Tuberkuloseherd im Körper – oft wohl von einer tuberkulösen Lunge – in den Knochen. Am häufigsten sind die Endstücke der längeren Röhrenknochen und die kurzen Knochen, wie Hand- oder Fußwurzelknochen sowie die Knochen der Wirbelsäule, betroffen. Die Knochentuberkulose stellt einen chronischen Entzündungsvorgang dar, in dessen Verlauf es zur Eiterbildung, zur Zerstörung von Knochensubstanz und zu entsprechenden Änderungen der Knochenform kommen kann.

Im Vordergrund der Behandlung steht die völlige Ruhigstellung des betroffenen Knochens durch eine entsprechende Liegekur in einer Heilstätte. Hinzu kommt die sehr wichtige Steigerung der allgemeinen Abwehrkräfte durch entsprechende Ernährung, Aufenthalt im Hochgebirge und – sehr vorsichtig dosiert – Anwendung von Höhensonnenbestrahlungen (wie sie im Hochgebirge durch die natürlichen Sonnenstrahlen am besten möglich ist). Neben Ruhigstellung und Allgemeinbehandlung werden Medikamente – so genannte Tuberkulostatika – angewandt, die die Tuberkelbakterien abtöten.

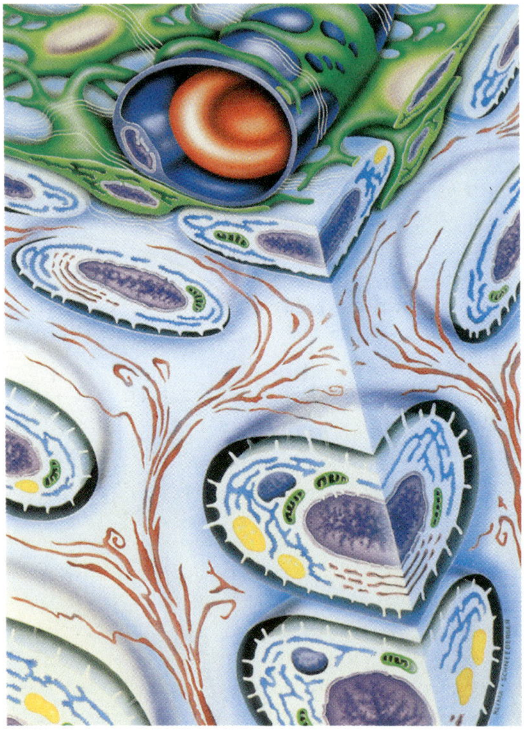

Knorpel Knorpelgewebe (elastischer Knorpel aus der Ohrmuschel): Knorpelhaut (**grün**) mit verschiedenen Zellarten und Gefäßen, darin ein totes Blutkörperchen (**blau**); darunter die großen Knorpelzellen mit dem Zellkern (**violett**) und anderen Zellbestandteilen; zwischen den Knorpelzellen die glasige Grundsubstanz mit den elastischen Fasern (**dunkelrot**). Das Knorpelgewebe ist sehr reich an Wasser, worauf seine mechanische Druckelastizität beruht. Im Alter nimmt allerdings der hohe Wassergehalt ab, dadurch kommt es zu einer Verminderung der Druckelastizität; es treten Verkalkungen und ein Abbau der Grundsubstanz auf.

Knollenblätterpilz-Vergiftung → Pilzvergiftungen.

Knollennase volkstümlich beschreibende Bezeichnung für das → Rhinophym.

Knorpel Das Knorpelgewebe gehört zum Stützgewebe des Körpers und zeichnet sich vor allem durch seine besondere Widerstandsfähigkeit gegen Abscherungen aus. Man unterscheidet 3 Arten:

♦ den ***hyalinen Knorpel:*** Er ist durchscheinend, überzieht die Gelenkflächen und bildet außer dem Rippenknorpel einen Teil der Nasenscheidewand, den Großteil des Kehlkopfes und die Ringe der Luftröhre.

♦ den ***elastischen Knorpel:*** Man findet ihn im Kehldeckel und im Ohrknorpel.

♦ den ***Faserknorpel:*** Aus ihm bestehen die Zwischenwirbelscheiben, die Gelenkscheiben und die halbmondförmigen Knorpel (Menisken) des Kniegelenks.

Knorpelgeschwulst → Chondrom.

Knötchenflechte → Lichen ruber planus.

Knoten in der Brust → Brustknoten.

Knotenrose → Erythema nodosum.

Koagulantien die → Blutgerinnung fördernde Medikamente.

Koagulopathien angeborene oder erworbene Störungen der → Blutgerinnung. Hierzu gehören vor allem die → Bluterkrankheit sowie die unterschiedlichen → Blutfleckenkrankheiten.

Kobaltbestrahlung Tiefenbestrahlung mit der Gammastrahlung des Isotops Kobalt 60 als wichtigstes Verfahren der → Strahlenbehandlung tief liegender bösartiger Tumoren (→ Krebs, Therapie). Gegenüber der herkömmlichen Röntgenbestrahlung weist die Therapie mit dem Kobaltgerät eine intensivere Tiefenwirkung auf und schont zudem weitgehend die äußere Haut.

Kochsalz anorganische, gut wasserlösliche Verbindung aus den Elementen Natrium und Chlor, die deshalb von großer Bedeutung ist, weil Natrium- und Chloridionen im Körper eine entscheidende Rolle bei der Regulierung von Wasser- und → Elektrolythaushalt spielen. Die meisten Menschen nehmen tagtäglich eine Kochsalzmenge auf, die den Bedarf – etwa 2 g – beträchtlich übersteigt. Dies ist schädlich, da Kochsalz im Körper Wasser bindet, so dass eine übermäßige Konzentration zu Ödemen (→ Wassersucht) und → Hypertonie (Bluthochdruck) führen kann.

Meerwasser (Kochsalzgehalt etwa 3 Prozent) führt zum Tod, wenn es als Trinkwasser verwendet wird. Andererseits wird dem Organismus durch Schwitzen, Erbrechen und Durchfall viel Kochsalz entzogen, so dass ein Salzmangel entstehen kann. Daher sind z. B. im Sommer bei großen Anstrengungen (Bergtouren!) Getränke mit einem Kochsalzgehalt von 0,3–0,4 Prozent anzuraten.

Eine 0,9-prozentige Kochsalzlösung (***physiologische Kochsalzlösung***) entspricht in vieler Hinsicht den chemisch-physikalischen Eigenschaften der Flüssigkeiten im menschlichen Organismus, insbesondere des Blutes, und wird daher zur Herstellung von Injektions- und Infusionslösungen verwendet. Stärker konzentrierte Kochsalzlösungen setzt man zum Abschwellen von Schleimhäuten und für Solebäder ein.

Kodein (Codein) im Opium vorkommendes und synthetisch herstellbares → Alkaloid, das über das Gehirn hustendämpfend wirkt. Die Unterdrückung des Hustenreflexes durch Kodein ist jedoch nur bei trockenem, die Nachtruhe störendem Reizhusten sinnvoll, nicht hingegen, wenn bereits Mittel zur Verflüssigung und zum Abhusten von Schleim, so genannte → Expektoranzien, eingenommen werden. In Kombinationspräparaten ist Kodein auch als Schmerzmittel (→ Analgetika) enthalten.

Koffein pharmakologisch wirksamer Bestandteil des → Kaffees.

Kohabitation medizinische Fachbezeichnung für den → Geschlechtsverkehr.

Kohle → Aktivkohle.

Kohlengasvergiftung (Rauchvergiftung) Eine der häufigsten Vergiftungen mit bei der Verbrennung entstehenden Gasen ist diejenige mit ***Kohlenmonoxid***. Das hat mehrere Gründe: Einerseits ist Kohlenmonoxid geruch- und geschmacklos, so dass man seine Anwesenheit nicht bemerkt; andererseits ist es vielfach noch im herkömmlichen Leuchtgas enthalten und kann zudem bei ungenügender Verbrennung im Ofen, also bei schlechtem Zug, entstehen oder durch offene Fugen im Ofen entweichen. Ebenso kann es sich, als Bestandteil der Auspuffgase, bei laufendem Motor in der geschlossenen Garage ansammeln. Schließlich darf man nicht vergessen, dass es auch in nicht unerheblichen Mengen im Zigarettenrauch vorhanden ist. Manche unangenehmen Symptome nach zu starkem Rauchen, wie Kopfschmerzen und Brechreiz, sind wohl auf eine leichte Kohlenmonoxidvergiftung zurückzuführen.

Atmet ein Mensch Kohlenmonoxid ein, so gelangt es ebenso in sein Blut wie der eingeatmete Sauerstoff, und beide Substanzen stürzen sich nun auf die roten Blutkörperchen, um sich mit deren Blutfarbstoff zu verbinden. Dabei geht das Kohlenmonoxid mit dem Hämoglobin eine so feste Bindung ein, dass der Sauerstoff seinerseits keine Möglichkeit mehr hat, sich daran zu binden, um dadurch zu den Zellen des Körpers zu gelangen, wo er gebraucht wird. Stirbt ein Mensch an einer Kohlenmonoxidvergiftung, so geht er also eigentlich an einer inneren Erstickung, d. h. an einem Mangel an Sauerstoff, zu Grunde.

Die ersten Anzeichen einer Kohlenmonoxidvergiftung sind Kopfschmerzen, Schwindel und Übelkeit. Eine kurz darauf

einsetzende Gliederschwäche lässt häufig den Versuch scheitern, den Ort der Gifteinwirkung zu verlassen. Mit zunehmender Vergiftung kommt es zur Schmerzlosigkeit, zum Verlust des Bewusstseins, zu Atemstillstand und schließlich nach wenigen Minuten zum Tod. Auffallend ist dabei das auf die himbeerrote Farbe des Blutes zurückzuführende blühend frische Aussehen der Vergifteten. Viele Vergiftungen passieren im Schlaf, da der schlafende Mensch die Kohlenmonoxidvergiftung nicht wahrnimmt.
Erste Hilfe: Bei Verdacht auf ***Leuchtgasvergiftung*** niemals mit brennendem Licht oder Feuer den gasgefüllten Raum betreten, da erhebliche Explosionsgefahr besteht! Als erste Maßnahme Fenster und Türen weit öffnen! Der Verunglückte ist schnellstens an die frische Luft, etwa in die Nähe eines Fensters, zu transportieren. Dort soll der Helfer sofort mit künstlicher Atmung beginnen. Außerdem sind möglichst umgehend Arzt, Feuerwehr und Polizei zu benachrichtigen! Der Arzt wird dann die künstliche Atmung übernehmen und den Verunglückten mit Hilfe eines Sauerstoffapparates unter Druck reinen Sauerstoff einatmen lassen. Dadurch gelingt es oft, das fest haftende Kohlenmonoxid vom Blutfarbstoff »wegzudrücken«. Der Arzt kann außerdem noch Mittel injizieren, die das infolge der Vergiftung oft bereits geschädigte Atemzentrum im Gehirn wieder anregen.
Weitaus weniger dramatisch, jedoch durchaus ernst zu nehmen, verläuft die Vergiftung mit ***Kohlendioxid***, bei der erst ab einer Konzentration von 8–10 Prozent in der Luft Beschwerden auftreten. Der Betroffene klagt dann über Kopfschmerzen, Schwindel, Atemnot und Herzklopfen. Bei stärkeren Vergiftungen treten Krämpfe und Bewusstlosigkeit auf; eine Luftkonzentration von 20 Prozent wirkt sofort tödlich. Die einzig wirksame Behandlung besteht auch hier im Einatmen von reinem Sauerstoff. In schweren Fällen ist eine künstliche Beatmung notwendig.

Kohlenhydrate Kohlenhydrate – sie sind im Wesentlichen aus den Elementen Kohlenstoff, Sauerstoff und Wasserstoff aufgebaut – bilden die Hauptmasse unserer Nahrung. Sie sind energiereich und dienen den Organismen neben den Eiweißen und Fetten als Energielieferant. Die tägliche Zufuhr richtet sich nach der Arbeitsleistung und soll etwa 250–400 g betragen. Die wichtigsten Kohlenhydratträger sind Kartoffeln, Brot, Grieß, Teigwaren, Reis, Sojabohnen, Hülsenfrüchte, Zucker, Honig, Trockenobst und Schokolade. Unter den Kohlenhydraten gibt es verschiedene Arten: einfache Zucker (***Monosaccharide***) wie Traubenzucker (Glukose) und Fruchtzucker (Fructose); Doppelzucker (***Disaccharide***) wie Haushaltszucker (Saccharose), Malzzucker (Maltose) und

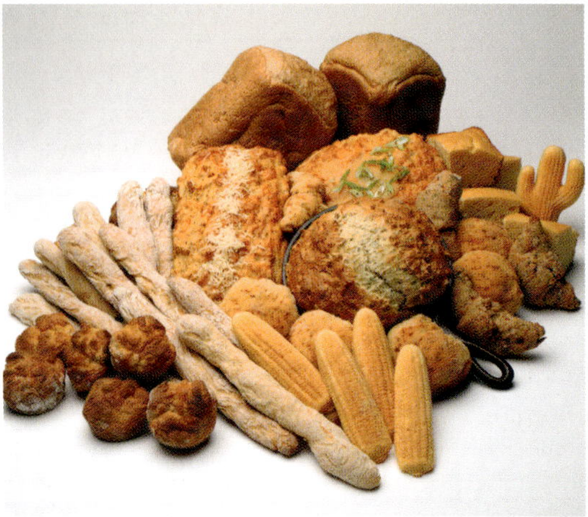

Kohlenhydrate Die Hauptmasse unserer Nahrung – energiereich, aber arm an Vitaminen und Ballaststoffen.

Milchzucker; und Mehrfachzucker (***Polysaccharide***) wie pflanzliche und tierische Stärke. Einfachzucker können von der Darmschleimhaut direkt ins Blut aufgenommen werden und stehen daher sehr schnell als Energielieferant zur Verfügung. Ebenfalls zu den Kohlenhydraten gehört die Zellulose, der unverdauliche Gerüststoff der pflanzlichen Zellen, der als → Ballaststoff für die Darmtätigkeit unentbehrlich ist. Zu kohlenhydratreiche Nahrung führt zu Übergewicht, da die überschüssigen Energiereserven nicht vom Körper ausgeschieden, sondern in Form von Fett eingelagert werden; → Ernährung.

Kohlenmonoxidvergiftung häufigste und gefährlichste Form der → Kohlengasvergiftungen.

Kohlensäure (chemisches Zeichen: H_2CO_3) schwache Säure, die durch Lösung von Kohlendioxid (CO_2) in Wasser entsteht und rasch wieder in diese Bestandteile zerfällt. Umgangssprachlich wird deshalb auch Kohlendioxid oft als Kohlensäure bezeichnet.

Kohlensäurebad Bäder mit Zusatz von Kohlendioxid bewirken eine milde, prickelnde Reizung der Haut und eine kräftige Erweiterung der kleinsten Blutgefäße (Kapillaren). Die Folgen sind stärkere Durchblutung, Entleerung der Blutdepots und Entlastung des Kreislaufs. Blutdruck und Puls sinken, das Herz arbeitet ökonomischer und langsamer. Kohlensäurebäder werden in besonderen Wannen oder Kabinen, aber auch als Zusatz zu Teil- oder Vollbädern genommen. Damit der Patient die Kohlensäure nicht einatmet, muss der Kopf hoch genug über den Wannenrand hinausragen. Die

Badezeit beträgt 5–15 Minuten; anschließend soll eine Stunde geruht werden.

Kohlensäureschnee Bezeichnung für festes Kohlendioxid, das infolge Verdunstungskälte entsteht, wenn aus einer Kohlensäureflasche Kohlensäure ausströmt und in einem kalten Behälter aufgefangen wird. Kohlensäureschnee wird in der Dermatologie zur örtlichen Gewebszerstörung bei Muttermalen, Feuermalen und Warzen verwendet.

Kohlenstaublunge → Staublungenkrankheiten.

Koitus (Coitus) medizinische Fachbezeichnung für den → Geschlechtsverkehr.

Kokain (Cocain) aus den reifen Blättern der Kokapflanze hergestellte Droge. Das Endprodukt sind bitter schmeckende Kristalle, die vor dem Verkauf mit Verschnittmitteln gestreckt werden. Beim Missbrauch in den westlichen Industrieländern wird der »Stoff« geraucht, geschnupft, inhaliert oder eingespritzt und bewirkt eine körperliche und psychische Leistungssteigerung von kurzer Dauer sowie eine Unterdrückung des Hungergefühls. Bei Inhalation oder intravenöser Injektion kommt es zu einem Rauschzustand mit optischen und akustischen Sinnestäuschungen, Kraftgefühl, Rededrang und Ideenflucht. Doch auf den euphorischen Kokainschwips folgt zwangsläufig eine Apathie, die nur durch neue Kokaingaben durchbrochen werden kann. Daher führt Kokain rasch zur körperlichen und physischen Abhängigkeit und erzeugt nach längerem Missbrauch starke Abmagerung, Wahrnehmungsstörungen, Sinnestäuschungen und Verfolgungswahn. Bei einer Überdosierung kann der Tod durch Atemlähmung eintreten. Nach längerem Schnupfen von Kokain treten zudem nicht selten Durchbrüche der Nasenscheidewand auf. Von besonderer Bedeutung ist die Wirkung auf die Sexualität: Zwar werden → Libido und erotische Fantasie bei beiden Geschlechtern gesteigert; die körperliche Sexualität erhöht sich jedoch nur bei der Frau, beim Mann lässt sie hingegen langfristig nach. Die Behandlung – eine Entziehungskur – muss stets in einer Spezialklinik durchgeführt werden; für Süchtige stehen außerdem Drogenberatungsstellen zur Verfügung.

Kokken kugelförmige → Bakterien. Sind sie kettenförmig aneinander gereiht, so spricht man von → Streptokokken, bilden sie hingegen traubenförmige Knäuel, so nennt man sie → Staphylokokken.

Kola (Cola) Die Kolanuss – der Samen des im tropischen Westafrika heimischen Baumes – enthält etwa 2,5 Prozent → Koffein und 30 Prozent Stärke. Sie wird von den Eingeborenen zur Überwindung größerer Strapazen im Tropenklima benutzt. In Form von Schokolade, Tabletten und Erfrischungsgetränken fand sie in Europa und vor allem in Amerika weiteste Verbreitung. Überreichlicher Genuss kann jedoch ebenso wie bei Koffein zu Vergiftungen führen, deren Anzeichen Übelkeit, Erbrechen, Pulsbeschleunigung mit Herzstolpern, Durchfall, Übererregung, Krämpfe und Beschwerden beim Wasserlassen sind.

Kolibakterien in der normalen Bakterienflora des menschlichen Darms vorkommende stäbchenförmige Bakterien, die, wenn sie in andere Organe (z. B. Harn- oder Gallenwege) gelangen, dort entzündliche Krankheitsbilder verursachen. Gefürchtet sind vor allem durch bestimmte Kolibakterienstämme ausgelöste Darmentzündungen bei Säuglingen und Kleinkindern. Werden Kolibakterien im Trinkwasser nachgewiesen, so ist dies ein ernst zu nehmender Hinweis auf eine Verunreinigung durch Abwasser.

Kolik krampfartige, äußerst schmerzhafte Zusammenziehung von Hohlorganen (Magen, Darm, Gallenwege, Harnwege), die bei übersteigerter Aktivität derjenigen Muskeln auftritt, die die unwillkürlichen Transportbewegungen (Peristaltik) von Darm, Gallengang und Harnleiter bewirken. Besonders heftige Koliken entstehen beim Verschluss eines dieser Hohlorgane. Die Schmerzen werden dann fast immer begleitet von Schweißausbrüchen, Erbrechen oder einem Kreislaufkollaps. ***Darmkoliken*** erlebt man oft im Zusammenhang mit heftigen Durchfällen, zum Beispiel bei der → Colitis ulcerosa. Am schlimmsten sind sie allerdings bei einem → Ileus (Darmverschluss), wenn die Darmmuskeln unter massiven Anstrengungen versuchen, den Inhalt durch die Engstelle zu pressen. Zu ***Gallenkoliken*** kommt es, wenn beim → Gallensteinleiden ein Stein unter großem muskulärem Krafteinsatz ausgetrieben wird. Bei ***Nierenkoliken*** ist es ebenso: Sie begleiten das gewaltsame Auspressen eines Nierensteins aus dem Nierenbecken.

Kolitis (Colitis) → Dickdarmentzündung.

Kollagene faserig leimige Eiweißstoffe, die vor allem in Muskeln, Knorpeln, Bändern und Sehnen als Gerüstbausteine und Hauptsubstanz des elastischen Bindegewebes vorkommen.

Kollagenosen (Kollagenkrankheiten) Oberbegriff für zu den → Autoaggressionskrankheiten zählende Erkrankungen des Bindegewebes. Die Veränderungen betreffen vor allem das → Kollagen, die Grundsubstanz des Bindegewebes. Es handelt sich um eigenständige Krankheitsbilder, die jedoch durch gemeinsame klinische Symptome seitens der Gelenke, des Bindegewebes, der Muskulatur, des Blutgefäßsystems, des Herzens sowie der Nerven und Lungen charakterisiert sind und zu einem Bindegewebsuntergang mit nachfolgender Vernarbung und Verhärtung führen. Im Blut der Kranken lassen sich sehr oft besondere → Antikörper, die so genannten → Rheumafaktoren, sowie besondere Formen von weißen Blutkörperchen (Leukozyten) nachweisen. Weshalb es zum Angriff des → Immunsystems gegen das körpereigene Eiweiß kommt, weiß man bisher noch nicht genau. Neuere Untersuchungen sprechen dafür, dass es sich um einen Defekt im Reparaturmechanismus der → Desoxyribonukleinsäure (DNS) handelt, der lebenslang stumm bleiben, jedoch durch starke Reize (Operationen, Verletzungen, Entbindungen, Sonnenbestrahlung, Röntgenbestrahlung sowie verschiedene Medikamente) zu Tage treten kann.

Zu den Kollagenosen zählt man den → Erythematodes (Schmetterlingsflechte), die → Sklerodermie, die → Dermatomyositis (Haut-Muskel-Entzündung), die → Periarteriitis nodosa sowie die → rheumatoide Arthritis.

Auch in der Therapie haben die Kollagenosen viel Gemeinsames: Während → Antibiotika wirkungslos sind, erzielt man mit → Corticosteroiden (Kortison), → ACTH (adrenocorticotropes Hormon) und Mitteln zur → Immunsuppression zumeist eine prompte Besserung.

Kollaps 1. plötzliche, jedoch vorübergehende Störung der Kreislauffunktion, die im Gegensatz zum → Schock keine Sauerstoffunterversorgung von Gewebe verursacht und sich spontan und folgenlos zurückbildet.

2. Zusammenfallen eines Organs, insbesondere der Lungen. Ein Lungenkollaps oder → Pneumothorax tritt z. B. bei Lufteintritt in den Spalt zwischen den Blättern des → Brustfells auf.

Kollumkarzinom (Gebärmutterhalskrebs) Form des → Gebärmutterkrebses.

Kolobom angeborene, manchmal sogar erbliche Fehlbildung im Augenbereich, die Regenbogenhaut, Aderhaut und in seltenen Fällen auch die Augenlinse betreffen kann. Die Ursache liegt in einer embryonalen Störung, bei der der Verschluss einer entwicklungsbedingten Spalte am Auge ausbleibt, so dass diese Spalte bei der Geburt noch vorhanden ist. So kann zum Beispiel die Regenbogenhaut teilweise, aber auch ganz gespalten sein, wodurch die von ihr eingeschlossene Pupille dann nicht mehr rund, sondern länglich-oval erscheint. Je nach Lage und Ausmaß des Koloboms ist die Sehschärfe mehr oder weniger eingeschränkt. Auch einen Gewebsdefekt im Augenbereich, wie er als Folge einer Verletzung oder einer Operation zurückbleiben kann, bezeichnet man als Kolobom.

Kolon (Colon) Dickdarm; → Darm.

Kolostrum (Vormilch) Das schon ab der 4. Schwangerschaftswoche bis wenige Tage nach der Entbindung von der weiblichen Brustdrüse produzierte Sekret unterscheidet sich von der reifen Muttermilch durch einen höheren Gehalt an Eiweiß, Salzen, Vitamin A und C sowie durch einen etwas niedrigeren Gehalt an Fetten und Kohlenhydraten. Der Austritt von Kolostrum bei Druck auf die Brustwarze gilt als Schwangerschaftszeichen, das allerdings keinesfalls beweiskräftig ist.

Kolpitis → Scheidenentzündung.

Kolposkopie Betrachtung der Schleimhaut von Scheide und Muttermund mit einer besonderen Lupe (Kolposkop) bei 10- bis 40-facher Vergrößerung, mit deren Hilfe Veränderungen des sichtbaren Deckzellengewebes festgestellt werden können. Es handelt sich um eine sehr wichtige Methode zur Früherkennung des Gebärmutterhalskrebses (→ Gebärmutterkrebs). Wird gleichzeitig ein zytologischer Abstrich (→ Zytodiagnostik) durchgeführt, beträgt die Treffsicherheit der Kolposkopie 90 Prozent.

Koma Zustand tiefster, durch äußere Reize nicht zu durchbrechender → Bewusstlosigkeit. Als Ursachen kommen in Betracht: krankhafte Hirnprozesse wie Durchblutungsstörungen, Hirnverletzungen, Blutungen, Tumoren, Entzündungen usw.; → Hitzschlag; Stoffwechselleiden; hormonale Störungen wie → Basedow-Krankheit, → Schilddrüsenunterfunktion und Nebennierenrindenversagen. Die Erste Hilfe besteht darin, den Bewusstlosen flach zu lagern, seine Beine hochzustellen und sofort einen Arzt zu rufen.

Komedonen → Mitesser.

Kompensation selbsttätiger Ausgleich der mangelhaften Leistung eines Organs durch gesteigerte Tätigkeit: z. B. Ausgleich der mangelhaften Weiterbeförderung des Blutes bei einem → Herzklappenfehler durch Dickenzunahme des Herzmuskels (→ Herzhypertrophie); Gegensatz: → Dekompensation.

Komplex 1. allgemein: Gruppe zusammengehöriger Einzelerscheinungen (z. B. Zacken im → Elektrokardiogramm).

2. chemisch: Verbindung verschiedener Moleküle zu einer Einheit.

3. psychologisch: Gruppe von größtenteils verdrängten Vorstellungen und affektgeladenen Gedanken, die das Denken, Fühlen und Handeln der betreffenden Person beeinflussen. Derartige Komplexe – z. B. ein Minderwertigkeitskomplex – entstehen gewöhnlich aus konflikthaften Situationen in frühester Kindheit.

Kompresse mehrfach zusammengelegtes Stück Leinen oder Mull, beispielsweise aus sterilem Verbandmull zur Wundauflage oder als nasser, kalter oder warmer Umschlag.

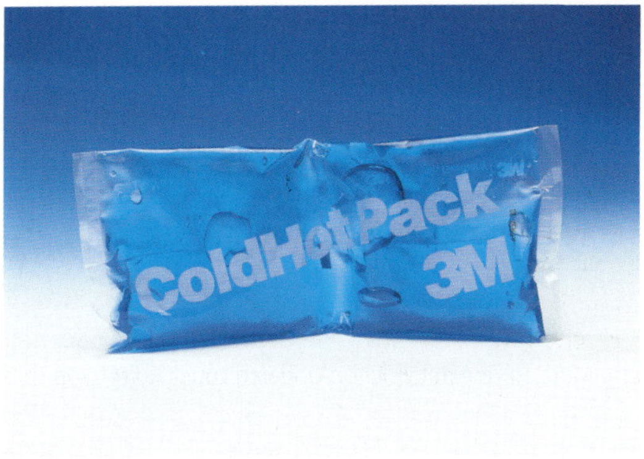

Diese spezielle **Kompresse** kann sowohl für einen kalten als auch für einen warmen Umschlag genutzt werden.

Kompressionsverband → Druckverband.

Kondom (Präservativ, »Gummi«) aus dünnem Gummi bestehender Überzug über den Penis, der beim Samenerguss das Sperma auffängt; → Empfängnisverhütung.

Kondylome (Condylomata acuminata) → Feigwarzen.

kongenital angeboren.

Konjunktivitis → Bindehautentzündung.

Konkrement festes Gebilde in einem Hohlorgan; Stein (besonders Nieren- oder Gallenstein); in der Zahnheilkunde harte Auflagerung auf dem Zahn unterhalb des Zahnfleischs.

konservativ bewahrend, erhaltend. Man unterscheidet die konservative Behandlung, bei der ein erkranktes Organ erhalten wird, von der operativen Behandlung, bei der es entfernt wird.

Konsilium Beratung mehrerer Ärzte über einen Krankheitsfall. Der vom behandelnden Arzt zugezogene Arzt heißt dementsprechend Konsiliarius.

Konsistenz Beschaffenheit bzw. Festigkeit eines Gebildes: weich, hart, zähflüssig usw.

Konstitution individuelles Erscheinungsbild eines Menschen, das sowohl durch seine Erbanlagen als auch durch seine Umwelt bestimmt wird. Wenn der Arzt von der Konstitution eines Menschen spricht, so meint er das Bild, das der Mensch jetzt bietet, und setzt dabei voraus, dass diese Konstitution in ihren Grundlagen ererbt wurde und dass alle Umwelteinflüsse, die bisher auf den betreffenden Menschen eingewirkt haben, aus den ererbten Grundlagen das geformt haben, was ihn heute kennzeichnet. Dabei interessiert sich der Arzt besonders dafür, wie der Mensch sich Infektionen und sonstigen Gesundheitsstörungen gegenüber verhält, wie seine Reaktionsbereitschaft, seine Leistungs- und Anpassungsfähigkeit beschaffen sind. Mit einer bestimmten Konstitution kann eine besondere Bereitschaft (Disposition) zu bestimmten Krankheiten, etwa der Haut oder der Gelenke, verbunden sein.

Die ärztliche Erfahrung hat gezeigt, dass offenbar zwischen bestimmten Körperbautypen, also dem äußeren Habitus eines Menschen, und seinen Neigungen zu Erkrankungen, speziell zu bestimmten Geisteskrankheiten, Beziehungen bestehen. Die aufgrund dieser Beziehung von Professor Kretschmer ausgearbeitete Konstitutionslehre unterscheidet ***drei Konstitutionstypen:*** den pyknischen, den athletischen und den leptosomen Typ.

Der ***Pykniker*** zeigt ein rundliches, wohl genährtes Aussehen und eine frische Gesichtsfarbe; sein Knochenbau ist eher zart, seine Muskulatur weich. Sein Gesicht ist rund und breit; er hat harmonische Körperproportionen und ein weiches Profil mit fleischiger Nase. Bart und Körperbehaarung sind bei ihm gleichmäßig und reichlich vorhanden, jedoch besteht oft eine Neigung zur Glatze.

Der ***Athletiker*** ist schlank; sein Schultergürtel ist ausladend und muskulös, das Becken hingegen schmal; die Beine sind schlank. Der Knochenbau ist stark, die Muskulatur straff. Er hat eine kräftige Physiognomie mit vortretendem Kinn und markantem Knochenrelief.

Der ***Leptosome*** schließlich ist der magere Mensch mit langen schmalen Gliedern und einem länglichen, engen Brustkorb. Knochen, Muskeln und Haut sind dünn und grazil; und der verhältnismäßig kleine Kopf besitzt oft eine lang gezogene, schmale, scharfe Nase.

Manche Forscher unterscheiden noch eine vierte Gruppe, die so genannten ***Dysplastiker***. Dies sind Menschen mit ausgesprochenen Missverhältnissen wie übermäßiger Fettsucht, Hochwuchs, Vermännlichung bei Frauen, Verweiblichung bei Männern und Überentwicklung einzelner Körperregionen. Dysplastiker zeigen sehr oft das Temperament der Leptosomen und neigen zu Stoffwechselkrankheiten und Hormonstörungen.

Den einzelnen Körperbautypen entsprechen bestimmte Charakterveranlagungen. Die des Pyknikers nennt man »zyklothym«; ihr Grundton ist der Wechsel zwischen freudigen und traurigen Stimmungslagen. Geisteskranke, die einen pyknischen Habitus zeigen, leiden – wenn man nur die beiden großen Geisteskrankheiten berücksichtigt – vornehmlich an → manisch-depressiver Krankheit, während die → Schizophrenie hauptsächlich bei Menschen zu finden ist, die einen leptosomen Habitus zeigen. Entsprechend nennt man die Charakterveranlagung des gesunden Leptosomen »schizothym«

und meint damit seine mehr stille, in sich gekehrte, zum Grübeln neigende Grundhaltung, die ihm oft auch einen schnellen Kontakt zu den Mitmenschen erschwert, während der Zyklothyme in Gesellschaft meist durch Aufgeschlossenheit und Kontaktfreude auffällt.

Konsultation ärztliche Beratung.

kontagiös ansteckend.

Kontaktekzem entzündlich-allergische Hautraktion bei Kontakt mit bestimmten Stoffen; → Ekzem.

Kontaktinfektion Übertragung von Krankheitserregern durch direkte Berührung eines infizierten Menschen oder verschmutzter Gegenstände.

Kontaktlinsen zum Ausgleich eines Sehfehlers direkt auf der Hornhaut des Auges getragene Linse mit optischer Krümmung. Sie besteht aus starrem oder flexiblem Kunststoff oder auch aus Glas. Kontaktlinsen sind der Form der Hornhaut angepasst, haften beweglich auf ihr und erreichen die volle korrigierende Wirkung erst zusammen mit der Brechkraft der Tränenflüssigkeit. Ein Vorteil der ***weichen Kontaktlinsen*** ist ihre gute Verträglichkeit; außerdem verursachen sie ein geringeres Fremdkörpergefühl und benötigen nur eine kurze Eingewöhnungszeit. Für ***harte Kontaktlinsen*** spricht dagegen, dass sie preisgünstiger sind, länger halten und eine weniger aufwändige Pflege benötigen.

Für die verschiedenen Kontaktlinsentypen sind jeweils nur ganz bestimmte Flüssigkeiten brauchbar, die zum Reinigen, zum Aufbewahren und als Benetzungslösungen verwendet werden und vor dem Einsetzen der Linse stets durch Abspülen entfernt werden müssen. Um Schädigungen zu vermeiden, sind regelmäßige augenärztliche Kontrolluntersuchungen erforderlich: bei harten Kontaktlinsen in mindestens 6-monatigem, bei weichen Kontaktlinsen in 3- bis 4-monatigem Abstand.

Kontamination Verunreinigung, Verschmutzung, Verseuchung.

kontinuierlich fortdauernd, ununterbrochen.

kontra- Bestandteil medizinischer Fachausdrücke mit der Bedeutung »gegen«.

Kontraindikation Gegenanzeige; Grund, ein Arzneimittel oder ein Behandlungsverfahren (Operation, Bestrahlung usw.) nicht anzuwenden; Gegensatz: → Indikation.

Kontraktion Zusammenziehung eines Muskels.

Kontraktur angeborene oder erworbene Bewegungseinschränkung eines Gelenks und dadurch bedingte fixierte Beugestellung von Gliedmaßen in eine oder mehrere Richtungen. Zur Kontraktur kann es durch Schrumpfung von Haut, Muskeln, Bänder, und Sehnen, durch Nervenschädigung, spastische Lähmungen oder durch Erkrankung des Gelenks selbst kommen. In besonders schlimmen Fällen führt die Kontraktur zur völligen → Gelenkversteifung.

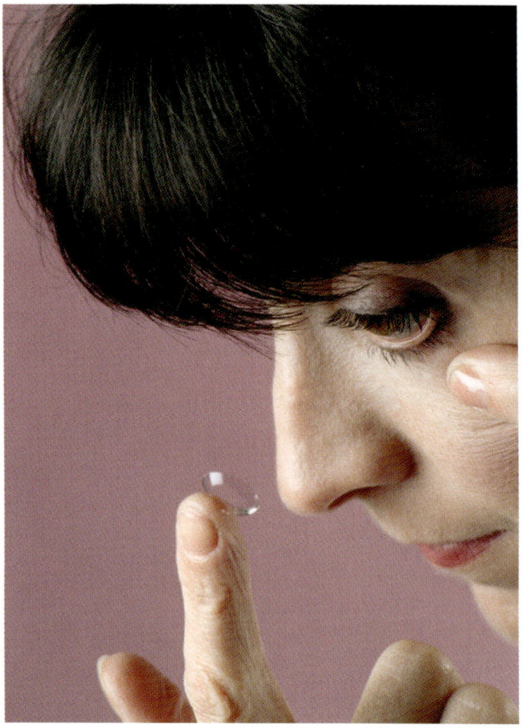

Kontaktlinsen Für viele aus ästhetischen Gründen unverzichtbar; andere kommen mit ihnen überhaupt nicht zurecht.

Besonders wichtig ist in diesem Zusammenhang die Vorbeugung, die darin besteht, ein Gelenk nie länger als absolut notwendig ruhig zu stellen und bei längerer Bettruhe für eine ordnungsgemäße Lagerung der Extremitäten zu sorgen. Bei bereits ausgebildeter Kontraktur kommen folgende Behandlungsmaßnahmen in Betracht: Massage, Bäder, Bestrahlungen, aktive Bewegungstherapie, passive Dehnungsübungen, Dauerlagerung und Dauerzug sowie operative Korrekturen.

kontralateral die entgegengesetzte Körperseite betreffend.

Kontrastmittel (Röntgenkontrastmittel) Substanz, die von den Röntgenstrahlen stärker oder schwächer absorbiert wird als von den benachbarten Körpergeweben und somit dazu beiträgt, die gewünschten Körperstrukturen deutlicher darzustellen. Kontrastmittel können auf den verschiedensten Wegen in den Körper eingebracht werden, beispielsweise durch Schlucken, Injektion oder Einlauf.

Kontrazeption medizinische Fachbezeichnung für die → Empfängnisverhütung.

Kontrazeptiva Medikamente zur Verhinderung des Eisprungs bei der Frau und damit zur → Empfängnisverhütung.

Kontusion → Prellung.

Konvulsion unwillkürliche, heftige Krampfzustände (→ Krämpfe) der Muskulatur, die einzeln oder in Serien auftreten und entweder nur einzelne Muskeln oder den ganzen Körper erfassen können. Konvulsionen können lang anhaltend, starr (tonisch) oder zuckend mit nachfolgender Erschlaffung (klonisch) sein. Sie kommen bei Durchblutungsstörungen, bei der → Epilepsie, im Zusammenhang mit → Fieber und bei diversen Vergiftungen vor.

Konzeption Empfängnis; → Befruchtung.

Koordination geordnetes Zusammenwirken von Organen und Organteilen.

Kopf (Haupt, Schädel) Der Kopf umschließt das Gehirn, die Sinnesorgane und den Anfangsteil von Atem- und Verdauungswegen. Man unterscheidet den Gehirn- und den Gesichtsschädel.

Der ***Gehirnschädel*** besteht aus Schädeldach und Schädelbasis. Das Schädeldach setzt sich aus folgenden Knochen zusammen: aus dem Stirnbein – es enthält die Stirnhöhle –, den beiden Scheitelbeinen, den beiden Schläfenbeinschuppen und der Hinterhauptschuppe. Die Schädelknochen stoßen in den Schädelnähten zusammen. Beim Neugeborenen liegen zwischen den Knochen des Schädeldaches breite, mit Bindegewebe bedeckte Lücken, die ***Fontanellen***. Die Schädelbasis, durch deren Knochen Nerven und Blutgefäße treten, wird von Siebbein, Keilbein, Hinterhauptsbein und den beiden Schläfenbeinen gebildet.

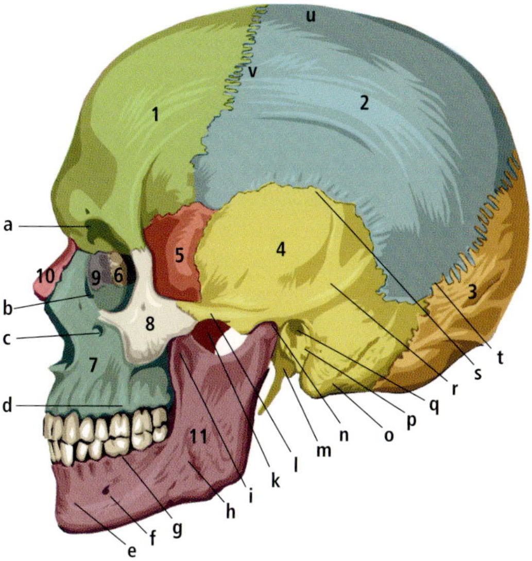

Kopf Schädel eines Erwachsenen in Seitenansicht: **1** Stirnbein; **2** Scheitelbein; **3** Hinterhauptschuppe; **4** Schläfenbein; **5** großer Keilbeinflügel; **6** Augenhöhlenblatt des Siebbeins; **7** Oberkiefer; **8** Jochbein; **9** Tränenbein; **10** Nasenbein; **11** Unterkiefer; **a** Stirneinschnitt; **b** Grube für den Tränensack; **c** Infraorbitalloch; **d** zahntragender Fortsatz des Oberkiefers; **e** Kinn; **f** Kinnloch; **g** zahntragender Fortsatz des Unterkiefers; **h** Kieferwinkel; **i** Muskelfortsatz des aufsteigenden Kieferastes; **k** äußeres Blatt des Flügelfortsatzes; **l** Jochbogen; **m** dolchförmiger Fortsatz; **n** Gelenkfortsatz des aufsteigenden Kieferastes; **o** Warzenfortsatz; **p** knöcherner Gehörgang; **q** äußerer Gehörgang; **r** Schuppe des Schläfenbeins; **s** Schuppennaht; **t** Lambdanaht; **u** Pfeilnaht; **v** Kranznaht.

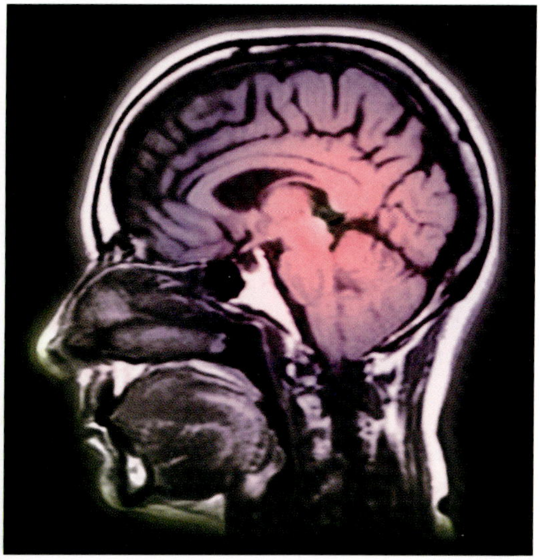

Kopf Schnitt durch die Mitte des menschlichen Schädels (Medianebene).

Zum ***Gesichtsschädel*** gehören: Oberkiefer, Jochbein, Nasenbein, Tränenbein, Gaumenbein, Pflugscharbein, untere Nasenmuschel und Unterkiefer.

Die Muskulatur des Schädels teilt man in mimische Gesichtsmuskulatur und Kaumuskulatur ein. Die ***mimische Muskulatur*** ermöglicht sämtliche Gesichtsbewegungen wie Augenschließen, Mundspitzen und Naserümpfen, während die ***Kaumuskulatur*** der Bewegung des Unterkiefers gegen den Oberkiefer dient. Das ***Kiefergelenk*** verbindet den Unterkiefer mit dem Schläfenbein; es ermöglicht Öffnen und Schließen des Mundes sowie Vor-, Rück- und Seitwärtsbewegung des Unterkiefers.

Kopfgrind → Favus.

Kopfschmerzen Bei rund 1000 der insgesamt 30 000 bekannten Krankheiten treten neben anderen Symptomen Kopfschmerzen auf. Dabei kann es sich sowohl um eine vorübergehende Unpässlichkeit als auch um ein ernst zu nehmendes Alarmzeichen handeln. Denn neben den Nerven und Blutgefäßen der äußeren Weichteile des Kopfes sind nur ganz bestimmte Strukturen des Schädelinneren, die harte Hirnhaut, die großen Blutgefäße und die Hirnnerven, schmerzempfindlich, wohingegen das Gehirn selbst keine Schmerzempfindung zeigt. Kopfschmerzen entstehen infolge einer Reizung dieser empfindlichen Strukturen durch Zug, Druck, Verschiebung, Dehnung und Entzündung.
Prinzipiell kommen als Ursachen in Betracht:

1. raumbeengende Prozesse im Schädel: Tumoren, Abszesse, Blutungen, Gefäßveränderungen;

2. nicht raumbeengende Prozesse im Schädel: → Migräne, → Ménière-Krankheit;

3. außerhalb des Schädelinneren gelegene Prozesse: krankhafte Veränderungen am Schädeldach, an den Blutgefäßen, an Augen-, Ohren und Nase, → Neuralgien, und – besonders häufig – Halswirbelkrankheiten;

4. Allgemeinerkrankungen: Herzleiden, → Hypertonie (Bluthochdruck), → Allergie, Vergiftungen, → Anämie (Blutarmut), Nierenerkrankungen, Verstopfung, Frauenleiden usw.;

5. seelische Störungen;

6. Kopfverletzungen.

Für die exakte Diagnose sind zahlreiche Hinweise wichtig:

♦ Art des Kopfschmerzes: blitzartig, dumpf, bohrend?

♦ Lokalisation des Kopfschmerzes: Stirn, Hinterkopf, Gesicht, Augenbereich, halbseitig, beidseitig?

♦ Intensität des Kopfschmerzes: schwach, stark, unerträglich?

♦ Zeitpunkt des Kopfschmerzes: morgens, nachts, tagsüber, dauernd, periodisch, anfallsweise, von bestimmten Voraussetzungen abhängig?

♦ Einfluss von Bewegung und Lagewechsel auf die Kopfschmerzen?

♦ Begleiterscheinungen der Kopfschmerzen: Sehstörungen, Schwindel, Übelkeit, Erbrechen?

♦ Beeinflussbarkeit der Kopfschmerzen durch bestimmte Arzneimittel?

Die ständige Einnahme von Kopfschmerztabletten bringt auf Dauer keine Lösung. Vielmehr gilt es grundsätzlich, nach der eigentlichen Ursache zu fahnden und diese zu behandeln bzw. abzustellen. In manchen Fällen helfen einfache Maßnahmen: sich hinlegen, vollkommen entspannen, ruhig und tief durchatmen; kalte Kompressen auf Nacken und Halsschlagadern legen; einen Spaziergang an der frischen Luft machen; eine Tasse starken Bohnenkaffee trinken (allerdings nicht in allen Fällen geeignet) und – besonders zu empfehlen – eine Massage der Nackenpartie durchführen (die allerdings zunächst unter kundiger Anleitung geübt werden muss).
Gegen den gelegentlichen Gebrauch einer Kopfschmerztablette ist prinzipiell nichts einzuwenden; der Missbrauch kann jedoch zu zahlreichen Schädigungen führen, vor allem zu ernsten Nierenstörungen. Es ist sogar möglich, dass die regelmäßige Einnahme größerer Mengen Kopfschmerzmittel langfristig selbst einen Dauerkopfschmerz auslöst, der eine regelrechte Entziehungsbehandlung erfordert.
Bei chronischen Kopfschmerzen ohne erkennbare organische Ursache setzt die Behandlung eine Umstellung der Lebensführung voraus, wobei ausreichender Schlaf, Wechsel zwischen Arbeit und Entspannung, ausgeglichene Ernährung und der Verzicht auf zu viel Genussmittel (Alkohol, Nikotin, Kaffee) die größte Rolle spielen. Zur körperlichen Behandlung sollen nach Möglichkeit psychotherapeutische Maßnahmen treten: Hier haben sich unter anderem → autogenes Training, Entspannungsübungen, Verhaltens- und Gruppentherapie bewährt.

Kopfschuppen Bei der Schuppenbildung auf dem behaarten Kopf muss man zwischen fetten und trockenen Schuppen unterscheiden, ohne damit jedoch etwas über die Ursache auszusagen. Trockene Schuppen sehen weißlich aus, fettdurchtränkte gelblich. Können → Schuppenflechte und → Ekzem ursächlich ausgeschlossen werden, muss man an fehlerhafte Pflegemaßnahmen (Haarwasser, Shampoo, Dauerwellen) denken. In hartnäckigen Fällen empfiehlt es sich, einen Hautarzt zu konsultieren.

Koplik-Flecken nach dem amerikanischen Kinderarzt H. Koplik benannte weiße Pünktchen mit gerötetem Hof, die zu Beginn einer → Masern-Erkrankung häufig auf der Schleimhaut der Wange zu finden sind.

kopr- Bestandteil medizinischer Fachausdrücke mit der Bedeutung »Kot, Stuhl«.

Korium (Corium) Lederhaut, mittlere der 3 Schichten der äußeren → Haut.

Kornea (Cornea) Hornhaut des → Auges.

Körnerkrankheit → Trachom.

koronar die → Herzkranzarterien betreffend.

Koronararterien → Herzkranzarterien.

Koronarchirurgie → Herzchirurgie.

koronare Herzkrankheit Oberbegriff für Herzkrankheiten, die auf einer ungenügenden Sauerstoffversorgung des

Herzmuskels infolge → Arteriosklerose der Herzkranzgefäße beruhen. Hierher gehören → Angina pectoris, → Herzinfarkt, → Herzrhythmusstörungen sowie bestimmte Formen der → Herzschwäche (Herzinsuffizienz).

Koronargruppen Übungs- und Trainingsgruppen für Patienten mit → Angina pectoris oder überstandenem → Herzinfarkt unter ärztlicher Aufsicht. Koronargruppen dienen der → Rehabilitation von Herzkranken.

Koronarinsuffizienz Durch Mangeldurchblutung der → Herzkranzarterien bedingtes Missverhältnis zwischen Sauerstoffbedarf des Herzmuskels und Sauerstoffangebot mit dem Blut; → Angina pectoris.

Koronarsklerose → Arteriosklerose der Herzkranzgefäße; häufigste Ursache von → Angina pectoris und → Herzinfarkt.

Körpermaße und -gewichte Zahlenangaben in Tabellen wie den nebenstehenden, die Auskunft über Körperlänge und -gewicht geben, sind Durchschnittswerte, die aus den Messungen an vielen hundert Menschen errechnet worden sind. Keinesfalls handelt es sich um »verpflichtende« Zahlen, die von einem gesunden Menschen exakt eingehalten werden müssen. Vergleicht man die eigenen Werte mit den in der Tabelle angegebenen, so kommt es also nicht auf eine genaue Übereinstimmung an, sondern darauf, dass das eigene Gewicht nicht allzu sehr von dem in der Tabelle genannten abweicht. Unterscheidet sich das Körpergewicht eines Menschen durch 2 oder 4 Pfund von den in der Tabelle genannten Werten, so besagt das noch gar nichts; ist es um 20 Pfund höher oder niedriger, so sollte das zur Aufmerksamkeit mahnen.

Im Lebensalter zwischen etwa 12 und 16 Jahren weichen heutzutage die bei Heranwachsenden zu messenden Zahlen oft von den in der Tabelle genannten ab, was darauf beruht, dass die Jugendlichen zunächst mit ihrem Gewicht hinter ihrem schnell zunehmenden Längenmaß zurückbleiben und das erst später wieder einholen.

Körpertemperatur Die normale Körpertemperatur des Menschen beträgt ca. 37 °C. Zur Aufrechterhaltung verfügt der Organismus über sensible Regelmechanismen: Ist die Umgebung kalt, so verengen sich die Blutgefäße der äußeren Haut mit der Folge, dass das Blut kaum abkühlt; steigt die Umgebungstemperatur hingegen an, öffnen sich die Hautgefäße: Schweiß tritt aus den Poren und sorgt durch die bei seiner Verdunstung entstehende Kälte für eine Abkühlung des Körpers. Bei Infektionen steigt die Körpertemperatur an, man spricht von → Fieber. Dadurch werden die körpereigene Abwehr und die Bekämpfung der eingedrungenen Erreger unterstützt.

Länge und Gewicht des Kindes

	Knaben		Mädchen	
Alter	Länge	Gewicht	Länge	Gewicht
1 Jahr	74	9,8	74	9,0
2 Monate	76	10,3	76	9,6
4 Monate	78	10,8	78	10,1
6 Monate	80	11,3	80	10,7
8 Monate	82	11,7	82	11,2
10 Monate	83,5	12,1	83,5	11,6
2 Jahre	85	12,5	85	12,0
3 Monate	88	13,0	87,5	12,5
6 Monate	90	13,5	89,5	13,0
9 Monate	92,5	13,9	91,5	13,6
3 Jahre	94,5	14,4	93	14,1
4 Monate	97	15,0	95,5	14,6
8 Monate	99	15,6	97,5	15,1
4 Jahre	101	16,2	100	15,6
5 Jahre	107	18,0	106	17,4
6 Jahre	113	19,8	112	19,4
7 Jahre	118,5	21,8	118	21,6
8 Jahre	123	23,8	124	23,9
9 Jahre	128	26,1	129	26,1
10 Jahre	134	28,5	134	28,6
11 Jahre	138,5	31,1	138,5	31,0
12 Jahre	143,5	34,1	143,5	33,9
13 Jahre	148	37,3	148,5	38,1
14 Jahre	155	40,6	156	43,5

Alter	Atemfrequenz	Pulsfrequenz
Frühgeborene	40–60	100–130–180
Neugeborene	38–42	80–120–170
3 Monate	30–35	80–120–160
6 Monate	24–29	80–120–160
1 Jahr	23–24	80–120–160

Korpuskarzinom (Gebärmutterkörperkrebs) Form des → Gebärmutterkrebses.

Kortison (Cortison) → Corticosteroide.

kosmetische Chirurgie Kosmetische Chirurgie ist jenes Sonderfach der ärztlichen Tätigkeit, in dem es sich darum handelt, mit Hilfe chirurgischer Eingriffe entstellende Veränderungen zu korrigieren oder zu beseitigen. Das Wort »kosmetisch« lässt dabei im ersten Augenblick an belanglose kleine Schönheitsfehler des Gesichts denken, und man könnte meinen, die kosmetische Chirurgie sei eine ziemlich oberflächliche Tätigkeit. Das ist jedoch keineswegs der Fall. Man

Länge und Gewicht des Mannes

Länge (cm)	Gewicht (kg) bei zunehmendem Lebensalter (Jahre)									
	15–24	25–29	30–34	35–39	40–44	45–49	50–54	55–69	60–64	65–69
150	53,4	56,3	57,1	5947	60,0	60,0	60,0	60,0	58,1	58,1
152	54,3	56,1	58,0	59,4	60,3	60,7	60,7	60,7	59,2	59,2
154	55,0	57,0	58,4	59,4	60,6	61,4	61,4	61,4	60,2	60,2
156	55,7	57,2	58,9	59,9	61,2	62,1	62,1	62,1	61,4	61,4
158	56,5	58,3	59,7	60,7	62,0	62,9	62,9	62,9	62,5	62,5
160	57,6	59,4	60,8	61,7	63,0	64,0	64,0	64,0	63,5	63,5
162	59,1	60,9	62,2	62,1	64,5	65,0	65,4	65,4	64,9	64,5
164	60,2	62,0	63,4	64,3	65,6	66,1	66,8	66,8	66,3	65,8
166	61,4	63,3	64,6	65,5	66,9	67,3	68,2	68,2	68,0	67,3
168	62,9	64,8	66,1	67,0	68,4	68,7	69,8	69,8	69,8	68,7
170	64,3	66,4	67,8	68,8	70,2	70,6	71,5	71,5	71,5	70,6
172	65,7	67,9	69,3	70,5	71,9	72,4	73,3	73,3	73,3	72,9
174	67,2	69,4	71,0	72,3	73,7	74,2	74,9	75,1	75,1	75,1
176	68,6	70,9	72,8	74,1	75,5	75,9	76,4	76,9	77,0	77,0
178	70,1	72,3	74,6	76,0	77,3	77,7	78,2	78,6	79,3	79,2
180	71,8	74,1	76,4	78,1	79,1	79,9	80,0	80,4	81,2	81,2
182	73,9	76,2	78,5	80,2	80,8	82,0	81,7	82,2	83,1	83,1
184	75,8	78,5	80,6	82,4	82,8	84,2	83,7	84,2	84,7	84,7
186	77,6	81,0	82,8	84,6	85,1	86,5	85,9	86,3	86,0	86,0
188	79,9	83,5	85,3	87,1	88,1	89,0	88,0	88,0	87,1	87,2

Länge und Gewicht der Frau

Länge (cm)	Gewicht (kg) bei zunehmendem Lebensalter (Jahre)									
	15–24	25–29	30–34	35–39	40–44	45–49	50–54	55–69	60–64	65–69
150	44,3	46,6	47,4	49,2	49,7	49,8	49,9	49,8	48,2	48,2
152	45,0	46,5	48,1	49,2	50,0	50,3	50,3	50,3	49,0	49,0
154	45,5	47,2	48,4	49,2	50,2	50,8	50,9	50,9	49,8	49,8
156	46,1	47,3	48,8	49,7	50,7	51,5	51,5	51,5	50,9	50,9
158	46,3	48,4	49,5	50,3	51,4	52,1	52,2	52,2	51,8	51,8
160	47,8	49,2	50,3	51,2	52,2	53,0	53,0	53,0	52,6	52,6
162	48,9	50,5	51,5	52,3	53,5	53,8	54,2	54,2	53,8	53,4
164	49,9	51,4	52,5	53,3	54,4	54,8	55,4	55,4	55,0	54,6
166	50,8	52,4	53,6	54,3	55,4	55,8	56,5	56,5	56,3	55,8
168	52,1	53,7	54,8	55,5	56,7	57,0	57,8	57,8	57,8	56,9
170	53,3	55,0	56,2	57,1	58,1	58,6	59,3	59,3	59,3	58,5
172	54,4	56,3	57,5	58,5	59,6	59,9	60,7	60,7	60,7	60,4
174	55,6	57,5	58,8	59,9	61,1	61,5	62,1	62,3	62,3	62,2
176	56,4	58,8	60,3	61,5	62,6	62,8	63,3	63,8	63,8	63,8
178	58,1	60,0	61,9	63,0	64,1	64,4	64,8	65,2	65,7	65,6
180	59,5	61,4	63,3	64,7	65,6	66,3	66,3	66,6	67,3	67,3
182	61,1	63,2	65,0	66,5	67,9	68,0	67,7	58,1	68,9	68,9
184	62,7	65,0	66,8	68,3	68,7	69,8	68,5	69,7	70,2	70,2
186	64,3	67,1	68,6	70,1	70,6	71,7	71,1	71,5	71,3	71,3

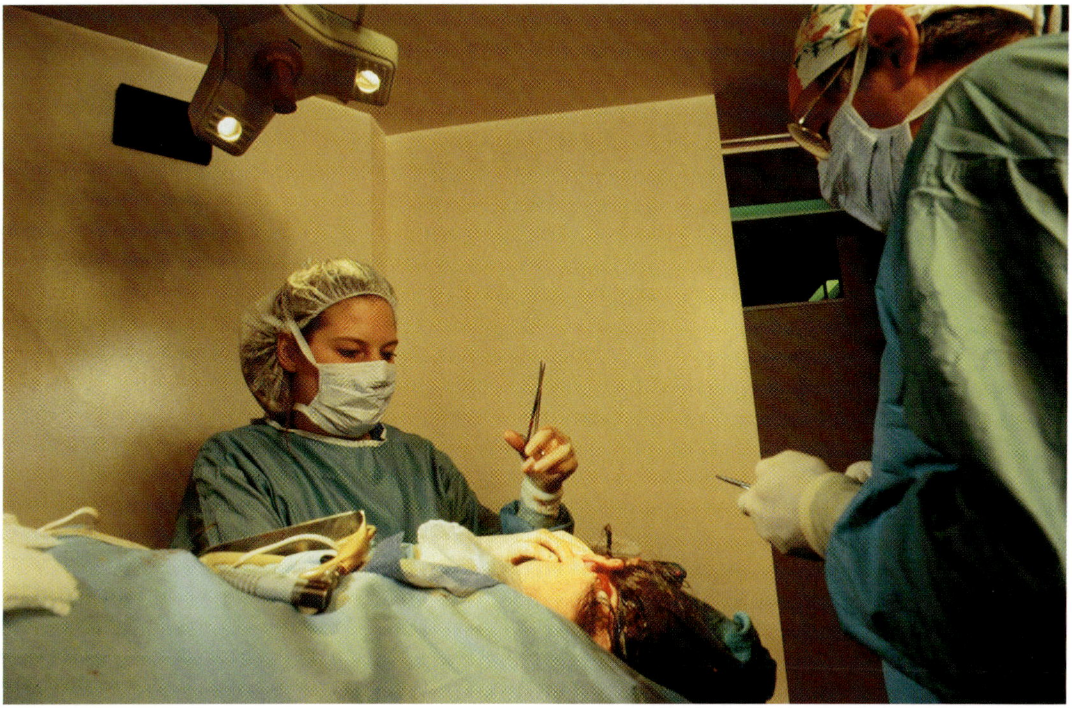

Kosmetische Chirurgie Facelifting – früher eher ein Privileg der Filmstars – ist in den letzten Jahren recht populär geworden.

braucht z. B. nur an die vielen Folgen von Verkehrsunfällen zu denken und an die erheblichen Entstellungen des Gesichts, die danach zurückbleiben können, um zu verstehen, wie bedeutungsvoll das Können des kosmetischen Chirurgen für die soziale Existenz des Menschen sein kann. Als Beispiel sei hier nur erwähnt, dass es absolut richtig ist, ein Kind oder einen Jugendlichen frühzeitig von abstehenden Ohren befreien zu lassen, da man als Außenstehender kaum nachempfinden kann, wie sehr ein Betroffener unter einem solchen Manko leidet. Kosmetisch-chirurgische Eingriffe sind bei folgenden entstellenden Defekten angezeigt:

- fehlerhafte Nasen wie Höcker- oder Sattelnasen (Nasenplastik, eventuell verbunden mit einer umfassenden Profilplastik)
- Wulstbildungen an den Augenlidern
- unterentwickelte oder zu große Brust (Brustplastiken)
- übergroße Fettansammlungen (z. B. so genannte »Fettschürzen« am Bauch; Reithosenhüften).

Eine besondere Gruppe bilden die Operationen bei altersbedingter Hauterschlaffung im Bereich von Gesicht, Hals und Augenlidern (***Facelifting***). Hierbei werden kaum oder gar nicht sichtbare Schnitte gelegt, anschließend wird die überschüssige Haut weggeschnitten und die verbleibende Gesichtshaut nach außen gestrafft.

Kot → Stuhl.

Koterbrechen (Miserere) Das Erbrechen von Kot ist ein überaus unangenehmes Ereignis, das ausschließlich im Zusammenhang mit einem Darmverschluss (→ Ileus) vorkommt.

Koxarthrose → Hüftgelenkarthrose.

Koxitis → Hüftgelenkentzündung.

Krallenhand Überstreckung der Finger (ohne Daumen) im Grundgelenk und Beugung im Mittel- und Endgelenk; der Daumen wird dabei abgespreizt. Ursache ist in der Regel eine → Ulnarislähmung.

Krallenzehe Sonderform der → Hammerzehe.

Krampfaderbruch → Varikozele.

Krampfadern (Varizen) krankhafte Erweiterung oberflächlicher Beinvenen. Dadurch, dass die meisten Menschen heutzutage zu viel sitzen und stehen und sich zu wenig bewegen, wird der Blutrücktransport aus der unteren Körperhälfte in

Richtung Herz erheblich erschwert. Das Blut staut sich besonders in den Venen der Beine und weitet diese allmählich aus. Bei Menschen, die zudem noch unter einer allgemeinen → Bindegewebsschwäche leiden, macht sich diese Ausweitung besonders stark bemerkbar, so dass die betroffenen Venen als dicke, teilweise geschlängelte und örtlich sackartig ausgebuchtete Stränge vor allem im Unterschenkelbereich hervortreten. Sind diese Veränderungen ausgedehnt und umfassen größere Beinanteile, so spricht man von ***Varikose***. Unterstützt wird die Krampfaderentstehung durch Übergewicht und besonders durch eine Schwangerschaft; auch hormonelle Einflüsse und Stoffwechselerkrankungen wie die → Zuckerkrankheit spielen ursächlich eine Rolle.

Auf dem Boden von Krampfadern entsteht nicht selten eine Venenentzündung (→ Venenerkrankungen) mit unangenehmen Schmerzen und der Gefahr der Bildung von Blutgerinnseln (→ Thrombose). Das ist deswegen gefährlich, weil ein solches Gerinnsel jederzeit mit dem Blutstrom fortgeschwemmt werden und dann irgendwo im Körper eine Arterie verstopfen kann (→ Embolie).

Meist verursachen Krampfadern, abgesehen vom unschönen Aussehen, wenig Beschwerden. Bisweilen kommt es – vor allem bei längerem Stehen – zu Schmerzen, ausgedehnten Schwellungen der Beine und nächtlichen Wadenkrämpfen. Außerdem können flächenhafte Blutansammlungen unter der Haut entstehen, wohingegen Blutungen nach außen eher selten sind. Eine unangenehme Komplikation ist das Auftreten eines → Beingeschwürs (Ulcus cruris), das wegen der anhaltenden Blutstauung nur schwer heilt.

Vorbeugend sollten Menschen, die infolge Bindegewebsschwäche zu Krankheiten wie → Eingeweidesenkungen und -brüchen sowie zu → Plattfüßen neigen, Tätigkeiten meiden, bei denen sie viel stehen müssen.

Haben sich Krampfadern gebildet, so sind Kompressionsverbände anzuraten, die auf die Venen Druck ausüben und damit der Blutstauung entgegenwirken. Einen ähnlichen Effekt haben körperliche Aktivitäten – zum Beispiel Wandern, Radfahren oder Schwimmen – bei denen die Beine intensiv bewegt werden. Die Muskeltätigkeit drückt nämlich die erweiterten Venen ebenfalls zusammen und presst damit das Blut aus. Heiße Vollbäder und ausgedehntes Sonnenbaden sollten hingegen unterbleiben, da die Wärme den Flüssigkeitsaustritt ins Gewebe fördert. Bei ausgedehnten Krampfadern – vor allem, wenn diese Beschwerden bereiten – kann auch eine ***Verödung*** sinnvoll sein, bei der Medikamente in die Gefäßerweiterungen gespritzt werden, die dafür sorgen, dass das Gewebe schrumpft, so dass sich die Krampfadern gewissermaßen selbst abschnüren. Ein anderer operativer Eingriff, das so genannte ***Varizenstripping***, besteht darin, dass die erkrankten Venen aus der gesunden Umgebung herausgezogen werden.

Krämpfe (Spasmen) unwillkürliche Muskelkontraktionen (Zusammenziehungen), die nach Ausdehnung und Ablauf unterschieden werden können. ***Klonische Krämpfe*** sind kurz dauernde, rasch aufeinander folgende Muskelzuckungen, wohingegen ***tonische Krämpfe*** durch starke Intensität und lange Dauer charakterisiert sind. Unter ***Konvulsionen*** versteht man klonische Krämpfe mit schüttelnder Bewegung des ganzen Körpers oder einer Extremität.

Generalisierte Krampfanfälle können durch verschiedene Grundleiden verursacht sein: → Epilepsie, äußere Vergiftungen (beispielsweise mit Blausäure, Blei, Schlangengift, Tollkirsche oder Kokain), innere Vergiftungen (→ Harnvergiftung, → Eklampsie, Leberversagen), hormonelle Störungen (Blutzuckersenkung, → Hypokalzämie), → Tollwut, → Wundstarrkrampf (Tetanus).

Lokalisierte Muskelkrämpfe kommen bei folgenden Erkrankungen vor: Wundstarrkrampf, → Trichinenkrankheit, → Hirnhautentzündung, → Cholera, → Krampfadern; aber auch als Folge von Überanstrengung und ungeschickten Bewegungen.

Nicht nur die willkürliche Muskulatur der Gliedmaßen und des Rumpfes, sondern auch die unwillkürlichen Muskeln der Eingeweide und Blutgefäße können von Krämpfen befallen werden (z. B. bei der → Angina pectoris, beim anfallsweisen Hinken als Symptom der → arteriellen Verschlusskrankheit sowie bei Darm-, Harnleiter- und Gallenblasenkoliken).

Ein besonderes Kapitel bilden die ***Tätigkeitskrämpfe:*** Das sind tonische Krampfzustände bei bestimmten Tätigkeiten, z. B. der → Schreibkrampf bzw. der Geiger- oder Klavierspielerkrampf. Dabei handelt es sich meist um Beschäftigungsneurosen, bei denen neben den eigentlichen beruflichen Überanstrengungen seelische Faktoren eine Rolle spielen.

Krämpfe im Kindesalter → Kinder, Krämpfe.

krampflösende Mittel (Spasmolytika) Medikamente, die bei → Krämpfen (Spasmen) der glatten Muskulatur von Magen, Darm, Galle, ableitenden Harnwegen und weiblichen Geschlechtsorganen eingesetzt werden. Sie hemmen die Wirkung des → Parasympathikus und haben dementsprechende Nebenwirkungen. Als Pflanzenextrakt verwendet man → Schöllkraut.

kranial zum Schädel gehörend, kopfwärts, Gegensatz: kaudal.

Krankengeschichte Aufzeichnungen des behandelnden

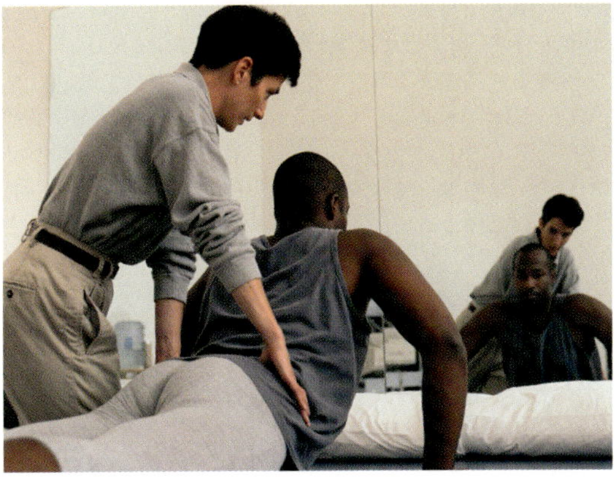

Krankengymnastik Fast alle Bewegungsstörungen lassen sich mit speziellen krankengymnastischen Übungen günstig beeinflussen.

Arztes über Vorgeschichte, erhobene Befunde, Behandlung und Verlauf einer Krankheit. Hierzu ist der Arzt rechtlich verpflichtet (Dokumentationspflicht); der Inhalt der Krankengeschichte unterliegt jedoch der ärztlichen Schweigepflicht.

Krankengymnastik gezielte körperliche Übungen zur Wiederherstellung von Bewegungs- und Leistungsfähigkeit im Zuge einer Krankenbehandlung, nach einer Verletzung oder Operation. Die Krankengymnastik dient als unterstützende Maßnahme dazu, Fehlstellungen und Fehlbelastungen zu korrigieren, Muskel- und Gelenkschmerzen zu lindern sowie Verkrampfungen und Versteifungen zu lösen. Dabei orientiert sie sich an der anatomisch richtigen Körperhaltung und an den normalen Bewegungsabläufen. Beim Aufstellen des Behandlungsplans muss der Therapeut Krankheitsbild, Alter und Beruf des Patienten, Allgemeinzustand und weitere Besonderheiten berücksichtigen. Während in der → Orthopädie vorwiegend Störungen am Bewegungsapparat behandelt werden, geht es bei inneren Erkrankungen mehr um Einwirkungen auf Herz, Kreislauf, Atmung, Stoffwechsel und Funktionsabläufe der anderen Organe, wobei das oberste Gebot lautet: »Nicht schaden!«

Krankenkassen Träger der gesetzlichen Krankenversorgung in der Bundesrepublik Deutschland. Neben den gesetzlichen Krankenkassen (Orts-, Betriebs-, Innungs-, landwirtschaftliche Krankenkassen sowie Ersatzkassen) gibt es noch private Krankenversicherungen, in denen sich Personen, die selbstständig sind oder über ein bestimmtes Einkommen verfügen, alternativ gegen die Risiken von Krankheit und Invalidität absichern können.

Krankenpflege Zur Pflege eines Kranken gehören nicht nur menschliche Zuneigung und guter Wille, sondern auch die Kenntnis notwendiger Verrichtungen und das Beherrschen der wichtigsten Regeln und Handreichungen. Das Krankenzimmer soll sauber und möglichst groß, luftig und hell sein. Wenn es sich irgend einrichten lässt, soll der Kranke allein im Zimmer schlafen; bei ansteckenden Krankheiten ist das sogar eine zwingende Notwendigkeit. In diesem Fall ist es auch erforderlich, dass der Bettlägerige sein eigenes Geschirr und seine eigenen Toilettenutensilien benützt. Das Bett soll so im Zimmer stehen, dass es möglichst von beiden Seiten bequem zugänglich ist; das Kopfende des Bettes ist so auszurichten, dass der Kranke zum Fenster sehen kann.

Ältere Menschen und solche mit geringem Fettpolster »liegen sich leicht durch«. Das betrifft vornehmlich die Haut über den Gesäßknochen, die durch langes Liegen so geschädigt werden kann, dass sie geschwürig zerfällt. Die Heilung eines solchen → Dekubitus ist schwierig; das Vermeiden des Wundliegens fällt leichter: Dazu muss der Kranke von Zeit zu Zeit umgebettet werden; das Laken darf keine Falten werfen und nicht mit Brot- oder Kuchenkrümeln bedeckt sein; die Haut des Kranken ist, besonders an den gefährdeten Stellen, täglich durch Abreiben mit Franzbranntwein oder Spiritus und anschließendem Einpudern zu pflegen. Durch Unterlegen eines Luftkissens unter das Laken kann man den Kranken zudem so lagern, dass die gefährdeten Hautstellen hohl liegen und keinem Druck ausgesetzt sind. Außerdem soll die Bettwäsche möglichst zweimal wöchentlich gewechselt werden; und zwei- bis dreimal täglich sind Bett und Kopfkissen gut aufzuschütteln.

Das Aufrichten eines im Bett liegenden Kranken gelingt dem Pflegenden leichter, wenn ihm der Kranke dabei hilft. Dazu dienen 2 Zügel, die am Fußende des Bettes angebracht werden und die der Kranke mit den Händen ergreift, um sich an ihnen in die Sitzstellung emporzuziehen. Eine Knierolle – beispielsweise eine zusammengerollte Decke – verhindert Schmerzen in den Kniegelenken, die manchmal auftreten, wenn der Kranke längere Zeit mit völlig durchgestreckten Beinen im Bett liegt. Eine Fußstütze verhindert nicht nur das langsame Herunterrutschen des Kranken im Bett, sondern auch, dass die Füße allmählich unter dem Druck der Bettdecke in eine Art Spitzfußstellung geraten, die nach der Gesundung das übliche Wiederlaufenlernen erheblich erschweren würde. Herzkranke liegen ohnehin am bequemsten mit halb aufgerichtetem Oberkörper, weil ihnen dabei das Atmen leichter fällt.

Jeden Tag soll der Bettlägerige gründlich gewaschen werden. Auf Teilwaschungen darf man sich nur dann beschränken, wenn eine Ganzwaschung für den Kranken zu anstrengend wäre. Aber auch bei einer Teilwaschung dürfen keinesfalls die Aftergegend und die Geschlechtsregion vergessen werden. Wenn der Arzt es erlaubt, kann der Kranke zudem zweimal wöchentlich ein warmes Vollbad nehmen.

Auf sorgfältige und regelmäßige → Zahnpflege (morgens und abends Zähne putzen, nach jeder Mahlzeit Mund spülen) ist zu achten. Auch die Pflege von Haaren und der Nägeln ist wichtig.

Von größter Wichtigkeit ist überdies, auf regelmäßige Urin- und Stuhlentleerung zu achten. Das gilt in besonderem Maß für benommene Kranke, die ihre diesbezüglichen Wünsche nicht selbst anmelden können. Funktionieren Urin- und Stuhlentleerung nicht in gewohnter Weise, ist der Arzt unbedingt darauf aufmerksam zu machen.

Da Änderungen der Körpertemperatur oft wichtige Hinweise auf Art und Verlauf einer Erkrankung geben, soll diese regelmäßig morgens, mittags und abends gemessen werden. Das Ergebnis jeder Temperaturmessung wird aufgeschrieben, damit der Arzt bei seinem nächsten Besuch ein genaues Bild über den Verlauf des Fiebers hat. Dass dessen Vorschriften sorgfältig und pünktlich durchgeführt werden, ist schließlich auch noch ein Punkt, dem der Pfleger größte Beachtung zu schenken hat.

Krankentransport → Erste Hilfe, S. 733.

Krankheit Das Krankwerden ist eine allgemeine Eigenschaft aller Organismen und stellt die Antwort auf eine vorausgegangene Schädigung oder Belastung dar.

Man kann die Krankheiten des Menschen in 2 wesensverschiedene Gruppen gliedern:

1. *Naturkrankheiten*, die Naturvölker und Zivilisationsmenschen gemeinsam haben. Hierher gehören → Infektionskrankheiten, Alterskrankheiten und Verletzungen aller Art.

2. *Zivilisationskrankheiten*, die nur Menschen in den industrialisierten Ländern befallen: Eine wichtige Rolle spielen hier → Zuckerkrankheit, → Fettsucht, → Karies, → Hypertonie (Bluthochdruck), → Migräne, → Schlafstörungen usw. Die Zivilisationskrankheiten sind der Preis, den der Mensch für sein Leben in der industrialisierten Welt bezahlen muss, ein Leben, das eben neben unleugbaren Vorteilen und Bequemlichkeiten auch schwere Belastungen und Risiken mit sich bringt.

Der kranke Mensch lässt sich durch folgende 3 Kriterien charakterisieren:

♦ Er fühlt sich krank.

♦ Er ist körperlich, seelisch und geistig vermindert leistungsfähig.

♦ Er liefert bei der ärztlichen Untersuchung krankhafte Befunde.

Das ganze Leben des kranken Menschen ist verändert. Die Ordnung der Gesundheit wird durch die Notordnung der Krankheit ersetzt, mit dem Ziel, den völligen Zusammenbruch zu verhüten. Jede Krankheit bedroht das Leben und erinnert den Kranken an die Begrenztheit seines Daseins. Dabei sind die Krankheitszeichen (Symptome) nichts anderes als Ausdruck des gestörten Funktionierens der Organe des menschlichen Körpers.

Krankheitslehre → Pathologie.

Krätze (Skabies) durch Milben verursachte Hautkrankheit, deren wesentliche Kennzeichen starkes Jucken (besonders bei Bettwärme), kleine Knötchen und vereinzelt größere Krankheitsherde sind. Diese Herde treten hauptsächlich an den weichen Hautfalten auf: in den Achselfalten, bei Männern am Hodensack und Penis, bei Frauen in der Umgebung der Brustwarzen. Zwischen den Fingern und an den Handkanten entwickeln sich die Krankheitserscheinungen nur dann, wenn sich der Betroffene zu selten die Hände wäscht. Ausgelöst wird die Krankheit, wie bereits erwähnt, durch Milben. Das weibliche Tier bohrt einen kleinen Gang in die oberste Hautschicht. Dort legt es seine Eier ab, aus denen dann die jungen Milben schlüpfen, die die Krankheitserscheinungen über bisher unbefallene Hautabschnitte verbreiten. Bei genauem Hinsehen erkennt man an den betroffenen Hautstellen kleine, schwärzlich gefärbte Schlängellinien (die Gänge der Milben) und an deren einem Ende eine kleine Ausweitung, in der sich die »alte« Milbe nach der Eiablage zur Ruhe gesetzt hat. Durch Kratzen kann es zu weiteren Hautveränderungen, Knoten, Krusten und Bläschen, ja, nicht selten sogar zu Eiterungen kommen, unter denen die ursprünglichen Hauterscheinungen mehr oder weniger verschwinden. In einem solchen Fall ist neben der auf die Vernichtung der Milben abzielende Krätzekur eine gesonderte Behandlung der zusätzlich entstandenen Hautveränderungen notwendig. Zu einer derartigen Krätzekur, an der die ganze Familie oder Lebensgemeinschaft teilnehmen muss, eignen sich verschiedene chemische Präparate, die nach Weisung des Arztes anzuwenden sind. Zudem muss milbenhaltige Leib- und Bettwäsche gekocht werden. Neben den genannten Milben vernichtenden Medikamenten trägt auch intensive Durchlüftung dazu bei, dass die lästigen Schmarotzer absterben. Die Hauterscheinungen lassen sich mit geeigneten Arzneimitteln gut lindern.

Kraurosis vulvae nach den → Wechseljahren auftretende Schrumpfung der äußeren weiblichen Geschlechtsorgane mit heftigem Juckreiz. Die Haut wird papierdünn, vollkommen trocken und leicht verletzlich. Im Lauf der Zeit kann es sogar zum vollkommenen Schwund der kleinen Schamlippen und der Klitoris (→ Geschlechtsorgane, weibliche) kommen. Da sich der Scheideneingang zu einem starr fixierten ovalen Loch verengt, ist ein Geschlechtsverkehr nicht mehr möglich. Die Behandlung besteht in Sitzbädern sowie der Anwendung juckreizstillender Salben und weiblicher → Geschlechtshormone. Die Gefahr eines Rückfalls ist allerdings sehr hoch.

Kreatin als Energiespeicher im Muskelgewebe vorkommendes Stoffwechselprodukt gewisser → Aminosäuren.

Kreatinin Abbauprodukt des → Kreatins und damit Endprodukt des Muskelstoffwechsels, das mit dem Harn ausgeschieden wird. Erhöhte Kreatininwerte im Blut weisen in der Regel auf eine Nierenschädigung hin. Aber auch bei massiven Muskelzerstörungen ist die Kreatinin-Konzentration im Blut erhöht.

Krebs Grundsätzlich ist der umgangssprachliche Ausdruck »Krebs« der Oberbegriff für sämtliche bösartigen (malignen) Geschwülste, also für das → ***Karzinom***, das → ***Sarkom*** und die maligne Form des → ***Melanoms***; doch meint man, wenn man von Krebs spricht, im Allgemeinen die häufigste Form, eben das Karzinom. Der Krebs stellt heute nach den → Herz-Kreislauf-Erkrankungen die häufigste Todesursache dar, und man kann davon ausgehen, dass fast jeder 4. Mensch im Lauf seines Lebens einen Krebs bekommt und jeder 7. daran stirbt. Der Krebs nimmt zu, weil es immer mehr alte Leute gibt, die er bevorzugt befällt.

Über die Ursachen verschiedener Krebsarten ist dank intensiver Forschungen in den letzten Jahren zwar immer mehr bekannt geworden, dennoch ist dem Übel äußerst schwer beizukommen. Das liegt daran, dass der Krebs dieselbe Kraft nutzt, die das Leben auf der Erde geschaffen hat: die Evolution. Denn alle bösartigen Geschwülste entstehen irgendwann aus gesunden Körperzellen, die durch Umwelteinflüsse wie UV-Licht, Giftstoffe, Tabakrauch oder schlicht durch Zufall eine Umstellung der Erbanlagen erleiden, die ihre Lebensdauer und ihr Teilungsverhalten drastisch verändert. Wenn dann noch das körperliche → Immunsystem versagt, können solche entarteten Zellen anfangen zu wuchern: Eine Krebsgeschwulst entsteht. Da immer mehr Menschen derartigen schädigenden Einflüssen ausgesetzt sind, werden Krebskrankheiten immer häufiger. Dabei muss man jedoch auch das allgemein steigende Lebensalter berücksichtigen, denn mit Ausnahme einiger Sonderformen ist Krebs eine Krankheit, die mit zunehmendem Alter vermehrt auftritt. Charakteristisch für einen Krebs ist, dass er wild, ungeordnet und rasant wächst und dabei in alle Gewebe, die sich ihm in den Weg stellen, rücksichtslos eindringt und diese zerstört. Dabei gibt es grundsätzlich keine Organe, die verschont bleiben. Eine weitere, äußerst fatale Eigenschaft ist die Erzeugung von → Metastasen (Tochtergeschwülsten) in oft weit entfernten Organen, die dadurch zu Stande kommt, dass sich Krebszellen vom Ursprungsort lösen und auf dem Blutweg oder über Lymphbahnen verschleppt werden. An irgendeiner anderen Körperstelle siedeln sie sich dann wieder an und vermehren sich dort rasant.

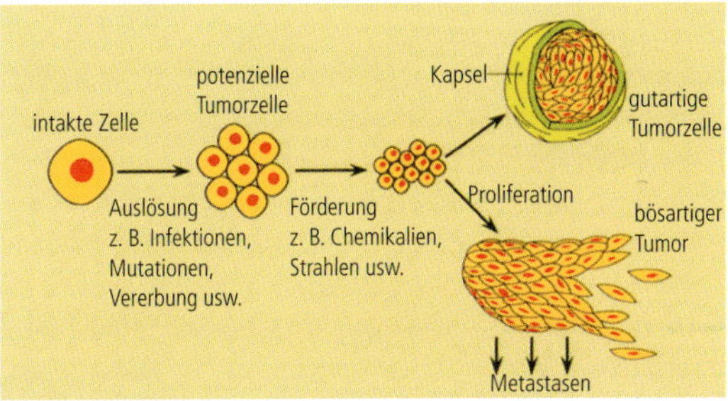

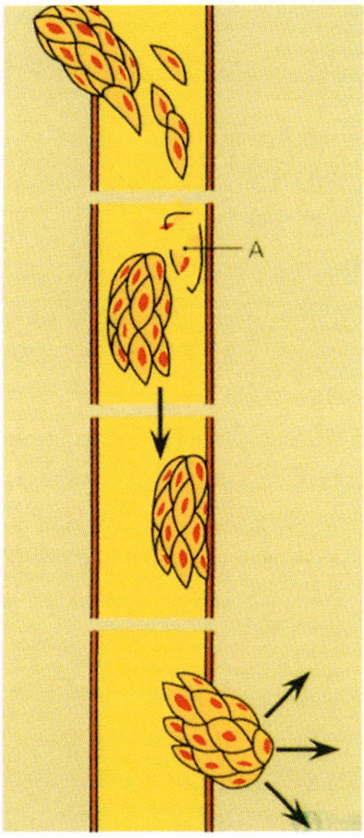

Krebs ***Oben:*** Die Entstehung von Tumorzellen in drei Phasen. ***Rechts:*** Die Entstehung von Metastasen durch Einwachsen des Tumors in Blut- oder Lymphgefäße und Ablösung einzelner Zellen. Die meisten Tumorzellen sterben ab (A). Durch Verklumpung mit Blutkörperchen heften sich die Tumorzellen an die Gefäßwand und können dann in das umliegende Gewebe einwachsen.

Wie bereits erwähnt, versteht man unter Krebs im engeren Sinn die bösartigen Tumoren des Deckgewebes (Epithel), die Karzinome, die am häufigsten in Form von Drüsen- und Schleimhautkrebs, d. h. in Magen, Darm, Bronchien, Harnblase, Gebärmutter und weiblicher Brustdrüse vorkommen. Die bösartigen Geschwülste aus Binde- und Stützgewebe, also aus Muskeln, Knorpel, Knochen und Fasergewebe, werden Sarkome (Fleischgeschwulst) genannt. Sie machen nur 8 Prozent aller bösartigen Tumoren aus, sind aber in der Regel noch weit bösartiger als die Karzinome.

Außer der Vermeidung be-

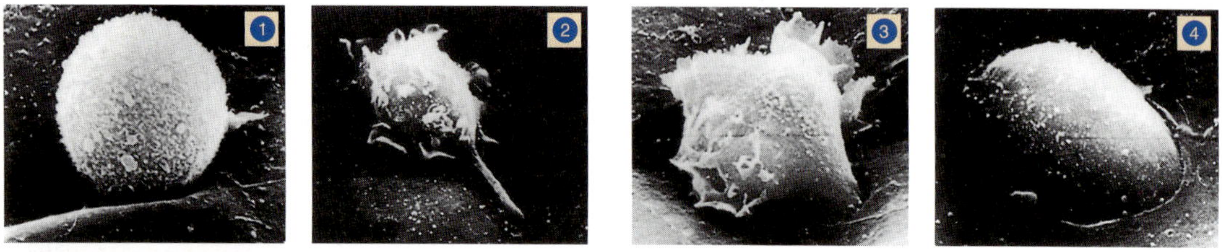

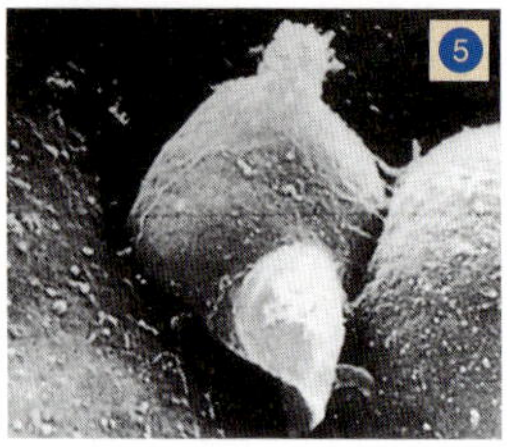

Krebs Invasion einer Krebszelle. Elektronenmikroskop-Aufnahmen des Deutschen Krebsforschungszentrums Heidelberg. **1** Zelle eines örtlich wachsenden Tumors; **2–5** eine Zelle bildet Tochtergeschwülste und dringt in eine gesunde Gefäßwand ein.

Hauptunterschiede zwischen gutartigem (benignem) und bösartigem (malignem) Tumor

Benigner Tumor	Maligner Tumor
gleicht dem gesunden Gewebe	unterscheidet sich vom umgebenden Gewebe
wächst langsam	wächst schnell
eingekapselt in Bindegewebe	nicht eingekapselt, wächst infiltrativ und destruktiv
keine Metastasenbildung	Metastasenbildung
mikroskopisches Bild: typisch, einheitlich	mikroskopisches Bild: atypisch, vielgestaltig

kanntermaßen Krebs erzeugender Einflüsse – wobei das Rauchen eine ganz entscheidende Rolle spielt – gibt es praktisch keine Möglichkeit, eine Krebserkrankung zu verhindern. Daher kommt regelmäßigen Vorsorgeuntersuchungen große Bedeutung zu. Je früher man eine bösartige Geschwulst erkennt, desto größer sind die Heilungsaussichten. Dabei muss man jedoch berücksichtigen, dass die unterschiedlichen Krebsformen der Möglichkeit der Frühentdeckung enge Grenzen setzen. Geschwülste im Dickdarm, an der Prostata, in Gebärmutter und weiblicher Brust lassen sich relativ leicht feststellen, während sie an Leber und Bauchspeicheldrüse lange Zeit unbemerkt bleiben.

Ansteckend oder erblich ist Krebs nicht. Man hat jedoch herausgefunden, dass er in manchen Familien gehäuft auftritt.

Die weite Verbreitung der bösartigen Geschwülste erfordert die Aufklärung der ganzen Bevölkerung über die ersten Krankheitserscheinungen, denn bei frühzeitiger Erkennung und Behandlung ist Krebs vielfach durchaus heilbar. Aus diesem Grund sollte man selbst dazu beitragen, die Krebsfrüherkennung zu erleichtern, und unbedingt einen Arzt aufsuchen, wenn man an sich eine der nachfolgenden Unregelmäßigkeiten feststellt:

- ungewöhnlich schlechte Wundheilung;
- auffällige Abweichungen bei Blasenentleerung oder Stuhlgang;
- Blutungen und Ausfluss;
- Bildung von Knoten oder sonstigen Verhärtungen;
- Verdauungs- und Schluckstörungen;
- hartnäckige Heiserkeit und Husten;
- auffällige Veränderungen von Hautflecken.

Spezielle, organbezogene Veränderungen, die auf Krebs hinweisen können, sind:

- ***Lippenkrebs:*** eine krustenbedeckte oberflächliche Wunde, aus der sich ein derber Knoten entwickelt, der geschwürig zerfällt oder mit Hornmassen bedeckt ist.
- ***Zungenkrebs:*** ein kleines Geschwür am Zungenrand.
- ***Kehlkopfkrebs:*** Heiserkeit, blutiger Auswurf, Schluckbeschwerden, chronische Entzündung.
- ***Schilddrüsenkrebs:*** plötzliches Größer- und Härterwerden eines schon längere Zeit bestehenden Kropfes.
- ***Lungenkrebs:*** hartnäckiger Husten, geringer Auswurf mit zeitweisen leichten Blutbeimengungen.
- ***Speiseröhrenkrebs:*** Schluckbeschwerden, besonders bei festen Speisen; Fremdkörpergefühl.
- ***Magenkrebs:*** Druck- und Völlegefühl, Appetitlosigkeit, Abneigung gegen Fleisch, gärig schmeckendes Aufstoßen, Erbrechen, unbegründeter Gewichtsverlust, zunehmende Blutarmut, kaffeesatzartiges Erbrechen.
- ***Dickdarmkrebs:*** Blähungen, Wechsel von Verstopfung und Durchfall, Blutbeimengungen zum Stuhl, Darmkrämpfe.
- ***Mastdarmkrebs:*** Durchfälle, Blut- und Schleimabgang, Darmkrämpfe, Stuhldrang ohne richtige Stuhlentleerung.
- ***Nieren- und Blasenkrebs:*** Blut im Urin, hartnäckige Beschwerden beim Wasserlassen.
- ***Brustkrebs:*** kleine schmerzlose Knoten und Verhärtungen, Verziehung der Brustwarze, Einziehung der Haut über

dem Knoten, Orangenhaut der Brust, Drüsenschwellung in der Achselhöhle.

♦ ***Gebärmutterkrebs:*** unregelmäßige Blutungen, Blutungen nach dem Geschlechtsverkehr, fleischwasserfarbener Ausfluss.

♦ ***Prostatakrebs:*** Beschwerden beim Wasserlassen, häufige Entleerungen von wenig Urin.

♦ ***Hodenkrebs:*** schmerzlose Verdickungen und Vergrößerungen an den Hoden.

♦ ***Peniskrebs:*** harter, manchmal blutender Knollen oder Warze auf der Eichel oder auf dem inneren Vorhautblatt; blutiger, übel riechender Ausfluss bei Vorhautverengung.

♦ ***Hautkrebs:*** stecknadelkopfgroße derbe hautfarbene oder perlmuttartig glänzende Knötchen; schlecht heilende verkrustete Geschwüre; dunkle, plötzlich weiterwachsende Muttermale. Hauptsitz: Gesicht und Handrücken.

Den Verdacht auf eine bösartige Geschwulst kann man auf vielfache Weise erhärten: durch Abtasten, durch Röntgen- und Ultraschalluntersuchungen sowie durch die → Computer- und → Kernspintomografie. Um jedoch mit Sicherheit entscheiden zu können, ob Krebs vorliegt und welcher Art er ist, kommt man nicht umhin, verdächtiges Gewebe aus dem Körper zu entnehmen und unter dem Mikroskop zu untersuchen (→ Biopsie).

Neben bösartigen Tumoren im engeren Sinn gibt es eine Reihe von so genannten ***Vorkrebskrankheiten*** (→ Präkanzerosen), die, wenn sie nicht rechtzeitig und ausreichend behandelt werden, im Lauf vieler Jahre zu Krebs führen können. Dabei handelt es sich in erster Linie um chronische Entzündungen, Geschwüre und andere Veränderungen an Haut- und Schleimhautoberflächen. Es ist sinnvoll, derartige Veränderungen, wenn man sie entdeckt, vorsichtshalber zu entfernen.

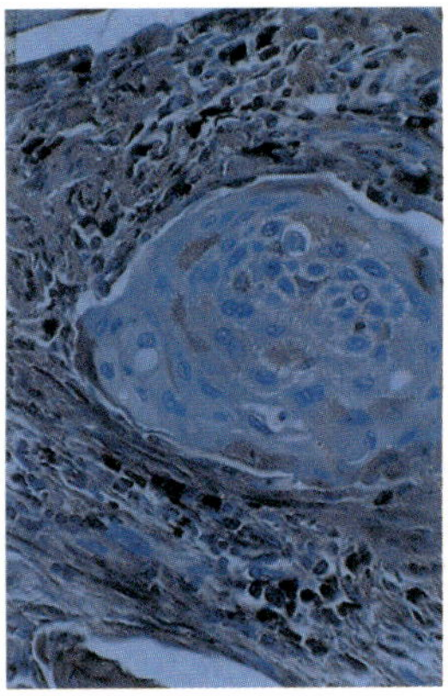

Krebs Krebszelle eines bösartigen Lungentumors.

Es gibt Krebsformen, die in fast allen Fällen heilbar sind. Hierzu gehört zum Beispiel der → Hautkrebs, der häufig frühzeitig genug erkannt wird, um vollständig entfernt werden zu können. Hingegen hat sich bei anderen Geschwülsten – beispielsweise beim → Bauchspeicheldrüsenkrebs – trotz aller Bemühungen und Fortschritte in der Krebsbekämpfung die Heilungsrate in den letzten Jahren praktisch nicht verbessert.

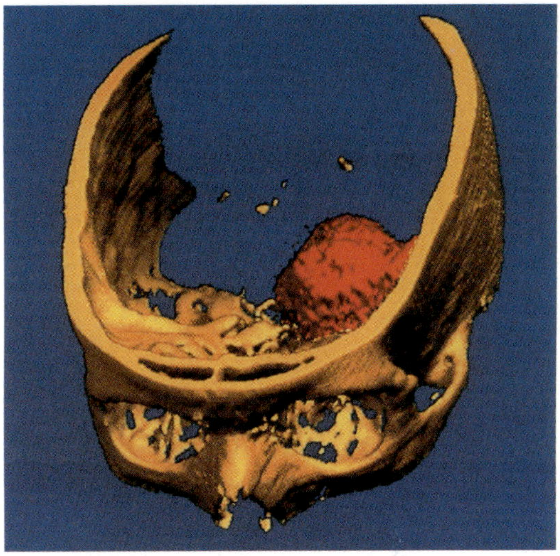

Krebs Schädelteil mit Gehirntumor.

Die vorrangige Behandlung zur Beseitigung einer Krebsgeschwulst ist nach wie vor die Operation, bei der die Wucherung bis weit ins gesunde Gewebe entfernt wird. Unterstützend wirkt eine → Strahlenbehandlung, wobei man sich die Tatsache zu Nutze macht, dass Röntgen- oder Elektronenstrahlen Gewebe mit hoher Zellteilungsrate mehr als alle anderen schädigen. Dabei gelingt es heutzutage zunehmend, mit Hilfe komplizierter Verfahren, beispielsweise der → Protonenbestrahlung, die gesunden Nachbarorgane zu schonen. Schließlich stehen noch verschiedene Medikamente zur Verfügung, die die Teilung der Krebszellen und damit ihre Vermehrung hemmen. Man nennt sie Zytostatika und die mit ihrer Hilfe durchgeführte Behandlung → Chemotherapie. Eine Sonderform dieser Behandlungsmethode hat in letzter Zeit für Schlagzeilen gesorgt: die so genannte Hochdosis-Chemotherapie (HDC), mit der man in fortgeschrittenen Krebsfällen erstaunliche Erfolge erzielen konnte, die allerdings auch erhebliche Nebenwirkungen hat. Große Hoffnung setzt man überdies auf neuartige Krebsmedikamente, die sich an Geschwulstzellen heften, diese also gewissermaßen enttarnen und dem Immunsystem ausliefern, sowie auf gentechnologisch erzeugte Präparate (→ Gentechnologie). Die beste Aussicht auf Heilung verspricht bislang nach wie vor eine Kombination aller drei Behandlungsverfahren: Operation, Bestrahlung und Chemotherapie.

Im Anschluss an eine Krebsbehandlung heißt es in jedem Fall warten. Denn nur die Zeit kann zeigen, ob die bösartige Geschwulst tatsächlich beseitigt worden ist oder – vielleicht an einer anderen Körperstelle – ihre zerstörerische Tätigkeit erneut aufgenommen hat. Tatsache ist, dass in vielen Fällen eine echte Heilung nach wie vor unmöglich ist, so dass den betroffenen Patienten nichts anderes übrig bleibt, als so gut es geht »mit dem Krebs zu leben«.

Krebsangst (Karzinophobie) krankhaft übertriebene Angst, krebskrank zu sein oder zu werden.

Krebs bei Kindern → Kinder, Krebs.

Krebsvorstufen → Präkanzerosen.

Kreislaufkollaps im Gegensatz zum lebensbedrohlichen → Kreislaufstillstand handelt es sich beim Kreislaufkollaps nur um ein vorübergehendes, durch eine Mangeldurchblutung des Gehirns verursachtes Versagen der Kreislaufregulation.

Kreislaufschwäche umgangssprachliche Bezeichnung für Symptome, die bei einer mangelhaften Blutversorgung der Organe, insbesondere des Gehirns, auftreten. Solche Krankheitszeichen entstehen, wenn eine der Kräfte, die den → Blutkreislauf aufrechterhalten, nachlässt, wenn also z. B. die Kraft des Herzens ungenügend wird, der Blutdruck absinkt, die Körpermuskulatur zu wenig bewegt wird oder wenn die Atembewegungen nicht ausgiebig genug sind. Weitere Ursachen können Blutarmut oder eine Verminderung des zirkulierenden Blutvolumens, z. B. Flüssigkeitsverluste durch starkes Schwitzen, Fieber, Durchfall oder Erbrechen, sein.

Kreislaufstillstand (Kreislaufzusammenbruch) Stocken der Blutzirkulation, das durch ein Versagen der Pumpfunktion des Herzens, entweder aufgrund einer unterbrochenen Reizüberleitung (→ Reizleitungsstörungen) auf den Herzmuskel oder aufgrund von → Herzrhythmusstörungen hervorgerufen wird. Auslöser sind meist Durchblutungsstörungen des Herzmuskels, z. B. bei → koronarer Herzkrankheit oder → Herzinfarkt. Vergleichsweise selten verantwortlich sind dagegen Entzündungen des Herzmuskels (→ Myokarditis), Sauerstoffmangel (z. B. bei einer → Lungenembolie) oder ein zu niedriger bzw. zu hoher Spiegel der Blutmineralien, vor allem des Kaliums (→ Hyperkaliämie, → Hypokaliämie).

Der Sauerstoffmangel macht sich zuerst im Gehirn bemerkbar und führt zur Bewusstlosigkeit. Die Pupillen weiten sich, und Krampfanfälle treten auf; der Puls ist nicht zu tasten, dann tritt Atemstillstand ein, und die Haut verfärbt sich blau. Ein Kreislaufstillstand ist in jedem Fall eine lebensbedrohliche Situation und erfordert umgehend Wiederbelebungsmaßnahmen zur Wiederherstellung des Kreislaufs, in erster Linie das Freimachen der Atemwege sowie Beatmung und Herzmassage. Das weitere Vorgehen richtet sich nach der Ursache des Kreislaufzusammenbruchs. Schnelle Herzrhythmusstörungen können durch einen Stromstoß mit einem → Defibrillator, zu langsamer Herzschlag und eine unterbrochene Reizüberleitung durch einen → Herzschrittmacher sowie Medikamente zur Beschleunigung der Herzfrequenz behandelt werden.

Kreislaufstörungen → Durchblutungsstörungen.

Kreislaufzusammenbruch → Kreislaufstillstand.

Kreißsaal Entbindungsraum im Krankenhaus, in dem die Geburt überwacht und geleitet wird.

Kremasterreflex → Reflex, durch den bei Bestreichen der Innenseite der Oberschenkel der Hoden der gleichen Seite hochgezogen wird.

Kretin an → Kretinismus leidende Person.

Kretinismus Unter einem Kretin versteht man einen Menschen, der aufgrund eines Mangels an Schilddrüsenhormonen geistig und körperlich stark zurückgeblieben ist. Da die Schilddrüse das chemische Element Jod benötigt, um ihre Hormone aufzubauen, findet man den Kretinismus hauptsächlich in Gegenden, in denen es an Jod in der Nahrung und im Trinkwasser mangelt. Aber auch eine fehlerhafte Ausbildung der kindlichen Schilddrüse während der Entwicklung im Mutterleib oder eine → Schilddrüsenunterfunktion der werdenden Mutter können am Hormonmangel schuld sein. Die Folge sind schwere, nicht rückgängig zu machende Veränderungen des Zentralnervensystems, des Knochenwachstums sowie zahlreicher anderer Organe.

Typisch für einen Kretin sind ein schwachsinniger, vollkommen gleichgültiger Gesichtsausdruck sowie wulstige Lippen, flache Nase und dicke Zunge. Die Körpergröße ist nicht altersentsprechend, die Finger sind kurz und klobig. Oft besteht eine ausgeprägte Schwerhörigkeit bis hin zur Taubheit. Leider gibt es keine Behandlung, mit der bereits eingetretene Schäden wieder behoben werden können. Einer weiteren Verschlimmerung beugt man durch den Ersatz des fehlenden Hormons in Form von Medikamenten sowie durch ausreichende Jodzufuhr – zum Beispiel in Form von jodiertem Speisesalz – vor.

Kreuzbandriss durch Schlag an den Unterschenkel oder dessen plötzliches Einwärtsdrehen ausgelöste → Kniegelenkverletzung. Nach einem kompletten Riss ist der Unterschenkel gegenüber dem Oberschenkel abnorm beweglich, und es bildet sich ein → Gelenkerguss im Kniegelenk.

Das gerissene Band kann wieder zusammengenäht werden.

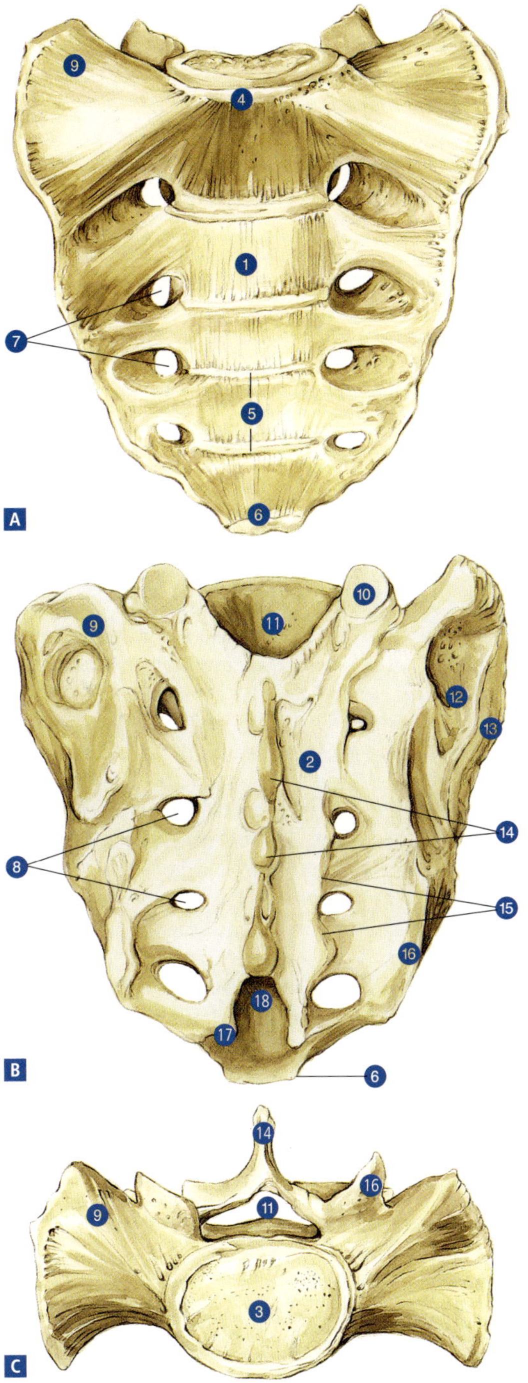

Zerrungen oder leichtere Faserrisse der Kreuzbänder werden jedoch meist nur mit Bandagen und → Krankengymnastik behandelt.

Kreuzbein aus der Verschmelzung von 5 Wirbeln entstandener Knochen der Wirbelsäule, der über Zwischenwirbelscheiben mit dem letzten Lendenwirbel und dem ersten Steißbeinwirbel verbunden ist und die Rückwand des knöchernen → Beckens bildet.

Kreuzschmerzen → Rückenschmerzen.

Krippentod → plötzlicher Kindstod.

Krise (griech. »Entscheidung«) **1.** entscheidender Wendepunkt einer Krankheit, und zwar sowohl zum Guten (z. B. rascher Abfall des Fiebers) als auch zum Schlechten (z. B. rapider Abfall des Blutdrucks).

2. plötzliches Auftreten einer Krankheit aus scheinbar völliger Gesundheit oder anfallartige Verschlimmerung eines chronischen Leidens (z. B. bei → Hypertonie oder → Basedow-Krankheit).

3. in der Psychiatrie und Psychologie: Lebensabschnitte und Lebenssituationen, in denen sich bedrohliche Wendungen abzeichnen (z. B. Pubertätskrise, → Wechseljahre, berufliche oder familiäre Belastungen).

Krisenintervention psychiatrische Soforthilfe bei akuten → Krisen, insbesondere bei Selbsttötungsversuchen, Eheproblemen, plötzlichen Angstzuständen und ähnlich bedrohlichen Situationen. Ziel der nur kurzzeitig durchgeführten Krisenintervention ist einerseits die Überwindung der dramatischen Situation und andererseits die Verhinderung einer ungünstigen Weiterentwicklung sowie die Weckung der Bereitschaft zu einer vielleicht notwendigen Langzeitbehandlung.

Kropf (Struma) sichtbare Zunahme des Halsumfangs infolge Vergrößerung der Schilddrüse. Der Kropf kann gleichmäßig (***Struma diffusa***) oder knotig (***Struma nodosa***) sein, mit normaler, verminderter oder gesteigerter Hormonproduktion der Schilddrüse (→ Schilddrüsenunterfunktion, →

Kreuzbein von vorn (**A**), von hinten (**B**) und von oben (**C**): **1** Beckenseite; **2** Rückseite; **3** Kreuzbeingrund; **4** Knick zwischen Lendenwirbelsäule und Kreuzbein; **5** Verwachsungslinien der Kreuzbeinwirbelkörper; **6** Kreuzbeinspitze; **7** vordere Kreuzbeinlöcher; **8** hintere Kreuzbeinlöcher; **9** seitlicher Teil; **10** Gelenkfortsatz für den fünften Lendenwirbel; **11** Kreuzbeinkanal; **12** Anheftungsstelle der Darmbeinbänder; **13** Gelenkfläche für das Darmbein; **14** mittelständiger Kreuzbeinkamm, teilweise miteinander verschmolzene Dornfortsätze der Kreuzbeinwirbel; **15** Zwischenkreuzbeinkamm, Reste der Gelenkfortsätze der Kreuzbeinwirbel; **16** seitlicher Kreuzbeinkamm, Reste der Querfortsätze der Kreuzbeinwirbel; **17** Kreuzbeinhorn; **18** untere Öffnung des Kreuzbeinkanals.

Schilddrüsenüberfunktion) einhergehen und von normalem oder entartetem Schilddrüsengewebe ausgehen.
Nach seiner Größe wird der Kropf in 4 Stadien unterteilt:
Stadium Ia: Kropf nur tastbar, auch beim Zurückbeugen des Kopfes nicht sichtbar
Stadium Ib: Kropf tastbar und bei zurückgebeugtem Kopf auch sichtbar
Stadium II: Kropf bei normaler Kopfhaltung sichtbar
Stadium III: Kropf bereits auf Distanz sichtbar und lokale Symptome, z. B. eine Luftröhreneinengung, verursachend.
Die häufigste Form, von der in Deutschland ca. 15 Prozent der Bevölkerung betroffen sind, ist der Kropf, bei dem eine normale Schilddrüsenfunktion vorliegt (***euthyreote Struma***) und die als gleichmäßige oder knotige Drüsenvergrößerung auftreten kann. Sie ist meist durch Jodmangel in der Nahrung (***endemische Struma***) bedingt. Die dadurch ausgelöste erschwerte Bildung der jodhaltigen Schilddrüsenhormone versucht die Drüse gleichsam durch Wachstum auszugleichen. Seltenere Ursachen sind Medikamente und → Schilddrüsenkrebs. Auch eine Schwangerschaft kann Anlass für die Schilddrüsenvergrößerung sein. Dies ist darauf zurückzuführen, dass in dieser Zeit der Jodbedarf stark ansteigt. Die Folge ist möglicherweise, dass sich das im Mutterleib heranreifende Kind nach der Geburt körperlich und geistig deutlich langsamer entwickelt als seine Altersgenossen.
Häufig haben die Betroffenen nur geringfügige Beschwerden wie Enge- oder Fremdkörpergefühl im unteren Halsbereich. Bei ausgeprägtem, vor allem hinter dem Brustbein liegendem Kropf kann es jedoch auch zu pfeifenden Atemgeräuschen, Luftnot oder Schluckbeschwerden kommen. Zur Abklärung dienen neben der Tastuntersuchung die Hormonbestimmung im Blut, die → Ultraschalldiagnostik, eine → Szintigrafie bei tastbaren oder im Ultraschall sichtbaren Knoten sowie eventuell eine → Feinnadelbiopsie der Schilddrüse.
Behandlung: Abhängig von Schilddrüsenbefund und Alter des Betroffenen kommen unterschiedliche Therapiemaßnahmen zur Anwendung. Bei kindlichem und jugendlichem Kropf sowie diffusem Kropf bis zum 40. Lebensjahr wird medikamentös mit Jodpräparaten und/oder Schilddrüsenhormonen behandelt. Operiert wird bei erfolgloser medikamentöser Therapie, bei Luftröhreneinengung, bei großem, knotigem Kropf, bei ungehemmter Hormonproduktion oder bei Verdacht auf einen bösartigen Tumor, wobei das genaue operative Vorgehen vom Befund abhängt. Eine → Radiojodtherapie wird bei Unmöglichkeit der Operation oder ständig wiederkehrendem Kropf (Rezidivstruma) durchgeführt.

Kropf bei Kindern → Kinder, Kropf.

Krupp-Syndrom Sammelbegriff für alle besonders im Kleinkindesalter auftretenden Erkrankungen der Atemwege mit den Symptomen bellender Husten, pfeifendes Atemgeräusch beim Einatmen und Atemnot. Hierher gehören:
1. der ***echte Krupp*** bei → Diphtherie des Kehlkopfes;
2. der ***Pseudokrupp*** als Folge einer verengenden Kehlkopfentzündung.
Während der echte Krupp als Folge der Diphtherie-Schutzimpfung sehr selten geworden ist, spielt der Pseudokrupp nach wie vor eine große Rolle. Die akut verlaufende Entzündung des Kehldeckels und des umgebenden Bereiches, die zu einer Schleimhautschwellung unterhalb der Stimmbänder führt, kommt fast nur bei Kindern bis zum 10. Lebensjahr vor. Meist entsteht sie auf dem Boden einer Infektion mit Viren, selten mit Bakterien; auch allergische Ursachen sowie Stress und Umweltfaktoren (z. B. Luftverschmutzung) werden als Ursachen diskutiert. Zu Schluckbeschwerden und Speichelfluss tritt in schweren Fällen eine deutliche Atemnot hinzu. Ein Pseudokrupp kann im Zusammenhang mit → Masern, → Keuchhusten, → Scharlach und → Grippe vorkommen. Ob dieses Krankheitsbild aufgrund zunehmender Umweltverschmutzung tatsächlich in den letzten Jahren dramatisch zugenommen hat oder nicht, konnte bis jetzt statistisch noch nicht gesichert werden. Unter den Luftschadstoffen wird besonders dem Schwefeldioxid eine schädigende Wirkung auf die Kehlkopfschleimhaut zugeschrieben; aber auch Staub, Kohlenmonoxid, Ozon und Zigarettenrauch dürften eine Rolle spielen. Dabei machen offenbar nicht so sehr erhöhte Mittelwerte über längere Zeit, sondern vielmehr kurzzeitige Spitzenwerte dieser Luftschadstoffe krank.
Therapeutisch ist vor allem wichtig, das Kind zu beruhigen. Das weitere Vorgehen richtet sich nach dem Schweregrad der Atemnot. Oft genügt es, das Fenster zu öffnen, frische, kalte Luft ins Zimmer zu lassen und nasse Tücher aufzuhängen. Gehen die Beschwerden daraufhin nicht zurück, so ist die Gabe von kortisonhaltigen Zäpfchen, in schwereren Fällen auch die Inhalation von speziell zubereitetem Adrenalin notwendig. Da die Schwellung im Bereich des Kehlkopfes zu bedrohlicher Atemnot führen kann, sollte der ärztliche Notdienst aufgesucht werden, wenn sich die Atemsituation unter den eingeleiteten Maßnahmen nicht bessert.

Kryochirurgie (Kältechirurgie) Anwendung intensiver Kälte zur gezielten, mit Schmerzausschaltung und Blutstillung verbundenen Gewebszerstörung. Hierzu verwendet man durch flüssigen Stickstoff oder Kohlendioxid gekühlte Sonden oder Platten. Der Stickstoff fließt durch eine Kanüle zur Spitze des Instruments, wo er verdampft umd dem abzukühlenden Gewebe sämtliche Wärme entzieht. Der Gefrierprozess, bei dem Temperaturen bis zu –195 °C erreicht werden, dauert gewöhnlich 4–12 Minuten. Da sich dabei der Umfang der Gewebszerstörung exakt eingrenzen lässt, ist es beispielsweise möglich, einen Tumor zu vereisen und ihn dann aus dem gesunden Gewebe herauszuschälen. Nach Beendigung des Einfrierens wird der kälteaktive Sondenanteil über ein eingebautes Heizelement auf 37 °C erwärmt und kann dann gefahrlos entfernt werden. Kryochirurgische Verfahren wendet man in der Neurologie, Urologie, Gynäkologie und Dermatologie an.

kryptogenetisch mit verborgener, nicht nachweisbarer Ursache.

Kryptorchismus → Hodenhochstand.

Kugelzellenanämie Form der → Anämie (Blutarmut), bei der die roten Blutkörperchen (Erythrozyten) im Vergleich zu normalen roten Blutkörperchen dicker und kleiner sind.

Kumulation allmähliche Anhäufung von Arzneistoffen im Organismus. Die angesammelten Substanzen werden nur langsam umgesetzt und ausgeschieden, so dass es zu Vergiftungserscheinungen kommen kann.

Kunnilingus (Cunnilingus) Belecken der äußeren weiblichen Geschlechtsteile zur sexuellen Stimulation. Dabei besteht die Gefahr der Übertragung von Geschlechtskrankheiten auf Lippen und Mandeln.

Kunstafter → künstlicher Darmausgang.

Kunstfehler (Behandlungsfehler) Ein Arzt begeht einen Kunstfehler, wenn er einen diagnostischen oder therapeutischen Eingriff nicht fachgerecht durchführt und dadurch dem Patienten Schaden zufügt. Um derartige Kunstfehler zu vermeiden, muss jeder Arzt bei allen seinen Handlungen die nach den Erkenntnissen der medizinischen Wissenschaft erforderliche Sorgfalt beachten. Da es sich bei einem Kunstfehler nach dem Strafgesetzbuch um eine Fahrlässigkeit handelt, die durch einen ärztlichen Sachverständigen festgestellt werden muss und bei der ein zivilrechtlicher Haftungsanspruch (Schadenersatz) besteht, haben die Ärztekammern Gutachter- und Schlichtungsstellen für Haftpflichtstreitigkeiten eingesetzt, die das Ziel verfolgen, bei Differenzen zwischen Patient und Arzt über den Erfolg einer Behandlung eine freiwillige außergerichtliche Einigung zu erreichen.

Kunstherz aus 4 Kammern bestehende Blutpumpe, die ihre Energie von einem außerhalb des Körpers gelegenen Antrieb erhält. Das Kunstherz stellt zurzeit noch keine befriedigende Alternative zur → Herztransplantation dar, allenfalls kann damit bei einem versagenden Herz die Zeit bis zum Eintreffen eines passenden Transplantates überbrückt werden. Bis heute zeigt das Kunstherz vor allem folgende Schwachstellen: Probleme durch die verwendeten Kunststoffe, die häufig die Bildung von Blutgerinnseln (→ Thrombose) veranlassen, erhebliche Infektionsgefahr sowie Unbeweglichkeit des Kranken, da die Antriebsschläuche aus dem Körper geleitet werden müssen. Diese Probleme hofft man jedoch in nächster Zeit in den Begriff zu bekommen, und mittlerweile hat man auch schon mehrere Kunstherzen eingepflanzt, die vollständig innerhalb des Körpers liegen und das Herz des Empfängers dauerhaft unterstützen. Das erste Kunstherz, das das Herz des Kranken vollständig ersetzt, scheint somit nicht mehr fern.

künstliche Beatmung → Atemspende.

künstliche Befruchtung Wenn eine Frau über mindestens einen gesunden Eierstock verfügt, aber beide Eileiter – z. B. als Folge einer → Eierstockentzündung oder → Eileiterschwangerschaft – unpassierbar geworden sind und rekonstruktive Eingriffe erfolglos geblieben sind, ist eine Befruchtung auf natürlichem Weg nicht möglich. In diesen Fällen kann man versuchen, Ei- und Samenzelle außerhalb des weiblichen Körpers zu verschmelzen. Nachdem durch Hormongaben ein Eisprung provoziert worden ist, wird die Eizelle nach einem Bauchschnitt entnommen und in einem Reagenzglas mit der Samenflüssigkeit des Mannes zusammengebracht. 12–24 Stunden später lässt sich feststellen, ob eine Befruchtung stattgefunden hat. Der Embryo wird dann am 3. Tag nach der Eizellenentnahme zusammen mit etwas Kulturmedium über den Gebärmutterhalskanal in die Gebärmutterhöhle eingeschwemmt (»Embryotransfer«). Das Resultat ist ein so genanntes ***Retortenbaby***. Mit diesem als extrakorporale Befruchtung bezeichneten Verfahren beschäftigen sich inzwischen mehr als 70 Zentren in aller Welt, wobei jedoch von einigen Seiten die ethische Rechtfertigung in Frage gestellt wird.

Die gleichen Bedingungen und Vorgänge, die für das Eintreten einer Befruchtung mitentscheidend sind, muss der Arzt auch bei der ***Insemination*** (= Sameneinbringung) beachten, die sich im Wesentlichen nur dadurch von der natürlichen Befruchtung unterscheidet, dass es der Arzt ist, der den männlichen Samen mit Hilfe geeigneter Instrumente vor den weiblichen Muttermund bringt. Eine solche ärztliche Hilfe kann notwendig sein, wenn bei einem der beiden Eheleute organische Veränderungen oder funktionelle Störungen (z. B. Folgen einer Unfallverletzung der Schwellkörper, → Impotenz u. ä.) den Vollzug des Geschlechtsverkehrs unmöglich machen.

Die Aufbewahrung der durch Masturbation gewonnenen Sa-

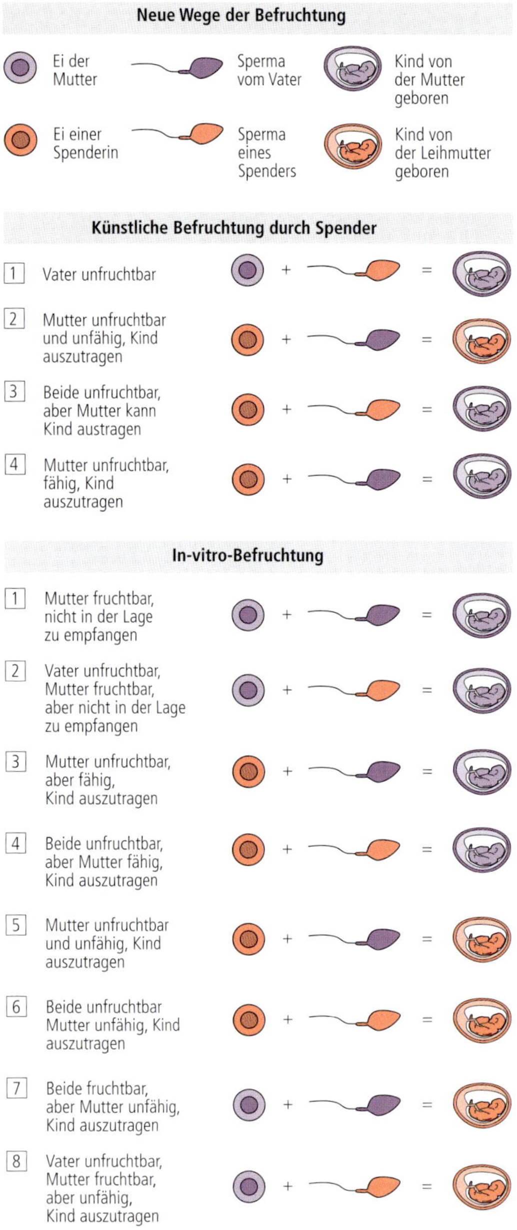

menflüssigkeit ist unter bestimmten Bedingungen über längere Zeit ohne Schädigung möglich (Samenbank). Zur Einbringung wird auf den Teil des Gebärmutterhalses, der in die Scheide ragt, eine Plastikkappe aufgesetzt, von der ein dünner Schlauch aus der Scheide herausführt. Durch diesen Schlauch wird die Samenflüssigkeit in die Kappe gespritzt. Auf diese Weise bleiben die Samenfäden für einige Zeit mit dem äußeren Muttermund in innigem Kontakt. Die Patientin kann nach dieser Prozedur nach Hause gehen und die Kappe 6 Stunden später selbst entfernen. Die Insemination wird etwa 12–24 Stunden vor dem erwarteten Eisprung und am Tag danach noch dreimal ausgeführt.

Wenn der Kinderwunsch von Eheleuten auf andere Weise unerfüllbar ist, ist gegen die Ausführung einer Insemination nichts einzuwenden, sofern der Ehemann der Samenspender ist. Dagegen wirft die künstliche Befruchtung der Ehefrau mit dem Samen eines anderen Mannes – bei Unfruchtbarkeit des Ehemannes – auch dann zahlreiche menschliche und juristische Probleme auf, wenn beide Eheleute damit einverstanden sind. Bis heute wird die Insemination mit der Samenflüssigkeit eines anonymen Spenders von der römisch-katholischen und von der anglikanischen Kirche, von der Standesorganisation der Ärzte in der Bundesrepublik Deutschland und zahlreichen Juristen abgelehnt.

künstliche Ernährung → Sondenernährung.

künstliche Niere → Dialyse.

künstliche Organe Ein Ersatz zerstörter oder funktionsunfähiger Organe ist prinzipiell entweder durch Transplantation oder durch technische Geräte möglich, wobei aus körperfremdem Material hergestellte künstliche Organe den großen Vorteil haben, dass sie keine immunologischen Abwehrreaktionen auslösen. Doch dem stehen gewisse Nachteile gegenüber: Gefahr von Infektionen und Thrombosen; Abnutzungs- und Verschleißerscheinungen; bei Energieversorgung durch Batterien die Notwendigkeit, diese von Zeit zu Zeit auszuwechseln. Bei den bereits tausendfach bewährten künstlichen Nieren (→ Dialyse) und → Herz-Lungen-Maschinen handelt es sich um Apparaturen, die außerhalb des Körpers die entsprechenden Organfunktionen für eine gewisse Zeit übernehmen können.

Bis heute ist es jedoch noch nicht gelungen, künstliche Nieren so zu verkleinern, dass sie in den Körper eingepflanzt werden können; und an einen apparativen Ersatz von Lunge oder Leber ist gar nicht zu denken. Hingegen gibt es bereits eine künstliche Bauchspeicheldrüse (Inselorgan) zur Dauerbehandlung von Zuckerkranken mit Insulin. Dieses computergesteuerte Gerät glaubt man dereinst so verkleinern zu können, dass es einem Kranken eingepflanzt werden kann.

Ein elektrisches Auge für Blinde steht kurz vor der Vollendung. Dabei handelt es sich um eine am Kopf des Blinden zu befestigende Fotokamera mit künstlicher Netzhaut. Ein Blin-

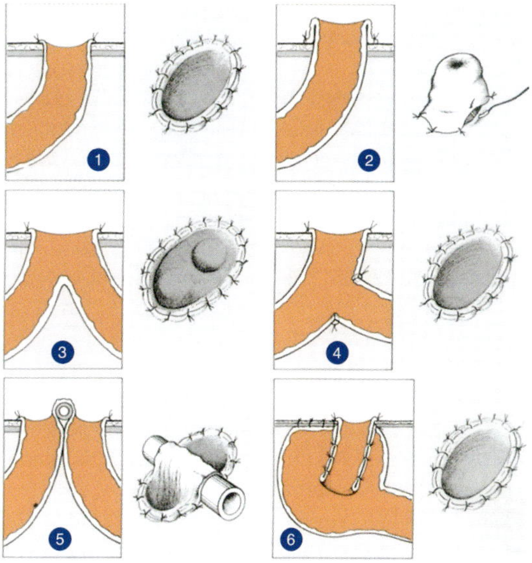

Künstlicher Darmausgang 1 endständiger Dickdarmafter; **2** endständiger Dünndarmafter; **3** seitliche Fistel; **4** Schornsteinfistel; **5** doppelläufiger After; **6** Dünndarmreservoirafter.

der soll mit Hilfe dieses Apparates einfache weiße Figuren auf dunklem Hintergrund erkennen und mit weißem Sand bestreute Wege ungehindert entlanggehen können.

künstlicher Darmausgang (Anus praeter, Kunstafter, Stoma) operativ angelegte Öffnung des Darms zur Körperoberfläche, die der zeitweiligen oder ständigen Ableitung von Stuhl dient. Ein künstlicher Darmausgang – trotz moderner Operationstechniken lässt er sich oft nicht vermeiden – wird vor allem im Zusammenhang mit der Radikaloperationen eines Dickdarmkrebses notwendig. Er wird zumeist an der Bauchhaut, bei Mastdarmkrebs auch unterhalb des Kreuzbeinstumpfes, angelegt und kann nicht selten später wieder verschlossen werden. Die technische Entwicklung hat auf diesem Gebiet einen sehr hohen Stand erreicht (z. B. Pelotten mit Magnetverschluss). So wird mit dem ***Irrigationsverfahren*** eine Stuhlkontrolle für 24 Stunden erreicht. Der Stomaträger braucht dabei keinen Auffangbeutel mehr, sondern lediglich eine unauffällige Stomakappe. Durch den künstlichen After wird eine lauwarme Flüssigkeit in den verbliebenen Dickdarm eingespült, wodurch es innerhalb von etwa 40 Minuten zu einer totalen Darmentleerung kommt. Der herausgespülte Stuhl wird über einen Auffangbeutel abgeführt, dessen oberes Ende mit dem künstlichen Darmausgang verbunden ist und dessen unteres Ende in die Toilettenschüssel gelegt wird. Das Verfahren ist allerdings nur beim Kunstafter im Bereich des Dickdarms, nicht aber beim Dünndarm-Stoma anwendbar.

Außer dem Verzicht auf körperliche Schwerarbeit gelten für Betroffene keine grundsätzlichen beruflichen Einschränkungen. Da er zudem keine speziellen Diäten einzuhalten hat, kann der Einzelne seine Ernährung unter Berücksichtigung individueller Unverträglichkeiten selbst bestimmen.

Kupfer (chemisches Zeichen: Cu) Schwermetall, das als lebensnotwendiges → Spurenelement bei der Bildung von Blutkörperchen sowie als Bestandteil einer Anzahl von → Enzymen unentbehrlich ist. Trotz dieser großen Bedeutung enthält der menschliche Körper durchschnittlich nur 100 mg Kupfer.

Kupferrose umgangssprachlicher Ausdruck für die → Rosacea.

kupieren wörtlich: abschneiden; durch Behandlung eine Krankheit im Keim unterdrücken oder den Verlauf stark abkürzen.

Kur → Badekur.

Kurare Wirkstoff indianischer Pfeilgifte, das therapeutisch zur Muskelerschlaffung im Rahmen der Narkose sowie zur Behandlung des → Wundstarrkrampfes eingesetzt wird.

Kürettage → Auskratzung.

Kurzatmigkeit → Atemnot.

Kurzsichtigkeit (Myopie) Der Fehler des kurzsichtigen Auges liegt darin, dass der Augapfel etwas zu lang gebaut ist. Damit liegt seine Netzhaut weiter von der Linse entfernt als beim normalsichtigen Auge. Weit entfernte Gegenstände werden von einem solchen Auge undeutlich gesehen, weil ihr Bild noch vor die Netzhaut fällt; nähere Gegenstände können dagegen deutlich erkannt werden, ohne dass es dazu einer Änderung der Linsenwölbung (→ Akkommodation) bedarf. Da die Anlage zu dieser Form des Augapfels angeboren ist, ist es wichtig, bei gefährdeten Kindern darauf zu achten, dass die Augen nicht – z. B. durch unzureichende Beleuchtung oder die Angewohnheit, Gedrucktes näher als notwendig vor die Augen zu halten – übermäßig beansprucht werden. Ein normalsichtiges Auge kann nämlich durch ständiges Lesen kaum verdorben werden, wohl aber ein Auge, das die Anlage zur Verlängerung seiner Form bereits in sich trägt.

Die häufige ***Schulmyopie*** entsteht in den Jahren des Wachstums, beginnt oft im 10.–12. Lebensjahr und nimmt nach dem 20. Lebensjahr in der Regel nicht mehr zu. Höhergradige Kurzsichtigkeit kann zu Glaskörpertrübungen, die als schwimmende Punkte wahrnehmbar sind, und zu Dehnungsschäden an Netz- und Aderhaut mit erhöhtem Risiko

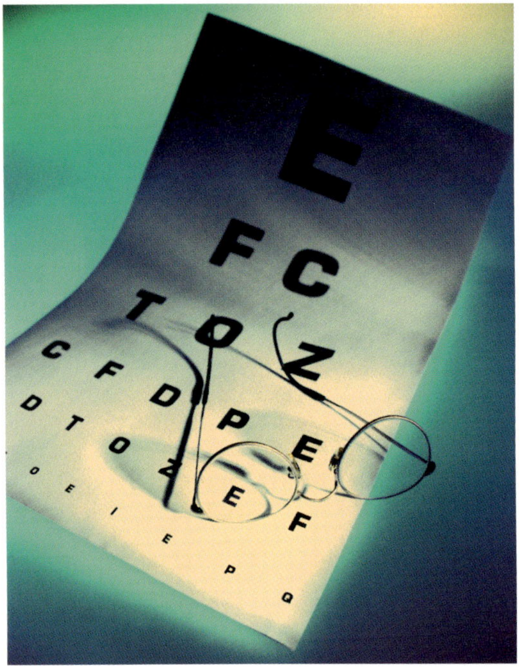

Kurzsichtigkeit Mit einer geeigneten Brille kann ein Kurzsichtiger auch weit Entferntes scharf sehen.

von Blutungen sowie zur → Netzhautablösung führen. Besonders groß ist diese Gefahr bei einer bösartigen Form der Kurzsichtigkeit, die unabhängig von äußeren Einflüssen fortschreitet, echten Krankheitswert hat und unbehandelt zu nicht korrigierbaren Einschränkungen des Sehvermögens führt.

Zum Ausgleich der Kurzsichtigkeit wird eine Brille benötigt, deren Gläser die ins Auge eintretenden Lichtstrahlen gerade so viel zerstreuen, dass das Bild eines betrachteten Objektes genau in die Netzhaut projiziert wird. Solche Gläser heißen nach der Form ihrer Wölbung Konkavgläser, nach der Berechnung ihrer Brechkraft Minusgläser; → Brillen.

Kurzwellenbehandlung Behandlung mit energiereichen elektromagnetischen Wellen, die im Körper Wärme erzeugen und damit die Durchblutung fördern sowie der Heilung entzündlicher Prozesse dienen; → Elektrotherapie.

Kussmaul-Atmung Der nach dem deutschen Internisten Adolf Kussmaul benannte Atmungstyp wird auch als »große Atmung« bezeichnet und ist durch rhythmische, meist etwas verlangsamte, vor allem aber enorm tiefe Atemzüge gekennzeichnet. Eine derartige Art zu atmen kommt im Endstadium schwerer Krankheiten vor, bei denen sich im Blut zu viel Säure anreichert (→ Azidose), so zum Beispiel bei der → Zuckerkrankheit, bei schweren Leberstörungen und bei der → Harnvergiftung. Der Körper versucht auf diese Weise, den Säuregehalt des Blutes durch Abatmung von Kohlendioxid zu senken.

kutan die Haut betreffend.

Kwashiorkor in Entwicklungsländern häufiger Mehlnährschaden bei Säuglingen und Kleinkindern als Folge von gleichzeitigem Eiweiß- und Vitaminmangel. Anzeichen: Wachstumsstörungen, Ödeme, Hautveränderungen, Blutarmut, Leberschaden, aufgeblähter Bauch.

Kyphose (Rundrücken) Beim Rundrücken ist die normalerweise leichte Wölbung der Brustwirbelsäule nach hinten übermäßig ausgeprägt. Meist besteht gleichzeitig eine → Skoliose, eine Abweichung der Wirbelsäule zur Seite, so dass eine schief gekrümmte Haltung entsteht (→ Haltungsfehler). Als Ursachen kommen angeborene Fehlbildungen der Wirbelsäule, → Scheuermann-Krankheit, → Bechterew-Krankheit, Tuberkulose der Wirbelsäule, Wirbelsäulenverletzungen, Lähmungen verschiedener Art, → Osteoporose und Narben nach großen Brustkorboperationen in Betracht. Da sich eine Kyphose meist schleichend entwickelt, bleibt die Verkrümmung der Wirbelsäule lange unbemerkt. Bei Vorneigung des Oberkörpers wird allmählich ein Rippenbuckel deutlich, der beim Wiederaufrichten bestehen bleibt. Beim aufrechten Stehen fällt auf, dass der Abstand der Schulterblätter von der Mittellinie unterschiedlich groß ist. Auch die Schultern stehen auf ungleicher Höhe.

Die Behandlung richtet sich nach der zu Grunde liegenden Ursache, die jedoch in etwa 90 Prozent der Fälle nicht zu finden ist. Als Maßnahmen kommen in Frage: → Krankengymnastik, manchmal auch operative Eingriffe, Gipskorsett und später ein abnehmbares Korsett. In jedem Fall ist eine lebenslange aktive Rückengymnastik erforderlich. Bei der Berufswahl ist zu berücksichtigen, dass die Belastbarkeit der Wirbelsäule dauerhaft herabgesetzt ist.

labil schwankend, unbeständig, unsicher, leicht veränderlich; Gegensatz: stabil.

Labilität Wandelbarkeit, Instabilität, Hinfälligkeit (z. B. Unausgeglichenheit von Körperfunktionen oder seelische Stimmungsschwankungen).

Laboratoriumsdiagnostik Die Diagnostik am Krankenbett wird heute wesentlich durch die Diagnostik im Laboratorium ergänzt. Viele Erkrankungen wie Blutkrankheiten, Stoffwechselleiden sowie Leber- und Nierenschädigungen können erst durch Laboratoriumsmethoden richtig erkannt und während der Behandlung sachgemäß überwacht werden. Da heute kein Arzt eine Bluterkrankung oder → Zuckerkrankheit ohne laufende Kontrolle der Laboratoriumsbefunde behandeln würde, hat die Laboratoriumsmedizin – sie ist besonders bei Massenuntersuchungen unersetzlich – einen derartigen Umfang angenommen, dass es hierfür einen eigenen Facharzt gibt. In der Laboratoriumsdiagnostik unterscheidet man grundsätzlich physikalische, chemische, mikroskopische, serologische und bakteriologische Methoden. Das Untersuchungsmaterial bilden die verschiedenen Säfte und Ausscheidungen des Organismus.

Im Mittelpunkt aller Laboratoriumsmethoden steht die Untersuchung des Blutes. Es ist geradezu unfassbar, was alles aus wenigen Millilitern (Kubikzentimeter) Blut herausgelesen werden kann. Allgemein bekannt sind die mikroskopische Zählung und Unterscheidung der Blutkörperchen (→ Blutbild) und die Feststellung der → Blutkörperchensenkungsgeschwindigkeit. Nicht weniger wichtig sind der Nachweis von Bakterien und Parasiten im Blut sowie serologische Reaktionen, die zur eindeutigen Diagnose vieler Infektionskrankheiten unerlässlich sind. Ein neueres Gebiet stellt die → Elektrophorese dar. Dabei handelt es sich um ein Verfahren zur Trennung von Substanzgemischen im elektrischen Gleichstromfeld auf geeigneten, mit Pufferlösung getränkten Trägermedien (Filterpapier, Azetatfolien usw.). Auf diese Weise erhält man Auskunft über Konzentrationsänderungen der Eiweißkörper im Blut, was bei Entzündungen, Leber- und Nierenerkrankungen, Blutkrankheiten, Krebs usw. von größter Bedeutung ist.

Weitere Untersuchungsobjekte der Laboratoriumsdiagnostik sind Urin, Stuhl, Magensaft, Auswurf, Punktionsflüssigkeiten, Gewebeproben sowie Harn- und Gallensteine. Da zudem zahlreiche Funktionsprüfungen heute weitgehend in das Laboratorium verlegt worden sind, kann der stetig zunehmende Arbeitsanfall in Zukunft nur durch eine weitgehende Automatisierung der Laboratoriumsuntersuchungen bewältigt werden.

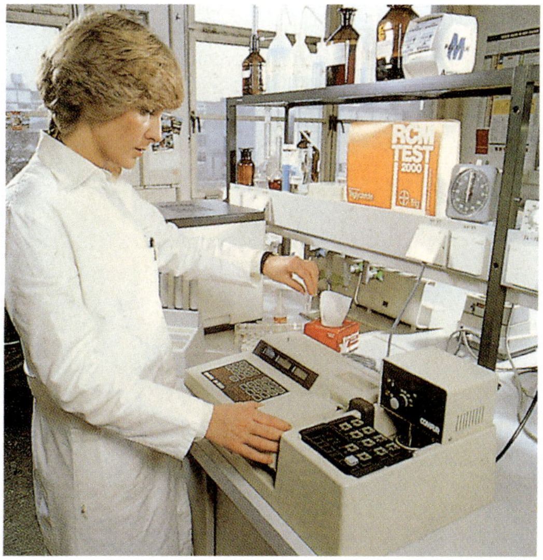

Laboratoriumsdiagnostik Ein Standardprogramm von Labortests ist heute ein unverzichtbarer Teil der medizinischen Diagnostik.

Labyrinth im → Felsenbein eingebettetes Innenohr (→ Ohr). Neben dem eigentlichen Gehörorgan befindet sich hier auch das Gleichgewichtsorgan (→ Gleichgewichtssinn).

Labyrinthitis meist als Komplikation einer → Mittelohrentzündung auftretende Entzündung des Innenohrs. Eine Labyrinthitis kann aber auch auf dem Blutweg, ausgehend von anderen Infektionskrankheiten (z. B. Scharlach) entstehen. Sie äußert sich in Schwindel, Übelkeit, Erbrechen sowie Ohrensausen und kann in schlimmen Fällen zur Ertaubung führen. Die Behandlung erfolgt mit → Antibiotika; bei Eiterung ist oft ein operativer Eingriff erforderlich.

Lachgas (Stickoxydul) farb- und geruchloses, nicht brennbares und nicht explosives Gas, das zusammen mit Sauerstoff als Narkosemittel eingesetzt wird (→ Anästhesie). Es dient sowohl zur kurzen Rauschnarkose als auch zur Narkoseeinleitung und Kombinationsnarkose mit anderen Mitteln bei längeren Operationen. Lachgas ist von allen Narkosemitteln am ungefährlichsten und frei von Nebenwirkungen. Weitere Merkmale sind der rasche Wirkungseintritt und die schnelle Bewusstseinswiederkehr.

Lähmung Beeinträchtigung der willkürlichen Muskelbewegungen, bei der man je nach Grad zwischen vollständiger (***Paralyse***) und unvollständiger (***Parese***) Lähmung unterscheidet.

Grundsätzlich beruht eine Lähmung auf einer Schädigung der

Nervenbahn vom Großhirn zum Muskel. Aus einer Störung der Nervenbahn zwischen Großhirn und Rückenmark entsteht eine ***spastische Lähmung***, die durch eine starre Muskelspannung (Verkrampfung) und gesteigerte Reflexe gekennzeichnet ist. Aus einer Störung der Nervenbahn zwischen Rückenmark und Muskel resultiert eine ***schlaffe Lähmung***, bei der die Reflexe herabgesetzt oder erloschen sind und in deren Folge es zu einem fortschreitenden Muskelschwund kommt.

Ist nur eine Körperseite befallen, spricht man von Halbseitenlähmung oder ***Hemiplegie***; sind gleiche Extremitäten beider Körperhälften, z. B. beide Beine, betroffen, hat man es mit einer ***Paraplegie*** zu tun. Wenn gar beide Arme und beide Beine gelähmt sind, nennt man dies eine ***Tetraplegie***.

Lakritze aus Bestandteilen der Süßholzpflanze gewonnenes schwarzes Genussmittel, das Schleim lösend und verflüssigend, leicht abführend, Harn treibend, entzündungshemmend und bei Magengeschwüren abheilend wirkt und daher als Volksmittel bei Magenbeschwerden verwendet wird. Als Folge einer Überdosierung von Lakritze besteht jedoch die Gefahr eines Geschwürdurchbruchs bei völliger Beschwerdefreiheit! Außerdem können die Inhaltsstoffe die Wirkung von → Corticosteroiden (Kortison) im Körper verstärken, wodurch vermehrt Kalium ausgeschieden wird. Die so entstehende → Hypokaliämie kann sich nachteilig auf die Herzfunktion auswirken.

Laktation durch verschiedene Hormone geregelte Produktion von Muttermilch durch die weibliche → Brustdrüse. Unter der Voraussetzung einer normalen Entwicklung der Brustdrüse während Pubertät und Schwangerschaft schießt die Milch im Allgemeinen am 3. Tag nach der Entbindung ein. Die Stimulation hierzu erfolgt durch die Ausstoßung der Plazenta (→ Nachgeburt), die einen dramatischen Abfall der Hormone → Östrogen und Progesteron (Gelbkörperhormon) zur Folge hat. Das daraufhin vermehrt freigesetzte → Prolaktin fördert die Sekretionstätigkeit der Milchdrüse, wohingegen das Hypophysenhinterlappenhormon → Oxytocin den Milchfluss anregt.

Laktationshemmung künstliche Hemmung oder Unterdrückung der Milchproduktion (→ Laktation), die aus folgenden medizinischen Gründen zu rechtfertigen ist:

- bei Totgeburt;
- bei starker Erschöpfung der Mutter nach schwerer Geburt;
- bei einer akuten Infektion der Mutter (z. B. infolge → Hepatitis);
- bei einer sonstigen schweren Erkrankung der Mutter (z. B. → Syphilis, → Tuberkulose);
- wenn die Mutter Medikamente einnehmen muss, die in die Muttermilch übergehen und den Säugling schädigen können;
- bei Brustwarzenverletzungen.

Eine Laktationshemmung kann heute sehr einfach und zuverlässig mit einem besonderen Medikament (Bromocriptin) erreicht werden, das die Ausscheidung des die Milchproduktion anregenden Hormons → Prolaktin hemmt.

Laktose → Milchzucker.

laktovegetabile Kost Mischkost aus pflanzlicher Nahrung, Milch und Milchbestandteilen.

Lambliasis durch Lamblien – eine Gattung von Geißeltierchen (Protozoen) – verursachte Darminfektion, die über verunreinigte Lebensmittel zu Stande kommt. Anzeichen: Völlegefühl, Appetitlosigkeit, Kopfschmerzen, Blähungen, leichter Durchfall und mäßiges Fieber. Die Lambliasis ist mit Spezialpräparaten gut zu behandeln.

Landkartenzunge (Lingua geographica) veränderliche rote Bezirke auf der Zunge; → Zungenveränderungen.

Langzeitbehandlung In zunehmendem Maß werden heute lebensbedrohliche Erkrankungen und Störungen dadurch beeinflussbar, dass ausgefallene Wirkstoffe des Körpers ersetzt oder vermehrt bzw. falsch gebildete neutralisiert werden können. Dazu ist eine jahrelange, oft lebenslange regelmäßige Zufuhr entsprechender Arzneien in bestimmter Dosierung erforderlich. Dass sich dabei Nebenwirkungen nicht vermeiden lassen, ist verständlich.

Nach dem heutigen Stand der Wissenschaft ist eine Langzeitbehandlung, zu der die jahrelange Betreuung und Überwachung der Patienten mit regelmäßigen Kontrolluntersuchungen gehört, bei folgenden Erkrankungen erforderlich: bei → Zuckerkrankheit, → Diabetes insipidus, → Schilddrüsenunterfunktion und → Schilddrüsenüberfunktion, → Tetanie, → Addison-Krankheit, → Gicht, → perniziöser Anämie, → Lymphogranulomatose, → Bronchialasthma, → rheumatoider Arthritis, → Brustkrebs, Prostatakrebs (→ Prostataerkrankungen), verschiedenen Muskelkrankheiten und → Hypertonie (Bluthochdruck).

Langzeit-EKG Registrierung des → Elektrokardiogramms über längere Zeit (24–48 Stunden) mit einem tragbaren Gerät.

Langzeitpräparate → Depotpräparate.

Lanolin als Salbengrundlage dienendes, wasserhaltiges Wollfett.

Lanugo (Wollhaar) Behaarung des ungeborenen Kindes im Mutterleib. Das Wollhaar wird ab dem 4. Schwangerschaftsmonat gebildet und bedeckt zunächst den ganzen Körper. Im weiteren Verlauf der Schwangerschaft wird es nach und nach durch das Vollhaar ersetzt. Bei reif geborenen Kindern ist das Lanugo-Haar nur noch im Bereich des Schultergürtels zu finden.

Laparoskopie → Bauchspiegelung.

Laparotomie operative Eröffnung der Bauchhöhle; Bauchschnitt.

Lärmschäden Als Lärm ist jede Art von Schall anzusehen, der von Menschen als störend, belästigend oder unangenehm empfunden wird, der sie erschreckt, aufweckt oder ihr Gehörorgan schädigt. Das Maß für die Lautstärke, das Phon, ist heute weitgehend durch die Maßeinheit für den physikalischen Schalldruck, das Dezibel (abgekürzt dB), ersetzt worden.

Lärmpegel häufig vorkommender Geräusche

25–35 dB	Grundgeräusche in ruhigen, geschlossenen Räumen
30 dB	Flüstersprache
60–70 dB	Unterhaltungssprache, Schreibmaschine
60–90 dB	Straßengeräusche bei geringem Verkehr
70–80 dB	Geräusche im Eisenbahnwagen
80–90 dB	motorisierter Rasenmäher, Hundegebell, Straßenbahn, Geräusch im fahrenden Auto bei geschlossenen Fenstern
85–100 dB	vorbeifahrender schwerer Lastkraftwagen
90–100 dB	Presslufthammer
120–130 dB	Düsenflugzeug

Bei den Wirkungen des Lärms auf den menschlichen Organismus werden 4 Stufen unterschieden:

♦ Lärmstufe I (30–65 dB): Lärmbelästigung mit psychischen Reaktionen: Nervosität, Reizbarkeit, Konzentrationsschwäche, Arbeitsunlust; ab 45–50 dB auch Schlafstörungen;

♦ Lärmstufe II (65–90 dB): psychische und neuro-vegetative Reaktionen (Kreislauf-, Verdauungs- und Stoffwechselstörungen);

♦ Lärmstufe III (90–120 dB): neben psychischen und neurovegetativen Reaktionen auch Schädigungen am Hörorgan (Schwerhörigkeit und Taubheit);

♦ Lärmstufe IV (über 120 dB): Schmerzempfindung im Ohr, Taubheit, Lähmungen.

Bei der Beurteilung der durch Lärm ausgelösten Effekte muss man auch die Dauer der Einwirkung berücksichtigen. Häufiger und lang dauernder Lärm von mehr als 70 dB kann auf Dauer krank machen, wobei besonders die Tatsache wichtig ist, dass es eine Gewöhnung an Lärm im medizinischen Sinne nicht gibt. Als Grenzen des zumutbaren Lärms werden folgende Schallpegel angestrebt:

Zumutbare Schallpegel

Schlafzimmer (bei offenem Fenster)	25–30 dB
Arbeiten bei hoher geistiger Konzentration	25–45 dB
Krankenzimmer, Pensionsräume	30–40 dB
Wohnräume	45 dB
Gärten, Erholungsanlagen	30–50 dB
Arbeiten bei mittlerer Konzentration	50–60 dB
sonstige Arbeiten	50–70 dB
Lärmbetriebe möglichst nicht mehr als	80 dB

Schutz vor Lärm ist eine gesundheitspolitische Aufgabe des Staates und der Behörden. Technische, ärztlich-hygienische und organisatorische Maßnahmen müssen aufeinander abgestimmt und durch Gesetze bzw. Verordnungen vorgeschrieben werden. Arbeiter in Lärmbetrieben müssen unbedingt einen persönlichen Schallschutz (Ohren- und Kopfschutz) tragen; → Lärmschwerhörigkeit.

Lärmschwerhörigkeit Innenohrschwerhörigkeit mit Sitz in den Sinneszellen. Ein Lärm von mehr als 85–90 dB (Dezibel) verursacht zunächst eine vorübergehende »Vertäubung«; nach mehrjähriger Einwirkung bildet sich dann bei einem Teil der Betroffenen eine nicht mehr behebbare Schädigung aus, die in der Regel nach 15–20 Jahren ihr Endstadium in Form einer mittelgradigen Schwerhörigkeit erreicht. Eine Lärmexposition von mehr als 120 dB erzeugt schon nach wenigen Tagen oder Wochen nicht mehr behebbare Gehörschäden. In diesem Sinn muss auch sehr laute Musik als Lärmquelle bezeichnet werden. Ein Schlagzeug erzeugt 115 dB und eine Hard-Rock-Band 120 dB! Besonders gefährlich sind schlagartig auftretende Geräusche von hoher Intensität (z. B. Stanzmaschinen).

Für Menschen, die häufig lauten Geräuschen ausgesetzt sind, ist es wichtig zu wissen, dass Lärmpausen eine Gehörerholung ermöglichen, denn eine andere Therapiemöglichkeit für die Lärmschwerhörigkeit gibt es nicht. Umso wichtiger ist die Vorbeugung: Hierzu gehören in erster Linie technische, bauliche oder arbeitsorganisatorische Maßnahmen zur Ausschaltung von Lärmquellen oder Herabsetzung der Lautstärke. Erst wenn diese Möglichkeiten ausgeschöpft sind, kommt der Lärmschutz am Ohr (Stöpsel- oder Ohrklappenverschlüs-

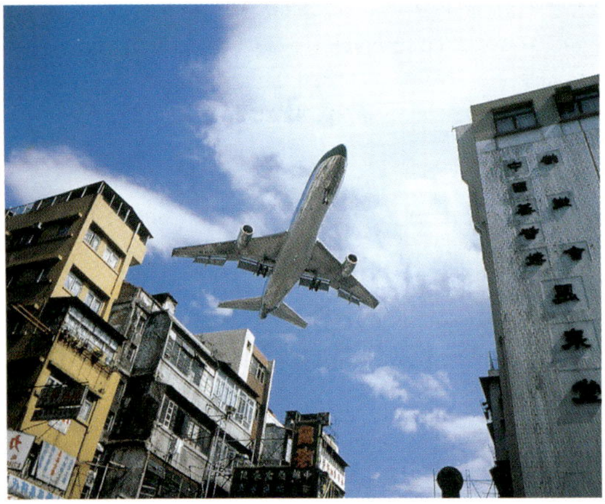

Lärmschäden Die Bewohner von Stadtvierteln in Einflugschneisen sind höchsten Belastungen ausgesetzt.

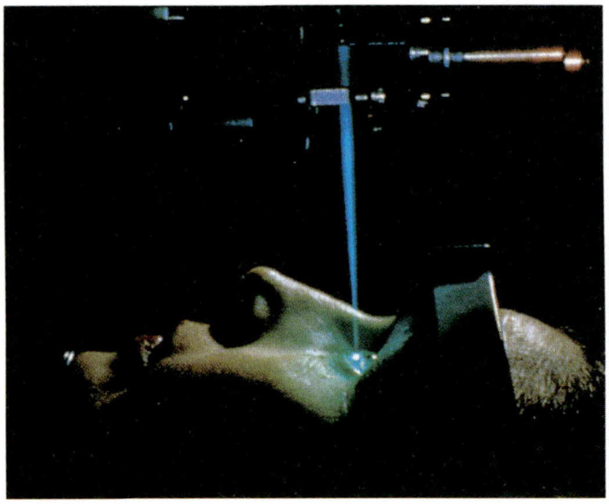

Der **Laser** hat in der Augenchirurgie – vor allem bei Netzhautablösungen – alle anderen Operationsmethoden verdrängt.

se) in Frage. Die Lärmschwerhörigkeit ist noch immer eine der häufigsten Berufskrankheiten.

laryng- Bestandteil medizinischer Fachausdrücke mit der Bedeutung »Kehlkopf«.

Laryngitis → Kehlkopfentzündung.

Laryngoskopie → Kehlkopfspiegelung.

Laryngospasmus → Stimmritzenkrampf.

Larynxkarzinom → Kehlkopfkrebs.

Laser Abkürzung für **L**ight **A**mplification by **S**timulated **E**mission of **R**adiation (= Lichtverstärkung durch erzwungene Emission von Strahlung). Beim Laser – er besteht aus einem Rubinkristall, einem Edelgas oder Halbleiter – handelt es sich um eine Art von Lichtquelle, deren Strahlung immer von einheitlicher Wellenlänge ist. Die Lichtstrahlen verlaufen absolut parallel und streuen nicht. In bestimmten Fällen ist der Laser 5 Millionen mal so hell wie einige Gebiete der Sonnenoberfläche. Für die praktische Nutzanwendung bietet die Laserstrahlung gegenüber konventionellen Strahlen 3 Verbesserungen:

1. äußerst scharfe Bündelung;
2. extrem hohe Strahlungsdichte;
3. überaus große Linienschärfe.

Die Hauptanwendungsgebiete des Lasers liegen in der physikalischen Grundlagenforschung, in der Technik (Metallbearbeitung, Vermessungstechnik, Entfernungsmesser, Radarzwecke, Nachrichtenübermittlung) sowie in Biologie und Medizin. Vor allem die durch Laser ermöglichte räumliche Fotografie (Holografie) eröffnet der biologischen Forschung ganz neue Möglichkeiten. In der Zellforschung wird versucht, mit Laserstrahlen einzelne Chromosomen auszuschalten, also eine Zellchirurgie zu entwickeln. Die eindrucksvollsten Erfolge mit Laser wurden jedoch bei der Behandlung der → Netzhautablösung erzielt, bei der das Anschweißen der Netzhaut mit Laserlicht weitaus schonender ist als jede andere Operationsmethode. Hierzu verwendet man einen Rubin-Laser, der im Handgriff eines Augenspiegels mit normalen Abmessungen eingebaut ist.

Aber auch beim Durchtrennen von Gewebe leistet der Laser hervorragende Dienste. Die Hauptvorzüge des Laser-»Skalpells« sind: berührungsfreies Schneiden und Blutstillen; Fehlen von Blutungen durch Verlöten von Gefäßen; gute Operationsfeldübersicht, die rasches Operieren ermöglicht; exaktes Schneiden selbst in kleinsten Gebieten; geringste Gewebeschädigung im umgebenden Gewebe; Verringerung des Operationsrisikos; fehlende Nachblutungsgefahr; Sterilisation der Schnittfläche; Versiegelung der Schnittfläche gegen Keime; verringerter und verkürzter postoperativer Schmerz und – dadurch bedingt – die Möglichkeit einer früheren Mobilisierung des Patienten.

Die Lasertherapie hat in der Chirurgie, Gynäkologie, Augenheilkunde, Hals-Nasen-Ohren-Heilkunde, Neurochirurgie, Urologie und Dermatologie bereits weite Verbreitung gefunden. So hat sich z. B. der Neodym-YAG-Laser zur Behandlung des Nachstars nach einer Staroperation (→ grauer Star) weltweit hervorragend bewährt.

Eine ganz neue Anwendungsmöglichkeit bieten die ***Soft-Laser*** (Helium-Neon-Laser und Arsen-Gallium-Laser) mit Strahlen niedrigerer Leistung, die zwar keine Wärme erzeugen und daher nicht chirurgisch eingesetzt werden können, aber zur Entzündungshemmung, Krampflösung, Schmerztherapie, Stoffwechselanregung und Wundheilungsförderung verwendet werden. Spezielle Indikationen sind schlecht heilende → Beingeschwüre, → Neuralgien (z. B. nach → Gürtelrose), Papeln bei → Akne und anderen Hauterkrankungen, Zahnfleischentzündungen sowie Reizzustände im Muskel-Sehnen-Bereich. Besonders gute Ergebnisse lassen sich in Verbindung mit → Akupunktur und → Neuraltherapie erzielen. Da die Eindringtiefe nicht mehr als 15–25 mm beträgt, kommt nur eine Oberflächenbehandlung in Betracht. Der Soft-Laser darf nicht angewandt werden bei gut- und bösartigen Geschwülsten sowie an der Gebärmutter einer Schwangeren. Da eine direkte Augenbestrahlung gefährlich ist, müssen Arzt und Patient Schutzbrillen tragen.

Läsion Verletzung, Schädigung, Störung.

Lassa-Fieber von Viren verursachte, nicht selten seuchenhaft auftretende afrikanische Infektionskrankheit. Die Übertragung erfolgt über die Einatmung von Luft, die mit eingetrocknetem Kot infizierter Nagetiere verunreinigt ist, oder durch direkten Kontakt mit Kranken.
Unter sehr hohem Fieber kommt es zu massiven Blutungen in inneren Organen und Haut, bis die Gliedmaßen anschwellen und blau anlaufen. Eine schwere Lungenentzündung kommt hinzu, und schließlich führt die Krankheit in über der Hälfte der Fälle zum Tod durch Nieren- oder Kreislaufversagen.
Eine sicher wirkende Behandlung gibt es nicht. Manchmal erzielt man einen gewissen Erfolg, wenn man dem Patienten antikörperhaltiges Serum verabreicht, das aus dem Blut von Menschen gewonnen wurde, die die Krankheit überstanden haben.

latent verborgen, unsichtbar, versteckt; ohne erkennbare Symptome verlaufend.

Latenz Verborgensein, Symptomlosigkeit; »Schlummern« einer Krankheit im Körper, bevor Symptome auftreten.

lateral seitlich, seitwärts, von der Mitte abgewandt.

Laugenvergiftung → Vergiftungen, S. 747.

Läuse Wo viele Menschen eng zusammenleben und zudem ihren Körper nur unzureichend reinigen können, ist eine Verlausung leicht möglich. Menschenläuse sind:

♦ ***Kopfläuse:*** Ihr bevorzugter Sitz ist die behaarte Kopfhaut, seltener findet man sie in Augenbrauen, Wimpern und Bart. Die Übertragung erfolgt entweder direkt von Mensch zu Mensch oder über Gegenstände wie Kämme und Hüte. Kopfläuse lösen einen heftigen Juckreiz aus, der den Betroffenen veranlasst, sich fortwährend zu kratzen. Doch gerade dieses Kratzen führt häufig zu schweren Hautveränderungen. Die Lymphknoten der rückwärtigen Halspartie sind häufig geschwollen, und an den Haaren finden sich kleine ovale Nissen (Eier), die sich im Gegensatz zu Schuppen kaum abstreifen lassen.
Kopfläuse kann man mit einem Spezialpräparat relativ einfach vernichten. Gegen die Nissen helfen Waschungen mit heißem Essig. Wichtig ist, dass auch Kämme, Bürsten und Hüte gründlich gereinigt werden.

♦ ***Kleiderläuse:*** Sie leben nicht auf der Haut, sondern in den Nähten und Falten der Kleidung und Unterwäsche, wo sie auch ihre Eier ablegen. Kleiderläuse sind Überträger von → Fleckfieber, → Fünftagefieber und → Rückfallfieber. Es besteht starker Juckreiz; außerdem findet man strichförmige Kratzeffekte und verdickte Hautpartien (Vagabundenhaut). Die Behandlung besteht in wiederholtem Einstäuben mit Läuse vernichtendem Puder, Waschen der Leibwäsche und chemischer Reinigung der Oberbekleidung.

♦ ***Filzläuse:*** Sie siedeln sich in erster Linie an den Haaren der Schamgegend, seltener an anderen Körper- und Barthaaren an. Die Übertragung erfolgt vorwiegend durch den Geschlechtsverkehr, nur hin und wieder über Bettwäsche, Kleider und Toilettensitze. Filzläuse liegen der Haut regungslos und schildartig flach an: ihr Biss erzeugt blaugraue Flecken. Auch bei ihnen erfolgt die Behandlung mit verschiedenen Parasitenmitteln in Form von Pudern oder Lösungen, unterstützt durch die chemische Reinigung der Bekleidung.

Lavage Waschung, Spülung (z. B. der Bauchhöhle oder der Bronchien).

Laxanzien → Abführmittel.

Lazeration Zerreißung, Einriss.

LDL Abkürzung für **L**ow-**D**ensity-**L**ipoproteins; → Cholesterin.

Lebenserwartung wahrscheinliche Lebensdauer eines Neugeborenen, wenn man der Berechnung die Sterblichkeit der Bevölkerung zu Grunde legt. Man kann die Lebenserwartung getrennt für Männer und Frauen errechnen, ebenso die durchschnittliche Lebenserwartung in einem bestimmten Alter. Während die mittlere Lebenserwartung eines Neugeborenen in der griechischen Antike nur 20 Jahre betrug, lag sie im Jahr 1875 in Deutschland bei 35 Jahren und stieg bis Ende des 20. Jahrhunderts bei männlichen Neugeborenen auf 73 und bei weiblichen Neugeborenen auf 80 Jahre an. Fachleute halten es sogar für möglich, dass die Lebenserwartung im 21. Jahrhundert 100 Jahre übersteigt. Bedingt ist diese Zunahme durch eine erhebliche Senkung der Säuglingssterblichkeit und den Rückgang der auf Infektionskrankheiten zu-

Durchschnittliche Lebenserwartung in Deutschland
in Jahren bei:

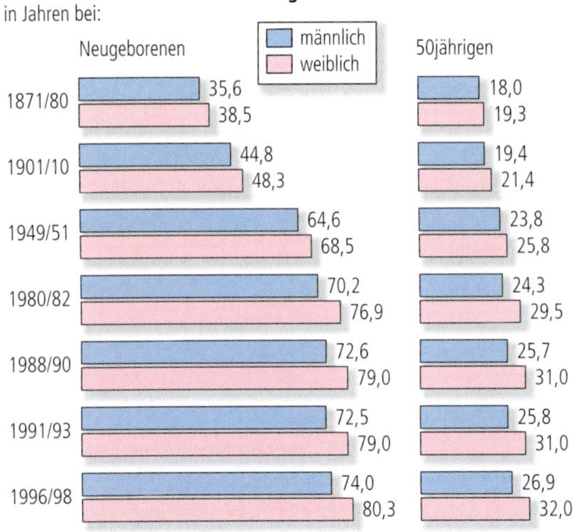

rückgehenden Todesfälle. Eine steigende Lebenserwartung bringt allerdings nicht nur Vorteile mit sich, sondern ist auch dafür verantwortlich, dass immer mehr alte Menschen auf Pflege angewiesen sind.

Lebensmittelhygiene Oberbegriff für Regeln, die von jedem strikt einzuhalten sind, der beruflich mit Lebensmitteln zu tun hat:

1. Lebensmittel nicht unnötig berühren. Hände regelmäßig waschen, besonders vor Arbeitsbeginn, nach Toilettenbenutzung und nach Berühren schmutziger Gegenstände (Taschentücher, Abfall, Wechselgeld usw.). Bei der Arbeit keine Ringe und Armbänder tragen.

2. Zweckmäßige und vorgeschriebene Arbeitskleidung (Handschuhe, Schürze, Gummistiefel, Kopfbedeckung usw.) tragen und diese am besten täglich wechseln.

3. Den Arbeitsplatz sauber halten. Das Arbeitsgerät gründlich und so oft wie möglich reinigen. Vorsicht vor Schmutzecken!

4. Bei den ersten Anzeichen einer Krankheit (Durchfall, Fieber, Hautentzündung usw.) besondere Vorsicht walten lassen. Am besten den Arzt fragen.

5. Nicht auf Lebensmittel husten oder niesen. Alle Wunden wasserdicht abdecken.

6. Auf die Einhaltung der richtigen Temperatur achten: Frisch gegarte oder aufgewärmte Speisen bis zum Verbrauch heiß halten oder sofort kühlen. Leicht verderbliche Lebensmittel kühl lagern, Transport- und Ladezeiten möglichst kurz halten.

Lebensmittelvergiftung Gifte können auf unterschiedliche Weise in Nahrungsmittel und über diese beim Verzehr in den menschlichen Körper gelangen: Dass sie aus ungeeignetem Kochgeschirr herausgelöst werden oder Bestandteile von Konservierungs- oder Färbemitteln sind, kommt heutzutage normalerweise nicht mehr vor. Eher erlebt man schon, dass Menschen an von Natur aus giftigen Lebensmitteln erkranken. Besondere Bedeutung haben dabei die Pilz- und die Fischvergiftung. Die früher häufige Mutterkorn-Vergiftung spielt dagegen heute keine Rolle mehr.

Weitaus am häufigsten treten Lebensmittelvergiftungen auf, die von Bakterien oder deren Giftstoffen (Toxinen) verursacht werden. Eine besondere Bedeutung haben in diesem Zusammenhang die → Salmonellenerkrankungen, die von stäbchenförmigen Bakterien hervorgerufen werden, die vereinzelt immer wieder in Fleisch, Speiseeis, Eiern und anderen Nahrungsmitteln vorkommen und die Verdauungsorgane sowohl direkt als auch mit den von ihnen produzierten Giftstoffen angreifen. Auch einige, nicht allzu seltene → Staphylokokken-Arten können gefährliche Giftstoffe produzieren. Weniger häufig treten hingegen die Erreger der → Bakterienruhr in Erscheinung. Auch der → Botulismus, der durch schwere, von Bakterien erzeugte Nervengifte ausgelöst wird, ist eher selten.

Von diesen Formen der Lebensmittelvergiftung muss man eine Reihe von Krankheiten unterscheiden, die nur deswegen etwas mit Lebensmitteln zu tun haben, weil ihre Erreger unter anderem mit verunreinigten Nahrungsmitteln übertragen werden können. Hierzu gehören unter anderem die → Tuberkulose, der → Milzbrand und die → Cholera.

Symptome: An erster Stelle machen den Betroffenen heftige Leibschmerzen sowie Übelkeit und Brechdurchfälle zu schaffen, die meist bereits kurz nach der Nahrungsaufnahme einsetzen. Je nach Art der Erreger treten zusätzlich noch verschiedene andere Krankheitszeichen in den Vordergrund. So spielen zum Beispiel beim Botulismus zentralnervöse Erscheinungen wie Schwindel und Doppeltsehen eine große Rolle, ferner massive Störungen beim Sprechen, bei der Atmung und beim Schlucken.

Diagnose: Die genaue Ursache der Vergiftungserscheinungen lässt sich nur durch Untersuchung der genossenen Nahrungsmittel sowie von Erbrochenem, Stuhl oder Blut des Kranken ermitteln.

Vorbeugung: Im Umgang mit Nahrungsmitteln sollte peinliche Hygiene selbstverständlich sein. Besonders bei längerer Konservierung – zum Beispiel durch Einfrieren – muss man die dabei geltenden Vorschriften penibel einhalten (→ Lebensmittelhygiene); und auf gar keinen Fall soll man Esswa-

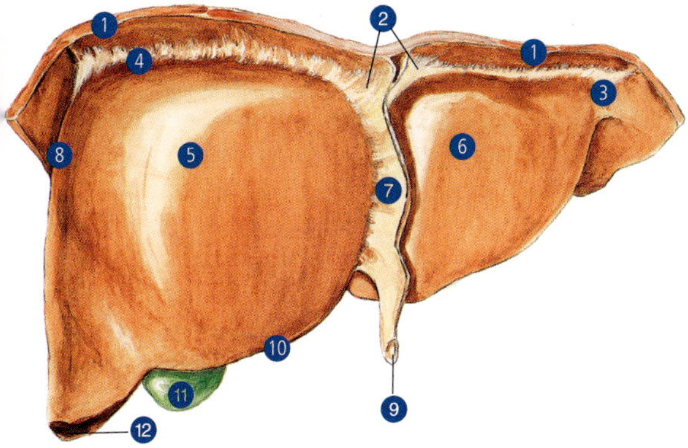

Leber mit Aufhängebändern und Gallenblase, Ansicht von vorn. **1** Zwerchfell; **2** Kronenband; **3** linkes Dreiecksband; **4** rechtes Dreiecksband; **5** rechter Leberlappen; **6** linker Leberlappen; **7** falzförmiges Leberband; **8** Zwerchfellfläche der Leber; **9** rundes Leberband mit verschlossener Nabelvene; **10** unterer Leberrand; **11** Gallenblase; **12** Eingeweidefläche der Leber.

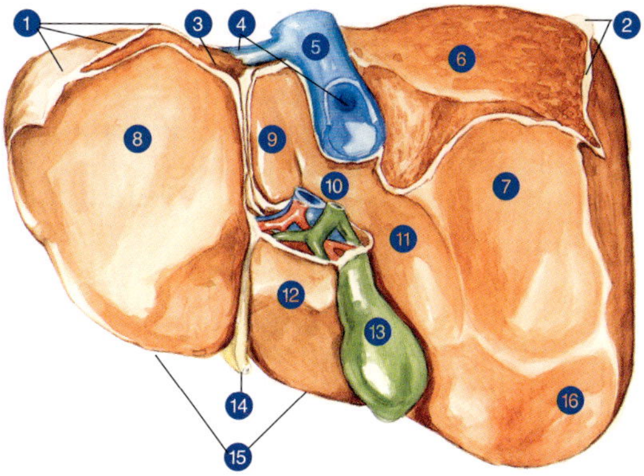

Leber, Blick auf die Eingeweidefläche; die Abdrücke markieren die in unmittelbarer Nachbarschaft im Oberbauch befindlichen Organe. **1** Linkes Dreiecksband; **2** Bauchfell; **3** Abddruck der Speiseröhre; **4** Lebervene; **5** untere Hohlvene; **6** Verwachsungsfläche mit dem Zwerchfell; **7** Abdruck der (rechten) Niere; **8** Abdruck des Magens; **9** geschwänzter Leberlappen; **10** Leberpforte mit Gallengang, Pfortader und Leberschlagader; **11** Abdruck des Zwölffingerdarms; **12** quadratischer Leberlappen; **13** Gallenblase; **14** rundes Leberband; **15** Unterrand; **16** Abdruck (des Querteils) des Dickdarms.

ren zu sich nehmen, die, was ihre Genießbarkeit betrifft, in irgendeiner Form zweifelhaft oder verdächtig sind.

Therapie: Die bei Durchfall und Erbrechen ausgeschiedenen, zum Teil ganz erheblichen Flüssigkeitsmengen müssen schnellstens ersetzt werden. Im Übrigen hängt die Behandlung von den verursachenden Erregern bzw. Giftstoffen ab. Bei alten und schwachen Menschen müssen zudem in Fällen schlimmer Vergiftungen geeignete Maßnahmen ergriffen werden, um einen Kreislaufzusammenbruch zu verhindern.

Lebenszeichen → Erste Hilfe, S. 723ff.

Leber (Hepar) Mit einem Gewicht von etwa 1½ kg ist die Leber die größte Drüse des Verdauungsapparates. Sie erfüllt wichtige Stoffwechselaufgaben und Funktionen für Blut und Kreislauf, wirkt als Blutspeicher und spielt bei Blutbildung, Blutgerinnung und Eisenspeicherung eine wichtige Rolle. Sie liegt hinter den unteren Rippen der rechten Brustkorbseite; ihr unterer Rand deckt sich etwa mit dem unteren rechten Brustkorbrand.

Die Blutgefäße, die das mit Nahrungsstoffen, eventuell auch mit schädlichen Stoffen beladene Blut aus den Darmwänden sammeln, fließen, zu einer großen Vene, der ***Pfortader***, vereinigt, zunächst in die Leber, verteilen sich hier in ganz feine Kapillaren, so als müsse das Blut durch ein grobes Sieb fließen, und vereinigen sich danach wieder zu einem großen Gefäß, das das Blut zum Herzen führt. Vorher aber ist in der Leber mit dem Blut viel geschehen: Die Leber hat dem Blut einen großen Teil der Kohlenhydrate, die es aus dem Darm mitbrachte, entnommen und gespeichert, damit der Körper einen Zuckervorrat hat, von dem er zehren kann. Ferner hat sie die im »Darmblut« enthaltenen Eiweißstoffe und Fette, ebenso seinen Mineralsalzbestand und damit zugleich auch das Gleichgewicht zwischen Säuren und Basen im Blut kontrolliert. Sie hat weiterhin einige Vitamine, die aus dem Darm mit dem Blut zu ihr gelangt sind, gespeichert und die Vorstufen anderer Vitamine zu endgültigen Vitaminen aufgebaut. Sie hat Fäulnisstoffe, die das Blut aus dem Darm mitgebracht hat, entgiftet und »richtige« Giftstoffe dem Blut entnommen, um sie dann innerhalb ihres eigenen Stoffwechsels unschädlich zu machen.

Neben diesen vielen verschiedenen Funktionen der Leber, die dafür sorgen, dass das aus den Darmwänden zurückfließende Blut so »durchgesehen und überarbeitet« wird, dass es anschließend die für die Arbeit aller Organe notwendigen Stoffe in richtiger Konzentration enthält, entnimmt die Leber dem Blut beispielsweise auch noch die Reste des im Körper abgelaufenen Eiweißstoffwechsels und wandelt diese zu Harnstoff um, der dann mit dem Blut zu den Nieren weitertransportiert und mit dem Harn ausgeschieden wird.

Daneben hat die Leber auch noch die Funktionen einer Drüse: Sie sondert → Galle ab (1 Liter in 24 Stunden), die zunächst in die Gallenblase und dann bei Bedarf in den Zwölffingerdarm fließt.

Leberabszess eitrige Gewebseinschmelzung (→ Abszess), vornehmlich in der rechten Leberhälfte. Der Leberabszess entsteht durch Bakterien, die entweder auf dem Blutweg oder aufsteigend aus den Gallenwegen in die Leber gelangen. Als Ursachen kommen → Mandelentzündung oder → Knochenmarkentzündung ebenso in Betracht wie → Furunkulose, → Tuberkulose, → Typhus oder → Gallengangsentzündung. Symptome sind hohes Fieber, Schüttelfrost, rascher körperlicher Verfall, Blutarmut, → Gelbsucht, Übelkeit und Erbrechen. In jedem 3. Fall endet ein Leberabszess tödlich.
Die Behandlung besteht in der chirurgischen Eröffnung zur Ableitung des Eiters. Zudem bekämpft man die auslösenden Bakterien hoch dosiert mit → Antibiotika. Die Heilungsaussichten sind jedoch, vor allem, wenn sich bereits mehrere größere Abszesse gebildet haben, ziemlich schlecht.
Leberbiopsie → Leberpunktion.
Leberdiät Nach heutiger medizinischer Erkenntnis gibt es keine spezielle Leberdiät. Strenges Alkoholverbot ist die wichtigste Regel bei der Ernährung von Leberkranken, d. h., Patienten mit akuter oder chronischer → Hepatitis dürfen praktisch alles essen und trinken, was ihnen bekommt, mit Ausnahme von Alkohol. Dagegen benötigen Patienten mit → Fettleber eine Kost, die arm an Kalorien, Kohlenhydraten und Fett ist. Da bei schwerer → Leberzirrhose der Eiweißstoffwechsel gestört ist, so dass die Eiweißabbauprodukte nicht ausreichend entgiftet werden, kann es bei Betroffenen durch Überangebot von Eiweiß zu einem → Leberkoma oder einer → Gehirnentzündung kommen. Wie viel Eiweiß verzehrt werden darf, muss der Arzt im Einzelfall aufgrund der Laborbefunde bestimmen. Die Eiweißverträglichkeit kann durch Bifidus-Milch-Präparate verbessert werden, mit deren Hilfe die Eiweiß spaltenden Fäulniserreger des Darmes durch Milchzucker spaltende Keime verdrängt und ersetzt werden.
Ist es bereits zu einer Bauchwassersucht (→ Aszites) gekommen, muss die Ernährung kochsalzarm sein. Bei Vorliegen von Speiseröhrenkrampfadern, so genannten → Ösophagusvarizen, müssen wegen der bei Rückstrom von Magensäure in die Speiseröhre gegebenen Blutungsgefahr Speisen und Getränke (Kaffee, Süßigkeiten, Röstprodukte) gemieden werden, die den Magen zu vermehrter Säureproduktion anregen.
Schlackenreiche Kost (grobe Gemüsesorten, rohes Obst) soll nur dann eingeschränkt werden, wenn der Leberkranke auf solche Nahrungsmittel mit stärkeren Blähungsbeschwerden reagiert. Trotzdem dürfen die schlackenreichen Nahrungsbestandteile nicht ganz ausgeschaltet werden, damit es nicht zu einer Verstopfung kommt. Wichtig ist zudem, eventuelles Übergewicht zu reduzieren! Insgesamt soll der Speiseplan möglichst abwechslungsreich und schmackhaft sein.

Leberdystrophie, akute → akute Lebernekrose.
Leberegelkrankheiten Als Leberegel bezeichnet man eine Gruppe von Saugwürmern, die – hauptsächlich in Asien, selten in Europa – in verschiedenen Schnecken leben. Von dort werden sie in Larvenform ausgeschieden und heften sich je nach Art an Pflanzen an oder dringen in Süßwasserfische oder Ameisen ein. Nimmt ein Mensch sie in diesem Stadium auf – zum Beispiel, indem er infizierten Fisch oder verunreinigtes Gemüse isst –, so vermehren sich die Würmer im Körperinneren und setzen sich in Leber und Gallengängen fest. Die bekanntesten Leberegelkrankheiten sind die ***Fasziolose*** und die ***Opisthorchiasis***, die nach den jeweiligen Wurmarten benannt sind.
Leberegel verursachen Müdigkeit, Fieber, Schmerzen im Oberbauch und Durchfälle. Gelegentlich sind sie auch für den Verschluss von Gallengängen verantwortlich. In Gegenden, in denen sie vermehrt vorkommen, müssen vor allem die Schnecken, in denen sie leben, bekämpft werden. In Menschen eingedrungene Egel vernichtet man mit wirksamen Spezialpräparaten.
Leberentzündung → Hepatitis.
Leberfleck (Lentigo) Hautfleck, der seinen Namen lediglich seiner leberbraunen Farbe verdankt, in seiner Entstehung – die meisten Leberflecke sind als Muttermal angeboren – mit der Leber jedoch nichts zu tun hat. Leberflecken bestehen aus einer Ansammlung von Zellen, die besonders stark mit Farbstoffkörnchen (Pigment) gefüllt sind. Ein solcher Pigmentnävus (→ Nävus) ist im Allgemeinen ein harmloses, höchstens kosmetisch störendes Gebilde. Sehr selten kommt es zu einer plötzlichen Vergrößerung und Zerklüftung der Oberfläche. In diesem Fall ist umgehend fachärztlicher Rat einzuholen, da die Gefahr besteht, dass sich der Leberfleck in ein bösartiges (malignes) → Melanom umwandelt.
Leberinsuffizienz (Leberversagen) Das Versagen der lebenswichtigen Funktionen der Leber tritt zumeist im Verlauf einer → Leberzirrhose auf und kann zum → Leberkoma führen. Durch verschiedene Labortests lässt es sich zuverlässig nachweisen.
Leberkoma Bewusstseinsstörungen bei Lebererkrankungen, die bis zur tiefen Bewusstlosigkeit gehen können. Die Leber hat im Körper unter anderem die Aufgabe, Giftstoffe (Toxine) unschädlich zu machen, die bei Stoffwechselvorgängen, vor allem beim Abbau von Eiweißstoffen, anfallen. Ist die Leber nun aber infolge einer schweren Krankheit in ihrer Leistungsfähigkeit beeinträchtigt, so ist sie zu derartigen Entgiftungen

nicht mehr in der Lage. Die Giftstoffe kreisen dann ungehindert im Blut und können das Zentralnervensystem, das gegen solche Stoffe ganz besonders empfindlich ist, erheblich schädigen. Ein auf diese Weise ausgelöstes → Koma, also eine tiefe Bewusstlosigkeit, bezeichnet man als ***exogenes Leberkoma*** (Leberausfallkoma).
Das ***endogene Leberkoma*** (Leberzerfallskoma) entsteht dagegen als Reaktion auf die Giftwirkung der Stoffe, die aus zerfallenden Leberzellen selbst frei werden. Es tritt zum Beispiel im Gefolge einer besonders heftig verlaufenden → Hepatitis (Leberentzündung) oder nach der Zerstörung von Leberzellen durch chemische Substanzen oder Pilzgifte auf. Die Chance, ein derartiges endogenes Leberkoma zu überleben, ist weitaus geringer als bei der exogenen Form.
Behandlung: Personen mit Leberschäden sollten eiweißarme Kost zu sich nehmen. Außerdem kann man die Eiweiß zersetzenden Bakterien im Darm mit geeigneten → Antibiotika abtöten. Es ist ferner möglich, das Blut dadurch von Giftstoffen zu befreien, dass man es außerhalb des Körpers durch Giftstoff bindende Substanzen strömen lässt. Bei besonders schlimmen Leberschädigungen muss eine → Lebertransplantation erwogen werden, die jedoch häufig daran scheitert, dass zu wenig Spenderorgane zur Verfügung stehen.

Leberkrebs Von der Leber selbst ausgehende → Karzinome sind sehr selten und entstehen dann fast immer – möglicherweise durch verschimmelte Lebensmittel ausgelöst – auf dem Boden einer Schrumpfleber (→ Leberzirrhose). Die exakte Diagnose kann nur durch eine histologische Untersuchung gestellt werden. Wesentlich häufiger siedeln sich in der Leber → Metastasen (Tochtergeschwülste) eines Krebses aus einem anderen Organ an. Hinweiszeichen sind eine große, harte und höckerige Leber, Bauchwassersucht (→ Aszites), → Gelbsucht, → Anämie (Blutarmut) und zunehmender Kräfteverfall.
Die einzig mögliche Behandlung besteht in der Entfernung des Organs und Durchführung einer → Lebertransplantation.

Lebernekrose, akute → akute Lebernekrose.

Leberpunktion (Leberbiopsie) Gewinnung eines zylindrischen Gewebsstückes zur feingeweblichen Untersuchung während einer → Bauchspiegelung oder mittels Blindpunktion durch die Bauchdecke hindurch. Der erhobene Befund ist äußerst wichtig für Diagnose, Verlaufskontrolle und Prognose von Leberkrankheiten. Das Komplikationsrisiko des Eingriffs ist sehr gering.

Leberschrumpfung → Leberzirrhose.

Leberschwellung → Stauungsleber.

Lebertran aus frischen Lebern von Dorscharten gewonnenes Öl von eigenartigem Geruch und Geschmack. Lebertran enthält reichlich Vitamin A und D und wird innerlich zur Prophylaxe von → Rachitis und → Knochenerweichung und äußerlich zur Unterstützung der Wundheilung verwendet.

Lebertransplantation (Leberverpflanzung) Die → Transplantation der Leber bildet die einzige Behandlungsmöglichkeit bei einem → Leberkrebs, bei der Schrumpfleber (→ Leberzirrhose) nach schwerer → Hepatitis und bei angeborenem Gallengangsverschluss. Grundsätzlich bestehen 2 Möglichkeiten:

1. vollständige Entfernung der kranken Leber und Ersatz durch eine Spenderleber. Dabei kann die Leber eines hirntoten Spenders geteilt und auf zwei Empfänger übertragen werden. Da sich die Teillebern innerhalb weniger Monate regenerieren, kann auf diese Weise die Größe des Spenderorgans an den Empfänger angepasst werden.

2. zusätzliche Einpflanzung einer zweiten Leber unter Belassung der nicht mehr ausreichend funktionierenden eigenen Leber des Kranken.

Die Lebertransplantation ist eine äußerst komplizierte Operation, bei der 3 Venen, eine Arterie und der Gallengang durch Nähte verbunden werden müssen. Der Erfolg wird aber weniger von der chirurgischen Technik als von einer ausreichenden Unterdrückung des körpereigenen Abwehrsystems (→ Immunsuppression) bestimmt. Die größten Erfolgschancen bestehen bei jugendlichen Patienten. Durchschnittlich leben ein Jahr nach der Transplantation noch 80–90 Prozent der Transplantationspatienten und nach 5 Jahren 70–80 Prozent.

Leberverfettung → Fettleber.

Leberverhärtung → Leberzirrhose.

Leberverpflanzung → Lebertransplantation.

Leberversagen → Leberinsuffizienz.

Leberzirrhose (Leberschrumpfung, Schrumpfleber, Leberverhärtung) Unter einer Zirrhose versteht man ganz allgemein jede Gewebeumwandlung, bei der es zur Schrumpfung und Verhärtung eines Organs kommt. Bei der Leber spielt dieser krankhafte Prozess eine besonders fatale Rolle, denn er stellt das mögliche Endstadium fast aller chronischen Lebererkrankungen dar und ist aufgrund der häufigen Komplikationen lebensbedrohlich. Entzündungsvorgänge an der Leber (→ Hepatitis), Schädigungen durch Giftstoffe, durch Bakteriengifte oder auch durch Galle (wenn diese, statt von der Leber ausgeschieden zu werden, in den Leberzellen verbleibt), chronischer Alkoholismus, Mangel- bzw. Fehlernährung und manches andere können dazu führen, dass Teile des Lebergewebes verändert, zerstört und dann durch wertloses Bindegewebe (Narbengewebe) ersetzt werden. Da Narbengewebe die Eigenschaft hat, nachträglich zu schrumpfen, wird die Leber mit der Zeit kleiner und härter. Die geschrumpfte Leber behindert erheblich den Blutkreislauf, der das Blut aus dem Darm zunächst durch die Leber leitet, bevor es das Herz erreicht. Dadurch staut sich das Blut in die Darmgefäße zurück, was zur Folge hat, dass der Kranke zunächst unter einem »allgemeinen Unbehagen« im Bauch und unter ständigem Völlegefühl leidet. Da aus gestauten Gefäßen leicht Blutflüssigkeit in die Umgebung, hier also in die freie Bauchhöhle, übertritt, sammelt sich bei Fortbestehen des Leidens langsam immer mehr Flüssigkeit im Bauchraum an. So kann schließlich ein hochgradiger Wasserbauch (→ Aszites) entstehen, der, neben der Beeinträchtigung des Allgemeinbefindens, infolge seiner Ausdehnung auch die Funktion von Herz und Lungen in Mitleidenschaft zieht. Oft ist dem Leidenden in einem solchen Fall durch ein entwässerndes Mittel (→ Diuretika) gut zu helfen. Nur wenn diese Präparate nicht ausreichen, muss eine Bauchpunktion (Ablassen der angesammelten Flüssigkeit mit Hilfe einer durch die Bauchwand eingestochenen Nadel) Erleichterung bringen.

Die Leberzirrhose entsteht, wie gesagt, durch Narbenbildung in der Leber im Anschluss an einen das empfindliche Gewebe schädigenden Krankheitsvorgang. Mit den heute zur Verfügung stehenden ärztlichen Mitteln gelingt es oft, diese (ersten) Krankheitsvorgänge so rechtzeitig wieder zur Abheilung zu bringen, dass die danach eventuell zurückbleibenden Narben im Lebergewebe verhältnismäßig geringe Ausdehnung haben und somit keine wesentliche Beeinträchtigung des Blutkreislaufs im Bauch bedingen.

Die ersten Anzeichen für eine Leberzirrhose sind Magen-Darm-Störungen, vor allem Appetitlosigkeit, Übelkeit, Erbrechen, Blähungen, Leibschmerzen sowie Gewichtsverlust. Später treten leichte Temperaturerhöhung, übler Mundgeruch, → Gelbsucht und eine Milzschwellung hinzu. Bei der Tastuntersuchung fühlt sich die Leber knotig-derb an. Weitere Hinweise liefern verschiedene Hautveränderungen: Gefäßsternchen (Spider naevi) im Gesicht, an Hals, Armen und Oberkörper; weiße Flecken an Armen und Gesäß; rote Flecken an der Handinnenfläche; lackartig glänzende glatte Zunge; weiße Fingernägel; Verlust der Achsel-, Bauch- und Schamhaare. Mit fortschreitender Erkrankung kommt es aufgrund der Stauungsvorgänge im Bauchraum zu erweiterten Bauchvenen, Krampfadern in der Speiseröhre (→ Ösophagusvarizen), Wassersucht und geistiger Verwirrtheit, die auf eine Überschwemmung des Gehirns mit Giftstoffen zurückzuführen ist, die von einer gesunden Leber normalerweise unschädlich gemacht werden.

Ernste Komplikationen sind das Auftreten eines → Leberkomas oder eine Blutung aus den Speiseröhrenkrampfadern. Eine solche Blutung stellt einen akuten Notfall dar, bei dem eine sofortige endoskopische Blutstillung und eventuell die operative Entlastung des Pfortadersystems erfolgen muss.

Die Therapie der Leberzirrhose muss neben der Behandlung einer eventuellen Grundkrankheit vorrangig darauf abgestellt sein, weitere Schädigungen des Lebergewebes zu vermeiden. Dazu dienen: lang dauernde Bettruhe, völliger Alkoholverzicht, Absetzung nicht unbedingt benötigter Medikamente, kohlenhydrat- und eiweißreiche Kost, Behandlung mit Leberextrakten, Vitaminen und eventuell Kortisonpräparaten. Erstreckt sich diese intensive Therapie über mehrere Monate, gelingt es in vielen Fällen, die Arbeitsfähigkeit wiederherzustellen. Bleiben die Behandlungsmaßnahmen jedoch ohne Erfolg, so bleibt als letzte Behandlungsmöglichkeit nur eine → Lebertransplantation übrig.

Lederhaut zweideutige deutsche Bezeichnung **1.** für die Sklera des → Auges **2.** für die mittlere Schicht (Korium) der äußeren → Haut.

Legasthenie überholter Begriff für → Lese-Rechtschreib-Schwäche.

lege artis wörtlich: nach den Regeln der Kunst: kunstgerechte, den wissenschaftlichen Erkenntnissen entsprechende Durchführung der ärztlichen Tätigkeit.

Legionärskrankheit Im Anschluss an ein Treffen der »American Legion« (Kriegsveteranen) in Philadelphia im Jahr 1976 erkrankten zahlreiche Teilnehmer an einer rätselhaften Krankheit, die mit Fieber, Husten und Lungenentzündung einherging; 15 Prozent der Erkrankten starben. Doch erst ein Jahr später gelang es, als Ursache dieser Erkrankung ein bisher unbekanntes Bakterium zu isolieren, das »Legionella pneumophila« genannt wurde und der Krankheit seinen Namen gab. Die Übertragung erfolgt durch Inhalation, vornehmlich aus Klimaanlagen, Luftbefeuchtern und Warmwasserleitungen, wobei jedoch nur Personen erkennbar erkranken, deren Abwehrkraft anderweitig geschwächt ist oder die außerordentlich große Mengen dieser Bakterien aufnehmen. Das klinische Bild der Legionärskrankheit, deren Inkubationszeit 2–10 Tage beträgt, reicht von dem eines leichten grippalen Infekts bis zu dem einer schweren Lungenentzündung. Die richtige Diagnose kann nur durch verschiedene Laboruntersuchungen gestellt werden. Zudem finden sich auf dem Röntgenbild der Lunge fleckige Veränderungen, die sich allmählich immer weiter ausbreiten. Die Sterblichkeit schwankt zwischen 10 und 30 Prozent. Die Behandlung erfolgt mit geeigneten → Antibiotika, mit denen sich die Erreger im Allgemeinen erfolgreich bekämpfen lassen.

Leibschmerzen → Bauchschmerzen.

Leichenschau Besichtigung der unbekleideten menschlichen Leiche durch einen Arzt zur Feststellung des Todes, des Todeszeitpunktes und der Todesursache. Der Arzt stellt daraufhin den Leichenschein aus. Bei ungeklärtem oder gewaltsamem Tod erfolgt eine »innere Leichenschau« (→ Obduktion).

Leichenstarre → Totenstarre.

Leishmaniasen durch Geißeltierchen der Gattung »Leishmania« verursachte tropische Infektionskrankheiten. Die Übertragung erfolgt durch Sandmücken. Man unterscheidet 3 Formen: eine Hautform (***Orientbeule***), eine Haut- und Schleimhautform (***Espundia***) und eine Eingeweideform (***Kala-Azar***). Die Hauptsymptome sind: Fieber, Kräfteverfall, Milz- und Leberschwellung sowie Haut- und Schleimhautgeschwüre, wobei vor allem die Orientbeule im Gesicht schwere Missbildungen und Narben hinterlassen kann. Die Behandlung erfolgt mit → Chemotherapeutika. Eine Impfung ist bisher nicht möglich, jedoch hat sich in Tierversuchen gezeigt, dass der Stich nicht infizierter Sandmücken vor einer späteren Ansteckung durch ein infiziertes Insekt schützt, woraus man den Schluss ziehen kann, dass es im Speichel der Mücken möglicherweise eine Substanz gibt, die vorbeugend wirkt und aus der sich vielleicht in Zukunft ein Impfstoff entwickeln lässt.

Leiste Gegend der Falte zwischen Bauch und Oberschenkel.

Leistenbruch (Inguinalhernie) Der Leistenbruch ist der häufigste, vor allem bei Männern vorkommende → Eingeweidebruch. Das liegt daran, dass die muskulöse Bauchwand seitlich oberhalb der Geschlechtsorgane eine Lücke aufweist: den → Leistenkanal. Durch diesen zieht beim Mann der Samenstrang, bei der Frau das runde Mutterband abwärts. Steigt der Druck in der Bauchhöhle – zum Beispiel durch das Heben schwerer Lasten, durch besonders harten Stuhlgang oder durch heftigen Husten – stark an, so kann es passieren, dass Baucheingeweide in den Leistenkanal hineingepresst werden.

Beim ***indirekten Leistenbruch*** folgen diese Eingeweide dem Verlauf des Kanals – beim Mann bis in den Hodensack hinein –, wohingegen sie beim ***direkten Leistenbruch*** aus dem Leistenkanal heraus nach außen unter die Bauchdecke gepresst werden. In der Leistengegend zeigt sich dann eine pralle Schwellung, die vor allem beim Husten oder Bauchpressen deutlich hervortritt. Sie verursacht manchmal nur geringe, mitunter jedoch auch stärkere, ziehende Schmerzen. Normalerweise wird ein Leistenbruch chirurgisch behoben, wobei unterschiedliche Operationsverfahren – heutzutage vielfach durch einen winzigen Bauchschnitt unter Zuhilfenahme eines Endoskops (→ endoskopische Operationsverfahren) – angewandt werden. In hohem Alter und bei schlechtem Gesundheitszustand verzichtet man allerdings bisweilen auf eine solche Operation und lässt den Kranken lediglich ein stützendes → Bruchband tragen.

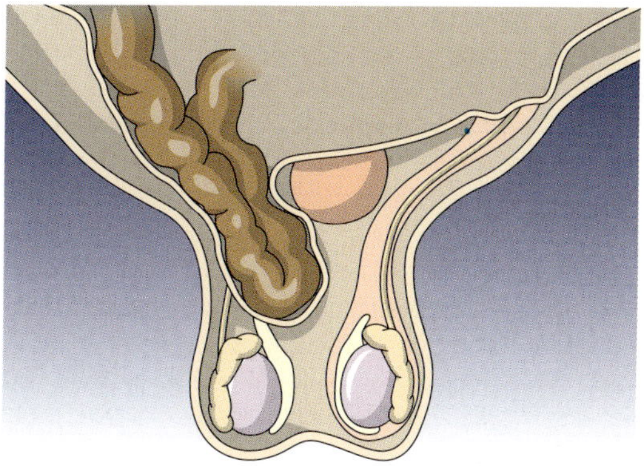

Indirekter **Leistenbruch** mit Eindringen von Darmschlingen in den Hodensack.

Leistenhoden → Hodenhochstand.

Leistenkanal 4–5 cm langer Kanal, der die Bauchwand der Leistengegend von der Bauchhöhle zur Schamgegend durchdringt. Beim Mann enthält er den Samenstrang, bei der Frau das runde Mutterband.

Leitungsanästhesie Form der → Lokalanästhesie.

Lende Gegend zwischen Wirbelsäule, unterster Rippe und Darmbeinkamm.

Lentigo → Leberfleck.

Lepra (Aussatz) Während es in Europa nur wenige Leprakranke gibt – die sich die Infektion während des Aufenthaltes in einem gefährdeten Gebiet zugezogen haben –, ist der Aussatz in Afrika und Asien noch immer eine sehr verbreitete, hauptsächlich Haut und Nerven befallende Infektionskrankheit. Man geht von etwa 20–30 Millionen Kranken aus. Die Übertragung mit den auslösenden Bakterien erfolgt durch direkten Kontakt (Schmutz- und Schmierinfektion), wobei Kinder empfänglicher sind als Erwachsene; allerdings ist die Ansteckungsmöglichkeit nicht sehr groß. Die Inkubationszeit beträgt durchschnittlich ein Jahr, kann aber auch erheblich länger sein.

An der Haut erzeugt Lepra Knötchen, die langsam geschwürig zerfallen und aus denen sich mit der Zeit wulstige Verdickungen entwickeln, die den Betroffenen grausam entstellen können. Werden die Nerven befallen, so leidet der Kranke zuerst unter sehr heftigen Schmerzen, woraufhin im Lauf der Zeit eine völlige Empfindungslosigkeit, besonders der Hände und Füße, eintritt, die häufig zu Verstümmelungen der Gliedmaßen führt, weil der Kranke Verletzungen, heiße Temperaturen usw. nicht mehr fühlt. Im Verlauf der Erkrankung treten von Zeit zu Zeit immer wieder akute Verschlimmerungen, so genannte »Leprareaktionen« auf, während deren die Patienten unter Fieber, Schmerzen und schlechtem Allgemeinbefinden leiden. Ein solcher Krankheitsschub kann entweder eine weitere Ausbreitung des Prozesses oder aber auch eine Heilungsreaktion nach sich ziehen.

Es gibt eine Reihe von Medikamenten, mit denen sich die Lepra heilen lässt. Bereits eingetretene Haut-, Knochen- und Organveränderungen kann man damit allerdings nicht rückgängig machen, so dass nicht selten zusätzlich umfangreiche chirurgische Eingriffe erforderlich werden. Die Wiedereingliederung der geheilten »Aussätzigen« in die menschliche Gesellschaft bereitet zudem ganz erhebliche Probleme.

leptosomer Konstitutionstyp → Konstitution.

Leptospirosen von Tieren auf Menschen übertragbare bakterielle Infektionskrankheiten. Die verursachenden Bakterien der Gattung »Leptospira« können entweder über verseuchtes Wasser bzw. verschmutzte Erde oder direkt über infizierte Haustiere auf den Menschen übergehen. Da Leptospiren in feuchtwarmem Milieu lange lebensfähig bleiben, sind vor allem Kanalarbeiter, Bergleute, Reisfeldarbeiter, Metzger, Viehhändler, Tierärzte und Menschen in Überschwemmungsgebieten gefährdet. Aber auch durch Baden in rattenverseuchten Gewässern ist eine Infektion möglich, da als Eintrittspforten kleinste Verletzungen der Haut oder der Schleimhaut von Mund und Augen dienen. Das Krankheitsbild ist bei allen Erregern, die jeweils an eine Tierart gebunden sind, ähnlich: Fieberverlauf in 2 Phasen, Symptome von Seiten der Leber, Niere und Gehirnhaut. Lediglich die Stärke der einzelnen Krankheitserscheinungen lässt – abhängig von der Erregerart – Unterschiede erkennen.

Die schwerste Leptospirose ist die ***Weil-Krankheit*** mit einer Inkubationszeit von 5–14 Tagen. Sie beginnt ganz plötzlich mit Schüttelfrost, Fieberanstieg, schwerem Krankheitsgefühl, Muskel- und Kopfschmerzen, Nackensteifigkeit und Bindehautentzündung. Nach einigen Tagen entwickelt sich eine → Gelbsucht. Etwa 3–6 Tage nach Krankheitsbeginn fällt das Fieber für 2 Tage ab, um dann für 2–10 Tage erneut anzusteigen. Hautausschläge treten auf, Leber und Milz sind vergrößert, und der Urinbefund zeigt eine Nierenschädigung an. Gefährliche Komplikationen sind → Leberkoma sowie Nieren- und Kreislaufversagen. Die exakte Diagnose wird durch Laboratoriumsuntersuchungen des Blutes gestellt. Die durchgemachte Krankheit hinterlässt eine lebenslange → Immunität.

Die übrigen Leptospirosen verlaufen im Prinzip ähnlich, doch zumeist leichter. Beim ***Feldfieber*** (Schlammfieber, Erntefieber, Wasserfieber, Sommergrippe), das vor allem durch die Maus übertragen wird, und bei der ***Schweinehüterkrankheit*** – hier ist das natürliche Wirtstier das Schwein – stehen Hirnhautsymptome (→ Hirnhautentzündung) im Vordergrund. Das ***Kanikolafieber*** (Stuttgarter Hundeseuche) verursacht neben Hirnhautentzündung auch Leber- und Nierensymptome.

In der Behandlung der Leptospirosen kommt es auf eine frühzeitige Therapie mit → Antibiotika in hohen Dosen an. Besonders wichtig ist die Vorbeugung durch Rattenbekämpfung und Schutzkleidung sowie bei besonders gefährdeten Personen eine aktive Schutzimpfung.

lesbische Liebe gleichgeschlechtliche Liebe (→ Homosexualität) zwischen Frauen.

Lese-Rechtschreib-Schwäche (LRS, Legasthenie) An Lese-Rechtschreib-Schwäche leidende Kinder sind dadurch gekennzeichnet, dass ihnen bei sonst normaler Intelligenz und unauffälligen neurologischen Befunden das Lesen- und Schreibenlernen außergewöhnlich schwer fällt. Sie sind unfähig, einzelne Buchstaben zu Wörtern zusammenzufügen bzw. Wörter in Buchstaben zu zerlegen, und in einem Drittel der Fälle besteht gleichzeitig eine verzögerte Sprachentwicklung. Man schätzt, dass 3–7 Prozent der Kinder eines Einschulungsjahrgangs – Jungen häufiger als Mädchen – an dieser Störung leiden, wobei etwa 1 Prozent der Gesamtbevölkerung ihr ganzes Leben hindurch eine Lese-Rechtschreib-Schwäche beibehält. Die eigentliche Ursache der Krankheit, die nicht selten fälschlich als Trotz angesehen wird, ist unbekannt; manche Fachleute führen die sprunghafte Zunahme in den letzten Jahren auf eine Überforderung der Kinder durch moderne Lehrmethoden zurück. Häufig bleibt die Störung bis in das Erwachsenenalter bestehen und ist mit Verzögerungen der seelischen Reifung verbunden.

Das Problem kann nur durch eine intensive Zusammenarbeit zwischen Hausarzt, Kinderarzt, Jugendpsychiater, Psychologen und Pädagogen gelöst werden. In der Bundesrepublik gibt es zur Behandlung der Lese-Rechtschreib-Schwäche eine Reihe von speziell ausgestatteten Zentren, in denen nicht nur betroffene Kinder und Jugendliche, sondern auch Erwachsene behandelt werden. Denn gerade Erwachsene verbergen ihr Problem oft schamhaft, scheuen die Weiterbildung in ihrem Beruf und geraten auf diese Weise in eine fatale berufliche und gesellschaftliche Isolation.

Letalität Sterblichkeit; Verhältnis der Zahl der an einer bestimmten Krankheit Gestorbenen zur Zahl der an dieser Krankheit Leidenden.

Lethargie Teilnahmslosigkeit, Schlafneigung, stark herabgesetzte seelische Reaktionsfähigkeit. Lethargie kommt bei → Gehirngeschwülsten und → Gehirnentzündung vor.

Leuchtgasvergiftung Form der → Kohlengasvergiftung.

leuk-, leuko- Bestandteil medizinischer Fachausdrücke mit der Bedeutung »weiß«.

Leukämie (Leukose, Blutkrebs) Die Leukämie ist eine bösartige Erkrankung des Blut bildenden Systems (Knochenmark, Milz, Lymphknoten), die mit quantitativen und qualitativen Veränderungen der weißen Blutkörperchen (Leukozyten) und ihrer Vorstufen im Blut sowie in verschiedenen anderen Organen (Leber, Milz usw.) einhergeht. Nach dem klinischen Verlauf unterscheidet man die akute und die chronische Leukämie, nach dem Ursprung der Leukozyten und dem Blutbild die myeloische und die lymphatische Leukämie sowie einige Sonderformen. Im Gegensatz zur vorherrschenden Meinung muss eine Leukämie keineswegs mit einer Vermehrung der Leukozyten im Blut verbunden sein; mehr als die Hälfte der akuten Leukämien zeigen normale oder sogar erniedrigte Zellzahlen im Blut. In diesen Fällen ist die rasante Wucherung der kranken Leukozyten auf die inneren Organe beschränkt. Grundsätzlich kann man sagen, dass die Leukämie nicht das Resultat einer vermehrten unkontrollierten Produktion weißer Blutkörperchen ist, sondern dass der entscheidende Defekt vielmehr in der Reifungsstörung der Leukozyten liegt, die wiederum zur Folge hat, dass die unfertigen Zellen ihre Fähigkeit behalten, sich weiter zu teilen und dadurch gewissermaßen »unsterblich« werden. Die geradezu explosionsartige Vermehrung der noch unreifen weißen Blutzellen führt schließlich zu einer Verdrängung der roten Blutkörperchen (Erythrozyten), der »gesunden« weißen Blutkörperchen und der Blutplättchen (Thrombozyten) im Blut. Durch den Blutkreislauf gelangen die leukämischen Zellen in die verschiedenen Körpergewebe, können sich dort ansiedeln und weiter vermehren, von dort aus aber auch wieder in den Kreislauf zurückgelangen.

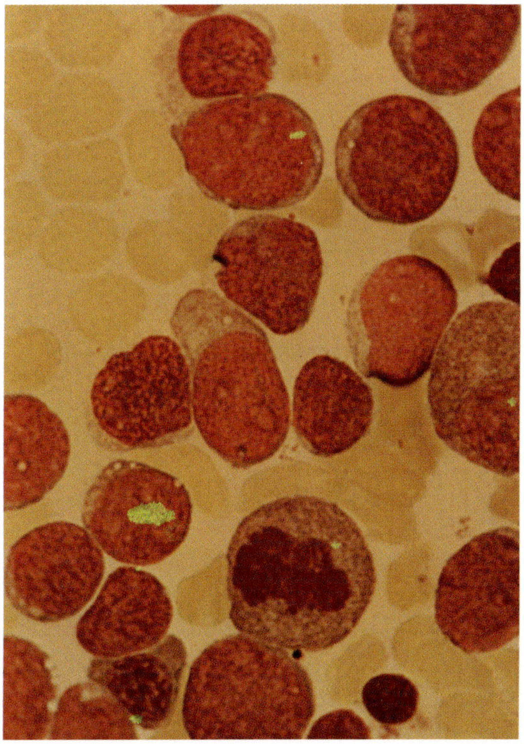

Leukämie Akute lymphatische Leukämie beim Erwachsenen (Knochenmark).

Die Ursache der Leukämie ist noch immer unbekannt. Als gesichert gilt, dass ionisierende Strahlen (beispielsweise Röntgen- und radioaktive Strahlen) und einige chemische Substanzen (Alkylantien, Antimetaboliten, Benzolderivate) die Krankheit auslösen können. In manchen Fällen dürften Erbfaktoren eine Rolle spielen. Bei einigen Tierarten konnte man zudem bestimmte Viren als Ursache einer Leukämie nachweisen; beim Menschen fehlt hierfür jedoch jeglicher Beweis. Leukämien sind im Vergleich zu anderen Krebserkrankungen wie z. B. bösartigen Tumoren der Brust, des Dickdarms oder der Lunge eher selten. In Deutschland werden pro Jahr etwa 9000 Menschen von einer Leukämie betroffen, wobei fast drei Viertel zum Zeitpunkt der Diagnose über 60 Jahre alt sind. Nur 500 bis 600 Patienten sind Kinder unter 15 Jahren.

Die Symptome von Leukämien werden vorrangig durch die Behinderung der normalen Blutbildung hervorgerufen und erst in zweiter Linie von den entarteten Zellen selbst.

Die Krankheitszeichen der **akuten Leukämien** sind sehr vielfältig. Sie beginnen meist aus völliger Gesundheit heraus mit schwerem Krankheitsgefühl, Blässe, Fieber, häufig auch mit einer hartnäckigen Infektion. In vielen Fällen klagen die Patienten über häufiges Nasen- oder Zahnfleischbluten und eine verstärkte Neigung zu blauen Flecken. Gelegentlich, besonders bei jüngeren Patienten, sind Knochenschmerzen die ersten Symptome einer akuten Leukämie. Appetitlosigkeit, Gewichtsverlust, Müdigkeit, Nachtschweiß und »Leistungsknick« sind ebenfalls Zeichen der schweren Systemerkrankung.

Bei der körperlichen Untersuchung finden sich in manchen Fällen vergrößerte Lymphknoten, etwa am Hals, in den Achselhöhlen oder in der Leiste. Leber und Milz sind bisweilen geschwollen, was sich z. B. in einem Völlegefühl nach Mahlzeiten äußern kann. Ausgesprochen charakteristisch für eine akute Leukämie ist allerdings keines dieser Symptome. Alle genannten Beschwerden oder Störungen können auch bei anderen Erkrankungen vorkommen. Die Diagnose wird allein aufgrund des Nachweises unreifer Zellen im Blut und im Knochenmark gestellt.

Im Kindesalter herrschen akute Leukämieformen vor, wobei die ***akute lymphatische Leukämie*** (ALL) infolge Reifungsstörung der Lymphozyten, einer Untergruppe der weißen Blutkörperchen, über 70 Prozent aller Krankheitsfälle ausmacht. Die ***akute myeloische Leukämie*** (AML) findet man bei etwa 20 Prozent der an Leukämie erkrankten Kinder; bei dieser Leukämieform vermehren sich die unausgereiften Granulozyten, ebenfalls eine Untergruppe der weißen Blutkörperchen, rapide.

Obwohl die Leukämie im Kindesalter eine verhältnismäßig seltene Erkrankung ist, ist sie an mehr als der Hälfte aller Krebsfälle von Kindern und Jugendlichen schuld. Dabei äußern sich die Veränderungen im kindlichen Organismus durch folgende charakteristische Warnzeichen:

- Fieber ohne äußerlichen Grund;
- Blässe und »Durchsichtigkeit« des Kindes;
- schwer zu stillende Blutungen (Nasen-, Zahnfleisch- und Hautblutungen);
- blaue Flecken (Blutergüsse) schon bei geringen äußeren Einwirkungen (Fall, Stoß);
- wechselnde Knochen- und Gelenkschmerzen;
- Müdigkeit und ungewohnte Lustlosigkeit;
- Appetitlosigkeit und Bauchschmerzen;
- Schwellung von Lymphknoten.

Auch wenn diese Warnzeichen natürlich andere, harmlose Ursache haben können, sollten sie die Eltern unbedingt zum Aufsuchen eines Arztes veranlassen.

Chronische Leukämien beginnen schleichend und werden oft zufällig durch eine Routineuntersuchung festgestellt. Auch hier können jedoch allgemeine und unspezifische Krankheitssymptome wie Müdigkeit, Leistungsminderung,

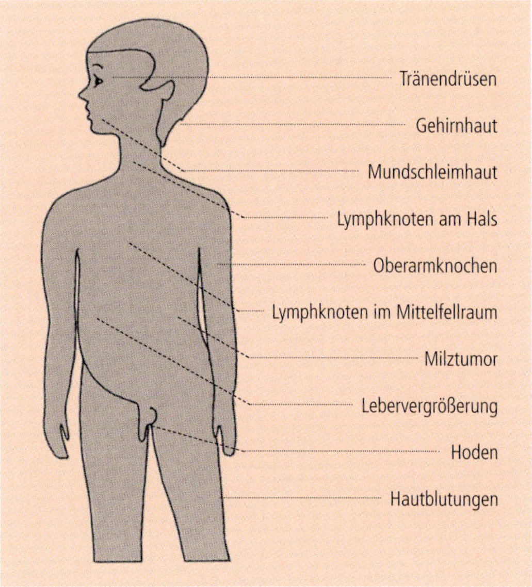

Krankheitsherde der akuten **Leukämie** im Kindesalter.

Gewichtsverlust, allgemeines Unwohlsein, aber auch Fieber und Nachtschweiß erste Anzeichen sein. Bei der ***chronisch myeloischen Leukämie*** (CML) findet sich oft eine starke → Milzschwellung. Dagegen geht die ***chronisch lymphatische Leukämie*** CLL in den meisten Fällen mit Lymphknotenschwellungen einher; auch Hautjucken, Ausschläge und Infektionen sind nicht selten. Die Vielfältigkeit der möglichen Symptome, die für sich alle nicht »typisch« sind, weil sie auch bei vielen anderen Erkrankungen auftreten können, machen es auch hier nicht leicht, eine Leukämie auf Anhieb zu erkennen, und lassen zunächst nur eine Verdachtsdiagnose zu.

Die Behandlung wird in 2 großen Abschnitten durchgeführt:

1. mehrwöchige, sehr intensive stationäre Behandlung: Dabei erfolgt eine hoch dosierte, kombinierte → Chemotherapie mit → Zytostatika, um innerhalb eines Monats mindestens 95 Prozent aller Leukämiezellen zu zerstören. Wenn das gelingt, spricht man von einer ***Remission***. Zusätzlich erhalten die Patienten Schädelbestrahlungen, um Herde im Zentralnervensystem auszuschalten, sowie eventuell Vollblut- und Blutplättchentransfusionen und → Antibiotika.

2. zumeist häusliche Erhaltungsbehandlung mit verschiedenen Chemotherapeutika über 2½–3 Jahre. Aus der Remission soll eine Heilung werden.

Während noch 1970 beide Leukämieformen fast ausnahmslos nach wenigen Monaten mit dem Tod endeten, gelingt es bei der akuten lymphatischen Leukämie heute, bei allen Kindern eine Remission zu erreichen; ja, 80 Prozent der Kinder werden sogar ganz geheilt. Die akute myeloische Leukämie ist schwerer zu behandeln: Hier beträgt die Remissionsrate nur 60–70 und die Heilungsrate 50 Prozent.

Für Kinder, die auf die Leukämiebehandlung nicht oder nur teilweise ansprechen bzw. bei denen es in immer kürzeren Abständen zu Rückfällen kommt, bringt die → ***Knochenmarktransplantation*** eine neue Überlebenschance. Dabei gibt es 2 Methoden: Dem kranken Kind wird entweder während einer Remission gesundes Knochenmark entnommen, bei minus 196 °C eingefroren und beim nächsten Rückfall zurückübertragen, oder – wenn das kranke Kind eine Schwester oder einen Bruder mit identischen weißen Blutkörperchen hat – dem gesunden Kind wird in Narkose Knochenmark aus dem Beckenkamm entnommen und auf das kranke Kind übertragen.

Eine Weiterentwicklung des Verfahrens der Blutstammzelltransplantation, die sich in den letzten Jahren zunehmend durchsetzt, besteht darin, nicht mehr Knochenmark zu übertragen, sondern → Stammzellen der Blutbildung aus dem Blutkreislauf. Man nennt dies ***periphere Blutstammzelltransplantation***. Durch Vorbehandlung mit einem Wachstumsfaktor der Blutbildung treten vermehrt Blutstammzellen aus dem Knochenmark in den Blutkreislauf über und können zusammen mit anderen weißen Blutzellen aus Venenblut gesammelt werden. Mit 2–3 solchen Sammlungen lässt sich meist eine ausreichende Zahl von Stammzellen gewinnen. Diese Methode ist für den Spender weniger belastend, weil die Knochenmarkentnahme in Narkose wegfällt. Auch kommt beim Empfänger die Blutbildung nach der Transplantation von peripheren Stammzellen schneller wieder in Gang als nach Übertragung von Knochenmark, so dass sich die Phase der Infektionsgefährdung verkürzt.

Bei Erwachsenen sind die Ergebnisse bis jetzt noch nicht so günstig. Bei der akuten lymphatischen Leukämie werden Remissionen in 50–70 Prozent der Fälle erreicht; die mittlere Überlebenszeit beträgt aber nur 28 Monate. Die akute myeloische Leukämie führt ohne Behandlung innerhalb von 40–100 Tagen nach Diagnosestellung zum Tod. Bei etwa 70–85 Prozent der Patienten kann eine Vollremission erzielt werden, die 6–14 Monate und länger anhält.

Aussicht auf eine deutliche Verbesserung in der Therapie der chronisch-myeloischen Leukämie verspricht ein Medikament, das amerikanische Wissenschaftler entwickelt haben. Das Präparat greift ein Enzym an, das die Entwicklung von Leukozyten beschleunigt und damit die Leukämie auslöst.

Leukoderm Pigmentverlust der Haut als Begleiterscheinung verschiedener Hautkrankheiten, z. B. des → Ekzems und der → Schuppenflechte. Häufig findet man die hellen Hautflecken auch im 2. Stadium der → Syphilis.

Leukom weiße Narbe der Hornhaut des Auges (→ Hornhauterkrankungen) nach Entzündungen oder Verletzungen mit erheblicher Beeinträchtigung des Sehvermögens.

Leukopenie krankhafte Verminderung der weißen Blutkörperchen (Leukozyten). Eine Leukopenie kommt z. B. bei → Typhus, → Masern, → Leberzirrhose und schwerer → Blutvergiftung (Sepsis) vor. Abhängig von der beeinträchtigten Unterart der Leukozyten spricht man von einer Granulopenie (Granulozytopenie) oder einer Lymphopenie (Lymphozytopenie).

Bei der ***Granulopenie*** ist die Zahl der Granulozyten im Blut verringert. Ursache ist in den meisten Fällen eine → Chemotherapie im Zusammenhang mit der Krebsbehandlung; doch auch eine Bestrahlung oder verschiedene Medikamente können die Bildung von Granulozyten hemmen. Ferner tritt sie bei bestimmten Erkrankungen und Vergiftungen auf und kann sogar angeboren sein. Immer besteht eine erhöhte Anfälligkeit für schwere Infektionskrankheiten, die prophylaktische Maßnahmen zur Infektvermeidung notwendig machen, z. B. eine vorbeugende Behandlung mit → Antibiotika sowie strenge Hygieneregeln (Tragen eines Mundschutzes und Ähnliches). Medikamente oder andere Behandlungsmaßnahmen, die eine Granulopenie verursachen, müssen gegebenenfalls abgesetzt oder umgestellt werden. Eine besonders schwere Form der Granulopenie ist die → Agranulozytose, die durch allergische Reaktionen auf Medikamente hervorgerufen wird.

Im Gegensatz zur Granulopenie sind bei der ***Lymphopenie*** die Lymphozyten stark vermindert. Diese Krankheitsform wird typischerweise während der Akutphase einer Reihe von Infektionskrankheiten gefunden, z. B. bei der → Tuberkulose, aber auch bei bösartigen Lymphknotenerkrankungen, im Zusammenhang mit → AIDS oder als Folge bestimmter Krebstherapien. Eine absolute Lymphopenie ist außerdem bei einigen angeborenen Defekten der Immunabwehr nachweisbar.

Leukoplakie (Weißschwielenkrankheit) weißliche Verfärbung der Schleimhäute, insbesondere der Mundschleimhaut, infolge vermehrter Verhornung. Als Ursachen kommen eine Vielzahl chronischer Reize in Betracht: unter anderem starkes Rauchen, scharfe Zahnkanten, schlecht sitzende Zahnprothesen und zu heiße und zu scharfe Speisen. Es handelt sich im Grunde um eine harmlose Erscheinung, die jedoch deswegen von Bedeutung ist und regelmäßig kontrolliert werden muss, weil die Schleimhautveränderungen bösartig werden und in einen → Krebs übergehen können. Spätestens wenn der geringste Verdacht auf eine Entartung zum Krebs besteht, müssen die veränderten Schleimhautgebiete operativ entfernt werden.

Leukose → Leukämie.

Leukozyten weiße Blutkörperchen; → Blut.

Leukozytose Vermehrung der weißen Blutkörperchen. Eine Leukozytose findet man bei bakteriellen → Infektionskrankheiten, verschiedenen Vergiftungen und bei der → Leukämie.

Libido Wollust; sexuelle Begierde; mit dem Geschlechtstrieb verbundene psychische Energie.

Lichen Sammelbegriff für Hautkrankheiten mit Bildung kleiner Knötchen. Am bekanntesten ist der → Lichen ruber planus.

Lichen ruber planus (Knötchenflechte) Hauterkrankung, bei der stecknadelkopfgroße, flache, glänzende, blaurote Knötchen – besonders häufig an den Beugeseiten der Unterarme und an den Unterschenkeln – auftreten, die in Gruppen zusammenstehen und starkes Jucken verursachen. An der Oberfläche der Knötchen ist eine weißliche, netzförmige Zeichnung (Wickham-Streifen) sichtbar, die auch an befallener Mund- und Genitalschleimhaut zu erkennen ist. Gehäuft tritt der Lichen ruber planus im Zusammenhang mit Stoffwechselkrankheiten wie der → Zuckerkrankheit und mit Leberleiden auf. Die Ursache der Erkrankung, deren Diagnose dem Facharzt vorbehalten bleiben muss, ist noch nicht genau bekannt; vermutet werden virusbedingte Autoimmunvorgänge (→ Autoaggressionskrankheiten). Die Behandlung besteht in der Anwendung von → Corticosteroiden (Kortison), die, je nach Ausprägung und Schwere des Hautbefundes, lokal aufgetragen oder eingenommen werden müssen.

Lichtbehandlung (Phototherapie) therapeutische Anwendung des Lichtes als Heilmittel. Licht steigert das allgemeine Wohlbefinden und reguliert zahlreiche Stoffwechselvorgänge. Die Behandlung kann mit natürlichem Sonnenlicht (Heliotherapie) oder mit Hilfe künstlicher Lichtquellen erfolgen, wobei vor allem Ultraviolettstrahler (»künstliche Höhensonnen«) eine Rolle spielen. UV-Licht unterstützt die Behandlung von → Schuppenflechte, → Neurodermitis, Hautausschlägen und Juckreiz. Daneben wendet man auch Infrarotstrahlung an, die durch ihren Wärmeeffekt bei Nasennebenhöhlenerkrankungen, verschiedenen Hautkrankheiten, Mittelohrentzündung, Gelenkentzündungen und Gallenblasenleiden wirkt.

Lichtdermatosen durch übermäßige Einwirkung von natürlichem Sonnenlicht, künstlichen Ultraviolettstrahlen, Röntgenstrahlen und ionisierenden Strahlen entstehende Hautentzündungen, die unter Umständen zu Geschwüren und Hautkrebs führen können. Bekannt ist in diesem Zusammenhang vor allem der → ***Sonnenbrand***, bei dem eine an sich normal lichtempfindliche Haut auf übermäßige UV-Strahlung mit entzündlicher Rötung, Schmerzen, Blasenbildung und Abschuppung reagiert.

Wiederholt sich die starke Sonnenbestrahlung der Haut immer wieder, so bildet sich mit der Zeit die chronische Form der Lichtdermatose aus, bei der sich die Oberhaut sowie das Bindegewebe der darunter gelegenen Lederhaut so stark verändern, dass die Haut ihre Glätte verliert, rau und spröde wird und Verhornungsstörungen aufweist. Dass sich auf Hautpartien, die auf diese Weise vorgeschädigt sind, besonders häufig ein lebensgefährliches malignes → Melanom bildet, ist wissenschaftlich erwiesen.

In diesem Zusammenhang ist es wichtig zu wissen, dass es etliche Medikamente, kosmetische Produkte sowie andere chemische Substanzen gibt, die die Lichtempfindlichkeit der Haut beträchtlich erhöhen.

Eine Sonderform der Lichtdermatosen stellt die so genannte → ***Sonnenallergie*** dar, deren Ursache weitgehend unbekannt ist. Sie zeigt sich bei Bestrahlung mit UV-Licht in Form knotig-blasiger Hautveränderungen, die teils heftig jucken.

Schließlich zählt man zu den Lichtdermatosen im weiteren Sinn noch diejenigen Hautkrankheiten, die sich durch Lichteinwirkung erheblich verschlimmern können. Hierzu gehören der → Albinismus, der → Herpes simplex, der → Erythematodes, die → Pellagra, die → Schuppenflechte (Psoriasis) und ganz besonders die → Lichtschrumpfhaut. Auch bei der → Porphyrie, einer Stoffwechselstörung beim Aufbau des Blutfarbstoffs Hämoglobin, macht sich eine massive Lichtempfindlichkeit der Haut mit Blasenbildung und Schwellungen bemerkbar.

Lichtschrumpfhaut (Xeroderma pigmentosum) sehr seltene, vererbte Lichtüberempfindlichkeit der Haut. Sie führt schon bei Kindern zu Verhornungen, die in → Hautkrebs übergehen können. Viele der betroffenen Kinder sterben daran. Eine Behandlung ist nur bedingt möglich; die Betroffenen müssen deshalb, soweit es irgend geht, das Tageslicht meiden.

Lidlähmung Wenn die Nervenbahnen zu jenen feinen Muskelbündeln, die das obere Augenlid emporziehen, nicht in Ordnung sind, bleibt das Lid wie eine nicht funktionierende Jalousie heruntergelassen hängen. Das kommt z. B. bei der → Fazialislähmung, bei verschiedenen Nerven- und Muskelkrankheiten sowie nach einem → Schlaganfall vor. Daneben gibt es auch eine angeborene, ein- oder doppelseitige Lidlähmung, die bei stärkeren Graden mit einer Rückwärtsneigung des Kopfes verbunden ist. In diesem Fall kommt die chirurgische Anhebung des Oberlides in Frage.

Lidrandentzündung (Blepharitis) Entzündung des Augenlides, die hauptsächlich den Lidrand befällt und oft zusammen mit einer → Bindehautentzündung auftritt. Neben Kindern sind bevorzugt Menschen betroffen, die chronischer Staub-, Rauch- oder Hitzeeinwirkung ausgesetzt sind. Aber auch eine bakterielle Infektion kann an der Lidrandentzündung schuld sein; außerdem ist sie ein typisches Begleitsymptom bei → Gerstenkorn und → Hagelkorn. Das befallene Lid ist gerötet, und es bilden sich kleine Schuppen, in schweren Fällen auch eitrige Krusten, nach deren Entfernung es leicht blutet. Verstärkt sich diese Absonderung, verkleben die Wimpern und können dadurch so stark geschädigt werden, dass sie ausfallen.

Zur Behandlung reinigt man die Lider täglich mehrmals mit lauwarmem Wasser und bestreicht sie anschließend mit milden, desinfizierenden, bei bakterieller Entzündung auch antibiotischen Salben nach Verordnung durch den Arzt.

Lidveränderungen Bleibende Veränderungen der Augenlider können nach Verletzungen, Hautverbrennungen im Gesicht und schweren chronischen Entzündungsvorgängen im Bereich der Augen (z. B. → Hauttuberkulose) entstehen. Diese Krankheiten bzw. Schädigungen hinterlassen Narben, die mit der Zeit schrumpfen, wodurch z. B. die Haut des Unterlides nach unten gezogen werden kann. Auf diese Weise wird die innere Fläche des Unterlides, also die rote Schleimhaut, mehr oder weniger nach außen gestülpt. Da derart veränderte Lider (Triefauge) nicht mehr richtig schließen, ist das betroffene Auge vielen Schädigungsmöglichkeiten ausgesetzt. Reicht ständiges Tragen einer Schutzbrille und laufende sorgfältige Pflege des gefährdeten Auges nicht aus, kann manchmal eine Plastik (Übertragung gesunder Haut an die Stelle zuvor entfernter Narben) helfen, wieder einen ausreichenden Lidschluss herzustellen.

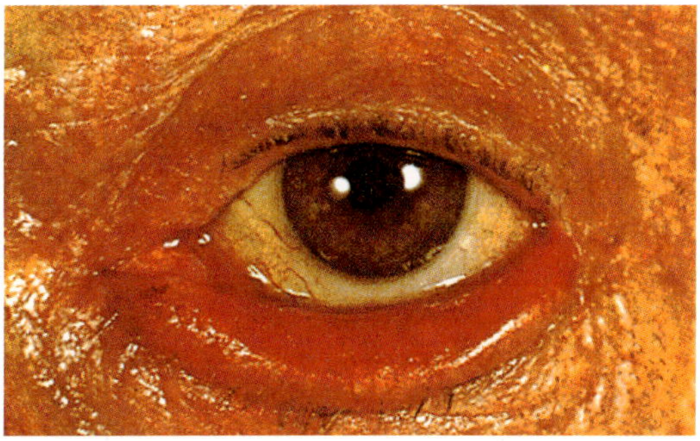

Lidveränderungen »Triefauge« des älteren Menschen: schlaffes Umstülpen des linken Unterlides mit abgestumpfter Unterlidkante.

Ligament Band: zugfestes, bindegewebiges Gebilde, das die Beweglichkeit von Körperteilen, Gelenken und Organen auf ein sinnvolles Maß einschränkt und dadurch für deren Stabilisierung sorgt (z. B. Gelenkbänder oder das »Mutterband«, das die Gebärmutter »zügelt«).

Ligatur Unterbindung eines Blut- oder Lymphgefäßes bzw. eines Hohlorgans.

limbisches System Gebiet zwischen Hirnstamm und Großhirn, das eine wichtige Rolle im Zusammenhang mit Stimmungen und Gefühlen, Konzentration, Merk- und Lernfähigkeit sowie mit Selbst- und Arterhaltung spielt; → Gehirn.

Liniment Einreibungsmittel aus Seifen, Ölen, Fetten, Alkohol, Wasser und besonderen Wirkstoffen zum äußeren Gebrauch.

Linkshändigkeit Die meisten Menschen sind Rechtshänder; nur ein kleiner Prozentsatz ist linkshändig. Wie viele es genau sind, darüber schwanken die statistischen Angaben erheblich. Man kann wohl von etwa 5 Prozent ausgehen, wobei Männer häufiger betroffen sind als Frauen. Die Eigenschaft der »Händigkeit« wird vererbt, wobei Linkshändigkeit ein rezessives Erbmerkmal darstellt (→ Vererbung.) Linkshänder haben es im Leben etwas schwerer als Rechtshänder, weil alle Apparaturen, Werkzeuge usw. für Rechtshänder eingerichtet sind. Für diese sind z. B. die notwendigen Drehbewegungen an einer Kaffeemühle, einem Büchsenöffner usw. selbstverständlich; wer derartige Gerätschaften jedoch mit der linken Hand bedient, muss nach seinem Gefühl »verkehrt herum« drehen. Auch alle in der Schule zu erlernenden Fertigkeiten, ganz besonders das Schreiben, setzen grundsätzlich Rechtshändigkeit voraus.

Erzieherische Bemühungen, ein linkshändiges Kind zum Rechtshänder zu machen, sind erfolglos – und töricht. Sie können das Kind höchstens unglücklich machen, weil von ihm etwas gefordert wird, was es von Natur aus nicht zu leisten vermag. Überdies: So ungeschickt wie der Rechtshänder mit seiner linken Hand ist der Linkshänder mit seiner rechten nur selten.

Linsentrübung → grauer Star.

lip-, lipo- Bestandteil medizinischer Fachausdrücke mit der Bedeutung »Fett«.

Lipasen Fett spaltende → Enzyme.

Lipide Bezeichnung für Fette und fettähnliche Stoffe; → Ernährung.

Lipom → Fettgeschwulst.

Lipoproteine komplizierte, hochmolekulare Stoffe, die neben einem Eiweißbestandteil auch Fettstoffe enthalten. Sie werden in Leber und Darm gebildet und dienen dem Transport von Fettstoffen und fettlöslichen Vitaminen im Blut. Bemerkenswert sind sie vor allem deshalb, weil sie bei der Entstehung der → Arteriosklerose eine fatale Rolle spielen.

Lippen-Kiefer-Gaumenspalten Spaltbildungen von Lippen, Kiefer sowie hartem und weichem Gaumen sind nach angeborenen Herzfehlern die zweithäufigste Fehlbildung beim Menschen. Das Ausmaß kann von einer leichten Lippenkerbe (Hasenscharte) bis zu einer durchgehenden beidseitigen Spalte in der Lippe, im Kiefer, im harten Gaumen und im Gaumensegel variieren. Derartige Spalten entstehen in der frühen Schwangerschaft bis zur 12. Woche. Als Ursachen kommen sowohl Erbfaktoren als auch äußere Einflüsse – unter anderem eine Virusinfektion der werdenden Mutter, Lärm, chemische Einflüsse, Nikotin, Alkohol, Arzneimittel oder Mangelernährung – in Betracht. Infolge der Spaltbildung ist eine normale Sprachentwicklung nicht möglich.

Im Einzelnen unterscheidet man:

♦ die ***Lippenspalte*** (Hasenscharte): Dabei ist die Oberlippe seitlich der Mittellinie ein- oder beidseitig gespalten, und zwar entweder nur ein kurzes Stück oder bis zur Nase hochreichend. Diese Missbildung, die zu typischen Sprachfehlern führt, sollte möglichst bald nach dem 3. Lebensmonat operativ beseitigt werden.

♦ die ***Kieferspalte:*** Bei ihr ist im Knochen von Ober- oder Unterkiefer eine tiefe Lücke vorhanden.

♦ die ***Gaumenspalte:*** Sie kann entweder nur den hinten liegenden weichen Gaumen oder zusätzlich auch noch den harten Gaumen betreffen. Sie führt beim Säugling zu erheblichen Ernährungsschwierigkeiten, da Speisen und Getränke über den Mund in die Nase gelangen. Außerdem sind Sprechstörungen sowie häufige Infektionen der Atemwege die Folge. Im 2. oder 3. Lebensjahr muss daher unbedingt eine chirurgische Korrektur erfolgen, der sich später wegen der bestehenden → Kieferanomalie eine kieferorthopädische Behandlung und eventuell auch eine Sprachtherapie anschließen muss.

♦ die eigentliche ***Lippen-Kiefer-Gaumenspalte*** (Wolfsrachen): Sie stellt die schwerste Form der Gesichtsspalten dar und besteht neben einem Spalt der Lippe auch noch aus einer quer durch den Kiefer verlaufenden Öffnung sowie einem ausgedehnten Gaumendefekt. Jungen sind häufiger betroffen als Mädchen. Die Folge sind massive Ess- und Sprachstörungen, so dass sowohl eine operative Korrektur als auch eine kieferorthopädische Behandlung und zusätzlich noch eine langwierige Sprachtherapie vonnöten sind.

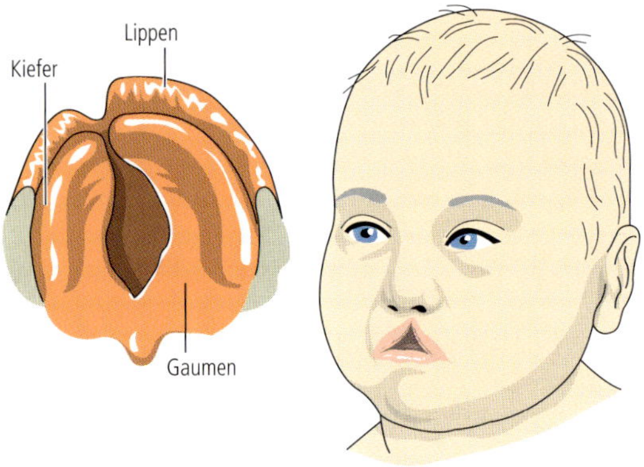

Lippen-Kiefer-Gaumenspalten Durch die Spalte sind Mund- und Nasenraum direkt miteinander verbunden. Atmung und Nahrungsaufnahme sind erschwert.

Lippenentzündung (Cheilitis) Die Lippen werden durch zahlreiche Hauterkrankungen in Mitleidenschaft gezogen, unter anderem durch → Herpes simplex (Bläschenausschlag), → Aphthen, → Ekzem und → Schuppenflechte. Auch Krebsvorstadien und Hauttumoren hinterlassen bisweilen Spuren an den Lippen. Eine Sonderform der Lippenentzündung stellen die → Faulecken dar: schmerzhafte Schleimhautdefekte in den Mundwinkeln mit und ohne Krustenbildung. Besonders häufig aber findet man eine Entzündung der Lippen als Folge starker Sonnenbestrahlung (»Gletscherbrand«). Sie zeigt sich in Form ausgeprägter Verhornungen, aus denen sich sogar ein → Plattenepithelkarzinom, ein äußerst bösartiger Hautkrebs, entwickeln kann. Deshalb sollte man die Lippen bei intensiver UV-Bestrahlung, beispielsweise beim Skifahren im Sonnenlicht, unbedingt vorbeugend mit einem Speziallippenstift einfetten. Daneben findet man mitunter entzündliche Veränderungen des Lippenrots infolge wetterbedingter Austrocknung oder durch Kontakt mit kosmetischen Produkten und Zahnpasten.

Lippenkrebs Einen → Krebs der Lippen findet man vor allem bei Rauchern sowie bei sonnenverbrannten Landwirten und Seeleuten, was daran liegt, dass ursächlich vor allem immer wiederkehrende chemische und physikalische Reize – beispielsweise durch Pfeifenrauch oder übermäßige Sonnenbestrahlung – eine Rolle spielen. Häufiger als die Oberlippe ist die Unterlippe befallen. Das erste Anzeichen ist in der Regel ein leicht blutender, harter Bezirk, der mit Krusten bedeckt ist und nicht heilen will. Erst später kommt es zu einer Verhärtung der Umgebung und zum Befall der Lymphknoten im Bereich des Unterkiefers und des Halses. Da der Lippenkrebs an einer auffälligen Stelle sitzt, wird er meist früh erkannt und behandelt, so dass die Prognose gut ist. Die Behandlung besteht in der operativen Ausschneidung mit Nachbestrahlung.

Liquor cerebrospinalis → Gehirn-Rückenmarks-Flüssigkeit.

Lispeln (Sigmatismus) Das Lispeln, bei dem jedes Mal beim Sprechen des S die Zungenspitze ein wenig durch die vordere Zahnreihe rutscht, lässt sich in der Regel durch konsequentes Üben beseitigen. Für derartige Sprechübungen ist allerdings eine professionelle Anleitung und eine gelegentliche Kontrolle durch einen Fachmann für Stimm- und Sprachstörungen (Logopäde) notwendig. Zuvor sollte jedoch durch eine zahnärztliche Untersuchung geklärt werden, ob an der vorhandenen kleinen Sprachstörung nicht lediglich eine abnorme Zahnstellung (→ Kieferanomalien) schuld ist. Ist dies der Fall, lässt sich der Sprachfehler oft schon allein durch eine entsprechende Korrektur der Zahnstellung beheben.

Listeriose Die im Tierreich weit verbreitete Listeriose-Erkrankung – Erreger sind bewegliche kurze Stäbchenbakterien, von denen es 14 Typen gibt – kann auch auf Menschen übertragen werden, wobei Haustiere, aber auch Schmutz- und Schmierinfektionen eine Rolle spielen. Bei Erwachsenen lösen die Bakterien jedoch häufig nur eine »stumme« Infektion ohne erkennbare Krankheitserscheinungen aus. Zu einer richtiggehenden Erkrankung kommt es nur unter besonderen Bedingungen wie Rekonvaleszenz, Schwangerschaft oder geschwächtem → Immunsystem. Dann kann die Listeriose eine → Hirnhaut- bzw. → Gehirnentzündung, grippe- oder typhusähnliche Symptome, eine → Mandelentzündung sowie Lymphknotenschwellungen hervorrufen. Am gefährlichsten ist die Krankheit jedoch für werdende Mütter, genauer gesagt, für deren ungeborenes Kind. Die Krankheitserreger können nämlich in den letzten Wochen der Schwangerschaft durch den Mutterkuchen (Plazenta) hindurch auf den Fetus übergehen und sich in dessen Körper massenhaft ausbreiten. Die Folge sind schwerste Krankheitserscheinungen, die in vielen Fällen zu einer Früh- oder Totgeburt führen. Als Spätschäden können sich geistige Entwicklungsstörungen einstellen. Selbst bei frühzeitiger Diagnose und Therapie kann nur ein Drittel der betroffenen Neugeborenen am Leben erhalten werden.

Die Diagnose wird durch den Nachweis der Erreger im Blut bzw. in Rachen-, Ohr- oder Augenabstrichen gestellt. In der Behandlung hat sich die Kombination von → Sulfonamiden mit → Antibiotika bewährt.

lith- Bestandteil medizinischer Fachausdrücke mit der Bedeutung »Stein«.

Lithiumtherapie Mit Salzen des Alkalimetalls Lithium hat man bei der Behandlung der → manisch-depressiven Krankheit erstaunliche Erfolge erzielt. Durch 6- bis 10-tägige Lithiumzufuhr werden die Symptome der Manie (übertriebene Heiterkeit, Ideenflucht, Verwirrtheit, erhöhte Erregbarkeit bis zur Tobsucht, abnorme Ablenkbarkeit) ohne Beeinträchtigung der normalen psychischen Funktionen beseitigt. Gegenüber den depressiven Phasen besitzt Lithium allerdings nur eine prophylaktische, jedoch keine therapeutische Wirkung. Bei Dauerbehandlung werden die einzelnen Phasen seltener, kürzer und leichter. Offenbar beeinflusst Lithium nicht die Stimmungsabnormität (Manie oder Depression) an sich, sondern es behebt die Stimmungsschwankungen und stabilisiert die Gefühlslage. Die therapeutische Breite der Präparate ist relativ klein; daher ist eine individuelle Dosierung erforderlich. Die Lithiumtherapie verbietet sich bei Herz- und Kreislauferkrankungen, Nierenkrankheiten, Epilepsie und Störungen im → Elektrolythaushalt. Symptome einer Überdosierung sind: Zittern, Muskelschwäche, Schwindel, Seh- und Sprachstörungen, Magen-Darm-Beschwerden sowie Funktionsstörungen der Niere.

Lithotripsie → Steinzertrümmerung.

Little-Krankheit → zerebrale Kinderlähmung.

livid(e) bläulich verfärbt, fahl.

Lobektomie operative Entfernung eines Organlappens, insbesondere eines Lungenlappens.

Lochien → Wochenfluss.

-logie Bestandteil medizinischer Fachausdrücke mit der Bedeutung »Lehre«.

Logopäde Stimm- und Sprachtherapeut.

Lokalanästhesie (örtliche Betäubung) Erzielung einer Schmerzlosigkeit in einem umschriebenen Körperbereich durch örtliche Anwendung von Betäubungsmitteln. Dabei unterscheidet man verschiedene Verfahren:

die ***Oberflächenanästhesie:*** Hierbei erfolgt die Blockade von Nervenfasern in Schleimhäuten durch Aufsprühen oder Aufstreichen eines Betäubungsmittels.

die ***Infiltrationsanästhesie:*** Einspritzen eines Betäubungsmittels und dadurch Ausschaltung der Nervenendäste unmittelbar am Ort der erwünschten Schmerzfreiheit.

die ***Leitungsanästhesie:*** gezieltes Ausschalten einzelner Nerven durch Einspritzung des Betäubungsmittels in deren unmittelbare Umgebung. Dadurch wird der von diesen Ner-

ven versorgte Körperbereich gefühllos. Eine besondere Form der Leitungsanästhesie stellt die → Lumbalanästhesie dar, bei der diejenigen Nerven, die die untere Körperhälfte versorgen, durch direktes Einspritzen eines Betäubungsmittels in den Rückenmarkkanal, und zwar zwischen dem 3. und 4. Lendenwirbel, unterbrochen werden.
Bei der Lokalanästhesie wird dem Betäubungsmittel oft ein gefäßverengendes Mittel (Adrenalin) zugesetzt, das eine längere Wirkungsdauer, geringere Toxizität und verminderte Herz-Kreislauf-Wirkung bedingt.

Lordose (Hohlkreuz) Bei einer Lordose ist die Biegung der Brustwirbelsäule nach hinten und die der Lendenwirbelsäule nach vorn verstärkt. Gleichzeitig ist das Becken nach vorn gekippt. Als Ursachen kommen Fehlbildung des 5. Lendenwirbels, Veränderungen der Hüftgelenkpfanne und Schwäche der Gesäßmuskulatur in Betracht. Die Befallenen klagen häufig über Rückenschmerzen und leichte Ermüdbarkeit. Die Behandlung besteht bei leichten Fällen in aktiver Bewegungstherapie (zuerst Krankengymnastik, später mäßiger Sport); in schweren Fällen im – mit Gymnastik kombinierten – Anlegen eines Aufrichtegipses oder Tragen eines Korsetts. Zudem sollten Menschen mit Lordose keine körperlich schweren Berufe ausüben.

LRS Abkürzung für → **L**ese-**R**echtschreib-**S**chwäche.

LSD Abkürzung für **L**yserg**s**äure**d**iäthylamid. Dies ist eine zu den Halluzinogenen zählende synthetische Substanz, die sich von Mutterkornwirkstoffen herleitet. Schon mit geringen Dosen LSD kann man bei einem Menschen experimentell eine akute → Psychose auslösen, deren Erscheinungsbild sich aus folgenden Symptomen zusammensetzt: Veränderungen des Bewusstseins, des Denkens und des Gefühlslebens; verzerrte Sinnesempfindungen; Störungen des Raum- und Zeiterlebens; gesteigerte Sexualität; Aggressionsgefühle; kosmisch-mystische Erlebnisse. Da sich derart erzeugte Modellpsychosen für Studium und Forschung eignen, hat LSD eine experimentelle Bedeutung in → Psychiatrie und → Psychotherapie gewonnen. Der Missbrauch von LSD ist vor allem unter Studenten verbreitet, die an dieses Mittel leichter herankommen. Die schädlichen Folgen sind grundsätzlich die gleichen wie die von → Haschisch.

Lubrifikation (Lubrikation) bei sexueller Erregung der Frau vermehrte Absonderung seröser Flüssigkeit aus dem ausgedehnten Kapillarnetz der Scheidenschleimhaut zur Erhöhung der Gleitfähigkeit der Scheide und Ermöglichung eines problemlosen Geschlechtsverkehrs. Bleibt die Scheide trocken – was nach Umfragen bei jeder 3. Frau ab und zu vorkommt –, empfindet die Frau das Eindringen des männlichen Gliedes nicht als lustvoll, sondern als schmerzhaft. Ursachen für die ungenügende Befeuchtung der Scheide können sein: zu kurzes Vorspiel vor dem Geschlechtsverkehr, Fehlen der seelischen Bereitschaft, → Stress, Überlastung, Schwankungen des allgemeinen Befindens, einige Arten von Anti-Baby-Pillen, Zustand nach Geburt oder einer Operation sowie hormonelle Umstellungen in den → Wechseljahren. Zur Behandlung der Scheidentrockenheit gibt es spezielle Gleitmittel (Feuchtigkeits-Gel), die jedoch nur angewandt werden dürfen, wenn Schamlippen und Scheidenvorhof weder gerötet sind noch schmerzen. Anderenfalls sollte die betroffene Frau unbedingt einen Frauenarzt aufsuchen.

Lues andere Bezeichnung für die → Syphilis.

Luftbad Das Luftbad ist eine der schonendsten Maßnahmen der → physikalischen Therapie. Die Reizstärke richtet sich dabei nach Temperatur und Bewegung der Luft; starke Sonnenbestrahlung ist allerdings zu vermeiden. Da während des Luftbades der ganze Körper unbekleidet der Luft ausgesetzt wird, kommt es zu einer Anregung der Hautfunktionen, die zu Abhärtung, Verbesserung der körperlichen Abwehr, Stoffwechselanregung, Appetitsteigerung sowie Hebung des Lebensgefühls und des Heilwillens führt. Zur Vermeidung von Wärmeverlusten ist während des Luftbades Bewegung in jeder Form anzuraten. Bei Neigung zum Frieren soll die Haut mit einer trockenen Bürste abgerieben werden. Nur Trainierten ist das Luftbad auch bei kühlerem Wetter, Wind und Regen anzuraten.

Luftembolie Verschleppung von in den Blutkreislauf eingedrungenen Gasbläschen mit dem Blutstrom und – dadurch bedingt – Verlegung von kleinsten Blutgefäßen (Kapillaren). Als Ursachen kommen in erster Linie Verletzungen, in seltenen Fällen auch Operationen in Frage. Die Folge kann ein tödlicher Koronar- oder Hirnarterienverschluss sein; → Embolie.

Luftnot → Atemnot.

Luftröhre (Trachea) Die Luftröhre liegt – teils im Hals, teils im Brustraum – direkt vor der Speiseröhre. Sie ist etwa 12 cm lang, gabelt sich dann und geht in der Höhe des 3. bis 4. Brustwirbels in die beiden Stammbronchien über. Sie besteht aus 15–20 U-förmigen Knorpelspangen, die hinten durch eine Membran zusammengehalten werden; innen ist sie mit Schleimhaut ausgekleidet. Am Eingang der Luftröhre liegt der → Kehlkopf, der für den Verschluss beim Schlucken und für die Stimmerzeugung von großer Bedeutung ist.

Luftröhrenentzündung (Tracheitis) Eine Entzündung der Luftröhrenschleimhaut kommt nur selten allein vor; fast immer ist sie mit einem Schnupfen, einer → Kehlkopfentzündung oder – besonders häufig – einer → Bronchitis kombiniert. In diesem Fall spricht der Mediziner von einer ***Tracheobronchitis***. Die entzündliche Reaktion wird häufig durch Viren ausgelöst, die die Schleimhaut befallen (akute Luftröhrenentzündung), aber auch durch länger einwirkende Reize, vor allem durch ständigen Tabakrauch (chronische Luftröhrenentzündung). Auffälligstes Symptom ist ein heftiger, hartnäckiger Reizhusten, meist verbunden mit ausgeprägter Heiserkeit. Bei der akuten Form macht dem Betroffenen zudem vielfach ein brennender Schmerz hinter dem Brustbein zu schaffen.

Die Behandlung muss die Ausschaltung der Ursache zum Ziel haben. Die begleitenden Infektionen der oberen Luftwege werden je nach Art und Ausprägung mit Schleim lösenden Mitteln und gegebenenfalls mit → Antibiotika behandelt. Auf das Rauchen muss der Kranke in jedem Fall verzichten.

Luftröhrenschnitt (Tracheotomie) lebensrettender Notfalleingriff bei mechanischer Atemwegsverlegung (Sekret, Verletzungen, Tumoren, Fremdkörper, Entzündungen, Allergie) oder bei unzureichender Atmung (als Folge von Verbrennungen, Koma, Aspiration von Mageninhalt, Vergiftungen, Lähmungen, schweren Lungenerkrankungen, → Eklampsie, → Gehirnentzündung, → Wundstarrkrampf, → Luftembolie usw.). Nach operativer Freilegung der Luftröhre wird in diese ein »Fenster« geschnitten, in das eine Kanüle eingesetzt wird. Die Außenluft kann dann direkt in die Luftröhre einströmen. Damit die Kanüle nicht ausgehustet wird, muss sie gut fixiert werden. Außerdem ist sie mehrmals am Tag gründlich zu reinigen.

Luftröhrenspiegelung (Tracheoskopie) Untersuchung des Luftröhreninneren durch ein besonderes Endoskop (→ Endoskopie), wobei auch kleine therapeutische Eingriffe – beispielsweise die Entfernung eines Fremdkörpers – durchgeführt werden können.

Luftschlucken Manche Menschen verschlucken beim Sprechen, Essen und Trinken unbewusst große Mengen von Luft. Die Folge sind Aufblähungen von Magen und Darm, Völlegefühl, lästiges Aufstoßen und manchmal sogar Herzbeklemmungen. Als Ursachen kommen nur ausnahmsweise eine Bronchitis oder Krankheiten von Magen und Darm in Betracht; meist handelt es sich um eine nervöse Störung, eine Affektstauung oder sonstige Konfliktsituation. In Fällen, in denen die Betroffenen das Luftschlucken auch durch hartnäckiges Üben nicht loswerden, ist eventuell Hilfe durch die → Psychotherapie zu erwarten. Grundsätzlich sollte vor dem Hinunterschlucken eines Bissens tief ausgeatmet werden, und erst im Augenblick der tiefsten Ausatmung soll geschluckt werden.

Lumbago medizinische Fachbezeichnung für den → Hexenschuss.

Lumbalanästhesie Form der Leitungsanästhesie (→ Lokalanästhesie), bei der am sitzenden, nach vorn geneigten Patienten durch Einspritzung eines Lokalanästhetikums in den Rückenmarkkanal zwischen 3. und 4. Lendenwirbelfortsatz Schmerzfreiheit des Körpers unterhalb des Nabels erzielt wird.

Lumbalpunktion Einstich in den Rückenmarkkanal mit einer langen Hohlnadel zur Gewinnung von Gehirn-Rückenmarks-Flüssigkeit (Liquor cerebrospinalis), die anschließend zur Diagnose einer eventuell vorliegenden → Hirnhautentzündung sowie anderer Erkrankungen des Zentralnervensystems im Labor untersucht wird. Außerdem kann ein Röntgenkontrastmittel zur Darstellung des Rückenmarkkanals eingespritzt werden. Therapeutisch verwendet man die Lumbalpunktion, um bei Hirnhautentzündung und → Wasserkopf Flüssigkeit zur Verringerung des → Hirndrucks abzulassen; zudem können auf diese Weise Arzneimittel direkt in den Rückenmarkkanal eingespritzt werden.

Lumbalsyndrom Unter dem Begriff »Lumbalsyndrom« fasst man Kreuzschmerzen im Bereich der Lendenwirbelsäule als Folge eines → Bandscheibenvorfalls zusammen, die durch akute schmerzhafte Bewegungseinschränkungen mit Verspannung der Muskulatur gekennzeichnet sind. Am häufigsten betroffen sind Männer und Frauen im Alter zwischen 30 und 60 Jahren. Die hervorstechendsten Anzeichen sind blitzartige auftretende, überaus heftige Schmerzen, eine völlige Bewegungsunfähigkeit mit Verspannung der Muskulatur und eine dadurch unwillkürlich eingenommene Schonhaltung. Je nach Sitz des Bandscheibenvorfalls strahlen die Schmerzen in die Umgebung aus. Zur Behandlung kommen in erster Linie physikalische Anwendungen wie Wärme, Bäder und Massagen in Betracht; bei starken Beschwerden nimmt der Arzt zur Schmerzausschaltung örtliche Injektionen vor; in schwersten Fällen muss eine operative Behebung des Bandscheibenvorfalls erfolgen.

Zur Vorbeugung chronisch wiederkehrender Rückenschmerzen sollte man sich eine strenge »Rückendisziplin« angewöhnen. Dazu gehört, dass alle schweren Lasten stets entlang der Körperachse hochgehoben werden. Man sollte sich dabei keinesfalls nach unten vorbeugen, sondern mit gestrecktem Oberkörper in die Hocke gehen. Außerdem sollten Traglasten zum Schutz der Wirbelsäule auf beide Arme verteilt werden. Ist das nicht möglich, sollte die Last besser auf der Schulter getragen werden. Ältere oder beleibte Menschen sowie Patienten mit Kniebeschwerden, die nicht in die Ho-

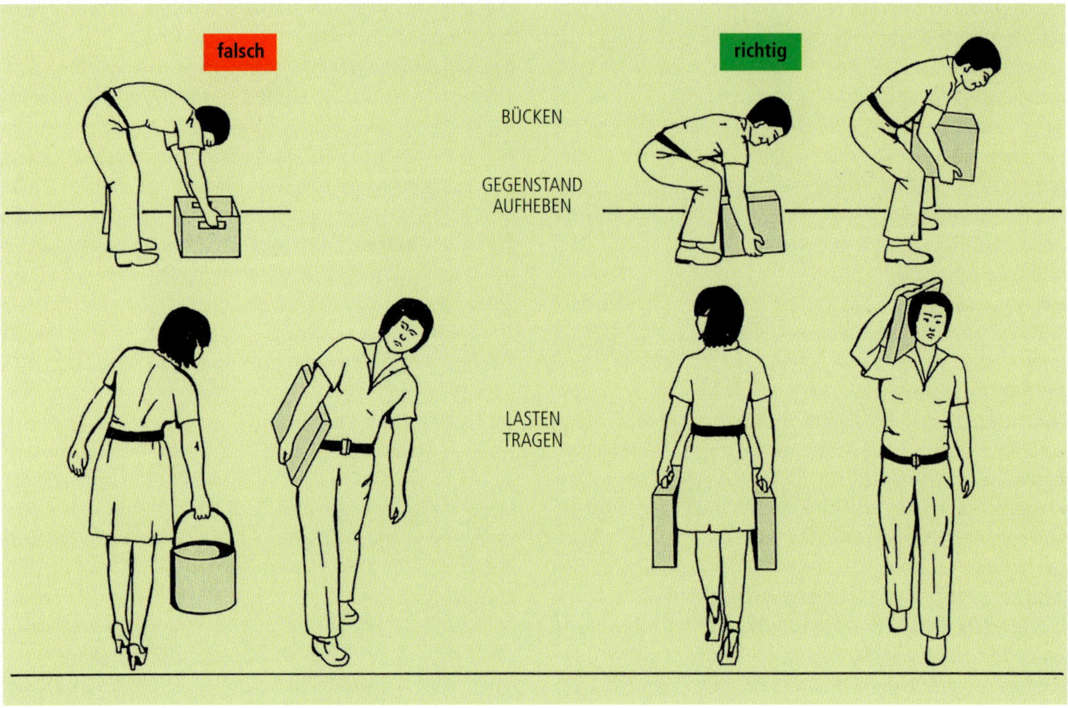

Lumbalsyndrom Vermeiden von Fehlhaltungen beim Bücken, Aufheben von Gegenständen und Tragen von Lasten. Prinzipien: Knie- und Hüftgelenke beugen, den Rücken gerade halten. Lasten nahe zum Körper tragen und nach Möglichkeit gleichmäßig verteilen.

cke gehen können, können sich behelfen, indem sie mit einem Fuß einen kleinen Ausfallschritt nach vorn machen, die Muskeln der Bauchdecke straff anspannen und sich dann erst nach vorn und unten beugen.

Lumen lichte Weite eines Hohlorgans (z. B. eines Blutgefäßes).

Lunge (Pulmo) Unser Atmungsorgan gleicht einem auf den Kopf gestellten Baum. Dem Baumstamm entspricht die ***Luftröhre*** (Trachea), die ersten beiden vom Stamm abgehenden dicken Äste entsprechen den beiden großen Hauptbronchien, die sich immer mehr verzweigenden Äste den sich ebenso verzweigenden → ***Bronchien***, die dünnen Zweige den kleinsten Bronchien (***Bronchiolen***) und die Lungenbläschen (***Alveolen***) schließlich den Blättern. Dies gilt allerdings mit der Einschränkung, dass die Lungenbläschen nicht an den feinen Ästchen der Bronchiolen hängen, sondern das zu einem mehrkammerigen, blasigen Gebilde erweiterte Ende des feinen Bronchiolenröhrchens darstellen. Insgesamt besitzen die beiden Lungen zwischen 300 und 750 Millionen Lungenbläschen, die für den Gasaustausch eine Fläche von etwa 200 m^2 zur Verfügung stellen. Das zwischen den Alveolen liegende Kapillarnetz hat eine Ausdehnung von etwa 300 m^2.

Stellt man sich den hier als Vergleichsbild benutzten Baum mit 2 Kronen vor, dann entsprechen den beiden Baumkronen die beiden Lungenflügel. Jeder von ihnen hat etwa die Form eines Zuckerhutes: Oben liegt die Lungenspitze, unten ruht die breite Lungenbasis auf der Muskelplatte des → Zwerchfells. Etwa in der Mitte jedes Lungenflügels tritt der Hauptbronchus ein, unmittelbar daneben die ***Lungenarterie***, die das Blut zum Lungengewebe bringt, und die ***Lungenvene***, die das Blut wieder herausleitet. Außerdem finden sich an dieser Eingangspforte (***Lungenhilus***) noch zahlreiche wichtige Lymphknoten (»Hilusdrüsen«).

Jeder Lungenflügel – der rechte ist nochmals in 3, der linke in 2 Lungenlappen unterteilt – ist von einer feinen, etwas schlüpfrigen Haut, dem → ***Brustfell*** (***Pleura***) (genauer gesagt, von dessen innerem Blatt: dem ***Lungenfell***), überzogen. Parallel dazu ist der knöcherne Brustkorb innen mit dem

äußeren Blatt, dem ***Rippenfell***, ausgekleidet. Damit Lungen- und Rippenfell bei den Atembewegungen reibungslos aneinander vorbeigleiten können, ist die Innenseite des Rippenfells ebenfalls feucht und schlüpfrig.
Indem sie den Verästelungen der Bronchien folgen, verzweigen sich die Lungenarterien innerhalb jeder Lunge immer mehr, bis die feinsten Ästchen, die Lungenkapillaren, um die Lungenbläschen herum ganz feine Gefäßnetze bilden, in denen der Gasaustausch zwischen dem Blut in den Kapillaren und der Luft in den Lungenbläschen stattfindet (→ Atmung). Fließt das Blut dann aus diesen feinen Netzen wieder in etwas größere Blutgefäße, die sich, wie Bäche zum Fluss, zu immer größeren Gefäßen vereinigen, bis schließlich die kräftige Lungenvene den Lungenhilus verlässt, so strömt darin aufgefrischtes, sauerstoffreiches Blut dem Herzen zu und wird von dort aus zu den Organen des Körpers weitertransportiert. Die Lungenarterie ist somit die einzige Arterie des Körpers, die sauerstoffarmes, und die Lungenvene die einzige Vene, die sauerstoffreiches Blut führt.

Lungenabszess örtlich umschriebene eitrige Einschmelzung im Lungengewebe. Ein Lungenabszess wird durch Krankheitserreger verursacht, die mit der Atemluft über die Bronchien, mit dem Blutstrom oder unmittelbar aus dem umgebenden Gewebe in die Lunge gelangt sind, entsteht also meist im Zusammenhang mit einer bakteriellen → Lungenentzündung, häufig begünstigt durch die Verlegung eines Bronchus mit Blut, Schleim oder Eiter. Aber auch aus einer → Lungenembolie kann sich ein Lungenabszess entwickeln. Charakteristisch sind folgende Krankheitszeichen: Fieber, Schüttelfrost, Schweißausbruch, Appetitlosigkeit und Aushusten großer Mengen eines eitrigen, fade-süßlich riechenden → Auswurfs. Im Röntgenbild ist der Lungenabszess gut zu erkennen. Die Behandlung erfolgt mit → Sulfonamiden und → Antibiotika. Nur wenn man mit diesen Mitteln nicht zum Ziel kommt, ist ein chirurgischer Eingriff erforderlich.

Lungenblähung (Lungenemphysem) Überdehnung und Überblähung des Lungengewebes durch Bildung immer größerer Luftblasen, die die Wände der Lungenbläschen unwiderruflich zerstören. Der durch die verkleinerte Gasaustauschfläche bedingte Sauerstoffmangel führt zu einer Verengung der Blutgefäße in der Lunge, was wiederum eine dauerhafte Druckerhöhung im Lungenkreislauf nach sich zieht. Da das Herz ständig gegen diesen Überdruck anarbeiten muss, kommt es langfristig zu dessen Schädigung (chronisches → Cor pulmonale). Das unheilbare Endstadium der Erkrankung ist eine schwere Atemstörung, die die Lebenserwartung deutlich verkürzt.
Die häufigste Ursache sind Erkrankungen wie chronische → Bronchitis oder → Bronchialasthma, die die Bronchien einengen und damit zu einer Vermehrung der in der Lunge ver-

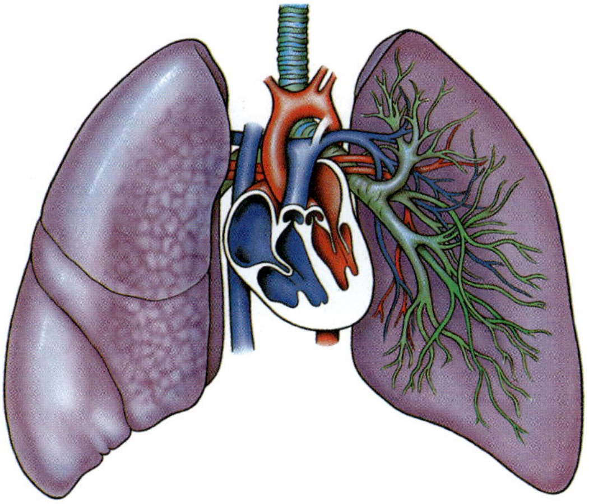

Lungen mit Bronchialbaum, Herz und Blutgefäßen. In der Mitte oben die Luftröhre (blau), darunter der Bogen der Aorta (rot). Unter diesem das aufgeschnittene Herz, die rechte Herzhälfte (blau) und die linke Herzhälfte (rot). Rechte Lunge mit drei Lungenlappen. Die linke Lunge ist aufgeschnitten, die Bronchien (grün), ihre Verzweigungen und die Blutgefäße (rot und blau) sind zu sehen.

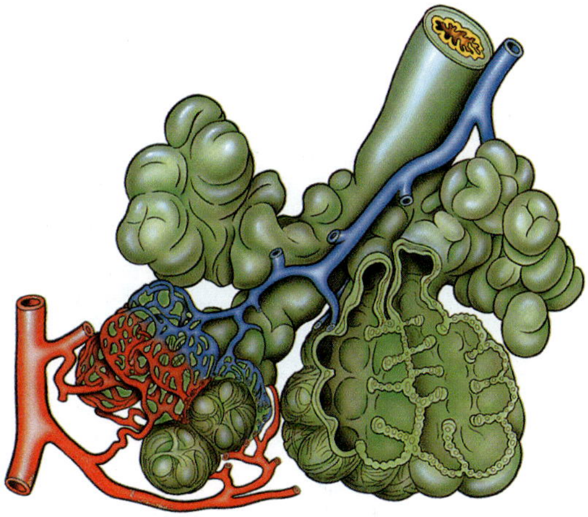

Lunge Die Endaufteilung der Luftwege: eine Endbronchie (grün) ist angeschnitten; glatte Muskulatur (gelb); die Lungenbläschen sind ebenfalls grün eingezeichnet; die Kapillaren der Lungenarterien (blau) und der Lungenvenen (rot) bilden ein Gefäßnetz um die Lungenbläschen; hier findet der Gasaustausch zwischen dem Blut und der Luft statt.

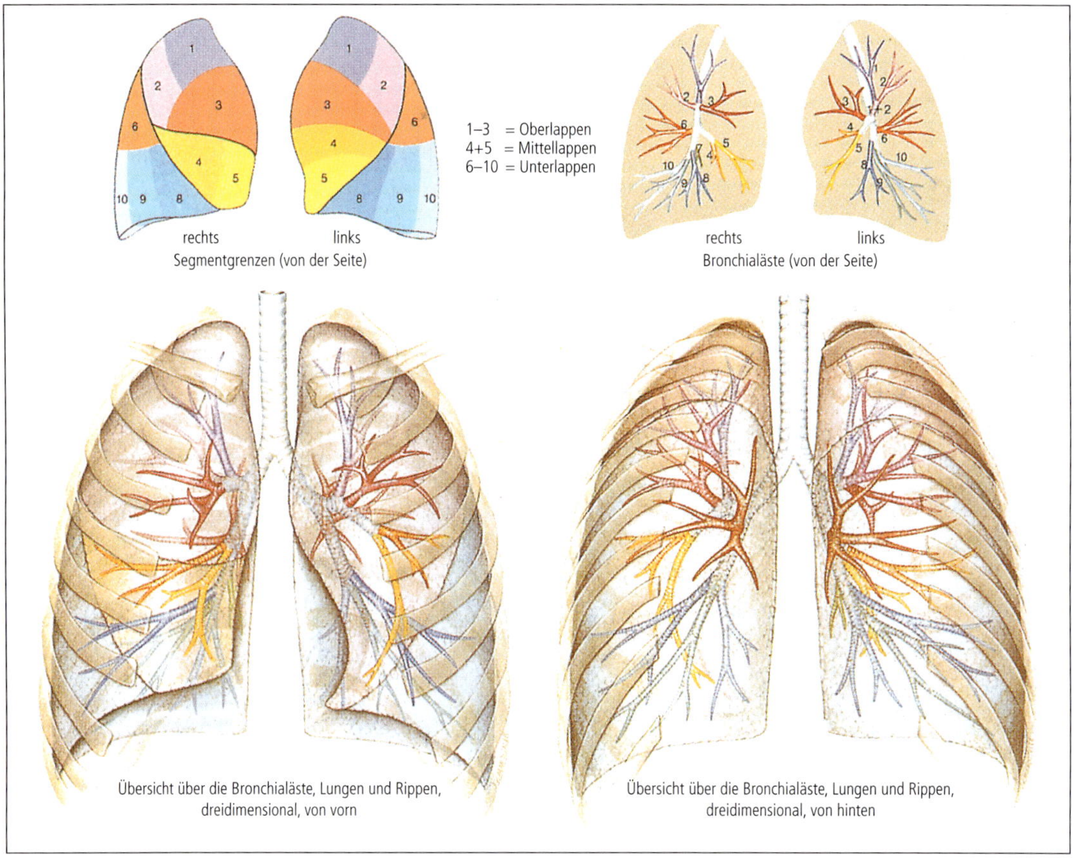

Lunge und Bronchialsystem: ***links oben*** Segmentgrenzen der Lungen von der Seite; ***rechts oben*** Bronchialäste von der Seite; ***links unten*** Luftröhre, Bronchialäste, Lungen, Schlüsselbeine und Rippen von vorn; ***rechts unten*** Luftröhre, Bronchialäste, Lungen und Rippen von hinten.

bleibenden Luftmenge führen. Da die Hauptursache der chronischen Bronchitis in langjährigem Rauchen liegt, betrifft ein derartiges ***obstruktives Lungenemphysem*** vorzugsweise Raucher im Alter von 40–60 Jahren. Eine ernste Lungenblähung kann sich aber auch aufgrund einer Lungenerkrankung oder einer starken Deformierung des Brustkorbes (z. B. bei → Skoliose) entwickeln. Ist die Lungenblähung auf den langsam stattfindenden Abbau des elastischen Lungengewebes in höherem Lebensalter zurückzuführen, so liegt ein so genanntes ***Altersemphysem*** vor. Bei jungen Menschen tritt die Krankheit dagegen nur selten auf.

Die Betroffenen leiden unter chronischer Atemnot, die unter körperlicher Belastung rasch zunimmt. Dazu kommen Husten und Auswurf sowie eine auffällige Blaufärbung (Zyanose). Bei der körperlichen Untersuchung fällt ein fassförmig erweiterter Brustkorb auf, beim Abhorchen hört der Arzt trockene Rasselgeräusche. In fortgeschrittenem Stadium zeigen sich alle Zeichen einer Rechtsherzinsuffizienz (→ Herzschwäche). Als Ausdruck einer Minderversorgung des Gehirns mit Sauerstoff sowie durch den erhöhten Gehalt des Blutes an Kohlendioxid treten im Spätstadium Kopfschmerzen, Erregbarkeit, Verwirrtheit, Zittern und Benommenheit bis hin zur Bewusstlosigkeit auf.

Am Anfang der Behandlung, durch die die Krankheit nicht geheilt, sondern allenfalls ihr Fortschreiten aufgehalten werden kann, stehen Allgemeinmaßnahmen wie striktes Rauch- und Alkoholverbot, Schutz vor Durchnässung und Erkältung, Vermeidung von Staub, Anfeuchten der Luft in geheizten Räumen und Sanierung der Nasennebenhöhlen. Zudem umfasst die ärztliche Therapie die Verschreibung von Hustenmitteln, Inhalationen, Atemübungen, Herzmitteln und bei eitrigem Auswurf auch → Antibiotika. Sehr zu empfehlen sind daneben wiederholte Klima- und Badekuren.

Lungenblutung Aushusten von Blut aus der Lunge; → Bluthusten.

Lungenembolie Verstopfung eines Lungengefäßes durch ein Blutgerinnsel (→ Embolie). Eine der Hauptursachen ist die → Thrombose der tiefen Beinvenen, von wo ein abgerissenes Gerinnsel zur Lunge geschwemmt wird. Aber auch aus den Venen des Beckens und des Bauchraums kann das Gerinnsel stammen. Gefährdet sind vor allem bettlägerige Herzkranke, bei denen die Blutströmung verlangsamt ist. Ebenso neigen Operierte, Unfallopfer und fettleibige Personen zu Thrombosen und Embolien. Die Folgen hängen vom Umfang des verschleppten Blutgerinnsels und damit von der Größe des verstopften Gefäßes ab. Mit dem sofortigen Tod ist zu rechnen, wenn 70–80 Prozent der Lungendurchblutung ausfallen. In etwa der Hälfte der Fälle führt die Lungenembolie zu einem → Lungeninfarkt, dem begrenzten Absterben des von der Blutzufuhr abgeschnittenen Lungengewebes. Lungenembolie und Lungeninfarkt verursachen mehr Todesfälle als Lungenkrebs oder Lungenentzündung. Frauen und ältere Personen sind etwas häufiger betroffen.

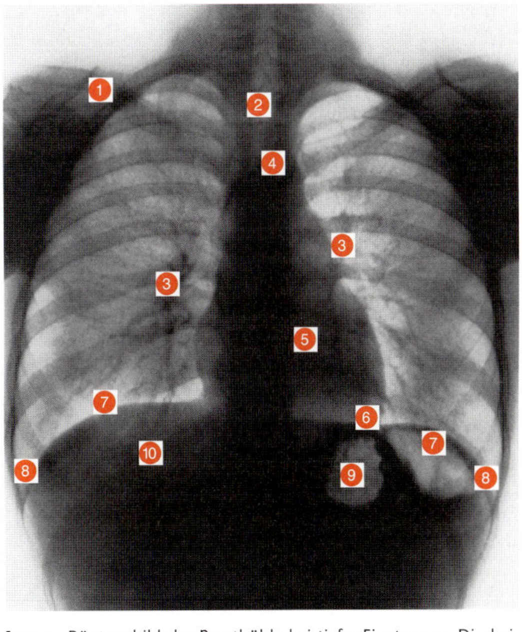

Lunge Röntgenbild der Brusthöhle bei tiefer Einatmung. Die beiden lufthaltigen Lungen mit den Rippen sind gut zu erkennen. Der Herzschatten wölbt sich von der Mitte nach links vor. **1** Schlüsselbein; **2** Luftröhre; **3** rechter bzw. linker Bronchialbaum; **4** Aortenbogen; **5** »Herzschatten«; **6** Herzspitze; **7** rechte bzw. linke Zwerchfellkuppel; **8** rechter bzw. linker Lungenspalt; **9** »Magenblase«; **10** »Leberschatten«.

Während kleinere Lungenembolien ganz ohne besondere Anzeichen verlaufen können, führen schwere Embolien zu → Schock, Übelkeit, Brechreiz, Schweißausbruch, Blässe und Blausucht (Zyanose). Dazu kommen Bewusstseinstrübung, Atembeschleunigung, Atemnot, Brustbeklemmung, Abfall von Pulsfrequenz und Blutdruck.

Der Betroffene muss so schnell wie möglich ins Krankenhaus gebracht werden. Nur dort kann eine Notfallbehandlung vorgenommen und mit Hilfe geeigneter Untersuchungsverfahren entschieden werden, ob sich der Thrombus vielleicht auf medikamentösem Weg auflösen lässt oder ob ein operativer Eingriff erforderlich ist. In leichteren Fällen beschränkt man sich auf die Überwachung des Kranken und auf den Einsatz von Arzneimitteln, die die Blutgerinnung künstlich herabsetzen.

Lungenemphysem → Lungenblähung.

Lungenentzündung (Pneumonie) Die Entzündung des Lungengewebes kann eine Reaktion auf die Infektion mit Bakterien – vor allem mit Pneumokokken –, Viren, Rickettsien oder Pilzen sein, sie kann aber auch andere Ursachen haben: beispielsweise eine → Allergie, Durchblutungsstörungen der Lunge, Bronchusveränderungen, Vergiftungen, → Harnvergiftung (Urämie) oder das Einatmen von Fremdkörpern wie Mageninhalt oder Blut. Eine große Bedeutung kommt der persönlichen Veranlagung (Disposition) zu, wobei folgende Faktoren die Anfälligkeit für eine Lungenentzündung erhöhen: Kälte- und Nässeschäden, Unterernährung, Schwächezustände, chronischer Alkoholismus, Inhalation von Schadstoffen.

Wird ein ganzer Lungenlappen oder ein noch größerer Teil der Lunge befallen, so spricht man von ***Lobärpneumonie*** (»lobus« bedeutet »Lappen«); beschränken sich die entzündlichen Veränderungen hingegen auf fleckförmige Abschnitte in der Umgebung kleinerer Bronchien, so hat man es mit einer ***Bronchopneumonie*** zu tun. Diese Form der Krankheit entwickelt sich meist im Anschluss an eine → Bronchitis oder → Grippe oder im Zusammenhang mit Infektionskrankheiten wie → Typhus oder → Masern und verläuft im Gegensatz zur Lobärpneumonie weitaus weniger stürmisch. Seit Einführung der → Antibiotika ist die Lobärpneumonie wesentlich seltener geworden, was darauf zurückzuführen ist, dass diese Medikamente heutzutage bei bakteriellen Infektionen der Atemwege sehr frühzeitig verabreicht werden und die Ausbreitung der Krankheitserreger auf die Lunge von vornherein verhindern. Außerdem lässt sich eine ausgebrochene Lungenentzündung mit Antibiotika meist recht schnell in den Griff bekommen, wodurch die Sterblichkeit, verglichen mit früheren Zeiten, ganz erheblich zurückgegangen ist. Am meisten gefährdet sind Kinder vor dem 5. und Erwachsene nach dem 65. Lebensjahr.

Die Hauptsymptome der Lungenentzündung sind Brustschmerzen, Husten, Fieber und ein rötlich oder rostfarbig verfärbter Auswurf. Bei älteren und geschwächten Patienten kann das Fieber fehlen. Die Diagnose stellt der Arzt durch Abklopfen und Abhören; bestätigt wird sie durch den Röntgenbefund. Als Komplikation können eine → Brustfellentzündung oder ein → Lungenabszess auftreten. Zur Vorbeugung einer Lungenentzündung sind bei Bettlägerigen nach wie vor Atemgymnastik, Abklatschen und Feuchthalten der Luft geeignet.

Lungenfell innerer, die Lungenoberfläche überziehender Anteil des → Brustfells (Pleura).

Lungenfibrose Endzustand verschiedener Erkrankungen der → Lunge mit herdförmiger oder diffuser Bindegewebsvermehrung des Lungengerüstes und Verlust von Lungenbläschen. Als ursächliche Schädigungen kommen unter anderem eine → Staublungenerkrankung, verschiedene Gase, Röntgenstrahlen und eine chronische → Lungenentzündung in Betracht. Auch als Folge der → Sarkoidose, der → Sklerodermie oder einer → Herzschwäche, bei der sich das Blut in die Lunge zurückstaut, kann es zur Lungenfibrose kommen. Die Krankheit beginnt in der Regel schleichend mit Leistungsschwäche, Belastungsatemnot, Appetitlosigkeit, Gewichtsabnahme, trockenem Reizhusten und etwas schleimigem Auswurf. Durch → Lungenfunktionsprüfungen lässt sich schon früh eine Verminderung der Lungendehnbarkeit entdecken. Die endgültige Diagnose stellt der Arzt aufgrund des typischen Röntgenbildes und einer → Biopsie, also einer Gewebeentnahme mit anschließender mikroskopischer Untersuchung.

Die Prognose ist in erster Linie von der Ursache abhängig. Wird diese frühzeitig erkannt, beträgt z. B. bei der »Vogelzüchterlunge« die Sterblichkeit nur 1 Prozent, bei der → Farmerlunge hingegen ca. 10 Prozent. Die Heilung einmal eingetretener Lungenveränderungen ist nicht möglich. Im Endstadium der Lungenfibrose kommen nur noch unterstützende Maßnahmen wie körperliche Schonung, Sauerstoffatmung und Herzmittel in Betracht.

Lungenfunktionsprüfungen Oberbegriff für diverse Testmethoden, mit denen die Leistungsfähigkeit der Lunge in Ruhe und unter Belastung geprüft werden kann. Die Ergebnisse geben Auskunft über Störungen der Lungentätigkeit und über krankhafte Veränderungen der Lunge. Lungenfunktionsprüfungen führt man auch vor Operationen an der Lunge durch. Überprüft werden die Belüftung der Lunge, also die Luftvolumina, die bewegt werden können, der Austausch von Sauerstoff und Kohlendioxid im Lungengewebe und die Durchblutung der Lunge sowie die Beeinflussung dieser Messwerte durch Medikamente. Ermittelt werden das Volumen eines normalen Atemzugs, die ***Vitalkapazität*** (maximales Volumen, das bei größtmöglicher Ein- und Ausatmung bewegt werden kann) sowie das ***Residualvolumen*** (Volumen, das trotz maximaler Ein- und Ausatmung in der Lunge verbleibt).

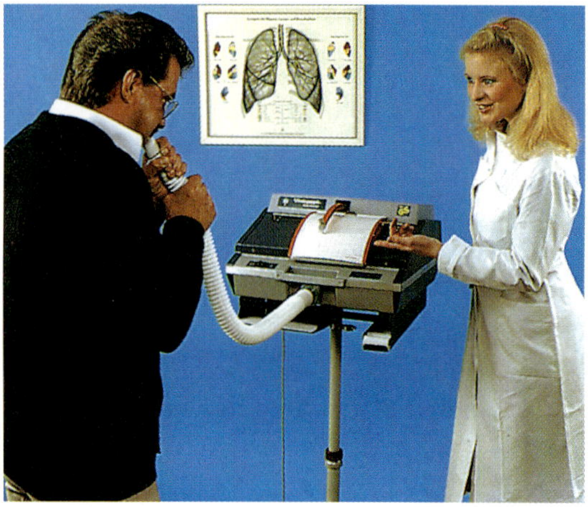

Lungenfunktionsprüfungen Mit dem Spirometer können verschiedene Größen der Lungenfunktion gemessen werden, z. B. die Vitalkapazität (wie viel Luft kann der Patient maximal einatmen?). Die Lungenfunktionsdiagnostik ist bei allen Erkrankungen der Atemwege (Asthma, chronische Bronchitis, Lungenblähung) unentbehrlich.

Lungengeschwülste Gutartige Geschwülste im Lungengewebe bleiben zumeist symptomlos und werden nur zufällig bei Röntgenuntersuchungen entdeckt. Dabei kann es sich unter anderem um ein → Fibrom (Bindegewebsgeschwulst), ein Lipom (→ Fettgeschwulst), ein → Chondrom (Knorpelgeschwulst) oder ein → Neurinom, eine Wucherung von Nervenhüllen, handeln.

An bösartigen Geschwülsten spielt praktisch nur der → Lungenkrebs (Bronchialkarzinom) eine Rolle. Dieser kann direkt in der Lunge entstehen, sich von Nachbarorganen auf die Lunge ausdehnen oder als → Metastase (Tochtergeschwulst) eines anderen, mitunter weit entfernten Krebses in der Lunge heranwachsen.

Lungenhilus (Lungenwurzel) Ein- und Austrittspforte der → Lunge für Bronchien, Blutgefäße und Nerven.

Lungeninfarkt Absterben von Lungengewebe nach Unterbrechung der Blutzufuhr. Von einem Infarkt spricht man ganz allgemein, wenn ein Blutgefäß – in der Regel durch ein mit dem Blutstrom fortgerissenes Gerinnsel – verschlossen wird, so dass das von ihm versorgte Gewebe keinen Sauerstoff mehr erhält und abstirbt. So ist es auch beim Lungeninfarkt. Der vorausgehende Gefäßverschluss, die → Lungenembolie, kommt durch Blutgerinnsel zu Stande, die meist von einer → Thrombose der tiefen Bein- und Beckenvenen ausgehen oder aus der rechten Herzhälfte stammen, aus der heraus das Blut unmittelbar in die Lunge strömt. Wenn der Lungeninfarkt nicht gleich zum Tod führt, kann er sich mit der Zeit entweder zurückbilden, oder es erfolgt eine Verhärtung des betroffenen Bereichs mit nachträglicher Kalkeinlagerung.

Symptome: Je größer das befallene Gebiet ist, desto stärker sind die vom Brustraum ausgehenden, stechenden Schmerzen. Der Patient hustet einen blutigen → Auswurf aus und bekommt nur mühsam Luft. Puls und Körpertemperatur steigen an, und in schweren Fällen überlebt er den Infarkt nicht. Die Behandlung des Lungeninfarkts entspricht der der → Lungenembolie.

Lungenkollaps → Pneumothorax.

Lungenkrebs (Bronchialkarzinom) Die meisten bösartigen Lungentumoren gehen nicht vom eigentlichen Lungengewebe, sondern von der Bronchialschleimhaut aus, so dass es eigentlich richtiger wäre, von einem Bronchialkrebs zu sprechen. Die Häufigkeit dieser Neubildung hat in den letzten Jahren und Jahrzehnten ständig zugenommen; heute ist der Lungenkrebs die häufigste Krebsform des Mannes. Die meisten Fälle treten im Alter von 40–70 Jahren auf. Als Ursache für die Zunahme des Bronchialkrebses müssen in erster Linie Teerprodukte genannt werden, die beim Rauchen von Zigaretten entstehen und eingeatmet werden. Bei Rauchern tritt Lungenkrebs – von dem es etliche Unterformen gibt, die sich in ihrem zellulären Aufbau unterscheiden und unterschiedlich bösartig sind – mehr als zehnmal so häufig auf wie bei Nichtrauchern; wer gar mehr als 25 Zigaretten täglich raucht, hat gegenüber einem Nichtraucher sogar ein 20-fach erhöhtes Lungenkrebs-Risiko. Alles in allem ist langjähriges Zigarettenrauchen für etwa 85 Prozent aller Lungenkrebsfälle verantwortlich. Daneben spielt auch die Verpestung der Großstadtluft durch Auspuff- und Industrieabgase eine gewisse Rolle. Eindeutig erwiesen ist zudem das gehäufte Auftreten

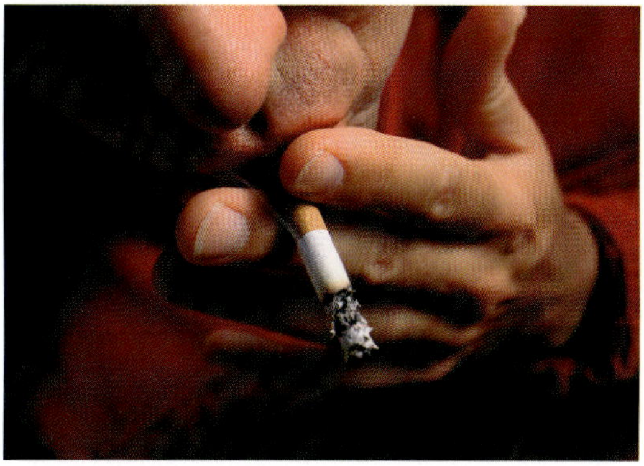

Lungenkrebs Raucher setzen sich dem hohen Risiko aus, an einem bösartigen Lungentumor zu erkranken.

von Lungenkrebs bei Menschen, die beruflich mit Uran-, Asbest-, Chrom- und Nickelstäuben zu tun haben (Berufskrebse).

Da charakteristische Frühsymptome fehlen, wird die Krankheit meist recht spät erkannt. Ein mögliches Erstsymptom ist z. B. länger anhaltender, trockener Reizhusten (der so genannte »Raucherhusten«). Weitere Beschwerden sind Atemnot, Druckgefühl oder Schmerzen im Brustkorb, wiederholte Infekte von Bronchien und Lunge sowie blutiger → Auswurf. Hinzu kommen allgemeine Symptome wie Appetitlosigkeit, Gewichtsverlust, Abgeschlagenheit und Fieber. Die Diagnose stützt sich auf Röntgenaufnahmen der Lunge und auf die → Bronchoskopie (Spiegelung der Bronchien).

Als Behandlung kommt nur die großzügige operative Entfernung des befallenen Lungengewebes in Betracht, wobei oft erhebliche Bereiche des Organs geopfert werden müssen. → Strahlenbehandlung und → Chemotherapie mit → Zytostatika wirken allenfalls lebensverlängernd. Die Prognose richtet sich nach dem Grad der Tumorausbreitung: Liegt ein kleinzelliger Lungenkrebs vor, so ist bei ausgedehntem Befall der Lunge oder bei Metastasen eine Operation oft nicht mehr sinnvoll. Behandlungsziel ist dann die Verkleinerung des Tumors durch Laser-, Chemo- bzw. Strahlenbehandlung. Verengte Bronchien können durch Prothesen offen gehalten werden. Im Spätstadium der Erkrankung steht die Behandlung der Schmerzen und der Begleiterscheinungen des Krebses, z. B. des starken Hustenreizes, an erster Stelle. Trotz aller Behandlungsmaßnahmen ist die Prognose beim Lungenkrebs sehr schlecht.

Vorbeugend sollte auf das → Rauchen konsequent verzichtet werden; und derjenige, der diesem Laster verfallen ist, soll-

Frühwarnzeichen bei Lungenkrebs

- Reizhusten
- Abhusten von Schleim
- Dauerheiserkeit
- Appetitlosigkeit
- Druckgefühl und Schmerzen in Brustkorb, Hals und Schultern

te alles daran setzen, es sich abzugewöhnen. Raucher über 40 Jahre, denen dies absolut nicht gelingt, sollten sich zumindest halbjährlich einer Röntgenschirmbildkontrolle unterziehen. Nach einer langjährigen amerikanischen Studie ist das Lungenkrebsrisiko zudem umso geringer, je höher die Zufuhr von Karotin, einer Vorstufe des Vitamins A (→ Vitamine), ist, das vorwiegend in Gemüse mit dunkelgrünen Blättern, in Karotten sowie in roten und gelben Früchten vorkommt. Das »fertige« Vitamin A bietet nach dieser Studie jedoch keinerlei Schutz vor Lungenkrebs.

Durch die Zunahme des Rauchens bei Frauen hat der Lungenkrebs auch bei ihnen stark zugenommen. Der »Vorsprung« der Männer schrumpft weltweit. Geht die Entwicklung so weiter wie bisher, werden in absehbarer Zeit ebenso viele Frauen an Raucherkrebs sterben wie Männer, was als höchst makabrer Erfolg der Emanzipation anzusehen wäre.

Lungenmykosen durch Pilze verursachte Lungenerkrankungen, die zumeist im Gefolge einer Unterdrückung oder Verminderung der Infektabwehr, z. B. bei → Leukämie und → Tuberkulose sowie bei langfristiger Therapie mit → Antibiotika und → Immunsuppressiva entstehen. Die Pilzerkrankungen der Lunge verlaufen zumeist unter dem Bild einer chronischen → Lungenentzündung oder eines → Lungenabszesses. Auch bei unklaren Erkrankungen im Anschluss an Reisen in warme Länder sollte nach Lungenpilzerkrankungen gefahndet werden. Diagnose und Therapie gestalten sich jedoch sehr schwierig.

Lungenödem Flüssigkeitsansammlung im Lungengewebe, das durch Übertritt von Flüssigkeit aus den Lungenkapillaren in die Luftwege (Lungenbläschen, Bronchien, Luftröhre) entsteht. Die Ursache ist meist ein Druckanstieg in den feinsten Lungengefäßen bei einer akuten Linksherzinsuffizienz (→ Herzschwäche). Als weitere Ursachen kommen in Frage: schwere → Lungenentzündung, Einatmen giftiger Gase (z. B. Phosgen), → Schock, → Staublungenkrankheiten, → Bergkrankheit, → Eklampsie und Folge von Herzoperationen (→ Herzchirurgie). Das Lungenödem äußert sich in hochgradiger Atemnot, stark beschleunigter Atmung, rasselnden Atemgeräuschen sowie reichlich dünnflüssigem, blutig-schaumigem → Auswurf.

Zur Behandlung bringt man den Kranken in eine sitzende Stellung mit herabhängenden Beinen, um so den Blutabfluss aus der Lunge zu unterstützen. Hilfreich sind zudem Sauerstoffzufuhr und Gabe von → Nitroglyzerin-Kapseln. Liegt die Ursache – was besonders häufig ist, in einer Herzschwäche, so steht deren Behandlung natürlich langfristig an erster Stelle.

Lungenpest besonders gefährliche Form der → Pest.

Lungentransplantation Die → Transplantation einer Lunge – sie gilt als schwieriger als eine Herzverpflanzung – ist der letzte Ausweg bei schweren Atemstörungen infolge → Lungenfibrose sowie bei → Lungenkrebs. Obwohl die Operationstechnik das Experimentalstadium bereits überwunden hat, müssen noch viele Probleme gelöst werden, ehe das Verfahren vorbehaltlos angewandt werden kann. Als Spender kommen nur frisch Verstorbene in Betracht, deren Lunge jedoch leider sehr oft durch den Herz- und Kreislauftod in Mitleidenschaft gezogen ist. Das größte Problem stellt das Ingangbringen und Erhalten der Atemfunktion der transplantierten Lunge dar. Vor allem muss, um eine ausreichende Belüftung zu ermöglichen, die sich reichlich ansammelnde Flüssigkeit entfernt werden, denn eine feuchte Lunge, die durch die Bronchien ja direkt mit der Außenluft und deren Bakterien in Verbindung steht, ist besonders infektionsgefährdet. Dies umso mehr, als die wegen der Abstoßungsgefahr vorzunehmende Unterdrückung der körperlichen Abwehrreaktionen (→ Immunsuppression) die Infektabwehr beträchtlich schwächt. Zu berücksichtigen ist ferner, dass die durchtrennten Nerven erst nach Monaten wieder funktionsfähig werden, was bedeutet, dass bis dahin die nervliche Steuerung der Lungenbelüftung ausfällt.

Lungentuberkulose häufigste Form der → Tuberkulose.

Lupus erythematodes veraltete Bezeichnung für → Erythematodes.

Lupus vulgaris häufigste Form der → Hauttuberkulose.

Lutschgewohnheiten bei Kindern → Kinder, Lutschen.

Luxation medizinische Fachbezeichnung für die → Verrenkung.

LWS Abkürzung für **L**enden**w**irbel**s**äule.

Lyme-Borreliose → Borreliose.

Lymphadenitis → Lymphknotenentzündung.

Lymphangiom in der Regel gutartige, mit einer Geschwulst vergleichbare Neubildung von Lymphgefäßen. Die krankhafte Störung, von der es mehrere verschiedene Formen gibt, ist

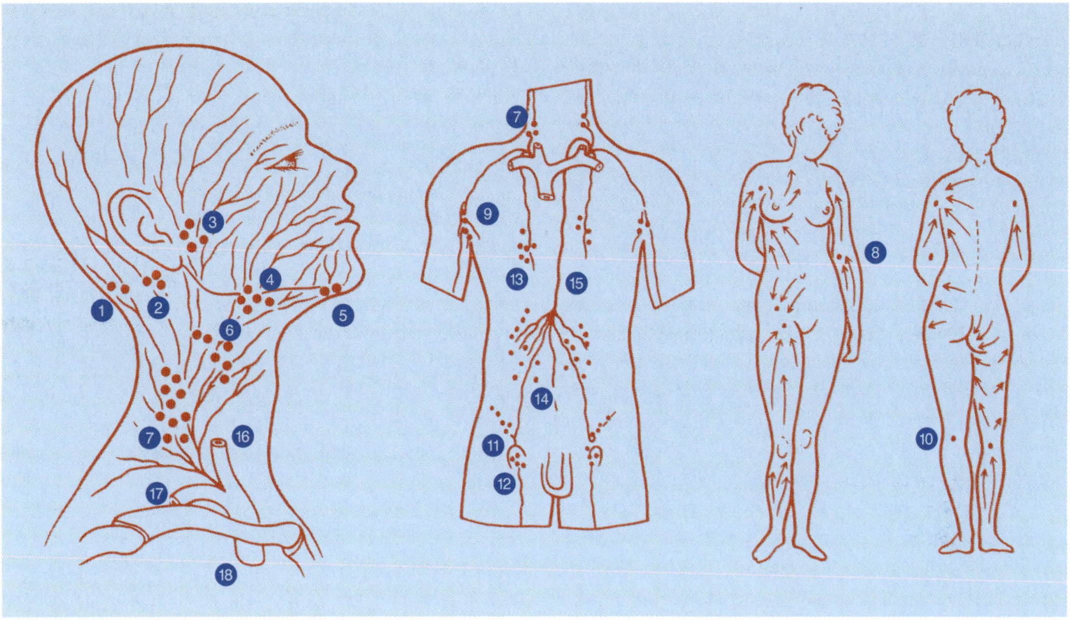

Lymphgefäße Schema des Lymphgefäßsystems (Lymphknoten, Lymphgefäße und Abflussrichtungen der Lymphe): **1** Nackenknoten; **2** Hinterohrknoten; **3** Ohrspeicheldrüsenknoten; **4** Unterkieferknoten; **5** Unterkinnknoten; **6** oberflächliche Halsknoten; **7** tiefe Halsknoten; **8** Ellenbogenknoten; **9** Achselhöhlenknoten; **10** Kniekehlenknoten; **11** oberflächliche Leistenknoten; **12** tiefe Leistenknoten; **13** Lymphknoten der Brusthöhle; **14** Lymphknoten der Bauchhöhle; **15** Milchbrustgang; **16** Drosselvene; **17** Schlüsselbeinvene; **18** obere Hohlvene.

meist angeboren oder entwickelt sich bereits in früher Jugend.

Lymphangitis → Lymphgefäßentzündung.

lymphatisches Gewebe Gewebe von → Milz, → Thymus, → Lymphknoten und → Mandeln, das dem körpereigenen → Immunsystem dient, da in ihm → Lymphozyten – eine Unterart der weißen Blutkörperchen – produziert werden.

Lymphdrainage physikalisches Behandlungsverfahren, bei dem mit speziellen Handgriffen eine Beschleunigung der Flüssigkeitsströmung in den Lymphgefäßen angestrebt wird. Die Lymphdrainage wird von besonders ausgebildeten Therapeuten – Krankengymnasten und Masseuren – bei verschiedenen Arten von → Ödemen und Schwellungszuständen, besonders an Armen und Beinen, angewandt. Nach der Behandlung muss eine Bandage oder ein Kompressionsstrumpf angelegt werden. Bevorzugtes Anwendungsgebiet sind → Lymphödeme nach Operationen und Bestrahlungen, → Venenerkrankungen, Folgezustände von Verletzungen, rheumatische und entzündliche Erkrankungen sowie diverse Beschwerden in Schwangerschaft und Wechseljahren. Die Lymphdrainage darf nicht angewandt werden bei akuten Entzündungen, Herzversagen, akuten Ekzemen, frischen Thrombosen und bösartigen Tumoren mit Metastasen.

Lymphgefäße Jeder kleine Zellkomplex eines Organs oder eines Gewebes ist von einer winzigen Flüssigkeitsmenge umgeben, die für den Austausch der Stoffe zwischen den Zellen mitverantwortlich ist. Diese Gewebsflüssigkeit sammelt sich in größeren Gewebsspalten, die sich schließlich zu dünnen Röhrchen, den Lymphgefäßen, vereinigen. Deren Verlauf wird z. B. am Arm sichtbar, wenn Eitererreger von einer Hautwunde aus in ihnen weiterwandern, so dass der berüchtigte »rote Streifen« entsteht (→ Lymphgefäßentzündung). Aus einem bestimmten Bereich, z. B. aus einem Arm, laufen die Lymphbahnen zu den → ***Lymphknoten*** zusammen, von wo aus größere Lymphgefäße die Lymphe weiter in das Innere des Körpers führen. Die Lymphgefäße des ganzen Körpers vereinigen sich schließlich zu einem stattlichen Gefäß, dem ***Brustlymphgang*** oder ***Milchbrustgang***, der im Brustraum in eine große Vene einmündet.

Lymphe besteht aus Blutplasma und einer bestimmten Form von weißen Blutkörperchen, den Lymphozyten. Da die Lymphe unter anderem auch das vom Darm aufgenommene Nahrungsfett dem Blut zuführt, erscheint sie milchig-weiß. Neben Stoffwechsel und Ernährung dient die Lymphe mit den dazwischen geschalteten Lymphknoten vor allem der Infektionsabwehr.

Lymphgefäßentzündung (Lymphangitis) Dort wo Bakterien – zum Beispiel über eine offene Wunde – in den Körper eingedrungen sind, reagiert dieser mit einer örtlich begrenzten Abwehrmaßnahme: einer Entzündung. Die dabei auftretenden Produkte – Bakterien, Giftstoffe und Zelltrümmer – werden vor allem über die Lymphbahnen abtransportiert. An diesen machen sich dann in der Regel ebenfalls Entzündungserscheinungen in Form äußerlich sichtbarer roter Streifen bemerkbar, die umgangssprachlich oft fälschlich als »Blutvergiftung« bezeichnet werden. Dabei bleiben in der Regel auch die in die Lymphbahnen eingeschalteten Lymphknoten nicht verschont und schwellen mehr oder weniger stark an (→ Lymphknotenentzündung).

Lymphknoten in das Lymphgefäßsystem eingeschaltete, bis zu haselnussgroße Gebilde, in denen Lymphozyten, eine Unterart der weißen Blutkörperchen, gebildet werden und die daneben biologische Filter für Bakterien, Giftstoffe, Staubpartikel, Zellteile und körperfremde Stoffe darstellen. Nehmen sie derartige Fremdstoffe in sich auf, so schwellen die Lymphknoten mehr oder weniger stark an; → Lymphknotenentzündung.

Lymphknotenentzündung (Lymphadenitis) entzündliche Anschwellung der Lymphknoten als Reaktion auf die Aufnahme von Abbauprodukten aus einem benachbarten Infektionsherd. Der Abtransport von entzündlichen Produkten und Krankheitserregern aus dem Gebiet einer bakteriellen Infektion erfolgt vornehmlich über die Lymphbahnen. Diese entzünden sich dabei in der Regel ebenfalls (→ Lymphgefäßentzündung); vor allem zeigen jedoch die eingeschalteten Lymphknoten entzündliche Reaktionen und schwellen an. Das liegt daran, dass Lymphknoten unter anderem die aus einem Entzündungsherd abfließende Lymphe filtern und reinigen, d. h. von Mikroorganismen und deren Giftstoffen sowie von Zelltrümmern befreien. Besonders häufig findet man derart angeschwollene Lymphknoten in Achselhöhle oder Leistenbeuge bei eitrigen Herden in Armen bzw. Beinen. Die schmerzhafte Schwellung zwingt den Betroffenen zu einer Schonhaltung, außerdem hat er oft Fieber.

Die Therapie besteht vorrangig in der Behandlung des Ausgangsherdes (operative Eröffnung eines → Abszesses, → Antibiotika, Ruhigstellung der Gliedmaße auf einer Schiene). Vor der Pubertät auftretende Lymphknotenschwellungen im Bereich von Hals, Achsel, Leisten- und Ellenbeuge sind, sofern sonst keine Beschwerden bestehen, in der Regel ohne Bedeutung. Bei Erwachsenen ist dagegen immer eine diagnostische Abklärung erforderlich, da eine Reihe ernster Erkrankungen wie → Tuberkulose, → Lymphogranulomatose, → Metastasen (→ Krebs), → Toxoplasmose und → Brucellose als mögliche Ursache in Frage kommen.

Lymphödem vor allem an Armen und Beinen auftretende Schwellung als Folge einer Abflussstörung in den Lymphgefäßen. Die Lymphe tritt dabei durch die Gefäßwand hindurch in das Gewebe über. Neben fehlerhaft ausgebildeten und zum Teil verschlossenen Lymphgefäßen (***primäres Lymphödem***) kommen als Ursachen in erster Linie Operationen, Entzündungen (z. B. → Wundrose) oder Tumoren in Betracht, die die Lymphgefäße und Lymphknoten verstopfen oder zerstören (***sekundäres Lymphödem***). Auch Therapiemaßnahmen wie z. B. → Strahlenbehandlung oder die Entfernung von Lymphknoten, z. B. in der Achselhöhle bei → Brustkrebs, führen häufig zu einem Lymphödem. Dieses ist typischerweise blass, teigig (später hart), nicht oder nur gering eindrückbar und schmerzlos; kennzeichnend sind vertiefte Hautfalten. Die Betroffenen klagen häufig über Brennen, Spannungs- und Schweregefühl sowie über eine Bewegungseinschränkung der betroffenen Körperregion. Eine besonders extreme, mit unförmigen Gewebsverdickungen einhergehende Form des Lymphödems bezeichnet man bildlich als → Elephantiasis.

Neben der Therapie der Grundkrankheit erfolgt die Behandlung mit gut angepassten Kompressionsstrümpfen bzw. Kompressionshandschuhen und -ärmeln, die einen dosierten Druck auf die Gliedmaßen ausüben und evtl. auch nachts getragen werden müssen. Der betroffene Bereich sollte so oft wie möglich hoch gelagert werden. Spezielle Massagen (→ Lymphdrainage) und Krankengymnastik verschaffen Linderung.

Lymphogranulomatose (Hodgkin-Krankheit) relativ häufige bösartige Erkrankung der Lymphknoten, die vor allem Männer im 3. und 4. Lebensjahrzehnt befällt. Die Ursache der Krankheit ist unbekannt; diskutiert wird ein Zusammenhang mit bestimmten Viren. Für die Lymphogranulomatose, bei der man je nach Bösartigkeit 4 Stadien unterscheidet, sind Schwellungen bzw. Vergrößerungen aller Lymphknoten (am Hals, in den Achseln, in den Schenkelbeugen usw.) charakteristisch. Der Erkrankte leidet häufig unter Müdigkeit, starkem Schwitzen, Blutarmut und Abmagerung. Typisch sind außerdem wellenförmiges Fieber und Juckreiz, besonders nach Alkoholgenuss. Auch Blutbild und andere Blutuntersuchungen zeigen einen auffälligen Befund. Die exakte Diagnose ist durch den mikroskopischen Nachweis charakteristischer Zellen in der Gewebeprobe eines betroffenen Lymphknotens möglich. Die Behandlung erfolgt durch → Chemotherapie mit → Zytostatika und Röntgenstrahlen (→ Strahlenbehandlung). Die Prognose hängt vom Alter des Erkrankten (jüngere Patienten haben eine bessere Prognose), der Ausbreitung der Krankheit und der vorherrschenden Zellform im Blutbild ab. Insgesamt ist die Heilungsaussicht recht gut.

Lymphogranuloma inguinale (Lymphogranuloma venereum, vierte Geschlechtskrankheit) weltweit nur selten vorkommende, durch → Chlamydien hervorgerufene Geschlechtskrankheit, an der Männer häufiger erkranken als Frauen. Die Inkubationszeit beträgt wenige Tage bis 4 Wochen. Als erste örtliche Erscheinung tritt an den Geschlechtsorganen ein kleines Bläschen auf, das sich zu einem oberflächlichen Geschwür umwandelt und nach 10–14 Tagen abheilt. Danach kommt es zur typischen Lymphknotenschwellung in der Leistenregion. Die entzündeten Lymphknoten erweichen, brechen auf und sondern einen zähflüssigen Eiter ab. Begleitend treten Allgemeinerscheinungen wie Fieber, Abmagerung, Blässe, Schwäche, Appetitlosigkeit und Hautausschläge auf. Erst nach längerer Zeit lassen die Eiterungen nach und heilen schließlich unter Bildung eingezogener Narben ab. Als typische Folgekrankheit kann es zu einer → Elephantiasis kommen. Eine Behandlung mit → Antibiotika führt fast immer zur völligen Heilung.

Lymphom Sammelbegriff für Lymphknotenschwellungen verschiedenster Ursache. Zu den gutartigen (benignen) Lymphomen gehört in erster Linie die → Lymphknotenentzündung (Lymphadenitis); aber auch bei der → Sarkoidose, beim → Pfeiffer-Drüsenfieber und bei der → Toxoplasmose vergrößern sich die Lymphknoten, ohne dass ein bösartiges Geschehen vorliegt. Zu den bösartigen (malignen) Lymphomen – die man in der Regel meint, wenn man von einem Lymphom spricht – zählen einerseits die → Lymphogranulomatose (Hodgkin-Krankheit) und andererseits eine Reihe unterschiedlicher bösartiger Lymphknotenschwellungen. Diese bezeichnet man zur Abgrenzung von der Hodgkin-Krankheit als »Non-Hodgkin-Lymphome« oder → maligne Lymphome.

Lymphosarkom etwas veraltete Bezeichnung für das → maligne Lymphom.

Lymphozyten Unterart der weißen Blutkörperchen (Leukozyten), die an der Immunabwehr beteiligt sind. Die Vorläuferzellen der Lymphozyten stammen aus dem Knochenmark; ihre weitere Entwicklung verläuft in Lymphknoten, Milz und anderen lymphatischen Organen. Über die Lymphbahnen gelangen sie schließlich ins Blut, wo sie 20–50 Prozent der weißen Blutkörperchen ausmachen. Etwa zwei Drittel der Lymphozyten befinden sich in den Organen des → lymphatischen Systems, 10 Prozent im Knochenmark, der Rest in anderen Organen. Ihre Lebensdauer ist sehr unterschiedlich. Lymphozyten haben eine Schlüsselfunktion im → Immunsystem. Da sie sich im Rahmen spezifischer Abwehrvorgänge in den verschiedenen lymphatischen Organen zu differenzierten Immunzellen entwickeln, ist ihr vermehrtes Auftreten bei Infektionskrankheiten vollkommen normal. Daneben gibt es jedoch auch eine krankhafte Erhöhung der Lymphozytenzahl, und zwar bei verschiedenen Formen der → Leukämie; → Blut.

-lyse Bestandteil medizinischer Fachausdrücke mit der Bedeutung »Auflösung«.

Lyssa → Tollwut.

-lytisch Bestandteil medizinischer Fachausdrücke mit der Bedeutung »auflösend«.

Madenwurm-Krankheit (Enterobiasis) Madenwürmer sind dünne, zwischen 2 und 12 mm lange, überall auf der Welt vorkommende Schmarotzer, die im Dickdarm leben und ihre Eier außen am After ablegen. Ein Mensch, der an ihnen leidet, wird hauptsächlich durch den Juckreiz gequält, den sie verursachen, wenn sie aus dem After herauskriechen. Das dadurch ausgelöste Kratzen kann zu erheblichen Hautveränderungen führen. Außerdem können – in erster Linie im Schlaf – über den beim Kratzen verwendeten Finger reife Wurmeier in den Mund gelangen, aus denen sich im Dünndarm wieder neue Madenwürmer entwickeln. Diese verursachen an der Darmwand entzündliche Reaktionen, die sich in dem erwähnten quälenden Juckreiz sowie in häufigem Stuhldrang äußern.

Die Behandlung erfolgt mit einem modernen Wurmmittel. Wegen der Gefahr der erneuten Infektion soll die Behandlung nach 2–4 Wochen wiederholt werden. Die erfolgreiche Bekämpfung des Leidens an Madenwürmern ist eine Frage konsequenter, peinlichster Körperpflege. Bleibt ein Mensch 93 Tage lang (diese Zahl ist nach dem Entwicklungsgang der Oxyuren errechnet) ohne Neuinfektion mit reifen Wurmeiern, so ist sein Leiden sicher ausgeheilt, denn die bei ihm vorhandenen Madenwürmer haben keine längere Lebensdauer.

Magen (Gaster, Ventriculus) Was wir essen und trinken, gelangt durch die Speiseröhre schließlich in den Darm, wo die einzelnen Nahrungsstoffe durch die Darmwand hindurch ins Blut und damit eigentlich erst in den Körper aufgenommen werden. Zwischen der Speiseröhre und dem ersten Darmabschnitt, dem Zwölffingerdarm, liegt eine große Ausbuchtung dieses Verdauungskanals: der Magen. In ihm werden die Speisen so lange aufbewahrt, bis der Darm wieder eine bestimmte Portion zur Verdauung benötigt. Dann wird vom Darm aus durch einen komplizierten Mechanismus die Öffnung des Magenpförtners verlangt, und ein nächster Speiseschub gleitet in den Zwölffingerdarm.

Der Magen ähnelt etwa einem flachen, birnenförmigen Beutel, der quer unterhalb des Zwerchfells im Oberbauch liegt. An der Stelle der größten Wölbung – diese Stelle heißt ***Mageneingang*** (***Kardia***) – mündet die Speiseröhre in den Magen. Am anderen Magenende liegt der ***Pförtner*** (***Pylorus***), ein Ringmuskel, der den Übergang vom Magen zum Zwölffingerdarm normalerweise verschlossen hält und sich nur kurz zum Durchtritt von Speisebrei öffnet. Die Wand des Magens besteht aus mehreren Muskelschichten und ist innen

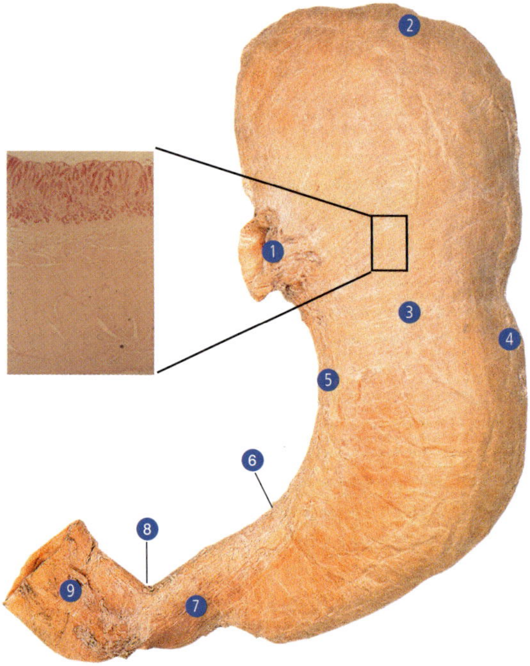

Magen eines Erwachsenen, Blick auf die Vorderwand; Bildausschnitt: feingeweblicher Schnitt durch die Magenwand. **1** Mageneingang; **2** Magenkuppel; **3** Magenkörper; **4** große Magenkurvatur; **5** kleine Magenkurvatur; **6** Knick am tiefsten Punkt der Magenkrümmung; **7** Pförtnerteil des Magens; **8** Pförtner; **9** Zwölffingerdarm.

mit Schleimhaut ausgekleidet. In der Magenwand liegt ein feines Nervennetz, das für die sinnvolle und zweckmäßige Bewegung der Magenmuskulatur verantwortlich ist. Dieses Nervennetz steht mit dem Rückenmark – und dadurch mit der Gesamtheit des Nervensystems – in Verbindung.

Während die geschluckten Speisen im Magen darauf warten, schubweise in den Zwölffingerdarm weiterbefördert zu werden, beginnen bereits die Verdauungsvorgänge. Die Magenschleimhaut sondert ***Magensaft*** ab, der Salzsäure und das Verdauungsenzym Pepsin enthält. Beide zusammen dienen dazu, die in der Nahrung vorhandenen Eiweißstoffe zu zerlegen. Zugleich führt die Muskulatur der Magenwand kräftige Bewegungen (Peristaltik) aus, die den Speisebrei durcheinander mengen.

Wie lange dieser im Magen verweilt, hängt von der Verdaulichkeit der Nahrung im Darm ab. Bei gemischter Kost beträgt die Entleerungszeit des Magens etwa 3–4 Stunden, bei sehr fetten Speisen kann sie über 5 Stunden dauern. Auch starke

seelische Erregung kann die Verweildauer der Speisen im Magen erhöhen. Wasser und ähnliche Flüssigkeiten haben keine nennenswerte Verweildauer; sie fließen oberhalb des Speisebreis in einer besonderen Rinne der Magenwand schnell durch den Magen hindurch. Gehaltvollere Flüssigkeiten, z. B. Milch, deren Eiweiß durch die Magensalzsäure ausgeflockt wird, haben eine Entleerungszeit von 1–2 Stunden.
Wie jeder weiß, kann es vorkommen, dass der Magen »sich umdreht«, wenn etwa die Magenschleimhaut durch verdorbene Speisen oder durch größere Mengen Alkohol gereizt worden ist. Bei dem dann folgenden Brechakt stellt die Magenwand ihre Bewegungen völlig ein, und durch kräftige Zusammenziehung der Bauchmuskeln und des Zwerchfells wird der Mageninhalt wieder herausbefördert.
Als Folge der Verbindung der Magennerven mit Rückenmark und Gehirn ist es verständlich, dass der Magen auch an seelischen Erlebnissen teilnehmen kann. Menschen mit empfindlichem Magen wissen, dass ihnen psychische Aufregungen für lange Zeit die Lust zum Weiteressen verderben können. Magenschmerzen, weil man sich geärgert hat, Erbrechen, weil man etwas Ekel Erregendes ansehen musste, sind Beispiele für die engen nervösen Beziehungen zwischen Magen, Gesamtkörper und Seele.
Der Mensch kann, wenn es sein muss, auch ohne Magen leben. Muss dieser wegen einer schweren Erkrankung operativ entfernt werden (Magenresektion), übernehmen nächste Verdauungsstationen im Darm die Zerlegung der Eiweißstoffe, die bisher im Magen verdaut wurden. Nach einer Magenresektion fehlt lediglich der Vorratsbehälter, in dem bisher auch eine sehr umfangreiche Mahlzeit Platz fand, bis sie schubweise in den Darm weitergeleitet wurde. Der Betroffene muss deshalb künftig darauf bedacht sein, jeweils nur sehr kleine Mahlzeiten – also statt sonst 3 großen jetzt lieber 6 kleine – einzunehmen; → Dumping-Syndrom.

Magenausgangsverengung → Pylorusstenose.

Magenausheberung Entleerung des Mageninhaltes mittels eines Schlauches, entweder zur Untersuchung des Mageninhaltes oder zur → Magenspülung bei Vergiftungen.

Magenblutung Rund 85–90 Prozent aller Blutungen des Magen-Darm-Kanals gehen auf eine Blutungsquelle im oberen Verdauungstrakt (Speiseröhre, Magen, Zwölffingerdarm, Anfangsteil des Dünndarms) zurück. Sie machen sich entweder durch → Bluterbrechen (Hämatemesis) oder Teerstühle (→ Melaena) bemerkbar. Ein Blutverlust von mehr als 1 Liter ist wahrscheinlich, wenn die Haut des Kranken auffallend blass ist und die Pulszahl auf über 100 Schläge pro Minute ansteigt. Diesen Befunden können allgemeine Schwäche, Schwitzen, Durstgefühl und schneller Puls um einige Stunden vorausgehen. Auf jeden Fall ist eine Krankenhauseinweisung erforderlich, um die Blutungsquelle festzustellen und die Blutung zu stillen.

Magen-Darm-Entzündung (Gastroenteritis) meist durch Infektionen mit Bakterien oder Viren ausgelöste Entzündung der Magen- und Dünndarmschleimhaut. Schuld daran ist nicht selten mangelnde Reinlichkeit beim Umgang mit Lebensmitteln. Aber auch im Rahmen anderer Grunderkrankungen kann es zu einer begleitenden Magen-Darm-Entzündung kommen, so beispielsweise beim chronischen Nierenversagen. In diesem Fall spricht der Mediziner von einer urämischen Gastroenteritis; → Dünndarmentzündung.

Magen-Darm-Trakt Verdauungskanal vom → Magen über Dünn- und Dickdarm bis zum After; → Darm.

Magenerweiterung (Gastrektasie) starke Ausweitung des Magens infolge Überdehnung durch zu starke Füllung oder zu langes Verweilen großer Speisemengen. Daran kann eine Verengung des Magenausgangs (→ Pylorusstenose), eine vorausgegegangene Magenoperation oder eine → Magensenkung schuld sein, wie sie bei schlaffer Bauchdecke, etwa nach erheblicher Gewichtsabnahme, beobachtet wird. Im zuletzt genannten Fall ist das Tragen einer Leibbinde anzuraten, die der Bauchdecke hilft, den Magen so zu stützen, dass seine Entleerung ungehindert vor sich gehen kann. Die Beschwerden einer Magenerweiterung – sie reichen von mäßigem Druck- und Völlegefühl bis zu erheblichen Schmerzen mit ständigem Erbrechen – können auch durch → Luftschlucken entstehen. Die Behandlung besteht darin, die auslösende Störung zu beseitigen.

Magengeschwür (Ulcus ventriculi) Da Magen und Zwölffingerdarm eine funktionelle Einheit bilden, gilt das nachfolgend Gesagte auch für das → Zwölffingerdarmgeschwür. Man spricht deshalb heute ganz allgemein und zusammenfassend von der → Ulkuskrankheit (Geschwürskrankheit), die dadurch gekennzeichnet ist, dass im Einwirkungsbereich des sauren Magensaftes umschriebene Schleimhautdefekte und -krater auftreten. Diese entstehen, wenn bestimmte Schleimhautbezirke unfähig sind, der Verdauungswirkung des Magensaftes standzuhalten. Männer sind viermal häufiger betroffen als Frauen.
Auf einen Patienten mit Magengeschwüren kommen 4 Kranke mit Zwölffingerdarmgeschwüren. Von der Gesamtbevölkerung leiden etwa 10 Prozent an der Ulkuskrankheit.
Als ursächliche Faktoren kommen in Betracht: → Konstitution (Schlankwuchs), Vererbung, → Stress (gehetzte Lebensweise, Konflikte, seelische Belastungen), Rauchen, Ver-

brennungen, hormonelle Einflüsse, chronische Erkrankungen der Leber und der Lunge. Zudem weiß man seit einiger Zeit, dass der Keim → Helicobacter pylori nicht nur an der Entstehung der chronischen → Magenschleimhautentzündung, sondern auch an der von Magen- und Zwölffingerdarmgeschwüren sowie des → Magenkrebses beteiligt ist. Dieser Keim wird bei 80 Prozent aller nicht durch Arzneimittel bedingten Geschwüre gefunden.

Die Symptome sind: Unbehagen, Druck- und Völlegefühl im Oberbauch, Übelkeit, Aufstoßen, Erbrechen, Sodbrennen sowie dumpfe oder bohrende, in den Rücken ausstrahlende Schmerzen. Setzt der Schmerz sofort nach den Mahlzeiten ein, spricht dies für ein Magengeschwür, wohingegen der Spät-, Nüchtern- und Hungerschmerz häufiger beim Zwölffingerdarmgeschwür zu finden ist. Besonders schlecht vertragen werden Nahrungs- und Genussmittel, die die Magensaftproduktion anregen, so z. B. Bohnenkaffee, Alkohol, Fleischbrühe, scharf gewürzte und fett gebackene Speisen, Gemüse sowie grobes tierisches Fett. Auch Stuhlunregelmäßigkeiten – Verstopfung oder Durchfälle – kommen oft vor. Die Zunge ist meist belegt. Häufig fallen die Magenkranken durch einen leidenden Gesichtsausdruck mit tief eingegrabenen Nasen-Lippen-Falten und eingefallenen Wangen auf. Der Verlauf ist nicht selten durch wiederholte Rückfälle gekennzeichnet, doch auch Heilungen ohne Behandlung kommen vor. Als gefährliche Komplikationen drohen der Durchbruch des Geschwürs durch die Magenwand, wodurch Magensaft in die Bauchhöhle fließen und eine lebensbedrohliche → Bauchfellentzündung auslösen kann, sowie die narbige Verengung des Magenausgangs, Blutungen und krebsige Entartung.

Die Diagnose stützt sich auf das Röntgenbild, außerdem bestimmt man Menge und Säuregehalt des Magensaftes; häufig wird zudem eine Magenspiegelung (→ Gastroskopie) vorgenommen.

Eine stationäre Therapie ist nur bei Komplikationen notwendig, sonst kann das Magengeschwür ambulant behandelt werden. Bettruhe beschleunigt zwar die Geschwürsheilung, muss aber nicht unbedingt sein. Wichtig sind jedoch Ruhe und Entspannung, also Vermeidung von Stress und Überlastung, eventuell unterstützt durch die Einnahme von → Psychopharmaka, von denen einige gleichzeitig auch noch die Magensaftabsonderung bremsen. Durch Ausschaltung aller schädigenden Einflüsse (Rauchen, Stress, Einnahme von → Antirheumatika) und Bettruhe heilen 30–60 Prozent aller Magen- und Zwölffingerdarmgeschwüre innerhalb von 4–6 Wochen ohne weitere Behandlung ab. Von der früher stets empfohlenen strengen Magenschonkost (Milch-Brei-Kost) ist man heute ganz abgekommen. Milch ist sogar möglichst einzuschränken, da sie die Magensäureabsonderung fördert. Hingegen sind frische pflanzliche Gewürze durchaus erlaubt. Zu empfehlen ist eine leichte Vollkost nach dem Grundsatz: »Alles, was vertragen wird, ist auch erlaubt«; Probleme bereiten in der Regel vor allem gebratene und in heißem Fett ausgebackene Speisen. Der Patient kann Kaffee trinken, wenn er ihm gut bekommt. Unbedingt zu meiden sind konzentrierter Alkohol (»harte Getränke«) sowie Alkohol auf leeren Magen. Die Empfehlung, wonach zahlreiche kleinere Mahlzeiten die Heilung fördern, ist zwar nicht belegt, wird aber wegen Besserung der subjektiven Beschwerden von vielen Patienten gern befolgt.

In der medikamentösen Therapie der Ulkuskrankheit steht heute die radikale Beseitigung von »Helicobacter pylori« an erster Stelle. Diese gelingt durch die Kombinationstherapie mit einem so genannten Protonenpumpenhemmer, der die Säuresekretion herabsetzt, und einem → Antibiotikum. Durch eine derartige Behandlung heilen 80 Prozent der Geschwüre innerhalb von 2 Wochen ab; gleichzeitig sinkt die Häufigkeit von Rückfällen auf weniger als 10 Prozent in einem Jahr ab. Durch diese Therapie ist die früher übliche Behandlung mit so genannten Histamin-H-Rezeptorenblockern, die ebenfalls die Säureabsonderung hemmen, aber nicht die schädigenden Keime beeinflussen, weitgehend in den Hintergrund gedrängt worden.

Die ältesten Medikamente in der Geschichte der Behandlung von Magengeschwüren sind die → Antazida (Säurehemmer), die die Salzsäure im Magen neutralisieren. Derartige Medikamente – deren Säurebindungsfähigkeit sehr unterschiedlich ist – sollen 1–3 Stunden nach einer eiweißreichen Mahlzeit eingenommen werden. Sie beschleunigen die Abheilung der Geschwüre und wirken in den meisten Fällen schmerzstillend, eignen sich allerdings nicht zur Verhütung von Rezidiven (Neuausbruch der Krankheit). In höheren Dosen kann das in vielen Präparaten enthaltene Aluminium oder Magnesium zu Stuhlunregelmäßigkeiten (Durchfall oder Verstopfung) sowie bei eingeschränkter Nierenfunktion zu deren Schädigungen führen.

Bei Komplikationen wie Durchbruch des Geschwürs oder ständigen Blutungen sind operative Maßnahmen angezeigt, ebenso bei längerer Dauer der Krankheit und Erfolglosigkeit der medikamentösen Therapie. In diesen Fällen wird eine Zweidrittel-Resektion des Magens vorgenommen und der Magenstumpf mit dem Zwölffingerdarm verbunden. Beim Zwölffingerdarmgeschwür wird die Vagotomie (Durchtrennung des Nervus vagus, der die Säureproduktion stimuliert) – in schweren Fällen auch kombiniert mit einer Magenresektion – bevorzugt.

Magenkarzinom → Magenkrebs.

Magenkrämpfe heftige, krampfartige Magenschmerzen, oft mit Erbrechen, bei → Magengeschwür, → Magenkrebs, → Magenschleimhautentzündung; bisweilen aber auch seelisch bedingt.

Magenkrebs (Magenkarzinom) Obwohl die Häufigkeit des Magenkrebses seit etlichen Jahren weltweit um etwa 25 Prozent abgenommen hat, ist das Karzinom der Magenschleimhaut in Deutschland bei beiden Geschlechtern – bevorzugt bei älteren Menschen – noch immer die vierthäufigste Tumorerkrankung. Die eigentliche Ursache der Krankheit ist unbekannt. Umwelteinflüsse dürften bei weitem überwiegen; daneben scheinen folgende Nahrungs- und Genussmittelbestandteile von ursächlicher Bedeutung zu sein: Alkohol, geräucherte Lebensmittel, gesalzener Trockenfisch, Eingepökeltes, → Aflatoxine (Schimmelpilzprodukte) sowie bestimmte Stickstoffverbindungen, die so genannten → Nitrosamine. Diese bilden sich im Magen aus nitrat- und nitrithaltigen Konservierungsstoffen bzw. aus stickstoffgedüngten Landwirtschaftsprodukten, wobei bemerkenswert ist, dass ihre Produktion durch rohes Gemüse mit seinem Gehalt an Vitamin C gehemmt werden kann. Weitere äußere Belastungen sind das Zigarettenrauchen sowie verschiedene berufsbedingte Einflüsse (Ruß, Schwefeldioxid, Schwermetalle; vor allem bei der Arbeit in Bergwerken sowie in der Stein und Metall verarbeitenden Industrie). Auch eine Infektion mit dem Bakterium → Helicobacter pylori wird als ursächlich vermutet.

Auch wenn Verwandte von Magenkrebspatienten viermal häufiger als die Durchschnittsbevölkerung erkranken, spielen Erbeinflüsse unter den inneren Faktoren wahrscheinlich eine eher untergeordnete Rolle. Personen mit Blutgruppe A erkranken häufiger als Personen mit den Blutgruppen 0 oder B. Als Risikofaktoren bzw. -krankheiten sind ferner die → perniziöse Anämie, ein operierter Magen, eine chronische → Magenschleimhautentzündung sowie → Polypen der Magenschleimhaut anzusehen.

Die → Metastasen (Tochtergeschwülste) des Magenkarzinoms bilden sich zunächst in den Nachbarorganen (Leber, Bauchspeicheldrüse), später auch in Gehirn, Lungen, Nieren, Nebennieren, Knochen und Eierstöcken. Sehr charakteristisch ist die Vergrößerung der Lymphknoten oberhalb des linken Schlüsselbeins.

Der Magenkrebs bereitet lange Zeit keine oder nur sehr unklare Beschwerden, die in der Regel einem so genannten »empfindlichen Magen« zugeschrieben werden. Folgende – allerdings meist uncharakteristische und kaum wahrnehmbare – Veränderungen stellen Frühwarnzeichen dar:

- Druck oder Schmerzen im Oberbauch nach dem Essen oder nahrungsunabhängig;
- hartnäckiges Aufstoßen und Sodbrennen;
- Appetitlosigkeit und unklarer Gewichtsverlust;
- Erbrechen und Übelkeit;
- tiefschwarz gefärbter Stuhl, der auf eine Magenblutung hinweist;
- unerklärliche Abneigung gegen Fleisch und Wurst.

Der Früherkennung des Magenkarzinoms dient vor allem die Magenspiegelung (→ Gastroskopie), die aber als Massen-Vorsorgeuntersuchung wirtschaftlich nicht vertretbar ist. Dagegen sollte eine Gastroskopie bei allen Patienten durchgeführt werden, die schon 2 Jahre über Magenschmerzen klagen. Auch bei Patienten mit den genannten Risikokrankheiten soll in einem Abstand von 1–2 Jahren regelmäßig eine Magenspiegelung vorgenommen werden. Neben der Gastroskopie dienen → Biopsie (Treffsicherheit über 98 Prozent) und Röntgenuntersuchung der Krankheitserkennung.

Da die Mehrzahl der Magenkrebserkrankungen erst relativ spät diagnostiziert wird, ist nur in knapp der Hälfte eine operative Therapie mit Heilungsaussichten möglich. Die Operation besteht in der Entfernung des Krebstumors mitsamt einer Garantiezone und den zugehörigen Lymphknoten und -bahnen, wobei sich eine totale Entfernung des Magens durchaus als notwendig erweisen kann. Die 5-Jahres-Überlebensquote beträgt bei den operierten Patienten etwa 30 Prozent. Durch die → Chemotherapie mit → Zytostatika oder durch eine → Strahlenbehandlung lässt sich der Magenkrebs nur wenig beeinflussen. Ist bei fortgeschrittener Erkrankung eine Operation nicht mehr möglich, wird die Geschwulst im Rahmen einer Magenspiegelung abgetragen und evtl. eine Ernährungssonde in den Dünndarm gelegt.

Magenpförtnerenge → Pylorusstenose.

Magenresektion operative Entfernung von unheilbar erkrankten Teilen des Magens, in der Regel der unteren zwei Drittel, und anschließende Vernähung des verbleibenden Magenstumpfes mit dem Darm.

Magenschleimhautentzündung (Gastritis) vorübergehende (akute) oder langfristig bestehende (chronische) Reizung der Magenschleimhaut.

Die ***akute Magenschleimhautentzündung*** entsteht kurzfristig unter der Einwirkung schädlicher äußerer Einflüsse wie Alkohol, zu kalter oder zu heißer Speisen und mancher Medikamente (→ Antirheumatika, → Sulfonamide, → Antibiotika usw.) Daneben spielen bakterielle Infekte (→ Typhus, → Bakterienruhr, → Salmonellenerkrankungen) eine gewisse Rolle; und schließlich kann die akute Magenschleimhautentzündung auch die Begleiterscheinung einer anderen Grundkrankheit wie → Verstopfung, → Magengeschwür, → Herzschwäche sowie Erkrankungen von Leber, Galle und Nieren sein.

Symptome der akuten Magenschleimhautentzündung sind Völlegefühl, Magendruck, Magenschmerzen, Appetitmangel, Übelkeit und Erbrechen. Bei blutender, oberflächlicher Zerstörung der Schleimhaut können Stuhlverfärbungen (Teerstuhl) und Bluterbrechen auftreten. Halten die Beschwerden längere Zeit an, sind zum Ausschluss eines Magengeschwürs eine Röntgenuntersuchung des Magens und/oder eine Magenspiegelung (→ Gastroskopie) erforderlich.

Die Behandlung besteht in erster Linie im Absetzen der auslösenden Faktoren (Alkohol, Medikamente, Rauchen); zudem sollte der Kranke für 24–36 Stunden nichts oder allenfalls trockenen Zwieback essen. Als Getränke eignen sich säurearme Kräutertees wie Kamillen- oder Thymiantee. Eine weitergehende Behandlung erübrigt sich in den meisten Fällen, da die Krankheitserscheinungen in der Regel innerhalb weniger Tage wieder verschwinden. Bei stärkeren Beschwerden können → Antazida (Säurehemmer) und → Adstringenzien (zusammenziehende Mittel) verabreicht werden. Örtlich wird eine warme Auflage als sehr wohltuend empfunden.

Die ***chronische Magenschleimhautentzündung*** entwickelt sich entweder aus einer akuten oder beginnt von vornherein schleichend. Wie beim → Magengeschwür spielt der Keim → »Helicobacter pylori« eine große Rolle. Die chronische Oberflächengastritis kann in eine ***chronisch atrophische Gastritis*** übergehen, bei der die Schleimhautdrüsen des Magens fortschreitend zu Grunde gehen. Als Symptome bestehen manchmal unbestimmte Oberbauchbeschwerden wie Aufstoßen, Völlegefühl, Magendruck und Blähungen. Im Lauf der Jahre kann sich infolge mangelhafter Bildung des so genannten Intrinsic Faktors und daraus resultierendem Vitamin-B_{12}-Mangel eine → perniziöse Anämie entwickeln. Die Salzsäureproduktion kann eingeschränkt oder ganz aufgehoben sein; ebenso besteht ein erhöhtes Risiko zur Entwicklung eines → Magenkrebses.

Die Diagnose der chronischen Magenschleimhautentzündung kann nur aufgrund des Befundes bei der Magenspiegelung gestellt werden. Eine ursächliche Behandlung gibt es nur insofern, als das auslösende Bakterium »Helicobacter pylori« bekämpft werden muss. Hierzu dient eine Kombination von verschiedenen → Antibiotika mit einer vorübergehenden medikamentösen Hemmung der Säureproduktion. Überdies kann die Gabe von Antazida, krampflösenden Präparaten und Bauchspeicheldrüsenenzymen Erleichterung verschaffen. Eine eventuell vorliegende perniziöse Anämie ist selbstverständlich zusätzlich behandlungsbedürftig.

Magenschmerzen Während die gesunde Magenschleimhaut unempfindlich ist, treten bei Störungen und Erkrankungen des Magens Schmerzen unterschiedlicher Intensität auf. Vor allem bei Kindern im Spiel- und Schulalter kommen sich wiederholende kolikartige Leibschmerzen sehr häufig vor. Da es sich immer um eine akute Erkrankung von Bauchorganen handeln kann, die einen chirurgischen Eingriff erfordert (z. B. um eine → Blinddarmentzündung), ist grundsätzlich eine ärztliche Beratung erforderlich. Auch bei Krankheiten wie → Mandelentzündung, → Grippe, → Masern und verschiedenen Harnwegserkrankungen klagen Kinder häufig über Bauchschmerzen. Hier kann nur der Arzt entscheiden, welche Ursache tatsächlich vorliegt. Psychisch und vegetativ labile Kinder reagieren auf verschiedene Reize häufig mit »Nabelkoliken«, die plötzlich aus vollster Gesundheit heraus auftreten und so heftig sein können, dass sich die blassen Kinder vor Schmerzen krümmen und gelegentlich auch erbrechen. Auf keinen Fall darf man derartige Beschwerden missachten, denn zum einen kann sich hinter dieser Symptomatik eine → Epilepsie oder → Migräne verstecken, und zum anderen kann auch ein nervöses Kind, das schon öfter derartige Nabelkoliken hatte, eines Tages an einer akuten Blinddarmentzündung erkranken. Diese beginnt nicht selten mit Übelkeit und leichten Beschwerden im Oberbauch, die sich erst nach Stunden oder Tagen in den rechten Unterbauch verlagern.

Beim Erwachsenen darf man Magenschmerzen nur dann einem so genannten → Reizmagen zuschreiben, wenn durch eine ärztliche Untersuchung organische Magenkrankheiten wie → Magenschleimhautentzündung und → Magengeschwür ausgeschlossen worden sind. Ein empfindlicher, schwacher oder träger Magen kann äußere oder innere Ursachen haben. Zu den äußeren gehören der Missbrauch von Nikotin, Alkohol, Kaffee und gewissen Medikamenten; zu reichliche, fette, stark gewürzte Mahlzeiten; zu hastiges Essen oder → Luftschlucken; zu den inneren seelische Störungen, → Stress und nervöse Verkrampfung. Da der Magen auf derartige Reize häufig mit verstärkter oder verminderter Tätigkeit und Absonderung von Magensaft reagiert, sind die Beschwerden vielfältig: Schmerzen oder Druck in der Magengegend, besonders nach Mahlzeiten oder Aufregungen; Neigung zu Sodbrennen, saurem Aufstoßen und Völlegefühl; Übelkeit und Appetitlosigkeit; Anfälligkeit gegen Diätfehler. Wichtig zu wissen ist zudem, dass auch ein → Herzinfarkt mit Schmerzen in der Magengrube beginnen kann.

Magensenkung (Gastroptose) Absinken des Magens aus seiner normalen Lage. Vorwiegend bei großen, dünnen Menschen sind die Bänder, mit denen die Bauchorgane in ihrer Lage gehalten werden, häufig recht schlaff, so dass sie durch ihr Eigengewicht nach unten absinken. Passiert dies dem Magen, so spricht man von Magensenkung. Diese kann zwar erhebliche Ausmaße annehmen, führt jedoch auch dann nur sehr selten zu Beschwerden. Daher hat die Magensenkung im Allgemeinen keine besondere Bedeutung.

Magenspiegelung → Gastroskopie.

Magenspülung Eine → Magenausheberung wird vor allem zur Entfernung tödlicher Giftmengen aus dem Magen vorgenommen. Anschließend wird die Spülung des Magens in Seiten- und Kopftieflage mit einem etwa 2 cm dicken Schlauch durchgeführt. Dabei wird über einen Trichter körperwarmes Wasser oder physiologische Kochsalzlösung in den Magen eingeführt und durch Senken des Schlauches wieder entfernt. Die Spülung wird so lange fortgeführt, bis klares, geruchloses Wasser zurückkommt, was einige Zeit dauern kann.

Magenuntersuchung Zur Diagnose von Magenkrankheiten stehen dem Arzt folgende Methoden zur Verfügung:

♦ ***fraktionierte Magenausheberung:*** Nach Einführen einer Magensonde wird zunächst das Nüchternsekret und anschließend alle 15 Minuten der Magensaft abgesaugt. Nach einer Stunde wird durch Injektionen eines Reizmittels die Magensaftabsonderung maximal angeregt; danach erfolgen wiederum Absaugungen in viertelstündigen Abständen. Im Labor wird dann der Säurewert des Magensaftes bestimmt.

♦ ***sondenlose Magensäurebestimmung:*** Dabei muss der Patient eine Kapsel oder ein Dragee mit einem bestimmten Farbstoff verschlucken. Die daraufhin eintretenden Harnverfärbungen lassen Rückschlüsse auf die Säureverhältnisse im Magen zu. Diese Methode ist zwar für den Patienten angenehmer, aber insgesamt unzuverlässiger als die fraktionierte Magenausheberung.

♦ ***Heidelberger Kapsel*** (Endoradiosonde): Hierbei handelt es sich um einen 8 x 18 mm großen, verschluckbaren Hochfrequenz-Kleinstsender mit eingebauter Stromquelle, der die Bestimmung von Säurewerten, Temperatur und Innendruck im Magen ermöglicht. Mit diesem modernen Verfahren werden konstante Ergebnisse bei geringer Belästigung des Patienten erzielt.

♦ ***Röntgenuntersuchung:*** Form, Lage und Größe des Magens lassen sich am besten mit Hilfe des Röntgenverfahrens feststellen. Nach dem Schlucken von Kontrastbrei kann die Magenschleimhaut mit etwaigen Defekten (Geschwüre, Krebs) gut dargestellt werden. Auch Behinderungen der Breipassage durch Narben lassen sich auf diese Weise feststellen.

♦ ***Magenspiegelung*** (Gastroskopie): Die direkte Betrachtung der Magenschleimhaut mit optischen Sondensystemen (→ Endoskopie) stellt eine wertvolle Ergänzung der Röntgenuntersuchung dar. Sie dient vor allem der Unterscheidung zwischen → Magengeschwür und → Magenkrebs. Mit entsprechenden Zusatzgeräten kann man das Mageninnere dabei sogar fotografieren.

♦ ***Saugbiopsie:*** Mittels Sonde wird vier- bis sechsmal ein Vakuum erzeugt und dabei jedes Mal ein Stückchen Magenschleimhaut gewonnen, das anschließend mikroskopisch untersucht wird. Auf diese Weise lässt sich vor allem der Schweregrad entzündlicher Schleimhautveränderungen feststellen.

♦ ***Zytodiagnostik:*** Bei Verdacht auf Magenkrebs wird mittels einer Zelltupfsonde oder durch eine Magenspülung Zellmaterial gewonnen und mikroskopisch untersucht.

Magersucht (Anorexia nervosa) seelisch bedingtes Leiden, das vor allem junge Frauen zwischen dem 14. und 20. Lebensjahr betrifft. Die Magersucht scheint eine Modekrankheit zu sein, die heute zwei- bis dreimal so häufig wie in den Sechzigerjahren vorkommt und in Anfangssymptomen sogar schon bei 5-jährigen Mädchen beobachtet wird, die Angst haben, zu dick zu werden. In Deutschland geht man von mehr als 100 000 betroffenen Mädchen und Frauen aus. Durch strikte Nahrungsverweigerung, Missbrauch von Abführmitteln und Appetitzüglern sowie heimliches Erbrechen erzwingen diese eine Abmagerung bis zum von Haut überspannten Skelett! Die Auszehrung pendelt sich entweder auf einem unteren Niveau ein oder schreitet in 10–15 Prozent der Fälle bis zum tödlichen Ende fort. Erstaunlicherweise sind die Erkrankten trotz ihres desolaten körperlichen Zustandes bei klarem Bewusstsein und körperlich aktiv, lassen jedoch jegliche Krankheitseinsicht vermissen.

Frühsymptome sind das Ausbleiben der Monatsblutung (Amenorrhö) und eine Verstopfung, die jedoch verschwindet, sobald der Abführmittelmissbrauch einsetzt: Manche Mädchen nehmen täglich 20–40 Abführtabletten ein, wodurch es zu einer starken Verarmung des Organismus an Kalium, einer so genannten → Hypokaliämie, kommt. Außerdem führt die Magersucht zu einem Mangel an Kalzium (→ Hypokalzämie), der wiederum ein erhebliches Risiko mit sich bringt, an → Osteoporose (Knochenschwund) zu erkranken.

Magersucht (Anorexia nervosa)

Die häufigsten Symptome:

→ Amenorrhö	100%
→ Verstopfung	62%
Bauchbeschwerden	20%
Unverträglichkeit von Kälte	20%
Erbrechen	5%

Die häufigsten klinischen Befunde:

→ Hypotonie	86%
erniedrigte Körpertemperatur	65%
trockene Haut	62%
Flaumhaar	52%
verlangsamter Puls	26%
→ Ödeme	26%
Hautblutungen	10%

Die Ursachen der Magersucht sind unbekannt. Sicher ist, dass keine hormonelle Störung dahinter steckt. Oft handelt es sich bei den Erkrankten um ansonsten unauffällige Kinder und Jugendliche mit guter Intelligenz, bei denen man häufig folgende Basiskonflikte finden kann: unbewusste Abwehr der Sexualität in der Pubertät; frühkindlich gestörte Beziehung zur Mutter; allgemeine Unzufriedenheit sowie perfektionistische Tendenzen. Die Zwillingsforschung hat ergeben, dass auch eine vererbte Veranlagung anzunehmen ist. Die Magersucht neigt dazu, chronisch zu werden. Besteht sie über 5 Jahre, sind die Heilungsaussichten ungünstig. Andererseits kommen – in etwa 30 Prozent der Fälle – auch spontane Heilungen vor. In Bezug auf die Prognose sind folgende Zeichen als ungünstig zu werten: Erkrankungsbeginn nach dem 18. Lebensjahr; langer Krankheitsverlauf ohne gezielte Behandlung; Heißhungerattacken mit anschließendem selbst herbeigeführtem Erbrechen; Abführmittel- und Appetitzüglermissbrauch; häufige Abbrüche der Behandlung; starke Tendenz zur Krankheitsverleugnung.

Einzig Erfolg versprechend ist eine → Psychotherapie in Einzel-, Gruppen- oder Familiensitzungen. Wichtig ist es, die Erkrankten in ihrem Streben nach Selbstständigkeit zu unterstützen, was in erster Linie Ablösung von den Eltern und Findung außerfamiliärer Partnerbeziehungen bedeutet. Daneben ist auf ausreichende körperliche Betätigung zu achten, damit sich keine → Osteoporose entwickelt. Bei hochgradiger Auszehrung ist eine Sondenernährung und Infusionsbehandlung auf einer Intensivstation erforderlich.

Magnesium (chemisches Zeichen: Mg) Das zu den Erdalkalimetallen gehörende Magnesium ist ein unentbehrlicher, vor allem in Gemüse, Obst, Kleie und Nüssen vorhandener Nährstoff, der bei ungenügender Zufuhr zu Mangelerscheinungen führt. Ursachen eines Magnesiummangels können sein: ungenügende Zufuhr mit der Nahrung, z. B. häufigem Fast-Food-Verzehr oder im Zusammenhang mit einer → Diät; chronischer → Alkoholismus; künstliche Ernährung; längeres Erbrechen; chronische Durchfälle sowie vermehrte Magnesiumausscheidung infolge Einnahme von → Diuretika sowie verschiedene chronische Nierenerkrankungen. Daneben kommt es bisweilen auch im Zusammenhang mit der → Basedow-Krankheit, der akuten → Bauchspeicheldrüsenentzündung sowie bei → Stress, Verletzungen und nach Operationen zu Mangelzuständen.

Auf einen Magnesiummangel weisen folgende Anzeichen hin: Hirnsymptome wie → Depression, → Delirium, → Koma, → Tremor und → Augenzittern; Muskelkrämpfe und Muskelschwäche; Schluckbeschwerden; Darmkrämpfe; Herzsymptome (→ Herzrhythmusstörungen, schneller Puls, → Angina-pectoris-Beschwerden) und → Anämie (Blutarmut).

In den meisten Fällen genügt zur Korrektur eine Umstellung der Ernährung mit vermehrter Zufuhr von Fisch, Obst, Gemüse, Vollkornprodukten und Nüssen. Überdies ist Magnesium in vielen Mineralwässern und → Antazida (Säurehemmern) enthalten. Magnesiumpräparate werden bei nächtlichen Wadenkrämpfen, seelischen Spannungszuständen, Angina pectoris und Neigung zu → Fehlgeburten verschrieben.

Magnetresonanztomografie → Kernspintomografie.

makro- Bestandteil medizinischer Fachausdrücke mit der Bedeutung »groß«.

Makroglobulinämie (Waldenström-Krankheit) Die seltene, zu den → Paraproteinämien zählende Krankheit, die erst im höheren Lebensalter auftritt, verdankt ihren Namen dem Auftreten pathologischer Eiweißkörper mit sehr großem Molekulargewicht (Makroglobuline) im Blut. Es handelt sich um eine mit der → Leukämie verwandte Neubildung des → lymphatischen Gewebes von unterschiedlicher Bösartigkeit. Befallen werden Knochenmark, Lymphknoten, Milz und Leber. Symptome sind Lymphknotenschwellungen, Milz- und Leververgrößerung, Blutarmut, Blutungsneigung und erhöhte Anfälligkeit für Infekte. Die Diagnose wird durch → Elektrophorese und Untersuchung von Knochenmarkzellen gestellt. Die Krankheit verläuft häufig auch ohne Behandlung gutartig mit einer Dauer von 10 und mehr Jahren. Eine → Chemothe-

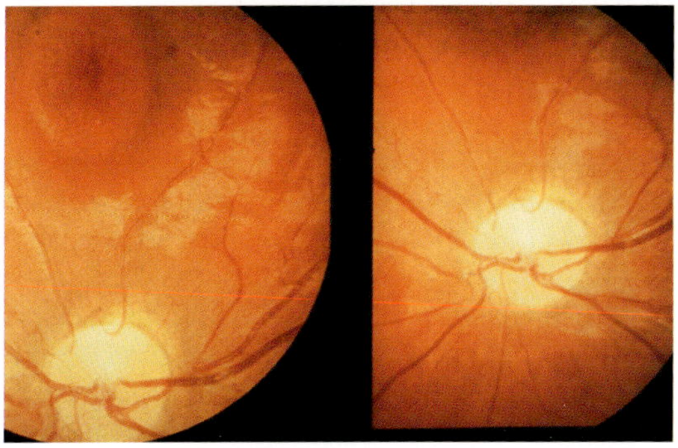

Makuladegeneration Bei der Betrachtung des Augenhintergrundes erkennt der Augenarzt typische Veränderungen.

rapie mit → Zytostatika ist daher nur bei rasch fortschreitenden Fällen angezeigt.

Makuladegeneration Unter dem Begriff »Makula« versteht man den so genannten gelben Fleck, die Stelle schärfsten Sehens in der Netzhaut. Bei der Makuladegeneration, die oft beide Augen betrifft, aber auch einseitig vorkommt, handelt es sich um eine altersbedingte, fortschreitende Durchblutungsstörung, verbunden mit der Einlagerung von Abbauprodukten in diesen Bereich. Der Patient sieht fixierte Gegenstände unscharf und verzerrt, was ihn vor allem beim Lesen behindert. Gerade Linien nimmt er wellenförmig wahr. Im Endstadium führt die Makuladegeneration praktisch zur Erblindung, obwohl ein unscharf abbildender Rand des Gesichtsfeldes erhalten bleibt.

Die Krankheit ist häufig erblich bedingt. Seltener beruht sie auf einer Medikamentenvergiftung (Chloroquin), einer Staroperation, bestimmten Netzhauterkrankungen oder starker Kurzsichtigkeit.

Eine wirksame Therapie gibt es nicht. Da die Unschärfen und Verzerrungen nicht im optischen System, sondern erst auf der Netzhaut, gewissermaßen auf dem »Film«, entstehen, ist eine Korrektur durch Brillengläser oder Kontaktlinsen nicht möglich. Der Augenarzt kann entscheiden, ob mit Fernrohrlesebrillen oder Fernsehlesegeräten Abhilfe geschaffen werden kann. Derartige Sehhilfen kommen aber nur bei schwerer Beeinträchtigungen der Lesefähigkeit in Betracht. Zu empfehlen sind absoluter Rauchverzicht, zweckmäßige Ernährung (Einschränkung von Fett und Zucker; viel frisches Obst und Gemüse), ausreichende körperliche Betätigung, geregelte Nachtruhe und mittägliche Entspannung zur Kreislaufentlastung. Zudem gibt es Empfehlungen, Zinkpräparate mit Zusatz von Vitaminen einzunehmen.

mal- Bestandteil medizinischer Fachausdrücke mit der Bedeutung »schlecht, schädlich«.

Malabsorptionssyndrom Krankheitserscheinungen infolge ungenügender Aufnahme der verdauten Nahrungsstoffe aus dem Darm in die Blut- und Lymphgefäße. Als Ursachen kommen verschiedene Dünndarmerkrankungen (z. B. → Zöliakie und → Crohn-Krankheit), Strahlenschäden, Dünndarmoperationen und Darmparasiten in Betracht. Die Krankheit äußert sich in Gewichtsabnahme, großen Stuhlmengen, Austrocknung von Haut und Schleimhäuten, Muskelschwäche und → Anämie (Blutarmut). Die Behandlung richtet sich nach der Grundkrankheit.

Malaria (Wechselfieber) Die Malaria wird von der Anopheles-Mücke übertragen. Sticht diese einen kranken Menschen, so nimmt sie dabei etwas von dessen Blut auf, das die Erreger (so genannte Plasmodien) enthält. Nach einem komplizierten Entwicklungsgang der Plasmodien im Darm und im Blut der Mücke gelangen sie schließlich in deren Speicheldrüse und werden von dort beim Stich auf einen gesunden Menschen übertragen. Auf diese Weise in den Organismus eines bisher gesunden Menschen gelangt, nisten sich die Ma-

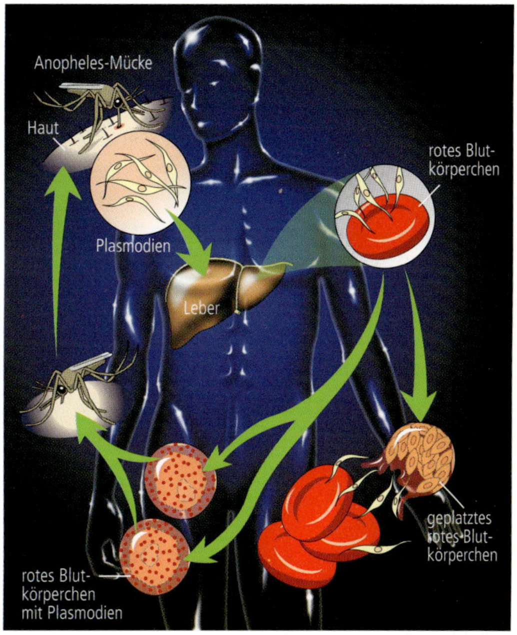

Malaria Der Malariaerreger wird durch die Anopheles-Mücke übertragen. Nachdem er sich im Blutkreislauf verteilt hat, kann er bei einem weiteren Stich wieder auf eine Mücke und von dieser auf andere Menschen übertragen werden.

lariaerreger hier in einem roten Blutkörperchen (Erythrozyt) ein, wo sie sich rasch vermehren. Nach 2 oder 3 Tagen ist das Blutkörperchen von den Nachkommen des Malariaerregers angefüllt und platzt. Damit werden die neu entstandenen Erreger freigesetzt – der Betroffene merkt das an einem Fieberanfall – und überfallen nun ihrerseits weitere rote Blutkörperchen, in denen sich der eben geschilderte Vorgang wiederholt.

Es gibt verschiedene Arten von Malariaerregern: solche, die zu ihrer Vermehrung 2 Tage benötigen (demnach bei dem infizierten Menschen alle 3 Tage einen Fieberanfall hervorrufen = ***Malaria tertiana***), solche, die 3 Tage dazu benötigen (demnach alle 4 Tage zu einem Fieberanfall führen = ***Malaria quartana***), und solche mit weniger regelmäßigem Entwicklungsgang (so dass bei dem Infizierten beinahe ständig hohes Fieber mit unperiodischen kleinen Schwankungen besteht = ***Malaria tropica***). Die Zerstörung der roten Blutkörperchen führt zu zunehmender Blutarmut des Patienten und zu immer größerer allgemeiner Körperschwäche und Hinfälligkeit.

Beim einzelnen Anfall, der etwa 6–12 Stunden anhält, unterscheidet man 3 Stadien:

♦ ***Froststadium*** mit Schüttelfrost, blasser, trockener Haut, heftigen Kopf- und Gliederschmerzen sowie Übelkeit und Brechreiz.

♦ ***Hitzestadium*** mit Temperaturanstieg auf 40–41 °C, heißer, trockener Haut, Atemnot und Herzklopfen.

♦ ***Schweißstadium*** mit Schweißausbruch, Fieberabfall, Erschöpfung und Schlaf.

Die Inkubationszeit beträgt zwischen wenigen Tagen und 4 Wochen. Dann machen sich Kopf- und Gliederschmerzen sowie anfangs noch unspezifische Fieberschübe bemerkbar. Hinzu kommt eine mit leichter → Gelbsucht verbundene Leberschwellung, die darauf beruht, dass die Plasmodien, bevor sie die roten Blutkörperchen befallen, in den Leberzellen heranwachsen und diese schwer schädigen. Auch Nierenstörungen, Krampfanfälle und Magen-Darm-Beschwerden mit Übelkeit und Erbrechen sind nicht selten.

Ab der 2. Krankheitswoche treten die typischen, regelmäßig wiederkehrenden, von Schüttelfrost begleiteten Fieberschübe auf, die – wie erwähnt – je nach Art der Erreger in unterschiedlichen Zeitabständen aufeinander folgen. Die Patienten sind dabei schwer krank und leiden unter massiven Kopf- und Kreuzschmerzen. Die heftigen Abwehrvorgänge im Körper führen außerdem dazu, dass die daran beteiligte Milz massiv anschwillt.

Die Malaria quartana endet selten tödlich und heilt, sofern keine Nierenkomplikationen eintreten, in der Regel nach etwa 2 Jahren wieder ab. Auch die Malaria tertiana ist kaum lebensbedrohlich und verschwindet 2 Jahre nach Krankheitsbeginn wieder. Voraussetzung ist allerdings, dass sich der Befallene in der Zwischenzeit nicht erneut infiziert. Am schwersten – d. h. mit den heftigsten Symptomen – verläuft die Malaria tropica. Sie führt oft bereits nach wenigen Tagen zum Tod, und zwar in der Regel dadurch, dass sich die roten Blutkörperchen in Massen auflösen. Der dabei frei werdende Blutfarbstoff Hämoglobin taucht in der Folge vermehrt im Urin auf und färbt diesen dunkel: Man spricht von ***Schwarzwasserfieber***. Das einzig Positive an der Malaria tropica ist, dass sie, wenn der Kranke nicht an ihr stirbt, vergleichsweise am schnellsten ausheilt und schon nach etwa einem Jahr keine Beschwerden mehr verursacht.

Im Rahmen der Malariabekämpfung ist die Vorbeugung vor der Infektion besonders wichtig. Diese erfolgt vorrangig dadurch, dass die Anopheles-Mücken mit modernen chemischen Mitteln bekämpft und die ihnen als Brutstätten dienenden Sumpfgebiete trocken gelegt werden. Der einzelne Mensch schützt sich gegen den Stich der Anopheles-Mücke durch ein Moskitonetz, das er nachts über sein Bett hängt, und gegen die möglichen Auswirkungen eines bereits erfolgten Stichs durch vorsorgliches Einnehmen eines Mittels, das Malariaerreger in seinem Blut sogleich abtötet (Malariaprophylaxe früher mit Chinin, heute mit neueren speziellen Chemotherapeutika).

Zur Behandlung des an Malaria Erkrankten galt in früherer Zeit das Chinin als das am besten helfende Mittel. Es ist inzwischen ebenfalls von wesentlich zuverlässiger wirkenden chemischen Substanzen abgelöst worden. Allerdings ist heute der Erreger der Malaria tropica in weiten Teilen Südamerikas, Ostasiens und Afrikas südlich des Äquators gegen die üblichen Malariamittel resistent geworden, so dass sich die Prophylaxe schwieriger gestaltet. Die genaue Art der Malariaprophylaxe richtet sich nach Ziel, Zeit, Dauer und Art der Reise, wobei zu bedenken ist, dass die Einnahme von Malariamitteln in 20–30 Prozent der Fälle mit Nebenwirkungen verbunden ist.

-malazie Bestandteil medizinischer Fachausdrücke mit der Bedeutung »Erweichung«.

Maldigestion Oberbegriff für zu Durchfällen führende Verdauungsstörungen im Dünndarm. Die häufigsten Ursachen sind ein Mangel an Verdauungsenzymen (→ Enzyme) und → Galle, eine vorausgegangene → Magenresektion und verschiedene → Allergien. Daneben können auch seelische Ursachen eine Rolle spielen.

maligne bösartig; Gegenteil: benigne (gutartig).
maligne Lymphome (Non-Hodgkin-Lymphom, Lymphosarkom) Oberbegriff für alle nicht auf der → Hodgkin-Krankheit (Lymphogranulomatose) beruhenden bösartigen Neubildungen des → lymphatischen Gewebes, das in Organen wie Lymphknoten, Leber, Milz und Gaumenmandeln vorkommt und im körperlichen → Immunsystem eine entscheidende Rolle spielt. Die Ursache der Wucherungen ist weitgehend unklar; möglicherweise steckt ein bislang nicht entdecktes Virus dahinter. Ausgenommen von → AIDS-Kranken, bei denen maligne Lymphome auch schon in jungen Jahren auftreten, sind in der überwiegenden Mehrzahl der Fälle Menschen über 60 betroffen. Es gibt allerdings auch seltene Krankheitsformen, die bereits im Kindesalter in Erscheinung treten. Nach dem feingeweblichen Aufbau unterscheidet man eine Vielzahl unterschiedlicher Lymphome, die hinsichtlich ihrer Gefährlichkeit stark voneinander abweichen und allesamt überaus komplizierte Bezeichnungen haben. Außer in den bereits erwähnten Organen findet man die krankhaften Wucherungen auch im Rachen, im Magen-Darm-Trakt, an den Hirnhäuten und in der äußeren Haut. Es handelt sich in jedem Fall um ein außerordentlich ernstes Leiden, das unbehandelt so gut wie immer tödlich endet.
Neben der Schwellung von Lymphknoten und Milz machen sich maligne Lymphome, abhängig von Lage und Größe, vor allem durch den Druck auf benachbarte Organe bemerkbar. Die Betroffenen leiden zudem unter Müdigkeit und Antriebslosigkeit und nehmen an Gewicht ab. Da in jedem Fall das körperliche Immunsystem schwer in Mitleidenschaft gezogen wird, besteht eine erhöhte Gefahr bedrohlicher Infektionen. Durch die Mitbeteiligung des Blut bildenden Knochenmarks wird überdies die Produktion der roten Blutkörperchen (Erythrozyten) und der für die Blutgerinnung unentbehrlichen Blutplättchen (Thrombozyten) massiv gestört: → Anämie (Blutarmut) und Blutungsneigung sind die Folge.
Die beiden Säulen der Behandlung sind einerseits Bestrahlungen und andererseits die → Chemotherapie, die je nach Art und Stadium der Krankheit mit zahlreichen unterschiedlichen zellzerstörenden Medikamenten durchgeführt wird. Die Erfolge schwanken allerdings von Fall zu Fall sehr stark und sind in der Regel schlechter als bei der Lymphogranulomatose.
malignes Melanom bösartige Form des → Melanoms.
Malignom bösartige Geschwulst; → Krebs.
Malleus → Rotz.
Maltafieber seltene Form der → Brucellose.
Mamille medizinische Fachbezeichnung für die Brustwarze.
Mamma medizinische Fachbezeichnung für die weibliche → Brustdrüse.
Mammakarzinom → Brustkrebs.
Mammografie Röntgenuntersuchungsmethode zur Früherkennung des → Brustkrebses noch vor Auftreten eines Tastbefundes (→ Brustknoten). Durch die dabei verwendeten fein zeichnenden Film-Folien-Kombinationen ist eine verbesserte Erkennung von Details mit gleichzeitiger Verminderung der erforderlichen Strahlendosis auf Bruchteile der früher benötigten Werte erreicht worden.
Die Mammografie, bei der beide Brüste in 2 Ebenen aufgenommen werden, sollte unbedingt bei Frauen angewandt werden, bei denen eine oder mehrere der folgenden Voraussetzungen vorliegen:
1. Frauen mit früherer Brustkrebserkrankung;
2. Frauen mit Brustkrebs in der näheren Verwandtschaft;
3. Frauen mit durch → Biopsie nachgewiesener → Mastopathie mit Krebsrisiko;
4. Frauen mit unklaren Brustbefunden oder verdächtigen Befunden bei einer schon vorausgegangenen Mammografie.
Folgende Untersuchungsintervalle werden empfohlen:
♦ Basismammografie zwischen dem 30. und 35. Lebensjahr;
♦ Sicherheitsmammografie zwischen der Basismammografie und dem 40. Lebensjahr in Abständen von 3–5 Jahren;
♦ Vorsorgemammografie ab dem 40. bis zum 65. Lebensjahr: bei allen Frauen ohne erkennbares Risiko in 2-jährigen Intervallen; bei Frauen der genannten Risikogruppen in 1-jährigem Abstand.
Mandelentzündung (Angina, Tonsillitis) Die akute Entzündung der Gaumenmandeln (→ Mandeln) beginnt zumeist mit hohem Fieber, eventuell auch mit Schüttelfrost, Schluckschmerzen und Rachenbrennen. Hinzu kommen belegte Zunge, Mundgeruch, Kopfschmerzen und ein zum Teil sehr starkes Krankheitsgefühl. Die Schmerzen strahlen beim Schlucken oft bis ins Ohr aus; zudem können die Betroffenen den Mund nur schwer und unter Schmerzen öffnen. Beide Gaumenmandeln sind hochrot und geschwollen, die Lymphknoten am Hals sind ebenfalls stark verdickt und schmerzhaft. Später erscheinen auf den Mandeln gelbe Stippchen oder Flecken. Da der Laie nicht unterscheiden kann, ob es sich um eine Scharlachangina, um eine → Diphtherie oder eine spezifische Krankheitsform handelt, muss unbedingt ein Arzt zugezogen werden.
Die ***akute Mandelentzündung*** wird durch Bakterien, vorzugsweise → Streptokokken, bisweilen allerdings auch durch Viren ausgelöst und ist durch intensive Entzündungsreaktionen mit massenhafter Anhäufung weißer Blutkörperchen

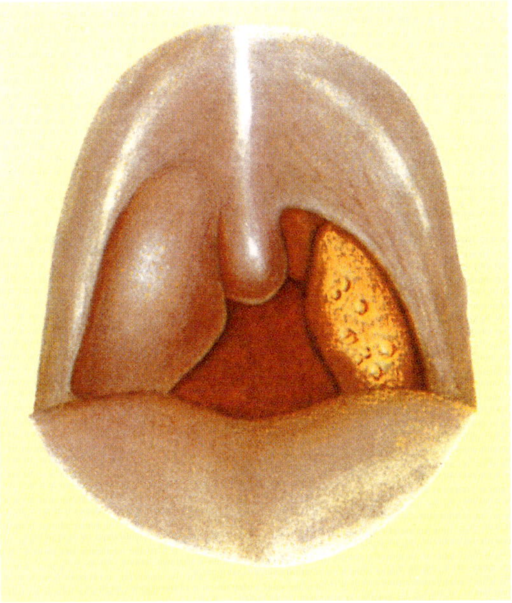

Mandelentzündung Massiv vergrößerte bzw. vereiterte Gaumenmandeln, rechts mit typischen Stippchen.

(Leukozyten) und zahlreichen eitrigen Einschmelzungen in den betroffenen Gaumenmandeln gekennzeichnet. Bei der chronischen Form stehen dagegen ausgedehnte Gewebszerstörungen im Vordergrund, in deren Folge nutzloses Bindegewebe die Mandeln durchsetzt.

Um Begleit- und Nachkrankheiten (→ Mittelohrentzündung, → Nasennebenhöhlenentzündung, → rheumatisches Fieber, → Myokarditis (Herzmuskelentzündung) und → Nierenentzündung) nach Möglichkeit zu verhüten, verordnet der Arzt für 10 Tage ein geeignetes, eventuell auf seine Wirksamkeit getestetes → Antibiotikum. Sonstige Behandlungsmaßnahmen sind Bettruhe, schmerzstillende Mittel, desinfizierende Lutschtabletten, feuchte Halswickel sowie – um die Schluckbeschwerden in Grenzen zu halten – weiche oder flüssige Kost. In der Regel klingt die Erkrankung dann innerhalb einer Woche ab. Als örtliche Komplikation kann ein ***Peritonsillarabszess***, eine Eiteransammlung um die Mandeln herum, entstehen, dessen wichtigstes Kennzeichen eine massive → Mundsperre ist: Der Patient kann den Mund kaum noch öffnen, das Fieber steigt weiter an. Dieses schwere Krankheitsbild erfordert die möglichst baldige Eröffnung des Abszesses.

Im Gegensatz zur akuten Krankheitsform geht die ***chronische Mandelentzündung*** mit folgenden Symptomen einher: mit ihrer Unterlage fest verbackene Mandeln mit zerklüfteter oder narbiger Oberfläche; Austritt von flüssig-eitrigem, graugelbem Material aus den Mandelklüften; Druckschmerz in der Mandelumgebung sowie vergrößerte Lymphknoten im Kieferwinkel. Dazu kommen noch folgende Allgemeinerscheinungen: Nachlassen der Spannkraft, Müdigkeit, Erkältungsneigung, unklare erhöhte Temperaturen und Appetitlosigkeit. Dies erfordert deshalb besondere Beachtung, weil eine chronische Mandelentzündung als »Herd« (Fokus) wirken und über die nächste Umgebung hinausgehende Fernwirkungen im Sinne einer → Herdinfektion – rheumatisches Fieber, Nierenentzündung, Herzklappen-, Herzmuskel- und Herzbeutelentzündung, Nerven- und Augenentzündungen, Gefäßentzündungen sowie Reizzustände des vegetativen Nervensystems – auslösen kann. Aus diesem Grund muss eine chronische Mandelentzündung unbedingt konsequent behandelt werden. Da eine örtlich-konservative Therapie und eine Behandlung mit Antibiotika nur vorübergehend wirken, kommt in derlei Fällen nur die operative Entfernung der befallenen Mandeln (→ Mandeloperation) in Betracht, die sich in jedem Lebensalter durchführen lässt.

Mandeln (Tonsillen) Im Hintergrund der Mundhöhle, am Eingang zum Rachen, ziehen beidseits 2 Schleimhautfalten vom weichen Gaumen nach unten, die man als vordere und hintere Gaumenfalte bezeichnet. Sie bilden rechts und links je eine kleine Nische, in der eine Mandel, genauer gesagt eine ***Gaumenmandel***, liegt. Außer diesen beiden Gaumenmandeln gibt es an der hinteren Rachenwand auch noch eine ***Rachenmandel***, die jedoch normalerweise vom Gaumensegel mit dem Zäpfchen verdeckt wird.

Hinsichtlich Aufbau und Funktion ähneln die Mandeln den → Lymphknoten: Sie sollen schädliche Stoffe und Krankheitserreger auffangen, bevor sie in den Körper eindringen können. Da aber der Organismus, wenn es sich um Schutzmaßnahmen handelt, oft nach dem System der mehrfachen Sicherung arbeitet, ist er nicht unbedingt auf das Vorhandensein der Mandeln angewiesen. Müssen sie – weil sie erkrankt sind – durch eine → Mandeloperation entfernt werden, so ist der Mensch danach nicht wesentlich anfälliger gegen Erkältungskrankheiten als zuvor. Das gilt insbesondere für die Rachenmandel, deren – häufig bei Kindern vorkommende – und mit allerlei Beschwerden einhergehende krankhafte Vergrößerung man als → adenoide Vegetationen bezeichnet.

Mandeloperation (Tonsillektomie) Die Gaumenmandel (→ Mandeln) ist kein »überflüssiges« Organ, sondern spielt eine durchaus bedeutsame Rolle im Rahmen der Infektab-

wehr. Daher sollte ihre operative Entfernung möglichst nicht vor dem 4. Lebensjahr vorgenommen werden. 2–3 Mandelentzündungen im Jahr sind bei Kindern keine Seltenheit und berechtigen noch nicht zur Operation. Diese ist erst angezeigt, wenn das betroffene Kind in seinem Allgemeinbefinden und in seiner Entwicklung stark beeinträchtigt wird.
Weitere Fälle, in denen eine Mandeloperation geboten ist:
♦ chronische → Lymphknotenentzündung am Hals als Folge wiederholter Mandelentzündungen;
♦ der im Kindesalter ansonsten nicht häufige → Peritonsillarabszess;
♦ extrem große Gaumenmandeln, die das Schlucken behindern und zu Komplikationen an Herz und Lungen führen;
♦ ein Krankheitsverlauf mit nachfolgender Nieren- oder Herzentzündung sowie rheumatischem Fieber.
Die häufigste Komplikation der Operation ist die Nachblutung, die bedrohliche Ausmaße annehmen und auch noch nach 5–6 Tagen bei der Abstoßung der Wundbeläge auftreten kann. Eine stationäre Behandlung von 6–7 Tagen ist daher unabdingbar. Die Frage, ob nach einer Mandeloperation die Erkältungsanfälligkeit größer wird, lässt sich nicht ohne weiteres eindeutig beantworten. Die allgemeine Infektanfälligkeit, die gehäuft zu Rachenentzündungen führt, wird durch die Mandelentfernung jedenfalls nicht unbedingt positiv beeinflusst. Eine negative Auswirkung auf Stimme oder Sprache ist von der Operation normalerweise nicht zu befürchten.

Mangan (chemisches Zeichen: Mn) Das → Spurenelement Mangan kommt im menschlichen Körper als Bestandteil von → Enzymen sowie im Skelett vor. Der Bedarf wird durch die herkömmliche Kost gedeckt, Mangelerscheinungen sind beim Menschen nicht bekannt.
Erkrankungen durch Mangan oder seine Verbindungen sind eine → Berufskrankheit, von der Arbeiter in allen Industriezweigen bedroht sind, in denen Mangan verarbeitet wird (Eisen-, Glas-, keramische Industrie, Farben-, Lack- und Trockenbatteriefabrikation usw.). Dabei kommt es zu Reizerscheinungen in den Luftwegen, gelegentlich sogar zu einer Lungenentzündung sowie zu einem Krankheitsbild, das der → Parkinson-Krankheit (Schüttellähmung) ähnelt.

Mangelernährung Fehlen von lebensnotwendigen Nahrungsbestandteilen mit daraus resultierenden typischen Ausfallserscheinungen:
♦ Eiweißmangel führt zu Abmagerung, → Anämie (Blutarmut), Leberschädigung, Störungen der Enzym- und Hormonbildung, der Fortpflanzung und Wundheilung sowie zur Verminderung der Widerstandskraft gegen Infektionen.
♦ Fettmangel führt zu Abmagerung und Mangelerscheinungen durch Fehlen der fettlöslichen Vitamine A, D, E und K.
♦ Kohlenhydratmangel führt zur Abmagerung.
♦ Mangel an Vitaminen führt zu charakteristischen Krankheiten; → Vitamine.
♦ Kochsalzmangel führt zur Eindickung des Blutes, zu Kreislaufversagen und Krämpfen.
♦ Kalziummangel führt zur Entkalkung der Knochen (→ Osteoporose), zu Wachstumsstörungen, Krämpfen, Nervosität, erhöhter Anfälligkeit für Infektionen und verminderter Fortpflanzungsfähigkeit.
♦ Eisenmangel führt zur Blutarmut (→ Anämie).
♦ Jodmangel führt zu Störungen der Schilddrüsentätigkeit mit Kropfbildung.
♦ Fluormangel begünstigt die → Karies.

Manie innerlich entstandene, heitere, überaktive Grundstimmung, die in Verbindung mit dem seelischen Gegensatz, der → Depression, die → manisch-depressive Krankheit bildet.

manifest erkennbar, offensichtlich (z. B. eine Krankheit, die sich bisher nicht geäußert hat).

manisch-depressive Krankheit Mit → Manie bezeichnet der Arzt eine krankhafte Störung der Geistestätigkeit mit übernormal beschleunigtem Gedankenablauf, so dass Anzeichen von ausgesprochener Ideenflucht auftreten. Der Betroffene leidet außerdem unter einem stark übersteigerten Selbstbewusstsein, das ihn nicht selten dazu veranlasst, sich kritiklos auf Unternehmungen einzulassen, die seine Fähigkeiten und Möglichkeiten weit übersteigen. Da alle ernsten, kritischen Einwände an ihm abprallen oder von ihm nicht verstanden und gewertet werden, ist er ständig übertrieben guter Laune. Das Spiegelbild der Manie ist die → Depression: Der Kranke leidet an Denkhemmungen, traurigen Verstimmungen, Trübsinn und Schwermut; er traut sich nichts mehr zu, sieht alles grau in grau, möchte seinem Leben am liebsten ein Ende machen und versucht das manchmal auch.
Die manisch-depressive Krankheit – die leichte Form bezeichnet man auch als ***Zyklothymie*** – ist durch einen ständigen Wechsel dieser beiden Zustände gekennzeichnet. Dabei können sowohl die manische als auch die depressive Phase Tage bis einige Monate, selten nur Stunden, in Extremfällen aber auch einige Jahre andauern. Der Phasenwechsel kann – überwiegend unregelmäßig – ohne Übergang in beide Richtungen erfolgen; zumeist liegt jedoch zwischen den einzelnen Phasen eine längere Periode weitgehender Beschwerdefreiheit. Die melancholischen Zustände werden nicht selten als körperliche Erschöpfungszustände oder als neurotische Störungen verkannt.

Durch die Behandlung mit → Psychopharmaka gelingt es, die jeweilige Phase abzukürzen und zu mildern. In schweren Fällen ist allerdings wegen der nicht zu unterschätzenden Selbstmordgefahr die Aufnahme in eine geschlossene psychiatrische Anstalt erforderlich. Um Rückfällen vorzubeugen, wird prophylaktisch eine → Lithiumtherapie durchgeführt, die erfahrungsgemäß sowohl manische als auch depressive Episoden verhindern kann. Eine begleitende → Psychotherapie verbessert die Erfolgschancen.

Männerheilkunde → Andrologie.

Marasmus allgemeiner Kräfteverfall, z. B. bei → Krebs oder → Tuberkulose.

Marfan-Syndrom Die nach dem französischen Kinderarzt Antoine Marfan benannte Erbkrankheit beruht auf einer Bindegewebsveränderung, die den ganzen Körper erfasst. Sie äußert sich in sehr unterschiedlichen Krankheitszeichen, wobei Veränderungen des Körperbaus, des Herz- und Gefäßsystems sowie der Augen im Vordergrund stehen. Die durchschnittliche Lebenserwartung der Erkrankten beträgt nur 35 Jahre.

Die Betroffenen sind auffällig groß und dünn, haben außerordentlich lange Arme und Beine und einen schmalen Kopf. Oft weisen sie einen gekrümmten Rücken (→ Kyphose) und eine eingefallene Brust auf. Die Haut ist sehr weich und häufig mit Streifen bedeckt. Zudem besteht eine Gefäßwandschwäche, die zu Ausbuchtungen (→ Aneurysma) der Aorta und zu → Herzklappenfehlern führt. Schließlich fallen noch Störungen im Augenbereich wie Formveränderungen der Hornhaut, Verschiebungen der Augenlinse und nicht selten auch → Netzhautablösungen auf.

Margarine Die Margarine ist ein weit verbreitetes Volksnahrungsmittel aus tierischen und pflanzlichen Fetten, wobei die Zusammensetzung der verschiedenen Marken in weiten Grenzen schwankt. Zu empfehlen ist vor allem Pflanzenmargarine, die nur aus Pflanzenfett ohne chemische Konservierungsstoffe, ohne Farbstoffe und gehärtete Fette erzeugt wird, da sie die für die Qualität der Fette so wichtigen mehrfach ungesättigten → Fettsäuren und zudem Vitamin E enthält. Der Wassergehalt der Margarine darf 18 Prozent nicht überschreiten, ihr Fettgehalt muss mindestens 80 Prozent betragen. Bei kühler, trockener Lagerung ist Margarine, die nicht nur als Koch-, sondern auch als Aufstrichfett verwendet werden kann, mehrere Wochen lang haltbar.

Marihuana aus Bestandteilen des Indischen Hanfs gewonnenes Rauschgift; → Haschisch.

Marknagelung operative Knochennagelung bei Brüchen eines langen Röhrenknochens. Vorher muss der Knochenbruch gut eingerichtet werden; anschließend wird der Nagel 2–3 Monate belassen. Vorteile dieser Methode sind die feste Fixierung der Bruchenden durch die innere Schienung sowie eine kürzere Liegedauer des Verletzten, die ein frühzeitiges Aufstehen ermöglicht; → Osteosynthese.

Marschfraktur Ermüdungsbruch infolge erheblicher Überlastung meist des 2., seltener auch des 3. und 4. Mittelfußknochens. Durch → Platt- und → Spreizfuß wird eine Marschfraktur begünstigt. Sie verursacht heftige Schmerzen und oft auch eine massive Schwellung. Der Nachweis erfolgt durch ein Röntgenbild. Zur Behandlung ist eine längere Ruhigstellung im Gipsverband erforderlich; danach muss der Betroffene zur Entlastung des Fußes orthopädische Einlagen tragen.

Masern (Morbilli) Die Ansteckung mit Masern – der Erreger ist ein Virus – erfolgt fast ausschließlich von Mensch zu Mensch durch Tröpfcheninfektion, also durch Anhusten oder Anniesen, niemals jedoch über Gebrauchsgegenstände. Wer einmal Masern durchgemacht hat, ist dagegen immun, d. h., er ist sein Leben lang vor einer zweiten Erkrankung geschützt. Die Dauer zwischen Ansteckung und Ausbruch der Erkrankung, die Inkubationszeit, beträgt etwa 10–14 Tage. Doch schon einige Tage vor den typischen Krankheitserscheinungen ist der Erkrankte als infektiös anzusehen und bleibt es bis etwa eine Woche nach Ausbruch des Hautausschlages. Bevor dieser Hautausschlag auftritt, stellen sich als charakteristische Vorläufer oft Fieber, Husten und eine → Bindehautentzündung ein. Als erste für Masern typische Erscheinungen treten dann innen an den Wangen, gegenüber den oberen und unteren Backenzähnen, kleine grießkorngroße weißliche Flecken, die so genannten ***Koplik-Flecken***, auf, die etwa

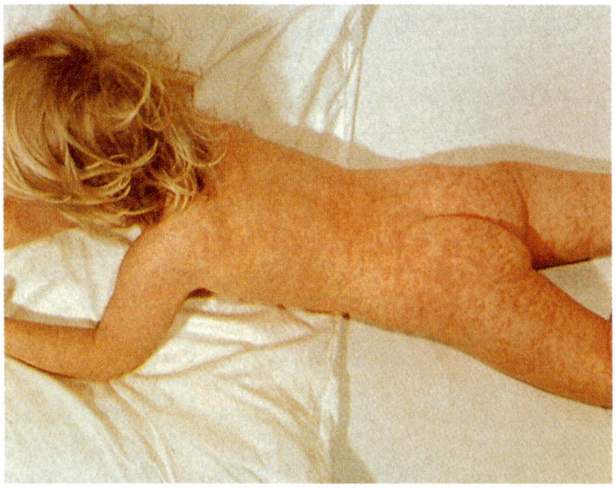

Masern Der typische dunkelrote Ausschlag am ganzen Körper.

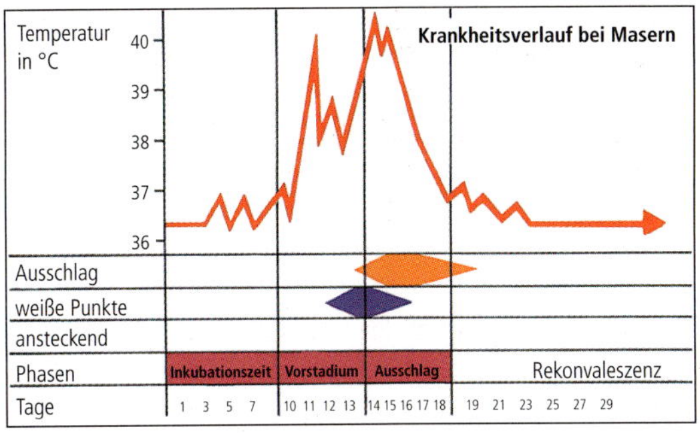

Masern An diesem »Fahrplan« können die Eltern ablesen, wie lange die Krankheit ansteckend ist und die einzelnen Symptome anhalten.

2–3 Tage lang sichtbar bleiben. Der eigentliche Masernausschlag beginnt im Gesicht, auf der behaarten Kopfhaut sowie hinter den Ohren und geht dann rasch auf Hals, Rumpf und Gliedmaßen über. Er besteht aus kleinen roten Flecken und sieht aus, als habe jemand einen mit roter Farbe getränkten Pinsel über der Haut ausgeklopft. Am 2. oder 3. Tag des Fiebers erreicht der Ausschlag seinen Höhepunkt und beginnt dann schon wieder zu verblassen. Nach etwa einer Woche ist die Krankheit im Allgemeinen überstanden; die Genesung ist mit einer charakteristischen kleieförmigen Hautschuppung verbunden. Die unkomplizierten Masern haben eine gute Prognose: Nach der Entfieberung erholen sich die Kinder in der Regel erstaunlich rasch.

Im Durchschnitt verlaufen Masern bei Erwachsenen schwerer als bei Kindern. Mögliche Komplikationen, die darauf beruhen, dass krank machende Bakterien die geschwächte Abwehrkraft ausnutzen, sind → Kehlkopf-, → Lungen- und → Mittelohrentzündung; in seltenen, besonders schweren Fällen auch eine → Gehirnentzündung, die sich durch neuerliches Auftreten von hohem Fieber, Kopfschmerzen, Erbrechen und Krämpfen bemerkbar macht. Außerdem führen Masern zu einer Verminderung der Widerstandsfähigkeit gegenüber → Tuberkulose.

Vorbeugend sollten heutzutage möglichst alle Kinder geimpft werden, und zwar sinnvollerweise in Form der kombinierten Masern-Mumps-Röteln-Schutzimpfung.

Zur Behandlung verordnet der Arzt gewöhnlich Fieber senkende Mittel, hustenstillende Medikamente und reichlich Flüssigkeitszufuhr (Obstsäfte, Tee). Zur Verhütung einer Lungenentzündung soll das Krankenzimmer gut gelüftet werden. Wegen der vielfach begleitenden Bindehautentzündung ist grelles Licht abzuschirmen. Treten die erwähnten bakteriellen Begleitkrankheiten auf, so bekämpft man diese mit → Antibiotika.

Masochismus Lustgewinn und sexuelle Befriedigung durch Erduldung körperlicher Misshandlungen, Erniedrigungen und Demütigungen, meist durch den Sexualpartner. Wird dieses abnorme Sexualverhalten in gegenseitigem Einvernehmen praktiziert und wird dabei sonst niemand gefährdet, so besteht keinerlei Behandlungsbedarf.

Massage physiotherapeutisches Verfahren, bei dem durch spezielle Handgriffe eine mechanische Wirkung und Reizung auf Haut, Unterhaut und Muskulatur erzielt wird, die sich in der Hauptsache auf die in diesen Gewebsschichten liegenden Blutgefäße erstreckt. Im Zusammenhang mit dieser fördernden Wirkung auf die Blutzirkulation dient die Massage zugleich der schnelleren Beseitigung von in den Geweben an-

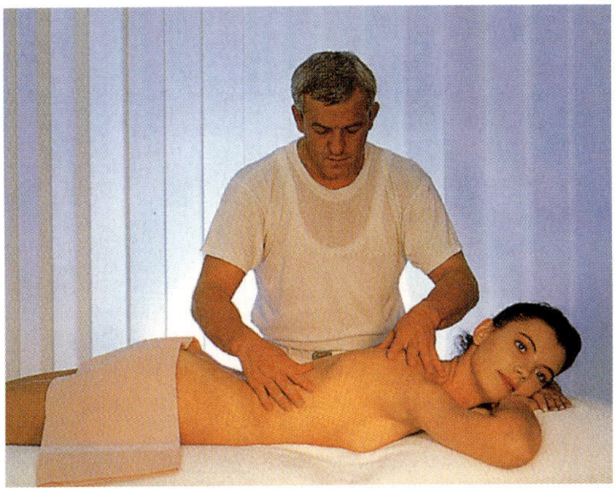

Massage Streichmassage des Rückens.

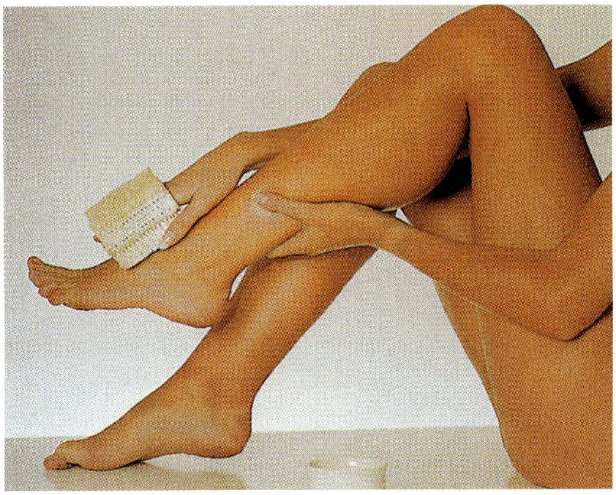

Massage Bürstenmassage des Fußes.

gesammelten Stoffwechselschlacken sowie der Entleerung der normalerweise in der Haut und im Unterhautgewebe vorhandenen Blutdepots, in denen das Blut manchmal infolge erzwungener körperlicher Ruhe oder mangelhafter Kreislauffunktion länger als notwendig liegen bleibt. Aber auch die anregende Wirkung der Massage auf die in Haut, Bindegewebe und Muskulatur vorhandenen feinen Nervenendigungen darf keinesfalls unterschätzt werden.

Die Heilmassage gehört zusammen mit Bewegungsübungen in das Gebiet der → Krankengymnastik.

Eine Sonderform der Massage, die davon ausgeht, dass man durch gezielte Massageeinwirkung auf bestimmte Bindegewebsstellen der Haut durch Reflexwirkungen zugehörige innere Organe beeinflussen kann, ist die → ***Bindegewebsmassage***.

mast- Bestandteil medizinischer Fachausdrücke mit der Bedeutung »weibliche Brust«.

Mastdarm (Rektum) unterer, bis zum After reichender Teil des Dickdarms; → Darm.

Mastdarmspiegelung (Rektoskopie) direkte Besichtigung des Mastdarms durch → Endoskopie.

Mastdarmvorfall → Aftervorfall.

Mastitis → Brustdrüsenentzündung.

Mastodynie → Brustdrüsenschmerzen.

Mastoiditis → Warzenfortsatzentzündung.

Mastopathie Oberbegriff für verschiedene gutartige Umbauvorgänge der weiblichen Brustdrüse, die entweder nur in abgegrenzten Bezirken auftreten oder diffus die ganze Brust betreffen, und zwar vor allem in Form von Bindegewebswucherungen und Bildung zahlreicher Gewebshohlräume (→ Zysten) unterschiedlicher Größe. Die Mastopathie tritt vor allem bei Frauen im 3.–5. Lebensjahrzehnt auf; im späteren Lebensalter kommt sie dann wieder seltener vor.

Die Hauptsymptome sind: traubenähnliche, unscharfe Verhärtungen oder feste Knoten in der Brustdrüse (die ganze Brust kann sich fester anfühlen), → Brustdrüsenschmerzen in der 2. Hälfte des Menstruationszyklus sowie Absonderungen aus den Brustwarzen. Ursache dieser Veränderungen sind hormonelle Störungen, die nicht selten mit Unregelmäßigkeiten des weiblichen Zyklus einhergehen und in erster Linie auf einem Ungleichgewicht zwischen → Östrogen und → Gestagen beruhen. Außerdem besteht ein Überschuss an → Prolaktin, einem Hormon der → Hirnanhangdrüse, das die Milchproduktion steuert.

Anhand der feingeweblichen Veränderung kann man die Mastopathie in 3 Typen einteilen:

- Typ I (70 Prozent aller Fälle): einfache Zystenbildung und

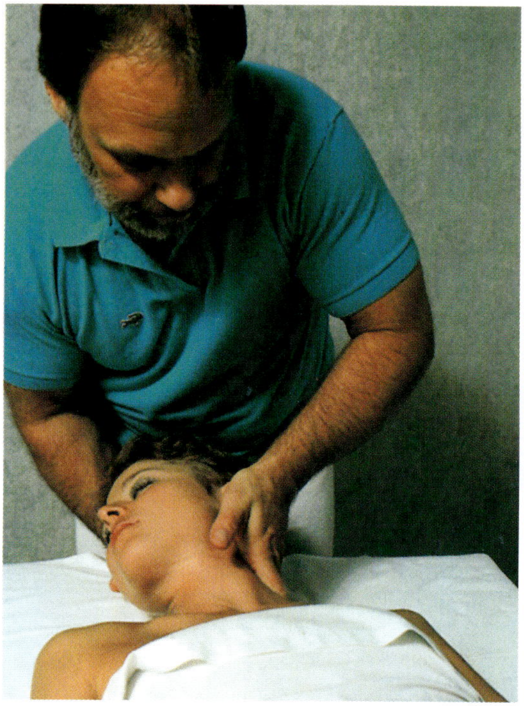

Massage des Halses.

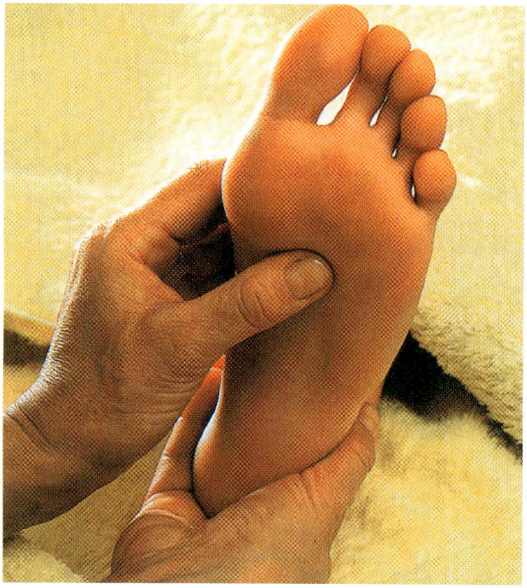

Massage des vorderen Fußgewölbes.

Bindegewebsvermehrung ohne gesteigertes Wachstum der Drüsenzellen. Dies ist die häufigste Form, bei der kein Krebsrisiko besteht.

♦ Typ II (Häufigkeit etwa 25 Prozent): wie Typ I mit vermehrtem Epithelwachstum, aber ohne entartete Zellen; das Krebsrisiko ist gering.

♦ Typ III (etwa 5 Prozent der Fälle): wie Typ II, jedoch mit atypischen, von der normalen Form und Struktur abweichenden Zellen. Hierbei ist das Krebsrisiko viermal so hoch, so dass diese Form der Mastopathie als Krebsvorkrankheit (→ Präkanzerosen) gilt.

Bei Frauen mit Mastopathie von Typ II und III sind Kontrollen durch → Mammografie in ein- bis zweijährigen Abständen angebracht; außerdem sollten diese Frauen regelmäßig eine Selbstuntersuchung der Brust vornehmen (→ Brustkrebs).

Für die Behandlung der Mastopathie vom Typ I und II kommen die unter → Brustdrüsenschmerzen genannten Maßnahmen in Betracht. Tritt daraufhin keine Besserung ein, kommt eine Therapie mit Hormonen (→ Androgene, Schilddrüsenhormon, Östrogen, Gestagen, Hemmstoffe des Prolaktins) in Betracht, wodurch in etwa 60 Prozent eine deutliche Besserung erzielt wird. Die operative Entfernung der Brust, deren psychologische Bedeutung für die Frau nicht hoch genug eingeschätzt werden kann, bleibt nur schweren, auf die Behandlung nicht ansprechenden, mit einem erhöhten Krebsrisiko belasteten Fällen vorbehalten.

Mastoptose medizinische Fachbezeichnung für die → Hängebrust.

Masturbation (Onanie) geschlechtliche Selbstbefriedigung durch äußere Reizung der Geschlechtsorgane (Klitoris, Penis), meist mit der Hand, bei Frauen auch mit besonderen Instrumenten. Der Vorgang endet gewöhnlich mit dem → Orgasmus. Man geht davon aus, dass sich 90 Prozent der Männer und etwa 75 Prozent der Frauen zu irgendwelchen Zeiten ihres Lebens auf diese Weise befriedigen. Bei Kindern ist die Masturbation eine vollkommen normale Erscheinung, die kein Anlass zu Besorgnis oder Behandlung ist.

Maul- und Klauenseuche Die Viren der Maul- und Klauenseuche gehen entweder durch direkten Kontakt mit dem erkrankten Tier, häufiger jedoch über Milch oder Milchprodukte auf den Menschen über. Wegen der entsprechenden gesundheitspolizeilichen Vorschriften ist dies allerdings ein überaus seltenes Ereignis. Wird dennoch ein Mensch infiziert, so treten bei ihm nach etwa 2–4 Tagen Fieber, Kopf- und Kreuzschmerzen, Mattigkeit und Trockenheit im Mund auf. Die Schleimhaut des Mundes ist entzündlich gerötet; kurz danach zeigen sich dann kleine Bläschen auf Lippe, Zunge und Innenseite der Wangen, aber auch an Fingern und Handinnenflächen, die zu Geschwüren zerplatzen. Zugleich bestehen quälender Speichelfluss, Schwellung der Zunge und der Lippen, oft auch des ganzen Gesichts. Stets ist die Nahrungsaufnahme erheblich erschwert. Die Dauer der Maul- und Klauenseuche beträgt oft mehrere Wochen. Mit Pinselungen und Mundspülungen lässt sich die Abheilung der örtlichen Erscheinungen im Mund erreichen. Für Personen, die viel mit den gefährdeten Tierarten zu tun haben, gibt es zudem eine wirksame Schutzimpfung.

Mediastinoskopie endoskopische Untersuchung (→ Endoskopie) des → Mediastinums (Mittelfellraum), des mittleren Teils der Brusthöhle zwischen Brustbein (vorn), Brustwirbelsäule (hinten) und den beiden Rippenfellsäcken (mit den Lungen zu beiden Seiten). Im Bindegewebe des Mediastinums liegen zahlreiche Organe: Herz, große Blutgefäße, Lymphknoten, Thymusdrüse, Luftröhre, Speiseröhre und Nerven. Bei der Mediastinoskopie kann der Arzt mit Hilfe eines 16 cm langen Rohres mit elektrischer Birne und Handgriff vor allem die Lymphknoten der Luftröhre und der Bronchien betrachten und eventuell verdächtiges Gewebe zur Untersuchung entnehmen. In Narkose wird nach einem kleinen Hautschnitt oberhalb des Brustbeins das Instrument eingeführt und nach Ablösen des lockeren Bindegewebes von der Luftröhre an dieser entlang bis zu den Hauptbronchien vorgeschoben. Erschwert wird dies, wenn als Folge entzündlicher Prozesse Verwachsungen vorliegen. Die Mediastinoskopie wird zur Klärung von Lymphknotenschwellungen sowie zur Beurteilung der Operationsfähigkeit bei → Lungenkrebs und anderen Tumoren im Brustkorb durchgeführt.

Mediastinum (Mittelfellraum) mittlerer Raum in der Brusthöhle, bei dem die vordere Begrenzung vom Brustbein, die hintere von der Brustwirbelsäule gebildet wird. Nach unten wird das Mediastinum vom Zwerchfell abgeschlossen, nach oben bestehen spaltartige Verbindungen zum Bindegewebsraum des Halses. Im Mediastinum liegen unter anderem Herz, Speiseröhre, Luftröhre, Bronchien, Thymus sowie herznahe Blut- und Lymphgefäße; → Brustkorb.

Medikament → Arzneimittel.

Medikamentenabhängigkeit → Arzneimittelabhängigkeit.

Medikation Arzneiverordnung, Arzneiverschreibung.

Medizin **1.** Wissenschaft vom gesunden und kranken Menschen, von der Behandlung und Vorbeugung (Heilkunde). **2.** umgangssprachliche Bezeichnung für ein Arzneimittel.

medizinische Klinik Krankenhaus für die Behandlung innerer Krankheiten.

Medizinmeteorologie Teilgebiet der → Bioklimatologie, die sich mit den Einflüssen von Wetter und Klima, z. B. der → Föhnkrankheit, auf den gesunden und kranken Menschen befasst.

Medizinsoziologie Forschungsmethode und Lehrfach zur Untersuchung der gesellschaftlichen Bedingungen und Folgen der Medizin. Die Medizinsoziologie beschäftigt sich mit den zwischenmenschlichen Beziehungen und gesellschaftlichen Verhältnissen im Hinblick auf ihre Bedeutung für die Entstehung von Krankheiten.

Medizintechnik Gebiet der Technik, das sich mit Entwicklung und Herstellung hochmoderner Geräte befasst, die in der Medizin zu diagnostischen und therapeutischen Zwecken verwendet werden. Solche Geräte sind z. B. Elektrokardiograf, Elektroenzephalograf, diverse Endoskope, Dialysegeräte, Herzschrittmacher, Herz-Lungen-Maschine, Ultraschallgeräte, Kernspintomograf, Labor- und Analyseapparate.

Medulla oblongata verlängertes Mark; unterer Abschnitt des → Gehirns am Übergang zum Rückenmark.

Medusenhaupt (Caput medusae) Erweiterung der Hautvenen um den Nabel herum. Ursache dieser auffälligen Veränderung ist eine → Pfortaderstauung, in deren Folge sich ein Umgehungskreislauf zur unteren Hohlvene ausbildet. Die geschlängelten Venen der Bauchhaut im Nabelbereich treten dabei deutlich hervor.

Meeresbäder (Seebäder) Die Behandlung in den Seeheilbädern und Seebädern (Thalassotherapie) unterscheidet sich von anderen Kurmaßnahmen dadurch, dass der Heilfaktor »Seeklima« nicht konstant ist, sondern durch Jahreszeit und Witterung geprägt wird. Am intensivsten ist die Reizstärke auf den Nordseeinseln, dann folgen die Inseln im Wattenmeer, die Wattenmeerküste und die Ostsee.

Das Seeklima zeigt folgende Wirkungen:

♦ Schutz vor Belastung durch Reinheit und Allergenarmut der Luft. Keine Schwüle im Sommer und milde Temperaturen im Winter, zudem geringe Tagesschwankungen der Temperatur.

♦ Heileffekte durch maritimes Aerosol (Salzwasserspray) in der Brandungszone.

♦ Reize durch starken Wind und Sonnenstrahlung.

Das Seeklima regt zwar ohne Zweifel die Abwehrkräfte des Organismus an; dennoch kann zu starke Dosierung der Klimareize – vor allem zu Beginn der Kur – zu Misserfolgen führen. In dieser Beziehung müssen sich Patienten unbedingt an die ärztlichen Empfehlungen halten.

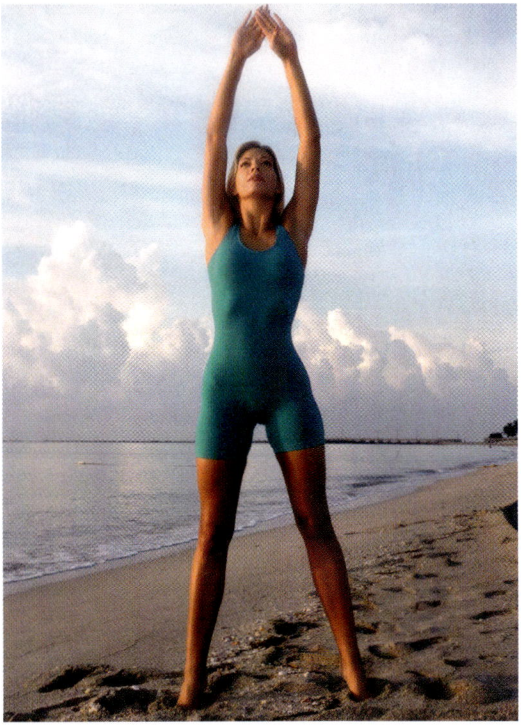

Meeresbäder Bei einem Aufenthalt am Meer lassen sich Badekur und Klimatherapie miteinander verbinden.

Günstige Wirkungen zeigt der Aufenthalt am Meer häufig bei chronischen Krankheiten der Atemwege, bei Herz- und Gefäßkrankheiten, Hautkrankheiten, chronischen Krankheiten des Bewegungsapparates, Frauenleiden, Krankheiten im Kindesalter und allgemeinen Schwächezuständen. Nicht zu empfehlen ist er hingegen bei akuten, fieberhaften Krankheiten, chronischen Leiden mit zunehmendem Kräfteverfall, schweren Herz- und Nierenerkrankungen, Lungentuberkulose, Krebs, Basedow-Krankheit sowie Nervenleiden mit stärkeren Depressions- und Erregungszuständen.

Meerwassertrinkkuren Die biologische Wirkung von getrunkenem Meerwasser beruht auf 2 Tatsachen:

1. auf dem außerordentlichen Gehalt an Mineralien, und zwar sowohl an weit verbreiteten als auch an seltenen Spurenelementen;

2. auf dem Umstand, dass das Verhältnis der Salze im Meerwasser dem der Salze in unserem Blutserum und Körpersäften ähnelt.

Im Allgemeinen wird zum Trinken eine Verdünnung des

Meerwassers mit Süßwasser im Verhältnis von 1:3 empfohlen. Dadurch wird das Verhältnis der einzelnen Salze zueinander nicht verändert, jedoch der absolute Salzgehalt dem der Körperflüssigkeiten angenähert. Meerwassertrinkkuren haben sich bewährt bei Erkrankungen von Magen und Darm, Stoffwechselkrankheiten, gewissen Hautleiden, Erkrankungen der Harnorgane, Ernährungsstörungen im Kindesalter sowie Schwächezuständen nach Infektionskrankheiten.

mega- Bestandteil medizinischer Fachausdrücke mit der Bedeutung »groß, weit«.

Megacolon congenitum → Hirschsprung-Krankheit.

Megaloblasten für die → perniziöse Anämie charakteristische, sehr große, kernhaltige Vorstufen roter Blutkörperchen (Erythrozyten) im Knochenmark.

Mehrlingsschwangerschaft → Schwangerschaft, Mehrlinge.

Mekonium → Kindspech.

Meiose → Reifeteilung.

Melaena → Blutstuhl.

melan- Bestandteil medizinischer Fachausdrücke mit der Bedeutung »schwarz, dunkel«.

Melancholie (wörtlich: »Schwarzgalligkeit«) Niedergeschlagenheit, Trübsinn; → Depression.

Melanin braunes bis schwarzes Pigment (Farbstoff) in bestimmten Zellen der Haut, der Haare, der Netz- und Aderhaut des Auges. Melanin bedingt die Haut-, Haar- und Augenfarbe sowie die Sonnenbräunung.

Melanom (Pigmentgeschwulst) gut- oder bösartige, dunkel gefärbte Geschwulst der Haut, die vom Pigment bildenden Gewebe ausgeht.

Gutartig ist das ***juvenile Melanom***, das schon bei kleinen Kindern vorkommt. Es zeigt sich – bevorzugt im Gesicht – in Form eines stecknadelkopf- bis bohnengroßen, flachen, gelblich-rötlichen bis graubraunen, muttermalähnlichen Flecks. Wo es stört, kann es durch Ausschneidung entfernt werden. Hingegen gehört das ***maligne Melanom*** zu den gefährlichsten Geschwülsten der Haut. Seine weltweite Zunahme wird auf die vermehrte Einwirkung von Sonnenstrahlen, aber auch von künstlichen Strahlen zurückgeführt. Es entwickelt sich entweder in normaler, zunächst unauffälliger Haut oder geht von einem → Leberfleck aus. Bei Frauen zeigt es sich oft im Bereich der Beine, bei Männern eher am Rumpf.

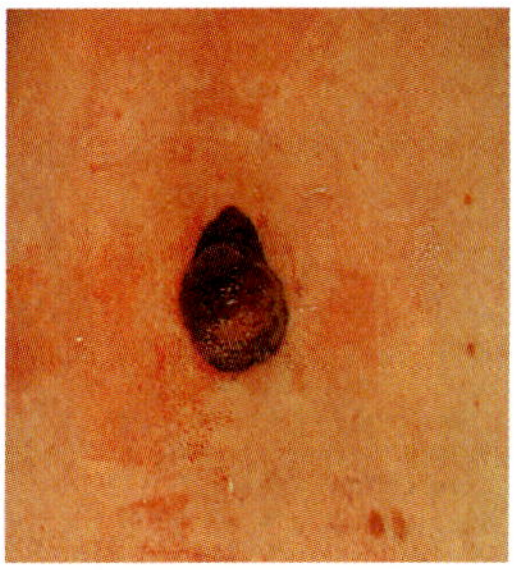

Melanom Das knotige maligne Melanom macht 20 Prozent aller malignen Melanome aus.

Man unterscheidet 3 Hauptformen:

1. das Melanom auf dem Boden eines Linsen- oder Leberflecks. Es tritt bevorzugt im Gesicht älterer Menschen auf, wächst zuerst flächig nach außen und erst nach etwa 15 Jahren auch in die Tiefe.

2. das sich zunächst oberflächlich ausbreitende Melanom, das nach 2–4 Jahren in die Tiefe wächst.

3. das knotenförmige Melanom, das von Anfang an in die Tiefe fortschreitet. Es tritt bevorzugt zwischen dem 30. und 40. Lebensjahr auf, ist äußerst bösartig und erzeugt schon früh → Metastasen (Tochtergeschwülste).

Merkmale, die bei einem dunklen Hautfleck auf ein malignes Melanom hindeuten, sind:

- schnelle Größenzunahme;
- Entstehung einer höckerigen Oberfläche;
- Zunahme der Pigmentierung; blauschwarze Verfärbung;
- rötlich entzündeter Hof;
- Neigung zu Blutung und Geschwürbildung;
- Anschwellung der zugehörigen Lymphknoten;
- Schmerzen und Juckreiz.

Da für eine mögliche Heilung die frühzeitige Diagnose entscheidend ist, muss jedes verdächtige Muttermal oder jede sonstige Hautgeschwulst unbedingt dem Arzt vorgestellt werden! Als Behandlung kommt nur die frühzeitige Ausschneidung weit im gesunden Gewebe in Betracht. Sind bereits Metastasen – bevorzugt in Lunge, Leber, Gehirn, Knochen, Nebennieren, Nieren oder Milz – vorhanden, besteht nur noch eine geringe Überlebenschance.

Melanose Dunkelfärbung von Haut und Schleimhaut infolge Einlagerung von → Melanin.

Melasma → Chloasma.

Melatonin Hormon der → Zirbeldrüse (Epiphyse), das fast ausschließlich nachts gebildet wird und an der Regulation des Schlaf-Wach-Rhythmus beteiligt ist. Da man eine allgemeine Wirksamkeit bei der Steuerung biologischer Rhythmen, die von der Tageslänge abhängig sind, vermutet, verwendet man es zur Therapie von Schlafstörungen. Außerdem bewirkt es eine Aufhellung der Haut und verhindert sexuelle Reifungsprozesse, indem es auf die Abgabe von follikelstimulierendem Hormon (FSH) und luteinisierendem Hormon (LH), die ihrerseits die Hormonproduktion von Eierstöcken und Hoden steuern, hemmend wirkt.

meldepflichtige Krankheiten Die durch gesetzliche Vorschriften (Bundesseuchengesetz) geregelte Verhütung und Bekämpfung übertragbarer Krankheiten macht es dem Arzt

zur Pflicht, dem zuständigen Gesundheitsamt zu melden, wenn er bei einem Patienten eine zu den meldepflichtigen Krankheiten zählende Erkrankung bzw. einen Verdachts- oder Todesfall festgestellt hat. Dahinter steckt die Überlegung, dass nur das schnelle Bekanntwerden einer dieser ansteckenden Krankheiten die Möglichkeit bietet, alle Maßnahmen zur Verhütung ihrer weiteren Verbreitung zu treffen und so das Auftreten einer Seuche zu verhindern.
Zu den Krankheiten, die der Meldepflicht unterliegen, gehören unter anderem → Typhus, → Wochenbettfieber, → Milzbrand, → Tollwut, → Lebensmittelvergiftung, → Cholera, → Diphtherie, → Fleckfieber, → Scharlach und → Tuberkulose. Bei → Geschlechtskrankheiten ist die namentliche Meldepflicht lediglich auf solche Kranke beschränkt, die sich der ärztlichen Behandlung oder Beobachtung entziehen oder infolge ihrer Erwerbstätigkeit oder persönlichen Verhältnisse andere besonders gefährden. Daneben ist auch eine Reihe von → Berufskrankheiten meldepflichtig, denn nur durch das rechtzeitige Bekanntwerden solcher Leiden haben die Gesundheitsbehörden die Möglichkeit zu entsprechenden Gegenmaßnahmen und zum Schutz anderer Angehöriger des gleichen Berufs.

Melkersson-Rosenthal-Syndrom Die Krankheit, deren Ursache weitgehend unbekannt ist, ist nach dem schwedischen Arzt Ernst Melkersson und dem deutschen Neurologen Curt Rosenthal benannt. Es handelt sich dabei um eine → Fazialislähmung (Gesichtsnervenlähmung), die zusammen mit Schwellungen im Bereich des Gesichts und vor allem der Mundschleimhaut auftritt. Besonders auffällig ist dabei eine rüsselartige Vorwölbung der Lippen. Gelegentlich machen den Betroffenen zudem heftige Kopfschmerzen und Schluckstörungen zu schaffen.

Membran 1. zarte Haut als Grenzfläche zwischen Zelle und Umgebung, aber auch zwischen deren einzelnen Bestandteilen im Zellinneren. Membranen sind in der Regel nur für bestimmte Stoffe durchlässig (semipermeabel).
2. häutiges Gebilde, das entweder im Zusammenhang mit einer Erkrankung gebildet wird (z. B. hyaline Membran beim → Lungenödem) oder als natürlicher Bestandteil von Geweben und Gelenken existiert.

Membransyndrom → Hyalin-Membran-Krankheit.

Menarche erste Monatsblutung bei einem Mädchen; in Mitteleuropa in der Regel zwischen dem 11. und 13. Lebensjahr; → Menstruation.

Mendelsche Gesetze von dem Augustinermönch Gregor Johann Mendel (1822–1884) durch zahlreiche Versuche gefundene Gesetzmäßigkeiten der → Vererbung.

Ménière-Krankheit Die nach dem französischen Arzt Prosper Ménière benannte Krankheit beruht auf einer übermäßigen Flüssigkeitsansammlung im Gleichgewichtsorgan des Innenohrs (Labyrinth), die einen ständig steigenden Druck erzeugt, bis die feine Haut des Labyrinths platzt und einen heftigen Schwindelanfall mit lauten, einseitigen Ohrgeräuschen und Schwerhörigkeit auslöst. Die Ursache der Flüssigkeitsansammlung ist noch nicht genau bekannt; als Auslöser werden Durchblutungsstörungen, psychische Belastungen, aber auch Wetterumschwünge diskutiert.
Anzeichen der Ménière-Krankheit, die in plötzlichen, minuten- bis stundenlangen Anfällen auftritt, sind Drehschwindel, Ohrensausen, Schwerhörigkeit, Übelkeit, Erbrechen und Augenzittern (Nystagmus). Die Behandlung mit verschiedenen Medikamenten führt zu einer Besserung der Beschwerden. Luftwechsel und Klimakuren wirken fast stets günstig. In schlimmen Fällen kommen zudem verschiedene chirurgische Verfahren in Betracht, mit denen die Kranken von ihren manchmal fast unerträglichen Beschwerden befreit werden können. So kann man durch eine operative Öffnung des Innenohrs versuchen, die Flüssigkeitsansammlung zu vermeiden. Andere Maßnahmen sind die Durchtrennung des Gleichgewichtsnervs oder die operative Entfernung von Innenohranteilen, die jedoch nur bei Gehörlosigkeit durchgeführt wird. Vorbeugend ist die Vermeidung sämtlicher Faktoren (z. B. Alkohol, Nikotin, Überanstrengung, Aufregung) wichtig, die einen Anfall auslösen können.

Meningen → Hirnhäute.

Meningeom (Meningiom) von den Hirnhäuten ausgehende, gutartige, langsam wachsende → Gehirngeschwulst.

Meningitis → Hirnhautentzündung.

Meningoenzephalitis Form der → Gehirnentzündung, bei der auch die umkleidenden Hirnhäute mitbetroffen sind.

Meningokokken kugelförmige Bakterien, die als harmlose Schmarotzer auch im Nasen-Rachen-Raum gesunder Menschen vorkommen, unter gewissen Umständen jedoch eine besondere Form der → Hirnhautentzündung auslösen können.

Meniskus halbmondförmige Scheiben aus Knorpel im Kniegelenk; → Kniegelenkverletzungen.

Menopause Zeitpunkt der letzten → Menstruation; meist zwischen dem 47. und 53. Lebensjahr.

Menorrhagie verstärkte und verlängerte Menstruationsblutung; → Menstruationsstörungen.

Menorrhö → Menstruation.

Menses anderer Ausdruck für → Menstruation.

Menstruation (Menses, Menorrhö, Monatsfluss, Periode,

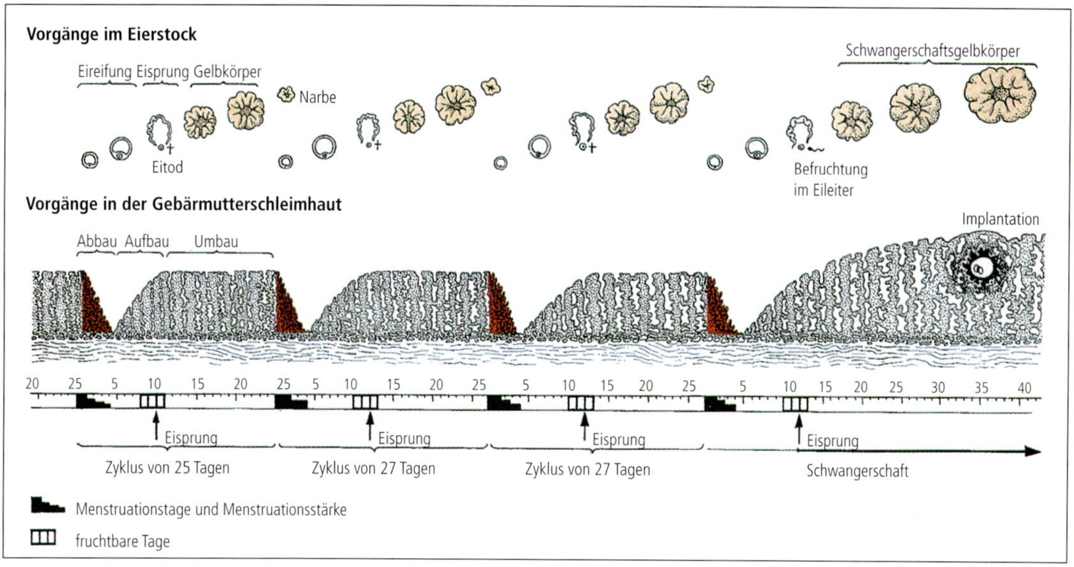

Menstruation Schematische Darstellung der zyklischen Veränderungen im Eierstock und in der Gebärmutterschleimhaut. Nach Rückbildung des Gelbkörpers wird die Schleimhaut der Gebärmutter unter Blutung abgebaut (Menstruation). Wird die Eizelle befruchtet, so entwickelt sich der Gelbkörper zu einem Schwangerschaftsgelbkörper. Die Gebärmutterschleimhaut wird zur Schwangerschaftsschleimhaut umgebildet.

Regelblutung, Zyklus) Monat für Monat reift in einem der beiden Eierstöcke der Frau eine Eizelle heran. Dies geschieht innerhalb einer kleinen Blase, dem so genannten Follikel, der sich an der Oberfläche des Eierstocks immer mehr vorwölbt, bis er schließlich platzt und die reif gewordene Eizelle freilässt. Diesen Vorgang nennt man ***Eisprung*** (Ovulation). Dabei würde das reife Ei jedoch in die Bauchhöhle fallen, wenn es nicht sogleich von den Zipfeln des Eileiters aufgefangen würde. Durch diesen hindurch wandert es in die Gebärmutter. Die Zellen der Follikelwand, die Follikelzellen, bilden während der Zeit, in der die kleine Blase noch intakt ist, ein Hormon, das so genannte ***Follikelhormon***. Dieses Hormon bewirkt, dass die Schleimhaut der Gebärmutter wächst und an Dicke zunimmt. Ist der Follikel geplatzt und die Eizelle in den Eileiter gefallen, wuchern die Follikelzellen schnell nach innen und wandeln den Follikel in einen soliden kleinen Zellkomplex, den so genannten ***Gelbkörper***, um, der nun ein neues Hormon, das ***Gelbkörperhormon*** (Corpus-luteum-Hormon), bildet. Hatte das Follikelhormon dafür gesorgt, dass die Gebärmutterschleimhaut »aufgebaut« wird, ist das Gelbkörperhormon für deren kräftige Durchblutung zuständig. Das geschieht vorsorglich für den Fall, dass die reife Eizelle befruchtet wird und sich dann in der Gebärmutterschleimhaut einbetten will. Tritt tatsächlich eine Befruchtung ein, so bleibt der Gelbkörper in Tätigkeit und sorgt durch sein Hormon weiterhin für eine gute Ausstattung des »Nestes«, das die befruchtete Eizelle in der Gebärmutterschleimhaut vorfindet. Kommt es jedoch nicht zur Befruchtung, so bildet sich der Gelbkörper langsam zurück, und die sehr stark durchblutete und sehr locker gewordene Gebärmutterschleimhaut wird abgestoßen: Die Frau hat ihre »Monatsblutung«. Schon wenn sich diese ihrem Ende nähert, bereitet sich im Eierstock eine neue Eizelle zur Reifung vor, und alle eben beschriebenen Vorgänge wiederholen sich.

Durchschnittlich beträgt die Zeit vom ersten Tag einer Regelblutung bis zum ersten Tag der nächsten 4 Wochen. Es gibt aber auch Frauen, die alle 3 Wochen menstruieren und deswegen nicht weniger gesund sind. Bei den meisten Frauen hält die Menstruation etwa 4 Tage an. So hat jede gesunde, nicht schwangere Frau im gebärfähigen Alter an durchschnittlich 50 Tagen im Jahr ihre Regelblutung und verliert dabei im Durchschnitt jedes Mal eine halbe Tasse Blut.

Jede Frau sollte einen Menstruationskalender führen, in den sie Monat für Monat einträgt, an welchem Tag sie zu menstruieren beginnt, wie lange die Regelblutung andauert und wann daraufhin die nächste Regel einsetzt. Treten eines Tages einmal → Menstruationsstörungen auf, so geben diese

Aufzeichnungen dem Arzt oft gute Anhaltspunkte für Diagnose und Behandlung.

Die Menstruation ist, wie erwähnt, von der Funktion der Eierstöcke bzw. von den darin gebildeten Hormonen abhängig. Sie setzt ein, wenn die Eierstöcke beginnen, die ersten Eizellen reif werden zu lassen. Dieser ***Menarche*** genannte Zeitpunkt – meist zwischen dem 12. und 14. Lebensjahr des Mädchens – stellt also den Beginn der Geschlechtsreife dar. Die Menstruation hört auf (***Menopause***), wenn die Eierstöcke ihre Tätigkeit langsam wieder einstellen, in einem Zeitraum also, den man als → Wechseljahre (Klimakterium) bezeichnet und der normalerweise zwischen dem 45. und 53. Lebensjahr der Frau liegt. Hat eine Befruchtung stattgefunden, ist die Frau also schwanger geworden, so bleibt die Regelblutung auch in der Zeit der Geschlechtsreife bis etwa 2–3 Monate nach der Geburt des Kindes aus.

Menstruationshygiene Während der → Menstruation kommt der → Intimpflege besondere Bedeutung zu. Außerdem muss das Menstruationsblut aufgefangen werden. Die Entscheidung zwischen Binde und Tampon muss jede Frau selbst treffen. Die Vorteile des Tampons liegen auf der Hand: Das Blut wird dort aufgefangen, wo es konzentriert austritt, also am Ausgang der Gebärmutter, und nicht erst dort, wo es mit der Luft in Berührung kommt und Geruch annimmt. Das saugfähige, fest gepresste Watteröllchen wird einfach in die Scheide geschoben. Dort spürt die Frau es normalerweise nicht, und dort kann es auch nicht verrutschen. Wichtig ist, dass jeder Tampon nach spätestens 12 Stunden gewechselt wird. Auch junge Mädchen können Tampons verwenden, da die natürliche Öffnung des Jungfernhäutchens beim Eintritt der ersten Regelblutung im Allgemeinen weit und dehnbar genug ist, um ihn einzuführen. Die Befürchtung, durch Tampons könnten die Scheidenkeime in ihrem Wachstum gefördert werden, ist unbegründet. Auch Trägerinnen von Intrauterinpessaren (→ Empfängnisverhütung) können Tampons verwenden.

Während der Menstruation ist noch mehr als sonst auf Sauberkeit im Geschlechts- und Afterbereich zu achten. Nach dem Wasserlassen sollten die Gegend um die Harnröhrenöffnung und weitere vom Harn benetzte Partien mit Toilettenpapier abgetupft werden. Bei der Reinigung nach dem Stuhlgang ist das Papier am Damm zwischen Scheide und After anzusetzen, dann fährt man damit nach hinten und keinesfalls nach vorne Richtung Scheide! Während der Menstruation bestehen gegen Waschen, Duschen und Baden keine Bedenken. In diesen Fällen kommen zur Menstruationshygiene allerdings nur Tampons in Frage. Das Wasser soll jedoch nicht zu kalt sein (mindestens 18 °C), da auch ein trainierter Körper während der Menstruation für Erkältungen anfälliger ist. Auch soll das Baden nicht übermäßig ausgedehnt und anschließend die nasse Badekleidung sofort gewechselt werden. Gegen Sport und Turnen während der Menstruation bestehen keine Bedenken, ja, es ist sogar so, dass krampfartige Schmerzen während der Blutung durch körperliche Bewegung günstig beeinflusst werden können.

Menstruationsstörungen (Zyklusstörungen) Zwischen der ersten und der letzten → Menstruation im Leben einer Frau liegt ein Zeitraum von etwa 30–40 Jahren. Während dieser Zeit regen Hormone der → Hirnanhangdrüse (Hypophyse) den Eierstock zur Bildung von Follikel- und Gelbkörperhormon an. Unter ihrem Einfluss kommt es zu typischen Veränderungen an der Gebärmutterschleimhaut, die sich normalerweise nach einem Zyklus von etwa 4 Wochen wiederholen. Menstruationsstörungen können somit ihre Ursache in Veränderungen von Hirnanhangdrüse, Eierstock oder Gebärmutter haben.

Im Einzelnen unterscheidet man:

- Amenorrhö, primäre: Nichteintreten der ersten Regelblutung;
- Amenorrhö, sekundäre: Ausbleiben der Regelblutung irgendwann nach der ersten Regelblutung;
- Dysmenorrhö: schmerzhafte Menstruationsblutung;
- Hypomenorrhö: zu schwache Menstruationsblutung;
- Hypermenorrhö: zu starke Menstruationsblutung;
- Menorrhagie: zu starke und verlängerte Menstruationsblutung;
- Metrorrhagie: außerhalb der Menstruation auftretende Blutung;
- Mittelblutung: leichte Blutung zum Zeitpunkt des Eisprungs;
- Oligomenorrhö: Verlängerung des Menstruationszyklus (Abstand über 35 Tage);
- Ovulationsblutung: Mittelblutung;
- Polymenorrhö: Verkürzung des Menstruationszyklus (Abstand unter 25 Tage);
- prämenstruelle Blutung: leichte Schmierblutung 3–4 Tage vor der zu erwartetenden Menstruationsblutung;
- postmenstruelle Blutung: Schmierblutung bis zu einer Woche nach der Menstruationsblutung.

Für die Praxis hat sich die Einteilung der Menstruationsstörungen nach dem Lebensalter der Frau als sinnvoll erweisen. Im jugendlichen Alter (12.–17. Lebensjahr) kann es zur verfrühten ersten Blutung (etwa vor dem 10. Lebensjahr), zur verspäteten ersten Blutung (nach dem 16. Lebensjahr) oder zum völligen Ausbleiben der ersten Blutung kommen. In allen diesen Fällen ist eine fachärztliche Untersuchung und Beratung erforderlich. Außerdem kann der Zyklus in dieser Zeitspanne noch sehr unregelmäßig sein.

Menstruationsstörungen bei der reiferen Frau (17.–40. Lebensjahr) können vielfache Ursachen haben. Die Blutung kann zu stark, zu schwach, unregelmäßig und abnorm schmerzhaft sein; sie kann auch ganz ausbleiben – was nur bei eingetretener Schwangerschaft normal ist. Auf jeden Fall ist fachärztliche Konsultation angezeigt. In der Zeit vor den → Wechseljahren (45.–55. Lebensjahr) werden die Zyklen zunehmend unregelmäßig; dabei treten häufig Unruhe, Schlafstörungen, Hitzewallungen und andere Erscheinungen einer → vegetativen Dystonie auf.

Die meisten Regelstörungen lassen sich durch eine Hormontherapie beherrschen.

Merkurialismus → Quecksilbervergiftung.

Mesenterium (Dünndarmgekröse) Aufhängeband für den aus Leerdarm (Jejunum) und Krummdarm (Ileum) bestehenden Dünndarm an der hinteren Bauchwand. Das Mesenterium besteht aus einer Verdoppelung des → Bauchfells, in dem Fettgewebe, Lymphknoten, Blutgefäße und Nerven liegen.

metabolisch im Zusammenhang mit dem Stoffwechsel entstanden; stoffwechselbedingt.

Metabolismus → Stoffwechsel.

Metastase (Tochtergeschwulst) Absiedelung; Verschleppung lebender oder unbelebter Materie (Zellen, Mikroorganismen, Parasiten, Kalk usw.) von einem primären Krankheitsherd an eine andere Stelle im Organismus. Im engeren Sinn: Tochtergeschwulst eines bösartigen Tumors (→ Krebs), wobei die Ausbreitung auf dem Blut- (hämatogen) oder Lymphweg (lymphogen), durch Aussaat innerhalb einer Körperhöhle oder über ein Kanalsystem (Atemwege, Gallen- und Harnwege) erfolgen kann.

Metastasierung Bildung von → Metastasen.

Meteorismus medizinische Fachbezeichnung für → Blähungen.

Methadon künstlich hergestellte Droge, mit deren Hilfe Rauschgiftsüchtigen beim Entzug geholfen werden soll. Methadon wirkt ähnlich wie Heroin oder Morphium, macht ebenso wie diese süchtig, erzeugt aber nicht einen vergleichbaren Rauschzustand. Anders als bei sonstigen Rauschgiften fällt der Ausstieg aus der – oft über Jahre erfolgenden – Methadontherapie leichter, weil dabei deutlich geringere körperliche Entzugserscheinungen auftreten. Außerdem bringt die Anwendung von Methadon den großen Vorteil mit sich, dass der Süchtige nicht mehr gezwungen ist, sich die Droge auf kriminellem Weg zu beschaffen.

Methylalkohol (Methanol) → Vergiftungen, S. 746.

Metrorrhagie ungeregelte Blutabgänge ohne Zusammenhang mit der → Menstruation; → Menstruationsstörungen.

Midlife crisis Bezeichnung für eine – meist bei Männern auftretende – Phase zwischen dem 40. und 50. Lebensjahr, in der kritisch Bilanz über das bisherige Leben gezogen und das bis dahin Erreichte mit den früher gesteckten Zielen und Vorstellungen verglichen wird. Dabei ergeben sich häufig Konfliktsituationen, die sich in folgenden Anzeichen äußern: Arbeitsunlust, Interesselosigkeit, rasche Ermüdbarkeit, Gereiztheit, Verstimmung, Klagen über Nachlassen der Leistungsfähigkeit, uncharakteristische körperliche Beschwerden aller Art. Nicht selten kommt es zu Eheproblemen, weil sich der Mann eine jüngere Sexualpartnerin sucht, um sich seine ungeschwächte Männlichkeit zu bestätigen.

Migräne weit verbreitetes Leiden, das durch wiederkehrende Anfälle von heftigen, meist pochenden Kopfschmerzen charakterisiert ist, die hinsichtlich Häufigkeit und Dauer sehr verschieden sein können. In zwei Dritteln der Fälle treten sie als einseitige Schmerzen im Inneren des Kopfes, in den Schädelknochen, im Inneren des Auges oder dahinter, jedoch nie in der Kopfhaut auf. Oft sind sie mit einer erhöhten Reizbarkeit verbunden, ferner mit Augensymptomen (Sehen von ab-

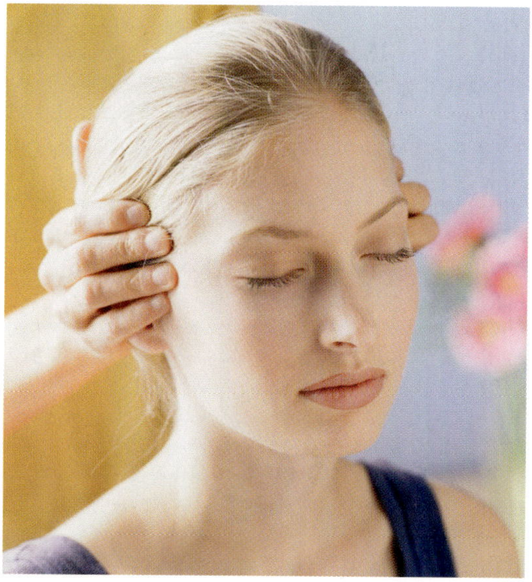

Migräne Eine vielversprechende Behandlungsmethode bei chronischer Migräne ist die Akupressur.

strakten Figuren wie Sterne, Zacken, Kreise, Rechtecke usw., schwarzweiß oder in leuchtenden Farben; Flimmern und Gesichtsfeldausfall beim Lesen), Übelkeit und Erbrechen, Überempfindlichkeit gegen Sinnesreize (helles Licht, Geräusche, Gerüche), psychischen Beeinträchtigungen (erschwertes Denken, Störungen der Wortfindung, Konzentrationsschwäche) sowie diversen körperlichen Begleiterscheinungen (feuchtkalte Hände und Füße, Nasenlaufen, Wasseransammlung im Körper, Mundtrockenheit, Verstopfung, gelegentlich Fieber).

Mögliche Vorzeichen eines Migräneanfalls – man spricht von ***Aura*** – sind unnatürliches Wohlbefinden und Redefluss, aber auch körperliches Unbehagen und Missstimmung sowie Sehstörungen, Kribbeln und Taubheitsgefühl. Diese Symptome verschwinden in der Regel, sobald der Kopfschmerz einsetzt.

Bisher vermutete man, dass die überaus heftigen Schmerzattacken durch krampfartige Zusammenziehungen von Blutgefäßen im Gehirn ausgelöst werden, an denen wiederum starke seelische Belastungen, Klimaeinflüsse, Genussmittel oder Medikamente schuld sind. Neuerdings weist jedoch vieles darauf hin, dass es sich um das Gegenteil, nämlich um eine auf der Freisetzung bestimmter Substanzen beruhende Gefäßerweiterung, möglicherweise auch um entzündliche Gefäßveränderungen im Bereich der schmerzempfindlichen Hirnhäute handelt. Dafür, dass überdies auch hormonelle Einflüsse eine Rolle spielen könnten, spricht die Tatsache, dass weitaus mehr Frauen als Männer unter Migräneanfällen leiden und dass nicht selten ein zeitlicher Zusammenhang mit dem Menstruationszyklus besteht. Auffällig ist außerdem, dass das Leiden in manchen Familien gehäuft auftritt, wohingegen andere davon vollkommen verschont bleiben.

Eine Sonderform der Migräne ist der ***Cluster-Kopfschmerz***, der durch starke, halbseitige Schmerzanfälle in der Augen- oder Schläfenregion, oft verbunden mit vegetativen Störungen der betroffenen Gesichtshälfte (Rötung des Gesichts, vermehrter Tränenfluss, erhöhte Nasensekretion und Pupillenverengung) charakterisiert ist.

Bei der Behandlung der Migräne ist die Mitarbeit des Patienten ausschlaggebend. An erster Stelle steht eine Umstellung im Sinne einer gesundheitsfördernden Lebensführung: ausreichender Schlaf, Wechsel zwischen Arbeit und Entspannung, ausgeglichene Ernährung, kein Genussmittelmissbrauch (Alkohol, Nikotin). Zur raschen Beendigung eines Migräneanfalls eignen sich Schmerzmittel, die je nach Schwere des Krankheitsbildes eingesetzt werden. Seit einigen Jahren stehen spezielle Migränepräparate wie die Triptane zur Verfügung, von denen es verschiedene Werkstoffe gibt, die eine individuell angepasste Therapie ermöglichen. Derartige Arzneimittel sind jedoch der schweren Migräne vorbehalten; bei leichten bis mäßigen Attacken empfiehlt die Deutsche Migräne- und Kopfschmerzgesellschaft zunächst den Einsatz schwächerer Arzneimittel wie Acetylsalicylsäure, Paracetamol und Ibuprofen. Bei längerer Einnahme von Kopfschmerzmitteln besteht allerdings immer die Gefahr einer → Arzneimittelabhängigkeit. Außerdem ist bekannt, dass die ständige Einnahme starker Medikamente gegen die Migräne langfristig selbst Kopfschmerzen auslösen kann. Danben gelingt es bisweilen, mit Hilfe der → physikalischen Therapie über eine Umstimmung des ganzen Körpers eine Heilwirkung zu erzielen. Geeignet sind hierzu unter anderem Luftbäder, Wasseranwendungen, Sport, Gymnastik, Spiele und → Bindegewebsmassagen. Neuerdings wird auch die → Akupressur zur Behandlung von Kopfschmerzen empfohlen.

Zur körperlichen Behandlung sollen – vor allem, wenn die Migräneanfälle durch seelische Belastungen ausgelöst werden – nach Möglichkeit auch psychotherapeutische Maßnahmen kommen: In erster Linie ist hier das → autogene Training zu nennen; daneben kommen aber auch andere Entspannungsübungen sowie eine → Verhaltenstherapie in Betracht. Auch → Biofeedback-Techniken werden mit Erfolg eingesetzt. Dabei lernt der Patient, normalerweise nicht dem Willen unterworfene Körperfunktionen mittels unmittelbarer Rückmeldungen willkürlich zu kontrollieren.

mikro- Bestandteil medizinischer Fachausdrücke mit der Bedeutung »klein, winzig«.

Mikrohämaturie Form des → Blutharnens, bei dem die Blutbeimischung im Urin so gering ist, dass man sie mit bloßem Auge nicht erkennen kann.

Mikroorganismen Kleinstlebewesen wie Bakterien, Viren, Einzeller (Protozoen) und Pilze, von denen viele Auslöser von → Infektionskrankheiten sind.

Mikrosporie Mikrosporen sind winzige Pilze, die sich vor allem auf der Kopfhaut von Kindern festsetzen. Dort erzeugen sie rundliche oder ovale, leicht schuppende Veränderungen, die zum Teil heftig jucken und deshalb so auffällig sind, weil die Haare direkt über der Haut abbrechen. Auch an anderen Körperstellen entstehen schuppige Herde mit auffällig rötlichem Rand. Da die Pilze sehr leicht von einem Kind auf das andere übergehen, tritt die Mikrosporie in Kindergärten und Schulen gelegentlich gehäuft auf.

Zur Behandlung gibt es spezielle Medikamente, mit denen man die verursachenden Pilze abtöten kann; → Hautpilzerkrankungen.

Mikrowellen hochfrequente elektromagnetische Wellen, mit deren Hilfe tief liegendes Gewebe direkt – also nicht durch Temperaturübertragung – erwärmt werden kann. Besonders ausgeprägt ist dieser Effekt in flüssigkeitsreichen Geweben wie Muskeln oder inneren Organen. Die Mikrowellentherapie wird insbesondere zur Behandlung von rheumatischen Erkrankungen oder Frauenleiden, z. B. nach einer → Eierstockentzündung, eingesetzt; → Elektrotherapie.

Miktion medizinische Fachbezeichnung für das Harnlassen bzw. die Blasenentleerung.

Milben sehr kleine Spinnentiere mit meist kugeligem Körperbau. Nach ihrem Vorkommen unterscheidet man:

1. Hautparasiten: Krätzmilben (→ Krätze); Haarbalgmilben (in den Talgdrüsen vieler Menschen mit Mitessern);

2. Hausstaubmilben: Mit dem Staub eingeatmet, können sie bei überempfindlichen Personen → Allergien und → Bronchialasthma auslösen;

3. Nahrungsmittelmilben: in Käse, Mehl usw.;

4. Krankheitsüberträger: Ratten- und Mäusemilben, die eine besondere Art von → Fleckfieber, sowie Hühnermilben, die eine besondere Art von → Gehirnentzündung übertragen.

Von diesen Milbenarten ist die ***Hausstaubmilbe*** von besonderer Bedeutung. Sie ernährt sich von Hautschuppen und mag es feuchtwarm, weshalb sie sich besonders im Schlafzimmer wohl fühlt. Hält man dort die Luftfeuchtigkeit niedrig und dreht die Heizung nicht über 18 °C, kann man ihre Verbreitung deutlich verringern. Außerdem sollten sich empfindliche Personen im Schlafraum nicht umziehen, da so weniger Hautschuppen in den Raum gelangen, die den Milben als Nahrung dienen.

Milch Die Milch dient der Aufzucht eines neugeborenen Säugetiers bis zu jenem Zeitpunkt, von dem an es sich durch selbstständiges Futtersuchen allein ernähren kann. Sie enthält demnach alle Nahrungs- und Ergänzungsstoffe (Mineralsalze und Vitamine), die zum Aufbau eines gesunden Organismus notwendig sind. Im Durchschnitt sind in der Milch 12,5 Prozent feste Bestandteile – Kohlenhydrate, Eiweiß, Fett – enthalten; der Rest (87,5 Prozent) ist Wasser. Die einzelnen Nährstoffe sind in der Milch – mit Rücksicht auf den noch empfindlichen Verdauungsapparat des neugeborenen Lebewesens – in besonders bekömmlicher, d. h. leicht verdaulicher Form vorhanden. Das gilt aber nicht ohne weiteres auch für den Fall, dass einem menschlichen Säugling Kuhmilch verabreicht wird, denn jede Säugetiermutter liefert die Milch, die für ihr eigenes Junges am besten geeignet ist. Dabei ist in der Zusammensetzung der Milch z. B. berücksichtigt, wie schnell das Neugeborene bis zur Selbstständigkeit heranwachsen muss. So hat ein Kalb bereits 47 Tage, ein menschlicher Säugling hingegen erst 150 Tage nach der Geburt sein Geburtsgewicht verdoppelt. Daher ist Kuhmilch – die in ihrem Kaloriengehalt ungefähr der Muttermilch entspricht – verhältnismäßig reicher an Eiweiß, Kalk und Phosphor; hierin liegt der Grund, weshalb sie nicht ohne weiteres von einem menschlichen Säugling vertragen wird. Um Kuhmilch – wenn Muttermilch für den Säugling nicht zur Verfügung steht – dennoch zur Säuglingsernährung verwenden zu können, ist es deshalb notwendig, sie in bestimmter Weise zu verdünnen und dann wieder mit einzelnen, durch das Verdünnen zu stark verringerten Nährstoffen künstlich anzureichern; → Säuglingsernährung.

Zusammensetzung der Milch

	% Eiweiß	% Fett	% Kohlenhydrate	Kalorien 100 ml
Muttermilch	1,1–1,5	2,5–4,8	6,0–7,1	70
Kuhmilch	3,1–4,0	3,5–4,8	4,0–4,8	68
Ziegenmilch	3,7–4,0	4,0–4,8	4,0–4,8	70

Milchbrustgang wichtiges → Lymphgefäß, das die Lymphe der gesamten unteren und der linken oberen Körperhälfte sammelt und zusammen mit der Lymphbahn des linken Armes und der linken Kopfhälfte im linken Venenwinkel, dem Zusammenfluss von linker innerer Halsvene und linker Schlüsselbeinvene, ins Blut mündet.

Milchfieber beim Einschießen der Milch am 2.–3. Tag des Wochenbettes auftretende erhöhte Körpertemperatur infolge anfänglicher Abflussstauung. Begleitend können Schmerzen in der Brust und Entzündungserscheinungen (Rötung, Wärme, Verdickung der Brust) auftreten. Behandlung: Alkoholumschläge, Hochbinden der Brust, Einschränkung der Flüssigkeitszufuhr. Bei Fieber über 38,5 °C (im After gemessen) muss unbedingt ein Arzt zugezogen werden, da Verdacht auf → Wochenbettfieber oder → Brustdrüsenentzündung besteht.

Milchfluss (Galaktorrhö) unwillkürlicher, ein- oder doppelseitiger Abgang von Milch aus der Brust während der Stillpausen, der folgende Ursachen haben kann: Erkrankungen des Zentralnervensystems; Tumor der → Hirnanhangdrüse, der zu einer vermehrten Absonderung von → Prolaktin, einem die Milchproduktion anregenden Hormon, führt, sowie Einnahme bestimmter Medikamente. Der Grund der unzeitigen Milchbildung sollte unbedingt abgeklärt werden, da sich dahinter in Einzelfällen eine spezielle Form des → Brustkrebses verbergen kann, die ebenfalls mit der Absonderung einer weiß-gelblichen Flüssigkeit aus den Brustwarzen einhergeht.

Milchgebiss aus insgesamt 20 Zähnen bestehendes Kleinkindgebiss, das normalerweise im 30. Lebensmonat komplett ist; → Säuglingsentwicklung.

Milchsäure Endprodukt im Kohlenhydratstoffwechsel, das besonders bei starker Muskelarbeit anfällt und früher als Hauptursache des → Muskelkaters galt. Milchsäure ist reichlich im Sauerkraut enthalten; es fördert den Stuhlgang und reguliert die Darmbakterienflora.

Milchschorf → Neurodermitis bei Säuglingen. Der Milchschorf beginnt frühestens im 3. Monat des ersten Lebensjahres und zeigt sich zunächst als kleine, schuppige, trockene Rötung der Wangen, die sich zu einem ausgeprägten → Ekzem weiterentwickelt, auf Gesicht, Hals und behaarten Kopf ausbreiten kann und oft mit erheblichem Juckreiz einhergeht. Da es sich keineswegs um eine Überempfindlichkeit gegen Milch oder andere Nahrungsmittel handelt, ist die Bezeichnung Milchschorf im Grunde irreführend. Die Behandlung richtet sich nach Art und Grad der Hauterscheinungen. Auf jeden Fall muss Kratzen vermieden werden, was sich bei Säuglingen und Kleinkindern oft nur durch Anlegen von Armmanschetten erreichen lässt.

Milchzähne die 20 Zähne des → Milchgebisses.

Milchzucker (Laktose) aus Traubenzucker (Glukose) und Galaktose bestehender Doppelzucker (Disaccharid), der als natürlicher Bestandteil in der Milch von Mensch und Säugetieren vorkommt und im Säuglingsalter sowohl für die Energieversorgung als auch für die Darmflora eine wichtige Rolle spielt. Wegen seiner stuhlaufweichenden Wirkung wird Milchzucker zur Regulierung der Verdauung bei → Verstopfung eingesetzt. Eine angeborene Unverträglichkeit gegen die im Milchzucker enthaltene Galaktose ist Ursache der → Galaktosämie.

Milien → Hautgrieß.

Milz Die Milz gehört zum → lymphatischen Gewebe, liegt unter der linken Zwerchfellkuppe und grenzt an Magen und Kapsel der linken Niere. Da ihre Aufgaben von anderen Organen wie Lymphknoten, Leber und Knochenmark übernommen werden können, kann ein Mensch ohne Milz leben. Dies ist insofern von Bedeutung, als nach schweren inneren Verletzungen, aber auch bei verschiedenen Blutkrankheiten unter Umständen eine operative Entfernung der Milz erforderlich werden kann.

Die Milz hat folgende Funktionen:

1. Blutspeicher: Dabei kann sich die Milz etwa auf das Doppelte ihres normalen Volumens vergrößern;

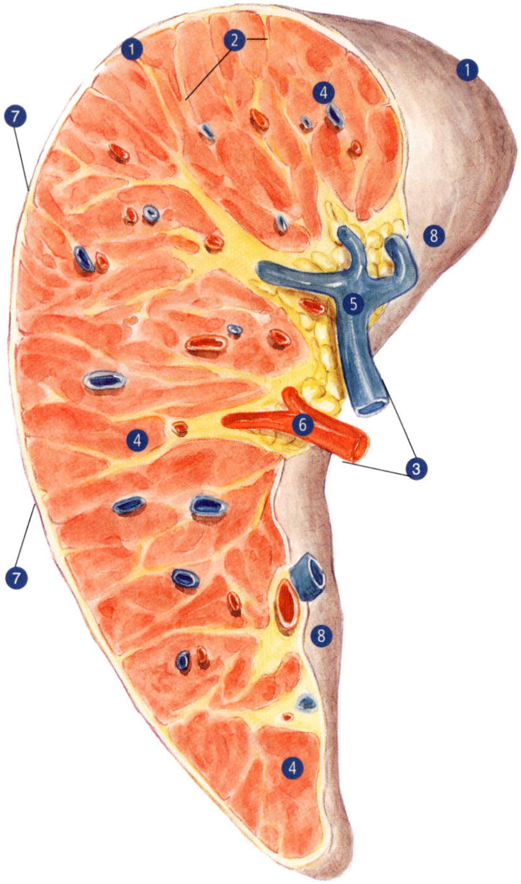

Milz Querschnitt in Höhe des Gefäßstiels zur Darstellung des Organaufbaus. **1** Milzkapsel; **2** Milzbalken mit Balkenvenen; **3** Gefäßstiel; **4** Milzpulpa; **5** Milzvene; **6** Milzschlagader; **7** Zwerchfellfläche; **8** Eingeweidefläche.

2. Bildung von weißen Blutkörperchen (Leukozyten);

3. Zerstörung von überalterten roten Blutkörperchen (Erythrozyten);

4. Eisenspeicher;

5. Bildung von Antikörpern; dadurch ist die Milz ein wichtiger Bestandteil des → Immunsystems.

Eine → Milzschwellung findet man als Begleiterscheinung zahlreicher krankhafter Prozesse.

Milzbrand (Anthrax) Der Milzbrand ist eine gefährliche bakterielle Krankheit Pflanzen fressender Tiere (Rinder, Schafe, Ziegen), dessen Erreger im Erdboden leben. Von dort gehen sie auf die Tiere über, sitzen dann im Fell und können von dort aus weiter auf den Menschen übertragen werden. Dringen sie in die Haut ein, so entsteht der ***Milzbrandkarbunkel***; werden sie eingeatmet und gelangen in die Lunge, so ist der ***Lungenmilzbrand*** die Folge. Der ***Darmmilzbrand*** schließlich entwickelt sich nach dem Verschlucken der Erreger oder nach dem Verzehr von Fleisch kranker Tiere und ist durch eine blutige Entzündung der Darmschleimhaut gekennzeichnet.

In Deutschland ist der Milzbrand sehr selten und kommt allenfalls einmal in Form des Milzbrandkarbunkels vor. Dieser beginnt mit blauroten Knötchen mit zentraler Blase, nach deren Platzen ein schwärzlicher Schorf mit umgebender teigig-entzündlicher Hautschwellung entsteht. Der Allgemeinzustand des Betroffenen ist schwer beeinträchtigt; es besteht hohes Fieber. Der Patient muss sofort zur ärztlichen Behandlung ins nächste Krankenhaus eingewiesen werden.

Milzriss (Milzruptur) Zum Einriss der → Milz – er ist immer mit einer massiven inneren Blutung verbunden – kommt es bisweilen nach stumpfer Gewalteinwirkung auf die linke Körperseite. Eine besondere Form stellt die zweiseitige Milzruptur dar, bei der es zunächst zur Verletzung des Milzgewebes ohne Kapselriss kommt, in deren Folge die Kapsel dann erst nach einem erscheinungsfreien Intervall von einigen Tagen bis Wochen zerreißt, was wiederum eine extreme Blutung nach sich zieht. Anzeichen: schwerster Schockzustand (→ Schock), Blässe, kalter Schweiß, linksseitiger Oberbauch- oder Flankenschmerz, rasche Zunahme des Bauchumfangs. Oft bestehen gleichzeitig Rippenbrüche und Hautabschürfungen.

Behandlung: Bei Erwachsenen entfernt man die verletzte Milz; bei Kindern versucht man hingegen, wenn irgend möglich, die Milz zu erhalten. Im Kindesalter ist das Organ nämlich noch sehr wichtig, da es im Fall einer Infektion – also auch bei zahlreichen Kinderkrankheiten – vermehrt Abwehrzellen in Form weißer Blutkörperchen (Leukozyten) produziert.

Milzschwellung (Splenomegalie) Die → Milz spielt bei der Infektionsabwehr eine wichtige Rolle, da sie Mengen von weißen Blutkörperchen (Leukozyten) bildet, die dann in der Lage sind, Krankheitserreger zu vernichten. Außerdem ist sie wesentlich am Abbau roter Blutkörperchen (Erythrozyten) beteiligt und speichert die dabei frei werdenden wertvollen Baustoffe, vor allem Eisen.

Für ihr Anschwellen gibt es eine ganze Reihe möglicher Gründe:

♦ Infektionskrankheiten wie → Masern, → Typhus, → Röteln oder → Pfeiffer-Drüsenfieber. Die Milzschwellung ist dabei eine Folge der erheblich verstärkten Produktion weißer Blutkörperchen.

♦ andere Erkrankungen, bei denen vermehrt weiße Blutkörperchen, besonders → Lymphozyten, produziert werden. Die daran beteiligten Organe sind dann nicht selten geschwulstartig aufgetrieben. Derartige Krankheiten sind unter anderem die → Leukämie und die → Lymphogranulomatose.

♦ Herzkrankheiten, bei denen es zu Stauungen im Blutkreislauf kommt.

♦ eine → Leberzirrhose, die eine → Pfortaderstauung nach sich zieht, welche sich auch auf die Milz auswirkt.

♦ die → Amyloidose, bei der sich in zahlreichen Organen eine schädliche Eiweißsubstanz einlagert.

♦ rheumatische Erkrankungen wie zum Beispiel die → Reiter-Krankheit oder der → Erythematodes.

♦ Blutkrankheiten, bei denen der Zerfall roter Blutkörperchen erhöht ist; denn diese werden vorzugsweise in der Milz abgebaut. Hierzu gehören zum Beispiel die hämolytischen → Anämien und die → Polyzythämie.

♦ Krankheiten, vorzugsweise Geschwülste, die in der Milz selbst entstehen.

Minderwuchs (Kleinwüchsigkeit) Die Körpergröße oder besser Körperlänge wird durch die Erbanlage, durch Wachstumshormone der → Hirnanhangdrüse, Schilddrüsen- und Sexualhormone sowie gegebenenfalls durch »Hemmfaktoren« wie schwere Erkrankungen oder Behandlung mit → Corticosteroiden im Kindesalter bestimmt. Aber auch Stoffwechselkrankheiten, organische Schäden, eine verminderte Nahrungsaufnahme oder Störungen der Nahrungsverwertung können einen Minderwuchs verursachen. Eine entscheidende Rolle spielt überdies das mütterliche Rauchen: Nikotin und andere Tabaksubstanzen wirken sich nämlich höchst negativ auf das Wachstum der Plazenta (→ Nachgeburt) aus, über die das ungeborene Kind ernährt wird.

Eine Körperlänge des Erwachsenen unter 140 cm bezeichnet man als Zwergwuchs, unter 150 cm als Kleinwuchs. Die Diagnose beruht auf dem Vergleich mit Wachstumstabellen, aus denen die altersentsprechenden Normalwerte entnommen werden können; ferner auf der Feststellung der Körperproportionen, einer Röntgenuntersuchung der Knochenreife (»Knochenalter«) sowie Hormonbestimmungen.

Behandlung: Bei schweren Allgemeinerkrankungen steht die Therapie dieser Krankheiten an erster Stelle.

Bei familiärem und konstitutionellem Minderwuchs ist eine medikamentöse Therapie unmöglich und auch unnötig. Außer Aufklärung und Beruhigung der Eltern und einer kontinuierlichen Verlaufsbeobachtung lässt sich in derartigen Fällen häufig nichts tun. Bei hormonal bedingtem Minderwuchs kommt eine entsprechende Therapie mit Schilddrüsen- bzw. Wachstumshormon in Betracht. Damit können Kinder, die von Geburt an kleinwüchsig sind, den Wachstumsvorsprung ihrer Altersgenossen oft schon in der ersten Lebensjahren aufholen.

Mineralstoffe anorganische Substanzen, die für den Organismus notwendig sind und deshalb in der Nahrung in ausreichender Menge enthalten sein müssen. Mineralstoffe, bei denen diese Menge äußerst gering ist, nennt man → Spurenelemente. Zu den Mineralstoffen zählen unter anderem Verbindungen von → Natrium, → Kalium, → Magnesium, → Eisen, → Nickel, → Kupfer und → Phosphor.

Mineralwässer aus einer natürlich zu Tage tretenden oder künstlich erschlossenen Quelle stammende Wässer, die folgende Voraussetzungen erfüllen müssen:

♦ Mindestgehalt von 1 g an gelösten Mineralstoffen (Kochsalz, Glaubersalz usw.) pro Liter Wasser;

♦ besonders wirksame Bestandteile wie Eisen, Jod, Schwefel, Radon, Fluor oder Kohlensäure;

♦ von Natur aus höhere Temperatur als 20 °C.

Minipille Anti-Baby-Pille, die ausschließlich das Hormon Gestagen enthält; → Empfängnisverhütung.

Miserere → Koterbrechen.

Missbefindlichkeiten Nach einer englischen statistischen Untersuchung hat ein 65-jähriger Mensch im Lauf seines Lebens durchschnittlich folgende Chancen:

♦ einmal zu sterben;

♦ zehnmal fachärztliche oder klinische Versorgung in Anspruch zu nehmen;

♦ 100-mal den praktischen Arzt wegen einer akuten Erkrankung mit ausgeprägtem Krankheitsgefühl zu konsultieren;

♦ 400-mal nennenswerte gesundheitliche Störungen zu erleiden, ohne ärztliche Behandlung aufzusuchen;

♦ 1200-mal mit Missbefindlichkeiten ohne realen Krankheitswert, mit unbedenklichen Zustands- oder Leistungsschwankungen belastet zu werden.

Dass die Gesundheit tatsächlich ein sehr störanfälliger Gleichgewichtszustand ist, kann jeder an sich selbst feststellen, wenn er sich eine Zeitlang kritisch beobachtet: Mal machen einem unbedeutende Schmerzen in irgendeinem Körperteil zu schaffen, dann wieder Unregelmäßigkeiten beim Stuhlgang oder Wasserlassen, Herzklopfen, Kratzen im Hals, Augenbrennen, Schnupfen, Sodbrennen, Schlafstörungen und so fort. Oft sind diese Empfindungen allerdings so unbedeutend, dass der Betroffene von ihnen keine Notiz nimmt.

All diese Missbefindlichkeiten haben eines gemeinsam: Ihnen fehlt das deprimierende, isolierende und bedrückende Krankheitsgefühl. Vielmehr handelt es sich um ein subjektives, geradezu naives Erlebnis ohne realen Krankheitswert. Der sich nicht ernstlich krank fühlende, nicht beunruhigte Mensch will seine Berufstätigkeit und seine gesellschaftlichen Beziehungen fortführen und ist überzeugt, die Störsituation aus eigener Initiative, ohne Zuziehung eines Arztes, beherrschen zu können. Er will einfach »weitermachen« – in der Familie, am Arbeitsplatz, im Sportverein oder anderswo. Der Wille zur Gesundheit und Leistung wird in derartigen Fällen durch keinerlei Angst beeinträchtigt, es könne sich um erste Anzeichen einer schweren Erkrankung handeln.

Nach einer Umfrage im Auftrag des Bundesgesundheitsministeriums nehmen 24 Prozent der Bundesbürger bei auftretenden Unpässlichkeiten zunächst ein Medikament ein, das sie entweder schon zu Hause haben oder in einer Apotheke kaufen; 53 Prozent warten erst einmal ab, ob sich das Befinden nicht von selbst bessert; und nur 23 Prozent gehen gleich zum Arzt. Nach amerikanischen Untersuchungen würde sich die Patientenzahl der praktischen Ärzte verdoppeln, falls nur 5 Prozent der Personen, die alltägliche Beschwerden selbst mit nicht rezeptpflichtigen Medikamenten behandeln, diese Gewohnheit aufgäben.

Was sind das für Missbefindlichkeiten, die zur Selbstbehandlung mit Arzneien veranlassen? Eine Methode, um hier zu konkreten Zahlen zu kommen, ist die Feststellung des Apothekenumsatzes an rezeptfreien Medikamenten. Die ersten beiden Stellen nehmen hier Schmerzmittel und Medikamente gegen Erkältungen ein. In weitem Abstand folgen Abführmittel an dritter Stelle. Den vierten Platz teilen sich mit ungefähr gleich großen Anteilen Beruhigungsmittel, Herz-Kreislauf-Präparate sowie Stärkungs- und Hautmittel.

Die aus dem Apothekenumsatz abgeleitete Reihenfolge sagt jedoch nicht unbedingt etwas über die Häufigkeit der Missbefindlichkeiten aus, da manche Patienten auch bei echten Krankheiten selbstständig rezeptfreie Mittel kaufen und verwenden. Für eine derartige Selbstbehandlung mit frei verkäuflichen, zum Teil auch außerhalb von Apotheken – in Drogerien und Reformhäusern – erhältlichen Heilmitteln hat sich der Begriff → Selbstmedikation eingebürgert.

Als typische und zugleich am häufigsten auftretende Missbefindlichkeiten sind zu nennen: Erkältungen (Husten/Schnupfen), Schmerzen (vor allem Kopfschmerzen), Verstopfung und Hautbeschwerden aller Art, wobei die Ergebnisse einer amerikanischen Umfrage folgende Häufigkeitsverteilung ergaben:

Missbefindlichkeiten

1.	Gewöhnliche Erkrankungen	26,7%
2.	Kopfschmerzen	15,8%
3.	Ohren- und/oder Rachenbeschwerden	7,3%
4.	Magen-Darm-Beschwerden	7,1%
5.	Grippe	4,1%
6.	Hautbeschwerden	3,3%
7.	Schnittwunden	3,3%
8.	Schmerzen aller Art	2,9%
9.	Zahnbeschwerden	2,0%
10.	Mastdarmbeschwerden	2,0%
11.	Husten	1,7%
12.	Nervosität	1,5%

Missbildungen (Fehlbildungen) Nur ein Teil der angeborenen Miss- oder Fehlbildungen (Anomalien) ist sofort nach der Geburt erkennbar, da etliche Fehlbildungen innerer Organe und eine Reihe von Stoffwechselstörungen oft erst im Lauf des Lebens zu äußeren Anzeichen führen. In Mitteleuropa kommen bei 10 000 Geburten schätzungsweise 150–250 missgebildete Kinder zur Welt, wobei man, je nach Lokalisation, Missbildungen an Kopf (Gehirn und Gesicht), Rumpf und Hals, Extremitäten und inneren Organen unterscheidet.

Der Form nach unterscheidet man:

♦ Spaltbildungen: Hasenscharte, Gaumenspalte, Harnröhrenspalt, Wirbelspalt usw.;

♦ Verschlüsse oder Engstellen: z. B. fehlende Afteröffnung oder Verschluss der Scheide;

♦ Formstörungen: Verwachsungen von Fingern und Zehen oder Fehlen ganzer Knochen;

♦ Doppelmissbildungen: Siamesische Zwillinge.

Man nimmt an, dass etwa 20 Prozent der Fehlbildungen rein erbbedingt sind, 10 Prozent auf Chromosomenabweichungen (→ Chromosomen-Aberration) und 10 Prozent auf äußeren Faktoren beruhen; in 60 Prozent der Fälle lässt sich die Ursache nicht exakt ermitteln.

Bei den umweltbedingten Faktoren ist der Zeitpunkt der Einwirkung auf den Embryo von größter Bedeutung: Nur die ersten 3 Lebensmonate, vielleicht sogar bloß die kurze Spanne vom 20. bis zum 40. Tag, kommen in Betracht. Dabei unterscheidet man im Einzelnen:

♦ mechanische Faktoren: Abschnürungen, Einnistungsstörungen, Entzündungen;

♦ Strahlenschäden: Röntgen-, Radium-, Elektronenstrahlen;

♦ chemische Faktoren: Medikamente, → Zytostatika, Chinin usw.;

♦ Ernährungsstörungen: vor allem Vitamin- und Sauerstoffmangel;

♦ hormonale Faktoren: Insulin sowie Nebennierenrinden-, Schilddrüsen- und Geschlechtshormone;

♦ Infektionen: insbesondere → Toxoplasmose, → Röteln und → Zytomegalie;

♦ Gebäralter der Mutter: mangelnde Geschlechtsreife oder Überreife.

Art und Zeitpunkt der Behandlung richten sich nach der jeweiligen Fehlbildung. So nimmt man beispielsweise eine Operation bei Verwachsungen von Fingern erst mit 4–6 Jahren vor, während ein Nabelschnurbruch sofort nach der Geburt operativ beseitigt wird.

Mitesser (Komedonen) Die äußere Haut ist mit feinen Härchen besetzt, die von bindegewebigen Scheiden, den so genannten Haarbälgen, umhüllt sind. In jeden dieser Haarbälge mündet eine winzige Talgdrüse, deren Ausführungsgang – zum Beispiel durch Schmutz oder Verhornung – verstopft sein kann. Dann bildet sich ein Pfropf aus Talg und Oberhautzellen: ein Mitesser. Gehäuft treten derartige Mitesser vor allem bei der → Akne in Erscheinung. Mit einem sogenannten Komedonen-Quetscher lassen sie sich im Allgemeinen problemlos herausdrücken.

Mitralinsuffizienz Schlussunfähigkeit der Mitralklappe zwischen linkem Vorhof und linker Kammer des Herzens; → Herzklappenfehler.

Mitralklappe Herzklappe zwichen linkem Herzvorhof und linker Herzkammer.

Mitralstenose Verengung der Lichtung der Mitralklappe zwischen linkem Vorhof und linker Kammer des Herzens; → Herzklappenfehler.

Mittelblutung leichte Blutung zum Zeitpunkt des Eisprungs; → Menstruationsstörungen.

Mittelfellraum → Mediastinum.

Mittelohrentzündung (Otitis media) Das Mittelohr ist ein kleiner Raum zwischen Trommelfell und innerem Ohr, in dem die 3 Gehörknöchelchen Hammer, Amboss und Steigbügel liegen und das durch die → Eustachische Röhre (Ohrtrompete) mit dem Nasen-Rachen-Raum verbunden ist. Auf diesem Weg können bei vielen Infektionskrankheiten Krankheitserreger von der Nase in das Mittelohr gelangen und hier eine Entzündung hervorrufen, bei der man zwischen einer akuten und einer chronischen Form unterscheiden muss. Da die Eustachische Röhre mit zunehmendem Alter enger wird,

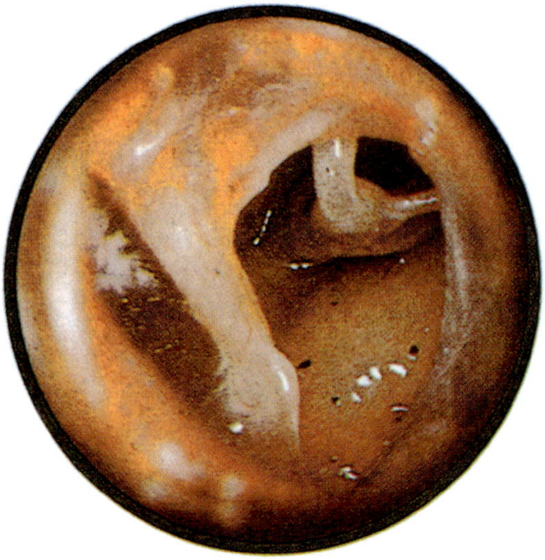

Mittelohrentzündung Zentrale Trommelfellperforation bei chronischer Mittelohrentzündung.

sind Kinder am meisten gefährdet. Aber auch der Weg der Krankheitserreger über die Blutbahn – zum Beispiel ausgehend von → Scharlach, → Masern oder → Grippe – ist möglich. Nicht selten greift die Krankheit auf den benachbarten Knochenvorsprung, den so genannten Warzenfortsatz, über (→ Warzenfortsatzentzündung), manchmal werden auch Gehör- und Gleichgewichtsorgan im Innenohr in Mitleidenschaft gezogen, und bisweilen entwickelt sich aus einer Mittelohrentzündung sogar eine → Hirnhautentzündung.

Die ***akute Mittelohrentzündung*** verursacht überaus heftige, klopfende Ohrenschmerzen und eine plötzliche Schwerhörigkeit. Bei Kindern wird die Krankheit oft von hohem Fieber begleitet, das bei Erwachsenen indes häufig fehlt. Das Trommelfell ist rot und geschwollen, und der sich im Mittelohr ansammelnde Eiter erzeugt nicht selten einen dermaßen starken Druck, dass das dünne Häutchen einreißt und die eitrige Flüssigkeit sich nach außen entleert.

Die ***chronische Mittelohrentzündung*** ist weit weniger qualvoll. Sie verursacht höchstens leichte Druckschmerzen, dafür oft eine hartnäckige Schwerhörigkeit und bisweilen auch → Ohrensausen. Hat die durch den Trommelfelldefekt ablaufende, meist schleimige Flüssigkeit einen üblen Geruch, der sich auch durch Ohrspülungen nicht beheben lässt, so deutet dies auf schlimme Knochenzerstörungen hin. Bisweilen finden sich zudem Schleimhautwucherungen: so genannte → Polypen.

Zur Behandlung wird die massive Schleimhautverdickung des Mittelohrs und der Eustachischen Röhre mit abschwellenden Tropfen behoben; gegen die auslösenden Bakterien setzt man gezielt und hoch dosiert → Antibiotika ein. Nicht selten sind zudem schmerzlindernde Medikamente erforderlich. Hat die Entzündung ein solches Maß angenommen, dass die im Innenohr produzierte eitrige Flüssigkeit trotz der erwähnten Behandlung das Trommelfell prall nach außen wölbt, macht der Arzt in dieses einen kleinen Schnitt, um dem Eiter einen Abfluss zu ermöglichen. Diesen Eingriff bezeichnet man als ***Parazentese***.

Bei der chronischen, mit ständigem → Ohrenlaufen einhergehenden Mittelohrentzündung wird das Sekret durch vorsichtige Spülungen mit körperwarmem Leitungswasser entfernt und anschließend der Gehörgang getrocknet. Heilt die Krankheit nach dieser Behandlung nicht aus oder besteht die Gefahr, dass Knochenveränderungen zu dauerhafter Schwerhörigkeit führen, so muss bisweilen eine umfangreiche Operation durchgeführt werden. Auch ein Loch im Trommelfell macht nicht selten einen chirurgischen Eingriff, eine so genannte Tympanoplastik, erforderlich, mit der es wieder geschlossen wird.

Mittelschmerz zum Zeitpunkt des Eisprungs, also etwa in der Mitte des Menstruationszyklus, auftretende, kurz dauernde Schmerzen im Unterleib.

Mixtur flüssige Arzneimischung.

Molaren Backen- bzw. Mahlzähne; → Gebiss.

Molekularbiologie Die Molekularbiologie erforscht die Grundphänomene des Lebens auf der Ebene der Moleküle und deren Reaktionsweisen. Die Kenntnis dieser Zusammenhänge ist für das Verständnis der modernen Biologie und Medizin unentbehrlich. Bei der Aufdeckung der entscheidenden Phänomene spielen Biochemie, → Genetik und Elektronenmikroskopie eine wichtige Rolle; aber auch die → Nuklearmedizin leistet einen entscheidenden Beitrag. Darüber hinaus beschäftigen sich auch Pathologen und Angehörige der verschiedenen medizinischen Fachgebiete mit molekularbiologischen Problemen, in deren Zentrum die → Desoxyribonukleinsäure (DNS) und die → Ribonukleinsäure (RNS) als Träger der genetischen Information stehen. Bevorzugte Objekte für diese Forschungen sind besonders einfache Lebewesen wie z. B. Bakterien.

Am besten lässt sich das Wesen der Molekularbiologie durch die Ziele erklären, die man sich langfristig davon erhofft: Beseitigung von → Missbildungen und → Krebs durch Genchirurgie; verbesserte Therapie von Viruskrankheiten; Überwindung der Abstoßungsreaktionen im Zusammenhang mit →

Transplantationen; gezielte Verbesserung des menschlichen Erbgutes; Aufdeckung der Wirkungsweise von Medikamenten, → Enzymen, → Vitaminen und → Hormonen sowie eine genauere Einsicht in das Wesen der → Geisteskrankheiten.

Möller-Barlow-Krankheit (Säuglingsskorbut) Die nach dem Königsberger Chirurgen J. Möller und dem Londoner Kinderarzt T. Barlow benannte Krankheit hat dieselbe Ursache wie der → Skorbut der Erwachsenen: einen Mangel an Vitamin C. Diese Substanz ist für zahlreiche Körperfunktionen wichtig: vor allem für den Zellstoffwechsel, die Infektabwehr und den Aufbau der Blutgefäße. Zu einem Mangel kann es durch fortwährende einseitige Ernährung eines Kleinkindes ohne frisches Obst und Gemüse kommen.

Die betroffenen Kinder fühlen sich matt und schlapp. Sie sind teilnahmslos, haben keinen Appetit und nehmen daher an Gewicht ab. Später machen ihnen Kopfschmerzen zu schaffen, und jede Berührung tut ihnen so weh, dass sie sich dagegen wehren. Überall am Körper, ganz besonders an Zahnfleisch und Nasenschleimhaut, treten Blutungen auf, und zudem machen sich ernste Knochenschäden bemerkbar, die zu Skelettverformungen und Wachstumsstörungen führen.

Nur ein erhöhter Gehalt der täglichen Nahrung an Vitamin C (Askorbinsäure) kann die Krankheitserscheinungen zum Stillstand bringen.

Monarthritis Entzündung eines einzelnen Gelenks.

Mondsüchtigkeit → Schlafwandeln.

Mongolismus → Down-Syndrom.

Moniliasis → Candidiasis.

mono- Bestandteil medizinischer Fachausdrücke mit der Bedeutung »einzig, allein«.

Mononukleose, infektiöse → Pfeiffer-Drüsenfieber.

Monosaccharide einfache, nicht weiter aufspaltbare Zucker wie z. B. Glukose (Traubenzucker) und Fruktose (Fruchtzucker) im Gegensatz zu Disacchariden (Zweifachzucker) und Polysacchariden (Mehrfachzucker).

Moorbäder Nach internationaler Übereinkunft werden Moore, Schlämme und Erden als ***Peloide*** bezeichnet. Das sind durch geologische und biologische Vorgänge entstandene anorganische oder organische Stoffe, die entweder bereits von Natur aus feinkörnig vorliegen oder durch einfache Aufbereitung in einen feinkörnigen bzw. fein zerkleinerten Zustand gebracht werden und in der medizinischen Praxis in Form von schlamm- und breiförmigen Bädern oder Packungen Verwendung finden. Peloide können in der Natur sowohl wasserhaltig als auch trocken vorkommen. Man unterscheidet 2 große Gruppen:

1. Heilsedimente oder Unterwasserablagerungen:
♦ vorwiegend organischen Ursprungs: Torf, Faulschlamm;
♦ vorwiegend mineralischen Ursprungs: Schlick, Quellenschlamm, Kreiden, Kalke;
♦ rein mineralischen Ursprungs: Sediment-Ton, Sand.

2. Heilerden: Dabei handelt es sich um Verwitterungsprodukte von Mineralien: Verwitterungston, Lehm, Mergel, Löss, vulkanischer Tuff.

Torf ist ein dunkles, kohlenstoffreiches Gemenge aus mehr oder weniger zersetzten Pflanzenteilen, das nach Reinigung von gröberen Beimengungen in Mühlen zu einem Pulver zermahlen wird. Wird dieses Pulver in der Badeanstalt mit heißem Quell-, Mineral- oder Meerwasser vermengt und durch Dampf auf 39–40 °C erhitzt, ist der Moorbrei gebrauchsfertig. Die komplizierte chemische Wirkung der darin enthaltenen Stoffe und Mineralien ist für den Effekt eines Moorbades von ausschlaggebender Bedeutung.

Die Behandlung mit Peloiden – ihre Wirkung ist auf mechanische, thermische und chemische Kräfte zurückzuführen und führt vor allem zu einer Steigerung der allgemeinen Körperwärme – ist vor allem bei 2 großen Krankheitsgruppen angezeigt:

1. bei rheumatischen Erkrankungen von Muskeln, Nerven und Gelenken (→ Rheuma) sowie bei Verletzungsfolgen mit Einschränkung der Bewegungsorgane;

2. bei chronisch entzündlichen Erkrankungen der weiblichen Geschlechtsorgane und → Menstruationsstörungen.

Abzulehnen sind Peloidbehandlungen bei allen akuten Krankheiten, bei → Tuberkulose, schwerer → Anämie (Blutarmut) und Erschöpfungszuständen. Da Moorbäder zudem Herz und Kreislauf erheblich belasten, sind auch Herz- und Gefäßkranke auszuschließen.

Morbidität Krankheitshäufigkeit: Zahl der Fälle einer bestimmten Erkrankung in der Gesamtbevölkerung in einem bestimmten Zeitraum (meist pro Jahr). In der modernen Epidemiologie ist der Begriff »Morbidität« ersetzt worden durch:

♦ ***Inzidenz*** (Neuerkrankungsrate): Zahl der neu auftretenden Fälle einer bestimmten Krankheit pro Jahr bezogen auf die Gesamtzahl der Bevölkerung.

♦ ***Prävalenz:*** Zahl der Krankheitsfälle zu einem bestimmten Zeitpunkt (z. B. zu Anfang des Jahres) bezogen auf die Gesamtbevölkerung.

Morbilli medizinische Fachbezeichnung für die → Masern.

Morbus lateinisches Wort für Krankheit. So bezeichnet man beispielsweise die → Basedow-Krankheit auch als Morbus Basedow.

Morbus Crohn → Crohn-Krankheit.

Morbus haemolyticus fetalis → fetale Erythroblastose.
Morgensteifigkeit schmerzhafte Bewegungseinschränkung nach dem morgendlichen Aufstehen aus dem Bett. Heftige und länger anhaltende Beschwerden können ein erster Hinweis auf eine Erkrankung des Bewegungsapparates, vor allem auf eine entzündliche Gelenkerkrankung sein.
Morphin (Morphium) Hauptwirkstoff des Opiums; bitter schmeckende, farblose Kristalle mit sehr starker schmerzstillender und einschläfernder Wirkung. Da eine große Suchtgefahr besteht, unterliegt die Verwendung von Morphin dem Betäubungsmittelgesetz.
Morphologie Lehre von Gestalt und Bau der Lebewesen.
Mortalität (Sterblichkeit, Sterberate) Zahl der in einem bestimmten Gebiet in einem bestimmten Zeitraum (z. B. Kalenderjahr) Gestorbenen bezogen auf die mittlere Gesamtbevölkerung. Bei der Mortalität handelt es sich um die »reine Sterbeziffer«, wohingegen die »altersspezifischen Sterbeziffern« die Sterblichkeit bei einer Krankheit aufgeteilt in einzelne Altersgruppen (meist 5-Jahres-Gruppen) angeben und so z. B. den Anteil vorzeitiger Todesfälle herausstellen. Außerdem gibt es noch die »standardisierte Sterbeziffer«: die Sterbeziffer bei einer bestimmten Krankheit, die auf eine altersmäßige Zusammensetzung der Bevölkerung hin korrigiert ist, wie sie zu einem der Standardisierung zu Grunde gelegten Zeitpunkt geherrscht hat.

Wandel der Mortalität in Deutschland
Anteil in Prozent an der Gesamtzahl der Todesfälle

	1927	1999
Infektionskrankheiten	20,0%	1,1%
Herz-, Gefäß-, Kreislaufkrankheiten	15,0%	48,0%
bösartige Neubildungen	12,0%	24,9%
unnatürliche Todesursachen	5,0%	4,0%

Motilität Bewegungsvermögen, Beweglichkeit.
Moxibustion Methode der → chinesischen Medizin, bei der auf bestimmten Hautstellen Kräuter abgebrannt werden.
MS Abkürzung für → **M**ultiple **S**klerose.
Müdigkeit → Ermüdung.
Müdigkeitssyndrom, chronisches → chronisches Müdigkeitssyndrom.
muk-, muko- Bestandteil medizinischer Fachausdrücke mit der Bedeutung »Schleim« oder »Schleimhaut«.
Mukoviszidose (zystische Fibrose) erblich bedingtes Enzymleiden, bei dem ein zäher Schleim produziert wird, der die Ausführungsgänge von Drüsen verschließt und dadurch zu Degeneration (Umbau) und Entzündungen der befallenen Organe führt. Mit einer Erkrankung auf 2000 Geburten ist die Mukoviszidose eine der häufigsten Erbkrankheiten. In Deutschland trägt etwa jeder 30. das rezessive Mukoviszidose-Gen in sich und ist damit potenzieller Überträger der Krankheit.
Betroffen sind vor allem die Schleim produzierenden Drüsen (Bauchspeichel-, Darm- und Bronchialdrüsen) sowie die Schweiß- und Tränendrüsen. Während früher 80 Prozent der befallenen Kinder innerhalb des ersten Lebensjahres an Komplikationen des Darmes und der Lungen starben, werden heute mehr als die Hälfte der Patienten älter als 18 Jahre; in gut betreuten Patientenkollektiven sogar bis zu 80 Prozent. In allen größeren Städten gibt es Spezialambulanzen zur Betreuung von Kindern mit Mukoviszidose.
Erster Hinweis auf die Krankheit kann das Auftreten eines Darmverschlusses (→ Ileus) beim Neugeborenen durch einen Pfropf aus → Kindspech (Mekonium) sein. Später stehen häufige, schwere Atemwegsinfekte und Lungenentzündungen im Vordergrund, bei denen der Kranke den zähen Schleim nur mit Mühe abhusten kann. Dadurch gelangt viel zu wenig Sauerstoff ins Blut, was sich in einer bläulichen Verfärbung (→ Zyanose) von Fingerspitzen, Zehen und Lippen sowie in kolbenförmig verbreiterten Fingerenden, so genannten → Trommelschlegelfingern, zeigt. Auch in der Bauchspeicheldrüse entsteht ein zähes Sekret, das den Ausführungsgang verschließt. Daneben können voluminöse, stark übel riechende, glänzende Stühle auftreten. Männliche Mukoviszidose-Patienten sind unfruchtbar. Seltenere Symptome sind Hautblutungen, die auf einer Schädigung der Leber beruhen, die beim Gesunden eine für die Blutgerinnung unentbehrliche Substanz produziert. Außerdem ist für die Mukoviszidose typisch, dass die erkrankten Kinder bereits bei der kleinsten Anstrengung heftig schwitzen und mit dem Schweiß große Mengen von Mineralstoffen ausscheiden, die für viele Körperfunktionen dringend benötigt werden. Die Folge sind Blutdruckabfall, Schwindelgefühl und Ohnmachtsanfälle.
Diagnostisch sind Veränderungen des reichlich abgesonderten Schweißes charakteristisch: Er weist einen stark erhöhten Salzgehalt auf, den man labortechnisch bestimmen kann. Röntgenuntersuchungen der Lunge zeigen typische Veränderungen. Im Stuhl ist zudem häufig massenhaft unverdautes Fett vorhanden.
Die Behandlung dient in erster Linie der Verbesserung von Lungen- und Bauchspeicheldrüsenfunktion. Schon beim

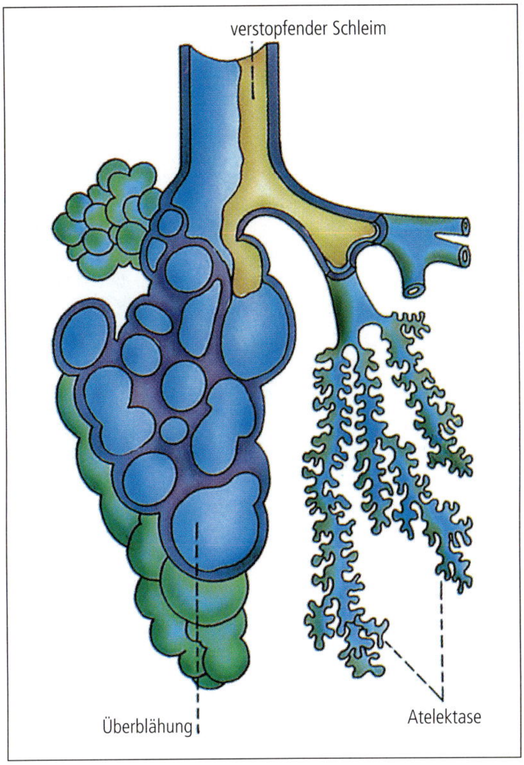

Mukoviszidose Bei der Mukoviszidose kommt es einerseits zu einer Überblähung, andererseits zu einem luftleeren Zustand von Lungenpartien.

Säugling kann man durch spezielle Lagerung und Klopfmassagen den Abtransport des zähen Schleims unterstützen. Später helfen gezielte Atemtechniken, Schleim lösende Medikamente sowie die Inhalation von Arzneimitteln, die die Bronchien erweitern und dadurch das Abhusten erleichtern. Bei Atemwegsinfektionen müssen gezielt und rechtzeitig → Antibiotika eingesetzt werden. Ist die Bauchspeicheldrüse in ihrer Funktion beeinträchtigt, ist eine kalorienreiche Kost mit ausreichendem Eiweißanteil notwendig, da es sonst zu erheblichen Ernährungsstörungen kommen kann. Die fehlenden Enzyme und die fettlöslichen Vitamine müssen medikamentös ersetzt werden. Häufig sind Krankenhausaufenthalte erforderlich, bei denen man mit einer aufwändigen Pflege der Lunge versucht, lebensgefährliche Komplikationen zu vermeiden oder zumindest aufzuschieben.

Doch auch bei konsequenter Behandlung tritt in den meisten Fällen früher oder später eine nicht beeinflussbare → Lungenblähung auf; und in vielen Fällen wird der Krankheitsverlauf durch eine → Leberzirrhose kompliziert. Eine häufige Todesursache sind Infektionen mit Bakterien, die gegen Antibiotika resistent sind. Bei stark angegriffener Lunge ist im jungen Erwachsenenalter an eine → Lungentransplantation zu denken.

Mukozele Schleimansammlung in einem Körperhohlraum. Am häufigsten findet man eine derartige Veränderung in den → Nasennebenhöhlen. Sie entsteht dort, wenn die Ausführungsgänge der in der Schleimhaut liegenden kleinen Drüsen durch entzündliche Veränderungen oder eine Geschwulst verlegt sind. Dann staut sich der produzierte Schleim im Drüsengewebe an und verursacht teils erhebliche Schwellungen, die durch ihren Druck den umliegenden Knochen angreifen und mitunter sogar benachbarte Gewebe und Organe verdrängen. So kann eine entsprechend große Mukozele in der Stirnhöhle den Augapfel richtiggehend aus der Augenhöhle herausdrücken.

multipel vielfach, häufig.

Multiple Sklerose (MS) chronische, schubweise verlaufende Erkrankung des Zentralnervensystems, bei der in Gehirn und Rückenmark Zerfallsherde auftreten, deren besondere Lokalisation die vorherrschenden Symptome bestimmt. Die Ursache des Leidens, das – bei beiden Geschlechtern gleich häufig – oft zwischen dem 20. und 40. Lebensjahr erstmalig in Erscheinung tritt, ist unbekannt; vermutlich tragen mehrere Faktoren zur Krankheitsentstehung bei. Autoimmunologische Vorgänge (→ Autoaggressionskrankheiten) werden ebenso diskutiert wie eine Infektion mit einem bisher nicht identifizierten Virus vor dem 15. Lebensjahr. Zwillingsstudien sprechen für eine genetische Veranlagung. Die Krankheitserscheinungen werden durch eine Entzündung der weißen Substanz des Zentralnervensystems hervorgerufen, die die Markscheiden, eine isolierende Umhüllung der Nervenstränge, zerstört. Dadurch wird die Erregungsleitung in den Nervenfasern verlangsamt oder unterbrochen, und es kommt zu neurologischen Ausfällen.

Das Krankheitsbild ist sehr vielfältig; längere Rückbildungen (Remissionen) und beharrlich wiederkehrende Verschlimmerungen wechseln einander ab. Der Beginn ist gewöhnlich schleichend mit geringfügigen Sehstörungen, immer wieder auftretendem Schwächegefühl und rascher Ermüdbarkeit einer Extremität sowie leichten Gehstörungen. Nicht selten kommt es zu auffälligen Gefühlsschwankungen (Weinen, Lachen, Apathie). Daneben sind auch eine abgehackte Sprache, Zittern, Taubheitsgefühl in den Beinen, Schwindel, Augenmuskellähmungen sowie Blasenstörungen charakteristische

Erscheinungen. Der Befall des Kleinhirns, das für das sinnvolle Zusammenwirken der Muskeln und damit für die Koordination der Bewegungen zuständig ist, führt zur so genannten → Ataxie mit starker Unbeholfenheit, zittrigen Bewegungen und torkelndem Gang. Weitere Symptome sind Lähmungen, Empfindungsstörungen, der Verlust von Reflexen sowie Beeinträchtigungen der Darm- und Blasenfunktion, die sich unter anderem in unwillkürlichem Urinabgang äußern können. Schließlich lässt vielfach auch die Konzentrations- und Merkfähigkeit immer mehr nach, was mit der Zeit zum völligen Zerfall der Persönlichkeit führen kann. Am Ende stirbt der Betroffene meist an irgendeinem Organausfall, beispielsweise an akutem Nierenversagen.

Da der Kranke seinen fortschreitenden Verfall in allen Phasen miterlebt, ist es für das sich oft über Jahrzehnte hinziehende Leiden kennzeichnend, dass sehr häufig psychische Probleme die rein organisch-körperlichen überlagern.

Die richtige Diagnose kann meist erst nach längerem Bestehen der Krankheit gestellt werden. Der Verlauf ist unterschiedlich. Manche Patienten bleiben lange arbeitsfähig, andere müssen bald invalidisiert werden.

Die Multiple Sklerose ist bisher unheilbar; allerdings ist es heute möglich, Stärke und Häufigkeit der auftretenden Schübe zu mindern. Im akuten Schub werden → Corticosteroide (Kortison) eingesetzt, bei schweren Verläufen gibt man zwischen den Schüben starke Immunsuppressiva zur Unterdrückung der körpereigenen Abwehrvorgänge (→ Immunsuppression). Zudem versucht man mit Massagen, Vitaminen der B-Gruppe sowie Psycho- und Klimatherapie, die Beschwerden in einem erträglichen Rahmen zu halten. Der unberechenbare Verlauf der Krankheit und die oft unbefriedigenden Behandlungsergebnisse veranlassen 4 von 5 Patienten, ein- oder mehrmals Außenseiterverfahren zu versuchen: → Homöopathie, spezielle Diätformen, Heilkräuter, Frischzellen, Schweinehirnimplantation und ähnliches. Doch fast alle Patienten kehren früher oder später zu ihrem Hausarzt zurück. Mit zunehmender Erkrankung kommt es zu Einengung der geistigen Interessen, Vergesslichkeit, Kritiklosigkeit und schließlich zu einer Euphorie (= heitere Gemütsverfassung), die den Kranken den Einblick in die Schwere ihres Zustandes nimmt.

multiples Myelom → Plasmozytom.

Mumps (Parotitis epidemica, Ziegenpeter) Die Ohrspeicheldrüse (Parotis), deren virusbedingte Entzündung man als Mumps bezeichnet, liegt beiderseits vor dem Ohr in der Wange, etwa dort, wo man das Kiefergelenk fühlt. Die Ansteckung mit dem Virus erfolgt von Mensch zu Mensch, und zwar meist durch Tröpfcheninfektion, wobei Kinder zwischen 5 und 15 Jahren am empfänglichsten sind. Zwischen Ansteckung und Ausbruch der Krankheitserscheinungen vergehen in der Regel genau 18 Tage, doch auch schon einige Tage vor Ausbruch der Symptome kann der Mumpskranke andere Menschen anstecken. Das Überstehen von Mumps hinterlässt im Allgemeinen bleibende Immunität.

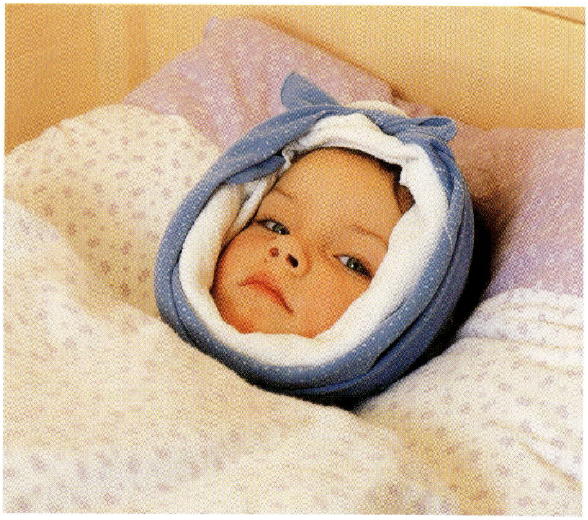

Mumps Im Allgemeinen bringen Ölpackungen auf die geschwollenen Speicheldrüsen und einige Tage Bettruhe Linderung.

Die Krankheit beginnt mit ansteigendem Fieber und einer – zunächst nur einseitigen – Schwellung der Ohrspeicheldrüse. Nach 2–3 Tagen klingt diese Schwellung ab, um nach weiteren 2–4 Tagen auch auf der anderen Seite aufzutreten, wobei das Ohrläppchen auffällig absteht. Meist ist Mumps eine leichte Erkrankung; nur selten – und dann am ehesten bei Erwachsenen – treten Komplikationen auf, so etwa eine → Hirnhautentzündung, oder – bei etwa 20–30 Prozent der Jungen, die erst nach der Pubertät an Mumps erkranken – eine → Hodenentzündung, die sich zwischen dem 5. und 10. Tag nach Krankheitsbeginn einstellt. Diese erfordert sofortige Bettruhe und ärztliche Behandlung, da sie anderenfalls in besonders schlimmen Fällen zur Unfruchtbarkeit führen kann.

Im Allgemeinen kommt man beim Mumps auch heute noch mit Großmutters bewährtem Rezept aus: die geschwollene Wange im Bereich der erkrankten Drüse mit warmem Öl einreiben und dann mit Watte einpacken, die mit einem um den Kopf gebundenen Tuch festgehalten wird. In schwereren Fällen verabreicht der Arzt dem Betroffenen → Gammaglobuline – Eiweißstoffe, die die Krankheitserreger im Körper vernichten können – sowie entzündungshemmende Medikamente. Für Jungen wird als Prophylaxe eine einmalige Impfung als Einzelimpfung oder kombiniert mit Masern-Impfstoff im 2.–7. Lebensjahr empfohlen.

Mundfäule (Stomatitis ulcerosa) Die – zum Glück seltene – Mundfäule beginnt mit einer eitrigen Entzündung des Zahnfleisches, in deren Verlauf schmierig belegte Geschwüre entstehen, die auf die gegenüberliegenden Stellen der Wangenschleimhaut übergreifen. Das Zahnfleisch lockert sich und blutet sehr leicht; dabei besteht starker Speichelfluss und vor allem ein sehr übler Mundgeruch. Der Kranke kann kaum oder nur unter erheblichen Beschwerden essen. Nicht selten besteht auch Fieber. Die Erreger dieser Krankheit sind wahrscheinlich die gleichen, die die → Plaut-Vincent-Angina hervorrufen, und deshalb erfordert auch die Mundfäule eine sorgfältige ärztliche Behandlung mit aseptischen Spülungen und → Antibiotika.

Mundgeruch (Foetor ex ore, Halitosis) Unter schlechtem Mundgeruch leiden etwa 20 Prozent der Bevölkerung, doch über die Hälfte der Betroffenen merken selbst nichts davon. Als Ursachen kommen in Betracht: schlecht gepflegte und dadurch kariös gewordene Zähne; Zahnbetterkrankungen, in deren Verlauf sich mit entzündlichem Sekret gefüllte Zahnfleischtaschen bilden; Erkrankungen der Mandeln (vor allem eine eitrige → Mandelentzündung); krankhafte Veränderungen von Nase und → Nasennebenhöhlen; Mundschleimhautveränderungen bei Blutkrankheiten; ungenügende Selbstreinigung der Mundhöhle bei mangelndem Speichelfluss und zu geringer Kauleistung; manchmal auch eine chronische → Bronchitis sowie → Bronchiektasen. In einigen – allerdings nicht sehr häufigen – Fällen kann der Grund sogar in Magenkrankheiten oder schlicht darin liegen, dass der Betroffene sehr lange nichts gegessen hat. Nicht vergessen darf man zudem, dass auch gesunde Personen infolge einer besonderen Nahrungszusammensetzung (starke Gewürze, Zwiebeln, Knoblauch, viel Fett usw.) einen üblen Mundgeruch aufweisen können.

Bei einigen inneren Leiden ist der damit verbundene Mundgeruch richtungsweisend für die Diagnose: Kranke mit → Harnvergiftung (Urämie) verbreiten einen urinös-ammoniakalischen Geruch, schwer Leberkranke einen typischen Lebergeruch und Zuckerkranke oft einen Azetongeruch.

Immer muss nach dem Grundleiden geforscht und dieses bekämpft werden. Auf jeden Fall ist aber häufige, gründliche → Zahnpflege mit Zahnbürste, Zahnpasta und sonstigen Hilfsmitteln angezeigt.

Mundhygiene → Zahnpflege.

Mundschleimhautentzündung (Stomatitis) Während die → Zahnfleischentzündung eine überaus häufige Krankheit ist, an der zahlreiche Menschen leiden, ist die Entzündung der gesamten Mundschleimhaut ein seltenes Ereignis. Am ehesten kommt sie noch in Verbindung mit einer allgemeinen Abwehrschwäche vor, in deren Folge der Organismus aufgrund anderer krankhafter Einflüsse in schlechtem Zustand ist. Auslöser ist zudem häufig eine unzureichende Mundhygiene (→ Zahnpflege), in deren Folge sich eine zunächst auf das Zahnfleisch begrenzte bakterielle Entzündung nach und nach über den ganzen Mund ausbreitet. Auch eine → Allergie, beispielsweise auf zahnärztliche Werkstoffe, kann der Auslöser sein. Relativ selten kommt es hingegen vor, dass sich → Aphthen (kleine schmerzhafte Schleimhautherde) auf der gesamten Mundschleimhaut breit machen: Der Mediziner spricht dann von einer ***Stomatitis aphthosa***. Breitet sich eine → Herpes-simplex-Infektion über die gesamte Mundschleimhaut aus, so liegt eine ***Stomatitis herpetica*** vor. Am schlimmsten ist jedoch die so genannte ***Stomatitis ulcerosa*** (→ Mundfäule), eine überaus schmerzhafte Form der Mundschleimhautentzündung, in deren Verlauf sich zahlreiche, von grau-grünen Belägen bedeckte Geschwüre, d. h. tiefe Schleimhautkrater, bilden.

Je nach Ursache, Ausbreitung und Schweregrad kann sich die Krankheit nur in einer leichten Empfindlichkeit beim Essen, verbunden mit Schleimhautrötung und -blutung, äußern, sie kann aber auch von überaus heftigen Schmerzen, Fieber, blutig-eitrigen Absonderungen sowie üblem Mundgeruch begleitet sein.

Die Behandlung richtet sich nach der Ursache: Bei der allergischen Krankheitsform versucht man, den auslösenden Stoff durch einen anderen zu ersetzen. In schweren Fällen bekämpft man die verursachenden Bakterien mit → Antibiotika und wendet unterstützend keimtötende Mundspüllösungen an.

Mundsperre (Kieferklemme) Infolge extremer Mundöffnung bei ausgiebigem Gähnen oder herzhaftem Lachen kann es – bevorzugt bei Menschen mit schlaffem Bandapparat des Kiefergelenks – zu dessen Ausrenkung kommen. Dabei springt der Gelenkkopf des Unterkiefers aus der im Schläfenbein gelegenen Gelenkpfanne heraus und kann anschließend nicht mehr in seine ursprüngliche Stellung zurückkehren, da sich die umgebenden Muskeln sogleich reflektorisch anspannen und den Gelenkkopf in seiner abnormen Stellung festhalten. Nur dem Arzt gelingt es dann durch besondere Handgriffe, das Gelenkköpfchen wieder in seine Normalstellung zurückzubringen.

Wiederholt sich eine derartige Ausrenkung des Kiefergelenks mehrmals, so kann daraus eine Überdehnung der Gelenkkapseln und -bänder entstehen, was wiederum die Voraussetzung schafft, dass der Gelenkkopf nun auch schon bei geringerer Mundöffnung aus seiner Pfanne herausgleitet. Dann ist eine so genannte gewohnheitsmäßige Kiefergelenksverrenkung (habituelle Kiefergelenksluxation) entstanden, ein Leiden, das den Betroffenen oft erheblich behindert. In schweren Fällen gelingt es dann nur noch auf operativem Weg, die normale Spannung und Festigkeit der Gelenkkapsel und Gelenkbänder wiederherzustellen.

Mundtrockenheit (Xerostomie) Ein Trockenheitsgefühl im Mund entsteht als Folge einer ungenügenden Tätigkeit der Speicheldrüsen. Doch auch wenn diese normal arbeiten, produzieren sie unter Umständen nicht genügend Speichel, sobald übertriebene Ansprüche an sie gestellt werden, was vor allem bei der durch starkes Rauchen ausgelösten Austrocknung des Mundes der Fall ist. Eine andere Ursache der Mundtrockenheit kann darin liegen, dass den Speicheldrüsen vom Körper nicht genügend Flüssigkeit zur Verfügung gestellt wird, wie es nach starkem Schwitzen, nach erheblichem Wasserverlust bei Durchfall, aber auch als Folge großer Harnmengen im Zusammenhang mit der → Zuckerkrankheit oder bei unzureichender Flüssigkeitszufuhr vorkommen kann. Zudem können fiebrige Erkrankungen, eine Speicheldrüsenentzündung oder das → Sjögren-Syndrom für die mangelhafte, meist mit heftigem Durstgefühl einhergehende Speichelproduktion verantwortlich sein. Schließlich gibt es noch bestimmte – vor allem Atropin enthaltende – Medikamente, die eine lähmende Wirkung auf jene Nerven ausüben, die die Tätigkeit der Speicheldrüsen anregen.

Ist normales Trinken zur Stillung des Durstes aus irgendeinem Grunde verboten oder unmöglich, so kann man das Gefühl der Mundtrockenheit durch häufiges Mundspülen wenigstens eine Zeitlang überbrücken. Auch Inhalationen und die Einnahme salzhaltiger Tabletten bringen eine gewisse Erleichterung. In schweren Fällen kann man auf künstlichen Speichel in Sprühform zurückgreifen.

Mund-zu-Mund-Beatmung Erste-Hilfe-Maßnahme bei Atemstillstand; → Erste Hilfe, S. 725.

Musiktherapie psychotherapeutisches Behandlungsverfahren, das sich der Musik zur positiven Beeinflussung der körperlichen und seelischen Verfassung bedient. Bereits bei Homer und im Alten Testament werden Musik und Tanz heilende Wirkungen zugeschrieben; als psychotherapeutische Hilfsmethode, die bei verschiedenartigen psychischen und psychosomatischen Erkrankungen zum Einsatz kommt, wird die Musik jedoch erst seit etwa 60 Jahren systematisch verwendet. Man unterscheidet 2 Formen:

1. Bei der ***passiven Musiktherapie*** wird dem Patienten Musik vorgespielt; er soll sich dadurch entspannen und ganz dem Klangstrom überlassen.

2. Größere Bedeutung hat die ***aktive Musiktherapie***, bei der die Patienten in Chören oder Instrumentalgruppen selbst musizieren. Dadurch werden nicht nur Konzentration und Bewegungskoordination trainiert, sondern auch das Zusammenwirken in der Gruppe, das Interesse an der Umgebung und schließlich das Selbstwertgefühl gefördert. Einen besonderen Stellenwert hat die kombinierte Musik-Bewegungs-Therapie in Form von Tanz oder Pantomime.

Auch bei der Bekämpfung chronischer Schmerzen hat der Einsatz von Musikinstrumenten in letzter Zeit mit beachtlichen Erfolgen von sich reden gemacht. So gelang es in einer breit angelegten Studie, mit einer Kombination von Medikamenten und aktiver Musiktherapie bei 70 Prozent der Patienten mit so genannten → Phantomschmerzen (Schmerzen in amputierten Armen oder Beinen) die Beschwerden zu lindern.

Muskarin Gift des Fliegenpilzes und anderer Pilzarten; → Pilzvergiftungen.

Muskel Muskeln zeichnen sich dadurch aus, dass sie sich als Reaktion auf einen Befehl durch einen Nerv aktiv verkürzen können. Dadurch ermöglichen sie die Tätigkeit des Bewegungsapparates (Knorpel, Knochen, Gelenke, Muskeln) sowie die Verkleinerung der Hohlorgane.

Nach dem feingeweblichen Aufbau unterscheidet man 3 Arten von Muskelgewebe:

1. die ***glatte Muskulatur*** (Eingeweidemuskulatur), die man in der Wand von Hohlorganen und Blutgefäßen findet: Sie arbeitet verhältnismäßig langsam, rhythmisch und – das ist das Entscheidende – unwillkürlich, d. h. ohne bewusste Kontrolle.

2. die ***quer gestreifte Muskulatur*** (Skelettmuskulatur): Aus ihr bestehen die Skelettmuskeln, deren Tätigkeit dem Willen unterworfen ist. Skelettmuskeln ziehen sich rasch und ohne an einen Rhythmus gebunden zu sein, zusammen.

3. Die ***Herzmuskulatur*** nimmt in Bezug auf den feingeweblichen Aufbau eine Sonderstellung ein. Sie zieht sich rasch, rhythmisch und unwillkürlich zusammen.

Als Energiespender für die Muskelarbeit dienen Phosphorverbindungen und Kohlenhydrate; dabei entsteht als Abbauprodukt → Milchsäure. Durch längeren Nichtgebrauch (z. B. im Gipsverband) werden die Muskeln schwächlich und nehmen an Umfang ab (Muskelatrophie); infolge ständiger Be-

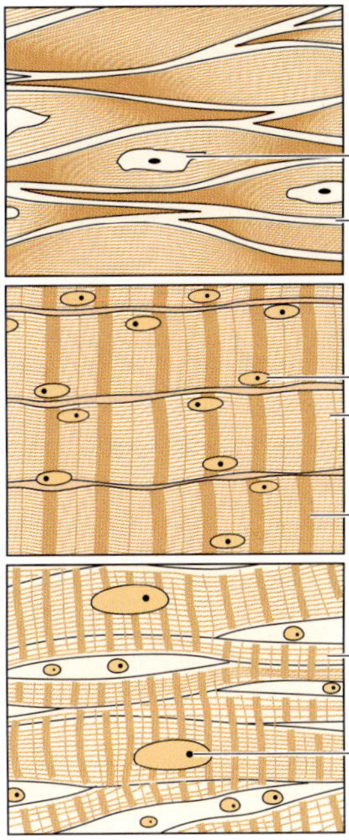

Muskel Nach dem feingeweblichen Aufbau unterscheidet man drei Arten von Muskelgewebe: glatte Muskulatur, quer gestreifte Muskulatur und Herzmuskulatur.

anspruchung (Arbeit, Sport) kräftigen sie sich und werden dicker (das macht man sich beim »Bodybuilding« zu Nutze).

Muskelerkrankungen (Myopathien) Eigenständige Erkrankungen der Muskulatur kommen verhältnismäßig selten vor. Hingegen passiert es häufig, dass die Muskeln von anderen Grundkrankheiten mitbetroffen werden, vor allem von Erkrankungen des Nervensystems; Infektionskrankheiten wie → Typhus und → Tuberkulose; parasitären Erkrankungen, z. B. durch Trichinen (→ Trichinose) und Schweinebandwurm (→ Bandwürmer) sowie von Hormonstörungen (→ Basedow-Krankheit, → Myxödem, → Cushing-Krankheit, Störungen der → Nebenschilddrüsen, → Zuckerkrankheit).

Den einfachen ***Muskelschwund*** (Muskelatrophie) findet man nicht selten als Folge einer Schonhaltung oder Ruhigstellung, z. B. unter einem Gipsverband. Eine ***Muskelverkürzung*** (Muskelkontraktur) kann durch Verwachsungen nach Verletzungen oder durch Durchblutungsmangel – z. B. als Folge strangulierender Verbände – entstehen. ***Muskelzittern*** (Zittern einzelner Muskelbündel, z. B. der Wadenmuskeln) kommt als Begleiterscheinung von Überanstrengung, Kälte und Nervosität, aber auch bei → Nervenentzündungen, → Ischialgie und organischen Nervenkrankheiten vor. Ursache von Muskelschmerzen (***Myalgie***) können ein → Muskelrheumatismus, Überanstrengung, Erkältung, Stoffwechselstörungen (→ Gicht, Zuckerkrankheit) oder eine Überbeanspruchung bestimmter Muskelgruppen infolge einer Skelettdeformität (Plattfuß, X-Beine, Wirbelsäulenverbiegung) sein.

Beim → ***Myom*** handelt es sich um eine gutartige, beim ***Myosarkom*** um eine äußerst bösartige Geschwulst des Muskelgewebes.

Schließlich gibt es noch Lähmungen und Krampferscheinungen eines Muskels, die durch Störungen des zugehörigen Nervs oder der Blutzirkulation bedingt sein können.

Die eigentlichen Muskelerkrankungen werden in folgende Gruppen eingeteilt:

1. *Muskelatrophie:* Muskelschwäche und -schwund infolge Nervendegeneration; oft familiär auftretende Erkrankung unbekannter Ursache ohne wirksame Behandlungsmöglichkeit.

2. *Muskeldystrophie:* Gruppe erblicher Muskelerkrankungen, die mit fortschreitendem Muskelabbau und dadurch bedingter Muskelschwäche einhergehen. Die meisten Formen beginnen schon im frühen Kindesalter oder in der Pubertät.

3. *Myotonie:* Das gemeinsame Kennzeichen der unter diesem Begriff zusammengefassten Krankheitsbilder ist die abnorm lange Dauer einer Muskelzusammenziehung (Kontraktion), nach der die Erschlaffung lange auf sich warten lässt. Dies äußert sich z. B. in der Unfähigkeit, einen Händedruck sofort wieder zu lösen oder den Mund nach dem Zubeißen gleich wieder zu öffnen. Es handelt sich zumeist um familiäre Erbleiden.

4. *periodische Lähmungen:* Dabei handelt es sich um eine seltene Erbstörung mit schlaffen Lähmungen, von der es wiederum 2 Formen mit erhöhtem und erniedrigtem Blutkalziumspiegel gibt. Durch entsprechende Diät und Zufuhr von Mineralsalzen können Häufigkeit und Schwere der Anfälle gemildert werden.

5. *Myasthenie:* krankhafte Muskelschwäche, die teils durch Störungen der Überträgerstoffe der Nervenerregung bedingt ist. So ist die ***Myasthenia gravis*** dadurch gekennzeichnet, dass Bewegungsbefehle motorischer Nerven die zugehörigen Muskeln nicht erreichen. Die Krankheit verläuft langsam und schleichend und führt dazu, dass die betroffenen, nicht mehr beanspruchten Muskeln sich allmählich immer mehr zurückbilden.

6. → ***Dermatomyositis*** (Haut- und Muskelentzündung):

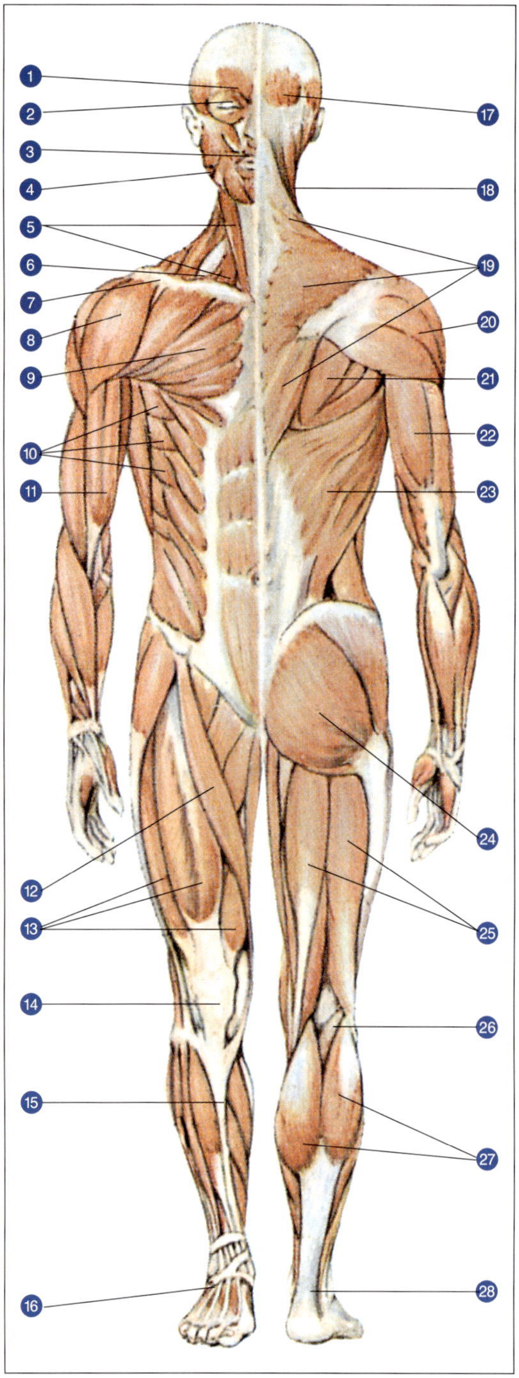

seltene Allgemeinerkrankung mit entzündlichen und degenerativen Veränderungen der quer gestreiften Muskulatur und der Haut.

7. *Polymyositis:* Muskelerkrankung mit ähnlichen Erscheinungen wie bei der Dermatomyositis, jedoch ohne Hautausschlag. Hinsichtlich der Ursache geht man davon aus, dass die Störung zu den → Autoaggressionskrankheiten gehört, also zu den Leiden, die durch den Angriff des Körpers auf eigene Strukturen zu Stande kommen.

Muskelkater vorübergehende Schmerzen im Bereich einzelner Muskelgruppen, eventuell in Verbindung mit Muskelkrämpfen, als Folge von Überanstrengung. Früher wurde eine Ansammlung von → Milchsäure für die Beschwerden verantwortlich gemacht; nach neueren Untersuchungen sind jedoch kleinste Verletzungen an überstrapazierten Muskelfasern mit einer lokalen Entzündungsreaktion Hauptursache für den Muskelkaterschmerz. Zur Behandlung ist es sinnvoll, wenn sich der Betroffene locker weiterbewegt. Zudem hilft Wärme in Form von Bädern und Sauna sowie die Anwendung durchblutungsfördernder Medikamente.

Muskelrelaxanzien Arzneimittel, die eine Muskelentspannung herbeiführen.

1. *Periphere Muskelrelaxanzien*, beispielsweise Curare und seine Abkömmlinge, hemmen die Übertragung der Erregung vom Nerven auf die Muskulatur und werden bevorzugt im Rahmen der → Anästhesie verwendet.

2. *Zentrale Muskelrelaxanzien* wirken auf die für die Regulation der Muskelspannung verantwortlichen Zentren im Zentralnervensystem. Man verwendet sie zur Behandlung von Muskelkrämpfen und beim → Hexenschuss.

Muskelrheumatismus unpräziser Sammelbegriff für eine Reihe nicht verletzungsbedingter Muskelschmerzen. Dabei handelt es sich teils um entzündliche, teils um degenerative Prozesse im Binde-, Muskel-, Fett- und Nervengewebe, deren Hauptsymptom Schmerzen im Bereich der Weichteile von Rumpf und Gliedmaßen sind; → Rheuma.

Muskelriss Durch plötzliche, sehr starke Anspannung ei-

Muskel Oberflächenmuskulatur: **1** Stirnmuskel; **2** Augenringmuskel; **3** Lippenmuskel; **4** Kaumuskel; **5** Kopfwender; **6** Kapuzenmuskel; **7** Schlüsselbeinmuskel; **8** Deltamuskel; **9** großer Brustmuskel; **10** Sägemuskel; **11** Bizeps (Armbeuger); **12** Schneidermuskel; **13** Schenkelstrecker; **14** Kniescheibenmuskel; **15** Schienbeinmuskel; **16** Kreuzbandmuskel; **17** Hinterhauptmuskel; **18** Kopfwender; **19** Kapuzenmuskel; **20** Deltamuskel; **21** Schulterblattmuskel; **22** Armstrecker; **23** breiter Rückenmuskel; **24** großer Gesäßmuskel; **25** Schenkelmuskel; **26** Kniekehle; **27** Zwillingswadenmuskel; **28** Achillessehne.

nes nicht aufgewärmten Muskels verursachte Zerreißung von Muskelanteilen. Meist sind Waden- und Oberschenkelmuskulatur betroffen. Der Betroffene spürt einen plötzlichen, wie durch einen Peitschenschlag ausgelösten Schmerz; anschließend ist das Gehen stark behindert. Bald darauf zeigt sich meist ein ausgedehnter, sehr schmerzhafter Bluterguss. Wenn nur Teile eines Muskels zerrissen sind (Muskelfaserriss), genügt zur Behandlung intensive Kühlung und vorübergehende Ruhigstellung. Bei schweren Verletzungen ist eine sofortige operative Muskelnaht erforderlich. Im Gegensatz zum Muskelriss spricht man von einem ***Muskelbruch***, wenn die sehnige Hülle des Muskels zerreißt und der Muskel durch diese Lücke tritt.

Zur Vorbeugung von Muskelrissen sollte die Muskulatur langsam an Belastungen gewöhnt und vor sportlichen Beanspruchungen immer ausgiebig aufgewärmt und gedehnt werden.

Muskelschwund fortschreitende Rückbildung der Muskulatur; → Muskelerkrankungen.

Muskelzerrung Jeder Muskel ist, vor allem im warmen Zustand, dehnbar und elastisch, allerdings nur bis zu einem bestimmten Ausmaß. Belastungen, die darüber hinausgehen, führen zu länger anhaltenden Verformungen, die sich durch Schwellung, Druckschmerz und bisweilen auch durch einen Bluterguss bemerkbar machen. Die betroffenen Muskeln sollten ruhig gestellt und mit entzündungshemmenden, abschwellenden Salben und feuchten Verbänden behandelt werden.

Mutation 1. Erbänderung (→ Vererbung) **2.** anderer Ausdruck für den → Stimmbruch bei Eintritt in die Pubertät.

Mutismus Stummheit bzw. beharrliches Schweigen bei organisch intakten Sprachorganen. Als Ursachen kommen eine akute Schreckstarre, → Neurosen und → Geisteskrankheiten in Frage.

Mutitas medizinische Fachbezeichnung für die → Stummheit.

Mutterbänder bandartige Strukturen, an denen die Gebärmutter im Unterleib aufgehängt ist.

Mutterkuchen (Plazenta) Hauptbestandteil der → Nachgeburt.

Muttermal unspezifischer Oberbegriff für → Feuermal, → Leberfleck und → Melanom.

Muttermund Öffnung der Gebärmutter zur Scheide hin.

Mutterschutz im Mutterschutzgesetz verankerter arbeitsrechtlicher Schutz von erwerbstätigen Schwangeren. Er umfasst einen Kündigungsschutz vom Beginn der Schwangerschaft bis 4 Monate nach der Entbindung, ein Beschäftigungsverbot ab 6 Wochen vor bis 8 Wochen nach der Entbindung, den Anspruch auf kostenlose Vorsorgeuntersuchungen während der Schwangerschaft, die Sicherstellung der wirtschaftlichen Versorgung, einen Anspruch auf Mutterschaftsgeld und einen zusätzlichen dreijährigen Erziehungsurlaub.

Müttersterblichkeit Sterbefälle von Müttern an den Folgen von Komplikationen der Schwangerschaft, bei Entbindung und im Wochenbett, bezogen auf 100 000 Lebendgeborene. In Gesamtdeutschland betrug die Müttersterblichkeit um 1940 noch 420, 1952 in der Bundesrepublik 189,9, 1984 nur noch 10,8 und 1991 – nun wieder in Gesamtdeutschland – 8,7. Von besonderer Bedeutung ist dabei das Alter der Mütter, denn die Sterblichkeit der 15- bis 16-Jährigen und der über 35-Jährigen ist überdurchschnittlich hoch. Insgesamt zeigt sich eine rückläufige Tendenz, und zwar bei den älteren Müttern stärker als bei den jüngeren. Ein Grund hierfür liegt möglicherweise in der intensiveren Inanspruchnahme der Schwangeren-Vorsorgeuntersuchungen und -beratungen durch ältere Mütter.

my-, myo- Bestandteil medizinischer Fachausdrücke mit der Bedeutung »Muskel«.

Myalgie Muskelschmerz; → Muskelerkrankungen.

Myasthenie krankhafte Muskelschwäche; → Muskelerkrankungen.

Mycosis fungoides (Wucherflechte) seltenes, hauptsächlich bei Männern mittleren Alters auftretendes, chronisch fortschreitendes Hautleiden unbekannter Ursache, das zu den → Lymphomen gezählt wird. Der Beginn ist schleichend und uncharakteristisch, so dass zuerst nicht selten an ein → Ekzem oder an einen Arzneimittelausschlag gedacht wird. Mit der Zeit, oft über Jahre hinweg, bilden sich braunrote, schuppende, stark juckende Hautflecken. Dann erscheinen rote Verdickungen und schließlich tomatenartige, pilzförmige, braunrote, oft geschwürig zerfallende Schwellungen. Später können auch Lymphknoten, Nieren, Lunge, Leber und Milz befallen werden. Das Krankheitsbild kann sich über lange Zeit, manchmal 20–30 Jahre, hinziehen; dennoch ist das tödliche Ende nicht aufzuhalten.

Die Behandlung erfolgt anfangs mit Sonnen- und Ultraviolettbestrahlung und → Corticosteroiden (Kortison); später mit Röntgenbestrahlungen; auch mit → Zytostatika erzielt man – leider nur vorübergehende – Erfolge.

myel- Bestandteil medizinischer Fachausdrücke mit der Bedeutung »Rücken- bzw. Knochenmark«.

Myelitis Rückenmarkentzündung; → Rückenmarkerkrankungen.

myk- Bestandteil medizinischer Fachausdrücke mit der Bedeutung »Pilz«.

Mykoplasmen bakterienähnliche Mikroorganismen, die aber, da sie nicht von einer Zellwand, sondern nur von einer Membran umschlossen sind, keine feste Gestalt aufweisen, sonder hinsichtlich Form und Größe ständig wechseln. Wegen des Fehlens einer Zellwand können sie auch nicht wie normale Bakterien gefärbt werden, und man betrachtet sie am besten im Dunkelfeldmikroskop. In der Veterinärmedizin sind Mykoplasmen schon seit langem als Erreger von Entzündungen der Lungen (z. B. Lungenseuche der Rinder), der Gelenke, der Milchdrüsen und Geschlechtsorgane bekannt.

Auch beim Menschen spricht vieles dafür, dass Mykoplasmen als Infektionserreger eine Rolle spielen, bei denen es aber, da Mykoplasmen-Infektionen nicht sehr ansteckend sind, nie zu größeren Epidemien kommt. Wenn auch ihre klinische Bedeutung noch umstritten ist, darf nicht übersehen werden, dass ihre Vernichtung durch → Antibiotika (Chloramphenicol, Kanamycin) oft mit der klinischen Heilung parallel geht. Bei atypischen → Lungenentzündungen (Pneumonien) hat man das »Mycoplasma pneumoniae« als Erreger gefunden. Die Übertragung erfolgt durch Tröpfcheninfektion von Mensch zu Mensch. Nach einer Inkubation von 10–14 Tagen erkranken die Patienten unter Müdigkeit, Fieber und Husten. Die Erkrankung kann sich über mehrere Wochen hinziehen, heilt aber schließlich aus und hinterlässt eine → Immunität. Darüber hinaus gilt »Mycoplasma hominis« als Auslöser von Entzündungen des kleinen Beckens sowie nachgeburtlichem Fieber, und »Ureaplasma urealyticum« als mitverantwortlich bei der Entstehung von → Harnröhrenentzündungen und wahrscheinlich auch der Prostataentzündung (→ Prostataerkrankungen).

Mykosen durch Pilze verursachte Krankheiten. Zu den Pilzen, die im menschlichen Körper Infektionskrankheiten auslösen können, gehören im wesentlichen drei Gruppen: die ***Dermatophyten***, die krankhafte Veränderungen an Haut, Haaren und Nägeln hervorrufen; die ***Hefen***, die unter anderem für die → Candidiasis und damit auch für den → Soor verantwortlich sind; und schließlich die ***Schimmelpilze***, die Hirnhäute, Lunge, Bronchien, aber auch Augen und Ohren befallen.

Myogelose → Hartspann.

Myoglobin der Sauerstoffbindung im Muskel dienender roter Muskelfarbstoff.

Myokard Herzmuskel; → Herz.

Myokardinfarkt → Herzinfarkt.

Myokardinsuffizienz → Herzschwäche.

Myokarditis (Herzmuskelentzündung) Die Herzmuskelentzündung ist entweder auf ein → rheumatisches Fieber oder auf eine bakterielle oder virale Infektion zurückzuführen, wobei der Herzmuskel direkt oder aber durch mit dem Blutstrom herangeführte Bakteriengifte in Mitleidenschaft gezogen wird. Gelegentlich tritt die Krankheit auch als Fehlreaktion des → Immunsystems gegen das eigene Herzmuskelgewebe (→ Autoaggressionskrankheiten) oder sogar ohne erkennbare Ursache auf. Die Myokarditis verursacht Atemnot, Herzklopfen, Herzstolpern, Brustschmerz und Fieber. Der Arzt findet bei der körperlichen Untersuchung sowie im → Elektrokardiogramm typische Befunde einschließlich Anzeichen einer → Herzschwäche.

Behandlung und Prognose hängen zum einen von der Art der Grundkrankheit und zum anderen vom Ausmaß der sich entwickelnden Herzschwäche ab. Ein plötzlicher Herztod kann vorkommen. Bei guter Rückbildung der Herzvergrößerung und subjektiver Beschwerdefreiheit sollten die Patienten spätestens nach einem halben Jahr mit einer sich langsam steigernden körperlichen Aktivität beginnen.

Myom gutartige Geschwulst aus Muskelzellen, von der es mehrere Formen gibt, die sich je nach Art der enthaltenen Muskelfasern voneinander unterscheiden. Weitaus am häufigsten findet man das Myom in der Gebärmutter. Dort wächst es – abhängig von den hormonellen Verhältnissen – bei etwa 20 Prozent der über 30-jährigen Frauen heran und kann bis zu Kopfgröße erreichen; → Gebärmuttergeschwülste.

Myopathien → Muskelerkrankungen.

Myopie → Kurzsichtigkeit.

Myotonie erhöhte Spannung und verzögerte Erschlaffung der Skelettmuskeln; → Muskelerkrankungen.

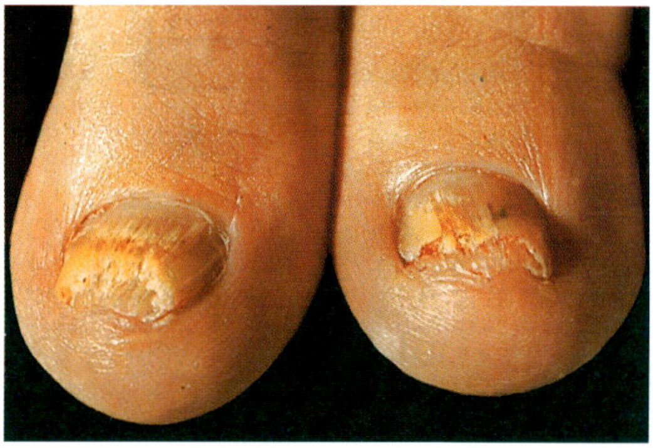

Mykose Hier ein fortgeschrittenes Stadium: Die Pilze sind bereits tief in die Nagelsubstanz eingewuchert.

Myxödem schwerster Grad der → Schilddrüsenunterfunktion (Hypothyreose). Ursache können eine verminderte Anlage der Schilddrüse, eine Unterfunktion des Hypophysenvorderlappens (→ Hirnanhangdrüse), die chirurgische Entfernung der Schilddrüse oder eine Überdosis von Radiojod sein. Der dadurch bedingte Ausfall des Schilddrüsenhormons führt beim Erwachsenen zu typischen Erscheinungen: Müdigkeit, Nachlassen der geistigen Regsamkeit, Gewichtszunahme, Verstopfung, raue Stimme, trockene, gedunsene Haut, rissige Zunge, Zahnausfall, brüchige Haare, Neigung zu Untertemperaturen, langsamer Puls, erniedrigter Blutdruck, Ausbleiben der Regelblutung und Erlöschen der Geschlechtskraft. Durch eine Dauerbehandlung mit Schilddrüsenhormon kommt es zur weitgehenden Rückbildung der Krankheitserscheinungen.

Myxom seltene Geschwulst aus strukturlosem, schleimig-gallertigem Gewebe, die in Einzelfällen auch einmal bösartig werden kann und dann ***Myxosarkom*** (→ Sarkom) heißt.

N

Nabel Der Nabel ist die – meist etwas eingezogene – Hautnarbe in der Bauchwand, die nach der Geburt zurückbleibt, nachdem der Restteil der Nabelschnur eingetrocknet und abgefallen ist und auch im Inneren des Bauches die entsprechenden Gefäße zwischen Bauchwand und Blutgefäßsystem verödet sind. Beim Neugeborenen können am Nabel – wie auch sonst bei einer frischen Wunde – Entzündungen und Eiterungen vorkommen. Mit den keimabwehrenden Mitteln, die dem Arzt heute zur Verfügung stehen, gelingt es verhältnismäßig leicht, eine solche Infektion zum Abklingen zu bringen. Gelegentlich kommt es in den ersten Tagen nach der Geburt zu einer Blutung aus dem Nabel, die dadurch bedingt ist, dass die erwähnten Gefäßverbindungen zwischen Nabel und Blutgefäßsystem des Kindes noch nicht endgültig verödet sind. Auch gegen dieses Vorkommnis kann der Arzt schnell helfen; die Eltern des Neugeborenen brauchen sich deswegen keine großen Sorgen zu machen.

Nabelbruch Form des → Eingeweidebruchs, bei der Baucheingeweide in der Umgebung des Nabels durch die Bauchdecke treten. Er tritt in der Regel bei Säuglingen auf, bei denen sich der vor der Geburt vorhandene Faserring um den Nabel nach der Entbindung nicht vollständig geschlossen hat. Eine solche Lücke wächst meist innerhalb des ersten Lebensjahres zu. Bei Erwachsenen kommt ein Nabelbruch wesentlich seltener vor, muss dann aber aufgrund seiner Größe und der damit verbundenen Gefahr einer Einklemmung von Darmschlingen fast immer operativ behoben werden.

Nabelkoliken plötzlich einsetzende, kolikartige Schmerzen in der Nabelgegend, für die der Arzt trotz gründlicher Untersuchung keine organische Ursache findet. In erster Linie sind empfindliche, psychisch labile Kinder betroffen. Wahrscheinlich handelt es sich um krampfartige Zusammenziehungen des Dickdarms, die meist seelische Ursachen (Angst, Schreck, Flucht vor Leistungen, Wutausbrüche usw.) haben. Behandlung: Im akuten Anfall sind feuchtwarme Leibwickel, Fencheltee und Fasten angebracht; sonst helfen Gymnastik, suggestive Maßnahmen (Pflasterstreifen über den Nabel oder Farbanstrich der Bauchhaut) und Abhärtung.

Nabelschnur oft spiralig gedrehte Verbindung zwischen kindlichem und mütterlichem Blutkreislauf. Die Nabelschnur enthält 3 Blutgefäße: 2 Nabelarterien transportieren kindliches Blut zur Plazenta (Mutterkuchen), eine Nabelvene leitet das Blut von der Plazenta in den kindlichen Körper. Im Allgemeinen hat die Nabelschnur einen Durchmesser von ca. 1,5 cm und eine Länge von ca. 50 cm.

Nabelschnurumschlingung
Die Umschlingung mit der Nabelschnur kann für das Baby lebensbedrohlich sein und einen Kaiserschnitt notwendig machen.

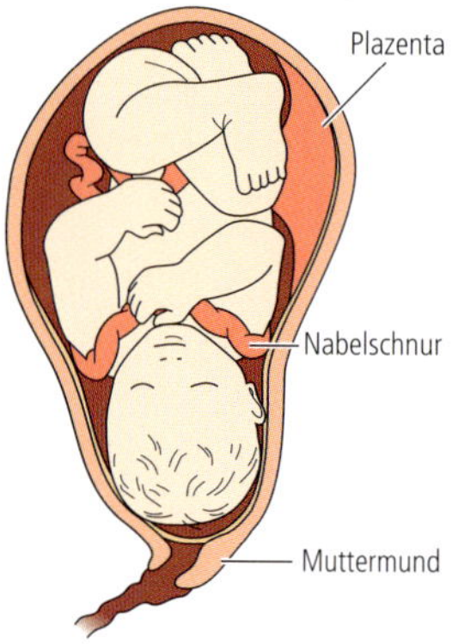

Nabelschnurumschlingung Dass sich die – häufig zu lange – Nabelschnur im Mutterleib um Arme und Beine, Hals und Schultern des Kindes wickelt, kommt recht häufig vor und hat in der Regel keine große Bedeutung. In Ausnahmefällen kann sich jedoch eine Schlinge zuziehen, was zur Abschnürung des betroffenen Körperteils führen kann. Im schlimmsten, jedoch zum Glück seltenen Fall droht der Tod des Kindes durch Erdrosseln.

Nachblutung oft geraume Zeit nach einer Verletzung oder Operation auftretende Blutung, die darauf beruht, dass die durchtrennten Gefäße noch nicht vollständig durch ein Gerinnsel verschlossen sind. Vernünftiges Verhalten und Beachtung der ärztlichen Anordnungen tragen wesentlich dazu bei, Nachblutungen zu vermeiden.

Nachgeburt (Mutterkuchen, Plazenta) Als Nachgeburt werden die etwa eine halbe Stunde nach der eigentlichen Geburt ausgestoßenen Teile bezeichnet: der eigentliche Mutterkuchen (Plazenta), ferner → Eihäute und → Nabelschnur. Der Geburtshelfer bzw. die Hebamme breitet die Nachgeburt aus und kontrolliert, ob alle Zotten der Plazenta vollständig und intakt sind, da in der Gebärmutter verbliebene Reste zu gefährlichen Nachblutungen und Infektion der Wundflächen (Wochenbettfieber) führen können.

Die Plazenta, an deren Aufbau kindliches und mütterliches Gewebe beteiligt ist, erfüllt für die heranwachsende Frucht die Atem-, Ernährungs- und Ausscheidungsfunktion und produziert verschiedene Hormone. Eine reife Plazenta hat einen Durchmesser von ca. 18 cm und wiegt 450–500 g.

Nachtblindheit (Nyktalopie) Der Nachtblinde kann zwar am hellen Tag alle Farben gut sehen; wenn es jedoch dunkel geworden ist, vermag er nicht mehr, wie der Normalsichtige, verschiedene Grautöne zu unterscheiden. Für ihn ist es dann stockfinstere Nacht, in der er allenfalls helles Laternen- oder Scheinwerferlicht wahrnehmen kann. Dem Nachtblinden fehlt also die Möglichkeit, sich bei starker Dämmerung durch Unterscheiden der verschiedenen Helligkeitsstufen noch hinreichend in seiner Umgebung zu orientieren.

Dem Nachtblinden mangelt es in der Netzhaut an Sehpurpur, das für ausreichendes Dämmerungssehen unentbehrlich ist. Sehpurpur kann aber nur aufgebaut werden, wenn der Körper ausreichend mit Vitamin A versorgt wird. Daher ist die Nachtblindheit oft das erste Zeichen eines Vitaminmangels. Ursache kann sein, dass die Nahrung dieses Vitamin nicht in ausreichender Menge enthält; aber auch, dass aufgrund einer Funktionsstörung im Darm oder in der Leber Schwierigkeiten bei der Aufnahme bestehen. Werden solche Funktionsstörungen beseitigt und wird der Körper hinreichend mit Vitamin A versorgt, verschwindet diese Art der Nachtblindheit wieder. Es gibt allerdings auch eine ererbte Form, die auf einer angeborenen Störung im Aufbau des Sehpurpurs beruht und deshalb auch durch reichliche Vitaminversorgung nicht behoben werden kann.

nächtliches Aufschrecken (Pavor nocturnus) Mit angstverzerrtem Gesicht und weit geöffneten Augen fährt das Kind aus dem Schlaf hoch, schreit laut und scheint nicht zu wissen, wo es ist. Es erkennt selbst Mutter und Vater nicht und bleibt ihrem Zureden unzugänglich. Wenn sich nach einiger Zeit ein Gesprächskontakt herstellen lässt, weiß das Kind nicht mehr, was ihm Angst gemacht hat. Derartige Anfälle – sie kommen am häufigsten bei 4- bis 6-Jährigen vor – ereignen sich meist im ersten Teil der Nacht und dürften durch einen belastenden Traum ausgelöst werden.

Die Angst des Kindes kann entweder daran liegen, dass es ständig in überreiztem Zustand (beispielsweise durch Radio, Fernsehen, Comics usw.) lebt, oder daran, dass es am Tag ein Angst erregendes Erlebnis hatte (zum Beispiel eine harte Bestrafung, einen Streit der Eltern, einen Unfall, eine Rauferei oder Ähnliches). Da es sich um eine Verhaltensstörung handelt, ist die Behandlung nicht einfach. Sicher ist, dass Schimpfen und Bestrafen nichts nützen, ja, dass dadurch die seelische Störung eher noch verstärkt wird. Nach Möglichkeit sind die auslösenden Ursachen abzustellen: kein Fernsehen am Abend, keine beängstigenden Geschichten usw. Wurde das Kind tagsüber bestraft, soll es nicht im Unfrieden einschlafen müssen. Vor allem Kleinkinder müssen beim Einschlafen ein Gefühl der Geborgenheit haben. Wenn die Mutter das ängstliche Kind zu sich ins Bett nimmt, kann diese Zuwendung wohl helfen, den akuten Angstzustand zu überwinden, sie ändert aber nichts an den Grundlagen der Verhaltensstörung. Ein Wechsel der Umgebung – man lässt das Kind in einem anderen Zimmer schlafen – wirkt meist günstig. In schweren Fällen ist eine zeitweilige Milieuänderung (2–6 Monate bei Verwandten oder in einem gut geführten Kinderheim) das beste Mittel.

Nachtschweiß Nächtliche oder auch frühmorgendliche Schweißausbrüche findet man bei Schwächezuständen nach schweren Erkrankungen, bei fortgeschrittener → Tuberkulose, → Herzinnenhautentzündung, → Lymphogranulomatose und → Basedow-Krankheit sowie in den → Wechseljahren.

Nachwehen Wehen, die noch 2–3 Tage nach der → Geburt auftreten können, kommen dadurch zu Stande, dass die stark gedehnte Gebärmutter durch rhythmische Zusammenziehungen allmählich wieder ihre Ursprungsgröße annimmt.

Nackenschmerzen Schmerzen in der Nackengegend werden am häufigsten durch Verspannungen der Nackenmuskulatur ausgelöst, z. B. als Folge einer längeren Zwangshaltung beim Autofahren oder bei der Bildschirmarbeit. Eine fast ebenso häufige Ursache ist das → Zervikalsyndrom. Aber auch als Folge von Blutgefäßveränderungen und Nervenerkrankungen sowie im Zusammenhang mit einigen Infektionskrankheiten und Vergiftungen treten nicht selten Nackenschmerzen auf, die in den Schultergürtel und in die Arme bis hinab zu den Fingerspitzen ausstrahlen und mit verschiedenen Empfindungsstörungen verbunden sein können. Damit keine ernstere Verletzung der Wirbelknochen bzw. des Halsmarks übersehen wird, sollten unfallbedingte Nackenschmerzen immer von einem Arzt begutachtet werden. Auch Nackenschmerzen in Verbindung mit Nackensteifigkeit, Kopfschmerzen, Fieber, Erbrechen und schwerem Krank-

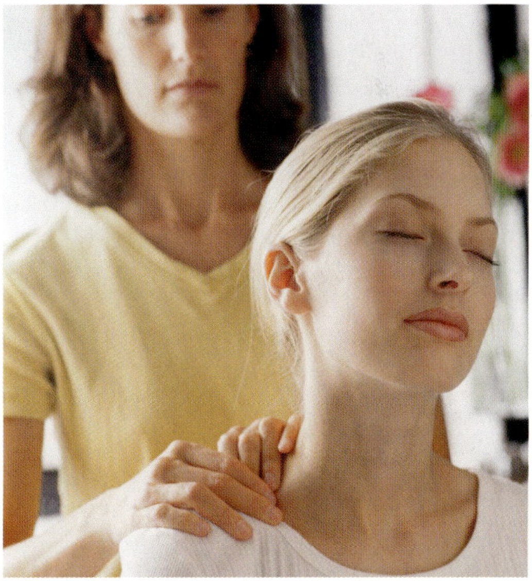

Nackenschmerzen Massagen lösen nicht nur die verkrampfte Muskulatur, sondern auch psychische Anspannungen.

heitsgefühl erfordern eine sofortige ärztliche Untersuchung, da sie eine → Hirnhautentzündung oder eine → spinale Kinderlähmung anzeigen können.

Beim unkomplizierten steifen Hals ist zur Behandlung Entspannung durch Ruhe und Wärme (Rotlicht, feuchtwarme Packungen, Einreibungen) am wichtigsten; bei Bedarf können zusätzlich Schmerzmittel eingenommen werden. Im Bett sollte unter den Kopf eine Nackenrolle geschoben werden; zudem sind brüske und extreme Bewegungen des Kopfes zu vermeiden. Schwimmen und krankengymnastische Übungen erweisen sich hingegen oft als sehr hilfreich. Sofern keine degenerativen Halswirbelsäulenveränderungen vorliegen, verschwinden die Schmerzen bei konsequenter Behandlung normalerweise innerhalb weniger Tage.

Naevus → Nävus.

Nagel Der Nagel – Fingernagel ebenso wie Fußnagel – wächst von der Wurzel aus, die man zum Teil in Form eines Halbmondes durch die Nagelplatte hindurchschimmern sieht. Indem an dieser Wurzel ständig neue Nagelsubstanz gebildet wird, schiebt sich die Nagelplatte – dicht dem Nagelbett aufliegend – langsam nach vorn. Auf diese Weise braucht neu gebildete Nagelsubstanz etwa ein halbes Jahr, bis sie zum vorderen Nagelrand gelangt ist. Wird also ein Nagel total entfernt, so dauert es ca. 6 Monate, bis der Patient an diesem Finger bzw. an dieser Zehe wieder eine vollständige Nagelplatte besitzt.

Da die Nagelwurzel durch einige Hautkrankheiten wie → Ekzem oder → Schuppenflechte in Mitleidenschaft gezogen wird, werden die Nägel bei derartigen Störungen nicht selten uneben. Aber auch von Verletzungen – wie sie beispielsweise im Verlauf einer zu energischen Maniküre vorkommen – ist die Nagelwurzel bedroht und weist dann in der Folge häufig einen kleinen weißen Fleck auf, aus dessen Abstand vom hinteren Nagelfalz man errechnen kann, wie lange die Verletzung zurückliegt. Abgesehen von ihrem vorderen freien Rand ist die Nagelplatte allseitig von dem häutigen Nagelfalz umgeben. Wird er verletzt – auch das geschieht bei intensiver Maniküre verhältnismäßig oft –, kann die Verletzungsstelle zum Ausgangspunkt einer unangenehmen → Nagelbettentzündung werden.

Nagelbettentzündung (Paronychie, Umlauf) Die Nagelbettentzündung, die häufigste Entzündung im Bereich der Hand, ist oft sehr hartnäckig und tritt nach scheinbarer Abheilung immer wieder neu auf. Sie wird durch Kleinstlebewesen wie Bakterien und Pilze verursacht, die durch winzige Hautverletzungen eindringen. Der Nagelwall, der den Fingernagel umgibt, verfärbt sich dunkelrot und schwillt stark an. Dabei entstehen heftige, zum Teil pochende Schmerzen, und vielfach entleert sich auf Druck eine eitrige Flüssigkeit.

Zur Behandlung hilft es in leichten Fällen, den betroffenen Finger ruhig zu stellen und mit Salben zu behandeln, die Bakterien bzw. Pilze abtöten. Bei einer schweren, hartnäckigen Nagelbettentzündung müssen jedoch nicht selten Teile des befallenen Nagels operativ entfernt werden.

Nagelerkrankungen (Onychosen) Zum Teil treten Veränderungen von Finger- und Zehennägeln für sich allein, zum Teil in Verbindung mit anderen Störungen, vor allem mit inneren und Hautkrankheiten, auf. In vielen Fällen bleibt die Ursache allerdings unklar.

Im Einzelnen unterscheidet man:

- die ***Onycholyse:*** Darunter versteht man das – meist durch Unfälle oder Infektionen bedingte – Ausfallen der Nägel. Manchmal lösen sich dabei auch nur Teile eines Nagels ab. Gelingt es, die Ursache zu beheben, wachsen die Nägel in der Regel wieder nach.
- die ***Onychodystrophie:*** Hierbei ist das Nagelwachstum krankhaft gestört. Man findet diese Erscheinung unter anderem bei verschiedenen mit der Ablösung der Oberhaut einhergehenden Hautkrankheiten und bei der → Reiter-Krankheit.
- die ***Onychogryposis:*** Bei dieser auch als »Krallennagel« bezeichneten Anomalie handelt es sich um eine familiär gehäuft vorkommende Störung mit stark verdickter, schwarzgrauer, klauenartig verkrümmter Nagelplatte.
- die ***Leukonychie:*** Sie macht sich in Form weißer Streifen und Flecken auf den Nägeln bemerkbar. Man nimmt an, dass diese Verfärbungen durch Luft zu Stande kommen, die in feine Verletzungen eingedrungen ist.
- die ***Onychorrhexis:*** Dabei sind die Nägel extrem spröde und brüchig und splittern bei der kleinsten Beanspruchung.
- die ***Koilonychie:*** Diese Fehlbildung wird auch als »Hohlnagel« bezeichnet und äußert sich in einer ausgeprägten Dellenbildung, die auf einer Störung des nagelbildenden Gewebes beruht.

Im weiteren Sinne gehört zu den Nagelerkrankungen auch noch die → Nagelbettentzündung, bei der allerdings in erster Linie das den Nagel umgebende Gewebe betroffen ist.

Nägelkauen lästige Angewohnheit, die vor allem bei Kindern häufig anzutreffen ist. Wird das Nägelkauen trotz ständiger Ermahnungen über lange Zeit beibehalten, sollte ärztlicher Rat eingeholt werden, da es sich um ein ernst zu nehmendes Anzeichen einer psychischen Störung im Sinn einer → Neurose handeln kann.

Nagelpflege Da die Nagelplatten ständig wachsen, müssen sie von Zeit zu Zeit gekürzt werden, und zwar am besten so weit, dass sie die Fingerkuppe nicht oder nicht wesentlich überragen. Das ist deshalb vorteilhaft, weil sich so der Spalt zwischen Nagelplatte und Fingerkuppe am einfachsten sauber halten lässt und weil auf diese Weise die mechanische Beanspruchung der Nagelplatte, die manchmal sogar zu einer leichten Lockerung führen kann, in Grenzen gehalten wird. Zum Kürzen der Nagelplatte dient die Nagelfeile, mit der dem vorderen Nagelrand zugleich die notwendige Glätte und die erwünschte Rundung gegeben wird. Zur Reinigung des Spaltes zwischen Nagelplatte und Fingerkuppe hat sich eine spezielle Nagelbürste zusammen mit Wasser und Seife bewährt. Der so genannte Nagelreiniger ist kein ideales Instrument, da man mit ihm – in dem Wunsch, auch den letzten kleinen Schmutzrest unter dem Nagel zu entfernen – häufig den Spalt zwischen Nagelplatte und Fingerkuppe künstlich vertieft. Die Folge davon ist, dass sich Staub und Schmutz immer tiefer unter der Nagelplatte festsetzen können. Auf diese Weise kann es mit der Zeit sogar zu einer Ablösung des vorderen Teils der Nagelplatte vom Nagelbett kommen.

Oft wird unter Nagelpflege auch das zusätzliche Entfernen der »überschüssigen« Haut des Nagelfalzes verstanden. Dies sollte jedoch unterlassen werden, da diese Hautfalte der empfindlichen Nagelwurzel (dem Gebiet des so genannten »Halbmondes«) als Schutz dient und gegen kleine Verletzungen ziemlich empfindlich ist. Will man die Nagelhaut unbedingt entfernen, sollte das nicht mit einer Schere geschehen, sondern mit einem der käuflichen flüssigen Nagelhautentferner. Mit ihnen lässt sich eine Verletzung des Nagelfalzes und eine daraus nicht selten entstehende unerfreuliche → Nagelbettentzündung sicher vermeiden. Um Nagelschäden durch Wasch- und Lösungsmittel zu verhindern, ist es empfehlenswert, bei Haus- und Gartenarbeiten regelmäßig Plastikhandschuhe zu tragen. Außerdem bekommt es den Nägeln nach Ansicht von Experten sehr gut, wenn man sie vor dem Schlafengehen in warmes Olivenöl taucht.

Nahrung → Ernährung.

Nahrungsmittelallergie durch Bestandteile von Nährstoffen ausgelöste → Allergie. Nahrungsmittel, die besonders häufig zu allergischen Reaktionen führen, sind unter anderem Erdbeeren, Hühnerei-Eiweiß, Fische und unterschiedliche Konservierungsmittel. Diese lösen bei betroffenen Personen Übelkeit, Erbrechen, Hautausschlag, Atembeschwerden und Kopfschmerzen aus.

Nanosomie (Zwergwuchs) → Minderwuchs.

Narben Bei der Heilung von Wunden, Geschwüren und Entzündungsherden wird junges gefäßreiches Bindegewebe, so genanntes Granulationsgewebe gebildet, das den Defekt ausfüllt und sich bald in faserreiches, derbes, blutgefäß- und faserarmes Narbengewebe umwandelt. Während kleine Narben im Allgemeinen belanglos sind, führen größere nicht selten zu einer mehr oder minder auffälligen Entstellung und behindern zudem durch Gewebsschrumpfung die Funktion von Gelenken. In diesen Fällen ist eine Korrektur durch eine plastische Operation erforderlich. Wenn Narbengewebe im Überschuss gebildet wird, entstehen derbe Hautwülste, so genannte → ***Keloide***. Diese entwickeln sich bei dazu veranlagter Haut vor allem nach Verbrennungen und Verätzungen, in extremen Fällen aber auch nach Impfungen.

In bestimmten Fällen können Narben, die nach Abheilung von Entzündungen oder Geschwüren innerer Organe zurückbleiben, zu ernsten Komplikationen führen, z. B. zu einem → Herzklappenfehler nach einer → Herzinnenhautentzündung, zur Verengung des Magenausgangs (→ Pylorusstenose) nach einem → Magengeschwür, zur → Speiseröhrenverengung nach deren Verätzung oder zur → Epilepsie nach Gehirnverletzungen.

Narben können die Ursache heftiger Schmerzen sein und sind bisweilen – vor allem nach Knochenbrüchen und Amputationen – sehr wetterempfindlich. Im Bereich von Narben nach Bauchoperationen bzw. -verletzungen kann zudem eine Form des → Eingeweidebruchs entstehen, die man als → Narbenbruch bezeichnet.

Narbenbruch Durchtritt von Eingeweideteilen durch Narben der Bauchdecke. Besonders bei Wunden, deren Heilung nicht problemlos verläuft, weist die zurückbleibende Narbe für einen längeren Zeitraum oft nur eine geringe Festigkeit auf. Deshalb kann es an einer solchen Schwachstelle der Bauchwand relativ leicht zu einem → Eingeweidebruch kommen, und zwar insbesondere dann, wenn der Bauchinnendruck durch schwere körperliche Arbeiten oder starken Husten ansteigt.

Narkolepsie plötzliche Schlafanfälle in der Wachzeit, die am häufigsten zwischen dem 15. und 25. Lebensjahr, vor allem beim männlichen Geschlecht, beginnen und in der Regel – mit besseren und schlechteren Phasen – ein Leben lang anhalten. In einem Drittel der Fälle handelt es sich um eine ererbte Störung, in anderen um die Folge einer → Gehirnentzündung oder Schädelverletzung; in wieder anderen ist die Ursache unbekannt. Die Narkolepsie ist durch folgende Anzeichen gekennzeichnet:

1. Schlafanfälle: Selbst bei ausgeruhten Personen kommt es am helllichten Tag zu einem durch den Willen nicht bezwingbaren, kurzen, erholsamen Schlaf, der meist nur 10–15 Minuten dauert und aus dem die Patienten normal weckbar sind.

2. plötzlich einsetzender kurzfristiger Spannungsverlust der Muskulatur, der durch überraschende Momente und Affekte, besonders aber durch Lachen ausgelöst wird. Dabei fallen bei intaktem Bewusstsein einzelne Körperteile schlaff herab; die Patienten können auch hinstürzen. Für kurze Zeit sind sie nicht fähig, die schlaffen Körperteile zu bewegen.

3. Schlaflähmung: In der Aufwachphase kann sich der Patient nicht bewegen; obwohl er bereits wach ist, ist er wie gelähmt. Dieser Zustand dauert nur wenige Sekunden bis Minuten und kann von → Doppeltsehen begleitet sein.

4. Auch → Halluzinationen in der Einschlafphase und → Schlafwandeln können im Zusammenhang mit der Narkolepsie auftreten.

Zur Behandlung gehört zunächst die eingehende Aufklärung des Patienten über das Wesen seiner Krankheit, ferner die Beratung hinsichtlich einer geeigneten Berufswahl und Lebensführung (keine Tätigkeit an gefährlichen Maschinen, auf Gerüsten oder Dächern, an Kraftfahrzeugen; kein Schichtdienst). Medikamente zum Wachhalten müssen wegen der Gefahr der Gewöhnung bzw. Sucht immer wieder gewechselt werden. Bei korpulenten Patienten ist überdies eine Gewichtsabnahme sinnvoll. Manche Nahrungsmittel (Süßigkeiten, Molkereiprodukte, Erdnüsse) können die Schlafneigung verstärken und sollten gemieden werden.

Narkose Schmerzausschaltung bei einer Operation durch künstliches Herbeiführen eines schlafähnlichen Zustandes; → Anästhesie.

Narkotika Narkosemittel, Betäubungsmittel.

Narzissmus krankhaft gesteigerte Selbstliebe ohne oder mit sexueller Selbsterregung.

Nase Die Nase besteht aus einem häutig-knorpeligen und einem knöchernen Anteil. In ihrem Inneren unterscheidet man vorn den Vorhof und dahinter die Nasenhöhlen, die durch eine ***Scheidewand*** voneinander getrennt sind und rückwärtig in den Nasenrachenraum übergehen. Jede Nasenhöhle wird wiederum durch 3 an der seitlichen Wand gelegene, mit Schleimhaut und Schwellkörpern ausgekleidete, leistenartige ***Nasenmuscheln*** unterteilt. Das Dach der Nasenhöhle bilden die Siebplatten des ***Siebbeins***, durch die die Riechfäden hindurchtreten. Nach außen öffnen sich die Nasenhöhlen im Nasenloch; nach innen stehen sie mit den luftgefüllten → ***Nasennebenhöhlen*** – Stirnhöhle, Kieferhöhle, Keilbeinhöhle und Siebbeinzellen – in enger Verbindung. Die zahlreichen Drüsen der Nasenschleimhaut sondern die ***Nasenflüssigkeit*** ab, die zur Befeuchtung der Atemluft dient. Die Nase erfüllt folgende Aufgaben:

- Riechfunktion mit Hilfe der Sinneszellen in der Riechschleimhaut;
- Erwärmung der Atemluft durch die Vorsprünge der Nasenmuscheln;
- Anfeuchtung der Atemluft durch Nasen- und Tränenflüssigkeit;
- Säuberung der Atemluft durch die mit Flimmerhaaren besetzte Schleimhaut;
- Beeinflussung der Stimme mittels der luftgefüllten Nebenhöhlen.

Näseln (Rhinolalie) Man unterscheidet das offene Näseln, das bei → Lippen-Kiefer-Gaumenspalten und → Gaumensegellähmung vorkommt und bei dem die Verbindung zwischen Nasenhöhle und Nasen-Rachen-Raum beim Sprechen offen ist, und das geschlossene Näseln, dem eine Verlegung der Nasenluftwege durch → Polypen, Drüsenwucherungen oder Schnupfen zu Grunde liegt. Ist eine solche krankhafte Ursache vorhanden, so gilt es zunächst, diese zu beseitigen. Ergänzend kann man versuchen, die Sprachstörung mit Hilfe einer logopädischen Übungsbehandlung zu bessern.

Nasenbeinbruch Das Nasenbein ist die knöcherne Grundlage des Nasenrückens. Bei Unfällen mit Beteiligung des Gesichts bricht es recht leicht, da es relativ dünn ist. Die Nase ist anschließend verformt und lässt sich – wenn auch nur unter Schmerzen – ungewöhnlich weit zur Seite bewegen. In örtlicher Betäubung muss die Nase dann wieder eingerichtet werden.

Nasenbluten (Epistaxis) Neben örtlichen Ursachen (äußere Gewalteinwirkungen mit oder ohne Nasenbeinbruch, Fremdkörper, Entzündungsprozesse, Niesen, Husten, Tumoren) kommen auch Allgemeinerkrankungen (→ Hypertonie, Leberschäden mit Störung der Blutgerinnung, Gefäßerkrankungen, Blutkrankheiten, Grippe usw.) als Ursache des Nasenblutens in Betracht. Meist ist die Blutung einseitig und geht von einem ganz bestimmten Punkt, dem Kiesselbach'schen Ort, im vordersten Teil der Nasenscheidewand aus.

Erste Hilfe: Die zumeist aufgeregten Patienten sollen aufrecht sitzen bleiben und durch den Mund atmen. Die Nase ist so hoch zu halten, dass kein Blut nach hinten in den Rachen läuft. Gleichzeitig wird ein in kaltes Wasser getauchtes Tuch in den Nacken gepresst, was eine reflektorische Verengung der Blutgefäße in der Nase auslöst. Gelingt die Blutstillung auf diese Weise nicht, so drückt man – sofern kein Nasenbeinbruch befürchtet werden muss – beide Nasenflügel 5–7 Minuten lang mit den Fingern zusammen. Verboten ist dagegen das Hochziehen von kaltem Wasser. Bei schwerem Nasenbluten muss auf jeden Fall ein Arzt aufgesucht werden. Damit sich das Gerinnsel nach der Blutstillung nicht gleich wieder löst, soll der Patient sich eine Weile nicht schnäuzen und auf jegliche körperliche Betätigung verzichten.

Nasennebenhöhlen luftgefüllte, von Schleimhaut ausgekleidete Hohlräume im knöchernen Schädel. Sie sind paarig vorhanden, in der Regel jedoch nicht symmetrisch. Zu den Nasennebenhöhlen zählen die Kieferhöhlen, die Stirnhöhlen, die Siebbeinzellen und die Keilbeinhöhlen. Wegen der direkten Verbindung zur Nase greifen Entzündungen der Nasenschleimhaut häufig auf die Nebenhöhlen über (→ Nasennebenhöhlenentzündung).

Nasennebenhöhlenentzündung (Sinusitis) Eine Entzündung der Schleimhaut der → Nasennebenhöhlen kann plötzlich oder allmählich im Verlauf anderer Infektionen der oberen Luftwege auftreten. Sie kann von einer Nebenhöhle auf die anderen übergreifen, so dass zuletzt sämtliche Nebenhöhlen betroffen sind. Neben der akuten gibt es eine chronische Krankheitsform, bei der die Beschwerden zwar nicht so stürmisch sind, dafür jedoch oft nicht mehr heilbare Schleimhautschäden entstehen.

Anzeichen einer Nasennebenhöhlenentzündung sind Kopfschmerzen, Schnupfen, Fieber, Schwindel, Geruchsstörungen, Lichtscheu und Druckschmerz über der betroffenen Nebenhöhle. Die Lokalisation der Kopfschmerzen lässt Rückschlüsse auf die am stärksten betroffene Nebenhöhle zu: Während Schmerzen in der Stirn und oberhalb der Augen auf eine Stirnhöhlenentzündung hindeuten, löst die Entzündung von Keilbeinhöhle und Siebbeinzellen eher Schmerzen im Hinterkopf und in der Scheitelgegend aus. Dagegen verursacht eine Kieferhöhlenentzündung vor allem Beschwerden an den oberen Zähnen und in der Wangengegend. Typisch für von den Nebenhöhlen ausgehende Kopfschmerzen ist zudem, dass sie zu Mittag ihren Höhepunkt erreichen. Die exakte Diagnose stellt der Facharzt aufgrund der Nasenspiegelung und der Röntgenaufnahme der Nebenhöhlen.

Als Komplikationen einer Nebenhöhlenentzündung können folgende Krankheiten auftreten: → Mittelohrentzündung, → Lymphknotenentzündung, → Bronchitis, → Bronchialasthma, → Thrombose im Bereich der Schädel-Blutgefäße, → Knochenmarkentzündung und in seltenen Fällen sogar ein → Gehirnabszess.

Zur Behandlung der akuten Sinusitis verwendet man mehrmals täglich schleimhautabschwellende Nasentropfen, Wärmezufuhr (Kopflichtkasten, Rotlicht, Mikrowelle), Kopfdampfbäder, Schwitzpackungen und eventuell Bettruhe. Wenn innerhalb einer Woche keine Besserung eintritt, wird der Facharzt eine Spülung (Eröffnung der Nebenhöhle von der Nase aus) vornehmen und → Antibiotika verschreiben. Bei chronischer Nebenhöhlenentzündung muss der Hals-Nasen-Ohren-Arzt entscheiden, ob weiter konservativ behandelt werden kann oder ob eine operative Sanierung erforderlich ist.

Nasenpolypen gutartige, gestielte Geschwülste der chronisch entzündeten Nasen- oder Nebenhöhlenschleimhaut. Sie sind verhältnismäßig selten und verursachen neben einer Verstopfung der Nase Kopfschmerzen, Schleimabsonderung und Geruchsstörungen. Ursache kann eine durch alle möglichen Einwirkungen ausgelöste chronische Reizung der Schleimhäute oder eine → Allergie sein. Nach operativer Entfernung schwinden die Beschwerden schnell.

Nasenscheidewandverkrümmung (Septumdeviation) Die Abweichung der Nasenscheidewand von der senkrecht in der Gesichtsmitte verlaufenden Ausrichtung kann anlagemäßig, aber auch durch eine Verletzung bedingt sein. Häufig ist dabei die Nasenatmung einseitig behindert; oft besteht eine erhöhte Neigung zu Nasenbluten sowie zu verschiedenen anderen Erkrankungen des Nasen-Rachen-Raums.

Bestehen derartigen Beschwerden, kann man die Nasenscheidewand auf operativem Weg begradigen.

Nasentumoren Bei den Geschwülsten der Nase muss man äußere und innere sowie gut- und bösartige unterscheiden: Außen an der Nase findet man als gutartige Gewebsneubildungen das → Rhinophym (Knollennase) und gelegentlich eine → Blutgefäßgeschwulst (Hämangiom). An bösartigen Wucherungen kommen das → Basaliom (halb-bösartige Hautgeschwulst) sowie das → Plattenepithelkarzinom (äußerst bösartiger Hautkrebs) vor.

Im Naseninneren gibt es ebenfalls gutartige und bösartige Geschwülste: Gutartig sind die → Nasenpolypen, ferner das → Osteom (Knochengeschwulst) und das → Chondrom (Knorpelgeschwulst), bösartig das → Karzinom, das von den Zelldeckschichten (Epithel) ausgeht, sowie das → Sarkom, das aus Binde- und Stützgewebe entsteht.

Natrium (chemisches Zeichen: Na) lebenswichtiges Metall, das in Blutplasma und Lymphe, aber auch in Knorpel- und Knochengewebe sowie in allen übrigen Körperzellen vorkommt. Natrium spielt eine wichtige Rolle beim Substanzaustausch durch Zellmembranen, beim Wasserhaushalt des Körpers und bei der Funktionstüchtigkeit von Muskeln und Nerven.

Natron (Soda) weißes Pulver von salzigem Geschmack, das früher innerlich bei Übersäuerung des Magens eingenommen wurde, heute jedoch weitgehend durch wirksamere → Antazida ersetzt worden ist.

Naturheilkunde Lehre von der Krankheitsbehandlung durch Förderung der Selbstheilungskräfte mit naturbelassenen Heilmitteln oder natürlichen Reizen wie Wärme und Kälte, Bewegung und Ruhe, Sonne, Luft, Wasser, Erde, Ernährung und Nahrungsenthaltung sowie seelischen Einflüssen. Nicht die Methode macht jedoch das Wesen der verschiedenen naturheilkundlichen Lehren aus, sondern die Absicht, mit der die betreffenden Mittel eingesetzt werden. Die Vertreter der Naturheilkunde sehen in der Krankheit die Bemühung des geschädigten Organismus, sich selbst zu heilen. Die Krankheitszeichen sind für sie Ausdruck der Abwehr gegen vorausgegangene Schädigungen. Das Behandlungsziel der Naturheilkunde ist der Ersatz der durch die Krankheitszeichen angestrebten Wirkungen durch naturbestimmte Reize. Der Organismus soll dann die Krankheitszeichen zur Abwehr nicht mehr nötig haben. So lautet zum Beispiel das Behandlungsziel bei Fieber: Entgiftung, Reinigung und Abwehrsteigerung. Diese Wirkungen werden unter anderem durch Fasten, Waschungen, Wickel, Spülungen und Einläufe erreicht. Außerdem geht es der Naturheilkunde um eine naturgemäße Lebensweise zur Vorbeugung und Abhärtung.

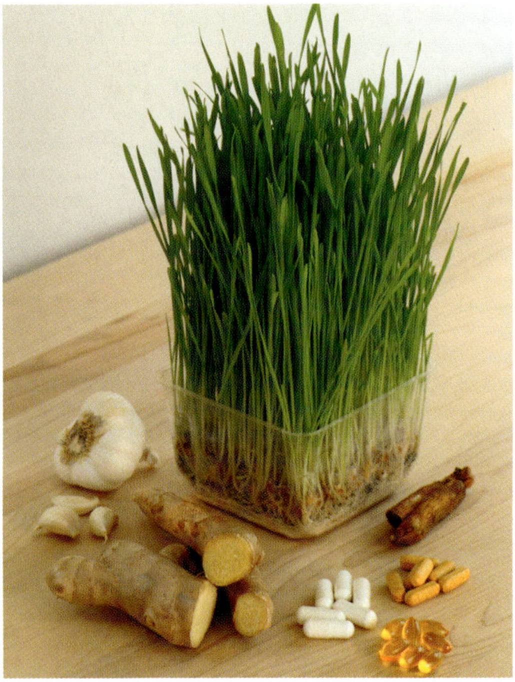

Naturheilkunde Bei vielen leichteren Erkrankungen haben sich pflanzliche Heilmittel sehr bewährt.

Nausea → Übelkeit.

Nävus Das Wort »naevus« ist lateinisch und bedeutet »Mal« oder »Muttermal«. Man versteht darunter eine ganze Reihe unterschiedlicher, klar begrenzter Fehlbildungen der Haut, die oft angeboren sind, jedoch auch erst später auftreten können. Verschiedene Gewebe, unter anderem auch Blutgefäße und Pigmentzellen, sind daran beteiligt.
Die wichtigsten Formen sind:

♦ der ***Nävuszellnävus:*** Er besteht aus speziellen, vom Nervengewebe ausgehenden Zellen, so genannten Nävuszellen, und zeigt sich als dunkelbraune bis schwarze Hautveränderung unterschiedlicher Größe und flacher, bisweilen auch erhabener, manchmal sogar warzenähnlicher Form. Aus dieser Nävusart entsteht nicht selten eine bösartige Hautgeschwulst: das so genannte maligne → Melanom;

♦ der ***Pigmentnävus:*** Er ist dadurch gekennzeichnet, dass sich an begrenzten Haut- und Schleimhautstellen größere Mengen von Pigmenten ablagern und einen dunklen Fleck bilden;

♦ der ***Tierfellnävus:*** Hierbei handelt es sich um eine Sonderform des Nävuszellnävus, bei der aus der veränderten Haut reichlich Haare sprießen, so dass tatsächlich ein tierfellähnliches Bild entsteht. Auch diese Nävusform neigt bisweilen dazu, bösartig zu werden und sich in ein malignes Melanom umzuwandeln;

♦ der ***Spider naevus:*** Er zeigt sich in Form kleiner roter Hautknoten, von denen ringsherum spinnenbeinartige Fortsätze ausgehen, und kommt vor allem als Begleitsymptom bei der → Leberzirrhose und der → Sklerodermie vor;

♦ das → ***Feuermal:*** Es beruht auf einer flächenhaften Anhäufung erweiterter Hautgefäße und zeigt sich als bizarr geformter, scharf begrenzter, dunkel- bis blauroter Fleck, besonders im Gesicht, am Hals sowie an Armen und Beinen;

♦ der ***blaue Nävus:*** Dabei finden sich auf der Haut rundliche, blauschwarze Knötchen;

♦ der ***Talgdrüsennävus:*** Er ist durch eine gelbe Schwellung – besonders an der behaarten Kopfhaut – gekennzeichnet, die sich aus kleinen Knötchen zusammensetzt;

♦ der → ***Storchenbiss:*** Hierbei handelt es sich um ein Feuermal in der Mitte des Nackens, das deswegen Storchenbiss heißt, weil es so aussieht als habe es ein »Kinder bringender« Storch beim Zupacken verursacht.

Nebenhoden längliche, den Hoden anliegende Organe, in denen die im Hoden gebildeten Spermien gespeichert werden; → Geschlechtsorgane, männliche.

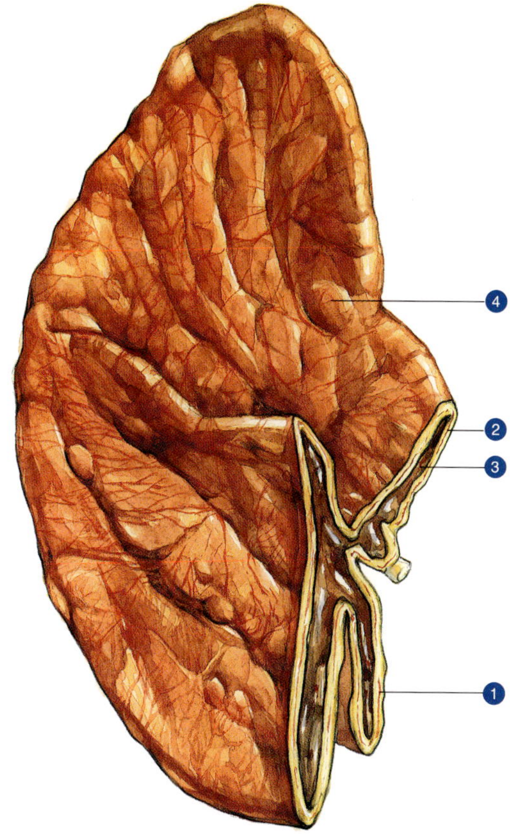

Nebennieren Zur Darstellung der inneren Gliederung in Mark und Rinde ist der untere Pol abgetrennt. **1** Bindegewebige Organkapsel; **2** Nebennierenrinde; **3** Nebennierenmark; **4** Cholesterineinlagerungen.

Nebenhodenentzündung (Epididymitis) Zur Entzündung der → Nebenhoden kommt es nur selten dadurch, dass Krankheitserreger auf dem Blutweg herangeführt werden, sondern vielmehr dadurch, dass Bakterien von einer entzündeten Harnröhre oder Prostata her in die Nebenhoden eindringen.

Die akute Nebenhodenentzündung verursacht hohes Fieber sowie außerordentlich heftige, über den ganzen Unterleib ausstrahlende Schmerzen. Hoden und Nebenhoden der betroffenen Seite sind rot und geschwollen und überaus berührungsempfindlich. Dies trifft vor allem dann zu, wenn sich als ernste Komplikation ein Abszess (abgekapselte Eiteransammlung) gebildet hat. Oft geht die akute allmählich in eine chronische Form über, die mit einer bindegewebigen Verhärtung des befallenen Nebenhodens endet. Dann bleibt das ganze Gebiet derb und geschwollen, die Druckschmerzen sind jedoch nur noch gering.

Zur Behandlung der akuten Entzündung muss der Hodensack hoch gelagert und intensiv gekühlt werden. Zudem bekämpft man die verursachenden Bakterien mit → Antibiotika. In schlimmen Fällen, vor allem bei der hartnäckigen chronischen Form, muss nicht selten der gesamte erkrankte Nebenhoden operativ entfernt werden.

Nebenhöhlen Kurzbezeichnung für → Nasennebenhöhlen.

Nebennieren Die beiden nur 5–10 g schweren Nebennieren sitzen auf den oberen Polen der Nieren und bestehen jeweils aus 2 hormonalen Organen verschiedenen Ursprungs und unterschiedlicher Funktion: der Nebennierenrinde und dem Nebennierenmark.

In der ***Nebennierenrinde*** werden zahlreiche Hormone, die → Corticosteroide gebildet, die den Kohlenhydrat-, Wasser-, Mineral- und Fettstoffwechsel sowie die sexuellen Funktionen beeinflussen. Eine Überfunktion der Nebennierenrinde (→ ***Cushing-Krankheit***) führt zu vorzeitiger Geschlechtsreife, zur Vermännlichung von Frauen bzw. Verweiblichung von Männern und zu starker Behaarung des ganzen Körpers. Die Unterfunktion – in ausgeprägter Form führt sie zur → ***Addison-Krankheit*** – hat Muskelschwäche, leichte Ermüdbarkeit und Blutdrucksenkung zur Folge.

Das ***Nebennierenmark*** ist von gleicher Herkunft wie der sympathische Anteil des → vegetativen Nervensystem. Es produziert die Hormone Adrenalin und Noradrenalin, die Blutdrucksteigerung, Beschleunigung und Verstärkung der Herztätigkeit, Steigerung des Grundumsatzes und des Blutzuckergehaltes, Zusammenziehung der Gebärmuttermuskulatur sowie Erschlaffung der Magen-, Darm- und Bronchialmuskulatur bewirken. Über- bzw. Unterfunktion des Nebennierenmarks hat eine Steigerung bzw. Abschwächung dieser Wirkungen zur Folge. Eine extreme Hormonproduktion ist meist auf einen gutartigen Tumor bestimmter Zellgruppen des Nebennierenmarks, das → ***Phäochromozytom***, zurückzuführen, das einen dauernden oder anfallsweisen Bluthochdruck sowie Kopfschmerzen, Schwitzen, Herzklopfen und Zittern zur Folge hat.

Nebenschilddrüsen (Epithelkörperchen) Die 4 linsengroßen Gebilde an den Polen der Schilddrüse sind selbstständige Hormondrüsen, die mit der Schilddrüse nichts zu tun haben. Das von ihnen produzierte ***Parathormon*** reguliert den Kalziumspiegel des Blutes, indem es Kalzium aus den Knochen herauslöst und im Blut und in anderen Organen anreichert. Eine Überfunktion der Nebenschilddrüsen (***Hyperparathyreoidismus***) hat daher eine vermehrte Kalziumausscheidung in Harn und Blut, einen vermehrten Kalziumgehalt des Blutes und die Entkalkung der Knochen mit Neigung zu Brüchen und mäßigen Knochen- bzw. Gelenkschmerzen zur Folge. Die Unterfunktion (***Hypoparathyreoidismus***) führt zur → Tetanie, die in erster Linie durch schmerzhafte Muskelkrämpfe gekennzeichnet ist.

Nebenschilddrüsenüber- bzw. -unterfunktion → Nebenschilddrüsen.

Nebenwirkungen von Arzneimitteln → Arzneimittelnebenwirkungen.

Nekrose örtlicher Gewebstod, z. B. infolge Verbrennung, Verätzung, Sauerstoffmangel, Durchblutungsstörung, Kälte oder Strahleneinwirkung.

Nematoden → Fadenwürmer.

Neoplasma Neubildung; meist im Sinne eines bösartigen Tumor gebraucht; → Krebs.

nephr- Bestandteil medizinischer Fachausdrücke mit der Bedeutung »Niere«.

Nephrektomie operative Entfernung einer Niere.

Nephritis → Nierenentzündung.

Nephrolithiasis → Nierenstein-Krankheit.

Nephrologie Lehre von Bau und Funktion der Niere und von den Nierenkrankheiten.

Nephrosklerose bindegewebige Veränderungen an den Nierengefäßen, die zu Störungen der Nierenfunktion führen können; → Nierenerkrankungen, sonstige.

nephrotisches Syndrom im Zusammenhang mit Nierenerkrankungen auftretende Störung, die durch Eiweiß und Fettstoffe im Urin und massive Schwellungen (Ödeme) gekennzeichnet ist; → Nierenerkrankungen, sonstige.

Nerven Die Baueinheit des vor allem in der grauen Substanz von → Gehirn und Rückenmark vorhandenen Nervengewebes ist das ***Neuron***, das aus einer Nervenzelle und ihren Fortsätzen besteht. Mehrere kurze, verzweigte Fortsätze (***Dendriten***) empfangen die Erregung anderer Nervenzellen, der bis zu 1 m lange Fortsatz (***Neurit***) leitet die Erregung von der Nervenzelle weiter. Das menschliche Gehirn umfasst etwa 14 Milliarden Neuronen, die in Arbeitsgruppen angeordnet sind. Die Übertragung der Erregung von einem Neuron zu einem anderen oder zu einem Organ (z. B. Muskulatur) erfolgt durch chemische Überträgerstoffe, so genannte → ***Neurotransmitter*** (→ Azetylcholin, → Katecholamine), in den so genannten ***Synapsen***. Die Leitungsgeschwindigkeit in den einzelnen Nervenfasern schwankt zwischen 0,5 und 120 m pro Sekunde.

Die einzelnen Nerven – ihre Gesamtheit bezeichnet man als → peripheres Nervensystem – bestehen aus gebündelten Nervenzellfortsätzen, die durch Bindegewebe zu größeren »Kabeln« zusammengefasst werden. Nach ihrem feingeweblichen Bau unterscheidet man markhaltige und marklose Nervenfasern, wobei die markhaltigen Nervenfasern die weiße Substanz von Gehirn und Rückenmark bilden.

Im aus Gehirn und Rückenmark bestehenden ***Zentralnervensystem***, dessen Zellen so hoch differenziert sind, dass sie sich im erwachsenen Zustand nicht mehr zu teilen vermögen, findet sich außerdem ein besonderes Stützge-

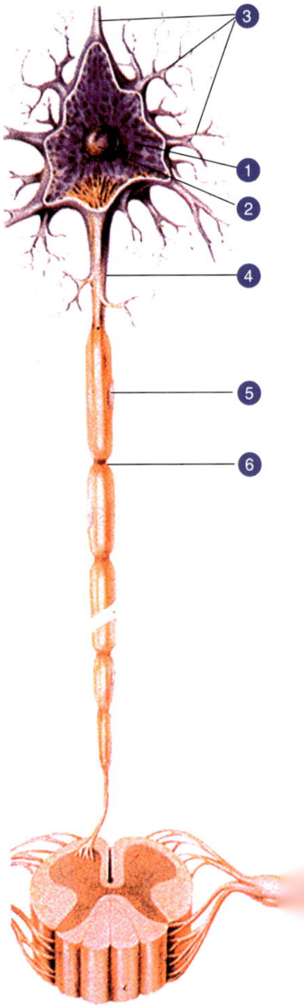

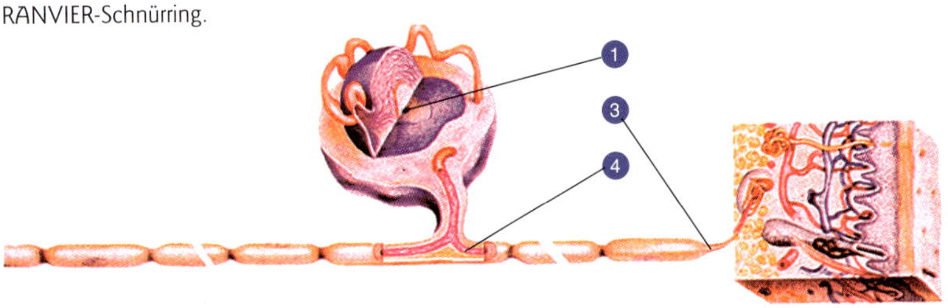

Nerven ***Unten:*** pseudounipolare Nervenzelle, z. B. im Spinalganglion; ***rechts:*** »multipolare« Nervenzelle mit langem Neurit, z. B. BETZ-Pyramidenzelle in der Hirnrinde. **1–4** Bauelement des Nervengewebes – Neuron; Bestandteile: **1** Nervenzellleib; **2** Nervenzellkern; **3** zum Zellleib leitender Nervenzellfortsatz, Dendrit; **4** vom Zellleib fortleitender Nervenzellfortsatz, Neurit; **5** Markscheide; **6** RANVIER-Schnürring.

webe, dessen Zellen als ***Gliazellen*** bezeichnet werden. Hier spielen sich die wichtigen Stoffwechselvorgänge ab. Da untergegangene Nervenzellen nicht durch neue ersetzt werden können, muss das Nervensystem mit bei der Geburt vorhandenen Zellen ein Leben lang auskommen.

Nervenentzündung (Neuritis) Die entzündliche Reaktion eines einzelnen Nervs, mehrerer Nerven oder vieler Nerven gleichzeitig (***Polyneuritis***) kann auf folgende schädigende Einflüsse zurückgehen bzw. im Zusammenhang mit folgenden Leiden auftreten: mechanische Faktoren (Druck, Quetschung, Verletzungen, Krampfhaltungen usw.); Gefäßerkrankungen (→ Arteriosklerose, Kälteeinwirkung usw.); Infektionen (→ Diphtherie, → Typhus, → Malaria, → Wundstarrkrampf, → Tuberkulose, → Mumps sowie chronische Eiterherde in Zähnen oder Mandeln); Vergiftungen (Blei, Quecksilber, Mangan, Alkohol, Kohlenoxid, einige Medikamente usw.); Stoffwechselstörungen (Vitamin-B_1-Mangel); → Zuckerkrankheit; perniziöse → Anämie; → Gicht usw.).

Die Anzeichen einer Nervenentzündung sind überaus mannigfaltig: kribbelnde, brennende, bohrende und stechende Schmerzen; Einschlafen der Gliedmaßen; Taubheitsgefühl und Empfindungsstörungen; Druckempfindlichkeit der betroffenen Nervenstämme; Muskelschwäche bis zur vollständigen Lähmung; Schwitzen; Schwellungen und bläuliche Verfärbung der Haut. Die Schmerzen nehmen nachts sowie bei Bewegung und Temperaturänderungen zu. Treten zudem Kopfschmerzen und Verwirrtheit auf, spricht dies für eine allgemeine Schädigung des Zentralnervensystems.

Die Behandlung richtet sich nach dem Grundleiden. Hilfreich sind Bettruhe, Wärmeanwendung, Schwitzpackung, schmerzstillende Medikamente, zweckmäßige Lagerung zur Vermeidung von Spätschäden und Zufuhr von Vitamin B_1. Daneben können Heilgymnastik, Massage und → Elektrotherapie lindernd wirken.

Rückfälle sind nicht selten; bisweilen bleiben dauerhafte Störungen zurück.

Nervengifte Substanzen, die ihre Giftwirkung vor allem im Nervengewebe entfalten. Dazu gehören → Alkohol, Kohlenmonoxid, Hypnotika (Schlafmittel), Narkotika (Betäubungsmittel), verschiedene Bakteriengifte, Krampfgifte und eine Reihe chemischer Kampfstoffe.

Nervenschmerz → Neuralgie.

Nervenschock (Nervenzusammenbruch) abnorme Erlebnisreaktion, die mit dem ebenfalls als → Schock bezeichneten dramatischen Kreislaufzwischenfall nichts zu tun hat. Heftige Schreckreaktionen kommen im Zusammenhang mit Unfällen und Katastrophen (Erdbeben, Vulkanausbruch, Eisenbahnunglück, Verschüttung, Krieg usw.) vor. Nicht selten gehen ihnen abnorme Erlebnisse wie Wahn oder Sinnestäuschungen voraus. Es handelt sich um eine heftige psychische Reaktion mit Erblassen, Zittern, Herzklopfen und Schweißausbruch, die bei labilen Personen sogar mit einer vorübergehenden Ohnmacht sowie Übelkeit, Erbrechen oder Durchfall einhergehen kann. Diese Erscheinungen verschwinden in der Regel rasch und ohne Folgen, sobald der Schreck überstanden ist. Eine ähnliche Reaktion stellt das freudige Erschrecken dar, das oft von einem unkontrollierbaren Tränenausbruch begleitet ist.

Bei dazu disponierten Personen kann es durch Schreck aber auch zu bleibenden Schäden wie Lähmungen, Blindheit oder Verlust der Sprache kommen. Derartige Störungen, die Wochen und Monate fortbestehen können, sind als Ausdruck einer → Neurose aufzufassen und erfordern im Allgemeinen eine → Psychotherapie.

Nervenschwäche (Neurasthenie) Rund 20–30 Prozent aller Patienten, die zum Arzt gehen, leiden an Beschwerden, die sich körperlich äußern, denen jedoch seelische Probleme zu Grunde liegen (psychosomatische Störungen). Dem Arzt fällt in diesen Fällen die schwierige Aufgabe zu, eine echte Organkrankheit (z. B. Schilddrüsenüberfunktion) auszuschließen. Die Diagnosen »Nervenschwäche«, »Nervosität« oder »Neurasthenie« sind heute aus der ärztlichen Fachsprache fast ganz verschwunden. Stattdessen spricht man von »vegetativer Dystonie«, vom »psychovegetativen Syndrom« oder von »vegetativer Dysregulation«. Dabei handelt es sich um eine Reihe von Störungen unterschiedlicher Organe, die auf eine Unausgeglichenheit des → vegetativen Nervensystems zurückzuführen sind; wobei allerdings die tiefere Ursache (Lebensangst, innere Unsicherheit und Konflikte aller Art) – wie bereits erwähnt – meist im seelischen Bereich zu suchen ist.

Typisch ist die subjektive Überwertung der als sehr stark empfundenen Beschwerden, für die kein entsprechender Organbefund vorliegt. In erster Linie klagen die Betroffenen über Schlafstörungen, Kopfschmerzen, Herzbeschwerden, allgemeine Schwäche, Magen-Darm-Probleme, Schwindel, Sexualstörungen, depressive Verstimmung, Atembeschwerden und Kreuzschmerzen. Sehr oft brechen diese Beschwerden in hormonalen Krisenzeiten (Entwicklungsjahre, Schwangerschaft, Wochenbett, Wechseljahre) aus. Aber auch bei älteren Menschen können ähnliche Störungen als Reaktion auf die abnehmende körperliche Leistungsfähigkeit, den Abschluss der Berufstätigkeit, die Generationentrennung oder den Lebensrückblick auftreten.

Können organische Ursachen ausgeschlossen werden, handelt es sich also tatsächlich um seelisch bedingte funktionelle Störungen, kann der Patient selbst viel zu seiner Gesundung beitragen. Ausschlaggebend ist, dass er seine Konfliktsituation versteht und sich darüber aussprechen kann. Gespräch und Medikament sind die Stützen der Therapie. → Autogenes Training und leichte körperliche Tätigkeiten, vor allem mäßig betriebener Ausdauersport, sind ebenfalls von großem Wert. Das Ziel ist eine systematische Kräftigung der Gesamtkonstitution. Diese wird erreicht durch Umstellung der Ernährung (viel Rohkost, Obst, Sauermilchprodukte, Vollkornprodukte usw.), Abstellung von Genussmittelmissbrauch (Alkohol, Nikotin, Kaffee), abhärtende Maßnahmen sowie Bäder- und Klimakuren. Die Pflanzenheilkunde bietet für derlei Beschwerden Tee bzw. Saft von Johanniskraut, Baldrian, Lavendel- und Weißdornblüten, Hopfendolden, Melisse und Anis an.

Nervensystem, peripheres → peripheres Nervensystem.

Nervensystem, vegetatives → vegetatives Nervensystem.

Nerventransplantation Einfügen eines Nervenabschnitts zum Überbrücken einer Lücke zwischen 2 Enden eines Nervs. Als Transplantat wird meist ein Abschnitt des Nervus suralis verwendet, auf den man gut verzichten kann, da er lediglich einen kleinen Hautbezirk am Fußgelenk versorgt.
Man unterscheidet 2 Methoden:

1. die Nervennaht, die nur dann ein gutes Resultat erbringt, wenn die spannungslose Vereinigung der Nervenstümpfe gelingt. Die Ergebnisse konnten durch Verwendung des Operationsmikroskops und der mikrochirurgischen Operationstechnik wesentlich verbessert werden; allerdings ist dieses Verfahren nur wenigen Spezialisten vorbehalten. Versuche, die Nervennaht durch Anwendung von Kunststoffklebern zu vereinfachen, sind fehlgeschlagen.

2. die Überbrückung des Nervendefektes mit gebündelten Hautnerven, die dem Patienten selbst entnommen werden. Diese Methode hat jedoch häufig Nervenausfälle im Entnahmegebiet und die bindegewebige Vernarbung des Operationsgebietes zur Folge.

Nervenzusammenbruch → Nervenschock.

nervöses Herzleiden → Herzneurose.

Nervosität umgangssprachliche Bezeichnung für die → Nervenschwäche.

Nesselsucht (Urtikaria) aus → Quaddeln bestehender Hautausschlag mit starkem Juckreiz. Die Nesselsucht ist eine der häufigsten Hauterkrankungen; 20–30 Prozent der Bevölkerung werden davon mindestens einmal im Leben betroffen. Bei einer Dauer unter 6 Wochen wird sie als akute, sonst als chronische Nesselsucht bezeichnet. Man unterscheidet die allergische Nesselsucht, die z. B. als Reaktion auf Arzneimittel, Insektenstiche oder Nahrungsmittel auftritt, von der nicht allergischen Krankheitsform, die beispielsweise durch Hautkontakt mit Quallen oder Brennnesseln oder beim Schälen von Zitrusfrüchten auftritt. Schließlich können auch physikalische Auslöser wie Kälte, Wärme, Sonnenlicht oder mechanische Reize zum Auftreten zahlreicher Quaddeln führen. Dabei schießen innerhalb von Minuten unterschiedlich große, leicht erhabene und meist rötliche Flüssigkeitsansammlungen auf, wie sie jeder kennt, der schon einmal Brennnesseln berührt hat. Dabei besteht heftiger Juckreiz, der den Betroffenen aber nicht zum Kratzen, sondern eher zum Reiben veranlasst. Diese Quaddeln bilden sich nach Stunden bis Tagen von selbst zurück. In extremen Fällen kann in den Quaddeln derart viel Blutflüssigkeit zusammenlaufen, die dem übrigen Körper dann fehlt, dass ein Kreislaufzusammenbruch im Sinn eines → Schocks droht. Bei einer akuten allergischen Nesselsucht können neben den Hauterscheinungen auch Magen-Darm-Beschwerden (insbesondere Durchfall), Luftnot und Kopfschmerzen auftreten.
Die Behandlung besteht in erster Linie im Ausschalten der auslösenden Faktoren. Dazu werden Allergietests durchgeführt, die jedoch bei mehr als der Hälfte der Betroffenen ohne Ergebnis bleiben. In derartigen Fällen kann nur antiallergisch und juckreizlindernd mit der Einnahme von → Antihistaminika behandelt werden. In schweren Fällen werden Antihistaminika und → Corticosteroide (Kortison) auch gespritzt.

Netzhaut lichtempfindliche, mit Sinneszellen besetzte Haut am Hinterrand der Augenhöhle, von der aus der Sehnerv ins Gehirn zieht; → Auge.

Netzhautablösung (Ablatio retinae) Die Hinterwand des Augapfels ist mit der Netzhaut ausgekleidet, die mit ihren feinen lichtempfindlichen Sinneszellen die gleiche Aufgabe hat wie der Film im Fotoapparat: Sie nimmt die Bilder auf, die die Linse von den Objekten der Außenwelt auf sie projiziert (→ Auge). Sollen diese Bilder scharf werden, muss die Netzhaut wie der Film im Fotoapparat vollkommen glatt ihrer Unterlage, der Aderhaut des Auges, anliegen. Hebt sie sich an einzelnen Stellen von dieser Unterlage ab, so macht sich das in einer erheblichen Störung des Sehvermögens bemerkbar. Zu einer solchen Ablösung der Netzhaut kommt es manchmal nach Blutungen im Auge, die durch einen heftigen Schlag oder Stoß ausgelöst wurden, ferner als Folge von Geschwulstbildungen in der Aderhaut und bei extremer →

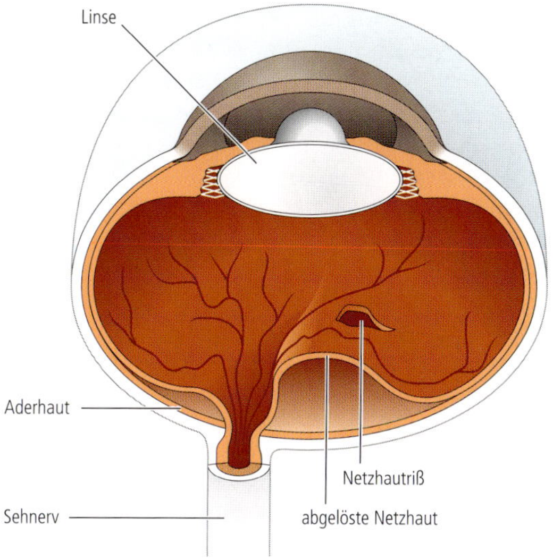

Netzhautablösung Zwischen Netz- und Aderhaut entsteht ein Hohlraum, die empfindlichen Sinneszellen werden nicht mehr mit Nährstoffen versorgt und sterben ab.

Kurzsichtigkeit, wobei die eigentliche örtliche Ursache in einem kleinen Netzhautriss besteht. Durch diesen Riss dringt dann etwas von der Flüssigkeit des Glaskörpers, der den Innenraum des Augapfels füllt, unter die Netzhaut und hebt diese von ihrer Unterlage ab.

Erste Hinweise auf eine Netzhautablösung können Lichtblitze oder das so genannte Mückensehen (Mouches volantes) sein. Flecken oder Schleier – so als schöbe sich ein Vorhang vor das Gesichtsfeld – treten ebenso auf wie plötzliche Lichtblitze oder funkenartige Erscheinungen. Bei fortgeschrittener Ablösung nimmt die Lichtempfindlichkeit des Auges immer weiter ab, und es kommt schließlich zur Erblindung.

Eine Behandlungsmethode, die sich in vielen Fällen als erfolgreich erwiesen hat, besteht darin, mit Laser- oder Lichtstrahlen eine Verklebung (Koagulation) der kleinen Wunde herbeizuführen. Gelingt es auf diese Weise, den Riss in der Netzhaut zu verschließen, so wird die winzige Flüssigkeitsmenge, die zwischen Netzhaut und Aderhaut eingedrungen war, langsam aufgesaugt. Durch Einbringen eines Gases in den Augapfel erhöht man den Druck auf die Netzhaut und presst sie so wieder an die darunter liegende Aderhaut an. Fortgeschrittene Netzhautablösungen müssen operativ behandelt werden, wobei in einfacheren Fällen auf der Lederhaut eine Kunststoffplombe angebracht wird, die Netz- und Aderhaut durch Eindellung einander annähert.

Netzhautentzündung (Retinitis) Die Entzündung der Netzhaut des Auges kommt nur ganz selten isoliert vor. Fast immer ist sie – da die ernährende Aderhaut direkt unter der Netzhaut liegt – mit einer Aderhautentzündung (Chorioiditis) verbunden und heißt dann ***Chorioretinitis***. Als Ursache kommen Verletzungen, Blutungen, Alkohol, Nikotin, Stress, Blendung und → Hypertonie (Bluthochdruck) in Betracht. Aber auch im Zusammenhang mit der → Syphilis, dem → Fleckfieber und der → Zuckerkrankheit kann sich eine Netzhautentzündung entwickeln, die sich durch eine plötzlich einsetzende störende Trübung beim Sehen sowie durch Flimmern und Funkenerscheinungen bemerkbar macht. Die Diagnose kann nur der Augenarzt stellen, der die Behandlung je nach Befund und Grundkrankheit vornimmt. Die Entzündungserscheinungen bekämpft man mit Kortisonpräparaten (→ Corticosteroide) und die auslösenden Bakterien mit → Antibiotika.

Neugeborenen-Gelbsucht Bei vielen Neugeborenen verfärbt sich die rosige Haut am 3.–5. Tag nach der Geburt auf einmal auffällig gelblich. Die Ursache liegt darin, dass das jetzt durch die Lunge atmende Neugeborene nicht mehr so viele rote Blutkörperchen benötigt wie im Mutterleib. Die überschüssigen roten Blutkörperchen werden abgebaut, wobei ein brauner Farbstoff, das so genannte → Bilirubin, entsteht. Dieses führt an der Haut und an den Augen zu einer leichten → Gelbsucht, die völlig normal ist und nach wenigen Tagen wieder abklingt. Nur wenn sie länger anhält oder stärkere Ausmaße annimmt, muss der Arzt zur Abklärung einer möglichen krankhaften Ursache aufgesucht werden.

neur- Bestandteil medizinischer Fachausdrücke mit der Bedeutung »Nerv«.

Neuralgie (Nervenschmerz) anfallsweise auftretende, oft sehr starke Schmerzen im Ausbreitungsgebiet eines Nervs ohne motorische oder sensible Ausfallserscheinungen. Die Dauer des reißenden oder ziehenden, bohrenden oder dumpfen Schmerzes schwankt zwischen Sekunden und Minuten. Zwischen den Anfällen besteht entweder völlige Schmerzfreiheit oder allenfalls ein leichter Restschmerz geringer Intensität. Die Übergänge von der Neuralgie zur → Nervenentzündung (Neuritis) mit nachweisbaren Ausfallserscheinungen sind fließend. Als Ursachen für eine Neuralgie kommen Infektionen aller Art (→ Diphtherie, → Typhus, Viruskrankheiten usw.), Vergiftungen (→ Alkoholismus), Stoffwechselkrankheiten (→ Gicht, → Zuckerkrankheit) und örtliche Prozesse (z. B. Geschwülste) in Frage. Oft lässt sich jedoch keine eindeutige Ursache ermitteln; dann spricht man von einer ***idiopathischen Neuralgie***.

Bekannt und gefürchtet ist in diesem Zusammenhang vor allem die ***Trigeminusneuralgie***, bei der die Schmerzen im Ober- oder Unterkieferbereich lokalisiert sind. Sie treten – nicht selten durch Berührung eines bestimmten Bereiches ausgelöst – blitzartig auf, sind von kaum erträglicher Intensität und wiederholen sich häufig mehrfach, so dass manche Patienten bis an den Rand des Selbstmords getrieben werden. Auch nach scheinbarer Heilung können plötzlich wieder Rückfälle auftreten.

Therapeutisch muss bei allen Schmerzzuständen zunächst abgeklärt werden, ob sich dafür nicht doch eine krankhafte Ursache finden lässt, die behandelbar ist. Erst wenn alle Untersuchungen ergebnislos verlaufen, sollte der Arzt die Diagnose »Neuralgie« stellen. Die Behandlung erfolgt dann mit speziellen Medikamenten; bisweilen bringen auch psychotherapeutische Methoden und Entspannungstechniken Erfolge. In extremen Fällen kommen neurochirurgische Operationsverfahren zum Einsatz: Bei der Trigeminusneuralgie erzielt man häufig mit der Verlegung kleinerer, die Gesichtsnerven irritierender Blutgefäße erstaunliche Erfolge.

Neuraltherapie naturheilkundliches Verfahren, bei dem Erkrankungen durch die Einspritzung eines lokal wirkenden Betäubungsmittels behandelt werden. Dass alle Gewebe und Organe vom Blutgefäßsystem (in dessen Zentrum das Herz Regie führt) mit Nährstoffen versorgt werden, ist bekannt. Zum Verständnis der Neuraltherapie muss die Vorstellung hinzugefügt werden, dass durch den ganzen Körper ein Netz von Nerven zieht (in dessen Zentrum das Zentralnervensystem Regie führt), das alle Zellen mit einer ständigen normalen »Spannung« versorgt. Es kann sein, dass eine örtliche Veränderung, z. B. eine Narbe, in diesem inneren Nervennetz zu Spannungsänderungen führt, die sich an einer entfernten Stelle als ständige »Verspannung« auswirken. Wird in das »Störungsfeld«, d. h. in die Narbe, ein lokales Betäubungsmittel eingespritzt und dadurch die von dort ausgehende Nervenleitung unterbrochen, hört die Verspannung am entfernten Ort und damit das dortige Krankheitsgeschehen manchmal in Sekundenschnelle (»Sekundenphänomen«) auf. Ärzte mit großer Erfahrung und feinem Fingerspitzengefühl haben durch Anwendung der Neuraltherapie schon überraschende Erfolge erzielt. Da mit dieser Behandlungsmethode das gesamte → vegetative Nervensystem beeinflusst wird, ist der Anwendungsbereich sehr weit gefächert: Alle möglichen Entzündungs- und Schmerzzustände kommen für die Neuraltherapie in Betracht.

Neurasthenie → Nervenschwäche.

Neurinom aus einer Schicht der Nervenhülle herauswachsende gutartige Geschwulst. Da sich das Neurinom bevorzugt an Nerven bildet, die körperliche Empfindungen sowie Eindrücke der Sinnesorgane an das Gehirn weiterleiten, treten als Symptome vor allem Schmerzen und Wahrnehmungsausfälle auf. Relativ häufig ist das so genannte ***Akustikusneurinom*** am Hörnerv, das Ohrgeräusche und Schwerhörigkeit verursacht.

Neuritis → Nervenentzündung.

Neurochirurgie Teilgebiet der Chirurgie, das die operative Behandlung von Erkrankungen, Verletzungen und Fehlbildungen des zentralen Nervensystems und seiner Hüllen, des peripheren und vegetativen Nervensystems sowie die entsprechenden Voruntersuchungen, konservativen Behandlungsverfahren und ihre Nachsorge umfasst.

Neurodermitis (atopisches Ekzem, endogenes Ekzem) zu den atopischen Krankheiten (→ Atopie) zählende chronische Entzündung der Haut mit Juckreiz, Rötung, Nässen, Schuppung und Krustenbildung. Etwa 5 Prozent der Erwachsenen und 10–20 Prozent der Kinder sind davon betroffen. Die Krankheit beginnt meist schon im frühen Kindesalter (oft schon im 2.–3. Lebensmonat) als → Milchschorf oder Säug-

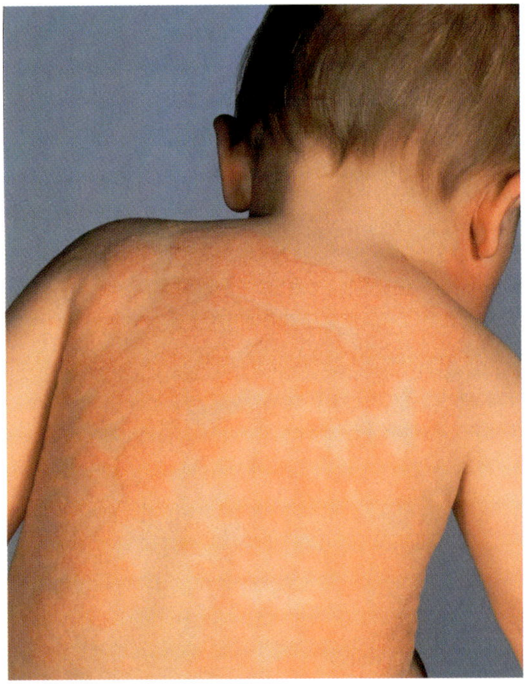

Neurodermitis Über den ganzen Rücken ausgedehnte, teils blasige, teils krustige Hautveränderungen.

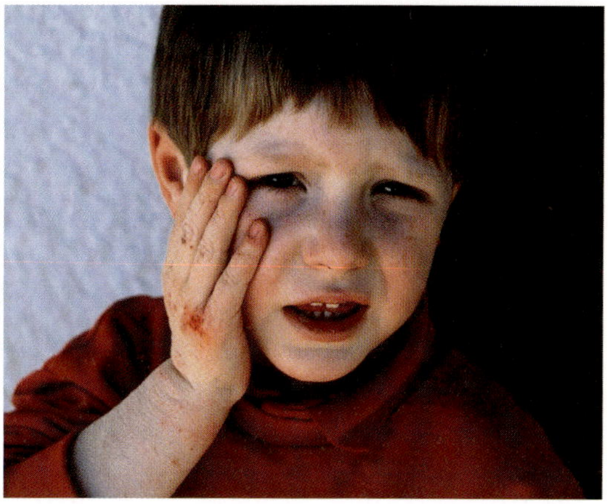

Neurodermitis Der furchtbare Juckreiz ist gerade für Kinder eine große psychische Belastung.

lingsekzem. Es handelt sich um anlagemäßig bedingte Hautveränderungen, von denen im ersten Lebensjahr vor allem Gesicht und behaarter Kopf betroffen sind. Später treten besonders in Ellenbeugen und Kniekehlen juckende Papeln auf, die von den Kindern zerkratzt werden. Dadurch bilden sich Krusten, die oft eitrig infiziert sind. Bei der Mehrzahl der Kinder ist die Haut auffallend trocken und schuppt infolge gestörter Schweißentleerung. Kennzeichnend ist der furchtbare Juckreiz, der sich oft derart verstärkt, dass die Patienten – meist im Halbschlaf – von einer unbezwingbaren Kratzwut befallen werden, die nicht selten in eine regelrechte Zerfleischung der Haut ausartet.

Die Krankheitsentstehung ist noch nicht vollständig geklärt. Fest steht, dass die Neurodermitis ein multifaktorielles Krankheitsbild darstellt, d. h. dass dabei ursächlich verschiedene Faktoren eine Rolle spielen. Insbesondere Unverträglichkeiten von Nahrungsmitteln, häufiger Kontakt mit Reinigungs- und Desinfektionsmitteln, trockene sowie pollen- und staubhaltige Luft und psychischer → Stress gelten als begünstigende Faktoren. Gesichert ist außerdem, dass eine erbliche Veranlagung besteht. Sind beide Elternteile Neurodermitiker, besteht für das Kind ein Erkrankungsrisiko von ca. 70, bei nur einem erkrankten Elternteil immer noch von etwa 35 Prozent. Außerdem leidet bei 60–70 Prozent der Betroffenen ein weiteres Familienmitglied an einer atopischen Erkrankung wie → Nesselsucht, → Bronchialasthma, allergischer → Bindehautentzündung oder → Heuschnupfen.

Die Behandlung besteht in der Bekämpfung der Hautveränderungen und in der Verhütung neuer Herde. Wenn die Patienten – was häufig vorkommt – Hausstaub und tierische Haare schlecht vertragen, müssen Haustiere entfernt werden. Eine besondere Diät ist zwar grundsätzlich nicht erforderlich, doch sollten die Betroffenen Nahrungsmittel, die sie angeblich nicht vertragen, besser meiden. Klimawechsel (Seeklima oder Höhenklima über 1500 m) wirkt sich meist günstig aus, doch kommt es bei Rückkehr in das alte Milieu häufig zu Rückfällen. Besondere Vorsicht ist zudem bei Impfungen und Injektionen geboten.

Neurofibrom von den Nervenhüllen ausgehende gutartige Geschwulst, die in ihrem Inneren Bindegewebe enthält und an den betroffenen Nerven Schmerzen und einzelne Ausfallerscheinungen verursachen kann. In großer Anzahl findet man Neurofibrome bei der → Recklinghausen-Krankheit (Neurofibromatosis generalisata).

Neurofibromatosis generalisata → Recklinghausen-Krankheit.

Neuroleptika Gruppe von → Psychopharmaka, die bei der → Schizophrenie und anderen → Geisteskrankheiten verordnet werden. Sie werden vor allem bei starker Erregung, Ängstlichkeit, Schlaflosigkeit, Halluzinationen und Aggressivität eingesetzt. Da mit Nebenwirkungen zu rechnen ist, darf die Einnahme nur unter strenger ärztlicher Kontrolle erfolgen.

Neurologie (Nervenheilkunde) Teilgebiet der Medizin, das sich mit Erkennung, nicht operativer Behandlung, Prävention und Rehabilitation von Erkrankungen des zentralen, peripheren und vegetativen Nervensystems sowie der Muskulatur befasst.

Neurom Im Gegensatz zum → Neurinom, das von der Nervenhülle ausgeht, entsteht ein Neurom – der Ausdruck bedeutet schlicht »Nervgeschwulst« – am Nerven selbst. Es bildet sich bevorzugt nach Nervverletzungen und -durchtrennungen, und zwar in Form schmerzender, derber Knoten. Man spricht in diesem Zusammenhang auch von Amputations- oder Narbenneurom.

Neurose Sammelbegriff für zahlreiche psychische Krankheiten und Störungen, denen nach derzeitigem Kenntnisstand keine unmittelbaren organischen Ursachen zu Grunde liegen, sondern die ihre Wurzeln meist in der gestörten Verarbeitung von Konflikten haben. Man kann daher auch sagen, dass Neurosen die ernsthaften Konflikte, die eine Persönlichkeit bedingen, widerspiegeln. Neurosen gehören zu den häufigsten Gesundheitsstörungen des Menschen; man kann davon ausgehen, dass rund 10 Prozent aller Menschen davon betroffen sind. Sie treten bei Frauen häufiger auf als bei Männern, in den unteren Sozialschichten häufiger als in den oberen. Neurosen haben etwas mit Erleben und Gefühlen, mit Trieben und Konflikten zu tun und beruhen im Grunde darauf, dass es vielen Menschen nicht gelingt, die Lösung ihrer Probleme mit den eigenen Vorstellungen und vor allem mit den Ansprüchen, die sie an sich selbst stellen, in Einklang zu bringen. Eine in solchen Fällen häufig angewandte Strategie ist die ***Verdrängung***, bei der die Betroffenen dem Konflikt – bewusst oder unbewusst – aus dem Weg gehen, statt sich ernsthaft mit ihm auseinander zu setzen. Sie verlagern den quälenden Zwiespalt gewissermaßen ins Unterbewusstsein, wo er jedoch weiter arbeitet und krankhafte Erscheinungen verursachen kann. So führen die innere Widersprüchlichkeit und die Fehlverarbeitung von Erlebnissen bei empfänglichen Menschen zu höchst ungewöhnlichen Verhaltensweisen, die in keiner Weise geeignet sind, die zu Grunde liegenden Probleme in den Griff zu bekommen.

Je nachdem ob körperliche oder seelische Symptome vorherrschen, unterscheidet man zwischen Organneurosen und Psychoneurosen.

Bei den ***Organneurosen*** treten in bestimmten Organen (Herz, Magen, Geschlechtsorgane usw.) abnorme Empfindungen auf, denen keine erkennbaren krankhaften Veränderungen zu Grunde liegen. Allenfalls lassen sich funktionelle Störungen nachweisen, für deren Zustandekommen das → vegetative Nervensystem verantwortlich ist. Hierher gehören unter anderem die Unfall- und Rentenneurosen, die auf die Erlangung materieller Vorteile abzielen. Die Anzeichen sind so vielgestaltig und abwechslungsreich, dass eine Aufzählung unmöglich ist; sie reichen von Herzklopfen und Magendruck bis zu Stottern, epilepsieähnlichen Anfällen und Lähmungen einzelner Gliedmaßen. Organneurosen neigen zu chronischem Verlauf, doch kommen auch spontane Heilungen vor. Als Behandlung kommt nur eine → Psychotherapie in Betracht, die gegebenenfalls durch geeignete Hilfsmethoden (Massage, Gymnastik, Atemübungen usw.) unterstützt werden muss.

Psychoneurosen sind, wie schon gesagt, psychisch bedingte Leiden, die in erster Linie zu seelischen Erscheinungen führen. Man unterscheidet dabei verschiedene Formen: Die ***Angstneurose*** ist ein Zustand der Erwartung bedrohlicher und voraussichtlich unüberwindlicher feindlicher Ereignisse. Je nach Ausprägung spricht man von Platz-, Errötungs-, Verletzungs-, Empfängnis- und Krebsangst. Den schwersten Grad einer Neurose stellt jedoch die ***Zwangsneurose*** dar. Zwangsneurotiker versuchen durch verschiedene Handlungen (Waschen, Zählen, Schlucken, Blinzeln, Grübeln), ihre Ängste zu beschwichtigen und die Konsequenzen ihrer quälenden Gedanken zu verhindern. Durch ihre übersteigerte Gewissenhaftigkeit und Entschlussunfähigkeit kommen die Betroffenen nicht zum Handeln.

Die neurotischen → Depressionen sind durch Verlust der Freude und der Leistungsfähigkeit gekennzeichnet. Auch die → Sucht wird zu den Psychoneurosen gezählt.

Im Unterschied zu den Psychosen (→ Geisteskrankheiten) besteht bei einer Neurose jedoch keine elementare Realitätsverkennung, d. h., den Betroffenen ist ihre Neurose bewusst oder kann ihnen, z. B. im Rahmen einer → Psychotherapie, bewusst gemacht werden. Bei der Behandlung, die nur dann sinnvoll ist, wenn beim Neurotiker ein subjektiver Leidensdruck und eine Therapiemotivation bestehen, kann deshalb oft auf Medikamente verzichtet werden.

Neurotransmitter Substanzen, die bei der Erregungsleitung von einer Nervenzelle zur anderen eine wichtige Rolle spielen, indem sie elektrische Impulse in Form chemischer Reaktionen weitergeben. Bekannte Neurotransmitter sind unter anderem → Acetylcholin, → Adrenalin, → Noradrenalin, → Dopamin und → Serotonin.

Nichtrauchertraining → Raucherentwöhnung.

Nickel (chemisches Zeichen: Ni) silberweißes, hochglänzendes Metall, das zu den lebensnotwendigen → Spurenelementen gehört, über dessen Funktion jedoch noch wenig bekannt ist. In höheren Konzentrationen findet es sich in der → Desoxyribonukleinsäure (DNS), wo es möglicherweise stabilisierend wirkt; daneben ist es wahrscheinlich am Kohlenhydratstoffwechsel beteiligt. Bei einem Mangel an Nickel ist die Eisenverwertung des Körpers beeinträchtigt, was sich unter anderem in einer Verringerung der roten Blutkörperchen (Erythrozyten) bemerkbar macht.

Nickel und seine Verbindungen können schwere Hauterkrankungen und bei ständiger Inhalation sogar → Lungenkrebs verursachen. Menschen, die an einer Kontaktallergie gegen Nickel leiden, reagieren nach Hautkontakt (z. B. mit nickelhaltigem Schmuck) mit Ausschlägen und Bläschenbildung.

niedriger Blutdruck → Hypotonie.

Niere Die beiden Nieren bilden zusammen mit Harnleitern, Harnblase und Harnröhre den Harnapparat, der bei der Ausscheidung giftiger Stoffe, so genannter harnpflichtiger Substanzen, bei der Regulation des Wasser- und Salzhaushalts sowie des Säure-Basen-Gleichgewichts eine lebenswichtige Rolle spielt.

Die Nieren liegen in der Lendengegend beiderseits der Wirbelsäule dicht unter dem Zwerchfall, wobei die rechte Niere unterhalb der Leber, die linke unterhalb der Milz zu finden ist. Sie sind in einem sackartigen Bindegewebsraum, dem ***Nierenlager***, verschieblich an der Leibesrückwand fixiert und

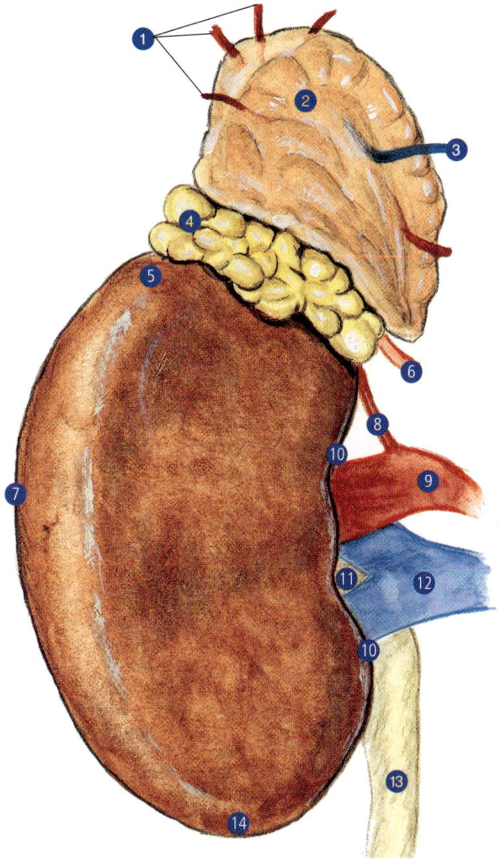

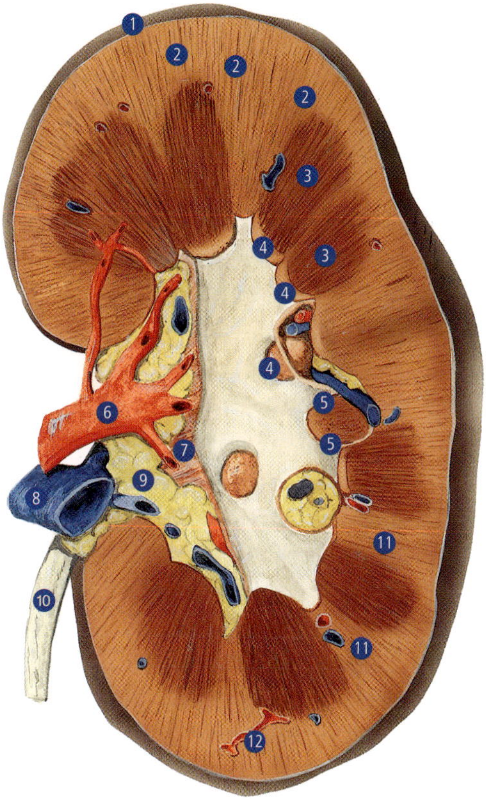

Niere Rechte Niere und Nebenniere, Ansicht von vorn. **1** Äste der Nebennierenschlagader; **2** Nebenniere; **3** Ast der Nebennierenvene; **4** Teil der Fettkapsel; **5** oberer Nierenpol; **6** mittlere Nebennierenschlagader; **7** äußerer Nierenrand; **8** untere Nebennierenschlagader; **9** Nierenschlagader; **10** Nierenstiel; **11** Nierenbecken; **12** Nierenvene; **13** Harnleiter; **14** unterer Nierenpol.

Niere Linke Niere von vorn; ein Teil des Nierengewebes ist entfernt; Blick auf Nierenrinde, Nierenmark und Nierenbecken. **1** Bindegewebskapsel; **2** Nierenrinde; **3** Nierenmark, bestehend aus den Nierenpyramiden; **4** Nierenpapillen; **5** Nierenkelch; **6** Nierenschlagader; **7** Nierenbecken, eröffnet; **8** Nierenvene; **9** Teile der Fettkapsel in der Nierenbucht; **10** Harnleiter; **11** Nierensäulen, Teile der Nierenrinde zwischen den das Mark bildenden Nierenpyramiden; **12** Bogenschlagader.

wandern bei tiefer Einatmung oder im Stehen etwa 3 cm tiefer. Eine Niere wiegt etwa 150 g, ist ca. 12 cm lang, 6 cm breit und 3 cm dick. Sie hat die äußere Form einer Bohne, an deren eingedellter Mittelseite Arterien und Nerven ein- sowie Venen und Harnleiter austreten.
Im Inneren der Niere unterscheidet man 2 Zonen: das ***Nierenmark*** und die ***Nierenrinde***. Die Rindensubstanz enthält die Nierenkörperchen – davon gibt es pro Niere etwa 1 Million – und die Harnkanälchen, in denen der Harn durch Filtration aus dem Blut gewonnen wird. Das Nierenmark wird von den ***Nierenpyramiden*** gebildet, in denen der Harn zum ***Nierenbecken*** transportiert wird. In 24 Stunden fließen etwa 1500 Liter Blut durch die Nieren; dabei werden 1–1½ Liter Harn gebildet, der dann vom Nierenbecken durch den Harnleiter in die Blase fließt.
Die Funktionstüchtigkeit der Nieren lässt sich durch verschiedene Prüfverfahren feststellen. Bei Verlust einer Niere durch Krankheit oder Unfall übernimmt die andere sämtliche Funktionen, so dass keine Beeinträchtigung von Leben und Gesundheit entsteht. Sind jedoch beide Nieren funktionsuntüchtig, muss der Patient an eine künstliche Niere (→ Dialyse) angeschlossen werden, die dann außerhalb des Körpers

die lebenswichtige Ausscheidung giftiger Substanzen aus dem Blut vornimmt.

Nierenabszess Von einem nierenfernen Herd aus – beispielsweise einem → Furunkel, einem → Panaritium, einer → Mandelentzündung oder einer → Brustdrüsenentzündung – können Eitererreger aus dem Blutweg in die Nieren verschleppt werden. Auf diese Weise kann es zu einer Eiterung, einem Abszess, im lockeren Gewebe der Nierenfettkapsel (***paranephritischer Abszess***), zu einem Nierenkarbunkel (***Nierenrindenabszess***) oder zu einer eitrigen Nierenentzündung kommen. Außerdem ist es möglich, dass ein eitriger Prozess vom Darm oder von der Bauchhöhle auf die Niere übergreift. Die Krankheit beginnt zumeist plötzlich mit Fieber, Schüttelfrost, starken Schmerzen, Druckempfindlichkeit einer Niere, Übelkeit und Erbrechen, manchmal jedoch auch langsam mit leichter Temperaturerhöhung, Schwäche, Unpässlichkeit und Schmerzen. Im Harn finden sich Blut und Eiter, und im Blutbild sind die weißen Blutkörperchen erheblich vermehrt (Leukozytose). Wenn die Diagnose feststeht, sollte man sich zu einer Krankenhausbehandlung entschließen, da sich aus dem Nierenabszess jederzeit eine → Blutvergiftung (Sepsis) entwickeln kann. Falls die → Chemotherapie keine Besserung bringt, ist operatives Vorgehen erforderlich.

Nierenbeckenentzündung (Pyelitis, Pyelonephritis) akute, häufig beidseitige eitrige Infektion des Nierenbeckens – des Hohlraums im Niereninneren, in dem sich der Harn sammelt, bevor er über den Harnleiter abtransportiert wird – und des angrenzenden Nierengewebes, die auf dem Blut- und Lymphweg von anderen Entzündungsherden oder aufsteigend von der Harnblase aus erfolgt. Die Pyelonephritis ist nicht nur die häufigste Nierenerkrankung, sondern wahrscheinlich auch die häufigste bakterielle Infektion des Menschen überhaupt. Sie ist eine der am öftesten vorkommenden Komplikationen der → Schwangerschaft und der → Zuckerkrankheit und steht unter den zur chronischen → Harnvergiftung (Urämie) führenden Nierenerkrankungen an erster Stelle. Die Krankheit zeigt 3 Häufigkeitsgipfel: im Säuglings- und Kindesalter (vorwiegend bei Mädchen), bei Frauen im gebärfähigen Alter und im höheren Lebensalter bei beiden Geschlechtern.

Folgende Faktoren begünstigen das Auftreten einer Nierenbeckenentzündung: Harnweghindernisse (Steine, Tumoren, Prostataerkrankungen, angeborene Anomalien), Stoffwechselerkrankungen (Zuckerkrankheit, Gicht), Schwangerschaft, schwere Allgemeinerkrankungen (Ernährungsstörungen, Infektionskrankheiten), instrumentelle Eingriffe (Katheterisierung der Blase), Medikamentenmissbrauch, Nervenkrankheiten (Entleerungsstörungen der Blase), Mineralhaushaltstörungen (Kalium, Kalzium).

Die Nierenbeckenentzündung verläuft meist akut, also heftig und schmerzhaft, kann aber auch – nicht selten als Folge wiederholter akuter Entzündungen – chronisch, d. h. langsam und schleichend vonstatten gehen. Die besseren Heilungsaussichten bietet die akute Form, bei der die Patienten durch konsequente Behandlung fast immer wieder völlig gesund werden. Die chronische Nierenbeckenentzündung neigt dagegen häufig zu Rückfällen.

Symptome: Der chronische Krankheitsverlauf erzeugt vielfach außer allgemeinem Unwohlsein, Kopfschmerzen und Appetitlosigkeit sowie vermehrtem Harnfluss keine wesentlichen Symptome.

Anders sieht es bei der akuten Nierenbeckenentzündung aus: Sie läuft in der Regel unter hohem Fieber und Schüttelfrost, heftigen Rückenschmerzen, Übelkeit und Erbrechen sowie starker Klopfempfindlichkeit der Nierengegend ab. Hinzu kommen häufiger Harndrang mit sehr schmerzhafter Blasenentleerung, quälender Durst und nicht selten auch Blutabgänge mit dem Urin.

Im oft trüben Urin finden sich vermehrt weiße Blutkörperchen, zahlreiche Bakterien und bisweilen auch Eiter und Blut. Mit Hilfe einer Ultraschalluntersuchung kann man feststellen, ob vielleicht eine Harnleiterverengung und eine daraus resultierende Harnstauung vorliegt.

Zur Behandlung muss der Patient vor allem sehr viel trinken, um auf diese Weise Nierenbecken und Harnleiter gut durchzuspülen. Zudem muss er strikte Bettruhe einhalten und schmerzlindernde Medikamente einnehmen. Die verursachenden Bakterien bekämpft man mit gezielt eingesetzten → Antibiotika. Liegt der Nierenbeckenentzündung eine Harnleiterverengung zu Grunde, so muss diese operativ beseitigt werden.

Nierenbeckenerweiterung (Wassersackniere, Hydronephrose) Jedes Harnabflusshindernis – Harnleitersteine, angeborene Harnleiterverengung oder eine Geschwulst – kann zur Erweiterung und Schädigung der übergeordneten Teile des Harnapparates führen. So bedingt ein tief sitzender Harnleiterstein zunächst eine Ausweitung des darüber liegenden Harnleiterabschnitts, später des Nierenbeckens und schließlich der Niere selbst. Durch den Rückstauungsdruck werden Nierenbecken und Nierenkelche auf Kosten des Nierengewebes extrem erweitert. Die Niere wird gleichsam von innen ausgehöhlt, degeneriert und bildet im Endstadium zusammen mit ihrem Hohlraumsystem nur noch einen dünnen,

funktionslosen, mit Flüssigkeit gefüllten Sack. Meist entstehen dabei keine oder nur gering ausgeprägte Krankheitserscheinungen wie Druckgefühl in der Nierengegend und selten auch Blutbeimischungen im Urin. In schweren Fällen kann die Niere jedoch so stark geschädigt werden, dass sich auf Dauer eine lebensbedrohende → Harnvergiftung entwickelt.
Wenn möglich, wird das Abflusshindernis operativ entfernt; in schwierigen Fällen muss bisweilen sogar chirurgisch ein neuer Nierenausgang angelegt werden.

Nierenentzündung (Nephritis) Spricht man von einer Nierenentzündung, so meint man im Allgemeinen die bakteriell bedingte → Nierenbeckenentzündung (***Pyelitis***) bzw. diejenige Form, bei der auch das dem Nierenbecken benachbarte Gewebe mit betroffen ist (***Pyelonephritis***). Daneben gibt es noch eine andere Form von Nierenentzündung, die → ***Glomerulonephritis***. Bei ihr sind keine Bakterien beteiligt, und nicht das Nierenbecken ist betroffen, sondern diejenigen winzigen Nierenbestandteile (Glomeruli), in denen der Harn aus dem Blut herausgefiltert wird. Eine Sonderform der Glomerulonephritis stellt die so genannte ***Herdnephritis*** dar, eine auf dem Blutweg entstandene, herdförmige Nierenentzündung, die Ausdruck einer allergischen Reaktion oder Folge einer unmittelbaren Bakterien- oder Toxinwirkung sein kann. Oft entsteht sie aus einer bakteriellen → Endokarditis (Herzinnenhautentzündung). Das klinische Bild ähnelt dem der Glomerulonephritis, meist verläuft die Krankheit jedoch weniger schwer.

Nierenerkrankungen, sonstige Die ***Nephrosklerose*** umfasst Nierenveränderungen, die als Folge eines nicht entzündlichen Umbaus der Wände von Arterien in den Nieren entstehen. Dabei bildet sich das Nierengewebe bindegewebig um, seine Funktion ist eingeschränkt, und schließlich kann es sogar zur ***Schrumpfniere***, einer narbigen Nierenverkleinerung mit völligem Funktionsausfall, kommen. Vielfach bestehen enge Beziehungen zu → Hypertonie (Bluthochdruck) und → Arteriosklerose, die das Krankheitsbild mit ihren Symptomen beherrschen. Ist die Nephrosklerose als Teilerscheinung einer allgemeinen Arteriosklerose aufzufassen, so spricht man von einer ***Altersniere***. Oft sind die Betroffenen beschwerdefrei; manchmal führt der Bluthochdruck jedoch zu Ruhelosigkeit, Kopfschmerzen und Appetitlosigkeit. Typisch sind Veränderungen des Augenhintergrunds mit Gewebsschwellungen und Einblutungen. Neben der medikamentösen Senkung des Blutdrucks beschränkt sich die Behandlung auf die auftretenden Komplikationen.
Das ***nephrotische Syndrom*** ist durch Wasseransammlungen (Ödeme), erhöhte Blutfettwerte und stärkere Eiweißausscheidung im Urin gekennzeichnet. Es handelt sich um degenerative Nierenveränderungen, die die verschiedensten Ursachen haben können, unter anderem → Zuckerkrankheit, chronische Eiterungen, Kreislaufstörungen, → Erythematodes, Infektionen und Arzneimittelnebenwirkungen. In der Mehrzahl der Fälle ist das nephrotische Syndrom jedoch Folge einer vorausgegangenen → Glomerulonephritis.
Auch in der Schwangerschaft können Nierenkrankheiten auftreten, wobei es sich manchmal um die Verschlimmerung eines unerkannt gebliebenen Nierenleidens handelt, das unter den Belastungen der Schwangerschaft deutlich zum Ausbruch kommt. Mit dem Ausdruck ***Schwangerschaftsniere*** bezeichnet man eine durch mangelhafte Blut- und Sauerstoffversorgung bedingte Funktionsstörung der Niere, meist in der 2. Hälfte der Schwangerschaft. Ernster zu werten ist die ***Schwangerschaftsvergiftung*** (→ Gestose), die zum Ende der Schwangerschaft oder während der Geburt auftreten kann. Wenn dabei charakteristische Krämpfe mit oder ohne Bewusstseinsverlust vorkommen, spricht man von einer → Eklampsie. Dabei handelt es sich um ein für Mutter und Kind gleichermaßen bedrohliches Krankheitsbild, das immer die sofortige Einweisung ins Krankenhaus erforderlich macht.

Nierengeschwülste Keine echten Geschwülste, sondern Missbildungen, die zu tastbaren Vergrößerungen der Nieren führen, sind die Zystennieren und die Nierenzyste. Von ***Zystennieren*** spricht man, wenn beide Nieren mit kleinen, langsam wachsenden Hohlräumen durchsetzt sind. Dabei treten bis zum 30. Lebensjahr keine Erscheinungen auf; danach kommt es zu einer allmählichen Abnahme der Nierenfunktion mit den üblichen Anzeichen (Blutdrucksteigerung, Eiweiß- und Blutausscheidung im Urin, Appetitlosigkeit usw.). Die Röntgenuntersuchung gibt Aufschluss über die Art der Erkrankung. Da es sich um ein doppelseitiges Nierenleiden mit Zerstörung des Nierengewebes handelt, gibt es keine Heilungsmöglichkeit.
Die ***Nierenzyste*** ist eine einseitige isolierte Flüssigkeitsblase, die recht groß werden kann und dann Verdrängungserscheinungen verursacht. Meist kann die Zyste unter Erhaltung der Niere operativ ausgeschält werden.
Außer diesen Veränderungen findet man im Nierengewebe nur sehr selten gutartige Tumoren. Allenfalls kommt einmal ein → Fibrom (Bindegewebsgeschwulst) oder ein → Adenom (Drüsengeschwulst) vor. Weitaus häufiger ist die bösartige Nierengeschwulst, der → Nierenkrebs.

Niereninsuffizienz (Nierenversagen) akut einsetzender oder langsam fortschreitender Funktionsverlust der Niere, der sich in einer verminderten Harnproduktion zeigt. Die Folge ist ein Anstieg der normalerweise über den Urin ausgeschiedenen Substanzen (harnpflichtige Substanzen) im Blut und schließlich eine → Harnvergiftung (Urämie). Außerdem wird Flüssigkeit ins Gewebe eingelagert (→ Ödem).

Man unterscheidet 2 Formen:

1. *akutes Nierenversagen:* Dieses beruht in 80 Prozent der Fälle auf Störungen, die primär nicht von der Niere oder den ableitenden Harnwegen ausgehen. Die häufigsten Ursachen sind Durchblutungsstörungen (durch Blutverluste, Wasser- und Mineralstoffverluste, Schock) oder schwere Infektionen, bei denen es zu einer Freisetzung von Bakteriengiften kommt, daneben auch Vergiftungen durch chemische Substanzen oder Arzneimittel. Die Krankheit beginnt aus anscheinend voller Gesundheit ganz plötzlich mit Kopfschmerzen, innerer Unruhe, Verwirrtheit und Krampfanfällen. Nach Stunden bis Tagen versiegt die Urinproduktion; die Betroffenen ermüden rasch, sind zunehmend weniger ansprechbar und leiden unter Übelkeit. Es kann zur Überwässerung des Körpers, insbesondere der Lunge mit Atembeschwerden, und zu → Herzrhythmusstörungen kommen. Im Blut zeigt sich ein Anstieg der → harnpflichtigen Substanzen. Wenn der Patient das akute Stadium überlebt, dauert die volle Wiederherstellung der Nierenfunktion 6–12 Monate.

2. *chronisches Nierenversagen:* über Jahre langsam fortschreitende Einschränkung der Nierenfunktion mit Zurückbleiben harnpflichtiger Substanzen im Blut. Ursächlich an erster Stelle steht mit 22 Prozent die → Glomerulonephritis; die → Zuckerkrankheit ist zweithäufigste Ursache (ca. 14 Prozent). Dann folgen Gefäßerkrankungen, angeborene → Zystennieren und → Nierenbeckenentzündungen. In 12 Prozent der Fälle lässt sich kein Auslöser finden. Die Krankheit beginnt mit einer zunehmenden Einschränkung der Nierenfunktion. Diese ist durch die Erhöhung der stickstoffhaltigen Endprodukte des Eiweißstoffwechsels im Blut ohne Anzeichen einer Vergiftung gekennzeichnet. Erst später entwickelt sich dann nach und nach eine lebensbedrohliche → Harnvergiftung (Urämie).

Da die Nieren den Funktionsausfall im Anfangsstadium noch vollständig ausgleichen können, sind zunächst keine Symptome vorhanden. Erste Beschwerden sind dann ein plötzlicher Leistungsknick und Unwohlsein. Mit zunehmender Zerstörung des Nierengewebes treten typische Symptome hinzu, die alle Organsysteme betreffen. Es kommt zu Überwässerung mit Atem- und Herzbeschwerden, zu Herzrhythmusstörungen und → Herzbeutelentzündungen sowie fast immer zur → Hypertonie (Bluthochdruck). Übelkeit, Erbrechen und Geschmacksstörungen sind ebenso typisch wie Juckreiz und eine bräunlich gelbe Verfärbung der Haut.

Zur Behandlung der Niereninsuffizienz gibt es 4 Verfahren, die man je nach Einzelfall miteinander kombiniert:

Diät: Nierenkranke sollten ausreichend trinken und Kochsalz sowie kalium- und phosphatreiche Nahrungsmittel vermeiden. Hierfür stehen verschiedene Diätformen zur Verfügung, zum Beispiel die so genannte Schweden-Diät: eine gemischte, eiweißarme Kost aus Fisch, Fleisch und Obst mit Zusatz einiger wichtiger Aminosäuren, d. h. unentbehrlicher Eiweißbestandteile.

Medikamente: Welche Arzneimittel verordnet werden, hängt sehr stark von den jeweiligen Symptomen ab. In Betracht kommen Medikamente gegen den Bluthochdruck, gegen die Übersäuerung des Blutes, gegen die Herzmuskelschwäche und eventuell – wenn sich Flüssigkeit im Körper staut und Schwellungen (Ödeme) verursacht – auch harntreibende Mittel.

→ ***Dialyse:*** Da die kranken Nieren zunehmend die Fähigkeit verlieren, die harnpflichtigen Substanzen aus dem Körper zu schwemmen, muss man das Blut außerhalb des Körpers in einer komplizierten Maschine von ihnen befreien.

→ ***Nierentransplantation:*** Der Austausch nicht mehr funktionsfähiger Nieren gegen gesunde, die von einem Spender entnommen wurden, ist zweifellos die wirksamste Therapie bei der chronischen Niereninsuffizienz. Das Problem liegt allerdings darin, dass es bei weitem nicht genügend Spendernieren gibt, so dass Kranke oft lange Zeit darauf warten müssen.

Nierenkarzinom → Nierenkrebs.

Nierenkolik überaus heftige, krampfartige Schmerzen bei der → Nierenstein-Krankheit.

Nierenkrebs (Nierenkarzinom, Grawitz-Geschwulst, Hypernephrom) Der → Krebs der Niere ist eine bösartige Geschwulst, die – bei Männern doppelt so oft wie bei Frauen – bevorzugt jenseits des 45. Lebensjahrs auftritt. Die Wucherung beginnt meist an einem Ende der Niere und breitet sich dann rasch über das ganze Organ und in die benachbarten Gewebe aus. Über den Blutweg streut sie Krebszellen in andere Organe aus und lässt so → Metastasen (Tochtergeschwülste) in den umliegenden Lymphknoten, in der gegenüberliegenden Niere, in der Lunge, im Knochen und im Gehirn entstehen. Solange derartige Metastasen noch nicht vorhanden sind, gelingt es in etwa der Hälfte der Fälle, den Krebs durch eine Operation dauerhaft zu beseitigen.

Fatalerweise verursacht der Nierenkrebs oft erst dann Beschwerden, wenn er schon relativ groß ist. Häufig besteht das erste Anzeichen im Abgang größerer Blutmengen mit dem Urin, was nicht unbedingt mit Schmerzen verbunden sein muss. Diese machen sich nur gelegentlich – meist in Form von Rückenschmerzen oder als unangenehme Empfindung beim Druck auf die Nierengegend – bemerkbar. Manchmal tritt leichtes Fieber auf, und der Betroffene nimmt nach und nach an Gewicht ab.

Die Veränderung der befallenen Niere lässt sich vielfach bei einer Ultraschalluntersuchung erkennen. Genauere Informationen liefert die so genannte Ausscheidungsurografie, bei der auf einer Röntgenaufnahme festgehalten wird, wie sich ein vorher in die Blutbahn eingespritztes Kontrastmittel in der Niere verteilt und wie es von dieser ausgeschieden wird. Hierdurch lassen sich wichtige Aussagen über Nierenfunktion und -aussehen machen. Auch die → Computertomografie liefert wertvolle Erkenntnisse.

Die Behandlung besteht darin, die befallene Niere – eventuell von Bestrahlungen begleitet – vollständig zu entfernen. Dabei räumt man in der Regel vorsichtshalber auch gleich die umliegenden Lymphknoten mit aus. Die Betroffenen müssen dann mit einer einzigen Niere weiterleben, was, sofern diese gesund ist, im Allgemeinen nur unbedeutende Probleme mit sich bringt.

Nierensenkung → Wanderniere.

Nierenstein-Krankheit (Nephrolithiasis) Nierensteine bestehen überwiegend aus Kalziumsalzen, und zwar vorwiegend aus Kalziumoxalat und Kalziumurat, einem Salz der Harnsäure. Aber auch Steine aus reiner Harnsäure sowie aus Magnesiumphosphat und in seltenen Fällen auch aus der Aminosäure Cystin kommen vor. Warum sie sich überhaupt bilden, ist bis heute im Einzelnen noch nicht geklärt. Begünstigend wirken eine einseitige, übermäßig fleisch- und salzhaltige Ernährung sowie Störungen der chemischen Zusammensetzung des Urins und vor allem des Harnsäure-Stoffwechsels. Überdies können eine Überfunktion der → Nebenschilddrüsen sowie Stauungen des Harnabflusses und möglicherweise sogar erbliche Einflüsse für die Nierenstein-Entstehung verantwortlich sein.

Die Steine sind oft winzig klein, nahezu sandkornartig, können jedoch auch enorme Größe erreichen und das Nierenbecken vollständig ausfüllen (Ausguss- oder Korallenstein). Sie kommen in der Regel erst jenseits des 40. Lebensjahrs vor, und zwar etwas häufiger bei Männern als bei Frauen. Sind bereits kleine Kinder betroffen, so liegt das möglicherweise an einer angeborenen Störung des Harnsäure-Stoffwechsels.

Oft bleiben Nierensteine, vor allem wenn sie recht klein sind, sehr lange verborgen und werden dann gar nicht oder nur durch Zufall entdeckt. Bisweilen gehen sie sogar unbemerkt mit dem Urin ab, ohne jemals irgendwelche Beschwerden verursacht zu haben. Wenn sie sich allerdings verklemmen und den Harnfluss erheblich behindern, dann verursachen sie ganz plötzlich überaus heftige, krampfartige, in die Leistengegend ausstrahlende Schmerzen: die so genannten ***Nierenkoliken***. Diese Schmerzattacken können nach einigen Minuten wieder nachlassen, jedoch auch stundenlang anhalten. Oft werden sie von Frösteln bis hin zum Schüttelfrost sowie von Übelkeit und Erbrechen begleitet. Die Betroffenen haben das Gefühl, Wasser lassen zu müssen; dies funktioniert jedoch nur sehr mäßig. Bald schon zeigen sich im Urin Blutbeimengungen, und nicht selten gehen dann die auslösenden Steine ab.

Daneben gibt es noch eine chronische Krankheitsform, die sich dann entwickelt, wenn der Stein so groß geworden ist, dass er sich nicht mehr in den ableitenden Harnwegen einklemmen kann. Dann machen sich in der Regel nur leichtere Beschwerden in Form eines dumpfen Drucks oder mäßiger Schmerzen im Verlauf eines Harnleiters bemerkbar. Allerdings besteht dabei ein beträchtliches Risiko, dass es, begünstigt durch die ständige Harnstauung, zu bakteriellen Infektionen und damit zur → Nierenbeckenentzündung kommt.

Der Erkennung von Nierensteinen dienen Ultraschall- und Röntgenuntersuchungen, wobei häufig Kontrastmittel eingespritzt werden, deren Ausscheidung über die Nieren verfolgt wird. Wertvolle Aussagen erlaubt zudem die → Computertomografie.

Wer einmal Nierensteine hatte, sollte alles daran setzen, eine erneute Steinbildung zu vermeiden. Sinnvoll sind zu diesem Zweck reichliche Flüssigkeitszufuhr, eine ausgewogene, kohlenhydratreiche Ernährung, viel körperliche Bewegung, Regulierung des Stuhlgangs sowie Vermeidung übermäßiger Flüssigkeitsverluste durch starkes Schwitzen.

Die akute Nierenkolik wird in erster Linie mit sehr starken schmerzlindernden und krampflösenden Arzneimitteln bekämpft. Anschließend versucht man, die Steinaustreibung dadurch zu beschleunigen, dass der Kranke große Mengen trinkt und viel umhergeht. Bei Harnsäuresteinen gelingt es nicht selten, diese durch entsprechende Medikamente aufzulösen. Sind die Steine zu groß, um abgehen zu können, haben sie wiederholt Koliken ausgelöst oder leidet die Nierenfunktion erheblich unter ihnen, so müssen sie entfernt werden. Dies geschieht entweder von der Harnblase her mit einer Schlinge oder indem man sie mit Druckwellen zertrümmert (→ Steinzertrümmerung). Oft bleibt als letzter

Ausweg jedoch nur die operative Nierenöffnung mit Ausräumung der lästigen Steine.

Nierentransplantation Der Austausch einer funktionsunfähigen durch eine gesunde Niere bildet neben der lebenslangen Blutwäsche (→ Dialyse) die einzige Therapiemöglichkeit bei definitivem Nierenversagen (→ Niereninsuffizienz). Bei dem verwendeten Spenderorgan handelt es sich entweder um eine Lebendspende (von Verwandten ersten oder zweiten Grades bzw. vom Partner des Empfängers) oder um die Nieren eines durch Hirntod Verstorbenen, die über Transplantationszentren vermittelt werden. Die besten Resultate werden in den wenigen Fällen erzielt, in denen die Niere eines eineiigen Zwillings übertragen werden kann. Auf jeden Fall muss vor einer Transplantation durch spezielle Tests festgestellt werden, ob zwischen Spender und Empfänger eine völlige oder wenigstens weitgehende Gewebsverträglichkeit besteht. Nach Entfernung der beiden kranken Nieren des Empfängers wird nach Möglichkeit die linke Niere des Spenders in die rechte Darmbeingrube des Kranken eingepflanzt. Das weitere Schicksal des Empfängers hängt von der → Abstoßungsreaktion ab. Durch Fortschritte in der Immunologie werden die Resultate laufend besser.

Die erste erfolgreiche Nierenverpflanzung wurde im Jahr 1956 durchgeführt. 1990 wurden weltweit 20 000 Nieren transplantiert, davon in Deutschland knapp 2000. Von den 22 000 dialysepflichtigen Patienten in Deutschland befindet sich zur Zeit ein Viertel auf der Transplantationswarteliste. Die durchschnittliche Wartezeit beträgt 3 Jahre. Die meisten Spendernieren stammen von Patienten mit Hirntod; die Lebendnierenspende von Verwandten spielt dagegen nur eine sehr kleine Rolle. Durch die Weiterentwicklung der → Immunsuppression und Infektionsbekämpfung konnte die Überlebensrate wesentlich verbessert werden. Die Überlebensrate von Transplantatnieren beträgt nach einem Jahr durchschnittlich 60–85 und nach 5 Jahren 40–50 Prozent. Weitere Nierentransplantationen sind grundsätzlich möglich, doch werden die Chancen, dass die Niere nicht abgestoßen wird, zunehmend geringer. Die psychische und soziale Situation des Transplantierten ist besser als beim Dialysepatienten. Allerdings bewirken die Unterdrückung des Immunsystems und die chronische Abwehrschwäche das Auftreten von Haut- und Schleimhautveränderungen, Infektionen und bösartigen Tumoren. Daher sind regelmäßige Nachuntersuchungen unumgänglich.

Nierenversagen → Niereninsuffizienz.

Nierenzyste Hohlraum im Nierengewebe; → Nierengeschwülste.

Niesen äußerst heftiges Ausstoßen von Luft durch die Nase im Anschluss an eine tiefe Einatmung. Der Niesreflex wird ausgelöst, wenn ein Fremdkörper die Nasenschleimhaut berührt. Er dient dem Schutz und der Reinigung der empfindlichen Schleimhaut der oberen Luftwege.

Nikotin giftiger Tabakbestandteil; → Rauchen.

Nitrate Salze der Salpetersäure, die vor allem mit Gemüse (Kopfsalat, rote Bete, Rettich, Spinat, Mangold, Kohlrabi usw.) und Trinkwasser aufgenommen werden, und zwar vorzugsweise in Gebieten mit intensiv stickstoffgedüngten Böden. Die unmittelbare Giftwirkung von Nitrat ist gering; es wird jedoch durch bestimmte Keime in Mundhöhle und Magen-Darm-Trakt in giftiges Nitrit umgewandelt. Auch durch längeres Stehenlassen von zubereiteten Speisen und Getränken bei Wärme kann Nitrat in Nitrit übergehen. Bei Säuglingen kommt es unter der Einwirkung von Nitrit zu einer Veränderung des Blutfarbstoffs, dessen Sauerstofftransportfähigkeit dadurch stark vermindert wird. Schließlich können im menschlichen Körper aus den Nitriten → ***Nitrosamine*** entstehen, denen eine Krebs erzeugende Wirkung zugeschrieben wird. Eine trinkwasserbedingte Nitratbelastung des menschlichen Organismus ist heute aufgrund sorgfältiger Überwachung nicht mehr zu befürchten.

Nitroglyzerin zur Behandlung von Herzkrankheiten verwendete Substanz. Nitroglyzerin wirkt gefäßerweiternd, was bei Venen dazu führt, dass dem Herzen weniger Blut zur Weiterbeförderung zugeführt wird, wodurch sein Sauerstoffverbrauch sinkt. Außerdem wird auf diese Weise die unmittelbare Blutversorgung des Herzmuskels verbessert. Dieser Effekt wird vor allem bei der Behandlung der → Angina pectoris therapeutisch genutzt: Nach dem Zerbeißen einer Nitroglyzerinkapsel wird der Wirkstoff über die Mundschleimhaut rasch aufgenommen und führt binnen 5 Minuten zur Schmerzbefreiung.

Nitroglyzerin kann auf verschiedene Arten zugeführt werden: als Spray (Wirkung wie Kapseln), in Form von Tabletten mit Langzeitwirkung, als Salbe und neuerdings auch als Pflaster, bei dem der Wirkstoff über längere Zeit kontinuierlich abgegeben wird. Derartige Pflaster, die für die Betroffenen im Gegensatz zur Sprays und Tabletten die Nitroglyzerin-Zufuhr erheblich vereinfachen, verwendet man zur Langzeitbehandlung und Prophylaxe bei → koronarer Herzkrankheit und → Herzschwäche.

Nitroglyzerin kann folgende Nebenwirkungen auslösen: vorübergehende Kopfschmerzen, Schwindelgefühl, Hautrötungen sowie Herzklopfen mit Pulsbeschleunigung. Seltenere Nebenwirkungen sind Übelkeit, Erbrechen, allergische Reaktionen, Schwächegefühl, Schwitzen und Kollaps. Die im Beipackzettel angegebene Aufbewahrungsart und Haltbarkeitsdauer müssen genau beachtet werden!

Nitrosamine Stickstoffverbindungen, von denen viele als Krebs erregend angesehen werden. Sie sind im Tabakrauch enthalten und entstehen vor allem beim Braten oder Grillen eiweißreicher Lebensmittel, die gleichzeitig Nitrit, z. B. in Form von Pökelsalz, enthalten. Auch im sauren Milieu des Magens kann in der Nahrung enthaltenes Nitrit zur Bildung von Nitrosaminen führen. Die Vitamine C und E hemmen diese Reaktionen; → Nitrate.

Non-Hodgkin-Lymphom → malignes Lymphom.

Noradrenalin körpereigenes → Katecholamin, das wie → Adrenalin im Nebennierenmark produziert wird und als Überträgerstoff im Nervensystem (→ Neurotransmitter) eine wichtige Rolle spielt. Wie Adrenalin verengt es die Blutgefäße und steigert den Blutdruck, im Gegensatz zu Adrenalin senkt es jedoch die Herzschlagfrequenz. Als Wirkstoff von Medikamenten wird Noradrenalin gegen verschiedene Formen des → Schocks verabreicht und dient außerdem als gefäßverengender Zusatz bei Mitteln zur örtlichen Betäubung.

nosokomiale Infektion in der ärztlichen Praxis oder im Krankenhaus übertragene Infektionskrankheit; → Hospitalismus.

Notarzt Arzt, der im Rahmen des organisierten Rettungsdienstes für Notfallpatienten in einem → Notarztwagen oder Rettungshubschrauber tätig wird.

Notarztwagen Rettungswagen, der so ausgerüstet ist, dass in ihm ein Notfallpatient von einem Notarzt betreut werden kann. Er wird zur Versorgung und zum Transport von Patienten eingesetzt, bei denen lebenswichtige Körperfunktionen wiederhergestellt bzw. aufrechterhalten werden müssen.

Noxe schädlicher Faktor, Krankheitsursache.

Nuklearmedizin relativ junges medizinisches Fachgebiet, das die Verwendung radioaktiver Substanzen (Radionuklide) und kernphysikalischer Verfahren zur Diagnose und Behandlung von Erkrankungen sowie zu Forschungszwecken umfasst. Während sich auf therapeutischem Gebiet leider nicht alle Hoffnungen erfüllt haben – die Behandlung mit Radionukliden hat sich nur bei Schilddrüsenerkrankungen, → Polyzythämie und einigen Krebsformen durchgesetzt –, haben sich radioaktive Substanzen als wertvolles Hilfsmittel für die Diagnostik von Organ- und Stoffwechselveränderungen erwiesen; → Szintigrafie.

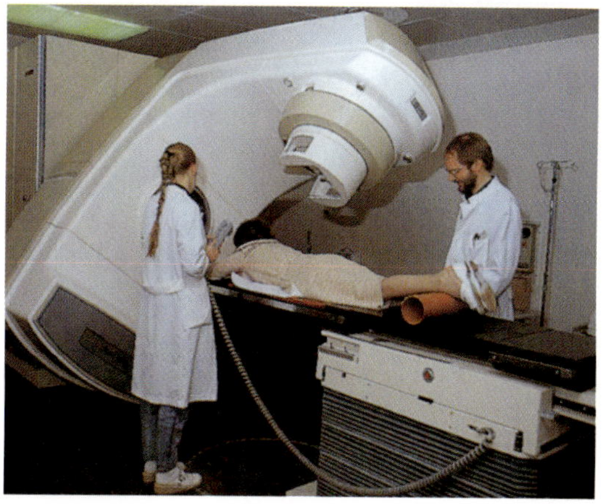

Nuklearmedizin Die Nukleartherapie wird vor allem zur Behandlung bösartiger Geschwülste eingesetzt.

Nulldiät absolutes Fasten, bei dem lediglich die Zufuhr von Flüssigkeit, Vitaminen und Mineralstoffen gestattet ist. Die Nulldiät wird bei schweren Formen von Übergewicht und → Fettsucht eingesetzt, darf jedoch nur unter ärztlicher Leitung durchgeführt werden; → Fasten.

Nüsse Nüsse sind eine Art natürlicher Konserven, die auf kleinstem Raum konzentrierte Nährstoffe – Fett, Eiweiß, Mineralien und Vitamine – enthalten. 100 g Nüsse haben einen durchschnittlichen Nährwert von 600 Kalorien bzw. 2400 Joule. In größeren Mengen genossen sind Nüsse schwer verdaulich; bekömmlicher sind sie in Form von Nussmilch oder Nussmus.

Nyktalopie → Nachtblindheit.

Nykturie vermehrtes nächtliches Wasserlassen, z. B. bei → Herzschwäche.

Nymphomanie (»Mannstollheit«) krankhaft gesteigerter Geschlechtstrieb bei Frauen, der Ausdruck einer neurotischen Fehlentwicklung oder Symptom einer → Manie sein kann.

Nystagmus → Augenzittern.

O

Obduktion (Autopsie, Sektion) Leichenöffnung zur Feststellung der Todesursache.

O-Beine Die O-förmige Verbiegung eines oder beider Beine ist beim Säugling normal, muss sich jedoch im Verlauf des ersten Lebensjahrs normalisieren. Als Ursachen kommen eine angeborene → Bindegewebsschwäche, → Rachitis, → Osteoporose, → Knochenerweichung (Osteomalazie), Überlastung bei Übergewicht und eine Arthrose des Kniegelenks in Betracht. Bei der Behandlung steht die Therapie einer eventuellen Grundkrankheit an erster Stelle; daneben spielen → Krankengymnastik, korrigierende Gipsschalen, Bandagen sowie Schienen für die Nacht eine wichtige Rolle. Bei stärkerer Deformität bzw. Versagen der konservativen Therapie sind korrigierende Operationen angezeigt.

Oberschenkelhalsbruch → Schenkelhalsbruch.

Obesitas → Fettsucht.

Obliteration Verschluss von Gefäßen, Ausführungsgängen oder Hohlorganen; meist als Folge einer vorangegangenen Entzündung.

Obst Weniger wegen seines Nährwertes als wegen seines Gehaltes an Vitaminen, Mineralien, Spurenelementen und Fruchtsäuren wird Obst in der Kost Gesunder und Kranker sehr geschätzt. Da die meisten Vitamine hitzeempfindlich sind, ist rohem Obst und Rohsäften vor gekochtem Obst der Vorzug zu geben. Dagegen haben Kompotte und Marmeladen nur geringen biologischen Wert. Trockenobst ist ein konzentriertes, hochwertiges Lebensmittel, das jedoch stets durch frisches Obst ergänzt werden sollte. Der Zellulosegehalt des Obstes fördert die Verdauung und wirkt damit einer Verstopfung entgegen. Besonders Kinder sollten zwischen den Mahlzeiten lieber Obst als Süßigkeiten erhalten. Grundsätzlich sollte Obst möglichst frisch, roh und ungeschält genossen werden.

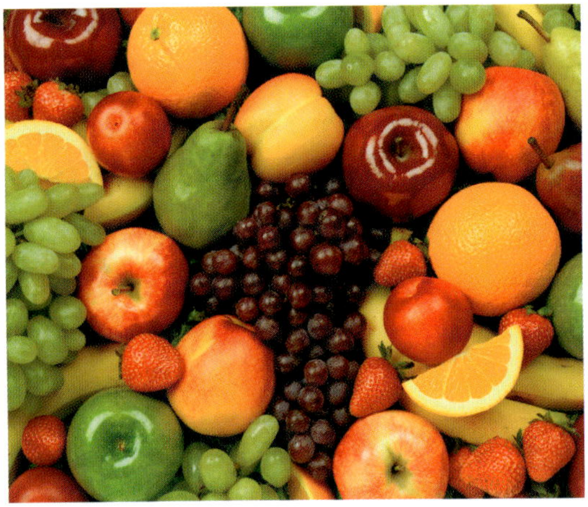

Frisches **Obst** liefert wertvolle Mineralien und Vitamine.

Obstipation medizinische Fachbezeichnung für die → Verstopfung.

Obstruktion Verschluss, Verengung oder Verlegung eines Hohlorgans, Ganges oder Gefäßes.

obstruktive Atemwegserkrankungen Erkrankungen, die durch Verengung der Atemwege entstehen: chronische → Bronchitis, → Bronchialasthma und → Lungenblähung.

Ödem teigige Schwellung infolge vermehrter Flüssigkeitsansammlung in den Gewebsspalten der Haut, aber auch der Schleimhäute sowie im Nervengewebe oder im Bindegewebe einzelner Organe; → Wassersucht.

Ödipuskomplex Unfähigkeit eines Mannes, sich von seiner Mutter zu lösen. Die übertrieben starke Bindung eines Sohnes an seine Mutter ist nach Ödipus, einem Jüngling der griechischen Sage, benannt, der seinen Vater tötete und seine Mutter heiratete. Der Psychiater Sigmund Freud hat diese Erscheinung so erklärt, dass jedes Kind in seiner Entwicklung eine Phase durchmacht, in der es den gleichgeschlechtlichen Elternteil ablehnt und sich mit dem anderen identifiziert. In diesem Zeitraum – normalerweise zwischen 3. und 5. Lebensjahr – fühlt sich ein Junge also sehr stark zur Mutter, ein Mädchen zum Vater hingezogen. Wird diese Phase – zum Beispiel als Folge drastischer Erziehungsfehler – nicht überwunden, kann sich eine nachhaltige → Neurose mit erheblichen Sexualproblemen entwickeln.

odont- Bestandteil medizinischer Fachausdrücke mit der Bedeutung »Zahn«.

Odontologie → Zahnheilkunde.

-odynie Bestandteil medizinischer Fachausdrücke mit der Bedeutung »Schmerz, Qual«.

offenes Bein → Beingeschwür.

öffentlicher Gesundheitsdienst → Gesundheitswesen.

Ohnmacht plötzlich auftretendes körperliches Versagen mit mehr oder weniger ausgeprägter Bewusstlosigkeit, bei dem der Betroffene in sich zusammensinkt. Eine Ohnmacht dauert gewöhnlich nur Sekunden oder Minuten und ist im Allgemeinen ein ungefährlicher Zustand. Die Haut ist blass und kalt, der Puls im Gegensatz zum lebensgefährlichen → Schock auf 60 und weniger Schläge pro Minute verlangsamt. Ursache der Ohnmacht ist vor allem ein plötzlicher Sauerstoffmangel des Gehirns als Folge einer unzureichenden Durchblutung. Auslösende Ursachen können sein: Rekonva-

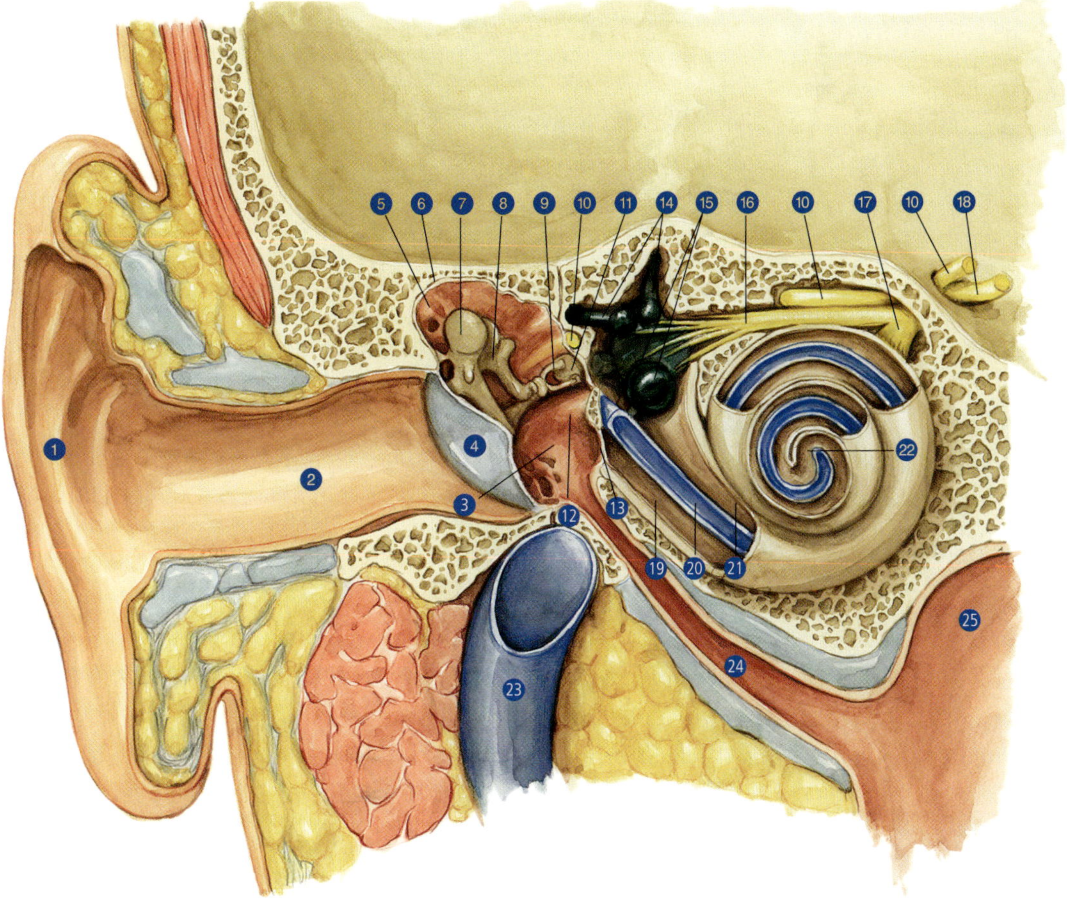

Ohr Hör- und Gleichgewichtsorgan rechts. Überblick, Frontalschnitt: äußerer Gehörgang, Paukenhöhle, Ohrtrompete und Teile des Felsenbeins sind eröffnet, Ansicht von vorn. **1** Ohrmuschel; **2** äußerer Gehörgang; **3** Paukenhöhle; **4** Trommelfell; **5** Bucht der Paukenhöhle oberhalb des Trommelfells; **6** Dach der Paukenhöhle, Teil des Felsenbeins; **7** Hammer, Kopf; **8** Amboss; **9** Steigbügel; **10** siebter Hirnnerv; **11** Fußplatte des Steigbügels im ovalen Fenster; **12** Vorwölbung durch die Schnecke; **13** rundes Fenster; **14** Bogengänge; **15** Erweiterungen des Bogengangs und Vorhofsäckchen; **16** Gleichgewichtsnerv; **17** Hörnerv; **18** achter Hirnnerv, Hör-Gleichgewichts-Nerv; **19–22** Schnecke; **19** Paukentreppe; **20** häutiger Schneckengang; **21** Vorhoftreppe; **22** Schneckenloch, Verbindung zwischen Vorhof- und Paukentreppe; **23** innere Halsvene; **24** Ohrtrompete, Eustachische Röhre; **25** Nasenteil, obere Etage des Rachens.

leszenz nach schweren Krankheiten, Übermüdung, längeres Stehen in überhitzten und überfüllten Räumen, Menstruation, Magen-Darm-Störungen, plötzliche Gemütsbewegungen, übermäßiges Husten oder Lachen (Husten- bzw. Lachschlag). Aber auch bei verschiedenen Erkrankungen des Herzens und der Hirngefäße, bei der Bergkrankheit (Sauerstoffmangel in der Atemluft) sowie bei psychischen und stoffwechselbedingten Störungen kann es zu Ohnmachtsanfällen kommen.

Erste Hilfe: den Ohnmächtigen flach lagern, eventuell die Beine zusätzlich hochlegen. Dadurch wird die Durchblutung des Gehirns schnell verbessert, der Kreislauf normalisiert sich, und das Bewusstsein kehrt wieder.

Ohr Das Gehörorgan besteht aus äußerem Ohr, Mittelohr und Innenohr (Labyrinth). Zum ***äußeren Ohr*** gehören die Ohrmuschel und der beim Erwachsenen 2½–3 cm lange Gehörgang. Dessen Haare stellen einen Schutz für das Trommelfell dar; zudem sondern besonders gestaltete Schweißdrüsen das → Ohrenschmalz ab, das dazu dient, Schmutz-

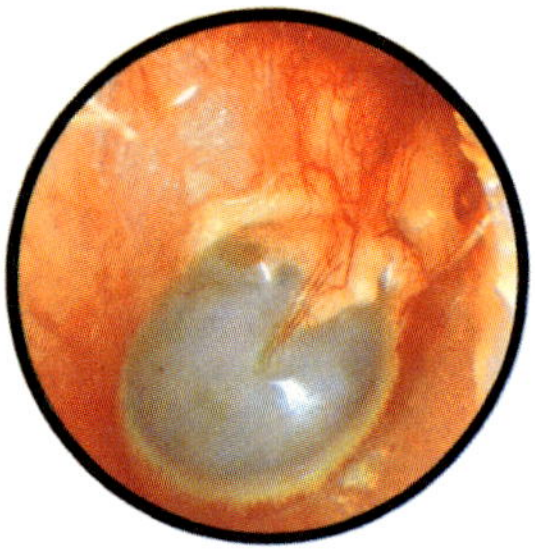

Normales **Trommelfell**.

partikel zu umhüllen und aus dem Gehörgang zu befördern. Das ***Trommelfell*** – sein Durchmesser beträgt etwa 1 cm – bildet die Grenze zwischen äußerem und Mittelohr.

Das ***Mittelohr*** ist ein lufthaltiger Raum, der auch als Paukenhöhle bezeichnet wird. Die darin enthaltenen ***Gehörknöchelchen*** Hammer, Amboss und Steigbügel übertragen die Schwingungen vom Trommelfell auf das ovale Fenster, das zum Innenohr überleitet. Die ***Eustachische Röhre*** (Ohrtrompete) verbindet das Mittelohr mit dem oberen Rachenraum. Indem sie sich beim Schlucken öffnet, ermöglicht sie einen Druckausgleich für beide Seiten des Trommelfells.

Das ***Innenohr*** (Labyrinth) ist in eine massive Knochenkapsel eingebettet. Es besteht aus 2 Sinnesorganen: dem Hör- und dem Gleichgewichtsorgan. Das Organ für die Gehörempfindung ist die mit Flüssigkeit (Endolymphe) gefüllte ***Schnecke*** (Cochlea) mit ihren 2½ Windungen, in der der von außen kommende physikalische Schallreiz mit Hilfe des ***Cortischen Organs*** in physiologische Erregungen überführt wird. Das Cortische Organ besteht aus einer bandartigen Grundfläche, die in Form einer Wendeltreppe den Schneckenraum durchzieht, und über 20 000 auf ihr angeordneten »Haarzellen«, die – je nach Wellenform – durch die Flüssigkeitswellen selektiv erregt werden. Die dadurch ausgelösten Nervenimpulse werden durch eine Nervenbahn zum Gehirn weitergeleitet. Ist die Übertragung der Schallwellen durch die Gehörknöchelchen unterbrochen, bleibt infolge direkter Schallleitung im Schädelknochen noch eine gewisse Hörempfindung bestehen.

Ohrenlaufen (Ohrenfluss, Otorrhö) lästiger Ohrenfluss, bei dem sich seröse oder eitrige, bisweilen auch blutige Flüssigkeit aus dem äußeren Ohr entleert, kommt hauptsächlich bei der → Mittelohrentzündung, aber auch bei Geschwülsten und → Furunkeln im Ohr vor. Eine andere mögliche Ursache sind Fremdkörper, die sich im Gehörgang verklemmt haben. Eine ohrenärztliche Abklärung ist in jedem Fall erforderlich.

Ohrensausen (Ohrgeräusche, Tinnitus) Ohrgeräusche – sie werden in der Regel nur von dem Betroffenen selbst wahrgenommen – sind häufige Erscheinungen bei Erkrankungen des Hörorgans. Als Ursache kommen alle möglichen Faktoren und Leiden in Betracht: Hörnervenreizung, → Ohrpfropf, → Mittelohrentzündung, → Otosklerose, Gefäßerkrankungen, → Anämie (Blutarmut) oder allgemeine Nervosität. Besonders störend sind diese Geräusche nach einer intensiven Schallbelästigung, z. B. durch Flugzeuglärm oder den Krach in einer Kesselschmiede. Auch bei der → Ménière-Krankheit ist Ohrensausen eines der Hauptsymptome. Auf jeden Fall ist eine Abklärung durch eine ärztliche Untersuchung erforderlich.

Doch nicht immer gelingt es, eine Ursache für das Ohrensausen zu finden. In derartigen Fällen kommen folgende Maßnahmen in Betracht: Medikamente zur Verbesserung der Durchblutung; Elektrostimulation; → Biofeedback sowie – wenn nichts anderes mehr hilft – die Anwendung von Geräten zur Maskierung des Ohrensausens durch andere, als angenehmer empfundene Töne. Da die Ohrgeräusche manchmal so intensiv sind, dass sie Berufsunfähigkeit bedingen oder den Patienten sogar zum Selbstmord treiben, müssen alle Möglichkeiten der Diagnostik und Therapie ausgeschöpft werden. Hierzu gehören auch psychologische Maßnahmen wie Entspannungs- und Gewöhnungstraining. Helfen kann auch der Anschluss an eine Selbsthilfegruppe wie die Tinnitus-Liga.

Ohrenschmalz (Cerumen) bräunliche Absonderung der Schweiß- und Talgdrüsen des äußeren Gehörgangs. Das Ohrenschmalz dient dazu, abgeschilferte Zellen, Haare und Schmutzpartikel einzuhüllen und aus dem Gehörgang zu befördern. Wenn es sich zu einem so genannten ***Ohrpfropf*** zusammenballt, kann es den Gehörgang vollkommen verlegen, was sich in einem dumpfen Gefühl im Ohr, Schwerhörigkeit und gelegentlich auch in Schwindelgefühl äußert. Der Laie darf nicht versuchen, diesen Pfropf mit irgendwelchen Instrumenten zu entfernen; die Gefahr von Verletzung und Infektion ist zu groß. Er soll vielmehr den Arzt aufsuchen, der den Gehörgang – eventuell nach vorausgehendem Aufweichen des Pfropfes mit einer besonderen Flüssigkeit – mit körperwarmem Wasser ausspült.

Ohrenschmerzen (Otalgie) Ohrenschmerzen können durch die verschiedensten Erkrankungen ausgelöst werden. Die wichtigsten Ursachen, geordnet nach dem Ort ihrer Entstehung, sind:

1. äußerer Gehörgang: → Furunkel, → Gehörgangsentzündung, → Ekzem;

2. Mittelohr: → Mittelohrentzündung;

3. Nachbarschaft des Ohres: Weisheitszahnbeschwerden, → Mandelentzündung, → Kehlkopfentzündung, Bissanomalien und Kiefergelenkserkrankungen.

Heftige Ohrenschmerzen können zudem bei raschem Wech-

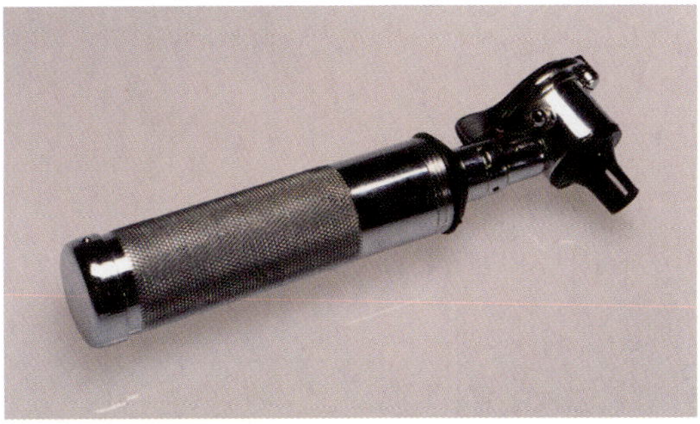

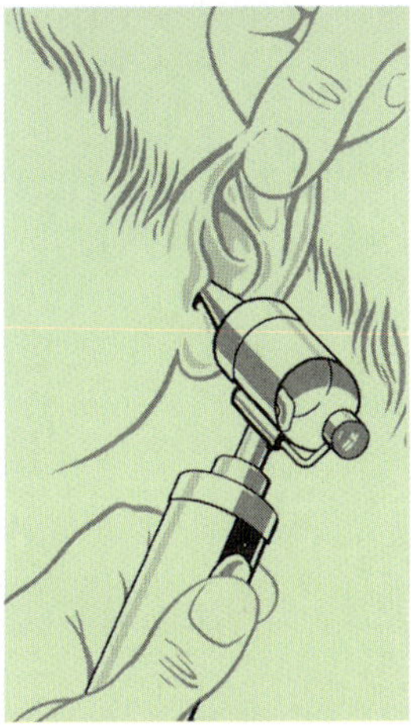

Ohrenspiegelung
Oben: Das Otoskop besteht aus einer Kombination von Ohrtrichter mit kleiner, aber starker eingebauter Lichtquelle und Vorsatzlupe. ***Links:*** Korrekte Haltung des Otoskops bei der Ohruntersuchung.

sel des Luftdrucks (Flugzeug, Seilbahn, Tauchen) auftreten, vor allem dann, wenn durch Verlegung der → Eustachischen Röhre der Druckausgleich zwischen Mittelohr und Rachenraum behindert ist. Dabei kann es in schlimmen Fällen sogar zu Ohrblutungen kommen. Hat sich ein Kind jedoch einen Fremdkörper (Kugeln, Erbsen usw.) ins Ohr gesteckt, so kommt es dadurch in der Regel zunächst zu keinen Schmerzen; vielmehr besteht das erste Anzeichen dann oft in eitrigem → Ohrenlaufen.

Ohrenspiegelung (Otoskopie) Untersuchung des äußeren Gehörgangs, des Trommelfells und bei Defekten auch der Paukenhöhle mit dem Ohrenspiegel (Otoskop).

Ohrentropfen zur Behandlung von Schmerzen, Entzündungen und Ekzemen im Gehörgang verwendete Flüssigkeiten. Von Laien werden sie sehr oft ohne ärztliche Verordnung bei allen möglichen Erkrankungen des Ohrs angewandt. Das ist jedoch nicht ungefährlich, da damit z. B. bei der → Mittelohrentzündung schwere Schäden angerichtet werden können. Da es auch nicht sinnvoll ist, einen Gehörgangsfurunkel oder einen durch Ohrenschmalz verstopften Gehörgang mit Ohrentropfen zu behandeln, und da es zudem sehr unterschiedliche Präparate mit verschiedenem Wirkungsspektrum gibt, sollten Einsatz und Auswahl dieser Arzneimittel grundsätzlich dem Arzt überlassen werden.

Ohrgeräusche → Ohrensausen.

Ohrpfropf übermäßige Absonderung und Verhärtung von → Ohrenschmalz.

Ohrspeicheldrüse (Parotis) außerhalb der Mundhöhle, etwas vor und unterhalb des Ohres gelegene große Speicheldrüse, deren Ausführungsgang gegenüber dem zweiten oberen Mahlzahn im Mundvorhof endet. Das Sekret der Ohrspeicheldrüse ist dünnflüssig und reich an einem Stärke spaltenden Enzym, mit dem die Verdauung der Kohlenhydrate bereits im Mund eingeleitet wird. Die virusbedingte Entzündung der Ohrspeicheldrüse bezeichnet man als → Mumps.

Ohrspeicheldrüsenentzündung (Parotitis) Die bekannteste Entzündung der → Ohrspeicheldrüse, die man gemeinhin → Mumps nennt, wird durch Viren verursacht. Eine andere, im Gegensatz zu Mumps akute Form der Entzündung tritt bisweilen im Zusammenhang mit einem schweren Allgemeinleiden wie der → Zuckerkrankheit oder nach Operationen im Bereich des Ohres auf. Sie wird durch Bakterien,

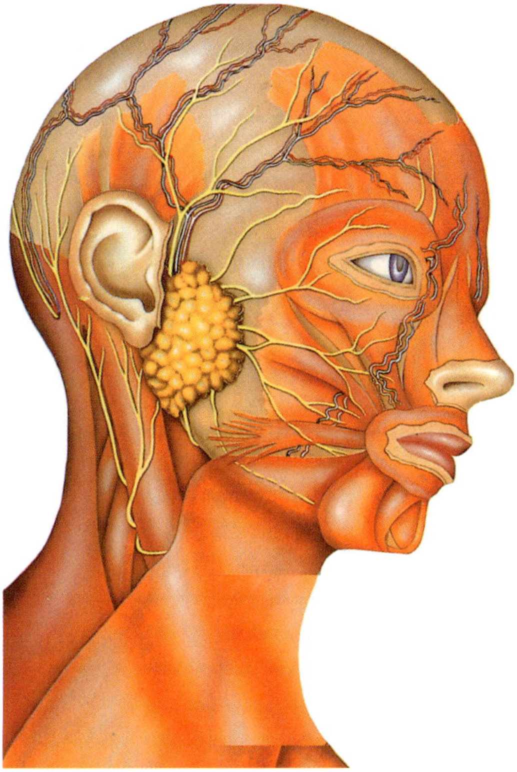

Ohrspeicheldrüse Kopf mit Muskeln, Blutgefäßen und Nerven; vor dem Ohr die Ohrspeicheldrüse.

vorwiegend Strepto- und Staphylokokken, ausgelöst, die unter den genannten Umständen besonders leicht in die Drüse eindringen können, weil der Speichelfluss, gegen den sie ankämpfen müssen, nur mäßig ist. Dann schwillt die gesamte Drüse an und ist sehr druckschmerzhaft; die bedeckende Haut ist dabei gerötet. Aus dem Ausführungsgang, der gegenüber den oberen Backenzähnen in die Wangenschleimhaut mündet, entleert sich tropfenweise Eiter.

Therapeutisch gilt es, den zu geringen Speichelfluss, der die Krankheitsentstehung fördert, zu verstärken – zum Beispiel indem der Betroffene Zitronensaft trinkt. Die bereits eingedrungenen Bakterien bekämpft man mit → Antibiotika.

Ohrtrompete → Eustachische Röhre.

ökologische Medizin → Umweltmedizin.

Öl Öl sollte in der Kost Gesunder und Kranker gegenüber anderen Fetten vorherrschen, da vor allem Pflanzenöle wie Mais-, Lein-, Weizenkeim-, Soja-, Sonnenblumen-, Distel- und vor allem Olivenöl reich an mehrfach ungesättigten → Fettsäuren sind und dazu beitragen, die gefürchtete → Arteriosklerose in Grenzen zu halten, die wiederum zu → Herzinfarkt und → Schlaganfall führen kann. Öle dienen zudem als Grundlage bei der Salbenherstellung, und manche fetten Öle (z. B. Rizinusöl oder Lebertran) werden selbst als pharmakologische Wirkstoffe eingesetzt.

oligo- Bestandteil medizinischer Fachausdrücke mit der Bedeutung »wenig, selten, gering«.

Oligomenorrhö Verlängerung des Abstandes der einzelnen Menstruationsblutungen über 35 Tage hinaus; → Menstruationsstörungen.

Oligophrenie veraltete Bezeichnung für → Schwachsinn.

-om Bestandteil medizinischer Fachausdrücke mit der Bedeutung »Geschwulst« bzw. »Erguss«.

Onanie → Masturbation.

onko- Bestandteil medizinischer Fachausdrücke mit der Bedeutung »Geschwulst, Krebs«.

Onkologie Lehre von den Geschwulstkrankheiten (Krebs).

onych- Bestandteil medizinischer Fachausdrücke mit der Bedeutung »Nagel«.

Onychosen → Nagelerkrankungen.

Oophoritis → Eierstockentzündung.

op-, -opie Bestandteil medizinischer Fachausdrücke mit der Bedeutung »Auge« bzw. »Sehen«.

Operabilität **1.** Eignung einer Erkrankung für einen operativen Eingriff (so kann z. B. eine fortgeschrittene Krebsgeschwulst nicht mehr operabel sein).

2. Operationsfähigkeit des Patienten (Herz- und Kreislaufzustand, Schock usw.).

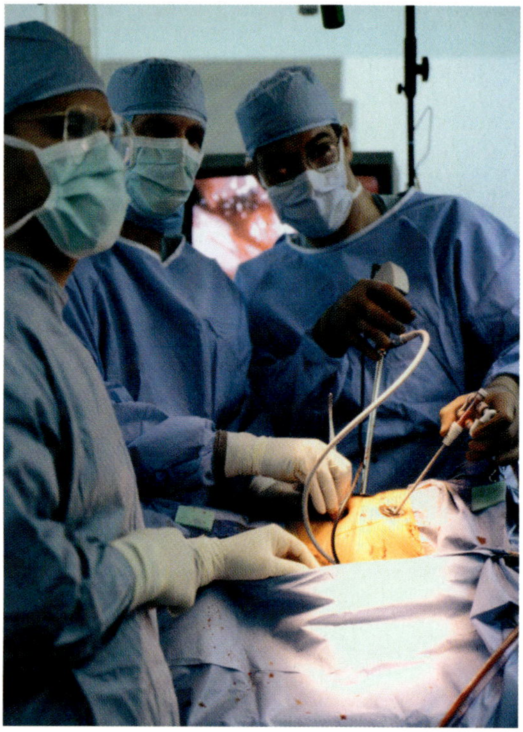

Operation Früher war das Skalpell unvermeidlich; heute können in vielen Fällen mittels Endoskop »sanfte« Operationen vorgenommen werden.

Operation Zu Heilzwecken durchgeführter chirurgischer Eingriff am lebenden Organismus. Da eine Operation rechtlich als Körperverletzung gilt, darf sie – außer bei unmittelbarer Lebensgefahr – nur mit Einwilligung des Betroffenen bzw. der Sorgeberechtigten und nicht ohne eingehende Aufklärung über das Operationsrisiko vorgenommen werden.

Komplikationen bei operativen Eingriffen je 10 000 Patienten

Art der Operation	schwere Komplikationen	Todesfälle
Uterusentfernung	bis zu 500	3–40
Blinddarmentfernung	bis zu 1100	50–160
Mandelentfernung	bis zu 420	1
Kaiserschnitt	bis zu 1000	15
Schilddrüsenoperation	100–280	5–35
Prostataentfernung	bis zu 1000	50–650

ophthalm- Bestandteil medizinischer Fachausdrücke mit der Bedeutung »Auge«.

Ophthalmologie → Augenheilkunde.

optische Agnosie → Seelenblindheit.

Opiate opiumhaltige Arzneimittel; im weiteren Sinne alle Betäubungsmittel.

Opisthotonus krampfhafte Verspannung der Rückenmuskulatur mit Rückwärtskrümmung von Rumpf und Nacken. Der Opisthotonus ist ein typisches Symptom bei der → Hirnhautentzündung, beim → Wundstarrkrampf und bei Strychninvergiftungen.

Opium eingetrockneter, bräunlich-roter Milchsaft des Schlafmohns. Opium wird durch Anritzen unreifer Samenkapseln gewonnen und enthält zahlreiche Wirkstoffe, von denen → Morphin, → Kodein, Thebain, Papaverin, Narkotin und Narzein die wichtigsten sind. Es ist ein sehr starkes Schmerzmittel, das unter das Betäubungsmittelgesetz fällt, weil bei seiner Anwendung erhebliche Suchtgefahr besteht. Nur noch ausnahmsweise werden heute Opiumtropfen zur Ruhigstellung des Darms bei schweren Durchfällen verschrieben.

oral zum Mund gehörig; durch den Mund einzunehmen.

Orangenhaut umgangssprachliche Bezeichnung für die → Zellulitis.

Orchitis → Hodenentzündung.

Organe Aus unterschiedlichen Zellen und Geweben zusammengesetzte Körperteile, die eine funktionelle Einheit bilden und spezielle, gemeinsame Aufgaben erfüllen (z. B. Gehirn, Leber, Niere, Herz oder Magen). In diesem Sinne ist auch die Haut ein Organ. Verschiedene Organe bilden Organsysteme; z. B. Herz-Kreislauf- oder Nervensystem. Die Zellen, die die Funktion des Organs erfüllen, bilden das ***Parenchym***. Sie sind eingebettet in ein bindegewebiges Gerüstgewebe, das ***Stroma***, in dem die versorgenden Nerven und Gefäße verlaufen.

Organe, künstliche → künstliche Organe.

organische Krankheiten Krankheiten, die auf Veränderungen von Zellen und Geweben eines Organs beruhen (z. B. Lungenentzündung). Den Gegensatz dazu bilden die funktionellen Krankheiten (z. B. Schlafstörungen).

Organismus einzelnes Lebewesen (Pflanze, Tier, Mikroorganismus) bzw. die Gesamtheit seiner Organe.

Organspenderausweis schriftliche Einverständniserklärung, sich nach dem einwandfrei festgestellten Hirntod Organe entnehmen zu lassen. Da ein erheblicher Mangel an Spenderorganen herrscht und da durch vermehrte Bereitschaft zur Organspende vielen unheilbar Kranken dauerhaft geholfen werden könnte, sollte jeder, der keine Einwände gegen die Organentnahme nach seinem Tod hat, ständig einen Organspenderausweis bei sich tragen.

Organtransplantation → Transplantation.

Orgasmus mit intensivem Lustgefühl verbundener Höhepunkt der sexuellen Erregung, der durch → Geschlechtsverkehr oder Selbstbefriedigung (→ Masturbation) erreicht werden kann. Der Orgasmus ist beim Mann mit der → Ejakulation, bei der Frau mit einer Blutstauung in den Beckenorganen sowie rhythmischen Verengungen des äußeren Scheidendrittels und der Gebärmutter verbunden und geht mit Anstieg von Pulsfrequenz, Blutdruck, Atemfrequenz und zeitweiligem Ausfall anderer Sinneswahrnehmungen bis zur Bewusstseinstrübung einher. Auf den Orgasmus folgt beim Mann eine längere, bei der Frau eine kürzere Phase sexueller Erregungsunempfindlichkeit.

Orientbeule → Leishmaniase der Haut.

Ornithose von Vögeln auf Menschen und Tiere übertragbare bakterielle Infektionskrankheit. Erfolgt die Ansteckung durch Sittiche oder Papageien, spricht man von → Papageienkrankheit.

ortho- Bestandteil medizinischer Fachausdrücke mit der Bedeutung »richtig, gerade«.

Orthopädie Teilgebiet der Medizin, das die Erkennung, Behandlung, Prävention und Rehabilitation von angeborenen oder erworbenen Formveränderungen, Funktionsstörungen, Erkrankungen und Verletzungen der Stütz- und Bewegungsorgane umfasst.

Orthopnoe schwerste Atemnot, bei der der Betroffene nur noch in aufrechter Köperhaltung, in der er die → Atemhilfsmuskeln zur Unterstützung heranziehen kann, Luft bekommt.

Orthostase aufrechte Körperhaltung.

orthostatisches Syndrom Oberbegriff für Störungen der Kreislaufregulation, die vorwiegend oder ausschließlich bei aufrechter Körperstellung oder beim Aufrichten aus liegender oder gebückter Haltung auftreten. Bei längerem Stehen bzw. bei Lagewechsel klagen die Patienten über Leistungsschwäche, Schwindelgefühl, Ohnmachtsneigung, Reizbarkeit, Schweißausbruch, Herzbeschwerden und Absterben der Hände. Typisch ist die Leistungsschwäche in den frühen Morgenstunden. Die Beschwerden können im Lauf des Tages nachlassen, treten aber bei längerem Stehen und angespannter Arbeit rasch wieder auf. Weitere Symptome sind: Ohrensausen, Augenflimmern, Konzentrationsunfähigkeit, Gedächtnisschwäche und Unlust. Meist handelt es sich um schlankwüchsige, schwächliche Personen mit erhöhter nervöser Labilität. Die Diagnose stellt der Arzt durch Messen von Blutdruck und Puls bei schnellem Lagewechsel.

Da es sich um eine funktionelle Fehlsteuerung des Kreislaufs handelt, bedarf das orthostatische Syndrom einer vielschichtigen Behandlung: Bürstenmassage, kalte Wasseranwendungen, Atemschulung, Gymnastik, Schwimmen, eiweiß- und vitaminreiche Nahrung; kleine Zugaben von Kochsalz und regelmäßiger Genuss von Bohnenkaffee sowie Traubenzucker in Form von Täfelchen. In schweren Fällen muss der Betroffene Kreislaufmittel einnehmen, und zwar noch im Bett eine halbe Stunde vor dem Aufstehen.

örtliche Betäubung → Lokalanästhesie.

os-, ost- Bestandteil medizinischer Fachausdrücke mit der Bedeutung »Knochen«.

-ose, -osis Bestandteil medizinischer Fachausdrücke mit der Bedeutung »krankhafter Zustand, Verschleißerkrankung«.

Osler-Krankheit Charakteristisch für die nach dem englischen Internisten William Osler benannte Erbkrankheit ist die Ausbildung von sichtbaren Hautgefäßerweiterungen. Diese zeigen sich in Form etwa 2 Millimeter großer, flacher, rötlich-brauner Knötchen, bevorzugt im Gesicht, aber auch an inneren Organen. Die Veränderungen rufen an den betroffenen Blutgefäßen Funktionsstörungen hervor, die sich in örtlichen Haut- und Schleimhautblutungen äußern. Typisch sind häufige Nasen- sowie Magen-Darm-Blutungen, die zwar lästig, jedoch nie lebensgefährlich sind.

Die Krankheit selbst ist nicht heilbar. Die auftretenden Blutungen müssen mit geeigneten Maßnahmen gestillt werden. In schlimmen Fällen kommt sogar die operative Entfernung der veränderten Gefäßbereiche in Betracht.

Ösophagitis → Speiseröhrenentzündung.

Ösophagus → Speiseröhre.

Ösophagusachalasie → Achalasie.

Ösophagusdivertikel → Speiseröhrendivertikel.

Ösophaguskarzinom → Speiseröhrenkrebs.

Ösophagusstenose → Speiseröhrenverengung.

Ösophagusvarizen Erweiterung der Venen im unteren Teil der Speiseröhre und am Mageneingang, die prall mit Blut gefüllt und so dünnwandig sind, dass sie auch ohne erkennbare Ursache leicht einreißen und zu lebensbedrohlichen Blutungen führen können. Ursächlich ist daran eine → Pfortaderstauung schuld, d. h. ein bedrohlicher Druckanstieg in der Pfortader, die das vom Darm kommende Blut zur Leber führt. Deshalb finden sich Ösophagusvarizen bei über 50 Prozent der Patienten mit → Leberzirrhose, bei der der Blutdurchfluss durch die Leber erheblich behindert ist.

Ossifikation → Verknöcherung.

Osteoblasten Knochen bildende Zellen.

Osteodystrophia deformans → Paget-Krankheit.

Osteodystrophia fibrosa generalisata → Recklinghausen-Krankheit.

Osteom gutartige Geschwulst des Knochengewebes. Meist findet man ein Osteom eher zufällig, und zwar am häufigsten als Vorwölbung im Bereich der Schädelknochen. Es ist absolut gutartig und bedarf, solange es nicht Beschwerden verursacht, im Allgemeinen keiner Behandlung.

Osteomalazie → Knochenerweichung.

Osteomyelitis → Knochenmarkentzündung.

Osteoporose (Knochenschwund) Verminderung der knöchernen Gerüstsubstanz der Knochenrinde und -bälkchen, die zu einer Verringerung der mechanischen Belastbarkeit und dadurch zu Knochenbrüchen und -verformungen führt. Prinzipiell kann eine Osteoporose durch verminderten Knochenanbau, durch vermehrten Knochenabbau bzw. durch ein Missverhältnis dieser beiden Prozesse entstehen. Der Verlust an Knochengewebe kann örtlich umschrieben sein oder das ganze knöcherne Skelett betreffen. Bevorzugt betroffen sind Wirbelkörper und Rippen. Während der Knochenschwund als solcher keine Beschwerden verursacht, können die begleitenden Muskelveränderungen rheumaähnliche Schmerzen hervorrufen. Außerdem können die Wirbelkörperverformungen zu Rückenschmerzen und einer Verkürzung des Oberkörpers mit dem bei älteren Frauen häufig zu beobachtenden so genannten »Witwenbuckel« führen.

Die Osteoporose ist außerordentlich häufig, ihre Verbreitung nimmt ständig zu. In der Bundesrepublik sind etwa 12 Prozent der Bevölkerung betroffen; 18 Prozent aller Frauen und 8 Prozent aller Männer jenseits des 40. Lebensjahrs leiden an der Krankheit. Jenseits des 60. Lebensjahrs ist sogar bei jeder 3. Frau mit einer Osteoporose zu rechnen, wobei erstaunlicherweise vor allem Personen mit geringer körperlicher Belastung betroffen sind. Verdächtige Hinweise sind: Knochenbrüche ohne äußere Einwirkung, Rückenschmerzen und eine auffällige Größenabnahme. Im fortgeschrittenen Stadium ist eine aufrechte Körperhaltung nicht mehr möglich.

Die häufigste Form ist die ***primäre Osteoporose***, deren Ursache noch ungeklärt ist. Sie betrifft vor allem Frauen nach den Wechseljahren und hängt wahrscheinlich mit einem Mangel an → Östrogen zusammen. Im höheren Alter sind auch Männer von der primären Osteoporose betroffen. Die ***sekundäre Osteoporose*** kann durch Bewegungsmangel, Mangelernährung und Alkoholismus, verschiedene Erkrankungen (z. B. → Zuckerkrankheit und bestimmte Tumoren)

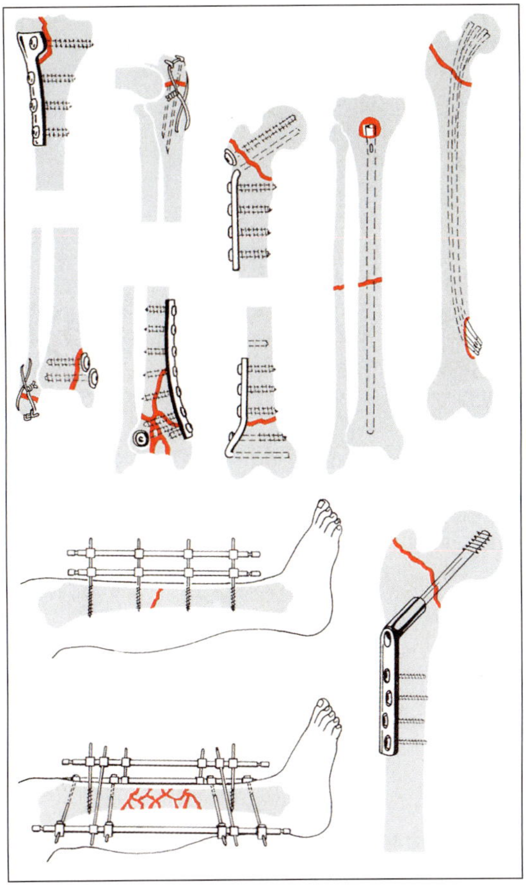

Osteosynthese Typische Operationsverfahren bei Knochenbrüchen. Dabei werden die Bruchstücke mittels Nägeln, Draht, Schrauben oder anderen Hilfsmitteln vereinigt. Hierfür wurden spezielle Instrumente entwickelt.

oder medikamentöse Langzeitbehandlung (z. B. mit → Corticosteroiden) verursacht sein.

Die Röntgenuntersuchung erlaubt erst dann die richtige Diagnose, wenn bereits 30–40 Prozent des Knochenminerals verloren gegangen sind. Im Gegensatz zu anderen Knochenerkrankungen sind die Laborwerte in der Regel unauffällig. Durch Messung der Knochendichte (Osteodensitometrie) kann die Diagnose gesichert werden.

Eine völlige Heilung der Osteoporose ist nicht möglich; bestenfalls kann es zu einer Defektheilung kommen. Die Behandlung zerfällt in 2 Teile:

1. Bekämpfung der Schmerzen mit → Analgetika und → Muskelrelaxanzien; dazu Wärmetherapie (Bäder, Packungen, Heißluft) und Gymnastik, Massage, Bewegungsübungen sowie eventuell Haltungshilfen.

2. Behandlung der Osteoporose selbst: Hierzu verwendet man Mineralstoffe, hauptsächlich Kalzium und Fluoride. Den bevorzugt befallenen älteren Frauen gibt man zudem Hormonpräparate, und zwar das erwähnte Östrogen sowie → Calcitonin, eine Substanz, die den Kalziumeinbau in die Knochen und damit deren Verkalkung fördert. Neuere Studien haben zudem ergeben, dass Männer über 50 ihren Knochenabbau durch die Gabe des Geschlechtshormons Testosteron verlangsamen können. Bei der sekundären Osteoporose muss natürlich zusätzlich die Grunderkrankung behandelt werden.

Osteosarkom → Knochenkrebs.

Osteosynthese operative Zusammenfügung der Bruchstücke bei Knochenbrüchen mit Platten, Schrauben, Klammern und Drähten. Erfolgt die Verschraubung der Knochenbrüche unter Druck, spricht man von ***Druckosteosynthese***. Die Vorteile dieser modernen operativen Frakturbehandlung sind: Möglichkeit, schwerste, ausgedehnte Trümmerfrakturen zuverlässig zu versorgen, so dass wesentlich bessere Ergebnisse als früher erzielt werden; Abkürzung des Krankenhausaufenthaltes und der Arbeitsunfähigkeit; Fortschritte in der Wiederherstellungschirurgie. Allerdings handelt es sich bei der Osteosynthese um überaus schwierige Behandlungsverfahren, die nur von besonders geschulten und erfahrenen Chirurgen beherrscht werden.

Osteotomie operative Abtragung von Knochen.

Ostitis → Knochenentzündung.

Ostitis deformans → Paget-Krankheit.

Östrogene Sammelbezeichnung für → Geschlechtshormone, die vor allem in Eierstöcken und Mutterkuchen (Plazenta), in sehr geringen Mengen auch in Hoden und Nebennierenrinde gebildet werden. Die wichtigsten Vertreter dieser Wirkstoffgruppe sind Östradiol, Östron und Östriol. Ihre Wirkung betrifft diejenigen Wachstumsmechanismen, die die Fortpflanzung vorbereiten bzw. ihr unmittelbar dienen. Östrogene regen das Wachstum der weiblichen Geschlechtsorgane und die Ausbildung der sekundären Geschlechtsmerkmale an. Sie steuern den Wiederaufbau der Gebärmutterschleimhaut nach der → Menstruation und schaffen damit die Voraussetzung für die Einnistung der befruchteten Eizelle. Sie sind an der Regulation des Eiweißaufbaus beteiligt und steigern das geschlechtliche Verlangen. Zudem verstärken sie die periphere Durchblutung, senken den Cholesterinspiegel, fördern die geistig-sexuelle Reifung, kräftigen die Infektabwehr und bremsen den Leistungsabfall bzw. den Stimmungsumschwung in den → Wechseljahren. Die Behandlung mit Östrogenen ist vor allem bei Hormonmangel in den Wechseljahren und seinen Folgen sowie bei → Menstruationsstörungen verschiedener Art angezeigt. Da eindeutig erwiesen ist, dass Östrogene zwar keinen Krebs auslösen, jedoch bereits vorhandene bösartige Tumoren unter Umständen zu schnellerem Wachstum veranlassen, ist bei längerer Verordnung eine regelmäßige vorbeugende Krebskontrolle zwingend erforderlich. In Kombination mit → Gestagenen (Progesteron und andere) werden die Östrogene auch zur → Empfängnisverhütung eingesetzt.

Oszillografie Registrierung der durch die Pulswelle verursachten Volumenänderungen in den Blutgefäßen an Armen oder Beinen; unblutiges Verfahren zum Nachweis von → Durchblutungsstörungen durch Gefäßverengungen oder Gefäßverschlüsse.

ot- Bestandteil medizinischer Fachausdrücke mit der Bedeutung »Ohr«.

Otalgie → Ohrenschmerzen.

Otitis externa → Gehörgangsentzündung.

Otitis media → Mittelohrentzündung.

Otorrhö → Ohrenlaufen.

Otosklerose Zunehmende → Schwerhörigkeit auf beiden Ohren und lästiges → Ohrensausen sind die Leitsymptome dieser auf erblicher Veranlagung beruhenden Erkrankung, die durch eine Knochenneubildung im Ohr, insbesondere am Steigbügel, am ovalen Fenster oder an der knöchernen Labyrinthkapsel gekennzeichnet ist. Bevorzugt betroffen sind Frauen im Alter zwischen 20 und 40 Jahren. Ursache scheint eine örtliche Stoffwechselstörung zu sein. Durch die Verknöcherung leidet die Übertragung der Schallwellen auf das intakte Innenohr. Während die Otosklerose unbehandelt zum völligen Hörverlust führen kann, hat die operative Therapie eine hohe Erfolgsquote. Dabei kommen folgende Eingriffe in Betracht: Fensterungsoperation (Anbringung einer Öffnung in der Knochenwand zwischen Mittel- und Innenohr, die die Schallwellen durchtreten lässt); Mobilisation des Steigbügels; Ersatz des Steigbügels durch Kunststoff.

Otoskopie → Ohrenspiegelung.

Ovar → Eierstock.

Ovarialkarzinom → Eierstockkrebs.

Ovarialhormone → Eierstockhormone.

Ovarialzysten → Eierstockzysten.

Ovulation → Eisprung.

Ovulationshemmer Medikamente zur Verhinderung des Eisprungs; → Empfängnisverhütung.

Oxytocin Hormon aus dem → Hypothalamus, das therapeutisch zur vorzeitigen Geburtseinleitung, bei Wehenschwäche, zur Zusammenziehung der Gebärmutter nach einem Kaiserschnitt und bei Schwierigkeiten mit der Muttermilchproduktion eingesetzt wird.

Ozaena → Stinknase.

Ozon (chemisches Zeichen: O_3) Molekül aus 3 Sauerstoffatomen, das unter folgenden Bedingungen entsteht: beim Betrieb von Fotokopierern, Ultraviolettlampen und Laserdruckern; bei Schweißarbeiten; durch elektrische Entladungen (Blitze); durch chemische Reaktionen mit Stickoxiden und Kohlenwasserstoffen – besonders aus Kraftfahrzeugen – sowie unter dem Einfluss des UV-Lichts der Sonnenstrahlen (Sommersmog). Die höchsten Ozonwerte treten meist gegen Mittag auf, und zwar abseits von Ballungsgebieten, weil hier das Sonnenlicht intensiver auf die weiträumig herangetragenen Schadstoffe wirken kann. In Wohnräumen zerfällt Ozon sehr schnell. Das schlecht wasserlösliche Ozon dringt tief in die Lunge ein und kann zu Schleimhautreizungen (Augen, trockener Hals, Hustenreiz), Beeinträchtigung der körperlichen Leistungsfähigkeit und vermehrten Anfällen von → Bronchialasthma führen. Diese Erscheinungen treten jedoch zumeist erst nach mehrstündiger Einwirkung und bei gleichzeitiger körperlicher Belastung auf.

Ozontherapie naturheilkundliches Behandlungsverfahren mit einem Ozon-Sauerstoff-Gemisch, das in einen Muskel eingespritzt oder äußerlich verabreicht wird. Hauptanwendungsgebiete sind Durchblutungsstörungen und allgemeine altersbedingte Beschwerden; daneben wird die Ozontherapie auch als Begleitmaßnahme bei → Rheuma, Leberkrankheiten und Krebs empfohlen. Wegen der Gefahr einer → Lungenembolie verzichtet man auf die direkte Injektion des gasförmigen Ozon-Sauerstoff-Gemischs in eine Vene. Vielmehr ist heute die Therapie mit ozonangereichertem Eigenblut üblich. Wegen seiner Reizwirkung auf die Atemwege darf Ozon nicht eingeatmet werden, hat jedoch ansonsten bei ordnungsgemäßer medizinischer Anwendung kaum Nebenwirkungen. Ob die Ozontherapie tatsächlich so wirksam ist, wie ihre Anhänger behaupten, ist wissenschaftlich umstritten.

pachy- Bestandteil medizinischer Fachausdrücke mit der Bedeutung »dick, fest, hart«.

Pachydermie angeborene Störung, bei der sämtliche Hautschichten bindegewebig verdickt sind.

Packung (Wickel, Umschlag) Form der Wasseranwendung, bei dem der Körper oder Teile davon in ein feuchtes Innentuch, ein trockenes Zwischentuch und eine äußere Wolldecke gehüllt werden. Unterschieden werden Halb-, Dreiviertel- und Ganzpackungen.

Päderastie Knabenliebe: homosexuelle Neigung eines Mannes zu Knaben; → Homosexualität.

Pädiater → Kinderarzt.

Pädiatrie → Kinderheilkunde.

Pädophilie sexuelle Befriedigung von Erwachsenen (meist von Männern, seltener von Frauen) mit Kindern des gleichen oder des anderen Geschlechts.

Paget-Krankheit (Ostitis deformans, Osteodystrophia deformans) chronisch verlaufende Skeletterkrankung älterer Menschen, die – bevorzugt bei Männern – frühestens im 4. Lebensjahrzehnt auftritt. Die Ursache ist ungeklärt; diskutiert werden erbliche Faktoren und Virusinfektionen. Die Krankheit ist durch eine Vermehrung Knochen abbauender Zellen (Osteoklasten) gekennzeichnet, deren Tätigkeit einen Verlust von Knochengewebe zur Folge hat. Reparaturversuche der Knochen aufbauenden Osteoblasten führen zu einem unkoordinierten Anbau von mechanisch minderwertigem Knochengewebe. Die Mehrzahl dieser Knochenherde verursacht keine Beschwerden; nur selten klagen die Patienten über Schmerzen, die dann oft als rheumatische Be schwerden missdeutet werden. Häufiger bereiten Knochenverdickungen und -verbiegungen Probleme. So kann die allmähliche Schädelverdickung eine zunehmende Hutgröße bedingen (»Der Hut passt nicht mehr«). Die Haut über den betroffenen Knochen ist wärmer als über nicht befallenen. Wenn der Gesichtsschädel betroffen ist, entwickelt sich ein so genanntes »Löwengesicht«; zudem können Veränderungen des → Felsenbeins zu schwersten Hörstörungen und Schwindelanfällen führen. Der Krankheitsverlauf, dessen häufigste Komplikation der Bruch des befallenen Knochens ist, ist durch den Wechsel zwischen aktiven Krankheitsphasen und Ruheperioden gekennzeichnet. Die Patienten können ein sehr hohes Alter erreichen; in seltenen Fällen kann es aber auch zu einer bösartigen Entartung in einen → Knochenkrebs (Paget-Sarkom) kommen. Die richtige Diagnose kann nur durch eine Röntgenuntersuchung gestellt werden. Eine wirksame Therapie der Paget-Krankheit ist heute mit → Calcitonin und Diphosphonaten möglich. Bei zunehmenden Verformungen der Beine können zudem entlastende orthopädische Hilfsmittel bzw. bei Befall der Wirbelsäule ein Korsett notwendig werden. Beim Paget-Sarkom kommen Strahlentherapie, chirurgische Eingriffe und eine Chemotherapie in Betracht.

palliativ krankheitsmildernd (ohne zu heilen). Als palliativ bezeichnet man Arzneimittel oder Operationen, mit denen einem Kranken ohne Hoffnung auf endgültige Heilung Erleichterung verschafft werden kann.

palmar die Hohlhand betreffend bzw. zu ihr gehörend.

palpabel tastbar.

Palpation → Abtastung von Körperteilen.

pan- Bestandteil medizinischer Fachausdrücke mit der Bedeutung »vollständig, ganz«.

Panaritium meist durch eine Verletzung entstandene eitrige Entzündung eines Fingers oder – weitaus seltener – einer Zehe. Die Eintrittspforte der verursachenden Bakterien liegt sehr oft im Bereich der Fingerkuppe, wo kleine Einrisse, Nadelstiche oder eingesprengte Fremdkörper den Krankheitserregern den Weg bahnen. Je nachdem, welche Gewebsbereiche betroffen sind, zeigen sich unterschiedliche Erscheinungen, die von einer oberflächlich sichtbaren Eiterblase bis zur Nagelwalleiterung reichen, bei der der Arzt das Nagelbett entfernen muss. Am häufigsten ist das Panaritium des Unterhautgewebes an der Fingerkuppe, für das eine starke Auftreibung des Endgliedes und ein klopfender Nachtschmerz ty-

Panaritium Die verschiedenen Formen: **1** in der Haut; **2** im Nagelbett; **3** im Unterhautgewebe; **4** unter dem Fingernagel; **5** kombiniert, in der Haut und darunter; **6** in der Sehnenscheide; **7** im Fingerknochen; **8** im Fingergelenk.

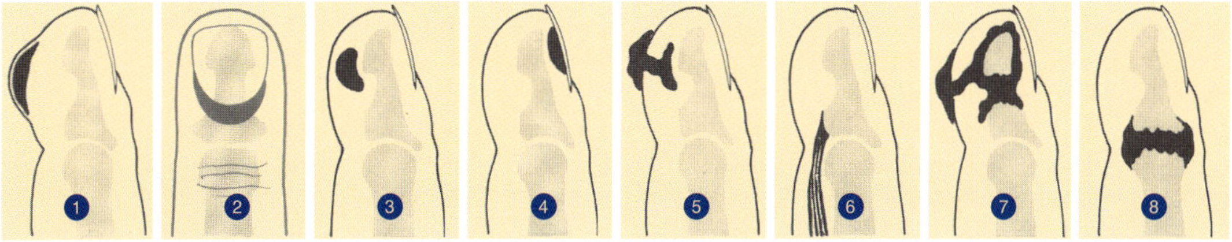

pisch sind. Als Komplikation kommt es mitunter zum Übergreifen der Eiterung auf Sehnenscheiden, Gelenke und Knochen. Der Prozess kann sogar in der Tiefe weiterschreiten und zu einer Hohlhandphlegmone, einer äußerst schmerzhaften flächigen Eiterung der Hand, führen. Wird ein Panaritium nicht konsequent behandelt, dringen die Eitererreger in die → Lymphgefäße ein, was sich in den berüchtigten »roten Streifen« an Hand und Unterarm mit Schwellung der Lymphknoten in der Achselhöhle bemerkbar macht.

Im allerersten Stadium des Panaritiums kann die Krankheit durch warme Seifenbäder (mehrmals am Tag jeweils für 10 Minuten) gestoppt werden. Außerdem muss der betroffene Finger, zweckmäßigerweise mittels einer kleinen Holzschiene, ruhig gestellt werden. Bei fortgeschrittener Entzündung ist intensive ärztliche Behandlung geboten, um das Weitergreifen der Eiterung zu verhindern. Meist ist eine chirurgische Eröffnung der Eiterhöhle erforderlich, die durch den Einsatz von → Antibiotika ergänzt wird.

Pandemie Ausbreitung einer Infektionskrankheit über ganze Länder und Erdteile; → Epidemie.

Panik plötzliche, kopflose Angst, die beim Einzelnen oder einer Gruppe planlose und unzweckmäßige Abwehr- oder Fluchtreaktionen auslöst. Dabei kann eine tatsächliche oder auch nur vermeintliche Existenzbedrohung vorliegen. Zu Panikreaktionen kommt es im Zusammenhang mit Katastrophen und – häufiger noch – deren unmittelbarem Bevorstehen. Typisch für die Panik ist die Aufgabe der persönlichen Verantwortung, die sich z. B. in gemeinsamen Widersetzlichkeiten, Gewalttaten und Sachbeschädigungen äußert. Es kommt zu einer Enthemmung der unbewussten Antriebe. Eine Bekämpfung der Panik ist zwar grundsätzlich möglich, setzt jedoch umfassendes Wissen und besonnenes Vorgehen voraus.

Pankarditis Entzündung des Herzens unter Mitbeteiligung aller 3 Schichten: Herzinnenhaut (→ Endokarditis), Herzmuskel (→ Myokarditis) und Herzbeutel (Perikard, → Herzbeutelentzündung).

Pankreas → Bauchspeicheldrüse.

Pankreasinsuffizienz gestörte Funktion der Bauchspeicheldrüse, für die als Ursache unter anderem eine → Bauchspeicheldrüsenentzündung, die → Mukoviszidose oder eine bösartige Geschwulst in Betracht kommen. Diese Krankheiten zerstören derart große Teile der Drüse, dass sie nicht mehr ausreichend Enzyme produzieren kann, die für die Aufspaltung der Nahrungsmittel unverzichtbar sind. Vielfältige Verdauungsstörungen und schließlich Gewichtsverlust und allgemeine körperliche Schwäche sind die Folge.

Pankreaskarzinom → Bauchspeicheldrüsenkrebs.

Pankreatitis → Bauchspeicheldrüsenentzündung.

Pannus Der Krankheitsbegriff leitet sich vom lateinischen Wort »pannus« für »Lappen« ab. Man versteht darunter die Ausbildung von blutgefäßhaltigem Bindegewebe zwischen den einzelnen Schichten der Hornhaut des Auges. Folge dieser Fehlbildung ist, dass sich die Hornhaut mehr und mehr trübt und das Sehvermögen entsprechend nachlässt. Am häufigsten findet man den Pannus im Zusammenhang mit dem → Trachom, einer Augenkrankheit, die sehr häufig zur Erblindung führt.

Panophthalmie akute eitrige Entzündung des ganzen Augapfels, vor allem nach durchbohrenden Verletzungen. In der Regel muss das ganze Auge entfernt werden.

Pantothensäure zum B-Komplex gehörendes → Vitamin.

Panzerherz schwielige Verwachsung beider Blätter des Herzbeutels nach Entzündungen oder Verletzungen, in deren Folge das Herz durch Schrumpfung des Narbengewebes geradezu eingepanzert wird und sich nicht mehr richtig bewegen kann. Ein Panzerherz kann operativ beseitigt werden; → Herzbeutelentzündung.

Papageienkrankheit (Psittakose) Erreger dieser Krankheit sind bakterienähnliche Kleinstlebewesen, so genannte → Chlamydien, die von Papageien oder Wellensittichen auf den Menschen übertragen werden, wobei die Vögel selbst keinerlei Anzeichen einer Erkrankung aufweisen müssen. Die Infektion erfolgt durch Einatmen der getrockneten, zerstäubten Ausscheidungen der Tiere. Die Inkubationszeit beträgt durchschnittlich 6–20 Tage. Danach beginnt die Erkrankung mit allgemeinem Krankheitsgefühl, Kopf- und Kreuzschmerzen und rasch ansteigendem Fieber, das 1–3 Wochen anhält; oft entwickelt sich dabei eine Lungenentzündung mit Husten und Brustschmerzen. Der Arzt findet außerdem eine vergrößerte Milz, einen stark beschleunigten Puls und eventuell Herzkomplikationen. In schweren Fällen sind die Patienten sehr mitgenommen und in ihrem Bewusstsein getrübt. Die Erkrankung kann sich über mehrere Wochen hinziehen, dann setzt allmählich die Genesung ein. Nach überstandener Krankheit besteht eine jahrelange Immunität. Die Behandlung erfolgt mit → Antibiotika. Da die Chlamydien auch von Mensch zu Mensch übertragen werden können, sollten die Betreuer Schutzkleidung und Schutzmasken vor Mund und Nase tragen.

Papanicolaou-Abstrich nach einem amerikanischen Pathologen benannter Scheidenabstrich mit anschließender spezieller Färbung zur Diagnostik bösartiger Tumoren der Scheide und des Gebärmutterhalses; → Zytodiagnostik.

Papaverin im → Opium vorkommendes → Alkaloid, das geeignet ist, Krämpfe der glatten Muskulatur (z. B. von Magen, Darm, Gallenblase, Gebärmutter und Blutgefäßen) zu lösen.

Papel Knötchen der Haut; → Hautausschlag.

Papille 1. warzenförmige Erhebung an Haut oder Schleimhäuten (z. B. auf der Zunge oder in der Umgebung der Brustwarze).

2. »blinder Fleck« am Augenhintergrund; Ursprung des Sehnervs. An dieser Stelle treten auch die Netzhautgefäße aus bzw. ein.

Papillom Gewebswucherung, die aus einer Vielzahl einzelner Knötchen besteht und daher eine zerklüftete, blumenkohlartige Oberfläche aufweist. Sie geht von der Deckzellschicht (Epithel) verschiedener Organe aus, besteht hauptsächlich aus Bindegewebe und ist in der Regel gutartig. Man findet Papillome bevorzugt in der Harnblase (→ Harnblasengeschwülste), in der Mundhöhle und im Kehlkopf.

Papillomatose gehäuftes Auftreten von → Papillomen.

Pappatacifieber → Dreitagefieber.

Paprika Gemüse- und Gewürzpflanze mit hohem Gehalt an Vitamin C. Innerlich regt Paprika die Sekretion von Magensaft, die Darmbewegung und die Harnausscheidung an. Äußerlich wird der Inhaltsstoff Capsaicin für antirheumatische Einreibungen und Rheumapflaster verwendet, da er die für die Wärmeempfindung verantwortlichen Nervenendigungen von Haut und Schleimhaut erregt und dadurch ein brennend heißes Gefühl hervorruft.

para- Bestandteil medizinischer Fachausdrücke mit der Bedeutung »neben«.

Paradentose früher übliche Bezeichnung für → Parodontose.

Paralyse vollständige → Lähmung.

Paralysis agitans → Parkinson-Krankheit.

Paramedizin Sammelbegriff für alle medizinischen Systeme, Behandlungen und Medikamente, die nicht zur wissenschaftlichen oder Schulmedizin gerechnet werden, wie sie heute an den medizinischen Fakultäten der Universitäten gelehrt wird. Zur Paramedizin, die sowohl von Ärzten als auch von Heilpraktikern ausgeübt wird, zählen → Irisdiagnostik, → Frischzellentherapie, → Akupunktur, → Homöopathie und andere Nebengebiete der Medizin. Nicht zur Paramedizin gehört hingegen die zum Teil auch wissenschaftlich anerkannte → Naturheilkunde.

Die Beliebtheit einzelner paramedizinischer Verfahren schwankt bei den Patienten in weiten Grenzen. Vor allem chronisch schmerzkranke, medikamentenscheue Patienten und Kranke mit psychosomatischen Leiden, die sich vom behandelnden Arzt allein gelassen fühlen, wenden sich gern Außenseitermethoden zu. Dabei besteht jedoch die Gefahr, dass durch nicht ausreichende Berücksichtigung medizinischer Zusammenhänge Krankheitsursachen und -auswirkungen übersehen werden.

Parametritis Entzündung des Beckenbindegewebes zwischen Gebärmutter und Beckenwand, wobei es zur Bildung einer Eiteransammlung in Form eines Abszesses kommen kann. Die Infektion kann von Entzündungen der Gebärmutterschleimhaut (→ Gebärmutterentzündung) oder der Eierstöcke fortgeleitet sein; meist handelt es sich jedoch um die Folgen einer Gebärmutterverletzung im Zusammenhang mit Fehlgeburten, Geburten, Auskratzungen oder Abtreibungsversuchen. Die betroffenen Frauen bekommen oft Fieber und klagen über tief sitzende, in Gesäß und Oberschenkel ausstrahlende Schmerzen. Die Behandlung besteht in einer gezielten → Chemotherapie; zudem müssen entstandene Abszesse chirurgisch eröffnet werden, um den Eiter zum Abfließen zu bringen.

paraneoplastisches Syndrom Oberbegriff für Funktionsstörungen und Krankheitszustände im Zusammenhang mit bösartigen Geschwülsten, die jedoch nicht unmittelbar durch den Tumor oder die von ihm erzeugten → Metastasen (Tochtergeschwülste) verursacht werden. Vielmehr handelt es sich um Begleiterscheinungen, die nach der Tumorentfernung spontan abklingen. Sie äußern sich in Gewichtsabnahme bis zur körperlichen Auszehrung (→ Kachexie), Appetitlosigkeit, Stoffwechselstörungen, Magen- und Darmerkrankungen sowie Haut-, Blutbild- und Gefäßveränderungen. Das Krankheitsbild des paraneoplastischen Syndroms sollte daher, auch wenn es nur in Einzelerscheinungen auftritt, immer Anlass zur Suche nach einem auslösenden Tumor sein.

Paranoia geistige Störung, bei der intensive Wahnvorstellungen im Vordergrund stehen, die alle anderen Denk- und Verhaltensweisen überlagern. Es kann sich zum Beispiel um Größen-, Eifersuchts- oder Verfolgungswahn handeln. Diese Zwangsvorstellungen erfüllen den Betroffenen dermaßen, dass er alle Einwände dagegen aus tiefster Überzeugung abtut. Erstaunlicherweise können Menschen, die an Paranoia leiden, durchaus normal wirken. Auch in ihrer Arbeitsfähigkeit sind sie nur selten entscheidend behindert. Dennoch ist unbedingt eine psychiatrische Behandlung angebracht.

Paraphimose (spanischer Kragen) schmerzhafte Komplikation bei der → Phimose (Vorhautverengung).

Paraplegie vollständige → Lähmung beider Beine oder Arme.

Paraproteinämie Vorkommen von Paraproteinen – abnormen → Gammaglobulinen, deren Antikörperfunktion herabgesetzt ist – im Blut. Paraproteinämien werden im Zusammenhang mit verschiedenen Blutkrankheiten (vor allem einigen Formen der → Leukämie), bei der → Zuckerkrankheit sowie bei Leber- und Gallenerkrankungen beobachtet. Der Nachweis erfolgt mittels → Elektrophorese.

Parapsychologie Zweig der Psychologie, der sich mit naturwissenschaftlich nicht erklärbaren Phänomenen und Fähigkeiten (Telepathie, Hellsehen, Prophetie) sowie mit physikalisch nicht nachvollziehbaren Einwirkungen des Geistes auf materielle Vorgänge befasst.

Parasiten (Schmarotzer) Lebewesen, die ganz oder teilweise auf Kosten anderer Organismen leben. Für den Menschen sind davon bedeutsam:

1. Bakterien und Viren;
2. pflanzliche Parasiten (Pilze);
3. tierische Parasiten wie Protozoen (Einzeller), Arthropoden (Gliederfüßler) und Würmer.

Als parasitäre Krankheiten im engeren Sinne bezeichnet man jedoch nur die durch tierische Parasiten hervorgerufenen Erkrankungen, für die kennzeichnend ist, dass Nachkommen der Parasiten (z. B. ihre Eier) den Wirtsorganismus verlassen. Parasiten schädigen den Wirtsorganismus teils örtlich durch mechanische Verdrängung oder Auslösen einer Entzündung, teils allgemein durch Gifte und Nahrungsentzug. Entsprechend sind auch die jeweiligen Krankheitserscheinungen. Wenn Parasiten auf dem Blutweg verschleppt werden und schließlich ein Gefäß verstopfen, spricht man von einer ***Parasitenembolie***. Parasitäre Krankheiten spielen besonders in tropischen Ländern eine große Rolle.

Parästhesie Fehlempfindung, besonders des Hautsinnes, wie Kribbeln, Ameisenlaufen, Pelzigsein (→ Einschlafen der Glieder). Derartige Empfindungen kommen bei der → perniziösen Anämie, bei → Nervenentzündungen, → multipler Sklerose, → Karpaltunnelsyndrom, → Bandscheibenvorfall und als Folge von → Durchblutungsstörungen vor. Ein oft mit heftigem Hautkribbeln und Missempfindungen in den Beinen einhergehendes Gefühl der inneren Unruhe bezeichnet man als → Restless-Legs-Syndrom.

Parasympathikus Bestandteil des → vegetativen Nervensystems, also der Gesamtheit derjenigen Nerven, die die unbewussten Körpervorgänge steuern. Im Gegensatz zu den Nerven des → Sympathikus, die die Aktivitäten des Körpers unterstützen, ist der Parasympathikus für Erholung und Schonung verantwortlich. Parasympathische Nervenfasern verlangsamen den Herzschlag, verengen die → Herzkranzarterien, erweitern die übrigen Blutgefäße, was zu einem Absinken des Blutdrucks führt, und regen die Verdauung an.

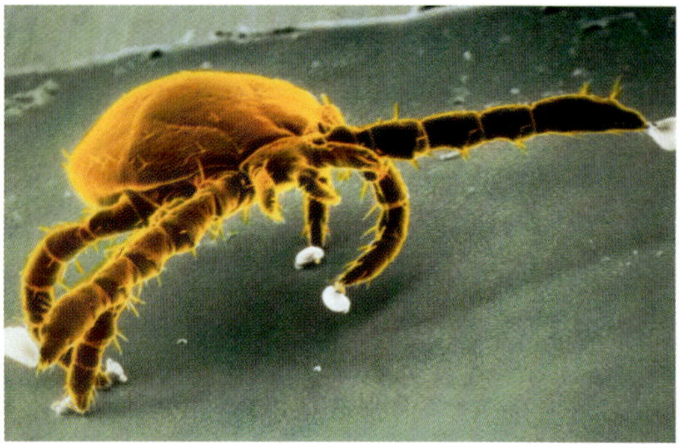

Parasiten Zecken saugen Blut und können dabei Frühsommer-Meningoenzephalitis und Borreliose übertragen.

Parathormon Hormon der → Nebenschilddrüsen. Es steuert den Kalzium- und Phosphathaushalt des Körpers. Ist der Kalziumspiegel des Blutes zu hoch, schütten die Nebenschilddrüsen Parathormon aus, das dafür sorgt, dass aus den Knochen Kalzium ins Blut abgegeben wird.

Paratyphus zu den → Salmonellenerkrankungen gehörende, dem → Typhus ähnliche, in der Regel jedoch weniger schwer verlaufende Infektionskrankheit des Darms, bei der entsprechend den unterschiedlichen Erregertypen 3 Arten unterschieden werden. Nach einer Inkubationszeit von 3–8 Tagen treten Fieber und Schüttelfrost, ein rosa Hautausschlag, Husten, Erbrechen und ein erbsenbreiartiger Durchfall auf. Der weitere Verlauf ist milder als bei Typhus. Die Prognose ist im Allgemeinen gut; als Komplikation kann es jedoch zu einer → Gallenblasenentzündung kommen. Die Behandlung erfolgt mit → Antibiotika. Die kombinierte Impfung gegen Typhus, Paratyphus A und B in Form von Injektionen oder Dragees verleiht einen Impfschutz für ein Jahr. Da es sich durchweg um Lebensmittel- und Trinkwasserinfektionen handelt, stellen entsprechende Hygienemaßnahmen eine wirksame Vorbeugung dar.

Parazentese Trommelfellschnitt bei akuter → Mittelohrentzündung.

Parenchym für die spezielle Funktion eines → Organs maßgebliches Gewebe (z. B. Nervenzellen, Muskelfasern, Drüsenepithel usw.) im Gegensatz zum Binde- und Gerüstgewebe, das man als Stroma bezeichnet.

parenteral unter Umgehung des Verdauungskanals: z. B. bei der Verabreichung von Medikamenten durch Injektionen oder über die Haut.

Parese unvollständige → Lähmung.

Parkinson-Krankheit (Paralysis agitans, Schüttellähmung) Die Parkinson-Krankheit ist eine der häufigsten neurologischen Erkrankungen. Etwa 1 Prozent der über 60-Jährigen sind davon betroffen, in der Bundesrepublik schätzungsweise etwa 100 000 Menschen. Die Krankheit ist Folge des Untergangs von Zellen im Mittelhirn, die den Botenstoff → Dopamin produzieren, der seinerseits für den harmonischen Ablauf willkürlich und automatisch ablaufender Bewegungen von großer Bedeutung ist. Der eigentliche Auslöser dieses Zelluntergangs ist nicht bekannt; auffällig ist allenfalls eine familiäre Häufung. Die 3 Hauptsymptome sind:

1. *Akinesie* (Bewegungsarmut): Sie äußert sich in langsamen, mühevollen und oft unvollständigen Bewegungen: Die Arme schwingen beim Gehen nicht mit, das Gesicht wirkt starr (Maskengesicht), feinmotorische Bewegungen wie z. B. Schreiben oder Knöpfen sind beeinträchtigt. Kauen und Schlucken werden kraftlos, die Speisen bleiben im Mund liegen. Die Körperhaltung ist vornübergeneigt, so dass die Patienten wie steife Holzpuppen wirken. Ihre Sprache ist leise, monoton und unartikuliert. Unter dem Einfluss von Gemütsbewegungen kann die Akinesie vorübergehend verschwinden.

2. *Rigor* (Steifigkeit): Die Muskeln sind ständig angespannt. Bei passiver Bewegung einer Extremität hat man das Gefühl eines konstanten, zähflüssigen Widerstandes. Das Beharrungsvermögen der Muskeln führt zu Haltungsanomalien. Nicht selten liegen die Patienten auf dem Rücken, ohne dass der Kopf auf dem Kissen ruht. In fortgeschrittenen Fällen nehmen die Hände eine pfötchenartige Stellung ein.

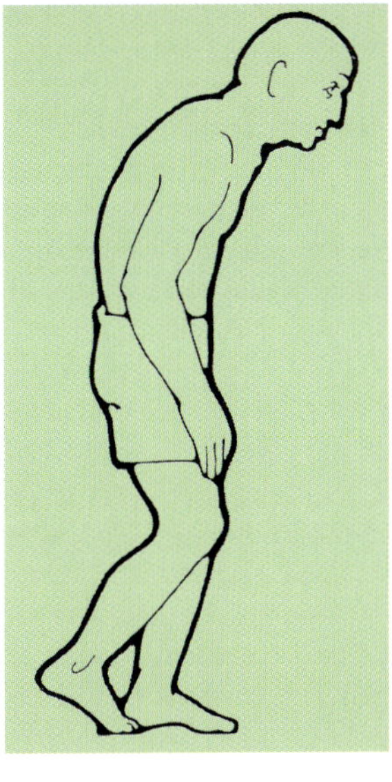

Parkinson-Krankheit
Links: Typische Haltung eines Parkinson-Kranken beim Gehen: vornübergebeugt mit leicht gebeugten Knien und Ellbogen. ***Rechts:*** Vorgehen bei der Prüfung des Zahnradphänomens. Der Untersucher ergreift die Finger des Patienten und bewegt die Hand locker im Speichen-Handwurzelgelenk hin und her; der erhöhte Muskeltonus bedingt eine ruckartige Handbewegung.

3. *Tremor* (Zittern): Es tritt vorzugsweise an den Händen auf, besonders zwischen Daumen und Zeigefinger, oder im Bereich der Kiefermuskulatur oder des Mundwinkels, wobei alle Stufen vom feinschlägigen Zittern bis zum grobschlägigen Schütteln beobachtet werden. Die Finger führen charakteristische rhythmische Bewegungen aus, die gewöhnlich als »Geldzählen« oder »Pillendrehen« bezeichnet werden. Es handelt sich um eine Form des Zitterns, die in ruhiger Körperhaltung am deutlichsten in Erscheinung tritt; bei Bewegung wird es schwächer, bei Gefühlsäußerungen stärker; im Schlaf verschwindet es.

Außerdem können noch folgende Symptome auftreten: Atemstörungen (unregelmäßige Häufigkeit und Tiefe der Atmung), Speichelfluss, Schweißausbrüche, Hitzewallungen, starke Talgsekretion mit »Salbengesicht« sowie Augenbewegungsstörungen (z. B. Blickkrämpfe). Die Kranken sind stimmungslabil und überempfindlich. Ihre Denkabläufe sind verlangsamt, oft müssen sie sich geradezu zum Denken zwingen.

Wenn auch eine ursächliche Therapie nicht möglich ist, gibt es doch für die Parkinson-Krankheit sehr wirksame Medikamente (L-Dopa, Amantadin, Bromocriptin u. a.), wobei der Arzt für jeden Patienten das richtige Arzneimittel in der richtigen Dosierung herausfinden muss. Nicht selten treten Begleit- und Nebenwirkungen auf, die dem Arzt sofort mitzuteilen sind, aber keinesfalls zum eigenmächtigen Absetzen des Präparates veranlassen dürfen! Auch bei Verschlechterungen oder Besserungen darf die Dosis nicht eigenmächtig verändert werden. Trotz der Erfolge der medikamentösen Behandlung ist zusätzlich eine → physikalische Therapie wichtig. Hierzu gehören krankengymnastische Übungen, Sprech- und Atemtraining, Massage, Bäder, Packungen und Beschäftigungstherapie. Ebenso wie die medikamentöse ist auch die physikalische Therapie eine Dauerbehandlung! Bei außergewöhnlich schwerer Erkrankung, die nicht auf Medikamente anspricht, kann in Ausnahmefällen mit einer Gehirnopera-

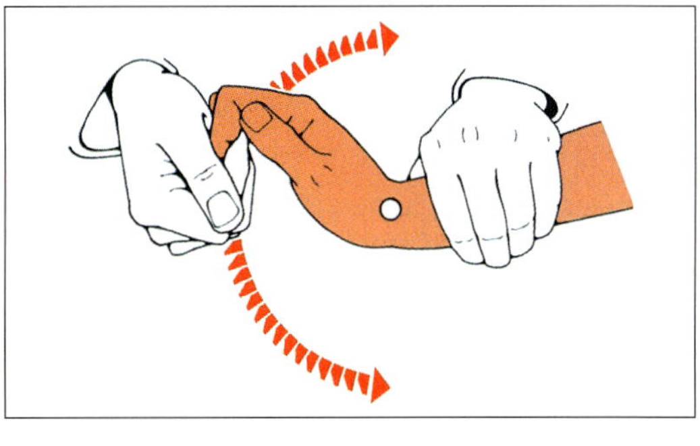

tion ein Teil der Koordinationszentren für die Bewegungsabläufe ausgeschaltet werden. Ein anderer, allerdings umstrittener Therapieansatz besteht darin, untergegangene Hirnzellen durch gesunde zu ersetzen, damit diese die Dopaminproduktion übernehmen können. Dazu werden dem Betroffenen Nervenzellen aus dem Mittelhirn abgetriebener Embryonen über mehrere in den Schädel gebohrte, kleine Löcher gespritzt.

Parodontitis (Zahnbettentzündung) Bei der oft fälschlich als Parodontose bezeichneten Entzündung des → Zahnhalteapparates, die sich in der Regel aus einer → Zahnfleischentzündung entwickelt, bilden sich als charakteristisches Symptom rund um die befallenen Zähne so genannte Zahnfleischtaschen. Diese Spalträume sind mit Deckzellen ausgekleidet und verhindern damit ein Wiederanwachsen des Zahnfleisches an den Zahn. In ihnen sammeln sich bakterielle Zahnbeläge (Plaque) an, die sich mit fortschreitender Taschentiefe immer schwerer entfernen lassen. Die Folge ist eine chronische Entzündung sämtlicher Bestandteile des Zahnhalteapparates, auch des Kieferknochens, die oft nahezu beschwerdefrei verläuft, in akuten Fällen jedoch auch mit Abszess- und Geschwürbildung einhergehen kann. Der den Zahn umfassende Knochen baut sich nach und nach ab, es kommt zur Lockerung und Wanderung der Zähne und schließlich zu deren Verlust.

Neben verschiedenen zahnärztlichen Operationsverfahren, die der Beseitigung der fatalen Zahnfleischtaschen dienen, spielt therapeutisch die Optimierung der Mundhygiene die absolut entscheidende Rolle. Solange der Betroffene nicht in der Lage ist, sein Gebiss absolut belagfrei zu halten, ist eine Verbesserung der Situation oder gar eine Heilung der Parodontitis vollkommen ausgeschlossen. Da man zudem seit einiger Zeit weiß, dass das Rauchen wesentlich zur Ausbildung und Verschlimmerung beiträgt, sollten Betroffene unbedingt darauf verzichten.

Parodontium → Zahnhalteapparat.

Parodontopathien Sammelbegriff für alle Erkrankungen des → Zahnhalteapparates, mithin für → Parodontitis und → Parodontose.

Parodontose (Zahnbettschwund) Im Gegensatz zur sehr häufigen → Parodontitis, der Entzündung des Zahnbetts, die unbehandelt zum Verlust der befallenen Zähne führt, handelt es sich bei der Parodontose um einen eher seltenen, chronischen Schwund des Zahnhalteapparates aufgrund nicht entzündlicher Prozesse. Dabei entstehen zum Teil weit freiliegende Zahnhälse, ohne dass die Zähne jedoch locker werden oder gar ausfallen. Auch andere Entzündungszeichen wie Zahnfleischbluten oder Eiterbildung fehlen. Die Ursachen der Veränderungen sind unklar. Anlagebedingte Faktoren spielen wohl ebenso eine Rolle wie Fehlbelastungen einzelner Zähne oder eine falsche Putztechnik.

Paronychie → Nagelbettentzündung.

Parotis → Ohrspeicheldrüse.

Parotitis → Ohrspeicheldrüsenentzündung.

Parotitis epidemica → Mumps.

paroxysmal anfallartig, plötzlich.

paroxysmale Tachykardie → Herzjagen.

Partus medizinische Fachbezeichnung für die → Geburt.

passager vorübergehend.

passiv erleidend, untätig; Gegensatz: aktiv.

Pasteurisieren Haltbarmachen von Lebensmitteln durch schonendes Erhitzen auf 60 °C (30 Minuten), auf 71–74 °C (40 Sekunden) oder auf 85 °C (5–15 Sekunden) und anschließendes schnelles Abkühlen. Durch diese Methode werden Gärungsprozesse verhütet und bestimmte Bakterienformen (Tuberkelbakterien, Salmonellen usw.) vernichtet.

Pastillen kleine, tablettenartige Arzneimittelzubereitungen, die dadurch entstehen, dass das pulverisierte Medikament nach Zusatz eines Bindemittels in die Form von Scheiben, Tafeln, Kegeln usw. gepresst wird.

Patella medizinische Fachbezeichnung für die Kniescheibe.

Patellarreflex (Kniesehnenreflex) Eigenreflex (→ Reflex) des großen Streckmuskels am Oberschenkel, der durch einen Schlag mit einem Hammer gegen die Sehne unterhalb der Kniescheibe ausgelöst wird und ein rasches Zusammenziehen des Muskels und eine Streckung im Kniegelenk hervorruft. Störungen dieses Reflexes können auf Krankheiten des → Rückenmarks im Lendenwirbelbereich hindeuten.

pathogen krank machend, krankheitserregend.

patho-, -pathie Bestandteil medizinischer Fachausdrücke mit der Bedeutung »Krankheit«.

Pathogenese Entstehung und Entwicklung einer Krankheit; im Unterschied zur Ursache (Ätiologie).

Pathologe Arzt für → Pathologie.

Pathologie Lehre von den Krankheiten, von ihren Ursachen, ihrer Entstehung, ihrem Wesen, den durch sie verursachten körperlichen Veränderungen und ihren Erscheinungen. Die Pathologie umfasst die Beratung und Unterstützung der in der Vorsorge und in der Krankenbehandlung tätigen Ärzte bei der Erkennung von Krankheiten und ihren Ursachen, bei der Überwachung des Krankheitsverlaufs, bei der Bewertung therapeutischer Maßnahmen durch Beurteilung übersandten Untersuchungsgutes und schließlich durch die → Obduktion Verstorbener.

pathologisch krankhaft.
Pathophysiologie Lehre von den krankhaft gestörten Lebensvorgängen und deren Entstehung.
Paukenhöhle Teil des Mittelohrs; → Ohr.
Pavor nocturnus → nächtliches Aufschrecken.
PCB Abkürzung für → **p**oly**c**hlorierte **B**iphenyle.
Pectus medizinische Fachbezeichnung für die Brust; → Brustkorb.
Peitschenschlag-Verletzung → Schleudertrauma.
Peitschenwurm-Krankheit (Trichuriasis) Peitschenwürmer sind bis zu 5 cm lange, jedoch nur 1 mm dicke Würmer, die mit ihrem deutlich abgesetzten Hinter- und dem langen, fadenförmigen Vorderende tatsächlich einer Peitsche ähneln. In den menschlichen Dickdarm gelangen sie durch Aufnahme von Eiern mit verunreinigter Pflanzenkost. Bei nur leichtem Befall verursachen die Würmer keinerlei Krankheitszeichen. Erst wenn sie sich in Massen angesiedelt haben, können sie eine Dickdarmentzündung mit Durchfällen und schmerzhaftem Stuhldrang auslösen. Zur Behandlung gibt es mehrere wurmvernichtende Medikamente, die jedoch im Fall von Peitschenwürmern leider oft nur unzureichend wirken.
Pellagra typische Vitaminmangelkrankheit, die nur auftritt, wenn im Körper zu wenig Vitamin-B_2-Faktor (Nikotinsäureamid) vorhanden ist, und deren Symptome durch Zufuhr dieses Vitamins restlos beseitigt werden können. Die Krankheitserscheinungen sind Kopfschmerzen, Schwindel, Lähmungen, Krämpfe, Delirien und Magen-Darm-Störungen. Hinzu kommen charakteristische, an belichteten Hautstellen auftretende Veränderungen (Abhebung der oberflächlichen Hautschichten in Form von Blasen und Pusteln, schließlich Verdickung und Verhärtung der betroffenen Hautstellen). Pellagra-Erscheinungen treten bisweilen auch auf, wenn bei einem Menschen die Aufnahme des Vitamins – etwa nach Magen-Darm-Operationen, bei Darmerkrankungen, bei Alkoholismus usw. – gestört ist. In diesem Fall kann der Arzt das dem Organismus fehlende Vitamin in Form von Injektionen verabreichen und dadurch die Krankheitserscheinungen der »sekundären Pellagra« vollkommen und rasch zum Verschwinden bringen.
Pelvis medizinische Fachbezeichnung für das → Becken.
Pelviskopie gynäkologische → Endoskopie, d. h. besondere Form der Bauchspiegelung, zur Betrachtung der weiblichen Geschlechtsorgane im Unterbauch. In Narkose wird zuerst Kohlensäure in die Bauchhöhle gefüllt, um Verwachsungen auszuschließen. Dann wird das starre Pelviskop durch den Nabel eingeführt und gleichzeitig eine Vakuumsonde in die Scheide gebracht, mit der die Gebärmutter bewegt werden kann. Die Pelviskopie nimmt man bei unklaren chronischen Unterleibsbeschwerden, Eileiterschwangerschaft und Sterilität zur Klärung der Diagnose vor. Dabei sind auch kleinere chirurgische Eingriffe unter Sichtkontrolle – z. B. das Lösen kleinerer Verwachsungen oder die Entnahme verdächtiger Gewebeteilchen zur → Biopsie – möglich; hierzu müssen die erforderlichen Instrumente allerdings durch einen zweiten Einstich seitlich im Unterbauch eingeführt werden.
Pemphigus 1. *Pemphigus vulgaris:* → Blasensucht.
2. *Pemphigus neonatorum:* durch Eitererreger hervorgerufene Blasenbildung auf der besonders empfindlichen Haut schwächlicher Neugeborener.
Pendelhoden (Wanderhoden) Hochgleiten der Hoden in den Leistenkanal. Sind die Hoden stärker als normal beweglich, so kommt es vor, dass sie durch die Anspannung eines Muskels plötzlich im Leistenkanal verschwinden und so einen → Hodenhochstand vortäuschen. Eine solche Muskelanspannung kann durch Berühren der Oberschenkelinnenseite (→ Kremasterreflex), aber auch durch Kälte und übertriebenes Schamgefühl ausgelöst werden. Die Erscheinung ist harmlos, da die Hoden, sobald sich der Muskel wieder entspannt, von selbst in den Hodensack zurückrutschen.
Penicillin erstes → Antibiotikum, das von dem britischen Wissenschaftler Alexander Fleming im Jahr 1928 entdeckt, aber erst 1939 rein dargestellt und anschließend in die Therapie eingeführt wurde. Knapp 10 Jahre später, im Jahr 1948, wurde das erste Depot-Penicillin (Prokain-Penicillin G) vorgestellt. Das 1955 gewonnene Penicillin V war das erste säurestabile Oral-Penicillin, das nicht mehr gespritzt werden musste, sondern auch nach Einnahme voll wirksam blieb.
Heute sind die Penicilline – sie werden aus dem Nährboden geeigneter Schimmelpilze hergestellt – zwar nicht mehr die wirkungsstärksten Antibiotika, sie zeichnen sich aber nach wie vor durch eine geringe Giftigkeit aus. Penicilline hemmen das Wachstum zahlreicher Mikroorganismen (z. B. der Erreger von Lungenentzündung, Angina, Hirnhautentzündung, Furunkulose, Milzbrand, Scharlach, Sepsis, Wundinfektionen, Gonorrhö und Syphilis). Dagegen sind die → Staphylokokken, die bei vielen Infektionen eine bedeutende Rolle spielen, heute größtenteils gegen Penicillin resistent (→ Hospitalismus), weshalb sie mit anderen Antibiotika bekämpft werden müssen. Die Resistenz dieser Staphylokokken und anderer Bakterien beruht darauf, dass sie das Enzym Penicillinase bilden können, welches das Penicillin zerstört. Inzwischen wurden jedoch auch penicillinasefeste Penicilline (Oxacillin) entwickelt.
Die so genannten Breitband-Penicilline (Ampicillin, Carbeni-

cillin) sind zwar nicht penicillinasestabil, dafür aber gegen manche Darmbakterien (Colibakterien, Klebsiellen, Proteus) besonders wirksam. Das eingespritzte oder eingenommene Penicillin verteilt sich gleichmäßig im ganzen Körper, dringt aber praktisch nicht in Gehirn, Nerven und Knochen ein. Eine negative Eigenschaft aller Penicilline ist die Auslösung von → Allergien, weshalb vor allem bei wiederholten Injektionen Vorsicht geboten ist. Besonders leicht treten ***Penicillinallergien*** nach der örtlichen Anwendung an Haut und Schleimhäuten auf. Dabei können die allergischen Reaktionen alle Schweregrade vom flüchtigen Ausschlag bis zum tödlichen → Schock aufweisen.

-penie Bestandteil medizinischer Fachausdrücke mit der Bedeutung »Mangel«.

Penis männliches Glied; → Geschlechtsorgane, männliche.

Peniskarzinom → Peniskrebs.

Peniskrebs (Peniskarzinom) bösartiger Tumor des männlichen Gliedes, meist im Bereich der Furche zwischen Eichel und Penisschaft, der überwiegend erst nach dem 50. Lebensjahr auftritt. In Europa ist nur etwa 1 Prozent aller Krebserkrankungen des Mannes ein Peniskrebs, in Afrika und Asien sind es bis zu 30 Prozent. Da dem Krebs in der Regel eine → Phimose und eine → Eichelentzündung vorausgeht, kommt er bei beschnittenen Juden und Mohammedanern fast nie vor. Da das Smegma (»Vorhautschmiere«) als Krebs auslösende Substanz gilt, ist zur Verhütung des Peniskrebses eine regelmäßige und sorgfältige → Intimpflege sehr wichtig.
Der Peniskrebs verursacht nicht oder schlecht heilende Wunde an der Eichel oder an der Vorhaut. Es kommt zur derben Verdickung des ganzen Gliedes; zur Schwellung der Vorhaut, so dass diese nicht mehr über die Eichel zurückgestreift werden kann; und schließlich zum jauchigen Zerfall des Tumors im Bereich der Eichel, begleitet von einer Anschwellung der Leistenlymphknoten. Über die Blutbahn bilden sich → Metastasen (Tochtergeschwülste) in Lunge und Wirbelknochen. Ein Peniskrebs im Anfangsstadium kann manchmal rechtzeitig chirurgisch entfernt werden. Bei fortgeschrittenen Fällen bleibt jedoch nur die vollständige Amputation des Gliedes und die Ausräumung der benachbarten Lymphknoten.

Penisprothese Hilfsmittel zur Herbeiführung einer Erektion des männlichen Gliedes und damit zur Ermöglichung des Geschlechtsverkehrs, wenn alle anderen therapeutischen Möglichkeiten ausgeschöpft sind. Dabei wird ein Implantat aus Kunststoff operativ in die Schwellkörper des Penis eingefügt, wodurch das Schwellkörpergewebe unwiderruflich zerstört wird. Die Pumpe, mit deren Hilfe Flüssigkeit in das Implantat befördert wird, liegt wie ein »dritter« Hoden im Hodensack und muss vom Patienten, wenn dieser eine Erektion wünscht, etwa 15-mal mit der Hand zusammengedrückt werden. Zwecks Abschwellung wird ein Ventil an der Seite der Pumpe geöffnet, so dass die Flüssigkeit in das Reservoir zurückfließen kann.

Penizillin → Penicillin.

Pepsin Eiweiß spaltendes Enzym des → Magens; → Verdauung.

per- Bestandteil medizinischer Fachausdrücke mit der Bedeutung »durch, hindurch«.

Perforation **1.** Durchbruch eines Krankheitsprozesses durch eine Organwand (z. B. eines → Magengeschwürs in die Bauchhöhle).
2. Durchbohrung eines Organs bei einem Eingriff (z. B. der Gebärmutter bei Ausräumung einer Fehlgeburt).
3. geburtshilfliche Operation bei abgestorbenem Kind: Durchbohren des kindlichen Kopfes, um das Kind aus der Gebärmutter herausziehen zu können.

Perfusion Durchströmung des Körpers oder einzelner Organe mit Blut; Durchfluss durch bestimmte Blutgefäße (z. B. durch die Herzkranzgefäße); künstliche Durchströmung des Körpers (z. B. mittels → Herz-Lungen-Maschine).

peri- Bestandteil medizinischer Fachausdrücke mit der Bedeutung »um, herum«.

Periarteriitis nodosa zu den → Kollagenosen zählende Entzündung kleiner und mittlerer Arterien und des umgebenden Bindegewebes, bei der auch die Haut und innere Organe befallen sein können. Die Ursache ist unbekannt; man nimmt an, dass es sich um eine allergische Reaktion oder um eine → Autoaggressionskrankheit handelt. Die seltene Erkrankung befällt häufiger Männer als Frauen, und zwar hauptsächlich im mittleren Lebensalter. Sie beginnt plötzlich mit Fieber, Gelenk- und Muskelschmerzen sowie Gewichtsverlust; danach bestehen manchmal wochenlang leicht erhöhte Temperaturen. Die weiteren Krankheitserscheinungen richten sich nach den befallenen Organen (Bauchorgane, Herz, Lunge, Nieren, Gehirn), in denen → Infarkte auftreten. Hinzu kommen Durchblutungsstörungen an Fingern und Zehen. Die Behandlung erfolgt mit → Corticosteroiden (Kortison); bei schweren Verläufen auch mit Medikamenten, die das körpereigene Abwehrsystem unterdrücken, so genannten → Immunsuppressiva. Der Verlauf ist unterschiedlich, die Krankheit kann sich über Jahre und Jahrzehnte hinziehen. Beim Befall von Nieren und Herz endet die Periarteriitis nodosa manchmal sogar tödlich.

Periduralanästhesie Form der → Lokalanästhesie, bei der die Injektionslösung in den Raum zwischen knöchernem

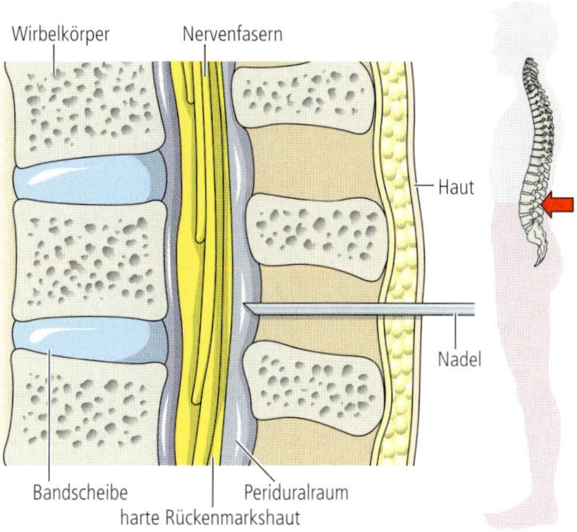

Periduralanästhesie Alle Körperbereiche unterhalb der Injektionsstelle sind bei der Periduralanästhesie schmerz- und gefühllos.

Wirbelkanal und harter Haut des Rückenmarks gespritzt wird, wo sie auf die austretenden Nervenstränge wirkt. Je nach der Höhe der Injektionsstelle am Wirbelkanal wird dadurch ein breiter, gürtelförmiger Körperabschnitt betäubt. Auch bei Entbindungen wird diese Methode zur Schmerzlinderung eingesetzt. Im Fall lang anhaltender Schmerzen legt man statt einer einmaligen Injektion einen Katheter, über den das Betäubungsmittel kontinuierlich verabreicht wird.

Perikard Herzbeutel; → Herz.

Perikarditis → Herzbeutelentzündung.

Perimetrie → Gesichtsfeldmessung.

perinatal den Zeitraum kurz vor und nach der Geburt betreffend.

perinatale Medizin Teil der Kinderheilkunde (Pädiatrie), der sich mit der Gefährdung der Feten in den letzten 12 Wochen der Schwangerschaft und der Neugeborenen in der ersten Woche nach der Geburt beschäftigt. In diesem allerersten Zeitabschnitt ihres Lebens sterben nämlich ebenso viele Menschen wie in den darauf folgenden 40 Lebensjahren zusammen. In rund 30 Prozent aller Schwangerschaften sind die Kinder im zeitlichen Zusammenhang mit der Geburt gefährdet, und zwar vor allem durch abnormen Schwangerschaftsverlauf (→ Zuckerkrankheit, Infektionen, Vergiftungen), → fetale Erythroblastose, Sauerstoffmangel, Störungen im Stoffwechsel zwischen Mutter und Kind, durch den Geburtsvorgang selbst sowie durch nachgeburtliche Störungen (→ Risikogeburt). Um derartige Probleme rechtzeitig zu erkennen und etwas dagegen unternehmen zu können, sollte im letzten Vierteljahr jeder → Risikoschwangerschaft unbedingt eine Fruchtwasserspiegelung (→ Amnioskopie) durchgeführt werden. Wichtig ist ferner die fortlaufende automatische Herzschallregistrierung während der Geburt. Für zu früh Geborene sowie anderweitig gefährdete Neugeborene sollte überdies eine eigene Station zur → Intensivpflege zur Verfügung stehen.

Perineum → Damm.

Periode umgangssprachlicher Ausdruck für die → Menstruation.

Periost → Knochenhaut.

Periostitis → Knochenhautentzündung.

peripher den äußeren Körperbereich betreffend; zur Körperoberfläche hin gelegen; Gegensatz: → zentral.

peripheres Nervensystem Gesamtheit aller Nervenzellen und Nervenbahnen außerhalb von Gehirn und Rückenmark (Zentralnervensystem). Das periphere Nervensystem wird von den 12 Hirnnerven und den Rückenmarksnerven (Spinalnerven) gebildet. Die ***Hirnnerven*** treten mit einer Ausnahme alle an der Hirnbasis aus und verlassen den Schädel in der Schädelbasis; ihr Verteilungsgebiet sind Kopf, Hals und teilweise noch Brustraum und Bauch. Bei den ***Rückenmarksnerven*** handelt es sich um 31 oder 32 Nervenpaare, die durch Zwischenwirbellöcher aus dem Rückenmark austreten, sowie um deren Nervengeflechte (Plexus) und sämtliche Verzweigungen. Nach ihrer Funktion kann man zwei Teilbereiche unterscheiden: Das ***willkürliche Nervensystem*** (somatisches Nervensystem) steuert alle dem Bewusstsein und dem Willen unterworfenen Vorgänge, z. B. die Bewegung der Skelettmuskeln. Das → ***vegetative Nervensystem*** (autonomes Nervensystem) dagegen ist kaum willentlich beeinflussbar und regelt die Funktionen der inneren Organe, der glatten Muskulatur und der Drüsen.

Peristaltik vom → vegetativen Nervensystem gesteuerte fortlaufende Bewegungen in Magen, Darm und Harnleitern, die durch Zusammenziehung der Ringmuskulatur zu Stande kommen und der Weiterbeförderung des Organinhalts dienen.

Peritonealraum Raum zwischen den beiden Blättern des → Bauchfells.

Peritoneum → Bauchfell.

Peritonitis → Bauchfellentzündung.

Peritonsillarabszess Eiteransammlung um die Gaumenmandeln herum; → Mandelentzündung.

Perkussion medizinische Fachbezeichnung für das → Abklopfen bestimmter Körperstellen.

perkutan durch die Haut hindurch (Injektion, Einreibung).

Perlgeschwulst → Cholesteatom.

Pernionen → Frostbeulen.

perniziöse Anämie (Biermer-Krankheit) lebensbedrohliche Blutarmut infolge Vitamin-B_{12}-Mangel; → Anämie.

peroral durch den Mund (vor allem: Einnahme von Medikamenten).

Persönlichkeitsstörung (frühere Bezeichnung: Psychopathie) Bezeichnung für eine Gruppe von Zustandsbildern, die durch von der Norm deutlich abweichende Merkmale des Denkens, Fühlens und Handelns geprägt sind. Eine Persönlichkeitsstörung deutet sich oft schon in der Kindheit an, tritt aber in ihrer vollständigen Ausprägung meist erst im Erwachsenenalter auf. Als Ursache wird eine Kombination aus ererbten Anlagen, Umwelteinflüssen (Erziehung, Familie und Beruf), frühen seelischen Konflikten und manchmal geringfügigen, ansonsten unauffälligen Hirnstörungen diskutiert. Die Betroffenen sind labil und häufig verantwortungslos, sie neigen zu Stimmungsschwankungen und sind außer Stande, zufriedenstellende Beziehungen zu anderen Menschen aufzubauen. Meist handelt es sich um im Grunde schwache, unglückliche Menschen, die sich treiben lassen und nicht selten gewalttätig reagieren. Oft neigen sie zu → Depressionen, und der → Alkoholismus ist bei ihnen weit verbreitet. Dabei besteht jedoch im Allgemeinen kein Intelligenzmangel. Ein häufiges gemeinsames Element verschiedener Persönlichkeitsstörungen ist zudem die Schwierigkeit, aus (negativen) Erfahrungen zu lernen sowie angemessen auf Veränderungen zu reagieren.

Behandlungsbedarf besteht nur, wenn der Betroffene bzw. das soziale Umfeld unter der Persönlichkeitsstörung leidet oder wenn sich Folgeprobleme wie etwa ein beginnender Alkohol- oder Drogenmissbrauch abzeichnen. Mittel der Wahl ist dann die → Psychotherapie.

Perthes-Krankheit spontan auftretende Knochennekrose, d. h. Absterben von Knochengewebe, des Oberschenkelkopfes im Alter zwischen 6 und 14 Jahren. Die Krankheit tritt vorwiegend bei Jungen auf; häufig besteht eine familiäre Belastung. Die Perthes-Krankheit macht sich durch rasche Ermüdbarkeit, Hinken, Bewegungsschmerz sowie durch Behinderung des Abspreizens und des Drehens des Beines im Hüftgelenk bemerkbar; die Streckung ist dagegen unbehindert. Bei ausgeprägten Gelenkdeformierungen besteht die Gefahr eines frühzeitigen Hüftgelenksverschleißes. Die Behandlung erfolgt durch Entlastung mittels besonderer Schienen oder in schweren Fällen auch operativ.

Pertubation → Eileiterdurchblasung.

Pertussis → Keuchhusten.

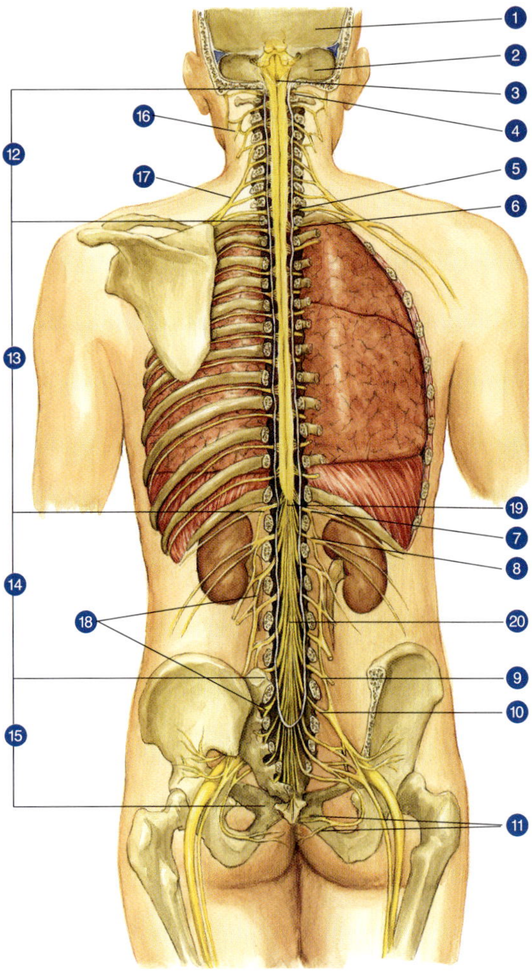

Peripheres Nervensystem Nervengeflechte und Rückenmarksnerven. Zur Darstellung der Geflechtbildung aus den vorderen Ästen der Rückenmarksnerven wurden Teile der rechten knöchernen Rumpfwand weggelassen. **1** Großhirn, Endhirn; **2** Kleinhirn; **3** Rückenmark; **4–15** Rückenmarksnerven; **4** erster Halsnerv; **5** achter Halsnerv; **6** erster Brustnerv; **7** zwölfter Brustnerv; **8** erster Lendennerv; **9** fünfter Lendennerv; **10** erster Kreuzbeinnerv; **11** fünfter Kreuzbeinnerv und Steißbeinnerv; **12** Halsnerven; **13** Brustnerven; **14** Lendennerven; **15** Kreuzbeinnerven und Steißbeinnerv; **16–18** Nervengeflechte des Rückenmarks; **16** Halsnervengeflecht, aus den vorderen Ästen der ersten fünf Rückenmarksnerven; **17** Armnervengeflecht, aus den vorderen Ästen der unteren Halsnerven und des ersten Brustnervs; **18** Lenden-Kreuzbein-Geflecht, aus den vorderen Ästen des zwölften Brustnervs und der fünf Steißbeinnerven; **19** Ende des Rückenmarks; **20** Vorder- und Hinterwurzeln der unteren Lenden-, der Kreuz- und Steißbeinnerven, »Pferdeschwanz«.

Pessar Spirale, die – in die Gebärmutter eingebracht – die Einnistung des befruchteten Keimes in die Schleimhaut verhindert und somit der → Empfängnisverhütung dient.

Pest Der »schwarze Tod« des Mittelalters war früher weltweit verbreitet. Heute kommt die Pest bei Menschen nur noch vereinzelt und örtlich begrenzt vor (→ Endemie), besonders in einzelnen Regionen Nord- und Südamerikas sowie in weiten Teilen Nordasiens und Afrikas. Die letzten großen Epidemien traten 1910 in der Mandschurei und 1936 auf Malta auf.

Die Erreger, Bakterien der Gattung »Yersinia pestis«, können verschiedene Verlaufsformen auslösen:

1. Die ***Beulenpest*** (Bubonenpest) ist die häufigste Form; sie wird meist durch Rattenflöhe auf den Menschen übertragen. Nach einer Inkubationszeit von 2–6 Tagen beginnt sie mit Schüttelfrost, hohem Fieber, Benommenheit und blauroter Schwellung der Lymphknoten in den Leisten. In etwa der Hälfte der Fälle kommt es zu einer Überschwemmung des Blutes mit Pesterregern (→ Blutvergiftung). Die Sterblichkeit beträgt 50–90 Prozent.

2. Die ***Lungenpest*** – bei ihr beträgt die Inkubationszeit nur 1–2 Tage – entsteht entweder im Endzustand einer Beulenpest oder primär durch Tröpfchen- oder Staubinfektion und ist durch eine schwere Lungenentzündung mit Herzschwäche und Kreislaufversagen gekennzeichnet. Die Sterblichkeit beläuft sich bis auf 100 Prozent. Während der gesamten Krankheitsdauer besteht erhebliche Ansteckungsgefahr.

Mit einer Mischung aus verschiedenen hoch dosierten → Antibiotika, die es natürlich im Mittelalter noch nicht gab, lassen sich die Pesterreger heutzutage zuverlässig abtöten. Die vorbeugende Pestschutzimpfung verleiht einen Schutz für 20 Monate.

Pestizide chemische Schädlingsbekämpfungsmittel. Für den Menschen ist vor allem der Kontakt mit giftigen Pflanzenschutzmitteln von Bedeutung.

Petechien punktförmige Haut- oder Schleimhautblutungen; → Blutfleckenkrankheiten.

Petit mal (frz.: »kleines Übel«) kleiner Anfall mit kurzer Bewusstseinstrübung bei der → Epilepsie.

Pfeiffer-Drüsenfieber (infektiöse Mononukleose) häufig bei Kindern und Jugendlichen vorkommende, relativ harmlose Infektionskrankheit des gesamten Lymphsystems, die durch so genannte Epstein-Barr-Viren hervorgerufen wird. Da diese Viren von Mensch zu Mensch durch Tröpfcheninfektion, d. h. durch Anhusten oder Anniesen, aber auch beim Küssen übertragen werden, wird das Pfeiffer-Drüsenfieber volkstümlich auch als »Kusskrankheit« bezeichnet.

Nach einer Inkubationszeit von 8–20 Tagen machen sich anfangs oft nur Abgeschlagenheit, Mattigkeit und Leistungsminderung bemerkbar. Danach schwellen – von Fieber zwischen 38 und 40 °C begleitet – die Lymphknoten hinter den Ohren und im Nacken an, was zu Schmerzen bei Bewegungen des Kopfes führt. Oft kommt es daneben zu einer → Bindehautentzündung, einer heftigen → Mandelentzündung mit fauligem Mundgeruch sowie zu Leber- und Milzschwellung und manchmal auch zu Hautausschlägen. Im → Blutbild treten atypische weiße Blutkörperchen auf, die der Krankheit den Namen »Mononukleose« eingebracht haben. Die Krankheitsdauer schwankt zwischen 2 und 3 Wochen. Die Rekonvaleszenz kann sich allerdings über mehrere Wochen hinziehen.

Eine ursächliche Behandlung gibt es nicht. Die Kranken müssen bis mindestens 3 Tage nach der Entfieberung Bettruhe einhalten. Virushemmende Medikamente werden nur bei seltenen Komplikationen oder abwehrgeschwächten Erkrankten eingesetzt. In den übrigen Fällen heilt das Pfeiffer-Drüsenfieber auch ohne spezifische Behandlung innerhalb einiger Wochen aus.

Pflanzenheilkunde (Phytotherapie) Die Verwendung von → Heilpflanzen gehört zweifellos zu den ältesten therapeutischen Methoden der Menschheit. Im Mittelalter hat sich besonders die Klostermedizin um den Anbau von Heilkräutern verdient gemacht; danach verlor die Pflanzenheilkunde infolge maßloser Übertreibungen und ärztlicher Spekulationen erheblich an Ansehen und hielt sich vor allem in der Überlieferung des Volkes. Erst Pfarrer Kneipp gab durch seine gewissenhaften Untersuchungen über den Heilwert verschiedener

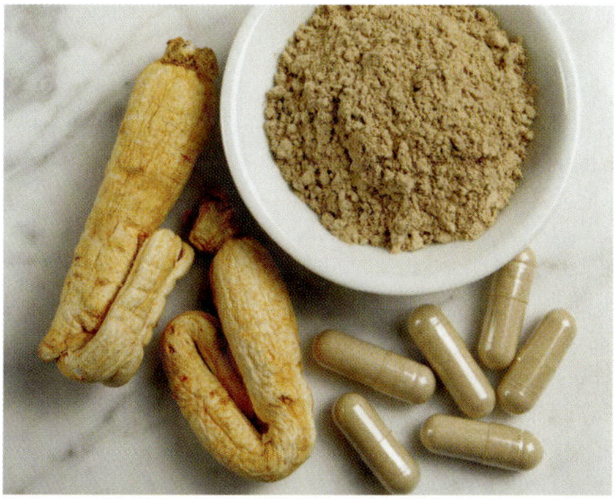

Pflanzenheilkunde Pflanzliche Wirkstoffe werden in den unterschiedlichsten Zubereitungsformen verwendet.

Pflanzen den Anstoß zu einer ernsthaften Beschäftigung mit der Kräuterheilkunde.

Mit den Heilpflanzen steht es ähnlich wie mit den physikalischen Behandlungsmethoden: Sie können sowohl schul- als auch naturmedizinisch eingesetzt werden, wobei der große Unterschied nicht in der Art des Mittels liegt, sondern in der Auffassung, wie man es einsetzt. In der Universitätsmedizin versteht man heute unter Phytomedizin ganz allgemein die Behandlung mit Heilpflanzen und mit den aus ihnen gewonnenen Arzneimitteln; also sowohl mit Frischpflanzen, getrockneten Heilpflanzen (Drogen im weitesten Sinne) und Zubereitungen der verschiedenen Art als auch mit isolierten chemischen Reinsubstanzen. Dagegen finden in der Pflanzenheilkunde als Zweig der Naturheilkunde nur die »milden« Heilpflanzen Anwendung, die in der Regel bei vernünftigem Gebrauch harmlos sind.

Die Selbstbehandlung mit Heilpflanzen erfordert nicht nur ein umfassendes Wissen über die einzelnen Pflanzen, sondern auch eine kritische Abwägung hinsichtlich ihrer Möglichkeiten und Gefahren.

Pfortader große Vene, die das mit Nährstoffen beladene Blut aus den Darmwänden sammelt und zur → Leber führt.

Pfortaderstauung Erst nachdem das von der → Pfortader aus den Verdauungsorganen herangeführte Blut die Leber passiert hat, strömt es weiter Richtung Herz. Wenn nun die Leber – beispielsweise an einer → Leberzirrhose – erkrankt ist oder in ihrer Nachbarschaft ein krankhafter Prozess die Pfortader einengt, dann staut sich das Blut, und der Druck in der Pfortader steigt gefährlich an. Da es mehrere Blutgefäße gibt, die die Pfortader unter Umgehung der Leber direkt mit der unteren Hohlvene verbinden, erhöht sich der Druck auch dort: Die Gefäße werden dick und prall und können platzen. Diese Gefahr besteht ganz besonders bei den Venenerweiterungen im Bereich der Speiseröhre, den so genannten → Ösophagusvarizen. Außerdem wird durch den hohen Druck Flüssigkeit aus den Blutgefäßen in die freie Bauchhöhle gepresst und sammelt sich dort an: Es kommt zur Bauchwassersucht (→ Aszites). Dem größten Risiko einer Pfortaderstauung, dass nämlich ein überdehntes Gefäß platzt, kann man dadurch begegnen, dass man operativ eine Umleitung (Shunt) des Blutes unter Umgehung der Leber herstellt.

Pförtner (Pylorus) Magenausgang mit Schließmuskel; → Magen.

phag- Bestandteil medizinischer Fachausdrücke mit der Bedeutung »Schlucken«.

Phagozyten → Fresszellen.

Phagozytose Aufnahme und damit Unschädlichmachung von Bakterien, körperfremdem oder -eigenem Material durch → Fresszellen (Phagozyten).

Phänotyp äußeres Erscheinungsbild eines Individuums, das von Erbanlagen (→ Gen) und Umwelteinflüssen geprägt wird.

Phantomschmerz Schmerzempfindung in einer amputierten Gliedmaße. Der Betroffene meint, den nicht mehr vorhandenen Körperteil wahrzunehmen, und spürt dort Schmerzen. Man erklärt dieses Phänomen mit einer Reizung der Nerven an der Stelle ihrer Durchtrennung.

Phäochromozytom zumeist gutartiger Tumor, der in 80–90 Prozent der Fälle vom Nebennierenmark, viel seltener von anderen Stellen des sympathischen Nervensystems (→ vegetatives Nervensystem) ausgeht und zu einer Überproduktion der Hormone Adrenalin und Noradrenalin führt. Dadurch kommt es schubweise oder dauerhaft zu Bluthochdruck (→ Hypertonie), der zu lebensbedrohlichen Krisen führen kann. Daneben bestehen oft Unruhe, Angstgefühl, Herzklopfen, Atemnot, Schwitzen, Gesichtsblässe, Schwindel, Übelkeit und pulsierender Kopfschmerz. Die Diagnosestellung gelingt mit der Bestimmung der Hormone und deren Abbauprodukten im Urin. Daneben dienen bildgebende Verfahren, vor allem die → Computertomografie, der Lokalisation des Tumors. Dessen operative Entfernung – sie ist in den meisten Fällen möglich – bringt zuverlässig Heilung.

Pharmaka medizinische Fachbezeichnung für → Arzneimittel.

Pharmakologie Arzneimittellehre.

Pharmakotherapie Krankenbehandlung mit Arzneimitteln.

Pharmazeut Apotheker.

Pharmazie die dem Apothekerberuf zu Grunde liegende Wissenschaft von den Arzneimitteln und ihrer Herstellung.

Pharyngitis → Rachenentzündung.

Pharynx → Rachen.

Phenazetin Fieber senkendes und Schmerz stillendes Arzneimittel, das bis vor kurzer Zeit in zahlreichen Präparaten enthalten war. Da es bei längerer Anwendung zu schweren Nieren- und Blutschädigungen sowie zu zentralnervösen Störungen führt, wird es heute kaum noch verwendet.

Phenol (Karbolsäure) stark ätzendes Desinfektionsmittel, das mittlerweile durch weniger giftige Abkömmlinge (Kresol usw.) ersetzt worden ist.

Phenylketonurie (PKU, Brenztraubensäure-Schwachsinn) vererbter Enzymdefekt, bei dem der Stoffwechsel der Aminosäure Phenylalanin gestört ist. Als Folge davon kommt es zu einer Anhäufung von Phenylalanin und dessen Abbauprodukten – zu denen die Phenylbrenztraubensäure gehört – in Blut und Geweben sowie zur vermehrten Ausscheidung dieser Substanzen im Harn.

Die Phenylketonurie, an der in Deutschland etwa eines von 10 000 Neugeborenen erkrankt, verursacht eine Schädigung des Gehirns, die unbehandelt einen hochgradigen Schwachsinn zur Folge hat. Nach anfänglich normaler Entwicklung fällt vom 4.–6. Lebensmonat an ein fortschreitender geistiger Entwicklungsrückstand auf. Weitere Symptome sind hellblondes Haar und merkwürdig blaue Augen, entzündliche Hautveränderungen, ein mäusekot- oder pferdestallähnlicher Geruch des Urins sowie manchmal auch Krämpfe. Nach der Pubertät bleibt der Hirnschaden stationär. In Deutschland wird bei jedem Neugeborenen der Phenylalaningehalt im Blut bestimmt (Guthrie-Test); bei Verdacht erfolgt die Sicherung der Diagnose durch verschiedene Blutuntersuchungen.

Die Kranken müssen zeitlebens eine Diät einhalten, die anfänglich phenylalaninfrei, später phenylalaninarm ist. Beginnt die Behandlung innerhalb der ersten 3 Lebensmonate, sind neurologische und psychische Defizite völlig zu vermeiden. Besonders wichtig ist die Einhaltung der Diät für betroffene Frauen mit Kinderwunsch, die sich bereits vor der Empfängnis und während der gesamten Schwangerschaft vermehrt phenylalaninarm ernähren müssen, damit die Störung nicht auf das ungeborene Kind übergeht und dort schwere Missbildungen anrichtet.

-phil Bestandteil medizinischer Fachausdrücke mit der Bedeutung »freundlich, zugetan«.

Phimose (Vorhautverengung) meist angeborene, seltener erworbene Verengung der Vorhaut des männlichen Gliedes, in deren Folge es nicht möglich ist, die Vorhaut über die Eichel zurückzuziehen.

Eine Verklebung von Vorhaut und Eichel ist beim Neugeborenen ein normaler Zustand, durch den die empfindliche Haut der Eichel vor dem ätzenden Urin geschützt wird. In der Kleinkinderzeit löst sich diese Verklebung meist von selbst. Während dieser Zeit darf nicht versucht werden, die Vorhaut gewaltsam zurückzuziehen, weil aus den dadurch erzeugten Schleimhauteinrissen, Entzündungen und narbigen Schrumpfungen eine echte Phimose entstehen kann. Wenn sich die Vorhaut allerdings danach noch immer beim Wasserlassen sackförmig aufbläht, muss die Phimose behandelt werden. Bei Säuglingen und Kleinkindern kann der Arzt durch Dehnung versuchen, den Zustand zu beseitigen. Gelingt dies nicht, so muss vor dem 6. Lebensjahr eine operative Umschneidung der Vorhaut (Zirkumzision) vorgenommen werden, da es anderenfalls durch die Sekretstauung zu Entzündung und Steinbildung im Vorhautsack, schlimmstenfalls sogar zum → Peniskrebs kommen kann.

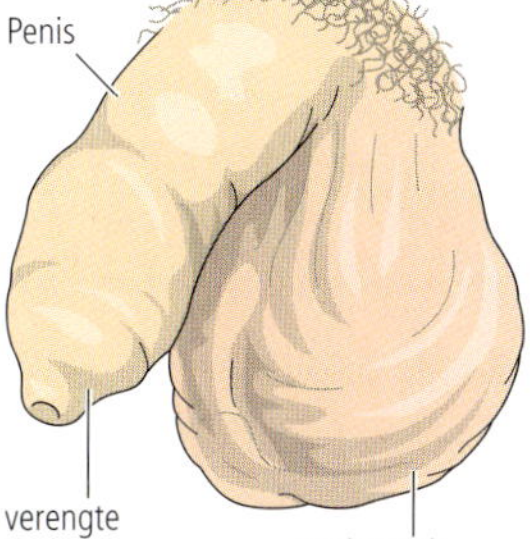

Phimose Umschließt die Vorhaut die Eichel des Gliedes zu eng, lässt sie sich nicht zurückstreifen.

Von ***Paraphimose*** oder ***»spanischem Kragen«*** spricht man, wenn die zurückgestreifte, etwas zu enge Vorhaut nicht mehr vorgeschoben werden kann und hinter der Eichel einen Schnürring bildet. Da die dadurch bedingte Blutstauung zu einer schmerzhafte Schwellung der Eichel führt, die sich von selbst nicht mehr zurückbilden kann, und da infolge mangelhafter Durchblutung der Eichel das Absterben von Gewebe mit nachfolgender Narbenbildung droht, ist unverzüglich ärztliches Eingreifen erforderlich.

phleb- Bestandteil medizinischer Fachausdrücke mit der Bedeutung »Vene«.

Phlebitis Venenentzündung; → Venenerkrankungen.

Phlebothrombose → Thrombose der tiefen Beinvenen; → Venenerkrankungen.

Phlegmone entzündungsbedingte Eiterung, die sich ohne Abkapselung des Entzündungsherdes flächenhaft in den Gewebsspalten ausbreitet. Ursache sind zumeist Verletzungen oder infizierte Operationswunden, durch die → Streptokokken eindringen. Eine Phlegmone verursacht eine heiße Rötung sowie eine teigige Schwellung des betroffenen Gebietes; zudem besteht hohes Fieber. Da die Gefahr groß ist, dass Bakterien in die Blutbahn eindringen und eine lebensgefährliche → Blutvergiftung heraufbeschwören, muss unverzüglich ein Arzt hinzugezogen werden! Die Behandlung besteht in Ruhigstellung und Hochlagerung des betroffenen Gliedes sowie im Einsatz hoch dosierter → Antibiotika. Oft ist eine chirurgische Behandlung mit breiten Einschnitten notwendig, um den Eiter zum Abfluss zu bringen.

-phob Bestandteil medizinischer Fachausdrücke mit der Bedeutung »fürchtend, abstoßend«.

Phobie maßlos übersteigerte → Angst.

Phokomelie Gliedmaßenmissbildung, bei der Hände und Füße bzw. Finger und Zehen unmittelbar an der Schulter bzw. Hüfte angewachsen sind.

Phonokardiogramm durch Registrierung von Herztönen und Herzgeräuschen gewonnene Kurve, bei der die Geräuschphänomene des Herzens mittels eines Körperschallmikrofons (mit starker Koppelung zwischen Brustwand und Mikrofon) oder eines Luftschallmikrofons (Übertragung der Schallwellen durch die Luft auf ein Mikrofon) über einen Verstärker auf ein Registriergerät übertragen werden. Die Phonokardiografie ergänzt das Abhören und ist eine wichtige Hilfe bei der Diagnostik der einzelnen → Herzklappenfehler. Zur Synchronisierung mit der Herztätigkeit wird daneben gleichzeitig noch ein → Elektrokardiogramm geschrieben.

Phosphatasen Gruppe von → Enzymen, die Phosphatester spalten und damit Phosphate freisetzen können. Die ***alkalischen Phosphatasen***, die ein alkalisches Milieu benötigen und deren Bedeutung noch nicht restlos geklärt ist, kommen in den meisten Zellen vor, besonders in den Wachstumszonen der Knochen, ferner in Darmschleimhaut, Nieren und Milch. Ihre Konzentration ist im Kindesalter und bei Erwachsenen nach dem Essen sowie im Zusammenhang mit vielen Knochen- und Lebererkrankungen erhöht; eine Abnahme wird bei → Schilddrüsenunterfunktion, Unterernährung und Vitamin-C-Mangel beobachtet.

Die ***sauren Phosphatasen***, die in saurer Umgebung ihre höchste Wirksamkeit entfalten, findet man in Niere, Leber, Milz, Prostata, Brustdrüse und roten Blutkörperchen (Erythrozyten). Auch ihre physiologische Bedeutung ist unbekannt. Ihre diagnostische Bedeutung liegt vor allem darin, dass sie beim Prostatakrebs (→ Prostataerkrankungen) im Blut stark erhöht sind.

Phosphor (chemisches Zeichen: P) Der Körper des Erwachsenen enthält ca. 600 g Phosphor, der meist zusammen mit → Kalzium vorkommt; davon befinden sich 70–80 Prozent in Knochen und Zähnen. Energiereiche Phosphorsäureverbindungen sind als wichtige Energieüberträger entscheidende Bausteine lebender Zellen. Da Phosphor praktisch in allen Lebensmitteln enthalten ist, kann ein Mangel infolge ungenügender Aufnahme mit der Nahrung ausgeschlossen werden.

Phototherapie → Lichtbehandlung.

Phthise allgemein: Schwund und Schrumpfung eines Gewebes; im Besonderen: veraltete Bezeichnung für den Gewebsschwund bei der → Tuberkulose.

pH-Wert Kurzbezeichnung für die Wasserstoffionen-Konzentration, mithin den Säuregrad.

physikalische Therapie (Physiotherapie) Zur physikalischen Therapie werden heute einerseits die Behandlung mit den natürlichen Umweltreizen (Sonnenlicht, Luft, Wärme, Kälte, Wasser, Bewegung) und andererseits mit künstlich erzeugten Strahlen (→ Elektrotherapie usw.) gezählt. Ausgespart bleibt die → Strahlenbehandlung im engeren Sinn, d. h. die Anwendung von Röntgenstrahlen, Radium und künstlich radioaktiven Stoffen, die ein eigenes Fachgebiet bildet.

Innerhalb der physikalischen Therapie unterscheidet man: Bäderbehandlung (Balneologie), Klimabehandlung, Wasserbehandlung (Hydrotherapie), Massage, Gymnastik sowie Übungs-, Arbeits- und Elektrotherapie. Von der Behandlung mit Medikamenten unterscheidet sie sich in folgenden Punkten:

1. Im Allgemeinen wendet sich die physikalische Therapie mehr an den gesamten Organismus als an ein einzelnes Organ. Die Heilung soll durch Umstimmung des ganzen Körpers erreicht werden, wobei allerdings auch eine Konzentration der Wirkung an den Orten des stärksten Krankheitsgeschehens angestrebt wird.

pH-Wert

saure Reaktion	0,0–7,0
neutrale Reaktion	7,0
alkalische Reaktion	7,0–14,0
Blut (Erwachsene, arterielles Vollblut)	7,4
Magensaft (nüchtern, gesund)	5,0–7,0
Magensaft (während Nahrungsaufnahme)	0,8–1,5
Magensaft (nüchtern, Magengeschwür)	1,3–1,8
Galle	7,15
Harn	5,7
Muttermilch	7,0
Gehirn-Rückenmarks-Flüssigkeit	7,3

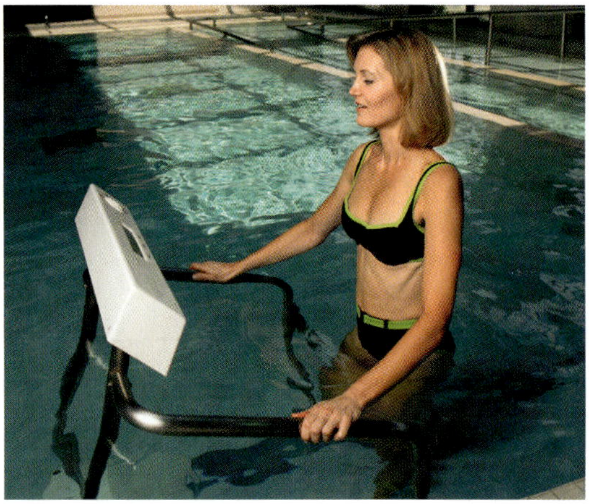

Physikalische Therapie Sehr wirkungsvoll sind gezielte Bewegungsübungen unter Wasser.

2. Die physikalische Therapie verlangt besondere Vorrichtungen, eine entsprechende Ausbildung der Behandler und mehr Zeit als die medikamentöse Therapie. Dafür sind die Erfolge oft nachhaltiger. Als Anwendungsgebiete kommen daher in erster Linie chronische Erkrankungen in Betracht.

Physiologie Lehre von den normalen Lebensvorgängen.

physiologisch die → Physiologie betreffend; natürlich; nicht krankhaft; Gegensatz: → pathologisch.

Physiotherapie → physikalische Therapie.

physisch körperlich, den Körper betreffend; Gegensatz: → psychisch.

Phytotherapie → Pflanzenheilkunde.

Pickel umgangssprachliche Bezeichnung für rote, erhabene Hautveränderungen, so genannte → Mitesser, bei der → Akne.

Pick-Krankheit zwischen dem 4. und 6. Lebensjahrzehnt beginnendes, erbliches, degeneratives Hirnleiden mit umschriebener Rückbildung einzelner Hirnteile, das sich durch Persönlichkeitsverfall mit Verblödung, Enthemmung, Taktlosigkeit, triebhafter Unruhe oder Antriebslosigkeit, sinnlosem Rededrang und leichter Ermüdbarkeit bemerkbar macht.

Pickwick-Syndrom Das nach der Romanfigur von Charles Dickens benannte Syndrom stellt die konstitutionelle Form einer Bewusstseinsstörung infolge verminderter Atmung dar. Betroffen sind Personen mit hochgradiger Fettsucht und krankhafter Vermehrung der roten Blutkörperchen, die plötzlich von einer unwiderstehlichen, mit Muskelzuckungen und beschleunigter oberflächlicher Atmung einhergehenden Schlafsucht heimgesucht werden. Diese Schlafanfälle sind auf folgende Mechanismen zurückzuführen: Die Fettsucht steigert die Atemtätigkeit, die aber flach und wenig wirksam bleibt, weil die Ausdehnung der Lunge durch die Fettablagerung in der Umgebung und durch den Zwerchfellhochstand eingeschränkt wird. Infolge des ungenügenden Gasaustausches steigt die Kohlensäurekonzentration im Blut und übt eine betäubende Wirkung aus. Die einzig mögliche Therapie besteht in einer drastischen Reduktion des Körpergewichtes, durch die die Symptome völlig behoben werden können.

Pigment in den Körpergeweben und -zellen gelöste oder in Körnchen vorkommende Farbstoffe, die aus dem Körper stammen (Blut-, Muskel-, Gallenfarbstoffe, Melanin) oder von der Außenwelt auf irgendeinem Weg (Kohle, Teer, Tusche, Metalle usw.) in den Körper gelangt sein können.

Pigmentgeschwulst → Melanom.

Pille 1. kugelförmige, kleine Arzneizubereitung zur oralen Anwendung; heute nicht mehr üblich.

2. Anti-Baby-Pille. Dabei handelt es sich aber, genau genommen, um keine Pille, sondern um eine Tablette oder ein Dragee.

Pilze Abteilung niederer Pflanzen ohne Blattgrün, die zum Wachstum Nährstoffe, Wasser und Wärme, aber kein Licht benötigen. Die meisten der etwa 50 000 Arten sind mikroskopisch klein und leben als Parasiten auf anderen Pflanzen oder Tieren. Zu ihnen gehören die Erreger von Krankheiten sowie die Schimmelpilze. Von den höheren Pilzarten werden die für den Menschen genießbaren (Champignon, Pfifferling, Speisemorchel, Steinpilz, Trüffel usw.) als Speisepilze bezeichnet. Diese sind jedoch im Allgemeinen nicht besonders gut verträglich. Da sie reich an Schwermetallen, besonders an → Kadmium sind, sollten Erwachsene nicht mehr als 200–250 g pro Woche verzehren; Kinder entsprechend weniger! Um → Pilzvergiftungen zu vermeiden, dürfen sie nur frisch zubereitet und keinesfalls aufgewärmt genossen werden.

Pilzerkrankungen der Haut → Hautpilzerkrankungen.

Pilzvergiftungen Da Pilze hinsichtlich Farbe, Form und Beschaffenheit stark variieren, kommt es beim Sammeln immer wieder zu folgenschweren Verwechslungen. Man sollte deshalb nur typische Exemplare, die man genau kennt, sammeln und essen; alle im Volksmund angegebenen Merkmale zur Unterscheidung essbarer von giftigen Pilzen sind entweder äußerst unsicher oder schlicht falsch. Da es zu Pilzvergiftungen überdies auch durch den Genuss an sich essbarer, aber verdorbener Pilze kommt, sollten Pilze, auch Zuchtpilze, nicht länger als 24 Stunden lagern und niemals aufgewärmt genossen werden.

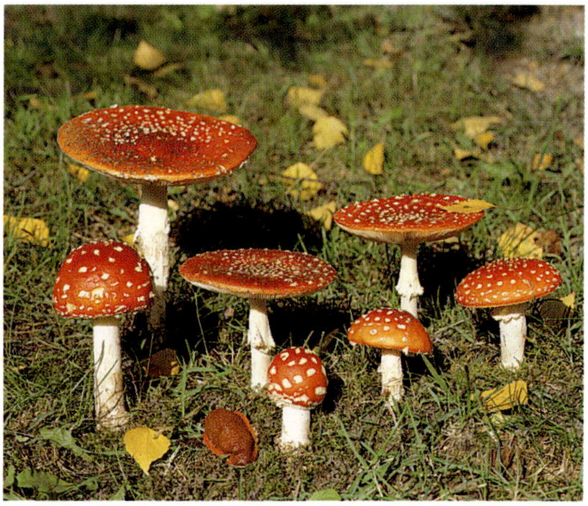

Pilzvergiftungen Nicht alle giftigen Pilze sind so leicht zu erkennen wie die farbenprächtigen Fliegenpilze.

Fast alle Pilzvergiftungen – sie lassen sich je nach Wirkweise des Giftes mit entsprechend typischen Erscheinungen in Gruppen einteilen – beginnen mit Magen-Darm-Symptomen, die von lang dauerndem Brechdurchfall bis zu choleraähnlichen Zuständen reichen können. Zusätzlich können Schwindel, Krampfneigung, Bewusstseinstrübungen, Halluzinationen sowie Störungen des → vegetativen Nervensystems und der Kreislauforgane auftreten. Dabei gilt allgemein, dass ein rasch – binnen einer Viertelstunde bis zu 4 Stunden – einsetzender, reiner Brechdurchfall ohne zusätzliche Symptome gewöhnlich zu Hause behandelt werden kann. In allen anderen Fällen, bei denen die Magen-Darm-Erscheinungen erst nach 5–48 Stunden einsetzen, ist jedoch eine sofortige Klinikeinweisung erforderlich, da die Gefahr tödlicher Komplikationen droht. Die in Deutschland häufigste tödliche Pilzvergiftung wird durch den Grünen Knollenblätterpilz verursacht.

Daneben führen einige Pilze (Faltentintling, Hexenpilz, Netzstieliger Hexenröhrling) zu Alkoholintoleranz, d. h., die an sich unschädlichen Pilze lösen in Verbindung mit Alkohol Schwindelgefühle, Gesichtsrötung, Kopfschmerzen, Atembeschleunigung, Schweißausbruch und Übelkeit aus.

Als erste Hilfe bei Pilzvergiftungen ist vor allem anderen die möglichst rasche Entleerung von Magen und Darm vonnöten, die jedoch meist von selbst erfolgt. Sollte dies nicht der Fall sein, so kann Erbrechen herbeigeführt werden, indem man reichlich lauwarmes Salzwasser (1 Esslöffel Kochsalz auf ein Glas Wasser) trinkt. Die weitere Behandlung muss der Arzt übernehmen.

Pityriasis (Kleienflechte) Sammelbegriff für verschiedene Hautkrankheiten mit kleieförmiger Schuppung.

1. *Pityriasis rosea* (Schuppenröschen): Sie beginnt meist am seitlichen Stamm mit rötlichen, schuppenden Herden, die die Tendenz haben, sich ringförmig zu vergrößern, dann aber im Zentrum mit bräunlicher Verfärbung abheilen. Der Ausschlag breitet sich vor allem in den oberen Partien des Rumpfes aus; Gesicht, Hände und Füße bleiben in der Regel frei. Intensives Waschen führt dazu, dass sich die Herde entzünden und dann jucken. Lässt man die Haut dagegen in Ruhe, so heilt die Pityriasis rosea in 3–6 Wochen von selbst ab. Die Ursache ist unklar. Früher wurde das Tragen neuer Kleidungsstücke verantwortlich gemacht; heute werden eher Virusinfekte diskutiert.

2. *Pityriasis versicolor* (Kleienpilzflechte): Diese Krankheit gehört zu den → Hautpilzerkrankungen. Erreger sind winzige Pilze, die in der Kleidung haften bleiben. Der Ausschlag, der ebenfalls bevorzugt am oberen Stamm auftritt,

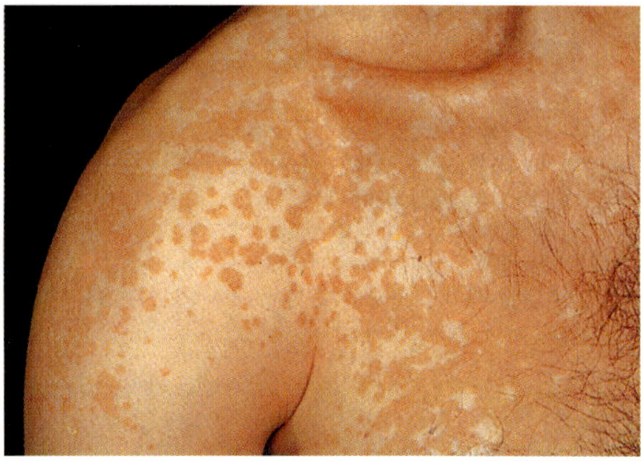

Pityriasis versicolor Typische bräunliche Herde, auf Kratzen hobelspanähnliche Schuppen.

besteht aus kleinen linsen- bis zehnpfennigstückgroßen, schuppenden, gelblich bis bräunlich gefärbten Flecken, die bei Sonnenbräunung hell bleiben und meist zusammenfließen. Streicht man mit einem Holzspatel darüber, wird die aufgelockerte Hornschicht hobelspanartig abgehoben (»Hobelspanphänomen«). Die Kleienpilzflechte tritt vor allem bei Personen auf, die stark schwitzen. Auch fettsäurenhaltige Körperpflegemittel (z. B. Sauna-Lotion) bieten dem Pilz ideale Nahrungsbedingungen. Die Diagnose wird anhand des typischen Aussehens, der rötlich-braunen Fluoreszenz unter der Wood-Lampe und der mikroskopischen Untersuchung von Hautschuppen aus einem betroffenen Hautareal gestellt. Zur Behandlung dienen desinfizierende und pilztötende Hautpflegemittel. Die Kleienfpilzflechte heilt meist folgenlos ab, wobei die entfärbten Hautstellen jedoch noch längere Zeit bestehen bleiben. Rückfälle sind nicht selten.

PKU Abkürzung für → **P**henol**k**eton**u**rie.

Placebo → Plazebo.

plantar die Fußsohle betreffend.

Plaque **1.** Fleck als Teil eines Hautausschlags.

2. bakterieller → Zahnbelag.

-plasie Bestandteil medizinischer Fachausdrücke mit der Bedeutung »Bildung, Formung«.

Plasma **1.** Blutplasma; → Blut.

2. Protoplasma; → Zelle.

Plasmaexpander → Blutersatzflüssigkeit.

Plasmapherese Methode zur Trennung des Blutplasmas von den festen Bestandteilen des Blutes. Mit Hilfe der Plasmapherese ist es möglich, Blutplasma und Plasmaeiweißpräparate zum Zweck der Transfusion zu gewinnen. Therapeutisch wird das Verfahren zur gezielten Entfernung von Blutbestandteilen, z. B. bei Vergiftungen, aber auch bei schweren Stoffwechselstörungen eingesetzt.

Plasmazellen spezielle weiße Blutkörperchen (Leukozyten), die im Knochenmark, in der Darmwand und in den Randbezirken des → lymphatischen Gewebes gebildet werden. Plasmazellen haben besondere Aufgaben im Rahmen des → Immunsystems, da sie Antikörper und → Gammaglobuline (Immunglobuline) bilden. Im strömenden Blut kommen sie nur bei bestimmten Infektionskrankheiten vor.

Plasmodien spezielle Art von Einzellern, die als Parasiten in den roten Blutkörperchen von Menschen und Wirbeltieren leben. Plasmodien sind die Erreger der → Malaria.

Plasmozytom (multiples Myelom, Kahler-Krankheit) bösartige Geschwulst des Knochenmarks, die von einer entarteten → Plasmazelle ausgeht. Dabei erzeugen die sich unkontrolliert vermehrenden Plasmazellen große Mengen an Immunglobulinen, deren Antikörperfunktion jedoch geschädigt ist (Paraproteine). Die Ursache der Tumorentwicklung, die häufiger bei Männern als bei Frauen und zumeist erst in der zweiten Lebenshälfte auftritt, ist unbekannt. Die massiven Knochenzerstörungen laufen unter mehr oder weniger starken Schmerzen ab und führen nicht selten dazu, dass der befallene Knochen plötzlich durchbricht. Außerdem leiden die Kranken unter Mattigkeit, Appetitlosigkeit und Gewichtsverlust. Die von den Plasmazellen in Massen produzierten, funktionslosen Immunglobuline schädigen, da sie zum Teil mit dem Harn ausgeschieden werden, die Nieren und führen im Zusammenhang mit anderen krankhaften Veränderungen rasch zur → Niereninsuffizienz (Nierenversagen). Unter dem Mikroskop kann man in entnommenem Knochenmark die starke Plasmazellvermehrung erkennen. Zudem sieht man auf dem Röntgenbild zahlreiche Knochendefekte; und schließlich lassen sich im Urin spezielle, für die Krankheit typische Eiweißkörper nachweisen.

Die Behandlung mit → Zytostatika – Medikamenten, die das Wachstum bösartiger Zellen hemmen – sowie mit → Corticosteroiden (Kortison) bringt zwar bisweilen einen gewissen Erfolg, kann aber auch nicht verhindern, dass die Betroffenen in der Regel 3–4 Jahre nach dem Ausbruch der Krankheit sterben.

plastische Chirurgie medizinisches Fachgebiet, das sich neben der → kosmetischen Chirurgie mit Verfahren zur Wiederherstellung oder Verbesserung von Aussehen und Funktion nach Verletzungen oder bei Fehlbildungen befasst. Oft geht es um die Korrektur der äußeren Erscheinung, die die Betroffenen psychisch beeinträchtigt und ihr Zusammenleben mit den Mitmenschen stört (»Heilung der Seele mit dem Messer«). Hierzu gehören unter anderem die Operation von → Lippen-Kiefer-Gaumenspalten, von Missbildungen der Harnröhre und von Lähmungen. Da die plastische Chirurgie ihr Augenmerk vor allem auf die Körperform und den sichtbaren Bewegungsablauf richtet, musste sie eine eigene Technik entwickeln, für die folgende Punkte kennzeichnend sind:

1. Verpflanzungen, Einpflanzungen und Verlagerungen von Haut, Sehnen, Nerven, Knorpel, Knochen, Fett und Kunststoffen;

2. unauffällige Schnittführung, spannungsfreier Wundverschluss, schonende Nahttechnik.

Innerhalb der plastischen Chirurgie kann man 3 wesentliche Bereiche unterscheiden:

1. die ***rekonstruktive plastische Chirurgie:*** Sie dient der Behebung von durch Krankheit oder Verletzung entstandenen Defekten der sichtbaren Form und Funktion;

2. die ***konstruktive plastische Chirurgie:*** Ihre Aufgabe ist die Beseitigung angeborener Form- und Funktionsmängel;

3. die ***anaplastische Chirurgie:*** Bei ihr steht die Verbesserung der äußeren Erscheinung im Vordergrund.

Ein besonderes Gebiet der plastischen Chirurgie, das eine langjährige Einarbeitung erfordert, ist die Handchirurgie, die heute erstaunliche Resultate aufzuweisen hat. So kann zum Beispiel nach unfallbedingtem Verlust des linken Daumens der 4. Finger (Ringfinger) der linken Hand auf die Basis des ersten Mittelhandknochens umgesetzt und damit die linke Hand wieder funktionstüchtig gemacht werden. Viel von sich reden gemacht haben überdies die erfolgreichen Reimplantationen (Wiedereinpflanzungen) abgerissener Arme. Ebenso beeindruckend ist der Ersatz der durch Säureverätzung oder Krebs verloren gegangenen Speiseröhre durch einen Abschnitt des Darmkanals. Geläufiger und bekannter sind verschiedene kosmetische Operationen wie die Aufbauplastik der unterentwickelten weiblichen Brust durch Implantation von Silikon-Prothesen, die Gesichtsspannung (Face-lifting) zur Beseitigung von Falten oder die Oberschenkelverkürzung bei übermäßiger Körperlänge.

Plattenepithelkarzinom (Spinaliom, Stachelzellkrebs) Form des → Hautkrebses, der sich auf der äußeren Haut vor allem dann bildet, wenn diese chronisch entzündet oder – zum Beispiel durch langdauernde intensive Sonnenbestrahlung – anderweitig vorgeschädigt ist. Daneben findet man das Plattenepithelkarzinom auf sämtlichen im Körper vorkommenden Schleimhäuten, wobei auch hier chronische Veränderungen die Entstehung begünstigen. Die Geschwulst ist deswegen besonders gefährlich, weil sie ihre Zellen bereits in einem sehr frühen Stadium über die Lymphbahnen ausstreut und auf diese Weise dafür sorgt, dass → Metastasen (Tochtergeschwülste) in anderen Organen heranwachsen. Auch wenn es sich beim Plattenepithelkarzinom um eine Geschwulst, also eine Gewebswucherung, handelt, zeigt sich der Tumor durchaus nicht nur in Form derber Auftreibungen, sondern häufig in Gestalt eines Geschwürs, eines Kraters im Gewebe. Auffallend ist dabei, dass die Veränderungen nahezu schmerzlos vonstatten gehen.

Das Plattenepithelkarzinom muss operativ entfernt werden, und zwar so großzügig, dass sich am Rand des entnommenen Gewebes unter dem Mikroskop keine bösartigen Zellen mehr finden lassen. Häufig ist es zudem erforderlich, vorsichtshalber auch gleich die umgebenden Lymphknoten mit zu entnehmen.

Plattfuß Bei dieser Fußfehlstellung, bei der die Fußsohle den Boden flächig berührt, muss man zwischen dem angeborenen und dem erworbenen Plattfuß unterscheiden.

Der ***angeborene Plattfuß*** ist selten. Er tritt meist einseitig auf und ist auf Vererbung oder eine Schädigung innerhalb der Gebärmutter zurückzuführen. Die Fußsohle des Neugeborenen ist dabei konvex durchgebogen (Schaukelfuß, Wiegenfuß, Tintenlöscherfuß); der Vorfuß ist zum Fußrücken hin hochgedreht. Die konservative Behandlung mit orthopädischen Schuhen, Einlagen oder Gipsschalen muss gleich nach der Geburt einsetzen; bleibt diese erfolglos, muss eine operative Korrektur erfolgen.

Der im späteren Leben ***erworbene Plattfuß*** (Pes planus) tritt fast immer in Kombination mit einem → Knickfuß (Pes valgus) auf, so dass man deswegen einfach von einem ***Knickplattfuß*** (Pes plano-valgus) spricht. Folgende Faktoren begünstigen dessen Entstehung: Verletzungen, Knochenkrankheiten (→ Rachitis, → Tuberkulose, → Syphilis, → Knochenmarkentzündung, → Rheuma), Übergewicht, X-Bein, O-Bein, langes Stehen und Gehen auf harten Böden, anlagemäßige → Bindegewebsschwäche, Muskelschwäche, Lähmungen usw. Beim Knickplattfuß des Erwachsenen stehen die Schmerzen durch Arthrose der Fußwurzelgelenke im Vordergrund, die jedoch umso geringer werden, je mehr die Versteifung zunimmt. »Nicht das Plattfüßigsein, sondern das Plattfüßigwerden macht Beschwerden.« Da das vorrangige Behandlungsziel darin besteht, dem Betroffenen die Schmerzen zu nehmen, ist nur bei entzündlichen Prozessen eine Therapie mit Umschlägen, zeitweiliger Ruhigstellung im Gipsverband und entzündungshemmenden Medikamenten erforderlich. Bei ausgeprägter Deformität muss der Patient eigens für ihn angefertigte orthopädische Schuhe tragen.

Platzangst (Agoraphobie) Im landläufigen Sprachgebrauch wird der Begriff Platzangst häufig irrtümlich für die → Raumangst (Klaustrophobie) verwendet, die sich in der Furcht vor kleinen, geschlossenen Räumen äußert. Platzangst – die häufigste Angstneurose – ist im Grunde genau das Gegenteil: Die Betroffenen werden von quälenden Angstzuständen überfallen, wenn sie allein das Haus verlassen oder gar eine Straße bzw. einen größeren Platz überqueren müssen. Sie werden dabei von der zwanghaften Vorstellung gepeinigt, zu fallen, das Bewusstsein zu verlieren und anderen Menschen hilflos ausgeliefert zu sein. In Begleitung anderer Personen – manchmal genügt schon ein Hund – tritt die Angst nicht oder stark abgeschwächt auf. Die Wurzel derartiger Angstneurosen liegt im Unbewussten. Immer ist eine fachärztliche Behandlung im Sinne einer → Verhaltenstherapie notwendig, um die oft schwer Leidenden von ihrer → Neurose zu befreien.

Plaut-Vincent-Angina Erreger dieser nach dem Hamburger Bakteriologen Hugo Plaut und seinem Pariser Kollegen Henri Vincent benannten Krankheit sind zwei Arten stäbchenförmiger Bakterien: so genannte Fusobakterien und Treponemen. Diese lösen an der befallenen Gaumenmandel einer Seite eine heftige Entzündung aus, bei der sich vor allem charakteristische, scharf begrenzte Geschwüre bilden. Daneben weisen die befallenen Mandeln schmierige, grünliche Beläge auf, die einen üblen Mundgeruch erzeugen. Erstaunlich ist, dass dabei nur selten – und wenn, nur leichtes – Fieber auftritt und die Betroffenen sich eigentlich kaum krank fühlen.

Zur Behandlung wird die befallene Mandel mit Wasserstoffperoxid von den Belägen befreit; zudem bekämpft man die verursachenden Stäbchenbakterien mit → Antibiotika.

Plazebo (Placebo) »Scheinmedikament«: äußerlich vom Originalpräparat nicht zu unterscheidendes »Leer-Medikament« ohne Wirkstoff, das lediglich aus Milchzucker oder einer anderen indifferenten Füllmasse besteht. Ein Plazebo wird bei klinischen Prüfungen von Medikamenten als vergleichende Kontrollsubstanz eingesetzt. Da auch wirkstofffreie Medikamente bei 30–60 Prozent der Patienten allein durch den Glauben an ihren Nutzen positive Effekte erzielen können, wird die Wirksamkeit eines Arzneimittels gegen ein Plazebo geprüft, um psychische bzw. personenbezogene Effekte auszuschließen.

Plazenta (Mutterkuchen) Hauptbestandteil der → Nachgeburt.

Pleura → Brustfell.

Pleuraempyem Eiteransammlung im Spalt zwischen den beiden Blättern der Pleura (Brustfell), von denen das innere

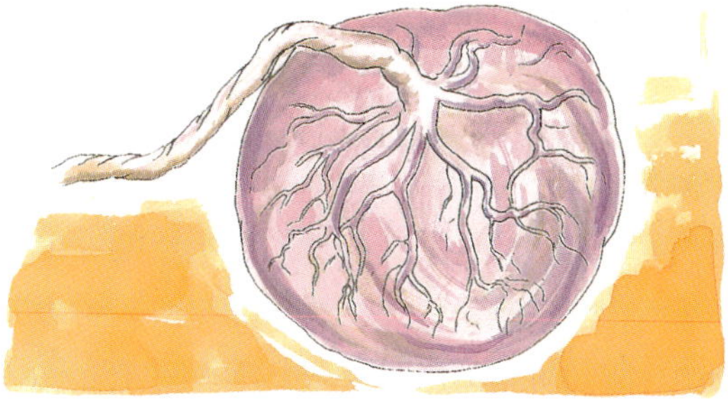

Plazenta Wegen ihres baumartigen Aussehens wird die Plazenta auch Lebensbaum genannt.

die Lunge umhüllt (Lungenfell), während das äußere eng der Brustwand anliegt (Rippenfell). Eiter kann hier nur entstehen, wenn sich Eiter erregende Bakterien einnisten. Diese stammen fast immer von bakteriellen Krankheiten der benachbarten Lunge, zum Beispiel von einer → Lungenentzündung, einem → Lungenabszess oder von sackartigen Erweiterungen der Luftröhrenäste, so genannten → Bronchiektasen. Nur in seltenen Fällen dringen sie über eine offene Verletzung ein oder stammen von anderen eitrigen Erkrankungen, zum Beispiel einer durchgebrochenen → Blinddarmentzündung.

Das Pleuraempyem verursacht ein äußerst schweres Krankheitsbild: Wenn nicht schnellstens eingegriffen wird, bricht der Kreislauf, begleitet von hohem Fieber, Schüttelfrost und Herzrasen, in kurzer Zeit vollständig zusammen. Zur Behandlung muss die Eiterhöhle eröffnet werden, damit der Eiter abfließen kann. Die auslösenden Bakterien bekämpft man zusätzlich hoch dosiert mit → Antibiotika.

Pleuraerguss Flüssigkeitsansammlung im Spalt zwischen Lungen- und Rippenfell als Begleiterscheinung einer anderen Krankheit. Als auslösendes Grundleiden kommen die unterschiedlichsten Erkrankungen in Betracht: vorrangig Lungenkrankheiten (z. B. → Tuberkulose, → Lungeninfarkt oder → Lungenblähung), aber auch Herzkrankheiten, bösartige Geschwülste und rheumatische Erkrankungen. Diese verursachen zunächst eine → Brustfellentzündung, in deren Folge sich dann die Flüssigkeit absondert. Die Untersuchung der abgesaugten Flüssigkeit – sie kann klar, aber auch milchigtrüb und bisweilen sogar blutig durchmischt sein – sowie die Bestimmung der darin enthaltenen Zellen geben häufig einen Hinweis auf den Grund der Entstehung. Gefährlich wird der Pleuraerguss, wenn sich die Flüssigkeit unter dem Einfluss von Bakterien in Eiter umwandelt; dann spricht man von einem → Pleuraempyem. Ausgedehnte Flüssigkeitsansammlungen schränken überdies den Platz, den die Lunge zum Atmen braucht, erheblich ein und verdrängen bisweilen sogar das zwischen den Lungenflügeln liegende Herz.

In erster Linie muss natürlich die zu Grunde liegende Krankheit behandelt werden. Zudem ist es bei großen Flüssigkeitsmengen erforderlich, diese zu punktieren, d. h. abzusaugen. Als Folge davon können sich jedoch ausgedehnte bindegewebige Narben und Schwarten bilden.

Pleuritis → Brustfellentzündung.

Plexus netzartiges Nerven- oder Blutgefäßgeflecht.

plötzliche Erkrankungen bei Kindern → Kinder, plötzliche Erkrankungen.

plötzlicher Kindstod (Säuglingstod, Krippentod, SIDS) unerwarteter Tod eines Säuglings, dem weder eine bedeutsame Erkrankung noch ein Todeskampf vorausgegangen ist und dessen Ursache sich auch durch eine Obduktion nicht klären lässt. 60 Prozent dieser rätselhaften Todesfälle treten im ersten Lebenshalbjahr auf, am häufigsten im 3. Lebensmonat, und zwar überwiegend bei Jungen. Die plötzlichen Todesfälle, die sich bisher auf keinerlei Weise vorhersagen lassen, häufen sich in der kalten Jahreszeit. Nach verschiedenen Untersuchungen besteht ein erhöhtes Risiko für:

- Frühgeborene bzw. Kinder mit einem Geburtsgewicht unter 2000 g;
- Zwillinge oder Mehrlinge von Säuglingen, die bereits am plötzlichen Kindstod gestorben sind;
- Säuglinge mit bedrohlich erscheinender Atemnot und Schlaffheit;
- Kinder, die im Schlaf ohne erkennbaren Grund stark schwitzen;
- Kinder von Müttern unter 19 Jahren;
- Kinder drogenabhängiger Mütter;
- Kinder, bei denen die Mütter in der Schwangerschaft stark geraucht haben. Sie sind mehr als 50-mal so stark gefährdet wie die Kinder von Nichtraucherinnen;
- Kinder von Müttern mit Fällen von plötzlichem Kindstod in der Verwandtschaft.

Es gibt Anzeichen, wonach es sich beim plötzlichen Kindstod um ein Versagen der zentralen Regulation von Atmung und Kreislauf handelt. Auf eine Instabilität dieser Regulationen können atypische Verhaltensmuster von Schlaf, Atmung, Herzschlag und Trinkgewohnheiten hinweisen. Auch die Bauchlage als Schlafposition wird wegen der Gefahr der Minderdurchblutung des Gehirns für gefährlich gehalten, weil es dabei einerseits bei Drehung von Kopf und Hals zu einer mechanischen Behinderung des Blutkreislaufs kommt und sich andererseits der Spannungszustand der Rachenmuskulatur verringert, so dass die oberen Atemwege verschlossen werden können. Es scheint so zu sein, dass mehrere, für sich allein nicht tödliche innere und äußere Einflüsse zusammentreffen müssen, damit es zu diesem dramatischen Ereignis kommt.

Für Kinder mit den oben genannten Risikofaktoren stehen Spezialmatratzen und Elektrodengurte zur Verfügung, die bei Tag und Nacht optische und akustische Alarmsignale abgeben, sobald – je nach Einstellung des Gerätes – die Atmung 5, 10 oder 15 Sekunden lang aussetzt. Vorzuziehen sind Monitore, die neben der Atmung auch die Herzfrequenz überwachen. Überdies sollte man Kinder bis zum 1. Geburtstag sicherheitshalber ausschließlich auf dem Rücken schlafen lassen.

Plummer-Vinson-Syndrom Die nach dem amerikanischen Chirurgen Porter Plummer-Vinson benannte Krankheit ist durch ausgedehnte Schleimhautveränderungen an den Lippen sowie in Mund-, Rachen- und Speiseröhre gekennzeichnet. Diese beruhen auf einem erheblichen Mangel an Eisen und äußern sich in ausgeprägten Schluckstörungen sowie häufig auch in unangenehmem Zungenbrennen. Ob hierfür neben dem fehlenden Eisen zusätzlich noch ein Vitaminmangel verantwortlich ist, ist letztlich noch nicht geklärt. Das Plummer-Vinson-Syndrom gilt als Krebsvorstufe (→ Präkanzerosen), d. h., aus der Gewebsveränderung kann sich ein → Speiseröhrenkrebs entwickeln.

pneum- Bestandteil medizinischer Fachausdrücke mit der Bedeutung »Luft« bzw. »Lunge«.

Pneumokokken Kurzbezeichnung für Bakterien der Art »Streptococcus pneumoniae«, die zu den häufigsten Erregern bakterieller Infektionen wie → Lungenentzündung, → Hirnhautentzündung, → Mittelohrentzündung und → Bauchfellentzündung gehören. Sie kommen zu etwa 70 Prozent auch bei gesunden Personen in den oberen Luftwegen vor und werden nur bei geschwächter örtlicher Immunabwehr und bei genereller Abwehrschwäche gefährlich. Bedroht sind in erster Linie ältere Personen, Patienten mit Blutkrankheiten, mit Abwehrschwäche sowie mit chronischen Herz- und Nierenerkrankungen. Impfstoffe werden nur bei Patienten eingesetzt, denen die Milz entfernt worden ist. Eine derartige Impfung kann nämlich allenfalls den Verlauf der Erkrankung mildern, nicht hingegen die Infektion mit Pneumokokken verhindern.

Pneumokoniosen → Staublungenkrankheiten.

Pneumonie → Lungenentzündung.

Pneumothorax (Lungenkollaps) Luftansammlung im Spalt zwischen Lungen- und Rippenfell mit der Folge, dass der dort normalerweise herrschende Unterdruck aufgehoben wird und der betroffene Lungenflügel ganz oder teilweise in sich zusammenfällt. Die Krankheitserscheinungen hängen von Geschwindigkeit und Umfang der Entwicklung des Pneumothorax ab. Gewöhnlich treten ein plötzlicher scharfer Schmerz in der Brust, Atembeschwerden und oft auch ein trockener Husten auf.

Ursache eines Pneumothorax kann einmal eine Verletzung – Durchbohrung der Brustwand oder Lungenriss durch Quetschung, Explosion, Schuss- oder Stichverletzung – sein. Weitaus häufiger ist jedoch der ***Spontanpneumothorax***, der ohne erkennbaren äußeren Anlass erfolgt und bevorzugt Männer zwischen dem 20. und 40. Lebensjahr befällt. Er kann ganz plötzlich im Verlauf von Lungenerkrankungen oder anderen Krankheitsprozessen auftreten, z. B. bei Durchbruch einer tuberkulösen Höhle in den Rippenfellspalt. Doch auch scheinbar Gesunde können einen Pneumothorax erleiden. Die Ursache ist gewöhnlich der Riss eines überdehnten Lungenbläschens durch plötzlichen Husten oder Überanstrengung.

Von einem ***Spannungspneumothorax*** spricht man, wenn die Ränder der Rippenfellwunde ein Ventil bilden, durch das Luft beim Einatmen in den Brustfellraum eindringen, beim Ausatmen aber nicht wieder entweichen kann. Dadurch steigt der Druck im Brustfellraum schnell auf hohe Werte, die Lunge der verletzten Seite wird zusammengedrückt, das Herz verdrängt und die Hohlvene abgeschnürt. Ein solcher Spannungspneumothorax stellt, da er schwerste Atemnot und schließlich einen → Schock zur Folge hat, eine lebensbedrohliche Notfallsituation dar und muss daher unter allen Umständen so schnell wie möglich beseitigt werden. Dazu sticht man von außen eine dicke Kanüle in die Brust, durch die die gestaute Luft entweichen kann (Pleurapunktion).

Ansonsten führt ein Pneumothorax in der Regel nicht zum sofortigen Tod, weil in der Regel nur einer der beiden Lungenflügel betroffen ist und die unversehrte Organhälfte noch eine ausreichende Atemtätigkeit ermöglicht. In leichten Fällen wird die eingedrungene Luft innerhalb von 3–4 Tagen vom Körper selbst aufgesaugt. Ist der Pneumothorax größer, muss die Luft über ein Schlauchsystem abgeleitet werden (Pleuradrainage); bei wiederholtem Auftreten kann eine Verklebung der Brustfellblätter (Pleurodese) angezeigt sein. Beim verletzungsbedingten Pneumothorax besteht die Sofortmaßnahme im keimfreien Abdecken der Wunde. Anschließend muss die Verletzung operativ versorgt werden.

-pnoe Bestandteil medizinischer Fachausdrücke mit der Bedeutung »Atmung«.

Pocken (Blattern, Variola) Vor Einführung der Schutzimpfung gehörten die »schwarzen Pocken« zu den gefürchtetsten Krankheiten und überzogen oft ganze Länder mit unheilvollen Epidemien. Dabei entwickeln sich unter heftigsten Kreuzschmerzen, hohem Fieber und allgemeinen Krankheitserscheinungen auf der Haut des ganzen Körpers stark juckende, mit heller Flüssigkeit gefüllte Pusteln, die – wenn die Krankheit gut ausgeht – mit auffälligen Narben (Blatternarben) abheilen. Die Übertragung erfolgt über Tröpfchen-, seltener über Schmier- und Staubinfektion. Der Erkrankte scheidet die Viren schon vor dem Ausbruch des Hautausschlags aus; sogar gesunde Personen mit ausreichendem Impfschutz können als Überträger auftreten. Die Tatsache, dass sich die auslösenden Viren nur in Menschen vermehren können, wird als wesentlicher Grund für ihre effektive Bekämpfung durch die 1967 von der Weltgesundheitsorganisation (WHO) gestartete Pockenschutzimpfung angesehen. Die letzte Pockenerkrankung trat 1977 in Somalia auf, 1980 erklärte die WHO die Pockenviren auf der Erde offiziell für ausgerottet.

Podagra akuter Anfall von → Gicht im Großzehengrundgelenk.

Poliklinik an eine Klinik oder Krankenhaus angeschlossene Abteilung zur ambulanten Untersuchung und Behandlung; manchmal mit kleiner Bettenstation.

Poliomyelitis (Abkürzung: Polio) → spinale Kinderlähmung.

Pollakisurie bei Entzündungen der Harnblase, Blasensteinen und → Schrumpfblase vorkommender Drang zu häufigem Wasserlassen, wobei jedoch nur geringe Harnmengen entleert werden.

Pollution unwillkürlicher, meist im Schlaf auftretender, mit sexuellen Träumen verbundener Samenerguss. Pollutionen kommen besonders häufig in den Entwicklungsjahren und später bei längerer sexueller Enthaltsamkeit vor. Als weibliche Pollution bezeichnet man die Absonderung der in den Scheidenvorhof mündenden Bartholin-Drüsen bei geschlechtlicher Erregung.

poly- Bestandteil medizinischer Fachausdrücke mit der Bedeutung »viel, zahlreich«.

Polyarthritis, primär-chronische → rheumatoide Arthritis.

Polyglobulie Vermehrung der roten Blutkörperchen, bei der es sich um keine eigenständige Krankheit, sondern um eine sinnvolle Ausgleichsmaßnahme des Körpers handelt, auf die er zurückgreift, wenn das Blut zu wenig Sauerstoff enthält. Dann wird die Blutbildung im Knochenmark angekurbelt, so dass schon bald erheblich mehr rote Blutkörperchen zum Sauerstofftransport zur Verfügung stehen und so die Gesamtmenge des im Blut vorhandenen Sauerstoffs wieder dem Bedarf entspricht. Man findet die Polyglobulie als Folge eines Aufenthalts in großer Höhe, wo die Luft wenig Sauerstoff enthält, aber auch bei starken Rauchern sowie im Zusammenhang mit Herz- und Lungenerkrankungen, bei denen der Gasaustausch eingeschränkt ist, so dass vergleichsweise wenig Sauerstoff aus der Luft aufgenommen wird.

Davon unterscheiden muss man die nur scheinbare Polyglobulie, bei der das Blut nach starken Flüssigkeitsverlusten – als Folge von Durchfällen, häufigem Erbrechen und starkem Schwitzen – erheblich eingedickt ist. Dann sind zwar pro Kubikmillimeter Blut übermäßig viele rote Blutkörperchen vorhanden, die Blutmenge insgesamt ist jedoch deutlich erniedrigt.

Neben dieser harmlosen Form der Vermehrung roter Blutkörperchen gibt es noch eine sehr ernste Krankheit, bei der allerdings nicht nur die roten, sondern auch die anderen Blutkörperchen in außergewöhnlich großer Zahl gebildet werden: die → Polyzythämie.

Polymenorrhö Verkürzung des Abstandes der einzelnen Menstruationsblutungen auf weniger als 25 Tage; → Menstruationsstörungen.

Polymyalgia rheumatica schmerzhafte Erkrankung zahlreicher Muskeln, die dem rheumatischen Formenkreis (→ Rheuma) angehört. Die Ursache des Leidens, das hauptsächlich ältere Menschen befällt, ist unklar. Besonders nach längeren Ruhepausen leiden die Betroffenen unter starken Beschwerden in der Muskulatur von Schulter, Becken, Armen und Beinen. Vor allem morgens können sie sich kaum bewegen und kommen nur mühsam aus dem Bett. Außerdem machen ihnen ausgeprägte Muskelschwäche, allgemeine Müdigkeit und nicht selten auch eine Neigung zu → Depressionen zu schaffen.

Da die Ursache der Krankheit nicht bekannt ist, kann man dagegen auch nicht viel unternehmen. Die Behandlung besteht daher in der Anwendung entzündungshemmender Medikamente, vor allem von Kortisonpräparaten (→ Corticosteroide).

Polymyositis durch Entzündung zahlreicher Muskeln bestimmtes Krankheitsbild; → Muskelerkrankungen.

Polyneuritis → Nervenentzündung, bei der eine Vielzahl unterschiedlicher Nerven betroffen sind.

Polyneuropathie Erkrankung mehrerer Nerven ohne vorausgehende Verletzung. Die wichtigsten Ursachen sind allergische Reaktionen, Alkohol- oder Medikamentenmissbrauch, gewerbliche Vergiftungen (Blei, Quecksilber, Arsen usw.), → Zuckerkrankheit, → Harnvergiftung (Urämie) sowie diverse Nervenkrankheiten. Bei etwa 25 Prozent der Fälle lässt sich die Ursache nicht feststellen; diese Formen werden als ***idiopathische Polyneuropathie*** bezeichnet.

Die Krankheit macht sich durch Brennen, Kribbeln (→ Parästhesie), Muskelkrämpfe, Taubheitsgefühl und schließlich auch durch Lähmungen bemerkbar. Bei einer entzündlichen Polyneuropathie (→ Polyneuritis) kann sich unter Umständen innerhalb weniger Tage eine von den Beinen zu den Armen aufsteigende Lähmung entwickeln, die auch auf die Hirnnerven übergreifen kann. Häufig ist eine symmetrische Verteilung der Beschwerden zu beobachten. Die Behandlung richtet sich einmal nach der Ursache der Erkrankung (z. B. gute Einstellung des Blutzuckers, absoluter Verzicht auf Alkohol) und zum anderen nach den vorherrschenden Symptomen. Schmerzen und Missempfindungen können medikamentös gelindert werden. Wichtig ist eine optimale Pflege bzw. eine intensive krankengymnastische Behandlung. Die Prognose ist im Allgemeinen gut.

Polypen Wegen der Ähnlichkeit mit zoologischen Polypen werden gutartige, gestielte Schleimhautwucherungen, die schmal- oder breitbasig auf der Oberfläche aufsitzen, als Polypen bezeichnet. Sie kommen bei verschiedenen chronisch-entzündlichen Zuständen vor und machen sich oft durch Blutungen oder Blutbeimengungen bemerkbar, die den Betroffenen veranlassen sollen, baldigst einen Arzt aufzusuchen. Polypen findet man vor allem in Hohlorganen wie Nasennebenhöhlen, Magen-Darm-Kanal, Harnblase und Gebärmutter. Mit Ausnahme der → Darmpolypen ist ihre krebsige Entartung selten. Treten sie – meist erblich bedingt – in größerer Anzahl auf, spricht man von einer ***Polyposis***. Die operative Entfernung eines Polypen stellt einen harmlosen, ungefährlichen Eingriff dar.

Umgangssprachlich wird auch die Rachenmandelvergrößerung (→ adenoide Vegetationen) als Polypen bezeichnet.

polychlorierte Biphenyle (PCB) künstlich hergestellte, zähflüssige Öle aus der Gruppe der Chlorkohlenwasserstoffe, die früher in großen Mengen für verschiedene technische Anwendungen produziert wurden, bis sich ihre erheblichen gesundheitsschädigenden Wirkungen herausstellten. Sie dünsten über Jahrzehnte in die Raumluft aus, gelangen daneben über das Grundwasser in die Nahrungskette und werden von allen Lebewesen aufgenommen, aber nur langsam wieder ausgeschieden, so dass sie sich im Fettgewebe anreichern. Polychlorierte Biphenyle verursachen Krankheitserscheinungen, die nur allmählich entstehen und sich vielfältig und unspezifisch als Infektanfälligkeit, Schilddrüsen- und Leberfunktionsstörungen, Konzentrationsmängel und Depressivität äußern. Langzeitfolgen sind Krebs- und Gefäßerkrankungen. In Deutschland ist es verboten, PCB-haltige Produkte in den Verkehr zu bringen.

Polyposis gehäuftes Auftreten von → Polypen in einem Hohlorgan.

Polytrauma Von Polytrauma spricht man, wenn es – besonders häufig bei Verkehrsunfällen – zur gleichzeitigen schweren Verletzung mehrerer Körperteile und Organe kommt. Von besonderer Bedeutung ist in diesem Zusammenhang das → Schädel-Hirn-Trauma, die Schädelverletzung mit Gehirnbeteiligung.

Polyurie übermäßige Harnausscheidung, Harnflut.

Polyzythämie Gruppe von Krankheiten, die durch eine unkontrollierte Vermehrung von Blutzellen, insbesondere der roten Blutkörperchen (Erythrozyten), gekennzeichnet sind. Die ***echte Polyzythämie*** (Polycythaemia rubra vera) ist eine chronische, langsam fortschreitende Krankheit mit starker Vermehrung der roten Blutkörperchen infolge Vergrößerung von Knochenmark und Milz. Weiße Blutkörperchen und Blutplättchen sind ebenfalls vermehrt. Die Ursache dieses Leidens, das bevorzugt Männer in mittleren Lebensjahren befällt, ist unbekannt. Die Erscheinungen sind eindeutig: hochrotes Gesicht und blaurote Schleimhäute, Kopfschmerzen, Schwindel, Hitzewallungen und Nasenbluten. Charakteristisch ist zudem ein ständiger Juckreiz, vor allem in den Fingerspitzen. Das dickflüssige Blut neigt zu → Thrombosen; außerdem sind die Kranken durch Schlaganfälle gefährdet. Bei der Blutuntersuchung im Labor stellt man eine deutliche Vermehrung der Gesamtblutmenge fest, wobei die Zahl der Erythrozyten doppelt so hoch wie im Normalfall sein kann. Der Blutdruck ist erhöht, die → Blutkörperchensenkungsgeschwindigkeit verlangsamt. Die Behandlung erfolgt durch wiederholte Aderlässe, radioaktiven Phosphor und → Chemotherapie.

Die ***symptomatische Polyzythämie***, die bei chronischem Sauerstoffmangel vorkommt und bei der die weißen Blutkörperchen und die Blutplättchen nicht vermehrt sind, bezeichnet man als → Polyglobulie.

Porphyrie seltene angeborene oder erworbene Stoffwechselstörung, die dadurch gekennzeichnet ist, dass es beim Aufbau des roten Blutfarbstoffs Hämoglobin zu einer Anhäufung und erhöhten Ausscheidung (in Stuhl und Urin) bestimmter Farbstoffe, der Porphyrine, kommt. Die Erkrankung kann durch eine Reihe von Medikamenten (Barbiturate, Sulfonamide, Alkohol, Blei usw.) provoziert werden. Sie zeichnet sich durch akute Bauchkoliken, Kreislaufstörungen,

Schwindel, Sehstörungen, Lähmungen und Nervenentzündungen und bei der chronischen Form auch durch charakteristische, lichtbedingte Hautveränderungen aus. Hinzu kommen starke psychische Beeinträchtigungen bis hin zur richtiggehenden → Depression. Kennzeichnend ist, dass der zunächst farblose Harn unter Licht- und Lufteinwirkung beim Stehen eine braunrote Verfärbung annimmt. Diagnosestellung und genaue Differenzierung der unterschiedlichen Formen erfolgen durch den Nachweis der verschiedenen Porphyrine und Porphyrinvorstufen in Blut, Urin und Stuhl sowie evtl. durch molekularbiologische Untersuchungen. Therapeutisch müssen auslösende Medikamente – vor allem einige Schlafmittel – sowie Alkohol unter allen Umständen vermieden werden. Auch dem Licht sollten sich Porphyriekranke möglichst wenig aussetzen bzw. zumindest eine stark wirkende Lichtschutzsalbe verwenden. Kortisonpräparate (→ Corticosteroide) wirken bisweilen lindernd, vermögen die Krankheit jedoch nicht zu heilen.

Portio in die Scheide hineinragender Teil des Gebärmutterhalses; → Gebärmutter.

post- Bestandteil medizinischer Fachausdrücke mit der Bedeutung »nach«.

postmortal nach dem Tod.

postnatal nach der Geburt.

postoperativ nach der Operation.

posttraumatisch nach einer Verletzung.

Potenz Fähigkeit des Mannes zum Vollzug des Geschlechtsverkehrs bzw. zur Zeugung von Nachkommen.

prä- Bestandteil medizinischer Fachausdrücke mit der Bedeutung »zuvor, ehe«.

Präkanzerosen (Krebsvorstufen) Sammelbegriff für Gewebsveränderungen, aus denen sich ein bösartiger Tumor (→ Krebs) entwickeln kann. Dabei unterscheidet man fakultative Präkanzerosen, die nur gelegentlich und nach langer Krankheitsdauer entarten, sowie obligate Präkanzerosen, die mit hoher Wahrscheinlichkeit innerhalb weniger Jahre zu Krebs führen. Zur ersten Gruppe zählen unter anderem die Zellveränderungen (Dysplasien) des Gebärmuttermundes, die Drüsengeschwülste (Adenome) des Dickdarms und die → Colitis ulcerosa. Zu den obligaten Präkanzerosen gehören beispielsweise die familiäre → Polyposis; die Bowen-Krankheit, eine auf die Oberhaut beschränkte Hautgeschwulst, die vorwiegend nach dem 40. Lebensjahr auftritt; und das → Plummer-Vinson-Syndrom der Speiseröhre.

Prämedikation medikamentöse Vorbereitung einer Operation mit angstlösenden, schmerzlindernden und reflexdämpfenden Arzneimitteln.

prämenstruelles Syndrom 7–10 Tage vor der → Menstruation auftretende Beschwerden wie Kopfschmerzen, Neigung zu → Ödemen, Gefühlslabilität, veränderter Appetit, Aufgedunsensein, Schwellung und Spannungsgefühl der Brüste, Verstopfung und Konzentrationsmangel. Da die Ursache in zyklusabhängigen hormonellen Umstellungen liegt, enden die Beschwerden mit dem Eintreten der Regelblutung. Außer dem Einsatz von Medikamenten gegen die vorherrschenden Beschwerden gibt es bislang keine wirksame Therapie.

Prämolaren vor den großen Mahlzähnen gelegene kleine Backenzähne.

pränatal den Zeitraum vor der Geburt betreffend.

Pränatalpathologie Lehre von den Krankheiten der vorgeburtlichen Periode. Sie umfasst:

1. ***Gametopathien:*** Erkrankungen, die auf Schäden an Ei- oder Samenzelle beruhen;

2. ***Blastopathien:*** Erkrankungen durch Schädigungen des Keimes in den ersten 2 Wochen nach der Befruchtung;

3. → ***Embryopathien:*** Erkrankungen des ungeborenen Kindes in den ersten 3 Schwangerschaftsmonaten;

4. → ***Fetopathien:*** Erkrankungen des ungeborenen Kindes nach dem 3. Schwangerschaftsmonat.

Die Pränatalpathologie weist Überschneidungen mit der → perinatalen Medizin auf.

präoperativ vor der Operation.

Präputium → Vorhaut.

Präservativ → Kondom.

Prävention Vorbeugung vor Krankheiten. Man unterscheidet:

- ***primäre Prävention:*** Ausschaltung schädigender Faktoren noch vor einer Erkrankung (z. B. Aufgabe des Rauchens, sportliche Betätigung usw.);
- ***sekundäre Prävention:*** möglichst frühzeitige Diagnose und Therapie von Krankheiten (Vorsorgeuntersuchungen);
- ***tertiäre Prävention:*** Bekämpfung der Krankheitsfolgen und Verhinderung von Rückfällen (durch Rehabilitationsmaßnahmen).

Präventivmedizin (Vorsorgemedizin) Spezialgebiet der Medizin, das sich mit allen Fragen und Maßnahmen der Vorbeugung und Früherkennung von Krankheiten (Prävention) befasst. Durch den Rückgang und die erfolgreiche Bekämpfung der Infektionskrankheiten hat sich auch das Konzept der Präventivmedizin gewandelt. Da heute in der westlichen Welt die chronischen nichtinfektiösen Krankheiten die Haupttodesursache sind, besteht die vordringliche Aufgabe der Präventivmedizin in der Früherkennung und Frühbehand-

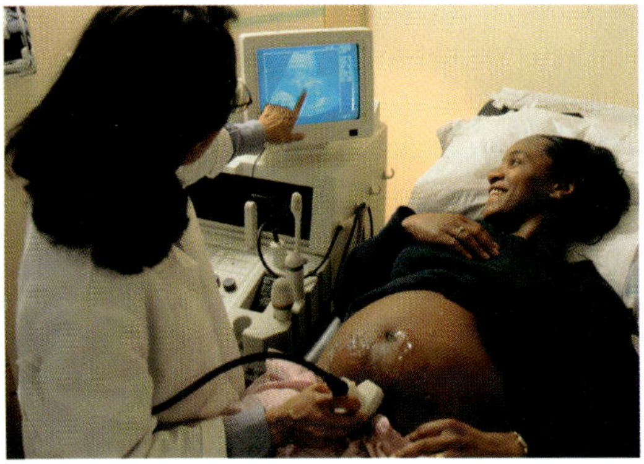

Präventivmedizin Bei einer normal verlaufenden Schwangerschaft sind drei Ultraschalluntersuchungen vorgesehen.

lung von → Arteriosklerose, → Herzinfarkt, → Schlaganfall und → Krebs. Dabei ist das zentrale Thema der Präventivmedizin die Erforschung der Umwelt des Menschen, um ursächliche oder krankheitsfördernde Bedingungen zu eruieren; d. h., die Faktoren, die bei den modernen Zivilisationskrankheiten eine Rolle spielen, werden nicht mit dem Mikroskop, sondern mit dem Fragebogen gesucht. Den Präventivmediziner interessieren Lebensgewohnheiten, Beruf, Wohnort, Freizeitbeschäftigung, Sport und Vorfahren der Kranken und der Gesunden. So gesehen hat die Präventivmedizin einen dreifachen Auftrag:

1. die Epidemiologie: die Lehre von der Entstehung, Häufigkeit und Verbreitung von Krankheiten und Gesundheitsstörungen sowie deren Folgen unter Hinzuziehung sozialer, gesellschaftspolitischer und volkswirtschaftlicher Aspekte als Forschungsaufgabe;

2. die Früherkennung und rechtzeitige Behandlung mit Hilfe der angewandten Epidemiologie, d. h. durch Ermittlung gefährdeter Personen mittels gezielter Fragen und gezielter blutchemischer Untersuchungen;

3. die Gesundheitserziehung.

Versicherte der gesetzlichen und privaten Krankenversicherungen haben Anspruch auf folgende nach wissenschaftlichen Erkenntnissen programmierte Untersuchungen zur Vorsorge bei Schwangerschaft und zur Früherkennung von Erkrankungen:

♦ Kinder bis zur Vollendung des 6. Lebensjahres: 9 wichtige ärztliche Untersuchungen auf Krankheiten, die eine normale körperliche und geistige Entwicklung besonders gefährden;

♦ Schwangere: 10 für die Gesundheit der werdenden Mutter und für die Gesundheit des Kindes wichtige Vorsorgeuntersuchungen während der Schwangerschaft und nach der Entbindung;

♦ Frauen vom 29. Geburtstag an einmal jährlich: Untersuchung zur Früherkennung von Brustkrebs, Gebärmutterhalskrebs, Enddarmkrebs;

♦ Männer vom 44. Geburtstag an einmal jährlich: Untersuchung zur Früherkennung von Veränderungen der Prostata und Enddarmkrebs.

Prellung (Kontusion) durch stumpfe Gewalt (Stoß, Schlag, Fall) herbeigeführte heftige Erschütterung eines Gewebes oder Organs. Anzeichen: Schmerzen, Schwellung, Bluterguss. Behandlung: kühlende Umschläge, Salbenverbände, eventuell kurze Ruhigstellung. Die Prellung ist die leichteste Form der → Quetschung.

Presbyopie → Alterssichtigkeit.

Priapismus abnorm lange anhaltende, oft auch schmerzhafte Erektion des männlichen Gliedes ohne geschlechtliche Erregung, die aufgrund einer krankhaften Blutfülle der → Schwellkörper entsteht. Als mögliche Ursachen kommen Durchblutungsstörungen, Entzündungen, Blutkrankheiten, Stoffwechselkrankheiten, Vergiftungen und bestimmte Medikamente in Betracht; meist lässt sich jedoch keine Ursache ermitteln. Wenn der Priapismus, der sich nur selten spontan zurückbildet, nicht rasch beseitigt wird, kann er zur → Thrombose, also zur Bildung von Blutgerinnseln, und zur → Fibrose, d. h. zu einer bindegewebigen Verhärtung, führen. Überdies besteht die Gefahr einer dauerhaften → Impotenz. Die Behandlung besteht in kühlen Umschlägen und der Anwendung von → Antikoagulanzien. Bei Misserfolg der konservativen Therapie kann nur ein operativer Eingriff helfen.

Prießnitz-Wickel feuchtkalte Wickel zur Anregung des Kreislaufs und Förderung der Ausscheidung.

primär anfangs, ursprünglich, unmittelbar entstanden.

Primäraffekt Haut- oder Schleimhautstelle, an der sich die → Syphilis erstmalig zeigt.

primär-chronische Polyarthritis → rheumatoide Arthritis.

Primipara Erstgebärende. Eine Frau, die mehrere Kinder geboren hat, bezeichnet man als Multipara.

Prionen Bezeichnung für infektiöse, außerordentlich widerstandsfähige Eiweißkörper ohne Erbsubstanz, die nach heutigem Verständnis Verursacher einer Gruppe von Erkrankungen sind, von denen beim Menschen die → Creutzfeldt-Jakob-Krankheit und bei Rindern der → Rinderwahnsinn (BSE) die größte Bedeutung haben.

pro- Bestandteil medizinischer Fachausdrücke mit der Bedeutung »vor« bzw. »stellvertretend für«.

Probeexzision operative Entnahme einer Gewebsprobe zur diagnostischen Untersuchung (z. B. bei Verdacht auf Krebs).

Probepunktion → Punktion von Körperhöhlen, Organen, Geweben, Tumoren, Abszessen usw. zur Entnahme von Flüssigkeit für diagnostische Untersuchungen.

Prodrom (Prodromalerscheinung) Frühsymptom, Vorbote einer Erkrankung, Vorzeichen.

Progenie äußerlich durch ein vorspringendes Kinn sichtbare Übergröße des Unterkiefers im Verhältnis zum Oberkiefer; → Kieferanomalien.

Progesteron Gelbkörperhormon; → Menstruation.

Prognathie durch einen im Verhältnis zum Unterkiefer zu großen Oberkiefer bedingte → Kieferanomalie, die äußerlich durch ein fliehendes Kinn und oft auch durch vorstehende obere Frontzähne kenntlich ist.

Prognose Vorhersage über Verlauf und Ausgang einer Krankheit.

progredient fortschreitend.

progressive Muskeldystrophie erblich bedingter, fortschreitender Muskelschwund, der auf einer Muskelstoffwechselstörung basiert. Dabei zeigt sich bereits im Kindesalter eine Verzögerung der körperlichen Entwicklung mit ausgeprägter Schwäche in Armen und Beinen. Das Muskelgewebe wird immer mehr von Fettgewebe durchsetzt, so dass der Betroffene nach und nach jegliche Kraft verliert und nicht selten vollkommen gehunfähig wird. Aufgrund der unzureichenden muskulären Stütze entwickeln sich zudem häufig Fußschäden, zum Beispiel ein → Spitz- oder → Klumpfuß, sowie andere Skelettverformungen, vielfach in Form einer → Skoliose, einer Verbiegung der Wirbelsäule zur Seite.
Alle Behandlungsversuche sind bisher ohne Erfolg geblieben; die Lebenserwartung der Betroffenen beträgt nur 20–30 Jahre.

progressive Paralyse → Gehirnerweichung als Spätfolge der → Syphilis.

Proktologie Lehre von Erkennung und Behandlung der Mastdarmerkrankungen.

Prolaktin Hormon der → Hirnanhangdrüse, das bei Frauen das Wachstum der Brustdrüse und nach der Entbindung die Milchproduktion in Gang setzt. Außerdem fördert Prolaktin die Produktion von → Progesteron und beeinflusst überdies den Wasser- und Elektrolythaushalt sowie den Fett- und Zuckerstoffwechsel. Eine Überproduktion von Prolaktin kann folgende Krankheitsbilder bedingen: Brustdrüsenerkrankungen (→ Brustdrüsenschmerzen, → Mastopathie), Fruchtbarkeitsstörungen bei Mann und Frau, → Amenorrhö, → prämenstruelles Syndrom, → Hirsutismus, → Impotenz.

Prolaps → Vorfall.

Proliferation Wucherung oder Sprossung von Gewebe; z. B. bei der Wundheilung oder Geschwulstbildung.

Pronation Eindrehen des Armes, so dass die Handfläche fußwärts zeigt, bzw. Absenken des inneren Fußrandes; Gegensatz: → Supination.

Prophylaxe Vorbeugung.

Prostaglandine Sammelbegriff für hormonähnliche Substanzen, die in fast allen Körpergeweben, allerdings in unterschiedlicher Menge, vorkommen. Sie wurden zuerst in der menschlichen Samenflüssigkeit entdeckt und erhielten ihren Namen deswegen, weil man angenommen hatte, sie würden in der Prostata gebildet. Die einzelnen Prostaglandine haben teilweise – bereits in geringsten Konzentrationen – entgegengesetzte Wirkungen: So senken einige den Blutdruck, andere erhöhen ihn. Therapeutische Bedeutung haben sie vorerst nur in der Geburtshilfe erlangt: Dort werden sie als Wehen anregende Mittel zur Geburtseinleitung, aber auch zur Herbeiführung einer → Fehlgeburt verwendet.

Prostata (Vorsteherdrüse) kastaniengroßes, aus 30–50 einzelnen Drüsen bestehendes Organ, das beim Mann direkt unter der Harnblase liegt und den Anfangsteil der Harnröhre umschließt. Die gesunde Prostata, die vom Darm aus tastbar ist, wiegt beim erwachsenen Mann etwa 20 g. Ihr milchig-schleimiges Sekret wird bei der → Ejakulation der Samenflüssigkeit beigemengt, macht etwa 60–70 Prozent ihres Volumens aus und regt die Beweglichkeit der Samenfäden an. Prostata und → Bläschendrüsen bilden entwicklungsgeschichtlich, anatomisch und funktionell eine Einheit und erkranken in der Regel auch gemeinsam.

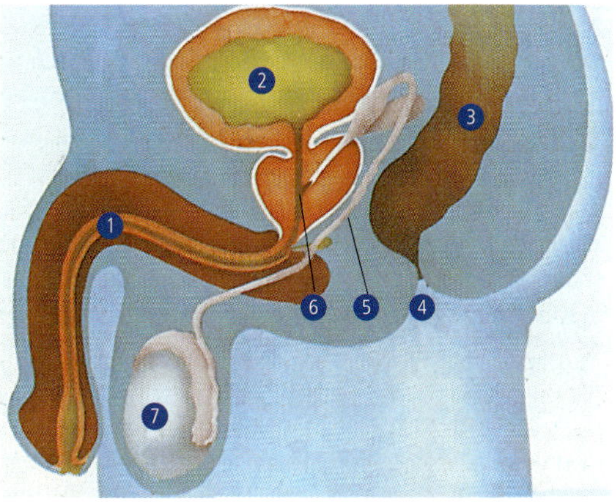

Prostata Sitz der Prostata im Körper des Mannes: **1** Harnröhre; **2** Harnblase; **3** Dickdarm; **4** After; **5** Samenleiter; **6** Prostata; **7** Hoden.

Prostataadenom Prostatavergrößerung; → Prostataerkrankungen.

Prostatektomie operative Entfernung der → Prostata.

Prostataerkrankungen Entzündliche Erkrankungen der → Prostata kommen häufig bei jüngeren Männern zwischen dem 20. und 40. Lebensjahr vor. Die ***akute Prostatitis*** geht meist auf Infektionen mit Darmbakterien, die über die Harnröhre in die Prostata einwandern, oder auf einen → Tripper zurück. Kennzeichen sind häufiger Harndrang, Schmerzen beim Wasserlassen, Druck am Damm, Völlegefühl im Enddarm, Schmerzen nach dem Stuhlgang, eventuell Fieber und Schüttelfrost sowie Schmerzen in der Lenden- und Kreuzbeinregion. Die Behandlung besteht in Bettruhe, reichlicher Flüssigkeitszufuhr, warmen Sitzbädern, sexueller Abstinenz, Verbot von Alkohol und kohlensäurehaltigen Getränken sowie im Einsatz von → Antibiotika zur Vernichtung verursachender Bakterien.

Im Zuge einer solchen Entzündung kann es zur eitrigen Einschmelzung im Prostatagewebe kommen, die man als ***Prostataabszess*** bezeichnet. Zu den oben geschilderten Symptomen treten dann noch schwere Allgemeinerscheinungen (Kräfteverfall, trockene Zunge usw.), hohes Fieber und ein Dauerschmerz in der Damm- und Aftergegend hinzu. Nach Einbruch des Abszesses in die Harnröhre entleeren sich aus dieser Eiter und Blut. Bei Schwerkranken und abwehrgeschädigten Patienten kann der Prostataabszess jedoch auch relativ symptomarm verlaufen. Die Therapie besteht in der operativen Abszesseröffnung.

Die ***chronische Prostatitis*** entsteht entweder als primär chronische Entzündung oder sekundär nach einer vorausgegangenen, nicht völlig ausgeheilten akuten Prostatitis. Die Anzeichen sind weniger dramatisch als bei der akuten Prostatitis: gehäufter Harndrang, Brennen in der Harnröhre, Kältegefühl am Damm und in den Geschlechtsteilen und Kreuzschmerzen. Die Behandlung mit → Antibiotika und Maßnahmen der → physikalischen Therapie ist langwierig und oft wenig erfolgreich. Nicht selten kommt es nach scheinbarer Ausheilung zu erneuten Verschlechterungen und Rückfällen. In fast der Hälfte der mit Anzeichen einer Prostataerkrankung einhergehenden Krankheitsfälle handelt es sich allerdings um keine echte Entzündung, sondern um eine so genannte ***Prostatopathie***, d. h. um eine Fehlregulation des → vegetativen Nervensystems (→ vegetative Dystonie) mit besonderer Ausprägung im Bereich der Harn- und Geschlechtsorgane. Betroffen sind vorwiegend jüngere Männer, die leistungsbewusst und sexuell aktiv sind; zudem scheinen Umwelteinflüsse verschiedener Art (Stress usw.) eine große

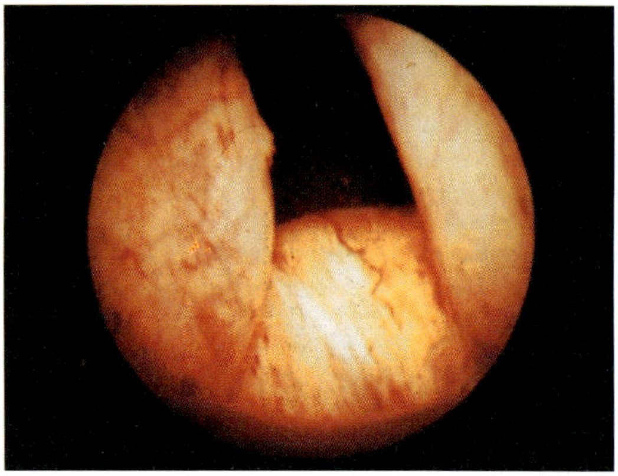

Prostata Die Prostata aus der Sicht der Harnröhre (20 Gramm schwer).

ursächliche Bedeutung zu haben. Die Behandlung ist dementsprechend schwierig und verlangt vom Arzt viel Geduld und Einfühlungsvermögen.

Die ***Prostatavergrößerung*** (Prostatahyperplasie, Prostataadenom) ist eine gutartige Geschwulsterkrankung, die bei etwa 80 Prozent aller Männer nach dem 60. Lebensjahr nachweisbar ist, jedoch nur bei 30–40 Prozent klinisch manifeste Beschwerden verursacht. Zweifellos besteht zwischen ihrer Entstehung und den → Geschlechtshormonen ein enger Zusammenhang, der darauf beruht, dass im männlichen Organismus nicht nur männliche (→ Androgene), sondern – in geringem Umfang – auch weibliche Geschlechtshormone (→ Östrogene) gebildet werden. Die Androgenproduktion nimmt nun aber nach dem 40. Lebensjahr kontinuierlich ab, während die Produktion von Östrogenen bis ins Alter konstant bleibt. Diese Verschiebung des Androgen-Östrogen-Verhältnisses bedingt das Wachstum des Prostatagewebes. Solange die Prostatavergrößerung nicht zu einer Behinderung der Harnentleerung führt, ist sie grundsätzlich nicht behandlungsbedürftig.

Die klinischen Anzeichen lassen eine Einteilung in 3 Stadien zu:

1. Reizstadium mit verzögertem Beginn der Harnentleerung, kraftlosem Harnstrahl und häufigem Wasserlassen;

2. Stadium der inkompletten Harnverhaltung mit zunehmender Erschwernis des Wasserlassens, besonders am Morgen; Restharnbildung (in der Blase bleibt nach dem Wasserlassen noch Harn zurück); oftmaliges Wasserlassen in der Nacht; zunehmendes Nierenversagen;

3. Stadium der kompletten Harnverhaltung mit Harnträufeln, zunehmender Harninfektion und Zeichen eines chronischen Nierenversagens.

Auf jeden Fall muss bei den ersten Anzeichen ein Arzt konsultiert werden, der entscheidet, ob eine konservative oder operative Therapie angezeigt ist. Die Betroffenen sollten auf reichliche körperliche Bewegung, Vermeidung von längerem Sitzen, unnötige Abkühlung und sparsame Abendmahlzeiten achten; außerdem sollten sie auf kohlensäurehaltige Getränke verzichten; wenig Alkohol (kein Bier!) trinken und eine eventuelle Verstopfung bekämpfen.

Zur Behandlung der Prostatavergrößerung im 1. und bedingt auch noch im 2. Stadium sind verschiedene pflanzliche Präparate im Handel, bei deren Verwendung jedoch regelmäßige Verlaufskontrollen erforderlich sind, um keinesfalls den richtigen Zeitpunkt zu einer eventuellen Operation zu verpassen. Weitere Möglichkeiten einer medikamentösen Therapie bieten bestimmte blutdrucksenkende Präparate sowie Arzneimittel zur hormonellen Beeinflussung der Prostata. In etwa 20–30 Prozent der Krankheitsfälle muss ein operativer Eingriff durchgeführt werden; wobei der Trend weg von der teilweisen oder radikalen Entfernung der Prostata hin zu kleineren Eingriffen geht:

1. Bei der »offenen« Schnittoperation, die bei allen gutartigen Prostatavergrößerungen mit einem geschätzten Organgewicht von mehr als 40–50 g angezeigt ist, erfolgt der Zugang zur Prostata durch die Blase. Der Eingriff dauert meist nicht länger als 20–30 Minuten. Die Geschwulst wird dabei mit dem Finger aus der Prostatakapsel herausgeschält.

2. Die transurethrale Elektroresektion (TUR) ist für kleine bis mittlere Geschwülste gut geeignet. Dabei geht man mit dem Operationsgerät durch die Harnröhre ein und trägt das verdickte Gewebe unter Sicht mittels einer Schlinge mit Hochfrequenzstrom schnitzelweise bis zur Kapsel ab. Es handelt sich um einen nicht sehr belastenden Eingriff, der einen kürzeren Krankenhausaufenthalt bedingt.

3. Bei Wärmebehandlungsverfahren mittels Geräten, die in die Harnröhre oder in den Mastdarm eingeführt werden, liegen Langzeiterfahrungen noch nicht vor.

4. Beim Laser-Behandlungsverfahren wird das Prostatagewebe durch die von einem → Laser erzeugte Energie verbrannt.

5. Bei geringeren Vergrößerungen kann die Prostata auch von der Harnröhre aus eingeschnitten werden.

Der ***Prostatakrebs*** (Prostatakarzinom) steht beim Mann hinsichtlich der Anzahl der Todesfälle an 3. Stelle hinter dem Lungen- und Hautkrebs. Man geht davon aus, dass jeder 4.–5. Mann im höheren Lebensalter einen »schlummernden« Prostatakrebs in sich trägt, der jederzeit ohne erkennbare Ursache in das bösartige Wachstum übergehen kann. Man spricht deshalb von einer »Zeitbombe im Gesäß des Mannes«. Die Ursache des Tumors ist unbekannt. Sicher ist nur, dass er durch Geschlechtshormone deutlich beeinflusst werden kann: männliche Geschlechtshormone beschleunigen sein Wachstum, weibliche vermindern sie. Die Harnröhre selbst wird vom Prostatakrebs relativ spät, der Mastdarm nie befallen. Dagegen breitet sich die Geschwulst verhältnismäßig früh über die Lymphgefäße aus und erzeugt → Metastasen (Tochtergeschwülste) in den benachbarten Lymphknoten; später auch über den Blutweg im knöchernen Skelett, vorzugsweise in den Beckenknochen, in der unteren Lendenwirbelsäule und im Oberschenkelkopf.

Im Frühstadium ist der Prostatakrebs symptomlos. Die ersten Beschwerden beim Harnlassen treten erst auf, wenn der Tumor die Harnröhre zu verdrängen beginnt; sie äußern sich in häufigem Harndrang ohne Veränderung des Harnstrahls. Erst später kommt es zu gehäuftem, nächtlichem Wasserlassen, Druck oder bohrenden Schmerzen im Dammbereich, Störungen der Stuhlentleerung und Blutbeimengungen im Urin. Da rheumaartige Schmerzen anzeigen, dass bereits Knochenmetastasen vorliegen, sollten unklare Kreuzschmerzen bei einem Mann über 50 immer auch an einen Prostatakrebs denken lassen! Ergibt die ärztliche Untersuchung mit dem in den Mastdarm eingeführten Finger einen entsprechenden Verdacht, so wird aus der verdächtigen Stelle eine Gewebsprobe zur feingeweblichen Untersuchung entnommen. Diese dient nicht nur der endgültigen Diagnosestellung, sondern gibt auch durch eine Differenzierung des Tumors wichtige Hinweise für die Behandlung.

Die Wahl der Therapie richtet sich nach dem Tumorstadium, nach der feingeweblichen Differenzierung sowie nach Lebensalter und Allgemeinzustand des Patienten. Die einzige Möglichkeit einer Heilung bietet die radikale Entfernung der ganzen Prostata (Prostatektomie). Nur bei einem kleinen, gut abgrenzbaren Knoten ist in Einzelfällen ein abwartendes Verhalten mit regelmäßiger Kontrolle gerechtfertigt. Des weiteren kommen, abhängig von den jeweiligen Umständen, eine → Strahlenbehandlung, die operative Entfernung beider Hoden, eine Behandlung mit weiblichen Geschlechtshormonen und Antiandrogenen (Mitteln, die die männlichen Geschlechtshormone unterdrücken) sowie eine → Chemotherapie mit → Zytostatika in Betracht. Die Früherkennung des Prostatakrebses ist nur durch regelmäßige Vorsorgeuntersuchungen möglich, die ab dem 45. Lebensjahr zu den Leistungen der gesetzlichen Krankenkassen gehören. Als Folge dieser Vorsorgeuntersuchungen sind die Heilungschancen inzwischen auf 70 Prozent gestiegen. Vorbeugend hat sich die regelmäßige Zufuhr von Vitamin E als wirksam erwiesen.

Prostatahyperplasie Prostatavergrößerung; → Prostataerkrankungen.

Prostatakarzinom Prostatakrebs; → Prostataerkrankungen.

Prostatitis Vorsteherdrüsenentzündung; → Prostataerkrankungen.

Proteasen Eiweiß spaltende → Enzyme.

Proteine Eiweißstoffe; → Eiweiß.

Proteinurie Vorkommen von → Eiweiß im Harn.

Prothese künstliches, aus körperfremdem Material hergestelltes Ersatzteil zur Wiederherstellung von Form und/oder Funktion eines durch Krankheit oder Verletzung verloren gegangenen Körperteils. Man unterscheidet dabei zwischen ***Ektoprothesen*** (an der Körperoberfläche befestigte Prothesen) und ***Endoprothesen*** (in das Körperinnere eingebrachte Prothesen – z. B. als Ersatz für Blutgefäße, Herzklappen, Knochen usw.). Neben der Augenprothese (»Glasauge«) und der Zahnprothese (»künstliches Gebiss«) sind vor allem Ersatz- oder Kunstglieder für Arm, Hand und Bein weit verbreitet. Dabei hat besonders die Konstruktion äußerst leistungsfähiger Kunstarme große Fortschritte gemacht. Bei den myoelektrischen Prothesen benutzt man zum Steuern die elektrischen Potenziale der Stumpfmuskeln, die mittels Oberflächenelektroden abgeleitet und elektronisch verstärkt werden. Man hat sogar schon Prothesen konstruiert, die in der Lage sind, den Tastsinn der Hand – wenn auch nur ganz grob – zu ersetzen; → künstliche Organe.

Prothetik → Zahnersatz.

Prothrombin Faktor bei der → Blutgerinnung.

Protonenbestrahlung neuartiges Verfahren der → Strahlenbehandlung, bei dem positiv geladene Wasserstoffkerne gezielt auf einen bösartigen Tumor (→ Krebs) gelenkt werden, wo sie die Krebszellen zerstören, ohne das umliegende Gewebe allzu sehr zu schädigen. Obwohl noch keine Langzeitstudien vorliegen, lassen viel versprechende Versuchsergebnisse darauf schließen, dass bestimmte Tumoren damit besser behandelt werden können als mit der konventionellen Strahlentherapie.

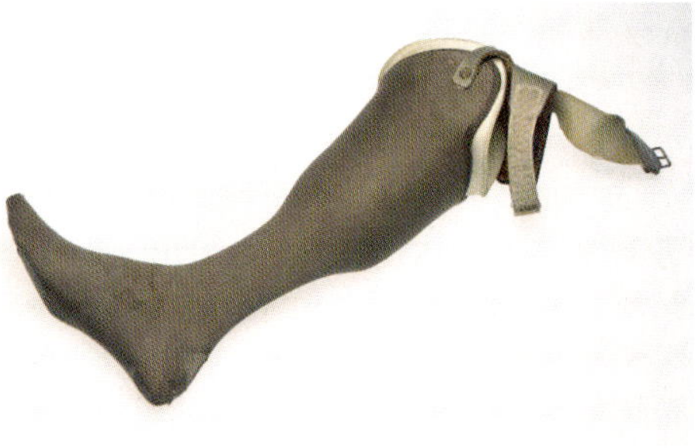

Prothese Selbst mit einer solchen Unterschenkelprothese kann man nach entsprechender Übung gut zurechtkommen.

Protoplasma (Zytoplasma) eiweißhaltiger Grundstoff aller lebenden Zellen.

Protozoen Einzeller; → Parasiten.

Protozoenerkrankungen durch → Protozoen (Einzeller) verursachte Infektionskrankheiten: → Malaria, → Schlafkrankheit, → Amöbenruhr, → Chagas-Krankheit, → Toxoplasmose.

protrahiert verzögert.

Provitamin meist inaktive Vorstufe eines → Vitamins, die im Körper in die wirksame Form umgewandelt wird und daher die direkte Zufuhr dieses Vitamins zumindest teilweise ersetzen kann. So ist Karotin beispielsweise das Provitamin von Vitamin A.

proximal näher zur Körpermitte gelegen; Gegensatz: → distal.

Prurigo (Juckausschlag) Oberbegriff für Hauterkrankungen mit stark juckenden Knötchen, von denen bevorzugt Arme und Beine befallen werden. Der besonders in der Nacht fast unerträgliche Juckreiz verleitet die Betroffenen zu ständigem Kratzen, wodurch ausgedehnte, zum Teil blutige Hautdefekte entstehen. Die genaue Ursache des Juckausschlags ist nicht bekannt. Da die Veränderungen jedoch meist im Zusammenhang mit Allgemeinkrankheiten wie Magen-, Darm- und Leberleiden sowie mit hormonellen Umstellungen (Schwangerschaft, Wechseljahre etc.) auftreten, muss man dann, wenn sie sich über den ganzen Körper ausbreiten, immer daran denken, dass unter Umständen eine gefährliche → Leukämie, → Lymphogranulomatose oder → Zuckerkrankheit dahinter steckt. Eine Sonderform stellt der → ***Strophulus*** dar, von dem besonders kleine Kinder befallen werden, die an einer Wurmkrankheit leiden.
Vorrangig muss die zu Grunde liegende Krankheit behandelt werden. Der Juckreiz lässt sich mit speziellen, meist teerhaltigen Salben wirkungsvoll lindern. Zusätzlich wendet man innerlich Kortisonpräparate (→ Corticosteroide) an.

Pruritus → Juckreiz.

Pruritus ani → Afterjucken.

pseud-, pseudo- Bestandteil medizinischer Fachausdrücke mit der Bedeutung »scheinbar, nicht wirklich«.

Pseudarthrose → Falschgelenk.

Pseudogicht (Chondrokalzinose) Die Bezeichnung »Pseudogicht« deutet es an: Die Krankheit ähnelt hinsichtlich ihrer Symptome der → Gicht. Allerdings lagern sich bei der Gicht Harnsäurekristalle ab, während es bei der Pseudogicht Kalksalzkristalle sind, die sich im Knorpelgewebe, unter anderem auch in den knorpeligen Gelenkanteilen, festsetzen. Oft tritt die Erkrankung, die mit zunehmendem Lebensalter immer häufiger vorkommt, in Verbindung mit anderen Störungen wie der → Hämochromatose oder der → Schilddrüsenunterfunktion auf. Besonders häufig ist das Kniegelenk betroffen, aber auch im Hüftgelenk, in der Schambeinfuge (knorpelige Verbindung am Becken) sowie in den Bandscheiben kommen derartige Verkalkungen vor. Manchmal bereiten diese Kalksalzeinlagerungen überhaupt keine Beschwerden, meist führen sie jedoch zu einer überaus heftigen entzündlichen Reaktion der Gelenkgewebe mit hohem Fieber und starken Schmerzen, die länger als eine Woche anhalten.
Steht die Krankheit in Verbindung mit einem auslösenden Grundleiden, muss in erster Linie dieses behandelt werden. Zusätzliche Erleichterung bringen entzündungshemmende Medikamente.

Pseudokrupp kindliche Hustenanfälle aufgrund einer Luftröhrenverengung; → Krupp-Syndrom.

Pseudotuberkulose durch Stäbchenbakterien der Gattung »Yersinia« hervorgerufene Infektionskrankheit, die von wild lebenden Nagetieren auf den Menschen übertragen wird. Hier lösen sie entzündliche Darmveränderungen mit Fieber und teilweise kolikartigen Bauchschmerzen aus, ferner Durchfälle, Lymphknotenschwellungen und Symptome, die denen einer → Blinddarmentzündung ähneln.

Psittakose → Papageienkrankheit.

Psoriasis → Schuppenflechte.

Psoriasis-Arthritis gelegentlich im Zusammenhang mit der → Schuppenflechte (Psoriasis) auftretende Entzündung (Arthritis) mehrerer Gelenke.

Psyche Geist oder Seele: Gesamtheit aller unbewussten und bewussten seelischen Vorgänge im Gegensatz zum körperlichen Leib. Diese gehören ebenso sicher zur Natur des Menschen wie der Körper mit seinen Organen. Das Problem, wie genau Leib und Seele verbunden sind oder miteinander »umgehen«, ist bis auf den heutigen Tag ungelöst. Gerade das Unbewusste wird von der modernen → Psychotherapie als die seelische Urwirklichkeit angesehen, das Bewusste hingegen nur als Insel, die aus dem Meer des Unbewussten herausragt. Beobachtet, erklärt und – auch mit Medikamenten – behandelt werden können immer nur einzelne psychische (seelische) Vorgänge und Störungen, die immer nur eine teilweise Ausdrucksform der Psyche sind, nie aber ihr Ganzes repräsentieren.

Psychiater Arzt für → Psychiatrie.

Psychiatrie Teilgebiet der Medizin, das sich mit der Erkennung, nicht operativen Behandlung, Prävention und Rehabilitation seelischer Krankheiten und Störungen beschäftigt.

psychisch geistig; sich auf seelische Vorgänge beziehend; Gegensatz: → physisch.

Psychoanalyse vom Wiener Nervenarzt Sigmund Freud Ende des 19. Jahrhunderts begründete Theorie zur Erklärung des menschlichen Verhaltens sowie zur Entstehung und Behandlung psychischer Störungen. Aus langjährigen Erfahrungen heraus entwickelte Freud eine bis dahin unbekannte Lehre von der Seele, die aus einzelnen, aus dem Unbewussten auf den Menschen wirkenden Trieben aufgebaut ist. Dabei räumte er der Sexualität eine Vorrangstellung ein. Demnach werden manche Triebregungen von der Zensur des Bewusstseins in das Unbewusste zurückgedrängt und kehren nach ihrer Verdrängung teils als neurotische Störungen aller Art, teils verfeinert, sublimiert, als wissenschaftliche, künstlerische oder religiöse Bestrebungen wieder. Das heißt, dass alle seelischen Inhalte und Strebungen von sexueller Energie (= Libido) gespeist werden. Mit Hilfe der Psychoanalyse versuchte Freud, die in das unbewusste Seelenleben verdrängten Erlebnisse, Gefühle und Triebe in das Bewusstsein zu heben, wodurch sie ihre krank machende Wirkung verlieren sollten. Die verschiedenen → Neurosen sah Freud als Auswirkung der verdrängten Gefühle und »unverdauten« Erlebnisse an, die nun durch die Psychoanalyse geheilt werden sollten.
Den notwendigen Zugang zum Unbewussten versucht die Psychoanalyse auf dem Weg der freien Assoziation zu erreichen. Der entspannt liegende Patient wird aufgefordert, spontan aufkommende Gedanken oder auch Trauminhalte möglichst ungefiltert zu erzählen. Der Therapeut (Psychoanalytiker) bleibt dabei weitgehend im Hintergrund, stellt nur gelegentliche Verständnisfragen oder versucht behutsam, eine Deutung des Erzählten anzuregen. Aus den damit verbundenen Emotionen des Patienten und dessen Reaktionen auf etwaige Deutungsversuche gewinnt der Analytiker im Lauf der Zeit Hinweise auf die Art der verdrängten Konflikte, Wünsche, Ängste und Leiderfahrungen, die auf diese Weise wieder belebt, entschlüsselt und einer Bearbeitung zugänglich gemacht werden.
Aus der Psychoanalyse entwickelten sich in der Folge verschiedene Richtungen der Psychiatrie: die → Individualpsychologie von Alfred Adler (Wien), die komplexe Psychologie

von C. G. Jung (Zürich) und die → Existenzanalyse von V. E. Frankl (Wien).

Psychodrama spezielles psychotherapeutisches Verfahren im Rahmen der → Gruppentherapie, bei dem krankheitsauslösende, konfliktbesetzte und unbewältigte Situationen aus dem Leben des Betroffenen mit Elementen des Schauspiels innerhalb der Gruppe nachgestellt werden.

psychogen seelisch bedingt. Da Kranksein praktisch nie auf Seelisches allein, sondern immer auch auf körperliche Faktoren zurückzuführen ist und sich zudem viele Patienten durch die Feststellung »psychogen« diskriminiert fühlen, sollte man statt »psychogen« besser »konfliktbedingt«, »erlebnisbedingt« oder »situativ« sagen.

Psychohygiene Oberbegriff für Maßnahmen und Verhaltensweisen, die der seelischen Gesunderhaltung und der Bewahrung psychisch Anfälliger vor seelischen Erkrankungen dienen. Die Psychohygiene bezweckt die Abwehr ungünstiger Einflüsse auf das Seelenleben des Menschen, um dadurch körperliche Krankheiten, → Neurosen und Psychosen (→ Geisteskrankheiten) zu verhüten.

Psychologie (Seelenkunde) Wissenschaft, die sich mit dem Erleben und Verhalten von Menschen sich selbst und anderen gegenüber sowie mit ihrer Reaktion auf die unterschiedlichsten Umwelt- und Objektreize befasst.

Psychopathie veraltete Bezeichnung für eine auf Anpassungsschwierigkeiten der Umwelt gegenüber beruhende → Persönlichkeitsstörung.

Psychopathologie Wissenschaft von den krankhaften seelischen Vorgängen und den Geisteskrankheiten.

Psychopharmaka Als Psychopharmaka im weiteren Sinn werden sämtliche Medikamente bezeichnet, die die seelische Befindlichkeit auf irgendeine Weise verändern, also alle Schlaf-, Beruhigungs-, Schmerz- und Anregungsmittel. Im engeren Sinn versteht man darunter jedoch nur die modernen Präparate, die am zentralen Nervensystem angreifen und nicht nur einzelne Funktionen wie Schlaf, Schmerz und Antrieb, sondern das gesamte seelische Erleben und Verhalten sowie verschiedene psychische Störungen und Krankheiten beeinflussen. Sie werden in folgende Gruppen eingeteilt:

1. ***Neuroleptika:*** Beruhigungsmittel mit antipsychotischer (gegen Geisteskrankheiten gerichteter) Wirkung. Sie dämpfen Antriebe und Affekte ohne Störung des Bewusstseins und beeinflussen Angst, Wahndenken und Sinnestäuschungen.

2. ***Tranquilizer*** (Ataraktika): angst- und spannungslösende Präparate (»Glückspillen«), die gleichzeitig zu einer Muskelentspannung führen. Sie sind bei äußerlich bedingten psychischen Spannungszuständen mit ängstlicher Prägung angezeigt; zur Behandlung von Geisteskrankheiten reicht ihr Effekt jedoch nicht aus.

3. ***Antidepressiva:*** Mittel gegen die → Depression mit 2 Untergruppen:

♦ ***Thymoleptika*** mit vorwiegend stimmungsaufhellender Wirkung;

♦ ***Thymerethika*** mit vorwiegend antriebssteigernder Wirkung.

Durch die Psychopharmaka haben sich Stil und Atmosphäre in psychiatrischen Kliniken von Grund auf gewandelt: Erregte und laute Kranke sind eine Seltenheit, mechanische Maßnahmen überflüssig geworden. Die Wiedereingliederung von Geisteskranken in die gesunde Umwelt wird durch die Dauertherapie mit Psychopharmaka erheblich erleichtert. Wenn die Geisteskrankheiten auf diese Weise auch nicht im strengen Sinn des Begriffes geheilt werden, so beheben diese Medikamente doch die Symptome, wodurch die akuten Zustände der in Schüben und Perioden verlaufenden Psychosen sowohl gemildert als auch abgekürzt werden.

Psychosen → Geisteskrankheiten, bei denen kein Bezug zur Umwelt mehr besteht.

psychosomatische Medizin (Ganzheitsmedizin) Richtung der Medizin, die bei Krankheiten besonders den Zusammenhängen und Wechselwirkungen zwischen Leib und Seele nachgeht. Die psychosomatische Medizin (wörtlich übersetzt: »seelisch-leibliche« Medizin) fragt nach der seelischen Ursache von Krankheiten und speziell danach, welche unbewussten geistigen Faktoren dabei wirksam sind. Sie geht davon aus, dass keine Krankheit »zufällig« entsteht, sondern immer irgendwie in den Lebenslauf eingeordnet ist und dass sich die ursächlichen seelischen Grundkonflikte bei genauer Ergründung der Lebensgeschichte des Kranken herausschälen lassen. Zur psychosomatischen Medizin gehören aber nicht nur Forschung und theoretisches Verstehen, sondern auch eine spezielle Behandlungsweise mit psychotherapeutischen Methoden. Die psychosomatische Medizin will die übliche naturwissenschaftlich orientierte Medizin keinesfalls ersetzen, sondern nur ergänzen und ihre Möglichkeiten durch die analytische → Psychotherapie erweitern. Sie ist daher kein eigenständiges Spezialgebiet der Medizin, sondern mehr eine ganzheitliche Denk- und Betrachtungsweise, die die verschiedenen Spezialfächer der Medizin durchdringt.

Psychotherapie (Seelenheilkunde) Oberbegriff für alle Formen der Behandlung von psychischen (seelisch-geistigen) und psychosomatischen (seelisch-körperlichen) Störungen und Erkrankungen. In der Psychotherapie ist vor allem das

Wort die Arznei! Eine Erfolg versprechende Psychotherapie, deren Ausübung besonders ausgebildeten Personen vorbehalten ist, setzt daher eine gewisse Einsicht und einen gehobenen geistigen Horizont des Patienten voraus.

Folgende psychotherapeutische Formen bzw. Verfahren werden unterschieden: → Psychoanalyse, → Verhaltenstherapie, → Gesprächstherapie, → Familientherapie, → Psychodrama sowie verschiedene Entspannungstechniken wie z. B. das → autogene Training.

Bei ***zudeckenden Verfahren*** – Suggestion (geistige Beeinflussung durch einen anderen), Autosuggestion (Selbstbeeinflussung) und Hypnose (Zwangsschlaf) – wird die Heilung dadurch angestrebt, dass der Patient mit Vorstellungen erfüllt wird, die seine Gesundung fördern. Auf die Aufdeckung seelischer Konflikte wird verzichtet, diese bleiben zugedeckt. Nur die augenscheinlich leib-seelischen Störungen werden beeinflusst.

Bei ***übenden Verfahren*** – autogenes Training (konzentrative Selbstentspannung), Gymnastik, Massage, Atemschulung – soll die Heilung durch Entspannung und Übung erreicht werden. Diese Verfahren stellen eine enge Verbindung zwischen dem Kranken und seinem Körperleben her, was gerade für Neurotiker sehr wichtig ist, die von ihrem Körper oft nichts wissen wollen. Werden derartige Verfahren in der Gruppenarbeit angewandt, so sind sie außerdem noch mit dem heilsamen Erlebnis der Gemeinschaft und mit einer Erleichterung der Kontaktgewinnung verbunden.

Bei ***aufdeckenden Verfahren*** – Psychoanalyse und die aus ihr entwickelten Richtungen – soll das seelische Kräftespiel aufgedeckt und dadurch der Weg für die Heilung freigemacht werden.

Bei ***gestaltenden Verfahren*** zeichnet, knetet und modelliert der Kranke in entspannter Haltung einfach drauflos, ohne sich dabei allzu viel zu denken. Die dabei entstehenden Produkte soll der Patient später selbst deuten und mit dem behandelnden Psychotherapeuten besprechen. Das Wesentliche an diesen Übungen ist, dass aus Leben und Erleben Form wird. Dadurch kommt es zu einer seelischen Entlastung und zu einer Anregung der Entwicklung der Persönlichkeit. Auch das Führen eines Tagebuchs gehört hierher.

Für einige andere psychotherapeutische Verfahren liegt bisher kein wissenschaftlicher Nachweis ihrer Wirksamkeit vor. Grundvoraussetzung für eine erfolgreiche Psychotherapie ist in jedem Fall eine stabile emotionale Beziehung zwischen Therapeut und Betroffenem und dessen aktive Mitarbeit.

psychovegetatives Syndrom → vegetative Dystonie.

Ptose (Ptosis) Senkung eines Organs oder Organteiles:

1. Herabhängen des Oberlides durch Lähmung eines Muskels;

2. Senkung der Baucheingeweide; → Eingeweidesenkung.

Ptyalin Kohlenhydrate spaltendes Enzym im Speichel.

Ptyalismus (Sialorrhö) krankhaft erhöhter Speichelfluss, der bei Vergiftungen mit Quecksilber (→ Quecksilbervergiftung) oder Jod, bei Infektionen des Magens oder Darms, bei → Parkinson-Krankheit, als frühes Zeichen eines → Speiseröhrenkrebses (wenn der produzierte Speichel nicht mehr geschluckt werden kann) und anderen Störungen eintreten kann. Auch in der Schwangerschaft ist die Speichelsekretion bisweilen extrem gesteigert. Die Behandlung richtet sich nach der Art des zu Grunde liegenden Leidens. Der verstärkte Speichelfluss beim Riechen oder Anblick eines wohlschmeckenden Gerichtes ist hingegen ein vollkommen normaler, auf reflektorischem Weg ausgelöster Vorgang. Das Gegenteil des Ptyalismus, ein stark verminderter Speichelfluss, kommt außer bei verschiedenen → Speicheldrüsenerkrankungen auch als Nebenwirkung mancher Medikamente vor.

Pubertas praecox vorzeitiger Beginn der → Pubertät, die sich bei Mädchen vor allem im Einsetzen der Brustentwicklung und bei Jungen in der Vergrößerung von Hoden und Penis zeigt. Hinzu kommen bei beiden Geschlechtern eine Beschleunigung des Längenwachstums und eine rasche Knochenreifung. In über 80 Prozent der Fälle lässt sich keine Ursache ermitteln. In den übrigen Fällen kommen angeborene oder durch Verletzungen, Tumoren oder Infektionen erworbene Schäden im Bereich von → Hypothalamus oder → Hirnanhangdrüse (Hypophyse) sowie andere Stoffwechsel- und Hormonstörungen in Betracht. Die Behandlung erfolgt durch medikamentöse Bremsung der Hypophysenhormone.

Pubertät Entwicklungsperiode des Menschen, die mit der Ausprägung der → Geschlechtsmerkmale beginnt und vom Eintritt der → Geschlechtsreife gekennzeichnet ist. Die Pubertät setzt bei Mädchen mit ungefähr 12, bei Jungen mit etwa 13 Jahren ein, wobei zu bemerken ist, dass sich dieser Zeitpunkt speziell bei Mädchen im Lauf der letzten Jahrzehnte immer mehr nach vorn verschiebt, dass also die Kindheit der Mädchen immer kürzer wird. Dafür macht man Familienkonflikte und Umwelteinflüsse, vielfach aber auch ein zu hohes Körpergewicht verantwortlich. Eingeleitet wird die Pubertät – Mädchen erleben dabei ihre erste → Menstruation – durch die Freisetzung von Hormonen der → Hirnanhangdrüse (Hypophyse), den so genannten → Gonadotropinen, die die Keimdrüsen stimulieren. Daraufhin beginnen Hoden bzw. Eierstöcke, → Geschlechtshormone zu produzieren (die Hoden vor allem Testosteron, die Eierstöcke Ös-

trogene und Gestagene). Gonadotropine und Geschlechtshormone bewirken gemeinsam das Wachstum und die Reifung der inneren Geschlechtsorgane sowie die Ausprägung der sekundären Geschlechtsmerkmale.
Zugleich gehen aber auch in der Seele des reifenden Menschen große Umwälzungen vor sich: Infolge der Umstellungen im Hormonhaushalt stellt sich oft eine Disharmonie des Gemüts ein, ähnlich wie sie später noch einmal während der → Wechseljahre zu beobachten ist. Die damit oft verbundenen seelischen Zwiespältigkeiten können – weit mehr als die körperlichen Störungen – zu Schwierigkeiten mit der Umgebung, mit Elternhaus und Schule sowie zu Konflikten am Arbeitsplatz oder in der Gemeinschaft führen. Es ist daher wichtig, zu wissen, dass solche seelischen Disharmonien während der Zeit der Pubertät normal sind und dass das mögliche Versagen eines jungen Menschen in dieser Zeit durchaus nicht immer an einem Mangel an gutem Willen liegt, sondern ebenso an einem pubertätsbedingten Mangel an Können liegen kann.

Puerperalfieber → Wochenbettfieber.

Puerperium → Wochenbett.

Pulmo medizinische Fachbezeichnung für die → Lunge.

pulmonal die → Lunge betreffend.

Pulmonalklappe Herzklappe zwischen rechter Herzkammer und Lungenarterie.

Pulpa **1.** »Mark« eines Organs (z. B. Milzpulpa);
2. Zahnmark (Zahnpulpa); → Zahn.

Pulpitis (Zahnmarkentzündung) Ein Zahn besitzt in seinem Inneren einen Hohlraum, der von einem blutgefäß- und nervenreichen Gewebe, dem Zahnmark (Pulpa) ausgefüllt wird. Dringen in dieses Weichgewebe Bakterien aus einer → Karies (Zahnfäule) ein, so reagiert es mit einer Entzündung. Diese kann, wie jede Entzündung, chronisch verlaufen, so dass der Betroffene sie fast gar nicht wahrnimmt. Dann stirbt die Pulpa nahezu unbemerkt ab, was zu einer ganzen Reihe von Folgeerkrankungen, bis hin zu eitrigen Knochen- und Weichteilentzündungen führen kann. Wesentlich häufiger ist jedoch der akute Verlauf, der überaus heftige, zum Teil über die gesamte Gesichtshälfte ausstrahlende Schmerzen auslöst, die bei eitrigem Zerfall der Pulpa quälend pochen und hämmern können. Der Zahnarzt wird bei leichten Fällen ein entzündungshemmendes Medikament in den Zahn einbringen. Ist die Pulpa nicht mehr zu retten, kann er sie im Rahmen einer → Wurzelbehandlung aus dem Zahn entfernen und den Hohlraum im Zahninneren mit einer Paste auffüllen (Wurzelfüllung). Bisweilen muss jedoch der gesamte erkrankte Zahn entfernt werden.

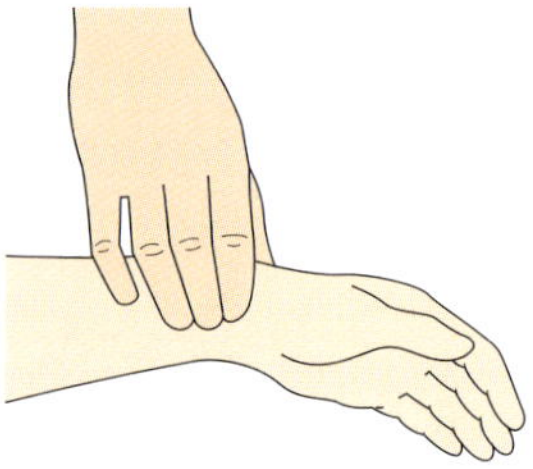

Puls Richtiges Pulsfühlen: mit den Fingerkuppen auf der Pulsader, nicht mit dem Daumen!

Puls Wenn das Blut aus der linken Herzkammer in die Hauptschlagader (Aorta) gepresst wird, entsteht eine Druckwelle, die die Wände der Arterien kurzfristig dehnt. Diese Pulswelle kann man mit den Fingern über einer oberflächlichen Arterie tasten (üblicherweise mit den Fingerkuppen an der Daumen- und Beugeseite des Handgelenks; aber ebenso gut auch an den Schläfen oder an der Halsseite neben dem Kehlkopf). Die Beurteilung des Pulses gestattet dem Arzt Rückschlüsse auf die Herztätigkeit und die Eigenschaften der Arterien. Am wichtigsten sind dabei Frequenz und Rhythmus des Pulses:
1. *Pulsfrequenz:* bei gesunden Erwachsenen in Ruhe 60–80 Schläge in der Minute, bei Kindern 90–100, bei Greisen 70–90. Eine Pulsverlangsamung findet man bei → Myxödem, Erbrechen, erhöhtem → Hirndruck (z. B. bei einer → Gehirngeschwulst) sowie bei Sportlern im Training. Eine Pulsbeschleunigung kommt bei jeder körperlichen Anstrengung und seelischen Erregung sowie bei vielen Krankheiten, z. B. bei Fieber, → Basedow-Krankheit, Herzkleiden und → Anämie (Blutarmut) vor.
2. *Pulsrhythmus:* Rhythmusstörungen sind vor allem bei Herzkrankheiten zu finden; sie können aber auch durch nervöse Störungen, Vergiftungen (Nikotin, Arzneimittel) und Atemstörungen bedingt sein.
Pulslosigkeit ist ein Anzeichen bei Durchblutungsstörungen, Ohnmacht und anderen Kreislaufstörungen.

Punktion Einstich in ein Blutgefäß, ein Organ oder eine Körperhöhle zur Gewinnung von Körperflüssigkeit, zur Gewebeentnahme, zum Einbringen von Medikamenten oder zur Entlastung bei krankhaften Flüssigkeitsansammlungen. Dabei wird mittels einer Hohlnadel oder eines Trokars (in einem Röhrchen steckende dolchartige Nadel) Blut, Gewebe oder angesammelte Flüssigkeit entnommen bzw. abgeleitet.
Bevorzugte Orte von Punktionen sind neben den Venen vor allem Bauchhöhle, Rippenfellhöhle, Herzbeutel, Rückenmarkkanal und Gelenkhöhlen.

Pupillenreflex unwillkürliche Verengung der Pupille bei Lichteinfall.

Pupillenstarre Ausbleiben der Pupillenverengung auf einfallendes Licht (→ Pupillenreflex) und/oder beim Nahsehen.

Schuld daran ist entweder eine vorübergehende Lähmung des pupillenverengenden Muskels nach einer Augenprellung oder die Verwachsung des Pupillenrandes auf der Augenlinse. Meist ist die Pupillenstarre jedoch Folge einer Lähmung des Nervs, der die Pupillenbewegungen steuert. Die ***reflektorische Pupillenstarre***, bei der sich die Pupille nicht auf Lichteinfall, wohl aber beim Nahsehen zusammenzieht, ist ein wichtiger Hinweis auf verschiedene Gehirn- und Nervenkrankheiten.

Purpura → Blutfleckenkrankheiten.

purulent eitrig.

Pustel (Eiterbläschen) Mit Eiter gefülltes Bläschen in den oberflächlichen Hautschichten bei verschiedenen Hautkrankheiten oder infizierten Wunden.

putrid faulig, übel riechend.

py-, pyo- Bestandteil medizinischer Fachausdrücke mit der Bedeutung »Eiter«.

Pyelitis → Nierenbeckenentzündung.

Pyelonephritis → Nierenbeckenentzündung.

pyknischer Konstitutionstyp → Konstitution.

Pylorospasmus krampfhafte Verengung des Magenausgangs (Pylorus), die dieselben Symptome verursacht wie eine dauerhafte → Pylorusstenose.

Pylorus Magenpförtner; Ausgang des Magens zum Zwölffingerdarm.

Pylorusstenose (Magenausgangsverengung, Magenpförtnerenge) Einengung des Magenausgangs (Pylorus), die die Nahrungspassage behindert oder unmöglich macht. Als Ursache kommt vor allem ein → Magengeschwür in diesem Bereich oder eine nach dessen Abheilung zurückbleibende Narbe in Betracht. Ferner kann die Magenausgangsverengung durch eine Geschwulst oder durch Verwachsungen nach einer Bauchoperation bedingt sein. Weder Speisebrei noch Magensaft können dann regelgerecht in den Dünndarm weitertransportiert werden; sie stauen sich im Magen und bedingen mit der Zeit eine beträchtliche → Magenerweiterung. Die wesentlichsten Symptome sind Appetitlosigkeit, Völlegefühl, Unbehagen in der Magengegend und häufige Übelkeit. Erbrechen beseitigt die Beschwerden für einige Stunden. Mit der Zeit nimmt der Kranke immer mehr an Gewicht ab. Das ständige Erbrechen führt zu gefährlichen Flüssigkeits- und Mineralstoffverlusten, wodurch nicht nur die Haut trocken und schlaff wird, sondern auch die Nieren erheblich in Mitleidenschaft gezogen werden.
Führt die klinische Behandlung zu keinem Erfolg, so muss die Pylorusstenose operativ beseitigt werden.
Die dauerhafte Magenausgangsverengung darf man nicht mit dem vorübergehenden, auf einer Verkrampfung des Ringmuskels am Magenausgang beruhenden Pförtnerkrampf (***Pylorospasmus***) verwechseln, obwohl dieser, solange er anhält, natürlich die gleichen Krankheitserscheinungen verursacht. Ein solcher Magenpförtnerkrampf wird nicht selten bei Säuglingen beobachtet, wobei Jungen drei- bis sechsmal häufiger betroffen sind als Mädchen. Die Symptome treten zumeist in der 2. oder 3. Lebenswoche auf. Charakteristisch ist das sich rasch steigernde Erbrechen; bald erfolgt es nach jeder Mahlzeit explosionsartig und in vollem Strahl. Die missmutigen Säuglinge nehmen nicht zu und sind verstopft. Durch ihre magere Bauchdecke sieht man die wellenförmigen Verkrampfungen des Magens von links oben zur Bauchmitte wandern. Die konservative Behandlung (sorgfältige Pflege, häufige Fütterung mit eingedickter Nahrung, krampflösende und beruhigende Medikamente) erfordert einen 4- bis 6-wöchigen Klinikaufenthalt. In schweren Fällen lässt sich die operative Behandlung (Längsspaltung der Pylorusmuskulatur) nicht umgehen; sie ist fast risikolos und verkürzt den Klinikaufenthalt erheblich.

Pyodermien eitrige Erkrankungen der Haut: → Akne, → Furunkel, → Impetigo contagiosa.

Pyramidenbahn Gesamtheit aller in der Großhirnrinde entspringenden motorischen, also muskelerregenden Nervenbahnen des → Rückenmarks. Die Pyramidenbahn ist für die willkürlichen Bewegungsimpulse der Muskulatur zuständig, wohingegen die unbewussten, gleichsam automatisch ablaufenden Bewegungen vom → extrapyramidalen System gesteuert werden.

Pyridoxin Vitamin B_6; → Vitamine.

Pyromanie krankhafter, kaum bezwingbarer Trieb, Feuer zu legen. Pyromanie kommt im Zusammenhang mit einer → Persönlichkeitsstörung, mit der → Schizophrenie und anderen geistigen Leiden vor und äußert sich darin, dass der Betroffene ein überaus intensives Lustgefühl empfindet, wenn etwas brennt.

Pyrosis → Sodbrennen.

Pyurie Vorkommen von Eiter im Urin. Dieser taucht im Urin als Folge einer eitrigen Entzündung der Harnorgane auf und ist meist mit bloßem Auge als schlierenförmige Trübung erkennbar.

Q

Q-Fieber (Queenslandfieber, Balkangrippe) grippeähnlich verlaufende Erkrankung, die durch so genannte Rickettsien – unbewegliche Stäbchen- und Kugelbakterien – hervorgerufen wird. Die Krankheit wird von infizierten Tieren (Rinder, Schafe, Ziegen) auf Menschen übertragen, wobei die Infektion über keimhaltigen Staub, Tröpfchen oder Milch erfolgt. Gefährdet sind hauptsächlich in der Landwirtschaft tätige Personen sowie Metzger und Viehhändler. Eine Ansteckungsgefahr von Mensch zu Mensch besteht nicht. Die Erkrankung beginnt nach einer Inkubationszeit von 14 Tagen plötzlich wie eine schwere Grippe; fast immer kommt es dabei zu einer Lungenentzündung. Der Verlauf ist zumeist gutartig. Die Behandlung erfolgt mit → Antibiotika.

Quaddel (Urtica) flüchtige, weiße oder rote Hauterscheinung mit Flüssigkeitsansammlung in der oberen Hautschicht, wie sie als Reaktion auf die Berührung von Brennnesseln entsteht. In größeren Mengen treten stark juckende Quaddeln bei der → Nesselsucht auf.

Quarantäne Absonderung ansteckungsverdächtiger Personen in besonderen Krankenhausabteilungen oder geschlossenen Lagern. Auf diese Weise soll die Einschleppung oder Weiterverbreitung gefährlicher Seuchen verhütet werden. Die Dauer der Quarantäne richtet sich nach der Inkubationszeit der vermuteten Infektionskrankheit (z. B. bei Pocken 14 Tage). Früher war die Inkubationszeit der einzelnen Seuchen noch nicht bekannt, so dass man generell eine Absonderung von 40 Tagen anordnete. Personen, bei denen innerhalb dieser Zeitspanne keinerlei Krankheitserscheinungen auftraten, galten als gesund und frei von Krankheitserregern.

Quecksilbervergiftung (Merkurialismus) Quecksilber ist ein silberglänzendes, flüssiges Metall, das schon bei Zimmertemperatur verdampft. Es ist ein starkes Zellgift, das sich in inneren Organen – vor allem in Nieren, Leber, Milz und Gehirn – ablagert und nur sehr langsam über die Nieren wieder ausgeschieden wird. Gefahrenquellen bestehen besonders bei Gewinnung, Rückgewinnung, Verarbeitung, Verpackung, Transport und Verwendung von Quecksilber; insbesondere dann, wenn es verschüttet wird und der farb- und geruchlose Quecksilberdampf oder quecksilberhaltige Staub eingeatmet wird. Doch auch mit der täglichen Nahrung – vor allem beim Verzehr von Fisch – sowie bei der Einnahme bestimmter Medikamente gelangen mit der Zeit erhebliche Quecksilbermengen in den Körper.

Neben allgemeiner Mattigkeit mit Kopf- und Gliederschmerzen ist für die Quecksilbervergiftung ein stark erhöhter Speichelfluss (→ Ptyalismus) typisch. Infolge der Abwehrvorgänge im Organismus kommt es zu vielfältigen Entzündungen: zum Beispiel zur mit Zahnausfall verbundenen Entzündung der Mundschleimhaut sowie zu massiven entzündlichen Veränderungen im Magen-Darm-Trakt. Dort entstehen unter Durchfall und Erbrechen sowie kolikartigen Schmerzen nicht selten tiefe Geschwüre. Auch die Nieren werden in Mitleidenschaft gezogen: Harnausscheidungsstörungen bis hin zur → Harnvergiftung sind die Folge. Schließlich machen sich bei den Betroffenen vielfach erhebliche Gehirnschäden mit Angstzuständen, Muskelzucken, Seh-, Hör-, Sprach- und Gehstörungen bemerkbar.

Die Behandlung besteht in der Gabe eines Gegenmittels, das jedoch hauptsächlich bei anorganischen Quecksilberverbindungen wirksam ist. Die Prognose ist bei rechtzeitiger Behandlung der Vergiftung gut.

Queenslandfieber → Q-Fieber.

Querlage bei ca. 1 Prozent aller Geburten vorkommende Kindslage, bei der die Längsachse der Frucht nicht parallel zur Längsachse der Gebärmutter steht. Querlagen findet man in erster Linie bei Mehrgebärenden, Zwillings- und Frühgeburten. Es handelt sich dabei um eine Lage des Kindes, die eine normale Geburt unmöglich macht. Von einer ***verschleppten Querlage*** spricht man, wenn die Situation nicht erkannt wurde und durch die Wehentätigkeit die vorangehende Schulter in das Becken gepresst wird, so dass die Beweglichkeit der Frucht erheblich eingeschränkt ist. Dann besteht die Gefahr einer Gebärmutterzerreißung und eines erheblichen Sauerstoffmangels für das Kind. Bei intakter Fruchtblase kann der Arzt ab der 36. Schwangerschaftswoche eine äußere Wendung (geburtshilflicher Eingriff zur Drehung des Kindes im Mutterleib) versuchen. Gelingt dies nicht, muss ein Kaiserschnitt vorgenommen werden.

Querschnittslähmung Wird der Querschnitt des Rückenmarks an einer Stelle völlig unterbrochen, so resultieren daraus Lähmung und Empfindungslosigkeit der unterhalb der Schädigung gelegenen Körperpartien. Ursache einer kompletten Querschnittslähmung ist in der Regel eine Zerquetschung des Rückenmarks durch Bruch oder Verrenkung eines Wirbels bzw. durch eine ausgedehnte Blutung in das Rückenmark hinein. Dagegen führen andere Erkrankungen sowie Geschwülste des Rückenmarks meist nur zur teilweisen, nicht den gesamten Querschnitt umfassenden Schädigungen. Art und Ausmaß der Krankheitssymptome hängen in erster Linie davon ab, auf welcher Ebene das Rückenmark geschädigt ist: Je höher die Rückenmarksverletzung liegt, desto schlimmer sind die Folgen.

Zu Beginn kommt es bei einer plötzlich auftretenden Querschnittslähmung zum ***spinalen Schock:*** Unterhalb des betroffenen Rückenmarksabschnittes bestehen eine schlaffe → Lähmung, Empfindungsausfälle, Verlust der normalen Reflexe, Ausfall von Gefäß- und Wärmeregulation sowie eine Lähmung von Blase und Mastdarm. Bei hoher Rückenmarksverletzung kann die Atemmuskulatur versagen, so dass die Betroffenen beatmet werden müssen. Nach ca. 1–6 Wochen verändern sich die Symptome, da ein Teil der Nervenzellen des Rückenmarks wieder mehr oder weniger funktionstüchtig wird. Die anfangs schlaffe wandelt sich in eine spastische Lähmung mit erhöhter Muskelspannung und gesteigerten Muskeleigenreflexen um. Die Berührungs- und Schmerzempfindung unterhalb der Rückenmarkszerstörung ist jedoch weiterhin ausgefallen. Zusätzlich kommt es zu Beeinträchtigungen des Hautwachstums sowie zu Blasen- und Darmentleerungsstörungen (z. B. Stuhlinkontinenz). Daneben bestehen sexuelle Funktionsstörungen. Die Diagnose wird mit Hilfe der → Kernspin- und → Computertomografie gesichert.

Das Schicksal der Querschnittsgelähmten hängt von der Qualität ihrer Pflege ab. Denn neben der Behandlung der Grunderkrankung ist vor allem eine fachgerechte Krankenpflege erforderlich. Außerdem werden Kranken- und Atemgymnastik durchgeführt, um Muskelverkürzungen und Lungenentzündungen zu vermeiden. Besondere Sorge gilt der Blasenfunktion, um Infektionen der Harnwege zu verhüten. Heute ist in besonderen Behandlungszentren eine umfassende Rehabilitation Querschnittsgelähmter möglich. Rund zwei Drittel der Verletzten können danach wieder eine berufliche Tätigkeit aufnehmen.

Quetschung Durch Fall oder Stoß, d. h. durch stumpfe Gewalteinwirkung, kann es ohne Verletzung der Hautoberfläche zur Quetschung des Unterhautgewebes und der darunter liegenden Muskulatur kommen. Das bekannte Anzeichen einer Quetschung ist ein → Bluterguss unter der Haut, der sich bald nach dem Unfall zeigt. Außerdem schwillt die betroffene Gegend an und schmerzt heftig. Zur ersten Behandlung einer Quetschung sind kühle feuchte Umschläge, am besten mit klarem Wasser, geeignet.

Quick-Test Blutuntersuchung zur Messung der Geschwindigkeit der Gerinnung. Das Blutplasma wird dazu mit einem Überschuss an Gewebsthromboplastin und Kalziumionen versetzt. Danach wird die Zeit bis zum Eintritt der Gerinnung gemessen, die von der Konzentration verschiedener Gerinnungsfaktoren abhängig ist. Der Quick-Test eignet sich für die Kontrolle einer Behandlung mit gerinnungshemmenden Medikamenten (→ Antikoagulanzien) ebenso wie für die Erfassung von Leberschäden. Beim Gesunden beträgt die Quick-Zeit zwischen 11 und 16 Sekunden; dieser Vergleichswert wird als 100 Prozent festgesetzt. Quick-Werte von weniger als 70 Prozent sind krankhaft. Bei der Therapie mit Antikoagulanzien wird die Dosierung so gewählt, dass ein stabiler Quick-Wert von 15–25 Prozent erreicht wird.

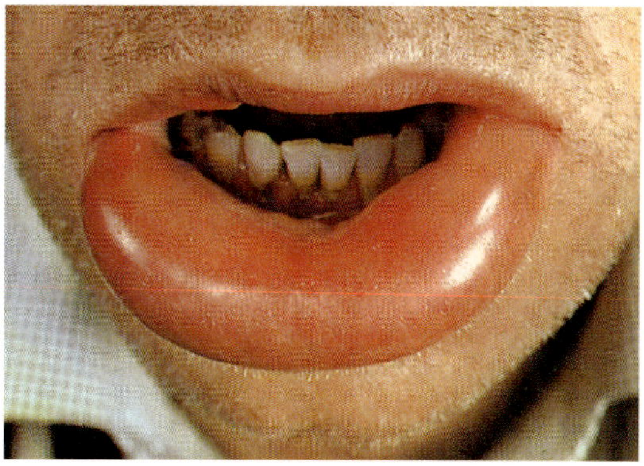

Quincke-Ödem Es handelt sich dabei um eine allergisch bedingte Flüssigkeitsansammlung.

Quincke-Ödem (Angioödem) akut auftretende, umschriebene Schwellung im Unterhautgewebe von Haut oder Schleimhaut, die Stunden bis Tage anhalten kann. Es handelt sich dabei um eine allergisch bedingte Flüssigkeitsansammlung, die durch eine außergewöhnlich starke Durchlässigkeit kleiner Blutgefäße zu Stande kommt und sich in einer teigigen Schwellung zeigt. Häufig tritt das Quincke-Ödem, in das man eine richtiggehende Delle hineindrücken kann, im Zusammenhang mit der ebenfalls allergisch bedingten → Nesselsucht auf. Im Grunde ist es harmlos und verschwindet meist rasch wieder; höchst gefährlich kann es jedoch werden, wenn es sich im Rachenraum bildet, weil es dort nicht selten einen akuten Erstickungsanfall auslöst.

Die Behandlung ist die gleiche wie bei jeder → Allergie. Bei lebensbedrohlichen Situationen erzielt man mit Kortisonpräparaten (→ Corticosteroide) die schnellste Wirkung.

R

Rabies → Tollwut.

Rachen (Schlund, Pharynx) Schleimhaut-Muskel-Schlauch, der Mundhöhle und Speiseröhre sowie Nasenhöhle und Luftröhre verbindet. 3 Abschnitte werden unterschieden: Der obere Teil liegt hinter der Nasenhöhle, der mittlere hinter der Mundhöhle und der untere hinter dem Kehlkopf. Im mittleren Teil des Rachens kreuzen sich Atem- und Speiseweg; der untere Teil geht in die Speiseröhre über.

Rachenbräune volkstümliche Bezeichnung für die → Diphtherie.

Rachenentzündung (Pharyngitis) Entzündung der Rachenschleimhaut, die isoliert oder zusammen mit Schnupfen und/oder einer → Kehlkopfentzündung vorkommt. Die ***akute Rachenentzündung*** wird durch Bakterien, meist Streptokokken, oder Viren ausgelöst und äußert sich in Halsschmerzen, Hustenreiz, Räuspern, gelegentlichem Auswurf von zähem Schleim und Fieber. Sind Streptokokken als Erreger nachgewiesen, muss mit einem → Antibiotikum behandelt werden, wohingegen man bei der durch Viren hervorgerufenen Rachenentzündung fiebersenkende, gegebenenfalls schmerzlindernde Medikamente einsetzt. Hilfreich können Mundspülungen mit desinfizierenden Lösungen sein. Auch Lutschtabletten, warme Halswickel sowie das Trinken warmer Flüssigkeiten werden als angenehm empfunden.

Die ***chronische Rachenentzündung*** ist meist auf eine länger dauernde Reizung der Schleimhaut durch Rauchen, Staub, hochprozentige alkoholische Getränke usw. zurückzuführen. Im Vordergrund der Beschwerden stehen ein Gefühl der Rauigkeit und Trockenheit im Hals; es besteht ständiger Räusper- und Schluckzwang sowie ein hartnäckiger Reizhusten; manchmal auch eine geringfügige Absonderung von zähem Schleim.

Um nicht eine zu Grunde liegende schwere Erkrankung zu übersehen, ist auf jeden Fall ärztliche Beratung vonnöten. Bei der Behandlung steht die Abstellung der ursächlichen Reize an erster Stelle; dazu kommt noch die Anwendung von Inhalationen, Gurgelwässern und Wickeln. In hartnäckigen Fällen sind Kuren in → Heilbädern und Klimakurorten angezeigt.

Rachenmandel Ansammlung von Drüsen und Lymphknötchen am Rachendach; → Mandeln.

Rachenmandelvergrößerung → adenoide Vegetationen.

Rachitis (englische Krankheit) auf Vitamin-D-Mangel beruhender gestörter Einbau von Mineralstoffen in die Grundsubstanz des Knochens. Ursache ist entweder eine Eiweißmangelernährung oder eine Beeinträchtigung der Nahrungsaufnahme im Magen-Darm-Trakt. Häufig wird die Krankheit allerdings durch zu geringe Ultraviolettstrahlung ausgelöst, was daran liegt, dass UV-Strahlen erforderlich sind, um die in der Haut angereicherte Vorstufe von Vitamin D in das wirksame Vitamin überzuführen. Dies ist auch der Grund, warum die Rachitis bevorzugt in sonnenarmen Wintermonaten sowie bei wolkigem, dunstigem Wetter (England!) auftritt. Der Mangel an Vitamin D – es steuert die Aufnahme von Kalzium aus dem Darm und dessen Einbau in den Knochen – hat zur Folge, dass die Verkalkung der wachsenden Knochen misslingt; gleichzeitig werden feste Knochen entkalkt. Daneben lässt auch die Widerstandsfähigkeit des betroffenen Säuglings gegen Infektionen nach.

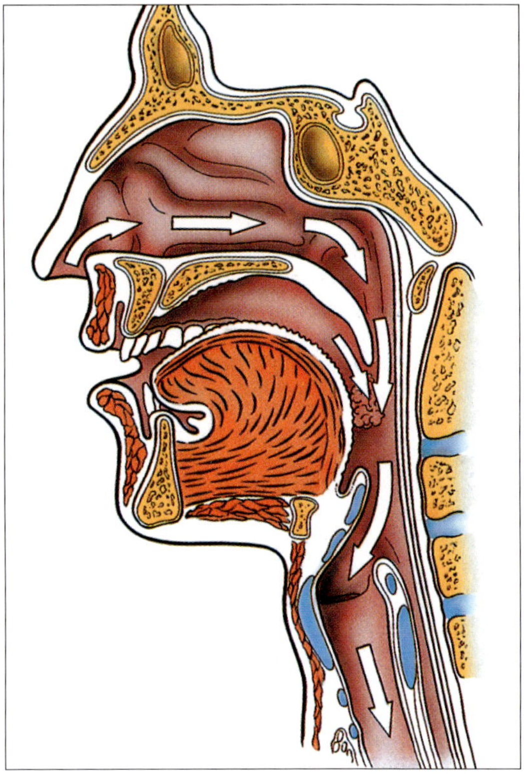

Rachen Der Rachen (Pharynx) liegt hinter Nasenhöhle, Mundhöhle und Kehlkopf. Die dicken weißen Pfeile markieren den Atemweg, der dünne weiße Pfeil zeigt den Speiseweg an; im mittleren Teil des Rachens kreuzen sich Atem- und Speiseweg. ***Gelb*** Schädelknochen und Wirbelsäule; ***violett*** Nasenhöhle, Mundhöhle, Rachen, Luftröhre (vorn) und Speiseröhre (hinten); ***rot*** Zungenmuskulatur.

Die wichtigsten Anzeichen der Rachitis sind Müdigkeit, Appetitlosigkeit, Reizbarkeit, Kopfschweiß, Blässe, Muskelschlaffheit, Entwicklungsstörungen (verspätetes Sitzen, Stehen und Gehen), ammoniakalischer Harngeruch und verspätetes Erscheinen der Milchzähne. Der Arzt findet eine abnorme Weichheit der Hinterhauptsknochen und eine knotenförmige Verdickung der Rippen an der Knochen-Knorpel-Grenze (»rachitischer Rosenkranz«). Die betroffenen Kinder bleiben klein, haben häufig eine → Trichterbrust und ein unregelmäßig geformtes Becken. Außerdem weisen die Zähne charakteristische Fehlbildungen auf. Bricht die Rachitis erst später – in der Pubertät – aus, so werden die Knochen druckempfindlich, und die Betroffenen watscheln auffällig beim Gehen. Sie bekommen nicht selten einen Buckel, oft auch X- und O-Beine.
Bei der Therapie steht die Behandlung einer eventuellen Grunderkrankung – zum Beispiel einer Darmaufnahmestörung – an erster Stelle. Daneben werden Vitamin-D- und Kalzium-Präparate verordnet. Die Wirbelsäule kann mit einem Korsett stabilisiert werden; Knochenfehlstellungen bedürfen manchmal einer operativen Korrektur.
Die Rachitis tritt heutzutage in Deutschland kaum noch auf, was vor allem an der bei Säuglingen routinemäßig verordneten Prophylaxe liegt. Insbesondere bei kleinen Kindern und älteren Menschen müssen genügend Sonneneinstrahlung und eine ausgewogene Ernährung sichergestellt sein. Zu empfehlen ist die kontinuierliche Zufuhr von Vitamin D bei Neugeborenen, Säuglingen und Kleinkindern. Diese Prophylaxe ist während des ganzen ersten Lebensjahres sowie im zweiten Lebenswinter (von September bis April) durchzuführen. Empfehlenswert ist die gleichzeitige Vorbeugung vor Rachitis und → Karies durch Vitamin-D-Fluor-Tabletten.

Radialislähmung Die Lähmung des Speichennervs (Nervus radialis) ist am Auftreten einer ***Fallhand*** zu erkennen: Die Hand kann nicht mehr gestreckt und gehoben, der Daumen nicht abgespreizt werden. Als Ursachen kommen ein Oberarmbruch, aber auch fortwährender Druck von Krücken in der Achselhöhle (Krückenlähmung) oder ein schlecht sitzender Gips in Frage. Die Behandlung besteht nach Verletzungen in einer Nervennaht; sonst in Massage und → Elektrotherapie.

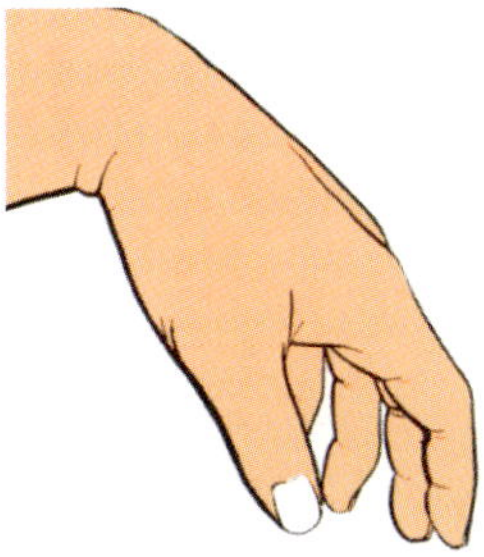

Radialislähmung Die Lähmung des Speichennervs ist am Auftreten einer Fallhand zu erkennen.

Radikaloperation → Totaloperation.

Radioaktivität Das Wesen der Radioaktivität besteht darin, dass die Atome bestimmter Elemente (Uran, Radium, Thorium, Polonium) unter Aussendung von Strahlen spontan zerfallen, wobei ein neues Element gebildet wird. So entstehen durch den Zerfall von Uran nacheinander Radium, Radon (Radiumemanation) und Uranblei. Radioaktivität wird als Zahl derartiger Zerfallsprozesse (Kernumwandlungen) pro Sekunde angegeben; die Maßeinheit ist Becquerel (Bq). Man kann dabei 3 verschiedene Strahlenarten unterscheiden:

- ***Alphastrahlung*** besteht aus verhältnismäßig schweren, positiv geladenen Teilchen, die relativ leicht, z. B. durch ein Blatt Papier, abgeschirmt werden können.
- ***Betastrahlen*** bestehen aus Elektronen hoher Geschwindigkeit. Sie besitzen eine Reichweite von bis zu mehreren Metern und können bis etwa 1 cm in lebendes Gewebe eindringen.
- ***Gammastrahlen*** sind den Röntgenstrahlen ähnliche elektromagnetische Wellen, besitzen jedoch höhere Energie und ein stärkeres Durchdringungsvermögen. Werden sie nach einem Strahlenunfall frei, können auch für weit entfernte Personen große gesundheitliche Gefahren entstehen.

Radioisotope → Radionuklide.

Radiologe Arzt für → Radiologie.

Radiologie Strahlenkunde, d. h. Wissenschaft und praktische Anwendung ionisierender Strahlen. Im engeren Sinn: Teilgebiet der Medizin, das sich mit der Erkennung und Behandlung von Erkrankungen mittels ionisierender Strahlen sowie mit dem Strahlenschutz beschäftigt. Neben der diagnostischen Radiologie gehören dazu auch die → Nuklearmedizin und die → Strahlenbehandlung.

Radionuklide (Radioisotope) natürliche oder künstlich erzeugte radioaktive Isotope, die sich von gewöhnlichen Elementen nicht nur durch ihr Atomgewicht, sondern vor allem durch die ständige Abgabe ionisierender Strahlen unterscheiden. In der Medizin werden sie sowohl für diagnostische als auch für therapeutische Zwecke eingesetzt (z. B. Radiojod in Diagnostik und Therapie von Schilddrüsenerkrankungen).

Radiojodtest nur noch selten angewandtes Verfahren zur Untersuchung der Schilddrüsenfunktion. Dabei wird die Fähigkeit der Schilddrüse, in ihrem Gewebe Jod zu speichern, mit Hilfe von radioaktivem Jod geprüft.

Radiojodtherapie besonders bei der → Schilddrüsenunterfunktion angewandtes Behandlungsverfahren, bei dem mit in die Schilddrüse eingebrachtem radioaktivem Jod gezielt Teile des Schilddrüsengewebes zerstört werden.

Radiumtherapie Das 1898 vom Ehepaar Curie entdeckte Radium war das älteste therapeutisch genutzte radioaktive Element, das zur → Strahlenbehandlung bösartiger Tumoren verwendet wurde. Wegen der hohen Herstellungskosten ist es seit Mitte dieses Jahrhunderts allerdings immer mehr von den künstlichen → Radionukliden verdrängt worden. Das Hauptanwendungsgebiet der Radiumtherapie – fast immer in Kombination mit einer Röntgenbestrahlung – ist der Krebs der weiblichen Geschlechtsorgane. Dabei wird das Radium in Form von Röhrchen, Nadeln, Körnchen, Drähten oder Ketten direkt in den Tumor eingebracht. Heutzutage ist die Radiumtherapie allerdings weitgehend von moderneren Verfahren verdrängt worden.

Radius (Speiche) daumenseitig gelegener Unterarmknochen; → Arm.

Radiusfraktur Bruch des dünneren Unterarmknochens (Speiche = Radius), zu dem es leicht kommt, wenn man mit ausgestrecktem Arm auf die Handflächen stürzt. Die Radiusfraktur ist der häufigste Knochenbruch beim Menschen. Neben einer ausgeprägten Schwellung erzeugt er eine typische, abgewinkelte Stellung der Hand: die so genannte ***Bajonettstellung***.

Radix (Wurzel) **1.** Ursprungsstelle eines Organs oder Körperteils (z. B. Haarwurzel, Zahnwurzel);
2. Pflanzenwurzel (→ Heilpflanzen).

Rasselgeräusche krankhafte Geräusche beim Abhören der Lunge, die entweder durch Reiben von Lungen- und Rippenfell aufeinander entstehen oder dadurch, dass in den Bronchien angesammeltes Sekret vom Luftstrom bewegt wird.

Rauchen bewusstes Einatmen von Tabakrauch bis in die tieferen Atemwege und Lunge hinein. Während Frauen fast ausschließlich Zigarettenraucherinnen sind, rauchen von den Männern etwa zwei Drittel Zigaretten, die übrigen ziehen Zigarre oder Pfeife vor.

Im Tabakrauch lassen sich neben festen Substanzpartikelchen 3 Gruppen gasförmiger Substanzen unterscheiden:

1. Nikotin und seine Abbauprodukte: Nikotin bewirkt Zunahme der Pulsschläge, Anstieg des Blutdrucks, Verengung der Blutgefäße, Förderung der Darmbewegungen sowie Erhöhung des Cholesterins und der → Fettsäuren im Blut.

2. verschiedene Gase: 3–4 Prozent Kohlenmonoxid; praktisch bedeutungslose Mengen Blausäure; Ammoniak, Schwefelmonoxid, Essig- und Ameisensäure sowie andere Stoffe, die Reizwirkungen auf die Schleimhäute der Luftwege ausüben.

3. Krebs auslösende Stoffe: Teerprodukte des Tabakrauchs (Benzpyren, Benzanthrazen usw.).

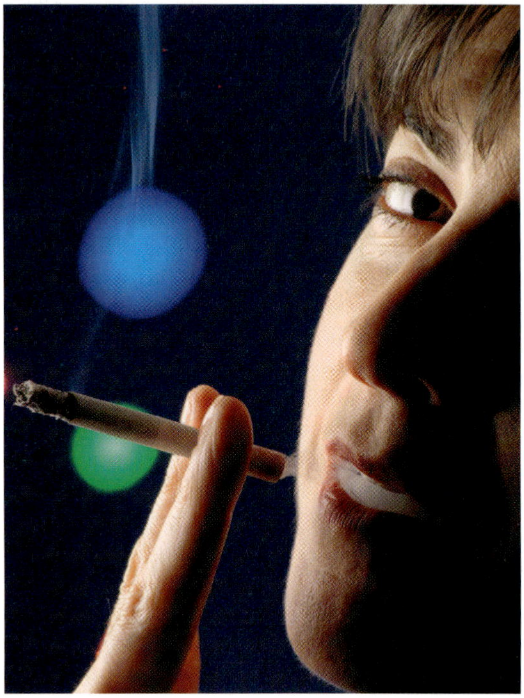

Rauchen birgt erhebliche Gesundheitsrisiken; ein völliger Verzicht ist daher dringend anzuraten.

Rauchen verursacht, fördert oder verschlimmert direkt oder indirekt eine ganze Reihe von Erkrankungen. Wer täglich 20 Zigaretten raucht, hat gegenüber Nichtrauchern eine um 8 Jahre verkürzte Lebenserwartung. So erkranken und sterben Raucher 10- bis 20-mal häufiger an → Lungenkrebs als Nichtraucher. Ebenso kommen bei ihnen bösartige Tumoren in Mund, Rachen, Kehlkopf und Speiseröhre eindeutig häufiger vor, wobei offenbar die örtliche Schädigung durch die Hitze und die Krebs auslösenden Stoffe des Tabakrauchs zusammenwirken. Das gehäufte Vorkommen von → Harnblasenkrebs könnte auf die Ausscheidung Krebs erregender Rauchabbauprodukte mit dem Urin zurückzuführen sein. Eindeutig ist dagegen der direkte Zusammenhang zwischen Rauchen und chronischer → Bronchitis, während die durch chronischen Raucherhusten ausgelöste → Lungenblähung (Lungenemphysem) eine mittelbare Rauchfolge darstellt.

Im Gegensatz zu den durch die Teerbestandteile des Tabakrauchs verursachten bösartigen Tumoren ist die Schädigung von Herz und Blutgefäßen auf das Nikotin zurückzuführen. Vor allem durch die → Arteriosklerose mit all ihren Folgen

(→ arterielle Verschlusskrankheit, → Herzinfarkt, → Schlaganfall, → Thrombose, → Embolie) sind Raucher 20- bis 30-mal stärker gefährdet als Nichtraucher. Daneben ist der Zigarettenkonsum zum Teil auch für die Entstehung des → Magengeschwürs und der → Parodontitis (Zahnbettentzündung) mitverantwortlich. Bei Raucherinnen findet man gehäuft → Menstruationsstörungen, einen früheren Eintritt der → Wechseljahre, vorzeitiges Altern, Fehl-, Früh- und Totgeburten, Schwangerschaftskomplikationen und Stillschwierigkeiten. Wegen all der angesprochenen Gesundheitsgefahren kann man jedem nur dringend raten, in seinem ureigensten Interesse auf das Rauchen zu verzichten bzw. sich einer → Raucherentwöhnung zu unterziehen.

Raucherbein umgangssprachliche Bezeichnung für das erkrankte Bein bei der → arteriellen Verschlusskrankheit.

Raucherentwöhnung (Nichtrauchertraining) Umfragen haben ergeben, dass 70 Prozent aller Raucher gern das Rauchen einstellen würden, wenn es eine unkomplizierte, nicht allzu unangenehme Methode gäbe. Dabei hat ein Raucher grundsätzlich nur 2 Möglichkeiten, Nichtraucher zu werden: Entweder er raucht stufenweise weniger, oder er hört schlagartig ganz auf. Von der Psychologischen Abteilung des Max-Planck-Instituts für Psychiatrie in München wurde ein Programm zusammengestellt, mit dessen Hilfe es Gewohnheitsrauchern möglich ist, sich die antrainierte Rauchgewohnheit in einigen Wochen wieder abzutrainieren. Dabei wird das Aufgeben des Rauchens als ein Berg betrachtet, den man im Lauf der Zeit in 37 Stufen ersteigt. Es handelt sich um ein Selbstkontrollverfahren, bei dem man einige Wochen lang den täglichen Zigarettenkonsum exakt dokumentieren muss. Wenn der Raucher die folgenden 37 Regeln einhält, gewinnt er Schritt für Schritt die Selbstkontrolle über sein Verhalten in Bezug auf Zigaretten wieder.

Die 37 Stufen zum Nichtraucher:

1. Gehen Sie immer nur eine Schachtel Zigaretten kaufen, niemals mehrere auf einmal.

2. Lehnen Sie alle angebotenen Zigaretten ab.

3. Stecken Sie nach jeder Zigarette die Schachtel weg.

4. Rauchen Sie nur noch Zigaretten mit Filter.

5. Rauchen Sie die erste Zigarette am Tag erst nach dem Frühstück oder Kaffeetrinken.

6. Lassen Sie sich keine Zigarette von Ihren Kollegen geben, wenn Sie selbst keine mehr haben.

7. Wechseln Sie nach jeder Packung die Zigarettenmarke.

8. Stecken Sie jeden Tag die Differenz zwischen dem Geldbetrag, den Sie früher verraucht haben, und dem, den Sie jetzt für Zigaretten ausgeben, in eine besondere Sparbüchse.

9. Rauchen Sie nicht mehr auf der Straße.

10. Rauchen Sie nicht im Bett, weder morgens noch abends.

11. Rauchen Sie niemals, um ein Hungergefühl zu unterdrücken. Zur Ablenkung ist Obst Süßigkeiten jeder Art vorzuziehen.

12. Leeren Sie nach jeder Zigarette den Aschenbecher.

13. Legen Sie nach jedem Zug die Zigarette aus der Hand.

14. Legen Sie die Zigarettenschachtel immer so weit weg, dass Sie bei jeder Zigarette aufstehen und in ein anderes Zimmer gehen müssen.

15. Warten Sie jedes Mal 3 Atemzüge lang, bevor Sie sich eine Zigarette anzünden.

16. Lassen Sie Ihr Feuerzeug oder Ihre Streichhölzer zu Hause, und bitten Sie bei jeder Zigarette jemanden um Feuer.

17. Rauchen Sie nicht beim Autofahren.

18. Machen Sie sich vor jeder Zigarette bewusst, dass Sie jetzt eine Zigarette rauchen werden, und warten Sie dann noch 2 Minuten, ehe Sie sich eine anzünden.

19. Rauchen Sie nicht, wenn Sie auf das Essen warten.

20. Unterlassen Sie während manueller Arbeiten das Rauchen, etwa beim Schreiben oder Aufräumen.

21. Rauchen Sie jede Zigarette nur noch bis zur Hälfte.

22. Wenn Sie gerade eine Zigarette rauchen wollen, schauen Sie auf die Uhr und warten Sie noch 5 Minuten, bevor Sie sich eine anzünden.

23. Leeren Sie den Aschenbecher immer selber, und räumen Sie ihn nach jeder Zigarette aus dem Gesichtsfeld.

24. Wenn Sie eine Zigarette rauchen wollen, rauchen Sie unter keinen Umständen sofort, sondern warten Sie damit noch 10 Minuten.

25. Stehen Sie gleich nach dem Essen auf, ohne eine Zigarette anzuzünden, und beginnen Sie gleich mit einer anderen Beschäftigung.

26. Rauchen Sie nicht, wenn Sie auf jemanden warten.

27. Drücken Sie jede Zigarette nach dem ersten Zug aus, und zünden Sie sie dann erneut an.

28. Rauchen Sie in Gesellschaft nur eine Zigarette pro Stunde.

29. Inhalieren Sie nur nach jedem zweiten Zug.

30. Rauchen Sie zu Hause nur noch an einem bestimmten Platz, aber nicht in Ihrem Lieblingssessel, sondern auf einem unbequemen Stuhl.

31. Rauchen Sie nie während eines Gesprächs mit Kollegen und Bekannten.

32. Wenn Sie rauchen, beschäftigen Sie sich mit nichts anderem. Sie dürfen dabei weder lesen noch trinken oder fernsehen.

33. Rauchen Sie nicht bei geschäftlichen Besprechungen oder Konferenzen.
34. Rauchen Sie nie, wenn andere Leute in Ihrer Gegenwart gerade rauchen.
35. Versuchen Sie, beim Rauchen überhaupt nicht mehr zu inhalieren.
36. Rauchen Sie nicht mehr während der Arbeitszeit.
37. Rauchen Sie nicht, wenn Sie sich nach Feierabend zur Entspannung zu einem Glas Bier oder Wein niederlassen.
Jede Woche müssen jeweils 4 neue der 37 Regeln zusätzlich beachtet werden. Bei Rückfall muss der »Berg« aufs neue bestiegen werden.
Daneben werden zur Raucherentwöhnung Nikotinpflaster, Nikotinkaugummis, → Autosuggestion oder Ohrakupunktur (→ Akupunktur) eingesetzt. Für die Zukunft setzt man große Hoffnungen in eine Art Impfstoff, der dafür sorgt, dass das Nikotin nach dem Rauchen nicht mehr das Gehirn erreicht und deshalb keine Sucht mehr auslösen kann.

Rauchvergiftung → Kohlengasvergiftung.

Raumangst (Klaustrophobie) Bei der Raumangst, die man nicht mit der → Platzangst verwechseln darf, wird der Betroffene in geschlossenen Räumen (in Aufzügen, Autos, kleinen Räumen, Kino, Theater usw.) von einer unbezwingbaren, manchmal geradezu an Panik grenzenden Angst erfasst. Dies gilt besonders, wenn sich in dem betreffenden Raum viele Menschen aufhalten, die Luft verbraucht ist oder keine Fluchtmöglichkeit besteht.
Zur Behandlung versucht man, der Raumangst dadurch beizukommen, dass man den Betroffenen im Rahmen einer → Verhaltenstherapie dem Angst auslösenden Ereignis so lange immer wieder aussetzt, bis die Furcht nachlässt und schließlich ganz verschwindet.

Rauschgift natürliche oder synthetische Substanzen, die nach Einnahme oder Injektion Wohlbefinden oder Euphorie (gehobene Stimmung) auslösen und zu Gewöhnung oder → Sucht führen. Rauschgifte schaden dem Konsumenten in körperlicher, seelisch-geistiger und sozialer Hinsicht; sie bewirken das Verlangen nach einer ständigen Dosissteigerung und haben nach dem Absetzen Entziehungserscheinungen zur Folge. Besonders gefährlich ist das häufige »Umsteigen« von angeblich leichteren Drogen – etwa von Haschisch – auf schwerere, z. B. Heroin.
Man unterscheidet folgende Gruppen:
1. Betäubungsmittel (Narkotika) wie → Morphin, → Heroin, → Kodein usw.;
2. Schlafmittel (Hypnotika) wie Barbitursäure-Präparate und andere;
3. Anregungsmittel (Stimulanzien) wie Kokain, Amphetamin (Weckamin) usw.;
4. Halluzinogene (Sinnestäuschungen und Trugwahrnehmungen auslösende Substanzen) wie → Haschisch (Cannabis), → Marihuana und → LSD (Lysergsäurediäthylamid).
Rauschgifte werden oft miteinander oder zusammen mit Alkohol, Nikotin und Koffein genossen.

Rautek-Griff Handgriff zur Bergung bewusstloser oder bewegungsunfähiger Personen aus einer Gefahrenzone; → Erste Hilfe, S. 723.

Raynaud-Syndrom anfallartig auftretende Weiß- oder Blauverfärbung der Finger und – weniger häufig – der Zehen als Folge einer plötzlichen Durchblutungsstörung, von der Frauen etwa viermal so häufig befallen werden wie Männer. Der ursächliche Gefäßkrampf kann durch Kälte, emotionalen Stress und örtliche Druckphänomene ausgelöst und durch Wärme und Medikamente wieder beseitigt werden. Die eigentliche Ursache des ***primären Raynaud-Syndroms*** ist unbekannt. Dafür, dass hormonelle Faktoren eine Rolle spielen, spricht, dass überwiegend Frauen betroffen sind und sich die Symptomatik während Menstruation und Menopause verschlechtert und in der Schwangerschaft verbessert. Das ***sekundäre Raynaud-Syndrom*** ist Folge einer durch → Kollagenosen, Nebenwirkungen von Medikamenten, verschiedene Berufserkrankungen und andere Grundursachen bedingten Gefäßschädigung. Betroffen sind der 2.–5. Finger, fast nie Daumen, Handrücken und Handinnenfläche.
Vorbeugend sollten sich die Betroffenen vor Kälte und Nässe schützen (warme Handschuhe, Taschenwärmegeräte), auf Nikotin verzichten, auslösende Medikamente ab- bzw. ersetzen und eine übermäßige Belastung der Finger vermeiden (eventuell Arbeitsplatzwechsel). Zur Behandlung werden gefäßerweiternde Substanzen, Hormone, Vitamine, Beruhigungsmittel, → Kalzium-Antagonisten und andere Mittel empfohlen; die Resultate sind jedoch nicht überzeugend. Als unterstützende Maßnahmen bringen Heißluft, warme Bäder und aktive Bewegung der Finger eine gewisse Erleichterung.

re- Bestandteil medizinischer Fachausdrücke mit der Bedeutung »zurück« bzw. »wieder, noch einmal«.

Reaktion 1. medizinisch: Gegenwirkung, Rückwirkung; Antwort des Organismus oder eines seiner Teile auf innere oder äußere Reize.
2. chemisch: Umsetzung von Stoffen unter Bildung neuer Endprodukte.

Reanimation Wiederbelebung; → Erste Hilfe, S. 725ff.

Rebound-Phänomen (rebound, englisch = Zurückprall, Rückschlag) **1.** Verstärkung einer biologischen Reaktion oder Intensivierung eines Krankheitsprozesses nach Absetzen eines unterdrückenden oder entgegenwirkenden Medikamentes. So kommt es z. B. nach Absetzen von Schlaftabletten, die über längere Zeit eingenommen wurden, bisweilen zur Schlaflosigkeit oder beim Wechsel von einer »Pille« zur anderen zu einem Eisprung und damit zu einer ungewollten Empfängnis.

2. kurze entgegengesetzte Rückstoßbewegung bei plötzlichem Wegfall eines passiven Widerstandes.

Rechtsinsuffizenz Form der → Herzschwäche mit unzureichender Leistung der rechten Herzkammer.

Rechtsmedizin Teilgebiet der Medizin, das die Anwendung und Beurteilung medizinischer und medizinisch-naturwissenschaftlicher Kenntnisse für die Rechtspflege umfasst.

Recklinghausen-Krankheit 1. *Neurofibromatosis generalisata:* erbliche Krankheit mit Entwicklung zahlreicher weicher Knötchen, so genannter → Neurofibrome, an Nervensträngen und kleinen Hautnerven, die zusammen mit behaarten Muttermalen und Pigmentanomalien (»Milchkaffeeflecken«) zu einer Verunstaltung der Haut führen und bösartig entarten können. Die Geschwülste ragen als kleine, weiche, manchmal sogar an einem Stiel pendelnde Wucherungen überall aus der Haut hervor. Sogar zwischen den Wirbeln bilden sich Neurofibrome. Diese drücken auf die aus dem Rückenmark austretenden Nerven und können dadurch unangenehme Schmerzen und Empfindungsstörungen auslösen.

Grundsätzlich ist die operative Geschwulstentfernung die einzig sinnvolle Behandlung. Die Wucherungen treten jedoch in der Regel in so großer Zahl auf, dass dieses Vorgehen nicht durchführbar ist. Lediglich in den seltenen Fällen, in denen nur einige vereinzelte Neurofibrome vorhanden sind, ist die chirurgische Beseitigung möglich.

2. *Osteodystrophia fibrosa generalisata:* Mineralstoffwechselstörung mit Auftreten vielfacher Knochenzysten (Hohlräume im Knochen) infolge Überfunktion der → Nebenschilddrüsen. Durch die vermehrte Ausschwemmung von Kalzium und Phosphaten mit dem Urin entstehen → Nierensteine, und mit Fortschreiten der Erkrankung treten spontane Knochenbrüche und -verbiegungen auf. Betroffen sind vorwiegend Frauen im mittleren Lebensalter. Die Therapie besteht in der operativen Entfernung der gewucherten Nebenschilddrüsenanteile.

Redression unblutige, von Hand oder durch Apparate ausgeführte Korrektur einer Deformität (z. B. X-Bein, Klumpfuß) mit anschließender Fixation in Überkorrektur (z. B. durch Gipsverband).

Reduktionskost kalorienarme Ernährung zur Verminderung von Übergewicht, d. h. zur Behandlung der → Fettsucht.

Reflex unmittelbare und unwillkürliche Beantwortung einer Reizeinwirkung durch eine Muskelverkürzung, Drüsensekretion oder eine andere nervös in Gang gesetzte Reaktion (z. B. der Blutgefäße). Die Tatsache, dass Reflexe im Allgemeinen regelmäßig wiederholbar sind, macht sich der Arzt bei der Untersuchung von Rückenmark, peripheren Nerven und Muskulatur zu Nutze: So löst beim → Patellarreflex ein Schlag auf die Sehne des Muskels knapp unterhalb der Kniescheibe eine Streckung des Unterschenkels aus. Kennzeichnend für einen Reflex ist, dass die Erregung des Gefühlsnervs im Rückenmark unmittelbar auf den betreffenden Bewegungsnerv umgeschaltet wird, ohne dass dabei das Gehirn beteiligt wird. Die Strecke, die die Erregung von der Einwirkungsstelle des Reizes über das Zentralnervensystem (Rückenmark) bis zum Erfolgsorgan zurücklegt, bezeichnet man als ***Reflexbogen***. Während beim ***Eigenreflex*** das gereizte mit dem reagierenden Organ übereinstimmt, sind beim ***Fremdreflex*** das Organ, das den Reiz aufnimmt, und dasjenige, an dem die Reizantwort erfolgt, nicht identisch. Je nach Krankheit können Reflexe gesteigert oder abgeschwächt sein oder ganz ausfallen.

Im biologischen Sinn versteht man unter Reflex die schnelle und optimale Einstellung des Organismus auf die Umwelt sowie das reibungslose Zusammenspiel der Körperteile. So bezeichnet man die reflektorische Verengung der Pupille auf Lichteinfall als Licht- oder Pupillenreflex und den durch Rei-

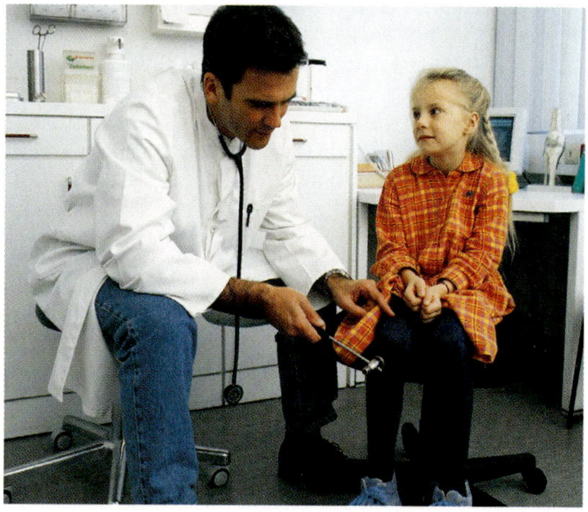

Reflexe Am einfachsten lässt sich das Funktionieren der Reflexe an der Kniescheibensehne testen.

zung von Horn- oder Bindehaut sowie durch Berühren der Wimpern oder grelle Beleuchtung ausgelösten Lidschluss als Lidschluss- oder Blinzelreflex.

Alle diese Reflexe werden als einfache oder ***unbedingte Reflexe*** bezeichnet, weil bei ihnen die Reflexantwort unter gleichen Bedingungen in stets gleicher Weise und gleichem Ausmaß erfolgt. Ein ***bedingter Reflex*** ist dagegen ein unter bestimmten Bedingungen anerzogener oder gebahnter, gleichsam erlernter Reflex, bei dem Bewusstsein und Erfahrung eine wesentliche Rolle spielen. Bedingte Reflexe verlaufen nicht nur über das Rückenmark, sondern auch über das Gehirn.

Beispiel für einen bedingten Reflex: Beim Fressen sondert der Hund, durch den Geschmacksreiz ausgelöst, Speichel ab; das ist ein unbedingter Reflex. Wenn nun für längere Zeit bei der Nahrungsaufnahme als indifferenter Reiz ein Klingelzeichen ertönt, sondert der Hund allein schon auf dieses Signal hin Speichel ab. Bedingte Reflexe sind für Lernvorgänge und für die Verhaltensforschung von großer Bedeutung.

Reflux Rückfluss; z. B. von saurem Magensaft in die Speiseröhre oder von Urin aus der Harnblase in den Harnleiter.

Refluxösophagitis häufigste Form der → Speiseröhrenentzündung, die durch den Rückstrom (Reflux) von Magensaft in die Speiseröhre ausgelöst wird. Dabei kann es sich entweder um eine Funktionsstörung des Verschlussmechanismus zwischen Speiseröhre und Magen oder um die Folge einer organischen Erkrankung der Speiseröhre handeln. Ein solcher Magensaft-Rückfluss kann aber auch beim Gesunden – vor allem nach fettreichen Speisen und Nikotingenuss sowie beim Husten, Niesen und Bücken – auftreten. Dieser bleibt jedoch ohne Folgen, da der übergetretene Magensaft sofort wieder in den Magen zurückbefördert wird. Dagegen entwickelt sich bei dauerhafter Erschlaffung des Verschlussmechanismus sehr leicht eine Schleimhautentzündung, die zu Geschwüren und Verengungen der Speiseröhre führen kann. Das auffälligste Anzeichen ist häufiges, schmerzhaftes → Sodbrennen hinter dem Brustbein; daneben kommt es zu Druckschmerzen, Aufstoßen, Übelkeit und Schluckauf.

Bei der Behandlung stehen die Veränderung der Ernährungsgewohnheiten und die Einnahme von Medikamenten zur Verminderung der Magensäure (→ Antazida) im Vordergrund. Bei Erfolglosigkeit der medikamentösen Therapie oder beim Auftreten schwerer Komplikationen wird der Mageneingang operativ verengt. Daneben bringen folgende Verhaltensweisen Erleichterung: Nahrungsaufnahme in sitzender Körperhaltung; nächtliches Hochstellen des Kopfendes des Bettes mit Klötzen oder wenigstens mit einem Keilkissen; Vermeiden von ständigem Bücken und Zusammenkauern; Aufgabe des Rauchens; Reduktion von Übergewicht; Regulation des Stuhlgangs; Verzicht auf Kleidung, die Druck auf den Bauch ausübt (Gürtel, Korsett). Auch eine eiweißreiche, jedoch an Fetten und Kohlenhydraten arme Kost kann helfen. Kleine Mahlzeiten sind größeren vorzuziehen; wichtig ist zudem, dass der Betroffene möglichst langsam isst. Die letzte Mahlzeit sollte 4–6 Stunden vor dem Schlafengehen eingenommen und der Genuss von Alkohol eingeschränkt oder ganz aufgegeben werden (wobei im einen Fall hochprozentige Spirituosen, im anderen Weißwein und in wieder anderen Rotwein die Beschwerden auslösen); Kaffee ist jedoch entgegen früheren Ansichten erlaubt, da das Koffein den Schließmuskel zwischen Speiseröhre und Magen tonisiert, d. h. seine Tätigkeit unterstützt.

Refraktion Brechkraft des Auges; → Brille.

Regelblutung → Menstruation.

Regenbogenhaut (Iris) die Pupille umgebende Haut, die für die Farbe des Auges verantwortlich ist; → Auge.

Regenbogenhautentzündung (Iritis) Sowohl die akute als auch die chronische Regenbogenhautentzündung verlaufen unter Lichtscheu, Tränen, Lidkrampf, heftigen Schmerzen und Verschwommensehen. Ursachen sind meist äußere Verletzungen, Verbrennungen, Verätzungen oder Insektenstiche. So können eingedrungene Raupenhaare eine heftige, langwierige Entzündung auslösen. Daneben kommen noch verschiedene innere Ursachen in Betracht: Infektionskrankheiten wie → Tuberkulose, → Tripper und → Toxoplasmose; → Rheuma oder die → Bechterew-Krankheit. Meist sind benachbarte Strukturen mitbetroffen, so der Ziliarkörper (dann spricht der Mediziner von ***Iridozyklitis***) oder die Hornhaut (→ Hornhauterkrankungen).

Je nach Ursache werden örtlich Kortisonpräparate (→ Corti-

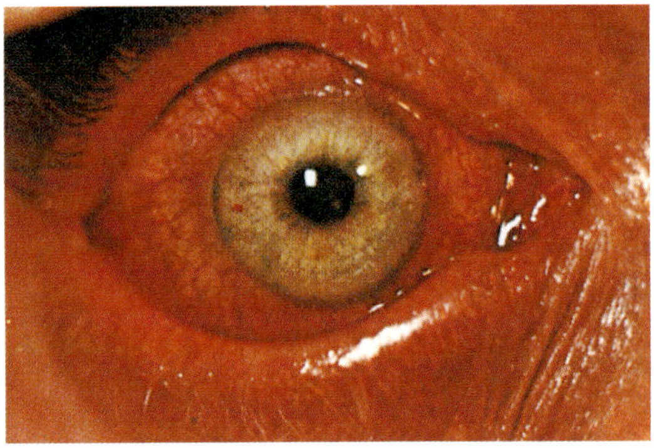

Regenbogenhautentzündung

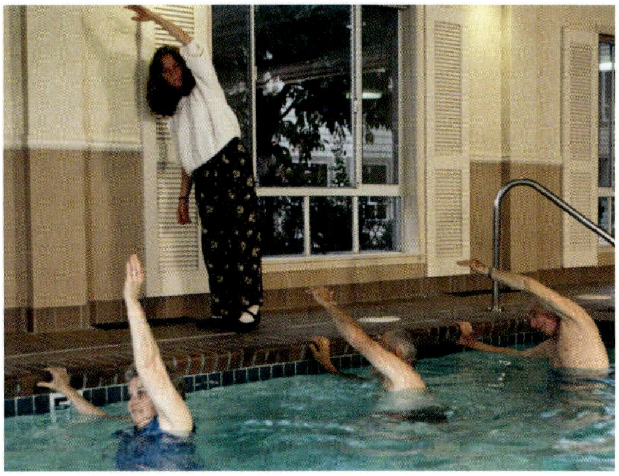

Bei der **Rehabilitation** von Patienten mit Bewegungsstörungen spielen krankengymnastische Übungen eine wichtige Rolle.

costeroide) oder andere entzündungshemmende Medikamente sowie bei bakterieller Regenbogenhautentzündung auch → Antibiotika verordnet. Um narbigen Verwachsungen vorzubeugen, wird die Pupille unter Umständen mit geeigneten Medikamenten weit gestellt.

Regeneration Wiederherstellung oder Ergänzung zerstörter Zellen und Gewebe. Die Regeneration ist ein normaler Vorgang bei der Erneuerung von Blutzellen oder Zellen der Oberhaut; krankhaft bedingt ist sie nach Verletzungen oder beim Untergang von Haut, Schleimhaut, Muskel- und Lebergewebe.

Rehabilitation Rückführung oder Eingliederung eines körperlich, geistig oder seelisch Behinderten oder Geschädigten in normale Lebens- und Arbeitsbedingungen. Die Rehabilitation umfasst Maßnahmen ärztlicher, pädagogischer, psychologischer sowie arbeits- und berufsfördernder Art. Der Kreis der behinderten Personen, denen geholfen werden soll, reicht von gelähmten oder sprachgestörten Kindern über Arbeits- und Verkehrsopfer, Herz-, Kreislaufkranke und Rheumatiker bis zu Neurotikern und Alkoholikern.

Die Rehabilitation wird üblicherweise in medizinische Rehabilitation (Heilbehandlung), funktionelle Rehabilitation (Training der verbliebenen Kräfte und Fertigkeiten), berufliche Rehabilitation (Ausbildung, Umschulung, Fortbildung) und soziale Rehabilitation eingeteilt.

Reifezeichen des Neugeborenen bei Frühgeborenen ganz oder teilweise fehlende Anzeichen dafür, dass ein Kind im Mutterleib vollkommen ausgetragen wurde: Mindestgröße von 49 cm, Mindestgewicht von 2500 g und Mindestschulterbreite von 35 cm; dazu Wollhaare (→ Lanugo) nur noch im Schulterbereich; voll ausgebildete Nägel und bei Jungen das Vorhandensein der Hoden im Hodensack bzw. bei Mädchen das Überdecken der kleinen durch die großen Schamlippen.

Reihenuntersuchung ärztliche Vorsorgeuntersuchung größerer Bevölkerungsgruppen; z. B. Krebsvorsorge- oder schulärztliche Untersuchungen. Die Röntgenreihenuntersuchungen zur Entdeckung von → Tuberkulose-Fällen sind dagegen heute in den Hintergrund getreten.

Reimplantation → Replantation.

Reiseapotheke Die häufigsten Beschwerden bei Urlaubsreisen, besonders bei Fernreisen, sind Durchfall, Verstopfung, Erkältungen und Kopfschmerzen. Dementsprechend sollte die Reiseapotheke folgende Mittel enthalten:

- Tabletten gegen Durchfall und Abführmittel
- schmerzstillende und Fieber senkende Mittel
- Schlaf- und Beruhigungsmittel
- Lutschtabletten gegen Mund- und Rachenentzündung
- Mittel gegen Insektenstiche und Sonnenbrand
- Mittel gegen Reisekrankheit
- Augen-, Nasen- und Ohrentropfen bzw. -salben
- Wundpuder und Verbandpflaster
- Desinfektionsmittel (Jodtinktur oder ähnliches)
- Fieberthermometer

Personen, die darauf angewiesen sind, ständig bestimmte Medikamente einzunehmen, sollten davon einen reichlichen Vorrat mit auf Reisen nehmen, denn nicht alle Medikamente sind in allen Ländern in gleicher Zusammensetzung und Qualität erhältlich. Damit jedoch ein verloren gegangener Koffer für Herzkranke oder Diabetiker keine allzu schlimmen Folgen hat, gehören derartige, lebenswichtige Medikamente unbedingt in das Handgepäck.

Reisekrankheit Wenn der menschliche Körper in Land-, Wasser- oder Luftfahrzeugen stärkeren Winkel-, Horizontal- und Vertikalbewegungen ausgesetzt ist, kommt es zu einer übermäßigen Reizung des Gleichgewichtsorgans im Innenohr. Dies führt zu allgemeinem Unwohlsein, Schwindel, Kopfschmerzen, Blässe, Übelkeit, Schluckauf, Speichelfluss und Schweißausbruch und – von Mensch zu Mensch unterschiedlich schnell – zu mehr oder weniger heftigem Erbrechen. Nicht selten können Seekranke nicht mehr aufrecht gehen und fühlen sich so elend, dass sie allen Ernstes glauben, sterben zu müssen. Das Erbrechen kann für kürzere oder längere Zeit Linderung bringen, hilft jedoch nicht auf Dauer. Erst nach längerer Anpassung an die ungewohnten Bewegungen oder nach Beendigung der Reise klingen die Beschwerden wieder ab.

Impfungen vor Fernreisen

Die in der Tabelle angegebenen Mindestzeiten bis zur Abreise beziehen sich auf jeweils nur eine Impfung. Sind mehrere verschiedene Impfungen notwendig, so kann sich die Zeit wesentlich verlängern.

Impfung gegen	Reiseland	Mindestzeit bis zur Abreise	Besonderheiten
Cholera	Choleragebiete in Afrika, Amerika und Südostasien	7 Tage	Impfung ist in manchen Ländern Einreisevorschrift
Diphtherie	GUS-Staaten, Tropen	1 Tag	besser: Abreise erst nach der 2. Impfung, nach 4 Wochen
FSME	Süddeutschland, Österreich, Südeuropa, Südschweden, Finnland, Ungarn, Tschechien, Slowakei	7 Tage	vor allem bei Sport-, Wander-, Trecking- und Zeltreisen
Gelbfieber	Afrika, besonders Nigeria, Niger, Angola, Kamerun, Kenia; Südamerika, besonders Bolivien, Peru, Brasilien, Kolumbien, Ecuador, Franz. Guayana	10 Tage	nur bei autorisierten Impfstellen; Impfung ist in manchen Ländern Einreisevorschrift
Hepatitis A passiv	südlicher und östlicher Mittelmeerraum einschließlich Türkei, GUS-Staaten, Südosteuropa, Naher Osten, Indien, Südostasien, Afrika, Lateinamerika	1 Tag	nach Erkrankung mit Hepatitis A besteht lebenslange Immunität
Hepatitis A aktiv		14 Tage	Folgeimpfung nach Rückkehr
Hepatitis B	Tropen, Subtropen	4 Wochen	bei längerem Aufenthalt oder engem Kontakt mit Einheimischen
Japanische Enzephalitis B	ländliche Regionen in Südostasien	4 Wochen	bei längerem Aufenthalt; Impfstoff nur in internationalen Apotheken
Malaria	Tropen (Afrika, Arabien, Indischer Subkontinent, Südostasien, Neuguinea, Lateinamerika)	8 Tage	Prophylaxe und Stand-by
Meningokokken	Sahelzone, Nepal, Brasilien	2 Wochen	
Poliomyelitis	Türkei, ehemaliges Jugoslawien, GUS-Staaten, Afrika, Naher Osten, Indien, Pakistan, Bangladesch, China, Vietnam, Laos, Kambodscha, Papua-Neuguinea, Philippinen, Indonesien	1 Tag	Schluckimpfung
Tetanus (Proph.) Tetanus/Diphth.	alle	1 Tag	vor allem bei Erlebnisreisen; Folgeimpfung nach Rückkehr
Tollwut	alle	3 Wochen	bei Tierkontakt
Tuberkulose	alle	1 Tag	besonders Kleinkinder
Typhus	Tropen, Subtropen	1 Tag	vor allem bei mangelnder Hygiene

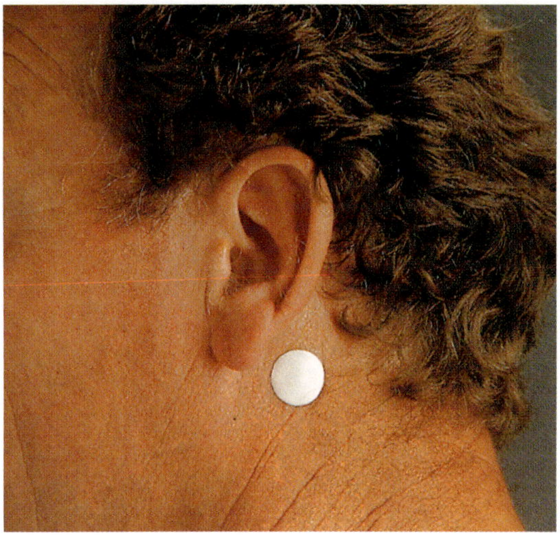

Reisekrankheit Zur Verhütung des Erbrechens wird ein Membranpflaster mit dem Wirkstoff Scopolamin hinter das Ohr geklebt. Die Wirkung des kontinuierlich über die Haut abgegebenen Medikaments hält etwa drei Tage an.

Bei der Reisekrankheit ist die Vorbeugung wesentlich einfacher und effektiver als die Behandlung. Wer dazu neigt, sollte folgende Ratschläge beherzigen: einen Platz mit möglichst geringen Auf- und Abbewegungen, also in der Mitte von Schiffen bzw. zwischen den Tragflächen eines Flugzeugs, suchen; nach Möglichkeit Rückenlage oder eine halb liegende Stellung mit fixiertem Kopf einnehmen; Lesen oder ungewöhnliche visuelle Reize – z. B. Betrachten des rollenden Horizonts – vermeiden. Zudem sollten Anfällige kurz vor und während der Reise am besten keine Speisen oder Getränke zu sich nehmen. Selbst bei längeren Schiffsreisen sollten sie allenfalls einfache Nahrungsmittel und auch Getränke nur in kleinsten Mengen und in kurzen Zeitabständen einnehmen. Hilfreich sind einschlägige Tabletten oder Tropfen, die in Apotheken erhältlich sind und eine Stunde vor Reiseantritt eingenommen werden sollten. Bei bereits ausgebrochenem Erbrechen kann man gegen die Reisekrankheit Zäpfchen verwenden. Die meisten dieser Mittel enthalten → Antihistaminika, die jedoch, da sie müde machen können, für Fahrzeuglenker verboten sind. Neuerdings gibt es auch ein Membranpflaster mit Scopolamin, einem Mittel, das das → vegetative Nervensystem beeinflusst. Es wird 4–6 Stunden vor Reiseantritt hinter das Ohr geklebt und gibt den Wirkstoff über etwa 72 Stunden kontinuierlich ab (→ transdermale therapeutische Systeme).

Reiswasserstühle heftiger Durchfall bei der → Cholera.

Reiter-Krankheit Das auch als »Ruhrrheumatismus« bezeichnete Krankheitsbild, von dem fast ausschließlich Männer jüngeren bis mittleren Alters befallen werden, ist durch mehrfache Gelenkentzündung (→ Arthritis), → Bindehautentzündung (Konjunktivitis) und → Harnröhrenentzündung (Urethritis) gekennzeichnet. Die genaue Ursache ist unbekannt. Es scheint so zu sein, dass Darm- und Harnröhreninfektionen auf dem Boden einer erblichen Veranlagung die Erkrankung auslösen, wobei offenbar eine Überempfindlichkeit gegen bestimmte Bakterien und bakterienähnliche Kleinstlebewesen, so genannte → Chlamydien, eine gewisse Rolle spielt. Während Bindehaut- und Harnröhrenentzündung nur kurz anhalten, bleibt die Arthritis Monate bis Jahre bestehen. Bevorzugt betroffen sind die Gelenke der unteren Extremitäten, an denen sich weiche Gelenkschwellungen, Ruhe- und Bewegungsschmerz, Funktionseinschränkung sowie ein mehr oder minder heftiger Druckschmerz im Bereich der Sehnenansätze zeigt. Dazu kommen noch Haut- und Schleimhautveränderungen, unter anderem Pusteln an Hand- und Fußsohlenflächen, Mundschleimhautgeschwüre und eine → Eichelentzündung. Innere Organe sind selten beteiligt. Die Erkrankung muss gegen → Tripper und → Schuppenflechte abgegrenzt werden.

Die Behandlung besteht in der Verabreichung entzündungshemmender Medikamente und dem Einsatz von → Antibiotika zur Vernichtung der verursachenden Mikroorganismen. Ein wichtiger Bestandteil der Therapie sind zudem krankengymnastische Maßnahmen. Insgesamt heilt die Reiter-Krankheit bei etwa der Hälfte der Betroffenen innerhalb eines halben Jahres aus. Knapp ein Drittel der Kranken entwickelt jedoch einen chronischen Verlauf mit teilweiser Zerstörung und Umbau der Knochenstrukturen, wobei Übergänge in die → Bechterew-Krankheit und eine Herzbeteiligung möglich sind.

Reittherapie (Hippotherapie) Die krankengymnastische Behandlung durch Reiten, bei der Kinder oder Erwachsene auf einem speziell ausgebildeten Pferd eine Anleitung zu Gleichgewichts-, Haltungs- und Bewegungsübungen erhalten, hat 4 Einsatzgebiete:

1. Kurzzeit- und/oder Intervallbehandlung bei verschiedenen Wirbelsäulenerkrankungen, Zuständen nach Bandscheibenoperation oder Wirbelbrüchen, Teilversteifungen im Knie- und Fußgelenk, erworbenen zentralen Lähmungen usw.

2. Langzeitbehandlung von körperlich und geistig Behinderten: Haltungsschäden der Wirbelsäule, Verlust von Gliedmaßen, angeborene Missbildungen der Gliedmaßen, angeborene zentrale Bewegungsstörungen usw.

3. Langzeitbehandlung mit Übergang zum Behindertenreiten: geistige Behinderungen verschiedener Ursache (→ Down-Syndrom, frühkindliche Hirnschädigungen), Sinnesschäden von Auge oder Ohr, Verhaltensstörungen

4. Behindertenreiten: Reiten im Rahmen des Versehrtensports und zur Prävention von Krankheiten aus der 2. und 3. Gruppe.

Die Wirkungen der Reittherapie sind mannigfaltig. So führt die rhythmische Bewegung des weich schwingenden Pferderückens bei den Patienten zur Lockerung von Muskelverspannungen, zur Verbesserung der allgemeinen Durchblutung, zur Kräftigung der Muskulatur und zur Schulung des Gleichgewichts. Daneben kann die Wirkung auf die Psyche des Patienten nicht hoch genug eingeschätzt werden. Nicht angezeigt ist die Reittherapie bei akuten Krankheitsbildern, → Bandscheibenvorfall, → Bechterew-Krankheit, → Osteoporose, → Querschnittslähmung und → Bronchialasthma.

Reizblase Diese Erkrankung, die mit ihren Anzeichen eine Harnblasenentzündung vortäuscht, kommt fast ausnahmslos bei Mädchen und Frauen im geschlechtsreifen Alter vor. Sie äußert sich in starkem Harndrang, der zu häufigem, manchmal mit brennenden Schmerzen verbundenem Wasserlassen führt. Oft klagen die Patientinnen zudem über eine extreme Empfindlichkeit gegen Kälte (»kalte Füße«). Während der Nacht sind die Frauen im Allgemeinen beschwerdefrei und schlafen durch. Der Harnbefund ist normal. Die unklaren Reizzustände dürften hormonelle und psychische Ursachen haben. Auf jeden Fall muss bei längeren Beschwerden durch eine urologische und gynäkologische Untersuchung eine organische Erkrankung ausgeschlossen werden. Die Behandlung besteht in psychischer Führung, »kleiner« Psychotherapie und physikalischen Anwendungen (Sitzdampfbäder, Moorbäder usw.).

Reizdarm funktionelle Störung des Verdauungstraktes, die durch die Symptome Bauchschmerz und Stuhlunregelmäßigkeiten charakterisiert ist. Bei den Bauchschmerzen kommen alle Stärkegrade und Lokalisationen vor. Meist liegt eine Verstopfung, seltener ein Durchfall vor. Daneben klagen die Betroffenen – vor allem seelisch empfindsame Frauen im mittleren Lebensalter – über schafkotartigen Stuhl mit Schleimauflagerungen, Völlegefühl, Übelkeit und nicht selten auch über funktionelle Beschwerden anderer Organsysteme (Harnblase, Herz, Kopf). Trotz eingehender körperlicher Untersuchung einschließlich Ermittlung von Laborwerten und Röntgenaufnahmen findet der behandelnde Arzt keine organische Erkrankung und kann daher die Diagnose nur durch Ausschluss anderer Krankheiten stellen. Die Behandlung besteht in erster Linie in psychischer Führung mit Aufklärung über die Harmlosigkeit der Beschwerden. Wichtig ist zudem eine Umstellung der Lebensgewohnheiten: regelmäßige Mahlzeiten, faserreiche Kost, körperliche Bewegung, Vermeiden von seelischen Belastungen und Konflikten bzw. deren Bereinigung.

Reizleitungsstörungen fehlerhafte Ausbreitung der Bewegungsimpulse am Herzmuskel. Das Reizleitungssystem des Herzens besteht aus speziellen Muskelfasern, in denen Bewegungsimpulse entstehen und weitergeleitet werden. Es ist somit für die rhythmischen Herzzusammenziehungen von enormer Bedeutung. Krankhafte Veränderungen in einem dieser Anteile führen dazu, dass die regelmäßigen Zusammenziehungen und Erweiterungen der Herzvorhöfe und -kammern nicht mehr einwandfrei funktionieren und das Herz aus dem Takt gerät: → Herzrhythmusstörungen sind die Folge.

Eine Unterbrechung der Reizleitung bezeichnet man als ***Herzblock***, wobei man einen partiellen Herzblock, bei dem die Erregungsleitung nur unvollständig oder zeitweilig unterbrochen ist, von einem totalen Herzblock unterscheidet, bei dem überhaupt keine Impulsübertragung mehr erfolgt. Je nachdem, an welcher Stelle die Störung sitzt, unterscheidet man wieder 2 Unterformen:

Beim ***AV-Block*** (atrioventrikulärer Herzblock) ist der so genannte Atrioventrikularknoten (AV-Knoten) betroffen, der die Bewegungsimpulse von den Herzvorhöfen auf die Kammern überleitet. Auch dieser AV-Block kann wieder vollständig oder unvollständig sein und führt dazu, dass sich die Herzkammern nicht mehr exakt dann zusammenziehen, wenn sie es eigentlich sollen.

Von einem ***Schenkelblock*** spricht man, wenn die Unterbrechung der Reizleitung weiter unten, in einer der beiden Herzkammern, erfolgt. Dementsprechend unterscheidet man zwischen dem die rechte Kammer betreffenden ***Rechtsschenkelblock*** und dem ***Linksschenkelblock***, bei dem die Erregungsausbreitung über die Muskelfasern der linken Herzkammer gestört oder unterbrochen ist.

Reizleitungssystem System unabhängiger Nervenfasern, die die Erregungsausbreitung über das → Herz und damit seine rhythmische Zusammenziehung gewährleisten. Das Reizleitungssystem besteht aus mehreren untereinander verbundenen Anteilen, die man Knoten, Bündel und Schenkel nennt und die jeweils genau bestimmte Herzanteile mit ihren Signalen versorgen.

Reizmagen Beschwerden im Oberbauch ohne fassbare körperliche Ursache, an denen etwa ein Drittel der Bevölkerung vorübergehend leidet. Häufig treten gleichzeitig ähnliche Symptome im Darmbereich auf. Als Ursache vermutet man eine erhöhte psychische Labilität, die dazu führt, dass Stresssituationen bei den Betroffenen zu einer vermehrten Absonderung von Magensekreten sowie zu einer verstärkten Wahrnehmung von Missempfindungen im Bauchraum führen. Die Schmerzen treten völlig unregelmäßig und in wechselnder Stärke auf. Meist nehmen sie im Stehen zu und lassen am Abend und während der Nacht deutlich nach. Gelegentlich kommen noch andere Beschwerden wie Kopfschmerzen, Atembeklemmungen oder Herzklopfen hinzu. Die Gefahr, dass sich ein → Zwölffingerdarmgeschwür entwickelt, ist bei Personen mit Reizmagen deutlich erhöht.

Zur Behandlung ist vorrangig eine Umstellung der Lebensgewohnheiten (z. B. Verminderung von Stresssituationen) erforderlich; daneben kann eine psychologische oder psychotherapeutische Beratung sinnvoll sein. Die Betroffenen müssen auf eine abwechslungsreiche und regelmäßige Ernährung achten und sowohl Nikotin als auch Alkohol vermeiden. Eine medikamentöse Behandlung ist nur in wenigen Fällen sinnvoll und hilfreich.

Reizstrombehandlung Heilbehandlung mit elektrischen Impulsen, die im menschlichen Körper eine fühl- und sichtbare Reizwirkung hervorrufen. Die Reizstrombehandlung wird bei Schmerzgeschehen aller Art, Durchblutungsstörungen, Neuralgien, Muskelschmerzen und Lähmungen angewandt; → Elektrotherapie.

Rekonvaleszenz Genesungsphase nach einer Erkrankung.

rektal zum Mastdarm gehörend bzw. den Mastdarm betreffend; bei Arzneimitteln: durch den Mastdarm verabreicht.

Rektaltemperatur durch den After gemessene Körpertemperatur im Enddarm. Sie ist etwa 0,4 °C höher als die im Mund gemessene Temperatur und beträgt normalerweise 37–37,4 °C.

Rektoskopie → Mastdarmspiegelung.

Rektum → Mastdarm.

Rektumprolaps → Aftervorfall.

Rekurrensfieber → Rückfallfieber.

Rekurrenslähmung ein- oder beidseitige, vollständige oder teilweise → Stimmbandlähmung durch Schädigung des Nervus recurrens.

Relaxation Entspannung, Erschlaffung.

Relaxanzien entspannende, zur Erschlaffung führende Medikamente; beispielsweise → Muskelrelaxanzien.

Remission vorübergehendes Nachlassen von Krankheitserscheinungen ohne endgültige Heilung; z. B. bei → Psychosen, → Krebs, → Leukämie und → Multipler Sklerose.

REM-Phasen (REM = **R**apid **E**ye **M**ovements) durch rasche Augenbewegungen gekennzeichnete Phase des → Schlafes.

renal zur Niere (medizinische Bezeichnung: Ren) gehörend, die Niere betreffend.

Replantation (Reimplantation) operative Wiedereinpflanzung eines körpereigenen Organs oder Organteils; in der Zahnheilkunde: Wiedereinsetzen eines ausgeschlagenen oder extrahierten Zahnes.

Reposition Rückverlagerung eines Organs oder Organteils in seine normale Lage; z. B. Einrichtung eines Knochenbruchs, Einstellung einer Verrenkung, Zurückbringen eines → Eingeweidebruchs (Hernie).

Resektion operative Entfernung eines Organteils (z. B. eines Darmstücks) unter Belassung gesunder Organabschnitte.

Resistenz 1. Widerstandskraft; → Immunsystem.
2. Widerstandsfähigkeit von Mikroorganismen gegen → Antibiotika und → Chemotherapeutika.

Resorption (Absorption) Aufnahme von Stoffen durch die Haut oder Schleimhaut in die Blut- und Lymphbahn (z. B. der Nahrungsstoffe im Magen-Darm-Kanal) oder Aufnahme von Arzneimitteln in den Blutkreislauf.

Respiration → Atmung.

respiratorisch die Atmung betreffend.

Restharn nach dem Wasserlassen in der Harnblase verbleibende Urinmenge; normalerweise 10–30 ml. Erhöhte Restharnwerte findet man z. B. bei → Prostataerkrankungen oder – vor allem bei Frauen – nach operativen Eingriffen zur Behandlung einer → Harninkontinenz.

Restless-Legs-Syndrom (RLS) mit Missempfindungen verbundenes Gefühl der inneren Unruhe in den Beinen. Die teils mit kribbelndem Hautgefühl einhergehenden Beschwerden, von denen Frauen häufiger betroffen sind als Männer, werden besonders beim Zubettgehen empfunden und können zu Einschlafstörungen führen. Sie können im Zusammenhang mit einer → Polyneuropathie – z. B. durch → Zuckerkrankheit oder Alkoholmissbrauch –, bei einer Viruskrankheit mit Befall des Zentralnervensystems, bei Krebs oder ohne erkennbare Ursache, z. B. in der Schwangerschaft, auftreten. In der Regel lassen sie bei Bewegung nach.

Reststickstoff Gesamtmenge des nicht an Eiweißstoffe gebundenen Stickstoffs in Körperflüssigkeiten. Die Erhöhung des Reststickstoffs kann ein Hinweis auf eine Nierenerkrankung sein.

Retardierung allgemeine Bezeichnung für die Verzögerung

oder Verlangsamung einer Bewegung oder Entwicklung. Im engeren Sinn: Verzögerung der körperlichen und/oder geistigen Entwicklung im Vergleich zum jeweiligen Lebensalter, z. B. infolge frühkindlicher Hirnschädigung.

Retardpräparate → Depotpräparate.

retikulär netzförmig.

Retina Netzhaut; → Auge.

Retinitis → Netzhautentzündung.

Retinopathien nicht entzündliche Netzhauterkrankungen, z. B. bei Strahlenschäden, → Zuckerkrankheit, → Arteriosklerose oder → Hypertonie (Bluthochdruck).

Retortenbaby Neugeborenes, das durch → künstliche Befruchtung außerhalb des Mutterleibes entstanden ist.

retrograde Amnesie Gedächtnislücke (→ Amnesie) für die Zeit vor einem schädigenden Ereignis.

retro- Bestandteil medizinischer Fachausdrücke mit der Bedeutung »hinter«.

Retroperitonealraum Raum hinter dem Bauchfell, in dem Nieren und Nebennieren, Harnleiter, Blutgefäße und Nerven liegen.

retrosternal hinter dem Brustbein gelegen.

Retrosternalschmerzen Schmerzen, die hinter dem Brustbein wahrgenommen werden. Sie kommen vor allem bei der → Angina pectoris, aber auch bei Bewegungsstörungen der Speiseröhre vor.

reversibel umkehrbar; rückgängig zu machen, heilbar; Gegensatz: irreversibel.

Rezept schriftliche Anweisung eines Arztes, Zahnarztes oder Tierarztes zur Abgabe eines Arzneimittels. Alle stark wirkenden Arzneimittel sind verschreibungspflichtig und dürfen daher nur in einer Apotheke gegen Rezept abgegeben werden (Rezeptpflicht).

Rezeptor spezielle »Empfangseinrichtung« einer Zelle, eines Organs oder eines Systems für bestimmte Reize oder Wirkstoffe.

Rezidiv (Rückfall) Wiederauftreten einer Krankheit, z. B. einer Infektionskrankheit oder einer Krebsgeschwulst nach scheinbarer Heilung.

Rhagade (Schrunde) spaltförmiger, meist narbenfrei abheilender Einriss in der Haut; → Fissur.

Rheografie Messung der elektrischen Widerstandsänderungen, die im menschlichen Körper rhythmisch mit der Herztätigkeit entstehen und auf das schwankende Volumen in der Blutfüllung zurückzuführen sind. Verengungen der Arterien (z. B. durch Arteriosklerose) zeigen sich in einer typisch veränderten Kurvenform und deutlich reduzierten Amplituden.

Rhesusfaktorkrankheit → fetale Erythroblastose.

Rhesussystem neben dem ABO-System wichtigstes Blutgruppensystem; → Blutgruppen.

Rheuma (frühere Bezeichnung: Rheumatismus) Oberbegriff für schmerzhafte Krankheiten des Bewegungsapparates. Rheuma ist keine einheitliche Krankheit, sondern der Sammelbegriff für eine Vielzahl von chronischen Leiden, die am Bewegungsapparat – d. h. an Muskeln, Gelenken, Sehnen, Bändern und Schleimbeuteln – zu Störungen und Schmerzen führen. Die genaue Art der Entstehung ist dabei unerheblich, jedoch spielen Entzündungen die Hauptrolle. Der Krankheitsbegriff kommt aus dem Griechischen und bedeutet soviel wie »Fließen« oder »Strömen«, womit die Art der ziehenden und reißenden Beschwerden beschrieben wird, die nicht auf ein bestimmtes Gebiet beschränkt bleiben, sondern den Körper gleichsam durchströmen.

Zum Rheuma gehören sehr unterschiedliche Leiden, die man zum Teil auch unter dem Begriff »Erkrankungen des rheumatischen Formenkreises« zusammenfasst und von denen die folgenden die wichtigsten sind:

- ♦ die → rheumatoide Arthritis, auch chronische Polyarthritis genannt, die zu schweren Gelenkverformungen führt. Sie ist in der Regel gemeint, wenn man von »Rheuma« spricht;
- ♦ das → rheumatische Fieber, eine entzündliche Zweiterkrankung nach einer bakteriellen Infektion;
- ♦ der → Erythematodes, eine zu den → Autoaggressionskrankheiten zählende Erkrankung des Gefäßbindegewebssystems;
- ♦ die → Periarteriitis nodosa, eine Krankheit mit schweren Störungen im Bereich der Arterienwände;
- ♦ die → Sklerodermie, die zur Verhärtung von Haut und inneren Organen führt;
- ♦ → Dermatomyositis und → Polymyositis, die beide erhebliche, schmerzhafte Veränderungen an Haut und Muskulatur zur Folge haben;
- ♦ das → Sjögren-Syndrom, bei dem, verbunden mit Gelenkbeschwerden, verschiedene Drüsen versagen;
- ♦ die → Polymyalgia rheumatica, eine entzündliche Muskelkrankheit unbekannter Ursache;
- ♦ die → Bechterew-Krankheit, eine langsam fortschreitende Versteifung der Wirbelgelenke mit zunehmender Einschränkung der Beweglichkeit;
- ♦ die → Reiter-Krankheit, die durch das gemeinsame Auftreten von Gelenk-, Harnröhren- und Bindehautentzündung gekennzeichnet ist;
- ♦ die → Psoriasis-Arthritis, eine Gelenkentzündung im Zusammenhang mit der → Schuppenflechte;

♦ alle Formen der Infektarthritis (→ Arthritis), d. h. der Entzündung eines Gelenks, die von im Körper verschleppten Krankheitserregern ausgelöst wird;
♦ die → Gicht, eine Krankheit mit Gelenkverformungen infolge Erhöhung der Harnsäurekonzentration im Blut;
♦ die → Pseudogicht (Chondrokalzinose), eine durch Ablagerung von Kalksalzkristallen bedingte Gelenkerkrankung;
♦ jede Form der → Arthrose, einer von Abnützungserscheinungen gekennzeichneten Gelenkveränderung;
♦ die → Fibrositis, die gleichzeitig Schmerzen in Muskulatur, Bindegewebe und Knochen verursacht;
♦ schließlich sämtliche Formen von Sehnen-, → Sehnenscheiden- und → Schleimbeutelentzündungen.

Rheumafaktoren Eiweißstoffe mit Antikörpereigenschaft gegen → Gammaglobuline, die bei → primär-chronischer Polyarthritis in etwa 75 Prozent der Fälle gefunden werden und somit ein wichtiges Diagnosehilfsmittel darstellen. Bis heute ist ungeklärt, ob es sich dabei lediglich um krankheitsbegleitende oder tatsächlich krank machende Faktoren handelt.

rheumatisch mit fließenden, reißenden und ziehenden Schmerzen am Bewegungsapparat verbunden.

rheumatisches Fieber typische Zweiterkrankung nach einer durch bestimmte Streptokokken bedingten → Mandelentzündung. Das rheumatische Fieber war früher die häufigste rheumatische Erkrankung (→ Rheuma) im Kindesalter, ist aber in Deutschland seit Einführung des → Penicillins selten geworden. Der genaue Mechanismus der Krankheitsentstehung ist noch nicht geklärt; es scheint so zu sein, dass sich die im Rahmen der Abwehrreaktion gegen die Bakterien gebildeten Antikörper auch gegen Zellstrukturen des Herzmuskels richten. 1–3 Wochen nach einer vorausgegangenen Mandelentzündung setzt die Erkrankung entweder akut-dramatisch oder mehr schleichend ein. Unter Fieber bis 40 °C kommt es zur schmerzhaften Schwellung und Rötung mehrerer Gelenke, wobei insbesondere die großen und mittleren Gelenke (Knie-, Fuß-, Schulter-, Ellenbogen-, Handgelenke) betroffen sind. Wegen der starken Schmerzen vermeiden die Kranken jede Bewegung oder Berührung der Gelenke. Charakteristisch für die Krankheit ist, dass sie von Gelenk zu Gelenk »wandert«, so dass in ihrem Verlauf immer wieder neue Gelenke befallen werden. Daneben kommt es zu Allgemeinerscheinungen wie Appetitlosigkeit, Mattigkeit, Schweißausbrüchen, Pulsjagen und Kopfschmerzen. Der Schweiß hat einen charakteristischen säuerlichen Geruch. Häufig treten überdies flüchtige Hautausschläge und Knötchen unter der Haut auf.
Das akute fieberhafte Stadium kann nach wenigen Tagen abklingen, aber auch Wochen und Monate anhalten. Das Herz ist von der Erkrankung immer betroffen, wenn dies auch nicht immer klinisch nachweisbar ist. Während nur selten dauerhafte Gelenkveränderungen zurückbleiben, sind die Veränderungen am Herzen, die sich in Herzjagen, Atemnot, bläulicher Verfärbung der Lippen und Ohnmachtsneigung durch Blutdruckabfall äußern, für das Schicksal der Kranken entscheidend. Nicht selten bleiben dabei → Herzklappenfehler zurück, die zu einer dauerhaften → Herzschwäche führen können.
Solange die akute Phase andauert, muss der Betroffene strikte Bettruhe einhalten. Das Fieber und die Gelenkentzündungen behandelt man mit entsprechenden fiebersenkenden und entzündungshemmenden Medikamenten. Den verursachenden Streptokokken rückt man mit → Antibiotika zu Leibe (manchmal müssen die Betroffenen jahrelang Penicillin einnehmen); und bei der häufig vorkommenden Herzbeteiligung wendet man vielfach Kortisonpräparate (→ Corticosteroide) an.

Rheumatismus veraltete Bezeichnung für → Rheuma.

rheumatoide Arthritis (primär chronische Polyarthritis, chronischer Gelenkrheumatismus) chronisch-entzündliche Erkrankung des Binde-, Stütz- und Muskelgewebes, die hauptsächlich die Gelenkinnenhaut und gelenknahe Strukturen (z. B. die Schleimbeutel) befällt. Die rheumatoide Arthritis ist die häufigste und bekannteste der entzündlich-rheumatischen Erkrankungen und befällt Frauen dreimal so häufig wie Männer mit einem Altersgipfel im 40. Lebensjahr. Typischerweise beginnt die Erkrankung schleichend, wobei der Verlauf sehr unterschiedlich sein kann: In 25 Prozent der Fälle tritt die rheumatoide Arthritis intermittierend (schubweise mit relativ kurzen Besserungsphasen); in ca. 50 Prozent remittierend (mit längeren beschwerdefreien Phasen); in 25 Prozent chronisch fortschreitend auf.
Als Ursache vermutet man eine erbliche Veranlagung, die dazu führt, dass unbekannte Faktoren (möglicherweise Virusinfekte) eine Fehlleistung des Abwehrsystems auslösen, das sich dann gegen den eigenen Körper, insbesondere gegen das Gelenkgewebe richtet (→ Autoaggressionskrankheiten). Daraufhin reagiert die Gelenkinnenhaut mit vermehrter Flüssigkeitsabsonderung (Erguss) und wuchert geschwulstartig in das Gelenkinnere hinein. Auf diese Weise geht die Gelenkbeweglichkeit unter Schmerzen nach und nach verloren, und im Endstadium kann es zur völligen → Gelenkversteifung kommen.
Die wichtigsten Anzeichen sind morgendliche Steifigkeit, Be-

wegungs- oder Druckschmerz und Weichteilschwellung mindestens eines Gelenks sowie Knoten unter der Haut. Selbst scheinbar einfache Verrichtungen wie Knöpfe schließen oder eine Tasse halten bereiten den Betroffenen größte Probleme.

Auf dem Röntgenbild finden sich charakteristische Veränderungen; zudem ist die Gelenkflüssigkeit vermehrt, und im Blut lassen sich → Rheumafaktoren nachweisen.

Die Prognose ist insgesamt nicht schlecht. Von anfänglich schwerkranken Patienten sind nach 10–15 Jahren 75 Prozent wieder arbeitsfähig, 30 Prozent behindert und nur 10 Prozent Invaliden. Die Behandlung umfasst die Aufklärung der Patienten über die Natur ihrer Erkrankung, → physikalische Therapie, spezielle Medikamente (Antirheumatika) sowie Ruhepausen mit folgenden Zielen: Schmerzlinderung, Entzündungshemmung, Muskelentspannung, Erhaltung der Arbeitsfähigkeit, Muskelkräftigung, Gelenkschutz. Eine besondere Rheumadiät gibt es nicht; wichtig ist nur, dass die Patienten nicht zunehmen!

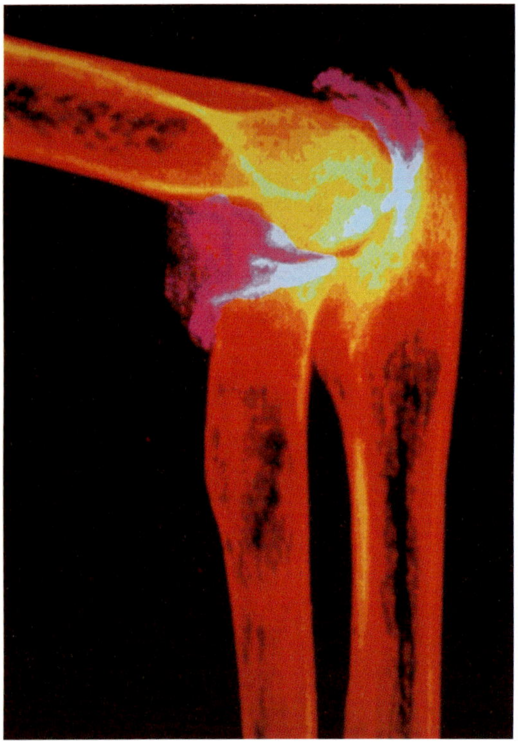

Rheumatoide Arthritis Auf dem Röntgenbild werden die typischen Gelenkveränderungen besonders deutlich.

Bleibt die Erkrankung über 6 Monate lang aktiv und sind bereits Knochenveränderungen nachweisbar, so ist eine so genannte Basistherapie angezeigt. Die entsprechenden Mittel (Goldsalze, D-Penicillamin, Chloroquin, → Corticosteroide (Kortison) in hoher Dosierung, → Zytostatika, → Immunsuppressiva) zeichnen sich dadurch aus, dass sie das Fortschreiten der Erkrankung stoppen, die Entzündungsprozesse hemmen und die Röntgenbefunde verbessern. Diese Behandlung muss unter Umständen jahrelang durchgeführt werden, auf jeden Fall aber bis zum Erreichen einer stabilen Remission (beschwerdefreie Phase) oder bis Unwirksamkeit oder Nebenwirkungen zum Therapieabbruch zwingen. Wenn die konservative Therapie ohne nachhaltigen Erfolg bleibt, kommen präventiv-kurative bzw. rekonstruktive Operationsverfahren in Betracht.

Hinweise für Rheumapatienten:

1. Übergewicht ist von Nachteil. Die Gelenke, besonders die Knie- und Hüftgelenke, haben unter jedem Kilo Mehrgewicht zu leiden; daher müssen korpulente Personen mit rheumatischen Beschwerden abnehmen.

2. Körperliche Bewegung und gymnastische Übungen fördern die Durchblutung des erkrankten Gewebes und begünstigen die Entspannung. Am besten sollten gleich nach dem Aufstehen gymnastische Übungen ausgeführt werden. Besonders schonend werden die erkrankten Gelenke der unteren Extremitäten beim Gehen auf weichem Boden (Wiese, Wald) und beim Radfahren belastet.

3. Die Kleidung sollte darauf abgestellt sein, den Wärmehaushalt des Körpers möglichst gut zu regulieren:

♦ An heißen Tagen sind leichte, saugfähige Stoffe vorzuziehen, die den Schweiß aufnehmen. Wasser abstoßende Kunstfasern werden beim Schwitzen nass, trocknen nur langsam und wirken abkühlend wie ein kalter Umschlag.

♦ An kalten Tagen ist darauf zu achten, sich nicht nur möglichst warm anzuziehen, sondern dem Körper genügend Spielraum zu geben, seine Temperatur selbst zu regulieren.

♦ Ein Hitzestau durch zu enge Kragen, Halsausschnitte, Ärmel und Hosengürtel sollte vermieden werden.

♦ Die Schuhe sollen vor Nässe und Kälte schützen, aber nicht vollkommen luftundurchlässig sein; außerdem sollen sie den Füßen den notwendigen Halt geben.

4. Wohnung: Die Raumtemperatur soll in Wohnräumen und bei sitzender Arbeit 21–23 °C, in Schlafzimmern und bei stehender Arbeit 17–20 °C betragen. Doch nicht nur die richtige Temperatur, sondern auch eine ausreichende relative Luftfeuchtigkeit ist wichtig: 40–50 Prozent sind optimal. Bedeutsam ist obendrein ein möglichst wirksamer Schutz vor

Zugluft, da die lokale Abkühlung zu Muskelverkrampfungen führt.

5. Sitzplatz: Während des Sitzens soll sich die Muskulatur des Rückens möglichst gut entspannen können. Die Stühle oder Sessel sollten eine Rückenlehne mit einem so genannten Lendenbausch, einer leichten Vorwölbung der Rückenlehne etwa 15–20 cm über der Sitzfläche, haben. Ideal ist es, wenn sich die Neigungen von Sitzfläche und Rückenlehne individuell einstellen lassen.

6. Bett: Die Matratze soll elastisch und weich genug sein, um sich den Körperformen anzupassen, aber auch fest genug, um den Körper zu stützen und dadurch die Muskulatur zu entspannen. Außerdem soll sie die Wärme gut halten und den Körperschweiß aufnehmen. Liegekuhlen sind für die Wirbelsäule nachteilig!

7. örtliche Selbstbehandlung: Die Verbesserung der Hautdurchblutung durch Waschungen, Luft- und Sonnenbäder sowie Trockenbürsten hat auch einen günstigen Einfluss auf die befallenen Gelenke. Bewährt hat sich die abwechselnde Anwendung eines kalten Lehmwickels und heißer Packungen (Heusack): morgens im Bett die kalte Anwendung für eine Stunde und drei- bis viermal wöchentlich abends die heiße Packung, die sich jedoch bei akuten Entzündungserscheinungen verbietet.

Rheumatologie Lehre von den rheumatischen Erkrankungen.

rhin- Bestandteil medizinischer Fachausdrücke mit der Bedeutung »Nase«.

Rhinitis → Schnupfen.

Rhinolalie → Näseln.

Rhinophym (Knollennase) Veränderung der Nase, bei der diese nicht nur enorm vergrößert, sondern auch auffällig dunkelrot und großporig ist. Das Rhinophym kommt als Begleiterscheinung einer Hauterkrankung, der → Rosacea, hauptsächlich bei Männern vor.

-rhö Bestandteil medizinischer Fachausdrücke mit der Bedeutung »Fluss, Strömung«.

Ribonukleinsäure (RNS) Neben der → Desoxyribonukleinsäure (DNS), der sie im chemischen Aufbau sehr ähnlich ist (der Unterschied liegt hauptsächlich in den Zuckeranteilen), ist die Ribonukleinsäure der zweite Typ von Kern- oder Nukleinsäuren. Sie kommt in den Chromosomen, im Zellleib und in den Kernkörperchen vor. Nach ihrer Funktion unterscheidet man 3 verschiedene Typen:

die ***Boten-RNS*** (Messenger-RNS, m-RNS): Sie stellt gewissermaßen eine Kopie der Desoxyribonukleinsäure dar und hat die Aufgabe, die genetische Information aus dem Zellkern heraus zu den Orten der Eiweißsynthese im Zytoplasma der Zelle zu bringen.

die ***Ribosomen-RNS*** (r-RNS): Sie stellt ein Struktur- und Funktionselement bestimmter Zellbestandteile des Zytoplasmas, der so genannten Ribosomen dar, an denen die Botschaft der Boten-RNS (die Basensequenz) in die Aminosäuresequenz der Eiweiße übersetzt wird.

die ***Transfer-RNS*** (t-RNS): Sie aktiviert die zur Eiweißsynthese benötigten Aminosäuren, transportiert sie zu den Ribosomen und vermittelt dort, entsprechend der auf der Boten-RNS vorgegebenen Basensequenz, den korrekten Einbau in die entstehende Aminosäurekette.

Rickettsien Gattung unbeweglicher Stäbchen- und Kugelbakterien; Erreger der → Rickettsiosen.

Rickettsiosen verschiedene, von → Rickettsien hervorgerufene Krankheiten, denen das Auftreten punktförmiger Hautblutungen gemeinsam ist. Die wichtigsten Rickettsiosen sind das → Fleckfieber, das → Felsengebirgsfieber, das → Q-Fieber und das Wolhynische- oder → Fünftagefieber.

Riechstörung verminderter oder aufgehobener Geruchssinn, der ein- oder beidseitig auftreten kann. Während beim Schnupfen und bei der → Nasennebenhöhlenentzündung häufig eine vorübergehende Beeinträchtigung des Geruchsvermögens auftritt, kann es im Zusammenhang mit einem → Schädel-Hirn-Trauma, bei dem der Geruchsnerv verletzt worden ist, zu einer lang anhaltenden Riechstörung kommen. Beginnt der Verlust des Riechvermögens auf einer Seite der Nase und befällt später auch die andere, so deutet dies möglicherweise auf einen Gehirntumor hin.

Riesenwuchs → Gigantismus.

Riesenzellarteriitis → Horton-Krankheit.

Rigor Steifigkeit und Starre bei passiven Bewegungen infolge erhöhter Muskelspannung (z. B. bei → Parkinson-Krankheit).

Rinderwahnsinn (**B**ovine **S**pongiform **E**nzephalopathy, BSE) Gehirnerkrankung bei Rindern, die in Großbritannien erstmals im Jahr 1985 nach der Verfütterung von aus Schafen hergestelltem Tiermehl beobachtet wurde. Sie gehört zu den von → Prionen ausgelösten Krankheiten. Bei den verendeten Tieren ist die Gehirnsubstanz in vielen Bereichen ganz verschwunden, so dass das Gehirn ein schwammartiges Aussehen hat. Ob die Erkrankung auch auf den Menschen übertragen werden kann und dort die ebenfalls von Prionen ausgelöste → Creutzfeld-Jakob-Krankheit hervorruft, ist wahrscheinlich, wissenschaftlich jedoch noch nicht eindeutig belegt. Solange dies aber nicht sicher ausgeschlossen werden kann, ist auf jeden Fall Vorsicht geboten.

Ringelröteln umgangssprachliche Bezeichnung für das → Erythema infectiosum.

Rippen Die 12 Rippenpaare gehen von den Brustwirbeln aus und ziehen bogenförmig von hinten oben nach vorn unten. Ihr vorderes Ende besteht aus Knorpelmasse. Die ersten 7 Rippen werden als echte oder wahre Rippen bezeichnet, weil sie mit Gelenken unmittelbar am Brustbein ansetzen und so die Atembewegung der Brustwand gestatten. Die Enden der 8., 9. und 10. Rippe (falsche Rippen) vereinigen sich zum Rippenbogen, den man bei kräftiger Einatmung deutlich erkennen kann. Die beiden untersten Rippen (fliegende Rippen) enden frei in der Muskulatur. Jede Rippe weist ein Köpfchen, einen Hals, ein Höckerchen und einen Rippenwinkel auf. Zusammen mit Brustwirbeln und Brustbein bilden die 12 Rippen den → Brustkorb.

Rippenbruch knöcherne Verletzung einer oder mehrerer Rippen, die zumeist durch unmittelbaren Stoß, Schlag oder Sturz, bei älteren, an erhöhter Knochenbrüchigkeit (→ Osteoporose) leidenden Menschen aber auch schon bei leichtem Druck entsteht. In einfachen Fällen bestehen dabei in der Regel keine Begleitverletzungen. Je nach Schmerz wird die Atmung mehr oder weniger behindert. Zu heftigen Schmerzen und schwersten Atemstörungen kommt es bei instabilem Brustkorb aufgrund eines Rippenserienbruchs, der meist mit Lungen-, Bronchien-, Speiseröhren-, Blutgefäß- und Herzverletzungen verbunden ist.

Einfache Rippenbrüche bedürfen keiner speziellen Behandlung. Schmerzmittel erleichtern die Atmung, einfache Atemübungen fördern die ausreichende Entfaltung der Lunge und verhindern eine Lungenentzündung. Dagegen müssen Rippenserienbrüche unbedingt im Krankenhaus behandelt werden. Bei Instabilität des Brustkorbs ist meist sogar eine operative Therapie erforderlich (→ Osteosynthese). Da bei jedem Rippenbruch Begleitverletzungen der inneren Organe vorliegen können, ist es wichtig, dass sich Verletzte mit Schmerzen im Bereich des Brustkorbs unverzüglich in ärztliche Behandlung begeben.

Rippenfell äußerer Anteil des → Brustfells (Pleura), der der Brustwand von innen anliegt.

Rippenfellentzündung → Brustfellentzündung.

Risikofaktoren Die moderne epidemiologische Forschung hat gelehrt, dass jede Krankheit durch das Zusammenwirken mehrerer Risikofaktoren entsteht, die zu den einzelnen Krankheiten in einer statistischen Beziehung stehen, aber deswegen keinesfalls deren Ursache sein müssen. Man unterscheidet beeinflussbare und nicht beeinflussbare Risikofaktoren. Zu den nicht beeinflussbaren gehören Alter, Geschlecht und Familienvorgeschichte, wohingegen sich beispielsweise Blutdruck, Blutfettwerte, Rauchen, Körpergewicht, Harnsäurewerte und Blutzucker durch Verhaltensänderungen oder Medikamente durchaus beeinflussen lassen. Auf diese Weise kann das Risiko, eine dadurch bedingte Krankheit zu bekommen, deutlich herabgesetzt werden.

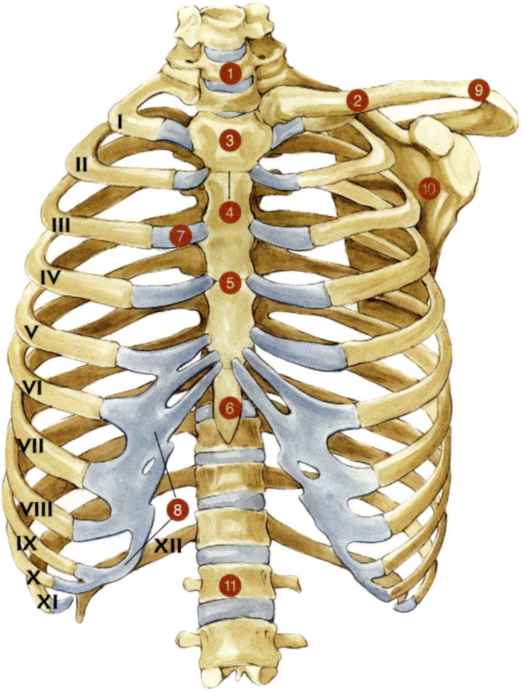

Rippen Brustkorb mit Brustbeingelenken: **1** siebter Halswirbel; **2** Schlüsselbein; **3** Handgriff des Brustbeins; **4** Brustbeinfuge am Brustbeinwinkel; **5** Körper des Brustbeins; **6** Schwertfortsatz des Brustbeins; **7** Rippenknorpel; **8** Rippenbogen; **9** Schultereck-Schlüsselbein-Gelenk; **10** Schulterblatt; **11** erster Lendenwirbel; **I–VII** »echte« Rippen; **VIII–XII** »falsche« Rippen; **XI** und **XII** »freie bzw. bewegliche« Rippen.

Risikogeburt Geburt mit erhöhter Gefährdung von Mutter und Kind. Risikofaktoren sind unter anderem: operative Eingriffe, → Beckenendlage, Blutgruppenunverträglichkeit, enges Becken, Zuckerkrankheit, Wehenschwäche, Übertragung, Mehrlinge, stark verlängerter Geburtsverlauf und vorzeitiger Blasensprung. Ein gesteigertes Risiko besteht überdies bei Erstgebärenden über 35 Jahren sowie bei Mehrgebärenden über 40 Jahren.

Risikoschwangerschaft Man schätzt, dass bei etwa 20–40 Prozent aller Schwangerschaften ein erhöhtes Risiko für Mutter und/oder Kind besteht, wobei man 2 Gruppen von Risiken unterscheiden kann:

1. Risiken aufgrund früherer Schwangerschaften bzw. Angaben in der Vorgeschichte: chronische Nierenerkrankungen, erhebliches Übergewicht, behandlungsbedürftige Herzerkrankungen, Zustand nach Sterilitätsbehandlung, Zustand nach 2 oder mehr Fehlgeburten, vorausgegangene Frühgeburt, totes oder geschädigtes Kind bei einer früheren Entbindung, Zustand nach Gebärmutteroperation, Zustand nach Komplikationen bei vorausgegangenen Entbindungen, Erstgebärende unter 16 sowie über 34 Jahre, Mehrgebärende über 40 Jahre, Vielgebärende mit mehr als 4 Kindern.

2. Risiken aufgrund krankhafter Befunde in der aktuellen Schwangerschaft: drohende → Eklampsie, Harnwegsinfekte, behandlungsbedürftige Zuckerkrankheit, Blutgruppenunverträglichkeit, Missverhältnis zwischen Gebärmutter- bzw. Kindesgröße und Schwangerschaftsdauer, vorzeitige Wehentätigkeit (vor der 38. Schwangerschaftswoche), unvollkommener Verschluss des Gebärmutterhalskanals, Mehrlinge, krankhafte Kindeslage, → Hypotonie (zu niedriger Blutdruck) im letzten Schwangerschaftsdrittel (systolischer Blutdruck unter 100 mm Hg), → Anämie (Blutarmut), Überschreitung des Geburtstermins (mehr als 9 Tage über den errechneten Termin) bzw. Unklarheit über den Termin.

In allen diesen Fällen ist eine lückenlose Überwachung und Betreuung der Schwangeren ganz besonders wichtig.

RLS Abkürzung für → **R**estless-**L**egs-**S**yndrom.

RNS Abkürzung für → **R**ibo**n**uklein**s**äure.

Roboranzien → Stärkungsmittel.

Roemheld-Syndrom nach dem deutschen Internisten Ludwig Roemheld benanntes Krankheitsbild, das durch Herzbeschwerden gekennzeichnet ist, die durch einen Zwerchfellhochstand infolge Aufblähung von Magen und Darm zu Stande kommen. Typische Symptome sind Völlegefühl, Beklemmung, Kurzatmigkeit, Pulsjagen, Herzklopfen und Schweißausbruch. In schweren Fällen kann es sogar zu → Herzrhythmusstörungen und → Angina-pectoris-Anfällen kommen. Betroffene sollten das Luftschlucken bei Essen und Trinken vermeiden, keine blähenden Speisen und kohlensäurehaltige Getränke zu sich nehmen. Zudem sind Präparate mit Bauchspeicheldrüsenenzymen hilfreich.

Rohkost Rohkost besteht aus frischen, unerhitzten, meist pflanzlichen Lebensmitteln und stellt sozusagen eine Unterabteilung der vegetarischen Ernährungsweise dar. Als ständige Ernährung ist Rohkost nach allgemeiner ärztlicher Ansicht allerdings nicht geeignet; vielmehr sollte sie als eine besondere Diät gewertet werden, die man für eine bestimmte Zeit

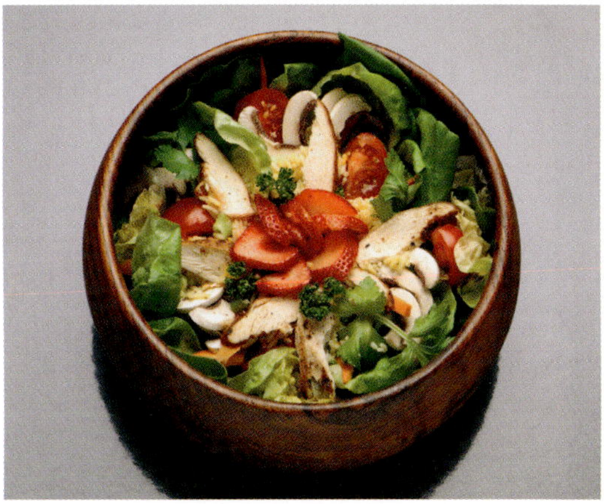

Rohkost gehört zur ausgewogenen Ernährung, denn sie enthält wertvolle Vitamine und Mineralstoffe.

– etwa für 4 bis höchstens 8 Wochen – einhält, um eine gründliche Umstimmung des gesamten Stoffwechsels zu erreichen, und dann wieder durch eine weniger einseitige Ernährungsweise ablöst. Rohkost erzieht zum gründlichen Kauen und guten Einspeicheln der Nahrung. Die intensive Kautätigkeit verursacht ein Gefühl der Sättigung, so dass Überernährung vermieden wird. Zudem zeichnet sich Rohkost durch einen hohen Gehalt an Vitaminen und Mineralstoffen aus und ist arm an Eiweißstoffen, Fett und Kochsalz. Ihr Nährwert wird im Wesentlichen durch die enthaltenen Kohlenhydrate bestimmt. All diese Eigenschaften machen die Rohkost zu einem hervorragenden Behandlungsmittel bei einigen Herzkrankheiten, bei denen die Neigung zu Wasseransammlungen im Körper besteht. Da Rohkost weiterhin reich an → Ballaststoffen ist, hilft sie bei einer bestehenden → Verstopfung, die Darmtätigkeit auf natürliche Weise anzuregen. Schließlich ist noch zu erwähnen, dass Rohkost das Säure-Basen-Gleichgewicht nach der alkalischen Seite hin verschiebt, was für jene Menschen vorteilhaft ist, bei denen der Körper zur Bildung von Steinen in Niere oder Gallenblase neigt.

Rollkur zur Behandlung von → Magenschleimhautentzündung und → Magengeschwüren angewandtes Verfahren, bei dem der Kranke ein in Flüssigkeit gelöstes Medikament auf nüchternen Magen trinkt und anschließend jeweils 5 Minuten in Rücken-, Seiten- und Bauchlage verharrt. Auf diese Weise erreicht der Wirkstoff sämtliche Bereiche der Magenschleimhaut.

Röntgenkontrastmittel → Kontrastmittel.

Röntgenstrahlen 1895 von Conrad Röntgen entdeckte elektromagnetische Strahlen, deren immense Bedeutung in der Heilkunde auf 3 spezifischen Eigenschaften beruht:

- ♦ Sie können weichere Gewebe durchdringen, während sie von festeren, etwa von Knochen, zurückgehalten werden.
- ♦ Sie können einen mit einem bestimmten chemischen Stoff präparierten Schirm zum Aufleuchten bringen und fotografische Schichten belichten.
- ♦ Sie haben in stärkerer Dosierung eine zellzerstörende Wirkung.

Mit den ersten beiden Eigenschaften ist die Grundlage für ihre Anwendung in der Diagnostik gegeben. Lässt man z. B. den Brustkorb eines Menschen von Röntgenstrahlen durchdringen und stellt auf die gegenüberliegende Seite einen fotografischen Film, so erkennt man darauf nachher das Schattenbild des knöchernen Brustkorbs. Auf dem fertigen Röntgenfilm sind die Rippen hell, die übrigen Teile unterschiedlich dunkel dargestellt. So erscheint eine gesunde Lunge in einem milchigen Grau, während sich beispielsweise ein darin liegender verkalkter Lymphknoten als heller, »Schatten gebender« Fleck abbildet. Ist dagegen Lungengewebe in einem umschriebenen Bezirk zu Grunde gegangen, so dringen hier die Röntgenstrahlen leichter durch, und auf dem Röntgenbild zeigt sich ein dunkler Bezirk.

Eine Sonderform der Röntgenuntersuchung stellt die ***Durchleuchtung*** dar: Bei dieser Technik trifft die Röntgenstrahlung auf einen fluoreszierenden Bildschirm, dessen Bild über einen Verstärker an eine spezielle Fernsehkamera weitergeleitet wird. Während der Zeit der Durchleuchtung wird das Bild fortwährend auf einem Monitor dargestellt und ermöglicht somit auch die Beurteilung dynamischer Vorgänge.

Durchleuchtung und Röntgenaufnahmen verwendet der Arzt auch, wenn er den Magen, den Darm oder die Nierenbecken untersuchen will. Damit diese »weichen« Organe einen Schatten ergeben, müssen sie zuvor mit einem → Kontrastmittel gefüllt werden: der Verdauungskanal mit einem bariumhaltigen Brei, den der Patient schluckt oder als Einlauf bekommt, das Nierenbecken mit einer Flüssigkeit, die, in die Blutbahn gespritzt, ins Nierenbecken ausgeschieden wird. Kontrastbrei oder -flüssigkeit füllen das Organ völlig aus, und die Abweichungen von der normalen Figur ihres Schattens erlauben dem erfahrenen Arzt, krankhafte Formveränderungen, etwa den Krater eines Magengeschwürs oder den Hügel einer Krebsgeschwulst, zu erkennen.

Großen diagnostischen Wert besitzen die → ***Angiografie*** (röntgenologische Darstellung von Blutgefäßen nach Injektion eines Kontrastmittels, vor allem der Aorta und der Lungen-, Herz-, Nieren- und Gehirngefäße) und die → ***Angio-***

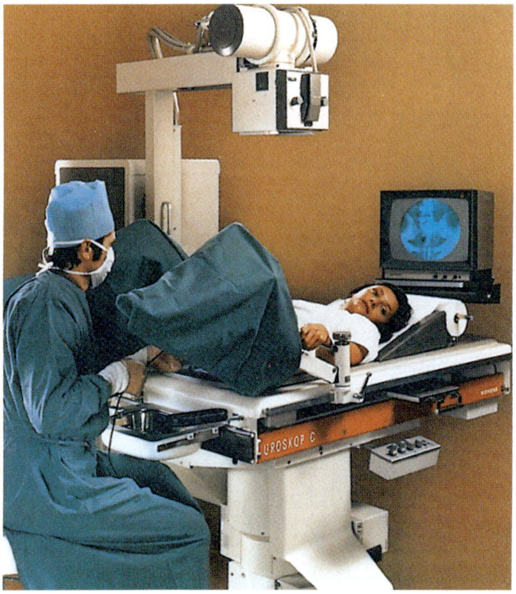

Röntgenstrahlen Radiologischer Arbeitsplatz für den → Urologen.

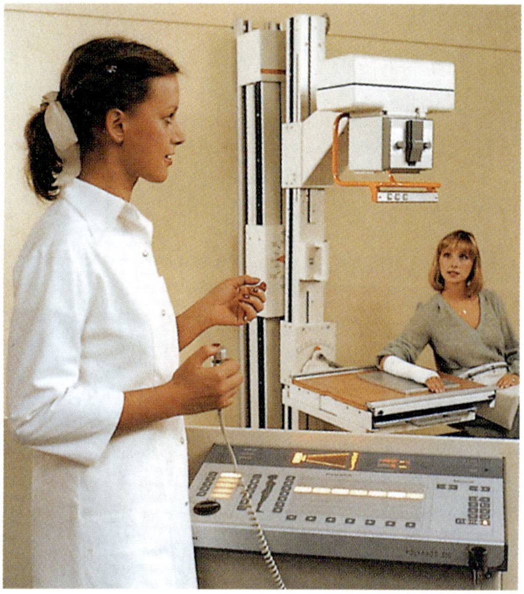

Röntgenstrahlen Röntgengenerator mit Hochfrequenz-Leistungsübertragung und Mikroprozessortechnik.

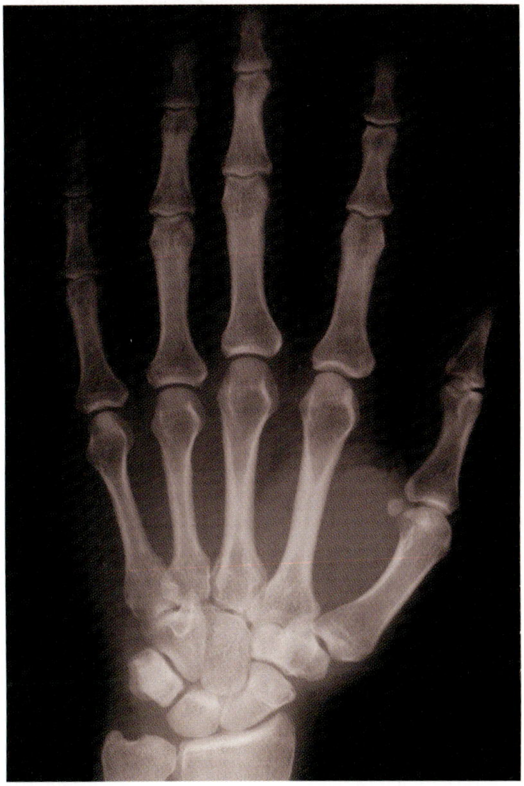

Röntgenstrahlen durchdringen den menschlichen Körper und bilden Knochen auf einem Film als helles Schattenbild ab.

kardiografie (Röntgenkontrastdarstellung der Herzhöhlen). Daneben sind in den letzten Jahrzehnten noch weitere, auf der Anwendung von Röntgenstrahlen beruhende Diagnoseverfahren entwickelt worden. So gelang es mit der ***Kymografie***, mit Hilfe von Röntgenstrahlen Bewegungsaufnahmen vom Herzen anzufertigen. Dieses Verfahren ist heute jedoch weitgehend von der Echokardiografie, einer Form der → Ultraschalldiagnostik, ersetzt worden. Anderen speziellen diagnostischen Zwecken dienen die → ***Schichtaufnahmeverfahren*** (Tomografie), mit denen sogar Gewebebezirke dargestellt werden können, die hinter dichten Körperteilen verborgen sind.

Den größten technischen Fortschritt in der Röntgendiagnostik stellt die Bildverstärkerröhre dar. Durch sie wird ein mehrtausendfach verstärktes Durchleuchtungsbild erzeugt, das im unverdunkelten Raum beobachtet werden und auch von einer Fernsehkamera abgenommen und auf den Bildschirm eines Sichtgerätes übertragen werden kann. Diese Art des »Röntgenfernsehens« kann mit einer Bildbandspeicherung kombiniert werden.

Neben der für diagnostische Zwecke genutzten Fähigkeit zur Durchdringung und Abbildung von Geweben nützt man auch die 3. Eigenschaft der Röntgenstrahlen: ihre zellzerstörende Wirkung. Nachdem sich herausgestellt hatte, dass in lebhafter Vermehrung begriffene Zellen gegen Röntgenstrahlen empfindlicher sind als ausgereifte, war den Röntgenstrahlen ihr Platz in der Krebsbehandlung sicher, denn eine Krebsgeschwulst besteht ja gerade aus jungen, sich lebhaft vermehrenden Zellen. Entscheidend ist dabei, die Bestrahlung so zu dosieren, dass sie stark genug ist, um die Krebszellen zu zerstören, aber noch zu schwach, um die gesunden Zellen des Organs mehr als unvermeidbar zu schädigen (→ Strahlenbehandlung).

Schließlich haben sich Röntgenstrahlen auch bei anderen Erkrankungen, etwa zur Behandlung eines chronischen → Ekzems, eines → Schweißdrüsenabszesses in der Achselhöhle oder chronischer Entzündungsvorgänge im Kniegelenk – hier natürlich in viel geringerer Dosierung als in der Krebstherapie – als überaus hilfreich erwiesen.

Röntgenpass Dokument, in dem Tag, Art, Dauer und Strahlendosis sämtlicher Röntgenuntersuchungen eines Menschen aufgezeichnet werden. Da sich die Wirkung von Röntgenstrahlen auch über längere Zeiträume summiert, ist es mit Hilfe dieser Eintragungen unter Umständen möglich, eine übermäßige Strahlenbelastung zu vermeiden.

Röntgenverordnung Gesetz, das die Betriebsvoraussetzungen und -vorschriften für Röntgenanlagen, die Anwendung von Röntgenstrahlen am Menschen sowie die Schutzvorschriften für beruflich strahlengefährdete Personen regelt. Außerdem enthält die Röntgenverordnung Festlegungen zur Qualitätssicherung in der Röntgendiagnostik.

Rooming-in Unterbringung von Mutter und Neugeborenem in einem gemeinsamen Krankenzimmer. So besteht die Möglichkeit, dass die Mutter ihr Kind selbst versorgt (Bild s. S. 560).

Rosacea (Kupferrose) chronisch-entzündliche Gesichtshauterkrankung, bei der die Haut im Bereich der Nase, der mittleren Wangenpartien und manchmal an Stirn und Kinn ständig gerötet ist, stark erweiterte Kapillargefäße aufweist und zur Bildung verschieden großer roter Knötchen neigt. Dadurch entsteht eine großporige, entzündlich verdickte Haut mit Vergrößerung der Talgdrüsen und Vermehrung von Bindegewebe. Bei Männern entwickelt sich nicht selten eine so genannte Knollennase (***Rhinophym***). Als Komplikation

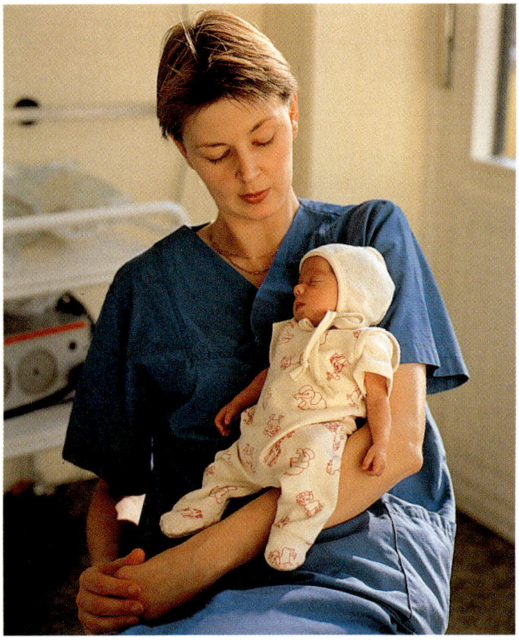

Rooming-in in den Kliniken ist dazu geeignet, die verbreitete Wochenbett-Depression zu lindern.

tritt manchmal eine Beteiligung der Augen mit Entzündungen von Bindehaut, Regenbogenhaut oder Lidern auf.
Die Ursache der Erkrankung, die meist zwischen dem 40. und 50. Lebensjahr ausbricht, ist unklar. Man vermutet eine ererbte Neigung, bringt aber auch starken Genussmittelkonsum – vor allem häufiges Trinken von Kaffee oder Alkohol – mit der Entstehung des Leidens in Verbindung. Möglicherweise spielen überdies hormonelle Faktoren oder auch Auswirkungen von Magen-Darm-Krankheiten eine Rolle.
Zur Behandlung müssen ursächliche Faktoren – Sonnenbäder, sehr heiße Speisen, Alkohol, Kaffee oder schwarzer Tee – möglichst ausgeschlossen werden. Bei der täglichen Hautpflege sollten die Betroffenen Seife und fetthaltige Salben vermeiden und stattdessen zum Waschen nur abgekochtes Wasser oder Kamillentee nehmen. Die örtliche Behandlung mit sanft entfettenden und schälenden, auch desinfizierenden Zubereitungen entspricht der der → Akne. Vielfach hat sich die Lokalbehandlung mit Kortison-Präparaten (→ Corticosteroide) bewährt. Ein Rhinophym kann ggf. chirurgisch beseitigt werden.

Roseole hellroter, stecknadelkopf- bis linsengroßer, umschriebener, nicht juckender, auf Fingerdruck verblassender Fleck. Roseolen findet man bei → Röteln, → Masern, → Typhus, → Fleckfieber und → Syphilis.

Röteln (Rubeola) nahezu immer harmlos verlaufende Infektionskrankheit, die durch Viren verursacht wird und lebenslange Immunität hinterlässt. Die Ansteckung erfolgt von Mensch zu Mensch über direkte Berührung (Kontaktinfektion) bzw. durch Anhusten oder Anniesen (Tröpfcheninfektion). Dabei beginnt die Infektiosität schon etwa 1–2 Tage vor Ausbruch des Hautausschlags und endet spätestens mit dessen Verblassen. Am häufigsten erkranken Kinder vom 2. bis zum 10. Lebensjahr.
Nach einer Inkubationszeit von 2–3 Wochen zeigt sich ein kleinfleckiger Hautausschlag, der dem bei → Masern ähnlich ist, manchmal von einer leichten Angina oder einer → Bindehautentzündung begleitet wird und schon nach 2–3 Tagen wieder verschwindet. Charakteristisch ist eine Schwellung der Lymphknoten hinter den Ohrmuscheln. Nur sehr selten tritt als Komplikation eine → Gehirnentzündung auf.
Eine besondere Behandlung ist im Allgemeinen nicht notwendig. Sicherheitshalber sollten erkrankte Kinder jedoch für 10 Tage isoliert gehalten werden, um eine Ansteckung anderer zu vermeiden.
So harmlos Röteln ansonsten sind, so gefährlich sind sie für ein ungeborenes Kind im Mutterleib. Erkrankt nämlich eine Frau in den ersten 3 Schwangerschaftsmonaten, so wird der Embryo durch die Röteln-Viren schwer geschädigt. Es kommt zur Fehlgeburt oder zu schlimmen Missbildungen, wobei die Kombination aus Schwachsinn, Blindheit, Taubheit und Herzfehlern geradezu typisch ist. Aus diesem Grund ist es wichtig, dass sich Frauen in den ersten Schwangerschaftsmonaten vor dem Kontakt mit rötelkranken Kindern schützen. Hat ein solcher Kontakt dennoch stattgefunden, so muss der Arzt vorsorglich in hoher Dosis → Gammaglobuline – Eiweißkörper mit Antikörperfunktion – einspritzen.
Da etwa 10–20 Prozent aller Frauen über keine Antikörper gegen Röteln verfügen, sollte bei allen Mädchen vor Erreichen der Geschlechtsreife vorbeugend eine Schutzimpfung durchgeführt werden. Allerdings darf nicht mehr während einer bereits bestehenden Schwangerschaft geimpft werden, da man nicht sicher weiß, ob dadurch möglicherweise das Kind geschädigt wird. Erwachsene Frauen sollten sich daher nur impfen lassen, wenn sie – z. B. durch Einnahme der Anti-Baby-Pille – vor einer Schwangerschaft sicher sind.

Rotes Kreuz internationales Schutzzeichen (rotes gleichschenkliges Kreuz auf weißem Grund) des Sanitätsdienstes im Krieg und Kennzeichen der nationalen Rotkreuzgesellschaften in den einzelnen Ländern.

Rot-Grün-Blindheit besondere Form der → Farbenfehlsichtigkeit.

Rotlauf (Erysipeloid) bakteriell bedingte Infektion mit den Erregern des Schweinerotlaufs, die gelegentlich bei Metzgern, Hausfrauen und Köchen auftritt, die mit Fleisch in Berührung kommen, an dem Rotlauferreger haften. Die Bakterien dringen über winzige Verletzungen an Hand oder Unterarmen ein und lassen in den nächsten Tagen an der infizierten Stelle eine bläulichrote leichte Schwellung entstehen, die am Rand langsam nach allen Seiten hin weiter fortschreitet, während sie zugleich von ihrem Zentrum her abzuheilen beginnt. So bildet sich um die ursprünglich verletzte Stelle ein breiter, langsam immer größer werdender blauroter Ring. Manchmal treten in den Gelenken des betroffenen Fingers Schmerzen auf. Das Allgemeinbefinden ist nicht gestört, der Verlauf ist gutartig. Die äußerliche Behandlung erfolgt durch Ruhigstellung der Hand und desinfizierende Umschläge. Zusätzlich setzt man zur Vernichtung der auslösenden Bakterien → Antibiotika ein.

Rotlichtbehandlung Wärmebehandlung durch eine Glühlichtquelle mit vorgeschaltetem Rotfilter, die bei → Mittelohrentzündung, Nerven- und Muskelschmerzen eingesetzt wird.

Rotz (Malleus) schwere, von Tieren auf den Menschen übertragbare, bakterielle Infektionskrankheit. Die Rotzbakterien können mit dem Nasenschleim eines erkrankten Pferdes, Esels oder Maultiers in eine Hautwunde des Menschen gelangen, woraufhin sich 3–5 Tage später eine starke Rötung und Schwellung ausbildet; zugleich klagt der Erkrankte über Kopf- und Gliederschmerzen. Danach kommt es zur Allgemeininfektion mit schmerzhaften roten Beulen, Gelenkschwellungen und einem Hautausschlag mit allmählich größer werdenden Eiterpusteln, bisweilen sogar zu einem allgemeinen Kräfteverfall.

Neben diesem Krankheitsbild des akuten Rotzes gibt es auch beim Menschen – entsprechend der Erkrankung des Pferdes – einen Nasenrotz, bei dem zunächst eitrige Geschwüre an der Nasenschleimhaut auftreten. Von hier dehnt sich die eitrige Entzündung weiter auf Mund- und Kehlkopfschleimhaut aus und führt schließlich zu einer → Lungenentzündung, die – zusammen mit den Allgemeinerscheinungen des akuten Rotzes – nach 2–3 Wochen zum Tod führen kann. Die Behandlung erfolgt mit → Sulfonamiden und → Antibiotika, mit denen sich die Rotzerreger im Allgemeinen wirksam bekämpfen lassen.

Rubeola → Röteln.

Rückenmark im Wirbelkanal liegender Bestandteil des Zentralnervensystems, der bei Erwachsenen einen Durchmesser von ca. 1 cm und eine – von der Körpergröße abhängige – Länge von etwa 40–50 cm hat. Das Rückenmark leitet Informationen zwischen Gehirn und peripheren Nerven in beide Richtungen und verarbeitet eigenständig Informationen in Form von Reflexantworten (→ Reflex). Da es ständig Nerven abgibt, wird es nach unten zu immer dünner und endet etwa in der Höhe des 3. Lendenwirbels. Nach dem Ursprung der austretenden Nerven unterscheidet man einen Hals-, Brust-, Lenden- und Kreuzbeinteil. Der Raum zwischen den das Rückenmark umgebenden Häuten enthält Gehirn-Rückenmarks-Flüssigkeit (Liquor cerebrospinalis), die einen ausgezeichneten Schutz gegen mechanische und thermische Schädigungen darstellt. Im Rückenmark verlaufen die Nervenbahnen, die das Gehirn mit dem übrigen Körper verbinden, wobei die Nervenzellen in der Form eines innen liegenden grauen Schmetterlings angeordnet sind, der von der weißen Masse der Nervenfasern umgeben ist. An der grauen Substanz unterscheidet man die ***Vorderhörner***, von denen die motorischen, zu den Muskeln ziehenden Nerven ausgehen, die ***Hinterhörner***, an denen die sensiblen Empfindungsnerven eintreten, sowie die ***Seitenhörner*** mit Zellen für das → vegetative Nervensystem. Die weiße Substanz enthält Leitungsbahnen der sensiblen und motorischen Impulse, und zwar sowohl innerhalb des Rückenmarks als auch zu und von den höheren Zentren im Gehirn. Teilweise voneinander getrennt verlaufen innerhalb des Rückenmarks auch die Nervenbahnen für die von der Großhirnrinde gesteuerte Willkürmotorik (→ ***Pyramidenbahn***) und die von tieferen

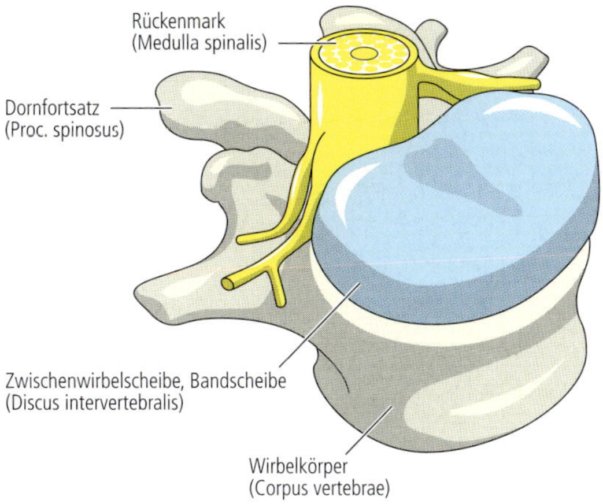

Rückenmark Lendenwirbel mit Bandscheibe und Rückenmarksabschnitt.

Hirnstrukturen und Kleinhirn gesteuerten Bahnen des → ***extrapyramidalen Systems***, das die Willkürmotorik modifiziert, unbewusst routinierte Bewegungsabläufe steuert und für die Aufrechterhaltung des Muskelspannungszustandes verantwortlich ist.

Rückenmarkerkrankungen Allgemeine Hinweise auf eine Erkrankung des Rückenmarks sind Gangstörungen, Beschwerden beim Wasserlassen, Empfindungsstörungen des Rumpfes oder der Beine sowie ein ringförmiges Abschnürungsgefühl im Bereich des Rumpfes (Gürtelgefühl). Man unterscheidet:

1. angeborene, durch eine schwere Geburt oder in der frühen Kindheit erworbene Rückenmarkerkrankungen;

2. Verletzungen des Rückenmarks → Querschnittslähmung;

3. ***Tumoren*** des Rückenmarks: Je nach Lage unterteilt man diese in 3 Gruppen: erstens in solche, die im Rückenmark selbst entstehen, zweitens in diejenigen, die sich zwischen dem Rückenmark und umgebenden Häuten entwickeln, und schließlich in die außerhalb der Rückenmarkshäute wuchernden. Zu den innerhalb des Rückenmarks heranwachsenden Gewebsneubildungen gehören vor allem das → Astrozytom und das → Gliom. Zwischen Hirnhaut und Rückenmark findet man das → Meningeom und das → Neurinom, und außerhalb der Hirnhäute wachsen vor allem → Metastasen (Tochtergeschwülste) von weit entfernten Krebswucherungen heran.

4. entzündliche und allergische Erkrankungen des Rückenmarks und seiner Häute: Ursache der ***Rückenmarkentzündung*** (Myelitis) können virale bzw. bakterielle Infektionen, bösartige Tumoren oder seltener auch Schutzimpfungen sein. Symptome sind Fieber, Muskel- und Rückenschmerzen sowie Empfindungsstörungen. Oft laufen Reflexe nicht mehr richtig ab, und in schlimmen Fällen kann es zur Querschnittslähmung kommen. Die Behandlung erfolgt mit → Corticosteroiden (Kortison), bei bakteriellen Rückenmarkentzündungen auch mit → Antibiotika.

5. Durchblutungsstörungen des Rückenmarks;

6. degenerative Leiden des Rückenmarks;

7. Stoffwechselstörungen mit Beteiligung des Rückenmarks (z. B. → perniziöse Anämie).

Da die genaue Diagnose oft erst nach einer gründlichen klinischen Untersuchung gestellt werden kann, sollten die eingangs aufgeführten Hinweiszeichen jedermann veranlassen, sich unverzüglich in ärztliche Behandlung zu begeben.

Rückenmarkschwindsucht umgangssprachlich für die → Tabes dorsalis, eine Spätfolge der → Syphilis.

Rückenschmerzen (Kreuzschmerzen) Rückenschmerzen gehören zu den häufigsten Beschwerden, die den Patienten zum Arzt führen, und sind meist im »Kreuz«, d. h. im unteren Rückenbereich angesiedelt. Doch Kreuzschmerzen beschäftigen keinesfalls nur den praktischen Arzt, sondern ebenso intensiv Internisten, Neurologen, Chirurgen, Orthopäden und Gynäkologen. Meist handelt es sich um Schmerzen, die von den Bandscheiben und dem Bänderapparat, den kleinen Wirbelgelenken und der Rumpfmuskulatur ausgehen. Als → ***Hexenschuss*** wird die plötzlich auftretende, schmerzhafte Bewegungseinschränkung bezeichnet, die durch Überanstrengung, Sturz, Zerrung oder eine »falsche Bewegung« ausgelöst wird.

Chronische Kreuzschmerzen mit Behinderung der Beweglichkeit sind ebenfalls meist auf Bandscheibenschäden zurückzuführen, die verschiedene Schweregrade aufweisen und unter Umständen – z. B. bei Einklemmungserscheinungen mit Lähmungen – eine sofortige operative Behandlung erforderlich machen können. Die schmerzhafte Verspannung der Lendenwirbelsäule bedingt ein Hohlkreuz und heftige Schmerzen, die besonders oft in die Beine ausstrahlen (→ Ischialgie) und vor allem beim Pressen, Husten, Niesen und Lachen zunehmen. Weitere Ursachen für Kreuzschmerzen:

- statische Fehler, die angeboren sein können oder erst spä-

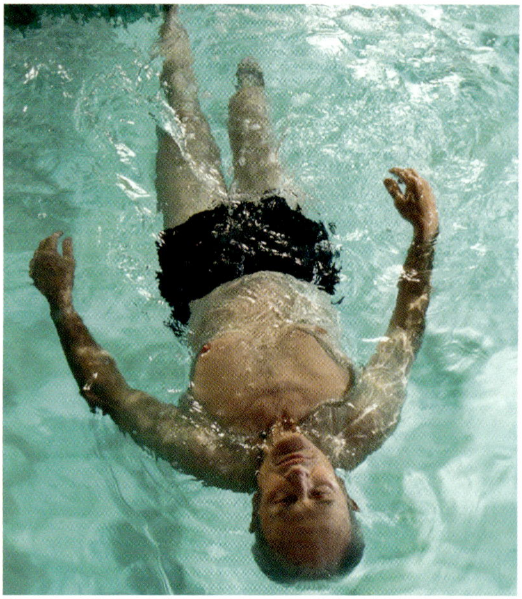

Rückenschmerzen Schwimmen kann die Behandlung wirksam unterstützen, weil dadurch das Skelett entlastet und die Muskulatur gelockert wird.

Ursachen von Rückenschmerzen

- → Weichteilrheumatismus
- → Bandscheibenvorfall
- Hexenschuss → Lumbalsyndrom
- → Scheuermann-Krankheit
- → Wirbelgleiten
- → Bechterew-Krankheit
- Entzündungen der Wirbelsäule (→ Knochenmarkentzündung, → Wirbelentzündung)
- Krebsmetastasen in der Wirbelsäule (bei Lungen-, Brust-, Schilddrüsen-, Nieren- und Prostatakrebs)
- → Osteoporose
- → Knochenerweichung
- → Paget-Krankheit
- Nebenschilddrüsenüberfunktion
- einseitige Beinverkürzung
- Schwangerschaft
- → Reiter-Krankheit
- Erkrankungen von Gallenwegen, Bauchspeicheldrüse, Nieren und weiblichen Geschlechtsorganen

ter auftreten: Fehlbildungen der Wirbelsäule, Beckenschiefstand, Senkfuß, Fehlbelastungen usw. Bei Kindern und Jugendlichen handelt es sich oft um entwicklungsbedingte Störungen.

♦ Knochenprozesse: Entzündungen, Tumoren, → Osteoporose;

♦ Erkrankungen der Nieren und der Verdauungsorgane;

♦ Frauenleiden: Entzündungen, Anomalien, Tumoren, Eileiterschwangerschaft, seelisch bedingte Störungen im Genitalbereich.

Die Behandlung richtet sich nach dem Grundleiden. Sobald Nervenausfallserscheinungen – Empfindungsstörungen oder Lähmungen – auftreten, muss unverzüglich ein Arzt aufgesucht werden, da es sich um einen akuten → Bandscheibenvorfall handeln könnte.

Rückenschule gezielt der Stärkung der Rückenmuskulatur und der Vorbeugung bzw. Behandlung von Haltungsschäden dienendes Gymnastikprogramm.

Rückfall → Rezidiv.

Rückfallfieber (Rekurrensfieber) akute Infektionskrankheit, die von verschiedenen, durch Läusen und Zecken übertragenen Bakterien der Gattung »Borrelia« verursacht wird. Derartige Borrelien sind überwiegend in Afrika, Asien und Südamerika verbreitet. Nach einer Inkubationszeit von 5-12 Tagen kommt es ohne Vorzeichen unter starkem Schüttelfrost zu Fieber bis 41 °C. Daneben klagen die Kranken über Schwäche, Kopf- und Gliederschmerzen sowie heftige Übelkeit. Das hohe Fieber hält etwa eine Woche lang an, um dann ganz plötzlich abzufallen. Nach ungefähr einer weiteren Woche folgt der nächste Fieberanfall, und so geht es über längere Zeit weiter. Allmählich werden die einzelnen Fieberschübe dann kürzer und die dazwischen liegenden fieberfreien Intervalle länger, bis die Fieberattacken schließlich ganz ausbleiben. Im Ganzen ist mit 2 bis höchstens 10 Rückfällen zu rechnen.

Als unangenehme Komplikation kann es zu Beteiligungen diverser Organe kommen: → Bronchitis, → Lungen-, → Nieren-, → Hirnhaut- und Gelenkentzündungen (→ Arthritis) sind die gefährlichen Folgen und der Hauptgrund dafür, dass am Wechselfieber, wenn es nicht behandelt wird, immerhin 2–5 Prozent der Befallenen sterben.

Zur Behandlung gehören neben Bettruhe und guter Pflege vor allem → Antibiotika. Zur Verhütung eines Läuse- oder Zeckenbisses sollten Tropenreisende Kleidung tragen, die den ganzen Körper bedeckt.

Rückgrat → Wirbelsäule.

Rückgratverkrümmung (Wirbelsäulenverkrümmung) Oberbegriff für eine nicht regelrechte Form der Wirbelsäule, insbesondere für die → Kyphose (Rundrücken), die → Lordose (Hohlkreuz) und die → Skoliose (Verbiegung der Wirbelsäule zur Seite); → Haltungsfehler.

Ruhr (Dysenterie) Durchfallerkrankung, die in 2 Formen vorkommt: Sind die Verursacher Bakterien der Gattung »Shigella«, so spricht man von → Bakterienruhr; wird die Krankheit hingegen durch einzellige Amöben verursacht, so hat man es mit einer → Amöbenruhr zu tun.

Rülpsen umgangssprachliche Bezeichnung für das → Aufstoßen.

Ruktus medizinische Fachbezeichnung für das → Aufstoßen.

Rundrücken → Kyphose.

Ruptur spontane oder verletzungsbedingte Zerreißung von Geweben oder Organen.

russisch-türkisches Bad → Dampfbad.

RVO Abkürzung für → **R**eichs-**V**ersicherungs-**O**rdnung.

S

Sabin-Impfung → Schluckimpfung gegen die → spinale Kinderlähmung (Poliomyelitis).

Saccharin synthetischer → Süßstoff mit 300- bis 500-mal höherer Süßkraft wie Rohr- oder Rübenzucker (Saccharose). Saccharin ist ungiftig und auch bei Langzeitanwendung – z. B. bei → Zuckerkrankheit oder → Fettsucht – unschädlich.

Sadismus abweichendes Sexualverhalten, das sich darin äußert, dass der Betroffene (Sadist) nur dann sexuell erregt wird, wenn er seinen Partner demütigt oder körperlich misshandelt. Solange dieser damit einverstanden ist oder dabei gar selbst Lust verspürt (→ Masochismus), besteht keine Notwendigkeit, derartigen Praktiken entgegenzutreten.
Hiervon muss man das gleichfalls als Sadismus bezeichnete krankhafte Vergnügen unterscheiden, anderen Menschen gegen ihren Willen gewaltsam Schmerzen zuzufügen. Eine derartige schwere geistige Störung bedarf immer und ausnahmslos einer psychotherapeutischen Behandlung.

Sadomasochismus zusammenfassende Bezeichnung für → Sadismus und → Masochismus, die das Ergänzende dieser sexuellen Tendenzen hervorhebt, wie es in der komplementären Beziehung eines Sadisten zu einem Masochisten deutlich wird. Es ist aber auch möglich, dass sadistische und masochistische Neigungen in einer Person vereint sind und in wechselnden sexuellen Rollen ausgelebt werden.

Safer Sex (engl.: sichererer Geschlechtsverkehr) neuzeitlicher Oberbegriff für sexuelle Verhaltensweisen, die darauf abzielen, die Ansteckung mit Krankheiten beim Geschlechtsverkehr zu vermeiden. Besonders im Hinblick auf die Gefahr, über den Kontakt mit infiziertem Samen, mit Vaginalsekret und Blut an → AIDS zu erkranken, kommt der Verwendung von Kondomen, vor allem bei wechselnden sexuellen Kontakten, eine entscheidende Bedeutung zu.

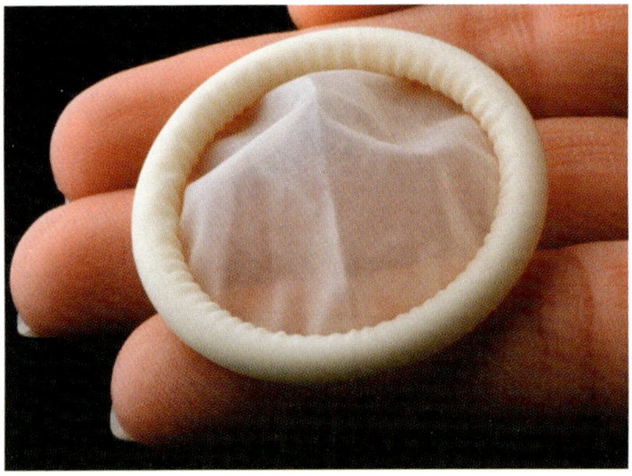

Safer Sex Kondome dienen nicht nur der Empfängnisverhütung, sie schützen auch vor Geschlechtskrankheiten und AIDS.

Saftkur milde Fastenkur, die bei Herz- und Kreislauferkrankungen, Stoffwechselstörungen, → Gallensteinleiden und → Nierenstein-Krankheit, aber auch bei fieberhaften Erkrankungen durchgeführt wird. Dabei soll etwa 1 Liter Obst- und Gemüsesaft – auf 5–7 Portionen verteilt – über den Tag getrunken werden. Die Säfte sind mittels Pressen, Zentrifugen oder Reiben jeweils frisch herzustellen und möglichst sofort zu trinken. Da es durch die Schlackenarmut der Rohsäfte häufig zu einer Verstopfung kommt, ist jeden zweiten Tag ein Reinigungseinlauf angebracht. Unter regelmäßiger ärztlicher Kontrolle kann die Kur 2–3 Wochen fortgeführt werden.

sagittal in Pfeilrichtung; von vorn nach hinten.

Saisonkrankheiten in bestimmten Jahreszeiten häufiger auftretende Krankheiten. Einen Sommergipfel findet man beispielsweise bei → Typhus, → Ruhr und → spinaler Kinderlähmung; einen Gipfel während der Monate November bis Februar bei der → Rachitis und einen Winter-Frühjahrs-Gipfel bei Erkrankungen der oberen Luftwege.

Salbe aus einer Salbengrundlage und fein darin verteilten Wirkstoffen bestehende, streichfähige Arzneizubereitung zur Anwendung auf Haut oder Schleimhäuten.

Salicylsäure chemische Stammsubstanz verschiedener Präparate, die als Mittel gegen Schmerzen, Fieber und Entzündungen, als → Antikoagulanzien (gerinnungshemmende Substanzen) sowie äußerlich als Hautdesinfektionsmittel im Zusammenhang mit Hornhaut lösenden Mitteln verwendet werden.

Salivation Speichelfluss.

Salk-Impfung Injektions-Impfung gegen die → spinale Kinderlähmung.

Salmonellenerkrankungen (Salmonellosen) Gruppe von Infektionskrankheiten, die von Bakterien der Gattung »Salmonella« hervorgerufen werden. Im engeren Sinn versteht man darunter nur die von Salmonellen der Enteritisgruppe ausgelösten Lebensmittelvergiftungen und schließt somit die durch andere Salmonellenarten verursachten Krankheiten → Typhus und → Paratyphus aus. Die Übertragungsmöglichkeiten sind vielfältig. So kam es vor einiger Zeit durch tierische Importfuttermittel zu Infektionen von Haus- und Schlachttieren, von denen die Erreger über verschiedene Lebensmittel (Fleisch, Eier, Milch, Fische usw.) auf den Menschen übergingen. Vorsicht ist deshalb vor allem beim Verzehr von Hackfleisch, Eipulver und Importgeflügel geboten. Eine zweite Infektionskette führt von kranken Menschen und Keimausscheidern über Lebensmittel und Trinkwasser zu anderen Menschen zurück. Nach neueren Erkenntnissen sind krank machende Salmonellen in der Lage, ein Enzym zu produzieren, das ein für den Stofftransport in den menschlichen Zellen wichtiges Protein angreift, wodurch sie sich vermutlich leichter vermehren und schwer kontrollierbar im infizierten Organismus ausbreiten können.

Rund 6–12 Stunden nach der Mahlzeit kommt es zu Übelkeit, Erbrechen, Kopfschmerzen und Fieber; später treten heftige Durchfälle sowie Magen- und Darmkrämpfe auf. Manchmal klingen die Krankheitserscheinungen bereits nach wenigen Tagen wieder ab; es gibt aber auch – insbesondere bei Säuglingen sowie alten und schwachen Menschen – Fälle mit langem, schwerem Verlauf, die manchmal sogar zum Tod führen. Komplikationen wie → Blutvergiftung, → Hirnhautentzündung oder → Knochenmarkentzündung sind zum Glück selten. Nach abgelaufener Erkrankung hält die Ausscheidung von Salmonellen meist noch einige Monate an.

Salmonellenerkrankungen treten gehäuft von Juli bis September auf. Meist werden nur die schweren Krankheitsfälle gemeldet, so dass die Gesamtzahl der Erkrankungen unbekannt bleibt. Bei einer komplikationslosen Magen-Darm-Entzündung genügt eine symptomatische Behandlung (Teefasten, Apfeldiät, krampflösende Medikamente); in schweren Fällen verordnet der Arzt → Antibiotika.

Der Endverbraucher kann sich gegen Salmonellenerkrankungen durch peinliche Küchenhygiene schützen:

♦ Leicht verderbliche Lebensmittel tierischer Herkunft und alle daraus hergestellten Speisen sollten möglichst im Kühlschrank, auf jeden Fall aber bei Temperaturen unter 10 °C, und auch dann nicht allzu lang aufbewahrt werden.

♦ Bei der Küchenarbeit sollte auf größte Sauberkeit geachtet werden: Dazu gehört der ständige Wechsel von Geschirr- und Küchentüchern, häufiges Reinigen des Arbeitsplatzes, gründliches Spülen der Geräte sofort nach Gebrauch sowie die Benutzung sauberer Bürsten, Schwämme und Tücher.

♦ Geflügel sollte möglichst nur gut durchgebraten verzehrt werden.

Salpingitis → Eileiterentzündung.

Saluretika → Diuretika.

Salzmangelsyndrom Oberbegriff für Krankheitserscheinungen, die durch Verlust von Kochsalz bei schweren Durchfällen und Erbrechen, starkem Schwitzen sowie längerer Behandlung mit → Diuretika entstehen. Sie äußern sich in Austrocknung, Übelkeit, Erbrechen, Muskelschwäche und Muskelkrämpfen sowie in verminderter Harnmenge. Zur Behandlung verwendet man zunächst Kochsalzinfusionen; später reicht das Trinken verdünnter Kochsalzlösungen aus.

Salzsäure wässrige Lösung des Chlorwasserstoffs (HCl). Salzsäure wird in den Belegzellen der Magenschleimhaut gebildet und ist zu 0,3–0,5 Prozent im Magensaft enthalten. Sie bewirkt, dass der Magensaft verschluckte Bakterien zerstört; außerdem wirkt sie bei der Zuckeraufspaltung mit und aktiviert das Eiweiß spaltende Enzym Pepsin.

Samen umgangssprachliche Bezeichnung für das männliche → Sperma.

Samenbläschen → Bläschendrüsen.

Samenerguss → Ejakulation.

Samenleiter paariger Ausführungsgang des Hodens, der beidseits durch den → Leistenkanal zieht und zusammen mit dem Ausführungsgang der → Bläschendrüsen innerhalb der → Prostata in die Harnröhre mündet; → Geschlechtsorgane, männliche.

Samenleiterunterbindung (Vasektomie, Vasoresektion) Durchtrennung der männlichen Samenleiter zum Zweck der → Empfängnisverhütung. Unter örtlicher Betäubung wird jeweils ein ca. 3 cm langes Stück aus dem Samenleiter herausgeschnitten; dann werden, um ein Wiederzusammenwachsen zu verhindern, die Enden unterbunden. Anschließend ist jedoch zu beachten, dass noch monatelang Spermien in der Samenflüssigkeit vorhanden sein können; → Sterilisation.

Sängerknötchen (Stimmlippenknötchen) Schleimhautverdickungen an der Stimmlippe. Die Stimmlippen sind im Kehlkopf ausgespannt und enthalten die Stimmbänder sowie die zu deren Bewegung erforderlichen Muskeln. Aufgrund übermäßiger Beanspruchung, zum Beispiel bei Sängern, bilden sich hier bisweilen knotenförmige Schleimhautwucherungen, die die Stimmbildung erheblich beeinträchtigen und hartnäckige Heiserkeit auslösen können. Meist gehen die Schleimhautverdickungen, wenn die Stimme für einige Zeit geschont wird, spontan wieder zurück; manchmal müssen sie jedoch operativ entfernt werden.

Sanierung **1.** Ausräumung eines Krankheitsherdes (Zähne, Mandeln usw.).

2. Seuchenvorbeugung durch hygienisch einwandfreie Wasser- und Lebensmittelversorgung, Abwasser- und Abfallbeseitigung, Reinhaltung der Luft usw.

sanitär die Gesundheit betreffend.

Saprophyten Kleinstlebewesen, die ausschließlich auf toter organischer Substanz leben können und in der Regel nicht krankheitserregend sind.

Sarkoidose (Boeck-Krankheit) Systemerkrankung unbekannter Ursache, bei der sich bevorzugt in den Lymphknoten (90–100 Prozent), der Lunge (60–90 Prozent) sowie in Gelenken und Haut geschwulstartige Bindegewebswucherungen bilden. Die Erkrankung, die oft zufällig bei einer Röntgenuntersuchung der Lunge entdeckt wird, beginnt meist im 3. oder 4. Lebensjahrzehnt, wobei Frauen etwas häufiger betroffen sind als Männer. Symptome sind ein allgemeines Krankheitsgefühl, eine blaurote Hautverfärbung an der Unterschenkelstreckseite, Fieber, Gewichtsverlust und Atembeschwerden. Die Behandlung variiert je nach Befall und Stadium und besteht vorrangig in der Verabreichung von → Corticosteroiden (Kortison). Wegen der häufigen Spontanheilungen ist die Prognose für die meisten Betroffenen gut; allerdings entwickelt sich bei ca. 10 Prozent der Erkrankten eine → Lungenfibrose mit zum Teil erheblichen Atemstörungen.

Sarkom äußerst bösartige Bindegewebsgeschwulst, die von Knorpel, Knochen, Bindegewebe, Knochenmark oder Gefäßen ausgehen kann. Dementsprechend unterscheidet man Unterformen mit unspezifischen Zellen von solchen, die Merkmale des Ausgangsgewebes aufweisen.

Dies sind im Einzelnen:

- das ***Chondrosarkom***, das sich aus Knorpelgewebe bildet;
- das ***Osteosarkom***, die häufigste bösartige Knochengeschwulst;
- das ***Myosarkom***, das sich im Muskelgewebe entwickelt;
- das ***Liposarkom***, eine Geschwulst aus Fettgewebe;
- das ***Fibrosarkom***, eine harte Geschwulst mit hohem Faseranteil;
- das ***Hämangiosarkom***, das in Blutgefäßwänden entsteht.

Alle Sarkome sind deswegen so gefährlich, weil sie schon in einem sehr frühen Stadium ihre zerstörerischen Zellen ausstreuen und über den Blutweg → Metastasen (Tochtergeschwülste) in weit entfernten Geweben erzeugen.

Wie erwähnt, ist mit etwa 1 Prozent aller bösartigen Geschwülste das Osteosarkom die häufigste Sarkomform. Es bildet sich vorzugsweise in der Nähe des Kniegelenks sowie in Becken, Wirbelsäule, Kiefer und Oberarm. Männer – meist schon im jugendlichen Alter von 10–25 Jahren – werden häufiger befallen als Frauen. Die ersten Anzeichen sind uncharakteristisch und äußern sich in allgemeinem Krankheitsgefühl, örtlichem Schmerz, Schwellung und Bewegungseinschränkungen des Nachbargelenks. Die Diagnose wird durch Röntgenaufnahme, Knochenbiopsie und → Szintigrafie gestellt. Die Behandlung besteht in der Amputation weit im Gesunden, anschließend in einer längeren Nachbehandlung mit Chemotherapie und eventuell Nachbestrahlung. Die Prognose ist sehr schlecht: Nur 10–15 Prozent der Patienten überleben die nächsten 5 Jahre.

Die bösartigste aller Knochengeschwülste ist jedoch das aus dem Knochenmarkbindegewebe entstehende → ***Ewing-Sarkom*** mit frühzeitiger Metastasierung, von dem wieder bevorzugt männliche Jugendliche betroffen werden.

Sattelnase Nasenform, die durch Eindellung des Nasenrückens infolge Zerstörung der Scheidewand zu Stande kommt. Sie ist entweder das Resultat einer Verletzung oder Folge einer → Syphilis.

Sauerstoff (chemisches Zeichen: O) farb-, geruch- und geschmackloses Gas, das in der Luft, im Wasser und in allen Lebewesen vorkommt. Sauerstoff wird dem Körper mit der Atmung zugeführt und ist ein wichtiger Energielieferant für sämtliche Stoffwechselabläufe. Bei fehlender Sauerstoffzufuhr erstickt der Mensch nach wenigen Minuten.

Sauerstoffbehandlung Einatmung von mit Sauerstoff angereicherter Luft, die zu einer Erhöhung der Sauerstoffkonzentration im Blut führt und bei allen Formen von Sauerstoffmangel im Gewebe (Atemstillstand, Lungen- und Herzkrankheiten, Durchblutungsstörungen) angezeigt ist. Der Sauerstoff kann mittels Maske, Trichter, Nasenkatheter, aber auch in einem Sauerstoffzelt oder einer Druckkammer verabreicht werden. Dabei muss die Höhe der Zufuhr auf den jeweiligen Krankheitsfall abgestimmt werden, da es durch zu lange Verabreichung hoch dosierten Sauerstoffs zu einer Schleimhautschädigung der Luftwege kommen kann. Eine

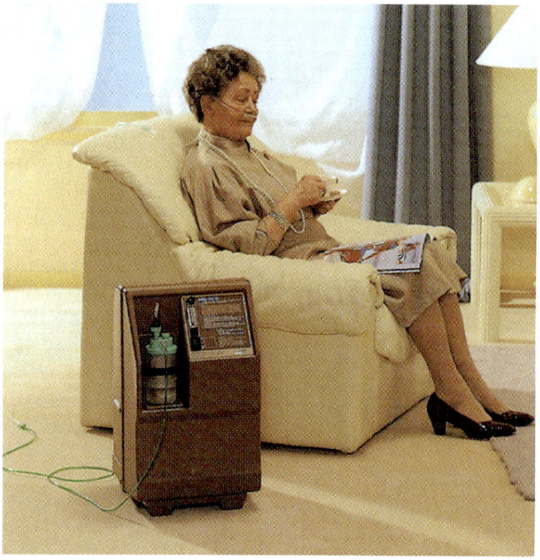

Sauerstoffbehandlung Bei der Heimtherapie kann sich der Patient bequem und entspannt in seiner häuslichen Umgebung mit Sauerstoff versorgen.

Sonderform stellt die → ***hyperbare Sauerstofftherapie*** (Sauerstoffzufuhr in einer Überdruckkammer) dar, die bei → Gasödem, Vergiftungen und Gefäßleiden angewandt wird. Bei manchen Blutgefäßerkrankungen wird Sauerstoff direkt in die Arterien eingeblasen (***Sauerstoffinsufflation***).

Wenn sich bei Erkrankungen das Blut durch andere Maßnahmen nicht ausreichend mit Sauerstoff anreichern lässt, ist eine ***Sauerstoff-Langzeittherapie*** sinnvoll. Das ist insbesondere der Fall bei chronischen Lungenerkrankungen verschiedener Art (z. B. bei → Bronchialasthma, → Lungenblähung, → Mukoviszidose, Brustwanddeformierungen, Zustand nach Lungenentfernung und chronischer Herzschwäche). Eine derartige Sauerstofftherapie muss – durch den Hausarzt laufend überwacht – mindestens 12 Stunden pro Tag durchgeführt werden.

Sauerstoff-Mehrschritt-Therapie naturheilkundliches Verfahren zur Erhöhung der Sauerstoffsättigung in Blut und Gewebe. Dabei werden dem Körper zunächst Medikamente zur Verbesserung der Sauerstoffaufnahme verabreicht; eine halbe Stunde später erfolgt eine erhöhte Zufuhr von Sauerstoff mit der Atemluft; zugleich oder im Anschluss werden Maßnahmen zur Durchblutungssteigerung ergriffen (z. B. Bewegung, Medikamente oder thermische Belastung wie Saunabaden). Die Sauerstoff-Mehrschritt-Therapie wird nicht nur zur Revitalisierung älterer Menschen, sondern auch zur Behandlung bei Herzkrankheiten, Durchblutungsstörungen, erhöhtem und erniedrigtem Blutdruck sowie bei Tumorkrankheiten empfohlen. Da allerdings bislang beweiskräftige Studien hinsichtlich ihrer Wirksamkeit fehlen, gilt sie bei den meisten Ärzten als Außenseiterverfahren.

Säuferwahn umgangssprachlicher Ausdruck für das → Delirium tremens.

Saugbiopsie Ansaugen von Gewebe mit einer Sonde oder Kanüle – vorzugsweise im Verdauungstrakt – und anschließende Entnahme von Zellmaterial zur mikroskopischen Untersuchung; → Biopsie.

Saugglocke (Vakuumextraktor) Gerät, das im Rahmen der → Geburtshilfe auf den kindlichen Kopf aufgesetzt wird, wo es nach Erzeugen eines Unterdrucks fest haftet. Anschließend lässt sich der Kopf in der Regel schneller aus dem Geburtskanal ziehen. Diese Methode ist für Mutter und Kind normalerweise schonender als eine Zangengeburt.

Säuglingsentwicklung Von einem Neugeborenen spricht man bis zum Ende der 2. Lebenswoche. In dieser Zeit, die mit dem Abfallen des Nabelschnurrestes endet, passt sich das Kind an das Leben außerhalb des Mutterleibes an. Das Geburtsgewicht schwankt zwischen 2500 und 4500 g, die Körperlänge zwischen 48 und 54 cm; der Kopfumfang beträgt durchschnittlich 34–35 cm, der Brustumfang 1 cm weniger. Jungen sind im Durchschnitt 100 g schwerer und 1 cm länger als Mädchen. Bei einem Geburtsgewicht unter 2500 g spricht man von einem Frühgeborenen, über 4500 g von einem Riesenkind. Wurde das Kind im Mutterleib vollständig ausgetragen, weist es die so genannten → Reifezeichen des Neugeborenen auf. Bis zum 5. Lebenstag nimmt es normalerweise (maximal 10 Prozent) an Gewicht ab, wobei die Haut trocken und etwas welk wird; nach 14 Tagen ist dann das Geburtsgewicht wieder erreicht.

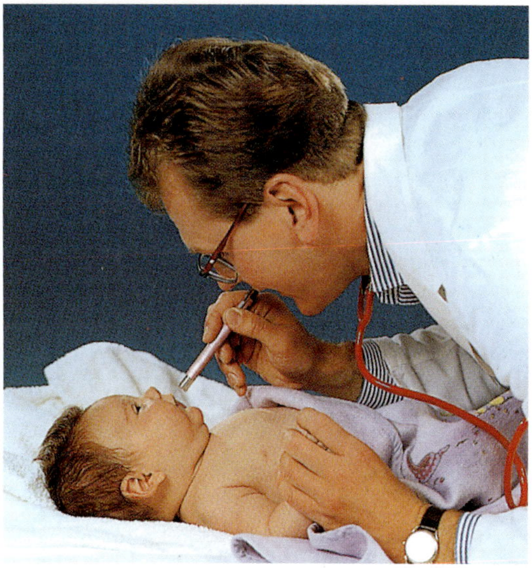

Säuglingsentwicklung Medizinische Untersuchung des Säuglings.

Alle genannten Zahlen sind Durchschnittszahlen, d. h., geringe Abweichungen nach oben oder unten sind noch nicht krankhaft. Auffällige Werte sollten jedoch eine ärztliche Kontrolle veranlassen.

Zahnentwicklung: Als erste Zähne brechen normalerweise im 6.–8. Lebensmonat die unteren mittleren Schneidezähne durch, denen bis zum 9. Monat die beiden oberen mittleren Schneidezähne folgen. Dann erscheinen bis zum 10. Monat die beiden seitlichen Schneidezähne im Oberkiefer. Im Alter von 12 Monaten sind auch die beiden unteren seitlichen Schneidezähne da, so dass das Gebiss bei einem einjährigen Kind in der Regel aus 8 Zähnen besteht. Die restlichen Milchzähne folgen später; erst mit etwa 30 Monaten ist das Milchgebiss komplett.

Atemzüge und Pulsschläge pro Minute:

Alter	Atemfrequenz	Pulsfrequenz
Frühgeborene	40–60	100–130–180
Neugeborene	38–42	80–120–170
3 Monate	30–35	80–120–160
6 Monate	24–29	80–120–160
1 Jahr	23–24	80–120–160

Säuglingsernährung Aufgrund ihrer Zusammensetzung ist Muttermilch für die Ernährung von Neugeborenen und Säuglingen ideal und jedem noch so guten Milchpräparat überlegen (→ Stillen). Dabei bekommt das Kind genügend Nahrung, wenn die wöchentliche Gewichtszunahme im 1. Halbjahr etwa 200 g, im 2. Halbjahr etwa 100 g beträgt. Steht Muttermilch nicht zur Verfügung, muss das Kind eine Milch-Fertignahrung erhalten, die in ihrer Zusammensetzung weitgehend der Muttermilch angeglichen ist und für das nicht oder nur teilweise gestillte Kind die beste Nahrung in den ersten 4 Monaten darstellt. Bei der Zubereitung der Säuglingsmilchpräparate müssen die Anweisungen – besonders im Hinblick auf den Wasserzusatz – genau eingehalten werden, damit das Kind keine Schäden erleidet. Weniger zu empfehlen ist jede von der Mutter selbst hergestellte Milchnahrung, da sie oft nicht den ernährungsphysiologischen und hygienischen Ansprüchen genügt. Überaus sinnvoll ist bei jeder Form der Säuglingsernährung, auch beim Stillen, die zusätzliche Gabe von Vitamin D (zur Vorbeugung gegen → Rachitis) und einem Fluoridpräparat (zur Vorbeugung gegen → Karies). Hierzu gibt es entsprechende Kombinationstabletten.

Im 5. Monat wird allmählich eine Milchmahlzeit durch einen Gemüse-Kartoffel-Brei (150–200 g) mit Fleisch ersetzt. Die Beifütterung beginnt mit reinem Karottenmus. Nach Überwinden der ersten Schwierigkeiten mit der Löffelfütterung werden dem Karottenmus 10 g Fett (ein Esslöffel Keimöl oder Butter im Wechsel) sowie Kartoffeln im Verhältnis 2 Teile Karotten zu 1 Teil Kartoffeln zugegeben. Diesem Brei setzt man, allmählich steigernd, bis zu sechsmal wöchentlich mageres, gekochtes, püriertes Fleisch (zunächst 20 g, im 2. Lebenshalbjahr bis zu 35 g) sowie einmal wöchentlich ein Eigelb zu; außerdem sollten die Kinder 5–10 gestrichene Teelöffel ungezuckertes Obstmus (Äpfel, Birnen) erhalten. Im 6. Lebensmonat löst man dann eine weitere Milchmahlzeit durch einen Vollmilch-Getreidebrei ab, wobei man 3–4 Esslöffel Obstsaft zugibt. Im 7. Lebensmonat wird schließlich auch noch die 3. Milchmahlzeit durch einen milchfreien Getreideflocken-Obst-Brei abgelöst.

Im 2. Lebenshalbjahr empfiehlt sich als 4. Mahlzeit morgens eine Flaschennahrung (Vollmilch mit Kohlenhydratzusatz) oder ein entsprechender Brei. Nach Entscheidung des Kinderarztes kann aber auch bis zum Ende des 1. Lebensjahres Muttermilch oder ein teilweise an die Muttermilch angeglichenes Milchpräparat gegeben werden. Am Ende des 1. Lebensjahres soll dann der allmähliche Übergang auf die Kleinkinderkost erfolgen. Zwischendurch dürfen die Kinder nur ungesüßten Tee trinken, da zuckerhaltige Kinderfertigtees zu erheblichen Kariesschäden an den Milchzähnen führen.

Säuglingsgymnastik Nach Rücksprache mit dem Arzt, der die Vorsorgeuntersuchungen vornimmt, sollte jede Mutter mit ihrem Baby nach vollendetem 4. Lebensmonat täglich am Vormittag oder Nachmittag vor den Mahlzeiten eine kurze Gymnastik von 10 Minuten Dauer durchführen. Dabei sollte jede Übung dreimal wiederholt werden. Durch diese regelmäßigen körperlichen Übungen werden Arme, Beine, Bauch und Rücken gekräftigt, was der Vorbeugung vor Haltungsschäden und Körperschwäche dient. Wenn sich das Baby allerdings sehr sträubt, muss mit den Übungen sofort aufgehört werden.

Säuglingskrankheiten Mit den speziell Säuglinge betreffenden Erkrankungen darf man keinesfalls einige scheinbar

Wachstum des Kindes im 1. Lebensjahr

	Gewicht (g)		**Gewichtszunahme (g)**		**Länge (cm)**		**Länge-**	**Kopfumfang (cm)**	
	Knaben	Mädchen	täglich	im Vierteljahr	Knaben	Mädchen	**zunahme (cm)**	Knaben	Mädchen
Geburt	3400	3300			51	50		35	35
1. Vierteljahr			25–30	2500			10	41	40
2. Vierteljahr			20	1800			7	44	43
3. Vierteljahr			15	1300			4	45	44
4. Vierteljahr			10	1100			3	47	46

Entwicklung von Größe, Gewicht, Kopf- und Brustumfang

	Knaben				Mädchen			
Alter (Monate)	Größe (cm)	Gewicht (kg)	Kopfumfang (cm)	Brustumfang (cm)	Größe (cm)	Gewicht (kg)	Kopfumfang (cm)	Brustumfang (cm)
0	51	3,4	35	34	50	3,3	34	33
1	54	4,1	37	36	53	3,9	36	35
2	58	5,0	39	38	56	4,8	38	37
3	61	5,8	41	39	59	5,6	40	38
4	64	6,6	42	40,5	62	6,4	41	39,5
5	66	7,3	43	42	64	7,0	42	41
6	68	7,8	44	43	66	7,5	43	42
7	70	8,3	45	44	68	8,0	44	43
8	71	8,8	45,5	44,5	70	8,4	44,5	43,5
9	72	9,2	46	45	71	8,8	45	44
10	73	9,6	46,5	45,5	72	9,2	45,5	45
11	74	9,9	47	46,5	73	9,5	46	46
12	75	10,2	47	47	74	9,8	46	47

ungewöhnliche, im Grunde genommen jedoch vollkommen normale Erscheinungen verwechseln. So bestehen die Darmentleerungen in den ersten 3–4 Lebenstagen aus einer zähen, schwarzen, geruchlosen Masse, dem Mekonium oder → Kindspech. Der Harn ist spärlich und trübe und nicht selten auffallend rötlich gefärbt. Das Neugeborene verliert in den ersten Tagen gewöhnlich 200–300 g an Gewicht, holt diese Gewichtsabnahme – sofern es nicht an einem → Brechdurchfall der Säuglinge leidet – dann aber in etwa 14 Tagen wieder auf, so dass es im Normalfall nach 2 Wochen genauso viel wiegt wie bei der Geburt. In den ersten Lebenstagen kann es zu Temperatursteigerungen bis zu 39 °C kommen, die 1–2 Tage anhalten, ohne dass dabei das Allgemeinbefinden des Säuglings besonders beeinträchtigt ist. Bei vielen Jungen und Mädchen sondert sich einige Tage lang aus den Brustdrüsen ein Sekret ab, das der »Vormilch« der Mutter gleicht und »Hexenmilch« genannt wird. Die bei Mädchen in der 1. Lebenswoche gelegentlich zu beobachtende geringfügige Blutung aus der Scheide ist ebenso wenig ein Grund zur Besorgnis wie die → Neugeborenen-Gelbsucht (Icterus neonatorum), die zwischen dem 3. und 5. Lebenstag auftritt und kurz darauf wieder verschwindet. Bis auf eine gewisse Schlafsucht ist das Allgemeinbefinden des Kindes dabei nicht gestört. Wenn die Gelbsucht aber intensiver wird, Fieber auftritt oder das Allgemeinbefinden erheblich beeinträchtigt erscheint, ist sogleich der Arzt zu Rate zu ziehen. Eine leichte Atemnot des Kindes unmittelbar nach der Geburt kann durch eingeatmetes Fruchtwasser bedingt sein. Der Arzt oder die Hebamme werden das dagegen Erforderliche tun. Tritt die Atemnot aber erst einige Tage nach der Geburt auf, so erfordert sie sogleich ärztliches Eingreifen. Bei manchen Kindern tritt am 2.–4. Tag nach der Geburt eine Geschwulst am Kopf, meist einseitig über dem Scheitelbein, auf, die auf eine Blutung (zwischen Schädel und äußerer Haut) infolge einer Geburtsquetschung zurückzuführen ist. Eine solche Kopfblutgeschwulst hat keine besondere Bedeutung und bildet sich in den folgenden Wochen normalerweise allmählich wieder zurück. Ist es hingegen innerhalb des Schädels, also direkt über dem Gehirn, infolge des Geburtsvorganges zu Blutungen gekommen, so wird dadurch das Allgemeinbefinden des Neu-

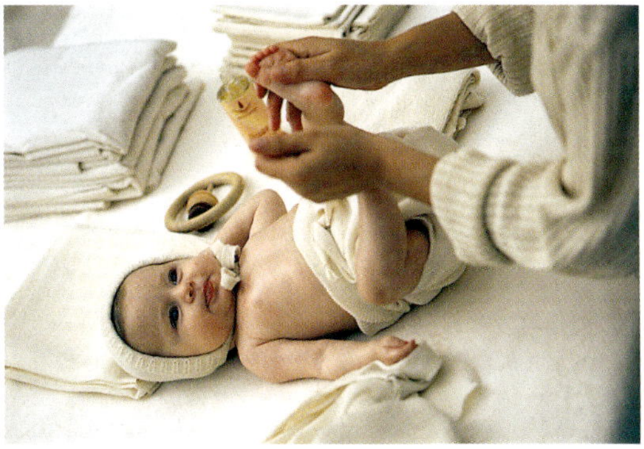

Säuglingsgymnastik Während des Wickelns kann man ein bisschen Gymnastik mit dem Baby machen, zum Beispiel mit den Beinen Rad fahren.

Entwicklung der Verhaltensmerkmale

Neugeborene: Zahlreiche Bewegungen kleinerer oder größerer Muskelgruppen, unbewusste Greifbewegungen mit vier Fingern ohne Daumen; Schlafen und Wachen über Tag und Nacht gleich verteilt; Schlafdauer 16–18 Stunden pro Tag; reagiert auf nasse Windeln, Hautreize sowie extreme Licht- und Geräuscheinwirkungen; unbestimmte Laute; Umweltkontakt ausschließlich über Reize der Haut und Schleimhäute.

1 Monat: Seitenlage von Kopf und Arm; hebt in Bauchlage vorübergehend den Kopf; Hände zur Faust geschlossen; lässt Spielzeug sofort fallen; 4–5 Schlafperioden über Tag und Nacht verteilt; Schlafdauer 15 Stunden pro Tag, reagiert auf Licht und Geräusche durch Hinwenden des Kopfes; wenige Kehllaute; sozialer Kontakt überwiegend über Hautreize (Beruhigung durch Stillen und Aufnehmen).

2 Monate: Hebt den Kopf in Bauchlage hoch; Schlafdauer 14 Stunden pro Tag; bevorzugt Wachen am Tag; lauscht auf Geräusche und Töne; Beginn einer freudigen Reaktion beim Anblick der Mutter.

3 Monate: Freude am Strampeln; kann sich auf den Bauch drehen; steckt Zehen in den Mund; versucht mit den Fingern zu greifen; Gesamtschlafdauer 13–14 Stunden, davon 10 Stunden Nachtschlaf; Mittagsschlaf 1½ Stunden; Aufwachen morgens gegen 5 Uhr; tagsüber gesteigerte Aktivität.

4 Monate: Symmetrische Haltung; sitzt mit Unterstützung kürzere Zeit; kann kratzen und greifen; schlägt Hände zusammen; nimmt Umgebung in Augenschein; lauscht menschlichen Stimmen; gluckst, gurrt, plappert, schreit in rascher Folge; erkennt seine Mutter und lächelt sie an.

5 Monate: Hält Kopf im Sitzen aufrecht; streckt Arme in Bauchlage aus; greift nach Gegenständen; Gesamtschlafdauer 13 bis 14 Stunden pro Tag, davon 10 Stunden Nachtschlaf (von 19.00 bis 5.00 Uhr); vormittags und nachmittags Nickerchen von jeweils 1–1½ Stunden; fixiert eine kleine Kugel; beschäftigt sich morgens und abends mit Lautbildung; weint, wenn Menschen von ihm fortgehen.

6 Monate: Rollt aus der Rücken- in die Bauchlage; beginnt auch mit dem Daumen zu greifen; unterscheidet Flasche von Puppe; Konsonant »m-m« wird beim Schreien hörbar; Nachahmen eines fröhlichen oder erzürnten Gesichtsausdrucks.

7 Monate: Sitzt kurz allein; strampelt fest; macht Anstrengungen, selbst zu stehen; mit den Händen sehr beschäftigt; Gesamtschlafdauer 12–14 Stunden pro Tag; Schlafen zwischen 18.00 und 6.00 Uhr; Mittagsschlaf von 1½–2 Stunden; Wachen ausschließlich am Tag; betrachtet Gegenstände außerhalb seiner Reichweite; beobachtet neue Dinge in seiner Umgebung; aktives Kontaktsuchen; Angst beim Anblick von Fremden.

8 Monate: Dreht sich in Bauchlage; hält einen Gegenstand fest; zerbeißt, kaut und betrachtet Spielzeug; greift nach Gegenständen; bringt selbstständig unartikulierte Laute und hohe Quietschtöne heraus; organisiertes Versteckspielen.

9 Monate: Sitzt allein; richtet sich von allein wieder auf; steckt zwei Würfel ineinander; isst selbstständig Keks; schreit, um Aufmerksamkeit zu erregen oder wenn es gereizt und behindert wird; fröhlich im Kreis der Familie, Fremden gegenüber scheu.

10 Monate: Zieht sich am Seitengeländer des Bettchens auf die Füße hoch, kriecht; Hochheben und Fallenlassen von Gegenständen; beobachtet während des Spielens seine Umgebung; hat Freude an Familiengruppe, ist aber am liebsten mit einer Person allein.

11 Monate: Dreht sich im Sitzen; nimmt Spielsachen vom Tisch auf den Stuhl; Schlafdauer etwa 12 Stunden pro Tag; Aufwachen zwischen 5.00 und 7.00 Uhr; Mittagsschlaf 2 bis 3 Stunden; plappert Mama, Papa, Dada, Nana in verschiedenen Tonhöhen; spielt Versteck; in fremder Umgebung ängstlich; reagiert auf seinen Namen und auf Verbote.

12 Monate: Kriecht Stufen hinauf; geht an der Hand; steht für einen Augenblick allein; kann eine kleine Kugel mit den Fingern halten; kann außer »Mama« und »Papa« zwei weitere Wörter sprechen; turnt im Laufstall; zieht sich am Gitter hoch; beobachtet schon genauer; unterschiedslose Zuneigung; wiederholt Dinge, über die man lacht; will manches selber tun.

geborenen oft erheblich gestört, was sich in einem Wechsel von Benommenheit und Erregung, in Störungen des Pulses und der Atmung sowie in tiefblasser oder bläulicher Hautfarbe bemerkbar macht. Beim Auftreten derartiger Störungen ist sofort der Arzt hinzuzuziehen.

Hinsichtlich möglicher Erkrankungen des → Nabels sei nur erwähnt, dass eine entzündliche Veränderung der Nabelwunde oder gar eine Eiterbildung ärztliche Behandlung erfordert, da das Neugeborene besonders empfindlich gegen Entzündungs- und Eitererreger und noch ohne wesentliche natürliche Abwehrkräfte ist. Eine andere Säuglingserkrankung im Bereich des Nabels ist der → Nabelbruch.

Ein Schnupfen des Säuglings, der frühestens am 3. oder 4. Lebenstag auftritt, ist immer eine ernst zu nehmende Erkrankung, bei der stets ein Arzt zu Rate gezogen werden sollte. Der → Stridor, das krähende Geräusch bei der Einatmung, das manche Säuglinge in der ersten Woche ertönen lassen und das im Schlaf meist weniger deutlich ist, hat kaum etwas zu bedeuten, sofern es innerhalb von 3 Wochen langsam zurückgeht.

Es wurde bereits betont, dass der Säugling noch verhältnismäßig schutzlos gegenüber Entzündungs- und Eitererregern ist. Zeigen sich bei ihm Krankheitszeichen, die auf eine Infektion hindeuten (Temperatursteigerung, Hautausschläge, Neigung zu Blutungen, Kurzatmigkeit, Krämpfe), so soll möglichst schnell ein Arzt zugezogen werden, damit er dem kleinen Organismus durch Verabreichung geeigneter Mittel bei der Überwindung dieser Gesundheitsstörung helfen kann.

Säuglingspflege Nach der Ernährung steht die richtige Hautpflege an der zweiten Stelle in der Sorge um das Neugeborene. Das erste Bad darf das Baby erst etwa 7–14 Tage nach der Geburt nehmen, wenn der Nabelschnurrest abgefallen und die Nabelwunde verheilt ist. Das Badewasser soll eine – unbedingt mit dem Thermometer zu messende – Temperatur von 37 °C haben, die Raumtemperatur im Badezimmer sollte etwa 23 °C betragen. Zum Reinigen nimmt man entweder eine milde Babyseife oder eine Bademulsion, wobei man 2 Waschlappen – einen für das Gesicht und einen für den Körper – benötigt. Schon bei Babys ist eine → Intimpflege erforderlich. Dabei wischt man bei kleinen Mädchen mit dem Waschlappen stets von der Scheide in Richtung After und nicht umgekehrt! Sollte bei kleinen Jungen die Vorhaut an der Eichel kleben, so darf sie nicht mit Gewalt gelöst

Die verschiedenen Ursachen des Schreiens eines Säuglings

Grund zum Schreien	Wie klingt das Schreien?	Wie verhält sich das Kind?	Was soll die Mutter tun?
Hunger, Übermüdung	Plötzlich einsetzendes, kräftiges und ununterbrochenes Schreien mit wütendem Unterton. Vom 3. Lebensmonat an quengelt das Baby zunächst und steigert sich dann zum kräftigen Gebrüll.	Das Baby zappelt mit dem ganzen Körper und bewegt Arme und Beine heftig. Nach längerem Schreien wird das Gesicht dunkelrot.	Das Kind höchstens zehn Minuten schreien lassen, dann mit etwas Tee füttern. Wenn es nicht trinkt, ist es übermüdet und muss schlafen gelegt werden.
Blähungen, Bauchschmerzen	Dieses Schreien ist sehr charakteristisch: Es sind kurze, schrille Aufschreie, zwischen denen längere Pausen von einigen Sekunden liegen.	Das Kind strampelt mit den Beinen, der Körper ist leicht gekrümmt und das Gesicht schmerzhaft verzogen.	Nehmen Sie das Kind hoch, lassen Sie es ein Bäuerchen machen. Wird es nicht ruhig, massieren Sie sanft seinen Bauch.
Wundliegen	Plötzlich einsetzendes Wimmern, das zunächst zu einem kräftigen Gebrüll anschwillt, dann aber schwächer wird und zu einem leisen, verzweifelten und hilflosen Weinen wird.	Unruhige, fahrige Bewegungen mit den Armen und Beinen, die Hände sind zu Fäusten geballt und die Augen häufig zugekniffen.	Ist das Kind nicht wund, dann kann es sein, dass eine Falte der Kleidung drückt oder die Windelhose kneift. Neu wickeln, wenn es wund ist, neu eincremen.
Langeweile, Verlangen nach Liebe	Bis zum 4. Monat: plötzlich einsetzendes quengeliges Wimmern mit größeren Pausen. Ab 4. Monat probiert das Kind meist alle Schreiarten aus, bis die Mutter kommt.	Bis zum 4. Monat wirft es sich herum und strampelt. Später schlägt es wütend auf die Bettdecke. Dazwischen bleibt es ruhig liegen, um Atem für neues Gebrüll zu holen.	Zunächst hochnehmen und trösten. Dann dafür sorgen, dass das Baby von seinem Bett aus etwas sehen kann. Mobile über das Bett hängen oder das Bett ans Fenster rücken.
Krankheit	Schwaches, dünnes Wimmern, mühsames Atmen, beim Atemholen manchmal ein pfeifendes Geräusch.	Verkrampfte, starre Haltung. Nur schwaches Strampeln mit Armen oder Beinen oder völlige Apathie.	Nicht länger schreien lassen, wenn die Ursache unbekannt ist, dann sofort den Arzt rufen.

werden, weil anderenfalls die Gefahr besteht, eine dauerhafte → Phimose (Vorhautverengung) zu erzeugen. Nach dem Bad sollte der Säugling mit einem angewärmten Badetuch abgetrocknet werden; danach sind Hals, Achselhöhle, Leistenbeugen und Kniekehlen zu pudern. Ist die Haut in bestimmten Bereichen gerötet, gereizt oder besonders empfindlich, so sollte sie mit Babyhautöl oder Hautmilch gepflegt werden. Für die Kopfwäsche empfiehlt es sich, nur ein gutes Babyshampoo zu verwenden, wobei beachtet werden sollte, dass die Kopfhaut des Kleinkindes besonders hitzeempfindlich ist. Wichtig ist zudem, die Nägel des Kindes mit einer Hautschere kurz zu halten.

Säuglingsskorbut → Möller-Barlow-Krankheit.

Säuglingssterblichkeit Zahl der von 1000 Lebendgeborenen im 1. Jahr nach der Geburt verstorbenen Säuglinge. Diese Zahl hat im Lauf der letzten Jahrzehnte ständig abgenommen, wobei die Anzahl der Sterbefälle beim weiblichen Geschlecht niedriger ist als beim männlichen.

Säuglingstod → plötzlicher Kindstod.

Säuglingstoxikose schwere, lebensgefährliche Verlaufsform des → Brechdurchfalls der Säuglinge.

Sauna Heißluftbad von 60–100 °C Temperatur und einer Luftfeuchtigkeit von nur 10–12 Prozent, die die hohen Temperaturen erträglich macht. Kreislaufgesunde können eine derart trockene Luft von über 100 °C 10–20 Minuten lang ohne Schädigung ertragen, wobei die Körperinnentemperatur auf etwa 38,5 °C ansteigt und nach etwa 3–5 Minuten eine erhebliche Schweißabsonderung einsetzt. Empfohlen wird das Saunabad bei → Fettsucht, → Rheuma und Störungen des → vegetativen Nervensystems sowie bei Gesunden zur Abhärtung, zum Herz-Kreislauf-Training sowie zur allgemeinen Leistungssteigerung. Da das Heißluftbad jedoch grundsätzlich eine Herz-Kreislauf-Belastung darstellt, ist vor dem ersten Besuch einer Sauna sicherheitshalber ärztlicher Rat einzuholen. Verboten ist das Saunabaden bei schweren Herz- und Kreislaufstörungen, → Schilddrüsenüberfunktion, → Krebs und im Zuge von Entwässerungsmaßnahmen mittels → Diuretika.

Ein Saunabesuch sollte sich folgendermaßen abspielen:

♦ warme Dusche zum Reinigen, anschließend kurze kalte Dusche und trockenes Abfrottieren.

♦ 1. Saunagang (8–15 Minuten): entspannt sitzen, dann eventuell liegen, zuletzt wieder sitzen; dabei die Körperhaltungen nur langsam wechseln.

♦ Abkühlungszeit (10–15 Minuten): in frischer Luft bewegen, kalt duschen, einen kalten Guss oder ein kurzes kaltes Bad nehmen.

♦ eventuell 2. und 3. Saunagang in gleicher Dauer und Weise wie den 1. durchführen.

♦ zum Schluss gründlich abtrocknen; eventuell eine Massage nehmen; weitere Entspannung im Sitzen oder Liegen genießen.

♦ zwischen den Gängen keine anstrengenden Tätigkeiten ausführen und allenfalls mäßig Mineralwasser oder Obstsaft trinken.

Säureverätzung Gewebszerstörung durch Säure, vorzugsweise durch Salz-, Schwefel- und Salpetersäure; → Erste Hilfe, S. 737.

s. c. Abkürzung für **s**ub**c**utan; → subkutan.

Scarlatina → Scharlach.

Schädel aus den einzelnen Schädelknochen bestehender, auf der Wirbelsäule sitzender Teil des knöchernen Skeletts; → Kopf.

Schädelbasisbruch Die Schädelbasis trennt den unter ihr liegenden Nasen-Rachen-Raum vom darüber liegenden Gehirn. Ein Knochenbruch, der hier aufgrund starker Gewalteinwirkung entsteht, wird nicht selten bei einer Röntgenuntersuchung übersehen, da die Darstellung außerordentlich schwierig ist. Der Verdacht ergibt sich dann aufgrund der typischen Symptome. Je nach Lage und Ausdehnung des Bruchs können unterschiedliche Krankheitszeichen im Vordergrund stehen: In der Umgebung der Augen bildet sich ein ausgedehnter Bluterguss, ein so genanntes → Brillenhämatom. Häufig läuft Blut aus Ohren, Auge, Nase und Mund. Es kommt zu Lähmungen im Ausbreitungsgebiet der Hirnnerven, besonders häufig zur → Fazialislähmung, der Lähmung derjenigen Muskeln, die das Gesicht bewegen. Auch Ohrstörungen, die eine mehr oder minder starke Schwerhörigkeit zur Folge haben, können Ergebnis eines Schädelbasisbruchs sein.

Die Behandlung erfolgt immer im Krankenhaus mit strenger Bettruhe. Eine Operation wird bei Verletzungen der Hirnnerven und bei länger bestehendem Austritt von Gehirnflüssigkeit erforderlich. In diesem Fall sowie bei einem Einriss des Trommelfells drohen Infektionen durch Keimwanderung, weshalb → Antibiotika gegeben werden müssen. Ohroperationen zur Rekonstruktion der Gehörknöchelchen und des Trommelfells schließen sich an.

Schädelbruch Wird der knöcherne Schädel von einer starken Kraft getroffen, so kann er wie jeder andere Knochen brechen. Dabei unterscheidet man den ***Schädeldachbruch***, bei dem der von außen tastbare Schädelknochen verletzt ist, und den → ***Schädelbasisbruch*** mit Zerstörung der unter dem Gehirn liegenden Schädelbasis. Nicht selten dringen infolge starker Gewalteinwirkungen Knochenteile in das Schädelinnere ein und verletzen das Gehirn. Dann spricht man von einem → ***Schädel-Hirn-Trauma***, das immer ein sehr schweres Krankheitsbild mit ungewissem Ausgang darstellt. Geht der Bruch hingegen ohne Eindringen von Knochensplittern und massiven, auf das Gehirn drückenden Blutungen ab, so lässt er sich fast immer heilen, ohne bleibende Schäden zu hinterlassen; → Erste Hilfe, S. 733.

Schädel-Hirm-Trauma (SHT) kombinierte Verletzung von Kopfschwarte, Schädel und Gehirn. Dabei unterscheidet man geschlossene Verletzungen durch stumpfe oder indirekte Gewalteinwirkung (→ Gehirnerschütterung, → Gehirnquetschung) und offene Verletzungen durch direkte Gewalteinwirkung (Hieb, Schuss, Stich, Schnitt) mit Durchtrennung der Weichteile und der Schädelknochen. Anzeichen sind sichtbare offene Verletzungen des Schädels mit Austritt von Blut und eventuell → Gehirn-Rückenmarks-Flüssigkeit bei freiliegendem Gehirngewebe. Stets ist eine Röntgenuntersuchung erforderlich.

Die Behandlung besteht – je nach Schwere, Ausdehnung und Begleiterscheinungen – in Bettruhe, dem Einsatz von → Antibiotika sowie in der operativen Versorgung. Als Spätkomplikationen können → Hirnhautentzündung, → Gehirnabszess oder → Epilepsie auftreten. Wichtig ist eine ausreichende → Rehabilitation nach Abschluss der Krankenhausbehandlung.

Schafhaut → Amnion.

Schälblasenkrankheit umgangssprachliche Bezeichnung für das → Neugeborenen-Pemphigoid.

Schälknötchen → Strophulus.

Scham umgangssprachlich für die Vulva, die äußeren Geschlechtsorgane der Frau; → Geschlechtsorgane, weibliche

Schambein Knochen des → Beckens.

Schanker aufgrund einer Geschlechtskrankheit entstandenes Geschwür. Man unterscheidet den ***harten Schanker***, der im Anschluss an den so genannten Primäraffekt der → Syphilis auftritt, und den → ***weichen Schanker*** (Ulcus molle), der eine eigenständige Krankheit darstellt.

Scharbock umgangssprachlicher Ausdruck für → Skorbut.

Scharlach (Scarlatina) durch mehrere Streptokokkentypen verursachte, akut auftretende, ansteckende Infektionskrankheit. Bevorzugt befallen werden Kinder im Vorschul- und Schulalter während der kühlen Monate, wobei das Krankheitsbild einerseits durch die Erregerwirkung und andererseits durch die Reaktion des Erkrankten bestimmt wird. Scharlach wird vorwiegend durch Tröpfcheninfektion von Kranken ohne Hautausschlag oder gesunden Keimträgern übertragen; dagegen kommt die Übertragung durch infizierte Milch, Gegenstände oder durch die abgeschuppte Haut von Kranken weitaus seltener vor.

Nach einer Inkubationszeit von 2–5 Tagen beginnt die Krankheit plötzlich mit Fieber, Hals- und Kopfschmerzen, Erbrechen und Mattigkeit. Neben einer → Mandelentzündung besteht gewöhnlich auch noch eine eitrige Nasen-Rachen-Entzündung. Die Zunge weist einen dicken weißlichen Belag auf, der sich am 2. Krankheitstag abstößt, so dass eine frischrote ***Himbeerzunge*** entsteht. Die Halslymphknoten schwellen an und sind druckschmerzhaft. Gleichzeitig zeigt sich an Hals und Brust ein Ausschlag, der aus zahlreichen stecknadelkopfgroßen Pünktchen besteht, die auf Druck mit einem Glasspatel für kurze Zeit verschwinden und so eng aneinander liegen, dass die Haut gleichmäßig rot gefärbt erscheint. Der Ausschlag breitet sich rasch über Rumpf und Gliedmaßen aus. Auch das Gesicht ist fieberhaft gerötet; nur Nase, Kinn und Mundpartie bleiben blass. Schon nach wenigen Stunden oder Tagen beginnt der Ausschlag abzublassen; bald darauf löst sich die Haut in großblättrig und zerfetzt aussehenden Schuppen ab. Manchmal wird die richtige Diagnose erst nach dieser typischen Form der Schuppung gestellt. Bei jeder Scharlacherkrankung besteht eine erhöhte Blutungsbereitschaft. Außerdem kommen folgende Komplikationen vor: → Mittelohrentzündung, → Lymphknotenentzündung, → Myokarditis (Herzmuskelentzündung) und → Nierenentzündung. Diese Komplikationen können schon während der akuten Phase auftreten; erscheinen sie erst in der 3.–4. Krankheitswoche, so spricht man auch von »zweitem Kranksein«.

Neben sehr leichten gibt es – heutzutage glücklicherweise selten – auch äußerst schwere Krankheitsverläufe, die man als ***toxisches Scharlach*** bezeichnet und bei denen die Kranken bisweilen sterben, ehe sich der Hautausschlag zeigt. Wichtig für die Diagnose sind neben dem klinischen Bild ein positiver Abstrich auf A-Streptokokken sowie eine Erhöhung der → Blutkörperchensenkungsgeschwindigkeit. Da die Erreger unterschiedliche Giftstoffe (Toxine) produzieren, die jeweils nur eine streng spezifische Immunität erzeugen, sind mehrmalige Scharlach-Erkrankungen möglich.

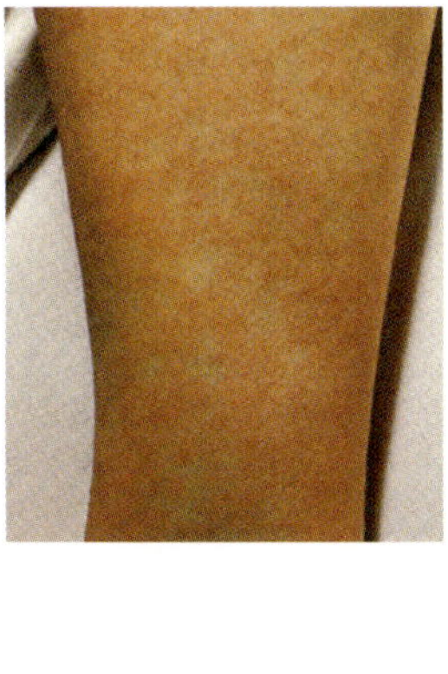

Typischer Ausschlag bei **Scharlach**.

Die verursachenden Streptokokken reagieren meist empfindlich auf → Penicillin; daher gelingt es mit diesem Medikament in der Regel, den Krankheitsverlauf günstig zu beeinflussen, d. h. vor allem Komplikationen und Folgeerkrankungen zu vermeiden. Eine Ausnahme hiervon bildet insbesondere die toxische Verlaufsform, die so rasch zu lebensbedrohlichen Zuständen führen kann, dass die Behandlung oft zu spät kommt. Solange das Fieber besteht, sollten die Erkrankten strenge Bettruhe bewahren. Kalte Halswickel und weiche Kost lindern die Beschwerden. Wegen der Gefahr einer Zweiterkrankung müssen die vom Arzt verordneten Antibiotika – auch bei Besserung der Beschwerden – konsequent zu Ende genommen werden. Um eine Nierenentzündung als Komplikation auszuschließen, ist eine routinemäßige Harnuntersuchung erforderlich.

Schaufensterkrankheit umgangssprachliche Bezeichnung für die → arterielle Verschlusskrankheit, bei der die Betroffenen häufig vor Schaufenstern – weil es dort weniger auffällt – anhalten, bis die beim Gehen auftretenden Schmerzen nachlassen.

Scheide (Vagina) ca. 8–12 cm langer muskulöser Schlauch, der zwischen den kleinen Schamlippen beginnt und an seinem oberen Ende den Muttermund umfasst. Die Scheide dient als Schutz für die höher gelegenen inneren Geschlechtsorgane, als Begattungsorgan und als Geburtskanal; → Geschlechtsorgane, weibliche.

Scheidenabstrich Entnahme von Sekret und Zellen aus der Scheidenschleimhaut zur anschließenden Untersuchung. Auf diese Weise lassen sich relativ frühzeitig Hinweise auf hormonelle Störungen, auf eine → Geschlechtskrankheit, eine bakterielle Infektion, einen Pilzbefall und vor allem auf eine bösartige Entartung erkennen.

Scheidenentzündung (Kolpitis, Vaginitis) Schleimhautentzündung der weiblichen Scheide. Dort herrscht normalerweise ein leicht saures Milieu, das von der so genannten → Scheidenflora aufrecht erhalten wird. Verändert sich dieses Milieu, beispielsweise durch übertriebene → Intimpflege, Verletzungen beim Geschlechtsverkehr, Reste von Menstruationsblut oder hormonelle Störungen, so reagiert die Schleimhaut mit einer Entzündung. Symptome sind neben Schmerzen der geröteten und angeschwollenen Scheide vor allem ein unangenehmes Brennen und Jucken sowie ein – manchmal eitriger und übel riechender – → Ausfluss. Die Behandlung richtet sich nach der Ursache bzw. nach der Art der Erreger. Zusätzliche Reizungen der Scheidenschleimhaut sollten auf alle Fälle vermieden werden. Bisweilen ist es erforderlich, auch den Geschlechtspartner mitzubehandeln.

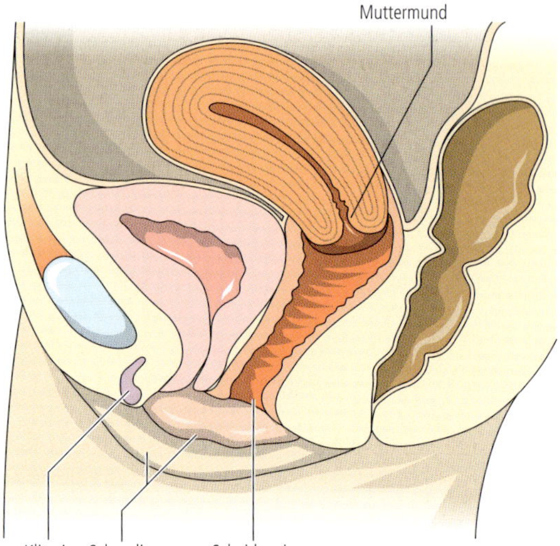

Scheide Bei einer erwachsenen Frau ist die Scheide im ungedehnten Zustand ungefähr zehn Zentimeter lang.

Scheidenflora natürliche Besiedelung der → Scheide mit Kleinstlebewesen, vor allem Milchsäurebakterien, die für ein saures Milieu und damit einen gewissen Selbstreinigungseffekt innerhalb der Scheide sorgen.

Scheidenkrampf (Vaginismus) krampfartiges Zusammenziehen von Dammmuskulatur und unterem Scheidendrittel als Reaktion auf Berührung oder Einführen des Fingers, des Penis oder eines Untersuchungsinstruments. Ursächlich kommen vorausgegangene schwere Geburten, sexueller Missbrauch oder Schmerzen beim Geschlechtsverkehr in Betracht. Auch eine gewisse → Gefühlskälte oder die Furcht vor einer Empfängnis können einen Scheidenkrampf auslösen. Eine Behandlung kann nur mit psychotherapeutischen Verfahren zum Erfolg führen.

Scheidenspülungen Spülungen des Scheideninneren mit diversen Flüssigkeiten, die jedoch aufgrund des Selbstreinigungsvermögens der Scheide keinesfalls zu empfehlen sind; → Intimpflege.

Scheidenvorfall sackartiger Vorfall der Scheide; meist in Verbindung mit einer → Gebärmuttersenkung.

Scheintod nicht mehr üblicher Begriff für einen Zustand schwersten Sauerstoffmangels, der durch tiefe Bewusstlosigkeit, Fehlen jeder erkennbaren Atem- und Herztätigkeit, Erschlaffen aller Muskeln, weite, starre Pupillen und Erlöschen sämtlicher Reflexe gekennzeichnet ist, ohne dass dabei sichere Todeszeichen vorliegen; → Tod.

Schenkelbruch (Femoralhernie) Form des → Eingeweidebruchs, bei der Baucheingeweide durch eine Schwachstelle der Bauchwand unter die äußere Haut durchgebrochen sind. Diese Schwachstelle liegt dort, wo die Blutgefäße, die die Beine versorgen, die Bauchhöhle verlassen. Die Krankheit betrifft vorwiegend übergewichtige Personen, Frauen häufiger als Männer. Sie muss unbedingt operativ korrigiert werden, da anderenfalls das lebensgefährliche Risiko besteht, dass Eingeweideteile eingeklemmt werden und es so zum Darmverschluss (→ Ileus) kommt.

Schenkelhalsbruch (Oberschenkelhalsbruch) meist im höheren Lebensalter – häufig infolge → Osteoporose – auftretender → Knochenbruch am Verbindungsstück zwischen Kopf und Schaft des Oberschenkelknochens. Hinweise auf einen Schenkelhalsbruch sind Schmerzen, eingeschränkte Beweglichkeit im Hüftgelenk und eine Verkürzung oder Verdrehung des Beins nach außen. Die Behandlung erfolgt dadurch, dass das Bruchstück mit dem Oberschenkelknochen durch eine so genannte → Osteosynthese, d. h. unter Verwendung von Schrauben, Nägeln und Platten, verbunden wird. Dadurch entfällt die früher erforderliche sehr lange Ruhigstellungsphase. Bei älteren Patienten ist nicht selten der Ersatz des Hüftgelenks durch ein künstliches erforderlich.

Scheuermann-Krankheit (Adoleszentenkyphose) hauptsächlich bei Jungen zwischen dem 11. und 13. Lebensjahr auftretende Erkrankung mit Veränderungen an → Bandscheiben und Wirbelkörpern der unteren Brust- und oberen Lendenwirbelsäule. Die Krankheit setzt oft ziemlich plötzlich mit schweren Rückenschmerzen ein, die durch Bewegungen der Wirbelsäule oder Haltungsänderungen nicht beeinflusst werden können. Die Ursache ist unbekannt; genetische Faktoren, Konstitution, Stoffwechselstörungen und übermäßige Belastungen (»Bauernrücken«, »Lehrlingsrücken«) scheinen eine Rolle zu spielen. An den betroffenen Wirbelkörpern bilden sich in den oberen und unteren Deckplatten flächige Defekte, spitze Grate und scharf begrenzte Einbrüche. Vor allem die Brustwirbel werden dadurch keilförmig umgestaltet, so dass sich häufig ein ausgeprägter Rundrücken (→ Kyphose) ausbildet. Nach Wachstumsabschluss verformt sich die Wirbelsäule nicht mehr weiter.

Zur Behandlung genügt in leichteren Fällen Gymnastik, Schwimmen und Bewegungstherapie. In schweren Fällen ist ein Gipsmieder oder Bettruhe im Gipsbett erforderlich. Unter Umständen muss die Umschulung in einen weniger belastenden Beruf erfolgen. Operative Maßnahmen sind nur selten nötig, etwa wenn die Herz-Lungen-Funktion durch die Deformierung beeinträchtigt wird.

Schichtaufnahmeverfahren (Tomografie) Verfahren der Röntgenuntersuchung, bei dem eine wählbare Körperschicht unter Verwischung der hinter und vor ihr liegenden Strukturen scharf dargestellt wird. Dadurch gelingt es, Veränderungen in einer bestimmten Schicht (z. B. der Lunge) ohne Überlagerung durch andere Details darzustellen.

Schiefhals (Torticollis) durch Muskelschädigung bedingte Schiefstellung des Kopfes. Bei dem geschädigten Muskel handelt es sich um denjenigen, der für Nicken und Seitwärtsbewegung des Kopfes zuständig ist. Er weist beim Schiefhals einseitig eine bindegewebige Verdickung und Verkürzung auf und zieht dadurch den Kopf zur Seite. Hauptursache ist entweder eine angeborene Missbildung oder eine Schädigung des Muskels während der Geburt. Andere Gründe für die Schiefhals-Entstehung spielen dagegen eine untergeordnete Rolle.

Meist kann man durch krankengymnastische Übungen, die so früh wie möglich beginnen sollten, eine Dehnung des erkrankten Muskels und damit eine Besserung der Situation erzielen. In besonders schweren Fällen muss allerdings eine operative Korrektur erfolgen.

Schielen (Strabismus) bei 5–7 Prozent der Bevölkerung vorkommende, auf einer ungleichmäßigen Stellung der Augachsen beruhende Sehstörung, bei der ein Auge von der Blickrichtung des anderen abweicht. Schielen kann einseitig oder wechselseitig auftreten; je nach Richtung unterscheidet man zwischen ***Einwärtsschielen*** (nach innen), ***Auswärtsschielen*** (nach außen), ***Höhenschielen*** (nach oben oder unten) und ***Verrollungsschielen*** (Verdrehung um die Sehachse). Wenn sich beide Augen beim Schielen abwechseln, ist das weniger gefährlich, als wenn immer das gleiche Auge schielt, weil es dadurch binnen kurzer Zeit irreversibel schwachsichtig werden kann. Als Folge dieser Schwachsichtigkeit ist ein normales räumliches Sehen unmöglich, und der Kranke ist für viele Berufe ungeeignet. Besonders tückisch ist eine nur geringe Abweichung des schielenden Auges, da diese häufig übersehen wird, später aber

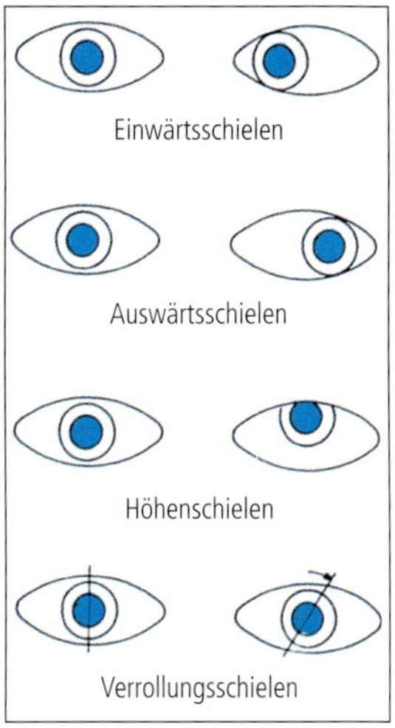

Die verschiedenen Formen des **Schielens**.

gleichermaßen zu hochgradiger Schwachsichtigkeit führt. Vom echten Schielen muss man das ***scheinbare Schielen*** durch Gesichtsasymmetrie und das ***latente Schielen*** unterscheiden, das nur in Zuständen der Erschöpfung, nach Alkoholgenuss oder im Anschluss an eine Gehirnerschütterung deutlich wird. Die wichtigste Untersuchung zur Diagnose des Schielens ist der Abdecktest, mit dem Einstellbewegungen des schielenden Auges bei Verdecken des gesunden Auges festgestellt werden können.

Schielen kann eine ganze Reihe von Ursachen haben: erbliche Veranlagung; Risikofaktoren während der Schwangerschaft oder Geburt; angeborener Brechungsfehler; Gehirnentzündung, Gehirnerschütterung, Missbildungen, Tumoren, Linsentrübung, Netzhautablösung; schwere seelische Krisen.

Kinder mit auffälligem Schielen werden von ihren Eltern schon früh dem Augenarzt vorgestellt und haben dadurch bessere Heilungschancen. Wenn jedoch ein Auge bereits bei der Einschulung eine erhebliche Sehschwäche aufweist, ist es für eine erfolgreiche Behandlung in der Regel schon zu spät. Früh- und Warnzeichen, die auf – manchmal nicht ohne weiteres erkennbares – Schielen hindeuten, sind Lichtempfindlichkeit, Augentränen, Zukneifen des Auges, Verstimmung oder Reizbarkeit, chronische → Lidrandentzündung oder eine auffallend schiefe Kopfhaltung. In allen diesen Fällen muss sofort ein Augenarzt aufgesucht werden. Ohne Behandlung entwickeln nahezu 90 Prozent aller Schielkinder eine einseitige Sehschwäche des organisch sonst gesunden Auges, die lebenslang bestehen bleibt. Diese Kinder können nicht mehr lernen, richtig beidäugig oder gar dreidimensional

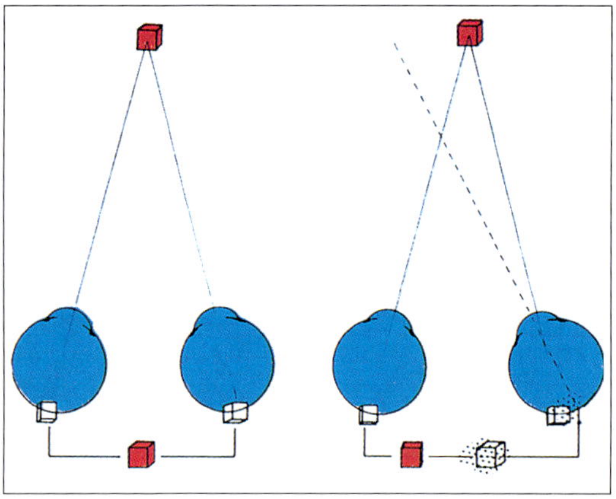

Schielen ***Links:*** normale Bildwahrnehmung; ***rechts:*** Doppelbildwahrnehmung bei Einwärtsschielen des rechten Auges.

zu sehen; sie sind durch Unfälle gefährdet und bei der Berufswahl beeinträchtigt.

So früh wie möglich muss Schielen durch Brillen, zeitweiligen Verschluss des führenden Auges mittels Klebepflaster, Augentropfen und -salben sowie Schulung des beidseitigen Sehens behandelt werden. Ist die Schwachsichtigkeit behoben, kann man eine Schieloperation (Strabotomie) durchführen, bei der einzelne Augenmuskeln nach Bedarf verkürzt oder verlagert werden. Nach der Operation ist oft eine weitere Schulung des beidseitigen Sehens von Nutzen. Auch im späteren Alter ist eine Operation sinnvoll, dann allerdings vorwiegend aus kosmetischen Gründen.

Schilddrüse (Thyreoidea) schmetterlingsförmige Hormondrüse, die vor dem Kehlkopf und dem oberen Anteil der Luftröhre liegt und aus 2 durch ein schmales Mittelstück verbundenen Lappen besteht. Sie steht mit der → Hirnanhangdrüse (Hypophyse) und dem → vegetativen Nervensystem in enger Verbindung und bildet jodreiche Hormone, die den Stoffwechsel steigern und das Wachstum fördern. Eine Vergrößerung der Schilddrüse wird als → Kropf (***Struma***), eine → Schilddrüsenunterfunktion als ***Hypothyreose***, eine → Schilddrüsenüberfunktion als ***Hyperthyreose*** bezeichnet.

Schilddrüsenentzündung (Thyreoiditis) Entzündungen des Schilddrüsengewebes machen nur 3 Prozent aller Schilddrüsenerkrankungen aus. Man unterscheidet eine bakterielle, akut-eitrige und eine nicht bakterielle, durch Viren oder Strahlen bedingte Krankheitsform. Anzeichen der bakteriellen Schilddrüsenentzündung sind Schmerzen, Fieber, Schwellung und Rötung im Schilddrüsenbereich. Durch die rechtzeitige Behandlung mit → Antibiotika kann man in der Regel die Bildung eines Abszesses (Eiteransammlung) verhindern. Bei der nicht bakteriellen Entzündung fehlen akute örtliche Entzündungserscheinungen; typisch sind hier die in die Ohren ausstrahlenden Schmerzen. Eine Sonderform der entzündlichen Schilddrüsenveränderung ist die → Basedow-Krankheit, die durch die 3 Krankheitszeichen → Kropf (Struma), Glotzaugen (→ Exophthalmus) und stark beschleunigten Herzschlag gekennzeichnet ist.

Oft heilt eine Schilddrüsenentzündung ganz von selbst wieder aus, ohne dass es einer Behandlung bedarf. Ansonsten bekämpft man die krankhaften Veränderungen mit entzündungshemmenden Medikamenten, unter Umständen auch mit Kortisonpräparaten (→ Corticosteroide). Zeigen sich Anzeichen einer → Schilddrüsenunterfunktion, d. h. einer mangelhaften Hormonausschüttung, so muss man Schilddrüsenhormone in Medikamentenform zuführen. In hartnäckigen Fällen kann auch einmal ein operativer Eingriff erforderlich

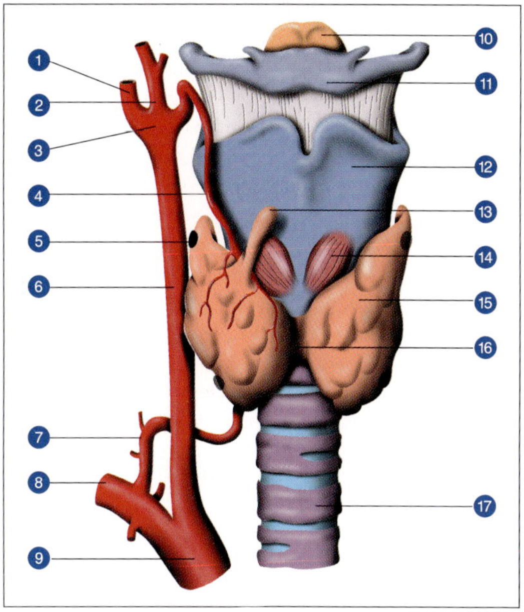

Schilddrüse, Nebenschilddrüsen, Kehlkopf und rechte Halsschlagader. **1** Gehirnkarotis; **2** Gesichtskarotis; **3** Karotissinus; **4** obere Schilddrüsenarterie; **5** rechte obere Nebenschilddrüse; **6** gemeinsame Halsschlagader; **7** untere Schilddrüsenarterie; **8** rechte Schlüsselbeinarterie; **9** gemeinsamer Stamm für Hals- und Armschlagader; **10** Kehldeckel; **11** Zungenbein; **12** Schildknorpel; **13** unregelmäßig vorkommender pyramidenförmiger Fortsatz; **14** Ringschildknorpelmuskel; **15** linker Lappen der Schilddrüse; **16** Isthmus der Schilddrüse; **17** Knorpelspange der Luftröhre.

werden. In jedem Fall ist es angebracht, die Schilddrüsentätigkeit regelmäßig durch Laboruntersuchungen zu kontrollieren, um für den Fall, dass sich eine Über- oder Unterfunktion herausbildet, sofort eingreifen zu können.

Schilddrüsenknoten begrenzte Gewebeabschnitte innerhalb der Schilddrüse, die man tasten oder mit Hilfe der → Ultraschalldiagnostik darstellen kann. Unterscheiden lassen sie sich mit Hilfe der → Szintigrafie, eines Verfahrens, bei dem eine radioaktive Substanz eingespritzt wird, die sich in der Schilddrüse ablagert. Die von dieser Substanz ausgehende Strahlung wird mit einem Abtastgerät aufgefangen und in ein Bild, das so genannte Szintigramm, umgesetzt. In einer gesunden Drüse verteilt sich der radioaktive Stoff gleichmäßig, während er bei krankhaften Prozessen an einzelnen Stellen vermehrt und an anderen vermindert oder gar nicht aufgenommen wird.

Einen Bezirk, der die radioaktive Substanz nicht oder im Vergleich zur Umgebung deutlich weniger speichert, nennt man ***kalten Knoten***, was jedoch noch nichts über die Ursache aussagt. Diese kann in einer Zyste, also einem krankhaften Hohlraum, in einer Entzündung, einer Blutung, einer bindegewebigen Umbildung, einer Verkalkung oder gar einer bösartigen Geschwulst liegen. Von einem ***warmen Knoten*** spricht man, wenn ein tastbarer, abgegrenzter Bereich die gleiche Menge radioaktiver Substanz speichert wie das umgebende Drüsengewebe, wenn er also im Szintigramm nicht auffällt. Schließlich gibt es noch den ***heißen Knoten***. Er speichert den radioaktiven Stoff, verglichen mit der Umgebung, verstärkt oder gar vollständig. Hier ist die Ursache eine gutartige Drüsengeschwulst, ein so genanntes ***autonomes Adenom***, das unabhängig von der übrigen Schilddrüse Hormone produziert und ausschüttet.

Schilddrüsenkrebs (Schilddrüsenkarzinom) Der sehr seltene → Krebs der Schilddrüse hat bei Patienten unter 35 Jahren und besonders bei Frauen eine günstige Prognose; bei älteren Patienten und bei Männern ist die Prognose schlechter. Verdächtige Anzeichen sind schnelles Auftreten und Wachstum eines → Schilddrüsenknotens sowie Heiserkeit, Atemnot, Schluckbeschwerden, insbesondere bei Patienten vor dem 25. und nach dem 60. Lebensjahr. Weitere Symptome sind eine auffällige Derbheit des Knotens, Verwachsungen mit der Haut und Lymphknotenvergrößerungen. Ein Hinweis kann zudem die Tatsache sein, dass in der Kindheit Bestrahlungen des Kopf-Hals-Brust-Bereichs vorgenommen worden sind. Die Diagnose kann nach einer Punktion mittels → Zytodiagnostik gestellt werden. Die Behandlung besteht in der operativen Entfernung des Knotens mit Ausräumung der gesamten Lymphknoten in der Umgebung sowie in → Strahlenbehandlung und medikamentöser Therapie.

Schilddrüsenüberfunktion (Hyperthyreose) Die Schilddrüsenüberfunktion, von der Frauen viermal so oft befallen werden wie Männer, ist nach der → Zuckerkrankheit die häufigste hormonelle Erkrankung. Man findet sie in Meeresnähe häufiger als im Gebirge, in Städten häufiger als auf dem Land. Ursächlich spielen verschiedene Erkrankungen der Schilddrüse eine Rolle: eine → Schilddrüsenentzündung, Geschwülste im Schilddrüsengewebe und vor allem die → Basedow-Krankheit mit den 3 Symptomen: → Kropf, Pulsbeschleunigung (120–200 Pulsschläge pro Minute) und Glotzauge. All diese Erkrankungen und zusätzlich noch die so genannte Schilddrüsenautonomie bedingen eine gesteigerte Produktion und Ausschüttung der Schilddrüsenhormone Thyroxin (Tetrajodthyronin, T_4) und Trijodthyronin (T_3), die den Grundumsatz und den Gesamtstoffwechsel erhöhen und damit für die Symptome einer Schilddrüsenüberfunktion verantwortlich sind. In seltenen Fällen kann auch ein Tumor der → Hirnanhangdrüse (Hypophyse) vorliegen, in dessen Folge vermehrt TSH (**T**hyreoidea **s**timulierendes **H**ormon) gebildet wird, das die Schilddrüsentätigkeit anregt.

Häufig ist die Schilddrüse mehr oder weniger stark vergrößert, ein auffälliges Merkmal, das man als → Kropf (Struma) bezeichnet. Die Kranken sind oft ruhelos und ständig in Bewegung; ihr Puls ist beschleunigt, ihre Hände sind warmfeucht und zittern leicht; zudem leiden sie unter Hitzewallungen und Schweißausbrüchen. All das sowie auch der bereits erwähnte übermäßige Energiebedarf und die dadurch bedingte Abmagerung sind Folge des gleichsam ständig unter Volldampf stehenden Organismus. Oft sind die Augen vergrößert und quellen aus der Augenhöhle heraus; der Lidschlag erfolgt nur selten. Häufig lässt mit der Zeit die Muskelkraft nach, was am Herzen zu einer dauerhaften Herzmuskelschädigung führen kann. Neben dem dadurch bedingten Abfall der körperlichen Kraft geht nicht selten auch die geistige Leistungsfähigkeit zurück. Weitere Symptome, die man oft als Folge einer Schilddrüsenüberfunktion findet, sind Schlaflosigkeit, Haarausfall, Durchfälle und bei Frauen auch → Menstruationsstörungen.

Mit bestimmten Medikamenten, so genannten Thyreostatika, kann man die übermäßige Ausschüttung der Schilddrüsenhormone stoppen und meist eine schnelle Besserung erzielen. Bei älteren Menschen, bei denen die Strahlengefährdung der Fortpflanzungsorgane keine wesentliche Rolle mehr spielt, drosselt man die übermäßige Tätigkeit der Schilddrüse auch dadurch, dass man radioaktives Jod in den Körper einbringt. Dieses wird, da die Schilddrüse Jod zur Hormonbildung benötigt, im Drüsengewebe festgehalten, wo es – wie bei einer Bestrahlung – überaktive Drüsenzellen vernichtet. Falls diese Behandlungsmethoden nicht den erwünschten Erfolg bringen oder falls die Krankheit schon sehr weit fortgeschritten ist, bleibt als letztes Mittel nur die operative Entfernung eines großen Teils der Schilddrüse.

Schilddrüsenunterfunktion (Hypothyreose) Da die Schilddrüse mit ihren jodhaltigen Hormonen Thyroxin und Trijodthyronin einen erheblichen Einfluss auf die Tätigkeit nahezu sämtlicher Organe hat, ist ihre Unterfunktion ein sehr ernst zu nehmendes Leiden, das zu einer Vielzahl von Krankheitserscheinungen führen kann. Gesteuert wird die Tätigkeit der Schilddrüse durch ein Hormon der → Hirnanhangsdrüse, das als TSH (**T**hyreoidea **s**timulierendes **H**ormon) bezeichnet wird, wobei sich zwischen beiden Drüsen höchst komplizierte Wechselwirkungen abspielen. Die Schilddrüsenunterfunktion ist nicht selten bereits angeboren. Schuld daran kann unter anderem eine mangelnde Organanlage, eine Störung der Jodverwertung und damit der Hormonbildung, ein Zuwenig an TSH oder ein Jodmangel im mütterlichen Blut sein. Da der TSH-Gehalt des Blutes jedoch bei jedem Neugeborenen am 5. Tag nach der Geburt routinemäßig bestimmt wird, erkennt man die angeborene Schilddrüsenunterfunktion im Allgemeinen sehr früh und kann sofort geeignete Gegenmaßnahmen treffen. Entsteht die Krankheit erst nach der Geburt oder im Erwachsenenalter, so kommen als Ursache eine → Schilddrüsenentzündung, die Folge einer Schilddrüsenoperation oder einer Behandlung mit radioaktiven Substanzen sowie verschiedene Medikamente in Frage, die die Schilddrüse schädigen. Frauen sind erheblich häufiger betroffen als Männer, wobei sehr viele Erkrankungen zwischen dem 40. und 50. Lebensjahr ausbrechen.

Die angeborene Form der Schilddrüsenunterfunktion macht sich, sofern sie nicht rechtzeitig erkannt und behandelt wird, in zahlreichen Krankheitserscheinungen bemerkbar, von denen nahezu alle Organsysteme betroffen sind. Die betroffenen Kinder fallen durch Trinkfaulheit, Trägheit, tiefe, krächzende Stimme, trockene, blasse Haut und einen stumpfen Gesichtsausdruck auf. Die gesamte körperliche und geistige Entwicklung ist zum Teil erheblich beeinträchtigt. In schweren Fällen zeigt sich das Vollbild des → ***Kretinismus:*** Minderwuchs mit kurzen, klobigen Fingern, ein schwachsinniger, vollkommen gleichgültiger Gesichtsausdruck, wulstige Lippen, flache Nase und eine dicke Zunge. Bisweilen besteht eine ausgeprägte Schwerhörigkeit, die sich bis zur Taubheit steigern kann.

Bei Erwachsenen wird die Krankheit aufgrund ihres ausgesprochen schleichenden Verlaufs oft erst relativ spät erkannt. Sie äußert sich in Antriebsschwäche, Konzentrations- und Gedächtnisstörungen, erhöhter Kälteempfindlichkeit und langsamer, stockender Sprache. Dazu kommen Schwellungen im Gesicht – vorwiegend an den Augenlidern –, kalte, schuppende Haut, brüchige Haare und Nägel und häufig auch das Nachlassen der sexuellen Begierde sowie – bei Frauen – unterschiedliche → Menstruationsstörungen. In schlimmen Fällen führt die massenhafte Anreicherung von Schleimsubstanzen zwischen den Körperzellen dazu, dass die Kranken ein aufgedunsenes, schwammiges Gesicht bekommen, wobei charakteristisch ist, dass keine Dellen zurückbleiben, wenn man mit den Fingern auf die teigigen Wülste drückt. Dieses Krankheitsbild nennt man → ***Myxödem***.

Bei Verdacht auf eine Mangelfunktion der Schilddrüse wird der Gehalt des Blutes an Schilddrüsenhormonen und an TSH bestimmt. Mit Hilfe der → Ultraschalldiagnostik kann man die genaue Organgröße feststellen; und auch die → Szintigrafie, bei der aufgezeichnet wird, wie in den Körper eingebrachtes radioaktives Material von der Schilddrüse aufgenommen wird, liefert wertvolle Hinweise. Schließlich besteht noch die Möglichkeit, eine → Biopsie durchzuführen, also Gewebe zu entnehmen und unter dem Mikroskop zu untersuchen.

Die wirksamste Form der Behandlung besteht in der Zufuhr der fehlenden Schilddrüsenhormone in Tablettenform. Zudem setzt man oft jodhaltige Medikamente ein, die die Hormonbildung anregen und unterstützen.

Schimmelpilze weit verbreitete Fäulniserreger, die bei feuchter Wärme gut gedeihen. Sie bilden auf ihren Nährböden watte- bis mehlartige, weiße oder farbige Rasen oder Stränge. Die von ihnen produzierten Giftstoffe, so genannte → Aflatoxine, führen zum Verderb von Lebensmitteln; ihr Verzehr kann schwere Erkrankungen verursachen. Bestimmte Schimmelpilzarten werden zur industriellen Erzeugung von → Antibiotika verwendet.

Schimmelpilzinfektionen kommen besonders im äußeren Gehörgang vor; seltener sind Infektionen der → Nasennebenhöhlen, des Auges und von Hautwunden. Bei der Inhalation von Pilzsporen kann es bei empfänglichen Personen zu einer allergischen Reaktion kommen.

Schirmbildverfahren Aufnahmeverfahren zur Röntgenreihenuntersuchung großer Menschengruppen auf → Tuberkulose. Dabei fertigt man nicht von jeder Person ein großes Röntgenbild des Brustkorbes an, sondern nimmt das Bild, das auf dem Durchleuchtungsschirm erscheint, mit einer besonders konstruierten Spiegelobjektivkamera auf; anschließend wird der Film mit Hilfe eines Vergrößerungsapparates ausgewertet. Mit dem Röntgenschirmbildverfahren gelingt es, bis zu 200 Menschen in der Stunde zu röntgen. Ergibt sich bei der Auswertung der Verdacht einer Erkrankung (Tuberkulose, Bronchialkrebs), so wird der Betreffende zu einer Nachuntersuchung aufgefordert.

Schistosomiasis (Bilharziose) durch 3 verschiedene Saugwurmarten der Gattung »Schistosoma« hervorgerufene tropische Infektionskrankheit. Man schätzt 200 Millionen Erkrankte auf der ganzen Welt. Die im Wasser schwimmenden Wurmlarven, so genannte Zerkarien, werden manchmal mit dem Trinkwasser aufgenommen. Wesentlich häufiger dringen sie allerdings aktiv durch die Haut in den Körper des Menschen ein. Je nachdem, welches Organ befallen ist, unterscheiden sich die Krankheitszeichen ganz erheblich:

Die ***Blasen-Schistosomiasis*** ist durch Juckreiz und Fieber sowie Blutbeimengungen im Urin gekennzeichnet und kann zur chronischen → Blasenentzündung, zur Harnleitererweiterung und letztendlich zu schweren Nierenfunktionsstörungen führen.

Die ***Darm-Schistosomiasis*** macht sich durch Fieber und blutige Durchfälle sowie durch Leber- und Milzvergrößerung bemerkbar. Dabei kann die Leber so stark geschädigt werden, dass eine → Leberzirrhose, also eine narbige Organschrumpfung, die Folge ist. Im Darm bilden sich → Polypen, die unter Umständen sogar bösartig werden können.

Bei der ***Lungen-Schistosomiasis*** stehen infolge bindegewebiger Umwandlung des Organs (→ Lungenfibrose) starke Atemnot und trockener Husten im Vordergrund. Durch Verschluss der kleinen Lungengefäße staut sich das Blut, wodurch wiederum das Herz in Mitleidenschaft gezogen wird.

Ein Impfstoff gegen die Schistosomiasis befindet sich in der Erprobung und könnte in Zukunft vielleicht der Krankheit den Schrecken nehmen. Bis dahin stehen wirksame Medikamente zur Verfügung, die allerdings möglichst frühzeitig eingesetzt werden müssen, um bleibende Organschäden zu verhindern.

Schizophrenie (Spaltungsirresein) Die → Geisteskrankheit, bei der normale und krankhafte Erlebnis- und Verhaltensweisen nebeneinander bestehen, geht mit Störungen des Gedankengangs, des Gefühlslebens und des subjektiven Erlebens der eigenen Persönlichkeit einher. Die Denkstörungen äußern sich unter anderem in Zerfahrenheit, bizarren Gedanken und Sprachstörungen. Das Gefühlsleben (Affektivität) ist durch Sprunghaftigkeit, scheinbare Zusammenhanglosigkeit und Stimmungswechsel (Reizbarkeit, Beziehungswahn, Wut, Stumpfheit, bizarres Mienenspiel, Unentschlossenheit) gekennzeichnet. Der Kranke empfindet die Umwelt oder auch sich selbst als fremd; die Grenzen zwischen dem Ich und der Außenwelt sind verschwommen. Gedächtnis und Intellekt sind grundsätzlich nicht beeinträchtigt; jedoch kann der Kranke stumpf und ausgebrannt wirken, weil ihm die Kraft fehlt, sich mit der Umgebung aktiv auseinander zu setzen. Als weitere Symptome können → Halluzinationen (Trugwahrnehmungen), Wahnideen (Verfolgungs-, Größen-, Liebeswahn), Erinnerungstäuschungen, Wortneubildungen, Schreibstörungen, beharrliches Schweigen sowie Stereotypien (ständiges Wiederholen von Äußerungen) auftreten.

Nach Symptomatik und Verlauf werden 4 Schizophrenieformen unterschieden:

1. ***einfache Schizophrenie*** (Schizophrenia simplex): Dies ist eine relativ symptomarme Krankheitsform, bei der → Halluzinationen und Wahngedanken fehlen.

2. *hebephrene Schizophrenie:* jugendliche Form mit schleichendem Beginn im Pubertätsalter. Die vorherrschenden Anzeichen sind läppisch-albernes Verhalten, Gemütsverödung, zunehmende Antriebsverarmung und Denkzerfahrenheit.

3. *katatone Schizophrenie* (Spannungsirresein): psychische Störung mit muskulären Krampf- und Spannungszuständen.

4. *paranoide Schizophrenie:* Dabei herrschen Verfolgungs- und Größenwahn sowie → Halluzinationen vor.

Die Schizophrenie – in Deutschland leidet etwa 1 Prozent der Bevölkerung daran – tritt meist erstmals zwischen dem 18. und 35. Lebensjahr auf, wobei ein akuter Beginn häufiger ist als ein schleichender. Der weitere Verlauf kann chronisch oder schubweise sein; zwischen den einzelnen Krankheitsschüben kann sogar ein beschwerdefreies Intervall von Tagen bis Jahrzehnten liegen. Die eigentliche Ursache ist noch unbekannt. Ohne Zweifel spielen Erbfaktoren eine gewisse Rolle; erst vor kurzem haben Wissenschaftler ein mit der Schizophrenie im Zusammenhang stehendes Gen entdeckt, das für Störungen des Gehirnstoffwechsels verantwortlich zu sein scheint. Als auslösende Faktoren – nicht als Ursache – kommen Pubertät, Verlobung, Heirat, Schwangerschaft, Reisen, Prüfungen, Berufswechsel und andere aktuelle Belastungen in Betracht.

Im Vordergrund der Behandlung steht heute der Einsatz von → Psychopharmaka. Je früher die Therapie einsetzt, um so größer ist der Erfolg. Von Bedeutung sind auch → Psychotherapie sowie Arbeits- und Beschäftigungstherapie, die bereits zur → Rehabilitation der Kranken überleiten. Je nach Schwere und Dauer der Krankheit gelingt es auf diese Weise, etwa ein Drittel der Patienten vollkommen zu heilen. Einem weiteren Drittel kann man immerhin soweit helfen, dass die Betroffenen mit gewissen Einschränkungen ein halbwegs normales Leben führen können. Das letzte Drittel der Erkrankten benötigt hingegen oft eine lebenslange intensive Betreuung.

Schlacken Unter dem etwas verschwommenen Begriff »Schlacken« versteht man einerseits unverdauliche Bestandteile der Nahrung, andererseits Endprodukte des Stoffwechsels, die vom Körper nicht weiter verarbeitet werden können und daher ausgeschieden werden.

Schlaf Die treffende Formulierung des griechischen Philosophen Aristoteles (384–322 v. Chr.) »Der Schlaf hat die Bestimmung, der Erhaltung der Lebewesen zu dienen« hat noch immer volle Berechtigung. Jahrhunderte lang hielt man Schlaf für einen passiven Zustand des Gehirns. Erst seit etwa 50 Jahren gibt es eine wissenschaftliche Schlafforschung, der wir die Einsicht verdanken, dass Schlafen und Wachen 2 verschiedene Funktionszustände des Gehirns darstellen. Vielfach wurde die Existenz zweier getrennter Zentren für Schlaf und Wachen in verschiedenen Gehirnregionen postuliert. Heute meint man, dass der Schlaf-Wach-Mechanismus von einem Schrittmacher im Zwischenhirn (→ Gehirn) geregelt wird; das heißt, dass dieselben Nervenzellen je nach Erregungsmuster zum Wachsein oder zum Schlaf führen. Biochemischen Untersuchungen zufolge sind wahrscheinlich → Acetylcholin und → Serotonin Schlaf auslösende Überträgerstoffe. Die Schlaf-Wach-Periodik ist durch den äußeren Licht-Dunkel-Wechsel mit dem physikalischen 24-Stunden-Rhythmus synchronisiert. Neuerdings ist es sogar gelungen, das Gen zu bestimmen, das die Schlaf-Wachzeiten beim Menschen reguliert.

Der natürliche Nachtschlaf von 8 Stunden Dauer verläuft in einzelnen Perioden, innerhalb derer die Schlaftiefe gegen

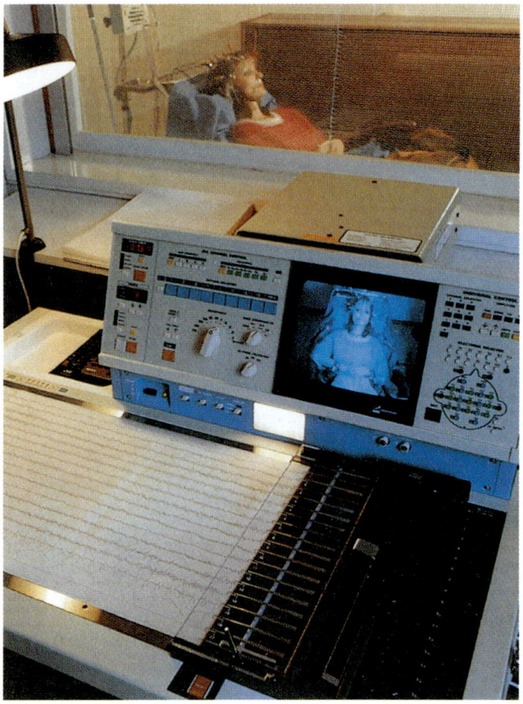

Schlaf Im Schlaflabor werden mit Hilfe moderner Geräte vor allem Hirnströme und Muskelbewegungen protokolliert, um die Wirkung von Medikamenten auf das Zentralnervensystem in den verschiedenen Schlafphasen prüfen zu können.

Morgen abnimmt. Die größte Schlaftiefe wird etwa 1½ bis 2 Stunden nach dem Einschlafen erreicht. Die ersten 4 Schlafperioden dauern jeweils rund 100 Minuten, die 5. nur 50 Minuten.

Jede Schlafperiode besteht aus 2 Anteilen:

1. gewöhnlicher (konventioneller, synchronisierter, traumloser, orthodoxer) Schlaf mit Vertiefungs- und Verflachungsphasen;

2. Traumschlaf (desynchronisierter, paradoxer Schlaf).

Der orthodoxe Schlaf dauert rund 400 Minuten (80 Prozent des Gesamtschlafs), der Traumschlaf 100 Minuten (20 Prozent). Der orthodoxe Schlaf durchläuft mehrere Schlafstadien, die nach dem Grad der Schlaftiefe gemäß → Elektroenzephalogramm eingeteilt werden:

- ♦ Schlafstadium A: Übergangsstadium beim Einschlafen und Aufwachen mit 20 Minuten Dauer;
- ♦ Schlafstadium B: Einschlaf- bzw. Aufwachstadium mit 100 Minuten Dauer;
- ♦ Schlafstadium C: leichter Schlaf mit 100 Minuten Dauer;
- ♦ Schlafstadium D: mittlerer Schlaf mit 100 Minuten Dauer;
- ♦ Schlafstadium E: tiefer Schlaf mit 80 Minuten Dauer.

Während des gewöhnlichen Schlafes führt der Schlafende in der Regel stärkere Bewegungen der Gliedmaßen aus und dreht sich wiederholt hin und her. Während der Verflachungsphasen kommt es zu Traumperioden von wechselnder Dauer (10–60 Minuten), die durch folgende Veränderungen charakterisiert sind: kurze, schnelle Wellen im → EEG; schnelle ruckartige Augenbewegungen (**R**apid **E**ye **M**ovements = REM; deshalb wird die Traumphase auch als REM-Phase bezeichnet); Absinken des Muskeltonus; feine, einzelne Zuckungen der Finger, Zehen und der Gesichtsmuskulatur; flache, unregelmäßige Atmung; höhere Herzfrequenz; Blutdruckanstieg; stärkere Durchblutung des männlichen Gliedes (Erektionen); erhöhte Weckschwelle. Mit dem Alter verkürzen sich hauptsächlich die Traumphasen, weit weniger jedoch der traumlose Schlaf. Während der REM-Phase träumt der Mensch; der Schlafende verfolgt mit den Augen, was er im Traum sieht. Auf diese Weise bildet der REM-Schlaf für das Triebsystem eine Art Sicherheitsventil, indem er ihm harmlose Entladungen erlaubt. Bei Traumentzug durch Verkürzung der REM-Phasen ist die Erholungsfunktion des natürlichen Schlafes geschmälert, und es kommt zu Antriebssteigerung, Übererregbarkeit und Aggressivität. Der Mensch benötigt beide Arten des Schlafes – orthodoxen Schlaf und Traumschlaf –, wobei Rhythmus und Dauer richtig aufeinander abgestimmt sein müssen. Ist dies nicht der Fall, können quälende → Schlafstörungen auftreten.

Schlafapnoe schlafbezogene Atmungsstörungen, die dadurch gekennzeichnet sind, dass je Stunde Schlafzeit mehr als 10 Atempausen mit einer Mindestdauer von 10 Sekunden auftreten. Das Leitsymptom ist starkes, unregelmäßiges → Schnarchen mit erhöhter Müdigkeit und Einschlafneigung am Tag. Weitere Anzeichen sind unruhiger Schlaf, morgendliche Abgeschlagenheit und Druckgefühl im Kopf, Nachlassen der geistigen Leistungsfähigkeit, eventuell Potenzstörungen sowie depressive Verstimmungen. Bei vielen Betroffenen liegt eine → Hypertonie (Bluthochdruck) vor. Schwere Schlafapnoe kann zu → Herzrhythmusstörungen, → Herzschwäche und anderen Kreislaufstörungen führen. Die Diagnose kann ambulant mittels eines tragbaren Aufzeichnungsgerätes gestellt werden.

Zur Behandlung wird in schweren Fällen mit einem speziellen Gerät, das den Nachtschlaf nicht stört, die »nasale Überdruckbeatmung« (CPAP, **C**ontinuous **P**ositive **A**irway **P**ressure) durchgeführt. Bei leichteren Atemstörungen sind allgemeine Verhaltensregeln ausreichend: Gewichtsabnahme bei Übergewicht, regelmäßige Schlafzeiten und kein Mittagsschlaf, kein Alkohol am Abend, Nikotinverbot, keine Schlaf- oder Beruhigungsmittel, frische Luft im Schlafzimmer, härtere Matratze und leichtere Zudecke.

Schlafkrankheit nur im tropischen Afrika vorkommende Infektionskrankheit, die durch Stechfliegen (Tsetsefliegen) übertragen und von so genannten Trypanosomen, die mit dem Stich der Fliegen in den menschlichen Körper gelangen, ausgelöst wird. Die Erkrankung entwickelt sich langsam und beginnt mit einer schmerzhaften, entzündlichen Schwellung an der Stichstelle. Die Erreger vermehren sich lokal, breiten sich nach einigen Wochen über die Blut- und Lymphgefäße aus und verursachen Fieber, Milz- und Lymphknotenschwellungen. Danach folgen Blutarmut, Müdigkeit, gelegentliche Temperatursteigerungen, Kopfschmerzen und Schwindel. Schließlich führt die Krankheit über Sprachstörungen und Krämpfe zu jenem Zustand anhaltender Bewusstlosigkeit, Schlafsucht und völliger körperlicher Erschöpfung, den man Lethargie nennt. Sofern keine Behandlung erfolgt, ist es dann nur noch eine Frage der Zeit, wann die Erkrankten von ihrem Leiden erlöst werden.

Die Schlafkrankheit ist heilbar geworden, seit gut wirksame chemische Substanzen (das erste entscheidende war »Germanin«) gefunden wurden. Allerdings ist die Behandlung schwierig. Zum einen haben die gegen Trypanosomen wirksamen Antiparasitenmittel zahlreiche, mitunter sogar tödliche Nebenwirkungen, zum anderen sind die Erreger gegen viele Medikamente unempfindlich geworden. Impfstoffe sind in der Erprobungsphase. In Gegenden, in denen die Schlafkrankheit häufig ist, versucht man, der übertragenden Tsetse-Fliegen Herr zu werden, meist jedoch mit mäßigem Erfolg. Bei Reisen in derartige Gebiete sollte auf jeden Fall eine individuelle vorbeugende Behandlung mit speziellen Medikamenten durchgeführt werden.

Schlafmittel (Hypnotika) den Schlaf fördernde Arzneimittel mit allgemein dämpfender Wirkung. Die früher weit verbreiteten Barbiturate (Barbitursäureabkömmlinge) werden wegen der großen Gefahr der Gewöhnung und Abhängigkeit kaum noch verwendet. Heute verschreiben die Ärzte vor allem → Tranquilizer zum kurzzeitigen Gebrauch. Bei deren Einnahme ist jedoch stets daran zu denken, dass sie auch noch am nächsten Morgen die Verkehrstüchtigkeit herabsetzen können.

Schlafstörungen Störungen des normalen, tiefen und erholsamen → Schlafes sind in den meisten Fällen ernst zu nehmende Krankheiten, von denen in Deutschland fast die Hälfte der Bevölkerung betroffen ist und für deren Entstehung grundsätzlich folgende 2 Mechanismen in Betracht kommen:

1. Änderung der spontanen Rhythmik der Schrittmacher im Zwischenhirn;

2. Störung des Gleichgewichts zwischen den in die Schrittmacher einlaufenden Erregungen und Hemmungen.

Ursächlich spielen seelische Konflikte, → Stress, funktionelle und organische Erkrankungen von Herz, Kreislauf, Atmungsorganen und Verdauungsorganen, → Schilddrüsenüberfunktion und Anfallsleiden wie die → Epilepsie eine wichtige Rolle.

Was jeder als Kind so gut konnte, nämlich abends nach dem Hinlegen sofort gleich tief einschlafen, haben viele Menschen im Erwachsenenalter mehr und mehr verlernt. Sie gehen mit der Angst ins Bett, vielleicht nicht einschlafen zu können oder bereits nach kurzem Schlaf wieder aufzuwachen, und diese Angst vor der Schlaflosigkeit – so sagen die Psychologen – ist deren wesentliche Wurzel.

Unter den Schlafstörungen haben die Durchschlafprobleme den Löwenanteil (27 Prozent), gefolgt von Einschlafstörungen (21 Prozent); aber auch Tages-Schläfrigkeit (15 Prozent), Schlafattacken (8 Prozent) und → Schnarchen sowie nächtliche Atemstillstände, die so genannte → Schlafapnoe (7 Prozent), spielen eine Rolle. Unter den Patienten sind auffallend viele junge Menschen, nämlich 25 Prozent der 16- bis 19-Jährigen. Die Beschwerden treten oft auf und halten lange an: Fast die Hälfte aller Betroffenen (40 Prozent) leiden beinahe jede Nacht unter Schlafbeschwerden, viele seit mehr als einem Jahr.

Bei der Behandlung der Schlaflosigkeit kommt es in erster Linie darauf an, die Angst davor zu überwinden. Man muss wieder lernen, einschlafen und durchschlafen zu können; und alle Mittel, die zur Behandlung der Schlaflosigkeit empfohlen werden, sollten in diesem Sinne aufgefasst werden: als Mittel, mit deren Hilfe man etwas lernt, bis man es wieder wie selbstverständlich auch ohne diese Mittel kann. Dazu kann man auch ruhig eine Zeitlang → Schlafmittel zu Hilfe nehmen – allerdings nicht in der Schwangerschaft! Es ist ratsam, die Dosis zunächst so hoch zu bemessen, dass sich der Schlaf mit Sicherheit einstellt, und diese Dosis dann – unter Beibehaltung aller sonstigen äußeren Umstände – langsam von Tag zu Tag zu vermindern, bis das Einschlafen schließlich wieder ganz ohne Schlafmittel gelingt.

Schlafsucht (Hypersomnie) über die normale Schlafzeit erheblich hinausgehendes Verlangen nach Schlaf. Dabei treten Bewusstseinsstörungen mit einem anhaltenden, unstillbaren Schlafbedürfnis und einer deutlich herabgesetzten geistigen Reaktionsfähigkeit auf. Andere typische Anzeichen sind Einschränkungen der Leistungsfähigkeit, Tagesschläfrigkeit, verlängerter Gesamtschlafdauer oder eine verlängerte Aufwachphase am Morgen. Als Ursachen kommen Vergiftungen, Tumoren, → Gehirnentzündung, → Depressionen und die → Narkolepsie in Betracht.

Schlaftherapie durch Medikamente oder elektrischen Strom künstlich herbeigeführter Schlaf, der zu Heilzwecken über Tage bis Wochen fortgeführt und nur für wichtige Verrichtungen (Mahlzeiten, Einlauf, Körperpflege) unterbrochen wird. Eine derartige Schlafkur wird hauptsächlich bei Erschöpfungszuständen körperlicher oder seelischer Art angewandt.

Schlafwandeln (Mondsüchtigkeit, Somnambulismus) aus dem Schlaf heraus auftretender, schlafähnlicher Zustand mit automatischen Handlungen des Betroffenen, an die dieser sich nach dem Erwachen nicht mehr erinnert. Gelegentlich wird der Schlafwandler nur durch bestimmte äußere Reize, so etwa durch das Licht des Mondes, das ins Schlafzimmer fällt, zum Aufstehen und Umhergehen getrieben. Dennoch konnte ein immer wieder behaupteter Zusammenhang mit bestimmten Mondphasen bisher nicht nachgewiesen werden. Der Schlafwandelnde sollte sanft in sein Bett zurückbegleitet und keinesfalls wach gerüttelt werden, weil dadurch Angst und Verwirrtheit ausgelöst werden können. Schutzvorrichtungen, die das Verlassen des Zimmers erschweren, sind in vielen Fällen sinnvoll. In schweren Fällen muss die Behandlung einem erfahrenen Nervenarzt überlassen werden.

Schlagader → Arterie.

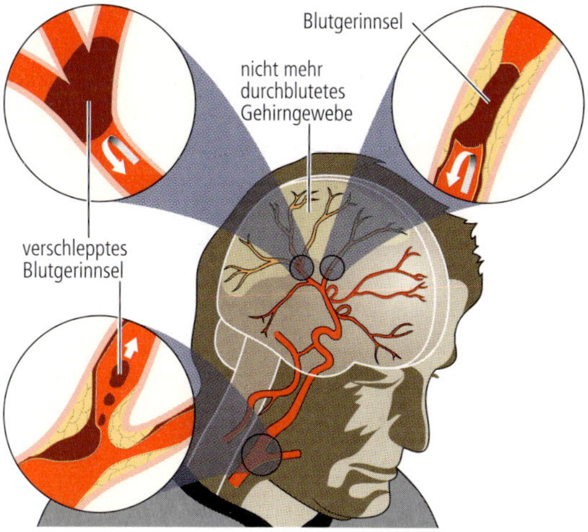

Der **Schlaganfall** entsteht meist dadurch, dass ein – im Gehirn entstandenes oder mit dem Blutstrom herbeigeführtes – Blutgerinnsel eine Gehirnarterie verstopft.

Schlaganfall (Apoplexie, Gehirnschlag) Gehirnschädigung infolge plötzlicher Unterbrechung der Blutzufuhr. Der Schlaganfall ist nach den Herz-Kreislauf-Erkrankungen – vor allem dem → Herzinfarkt – und → Krebs die dritthäufigste Todesursache in den Industrienationen. In Deutschland werden jährlich rund 200 000 Menschen von einem Schlaganfall betroffen. Das Risiko steigt mit dem Lebensalter: So erleiden bei den 60–70-Jährigen 400 von 100 000 Menschen einen Schlaganfall, während es bei den über 75-Jährigen bereits dreimal so viele sind. Jeder 5. Patient verstirbt unmittelbar; etwa drei Viertel der Betroffenen behalten Folgeschäden, und zwar vor allem Lähmungen und Sprachstörungen, zurück. Jeder 3. Patient bleibt schwer behindert, und gerade bei älteren Menschen bahnt der Schlaganfall nicht selten den Weg in die Pflegebedürftigkeit mit all ihren Konsequenzen für den Kranken selbst wie auch für seine Angehörigen.

Die Unterbrechung der Blutzufuhr kann grundsätzlich 2 verschiedene Ursachen haben:

1. In etwa 85 Prozent der Fälle handelt es sich um den Gefäßverschluss einer Gehirnarterie durch eine örtliche → Thrombose (wobei das betroffene Blutgefäß meist eine → Arteriosklerose aufweist) oder durch eine → Embolie, d. h. durch ein mit dem Blutstrom herbeigeführtes Gerinnsel.

2. In den restlichen 15 Prozent der Fälle ist eine Hirnblutung durch ein geplatztes Gefäß schuld, wodurch der von diesem Gefäß abhängige Gehirnbereich nicht mehr mit Blut versorgt wird. Hauptrisikofaktor hierfür ist die → Hypertonie (Bluthochdruck), weitere Ursachen sind die Arteriosklerose der Hirngefäße, ein → Aneurysma (sackartige Ausbuchtung) eines Hirngefäßes oder die medikamentöse Behandlung mit Gerinnungshemmern (→ Antikoagulanzien).

Man kann verschiedene Schweregrade des Schlaganfalls unterscheiden:

♦ Im ***Stadium I*** kann eine Verengung oder sogar der Verschluss einer Gehirnarterie vorliegen, ohne dass irgendwelche Symptome auftreten. Wenn bei einer Untersuchung zufällig ein solcher Befund erhoben wird, kann durch eine Operation das Hindernis eventuell beseitigt werden.

♦ Das ***Stadium II*** ist durch eine rasch vorübergehende Durchblutungsstörung des Gehirns (***transitorische ischämische Attacke = TIA***) gekennzeichnet: Dabei kommt es zu 2–15 Minuten anhaltenden, sich spätestens aber innerhalb von 24 Stunden zurückbildenden neurologischen Ausfallserscheinungen wie flüchtige Blindheit, Halbseitenschwäche mit oder ohne Gefühlsausfall, Sprach- und Schluckstörung sowie Sturzanfälle ohne Bewusstseinsstörung.

Da 35 Prozent der Patienten mit einer TIA innerhalb von 5 Jahren einen Schlaganfall mit bleibenden Ausfällen erleiden, ist die TIA als überaus ernstes Warnzeichen aufzufassen, das unbedingt Anlass zu einer gründlichen internistischen und neurologischen Untersuchung sein sollte. Dabei können möglicherweise operativ behebbare Gefäßveränderungen oder außerhalb des Gehirns liegende Ursachen (z. B. → Herzrhythmusstörungen) entdeckt und entsprechend behandelt werden. Wenn sich die neurologische Symptomatik zwar vollständig, aber langsamer zurückbildet, spricht man von einem ***prolongierten reversiblen ischämischen neurologischen Defizit (PRIND)***.

♦ Das ***Stadium III*** ist der frische vollständige Hirninfarkt mit den 3 Möglichkeiten einer kompletten, teilweisen oder gar keiner Wiederherstellung. Dabei ist der typische Schlaganfall durch eine plötzliche, im Schlaf oder aus vollem Wohlbefinden heraus auftretende Halbseitenlähmung charakterisiert, wobei dem Anfall manchmal Kopfschmerzen und Unwohlsein vorausgehen. Die Lähmung kann eine ganze Körperhälfte oder nur Gesicht und einen Arm oder nur ein Bein, oft verbunden mit einer Gefühlsstörung, betreffen. Eine Bewusstseinsstörung kann, muss aber nicht vorliegen; das gleiche gilt für Sprachstörungen und herabhängenden Mundwinkel. Die anfangs schlaffen Lähmungen gehen später in spastische (krampfartige) über. Auch Übelkeit, Erbrechen und Krämpfe können auftreten.

♦ Das ***Stadium IV*** umfasst den Endzustand nach Schlaganfall mit neurologischen Symptomen über die 4. Woche hinaus. Da sich die Bewegungsnerven, die vom Gehirn zum Rückenmark führen, im verlängerten Mark kreuzen, kommt es bei Blutung in der linken Gehirnhälfte zu Lähmungen der rechten Körperhälfte und umgekehrt.

Typische Symptome, die auf einen Schlaganfall hindeuten, sind:

- ♦ plötzliche Schwäche oder Gefühlsstörungen einer Körperseite, besonders des Gesichts oder Arms;
- ♦ halbseitige Lähmungserscheinungen (vollständig oder teilweise);
- ♦ einseitig herabhängender Mundwinkel;
- ♦ plötzlicher Verlust der Sprechfähigkeit oder Schwierigkeiten, Gesprochenes zu verstehen;
- ♦ plötzliche Sehstörungen, oft nur auf einem Auge;
- ♦ vorübergehendes Sehen von Doppelbildern;
- ♦ plötzlich einsetzender Schwindel mit Gangunsicherheit;
- ♦ einmalig und plötzlich auftretende, sehr heftige Kopfschmerzen.

Für den Schlaganfall sind folgende → Risikofaktoren ermittelt worden:

- ♦ → Hypertonie (Bluthochdruck);
- ♦ → koronare Herzkrankheit;
- ♦ → Zuckerkrankheit;
- ♦ → Fettsucht bzw. starkes Übergewicht;
- ♦ Rauchen;
- ♦ Bewegungsmangel;
- ♦ übermäßiger Alkoholkonsum.

Zur Vorbeugung eines Schlaganfalls gehören:

- ♦ die sofortige Behandlung einer transitorischen ischämischen Attacke;
- ♦ die Bekämpfung bzw. Abstellung der Risikofaktoren;
- ♦ die Stabilisierung von Herz und Kreislauf, insbesondere die Behandlung eines Bluthochdrucks. Man geht heute davon aus, dass sich durch eine effektive Behandlung des Hochdrucks das Schlaganfallrisiko um etwa 40 Prozent (!) reduzieren ließe;
- ♦ ggf. die Verbesserung der Fließeigenschaften des Blutes durch → Antikoagulanzien.

Behandlung: So schnell wie möglich muss der Kranke in ein Krankenhaus gebracht werden, günstigstenfalls in eines mit einer Spezialbteilung für Schlaganfall-Patienten (»Stroke-Unit«). Man weiß heute, dass es in einem derartig ausgerüsteten Notfallzentrum innerhalb der ersten 3 bis maximal 6 Stunden nach einem Schlaganfall möglich ist, ein Blutgerinnsel wieder aufzulösen und damit die Durchblutung wiederherzustellen. Deshalb sollte man, anstatt zuerst den Hausarzt aufzusuchen, sofort einen Rettungswagen rufen! Nach der Akutbehandlung ist die wichtigste Maßnahme die korrekte Einstellung von Blutdruck und Stoffwechsel; außerdem müssen Kreislauf und Atmung überwacht werden. Bei Hirnblutungen kann möglicherweise eine neurochirurgische Operation die Situation des Betroffenen verbessern. Zusätzlich wird nach einem Gefäßverschluss meist eine Langzeitbehandlung mit Medikamenten eingeleitet, die die Blutfließeigenschaften verbessern. Anschließend wird zur Unterstützung der natürlichen Heilungsvorgänge und zur Verhinderung von schweren Folgeschäden ein umfangreiches Rehabilitationsprogramm aufgestellt. Es soll helfen, den Betroffenen optimal zu fördern, seine Möglichkeiten zu aktivieren und ihm Hilfestellung beim möglichst selbstständigen Verrichten von Tätigkeiten zu geben.

Schlangenbiss → giftige Tiere.

Schleim zähflüssige Absonderung besonderer Zellen der → Schleimhäute, die als Schutz sowie zum Feuchthalten und Schlüpfrigmachen (z. B. der Därme oder der Bronchien) dient.

Schleimbeutel (Bursa synovialis) mit Gelenkschmiere (Synovia) gefüllte kleine Säcke innerhalb des Bindegewebes in der Umgebung von Gelenken sowie vor allem an Stellen, wo Sehnen über Knochen gleiten. Schleimbeutel haben die Aufgabe, die Reibung zwischen Haut, Sehnen, Gelenkkapseln und Knochen (z. B. Ellenbogen, Kniescheibe) zu mildern. Durch Überlastung können sie anschwellen und sich entzünden; → Schleimbeutelentzündung.

Schleimbeutelentzündung (Bursitis) Entzündung der als dämpfende Polster wirkenden Schleimbeutel in Gelenknähe.

1. *akute eitrige Schleimbeutelentzündung:* Sie entsteht als Folge einer Infektion eines bereits chronisch gereizten Schleimbeutels. Typische Anzeichen sind Schwellung, Rötung, Überwärmung und Schmerzen. Die Behandlung besteht in Ruhigstellung des betroffenen Gelenks und damit auch der umgebenden Schleimbeutel, in feuchten Verbänden sowie dem Einsatz von → Antibiotika. Nach Abklingen der Entzündungserscheinungen sollte der betroffene Schleimbeutel operativ entfernt werden.

2. *Schleimbeutelentzündung nach stumpfer Gewalteinwirkung:* Dabei kommt es zur Blutung in das Innere des Schleimbeutels hinein, was zu einer schmerzhaften Anschwellung mit Wellenbewegung bei der Betastung (Fluktuation) führt. Zur Behandlung sind Punktion, Druckverband und Ruhigstellung auf einer Schiene erforderlich. Nach Abklingen der Reizerscheinungen muss der Schleimbeutel operativ entfernt werden.

3. *chronische Schleimbeutelentzündung:* Sie ist meist

die Folge einer chronischen Überlastung oder Reizung des Schleimbeutels – vor allem an Ellenbogen und Kniegelenk – durch Beruf oder Sport. Durch Ausfällen von → Fibrin (Blutfaserstoff) bilden sich im Schleimbeutel so genannte »Reiskörner«; gleichzeitig verdickt sich dessen Wand. Symptome sind Schwellung, Schmerzen und mehr oder weniger ausgeprägte Bewegungsbehinderungen. Die Behandlung besteht bei stärkerem Erguss in der Punktion, ansonsten in Ruhigstellung und der Anwendung feuchter Umschläge. Eine endgültige Heilung ist jedoch nur nach Entfernung des Schleimbeutels zu erwarten.

Schleimhaut aus Bindegewebe und einer Deckzellschicht mit zahlreichen Schleimzellen bestehende Auskleidung der Innenräume des Körpers. Schleimhäute findet man in Atemwegen, Verdauungsapparat sowie Harn- und Geschlechtsorganen. In den einzelnen Organen sondern sie bisweilen ein spezielles Sekret ab oder nehmen bestimmte Stoffe – Nahrungsstoffe, Medikamente, Gifte – auf.

Schleimhautpolypen → Polypen.

Schleim lösende Mittel (Expektoranzien) → Hustenmittel.

Schleudertrauma (Peitschenschlagverletzung) Verletzung der Halswirbelsäule durch schnelles Zurück- und Vorschleudern von Kopf und Rumpf bei Auffahrunfällen. Die extreme Streckung und nachfolgende Beugung der Halswirbelsäule kann zur Zerrung von Nerven und Gefäßen, in schlimmen Fällen sogar zu Wirbelverstauchungen und -brüchen führen. Je nach Schwere der Verletzung entstehen folgende Beschwerden: Nackenschmerz, Bewegungsschmerz, eventuell Schmerzausstrahlung in den Kopf, Muskelverspannung bzw. Schwindel, Übelkeit, Gefühlsstörungen, Haltlosigkeit des Kopfes und manchmal auch Schluckbeschwerden. Die teils sehr heftigen Schmerzen können sofort, in leichteren Fällen aber auch erst nach Stunden auftreten. Nach einer Röntgenaufnahme zur Feststellung eventueller Verrenkungen oder Brüche ist die Ruhigstellung durch eine »Halskrawatte« für 2–6 Wochen erforderlich. Zur Vorbeugung vor einem Schleudertrauma ist es neben dem Anlegen des Sicherheitsgurtes vor allem wichtig, die Kopfstützen im Auto hoch genug einzustellen!

Schlottergelenk → Wackelgelenk.

Schluckauf (Singultus) plötzliches, schnappendes Einatmen, das durch eine krampfartige, stoßweise Zusammenziehung des Zwerchfells entsteht. Ursache ist eine Reizung des Zwerchfellnervs; der mit dem Schluckauf verbundene Ton kommt als Folge des ruckartigen Einziehens der Luft durch die verkrampfte Stimmritze zu Stande. Meist beschränkt sich der Schluckauf auf wenige Anfälle. Hören diese nicht von selbst auf, so hilft oft das alte Hausmittel, kaltes Wasser zu trinken oder einen Löffel Zucker zu essen, manchmal auch der Rat, die Nase zuzuhalten. Wer sich anatomisch gut auskennt, kann den Schluckauf auch dadurch beseitigen, dass er von außen auf den verursachenden Zwerchfellnerv drückt, der relativ oberflächlich den Hals hinab zum Zwerchfell zieht.
Ständiger Schluckauf kann allerdings auch ein ernst zu nehmendes Krankheitszeichen im Zusammenhang mit Magen-Darm-Erkrankungen, → Bauchfellentzündung, → Gehirngeschwülsten, → Gehirnentzündung, → Hirnhautentzündung oder → Epilepsie sein.

Schluckstörungen (Dysphagie) Das Gefühl, dass einem der Bissen im Hals stecken bleibt, ist das wichtigste Symptom einer Speiseröhrenerkrankung. Als Ursachen kommen Entzündungen (→ Refluxösophagitis, Pilzerkrankung, Verätzungen), Tumoren (→ Speiseröhrenkrebs, Mageneingangskrebs), Bewegungsstörungen (→ Achalasie), Verlegung der Speiseröhre durch Fremdkörper oder große Bissen sowie angeborene Missbildungen in Betracht. Seltener sind Schluckbeschwerden, bei denen Schwierigkeiten bestehen, Nahrungsbrocken aus Mund und Rachen in die Speiseröhre zu befördern. Bei dieser Form sind als mögliche Ursachen Erkrankungen mit Schädigung des Zentralnervensystems (→ Botulismus, → Diphtherie), → Muskelerkrankungen und → Basedow-Krankheit in Betracht zu ziehen. Auch für das → Plummer-Vinson-Syndrom sind – durch Eisenmangel bedingte – Schluckstörungen charakteristisch. In jedem Fall handelt es sich um ein ernst zu nehmendes Symptom, dessen Ursache unbedingt abgeklärt werden muss.
Das auf seelischen Einflüssen beruhende und bei vielen Menschen in Stresssituationen auftretende Gefühl, »einen Kloß im Hals« zu haben, bezeichnet man als → Globus-Symptom.

Schluckimpfung Form der → Impfung, bei der der Impfstoff nicht eingespritzt, sondern geschluckt wird. Die Schluckimpfung spielte in der Vergangenheit in Form der Sabin-Impfung vor allem bei der Verhütung der → spinalen Kinderlähmung (Poliomyelitis) eine wichtige Rolle, ist heute jedoch durch die Impfung mittels Spritze abgelöst worden.

Schlund → Rachen.

Schlupfwarzen → Hohlwarzen.

Schlüsselbein (Clavicula) paariger Knochen zwischen Schulterblatt und oberem Anteil des Brustbeins.

Schlüsselbeinbruch häufig vorkommender Bruch des Schlüsselbeins durch Sturz auf den ausgestreckten Arm. Er bedingt eine Schonhaltung des Armes (der nicht mehr aktiv gehoben werden kann) und führt zudem zu Schmerzen bei

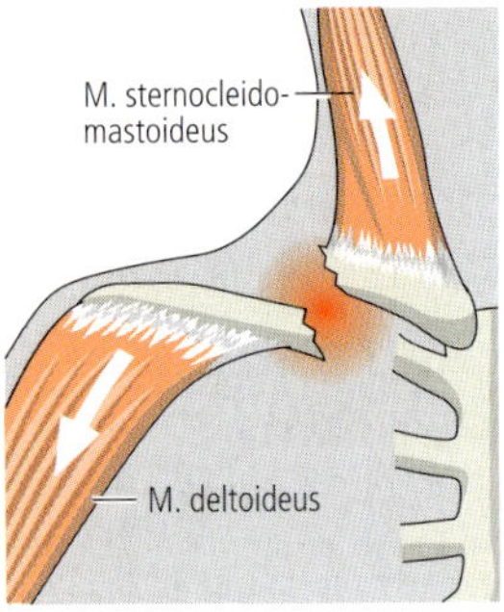

Schlüsselbeinbruch Typische Verschiebung der Bruchenden durch Muskelzug. M. sternocleidomastoideus = Kopfwender; M deltoideus = dreieckiger Schultermuskel.

Bewegungsversuchen, zur Schwellung über der Bruchstelle und eventuell zu hörbarem Knochenreiben (Krepitation). Durch den Zug der Muskulatur wird das mittlere Bruchstück nach oben und das äußere nach unten gezogen. Der Nachweis erfolgt durch eine Röntgenaufnahme.

Behandlung: Nach Einrichtung des Bruches wird für 3–4 Wochen ein Rucksackverband angelegt; anschließend sind wöchentliche Röntgenkontrollen und regelmäßiges Nachziehen der Rückenschlaufe wichtig. Eine operative Versorgung ist nur bei offenen Schlüsselbeinbrüchen erforderlich.

Schlüsselloch-Chirurgie umgangssprachliche Bezeichnung für → endoskopische Operationsverfahren.

Schmarotzer → Parasiten.

Schmerz Der Schmerz ist ein körperlich-seelisches Phänomen, das von bewussten Empfindungen ohne stärkeren Affekt über unangenehme Gefühle mit seelischer Beteiligung bis zu überaus quälenden Erlebnissen reicht. Er ist Teil eines umfassenden Systems, durch das der Organismus vor drohenden Schädigungen gewarnt und geschützt werden soll. Auslöser sind äußere Einflüsse (Druck, Wärme, Kälte, Elektrizität, Chemikalien usw.), die auf die Körperperipherie auftreffen, sowie innere Reize, die von den tiefen Geweben und Eingeweiden ausgehen. Diese Reize werden von freien Nervenendigungen aufgenommen und in elektrische Impulse umgewandelt, die in Nervenfasern zum → Rückenmark und in diesem aufwärts zum Gehirn geleitet werden. Für das eigentliche Zustandekommen des Schmerzerlebnisses sowie für Wertung und Speicherung der Schmerzerfahrungen (Schmerzgedächtnis) ist die Großhirnrinde verantwortlich.

Von ***übertragenem Schmerz*** spricht man, wenn Eingeweideschmerzen in Hautbereiche projiziert werden. So strahlen Herzschmerzen häufig in den linken Arm aus, und eine Gallenkolik macht sich oft im rechten Schulterbereich bemerkbar.

Die ***Kausalgie*** ist ein quälender, brennender Schmerz als Folge einer mechanischen Nervenverletzung (Druck, Schlag, Schuss). Beim → ***Phantomschmerz*** werden Schmerzen in amputierte Körperteile hineinverlegt. Besonders üble Schmerzen sind die → ***Koliken:*** Sie entstehen aufgrund krampfartiger Bewegungen der Muskulatur innerer Organe, und zwar fast immer dadurch, dass der Innenraum eines Hohlorgans eingeengt oder verschlossen wird.

In der Regel führt der Schmerz zu weiteren Veränderungen des Organismus, unter anderem zu örtlichen Gewebsreaktionen bis hin zur Entzündung; zum Muskelhartspann, zu Abwehrreflexen, zur Beschleunigung von Atmung und Herztätigkeit sowie zu Schweißausbrüchen und mehr oder minder starker Angst.

schmerzstillende Mittel → Analgetika.

Schmerzbehandlung Die moderne Schmerztherapie basiert auf der Erkenntnis, dass eine konsequente, möglichst frühzeitig einsetzende Behandlung nicht nur den Betroffenen unnötiges Leid erspart, sondern auch schmerzverstärkende Wechselwirkungen verhindert. Voraussetzung ist eine exakte Analyse des → Schmerzes, vor allem seiner genauen Ursache. Nur wenn eine ursächliche Therapie nicht möglich ist oder nicht den gewünschten Erfolg hat, muss der Arzt die Schmerzen durch Arzneimittel (→ Analgetika) lindern. Patienten mit chronischen Krebs-, Kopf-, Nerven- oder Rheu-

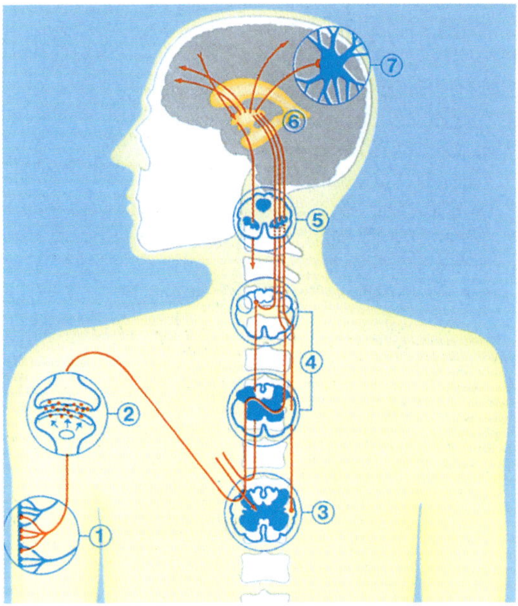

Schmerzbahn: **1** freie Nervenendigungen (Empfangsstellen des Schmerzreizes); **2** Übertragung des Schmerzreizes von einer Nervenzelle zur anderen; **3, 4** Nervenbahnen im Rückenmark; **5** Stammhirn; **6** Zwischenhirn; **7** Großhirn (bewusstes Schmerzerlebnis).

maschmerzen bedürfen einer kontinuierlichen Behandlung, bei der die entsprechenden Medikamente nach einem festen Plan eingenommen werden müssen. Können die Schmerzen in schlimmen Fällen mit den herkömmlichen Präparaten nicht beherrscht werden, so bleibt nichts anderes übrig, als zunächst schwache und schließlich starke → Betäubungsmittel einzusetzen. Werden diese als Tabletten oder Zäpfchen verabreicht, besteht keine Suchtgefahr.

Die neueste Entwicklung sind Pumpensysteme, die unter die Haut eingepflanzt werden und das Schmerzmittel entweder kontinuierlich oder nur bei Bedarf abgeben.

Hand in Hand mit der medikamentösen Behandlung müssen weitere Therapiemaßnahmen gehen: Entspannungstechniken (→ autogenes Training, → Biofeedback), → Verhaltenstherapie, → Hypnose, → Akupunktur usw. Auch mit Hilfe der → Lokalanästhesie (örtliche Betäubung) lässt sich eine differenzierte Schmerzbehandlung betreiben, da mit der Ausschaltung des Reizes nicht nur eine Schmerzbekämpfung, sondern manchmal sogar eine Heilung des Krankheitsprozesses erfolgt (→ Neuraltherapie). Schließlich kann man Schmerzen auch mit Maßnahmen der → physikalischen Therapie (Wärme, Bäder, Massage, Elektrizität usw.) oder durch → Psychotherapie und Heilschlaf bekämpfen. Eine operative Therapie kommt nur in Betracht, wenn bei organisch bedingten Schmerzen all die angeführten Mittel und Methoden ausgeschöpft sind, ohne zum Erfolg zu führen.

Schmetterlingsflechte umgangssprachliche Bezeichnung für den → Erythematodes.

Schmierblutung (Spotting) einige Tage vor oder nach der → Menstruation auftretende schwache Blutung aus der Gebärmutter. Als Ursachen kommen Veränderungen im Zusammenhang mit der → Empfängnisverhütung (→ Intrauterinpessar, → Anti-Baby-Pille), eine → Eileiterschwangerschaft oder eine → Gebärmutterentzündung in Frage. Auch bei einer normal verlaufenden Schwangerschaft kann es gelegentlich zu Schmierblutungen kommen. Auf jeden Fall muss umgehend ein Frauenarzt aufgesucht werden, der die entsprechende Diagnose stellt und eine eventuell notwendige Behandlung einleitet; → Menstruationsstörungen.

Schnarchen während des Schlafs auftretendes Atemgeräusch, das beim Atmen durch den geöffneten Mund entsteht, wenn das schlaff herabhängende Gaumensegel in Schwingungen gerät. Schnarchen ist in der Regel harmlos, kann jedoch auch auf eine behinderte Nasenatmung hindeuten, woran bei Kindern oft → adenoide Vegetationen, so genannte »Polypen«, schuld sind. Allerdings können aufgrund des Schnarchens längere Atempausen auftreten, die einen gefährlichen Sauerstoffmangel (→ Schlafapnoe) nach sich ziehen. Um das Schnarchen zu beheben, ist es notwendig, dafür zu sorgen, dass der Betreffende während des Schlafes den Mund geschlossen hält, was jedoch alles andere als einfach ist. Da Schnarchen durch Schlafen in Rückenlage begünstigt wird, sollten Schnarcher auf der Seite schlafen.

Schneeblindheit akute Entzündung der Binde- und Hornhaut des Auges durch Einwirkung ultravioletter Strahlen (Höhensonne, Quarzlampe, Schweißapparat, Bogenlampen). Die Bezeichnung »Schneeblindheit« ist darauf zurückzuführen, dass dieser Blendungsschaden ursprünglich fast nur nach Wanderungen auf verschneiten Gletschern beobachtet wurde. Die Entzündung heilt gewöhnlich innerhalb von 1–2 Tagen ab. Zur Vorbeugung sollten bei jedem Aufenthalt im Einwirkungsbereich von UV-Licht dunkle Schutzbrillen getragen werden.

schnellender Finger ruckartige Schnappbewegung beim Beugen oder Strecken eines Fingers. Ursache ist eine Verengung oder knötchenartige Verdickung der Sehnenscheiden der Fingerbeuger. In fortgeschrittenen Fällen treten dabei so starke Schmerzen auf, dass der Finger nicht mehr bewegt werden kann. Die Behandlung besteht in der operativen Spaltung der Sehnenscheide.

Schnittentbindung → Kaiserschnitt.

Schnupfen (Rhinitis) Entzündung der Nasenschleimhaut mit wässriger bis schleimiger Absonderung, Behinderung der Nasenatmung und Niesreiz. Man muss den akuten Schnupfen, dessen Ursache eine Infektion mit bestimmten Virenarten ist, vom chronischen Schnupfen unterscheiden, der durch ständige Reiz- und Entzündungszustände der Nase mit Schleimhautschwellung und Behinderung der Nasenatmung gekennzeichnet ist. Für diese chronische Schnupfenform gibt es eine ganze Reihe von auslösenden Faktoren: Fremdkörper in der Nase, ständige Irritationen durch chemische Substanzen, Geschwülste, aber auch hormonelle Störungen.

In der Regel beginnt der Schnupfen mit lästigem, durch die Schwellung der Rachenmandel ausgelöstem Kratzen im Hals; dann entzündet sich die Schleimhaut der Nase und beginnt, mehr Schleim als sonst abzusondern. Dieser Schleim ist zuerst wässrig und wird später schleimig oder sogar schleimig-eitrig. Durch Schwellung der Nasenschleimhaut entsteht die verstopfte Nase. Wenn sich auch die Schleimhaut der Kieferhöhlen und der Stirnhöhle an der Entzündung beteiligt, macht sich das durch ein Gefühl des Benommenseins im ganzen Kopf bemerkbar.

Zur Behandlung wirken am besten abschwellende Nasentropfen bzw. -sprays, die jedoch wegen der Gefahr dauerhafter Nasenschleimhautveränderungen nur wenige Tage angewendet werden dürfen. Inhalationen und Rotlichtbestrahlungen sowie einige Verfahren der → Naturheilkunde lindern die Beschwerden zusätzlich. → Antibiotika sind beim banalen Schnupfen wirkungslos und nur angezeigt, wenn im Nasen- und Rachenabstrich krank machende Bakterien gefunden werden. Gegen Schnupfen gibt es keine Schutzimpfung. Letzten Endes ist der Schnupfen noch immer eine unbesiegte Krankheit!

Schock Als Schock bezeichnet man – unabhängig von der auslösenden Ursache – einen allgemeinen Kreislaufzusammenbruch mit einer bedrohlichen Herabsetzung der die einzelnen Organe ernährenden Durchblutung. Als Folge des dadurch bedingten Sauerstoffmangels im Gewebe werden die Zellfunktionen erheblich gestört. Dabei wird zwangsläufig auch das Gehirn nicht mehr ausreichend mit Blut und Sauerstoff versorgt, was eine Gegensteuerung des Körpers auslöst: die sogenannte ***Zentralisation***. Dabei wird Blut aus den peripheren Gebieten (Gliedmaßen, Haut) abgezogen und vermehrt der primär lebenswichtigen Durchblutung von Herz und Gehirn zugeleitet. Doch diese Gegensteuerung des Körpers gelingt je nach auslösender Ursache des Schocks nur in begrenztem Ausmaß und für begrenzte Zeit; danach bricht der Kreislauf, wenn nicht sofort energische Maßnahmen eingeleitet werden, vollkommen zusammen. Begünstigt wird die Schockreaktion durch Überanstrengung, Übermüdung, Hitze mit Schwitzen und Durst, Kälte, schlechten Ernährungszustand und Hunger. Der Schock ist heute noch immer durch eine hohe Sterblichkeit und durch Organversagen (Nieren, Lunge) geprägt. Die auslösenden Ursachen führen zu einer massiven Reaktion des → sympathischen Nervensystems, die sich in folgenden charakteristischen Symptomen zeigt:

- ♦ schneller, kaum tastbarer (»fadenförmiger«) Puls (über 100 Schläge pro Minute);
- ♦ Abfall des systolischen → Blutdrucks unter 100 mm Hg;
- ♦ beschleunigte Atmung;
- ♦ feuchtkalte, blasse Haut;
- ♦ starker Durst;
- ♦ verminderte Harnausscheidung;
- ♦ unter Umständen Bewusstseinstrübung und Verwirrtheit.

Meist entwickelt sich der Schock allmählich. Wenn sich die Pupillen weiten und der Puls nicht mehr tastbar ist, besteht unmittelbare Lebensgefahr. Nach den Ursachen bzw. Erscheinungsbildern kann man verschiedene Formen unterscheiden, von denen die ersten 3 weitaus am häufigsten vorkommen:

♦ ***Volumenmangelschock*** (hypovolämischer Schock): Er entsteht infolge eines akuten Blutverlustes durch Unfall, Verletzungen, Operation, Gefäßzerreißung, Magen-Darm-Blutung, Eileiterschwangerschaft und ähnliches bzw. aufgrund erheblichen Wasser- und Elektrolytverlustes (Verbrennungen, starkes Erbrechen, heftige Durchfälle, → Ileus (Darmverschluss), Bauchfellentzündung usw.).

♦ ***kardiogener Schock*** (Herz-Kreislauf-Schock): Hier führt eine unzureichende Herzleistung – zum Beispiel nach einem → Herzinfarkt oder aufgrund von → Herzrhythmusstörungen – zur Minderdurchblutung und damit zum Schock. Der kardiogene Schock entsteht nur selten aus heiterem Himmel; meist gehen eindeutige Herzbeschwerden voraus: Der aufrecht sitzende Patient mit blassbläulicher Gesichtsfarbe ringt nach Luft; die Venen am Hals sind stark gefüllt; der Puls ist unregelmäßig.

♦ ***septischer Schock:*** Er kann nach Operationen, → Fehlgeburt, Harninfekten usw. durch Überschwemmung des Organismus mit von Bakterien abgegebenen Giftstoffen auftreten. Die gesund und rosig aussehenden Kranken haben eine trockene und warme Haut. Auffällig sind nur die beschleunigte Atmung und das hohe Fieber; später treten Haut- und Schleimhautblutungen sowie Bewusstseinsstörungen hinzu.

♦ ***anaphylaktischer Schock*** (allergischer Schock): Er kann bei Überempfindlichkeit gegen fremdes Eiweiß (Seruminjektion, Insektenstiche) und Medikamente durch eine allergisch bedingte Antigen-Antikörper-Reaktion auftreten.

♦ ***neurogener Schock*** (Schock durch zentralnervöse Fehlsteuerung): Er beruht auf einer Störung der Gefäßnerven-

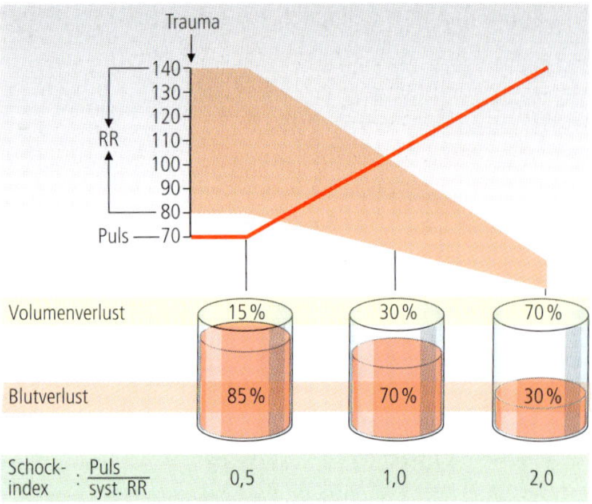

Schockindex: gegenläufiges Verhalten von Puls und Blutdruck, nur gültig für die Altersgruppe 20–60 Jahre (RR = Blutdruck).

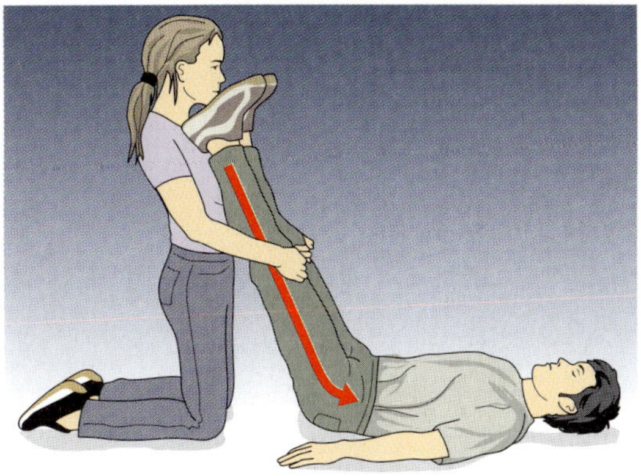

Schockbekämpfung durch Hochlagern der Beine.

funktion bei starken Schmerzzuständen, Schädel- und Rückenmarksverletzungen oder Vergiftungen.

♦ ***endokriner Schock*** (hormonell bedingter Schock): Diese Schockform kann bei krisenhaften Zuständen verschiedener Hormonkrankheiten auftreten: unter anderem bei der → Addison-Krankheit, der → Basedow-Krankheit und der → Zuckerkrankheit.

Behandlung: Beim geringsten Verdacht auf einen Schock ist die Einweisung in ein Krankenhaus notwendig. Je früher die Therapie einsetzt, desto besser sind die Heilungsaussichten, wobei die Prognose natürlich entscheidend von der Grundkrankheit abhängt.

Erste Hilfe: Am wichtigsten ist die Blutstillung, sonst bleiben alle weiteren Maßnahmen erfolglos. Danach soll der Patient in die so genannte Schocklage (Kopf tief, Beine hoch) gebracht werden, in der der Blutrückstrom zum Herzen und damit die gesamte Blutversorgung des Organismus unterstützt wird. Durch Einwickeln in Decken ist der Patient vor Wärmeverlust zu schützen, jedoch sollte keine zusätzliche Wärmezufuhr durch Heizkissen und dergleichen erfolgen. Wichtig ist zudem die allgemeine Betreuung bis zum Eintreffen des Arztes bzw. Krankenwagens durch beruhigenden Zuspruch und ggf. Ablenkung.

Der so genannte → Nervenschock – er wird landläufig oft auch nur als Schock bezeichnet – hat mit den hier besprochenen Schockformen nichts zu tun; er stellt vielmehr eine seelische Reaktion auf Schreckerlebnisse (Erregungszustand, Weinen, Verstörtheit, Apathie oder Toben usw.) dar.

Schockbehandlung unklarer Begriff, mit dem einerseits die Behandlung des → Schocks, andererseits aber auch die Elektroschocktherapie (→ Elektrotherapie) bezeichnet wird.

Schöllkraut Heilpflanze, deren Kraut und Wurzeln in der Medizin verwendet werden. Der gelborange Milchsaft enthält ca. 20 → Alkaloide, die schmerzdämpfend, beruhigend und auf die glatte Muskulatur entkrampfend wirken. In Form von Aufgüssen oder Trockenextrakten verwendet man Schöllkraut bei Appetitlosigkeit und krampfartigen Beschwerden des Magen-Darm-Traktes. Zudem ist es ein häufiger Bestandteil von Tees gegen Leber- und Gallenerkrankungen. Nebenwirkungen sind bei bestimmungsgemäßem Gebrauch nicht zu befürchten.

Schönheitsoperation operativer Eingriff, der der Beseitigung bzw. Verbesserung kosmetisch störender Körpermerkmale dient. Diese sind oft altersbedingt, können jedoch auch Resultat einer Verletzung sein; → kosmetische Chirurgie.

Schonkost den Organismus nur gering belastende, aber dennoch vollwertige, d. h. sämtliche notwendigen Bestandteile enthaltende Nahrung zur Unterstützung der Behandlung von Stoffwechselkrankheiten wie → Gicht, → Zuckerkrankheit und verschiedenen → Fettstoffwechselstörungen, aber auch zur Unterstützung der Therapie von → Arthritis, → Rheuma und diversen Herz-Kreislauf-Erkrankungen.

Schreibkrampf Der Schreibkrampf gehört – wie der »Pianistenkrampf« oder der »Melkerkrampf« – zu den so genannten Beschäftigungsneurosen. (→ Neurosen). Er äußert sich in Form von Zuckungen in Arm und Fingern, in starkem Zittern der rechten Hand oder in einem lähmungsartigen, oft mit Schmerzen verbundenen Ermüdungsgefühl im rechten Arm. Zur Behandlung ist es meist notwendig, für längere Zeit mit dem Schreiben auszusetzen. Außerdem ist es natürlich notwendig, die dem Schreibkrampf zu Grunde liegende neurotische Störung – beispielsweise mit Hilfe der → Psychotherapie – zu beseitigen.

Schreikrämpfe → Affektkrämpfe.

Schröpfen traditionelles, nicht mehr zeitgemäßes Heilverfahren zur Behandlung rheumatischer Beschwerden, Kopfschmerzen, Schwindel, Juckreiz und verschiedener anderer Leiden durch Absaugen von Blut und Lymphe aus der Haut. Dabei unterscheidet man 2 Verfahren:

1. Beim unblutigen Schröpfen wird eine Glasglocke, nachdem in ihr die Luft durch eine Flamme verdünnt wurde, auf die zu behandelnde Hautstelle aufgesetzt; dadurch wird das Blut in die Haut hineingesogen.

2. Beim blutigen Schröpfen wird die Haut zuerst mit Messern (Schnepper) geritzt und erst danach der Schröpfkopf aufgesetzt.

Diese seit dem Altertum bekannte, im Grunde nicht mehr zeitgemäße Behandlungsmethode wird bei verschiedenen Er-

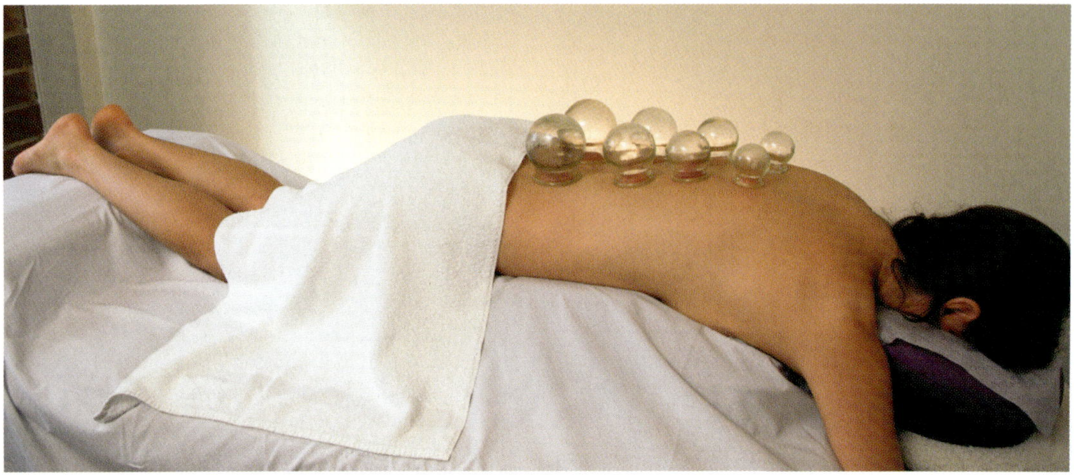

Schröpfen Durch den Unterdruck in den Glasglocken wird das Blut in die Haut hineingesogen.

krankungen, z. B. beim → Schulter-Arm-Syndrom, bei → Migräne, Muskelverspannungen und Schwindel, empfohlen.

Schrumpfblase starke Verkleinerung der Harnblase. Normalerweise fasst die Harnblase zwischen ½ und 1 Liter Urin. Bei der Schrumpfblase ist dieses Fassungsvermögen bis auf ein Zehntel herabgesetzt. Schuld daran ist ein faseriger Umbau der Blasenmuskulatur, der fast immer Folge einer länger bestehenden → Harnblasenentzündung ist. Da die geschrumpfte Blase nur sehr wenig Urin aufnehmen kann, hat der Betroffene außerordentlich häufig das Bedürfnis, sie zu entleeren. Dabei scheidet er jedoch jedes Mal nur geringe Mengen aus. Eine solche Störung nennt man in der medizinischen Fachsprache ***Pollakisurie***.

Schrumpfleber → Leberzirrhose.

Schrumpfniere durch narbigen Gewebsumbau verkleinerte Niere; → Nierenerkrankungen, sonstige.

Schrunde (Rhagade) spaltförmiger, meist narbenfrei abheilender Einriss in der Haut; → Fissur.

Schulmedizin Bezeichnung für die an den Universitäten gelehrte naturwissenschaftliche Heilkunde im Gegensatz zu den Außenseiterverfahren der → Paramedizin.

Schulter-Arm-Syndrom Sammelbegriff für Schmerzen, die vom Schultergelenk in Arme und eventuell Hände ausstrahlen. Der Schmerz führt zu einer Schonhaltung, die wiederum Muskel- und Gelenkveränderungen nach sich zieht. Oft handelt es sich um eine Teilerscheinung des → Zervikalsyndroms. Außerdem kommen als Ursachen verschiedene rheumatische Erkrankungen und degenerative Veränderungen in Betracht. Die Behandlung richtet sich nach dem Grundleiden und ist meist langwierig.

Schultergürtel Knochengürtel, der die Knochen der Arme mit dem Rumpf verbindet. Er besteht aus dem Schulterblatt und dem Schlüsselbein. Das Schulterblatt ist ein dreieckiger, platter Knochen, der hinten auf der Außenseite der 2.–7. Rippe liegt und mit dem Schlüsselbein und dem Oberarmknochen durch Gelenke verbunden ist. Das Schlüsselbein ist S-förmig geschwungen, etwa 12–15 cm lang und zieht vom Brustbein nach oben zum Schulterblatt. Im Allgemeinen zählt man zum Schultergürtel auch noch die anliegende Muskulatur.

Schuppen leicht lösliche Hornzellen der Oberhaut. Weißliche, silberglänzende Schuppen sind ein Hinweis auf eine → Schuppenflechte. Für viele Menschen ärgerlich und daher bedeutsam sind in erster Linie die → Kopfschuppen.

Schuppenflechte (Psoriasis) verhältnismäßig häufige, bei 1–3 Prozent der Bevölkerung vorkommende Hautkrankheit, die durch trockene, rote, mit fest haftenden, silbrig glänzenden Schuppen bedeckte Krankheitsherde gekennzeichnet ist. Bevorzugte Stellen sind die Bereiche um Ellenbogen und Knie; gelegentlich sind jedoch eine Vielzahl von Hautstellen einschließlich des behaarten Kopfes befallen. Häufig verändern sich auch die Nägel: Die Nagelplatten gleichen dann Wachsplatten, in die man mit einer Stecknadelkuppe kleine Dellen gedrückt hat (***Tüpfelnägel***). Außerdem sind folgende Komplikationen möglich: Befall der ganzen Haut; Pustelbildung, besonders an Handtellern und Fußsohlen sowie ein charakteristischer Gelenkbefall (***Psoriasis-Arthritis***).

Bei etwa der Hälfte der Patienten beginnt die Erkrankung zwischen dem 10. und 30. Lebensjahr. Die Neigung, an der Schuppenflechte zu erkranken, wird vererbt, jedoch werden Auftreten und Schwere der Hautveränderungen von einer Reihe weiterer Faktoren beeinflusst, z. B. von Verletzungen, chronischen Hautschädigungen, Infektionskrankheiten, Medikamenten und nicht zuletzt auch von → Stress. Obwohl die Schuppenflechte nicht ansteckend ist, ist sie für die Betroffenen recht belastend, weil sie sie in den Augen ihrer Mitmenschen »hautkrank« erscheinen lässt und sie deshalb daran hindert, beispielsweise im Sommer unbefangen zum Baden zu gehen.

Die bestehenden Hautveränderungen können behandelt werden, die Neigung zur Schuppenflechte dagegen nicht, so dass Rückfälle jederzeit möglich sind. Sinnvoll ist es, die Schuppen mit → Salicylsäure-Präparaten aufzuweichen und dann abzulösen. Außerdem bringen bestimmte, äußerlich aufzutragende Medikamente – zum Beispiel kortisonhaltige Salben – sowie Moor-, Schlamm- und Salzbäder gute Ergebnisse. Seit längerem wendet man erfolgreich eine Kombination aus 3 Verfahren an: Salzbäder plus UV-Licht plus Arzneimittel, die die Haut lichtempfindlich machen (Fotosensibilisatoren). Bei der inneren Behandlung entwickelt sich die Verwendung von Fumarsäure-Präparaten immer mehr zu einem Standard-Verfahren, mit dem sich schnelle und lang anhaltende Erfolge erzielen lassen. Liegt eine begleitende Erkrankung der Gelenke vor, so erfolgt deren Behandlung wie bei der → rheumatoiden Arthritis.

Mit den genannten Therapieverfahren erzielt man zwar häufig eine deutliche Besserung der Situation; diese ist jedoch leider oft nur von geringer Dauer, da die Schuppenflechte stark dazu neigt, immer wieder neu auszubrechen. Die verschiedenen Diätempfehlungen widersprechen einander und halten einer kritischen Überprüfung nicht stand. Möglicherweise kann eine fettarme Kost die Häufigkeit von Krankheitsschüben verringern.

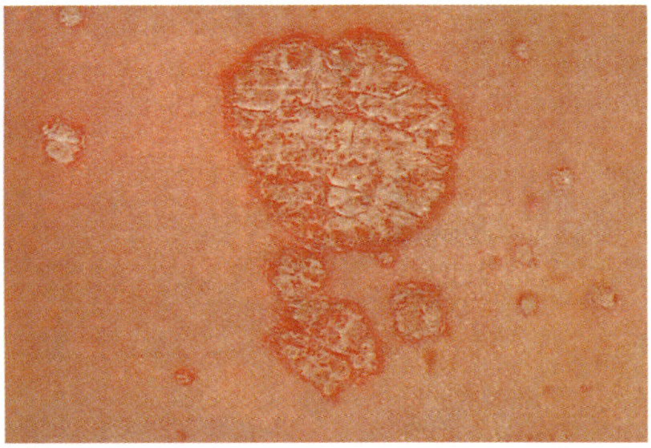

Schuppenflechte Typischer, mit silbrig glänzenden Schuppen bedeckter Krankheitsherd.

Schürfwunde oberflächliche Hautverletzung, von der lediglich Ober- und Lederhaut betroffen sind. Kleinere Wunden müssen gereinigt und mit einem Pflaster versorgt werden, wohingegen es bei ausgedehnten Schürfwunden meist erforderlich ist, sie mit desinfizierenden Medikamenten zu behandeln, ehe man sie verbindet. Wichtig ist in jedem Fall ein ausreichender Impfschutz gegen → Wundstarrkrampf, der gegebenenfalls durch eine Auffrischungsimpfung erzielt werden kann.

Schüttelfrost Kältegefühl, das mit Zittern des ganzen Körpers, Zähneklappern und eventuell auch »Gänsehaut« einhergeht. Schüttelfrost – er ist nicht selten Vorbote eines raschen Temperaturanstiegs – kommt besonders häufig bei folgenden Krankheiten vor: → Blutvergiftung, → Hirnhautentzündung, → Endokarditis, → Lungenentzündung, → Wundrose, → Malaria, akuter → Nierenbeckenentzündung, Weil-Krankheit (→ Leptospirosen) und → Scharlach.

Schüttellähmung → Parkinson-Krankheit.

Schutzimpfung → Impfung.

Schwachsichtigkeit (Amblyopie) anlagebedingte, durch optische Hilfsmittel nicht zu behebende Herabsetzung der Sehschärfe ohne pathologischen Befund. So wird z. B. beim → Schielen die Sehinformation des schielenden Auges, das ansonsten voll funktionsfähig ist, vom Gehirn zentral unterdrückt (Schielamblyopie).

Schwachsinn (veraltet: Oligophrenie) Der Krankheitsbegriff wird vielfach noch verwendet, obwohl er nicht mehr ganz zeitgemäß ist und besser durch »geistige Behinderung« oder »Intelligenzminderung« ersetzt werden sollte. Im Gegensatz zur → Demenz, die sich als Folge verschiedener Krankheiten erst im späteren Leben entwickelt, versteht man unter Schwachsinn einen entweder bereits angeborenen oder in frühester Kindheit erworbenen Intelligenzdefekt, der über das, was man gemeinhin Dummheit nennt, weit hinausgeht. Dabei unterscheidet man 3 Stufen, deren medizinische Bezeichnungen noch immer verwendet werden, obwohl sie ebenfalls überholt sind:

1. ***Debilität:*** Bei ihr hört die geistige Entwicklung mit Beginn der Entwicklungsjahre auf. Die Kinder können jedoch in einer Sonderschule so weit gefördert werden, dass sie im Stande sind, einfache Berufe zu erlernen.

2. ***Imbezillität:*** Die geistige Entwicklung bleibt hierbei auf der Stufe eines unmündigen Kindes stehen; häufig finden sich Sprachstörungen wie → Stottern und → Stammeln. Betroffene Kinder und Jugendliche können im Beruf nur Teilarbeiten erlernen.

3. *Idiotie:* Bei dieser schlimmsten Stufe des Schwachsinns sind die Kinder nicht bildungsfähig. Ihre Sprache reicht nur zu primitiver Verständigung aus; oft bestehen gleichzeitig körperliche Defekte (z. B. ein → Wasserkopf).

Für derartige geistige Störungen, die oft erst erstaunlich spät in ihrem vollen Ausmaß erkannt werden, gibt es eine ganze Reihe von Ursachen: Häufig entstehen sie durch Gehirnschäden, die ein Kind bereits im Mutterleib erlitten hat. Dabei kann es sich um Folgen von Infektionskrankheiten der werdenden Mutter (→ Röteln, → Toxoplasmose, → Syphilis) handeln, aber auch um das Ergebnis einer übermäßigen Medikamenteneinnahme oder einer Unverträglichkeit zwischen kindlichem und mütterlichem Blut (→ fetale Erythroblastose). Auch während des Geburtsvorgangs kann – vor allem durch zeitweiligen Sauerstoffmangel – eine schwere Gehirnschädigung eintreten. Davon abgesehen gibt es etliche angeborene Stoffwechselstörungen oder → Chromosomen-Aberrationen (Abweichungen von der normalen Anzahl und Gestalt der Chromosomen), die zu schweren geistigen Defekten führen können. Erwähnt sei in diesem Zusammenhang nur das bekannte → Down-Syndrom (Mongolismus). Eine ganze Reihe geistiger Behinderungen tritt jedoch auf, ohne dass sich die genaue Ursache ermitteln lässt.

Eine Behandlung ist nur bei den stoffwechselbedingten Formen Erfolg versprechend. Wesentliche Hilfe leisten dabei heilpädagogische Kindergärten und Sonderschulen, wo die kindlichen Anlagen durch liebevolle und geduldige Zuwendung entwickelt werden. Den meist ebenfalls vorhandenen körperlichen Symptomen kann man in gewissem Ausmaß mit medizinisch-technischen Geräten begegnen.

Schwangerschaft (Gravidität) Ebenso wie die Entbindung ist die Schwangerschaft ein natürlicher Vorgang, der mit einer Krankheit nichts zu tun hat. Allerdings können Schwangerschaft und Geburt mit einem erhöhten Risiko für Mutter und Kind belastet sein (→ Risikoschwangerschaft). Solche Risiken können zu einem großen Teil vermieden oder zumindest rechtzeitig erkannt werden, wenn die werdende Mutter regelmäßig an den Vorsorgeuntersuchungen (→ Schwangerschaft, Vorsorgeuntersuchungen) teilnimmt. Neuesten Untersuchungen zufolge sinkt die körperliche Leistungsfähigkeit während der Schwangerschaft keineswegs ab, sondern nimmt sogar zu; eine Schwangerschaft wirkt ähnlich wie ein Ausdauertraining und begünstigt die Dauerbelastungsfähigkeit. Der ganze mütterliche Organismus – nicht nur die Geschlechtsorgane – erfährt in der Schwangerschaft Veränderungen, die nützlich und notwendig sind. Durch die Entwicklung des Plazentakreislaufs und die Größenzunahme der Gebärmutter kommt es vor allem zu Umstellungen des Herz-Kreislauf-Systems: Zunahme der Blutmenge, Erhöhung des Herzminutenvolumens (Blutmenge, die pro Minute vom Herzen weitergepumpt wird); Zunahme der Pulsfrequenz; Schwankungen des Blutdrucks; Neigung zum Kollaps im Stehen; Druckanstieg in den Venen, dadurch Verstärkung schon vorhandener oder Bildung neuer → Krampfadern (an den Beinen, im Bereich der äußeren Geschlechtsorgane, am After als → Hämorriden) und weitere Funktionsstörungen: Erhöhung der Atemfrequenz und Neigung zu Atemnot bei körperlicher Anstrengung; Zuckerausscheidung mit dem Urin; Erweiterung der Harn ableitenden Wege (Nierenbecken, Harnleiter) mit Neigung zu einer → Nierenbeckenentzündung; Reizzustände der Mundschleimhaut; vermehrter Speichelfluss; Sodbrennen (bei ungefähr 50 Prozent der Schwangeren; die Ursache ist keine Übersäuerung des Magensaftes, sondern ein Rückfluss von Magensaft in die Speiseröhre); Verlagerung des Magens im letzten Drittel der Schwangerschaft, dadurch erhöhtes Völlegefühl; Verstopfung; Hautveränderungen (ver-

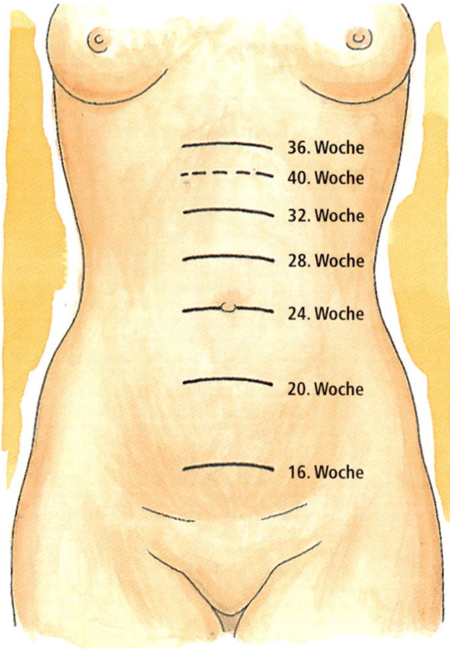

Schwangerschaft Oberer Gebärmutterrand am Ende der einzelnen Schwangerschaftswochen.

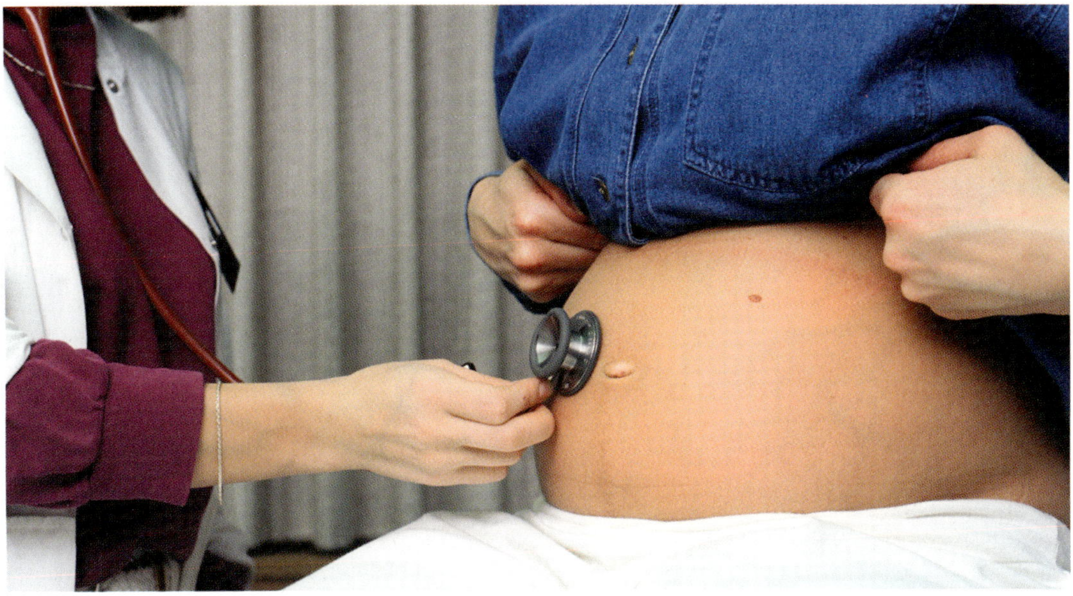

Schwangerschaft Zu den regelmäßigen Vorsorgeuntersuchungen gehört das gründliche Abhören.

stärkte Pigmentbildung an Brustwarzen, Scheideneingang, After, Nabel sowie manchmal im Gesicht; blaurote Schwangerschaftsstreifen am Bauch, an den Hüften, an den Brüsten und am Gesäß); Blutarmut; gesteigerte Neigung zur Blutgerinnung; Stoffwechselveränderungen; Vergrößerung der Schilddrüse; psychische Veränderungen (»Launen«; Stimmungsschwankungen; leichte Depressionen usw.).

Am gravierendsten sind jedoch die schwangerschaftsbedingten Veränderungen der Geschlechtsorgane: Größenzunahme der Gebärmutter, wobei sich zuerst der Gebärmutterhals verfestigt, dessen Gewebe erst kurz vor Schwangerschaftsende durch Wasseraufnahme wieder aufgelockert wird; blauviolette Verfärbung der Schleimhaut der Scheide und der äußeren Scham sowie Auflockerung der sonst starren Knochenverbindungen am Becken.

Die Schwangerschaft dauert normalerweise 280 Tage (oder 40 Wochen oder 10 Mondmonate zu 28 Tagen), gerechnet vom 1. Tag der letzten Menstruation an. In den ersten 10 Wochen bezeichnet man die Leibesfrucht als ***Embryo***. In diesem Zeitraum werden die Organe angelegt, so dass gegen Ende der Embryonalzeit alle Organe sowie Augen, Ohren und Gliedmaßen ausgebildet sind. Vom Abschluss der Organentwicklung bis zur Geburt nennt man das Ungeborene ***Fetus***. In dieser Phase entwickeln sich die Organe bis zur Geburtsreife weiter. Gegen Ende der Schwangerschaft braucht das Ungeborene nur noch zu wachsen und an Gewicht zuzunehmen; ab der 28. Woche ist es im Prinzip lebensfähig (→ Frühgeburt), jedoch treten je nach Reifungsgrad unterschiedlich starke Probleme, vor allem im Zusammenhang mit Atmung und Nahrungsaufnahme, auf.

Den Tag der Geburt kann man mit einiger Sicherheit berechnen, wenn man vom 1. Tag der letzten Menstruation 3 Monate zurückrechnet und dann 7 Tage hinzuzählt. Beispiel: Die letzte Menstruation – vor der Befruchtung – begann am 10. Juli; 3 Monate zurück ergibt den 10. April; 7 Tage dazu ergibt den 17. April. Das Kind ist also etwa am 17. April des nächsten Jahres zu erwarten. Wenn zufälligerweise der genaue Empfängnistermin bekannt ist, rechnet man zu diesem 267 Tage (oder 38 Wochen) hinzu und ermittelt so den Geburtstermin. Man muss jedoch bedenken, dass nur etwa 5 Prozent aller Schwangeren an dem errechneten Geburtstermin tatsächlich ihr Kind zur Welt bringen; drei Viertel aller Geburten ereignen sich bis zu 2 Wochen früher oder später! Daneben gibt es noch andere Faktoren, die als Anhaltspunkte zur Berechnung des Geburtstermins herangezogen werden können:

♦ Die ersten Kindsbewegungen treten bei Erstgebärenden Ende der 20. und bei Mehrgebärenden schon in der 18. Schwangerschaftswoche auf.

Wachstumskalender des Ungeborenen

Ende 1. Monat (28 Tage)	etwa 1 cm Länge
Ende 2. Monat	etwa 4 cm Länge
Ende 3. Monat	etwa 9 cm Länge
Ende 4. Monat	etwa 16 cm Länge
Ende 5. Monat	etwa 25 cm Länge
Ende 6. Monat	etwa 30 cm Länge
Ende 7. Monat	etwa 35 cm Länge
Ende 8. Monat	etwa 40 cm Länge
Ende 9. Monat	etwa 45 cm Länge
Ende 10. Monat	etwa 50 cm Länge

♦ Das Herz beginnt in der 9. Schwangerschaftswoche zu schlagen.

♦ Die Gebärmutter reicht bei einer unauffälligen Einlingsschwangerschaft am Ende der 24. Schwangerschaftswoche bis zum Nabel.

♦ Größe von Fruchtblase und Embryo können bereits in der 8. Schwangerschaftswoche mit Ultraschall ermittelt werden.

♦ Zwischen der 16. und 22. Schwangerschaftswoche ist mittels Ultraschall auch die Messung des kindlichen Schädeldurchmessers und Brustkorbumfangs möglich.

Der Embryo rollt sich in seiner Fruchtblase so ein, dass er etwa die Form eines Eis annimmt: Der Rücken ist gekrümmt, das Kinn stark gegen die Brust gezogen, die Arme sind über der Brust verschränkt und die Oberschenkel an den Bauch gezogen, wobei die Unterschenkel über Kreuz gehalten werden – eine Haltung, die das Kind auch nach der Geburt noch für längere Zeit gern einnimmt. Normalerweise liegt die Frucht in den späteren Schwangerschaftsmonaten mit dem Kopf nach unten und tritt auch bei der Geburt mit dem Kopf zuerst durch den Geburtsweg.

Schwangerschaft, Alkohol Bei Kindern von Alkoholikerinnen muss mit Missbildungen, besonders des Zentralnervensystems, gerechnet werden; das Risiko einer → Embryopathie ist bei ihnen doppelt so hoch wie bei Müttern mit mäßigem oder gar keinem Alkoholkonsum, was daran liegt, dass der Alkohol über die Plazenta (→ Nachgeburt) in den kindlichen Blutkreislauf gelangt. Für alle Frauen ergibt sich daraus die Forderung, während einer Schwangerschaft auf Alkohol so weit wie möglich zu verzichten! »Harte« Getränke (Schnäpse, Liköre, Whisky, Cognac, Wermut, Rum usw.) sind streng verboten; Bier, Wein und Sekt in kleinen Mengen erlaubt. Die wöchentliche Alkoholmenge sollte möglichst unter 50 g (1¼ Liter Bier oder ½ Liter Wein) bleiben!

Schwangerschaft, Alter Frauen im Alter zwischen 20 und 30 Jahren sind am besten dazu geeignet, Kinder zu bekommen. Einerseits lässt die natürliche Fruchtbarkeit der Frau jenseits des 30. Lebensjahres bereits merklich nach, andererseits steigt mit zunehmendem Alter das Risiko einer Fehl- oder Frühgeburt sowie verschiedener anderer Komplikationen. Auch die Gefahr von → Chromosomen-Aberrationen – vor allem das Risiko, ein Kind mit → Down-Syndrom zur Welt zu bringen – erhöht sich mit dem Alter der werdenden Mutter ganz erheblich. Ältere Schwangere brauchen eine besonders intensive Überwachung: Sie sollten möglichst alle 2 bis 3 Wochen einen Frauenarzt zu einer Vorsorgeuntersuchung aufsuchen. Außerdem ist bei Schwangeren über 35 Jahre unbedingt eine genetische Beratung erforderlich.

Bei Jugendlichen bis zum 18. Lebensjahr ist sowohl eine Zunahme der Geburten als auch der Schwangerschaftsabbrüche zu verzeichnen. Bei Mädchen dieses Alters sind Schwangerschaftskomplikationen seltener als bei älteren Frauen, ebenso ist der Geburtsverlauf meist günstiger und mit weniger apparativen Eingriffen verbunden. Dagegen ist eine Häufung von Früh- und Mangelgeburten mit entsprechend erhöhter Sterblichkeits- und Krankheitsrate zu beobachten. Die Hauptprobleme der Schwangerschaft bei Jugendlichen sind familiärer und sozialer Natur. Im Allgemeinen wird bei Jugendlichen eine Schwangerschaft als unerwünscht angesehen und in etwa der Hälfte der Fälle ein Schwangerschaftsabbruch angestrebt.

Schwangerschaft, Bluthochdruck Leidet die werdende Mutter unter erhöhtem Blutdruck, so ist das sowohl für sie selbst als auch für das ungeborene Kind keinesfalls ungefährlich, weil dadurch der Blutaustausch über die Plazenta derart erschwert werden kann, dass das Kind nicht mehr ausreichend mit Sauerstoff und Nährstoffen versorgt wird. Treten außerdem noch Schwellungen (Ödeme) an Armen, Beinen und im Gesicht auf und kommt es zur Ausscheidung von Eiweiß im Urin – was auf eine Nierenfunktionsstörung hindeutet –, so handelt es sich um das Krankheitsbild der → Gestose, das umgehendes ärztliches Eingreifen erfordert.

Schwangerschaft, Erbrechen (Schwangerschaftserbrechen, Hyperemesis gravidarum) Übermäßig starkes, nahezu unstillbares Erbrechen tritt allenfalls bei einer von 200 Schwangerschaften auf. Dagegen leidet fast die Hälfte der Schwangeren unter Übelkeit, und hiervon wiederum die Hälfte unter leichtem, vor allem morgendlichem Erbrechen. Dieses beginnt meist 3–4 Wochen nach der Empfängnis und endet gewöhnlich nach der 12.–14. Schwangerschaftswoche. Über die Ursachen ist noch wenig bekannt; höchst-

Ausgewählte Lebensmitel mit hoher »Nährstoffdichte« (Gehalt/1000 Kalorien) einiger in der Schwangerschaft kritischer Substanzen

In der letzten Spalte ist die Menge des Nahrungsmittels angegeben, die 1000 Kalorien enthält. – Die Werte von Kalzium und Eisen im Spinat sind in Klammern gesetzt, weil diese Mineralien aus dem Spinat vom Körper nur beschränkt aufgenommen werden.

	Kalzium (mg)	Eisen (mg)	Vitamin A (mg)	Thiamin (mg)	Riboflavin (mg)	Folsäure (mg)	Vitamin B_6 (mg)	Vitamin C (mg)	1000 Kalorien in wie viel Gramm
Trinkmilch	1840				3,1				1560
Quark	795				3,4				1140
Schweinefleisch mager		14,0		4,9					700
Rindfleisch mager		12,1					2,5		580
Kalbsleber		74,5	29,20	1,8	17,9			285	730
Kalbsniere		83,5	1,35	2,9	18,2		3,8	91	825
Speck									150
Eierteigwaren									270
Haferflocken				1,0					260
Grüne Bohnen	1364	21,2	1,52		4,6	0,88	4,4	545	3125
Grünkohl	4783	43,5	15,20	2,2	6,5	1,32	5,0	2384	2170
Spinat	(4722)	(289)	35,00	2,8	11,1	2,88	7,7	2056	3850
Kopfsalat	1500	50	10,50	5,0	5,0	1,43	5,0	700	7140
Feldsalat	1944	105	17,50	2,8	4,4	2,22	11,1	1000	5550
Karotten	1034	21	38,60	1,7	1,7		3,0	172	3450
Kartoffeln				1,2			2,6	176	1316
Erdbeeren		27			1,9			1620	2700
Orangen				2,0				1020	2040

wahrscheinlich wirken körperliche und psychische, möglicherweise auch immunologische Faktoren zusammen. Die Einnahme von brechreizlindernden oder auch beruhigenden Medikamenten ist während der Schwangerschaft, zudem noch im ersten Drittel, eher ablehnend zu beurteilen und sollte, wenn überhaupt, nur nach genauer ärztlicher Anweisung erfolgen. Reichliche Flüssigkeitszufuhr und häufigere kleinere Mahlzeiten lindern die Beschwerden meist. In schweren Fällen muss der Flüssigkeits- und Mineralhaushalt der Schwangeren im Krankenhaus stationär – notfalls mit Hilfe von Infusionen – wiederhergestellt werden.

Eine psychotherapeutische Beeinflussung sollte in derlei Fällen immer versucht werden.

Schwangerschaft, Ernährung Die immer wieder zu hörende Ansicht, dass »eine Schwangere für zwei essen müsse«, ist genauso abwegig wie ausgefallene Diätempfehlungen. Grundsätzlich benötigt die Schwangere die gleiche vollwertige Kost wie jeder andere Mensch; sowohl Über- als auch Unterernährung sind gefährlich. Entscheidend ist weniger die Quantität als die Qualität der Nahrungsmittel. Im Zuge der Umstellung des ganzen Stoffwechsels kommt es ab der 15. Schwangerschaftswoche zu einer Steigerung des Grundumsatzes. Der Mehrbedarf einer Schwangeren liegt in der 2. Schwangerschaftshälfte bei etwa 300 Kalorien (eine 60 kg schwere Frau braucht dann rund 2800 Kalorien pro Tag). Die Gewichtszunahme während der gesamten Schwangerschaft soll 11 kg nicht überschreiten, wobei das Körpergewicht im 1. Schwangerschaftsdrittel gewöhnlich nicht ansteigt. Im 2. Schwangerschaftsdrittel ist dann eine wöchentliche Zunahme von 250–400 g und im letzten von 500 g erwünscht. Wichtig ist für alle Schwangeren die zusätzliche Zufuhr von Eiweiß, Kalzium und Eisen. Die ideale Eiweißaufnahme beträgt etwa 100 g pro Tag; davon sollten zwei Drittel tierischer Herkunft sein (Milch, Milchprodukte, Eier, Fleisch, Fisch). Dagegen kann die Fettzufuhr reduziert werden (nicht mehr als 70 g pro Tag). Da die in der 2. Schwangerschaftshälfte wünschenswerte Aufnahme von 1,5–2 g Kalzium pro Tag trotz kalziumreicher Nahrungsmittel (Milch, Quark, Käse) kaum gewährleistet ist, müssen Schwangere die erforderlichen Mineralien, Spurenelemente und Vitamine nicht selten in Tablettenform zu sich nehmen. Auch die empfohlene Eisenmenge kann durch die normale Kost im Allgemeinen nicht erreicht werden, so dass auch dieser Mangel medikamentös ausgeglichen werden muss. Eine übermäßige Kochsalzzufuhr ist zu vermeiden; die Speisen dürfen nur schwach gesalzen werden. Insgesamt soll sich die Ernährung der Schwangeren auf Esswaren mit hoher »Nährstoffdichte« (Gehalt an Nährstoffen in Bezug auf 1000 Kalorien der betreffenden Lebensmittel) konzentrieren.

Schwangerschaft, Impfungen Grundsätzlich sollten alle notwendigen Impfungen schon vor der Schwangerschaft durchgeführt werden, damit die werdende Mutter bereits über einen guten Impfschutz verfügt. Während der Schwangerschaft sollten Impfungen dann nach Möglichkeit unterbleiben. Das gilt vor allem für die ersten 16 Schwangerschaftswochen und ganz besonders für Lebendimpfstoffe (gegen → Masern, → Mumps, → Pocken, → Röteln und → Tuberkulose). Ergibt sich die Notwendigkeit einer Prophylaxe bzw. Therapie bei → Tollwut, → Wundstarrkrampf, Röteln und → Windpocken, sollten stattdessen besser Immunglobuline (→ Gammaglobuline) eingesetzt werden. Impfungen ohne zwingende Veranlassung (z. B. vorbeugend gegen → Grippe) sind zu unterlassen. Eine während der Schwangerschaft aus Unkenntnis erfolgte Impfung ist jedoch keinesfalls ein Grund zum Schwangerschaftsabbruch.

Schwangerschaft, Medikamente Da etwa 3 Prozent aller kindlichen Missbildungen auf die Einnahme von Arzneimitteln während der Schwangerschaft zurückzuführen sind, ist in dieser Zeit jede nicht unbedingt notwendige medikamentöse Behandlung zu unterlassen. In den ersten 2 Wochen nach der Empfängnis gilt nämlich das Alles-oder-nichts-Gesetz: Trifft in dieser Zeit ein Medikament, das Missbildungen auslösen kann, auf die befruchtete Eizelle, gibt es nur 2 Möglichkeiten: Entweder die Frucht stirbt ab (Anzeichen: eine anscheinend verspätet einsetzende starke Menstruation), oder das Kind wird überhaupt nicht geschädigt, und die Schwangerschaft bleibt erhalten. Zwischen dem 16. und 42. Tag nach der Empfängnis reagiert der Embryo auf arzneibedingte Schädigungen mit seinem Absterben oder mit unterschiedlich starken Fehlbildungen verschiedener Art.

Absolut verboten sind während der Schwangerschaft bestimmte (jedoch nicht alle) → Antibiotika, etliche Hormone, die meisten → Antikoagulanzien (gerinnungshemmende Präparate), → Chinin, → Zytostatika sowie gewisse Arzneimittel gegen Schilddrüsenerkrankungen, → Zuckerkrankheit und → Epilepsie. Dagegen sind → Tuberkulostatika, → Heparin (gehört auch zu den Antikoagulanzien), → Antiemetika (Mittel gegen das Erbrechen) und eine Reihe von Schmerz- und Fiebermitteln während der ganzen Schwangerschaft erlaubt.

Grundsätzlich darf eine Schwangere jedoch während der gesamten 9 Monate keinerlei Medikamente ohne ausdrückliche ärztliche Erlaubnis einnehmen!

Schwangerschaft, Mehrlinge Statistisch gesehen werden → Zwillinge einmal pro 85 Geburten geboren, Drillinge einmal pro $85^2 = 7225$ Geburten, Vierlinge einmal pro $85^3 = 614\,125$ Geburten und Fünflinge einmal pro $85^4 = 52\,200\,625$ Geburten. Dabei verkürzt sich die Schwangerschaftsdauer mit der Anzahl der Kinder: Einlinge 280 Tage; Zwillinge 262 Tage; Drillinge 247 Tage; Vierlinge 237 Tage. Ebenso verringert sich das Geburtsgewicht: Wiegen Einlinge durchschnittlich 3400 g; so werden Zwillinge im Mittel mit einem Gewicht von 2400 g geboren. Die Sterblichkeit während der Geburt steigt von 3,9 Prozent bei Einlingen auf 15,2 Prozent bei Zwillingen.

Für eine Mehrlingsschwangerschaft sprechen folgende Hinweise:

- außergewöhnlich umfangreiche Kindsbewegungen;
- über dem Durchschnitt liegende Zunahme des Leibesumfangs;
- an unterschiedlichen Stellen des Bauches nachweisbare Herztonzentren.

Jede Mehrlingsschwangerschaft ist mit erhöhten Gefahren für Mutter und Kind verbunden und führt zu einer → Risikogeburt, wobei folgende Komplikationen auftreten können: erhöhte Gefahr einer → Fehlgeburt; Frühgeburt; gehäuftes Absterben der ungeborenen Kinder in der Spätschwangerschaft; Schwangerschaftsvergiftung (→ Gestose); übermäßige Fruchtwassermenge (→ Hydramnion); Blutungen; vorzeitige Lösung der Plazenta (→ Nachgeburt); komplizierter Geburtsverlauf (Wehenschwäche, Nabelschnurvorfall, Nachgeburtsstörungen).

Schwangerschaft, Rauchen Mehr noch als für jeden anderen Menschen ist das Rauchen für eine Schwangere und ihr Kind äußerst gefährlich. Starke Raucherinnen haben häufiger Fehl- und Frühgeburten; außerdem sind ihre Kinder oft untergewichtig, zeigen geistige Entwicklungsstörungen und neigen nach neueren Erkenntnissen im späteren Leben vermehrt zur Risikobereitschaft und Gewalttätigkeit. Zudem ist die Sterblichkeit dieser Kinder kurz vor, während und nach der Entbindung erhöht. Dies gilt jedoch nicht nur für die Schwangere selbst: Auch bei Kindern stark rauchender Väter ist eine Verdoppelung der Missbildungsrate und eine erhöhte Sterblichkeit der Neugeborenen festgestellt worden. Daraus ist folgende Konsequenz zu ziehen:

1. Eheleute, die sich ein gesundes Kind wünschen, sollten das Rauchen ganz aufgeben oder zumindest erheblich einschränken.

2. Schwangere, die es nicht schaffen, ganz auf das Rauchen zu verzichten, sollten die Zahl der täglichen Zigaretten auf höchstens 3–5 reduzieren.

Schwangerschaft, Reisen Gegen Reisen bestehen bei einer gesunden Schwangeren keine Bedenken. Nur bei sehr empfindlichen Frauen oder vorangegangenen Fehlgeburten ist vor allem in den ersten 3 Monaten Vorsicht geboten. Nach statistischen Gesichtspunkten reist eine Schwangere am sichersten zwischen der 14. und 28. Schwangerschaftswoche. Bei Benutzung moderner Düsenflugzeuge sind die Risiken für das Kind, die sich aus dem erniedrigten Umgebungsdruck in der Kabine und aus einem eventuellen mütterlichen Stress beim Fliegen ergeben, äußerst gering. Abzuraten ist allenfalls vor Reisen in tropische und subtropische Länder sowie vor so genannten Abenteuerreisen. Die Gefahren von Infektionskrankheiten, besonders wenn diese mit schweren Flüssigkeitsverlusten durch Durchfälle und Erbrechen verbunden sind, dürfen nicht unterschätzt werden.

Vorurteile gegen das Autofahren in der Schwangerschaft sind heute aus medizinischer Sicht nicht haltbar. Zu empfehlen ist allerdings das feste Anlegen des Sicherheitsgurtes, auch wenn in einigen Ländern Schwangere von der Gurtpflicht befreit sind. Der Gurt sollte Kontakt mit dem Becken haben und auf keinen Fall frei über den Bauch verlaufen. Außerdem sollte die Rücklehne nicht gekippt werden, da anderenfalls die Gefahr des so genannten »Submarining«, des Durchrutschens unter dem Gurt, besteht, wodurch es zu einer Verformung der Gebärmutter mit vorzeitiger Lösung der Plazenta (→ Nachgeburt), zum Riss der Gebärmutterwand und zur Verletzung des Fetus kommen kann.

Schwangerschaft, Sexualität Medizinisch gesehen gibt es keinen Grund für eine sexuelle Enthaltsamkeit während der Schwangerschaft. Ausnahmen bilden Frauen mit Neigung zu Frühgeburten sowie mit unvollkommenem Verschluss des Gebärmutterhalses. Auch bei drohender Fehlgeburt verbietet sich jede sexuelle Aktivität. Bei vielen Frauen stellt sich in der Schwangerschaft ein verstärkter Wunsch nach sexueller Vereinigung ein; im Allgemeinen nimmt jedoch mit zunehmender Schwangerschaftsdauer die Häufigkeit des Geschlechtsverkehrs ab. Der Orgasmus, dessen Intensität bei manchen Frauen in der Schwangerschaft zunimmt, schädigt weder die Frucht noch die Frau selbst. Auch die Befürchtung, Geschlechtsverkehr in der Spätschwangerschaft könne einen vorzeitigen Blasensprung, eine Frühgeburt oder eine Infektion auslösen, ist unbegründet. Im Allgemeinen gestatten die Frauenärzte ihren Patientinnen den Geschlechtsverkehr bis zu 1–2 Wochen vor dem Geburtstermin, wobei Positionen wie Seitenlage oder Reiten bevorzugt werden sollten, die die Frauen weniger belasten.

Schwangerschaft, Sport Neben dem subjektiven Wohlbefinden der Schwangeren durch sportliche Aktivitäten sprechen auch objektive Daten dafür, dass die Schwangerschaft einem Ausdauertraining gleichkommt. Durch die körperliche Aktivität wird die Fitness erhalten oder sogar gesteigert und gleichzeitig eine wirksame Vorbeugung gegen → Krampfadern und → Thrombose betrieben. Dabei sollten große

Sportliche Betätigung während der **Schwangerschaft** ist sehr sinnvoll und wohltuend, solange sie nicht bis zur körperlichen Erschöpfung betrieben wird. Wichtig ist vor allem die Stärkung der Rücken-, Bauch- und Beckenmuskulatur.

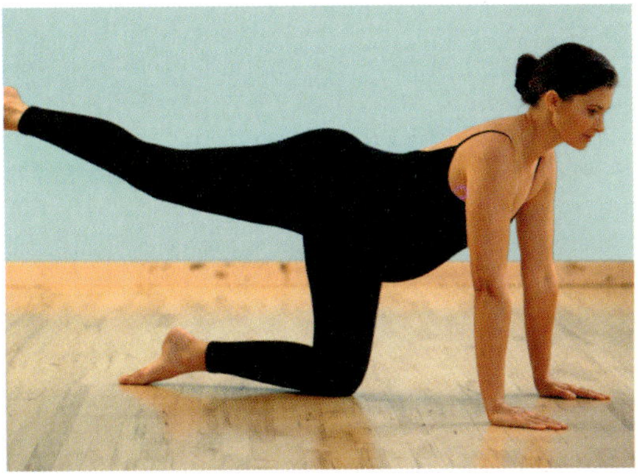

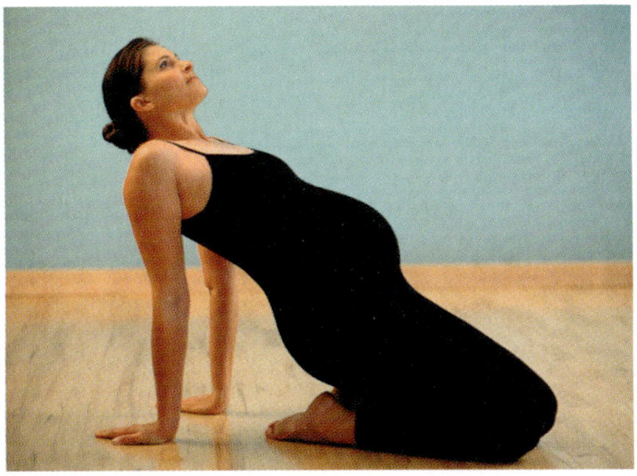

Muskelgruppen rhythmisch beansprucht werden, wie es z. B. beim Schwimmen und Rad fahren sowie bei Gymnastik und Jogging der Fall ist. Zu meiden sind stark belastende Aktivitäten wie längere Dauerläufe bis zur körperlichen Erschöpfung. Auch ein überlanger Aufenthalt in der → Sauna kann infolge gesteigerter Durchblutung der Haut auf Kosten der Durchblutung der inneren Organe einschließlich der Gebärmutter Schaden anrichten. Ungeeignet sind zudem Sportarten, die plötzliche Bewegungsänderungen erfordern, ebenso alle Ballspiele, bei denen der Bauch vom Ball getroffen werden kann, sowie längeres oder tieferes Tauchen.

Schwangerschaft, Übertragung Verlängert sich eine Schwangerschaft um mehr als 14 Tage über den errechneten Geburtstermin hinaus – was bei ca. 10 Prozent aller Schwangerschaften der Fall ist –, spricht man von Übertragung. Da die überalterte Plazenta die Ernährung des Kindes nicht mehr voll gewährleistet, sind alle Übertragungen als Risikofälle einzustufen. Anzeichen für eine Übertragung sind Verfärbungen des Fruchtwassers durch Abgang von Mekonium (→ Kindspech) und Veränderungen der kindlichen Herzfrequenz. Die Behandlung erfolgt durch Einleitung der Geburt, eventuell durch → Kaiserschnitt. Am Neugeborenen sind folgende Zeichen der Überreife festzustellen: grüngelbe Verfärbung der Körperhaut, der Eihäute und der Nabelschnur; Waschfrauenhände; Abschilferung oder Abschälung der Oberhaut im Bereich der Beugefalten; Fehlen der »Fruchtschmiere« auf der Neugeborenenhaut; Fehlen der Flaumbehaarung; Überlänge der Fingernägel; Rötung des Hodensacks bzw. der Scheide.

Schwangerschaft, Vorsorgeuntersuchungen Durch die ärztliche Betreuung während der Schwangerschaft und nach der Entbindung sollen mögliche Gefahren für Leben und Gesundheit von Mutter und Kind abgewendet sowie Gesundheitsstörungen rechtzeitig erkannt und behandelt werden. Vorrangiges Ziel der ärztlichen Schwangerenvorsorge – die Kosten werden von den Krankenkassen übernommen – ist die frühzeitige Erkennung von → Risikoschwangerschaften und -geburten. Nach Ausbleiben der Menstruation soll die Frau zur Feststellung der Schwangerschaft einen Arzt ihres Vertrauens aufsuchen. Danach folgt die erste Vorsorgeuntersuchung, bei der die Schwangere ausführlich beraten wird und den Mutterpass erhält, in den bei jeder Untersuchung die Befunde eingetragen werden und den die werdende Mutter während der gesamten Schwangerschaft bei sich haben sollte. Die weiteren Vorsorgeuntersuchungen finden im Allgemeinen im Abstand von 4 Wochen, in den letzten 2 Schwangerschaftsmonaten von 2 Wochen statt. Zur Beurteilung der Schwangerschaft sind außerdem 2 Ultraschalluntersuchungen (→ Ultraschalldiagnostik) vorgesehen: die erste in der 16.–20. und die zweite in der 32.–36. Schwangerschaftswoche. Bei Risikoschwangerschaften können häufigere Vorsorgeuntersuchungen und weitere Ultraschalluntersuchungen angezeigt sein. Ebenso kann in bestimmten Fällen während der Schwangerschaft eine → Kardiotokografie (CTG) notwendig werden. Nach der Entbindung sind eine Untersuchung innerhalb der ersten Woche und eine weitere Untersuchung 6–8 Wochen später vorgesehen. Dabei erhält die Mutter ein Untersuchungsheft für Kinder, das zu allen Früherkennungsuntersuchungen mitzubringen ist.

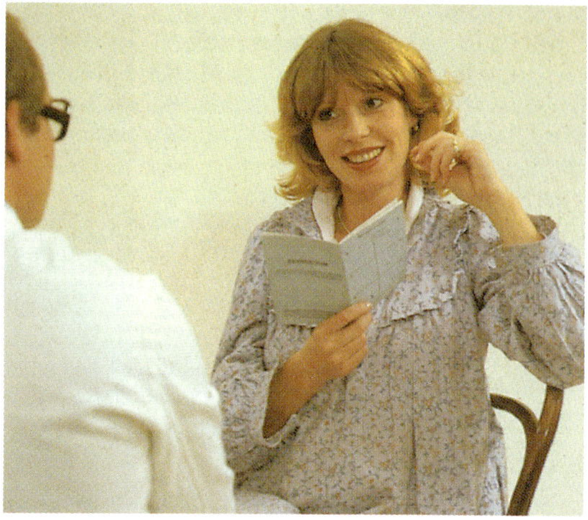

Schwangerschaft, Vorsorgeuntersuchungen Alle wichtigen Daten werden in den Mutterpass eingetragen.

Schwangerschaftsabbruch Rechtsgrundlage für den Schwangerschaftsabbruch ist die in § 218 Strafgesetzbuch festgehaltene eingeschränkte Fristenregelung. Demnach ist ein Schwangerschaftsabbruch rechtswidrig, aber nicht strafbar, wenn er von einem Arzt auf Verlangen der Schwangeren ohne medizinischen oder kriminologischen Grund (Indikation) bis zur 12. Woche nach der Befruchtung bzw. bis zur 14. Woche nach der letzten Monatsblutung vorgenommen wird und wenn die Schwangere nachweisen kann, dass sie beraten wurde. Die medizinische Indikation besagt, dass die Abtreibung nicht rechtswidrig ist, wenn damit eine Gefahr für das Leben oder die Gefahr einer schwer wiegenden Beeinträchtigung des körperlichen oder seelischen Gleichgewichtszustandes der Schwangeren abgewendet werden kann und dies nicht auf andere für sie zumutbare Weise möglich ist. Gleichzeitig geht die frühere embryopathische Indikation (Abbruch wegen der begründeten Annahme einer schweren

Missbildung oder geistigen Schädigung des Kindes) in der medizinischen Indikation auf. Die kriminologische Indikation erlaubt den Abbruch nach einer Vergewaltigung. Die vorgeschriebene Beratung soll dem Schutz des ungeborenen Lebens dienen und in anerkannten Beratungsstellen erfolgen, wobei der Arzt, der den Schwangerschaftsabbruch vornimmt, nicht zuvor als Berater tätig gewesen sein darf. Die Krankenkassen bezahlen nur rechtmäßige Schwangerschaftsabbrüche. In den anderen Fällen werden die Kosten bei bedürftigen Schwangeren von den Ländern übernommen.

Die im Einzelfall zu wählende Methode des Abbruchs hängt vom Stadium der Schwangerschaft ab, wobei grundsätzlich ein Missverhältnis zwischen der Größe der Frucht und der Weite des Gebärmutterhalskanals besteht:

1. einfache Kürettage: Auskratzung der Gebärmutter nach mäßiger Dehnung des Gebärmutterhalskanals. Diese Methode ist in den ersten 6–7 Schwangerschaftswochen möglich.

2. Saugkürettage: Durch ein Rohr mit Vakuumsauger, das ohne oder nach vorheriger Dehnung des Gebärmutterhalskanals in die Gebärmutterhöhle eingeführt wird, saugt der Arzt die Frucht samt Hüllen ab. Diese Methode ist für die Gebärmutterwand schonender als das Auskratzen, allerdings besteht dabei die Gefahr einer Luftembolie. Die Saugkürettage ist bis zur 10.–11. Schwangerschaftswoche anwendbar.

3. Kombination von Saugkürettage und nachfolgender behutsamer Kürettage, um sicher alle Gewebereste zu entfernen.

4. instrumentelle Ausräumung mit der Abortzange, verbunden mit einer Nachkürettage: Nachteile dieser Methode sind die Notwendigkeit einer intensiven Dehnung des Gebärmutterhalskanals sowie die Gefahr einer Gebärmutterverletzung.

5. medikamentöse Methoden: → Prostaglandine können direkt in die Fruchthöhle, aber auch intravenös bzw. intramuskulär eingespritzt werden. Allerdings führen sie zu Zusammenziehungen (Kontraktionen) der gesamten glatten Muskulatur, also nicht nur der Gebärmutter, sondern auch der Blutgefäße, Bronchien und des Magen-Darm-Traktes, so dass es zu unangenehmen Nebenwirkungen kommt. Diese Methode ist erst nach der 14. Schwangerschaftswoche anwendbar.

In bis zu 20 Prozent aller Schwangerschaftsabbrüche kommt es zu Früh- oder Spätkomplikationen, unter anderem zur → Eileiterschwangerschaft bei der nächsten Empfängnis, zu → Kinderlosigkeit, Fehl- und Frühgeburten, → Menstruationsstörungen, Kreuz- oder Kopfschmerzen sowie zu schweren seelischen Reaktionen. Daher sollte das Für und Wider eines Schwangerschaftsabbruchs stets ganz genau erwogen werden.

Schwangerschaftsbeschwerden Bei etwa der Hälfte aller Schwangerschaften klagt die betroffene Frau über Übelkeit und Erbrechen, wobei es sich nur um graduell unterschiedliche Zustände handelt, die fließend ineinander übergehen. In den ersten 3 Schwangerschaftsmonaten sind diese Beschwerden ohne Krankheitswert (→ Schwangerschaft, Erbrechen).

Übermäßig starker Speichelfluss (→ Ptyalismus) tritt vorwiegend zwischen dem 2. und 5. Schwangerschaftsmonat auf. Da hierbei sowohl körperliche als auch psychische Einflüsse eine Rolle spielen, bleiben die meisten Behandlungsversuche erfolglos.

Im letzten Drittel der Schwangerschaft kann als Komplikation eine »Schwangerschaftsvergiftung« (→ Gestose) auftreten, die sich in schlimmen Fällen zur → Eklampsie mit für Mutter und Kind bedrohlichen Krampfanfällen steigern kann.

Eine der häufigsten Schwangerschaftskomplikationen ist jedoch die auf Eisenmangel beruhende → Anämie (Blutarmut), die mit Müdigkeit, Atemnot, Kopfschmerzen, Appetitlosigkeit und Leistungsschwäche einhergeht. Der Nachweis erfolgt durch das → Blutbild. Da der mütterliche Organismus während der Schwangerschaft mehr Eisen als sonst benötigt, wird den werdenden Müttern heute vom Arzt zumindest in der 2. Schwangerschaftshälfte ein Eisenpräparat, meist in Verbindung mit verschiedenen Vitaminen, verschrieben.

Durch Veränderungen der Blutzusammensetzung bilden sich in der Schwangerschaft – insbesondere, wenn die Schwangere an → Krampfadern leidet – auch eher Blutgerinnsel (→ Thrombose). Zudem treten vor allem in den ersten Monaten der Schwangerschaft ausgeprägte Schwankungen der Stimmungslage auf, die sich in schweren Fällen bis zu einer ernsten traurigen Verstimmung (Schwangerschaftsdepression) steigern können, nach der Entbindung jedoch meist wieder abklingen. Manchmal wird dieses Krankheitsbild durch die Angst vor den Veränderungen der Lebensumstände oder vor Fehlbildungen oder Krankheiten des Kindes ausgelöst; vielfach ist jedoch keine äußere Ursache erkennbar.

Schwangerschaftsfeststellung Die Feststellung einer Schwangerschaft bedient sich unsicherer und sicherer Zeichen.

1. ***Unsichere Schwangerschaftszeichen*** beruhen auf den Angaben der Schwangeren (Ausbleiben der Regelblutung, morgendliches Erbrechen, Appetitlosigkeit, Schwellung der Brüste) sowie auf der ärztlichen Untersuchung (blauviolette Verfärbung der Scheide und des äußeren Muttermun-

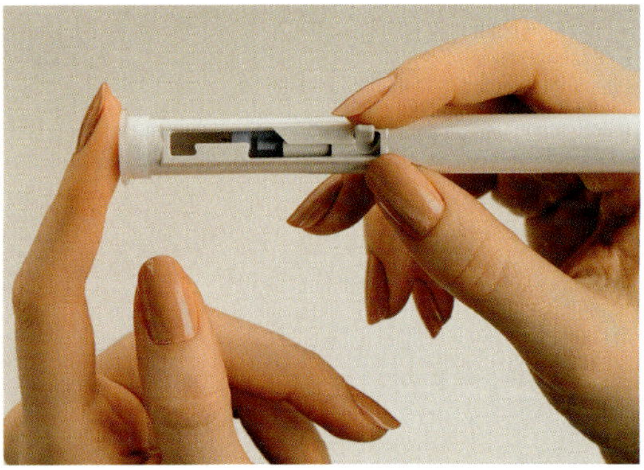

Schwangerschaftsfeststellung Mit einem solchen Frühtest kann sich jede Frau bereits einen Tag nach der ausgebliebenen Menstruation Gewissheit verschaffen.

des; Vergrößerung und Auflockerung der Gebärmutter; Abgang von Vormilch aus der Brustdrüse; Schwangerschaftsstreifen; verstärkte Pigmentierung).

2. *Sichere Schwangerschaftszeichen* gehen direkt vom Kind aus: immunologische Schwangerschaftsreaktionen in der 5.–6. Woche; → Ultraschalldiagnostik; Nachweis der Fruchtblase in der 6.–8. Woche; Nachweis des Kindes in der 8.–10. Woche; Feststellung kindlicher Herztöne in der 8.–10. Woche; Fühlen von kindlichen Teilen oder Kindsbewegungen; Hören des Nabelschnurgeräusches.

Die verschiedenen ***immunologischen Schwangerschaftsreaktionen*** beruhen auf dem Nachweis von HCG (**H**uman-**C**horion**g**onadotropin), einem Hormon, das von der Plazenta gebildet wird und für die Erhaltung der Schwangerschaft verantwortlich ist. Mit besonderen Frühtests kann eine Schwangerschaft aufgrund des Harnbefundes bereits 15–17 Tage nach der Empfängnis, also bereits am 1. Tag der ausbleibenden Menstruation, nachgewiesen werden, wobei die Treffsicherheit 97–100 Prozent beträgt. Darüber hinaus hat für den Nachweis einer Schwangerschaft auch die Messung der → Basaltemperatur eine große Bedeutung: Diese steigt nach dem Eisprung um 4–5 Zehntelgrade an und bleibt in den ersten Monaten erhöht.

Schwangerschaftsgymnastik Nach der abgeschlossenen 20. Schwangerschaftswoche, d. h. im 5. oder 6. Schwangerschaftsmonat, soll mit der Schwangerschaftsgymnastik begonnen werden. Die Übungen dienen zum einen der Auflockerung von Muskelverspannungen und der Förderung der Durchblutung, zum anderen der seelischen Vorbereitung auf die Geburt (»Geburt ohne Angst«). Die Schwangere lernt, sich zu entspannen sowie auf Anforderung die Art der Atmung umzustellen. Schwangerschaftsgymnastik wird in den meisten Krankenhäusern und Kliniken mit geburtshilflichen Abteilungen in besonderen Kursen angeboten, wobei eine fachliche Anleitung unbedingt notwendig ist, da man allein aus Büchern die richtige Ausführung der einzelnen Übungen nicht erlernen kann.

Schwangerschaftsstreifen von vielen Schwangeren gefürchtete, zunächst bläulich-rote und später gelblich-weiße Streifen, die als Folge der massiven Hautdehnung im letzten Drittel der Schwangerschaft entstehen. Sie kommen durch eine Schädigung der elastischen Bindegewebsfasern der Unterhaut zu Stande.

Schwangerschaftstoxikose → Gestose.

schwarze Haarzunge Zungenveränderung, bei der die

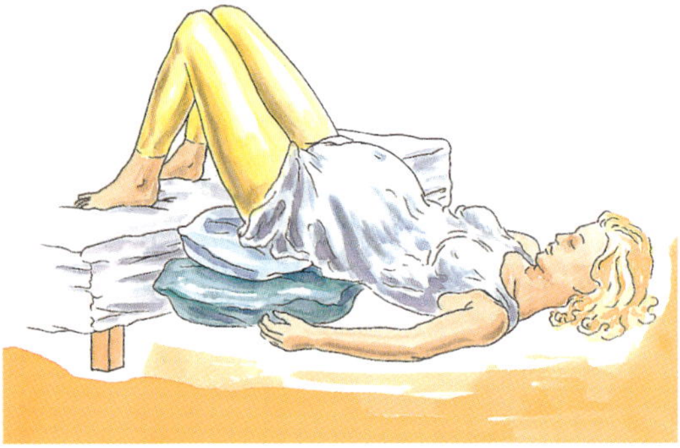

Schwangerschaftsgymnastik Um die vorteilhafte Schädellage des Kindes herbeizuführen, gibt es drei einfache Übungen.

Übung 1: Das Becken sollte so hoch gelagert werden, dass eine schräge Ebene entsteht.

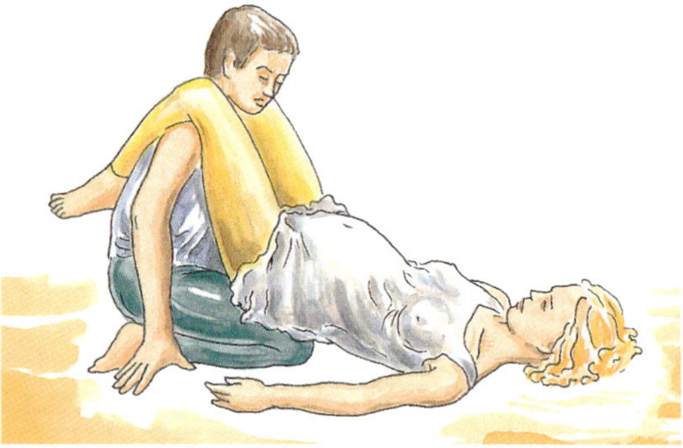

Übung 2: In dieser Position sollte darauf geachtet werden, dass sich der Rücken nicht im Hohlkreuz, sondern eher in der Rundung befindet, damit der Bauchraum zu einer schüsselähnlichen Form verkleinert wird.

Zungenpapillen im mittleren Drittel verlängert und verfärbt (bräunlichschwarz, blau, grün, gelblich oder rot) sind, so dass der Eindruck einer behaarten Zunge entsteht. Die genaue Ursache ist noch nicht geklärt; wahrscheinlich handelt es sich um die Folge einer abnormen Bakterienbesiedelung nach Einnahme von → Antibiotika. Daneben werden auch übermäßiges Rauchen und Vitamin-B-Mangel für das Entstehen der schwarzen Haarzunge verantwortlich gemacht.
Zur Behandlung reibt man die Zunge täglich mit einer 40-prozentigen Harnstofflösung ein und bürstet sie anschließend mit einer Zahnbürste ab.

Schwarzwasserfieber lebensbedrohlicher Zerfall roter Blutkörperchen innerhalb der Blutbahn und – dadurch bedingt – Auftreten des Blutfarbstoffs Hämoglobin im Urin bei schwerer → Malaria.

Schwefel (chemisches Zeichen: S) nichtmetallisches Element, das ein wichtiger Bestandteil einiger Aminosäuren, Enzyme und Vitamine ist. Schwefel ist an zahlreichen physiologischen Prozessen, beispielsweise an der Atmungskette, am Fettsäureabbau, an der Blutgerinnung und an Entgiftungsreaktionen beteiligt.

Schweigepflicht Für Ärzte, Zahnärzte, Tierärzte, Apotheker und ärztliches Hilfspersonal gilt die gesetzliche Verpflichtung, über alles ihnen bei der Ausübung ihres Berufs bekannt Gewordene Verschwiegenheit zu wahren. Die Schweigepflicht bildet die Grundlage des Vertrauens zwischen Patient und Arzt und gilt auch nach dem Tod des Patienten weiter. Sie darf nur in 3 Fällen durchbrochen werden:

- bei Vorliegen einer Offenbarungspflicht (z. B. im Rahmen der Sozialversicherung);
- bei Bestehen eines Anzeigerechts (z. B. Meldepflicht nach dem Bundesseuchengesetz oder Berufskrankheitengesetz sowie im Interesse der Verbrechensverhinderung);

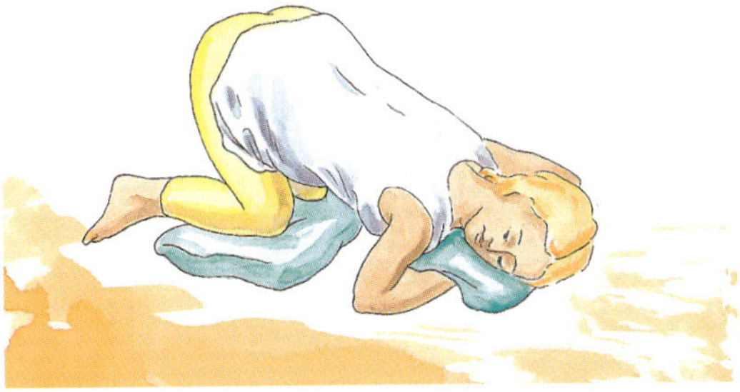

Übung 3: Im Vierfüßlerstand mit aufgestützten Ellenbogen sollte das Gesäß maximal hochgestreckt sein, damit das Kind mit dem Kopf in Richtung Rippenbogen rutscht und dort anstößt. Beckenboden und Bauchdecke sollten immer entspannt sein.

- bei ausdrücklicher Entbindung des Arztes von der Schweigepflicht durch den Patienten.

Schweinehüterkrankheit zu den → Leptospirosen zählende, von Haustieren auf Menschen übertragbare, fiebrige Erkrankung.

Schweiß (Sudor) von den Schweißdrüsen der Haut produziertes Sekret, das zu 99 Prozent aus Wasser und daneben aus Kochsalz, Harnstoff, → Gammaglobulinen, flüchtigen Fettsäuren und Cholesterin besteht und dessen Absonderung vom → vegetativen Nervensystem gesteuert wird. Schweiß ist eine salzig schmeckende, klare, farblose, sauer reagierende Flüssigkeit, die im frischen Zustand nicht riecht. Körpergeruch entsteht erst, wenn die natürlicherweise auf der Haut vorhandenen Bakterien die Schweißbestandteile zersetzen. Aufgaben des Schweißes sind die Regulation der Körpertemperatur (durch Erzeugung von Verdunstungskälte) und des Wasserhaushalts sowie die Ausscheidung von Stoffwechselendprodukten. Außerdem hält das saure Sekret der Schweißdrüsen den Säureschutzmantel der Haut aufrecht, der das Wachstum von Keimen auf der Haut hemmt.
Schweiß wird auch ohne körperliche Betätigung ständig in kleinen Mengen abgegeben. Die tägliche Menge beträgt ca. 1–2 l, kann jedoch bei starker physischer Anstrengung auf bis zu 1,5 l pro Stunde ansteigen. Bei intensiver körperlicher Betätigung oder hoher Außentemperatur steigert der Körper seine Schweißsekretion erheblich, um mehr Wärme abgeben zu können. Daneben können auch psychische Belastungen (z. B. Angst oder Aufregung) sowie Besonderheiten der Ernährung die Schweißsekretion anregen.
Übermäßiges Schwitzen tritt häufig bei Fieber, → Tuberkulose (besonders oft als Nachtschweiß), → Schilddrüsenüberfunktion, → Anämie (Blutarmut), → Zuckerkrankheit, Erkrankungen des Nervensystems sowie unter seelischen Einflüssen (Angst, Schreck, Freude) auf. Daneben leiden viele Menschen unter örtlich umschriebenem Schwitzen (Handflächen, Fußsohlen, Achselhöhle, Brust, Leistengegend), das weitgehend psychisch bedingt ist. Übermäßiges Schwitzen begünstigt verschiedene Hautkrankheiten, besonders das → Ekzem sowie eine Reihe von → Hautpilzerkrankungen.
Das mit dem Schweiß abgesonderte Wasser kann im Allgemeinen problemlos durch Trinken ersetzt werden, wobei nach starkem Schwitzen auch der Ausgleich des verloren gegangenen Kochsalzes zu berücksichtigen ist.

Schweißdrüsenabszess (Hidradenitis) Entzündung einer Schweißdrüse mit abgekapselter Eiterung, die bevorzugt in der Achselhöhle, seltener in der Umgebung der Brustwarzen oder in der After-Geschlechts-Region auftritt. Dabei bilden sich derbe, tief liegende Knoten, die langsam wachsen und bei Bewegungen erhebliche Schmerzen verursachen. Schließlich kommt es zu Erweichung, Durchbruch und Höhlenbildung. Manchmal entstehen durch Verschmelzung mehrerer entzündlicher Knoten wulstartige Stränge. Zur Behandlung kommen neben der örtlichen Anwendung antiseptischer Salben und Umschläge die Einnahme von Bakterien abtötenden → Antibiotika und Röntgenbestrahlungen in Betracht. In schweren Fällen kann sogar ein chirurgischer Eingriff erforderlich werden.

Schweißekzem (dyshidrotisches Ekzem) Sonderform des → Ekzems.

Schweißfüße Eine vermehrte Schweißabsonderung an den Füßen ist oft Folge mangelnder Hygiene, kann ihre Ursache aber auch in zu engen Schuhen, ungeeigneten Strümpfen oder – am häufigsten – in einer anlagebedingten Störung haben. Dagegen kann man einiges tun: möglichst offene, luftige Schuhe tragen, täglich die Strümpfe wechseln, die möglichst wenig synthetisches Material enthalten sollten, die Füße häufig waschen, einpudern und mit schweißhemmenden Medikamenten behandeln und, wenn immer möglich, barfuß gehen.

Schwellkörper durch Blutfüllung anschwellende Gewebe. Allgemein bekannt sind die 3 Schwellkörper im Penis des Mannes, die beim Einstrom von Blut für eine Erektion sorgen. Doch auch im Bereich der weiblichen Geschlechtsorgane, nämlich an der → Klitoris und am Scheideneingang, findet man – wenn auch weniger voluminöse – Schwellkörper.

Schwerhörigkeit Verminderung des Hörvermögens, die sich von einer leichten Einschränkung in bestimmten Frequenzbereichen bis an die Grenze der Taubheit erstrecken kann. Nur der Arzt kann mit Hilfe von Hörprüfungen (→ Audiometrie) Grad und Ort der Hörbehinderung feststellen.

Für die Schwerhörigkeit gibt es mehrere mögliche Ursachen:

- Verlegung des Gehörgangs: z. B. durch einen → Ohrpfropf oder einen Fremdkörper;
- → Mittelohrentzündung;
- Bewegungseinschränkungen der Gehörknöchelchen: vor allem bei der → Otosklerose;
- mangelhafte Belüftung des Mittelohrraums: z. B., wenn die → Eustachische Röhre durch eine Erkrankung im Nasen-Rachen-Raum in Mitleidenschaft gezogen und dadurch vermindert luftdurchgängig ist;
- Funktionsstörungen im Innenohr infolge Störungen der Durchblutung, des Stoffwechsels oder der vegetativ-nervösen Regulation. Hierher gehört die so genannte ***Altersschwerhörigkeit***, die meist im 50.–60. Lebensjahr beginnt und deren Ursachen im Einzelnen noch nicht völlig geklärt sind;
- lang dauernde Überbeanspruchung: vor allem als Folge von → Lärmschäden;
- Gifte, die die Hörnervenfasern schädigen.

Die Behandlung richtet sich nach dem vorliegenden Grundleiden, wobei der Unterschied zwischen Mittelohr- und Innenohrschwerhörigkeit eine große Rolle spielt. Bei der mehr oder minder normalen Altersschwerhörigkeit erzielt man manchmal durch Verabreichung von Vitamin A eine auffallende Besserung, wohingegen bei der Mittelohr-Schwerhörigkeit und bei der Otosklerose nicht selten gehörverbessernde Operationen (Tympanoplastik) angezeigt sind. Ansonsten ist bei jeder Schwerhörigkeit der Gebrauch eines Hörgerätes anzuraten. Die modernen Transistorgeräte, die nach ärztlicher Anweisung von einem Hörgeräte-Akustiker angepasst werden, sind sehr leistungsfähig. Allerdings muss der Patient den richtigen Umgang mit dem Gerät erst eine Weile üben.

Wird bei Kleinkindern eine Schwerhörigkeit nicht rechtzeitig erkannt wird, laufen sie Gefahr, für geistig zurückgeblieben gehalten zu werden. Daher sollten Eltern, die bemerken, dass ihr Kind auf Schallreize nicht reagiert oder nach anfänglichem Lallen mit 5 oder 6 Monaten wieder verstummt, unbedingt eine fachärztliche Untersuchung durchführen lassen. Wenn es sein muss, kann ein Hörgerät bereits im 1. Lebensjahr angepasst werden, wodurch dem Kind die für seine geistige Entwicklung notwendige Teilnahme an seiner Umwelt erst ermöglicht wird.

Schwiele abgegrenzte Verdickung der Hornschicht der äußeren Haut (→ Hyperkeratose), die in der Regel an einer Hautstelle entsteht, die stark beansprucht wird oder ständigem Druck ausgesetzt ist. Wird die ursächliche Belastung beseitigt, so verschwindet die Schwiele normalerweise ganz von selbst.

Schwimmen Da regelmäßiges Schwimmen sowohl auf den Bewegungsapparat (Muskeln, Bänder, Gelenke) als auch auf Atmung und Kreislaufsystem einen positiven Einfluss hat, setzt man es in der Vorsorge, im Fitness-Sport, in der Therapie und in der Rehabilitation ein. Schwimmen in angenehm temperiertem Wasser fördert die allgemeine körperliche Entspannung, weil durch den Auftrieb des Wassers Gelenke und Bänder entlastet werden. Gerade zu Beginn eines Kreislauftrainings ist Schwimmen besonders zu empfehlen; der sonst übliche Muskelkater tritt dabei wesentlich geringer auf als bei anderen Sportarten, und auch Verletzungen sind überaus selten. Allerdings können bei herzkranken Patienten durch zu

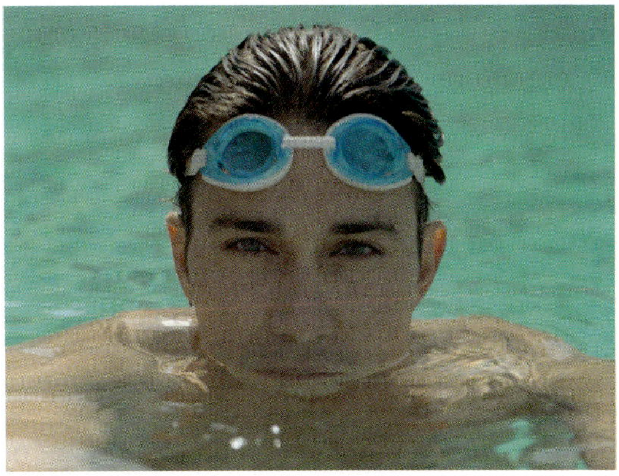

Schwimmen – der entspannende Ausgleichssport; er schont die Gelenke und fördert die Ausdauer.

kaltes Wasser oder durch Überanstrengung bei längerem Schwimmen lebensbedrohliche → Herzrhythmusstörungen auftreten. Gefährlich ist dabei vor allem eine falsche Atemtechnik: Jedwede Pressatmung ist zu vermeiden; stattdessen sollte grundsätzlich während der Phase der größten Anstrengung ausgeatmet werden. Auch Patienten mit → Hypertonie (Bluthochdruck) sollten nicht längere Zeit schwimmen, weil sich im Wasser die Hautdurchblutung infolge Gefäßverengung verringert.

Schwindel (Vertigo) Spontan auftretender Schwindel beruht auf einer vermeintlichen Bewegungsempfindung der eigenen Person oder der Umgebung. Dabei handelt es sich in erster Linie um einen seelischen Vorgang, der zum Teil mit erheblichen Unlustgefühlen verbunden ist. Schwindel bedeutet zugleich eine Funktionsstörung des Gleichgewichtsorgans im Innenohr. Beteiligt sind Reize, die vom → Labyrinth, den Augen, der Haut sowie der Muskulatur von Nacken, Rumpf und Beinen ausgehen.

Krankhafte Schwindelzustände, die zu → Augenzittern (Nystagmus), Übelkeit und Erbrechen führen, findet man bei entzündlichen Veränderungen im Innenohr, bei der → Ménière-Krankheit sowie bei Störungen im Bereich der Nervenverbindungen vom Gleichgewichtsorgan zum Gehirn, wie sie vor allem durch Giftstoffe ausgelöst werden.

Im Einzelnen unterscheidet man verschiedene Formen:

♦ den ***Drehschwindel:*** Hierbei hat der Betroffene, obwohl er still steht, den Eindruck, sein Körper drehe sich bzw. die Umgebung drehe sich um ihn;

♦ den ***Schwankschwindel:*** Dabei entsteht der irrtümliche Eindruck, der Boden würde wie auf einem Schiff schwanken;

♦ den ***Liftschwindel:*** Der Betroffene hat dabei das intensive Gefühl, er würde gehoben oder sinke in die Tiefe.

Nach der Dauer der Störungen unterscheidet man zudem noch einen Anfall- von einem Dauerschwindel.

Unter ***asystematischem Schwindel*** versteht man eine Form, bei der der Betroffene beim Gehen, Stehen und Sitzen höchst unsicher ist und bei der ihm mitunter sogar schwarz vor Augen wird, während der ***visuelle Schwindel*** sich vor allem durch Sehstörungen bemerkbar macht. Ein räumliches Unsicherheitsgefühl, das aufgrund von Angst- oder Schreckzuständen auftritt, bezeichnet man als ***psychogenen Schwindel***.

Therapeutisch erzielt man bisweilen mit durchblutungsfördernden Medikamenten, die die Blutversorgung des Gleichgewichtsorgans erhöhen, eine gewisse Besserung der Situation. Ansonsten können auch Arzneimittel gegen Brechreiz und Übelkeit helfen. Vor allem gilt es natürlich, die Ursache des Schwindels zu ermitteln und – wenn möglich – dauerhaft auszuschalten.

Schwindsucht umgangssprachliche Bezeichnung für die → Tuberkulose.

Screening Reihenuntersuchung bestimmter Bevölkerungsgruppen zur Entdeckung von Krankheiten; z. B. bei Neugeborenen zur Erfassung von Stoffwechselstörungen.

Scrotum (Skrotum) Hodensack; → Geschlechtsorgane, männliche.

Seborrhö übermäßige Absonderung der Talgdrüsen; vor allem bei der → Akne.

Sectio (Sectio caesarea) medizinische Fachbezeichnung für den → Kaiserschnitt.

Sedativa → Beruhigungsmittel.

Sediment Bodensatz, Niederschlag; z. B. Harnsediment, dessen mikroskopische Untersuchung Aufschlüsse über Erkrankungen geben kann.

Seebäder → Meeresbäder.

Seekrankheit durch heftige Schiffsbewegungen ausgelöste Form der → Reisekrankheit.

Seele (Psyche) Die Seele gehört wie der Körper zur Natur des Menschen und umfasst das unmittelbare Erleben, das Empfundene, Wahrgenommene, Gefühlte, Vorgestellte und Gewollte. Unter Seele hat man nicht nur die bewussten, sondern auch die unbewussten Erlebnisse in ihrer Gesamtheit zu verstehen, wobei zum Unbewussten sämtliche Erinnerungen sowie Vergessenes, Wünsche, Triebe, aber auch Wahrnehmungen und Gedanken, die nicht bis zum Bewusstsein vorgedrungen sind, gehören. Das Bewusste ist in der neuen Seelenheilkunde gleichsam nur eine Insel, die aus dem Meer des

Unbewussten herausragt. Das Ich wird als Träger des Bewussten und das Es als Träger des Unbewussten bezeichnet, wobei Leib und Seele eine untrennbare Einheit bilden. Es ist daher falsch zu sagen: »Die Seele wohnt im Leib« oder »Der Mensch hat eine Seele«; richtiger muss es heißen: »Der Mensch ist Leib und Seele.« Die Seele ist das den Körper bestimmende, formende Prinzip, mit dessen Hilfe dieser überhaupt erst am Leben teilhaben kann. Im Übrigen halte man sich an das Wort des griechischen Philosophen Heraklit: »Der Seele Grenzen kannst du nicht ausfindig machen, und ob du jegliche Straße abschreitest; so tiefen Grund hat sie.«

Seelenblindheit (optische Agnosie) Form der → Agnosie (Erkenntnisstörung), bei der der Betroffene trotz intakten Auges Gesehenes nicht bewusst wahrnehmen bzw. zu einem Gesamteindruck verarbeiten kann.

Seelentaubheit (akustische Agnosie) Form der → Agnosie (Erkenntnisstörung), bei der der Betroffene trotz intakten Ohres Gehörtes nicht bewusst wahrnehmen oder verstehen kann.

Sehfehler (Ametropie) Oberbegriff für Veränderungen des Auges, die ein unzureichendes Brechungsvermögen und damit unterschiedliche Beeinträchtigungen beim Sehen zur Folge haben. Die bekanntesten Sehfehler sind die → Kurzsichtigkeit, die → Weitsichtigkeit, die → Alterssichtigkeit und der → Astigmatismus.

Sehhügel umgangssprachliche Bezeichnung für den → Thalamus, einen wichtigen Teil des → Gehirns.

Sehprobleme bei Kindern → Kinder, Sehstörungen.

Sehne derber, bindegewebiger Endabschnitt eines Skelettmuskels, der an der Knochenhaut eines Knochens angeheftet ist und den Muskelzug auf den Knochen überträgt. Zur Vermeidung der Reibung an besonders beanspruchten Sehnenabschnitten sind Sehnen von Sehnenscheiden umgeben; das sind mit einer schleimigen Flüssigkeit gefüllte Röhren, in denen die Sehnen leichter gleiten können.

Sehnenscheidenentzündung (Tendovaginitis) Manche langen → Sehnen unserer Muskeln an Händen und Füßen, Unterarmen und Unterschenkeln sind zum Schutz von einer Sehnenscheide umgeben, die mit einem Gleitmittel gefüllt sind, das eine gute Beweglichkeit der Sehnen sicherstellt. Entsteht in einer solchen Sehnenscheide infolge Überbeanspruchung, Druck von außen oder ähnlicher Einflüsse eine Entzündung, so kann diese – als »feuchte« Entzündung – die Flüssigkeit in der Sehnenscheide vermehren oder sie – als »trockene« Entzündung – eintrocknen lassen. Dementsprechend stellt man im Bereich der entzündeten Sehnenscheide entweder eine Schwellung oder ein knirschendes Reiben bei

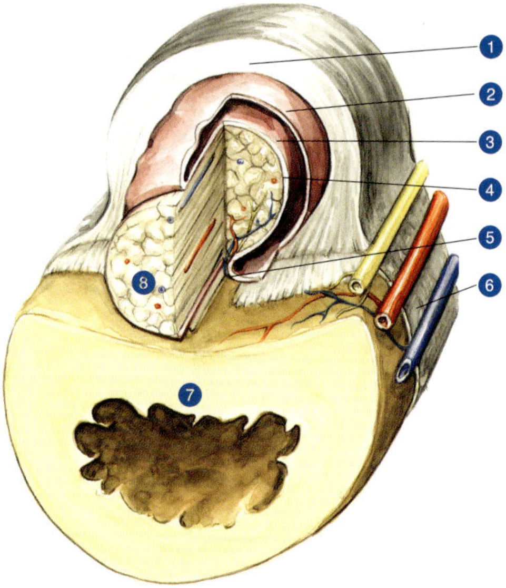

Sehnenscheidenentzündung Hilfseinrichtungen des Bewegungsapparates: Sehnenscheide, am Beispiel eines Fingers. **1–4** Sehnenscheide; **1** äußere Faserschicht; **2** Gleitschicht der Sehnenscheide, äußeres Blatt; **3** Gleitspalt; **4** Gleitschicht der Sehnenscheide, inneres Blatt; **5** »Gekröse« der Sehne; **6** Knochenhaut; **7** Fingermittelglied; **8** Sehne.

Bewegungen fest. Beide Arten der Sehnenscheidenentzündung verursachen erhebliche Schmerzen.

Zur Behandlung ist möglichst weitgehende Ruhigstellung notwendig, damit die schon entzündete Sehnenscheide nicht durch ständige Bewegungen der Sehne in ihrem Inneren noch weiter beansprucht wird. In den ersten Tagen einer akuten Entzündung sind kühle Umschläge hilfreich; später regt der Arzt durch Behandlung mit Heißluft oder auch mit Ichthyolauflagen die heilende Durchblutung an. In besonders schweren und schmerzhaften Fällen lassen sich die Beschwerden durch örtliche Einspritzung eines Kortisonpräparates (→ Corticosteroide) meist rasch beseitigen.

Sehnenverletzung vollständige oder teilweise Zerstörung einer oder mehrerer Sehnen durch Zerreißung, Durchtrennung oder Quetschung. Dabei unterscheidet man geschlossene (ohne Wunde) und offene (mit Wunde) Sehnenverletzungen. Am häufigsten kommen sie im Bereich der Hand und des Handgelenks, weniger oft am Vorderarm sowie an Fuß und Unterschenkel vor. Da Sehnen nur einen geringen Stoffwechsel haben und Durchtrennungen immer zu Durchblutungsstörungen führen, stirbt das Sehnengewebe schnell ab. Die Behandlung ist kompliziert: Da sich die Sehnenstümpfe weit zurückziehen, gestaltet sich eine Sehnennaht oft sehr schwierig. Nach der Naht muss die Sehne in einem Gipsverband fixiert werden; erst nach 3 Wochen kann mit der Nachbehandlung (Bewegungsübungen, Wärmeanwendungen) begonnen werden. In jedem Fall müssen Sehnenverletzungen rasch versorgt werden, da es anderenfalls aufgrund von möglichen Verwachsungen und des Absterbens von Sehnengewebe zu bleibenden Funktionseinschränkungen kommen kann.

Sehnervenentzündung Die Entzündung des Sehnervs, der von der Netzhaut des Auges ins Gehirn zieht, kann verschiedene Ursachen haben: Infektionskrankheiten spielen hier eine Rolle, aber auch → Autoaggressionskrankheiten, also Angriffe des Körpers gegen eigene Strukturen. Auch als Begleiterscheinung einer → Nasennebenhöhlenentzündung und bei der → Multiplen Sklerose findet man manchmal entzündliche Veränderungen des Sehnervs. Als Symptome kommen Ausfälle in der Mitte oder am Rand des Gesichtsfeldes ebenso vor wie ein mehr oder weniger stark ausgeprägtes Doppeltsehen. In schlimmen Fällen kann das Sehvermögen immer mehr nachlassen, bis der Kranke schließlich vollkommen blind ist.

Sehstörungen bei Kindern → Kinder, Sehstörungen.

Seifenstuhl (Kalkseifenstuhl) grauer, laugenartig riechender Stuhl bei Säuglingen. Die kittartige Stuhlbeschaffenheit beruht auf einer falschen Ernährung mit zu viel Milch und zu wenig Kohlenhydraten, d. h. mit einem zu hohen Eiweißanteil. Der Name der Krankheit rührt daher, dass die Fettsäuren der Milch Kalzium und Magnesium an sich binden und mit ihnen Seifen bilden, die dann ausgeschieden werden. Dadurch besteht die Gefahr, dass größere Mengen des für den Körper wichtigen Kalziums und Magnesiums verloren gehen.

Seitenlagerung → stabile Seitenlagerung.

Seitenstechen vorübergehender stechender Schmerz am Rippenbogen beim Laufen. Die Ursache ist nach wie vor unklar. Eine wichtige Rolle spielt möglicherweise ein zu kurzer Zeitabstand zwischen letzter Mahlzeit und körperlicher Belastung. Auch ein zu rascher Laufbeginn ohne vorheriges Aufwärmen, eine falsche Atemtechnik, Verkrampfungen des Zwerchfells sowie Blutstauungen in Leber und Milz werden als Ursachen diskutiert. Eine Behandlung ist nicht nötig, da die Beschwerden meist flüchtig sind und schon bald nach Beendigung der körperlichen Belastung wieder verschwinden.

Seitenstrangangina Die Seitenstränge sind Lymphstränge, die annähernd senkrecht am Übergang von der seitlichen zur hinteren Wand des Mund- und Nasenrachens herabziehen. Zu ihrer Entzündung kommt es gelegentlich im Zusammenhang mit einer → Mandel- oder → Rachenentzündung, am häufigsten jedoch nach einer Mandeloperation. Symptome sind Schwellung, Rötung, gelbe Stippchen und mehr oder minder heftige Schluckbeschwerden. Die Behandlung besteht wie bei der Mandelentzündung im Einsatz von → Antibiotika, vorzugsweise von → Penicillin.

Sekret flüssige Substanz, die in der Regel aus Drüsen, aber auch von Wunden abgesondert wird.

Sekretolytika Schleim lösende Hustenmittel.

Sektion → Obduktion.

Sekundenherztod (Asystolie) plötzlicher Herztod, der innerhalb kürzester Zeit und völlig unerwartet bei anscheinend Gesunden oder Herzkranken mit stabilem Krankheitszustand eintritt. Meist sind Männer mittleren Alters betroffen, von denen nur ein kleiner Teil (20–30 Prozent) vor dem Tod über Herzschmerzen geklagt hat. Der Sekundenherztod kommt sowohl in Ruhe und Schlaf als auch bei körperlichen oder seelischen Belastungen vor. In den meisten Fällen liegt die Ursache in einer → koronaren Herzkrankheit mit Durchblutungsstörungen der Herzmuskulatur oder in einem → Herzinfarkt, bei jungen, sportlichen Menschen auch in einer unerkannten Herzmuskelentzündung (→ Myokarditis). Fast immer sind alle Bemühungen zur Lebensrettung (Herzmassage, Beatmung, Elektrotherapie) vergeblich.

Selbsthilfegruppen Laienverbände, deren Ziel es ist, in der Gruppe den bestmöglichen Umgang mit Krankheiten, Lebenskrisen und Notlagen zu erlernen und zu üben. In einer solchen Gruppe werden bestimmte Erfahrungen weitergegeben, und den Teilnehmern wird ein Gefühl von Zusammengehörigkeit und Sicherheit vermittelt. Jeder Selbsthelfer soll zu einem Fremdhelfer werden.

Bekannt sind in diesem Zusammenhang die »Anonymen Alkoholiker«, die »Rheuma-Liga«, die »Frauenselbsthilfe nach Krebs« und die »Koronargruppen«. Die einzelnen Gruppen umfassen zumeist 10–30 Teilnehmer, von denen knapp die Hälfte zwischen 30 und 40 Jahre alt ist. In allen Gruppen – auch in den gemischten – überwiegen die Frauen. Durch die Teilnahme an Selbsthilfegruppen kann das Selbstwertgefühl gestärkt und eine Isolation verhindert werden. Da die Gruppen in ihrer Arbeit zwangsläufig rasch an fachliche Grenzen stoßen, nehmen sie in der Regel gern eine professionelle Beratung, z. B. durch Ärzte, Rechtsanwälte, Pfarrer, Lehrer, Psychologen oder Sozialarbeiter, an.

Selbsthilfegruppen – vor allem diejenigen für psychisch Kranke – bergen jedoch auch Gefahren in sich:

1. Abkapselung der Gruppe von der Gemeinschaft;

2. Entmündigung des Einzelnen; schlimmstenfalls kann die »Gruppensucht« zur ohnmächtigen Abhängigkeit führen.

Selbstmedikation Die mit Vernunft betriebene Selbstbehandlung mit Medikamenten, die sich der Patient in der Apotheke besorgt, kann eine Ergänzung der ärztlichen Behandlung bilden, setzt jedoch eine ausreichende Aufklärung und → Gesundheitserziehung voraus. Die Ärzte vertreten heute einhellig die Meinung, dass Unpässlichkeiten und Bagatellfälle ohne weiteres durch den Patienten selbst behandelt werden können. Demzufolge behandeln sich heute 35 Prozent der Bevölkerung bei Kopfschmerzen, 26 Prozent bei Erkältungen und 13 Prozent bei Magenverstimmungen mit entsprechenden Arzneimitteln selbst. Ohne eine derartige Selbstbehandlung wären die Ärzte völlig überfordert, und die Krankenkassen und andere Kostenträger stünden vor dem Ruin. Bei der Abgabe der frei verkäuflichen Heilmittel zeigt sich, wie wichtig die Beraterfunktion des Apothekers ist.
Natürlich ist jede Selbstbehandlung mit Risiken verbunden, besonders dann, wenn der Betreffende sie über längere Zeit ohne ärztliche Kontrolle ausübt. Selbstbehandlung darf niemals ufer- und endlos werden, da sie – vor allem, wenn sie mit ungeeigneten Mitteln durchgeführt wird – schwere Gesundheitsstörungen verursachen kann.
Besonders im Zusammenhang mit einer Schwangerschaft ist unbedingt auf die Gefahr von Schädigungen durch Arzneimittel hinzuweisen.

Selbstmord (Suizid) In den meisten Ländern gehört der Selbstmord zu den 10 häufigsten Todesursachen, wobei – bezogen auf je 100 000 Einwohner gleichen Alters – die Selbstmordrate mit dem Lebensalter ständig ansteigt. Außerdem kommen auf einen vollführten Selbstmord vielleicht 3–10 Suizidversuche. Besonders gefährdet sind folgende Gruppen:

- altersabhängig: Jugendliche in der → Pubertät, Frauen in den → Wechseljahren, Menschen höheren Lebensalters;
- bedingt durch bestimmte Krankheitsgruppen: Menschen, die an → Depressionen (häufigste Selbstmordursache), → Drogenabhängigkeit, → Alkoholismus, Anfallskrankheiten, → Schizophrenie oder einer → Persönlichkeitsstörung leiden;
- bedingt durch bestimmte Lebensumstände: vereinsamte, entwurzelte Menschen; ferner Häftlinge und Heiminsassen; Menschen in Krankenhäusern und solche, die schwere finanzielle Einbußen hinnehmen müssen.

Auf die Gefahr eines Selbstmordes weisen folgende Anzeichen hin:

- Einengung des seelischen Lebensraums;
- Vereinsamung und Stagnation der seelischen Kräfte;

Fragenkatalog zur Abschätzung des Selbstmordrisikos (Pöldinger)

Je mehr Fragen im Sinne der angegebenen Antwort beantwortet werden, umso höher muss das Suizidrisiko eingeschätzt werden.

1. Haben Sie in letzter Zeit daran denken müssen, sich das Leben zu nehmen?	ja
2. Häufig?	ja
3. Haben Sie auch daran denken müssen, ohne es zu wollen? Haben sich Selbstmordgedanken aufgedrängt?	ja
4. Haben Sie konkrete Ideen, wie Sie es machen würden?	ja
5. Haben Sie Vorbereitungen getroffen?	ja
6. Haben Sie schon zu jemandem über Ihre Selbstmordabsicht gesprochen?	ja
7. Haben Sie einmal einen Selbstmordversuch unternommen?	ja
8. Hat sich in Ihrer Familie oder in Ihrem Freundes- und Bekanntenkreis schon jemand das Leben genommen?	ja
9. Halten Sie Ihre Situation für aussichts- und hoffnungslos?	ja
10. Fällt es Ihnen schwer, an etwas anderes als an Ihre Probleme zu denken?	ja
11. Haben Sie in letzter Zeit weniger Kontakte zu Ihren Verwandten, Bekannten und Freunden?	ja
12. Haben Sie noch Interesse daran, was in Ihrem Beruf und in Ihrer Umgebung vorgeht? Interessieren Sie noch Ihre Hobbys?	nein
13. Haben Sie jemanden, mit dem Sie offen und vertraulich über Ihre Probleme sprechen können?	nein
14. Wohnen Sie zusammen mit Familienmitgliedern oder Bekannten?	nein
15. Fühlen Sie sich unter starken familiären oder beruflichen Verpflichtungen stehend?	nein
16. Fühlen Sie sich in einer religiösen bzw. weltanschaulichen Gemeinschaft verwurzelt?	nein

Anzahl der entsprechend beantworteten Fragen
(Endzahl = maximal 16)

♦ Aggressionshemmung;
♦ Todeswünsche und Selbstmordphantasien.

Jeder Selbstmordhandlung gehen 3 Stadien voraus:

1. Erwägung des Selbstmordes zur Lösung von Problemen: Dabei wirken oft suggestive Momente wie Selbstmordfälle in der Umgebung, in Presse, Film oder Fernsehen mit.

2. Unschlüssigkeit und innerer Kampf: Selbstmordankündigungen, Kontaktsuche, Hilferufe.

3. Entschluss: Vorbereitungshandlungen, »Ruhe vor dem Sturm«.

Bei Kurzschlusshandlungen – vor allem Jugendlicher, Süchtiger und Psychotiker – werden diese Stadien wie im Zeitraffertempo durchlaufen. Beim Selbstmord neigen Frauen zu »sanfteren« Methoden (Schlaftabletten, Leuchtgas), während Männer oft brutalere Handlungen (Erhängen, Erschießen) bevorzugen.

Durch eine Langzeitbehandlung mit → Psychopharmaka, kombiniert mit → Psychotherapie, kann eine wirksame Selbstmordverhütung betrieben werden. Wichtig ist, jede Selbstmordankündigung unbedingt ernst zu nehmen!

Selbstvergiftung (Autointoxikation) Oberbegriff für Erkrankungen, die durch im Körper selbst entstehende Giftstoffe ausgelöst werden. Bei diesen Substanzen handelt es sich um giftig wirkende Umwandlungen von Darmbakterien oder um abnorme Stoffwechselprodukte, wie sie beispielsweise bei schweren Funktionsstörungen von Leber oder Nieren anfallen. Die Selbstvergiftung des Organismus vom Darm aus (***intestinale Autointoxikation***) ist eine indirekte Folge der Darmträgheit, da durch die bakterielle Zersetzung der Nahrung neben den für die Ernährung des Körpers brauchbaren Stoffen eine erhebliche Anzahl von Giften entstehen, die den Organismus schwer schädigen. Dabei hängt der Grad der Selbstvergiftung von der Stärke der Darmfäulnis und von der Funktionstüchtigkeit der entgiftenden Organe ab. Er ist umso ausgeprägter, je träger der Darm ist und je mehr Eiweiß die Nahrung enthält. Die Krankheitserscheinungen erstrecken sich über den ganzen Organismus: Es kann zu Durchblutungsstörungen, → Anämie (Blutarmut), → Hypertonie (Bluthochdruck), Herzbeschwerden, Atemnot, → Asthma, Kopfschmerzen, Schlaflosigkeit, Schwitzen, Juckreiz, → Ekzem, → Furunkulose sowie zu Ausdünstungen, → Ausfluss und → Menstruationsstörungen kommen.

Wirklich Erfolg versprechend ist nur eine radikale Umstellung der Ernährung im Sinne einer naturgemäßen Kost mit viel Rohkost, Obst, Gemüse, Vollkornprodukten, Sauermilch, Joghurt und Quark. Daneben hilft die Anregung des Stoffwechsels durch ausreichende körperliche Bewegung.

semimaligne halb-bösartig; Bezeichnung für Tumoren, die vom feingeweblichen Aufbau den bösartigen gleichen und wie diese zerstörend in die Tiefe wachsen, die jedoch keine → Metastasen (Tochtergeschwülste) in anderen Organen bilden.

senil greisenhaft, altersbedingt, im Greisenalter auftretend.

Senkfuß milde Form des → Plattfußes.

sensibel empfindlich, die → Sensibilität betreffend; bei Nerven: Empfindungen leitend.

Sensibilität **1.** Fähigkeit des Nervensystems, Reize aufzunehmen und zu Wahrnehmungen, Empfindungen, Gefühlen usw. zu verarbeiten.

2. Empfindlichkeit, Feinfühligkeit, erhöhte Erregbarkeit.

Sepsis → Blutvergiftung.

Septumdeviation → Nasenscheidewandverkrümmung.

Sequester von der gesunden Umgebung abgegrenzter toter Gewebebezirk. Meist wird der Begriff für ein abgestorbenes Knochenstück verwendet.

Serologie Lehre von den Eigenschaften des Blutserums und deren Bestimmung.

serös serumartige Flüssigkeit enthaltend.

Serotonin in den Nervenzellen des Gehirns und des → vegetativen Nervensystems, aber auch in bestimmten Zellen der Darmschleimhaut vorkommende hormonähnliche Substanz mit vielfachen, zum Teil noch nicht genau geklärten Wirkungen. So wird dem Serotonin unter anderem eine ursächliche Bedeutung bei der Entstehung der → Migräne zugeschrieben.

Serum nach der → Blutgerinnung über dem Blutkuchen stehende gelblich-klare Flüssigkeit, die im Gegensatz zum Plasma (→ Blut) keinen Blutfaserstoff (Fibrin) enthält. Im Serum befindet sich nach überstandenen Infektionskrankheiten bzw. Impfungen ein Teil der gegen die Krankheitserreger oder ihre Gifte gerichteten Schutzstoffe.

Serumkrankheit Krankheitserscheinungen, die durch Überempfindlichkeit gegen fremde Eiweißstoffe ausgelöst werden. Da bei der Injektion von artfremdem Serum mit dem Auftreten einer allergischen Reaktion zu rechnen ist, muss man bei der Wiederholung von Seruminjektionen – z. B. bei der Impfung gegen → Diphtherie oder → Wundstarrkrampf – das Serum einer anderen Tierart verwenden. Doch auch ein solcher Wechsel der Tierart bietet keinen absoluten Schutz vor dem Auftreten einer Serumkrankheit, von der Personen, die zu allergischen Reaktionen (Heufieber, Asthma, Nesselsucht) neigen, besonders bedroht sind.

Man unterscheidet 2 Formen:

♦ Der Serumschock (anaphylaktischer Schock), mit dem vor

allem bei einer Zweitinjektion 10 Tage bis 4 Monate nach der Erstinjektion zu rechnen ist, tritt während oder kurz nach der Injektion von Fremdserum oder von bestimmten Medikamenten auf. Es kommt zu Atemnot und Kreislaufschwäche; nach wenigen Minuten kann unter Krämpfen der Tod eintreten. Heute hält der Arzt bei Seruminjektionen entsprechende Injektionen zur Notfalltherapie bereit.

♦ Die Serumkrankheit im engeren Sinn tritt gewöhnlich 8–12 Tage nach der Injektion von artfremdem Serum auf. Zuerst zeigt sich an der Injektionsstelle ein juckender Hautausschlag, der sich über den ganzen Körper ausbreiten kann; weitere Symptome sind Fieber, Anschwellung der Lymphknoten, Gelenkschmerzen, Atembeschwerden, Durchfälle und Erbrechen. Die Erscheinungen halten nur wenige Tage an, danach heilt die Serumkrankheit ohne Folgen aus. Zur Behandlung stehen dem Arzt → Antihistaminika, → Corticosteroide (Kortison) und Kalzium zur Verfügung.

Seuche → Infektionskrankheit mit Massenausbreitung – in Form der → Epidemie oder → Endemie – und schwerem Verlauf. Die meisten Seuchen gehören zu den → meldepflichtigen Krankheiten.

Sexualfunktionsstörungen krankhafte Veränderungen der geschlechtlichen Abläufe.

1. *beim Mann:*

♦ Verlust der → Libido (sexuelles Verlangen): Das Bedürfnis nach sexueller Befriedigung kann durch verschiedene seelische Faktoren gestört sein.

♦ Ausbleiben der → Erektion (Steifwerden des Gliedes): Als Ursachen kommen Missbildungen des Penis sowie psychische Faktoren in Betracht; → Impotenz.

♦ Störung der Ejakulation in Form des vorzeitigen, verzögerten, ausbleibenden oder schmerzhaften Samenergusses: Dafür können neben seelischen Ursachen auch Störungen im Bereich der Muskulatur, des Rückenmarks und verschiedener Nerven verantwortlich sein.

♦ Ausbleiben des → Orgasmus, also der sexuellen Befriedigung trotz stattgefundenen Samenergusses: Diese Störung ist stets psychisch bedingt.

♦ Ausbleiben der Abschwellung des Gliedes nach der Ejakulation; → Priapismus.

2. *bei der Frau:*

♦ Libido- und Orgasmusstörungen wie beim Mann: Sie sind zumeist seelisch bedingt.

♦ Vaginismus (→ Scheidenkrampf): Dabei löst ein psychisch bedingter Abwehrreflex einen Verschluss des Scheideneingangs aus, so dass der Mann den Penis nicht einführen kann.

♦ Schmerzen beim Geschlechtsverkehr: Sie haben teils körperliche, teils seelische Ursachen.

Die Behandlung übernimmt der Androloge (→ Andrologie), der Gynäkologe (Frauenarzt) bzw. der Psychotherapeut (→ Psychotherapie).

Sexualhormone → Geschlechtshormone.

sexuell übertragbare Infektionskrankheiten Neben den 4 klassischen → Geschlechtskrankheiten (→ Tripper, → Syphilis, → weicher Schanker, → Lymphogranuloma inguinale) werden heute auch Erkrankungen, die durch → Chlamydien, → Mykoplasmen, Herpes-Viren (→ Herpes simplex), Hepatitis-B-Viren (→ Hepatitis) und → Trichomonaden ausgelöst werden, sowie vor allem → AIDS sehr häufig beim Geschlechtsverkehr übertragen. Dabei treten Krankheitserscheinungen nicht nur an den Geschlechtsorganen selbst, sondern auch im Bereich von After und Mund auf. Viele dieser Infektionen findet man bei Homosexuellen.

Shigellen Gattung von Darmbakterien, zu denen auch der Erreger der → Bakterienruhr gehört.

Shigellose → Bakterienruhr.

SHT Abkürzung für → **S**chädel-**H**irn-**T**rauma.

Shunt (engl. = Nebenschluss, Kurzschluss) abnorme Verbindung zwischen großem und kleinem Kreislauf innerhalb oder außerhalb des Herzens. Dabei kann es sich um eine angeborene → Missbildung oder um eine operativ hergestellte Verbindung (Shunt-Operation) handeln.

Je nach Strömungsrichtung unterscheidet man:

1. *Links-Rechts-Shunt* (arteriovenöse Kurzschlussverbindung): Dabei wird arterielles Blut dem venösen zugemischt; z. B. bei offenem → Ductus arteriosus Botalli (beim Embryo offener Kanal zwischen Lungenarterie und Hauptschlagader zur Umgehung des Lungenkreislaufs), bei Kammerscheidewanddefekt (→ Herzfehler) bei arteriovenösem → Aneurysma (umschriebene Erweiterung einer Arterie mit Verbindung zu einer Vene).

2. *Rechts-Links-Shunt* (venoarterielle Kurzschlussverbindung): Dabei vermischt sich venöses Blut mit arteriellem; z. B. bei der → Fallot-Tetralogie.

3. *gekreuzter oder gemischter Shunt:* Dabei tritt sowohl arterielles als auch venöses Blut über.

Die Hälfte aller angeborenen Herzfehler sind reine Querverbindungen der beiden Kreisläufe. Heute ist die operative Totalkorrektur aller Shunt-Formen möglich. Falls die Schwere des Defekts keine frühere Operation erfordert, liegt der günstigste Zeitpunkt zwischen dem 4. und 8. Lebensjahr.

Eine Shunt-Operation – also nicht die Beseitigung, sondern die bewusste operative Herstellung eines Shunts – wird z. B.

zur Entlastung bei → Leberzirrhose mit → Pfortaderstauung vorgenommen; dabei wird eine Verbindung zwischen Pfortader (Vene, die das Blut aus dem Darm sammelt und in die Leber leitet) und der unteren Hohlvene hergestellt. Bei der → Dialyse muss ebenfalls ein arteriovenöser Kurzschluss angelegt werden.

sial- Bestandteil medizinischer Fachausdrücke mit der Bedeutung »Speichel«.

Sialorrhö erhöhter Speichelfluss; → Ptyalismus.

Siamesische Zwillinge an Kopf oder Rumpf miteinander verwachsene eineiige → Zwillinge.

Sichelzellenanämie Form der → Anämie (Blutarmut), bei der der Aufbau des Blutfarbstoffs Hämoglobin aufgrund eines erblichen Defekts gestört ist. Dadurch weisen die roten Blutkörperchen (Erythrozyten) eine charakteristisch verkrümmte Gestalt auf: die so genannte Sichelzellenform. Das ist höchst fatal, weil die veränderten Blutkörperchen das Blut zähflüssiger machen, so dass es die feinsten Gefäße nicht mehr passieren kann, in denen der Gasaustausch im Körpergewebe stattfindet. In der Folge verschlechtert sich nicht nur die Sauerstoffversorgung des Körpers, wodurch Gewebe und Organteile absterben, sondern die defekten Blutkörperchen werden auch vermehrt in der Milz abgebaut, so dass ihre Zahl drastisch abnimmt.

Die Sichelzellenanämie ist eine sehr ernste Krankheit, bei der die Betroffenen nur unter intensiver Behandlung das Erwachsenenalter erreichen. Bemerkenswert ist, dass die Kranken vielfach gegen eine bestimmte Form der → Malaria außerordentlich widerstandsfähig sind.

Besonders nach starken körperlichen Anstrengungen oder nach einer Schwächung des Körpers durch eine Infektion leiden die Betroffenen – fast ausschließlich Afrikaner – unter tagelangen, mit Fieber verbundenen Schmerzattacken, häufig begleitet von heftigem, anfallartigem Bauchweh sowie Knochen- und Gelenkbeschwerden. Nieren und Milz werden erheblich in Mitleidenschaft gezogen, und häufig machen sich auch Ausfallerscheinungen im Nervensystem bemerkbar.

Zur Behandlung wird das Blut künstlich verdünnt oder mit Hilfe einer → Austauschtransfusion gegen gesundes ersetzt. Die Kranken müssen unbedingt lernen, nicht so viel Sauerstoff zu verbrauchen, und erhalten gegen die quälenden Schmerzen starke Arzneimittel.

Sick-Building-Syndrom Bei 10–20 Prozent der Nutzer von gewerblichen Räumen, meist Büros, treten folgende

Die wichtigsten Raumgifte

Substanz	Vorkommen	Beschwerden
Formaldehyd	Spanplatten, Leim, Sperrholz, Möbel	gereizte Augen und Schleimhäute, Kopfschmerzen, Allergien, chronische Erkältungen
Holzschutzmittel/Insektizide	Pentachlorphenol, Lindan, Endosulfan, Dichlorfluanid, Chlorthalonil, Pyrethroide in Mitteln zur Holzbehandlung, Insektensprays	Augenbrennen, Hautausschlag, Hautjucken, Muskelschmerzen, rheumaähnliche Beschwerden, Allergie, erhöhte Leberwerte, Immunschwäche, Bronchitis, Asthma, Schwindel, wiederkehrende Infekte im HNO-Bereich, Depressionen
Lösemittel	Farben, Lacke, Verdünner, Beiz- und Reinigungsmittel, Kleber	narkotisierend, Sprach- und Sehstörungen, Koordinations- und Gleichgewichtsstörungen, Nervenschäden
Isocyanate	Spanplatten, Kleber, Lacke, Bodenversiegelungen, Isolierschäume	Schleimhautreizungen, Allergien, Bronchialasthma
polychlorierte Biphenyle (PCB)	Abdichtungen, Altkondensatoren, Flammschutz-Imprägnierungen, Flammschutzfarben	Nervenkrankheiten, geschwächtes Immunsystem, Leberschäden, Beeinträchtigung der Hämoglobinproduktion
Asbest	Wärmeisolierung in Nachtspeicheröfen, Baumaterialien	fibrotische Lungenveränderungen, hochkonzentriert: krebserregend
künstliche Mineralfasern	Dämm-Materialien	reizen Haut und Schleimhäute, Verdacht auf Krebserregung
mikrobiologische Ursachen: Pilze, Bakterien, Milben	Pilze: feuchte Oberflächen; Milben: Polstermöbel, Bettdecken, Matratzen	allergische Reaktionen, Neurodermitis, Asthma

Symptome auf: tränende Augen, Kribbeln in der Nase, Heiserkeit, Trockenheitsgefühl an Haut und Schleimhäuten, Kopfschmerzen, Ermüdungserscheinungen, Juckreiz, Hautrötungen, Schwindel und Übelkeit. Als mögliche Ursachen könnten Klimaanlagen mit ungünstig eingestellter Temperatur, Luftfeuchtigkeit und Lüftungsrate, Keime in der Luft, Bauweise (Leichtbauweise, gute Abdichtung, Teppichböden), Tabakrauch, verschiedene anorganische Gase oder flüchtige organische Verbindungen (Formaldehyd, Benzol usw.) in Frage kommen. Eventuell spielen auch psychosoziale Faktoren wie Monotonie, Arbeitsüberlastung und Probleme mit Kollegen eine Rolle. Typisch ist, dass sich die Beschwerden bei Verlassen des Gebäudes (oder Raumes) bessern oder ganz verschwinden. Die Abklärung muss nach einem Stufenplan erfolgen; danach sind Verbesserungsvorschläge zu erarbeiten.

SIDS Abkürzung für **S**udden **I**nfant **D**eath **S**yndrome; → plötzlicher Kindstod.

Siebbeinzellen zu den → Nasennebenhöhlen gehörende, mit Schleimhaut ausgekleidete Hohlräume im Siebbein des Schädels.

Sigmatismus → Lispeln.

Silikonimplantat mit Silikon gefülltes Kissen, das nach der operativen Entfernung der weiblichen Brust oder im Rahmen einer Schönheitsoperation unter der Haut oder unter dem Brustmuskel eingepflanzt wird und so den betroffenen Frauen ein unverändert weibliches Aussehen verleiht. Da das Verfahren wegen zahlreicher Komplikationen jedoch nicht unumstritten ist, geht man zunehmend dazu über, zum Wiederaufbau der Brust körpereigenes Gewebe zu verwenden; → plastische Chirurgie.

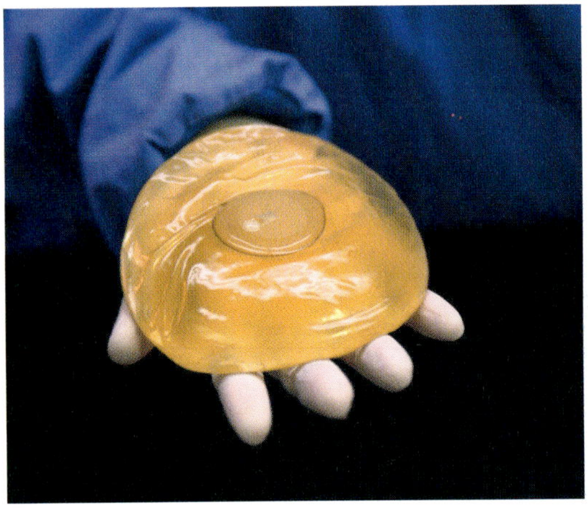

Silikonimplantat Künstlicher Einsatz zum Wiederaufbau der weiblichen Brust nach deren operativer Entfernung.

Silikose durch Kieselsäureteilchen hervorgerufene → Staublungenkrankheit.

Siderophilie → Hämochromatose.

Simmonds-Krankheit schwerer, fortschreitender Verfall verschiedener Körperfunktionen durch vollkommenen oder teilweisen Ausfall der Hypophysenvorderlappen-Hormone (→ Hirnanhangdrüse). Ursachen sind Durchblutungsstörungen, Schwund, Nekrose oder Tumor des Hypophysenvorderlappens. Bei Frauen entwickelt sich die Simmonds-Krankheit bevorzugt nach schweren Entbindungen und äußert sich in Schwäche, Hinfälligkeit, vorzeitigem Altern, niedrigem Blutdruck, Appetitlosigkeit, Untertemperatur, Ausbleiben der Regelblutung, Schwund der Geschlechtsorgane und Brüste sowie Verlust der Scham- und Achselhaare. Alle diese Erscheinungen sind auf das Nachlassen der Tätigkeit von Schilddrüse, Nebennieren und Geschlechtsdrüsen zurückzuführen, die ihre Impulse vom Hypophysenvorderlappen erhalten. Die Behandlung erfolgt entsprechend den Ausfallserscheinungen durch Ersatz der jeweiligen Hormone.

Simulation Vortäuschung eines Leidens oder einzelner Krankheitszeichen (z. B. Schmerzen, Bewegungseinschränkung von Gelenken, Blindheit oder Taubheit). Der Grund kann im Wunsch nach einer Rente oder in der Befreiung von einer Pflicht (Wehrdienst usw.) liegen. Daneben neigen auch Menschen, die an einer → Persönlichkeitsstörung leiden, zu Simulationen, mit denen sie das Mitleid und die Aufmerksamkeit ihrer Mitmenschen erringen wollen.

Singultus → Schluckauf.

Sinnesorgan der Wahrnehmung bestimmter, von der Umwelt ausgehender Reize dienender Körperteil. Die Reize werden dabei von besonderen Empfängern (Rezeptoren) aufgenommen und über Nervenbahnen zum Zentralnervensystem geleitet. Beim Menschen unterscheidet man: Geruchs-, Geschmacks-, Gesichts-, Gehör-, Lage-, Tast-, Temperatur- und Gleichgewichtssinn; dazu kommen noch das Körpergefühl und der Schmerzsinn. Sinnesorgane reagieren nur auf adäquate Reize in normaler Stärke. Doch auch ein überstarker Fremdreiz kann beantwortet werden, allerdings nur mit der dem Sinnesorgan entsprechenden Empfindung. So ruft beispielsweise ein Schlag auf das Auge die Lichtempfindung »Sternchen sehen« hervor. Von den vielen Informationen, die fortwährend aufgenommen werden, gelangt allerdings nur ein kleiner Teil ins Bewusstsein; der Rest wird entweder unterbewusst verarbeitet oder gar nicht verwertet. Zusammen mit den Sinneszentren des Gehirns und den dazugehörigen Leitungsbahnen bilden die Sinnesorgane komplexe Wahrnehmungsorganisationen, die man Sinne nennt, z. B. den Geschmackssinn, den Gleichgewichtssinn oder den Hörsinn.

Sinnestäuschungen → Halluzinationen.

Sinusitis → Nasennebenhöhlenentzündung.

Sjögren-Syndrom mit Gelenkbeschwerden verbundenes Versagen zahlreicher Drüsen. Bei → Drüsen unterscheidet man solche mit innerer Sekretion (endokrine Drüsen), die ihre Absonderungen direkt ins Blut leiten, und solche mit äußerer Sekretion (exokrine Drüsen), die die produzierte Flüssigkeit (Sekret) nach außen, also an die äußere Haut, aber auch in Hohlorgane hinein abgeben. Endokrine Drüsen sind alle Hormondrüsen, exokrine zum Beispiel Tränen-, Speichel-, Magensaft-, Verdauungs-, Schweiß- und Talgdrüsen. Diese exokrinen Drüsen stellen beim Sjögren-Syndrom nach und nach ihre Tätigkeit ein: Magensaft, Schweiß und Tränenflüssigkeit werden nicht mehr oder nur noch in geringer Menge produziert. Hinzu kommen eine Polyarthritis, d. h. die Entzündung mehrerer Gelenke, sowie andere rheumatische Erkrankungen (→ Rheuma).

Die Ursache der Krankheit, von der fast nur Frauen betroffen werden, ist weitgehend unklar. Wahrscheinlich handelt es sich um eine zu den → Kollagenosen zählende → Autoaggressionskrankheit, also um ein krankhaftes Geschehen, bei dem der Organismus Antikörper gegen eigenes Gewebe bildet. Die Augen der Betroffenen sind trocken und daher häufig entzündet (Xerophthalmie), auch im Mund fehlt der befeuchtende Speichel (→ Mundtrockenheit). In Magen und Darm kommt es wegen des Mangels an Verdauungssäften zu Verdauungsstörungen und nicht selten auch zu einer → Bauchspeicheldrüsenentzündung. Außerdem bereiten natürlich die entzündeten Gelenke zum Teil erhebliche Probleme. Da eine ursächliche Behandlung nicht möglich ist, zielen die medikamentösen Maßnahmen darauf ab, die Beschwerden zu lindern und die chronische Entzündung unter Kontrolle zu halten.

Skabies → Krätze.

Skalpell chirurgisches Messer.

Skapula medizinischer Fachausdruck für das Schulterblatt.

Skelett Das menschliche Knochengerüst – es macht durchschnittlich 18 Prozent des Körpergewichts aus und bedingt Form und Gestalt des Körpers – besteht aus mehr als 240 Knochen, von denen einige im Lauf des Wachstums miteinander verschmelzen. Zusammen mit der Muskulatur bildet es den Bewegungsapparat, wobei die Muskeln das Knochengerüst in den Gelenken bewegen. Man unterscheidet folgende Knochengruppen: Schädel, Wirbelsäule, Brustkorb, Schultergürtel, Beckengürtel, obere und untere Gliedmaßen. Dabei bezeichnet man Schädel, Wirbelsäule und Brustkorb zusammenfassend als Körperstamm, der über Schulter- und Beckengürtel mit den Extremitäten (Arme, Beine) verbunden ist.

skler- Bestandteil medizinischer Fachausdrücke mit der Bedeutung »hart, starr«.

Sklera Lederhaut des → Auges.

Sklerodermie Oberbegriff für chronisch verlaufende Krankheiten, die durch eine allmähliche Verhärtung des Bindegewebes gekennzeichnet sind. Man unterscheidet zwei Formen: die ***progressive systemische Sklerodermie***, die sich über den ganzen Körper ausbreitet, und die ***zirkumskripte Sklerodermie***, die auf bestimmte Hautbezirke beschränkt bleibt. Zu 80 Prozent sind von der überaus ernsten Krankheit Frauen betroffen, wobei das Haupterkrankungsalter zwischen dem 40. und 50. Lebensjahr liegt. Bei ausgedehntem Organbefall überlebt nur jeder 5. Patient die nächsten 10 Jahre. Als mögliche Ursachen diskutiert man die Kombination verschiedener Faktoren wie genetische Veranlagung, Gefäßregulationsstörungen und Autoimmunreaktionen (→ Autoaggressionskrankheiten).

Fast alle Betroffenen nehmen die ersten Krankheitserscheinungen an der Haut wahr, und zwar zunächst als teigige Schwellung an Händen (»Wurstfinger«), Unterarmen und Füßen. Dann verdickt und verhärtet sich die Haut immer mehr, so dass man sie nicht mehr in Falten anheben kann. Die Erweiterung kleiner Hautgefäße führt zu sichtbaren Schlingen. Häufig treten diese Gefäßveränderungen in Form so genannter »Spider naevi« (→ Nävus) auf, die im Aussehen an eine Spinne erinnern. Im Bereich der Fingerendglieder stirbt Gewebe ab, und es bilden sich Hautdefekte, die wie ausgestanzt wirken. Auch die Fingerknochen werden zerstört, so dass die äußeren Fingerglieder nicht selten vollständig verloren gehen. Die Haut des Gesichts ist starr gespannt und die Mundöffnung auffällig verkleinert (»Tabaksbeutelmund«). Typisch ist zudem eine starke Verkürzung und Verdickung des Zungenbändchens.

Ist die Speiseröhre beteiligt, so äußert sich dies in Schluckstörungen und – da der Schließmuskel am Mageneingang nicht mehr zuverlässig funktioniert – in einer Schleimhautentzündung durch Zurückfließen von Magensaft aus dem Magen (→ Refluxösophagitis). Auch auf den Darm greift die Sklerodermie über und führt teils zu Durchfällen, teils zur → Verstopfung. Das Lungengewebe wird ebenfalls starr und dick, wodurch Blutstrom und Gasaustausch vielfach so stark

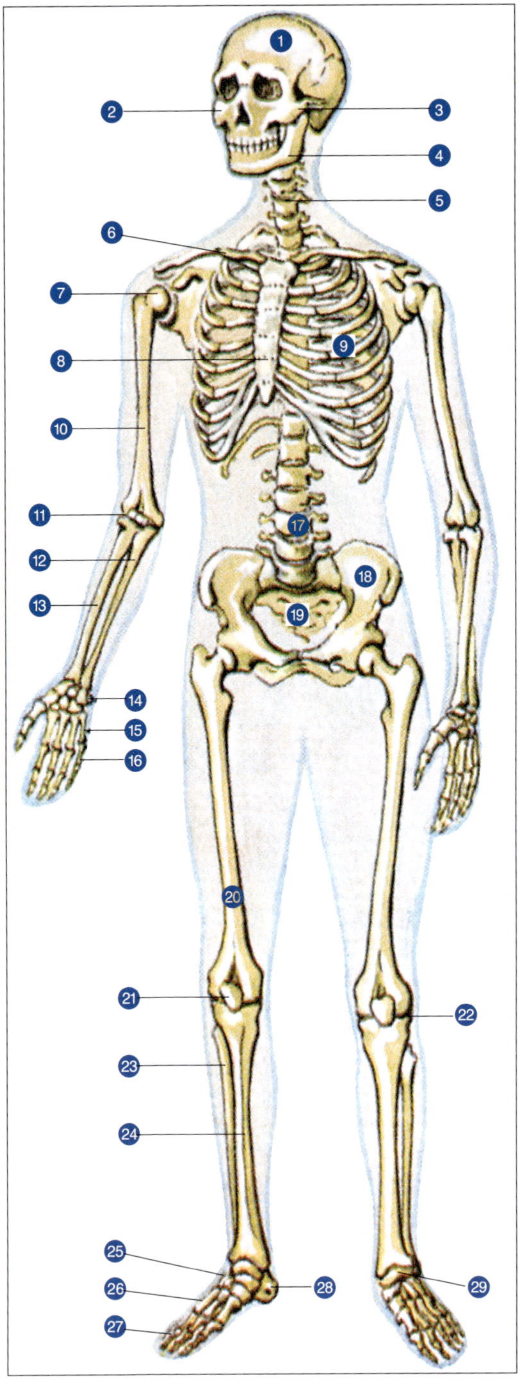

beeinträchtigt werden, dass der Patient daran letztendlich stirbt (→ Lungenfibrose).

Die Sklerodermie ist nicht heilbar. Die wiederholte medikamentöse Behandlung mit Kortisonpräparaten (→ Corticosteroide) und → Immunsuppressiva kann das Fortschreiten allenfalls vorübergehend aufhalten. Im Vordergrund steht daher die Linderung der Beschwerden. Zur Vorbeugung von Bewegungsstörungen und Gelenkversteifungen spielt die Krankengymnastik eine entscheidende Rolle. Wichtig ist zudem eine sorgfältige Hautpflege mit fettenden Salben. Durchblutungsstörungen bessern sich, wenn die Betroffenen Kälte und Feuchtigkeit meiden und auf das Rauchen verzichten.

Sklerose krankhafte Verhärtung von Geweben und Organen; z. B. → Arteriosklerose, → Multiple Sklerose, → Koronarsklerose, → Nephrosklerose, → Otosklerose, → Zerebralsklerose.

Skoliose Verbiegung der Wirbelsäule zur Seite. Die Wirbelsäule weist zwar, von der Seite gesehen, eine leicht S-förmige Krümmung auf, von hinten bzw. vorn betrachtet verläuft sie jedoch senkrecht. Ist das nicht der Fall, ist sie also seitlich, d. h. nach rechts oder links, verbogen, so liegt eine Skoliose vor. Je nach Schweregrad spricht man dabei von einer Skoliose 1. bis 4. Grades.

Für diese Fehlbildung gibt es eine ganze Reihe von Ursachen: angeborene oder durch Verletzungen, Geschwülste oder Entzündungen erworbene Fehlbildungen der Wirbelkörper; Anpassungserscheinung an unterschiedlich lange Beine oder Formveränderungen des Beckens; Erkrankungen wie zum Beispiel die → Rachitis oder ein fortgeschrittener Muskelschwund. Am häufigsten kommt jedoch die so genannte idiopathische Form vor, für die sich keine organische Ursache finden lässt. Sie tritt – bei Mädchen dreimal so häufig wie bei Jungen – meist schon vor der Pubertät auf und verschlimmert sich zum Teil rasch. Eine Sonderform ist die Skoliose bei Säuglingen, die sich gelegentlich bereits im 1. Lebensjahr zeigt und im Allgemeinen mit der Zeit von selbst wieder verschwindet.

Wenn Krankengymnastik und stützende Maßnahmen wie das Tragen eines Korsetts keinen Erfolg bringen, bleibt als ein-

Skelett **1** Gehirnschädel; **2** Gesichtsschädel; **3** Jochbein; **4** Unterkieferbein; **5** Halswirbel; **6** Schlüsselbein; **7** Schultergelenk; **8** Brustbein; **9** Brustkorb; **10** Oberarmbein; **11** Ellenbogengelenk; **12** Elle; **13** Speiche; **14** Handwurzelknochen; **15** Mittelhandknochen; **16** Fingerglieder; **17** Lendenwirbelsäule; **18** Becken; **19** Kreuzbein; **20** Oberschenkelbein; **21** Kniescheibe; **22** Kniegelenk; **23** Wadenbein; **24** Schienbein; **25** Fußwurzelknochen; **26** Mittelfußknochen; **27** Zehenglieder; **28** Fersenbein; **29** Fußgelenk.

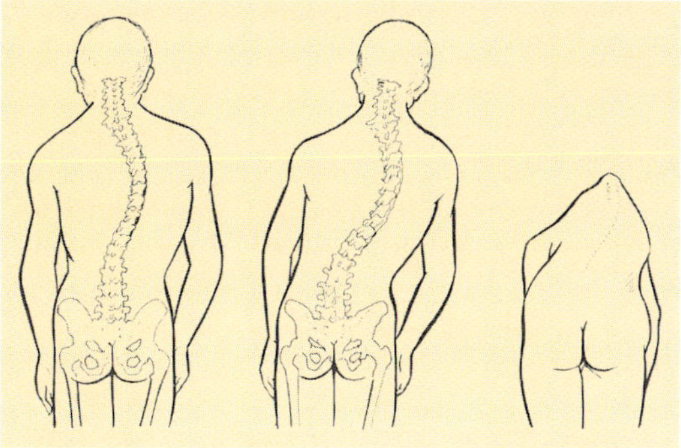

Skoliose Je nach Ausmaß der Wirbelsäulenverkrümmung teilt man die Skoliose in vier Schweregrade ein. ***Links*** 1. Grad; ***Mitte*** 2. Grad; ***rechts*** 4. Grad.

zige Möglichkeit der Versuch, die Skoliose mit Hilfe operativer Verfahren zu korrigieren.

-skop, -skopie Bestandteil medizinischer Fachausdrücke mit der Bedeutung »Betrachtung, Spiegelung«.

Skorbut (Scharbock) Vitamin-C-Mangelerkrankung mit starker Blutungsneigung. Vitamin-C-Mangel rief früher bei Seefahrern, Soldaten und Gefangenen typische Ausfallerscheinungen hervor: Blässe, Müdigkeit, Appetitlosigkeit, Muskelschmerzen, Blutungen des Zahnfleischs, der Haut und der Muskulatur sowie eine massive Hemmung der Infektionsabwehr. Unbehandelt führte der Skorbut unweigerlich zum Tod. Heute kommen leichtere Vitamin-C-Mangelzustände allenfalls bei einseitiger Kost vor, sofern gleichzeitig ein erhöhter Vitamin-C-Bedarf besteht, wie das während des Wachstums, bei Schwerarbeit, Infektionskrankheiten und → Schilddrüsenüberfunktion der Fall ist. Die Behandlung besteht in der Zufuhr von Vitamin-C-Präparaten, die durch eine Kost mit reichlich frischem Gemüse, Salaten, Obst und Fruchtsäften unterstützt wird.

Als → Möller-Barlow-Krankheit bezeichnet man den Säuglingsskorbut von Frühgeborenen oder künstlich ernährten Säuglingen im 2. Lebenshalbjahr.

Skotom Von einem Skotom – die Bezeichnung geht auf das griechische Wort »skotos« für »Dunkelheit« zurück – spricht man, wenn auf einem begrenzten Teil der Netzhaut Sehempfindungen nicht mehr möglich sind. Dabei kann der Betroffene Objekte, deren Bild auf den befallenen Netzhautabschnitt fallen, entweder gar nicht mehr oder nur stark abgeschwächt erkennen. Daneben gibt es auch Gesichtsfeldausfälle, die der Kranke selbst gar nicht bemerkt und die erst bei einer augenärztlichen Untersuchung festgestellt werden.

Skrofuloderm Form der → Hauttuberkulose.

Skrotum (Scrotum) Hodensack; → Geschlechtsorgane, männliche.

Slow-virus-Infektion (SVI) Oberbegriff für extrem langsam verlaufende Virusinfektionen. Es gibt eine Reihe von seltenen, hauptsächlich das Zentralnervensystem befallenden Krankheiten, die von bestimmten → Viren und möglicherweise auch → Prionen (überaus widerstandsfähigen Eiweißkörpern) verursacht werden. Gemeinsam ist ihnen eine extrem lange → Inkubationszeit, die mehrere Jahre dauern kann, und ein außerordentlich schleichender Krankheitsverlauf mit fast immer tödlichem Ausgang. Über den genauen Hergang dieser Störungen weiß man ebenso wenig wie darüber, wen die Erreger bevorzugt befallen. Auch ist noch nicht vollständig geklärt, ob noch andere als die bisher bekannten Krankheiten zu den Slow-virus-Infektionen zu rechnen sind.

Das bekannteste derartige Leiden ist die → Creutzfeldt-Jakob-Krankheit, die erst etwa 3 Jahre nach dem Eindringen der Erreger in den Körper ausbricht und an der der Patient etwa 2 Jahre später unweigerlich stirbt.

Smegma talgartige Absonderung zwischen Vorhaut und Eichel des männlichen Gliedes bzw. zwischen Kitzler und kleinen Schamlippen der Frau.

Smog (englisches Kunstwort aus »smoke« = Rauch und »fog« = Nebel) Luftqualität mit besonders hohen Anteilen an Rauch (aus Staub, Auto- und Industrieabgasen) und Nebel mit gefährlichem Gehalt an Schwefel- und Kohlendioxid. Besonders älteren Menschen und Asthmatikern macht Smog schwer zu schaffen: Er gilt als einer der auslösenden Faktoren für die Entstehung einer chronischen → Bronchitis und kann in fortgeschrittenem Stadium der Erkrankung zu lebensgefährlichen Lungenfunktionsstörungen führen.

Soda → Natron.

Sodbrennen (Pyrosis) schmerzhafte Empfindung des Wundseins oder Brennens hinter dem Brustbein, die bis in den Rachen ausstrahlen kann. Sodbrennen ist ein häufiges Symptom bei Erkrankungen von Speiseröhre, Magen-Darm-Trakt und Leber. Der Mechanismus der Entstehung ist umstritten; fest steht jedoch, dass Sodbrennen durch eine Reizung der Speiseröhrenschleimhaut infolge Rückfluss von Magensaft entstehen kann (→ Refluxösophagitis). Ein dem Sodbrennen ähnliches Gefühl tritt zudem bei der → Anämie (Blutarmut) als Folge von Eisen- oder Vitamin-B_{12}-Mangel auf. Da ein brennender Schmerz hinter dem Brustbein (→ Retrosternalschmerz) aber ebenso gut von einer → Angina pectoris oder einem → Herzinfarkt herrühren kann, ist vor einer Selbstbehandlung unbedingt ärztlicher Rat einzuholen! Oft gibt eine Magenspiegelung (→ Gastroskopie) Aufschluss über die Ursache der Beschwerden.

Bei Sodbrennen sind mehrere kleine statt weniger großer Mahlzeiten hilfreich. Auf stark gewürzte und fettreiche sowie auf sehr süße oder saure Speisen sollte man verzichten. Auch Alkohol, Koffein und Zigaretten verstärken die Beschwerden und sind daher zu meiden. Da das Hinlegen nach dem Essen den Rückfluss von Mageninhalt fördert, ist stattdessen mäßige Bewegung vorzuziehen. In hartnäckigen Fällen kann es sogar nötig werden, mit erhöhtem Oberkörper zu schlafen. Dann ist eventuell ein operativer Eingriff zu erwägen, bei dem der Mageneingang künstlich verengt wird.

Sodomie sexuelle Handlungen mit Tieren, die bis zum Geschlechtsverkehr gehen können. Zwar scheint Sodomie als vorrangiges Ziel sexueller Wünsche eine seltene Ausnahme zu sein, dennoch führen laut Kinsey-Report 30 Prozent der amerikanischen Männer mindestens einmal im Leben sodomistische Handlungen aus.

Soja Die Sojabohne ist eine sehr geschätzte Hülsenfrucht, deren hoher Eiweißanteil im Unterschied zu anderen Hülsenfrüchten sehr hochwertig ist. Außerdem ist das Öl der Sojabohne reich an ungesättigten → Fettsäuren, Mineralien (Kalium, Magnesium, Phosphor) und Vitaminen (B und E). Sojabohnen können zur Herstellung von Mehl, Milch, Käse und Soßen verwendet werden, sie erhöhen Nährwert, Wohlgeschmack und Haltbarkeit der Speisen. Zudem kann man mit Sojamehl kochen, backen und braten, wobei es weitgehend Fleisch und Eier zu ersetzen vermag.

Solarium Ganzkörperbestrahlungsanlage mit Ultraviolettstrahlen, deren Wirkung der eines → Sonnenbades ähnelt. Bei Benützung eines Solariums ist es sehr wichtig, sich genau an die Behandlungsvorschriften zu halten, um Schäden zu vermeiden. Ohnehin muss vor zu häufiger Anwendung gewarnt werden, da jede UV-Bestrahlung zur Alterung der Haut beiträgt.

somatisch körperlich; zum Körper gehörend oder ihn betreffend.

Sommergrippe durch → Coxsackie-Viren ausgelöste fieberhafte Erkrankung mit Kopf- und Gliederschmerzen, die 2–5 Tage anhält. Eine besondere Therapie gibt es nicht; wichtig ist eine genügend lange Bettruhe.

Sommersprossen (Epheliden) Vor allem bei blonden und rothaarigen Menschen kommt es bei Einwirkung von Sonnenlicht an verschiedenen Körperstellen zur verstärkten Einlagerung von bräunlichem Hautpigment. Werden die dadurch entstehenden kleinen Flecken, die man landläufig als Sommersprossen bezeichnet, als störend empfunden, so kann ihre Entstehung durch frühzeitige Anwendung eines erprobten Lichtschutzmittels vom ausgehenden Winter bis zum Spätherbst verringert werden. Sind sie erst einmal da, kommen verschiedene Bleichmittel oder die Entfernung durch eine Schälkur in Betracht. Da nicht alle Mittel gleich gut und stark sind und manche Haut überempfindlich reagiert, sollte man das Mittel erst einmal an einer kleinen, unauffälligen Hautstelle testen. Am besten lässt man sich von einem Hautarzt beraten. In höherem Alter verschwinden die Sommersprossen oft von selbst.

Somnambulismus → Schlafwandeln.

Somnolenz **1.** erster Grad einer Bewusstseinstrübung mit herabgesetzter Aufmerksamkeit, Erschwerung von Auffassung und Orientierung sowie Verlangsamung der Denkvorgänge. Derartige Erscheinungen kommen bei Hirnerkrankungen, Vergiftungen und → Geisteskrankheiten vor.

2. abnorme Schläfrigkeit mit Benommenheit infolge Störung der Schlaf-Wach-Regulation.

3. Zustand leichter → Hypnose mit geringer Bewusstseinsveränderung.

Sonde stab- oder röhrenförmiges, starres oder biegsames Instrument zur Einführung in Körperhohlräume; z. B. zur Untersuchung von Harnröhre, Gebärmutter, tieferen Wunden oder Eitergängen.

Sondenernährung (künstliche Ernährung) Zufuhr dünnbreiiger oder flüssiger Nahrung über eine durch Mund oder Nase eingeführte → Sonde. Sondenernährung wendet man bei Frühgeborenen sowie bei Nahrungsverweigerung und Schluckstörungen im Zusammenhang mit Erkrankungen oder Operationen an.

Sonnenallergie durch Überempfindlichkeit gegen Sonnenlicht ausgelöster Hautausschlag in Form von Flechten und Bläschen, die erheblich jucken können. Besonders Menschen, deren Haut auch sonst leicht auf äußere Einflüsse reagiert, sollten sich dem Sonnenlicht, wenn überhaupt, nur unter dem Schutz eines stark wirkenden Sonnenschutzmittels aussetzen.

Sonnenbad Sonnenstrahlung ist die wichtigste Art der natürlichen Wellenstrahlung, die vom äußersten Ultraviolett bis zum Ultrarot reicht. Auf dem Weg durch die Atmosphäre wird ein Teil der UV-Strahlung von der in etwa 25 km Höhe liegenden Ozonschicht verschluckt, ein Vorgang, ohne den es kein Leben auf der Erde gäbe. Die Ultraviolettstrahlung der Sonne zerfällt in 2 Bereiche: in das langwelligere UV-A und in das kurzwelligere UV-B. Das UV-A, das besonders stark im Sonnenlicht vertreten ist, löst eine direkte Pigmentierung der

Haut ohne Entzündungserscheinungen aus; dagegen führt das UV-B erst nach vorausgegangenem Sonnenbrand (→ Erythem) zur Pigmentbildung.
Daneben hat der UV-B-Anteil des Sonnenlichts noch weitere biologische Wirkungen: Überführung der Vorstufe des Vitamins D in die wirksame Form (→ Rachitis); Vertiefung der Atmung bei Abnahme der Atemfrequenz; Steigerung von Stoffwechsel und Grundumsatz; Funktionssteigerung der Schilddrüse und der Nebennieren; Anstieg der Zahl der roten Blutkörperchen; Senkung des Blutdrucks; Beschleunigung des Wachstums; Vermehrung von Appetit; Hebung des Lebensgefühls; Abtötung von Bakterien.
Bei zu starker Ultraviolettbestrahlung ist dagegen mit folgenden Schädigungen zu rechnen: Förderung der Bildung von → Hautkrebs, vor allem des malignen → Melanoms; Auftreten von Lichtkrankheiten der Haut (→ Lichtdermatosen); → Sonnenstich; Blutungsneigung bei Tuberkulose.
Da die direkte Sonnenstrahlung der stärkste Naturreiz ist, der uns zur Verfügung steht, ist unbedingt eine sehr sorgfältige Dosierung notwendig. Dabei ist zu bedenken, dass die Lichtempfindlichkeit von der Konstitution, vom allgemeinen Kräftezustand, von der Sonnengewöhnung und von der Art einer möglichen Erkrankung abhängt. In Deutschland benötigt man in mittleren Höhenlagen bei durchschnittlich empfindlichen Personen im Mai 50, im Juni 20 und im September 40 Minuten, um nach 4–6 Stunden die erste deutlich sichtbare Lichtreaktion zu erhalten. Im Gebirge kann man sich an folgendes Bestrahlungsschema halten:

	Sonnentage						
	1	2	3	4	5	6	7
Körperteil	Bestrahlungsdauer in Minuten						
Fuß	5	10	15	20	25	30	35
Knie – Fuß		5	10	15	20	25	30
Leiste – Knie			5	10	15	20	25
Nabel – Leiste				5	10	15	20
Schultern – Nabel					5	10	15

Eine Sonnenbehandlung ist angezeigt bei Schwächezuständen, → Anämie (Blutarmut), Rachitis, → Rheuma, Frauenleiden, → Furunkulose, → Ekzem, → Schuppenflechte, → Knochenmarkentzündung, schlecht heilenden Wunden, → Gicht sowie bestimmten Formen und Stadien der → Tuberkulose. Um Schäden zu vermeiden, ist grundsätzlich vorher ärztlicher Rat einzuholen.
Gesundheitsschädlich ist die Sonnenbestrahlung bei der → Schilddrüsenüberfunktion, bei einigen Formen von → Schlafstörungen, nervöser Übererregbarkeit, fieberhaften Zuständen und akuten Entzündungen.

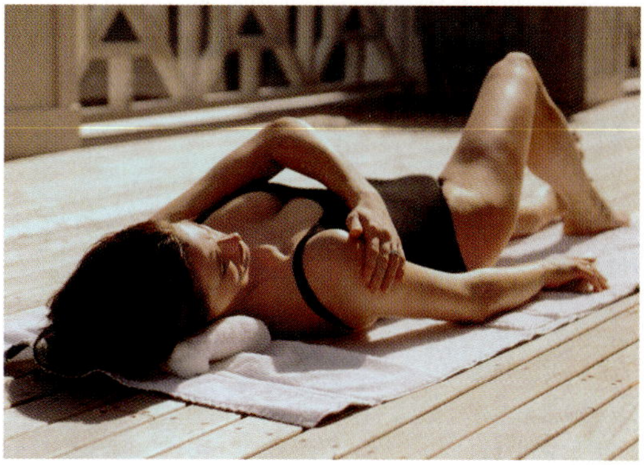

Sonnenbad Behutsam dosiert, fördert gelegentliche Sonnenbestrahlung das allgemeine Wohlbefinden.

Sonnenbrand akute Entzündung der Haut als Folge zu starker oder zu langer Sonnenbestrahlung (→ Sonnenbad). Die Rötung der Haut zeigt sich meist 1–3 Stunden nach der Einwirkung der UV-Strahlen, später kann es zur Blasenbildung kommen. Bei ausgedehntem Sonnenbrand sind daneben auch Kältegefühl, Unwohlsein, Fieber und Kreislaufstörungen möglich.
Die beste Behandlungsmethode bildet heute das Auftragen

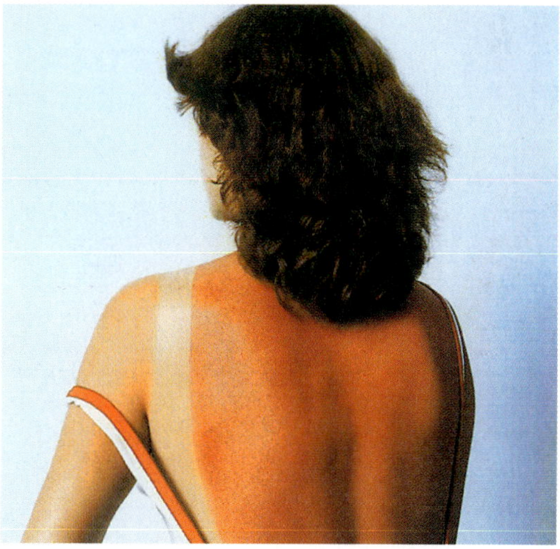

Sonnenbrand Gerade in den ersten Urlaubstagen am Meer ist die Gefahr am größten.

einer kortisonhaltigen Creme. Bei stärkeren Schmerzen helfen Kompressen mit gekühlter Milch. Daneben gilt es, den Flüssigkeitsverlust über die Haut durch reichliches Trinken auszugleichen.

Wichtig ist vor allem der vorbeugende Schutz. Dabei können die durchweg guten Strahlenschutzpräparate jedoch nur wirken, wenn sie die Haut in einer genügend dicken Schicht gleichmäßig bedecken. Durch Baden oder Schwitzen wird die Schutzschicht nämlich teilweise abgetragen, so dass sie immer wieder erneuert werden muss. Außerdem sollte man sich behutsam an die Sonnenstrahlung gewöhnen, wobei zu bedenken ist, dass auch im Schatten Ultraviolettstrahlen vorhanden sind, die bei empfindlichen Personen einen Sonnenbrand auslösen können. Besonders intensiv ist die Sonnenstrahlung in der Nähe von Gewässern, im Hochgebirge, bei Schnee und auf Gletschern (Gletscherbrand). Durch fortgesetzten Sonnenbrand kommt es mit der Zeit zur Degeneration des Bindegewebes und Neigung der Haut zur Bildung einer bösartigen Geschwulst, des malignen → Melanoms.

Sonnengeflecht (Plexus solaris) im Bauch gelegenes, umfangreiches, zum → vegetativen Nervensystem gehörendes Nervengeflecht.

Sonnenstich Im Gegensatz zum → Sonnenbrand, der durch Einwirkung des Sonnenlichts auf die Haut zu Stande kommt, entsteht ein Sonnenstich als Folge der glühenden Hitze auf den unbedeckten Kopf. Die Krankheitszeichen, die schon während der Sonnenbestrahlung, oft aber auch erst einige Stunden später auftreten können, sind Kopfweh und Blutandrang zum Kopf, Übelkeit und Erschöpfungsgefühl, Schwere in den Beinen, Gähnen und Flimmern vor den Augen. Daneben treten nicht selten Hörstörungen, Nackensteifigkeit und gelegentlich sogar richtige Lähmungserscheinungen sowie Anzeichen einer Bewusstseinstrübung auf.

Zur Behandlung muss der Betroffene möglichst schnell in den Schatten gebracht und mit erhöhtem Kopf, den man zur Abkühlung mit feuchten und kühlen Tüchern einwickelt, gelagert werden. Daneben ist vor allem reichliche Flüssigkeitszufuhr wichtig. Der Kranke soll im Hinblick auf eine mögliche Bewusstseinstrübung ständig überwacht werden. Außerdem ist sofort ein Arzt zu rufen, der dem Betroffenen in schweren Fällen Mittel verabreicht, die die Herzkraft aufrechterhalten. Zur Verhütung eines Sonnenstichs sollte man den Kopf bei kräftiger Sonnenstrahlung unbedingt durch eine geeignete Kopfbedeckung schützen.

Sonografie → Ultraschalldiagnostik.

Soor Der zur Gattung »Candida« (→ Candidiasis) gehörende Soorpilz verursacht bei Säuglingen kleine, stippchenförmige grauweiße Auflagerungen auf der Schleimhaut des Gaumens, der Wangen und der Zunge. Dabei sind Säuglinge am meisten gefährdet, denen man ständig den Mund auswischt. In derartigen Fällen wendet man spezielle, pilzabtötende Mittel an, mit denen sich die Krankheitserscheinungen im Allgemeinen zuverlässig beseitigen lassen.

Der Soorpilz kommt auch im Mund von Erwachsenen vor, tritt hier aber meist nicht in Erscheinung, weil er durch die übrigen im Mund vorhandenen Bakterien ständig in Schach gehalten wird. Sind diese Bakterien – beispielsweise aufgrund einer längeren Behandlung mit → Antibiotika – jedoch in ihrer Leistungsfähigkeit eingeschränkt, so besteht vornehmlich bei älteren, geschwächten Menschen die Möglichkeit, dass der Soorpilz überwuchert und eine Schleimhauterkrankung auslöst, die sich über Rachen, Kehlkopf und Luftröhre bis in die Bronchien ausbreitet. Auf diese Weise kann es zu einer → Lungenentzündung kommen, die für den Betroffenen recht gefährlich werden kann. Seit einiger Zeit gibt es jedoch ein Antibiotikum, das auch gegen diese Soorinfektion hilft.

Sopor schlafähnlicher Zustand, aus dem der Betroffene durch äußere Einflüsse nicht mehr voll weckbar ist und in dem nur stärkste Reize, beispielsweise heftige Schmerzen, Reaktionen auslösen; → Bewusstlosigkeit.

Sorbit sechswertiger Alkohol, der in vielen Früchten, besonders reichlich in der Eberesche (Vogelbeere) vorkommt und technisch aus Glukose gewonnen wird. Man verwendet ihn des süßen Geschmacks wegen als Zuckerersatz bei der → Zuckerkrankheit. Wegen der abführenden Wirkung sollten jedoch Tagesdosen von 60 g und Einzeldosen von 10–15 g nicht überschritten werden; → Süßstoffe.

Sozialmedizin Spezialgebiet der Medizin, das sich mit Ursachen, Auswirkung und Vorbeugung von Erkrankungen befasst, die durch die soziale Umwelt bedingt sind. Dabei geht es in erster Linie um gesundheitspolitische, fürsorgerische, rechtliche und arbeitsmedizinische Belange. Die Sozialmedizin hat die Aufgabe, die Ursachen der Krankheiten, insbesondere gesellschaftlicher Natur, mit epidemiologischen Methoden aufzuklären; sie hat ferner die gesellschaftlichen Rückwirkungen des Phänomens Krankheit in ökonomischer Hinsicht zu durchleuchten. Dabei bedient sie sich vorwiegend folgender Methoden bzw. Fachrichtungen:

- der Epidemiologie
- der Soziologie
- der Psychologie
- verschiedener physikochemischer Messmethoden
- der Statistik und Dokumentation
- der Datenverarbeitung.

Sozialversicherung öffentliche Zwangsversicherung aller Arbeitnehmer und ihrer Angehörigen; sie umfasst Kranken-, Unfall-, Renten- und Arbeitslosenversicherung.

Spaltungsirresein umgangssprachlicher Ausdruck für die → Schizophrenie.

spanischer Kragen → Paraphimose.

Spasmus Muskelkrampf, unwillkürliche Muskelzusammenziehung; → Krämpfe.

Spasmolytika → krampflösende Mittel.

Spastik starr-verkrampfte → Lähmung von Muskeln.

Spastiker umgangssprachlicher Begriff für Menschen mit spastischer Lähmung als Folge einer → zerebralen Kinderlähmung.

spastisch krampfhaft, krampfartig.

Speiche (Radius) daumenseitig gelegener Unterarmknochen; → Arm.

Speicheldrüsenerkrankungen Aus drei großen Speicheldrüsen entleert sich Speichel in den Mund: aus der Unterkiefer-, der Unterzungen- und der Ohrspeicheldrüse. Von diesen ist noch am häufigsten die Ohrspeicheldrüse von entzündlichen Veränderungen betroffen. Dabei muss man die heutzutage seltene, durch Bakterien ausgelöste akute → ***Ohrspeicheldrüsenentzündung*** von der durch Viren verursachten Form unterscheiden, die man gemeinhin → ***Mumps*** nennt.

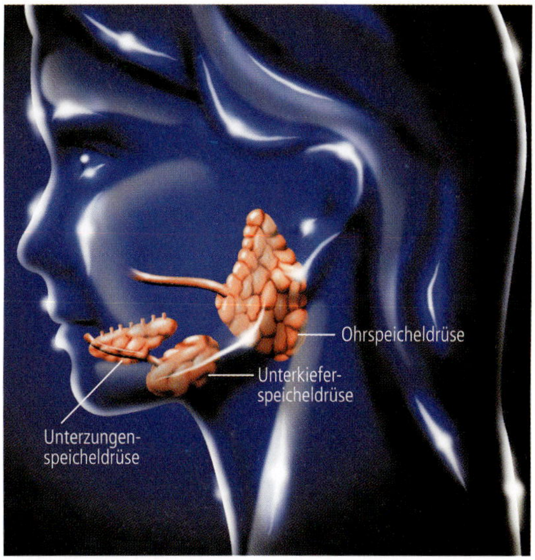

Speicheldrüsenerkrankungen Neben den drei großen Speicheldrüsen gibt es noch zahlreiche kleinere Drüsen in der Mundschleimhaut.

Bei den ***Speicheldrüsengeschwülsten*** unterscheidet man gutartige und bösartige. An gutartigen Tumoren, die langsam und ohne Schmerzen zu verursachen heranwachsen, spielt der so genannte ***Speicheldrüsenmischtumor*** (pleomorphes Adenom) die größte Rolle. Wie der Name schon sagt, besteht er aus unterschiedlichen Gewebeanteilen, unter anderem auch aus Knorpelgewebe. Daneben kommen noch → Adenome (Drüsengeschwülste) und → Blutgefäßgeschwülste (Hämangiome) vor. Die wichtigste bösartige Speicheldrüsengeschwulst mit rasantem, schmerzhaftem Wachstum und massiver Gewebszerstörung ist das → Karzinom. Selten ist hingegen eine andere, mehr oder weniger bösartige Geschwulstform, der so genannte ***Mukoepidermoidtumor***, der aus verhornenden, Schleim produzierenden Zellen besteht.

Bei gutartigen Geschwülsten entfernt man nur die befallene Speicheldrüse, bei bösartigen führt man zusätzlich Bestrahlungen durch und räumt die Lymphknoten im Halsbereich vorsichtshalber aus, um die Ansiedelung von → Metastasen (Tochtergeschwülsten) zu verhindern.

Speichelsteine – harte Ablagerungen in den Speicheldrüsen – kommen selten vor. Sie entwickeln sich aufgrund fehlerhafter Bildung bzw. Zusammensetzung des Speichels in einer der großen Speicheldrüsen, vorzugsweise in der Unterkieferspeicheldrüse. Beschwerden verursachen sie eigentlich nur, wenn sie die Ausführungsgänge der Drüsen verstopfen, weil sich dann der Speichel zurückstaut. In diesen Fällen schwellen die Drüsen – hauptsächlich beim Essen – mehr oder weniger stark an und schmerzen. Speichelsteine in den Ausführungsgängen lassen sich meist recht einfach operativ beseitigen. In schweren Fällen, bei denen die befallene Drüse mit einer hartnäckigen Entzündung reagiert, muss diese manchmal vollständig entfernt werden.

Speicheldrüsenviruskrankheit → Zytomegalie.

Speichelfluss, erhöhter → Ptyalismus.

Speiseröhre (Ösophagus) etwa 25 cm langer und 1,5 cm dicker, muskulöser, von Schleimhaut ausgekleideter Schlauch, der den Rachen mit dem Magen verbindet.

Speiseröhrendivertikel sackartige Ausstülpung der Speiseröhre, die entweder durch starken Druck von innen oder aber durch Zug von außen – zum Beispiel als Folge von Schrumpfungsprozessen in der Umgebung – entsteht. Eine solche Ausbuchtung kann im Lauf der Zeit recht groß werden und zu ständigen Beschwerden führen, vor allem, wenn in ihr immer wieder Speisereste liegen bleiben. Die Diagnose gelingt mit Hilfe einer Röntgenaufnahme. Die Behandlung richtet sich nach der Größe des Divertikels und nach den Beschwerden, die es verursacht. Sofern bestimmte Verhaltensmaßregeln über Art der Nahrungsaufnahme usw. nicht ausreichen, die Beschwerden auszuschalten, kommt die Beseitigung durch eine operative Behandlung in Frage.

Speiseröhrenentzündung (Ösophagitis) Der weitaus häufigste Anlass für entzündliche Veränderungen der Speiseröhre ist aus dem Magen zurückfließende Salzsäure, die die Speiseröhrenschleimhaut heftig reizt. Der Mediziner spricht dann von einer → Refluxösophagitis. Die Ursache dafür liegt häufig in einem → Zwerchfellbruch, bei dem an der Stelle, wo die Speiseröhre durch das Zwerchfell tritt, Teile des Magens aus dem Bauch- in den Brustraum gepresst werden. Andere Gründe für eine Speiseröhrenentzündung sind vergleichsweise selten. So kann sich die Speiseröhrenschleimhaut aufgrund von Verätzungen durch versehentlich getrunkene Säuren oder Laugen oder nach Genuss einer zu heißen Speise entzünden. Auch als Folge ständigen Alkoholkonsums kann sich eine Art chronischer Entzündung der Speiseröhrenschleimhaut, entsprechend der chronischen Magenschleimhautentzündung, einstellen. Zudem können stecken gebliebene Fremdkörper, verschluckte Fischgräten, Knochensplitter und ähnliches eine umschriebene Entzündung der Schleimhautstelle bedingen, die sie verletzt haben. Schließlich spielen noch verschiedene Infektionskrankheiten wie die → Tuberkulose oder die → Zytomegalie eine Rolle.

Die Krankheit muss, abgesehen von den unangenehmen Symptomen, auch aus anderen Gründen ernst genommen werden: erstens, weil sich aus ihr ein Geschwür, also ein tiefer Gewebskrater, bilden kann; zweitens, weil nicht selten narbige Verwachsungen zurückbleiben, die dann zur → Speiseröhrenverengung führen; und drittens, weil bei langem Bestehen sogar ein → Speiseröhrenkrebs die Folge sein kann.

Therapeutisch gilt es vor allem, das Eindringen von Magensäure in die Speiseröhre zu verhindern. Dazu setzt man Medikamente ein, die die Säureproduktion der Magenschleimhaut herabsetzen oder die Säure neutralisieren. Bei einer hartnäckigen, auf einen Zwerchfellbruch zurückgehenden Speiseröhrenentzündung kann jedoch auf Dauer nur eine Bruchoperation helfen.

Speiseröhrenkrebs (Ösophaguskarzinom) Im Ganzen gesehen ist zwar der Speiseröhrenkrebs – er macht 98 Prozent aller Tumoren der Speiseröhre aus – relativ selten, dennoch stellt er die häufigste Erkrankung der Speiseröhre überhaupt dar. Männer – meist erst nach dem 50. Lebensjahr – sind häufiger betroffen als Frauen. Das Leitsymptom sind schmerzlose Schluckbeschwerden, mit denen sich manche Patienten jedoch erstaunlich lang abfinden, ehe sie den Arzt aufsuchen. Auch vermehrter Speichelfluss und ein Druckgefühl hinter dem Brustbein kommen vor. Risikofaktoren sind langjähriges Rauchen und der Genuss hochprozentiger Alkoholika sowie einige chronische Speiseröhrenerkrankungen, z. B. die → Achalasie oder die → Refluxösophagitis. Auch bei narbigen Einengungen der Speiseröhre nach Laugenverätzung besteht ein erhöhtes Risiko, ebenso bei häufigem Genuss heißer und scharf gewürzter Speisen, bei der Aufnahme von → Nitrosaminen mit der Nahrung sowie bei Mangelernährung (insbesondere bei zu wenig Eisen). Allen Risikofaktoren gemeinsam ist die chronische Reizung und Schädigung der Speiseröhrenschleimhaut. Für die Diagnose entscheidend sind die Röntgendarstellung der mit Kontrastmittel gefüllten Speiseröhre sowie deren Spiegelung (→ Endoskopie). Ein Drittel der Patienten weist jedoch bereits bei der Diagnosestellung → Metastasen (Tochtergeschwülste) in anderen Organen, vorzugsweise in den Halslymphknoten, auf; davon kann die Hälfte der Betroffenen schon nicht mehr operiert werden. Während der Operation erweist sich wiederum die Hälfte der Tumoren als chirurgisch nicht mehr entfernbar. Daher überleben nicht einmal 20 Prozent der Kranken die nächsten 5 Jahre; vielmehr liegt die mittlere Überlebensdauer bei einer Kombination von operativer Geschwulstentfernung, Strahlen- und Chemotherapie nur bei etwa 8–10 Monaten.

Speiseröhrenverengung (Ösophagusstenose) erhebliche Einengung des Speiseröhrendurchmessers. Ursache dieser Störung kann eine angeborene Fehlbildung ebenso sein wie der Druck eines krankhaften Prozesses von außen. Auch Geschwülste der Speiseröhre – hier vor allem der → Speiseröhrenkrebs – sowie Verätzungen und krampfartige Zusammenziehungen der Speiseröhrenmuskulatur kommen als auslösende Faktoren in Frage. Da sich der abgeschluckte Speisebrei an der Engstelle staut, kommt es zu teilweise erheblichen Schluckstörungen und zum Zurückströmen von Speisen in die Mundhöhle. Dabei besteht immer die Gefahr, dass Nahrungsbestandteile in die Luftröhre eindringen und in die Lunge gelangen.

Therapeutisch muss in erster Linie die Grundkrankheit angegangen werden, die zur Speiseröhrenverengung geführt hat. Zudem besteht die Möglichkeit, die Speiseröhre mit geeigneten Instrumenten zu dehnen, ein »Bougierung« genanntes Verfahren, das in erster Linie bei angeborener Verengung angewandt wird.

Spekulum trichterförmiges Gerät zum Auseinanderdrücken von Organwänden, um diese besichtigen zu können; beispielsweise Scheidenspekulum, Ohrspekulum oder Nasenspekulum.

Sperma Samenflüssigkeit des Mannes, die beim Samenerguss (→ Ejakulation) aus der Harnröhre herausgeschleudert wird.

Spermatozele dünnwandiger Hohlraum (Zyste) am oberen Hodenpol als Folge einer angeborenen Fehlbildung. Die Spermatozele enthält eine eiweißreiche Flüssigkeit und unbewegliche Samenfäden. Kleine Spermatozelen bedürfen keiner Therapie; störende und Beschwerden verursachende müssen operativ entfernt werden.

Spermien im → Sperma enthaltene männliche Samenfäden.

spezifisch arteigen, kennzeichnend; für eine bestimmte Krankheit charakteristisch.

Sphinkter ringförmiger Schließmuskel.

Spina Dorn, Stachel.

Spina bifida → Wirbelspalte.

spinal zur Wirbelsäule oder zum Rückenmark gehörend bzw. diese betreffend.

spinale Kinderlähmung (Poliomyelitis, Heine-Medin-Krankheit) Die durch Viren hervorgerufene Infektionskrankheit ist heute in den Ländern, in denen die aktive Schutzimpfung auf breiter Basis durchgeführt wird, sehr selten geworden. Früher war sie, da sie nicht selten zum Tod führte, außerordentlich gefürchtet. In tropischen Ländern, wo die systematische Impfung Lücken aufweist, tritt die Krankheit allerdings nach wie vor auf und könnte von dort auch wieder nach Europa eingeschleppt werden. Um dies zuverlässig zu verhindern, darf die Impfbereitschaft auf keinen Fall nachlassen.

Die durch Schmier- und Schmutzinfektion übertragenen Viren erzeugen allerdings nur bei 1–2 Prozent der betroffenen Personen neurologische Symptome, die auf einem Befall der grauen Substanz des → Rückenmarks beruhen. Die Inkubationszeit beträgt 3–20 Tage. Danach kommt es zunächst zu einem grippeartigen Vorstadium und erst einige Tage später, nach einer fieberfreien Phase, zur eigentlichen fieberhaften Hauptkrankheit. Diese beginnt mit allgemeinem Krankheitsgefühl, Kopfschmerzen und Nackensteifigkeit. Nach 1–4 Tagen stellen sich dann unter Fieberabfall rasch auftretende, schlaffe und asymmetrisch verteilte Lähmungen ein. Wenn es dabei zur Atemlähmung kommt, kann die Krankheit rasch zum Tod führen. Eine andere, zum Glück seltene Erscheinungsform der Kinderlähmung äußert sich einerseits in ausgeprägter Schläfrigkeit, die bis zur Bewusstlosigkeit gehen kann, und andererseits in krankhaft gesteigerter Reizbarkeit. Hinzu kommen spastische Lähmungen und Krampfanfälle. Bei den meisten Patienten lassen die Krankheitserscheinungen im Lauf der Jahre wieder nach; vielfach bleiben jedoch dauerhafte Knochenverformungen und Gelenkveränderungen zurück.

Eine ursächliche Behandlung ist nicht möglich. Befallene müssen für einige Wochen isoliert werden, damit sie nicht andere Menschen anstecken können. Relativ frühzeitig sollte mit Krankengymnastik und Verfahren der → physikalischen Therapie (Kälte, Wärme, Strom etc.) der Ausbildung bleibender Schäden entgegengewirkt werden. Atemlähmungen machen eine längerfristige künstliche Beatmung sowie intensivmedizinische Maßnahmen notwendig.

Die Impfung gegen die spinale Kinderlähmung ist für alle Kinder sowie für Erwachsene mit unvollständigem Impfschutz empfehlenswert. Da eine Ansteckung auch durch Personen möglich ist, die kurz vorher eine früher übliche Schluckimpfung mit abgeschwächten Erregern erhalten haben, wird die Poliomyelitis-Schutzimpfung seit 1998 nur noch mit inaktiviertem Impfstoff durchgeführt.

Spinaliom → Plattenepithelkarzinom.

Spirale umgangssprachliche Bezeichnung für das → Intrauterinpessar.

Spirochäten spiralig gewundene → Bakterien.

Spitzfuß Fußmissbildung, bei der der Fuß stark sohlenwärts gebeugt ist und nur im Bereich der Zehen aufgesetzt wird, wobei die Ferse den Boden nicht berührt. Durch die vermehrte Belastung bilden sich zunehmend Schwielen, und der Vorfuß verbreitert sich. Um beim Gehen nicht über den Vorfuß zu stolpern, heben die Betroffenen den Unterschenkel stark an (Steppergang). Dadurch kommt es beim Aufsetzen des Fußes zur Überstreckbelastung des Kniegelenks.

Der Spitzfuß ist nur selten angeboren. Häufiger beruht er auf Lähmungen (→ spinale Kinderlähmung, Nervenverletzungen, Schlaganfall, Hirnverletzungen), Fußverletzungen durch Narbenzug und schlecht verheilten Knochenbrüchen sowie länger dauernder Fehlhaltung des Fußes (Gipsverband, Druck der Bettdecke bei längerem Krankenlager). Die konservative Behandlung besteht in der Lagerung in einer Gipsschale, in Krankengymnastik sowie in der Erhöhung der Schuhabsätze. Als operative Maßnahmen kommen die Verlängerung der Achillessehne und andere korrigierende Eingriffe in Betracht.

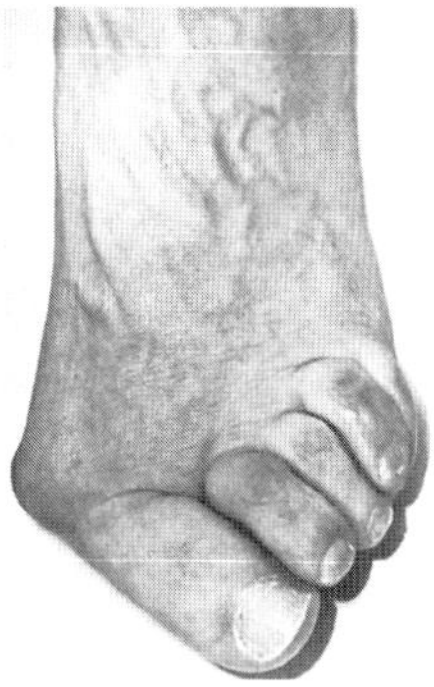

Spitzfuß mit Ballengroßzehe und Krallenzehenbildung.

Spitzpocken → Windpocken.

splen- Bestandteil medizinischer Fachausdrücke mit der Bedeutung »Milz«.

Splenomegalie → Milzschwellung.

spondyl- Bestandteil medizinischer Fachausdrücke mit der Bedeutung »Wirbel« bzw. »Wirbelsäule«.

Spondylitis → Wirbelentzündung.

Spondylitis ankylosans → Bechterew-Krankheit.

Spondylolisthesis → Wirbelgleiten.

Spondylose degenerative Erkrankung der Wirbelsäule, die durch Umbauvorgänge an den Wirbeln gekennzeichnet ist, in deren Folge sich Verhärtungen, Zacken und Grate bilden. Die zwischen den Wirbeln liegenden Bandscheiben werden in der Regel ebenfalls in Mitleidenschaft gezogen. Als auslösendes Grundleiden kommen die → Scheuermann-Krankheit, eine → Skoliose, das → Wirbelgleiten sowie diverse Verletzungen in Betracht.

Die Spondylose äußert sich in belastungsabhängigen Schmerzen, Bewegungseinschränkungen, verspannter Muskulatur und – dadurch bedingt – einer mehr oder minder ausgeprägten Zwangshaltung.

Die Behandlung besteht in Ruhigstellung, Krankengymnastik, Badekur und dem Einsatz von Schmerzmitteln. Außerdem sollten übergewichtige Patienten abnehmen.

spontan von selbst; unwillkürlich; ohne äußere Ursache entstehend.

Sporen der Vermehrung dienende Dauerformen bestimmter Bakterien (z. B. der Erreger von → Milzbrand, → Wundstarrkrampf und → Botulismus).

Sport Das Wesen des Sports ist letztlich nichts anderes als die lustbetonte und selbst gewählte Beschäftigung freigesetzter Kräfte, eine körperliche Beanspruchung mit Wettkampfcharakter, deren Ziel eine herausragende Leistung ist. Dabei kann man 3 Bereiche unterscheiden:

1. Freizeit- und Breitensport;
2. Gesundheitssport zur Prävention und Rehabilitation;
3. Leistungs- und Hochleistungssport.

Im Zusammenhang mit sportlicher Betätigung müssen noch 2 Begriffe erläutert werden:

♦ ***Übung:*** systematische Wiederholung bestimmter Bewegungsabläufe ohne organische Anpassungserscheinungen. Durch die Beanspruchung von Koordination und Flexibilität als Leistung des Zentralnervensystems und des Bewegungsapparates kommt es zu einer ökonomisierenden Entlastung und damit zu einer indirekten Leistungssteigerung.

♦ ***Training:*** systematische Wiederholung bestimmter überschwelliger Muskelbeanspruchungen mit dem Ziel einer direkten und messbaren Leistungssteigerung aufgrund funktioneller und organischer Anpassungserscheinungen.

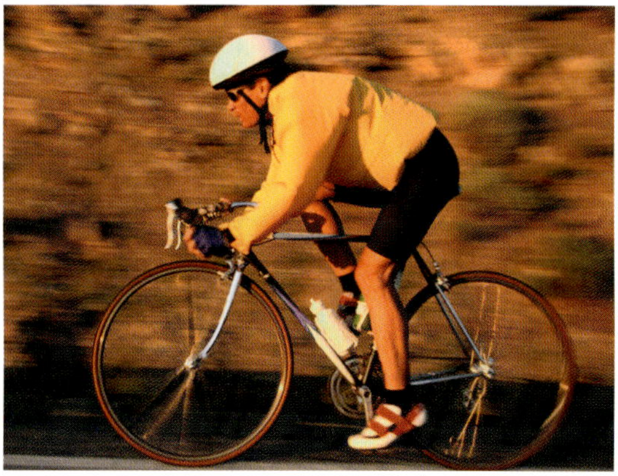

Sport Rad fahren gehört zu den Sportarten mit dem höchsten Gesundheitswert, zumal die Gelenke geschont werden.

Den höchsten Gesundheitswert haben Ausdauersportarten wie Gehen, Wandern, Dauerlauf, Rad fahren, Schwimmen, Rudern, Kanu fahren und Skilanglauf. Auch etlichen Wettkampfsportarten wie Fußball, Handball, Basketball, Tennis und Hockey kann eine gesundheitsfördernde Wirkung nicht abgesprochen werden. Keinen oder nur geringen gesundheitlichen Wert haben dagegen Kraftsportarten (Gewichtheben), Geräteturnen, leichtathletische Kurzleistungen und Motorsport.

Bei akuten und chronischen Erkrankungen darf Sport nur mit ausdrücklicher ärztlicher Genehmigung betrieben werden. Das gilt auch für die Rekonvaleszenz nach akuten Krankheiten. So kann nach einer eitrigen → Mandelentzündung infolge sportlicher Betätigung eine Herzmuskelentzündung (→ Myokarditis) auftreten, die in Ruhe keine Beschwerden bereitet, bei stärkerer körperlicher Belastung jedoch zum plötzlichen Herztod führt. Daher sollte nach einer akuten Infektionskrankheit grundsätzlich 3–4 Wochen lang kein Sport betrieben werden!

Sporternährung Die bei sportlicher Betätigung benötigte Nahrungsmenge wird meist überschätzt. Als Tagesdurchschnitt hat sich für Sportler eine Menge von 2–3 Kalorien pro kg Körpergewicht und Stunde erwiesen, wobei weibliche Athleten im Allgemeinen 5–10 Prozent weniger benötigen als ihre männlichen Kollegen. Bei niedrigen Außentemperaturen kann die Kalorienmenge zum Ausgleich des Wärmeverlustes um 10–20 Prozent erhöht werden. Werden bei sehr großen Anstrengungen an einem Tag etwa 8000–10 000 Kalorien

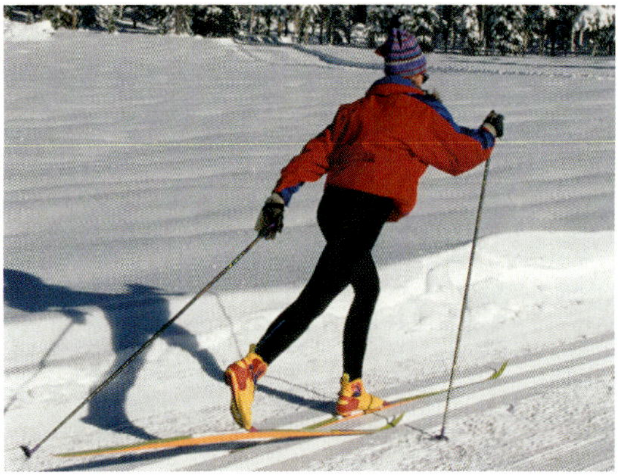

Sport Skilanglauf fördert Ausdauer und Kraft; wichtig sind ein lockerer Bewegungsablauf und regelmäßige Atmung.

verbraucht, so ist es weder nötig noch möglich, diesen Kalorienverlust an einem einzigen Tag wieder auszugleichen.

Sehr wichtig ist die qualitativ bestmögliche Zusammensetzung der Nahrung. Das optimale Verhältnis der aufgenommenen Kohlenhydrate, Eiweiße und Fette beträgt bei geringeren Kalorienmengen 5:1:1, bei höheren Kalorienmengen 10:2:1. Kohlenhydrate sollten dabei in Form von Mehl, Brot, Gemüse, Haferflocken, Teigwaren und verschiedenen Früchten zugeführt werden; nach extremen Anstrengungen kann auch die Gabe von reinem Zucker oder Honig notwendig sein. Bei Eiweiß beträgt der tägliche Gesamtbedarf unter Zugrundelegung von 70 kg Körpergewicht je nach Sportart 100–150 g; Jugendliche benötigen etwas mehr. Das Verhältnis tierischer zu pflanzlichen Eiweißen ist etwa mit 3:2, bei höherem Eiweißverbrauch mit 2:1 anzusetzen. Doch auch als »Milchvegetarier« (pflanzliche Kost plus Milch und Milchprodukte, aber kein Fleisch) können Sportler ihren Eiweißbedarf decken. Die Fettzufuhr sollte eher knapp bemessen werden: Für Sportler ist 1,5 g Fett pro kg Körpergewicht ausreichend, was einer täglichen Fettmenge von 100–150 g entspricht. Dabei sind Butter und kalt geschlagene Öle ernährungsphysiologisch am günstigsten.

Kalorienverbrauch bei einzelnen Sportarten

Sportarten	Kalorienbedarf pro kg Körpergewicht und pro Stunde	für 70 kg schwere Athleten
Gymnastik, Fechten, Eiskunstlauf, Tischtennis, Reiten, Springen, Sprinten	2,0–2,4 Kalorien	3500–4000 Kalorien
Tennis, Fußball, Basketball, Hockey, Schwimmen (Sprint), Rudern, Mehrkampf, Mittel- und Langstreckenlauf, Kajak, Boxen, Skispringen, Bergsteigen, Geräteturnen, Rad fahren (Bahn)	2,4–2,7 Kalorien	4000–4500 Kalorien
Eishockey, Rad fahren (Straße), Skilauf, Wasserball, Gewichtheben, Ringen, Werfen, Schwimmen (Langstrecken)	2,7–3,0 Kalorien	4500–5000 Kalorien

Die Kost muss selbstverständlich vollwertig sein, das heißt, sie sollte alle Vitamine und Mineralstoffe in genügender Menge enthalten. Bei größeren Schweißverlusten muss zusätzlich Kochsalz zugeführt werden.

Der Flüssigkeitsbedarf richtet sich nach dem Verlust durch Schwitzen, wobei zu berücksichtigen ist, dass eine Austrocknung des Gewebes rasch zu erheblichen Leistungseinbußen führt. Günstig sind Fruchtsäfte und Milch; dagegen sollten stark kohlensäurehaltige und eisgekühlte Getränke gemieden werden. Vor dem Training sollte der Sportler keinen Alkohol zu sich nehmen; abends ist jedoch gegen ein Glas Bier oder Wein nichts einzuwenden.

Sportherz Beim Sportherz handelt es sich nicht um einen krankhaften Zustand, sondern um eine Herzveränderung, die durch Anpassung an starke Beanspruchungen zu Stande kommt. Besonders bei Ausdauersportlern wie Radfahrern, Langläufern und Schwimmern vergrößert sich das Herz nicht selten um mehr als die Hälfte der Ausgangsgröße, und auch seine Durchblutung verbessert sich deutlich, da sich zahlreiche neue Gefäße ausbilden. Das Herz wirft dann jedes Mal, wenn es sich zusammenzieht, viel mehr Blut aus als bei einem Untrainierten. Bei körperlicher Ruhe braucht es nur 30 bis 40 Schläge pro Minute, um den Körper ausreichend mit Sauerstoff und Nährsubstanzen zu versorgen (Ruhepuls). Es wird also, da es sehr wirkungsvoll und sparsam arbeitet und mit sehr wenigen Schlägen auskommt, enorm entlastet.

Beschwerden drohen durch ein Sportherz nur dann, wenn der Betroffene mit seiner sportlichen Betätigung von einem Tag auf den anderen aufhört, anstatt dem Organismus durch allmähliches Herabsetzen des Trainingsumfangs Gelegenheit zu geben, die im Lauf von Jahren entstandenen leistungssteigernden Veränderungen langsam wieder zurückzubilden.

Sportmedizin Bereich der Medizin, der den Einfluss von

Sport, Training und Bewegungsmangel auf den menschlichen Organismus erforscht und diese Erkenntnisse in Prävention, Therapie und Rehabilitation umsetzt. Weitere Aufgaben der Sportmedizin bestehen in der Verhütung und Behandlung von → Sportverletzungen, in der Betreuung von Sportlern während Training und Wettkampf sowie in der Kontrolle und Bekämpfung des → Dopings.

Sportverletzungen Mit der Ausweitung sportlicher Betätigungen auf größere Bevölkerungsgruppen haben Sportverletzungen erheblich zugenommen, wobei vor allem höhere Geschwindigkeiten und stärkerer körperlicher Einsatz des Sportlers (besonders in den kämpferischen Sportarten) sowie unzureichender Trainingszustand und nicht zuletzt ungünstige Bekleidung, Boden- und Witterungsverhältnisse eine ursächliche Rolle spielen.

Die höchste Unfallgefährdung weisen kämpferische Sportarten wie Fußball, Hockey, Eishockey und Handball auf. Dabei kommt es vor allem zu folgenden Verletzungen:

♦ Prellungen und Verdrehungen (Distorsionen): 36 Prozent;

♦ Knochenbrüche und Verrenkungen: 28 Prozent;

♦ Verletzungen von Muskeln, Sehnen und Bändern: 21 Prozent.

Bei der Verteilung der Verletzungen auf die einzelnen Körperregionen stehen die Beine mit 52 Prozent an erster Stelle, gefolgt von Armen (27 Prozent), Kopf (15 Prozent) und Rumpf (6 Prozent).

Im Folgenden einige typische Unfallgefahren in Bezug auf verschiedene Sportarten:

♦ ***Fußball:*** Darauf entfallen zwei Drittel aller Sportverletzungen, wobei vor allem Knie und oberes Sprunggelenk betroffen sind. Zumeist führen Verdrehungen zu Kapsel-Band-Schäden oder zu Meniskusverletzungen (→ Kniegelenkverletzungen). Außerdem kommen häufig Muskel-, Sehnen- und Hautverletzungen vor.

♦ ***Handball:*** Hierbei kommt es durch gegnerische Einwirkung häufig zu Verletzungen an der oberen Extremität, vorzugsweise zu Prellungen und Zerrungen im Bereich der Schulter.

♦ ***Basketball:*** Hier dominieren Finger- und Handverletzungen (Verstauchungen, Verrenkungen, Sehnenrisse).

♦ ***Volleyball:*** 40 Prozent der Verletzungen betreffen Beine und Füße, 60 Prozent Arme und Hände.

♦ ***Laufen:*** Am häufigsten ist hier der Kapsel-Band-Schaden im Bereich des oberen Sprunggelenks; außerdem kommen nicht selten Muskelfaser- und Sehnenrisse vor. Bei chronischer Überlastung kann es außerdem zu Ermüdungsbrüchen im Bereich der Mittelfußknochen kommen.

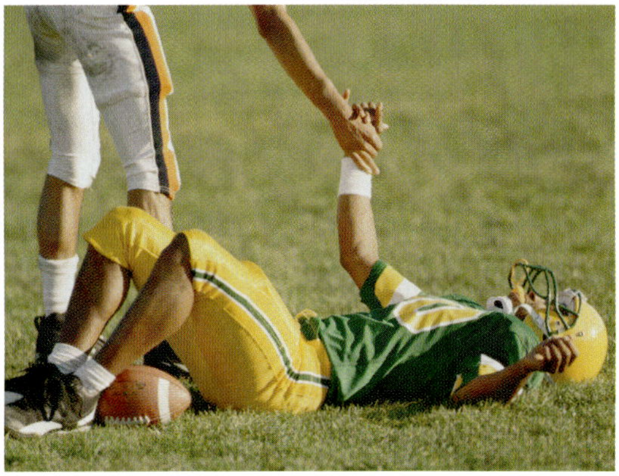

Sportverletzungen treten vor allem bei kampfbetonten Sportarten auf, hier z. B. beim American Football.

♦ ***Springen:*** Dabei werden vor allem Verletzungen am Kapsel-Band-Apparat des oberen Sprunggelenks beobachtet.

♦ ***Werfen:*** Hier dominieren Verletzungen der oberen Extremität, vor allem Sehnen- und Muskelrisse sowie Finger- und Handverletzungen.

♦ ***Turnen:*** Die Verletzungsarten sind von den benutzten Geräten abhängig, wobei Wirbelsäulenschäden als typische Turnüberlastungsschäden des Bewegungsapparates überwiegen.

♦ ***Schwimmen:*** Beim Kraul- und Delphinstil sind Überlastungsschäden im Schulterbereich typisch. Daneben kann längeres Flossenschwimmen zu arthrotischen Fußgelenkveränderungen führen.

♦ ***Surfen:*** Hierbei kann es, vor allem beim Sturz in flaches Wasser oder auf Felsen, zu Knochenbrüchen kommen; häufig sind zudem Schulterverletzungen bei plötzlichem Rückschlagen des Segels sowie Mittelfußbrüche durch Hängenbleiben in den Fußschlaufen. Daneben treten Reizzustände an Ellenbogen- und Kniegelenk, Bandscheibenschäden im Bereich der Lendenwirbelsäule sowie ein Hitzestau bei warmem Wetter durch den isolierenden Surfanzug auf.

♦ ***Rad fahren:*** Dabei treten vor allem Verletzungen im Zusammenhang mit Stürzen auf: Kopfverletzungen, Brüche im Bereich des Schultergürtels sowie Brüche der Unterarm- und Handwurzelknochen.

♦ ***alpiner Skilauf:*** Am häufigsten sind Knochenbrüche der unteren Extremität sowie Zerrungen und Bandverletzungen des Kniegelenks; daneben finden sich manchmal durch die Schlaufen der Skistöcke verursachte Verletzungen im Bereich des Daumengrundgelenks.

♦ ***Skilanglauf:*** Bei dieser Sportart gibt es, von einigen wenigen Sturzfolgen abgesehen, keine typischen Verletzungen, weswegen der Skilanglauf als besonders gesundheitsfördernd gilt.

♦ ***Reiten:*** Etwa 25 Prozent aller tödlichen Sportunfälle entfallen auf den Reitsport. Die häufigsten Verletzungen sind Knochenbrüche der oberen Extremitäten (hohe Anzahl von Schlüsselbeinbrüchen!) und Verrenkungen der großen Gelenke. Daneben kommt es manchmal zu Schädel- und Wirbelsäulenverletzungen, die in schlimmen Fällen tödlich enden können.

♦ ***Tennis:*** Dabei kann es zu Verletzungen an Muskeln, Sehnen, Bändern und Gelenkkapseln kommen, von denen der als »Tennisellenbogen« bezeichnete Überlastungsschaden der bekannteste ist.

♦ ***Squash:*** Die Hälfte der Verletzungen betreffen den Kopf, wobei das Auge besonders gefährdet ist.

Spotting → Schmierblutung.

Sprachstörungen Voraussetzung für geordnetes Sprechen ist die Koordination von Sprachzentren im Gehirn (bei Rechtshändern in der linken Gehirnhälfte gelegen), Atmung, Kehlkopf und Öffnung von Mund und Nase. Während die Vokale in den Resonanzräumen von Mund und Rachen unter Beteiligung der Zunge, der Weite der Kieferöffnung und der Form der Lippen entstehen, werden die Konsonanten an den 4 Artikulationszentren gebildet, nämlich an den Lippen, an Zähnen und Zunge, an hartem Gaumen und Zunge sowie an weichem Gaumen und Rachenhinterwand.

Folgende Sprachstörungen sind von besonderer Bedeutung:

♦ ***Sprachentwicklungsstörungen:*** Ausbleiben oder verlangsamtes bzw. falsches Einsetzen der kindlichen Sprache nach dem 18. Lebensmonat. Mögliche Ursachen sind unzureichende sprachliche Anregung, Intelligenzmangel, Hörstörung, Blindheit, frühkindliche Hirnschäden und sicher auch Erbfaktoren. Die Behandlung erfolgt – nach fachärztlicher Untersuchung – durch einen Logopäden (Sprachtherapeuten) etwa ab dem 4. Lebensjahr.

♦ ***Dysgrammatismus:*** Störungen des Sprechens und Schreibens in Bezug auf Grammatik und Satzbau. Dabei handelt es sich um einen zentralen Sprachdefekt bei geistiger Entwicklungsstörung, frühkindlicher Hirnschädigung oder → Schädel-Hirn-Trauma. Die Behandlung erfolgt durch einen Logopäden; die Prognose ist günstig.

♦ ***Artikulationsstörungen:*** Besonders häufig sind hier das → ***Stammeln*** (Dyslalie) und → ***Lispeln*** (Sigmatismus) bei denen es sich um die fehlerhafte Bildung einzelner Laute handelt.

♦ ***Resonanzstörungen:*** Eine typische derartige Störung ist das → ***Näseln*** (Rhinolalie), das unter anderem durch eine Gaumenspalte, Schnupfen oder vergrößerte Rachenmandeln verursacht werden kann. Die Behandlung erfolgt je nach Grunderkrankung entweder operativ, medikamentös oder durch logopädische Therapie.

♦ ***Redefluss-Störungen:*** An erster Stelle steht hier das → ***Stottern***, das unter seelischer Anspannung verstärkt auftritt. Mögliche Gründe können erbliche Anlagen, Neurosen oder Hirnschäden sein; meist lässt sich die genaue Ursache jedoch nicht ermitteln. Die Behandlung – sie richtet sich nach dem jeweiligen Befund – erfolgt auch hier durch einen Logopäden. Daneben gibt es noch Sprachstörungen bei neurologischen Schädigungen und Krankheiten (→ ***Aphasie***) sowie im Zusammenhang mit peripheren Nervenlähmungen und → Geisteskrankheiten.

Spreizfuß häufigste Fußmissbildung mit abgeflachtem Fußquergewölbe und verbreitertem Ballen. Durch Überbelastung bilden sich massive Schwielen im Bereich der Köpfchen des 2.–4. Mittelfußknochens, und in der weiteren Folge verformen sich auch die Zehen (→ Hammerzehe). Mögliche Ur-

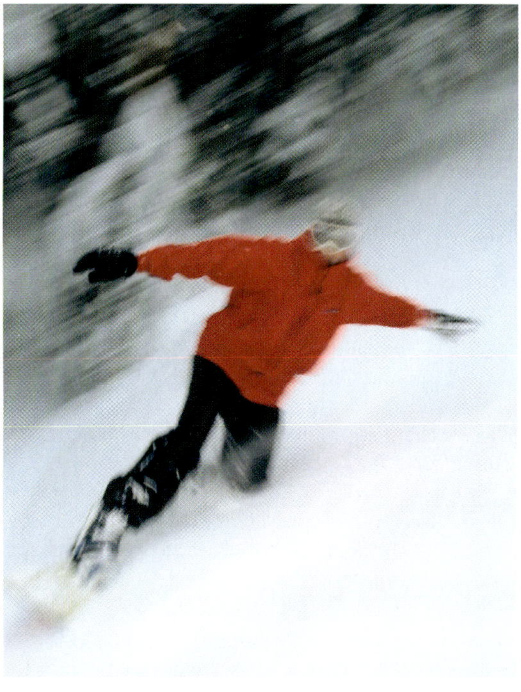

Sportverletzungen Beim alpinen Skilauf und Snowboarding sind Bänderverletzungen und Knochenbrüche nicht selten.

sachen sind eine anlagebedingte Bindegewebsschwäche oder eine verstärkte Belastung des Vorfußes durch Schuhe mit hohen Absätzen. Aber auch als Folge eines → Spitz-, Hohl- oder → Knickfußes sowie im Zusammenhang mit der → rheumatoiden Arthritis kann es zur Spreizfußbildung kommen. Zur Behandlung gehört in erster Linie die Beseitigung ursächlicher Faktoren; daneben spielen Training durch Fußgymnastik, Massage und Bäder sowie Spreizfußbandagen oder Schuheinlagen eine wichtige Rolle. In schweren Fällen hilft nur eine operative Korrektur.

Spreizhose über einer Windelhose anlegbares Trägerhöschen mit eingearbeiteten, gepolsterten, quer verlaufenden Stahlstreben zur Korrektur einer angeborenen → Hüftgelenkverrenkung.

Sprue Dünndarmerkrankung mit Durchfällen und verminderter Nährstoffaufnahme aus dem Darm.
Man unterscheidet 2 Formen:

1. *einheimische Sprue:* Sie beruht auf der Unverträglichkeit gegenüber dem Getreideeiweiß Gluten. Dieselbe Störung kommt auch bei Kindern vor und heißt dann → Zöliakie. Die Behandlung besteht in der konsequenten Ausschaltung des Glutens aus der Nahrung.

2. *tropische Sprue:* Sie kommt in vielen tropischen Ländern vor und wird wahrscheinlich durch eine Infektion verursacht. Zur Behandlung verwendet man → Antibiotika; außerdem ist es wichtig, den Mangel an Flüssigkeit und Vitaminen auszugleichen.

Spulwurmkrankheit (Askariasis) Die Infektion mit dem 15–40 cm langen, regenwurmähnlichen Parasiten erfolgt über ungewaschenes, mit Wurmeiern verseuchtes Obst und Gemüse. Im Körper des Menschen machen die Spulwürmer einen komplizierten Entwicklungsgang durch, in dessen Folge sich die ausgewachsenen Würmer im Darm zusammenballen und einen Darmverschluss (→ Ileus) auslösen können. Normalerweise gehen sie mit dem Stuhl ab; in seltenen Einzelfällen passiert es jedoch, dass sie heraufgewürgt werden und dann in Mund und Nase erscheinen. Wenn die Würmer in die Gallengänge einwandern, kann es zur → Gelbsucht kommen. Bei den Beschwerden spielen Leibschmerzen und Erbrechen die wichtigste Rolle. Daneben können die Stoffwechselprodukte der Spulwürmer beim menschlichen Wirt eine allergische Reaktion – z. B. eine → Nesselsucht oder einen Asthmaanfall – auslösen. Die Behandlung erfolgt als Drei-Tage-Kur mit einem Spezialpräparat, mit dem sich die Würmer im Allgemeinen problemlos beseitigen lassen.
Wichtig ist die Vorbeugung: Vor und nach jedem Stuhlgang sowie vor jeder Mahlzeit sollte man die Hände gründlich waschen. Außerdem sollte man niemals ungewaschenes Obst oder Gemüse verzehren.

Spurenelemente im Organismus in äußerst geringer Konzentration vorkommende → Mineralstoffe, die unterschiedlich lebenswichtig sind und daher zum Teil unbedingt mit der Nahrung zugeführt werden müssen:

- Essenzielle (lebensnotwendige) Spurenelemente sind: Eisen, Zink, Kupfer, Mangan, Kobalt, Chrom, Selen, Molybdän, Jod. Ihr Mangel führt zu klinisch fassbaren Erscheinungen.
- Bedingt essenzielle Spurenelemente sind: Fluor, Nickel, Silizium, Strontium, Vanadium, Zinn, Brom, Kadmium.
- Nicht essenzielle Spurenelemente, die bei zu hoher Konzentration im Organismus als Gifte wirken, sind: Antimon, Blei, Quecksilber, Arsen, Thallium.

Alle Spurenelemente haben im Organismus spezielle biochemische Aufgaben zu erfüllen. Da sie an sämtlichen Stoffwechselprozessen beteiligt sind, treten bei Mangelzuständen so unterschiedliche Symptome wie Wachstumsverzögerung, → Anämie (Blutarmut) und → Apathie auf. Im Allgemeinen ist Fleisch der beste Lieferant von Spurenelementen, wohingegen die in den Pflanzen enthaltenen Spurenelemente von den Schleimhäuten des Magen-Darm-Traktes in der Regel schlechter aufgenommen werden; → Ernährung.

Sputum → Auswurf.

Stabsichtigkeit → Astigmatismus.

Stachelzellkrebs → Plattenepithelkarzinom.

Stammeln (Dyslalie) hauptsächlich im Kindesalter auftretende Lautverwechslungen. Die Ursache der → Sprachstörung, die besonders häufig bei kleinen Kindern zu beobachten ist, ist vielfach nur eine verzögerte Entwicklung der Sprechfähigkeit; es können jedoch auch Hörfehler sowie Veränderungen des Sprachzentrums im Gehirn vorliegen. Die Betroffenen ersetzen Laute und Lautverbindungen durch andere, wodurch das, was sie sagen, nur mit Mühe zu verstehen ist.

Stammzellen Zellen, aus denen durch Teilung neben einer weiteren Stammzelle undifferenzierte Zellen entstehen, die sich zu unterschiedlichen Zellformen und damit zu mannigfaltigen Geweben entwickeln können. Verpflanzt man sie in krankes Gewebe, können sie dort die Aufgabe nicht mehr funktionstüchtiger Zellen übernehmen. Erst in jüngster Vergangenheit ist es amerikanischen Forschern gelungen, Stammzellen, die man seither aus embryonalem Gewebe gewonnen hat, künstlich herzustellen. Mit Hilfe dieser Zellen erhofft man sich, in Zukunft zahlreiche Krankheiten effektiver behandeln zu können.

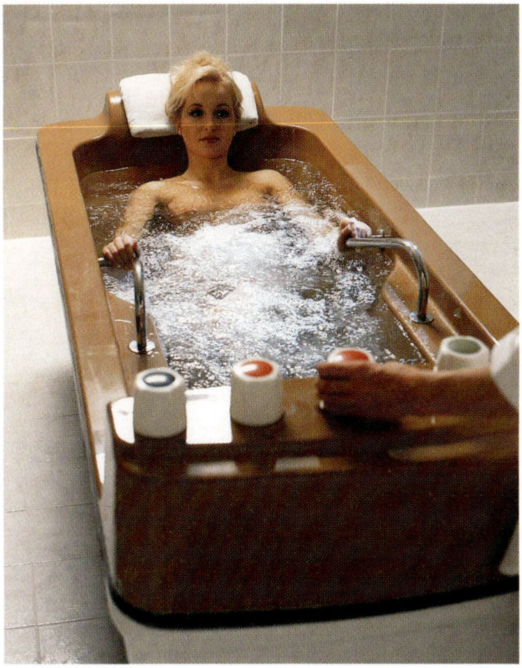

Stangerbad Der schwache elektrische Strom regt Stoffwechsel und Durchblutung an.

Stangerbad hydroelektrisches Vollbad, bei dem der Körper in verschiedenen Richtungen von Strom durchflossen wird; → Bad; → Elektrotherapie.

Staphylokokken traubenförmig zusammenhängende Kugelbakterien, von denen etliche Erreger von Infektionskrankheiten sind.

Star, grauer → grauer Star.

Star, grüner → grüner Star.

Stärkungsmittel (Roboranzien) meist Vitamine, Koffein, Lezithin oder Ginseng enthaltende Präparate, die bei allgemeiner Erschöpfung, Kreislaufschwäche und während der Rekonvaleszenz angewandt werden, obwohl ihre Wirkung im Einzelnen nicht sicher nachgewiesen ist.

Stase Stillstand bzw. Stauung eines Flüssigkeitsstroms (z. B. des Blutes in den Blutgefäßen oder der Galle in den Gallenwegen).

stationär bleibend, unverändert; stationäre Behandlung: Behandlung im Krankenhaus; Gegensatz: → ambulant.

statischer Sinn → Gleichgewichtssinn.

Status Zustand, Entwicklungsphase.

Staublungenkrankheiten (Pneumokoniosen) Lungenveränderung durch Einlagerung von anorganischen, seltener organischen Staubteilchen bei ständigem, meist berufsbedingtem Einatmen. Von inaktiven Staublungenerkrankungen spricht man, wenn die Ablagerung kaum krankhafte Erscheinungen auslösen (wie es z. B. bei der reinen Ablagerung von Kohlenstaub der Fall ist), von aktiven, wenn die Staubteilchen langfristig zur → Lungenfibrose, einer bindegewebigen Umwandlung des Lungengewebes, führen. Eine sehr ernste Staublungenkrankheit ist die durch Asbestfasern ausgelöste → ***Asbestose***. Im Steinstaub spielt die Kieselsäure die maßgebliche schädigende Rolle, weswegen man die dadurch hervorgerufene Lungenerkrankung auch ***Silikose*** nennt. Silikose und Asbestose der Lunge gehören zu den → meldepflichtigen Krankheiten.
Aktive Staublungenkrankheiten äußern sich in Atemnot und trockenem Husten. Beim Abhorchen fallen rasselnde Geräusche auf. Als Folge der Lungenfibrose kommt es zur Atemleistungsschwäche und zum chronischen → Cor pulmonale (Herzveränderung infolge Drucksteigerung im Lungenkreislauf). In der Diagnostik sowie bei der Einschätzung des Schweregrades sind Röntgenaufnahmen der Lunge, → Lungenfunktionsprüfungen und Blutgasanalysen hilfreich. Sobald der Arzt bei einem Arbeiter eine Silikose der Lunge festgestellt hat, ist es notwendig, den Betroffenen von dem mit weiterer Gefährdung verbundenen Arbeitsplatz zu entfernen. Schutzmaßnahmen wie Absaugvorrichtungen und Atemfilter sind als vorbeugende Maßnahmen wirksam.

Stauungsleber (Leberschwellung) auf einem Blutrückstau beruhende Veränderung des Lebergewebes als Folge nachlassender Herzkraft, vornehmlich im Bereich der rechten Herzkammer. Dadurch wird mit jedem Herzschlag nicht mehr die sonst übliche Blutmenge aus der großen Bauchvene aufgenommen und an die Lunge weitergegeben, sondern das Blut staut sich zurück und führt zu einer Blutüberfüllung der Leber. Diese schwillt an, was zunächst zu Schmerzen im rechten Oberbauch, später eventuell zu einer → Gelbsucht und zum → Aszites (Bauchwassersucht) führt. Unbehandelt kann der zunehmende Verlust der Leberfunktion zu einer lebensbedrohlichen → Leberzirrhose führen. Die Stauungsleber und die dadurch verursachten Beschwerden verschwinden, wenn es gelingt, die ursächliche Schwäche der Herzmuskulatur durch ärztliche Behandlung zu beseitigen.

Stauungspapille durch Anstieg des Gehirndrucks ausgelöste Veränderung der Sehnerven-Eintrittsstelle in der Netzhaut. Der Sehnerv leitet die optischen Empfindungen zum Gehirn. Die mit einem Augenspiegel deutlich erkennbare Stelle, wo er in die Netzhaut eintritt (Papille) bzw. sie verlässt, geht normalerweise glatt in die Umgebung über. Ist jedoch aufgrund einer krankhaften Veränderung der Druck im Gehirn zu hoch, so pflanzt sich die Druckerhöhung unter Umständen am Sehnerv entlang fort und wölbt die Papille ins Augeninnere vor. Diese Erscheinung findet man vor allem bei Gehirntumoren und -blutungen; nicht selten ist sie sogar der allererste Hinweis auf eine Gehirnerkrankung.

Die Sehleistung ist anfänglich nicht beeinträchtigt. Wird jedoch die zu Grunde liegende Erkrankung nicht behandelt, so wird der Sehnerv allmählich immer mehr in Mitleidenschaft gezogen, was zu erheblichen Gesichtsfeldausfällen führt.

Steatorrhö → Fettstuhl.

Stehltrieb → Kleptomanie.

Steinzertrümmerung (Lithotripsie) Zertrümmerung von Nieren-, Blasen- oder Gallensteinen. Dabei unterscheidet man verschiedene Verfahren, von denen sich vor allem die so genannte ***Stoßwellen-Lithotripsie*** durchgesetzt hat. Dabei werden außerhalb des Körpers Ultraschall-Stoßwellen erzeugt, die dann – pro Behandlung 500- bis 2500-mal – exakt auf den Stein gelenkt werden und diesen zerstören. Die Methode verursacht nur geringe Schmerzen; allerdings ist meist eine zusätzliche medikamentöse Behandlung erforderlich, um die Bruchstücke der Steine aus dem Körper auszuschwemmen.

Steißbein unterer, aus 4–5 zusammengewachsenen Wirbeln bestehender Teil der Wirbelsäule; zugleich Bestandteil des → Beckens.

Steißlage Sonderform der → Beckenendlage, bei der das Kind mit dem Gesäß voran geboren wird.

steno- Bestandteil medizinischer Fachausdrücke mit der Bedeutung »eng, schmal«.

Stenokardie → Angina pectoris.

Stenose angeborene oder erworbene Verengung eines Gefäßes, eines Kanals oder einer Mündung (z. B. Herzklappenstenose, Darmstenose, Pylorusstenose).

Sterbehilfe In den Richtlinien der Bundesärztekammer aus dem Jahr 1993 wird die Sterbehilfe definiert als »das Bemühen, dem Sterbenden so beizustehen, dass er in Würde zu sterben vermag«. Man muss dabei zwischen Maßnahmen zur gezielten Lebensverkürzung (***aktive Sterbehilfe***) und der ***passiven Sterbehilfe***, d. h. dem Verzicht auf lebensverlängernde Maßnahmen – z. B. Beatmung, Sauerstoffzufuhr und künstliche Ernährung –, unterscheiden. Zur passiven Sterbehilfe gehören auch leidensmindernde Maßnahmen, wie z. B. der massive Einsatz starker Schmerzmittel, die unter Umständen das Leben verkürzen können. Wegen des Selbstbestimmungsrechts des Patienten ist passive Sterbehilfe nur dann erlaubt, wenn anderenfalls der ohnehin nicht mehr vermeidbare Tod mit unzumutbaren Qualen verbunden wäre. Voraussetzung ist in jedem Fall die Einwilligung des Patienten oder – für den Fall, dass er diese nicht mehr äußern kann – sein mutmaßlicher Wille. In einem derartigen Fall liegt es im Ermessen des Arztes, ob er die Behandlung abbrechen oder auf weitere Therapiemaßnahmen verzichten will. Vorrang hat im Zweifelsfall jedoch immer der Schutz des Lebens.

Sterberate → Mortalität.

Sterblichkeit → Mortalität.

steril **1.** keimfrei, **2.** unfruchtbar.

Sterilisation (Sterilisierung) **1.** Beseitigung oder Zerstörung von Kleinstlebewesen, um eine Ausbreitung von Infektionen zu verhindern oder Keimfreiheit zu erreichen.
2. Unfruchtbarmachung: Die operative Sterilisation ist von allen Methoden der → Empfängnisverhütung die sicherste. Dabei handelt es sich aber um eine endgültige Entscheidung, die weder bei der Frau noch beim Mann rückgängig zu machen ist. Die Zahl der freiwillig vorgenommenen Sterilisationen beträgt heute etwa 50 000 pro Jahr, wobei durchschnittlich mit einem Versager auf 200 Eingriffe gerechnet werden muss. Bei der Frau wird der Eingriff mit Hilfe eines Bauchspiegels (→ Endoskopie) vorgenommen, so dass nur eine winzige Narbe zurückbleibt. In Narkose werden beide Eileiter mit elektrischem Strom verödet, wodurch sich die männlichen Samenzellen nicht mehr mit den Eizellen vereinigen können. Der anschließende Krankenhausaufenthalt beträgt nur wenige Tage; Komplikationen sind sehr selten. Beim Mann kann die Unterbindung des Samenleiters in örtlicher Betäubung vorgenommen werden; ein Krankenhausaufenthalt ist dazu allenfalls für kurze Zeit erforderlich. Viele Frauen fürchten sich – völlig unbegründet – vor etwaigen Nebenwirkungen der Sterilisation. Weder kommt es dadurch zu vorzeitigen Wechseljahren noch zu Änderungen der Regelblutung, des sexuellen Verlangens oder der Körperformen; auch die Funktion der Eierstöcke und damit die Produktion weiblicher Geschlechtshormone bleibt voll erhalten. Dass sich mehr Frauen als Männer sterilisieren lassen, liegt vermutlich daran, dass viele Männer – ebenfalls völlig unbegründet – befürchten, durch die Sterilisation ihre sexuelle Potenz einzubüßen.

Sterilität (Unfruchtbarkeit) Nichteintreten einer Schwangerschaft trotz ungeschützten Geschlechtsverkehrs; → Kinderlosigkeit.

Sternalpunktion → Knochenmarkpunktion.

Sternum medizinische Fachbezeichnung für das → Brustbein.

Steroide Gruppe von Naturstoffen mit ähnlicher chemischer Grundstruktur. Zu den Steroiden gehören biologisch wichtige Wirkstoffe wie Geschlechtshormone, Nebennierenrindenhormone, Gallensäuren, Vitamin D, Herzglykoside und andere.

Stethoskop Hörrohr des Arztes; → Abhören.

Stickhusten → Keuchhusten.

Stillen Die Vorteile des Stillens gegenüber jeder anderen Art der Säuglingsernährung sind unbestritten und heute allgemein anerkannt. Sie beruhen nicht nur auf der für die Bedürfnisse des Säuglings idealen Zusammensetzung der Muttermilch, sondern auch auf dem Akt des Stillens selbst, der für die Förderung der Mutter-Kind-Beziehung nicht hoch genug eingeschätzt werden kann. Die Meldungen, dass in der Muttermilch mehr Fremdstoffe als in der Kuhmilch enthalten sind, haben viele Mütter verunsichert. Umfangreiche Untersuchungen haben jedoch eindeutig ergeben, dass die Konzentration von Schadstoffen in der Muttermilch weit unter den berechneten »duldbaren Grenzwerten« liegt. Nach neueren Forschungen enthält die Muttermilch sogar Eiweißstoffe, die die Bildung von Antikörpern anregen, so dass man davon ausgehen kann, dass Stillen das → Immunsystem des Babys stärkt.

Eine Expertenkommission der Deutschen Forschungsgemeinschaft hat die Empfehlung ausgesprochen, die Mütter sollten ihre Kinder mindestens 4 Monate lang voll stillen und dann in steigenden Mengen Beikost zufüttern. Das Kind kann schon während der ersten beiden Stunden nach der Entbindung angelegt werden. Das weitere Stillen sollte sich dann nach den Bedürfnissen des Kindes und nicht nach einem festen Stundenplan richten. Je häufiger das Baby angelegt wird, umso schneller kommt die Milchproduktion in Gang. Dabei spielen 2 Reflexe, der Milchbildungs- und der Milchspendereflex, die beide durch das Saugen des Babys ausgelöst werden, eine entscheidende Rolle. Das Kind soll immer an beiden Brüsten angelegt werden, wobei die Trinkdauer 10 Minuten auf jeder Seite betragen sollte. In den ersten Lebenswochen bestimmt das Kind die Anzahl der Mahlzeiten;

Empfehlungen für die Ernährung in der Stillzeit (Quelle: Forschungsinstitut für Kinderernährung, Dortmund)

Basis: landesübliche Gemischtkost (ca. 220 kcal/Tag)		**Zulage** für vollstillende Mütter (ca. 650 kcal/Tag)	
		zusätzliche Lebensmittel	wichtige Nährstoffe
Milchprodukte	täglich mindestens ¼ l Milch und 1 Scheibe (50 g) Schnittkäse	Vollmilch: täglich ½ l	Eiweiß, Kalzium, Phosphor, Zink, Vitamine A, B_2
Fleisch, Wurst	täglich 100 g	Fleisch: keine Zulagen, aber 50% Schweinefleisch (mager)	Vitamin B_1
		Fisch: Seelachs, Kabeljau, Schellfisch, alle 14 Tage 200 g	Jod
Eier	jeden 2. Tag ein Ei		
»Sichtbare« Fette	täglich 40–50 g Butter, Margarine, Keimöle		
Getreideprodukte	täglich 3 Scheiben Brot und 20 g Getreideflocken, Mehl; wöchentlich 1–2 Portionen Reis oder Nudeln	täglich 20 g Haferflocken, täglich 1 Scheibe dunkles Brot (dünn mit Butter/Margarine bestrichen)	Eisen, Vitamine B_1, B_6, Ballaststoffe
Kartoffeln	wöchentlich 5–6 Portionen à 3 Kartoffeln	täglich 1 Kartoffel	Vitamin C
Gemüse, Salate	täglich 100–150 g	täglich 100 g (besonders grüne Blattgemüse, Kräuter)	Folsäure, Vitamin C
Obst	täglich 100–150 g Frischobst und 50–100 g Obstsaft oder Konserven		
Süßigkeiten, Kuchen	täglich ca. 50 g Kuchen und ca. 40 g Süßigkeiten, Zucker, Honig, Marmelade		

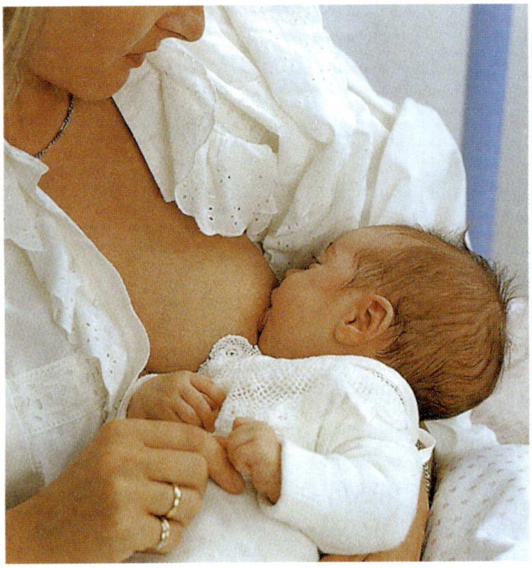

Stillen Das Stillen ist nicht nur die beste Ernährungsweise für den Säugling, es fördert auch die frühzeitige Mutter-Kind-Beziehung.

meist sind es 7 bis 10. Das Wiegen vor und nach jeder Mahlzeit ist unnötig, da sich das Kind ganz von selbst innerhalb von 24 Stunden die benötigte Nahrungsmenge holt. Nach dem Stillen haben Brustkinder oft Stuhlgang, der fast immer dünnbreiig ist.

Die Ernährung der Stillenden sollte vollwertig und abwechslungsreich sein und Vollkornprodukte, Obst, Gemüse sowie ausreichend Flüssigkeit enthalten Hülsenfrüchte, Zwiebeln, Kohl und andere blähende Speisen können auch beim Baby lästige Blähungen bewirken. Die Mutter muss selbst feststellen, welche ihrer eigenen Speisen dem Baby bekommen und welche nicht. Alkohol, Kaffee und Tee sind in kleinen Mengen erlaubt, wobei jedoch zu berücksichtigen ist, dass Koffein und Alkohol in die Muttermilch und damit in das kindliche Blut übergehen. Übermäßiges Kaffeetrinken der Mutter kann beim Baby Unruhe und Herzklopfen auslösen; auf unmäßigen Alkoholkonsum kann es mit Schläfrigkeit reagieren. Auf das Rauchen sollte die Stillende am besten ganz verzichten, da Nikotin bei den Säuglingen zu Unruhe, Durchfall, Herzklopfen und Kreislaufstörungen führen kann. Besondere Vorsicht ist bei Arzneimitteln geboten, die über die Muttermilch auf das Kind übergehen und es gefährden können. Das gilt vor allem für → Psychopharmaka, → Antiepileptika, → Antikoagulanzien, verschiedene → Antibiotika und → Sulfonamide sowie einige Grippemittel (Acetylsalicylsäure, Phenylbutazon). Ohne ärztliche Einwilligung darf die Stillende grundsätzlich keine Medikamente einnehmen!

Schließlich ist am Ende der Stillperiode ein behutsames → Abstillen erforderlich, das jedoch meist keine Probleme bereitet, sofern es nicht aus besonderen Gründen (Erkrankung der Mutter, Brustdrüsenentzündung usw.) sehr schnell vonstatten gehen muss.

Still-Krankheit Die »juvenile chronische Arthritis«, die auch bei Erwachsenen vorkommen kann, ist durch eine chronische Gelenkentzündung sowie durch die Beteiligung verschiedener innerer Organe und der Haut charakterisiert. Symptome sind hohes Fieber, flüchtige Hautausschläge, Vergrößerung von Lymphknoten, Milz und Leber, → Herzbeutelentzündung, → Brustfellentzündung, Hals- und Bauchschmerzen, → Anämie (Blutarmut), Gewichtsverlust und Vermehrung der weißen Blutkörperchen. Die Gelenkentzündung kann am Anfang fehlen, tritt dann aber meist im Verlauf einiger Wochen gleich an mehreren Gelenken auf, vorzugsweise an Handwurzel- und Mittelfußgelenk sowie an den Gelenken der Halswirbelsäule, später auch an Hüft- und Schultergelenk.

Die Therapie muss sich über Jahre oder Jahrzehnte erstrecken. Dabei kommt es vor allem darauf an, Gelenksversteifungen und Deformierungen zu verhindern. Die Bettruhe soll auf das notwendigste Maß eingeschränkt werden. Bewegungsübungen sind wichtig, dürfen aber keine Schmerzen auslösen. Die medikamentöse Behandlung besteht in der langfristigen Gabe von → Antirheumatika, → Corticosteroiden (Kortison) und eventuell → Zytostatika. Die Heilungsaussichten sind jedoch nicht günstig; in ca. 10–12 Prozent der Fälle führt die Still-Krankheit zum Tod.

Stimmbänder der Stimmerzeugung dienende Bestandteile des → Kehlkopfs.

Stimmbandlähmung Die Stimmbänder verlaufen im Kehlkopf innerhalb der Stimmlippen. Diese werden von mehreren kleinen Muskeln so angespannt, dass die dazwischen liegende, für die Sprachbildung entscheidende Stimmritze unterschiedlich stark erweitert bzw. verengt wird. Eine Lähmung eines oder mehrerer dieser Muskeln bezeichnet man als Stimmbandlähmung. Verschiedene Ursachen kommen dafür in Frage: Überbeanspruchung durch zu lautes Reden oder Singen, eine → Kehlkopfentzündung, verschiedene Muskelerkrankungen, die → Diphtherie, einige Gehirnkrankheiten und nicht selten auch Verletzungen. Eine besondere Form der Stimmbandlähmung, die ***Rekurrenslähmung***, kommt durch den Ausfall des Nervus recurrens zu Stande, der bisweilen bei Schilddrüsenoperationen geschädigt wird.

Je nach den betroffenen Muskeln verursacht die Stimmbandlähmung unterschiedliche Symptome: Die wichtigsten sind hartnäckige Heiserkeit und Sprachstörungen, bisweilen auch erhebliche Schluckprobleme. Der Arzt erkennt bei der → Kehlkopfspiegelung (Laryngoskopie) charakteristische Fehlstellungen der Stimmlippen.
Manchmal gelingt es mit Stimmübungen, die gelähmten Muskeln wieder zu normaler Tätigkeit zu veranlassen. Auch elektrischer Strom kann zur Bewegungsanregung verwendet werden. Ansonsten stehen zur Verbesserung der Situation unterschiedliche operative Verfahren zur Verfügung.

Stimmbruch (Mutation) Stimmwechsel von der Kinder- zur Erwachsenenstimme. Dabei wird die Stimme von Jungen etwa eine Oktave, die von Mädchen etwa eine Terz tiefer. Ursache ist eine – bei Jungen stärker ausgeprägte – hormonell bedingte Formänderung des Kehlkopfs während der → Pubertät. In dieser Zeit besteht eine gewisse Unsicherheit bei der Stimmgebung, die das charakteristische »Umkippen« der Stimmlage erklärt.

Stimmlippenknötchen → Sängerknötchen.

Stimmritzenkrampf (Laryngospasmus) Verengung oder Verschluss der Stimmritze (→ Kehlkopf) durch Krampf der gesamten Kehlkopfmuskulatur. Ein Stimmritzenkrampf kann psychisch bedingt sein, aber auch im Rahmen einer allgemeinen Muskelverkrampfung sowie als Komplikation bei einer Narkose auftreten. Unter dramatischen Anzeichen steht die Atmung still; den Betroffenen bricht der Schweiß aus, ihre Gesichtsfarbe wird graublass, die Lippen blau. Dem plötzlichen Atemstillstand geht eine ziehende und pfeifende, tiefe Einatmung voraus. Der Anfall dauert einige Sekunden und kann sich öfter am Tag wiederholen. Die Erste Hilfe besteht im Vorschieben des Unterkiefers durch die Hilfsperson, während der Betroffene den Kopf in den Nacken beugt. Bringt dies keinen Erfolg, muss der Arzt Kalzium spritzen.

Stimmstörung (Dysphonie) krankhafte Veränderung des Klangs sowie der Leistungsfähigkeit der Stimme. Dabei unterscheidet man:

♦ funktionelle Stimmstörungen durch Überbeanspruchung der Stimme (z. B. bei Sprechberufen): Sie rufen folgende Anzeichen hervor: heisere, gepresste Stimme, Räusperzwang, Kloßgefühl im Hals, rasche Stimmermüdung.

♦ Stimmstörungen durch Schwäche der Kehlkopfmuskulatur: Sie kommen bei allgemeiner Schwäche vor, z. B. bei Stoffwechselerkrankungen, Herzschwäche usw. Die Anzeichen sind eine matte, klangarme, heisere Stimme; leichte Stimmermüdbarkeit sowie Halsschmerzen und Räusperzwang.

♦ Stimmstörungen infolge → Stimmritzenkrampf: Sie zeigen sich in einer stöhnenden, gequetschten, ächzenden Stimme.

♦ Stimmstörungen infolge Missbildungen im Kehlkopf: Typische Anzeichen sind Heiserkeit und Stimmermüdung.

♦ Stimmstörungen beim → Stimmbruch.

♦ Stimmstörungen infolge hormoneller Störungen: Sie kommen während Menstruation und Schwangerschaft, aber auch im Verlauf einer Hormontherapie vor und äußern sich in einer rauen, brüchigen Stimme in tieferer Stimmlage sowie in vorzeitiger Ermüdung beim Sprechen.

Die Behandlung richtet sich stets nach dem jeweiligen Grundleiden; oft müssen Logopäden und Psychotherapeuten zugezogen werden.

Stimulanzien anregende Arzneimittel; → Psychopharmaka.

Stimulation Reizung, Anregung, Erregung.

Stinknase (Ozaena) Die Stinknase ist gekennzeichnet durch eine chronische Nasenschleimhautentzündung mit stark verminderter Schleimabsonderung. Auf der verdünnten, trockenen Nasenschleimhaut bilden sich Borken, die dort haften bleiben, sich zersetzen und dadurch einen dermaßen üblen Geruch verbreiten (von dem der Leidende selbst nichts bemerkt), dass gelegentlich ein Zusammenleben mit anderen Menschen nahezu unmöglich ist. Von dem seltenen Leiden sind fast ausschließlich Mädchen mit außerordentlich weiträumiger Nasenhöhle befallen, bei denen die ersten Zeichen der Erkrankung oft schon vor der Pubertät auftreten. Durch Verabreichung hoher Dosen von Vitamin A ist es manchmal möglich, die Nasenschleimhaut zu einer besseren Schleimabsonderung zu veranlassen und damit das Leiden günstig zu beeinflussen. Daneben ist die Pflege der erkrankten Nasenschleimhaut durch regelmäßige Nasenspülungen und anschließende Anwendung von Nasensalben unerlässlich. In besonders schweren Fällen kann nur eine Operation Hilfe bringen.

Stirnhöhle eine der → Nasennebenhöhlen.

Stirnhöhlenentzündung Entzündung der Stirnhöhlenschleimhaut; → Nasennebenhöhlenentzündung.

Stoffwechsel (Metabolismus) Wie die Dampfmaschine die in der Kohle enthaltene Energie in Bewegung umsetzt, so setzt auch der Körper die ihm zugeführte Nahrung um, und zwar einmal in solche Stoffe, die er zur Erhaltung braucht, zum anderen in die Energie, die er für die täglich zu leistende Arbeit, für den »Betrieb«, benötigt. Man spricht deshalb von einem Erhaltungs- und von einem Betriebsstoffwechsel. Der ***Betriebsstoffwechsel*** richtet sich nach der Menge der täglichen Arbeit und ist für die Beurteilung von Krankheiten weniger wichtig als der ***Erhaltungsstoffwechsel***. Bei der → Schilddrüsenüberfunktion z. B. kurbelt die Mehrausschüttung von Schilddrüsenhormon den Stoffwechsel derart an, dass die Nahrungsmenge trotz reicheren Essens nicht einmal mehr zur Deckung des Erhaltungsstoffwechsels ausreicht, so dass der Körper, der darüber hinaus auch noch seinen Betriebsstoffwechsel zu unterhalten hat, vom eigenen Bestand zehren muss. Der Kranke nimmt deshalb trotz ständiger Nahrungszufuhr erheblich an Körpergewicht ab. Aus der Stärke der Stoffwechselsteigerung kann man in diesem Fall auf die Schwere der Krankheit schließen. Für derartige Untersuchungen ist die Bestimmung des → Grundumsatzes wichtig, der Menge Nahrung – in Kalorien gerechnet –, die ein Mensch für seinen Erhaltungsstoffwechsel verbraucht. Mit Hilfe einer komplizierten Apparatur, die den vom Untersuchten eingeatmeten Sauerstoff und die von ihm ausgeatmete Kohlensäure misst, gelingt es, einen Einblick in die »inneren Verbrennungsvorgänge« des untersuchten Organismus zu gewinnen. Daraus kann man errechnen, ob der Stoffwechsel normal verläuft oder zu lebhaft, wie z. B. bei der erwähnten Schilddrüsenüberfunktion, oder aber zu träge, wie etwa bei einer Unterfunktion der Schilddrüse.

Stoffwechselkrankheiten Krankheiten, deren Ursache in einer Veränderung des → Stoffwechsels liegt. Die wichtigsten Stoffwechselkrankheiten sind: → Fettsucht, → Magersucht, Vitaminmangelkrankheiten (→ Vitamine) und krankhafte Zustände infolge eines Überangebotes von Vitaminen; → Zuckerkrankheit, → Fettstoffwechselstörungen, → Gicht, → Porphyrie (Stoffwechselstörungen im Blut bildenden System), sowie seltene erbliche Stoffwechselkrankheiten (→ Phenylketonurie, → Galaktosämie und andere).

Stoma **1.** Mund, Rachen;
2. Mündung einer Fistel;
3. künstlich geschaffene Mündung eines Hohlorgans zur Körperoberfläche hin (z. B. → künstlicher Darmausgang).

Stomatitis → Mundschleimhautentzündung.

Stomatitis ulcerosa → Mundfäule.

Storchenbiss (Naevus Unna-Politzer) Bei Neugeborenen findet man nicht selten ein → Feuermal auf der Stirn, im Nacken, an der Nasenwurzel oder an den Augenlidern. Diese Erweiterungen kleiner Blutgefäße verschwinden oft im Lauf von Monaten spontan. Wenn sie bestehen bleiben, können sie durch Schminke und/oder Kopfhaar abgedeckt werden; → Nävus.

Stottern (Balbuties) Das Stottern ist kein Fehler der Sprachorgane, sondern ein Versagen im seelischen Sprechantrieb. Eigentlich könnte der Stotterer alles sprechen, doch er vermag es nicht, weil sich eine unterbewusste Hemmung dem glatten Fluss der Sprache in den Weg stellt. Meist kommen eine nervöse Veranlagung und ein besonders eindrucksvolles Erlebnis – ein großer Schreck, ein Unfall, eine schwere Krankheit oder Ähnliches – zusammen, um aus einem Kind, das in den ersten Lebensjahren keinerlei Hemmungen beim Sprechen zeigte, plötzlich einen Stotterer zu machen. Nicht selten entwickelt sich das Stottern aber schon in früher Kindheit, und zwar vor allem dann, wenn die Atmosphäre, in der das Kind aufwächst, seiner ruhigen Entfaltung hinderlich ist. Ein Mensch, der stottert, ist ein Leidender. Befreiung von diesem Leiden ist möglich, kann aber nur durch wirklich fachkundige Hilfe (→ Psychotherapie und Sprachübungen) erreicht werden. Da Stottern niemals »von selbst« verschwindet, sind Erziehungsversuche mit dem Ziel, den Willen zu stärken, vollkommen fehl am Platz.

Eltern von Stotterern sollten sich stets vor Augen halten:
1. Stottern ist keine schlechte Angewohnheit, die man mit Ermahnungen oder Strafen ausmerzen kann.
2. Stottern ist nicht ansteckend, wenn es auch ab und zu für kurze Zeit nachgeahmt wird.
3. Stottern ist kein Zeichen von Dummheit.

Fachliche Hilfe bieten Logopäden, Psychotherapeuten, Sprachheilpädagogen sowie auf die Heilung von Sprach- und Stimmstörungen spezialisierte Ärzte.

Strabismus → Schielen.

Strahlenbehandlung (Strahlentherapie) Anwendung ionisierender Strahlen zur Behandlung bösartiger Geschwülste. Eine Strahlenbehandlung kann allein oder kombiniert mit einer → Chemotherapie bzw. vor oder nach operativen Eingriffen erfolgen. Zur Erzeugung ionisierender Strahlen werden Röntgenapparate, Teilchenbeschleuniger und Telecuriegeräte (Telegammabestrahlungsgeräte) verwendet; außerdem werden radioaktive Isotope in den verschiedensten Formen angewandt.

Ziel jeder Tumortherapie ist es, Krebszellen unter weitgehender Schonung bzw. Aufrechterhaltung der Funktion gesunder Gewebe und Organe zu zerstören. Dieses Ziel kann mit der Strahlenbehandlung jedoch nur bedingt erreicht werden, da fast immer auch mit Schäden im benachbarten Gewebe gerechnet werden muss. Die Indikation zu einer Strahlenbehandlung richtet sich nach dem Stadium der Erkrankung sowie nach der Lokalisation und der histologischen und klinischen Eigenart des Tumors. Dementsprechend wird der Behandlungsplan aufgestellt. Im Allgemeinen erstreckt sich die Strahlentherapie über 4–6 Wochen, wobei an 3–5 Tagen der Woche Bestrahlungen stattfinden. Deren Wirkung tritt je-

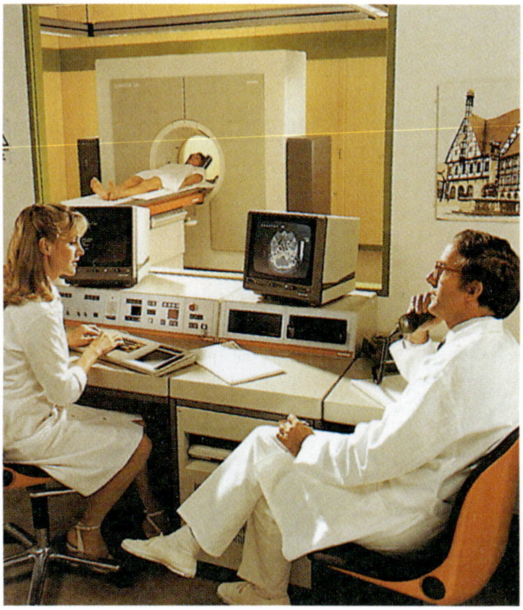

Die **Strahlenbehandlung** ist ohne hochkomplizierte und entsprechend teure Technik nicht vorstellbar.

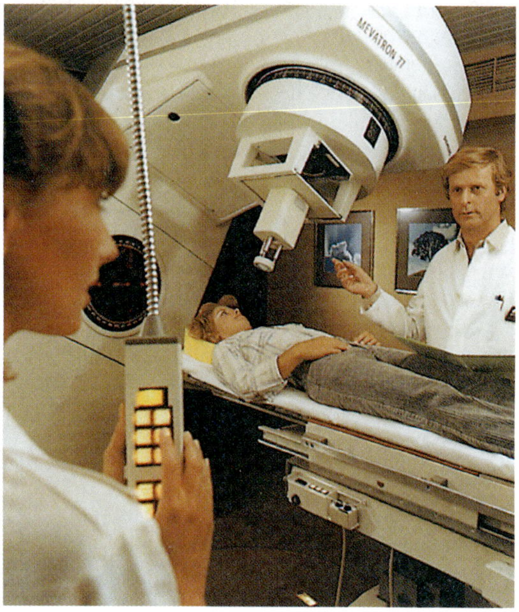

Strahlenbehandlung Ein modernes Gerät zur gezielten Strahlenanwendung ist der Linearbeschleuniger Mevatron.

doch oft erst nach 3–4 Wochen ein; erst dann kann über eine Fortsetzung der Bestrahlung entschieden werden. 1–3 Stunden nach jeder Bestrahlung können Müdigkeit, Übelkeit und eventuell Erbrechen auftreten; die körperliche Leistungsfähigkeit ist während der ganzen Zeit gemindert. Da es – abhängig von der Strahlenart – zu einer Hautreizung kommen kann, ist eine besonders intensive Hautpflege geboten. Die Behandlungsergebnisse schwanken je nach Art des Tumors und befallenem Organ in sehr weiten Grenzen. Regelmäßige Nachuntersuchungen sind unerlässlich und strikt einzuhalten.

Eine neue Form der Strahlenbehandlung stellt die → Protonenbestrahlung dar, mit der etliche Tumoren effektiver bekämpft werden können als mit herkömmlichen Verfahren.

Strahlenbelastung (Strahlenexposition) Die gesamte belebte Natur einschließlich des Menschen ist seit jeher dem Einfluss ionisierender Strahlung ausgesetzt. Diese besteht aus der kosmischen Höhenstrahlung, der terrestrischen Strahlung (Umgebungs-, Erd-, Bodenstrahlung), den mit der Nahrung zugeführten natürlichen radioaktiven Stoffen (Kalium 40, Kohlenstoff 14, Radium 226) und den mit der Atmung aufgenommenen radioaktiven Aerosolen, die eine Bestrahlung von innen bewirken. Dazu kommt noch die künstliche oder zivilisatorische Strahlenbelastung, die im Wesentlichen die Folge der medizinischen Strahlenanwendung (Röntgendiagnostik, Strahlentherapie), der Forschung und Technik sowie der friedlichen Kernenergienutzung ist.

Die Strahlenwirkung auf den menschlichen Körper wird in erster Linie durch die Strahlendosis und ihre zeitliche Verteilung bestimmt. Nach der Aufnahme ionisierender Strahlen treten im Bereich der Zellen und ihrer Strukturen Veränderungen auf, die ihrerseits Reparaturmechanismen auslösen, die für die Begrenzung des Schadens sorgen. Bei höheren Strahlendosen kommt es zu biochemischen Veränderungen, die Allgemeinreaktionen und schließlich Organschäden nach sich ziehen können; außerdem treten bisweilen Mutationen auf, die wiederum Tumoren und Genschäden zur Folge haben können.

Die natürliche Strahlenbelastung hängt unter anderem auch von der Bodenbeschaffenheit ab. Eingehende Untersuchungen haben gezeigt, dass Menschen, die immer in einem radioaktiv hoch belasteten Gebiet gelebt haben, kein erhöhtes Krebsrisiko aufweisen. Siedelt jedoch jemand aus einem Raum mit niedriger Radioaktivität in ein Gebiet mit höherer Strahlenbelastung um und lebt dort mehr als 10 Jahre, dürfte er stärker gefährdet sein.

Die jährliche Strahlenbelastung beträgt im Mittel ca. 4 Millisievert (mSv), wobei ca. zwei Drittel auf natürlich einwirkende Strahlung (z. B. kosmische und terrestrische, d. h. aus dem Erdboden stammende Strahlung) entfallen. Das verbleibende Drittel wird zu 99 Prozent durch medizinische Anwendungen verursacht, woraus folgt, dass durch eine Verringerung der medizinischen Strahlenbelastung eine deutliche Reduzierung der Gesamtstrahlenbelastung erreichbar ist.

Strahlenkörper (Ziliarkörper) schmaler, wulstiger, vorderer Abschnitt der mittleren Augenhaut, der den für die Änderung der Linsenkrümmung zuständigen Muskel enthält; → Auge.

Strahlentherapie → Strahlenbehandlung.

Strahlenpilzerkrankung → Aktinomykose.

Strahlenschäden Alle Strahlen – unabhängig davon, ob es sich um UV-, Wärme-, Röntgen- oder radioaktive Strahlen handelt – schädigen ab einer gewissen Menge und Einwirkungszeit den menschlichen Organismus. Dabei sind die radioaktiven Strahlen die weitaus gefährlichsten; der Kontakt mit ihnen lässt sich jedoch glücklicherweise fast immer vermeiden. Hingegen müssen Röntgenstrahlen unter Umständen – beispielsweise bei aufwendigen Untersuchungen oder im Rahmen der Krebstherapie (→ Strahlenbehandlung) – in größeren Mengen erduldet werden. Dabei summiert sich die Wirkung der einzelnen Bestrahlungen fatalerweise und lässt 3 verschiedene Arten von Schäden entstehen:

♦ ***genetische Schäden:*** Sie kommen durch Veränderung des Erbguts in den Keimdrüsen zu Stande, machen sich also erst in der nächsten Generation in Form von → Missbildungen bemerkbar.

♦ ***teratogene Schäden:*** Sie betreffen ungeborene Kinder im Mutterleib, die gegen Strahlen jeglicher Art ganz besonders empfindlich sind. Schwere Fehlentwicklungen können die Folge sein.

♦ ***somatische Schäden:*** Sie treten am Körper des Bestrahlten selbst auf und können sich sehr unterschiedlich äußern. Eine recht häufige Form derartiger Schäden ist die ***Strahlendermatitis***, eine strahlenbedingte Hautveränderung, die von leichter Rötung bis zum Absterben größerer Hautpartien mit Bildung tiefer Geschwüre reichen kann. Nicht selten treten zudem nach intensiven Bestrahlungen Symptome wie Kopfschmerzen, Übelkeit und Erbrechen auf, die man umgangssprachlich unter dem Begriff ***Strahlenkater*** zusammenfasst. Die schlimmste Form von Strahlenschäden stellt der ***Strahlenkrebs*** dar, der sich allerdings erst nach sehr intensiver und hoch dosierter Strahleneinwirkung entwickelt. In der Anfangszeit der Röntgenanwendung bildete er sich – vornehmlich als → Hautkrebs – gelegentlich bei medizinischem Hilfspersonal; heute kommt er jedoch dank intensiver Strahlenschutzmaßnahmen praktisch nicht mehr vor.

Strahlenschutz Jeder Mensch unterliegt ständig einer natürlichen → Strahlenbelastung, die sich aus einer äußeren (kosmische Strahlung und Bodenstrahlung) und einer inneren Bestrahlung (Luft, Wasser, Nahrung) zusammensetzt. Dazu kommt noch die künstliche Strahlenbelastung durch Röntgenuntersuchungen (→ Röntgenstrahlen), Fernsehen, Uhren mit radioaktivem Zifferblatt usw. Wegen der schädlichen Auswirkung auf den einzelnen Menschen und seine

Mittlere Strahlenexposition

Natürliche Strahlenexposition	ca. 1,1 mSv
1. kosmische Strahlung	ca. 0,3 mSv
2. Bodenstrahlung	ca. 0,5 mSv
3. aufgenommene Radionuklide	ca. 0,3 mSv
Zivilisatorische Strahlenexposition	ca. 0,6 mSv
1. medizinische Strahlenanwendung (Röntgendiagnostik, Strahlentherapie, Nuklearmedizin)	ca. 0,5 mSv
2. Atombombenversuche (»Fallout«)	> 0,01 mSv
3. technische Anwendung (Strahlenquellen, Industrieprodukte, Störstrahler)	> 0,02 mSv
4. berufliche Strahlenexposition	> 0,01 mSv
5. friedliche Nutzung der Kernenergie	> 0,01 mSv

Verlauf der akuten Strahlenkrankheit in Abhängigkeit von der Ganzkörperdosis

I	**zentralnervöse Phase** ♦ Benommenheit, Ataxie: nach mehreren Minuten ♦ Beschwerdebesserung: über ca. 3 Stunden ♦ komatöser Zustand	Ganzkörperdosis > 30 Sv
II	**gastrointestinale Phase** ♦ Gastroenteritis: ab 2. bis 3. Tag ♦ Elektrolytentgleisung, Schock	< 30 Sv
III	**hämatopoetische Phase** ♦ Blutungen: ab 2. bis 3. Woche (punktförmig und aus Körperöffnungen) ♦ Entzündungen (Anginen, Stomatitis, Fieber)	< 10 Sv

Nachkommenschaft muss die Strahlenbelastung so klein wie möglich gehalten werden. Diesem Zweck dient der Strahlenschutz.
Er gliedert sich in den Schutz der Gesamtbevölkerung und in den Schutz beruflich exponierter Personen. Hierfür gibt es in den einzelnen Staaten besondere Strahlenschutzverordnungen. Der wirksamste Strahlenschutz ist ein möglichst großer Abstand von der Strahlenquelle; außerdem kommt eine Abschirmung durch Wände und Schutzkleidung in Betracht. Der die Strahlenquelle (Röntgengerät) unmittelbar umgebende Bereich (Kontrollbereich) muss streng abgegrenzt und besonders gekennzeichnet werden und darf nur von Patienten sowie speziell ausgebildetem Personal betreten werden. Mitarbeiter im Kontrollbereich müssen sich außerdem einmal jährlich einer ärztlichen Untersuchung unterziehen und sich halbjährlich über Gefährdung und Strahlenschutz belehren lassen. Bestimmte Personengruppen – unter anderem Jugendliche unter 18 Jahren und Schwangere – dürfen in diesem Bereich nicht arbeiten. Für alle beruflich strahlenexponierten Personen ist die Ermittlung der Strahlenbelastung mit Hilfe eines Strahlenschutzdosimeters vorgeschrieben.
Strahlentherapie → Strahlenbehandlung.
Streckverband (Zugverband) chirurgisches Verfahren, das vor allem zur Heilung von Knochenbrüchen, aber auch bei Gelenkentzündungen und nach Gelenkoperationen angewandt wird. Dabei wird mit Hilfe von Gewichten ein exakt dosierter Zug ausgeübt, der eine Entspannung und Ruhigstellung der betroffenen Gelenke bewirkt und dazu beiträgt, dass sich das umgebende Gewebe nicht verzieht.
Streptokinase aus bestimmten → Streptokokken gewonnenes Enzym, das in der Lage ist, Blutgerinnsel aufzulösen.

Stadieneinteilung der akuten Strahlenkrankheit in Abhängigkeit von der Ganzkörperdosis

Ganzkörperdosis	Stadium	Klinik	Sterblichkeit
1–2 Sv	I	geringe klinische Symptomatik	0%
2–4 Sv	II	akute Strahlenkrankheit	10–25%
4–6 Sv	III	akute Strahlenkrankheit mit schweren klinischen Symptomen	50%
>6 Sv	IV	schwerste klinische Symptomatik mit tödlichem Ausgang	nahezu 100%

Wird es innerhalb der ersten 6 Stunden nach einem → Herzinfarkt in hohen Dosen gespritzt, so kommt es bei 3 von 4 Infarktpatienten zu einer Öffnung der verschlossenen Koronararterie. Auch → Thrombosen der tiefen Bein- und Beckenvenen lassen sich mit Streptokinase erfolgreich behandeln.
Streptokokken in Kettenform aneinander gereihte Kugelbakterien. Viele Menschen beherbergen auf der Haut oder im Rachen so genannte A-Streptokokken, ohne dass es zu Krankheitserscheinungen kommt. Durch Operationen oder Unfälle können diese Erreger jedoch in das Körperinnere gelangen, dort das gesunde Gewebe zerstören und sich wie ein Flächenbrand ausbreiten. Der Einsatz von → Antibiotika kommt dann meist zu spät; die einzige Heilungsmöglichkeit besteht in der operativen Entfernung der Bakterienherdes.
Streptomycin aus einem Strahlenpilz hergestelltes zweitältestes → Antibiotikum nach → Penicillin. Ursprünglich zeigte Streptomycin eine stark hemmende Wirkung auf verschiedene Krankheitserreger; inzwischen sind jedoch leider die meisten Bakterien dagegen resistent geworden. Dennoch zählt Streptomycin bis heute zu den wichtigsten → Tuberkulostatika. Damit die Tuberkelbakterien nicht auch dagegen resistent werden, versucht man, mit möglichst kleinen Dosen auszukommen und das Mittel mit anderen Tuberkulostatika zu kombinieren. Da Streptomycin vom Magen-Darm-Kanal nicht aufgenommen wird, muss es gespritzt werden. Leider ist die Therapie mit verschiedenen Nebenwirkungen belastet: An der Haut kommt es durch den Kontakt mit Streptomycin häufig zu → Allergien. Weitaus stärker gefürchtet ist die – nicht mehr rückgängig zu machende – Schädigung des Hörnervs, die zu Ohrgeräuschen, Gleichgewichtsstörungen und Taubheit führen kann. Deshalb sind während der Behandlung mit Streptomycin laufend Hörprüfungen erforderlich.
Stress Der Austrokanadier Hans Selye (1907–1982) führte den Begriff Stress für Belastungen aller Art (Kälte, Hitze, Infektionen, Vergiftungen, Verletzungen, Operationen, Überanstrengung, Aufregung, Angst usw.) in die Medizin ein. Stress ist im Wesentlichen der Anteil an Belastung und Verschleiß, den das Leben mit sich bringt und mit dem der Organismus fertig werden muss. Stress gehört zum Leben und darf keineswegs als etwas grundsätzlich Negatives angesehen werden. Man unterscheidet daher einen »guten« (***Eustress***) von einem »schlechten« Stress (***Distress***). Durch Eustress wird die Wachheit des Menschen erhöht und seine Einsatzbereitschaft verbessert, so dass er das Beste aus sich herausholen kann. Beim Distress hingegen wird die Aktivierung überzogen, der Mensch reagiert »überdreht«, er kann sich nicht richtig konzentrieren und versagt. Die seelische Be-

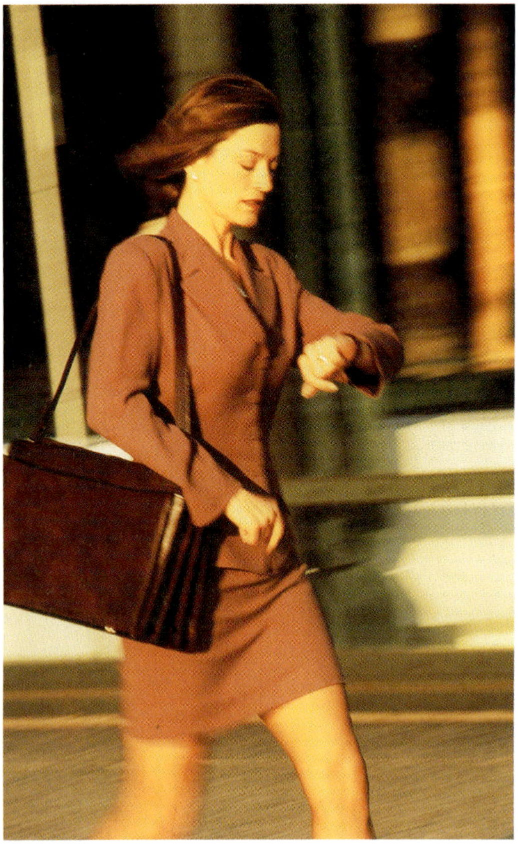

Stress Die vielfältigen Anforderungen im Berufsleben können zu seelischer Dauerbelastung und chronischen Krankheiten führen.

lastbarkeit des gesunden Menschen ist keineswegs unbegrenzt; dennoch hängt es in weiten Grenzen von der Einstellung des Einzelnen ab, ob er eine Belastung als Eustress erlebt, bewertet und beantwortet oder als Distress. Dieser schadet nach neueren Erkenntnissen sogar langfristig dem → Immunsystem, indem er über den Hormonstoffwechsel die Bildung von → Antikörpern hemmt.

Ein Anti-Stress-Programm sollte sich auf folgende Punkte stützen:

1. Entspannung kann im täglichen Leben durch »Atempausen«, nicht aber durch Alkohol oder Drogen erreicht werden.

2. Man sollte realistisch denken und sich nichts vormachen: Kein Mensch erreicht alles, was er sich vornimmt; jeder erlebt früher oder später irgendwelche Enttäuschungen. Daher gilt es, Niederlagen ohne Selbstmitleid zu verarbeiten.

3. Entscheidend ist, die Zeit optimal einzuteilen. Wichtiges sollte Vorrang haben; es ist jedoch unsinnig, sich durch zu viele Aktivitäten zu verzetteln.

4. Oft hilft eine Neuordnung des Lebensstils: Wer unter Stress leidet, sollte sich bemühen, gesünder zu leben, sich sinnvoll zu ernähren, sich öfter sportlich zu betätigen und – besonders wichtig – sich ausreichend Mußestunden gönnen.

5. Nicht selten ist die Ausschaltung überflüssiger Stressquellen erstaunlich einfach. Das gilt vor allem für die Freizeit (Lärm und schlechte Luft in der Diskothek; zu viele Überstunden; ständiges Fernsehen usw.).

6. Vielfach hilft die Abkehr von Äußerlichkeiten und die Besinnung auf innere Werte. Wer eine positive Grundstimmung pflegt, Egoismus, Hass und Rachsucht durch Großzügigkeit, Zuversicht und Fröhlichkeit ersetzt und Liebe und Dankbarkeit nicht zu kurz kommen lässt, hat viel gegen den täglichen Stress getan!

Stridor pfeifendes Atemgeräusch bei Ein- und/oder Ausatmung, das durch Einengung der oberen Luftwege – z. B. bei Kehlkopferkrankungen, → Bronchialasthma oder Kropf – zu Stande kommt.

Striktur hochgradige Verengung eines Kanals (Harnröhre, Speiseröhre usw.).

Strippen Herausziehen einer zu einer → Krampfader umgebildeten Vene mit einer biegsamen Spezialsonde (Venenstripper).

Strophanthin Herzmittel aus dem Samen einer afrikanischen Pflanze, das intravenös zugeführt werden muss. Strophantin wirkt wie → Digitalis, der Effekt tritt jedoch wesentlich rascher ein.

Strophulus (Schälknötchen) Hauterkrankung mit juckenden derben Knötchen mit zentralem Bläschen, die hauptsächlich an den Extremitäten auftreten. Sie kommen bei Kleinkindern höchstwahrscheinlich als Folge einer Nahrungsmittelallergie, aber auch im Zusammenhang mit Parasitenbefall (Milben, Würmer) vor. Zur Behandlung werden innerlich und äußerlich juckreizstillende Medikamente eingesetzt. Wegen des möglichen Zusammenhangs mit einem Parasitenbefall sind Hygienemaßnahmen wie täglicher Wäschewechsel und Auskochen der Bett- und Leibwäsche sinnvoll.

Struma → Kropf.

Strychnin bitter schmeckendes Krampfgift aus dem Samen des Brechnussbaumes, das früher häufig als Anregungs- und Stärkungsmittel (→ Tonikum) verwendet wurde.

Stuhl (Kot, Faeces) Der normale Stuhl besteht zu 75 Prozent aus Wasser, ferner aus unverdaulichen Nahrungsresten,

Schleim, Verdauungssäften und Bakterien. Die tägliche Menge beträgt je nach Ernährung 100–500 g. Aus medizinischer Sicht sind vor allem Farbe, Form und Konsistenz von Bedeutung. Die normale braune Farbe kommt durch Sterkobilin, einen Abkömmling der Gallenfarbstoffe, zu Stande. Wenn keine Galle in den Darm gelangt, wird der Stuhl hell. Schwarze Teerstühle treten bei Blutungen aus dem oberen Teil des Verdauungstraktes (Speiseröhre, Magen, Zwölffingerdarm) auf, wohingegen Blut aus dem Dickdarm im Stuhl unverändert rot erscheint (→ Blutstuhl). Auch Nahrung und Medikamente beeinflussen die Stuhlfarbe: Bei vorwiegender Fleischnahrung wird er braunschwarz und fest; Milchdiät produziert gelbweiße und harte Stühle; Kohle und Eisen färben den Stuhl schwarz. Bei ungenügender Verdauungsleistung treten im Stuhl Speisereste und Fettaugen auf; außerdem lassen sich darin mit dem Mikroskop Würmer und Wurmeier nachweisen.

Stuhlverstopfung → Verstopfung.

Stummheit (Mutitas) Unvermögen zur Sprachlautbildung, das folgende Ursachen haben kann: → Taubstummheit, → Hörstummheit, Intelligenzmangel, Hirndefekte und Lähmungen.

Stupor Erstarrung; abnormer Zustand mit Fehlen jeglicher körperlicher oder psychischer Aktivität bei wachem Bewusstsein. Der Betroffene sieht und hört alles, reagiert aber nicht auf Versuche, mit ihm in Beziehung zu treten; der Blick bleibt ausdruckslos und die Mimik starr. Der heutzutage seltene Stupor kommt bei → Depressionen, → Schizophrenie, → Epilepsie sowie als Reaktion auf Schreck und in seelischen Belastungssituationen vor.

Sturzgeburt extrem schnelle, eventuell nach nur einer Austreibungswehe erfolgende Geburt, bei der das Kind auf den Boden fällt. Zur Sturzgeburt kommt es manchmal durch Verkennung der Wehen als Stuhldrang oder bei dem Versuch, eine Geburt geheim zu halten. Dabei besteht natürlich neben dem Risiko, dass die Nabelschnur zerreißt, eine erhebliche Verletzungsgefahr für das gerade erst geborene Kind.

Stuttgarter Hundeseuche → Kanikolafieber.

Stützgewebe Oberbegriff für die 3 Gewebe, die dem Körper Halt und Festigkeit geben: Bindegewebe, Knorpel und Knochen.

sub- Bestandteil medizinischer Fachausdrücke mit der Bedeutung »unter«.

subakut mäßig akut; mit nur schwach ausgeprägten Merkmalen eines akuten Krankheitsprozesses auftretend.

Subarachnoidalblutung Gehirnblutung in den mit → Gehirn-Rückenmarks-Flüssigkeit ausgefüllten Raum zwischen weicher Hirnhaut und Spinngewebshaut (Arachnoidea). Mögliche Ursachen sind das Platzen eines → Aneurysmas (einer sackartigen Blutgefäßausstülpung) oder einer Blutgeschwulst. Eine Subarachnoidalblutung – sie tritt meist bei einer alltäglichen Anstrengung (Heben, Stuhlgang, Geschlechtsverkehr) auf – macht sich durch schlagartig einsetzenden, oft vom Nacken aufsteigenden Kopfschmerz, Erbrechen, Bewusstseinsstörung und Nackensteifigkeit bemerkbar. Bei dem geringsten Verdacht muss der Betroffene sofort in eine Fachklinik transportiert werden. Jedoch sind keinesfalls alle Kopfschmerzen während der Ejakulation bzw. während des Orgasmus Symptome einer Subarachnoidalblutung; vielmehr handelt es sich meist um einen harmlosen Anstrengungskopfschmerz, der auf den beträchtlichen Anstieg von Herzfrequenz und Blutdruck in dieser Situation zurückzuführen ist.

Subazidität (Hypazidität) zu geringer Gehalt des Magensaftes an Salzsäure.

Subduralhämatom Bluterguss unter der Dura, der äußeren der 3 → Hirnhäute. Er bildet sich hauptsächlich nach Unfällen (→ Schädel-Hirn-Trauma), bei Säuglingen bisweilen auch als Folge einer → Geburtsverletzung. Je nachdem, wie heftig das auslösende Ereignis ist, kann der sich entwickelnde Bluterguss mehr oder weniger lang vollkommen unbemerkt bleiben. Dann steigt allmählich der → Hirndruck, die Folgen sind Kopfschmerzen, Bewusstseinseinschränkungen bis hin zum → Koma, unter Umständen auch Atemstörungen und Ausfallerscheinungen im Bereich der Hirnnerven.

subfebril leicht erhöhte Körpertemperatur: 37,5 bis 38 °C.

subkutan (subcutan, s. c.) unter der Haut gelegen; unter die Haut gespritzt.

Subkutis Unterhaut; → Haut.

Sublimat (Quecksilberchlorid) in Wasser gut lösliches Pulver, das in sehr starker Verdünnung zur Haut- und Schleimhautdesinfektion verwendet wird. Da Sublimat äußerst giftig ist, wird es zum Schutz vor Verwechslungen rot gefärbt.

Subluxation unvollständige → Verrenkung.

Substitution medikamentöser Ersatz eines vom Körper nicht in ausreichender Menge gebildeten Stoffes.

Sucht Jegliche Sucht ist der Ausdruck der psychischen und physischen Abhängigkeit einer Person von einer toten Substanz (Alkohol, Nikotin, Rauschmittel, Betäubungsmittel, Schlafmittel und andere Medikamente). Der Süchtige kann von seinem Suchtmittel nicht mehr lassen; wenn es ihm fehlt, stellen sich Entzugserscheinungen ein. Suchtgefährdet sind vor allem Neurotiker und Menschen, die an einer → Persönlichkeitsstörung leiden. Eine Sucht ist aber keinesfalls nur

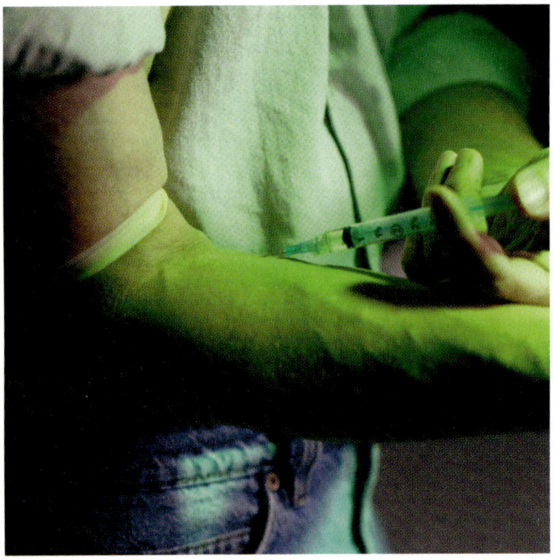

Sucht Die wohl schlimmste Form ist die Abhängigkeit von harten Drogen wie Heroin.

als vermeidbares Laster, sondern als echte Krankheit anzusehen, die einer intensiven Behandlung bedarf. In den meisten Fällen sind strenge Entziehungskuren in Anstalten erforderlich, an die sich, da die Gefahr von Rückfällen sehr groß ist, eine längere ambulante Überwachung und Betreuung anschließen muss. Wichtig ist die Aufklärung – vor allem der Jugend – über die Gefahren der Drogenabhängigkeit. Lustgewinnung und Neugierde sind die treibenden Kräfte, die die Jugendlichen in eine Medikamentenabhängigkeit hineintreiben, wobei der eigentliche Grund für diese Flucht in eine Scheinwelt häufig das Fehlen tieferer menschlicher Bindungen ist.

Geschlechterverhältnis bei suchtkranken Patienten

Suchtmittel	Männer	:	Frauen
Alkohol	4	:	1
illegale Drogen	2	:	1
Medikamente (allgemein)	1	:	2
Schmerzmittel	1	:	4

Sudeck-Syndrom Vor allem bei Frauen kommt es nach Knochenbrüchen und Weichteilverletzungen sowie nach Verbrennungen und Erfrierungen an Armen und Beinen bisweilen zu einer krankhaften Reaktion der Gefäßnerven mit der Folge örtlicher Stoffwechsel- und Durchblutungsstörungen. Diese nach dem deutschen Chirurgen Paul H. Sudeck benannten Krankheitserscheinungen werden durch eine unsachgemäße Operationstechnik sowie durch mangelhafte Ruhigstellung der befallenen Gliedmaßen noch begünstigt.
Die Veränderungen laufen in 3 Phasen ab: Zunächst zeigt sich eine teigige, überaus schmerzhafte Schwellung der betroffenen Gliedmaßen. Dann lassen die Schmerzen nach, und an die erste Stelle treten krankhafte Umbauprozesse, die sich in Knochenentkalkungen und Weichteilrückbildungen (→ Atrophie) sowie in einer mehr oder weniger ausgeprägten Bewegungseinschränkung äußern. Schließlich gehen die beteiligten Gewebe nach und nach zu Grunde, und die Gelenke werden steif. Dies verursacht zwar keine Schmerzen mehr, lässt sich jedoch weder aufhalten noch rückgängig machen.
Zur Behandlung wird der betroffene Körperteil anfänglich ruhig gestellt; später ist jedoch eine Bewegungstherapie erforderlich. Daneben setzt man entzündungshemmende, durchblutungsfördernde und schmerzstillende Medikamente ein. Durch Spritzen des Hormons → Calcitonin beugt man der Knochenentkalkung vor. Eine Rückbildung der Veränderungen ist jedoch nur in der Anfangsphase möglich.

Sudor → Schweiß.

Suggestion seelischer Vorgang, durch den ein Mensch unter weitgehender Umgehung der Vernunft dazu gebracht wird, Gedanken, Gefühle, Vorstellungen und Wahrnehmungen unkritisch zu übernehmen. Die gezielte seelische Beeinflussung kann eine Einzelperson oder eine größere Gruppe (***Massensuggestion***) betreffen. Neben der ***Fremdsuggestion***, die auch in einem bestimmten Stadium der → Hypnose erfolgen kann, gibt es auch eine Selbstsuggestion (***Autosuggestion***), mit deren Hilfe die unbewusste oder bewusste Beeinflussung eigener Vorstellungen oder des eigenen Willens möglich ist.

Suizid → Selbstmord.

Sulfonamide stickstoff- und schwefelhaltige Verbindungen, die sich vom Anilin ableiten und früher neben den → Antibiotika in der → Chemotherapie eine wichtige Rolle spielten. Sulfonamide hemmen die Vermehrung von Bakterien, indem sie einen für die Bakterien wichtigen Wuchsstoff blockieren, und unterstützen so die körpereigenen Abwehrkräfte des Organismus. Allerdings wird diese Wirkung nur bei ausreichend hoher Dosierung erreicht. Bei der Einnahme von Sulfonamiden muss sich der Kranke genau an die Anweisungen des Arztes halten, da eine unsachgemäße Anwendung das Auftreten unerwünschter Nebenwirkungen (Fieber, Hautausschläge, Nierenkomplikationen) begünstigt.

Empfindlich gegen Sulfonamide sind unter anderem die Erreger der Wundinfektion, der → Lungenentzündung, des → Trippers, der → Bakterienruhr und der → Hirnhautentzündung. Heute werden Sulfonamide wegen zunehmender Resistenz der Bakterien und häufiger Nebenwirkungen wie Erbrechen, Übelkeit, Durchfall und Unverträglichkeitsreaktionen der Haut allerdings nur noch selten – und dann vor allem bei Harnwegsinfektionen, → Lepra und → Toxoplasmose – eingesetzt.

Sulfonylharnstoffe Gruppe blutzuckersenkender Medikamente (→ Antidiabetika), die bei der Behandlung der → Zuckerkrankheit eingesetzt werden.

Superazidität (Hyperazidität) Übersäuerung des Magens infolge vermehrter Sekretion von Magensaft.

Superinfektion bei noch bestehender Erstinfektion und unvollständiger Immunität erfolgende zweite Infektion mit demselben Erreger.

Supination Auswärtsdrehung des Armes, so dass die Handfläche kopfwärts zeigt bzw. Heben des inneren Fußrandes; Gegensatz: → Pronation.

Suppositorium → Zäpfchen.

supra- Bestandteil medizinischer Fachausdrücke mit der Bedeutung »oberhalb, über«.

Suprarenin → Adrenalin.

Surditas → Taubheit.

Surfactant grenzflächenaktive Substanz an der Oberfläche der Lungenbläschen, die die elastische Zusammenziehung der Lunge bedingt. Wenn diese Substanz fehlt, können sich die Lungenbläschen nicht entfalten. Ein Mangel an Surfactant tritt vor allem bei Frühgeburten auf. Die unter schwerer Atemnot leidenden Neugeborenen bedürfen dann einer intensivmedizinischen Behandlung; → Hyalin-Membran-Krankheit.

Suspensorium Tragebeutel für den Hodensack zu dessen Schutz oder Ruhigstellung (z. B. bei Entzündungen).

Süßstoffe (Zuckerersatzstoffe) Bei → Zuckerkrankheit und → Fettsucht muss der Zucker in der täglichen Nahrung durch Süßstoffe ersetzt werden, die keinen Nährwert haben. Am längsten bekannt ist der künstliche Süßstoff → ***Saccharin***, gegen dessen Verwendung aufgrund langjähriger Erfahrungen keine Bedenken bestehen. Saccharin hat die 300- bis 500-fache Süßkraft von Rohrzucker; es löst sich in heißem Wasser und Alkohol gut, in kaltem Wasser schlecht auf, schmeckt jedoch in höheren Konzentrationen bitter. Am besten ist es, wenn man Saccharin in Wasser auflöst und diese Lösung den Speisen tropfenweise zusetzt.
Als Ersatzzucker finden auch die Fruchtzucker → ***Sorbit*** und → ***Xylit*** Verwendung. In Einzeldosen von 20–30 g beeinflussen sie den Blutzucker nicht, können jedoch in größeren Dosen bei empfindlichen Personen Durchfälle verursachen. Da Sorbit nur etwa halb so stark wie Rohrzucker süßt, wird es oft mit Saccharin versetzt. Xylit hat in konzentrierter Lösung ungefähr dieselbe Süßkraft wie Rohrzucker, wohingegen die Süßkraft der → ***Zyklamate*** etwa 30- bis 35-mal stärker als die von Rohrzucker ist. Ebenso wie Saccharin haben Zyklamate keinerlei Organschäden zur Folge und beeinflussen weder das Körpergewicht noch die Zuckerkrankheit in nachteiliger Weise.
In neuerer Zeit haben einige Forscher auch in verschiedenen Pflanzen viel versprechende Eiweißkörper mit erstaunlicher Süßkraft entdeckt. Gleichzeitig gelang es anderen Wissenschaftlern, synthetische Eiweißverbindungen herzustellen, die ebenfalls einen süßen Geschmack haben. Wann diese Substanzen allgemein zur Verfügung stehen werden, ist allerdings noch nicht abzusehen.

SVI Abkürzung für → **S**low-**V**irus-**I**nfektion.

Symbiose Zusammenleben verschiedener Lebewesen zu gegenseitigem Nutzen.

Sympathikus Bestandteil des → vegetativen Nervensystems, also der Gesamtheit derjenigen Nerven, die die unbewussten Körpervorgänge steuern. Im Gegensatz zu den Nerven des → Parasympathikus, die die Körperaktivitäten dämpfen und für Erholung und Schonung sorgen, aktivieren die Nerven des Sympathikus die Lebensvorgänge. Sympathische Nervenfasern beschleunigen den Herzschlag, erweitern die → Herzkranzarterien, verengen die übrigen Blutgefäße – was zu einem Anstieg des Blutdrucks führt – und hemmen die Verdauung.

Symphyse Verwachsungsstelle der beiden Schambeine am Vorderrand des → Beckens.

Symptom Krankheitszeichen.

syn- Bestandteil medizinischer Fachausdrücke mit der Bedeutung »zusammen, zugleich«.

Synapse Umschaltstelle für die Erregungsleitung im Nervensystem. Man unterscheidet die zentralen Synapsen des Zentralnervensystems (Gehirn und Rückenmark) und die peripheren Synapsen zwischen 2 Nervenzellen oder zwischen einer Nervenzelle und einem Muskel.

Syndrom für ein Krankheitsbild charakteristische Gruppe von gleichzeitig auftretenden → Symptomen mit vieldeutigen oder unbekannten Ursachen.

Synergismus gleichsinniges Zusammenwirken im Sinne einer Wirkungsverstärkung; Gegensatz: → Antagonismus.

Synkope kurz dauernder Bewusstseinsverlust infolge Minderdurchblutung des Gehirns; → Bewusstlosigkeit.

Synovia Gelenkschmiere; → Gelenke.

Syphilis (Lues, harter Schanker) Erreger dieser → Geschlechtskrankheit sind korkenzieherartig gewundene, fadenförmige Bakterien namens »Treponema pallidum«, die außerhalb des menschlichen Körpers nicht lange am Leben bleiben. Die Ansteckung erfolgt in der Regel durch sexuelle Kontakte direkt von Mensch zu Mensch, wobei die Erreger über winzige Hautverletzungen eindringen. Jeder Mensch kann mit Syphilis angesteckt werden; eine angeborene Immunität gibt es ebenso wenig wie einen Infektionsschutz nach überstandener Krankheit. Eine angeborene Syphilis kommt heutzutage allerdings kaum noch vor, da Schwangere routinemäßig auf die Krankheit untersucht werden und eine rechtzeitige Antibiotika-Behandlung ggf. eine Infektion des Ungeborenen über die Plazenta verhindert.

Die Syphilis läuft in 4 Stadien ab, wobei man die beiden ersten Phasen unter dem Begriff ***Frühsyphilis*** und die beiden anderen, Jahre später auftretenden Krankheitsabschnitte unter der Bezeichnung ***Spätsyphilis*** zusammenfasst. Die früher überaus gefürchteten Spätfolgen der Krankheit sind heutzutage jedoch zum Glück kaum mehr anzutreffen, da die Syphilis auf eine frühzeitige Behandlung gut anspricht.

1. Stadium (Dauer: 8–9 Wochen nach der Infektion): Nach einer Inkubationszeit von ca. 3 Wochen erscheint an der Eintrittsstelle der Erreger als erstes Anzeichen der so genannte ***Primäraffekt***, ein kleines schmerzloses, jedoch hoch infektiöses Knötchen, das rasch zerfällt und zu einem flachen harten Geschwür, dem ***harten Schanker***, wird. Der Primäraffekt kann überall sitzen, ist aber am häufigsten an den Geschlechtsteilen zu finden. Gleichzeitig schwellen die örtlichen Lymphknoten an. Etwa 5–6 Wochen nach der Infektion werden die serologischen Reaktionen auf Syphilis positiv.

2. Stadium (Dauer: 2–5 Jahre): Ohne Behandlung erscheint etwa 2½ Monate nach der Infektion auf Haut und Schleimhaut ein nicht juckender Ausschlag in Form von Flecken (***Roseolen***) und Papeln, der ohne Narbenbildung abheilt. Besonders ansteckend sind die breiten nässenden Papeln (***Condylomata lata***), die sich an den Körperöffnungen (Scheide, After) und Hautfalten (unter der Brust, zwischen den Zehen) bilden. Typisch für dieses Stadium ist der Haarausfall, wodurch das Haar wie von Mäusen angefressen aussieht. Ebenso auffällig sind Pigmentveränderungen in Form weißer Flecken in der Nackengegend (»Halsband der Venus«). Etwa 5½ Monate nach der Infektion sind die Erscheinungen des 2. Stadiums verschwunden.

3. Stadium (Beginn: 2–5 Jahre nach der Infektion): Etwa ein Drittel der unbehandelten Patienten erkranken an einer Spätsyphilis. Dabei werden nicht nur Haut und Schleimhäute, sondern auch die inneren Organe befallen. Typisch für das 3. Stadium sind Geschwüre mit gummiartiger Konsistenz (***Gumma***), die Haut, Muskulatur, Knochen, Gehirn, Aorta und Leber befallen können. Wenn dabei der harte Gaumen durchbohrt wird, sinkt das knöcherne Nasengerüst ein, und es kommt zur Bildung der typischen ***Sattelnase***. Die Haut- und Schleimhauterscheinungen bleiben jahrelang bestehen, schreiten meist weiter und führen zu schweren Zerstörungen und Narbenbildungen.

4. Stadium (Beginn 5–20 Jahre nach der Infektion): Bei etwa 10 Prozent der unbehandelten Kranken greift die Syphilis viele Jahre nach der Erstinfektion auf das Nervensystem über. Dabei kommt es unter anderem zur ***progressiven Paralyse***, einer → Gehirnerweichung, die in völliger Abstumpfung und Verblödung endet, sowie zur ***Tabes dorsalis*** oder ***Rückenmarkschwindsucht***, einem von Schmerzen und Lähmungen gekennzeichneten Rückenmarksleiden.

Die ***angeborene Syphilis***, bei der die Übertragung von der infizierten Mutter auf die Frucht erst nach dem 5. Schwangerschaftsmonat erfolgt, ist, wie erwähnt, heute sehr selten geworden. Sie zeigt sich beim Neugeborenen unter anderem in blasigen und geschwürigen Hautveränderungen, Einrissen im Bereich der Lippen, eitrigem Schnupfen, Blutarmut, Innenohrschwerhörigkeit, Hornhautentzündung und kleinen, tonnenförmigen oberen Schneidezähnen.

Wird die Syphilis frühzeitig erkannt, so kann man die Erreger in der Regel mit → Antibiotika, speziell mit → Penicillin, relativ problemlos vernichten, so dass die Krankheit dauerhaft ausheilt. In späteren Stadien, die heutzutage nur noch sehr selten vorkommen, ist die Behandlung hingegen wesentlich schwieriger und häufig erfolglos. Oft gelingt es dann nur noch, die allerschlimmsten Komplikationen zu verhüten.

Syringomyelie angeborene Entwicklungsstörung mit Röhren- und Hohlraumbildungen im Hals- und Brustabschnitt des → Rückenmarks. Ist in erster Linie das zwischen Gehirn und Rückenmark gelegene verlängerte Mark (Medulla oblongata) betroffen, so spricht man von ***Syringobulbie***. Die Fehlbildung bleibt meist lange unerkannt und macht sich – bei Männern doppelt so oft wie bei Frauen – in der Regel erst jenseits des 20. Lebensjahrs bemerkbar.

Die Hohlräume im Rückenmark führen dazu, dass Nervenzellen und -leitungen funktionslos werden, was sehr unterschiedliche Auswirkungen haben kann: Hervorstechendes Merkmal sind ausgeprägte Empfindungsstörungen, so dass die Betroffenen, wenn sie sich verletzen oder verbrennen, keinen Schmerz empfinden. Hinzu kommen oft Beschwerden im Schulter-Arm-Bereich, Entwicklungs- und Ernährungsstörungen der Haut, Handschwellungen und Knochenentkalkungen. Ausgedehnte Lähmungen haben den Ausfall von Muskeln zur Folge, was wiederum zu allmählichem Muskelschwund führt. Nicht selten endet die Krankheit nach jahrelangem, stark schwankendem Verlauf tödlich.

Eine zuverlässig wirkende Behandlung gibt es nicht. In Einzelfällen bringt die Eröffnung der Rückenmarkhohlräume, bei der die darin enthaltene Flüssigkeit abgelassen wird, eine gewisse Erleichterung.

systemisch ein vollständiges Organsystem bzw. den gesamten Organismus betreffend.

Systole Zusammenziehung des Herzmuskels zum Auswurf des Blutes. Die nachfolgende Erschlaffungsphase nennt man → Diastole.

Szintigrafie Verfahren zur Lokalisationsdiagnostik mittels → Radionukliden. In ein Blutgefäß des Patienten wird ein spezielles Radionuklid eingespritzt, das sich vorzugsweise in dem zu untersuchenden Organ anreichert (z. B. Radiojod in der Schilddrüse) und Gammastrahlen aussendet (→ Nuklearmedizin). Anschließend erfolgen Aufnahmen mit einer Spezialkamera, die die ausgesandte Strahlung registriert und entsprechend der jeweiligen Intensität in Bilder (Szintigramme) umsetzt. Die Bildunterschiede – also die Differenzen in der Aktivitätskonzentration – können sowohl auf Veränderungen der Form (Tumoren, Schrumpfung usw.) als auch der Funktion (Stoffwechsel, Durchblutung) beruhen. Die Szintigrafie eignet sich zur Erkennung bösartiger Tumoren und ihrer → Metastasen (Tochtergeschwülste), gibt aber auch Aufschlüsse über Lage, Form und Größe innerer Organe.

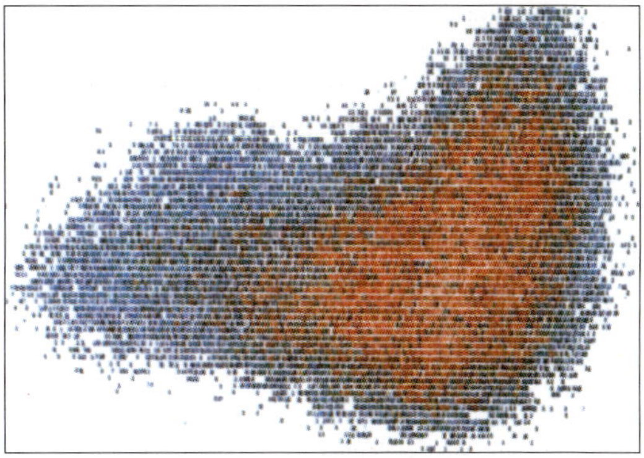

Szintigrafie Farbszintigramm der Leber.

T

Tabes dorsalis (Rückenmarkschwindsucht) Spätform der → Syphilis mit Manifestation am Nervensystem. Die Tabes dorsalis, von der Männer viermal häufiger betroffen werden als Frauen, tritt 8–15 Jahre nach der Infektion mit den Syphilis-Erregern auf und besteht in einer Verdünnung und Verhärtung der Hinterstränge des → Rückenmarks. Die ernsten Anzeichen sind plötzlich auftretende, Sekunden bis Minuten anhaltende, in Beine oder andere Körperstellen einschießende Schmerzen. Außerdem treten Empfindungsstörungen und dadurch bedingte Gehbehinderungen auf, die besonders beim Augenschluss oder in der Dämmerung deutlich werden: Die Patienten gehen »wie auf Watte«. Die Gelenke werden abnorm beweglich, und zahlreiche Reflexe schwinden. Weitere Symptome sind Blasenstörungen, Impotenz, Pupillenanomalien (zumeist enge, entrundete, auf Lichteinfall kaum reagierende Pupillen) und Sehstörungen. Der Verlauf ist sehr unterschiedlich. Die Behandlung erfolgt mit → Penicillin. Wichtig ist eine langfristige Therapiekontrolle.

tachy- Bestandteil medizinischer Fachausdrücke mit der Bedeutung »schnell, beschleunigt«.

Tachykardie (Herzrasen) Beschleunigung der Herzfrequenz auf 100 und mehr Schläge pro Minute. Die Tachykardie kommt natürlicherweise im Zusammenhang mit körperlicher Anstrengung und seelischer Erregung, aber auch als Form der → Herzrhythmusstörung vor.

Tachypnoe gesteigerte Atemfrequenz (normal: 16 Atemzüge pro Minute); z. B. bei körperlicher Anstrengung, Fieber, Herz- und Lungenkrankheiten oder psychischer Erregung.

Tagträume → Wachträume.

Talgdrüsen spezielle Drüsen der → Haut, die ein fettiges Sekret absondern.

Talgfluss (Seborrhö) übermäßige Absonderung eines fettigen Sekrets aus den Talgdrüsen der Haut, wie sie vor allem für die → Akne charakteristisch ist.

Tampon 1. Watte- oder Gazebausch für Wundbehandlung und Blutstillung.

2. zur → Menstruationshygiene in die Scheide einzuführendes Watteröllchen, das das Menstruationsblut aufsaugen soll. Im Vergleich mit Monatsbinden erleichtern Tampons die berufliche und sportliche Tätigkeit. Bei Entzündungen und sehr starken Blutungen sollte jedoch besser eine Binde verwendet werden.

Tapeverband (engl. tape = Band) Band-, Pflaster- oder Streifenverband zur Ruhigstellung von Gelenken, Muskeln, Sehnen oder Bändern, mit dessen Hilfe einerseits die verletzten Teile entlastet werden und andererseits die Beweglichkeit nicht geschädigter Partien weitgehend erhalten bleibt. Ein eventuell notwendiger Gipsverband oder eine Operation kann dadurch jedoch nicht umgangen werden. Tapeverbände werden sowohl zur Behandlung als auch zur Verhütung von → Sportverletzungen eingesetzt. Die Anwendungsdauer hängt von Art und Schwere der Verletzung sowie von den verwendeten Verbandsstoffen ab.

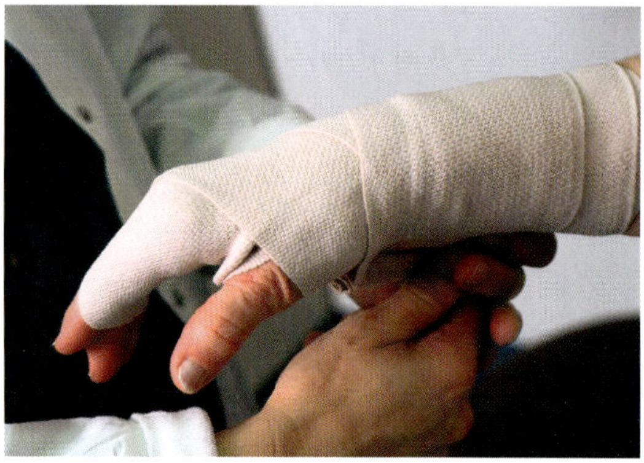

Tapeverband Bei einer Sehnenscheidenentzündung muss das Handgelenk ruhig gestellt werden.

Taubheit (Surditas) ein- oder beidseitig fehlendes oder stark abgeschwächtes Hörvermögen. Taub geborene oder frühzeitig ertaubte Kinder – woran nach neueren Forschungen ein genetischer Defekt schuld sein kann – können ohne besondere Hilfe nicht sprechen lernen; sie werden taubstumm (→ Taubstummheit) und bleiben in ihrer gesamten Entwicklung zurück. Doch auch ein Hörverlust vor dem 7. Lebensjahr gefährdet das vorhandene Sprachvermögen und macht eine besondere Schulung notwendig. Ursachen für die angeborene Taubheit können → Röteln und andere Virusinfekte der Mutter in den ersten 3 Schwangerschaftsmonaten, angeborene → Syphilis, → Missbildungen oder Hirnblutungen bei der Geburt sein. Aber auch Arzneimittelschäden und Infektionskrankheiten in der frühen Kindheit, vor allem → Mumps, → Scharlach, → Masern, → Diphtherie, → Mittelohrentzündung und → Tuberkulose, können zu Taubheit führen. Bei Verlust des Hörvermögens im späteren Leben als Folge von Entzündungen oder Verletzungen tritt nur Taubheit, jedoch keine Stummheit ein; → Schwerhörigkeit.

Taubstummheit Form der Stummheit, bei der der Betroffene zwar über intakte Sprachorgane verfügt, sich jedoch nicht ausdrücken kann, weil er infolge angeborener Taubheit das Sprechen nicht erlernt hat.

Taucherkrankheit → Druckluftkrankheit.

Tbc Abkürzung für **Tu**ber**c**ulose; → Tuberkulose.

Tee Wirkstoff des Tees ist wie beim Kaffee das Koffein (früher sprach man von Thein). Es ist in den Teeblättern in Form einer chemischen Verbindung enthalten, die sich nur in heißem Wasser löst. Wird der Teeaufguss wieder kalt, so tritt eine »Ausfällung« der Verbindung ein, was dazu führt, dass sich Tee beim Erkalten trübt. Im Allgemeinen sagt man dem Tee mehr eine geistig anregende, dem Kaffee eher eine allgemein aufputschende Wirkung nach, was jedoch nur bedingt zutrifft, da die Reaktion auf Tee bzw. Kaffee von Mensch zu Mensch unterschiedlich ist.

Teerstuhl schwarze Blutbeimischungen im Stuhl; → Blutstuhl.

Telemetrie Übertragung von Messdaten über beliebige Entfernungen auf Registriergeräte, wobei die Übermittlung mittels Telefonleitung oder drahtlos (Radiotelemetrie) erfolgen kann. Die Bedeutung der Fernübertragung biologischer Messwerte (***Biotelemetrie***) besteht darin, dass die Daten ohne Behinderung der Versuchsperson oder des Patienten unter Alltagsbedingungen oder während besonderer Belastungen (Beruf, Sport, Verkehr usw.) registriert werden können. Entscheidend gefördert wurde die Entwicklung der Telemetrie durch die Raumfahrt, bei der die medizinische Kontrolle der weit entfernten Astronauten während des Raumflugs von größter Bedeutung ist. Erst die Miniaturisierung elektronischer Bauelemente hat den Einsatz der Telemetrie in Biologie und Medizin ermöglicht.
Telemetrisch übertragbar sind unter anderem das → Elektrokardiogramm, das → Elektroenzephalogramm, die Atmung, der Blutdruck, die Körpertemperatur, der Hautwiderstand und die Schweißbildung. Durch die telemetrische EKG-Überwachung gefährdeter Herzkranker im Rahmen der → Intensivpflege konnte die Sterblichkeit deutlich gesenkt werden.

temporal die Schläfe betreffend, zur Schläfe gehörend.

tend- Bestandteil medizinischer Fachausdrücke mit der Bedeutung »Sehne« bzw. »spannen, dehnen«.

Tendovaginitis → Sehnenscheidenentzündung.

Tenesmus krampfartiger, schmerzender Stuhl- oder Harndrang, der auch nach Entleerung anhalten kann. Ursache ist ein Krampf des entsprechenden Schließmuskels infolge einer entzündlichen Reizung.

Tennisellenbogen schmerzhafter Reizzustand im Bereich des Ellenbogengelenks infolge Überanstrengung. Die Überbelastung kann entweder von einer lang anhaltenden, ständigen Beanspruchung – z. B. durch Maschineschreiben – herrühren oder durch eine einmalige, sehr starke Belastung –

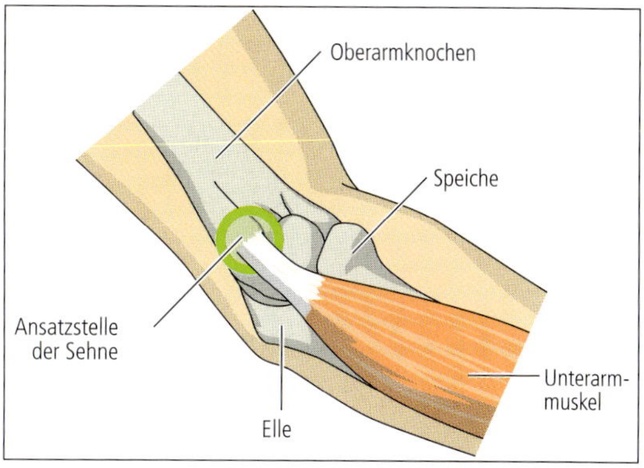

Tennisellenbogen Eine auf Überlastung des Ellenbogengelenks zurückzuführende Sehnenentzündung am Unterarmmuskel.

beispielsweise beim Tennis – zu Stande kommen. Auch Verletzungen – z. B. ein heftiger Stoß gegen den Ellenbogen – können einen Tennisellenbogen auslösen. Die Behandlung besteht in der 2- bis 3-wöchigen Ruhigstellung von Ellenbogen und Hand einschließlich der Finger mit Hilfe einer Schiene. Bei heftigen Schmerzen und bei Auftreten einer Schwellung hilft das Einspritzen eines örtlichen Betäubungsmittels (→ Lokalanästhesie) in den Sehnenansatz oder eine Behandlung mit entzündungshemmenden Medikamenten. → Akupunktur und → Elektrotherapie können die Heilung unterstützen. Bessern sich die Beschwerden unter dieser Behandlung nicht, müssen operative Maßnahmen ergriffen werden.

teratogen Missbildungen erzeugend.

Teratom angeborene Geschwulst aus unterschiedlichen Gewebearten, deren Bildung auf einem Fehler während der Embryonalentwicklung beruht. Man unterscheidet das reife Teratom, das gelegentlich in Gestalt einer so genannten ***Dermoidzyste*** in der Gebärmutter vorkommt und nur selten bösartig wird, und das unreife Teratom, das unterschiedliche Organanlagen enthält und am häufigsten im Hoden zu finden ist. Letzteres kommt zwar sehr selten vor, ist jedoch immer bösartig.

Teratologie Lehre von den Missbildungen.

Testis → Hoden.

Testosteron wichtigstes männliches → Geschlechtshormon.

Tetanie erhöhte Krampfbereitschaft der Muskulatur aufgrund einer Kalzium-Stoffwechselstörung, die sich in schmerzhaften Muskelkrämpfen, Pfötchenstellung der Hände, Verkrampfung der Gesichtsmuskulatur, Kribbeln, Taubheitsgefühl, Angst und Übelkeit äußert. Obwohl vom gesamten Kalzium des Körpers fast 99 Prozent fest im Knochen gebunden ist und nur ein ganz geringer Anteil frei im Blut kreist, kommt diesem freien Kalzium doch eine ganz entscheidende Bedeutung zu: Ist es in zu geringer Menge vorhanden, führt dies zu einer stark erhöhten Krampfanfälligkeit; ist die Konzentration hingegen erhöht, sind schwere Organverkalkungen die Folge. Gesteuert wird der Kalziumhaushalt vor allem von 2 Substanzen: vom Vitamin D und vom Parathormon, dem Hormon der → Nebenschilddrüsen. Deshalb ist ein Mangel an Parathormon – zum Beispiel infolge Schädigung oder gar versehentlicher Entfernung der Nebenschilddrüsen im Verlauf einer Schilddrüsenoperation – weitaus am häufigsten daran schuld, dass der Kalziumgehalt des Blutes sinkt und damit eine erhöhte Krampfbereitschaft der Muskeln entsteht. Eine solche unbeabsichtigte Organentfernung kam früher, als man noch nicht wusste, welch große Bedeutung die Nebenschilddrüsen haben, tatsächlich häufiger vor.

Eine Sonderform der Tetanie ist die durch hektisches Atmen hervorgerufene → Hyperventilationstetanie.

Bei einem akuten Krampfanfall wirkt die Injektion von Kalzium schnell und zuverlässig. Einer chronischen, d. h. lang anhaltenden Tetanie begegnet man ebenfalls mit Kalzium- und zusätzlich mit Vitamin-D-Präparaten.

Tetanus → Wundstarrkrampf.

Tetraplegie vollständige → Lähmung aller 4 Extremitäten; z. B. bei Verletzung des → Rückenmarks im Halsbereich.

Tetrazykline → Antibiotika mit breitem Wirkungsspektrum und guter Verträglichkeit.

Thalamus (Sehhügel) Der Thalamus – er besteht aus einer Anhäufung von Nervenzellen – bildet als Teil des Zwischenhirns (→ Gehirn) die beiden Seitenwände der 3. Hirnkammer. Durch Faserzüge ist er mit anderen Teilen des Gehirns, mit dem → Hypothalamus und dem → Rückenmark verbunden. Der Thalamus wird als »Tor zum Bewusstsein« bezeichnet, da über ihn fast alle Signale (Tast-, Temperaturempfindung, Schmerz) von der Haut und aus dem Körperinneren weiter zur Großhirnrinde laufen, wo sie in das Bewusstsein aufgenommen werden. Der Thalamus stellt jedoch nicht nur eine einfache Umschaltstation dar, sondern ist vor allem an Auswahl und Integration der verschiedenen Empfindungen beteiligt. Die einströmenden Reize erhalten hier einen affektbetonten Charakter im Sinn von Lust oder Unlust. Gleichzeitig prägt der Thalamus die Ausdrucksbewegungen.

Thalassämie (Mittelmeeranämie) erbliche Störung der Bildung des roten Blutfarbstoffs Hämoglobin, die besonders in den Mittelmeerländern verbreitet ist. Es gibt 2 Formen: eine leichtere, mischerbige Form (***Thalassaemia minor***) und eine ernste, reinerbige Form (***Thalassaemia major***). Die Thalassaemia major stellt eine lebensbedrohende Krankheit mit ausgeprägten Wachstumsstörungen, Milz- und Leberschwellung sowie erheblichen hormonellen Beeinträchtigungen dar, während die Thalassaemia minor nur relativ unbedeutende Krankheitserscheinungen verursacht.

Nur bei der schweren Verlaufsform ist eine Behandlung erforderlich, die in einer möglichst frühzeitigen → Knochenmarktransplantation und häufigen Bluttransfusionen besteht. Hierdurch lässt sich bei etwa 90 Prozent der Patienten eine deutliche Besserung erzielen; → Anämie.

Thalassotherapie Nutzung der medizinisch wirksamen Reizfaktoren an Meeresküsten; → Meeresbäder.

Theophyllin mit dem Koffein verwandte Substanz, die in den Blättern des Teestrauchs vorkommt. Theophyllin regt Herztätigkeit, Atmung, Wasserausscheidung an und wirkt bei → Bronchialasthma krampflösend.

therapeutische Systeme pharmazeutische Produkte, die Arzneimittel in modernen Darreichungsformen enthalten und so angelegt sind, dass sie eine kontrollierte Freisetzung des Medikaments über einen längeren Zeitraum gewährleisten. Dabei spielen Membranen eine wichtige Rolle.

Therapeutische Systeme haben einige Vorteile:

- Reduktion unangenehmer und schädlicher Nebenwirkungen bei gleichzeitiger Wahrung oder sogar Steigerung der günstigen Effekte.
- Vereinfachung der Behandlung durch Verminderung der Häufigkeit, mit der der Patient seinem Körper Medikamente zuführen muss.
- Steuerung von Geschwindigkeit und Dauer der Arzneimittelzufuhr dergestalt, dass das Medikament rund um die Uhr in einem gleichmäßigen Fluss freigesetzt wird.

Eine Sonderform stellen die → transdermalen therapeutischen Systeme (TTS) dar, bei denen mit einem Wirkstoffreservoir versehene Pflaster den Arzneistoff kontinuierlich über die Haut in die Blutbahn abgeben (z. B. zur Raucherentwöhnung).

Therapie Behandlung eines Kranken.

Therapieresistenz Nichtansprechen einer Krankheit auf eine Behandlung.

Thermalbäder (Thermen) Quellwässer, die sich durch eine gleichmäßige natürliche, von der Außentemperatur unabhängige Wärme von mehr als 20 °C auszeichnen. Die Zusammensetzung der einzelnen Wässer ist sehr unterschiedlich: So gibt es z. B. Chlorid-, Jod-, Eisen- und Schwefelwäs-

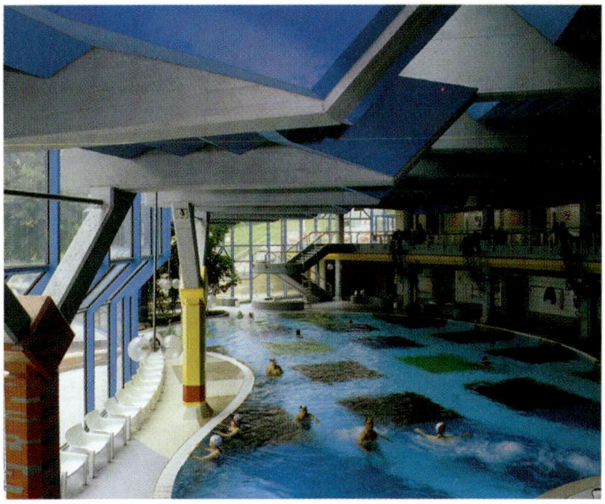

Thermalbäder Der Aufenthalt im warmen Wasser hat eine wohltuende Wirkung auf zahlreiche Körperfunktionen.

ser. Eine heilende Wirkung haben Thermalbäder unter Umständen bei Erkrankungen des Bewegungsapparates, Verletzungs- und Lähmungsfolgen, funktionellen Kreislaufstörungen, Erschöpfungszuständen und Frauenkrankheiten.

Thermografie Aufzeichnung der unsichtbaren Wärmestrahlung (Infrarotstrahlung) des menschlichen Körpers mit einer Infrarotkamera. Die Strahlung wird dabei in elektrische Impulse umgewandelt, mit deren Hilfe direkt auf einem Fotopapier oder auf einem Bildschirm ein Schwarzweißbild aufgebaut wird, dessen Töne verschiedenen Temperaturen entsprechen (weiß = warm; schwarz = kalt). Bei der Farbthermografie erscheinen kalte Gegenstände in blauen Farbtönen; wärmere Objekte werden in der Steigerung grün, rot, gelb und weiß abgebildet. Mit der Thermografie lassen sich kleinste Temperaturunterschiede bis zu 0,08 °C erfassen, wobei die Temperaturabstrahlung dem Blutgehalt und dem Stoffwechsel des Gewebes entspricht: Bei Entzündungen und Tumoren ist sie erhöht, bei Durchblutungsstörungen vermindert.

Die größte Bedeutung hat die Methode bei der Beurteilung von Durchblutungsstörungen und gefäßwirksamen Medikamenten sowie in der Gynäkologie und Chirurgie zur Diagnostik von Brustdrüsentumoren. Dabei hat sich die Thermografie in der Frühdiagnostik von → Brustkrebs als der → Mammografie überlegen erwiesen. Die thermografische Verdachtsdiagnose muss allerdings noch mit anderen Methoden präzisiert werden.

Alles in allem stellt die Thermografie ein unschädliches Verfahren dar, das beliebig oft wiederholbar ist, wenig Zeit beansprucht und sich besonders für Reihenuntersuchungen in Krebserkennungszentren eignet.

Thermometer Gerät zur Temperaturmessung; → Fieber.

Thermophor Behälter, der, mit heißem Wasser gefüllt, die Wärme längere Zeit hält (z. B. Gummiflasche, Steingutbehälter).

Thorakoskopie direkte Untersuchung der Brustfellhöhle (Pleurahöhle) mit einem Spezialinstrument (Thorakoskop). Der Arzt führt das Instrument durch einen kleinen Hautschnitt in die Pleurahöhle ein und betrachtet anschließend das Brustfell. Gleichzeitig können unter Sicht kleinere diagnostische oder therapeutische Eingriffe (beispielsweise Durchtrennung von Verwachsungssträngen) durchgeführt werden. Die Thorakoskopie ist für die Diagnostik von entzündlichen Prozessen und deren Folgen sowie von Tumoren von größter Bedeutung.

Thorax → Brustkorb.

Thrombin wichtiges Enzym bei der → Blutgerinnung.

Thrombolytika Mittel zur Auflösung eines Blutgerinnsels.

Thrombopenie Mangel an Blutplättchen (Thrombozyten); → Blutfleckenkrankheiten.

Thrombophlebitis Venenentzündung; → Venenerkrankungen.

Thrombose Von einer Thrombose spricht man, wenn das Blut innerhalb eines Gefäßes gerinnt und dieses dadurch verstopft. Die Ursache liegt häufig in der Schädigung der Gefäßinnenwand, beispielsweise als Folge einer Venenentzündung (→ Venenerkrankungen), einer → Arteriosklerose oder Verletzung. An einer solchermaßen veränderten, d. h. rau gewordenen Stelle im Gefäßinneren lagern sich nämlich sehr leicht Blutplättchen (Thrombozyten) an und verbacken zu einem festen Klumpen, der dann nach und nach zu einem Blutgerinnsel heranwächst. Eine andere auslösende Ursache sind Verwirbelungen des Blutstroms – zum Beispiel bedingt durch → Krampfadern – oder eine sackartige Gefäßausbauchung, ein so genanntes → Aneurysma. Auch dabei setzen sich – vergleichbar mit den seitlichen Sandaufhäufungen an einem strudelreichen Fluss – leicht Blutbestandteile ab und lassen so ein Gerinnsel entstehen. Schließlich kann auch die fehlerhafte Zusammensetzung des Blutes die Thrombusbildung heraufbeschwören, zum Beispiel dann, wenn das Blut zähflüssig wird, wie es unter anderem bei der → Polyzythämie der Fall ist; oder wenn die im Blut kreisenden Gerinnungsfaktoren (→ Blutgerinnung) im Übermaß vorhanden sind, was – gleichsam als Reaktion des Organismus – mitunter im Anschluss an eine Operation vorkommt. Begünstigt wird die Thrombose zudem durch Übergewicht und ganz be-

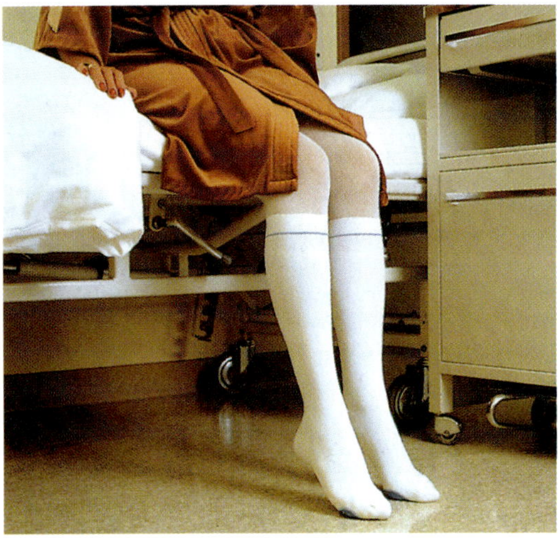

Thrombose Zur Vermeidung einer Thrombose nach einer Operation wird die blutrückführende Tätigkeit der Venen durch Gummistrümpfe unterstützt.

sonders durch Bewegungsmangel, was daran liegt, dass bei körperlicher Ruhe der den Blutstrom unterstützende Druck der Muskeln auf die Gefäße fehlt. Vor allem bei langer Bettlägerigkeit infolge einer schweren Krankheit müssen deshalb unbedingt geeignete Maßnahmen getroffen werden, um der Thrombusbildung vorzubeugen. Schließlich gibt es noch eine Reihe von hormonellen Einflüssen, die der Gerinnselentstehung innerhalb der Blutgefäße Vorschub leisten. Das erklärt, warum zum Beispiel Schwangere oder Menschen, die an hormonbedingten Krankheiten leiden, stärker gefährdet sind als andere.

Dass das Heranwachsen von Thromben innerhalb der Blutgefäße so gefährlich ist, beruht vor allem auf der Tatsache, dass jederzeit Teile eines Gerinnsels abreißen können. Diese werden dann mit dem Blutstrom in entfernte Organe verschleppt, bleiben dort hängen und verschließen ein wichtiges Gefäß. Eine auf derartige Weise zu Stande gekommene Blutgefäßverstopfung – man bezeichnet sie als → Embolie – kann dramatische Folgen haben, da das von der Blutzufuhr abgeschnittene Gewebe rasch abstirbt, was, wenn das Gehirn betroffen ist, einen → Schlaganfall, im Fall des Herzens einen → Herzinfarkt auslöst.

Wie bereits erwähnt, bilden sich Thromben weitaus am häufigsten in geschädigten Beinvenen: in geringerem Ausmaß bereits bei Krampfadern und oberflächlichen Venenentzündungen, massiv verstärkt jedoch vor allem bei der Entzündung der tief im Beininneren verlaufenden Venen. Die Krankheitszeichen der Thrombose sowie die Maßnahmen zu ihrer Behandlung variieren – abhängig von Art und Ausmaß der Venenentzündung – ganz erheblich.

Um eine Gerinnung innerhalb der Blutgefäße zu vermeiden, müssen nach Operationen, nach einer Geburt, nach Unfällen und natürlich bei vorhandenen Venenkrankheiten eine Reihe von Maßnahmen ergriffen werden: Dazu gehört vor allem, dass sich die Betroffenen so bald wie möglich wieder bewegen und dass die blutrückführende Tätigkeit der Venen zusätzlich durch elastische Binden oder Gummistrümpfe unterstützt wird. Ist zu dickes Blut Grund für eine erhöhte Thrombosegefahr, so setzt man Medikamente, so genannte → Antikoagulanzien, ein, die das Blut künstlich verdünnen bzw. mehr oder weniger ungerinnbar machen.

Thrombozyten → Blutplättchen.

Thrombus Blutgerinnsel innerhalb des Gefäßsystems; → Thrombose.

Thymus hinter dem Brustbein liegendes lymphatisches Organ, das zu den Hormondrüsen gehört. Es ist bei Kindern gut entwickelt, bildet sich jedoch in den Entwicklungsjahren unter dem Einfluss der → Geschlechtshormone zurück und wandelt sich mehr und mehr in Fettgewebe um. Im Thymus erfolgt die Prägung der T-Lymphozyten und die Bildung von Hormonen, die die Reifung der Immunzellen in den Lymphknoten steuern und deren Mangel deshalb als Ursache für immunologische Störungen angesehen wird. Daneben haben Produkte des Thymus Einfluss auf das Körperwachstum und den Knochenstoffwechsel.

Thyreoidea → Schilddrüse.

Thyreoiditis → Schilddrüsenentzündung.

Thyreostatika Medikamente, die die Hormonbildung und -ausscheidung der Schilddrüse hemmen.

TIA Abkürzung für → **t**ransitorische **i**schämische **A**ttacke.

Tibia medizinische Fachbezeichnung für das Schienbein.

Tic unwillkürliche, unregelmäßig wiederholte, zwecklose Muskelzuckungen (z. B. Gesichtskrämpfe, Blinzelkrämpfe, Mundbewegungen, Räuspern usw.). Sie treten besonders häufig bei Kindern zwischen 5 und 14 Jahren und in der Pubertät auf, können jedoch auch bis ins hohe Alter anhalten. Als Ursache kommen vor allem Situationen psychischer Anspannung in Betracht; daneben findet man derartige Muskelzuckungen bei bestimmten Formen der → Neurose sowie beim → Tourette-Syndrom.

Tiefenpsychologie Oberbegriff für psychologische Theorien und Therapieansätze, in denen das Unbewusste und Unterbewusste eine zentrale Rolle spielen. Die Tiefenpsy-

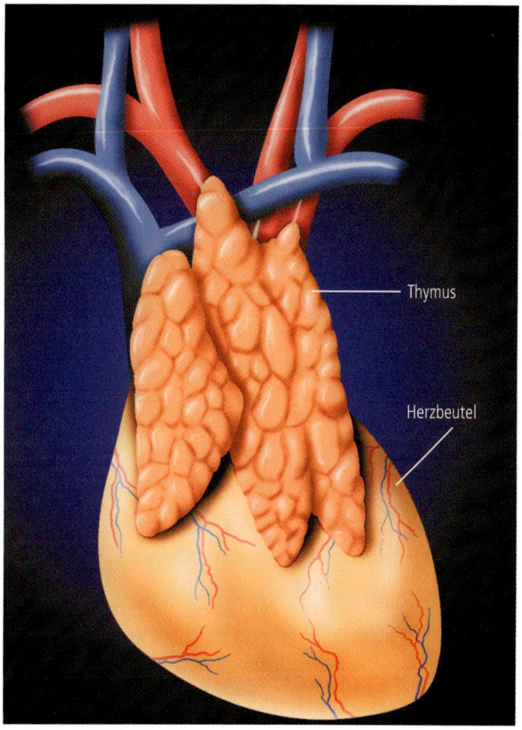

Thymus Die Thymusdrüse gehört zu den Hormondrüsen und ist Bestandteil des Immunsystems.

chologie beschäftigt sich nicht mit dem sichtbaren Verhalten, sondern vor allem mit den dahinter stehenden, »tieferen« seelischen Motiven und Störungen; → Psychotherapie.

Tiefensensibilität unbewusste Wahrnehmung von Haltung und Bewegung des Körpers.

Tiefkühlkost Das Tiefkühlzeitalter begann 1940 in den USA; nach dem Zweiten Weltkrieg setzte sich die Tiefkühlkost dann auch in Europa mehr und mehr durch.

Beim Tiefgefrieren werden die Lebensmittel innerhalb weniger Minuten auf sehr niedrige Temperaturen abgekühlt, wodurch sie haltbar werden, ohne sich in Bezug auf Aussehen, Nährwert und Vitamingehalt wesentlich zu verändern. Die Kälte tötet zwar keine Mikroorganismen ab, stoppt jedoch die zerstörerische Tätigkeit von Fäulnisbakterien und Schimmelpilzen. Manche Lebensmittel – beispielsweise Fleisch, Kohl und Erbsen – werden durch den Kälteschock sogar bekömmlicher.

Entscheidend ist jedoch, dass die Tiefkühlkette vom Hersteller bis zum Verbraucher nirgends unterbrochen wird. Die Tiefkühlkost muss ständig eine Temperatur von −18 °C aufweisen; und einmal Aufgetautes darf grundsätzlich nicht wieder eingefroren werden. Tiefkühlkost spart der Hausfrau Zeit und Geld und ermöglicht zudem das ganze Jahr über einen vielseitigen Speisezettel.

Tierversuche wissenschaftliche Experimente an Tieren zur Krankheitsforschung, zur Entwicklung von Seren und Impfstoffen und besonders zur Prüfung von Arzneimitteln. In der Bundesrepublik Deutschland dürfen gemäß Tierschutzgesetz Versuche an lebenden Tieren nur in wissenschaftlichen Institutionen vorgenommen werden, denen dafür von der zuständigen Landesbehörde nach eingehender Prüfung die Erlaubnis erteilt worden ist.

Im Gegensatz zur kosmetischen Industrie, wo Tierversuche in diesem Ausmaß sicher nicht notwendig sind, sind sie in der Medizin unentbehrlich und vor der Einführung neuer Arzneimittel sogar gesetzlich vorgeschrieben. Nach wie vor gilt der Grundsatz: Ohne Tierversuche kein Fortschritt! Komplexe Reaktionen, z. B. Blutdruckregulation oder psychisches Verhalten, lassen sich nur an geeigneten Versuchstieren testen, die auf Arzneimittel und Gifte ebenso oder ähnlich reagieren wie der Mensch. Auch im Bereich der Chirurgie – erinnert sei nur an die → Transplantationen – müssen riskante neue Techniken zuerst an Tieren erprobt werden, bevor man sie an Menschen anwendet.

Tinea Sammelbegriff für oberflächliche Hautkrankheiten, die von Hautpilzen hervorgerufen werden; → Hautpilzerkrankungen.

Tinktur als Arzneimittel verwendeter alkoholischer Auszug aus Heilpflanzen.

Tinnitus → Ohrensausen.

Tobsucht veraltete Bezeichnung für mit stärkster Erregung verbundene psychiatrische Krankheitsbilder.

Tochtergeschwulst → Metastase.

Tod Wenn auch die definitive Feststellung des Todes eine Aufgabe des Arztes ist, so sollte doch jedermann in der Lage sein, die entscheidenden Merkmale zu erkennen. Man unterscheidet unsichere und sichere Todeszeichen. ***Unsichere Todeszeichen*** sind: Totenblässe, Erschlaffung der Glieder, Zurücksinken und Weichwerden der Augäpfel, weite starre Pupillen, Atemstillstand, keine fühlbare Herztätigkeit und Erkalten. Stellt man lediglich Atemstillstand und Fehlen jeglicher fühlbaren Herztätigkeit fest, so kann es sich unter Umständen um eine Lähmung des Atemzentrums (z. B. durch Ertrinken, Ersticken, Vergiftungen, Hitzschlag, Elektrizitätsunfall) handeln; in diesem Fall ist unverzüglich mit der Atemspende zu beginnen, die unbedingt bis zum Wiederbeginn der Atmung oder bis zum Eintreffen eines Arztes fortzusetzen ist.

Liegt der Tod 1–2 Stunden oder länger zurück, treten die ***sicheren Todeszeichen*** auf:

Leichenflecke treten etwa eine halbe Stunde nach Todeseintritt auf und nehmen in den folgenden Stunden an Größe und Farbe zu. Sie sind blaugrau bis blaurötlich und erscheinen an den abhängigen Körperstellen.

Die ***Leichenstarre*** beginnt etwa 1–2 Stunden nach dem Tod an den Kaumuskeln und breitet sich innerhalb von 12 Stunden über alle Muskeln des Körpers aus. Nach 1–2 Tagen geht sie von selbst wieder zurück.

Verwesungszeichen (Leichengeruch, Fäulnis) treten umso schneller auf, je wärmer die Umgebungstemperatur ist. In diesem Zusammenhang ist jedoch zu berücksichtigen, dass Tote an der Unfallstelle zugedeckt liegen bleiben müssen, bis die Polizei den Abtransport freigibt.

Im Hinblick auf die Auswahl von Organspendern für → Transplantationen wird heute zwischen biologischem und klinischem Tod unterschieden.

Der ***biologische Tod*** ist gleichzusetzen mit dem ***Hirntod:*** Man versteht darunter den endgültigen Ausfall aller Hirnfunktionen vor Eintritt des klinischen Todes, wobei der Körperkreislauf noch funktionieren kann. Der Hirntod ist immer Folge einer akuten massiven Hirnschädigung, oft als Folge eines schweren → Schädel-Hirn-Traumas. Da das Gehirn gegen Sauerstoffmangel besonders empfindlich ist, kann es einen Durchblutungsstopp von 9 Minuten nicht überleben.

Zur Feststellung des Hirntods müssen folgende Symptome vorliegen:

♦ Der Patient muss sich im → Koma befinden.
♦ Die Spontanatmung muss ausgefallen sein.
♦ Die Pupillen müssen weit und lichtstarr sein.
♦ Verschiedene Reflexe müssen erloschen sein.
♦ Die kontinuierliche Ableitung eines → Elektroenzephalogramms über 30 Minuten darf keine elektrische Hirnaktivität mehr zeigen (»hirnelektrische Stille«).
♦ Die → Angiografie der Halsschlagader auf beiden Seiten muss ergeben, dass das Gehirn nicht mehr mit Blut versorgt wird.

Beim ***klinischen Tod*** stehen zwar Herz und Atmung still, dennoch besteht innerhalb der ersten Minuten grundsätzlich die Möglichkeit zur Wiederbelebung. So kann bei einer Hirnverletzung das Gehirn schon unwiderruflich zerstört sein, während die übrigen Körperfunktionen durch geeignete Maßnahmen (Atemspende, Herzmassage) noch in Gang gehalten werden können. Nur Tote, bei denen die Hirnfunktionen unwiderruflich zusammengebrochen sind, während die übrigen Organe und der Körperkreislauf noch funktionieren, können zur Organspende herangezogen werden.

toko- Bestandteil medizinischer Fachbezeichnungen mit der Bedeutung »Geburt« bzw. »Gebären«.

Tokografie Wehenmessung durch ein auf die Bauchdecke der Schwangeren aufgesetztes Messgerät. Meist werden dabei auch gleichzeitig die kindlichen Herztöne registriert; → Kardiotokografie.

Tokolyse medikamentöse Hemmung einer vorzeitiger Wehentätigkeit, um eine Fehl- oder Frühgeburt zu vermeiden.

Tollkirsche → Vergiftungen, S. 748.

Tollwut (Lyssa, Rabies) Die von Viren verursachte Tollwut ist vornehmlich eine Erkrankung von Hunden, kommt aber auch bei anderen Tieren (bei Rindern, Pferden, Schweinen, Katzen, Wölfen und – besonders häufig – bei Füchsen) vor. Das infizierte Tier wird 3–6 Wochen nach der Ansteckung unruhig, frisst bisweilen unverdauliche Dinge, stromert rastlos umher, wird dann sehr bissig, bekommt krampfartige Schlingbeschwerden, magert ab, zeigt zuerst Krämpfe, dann Lähmungen und stirbt schließlich nach 8–10 Tagen.

Beim Menschen, der von einem tollwutkranken Tier, in dessen Speichel sich die Erreger befinden, gebissen wird, treten nach 15–60 Tagen die ersten Krankheitserscheinungen auf: Kopfschmerzen, Reizbarkeit, Unruhe und Niedergeschlagenheit. Rasch folgt dann das Erregungsstadium mit Krämpfen der Schluck- und Atemmuskulatur und mehr oder weniger ausgeprägter Sinnesverwirrung. Der Speichelfluss nimmt er-

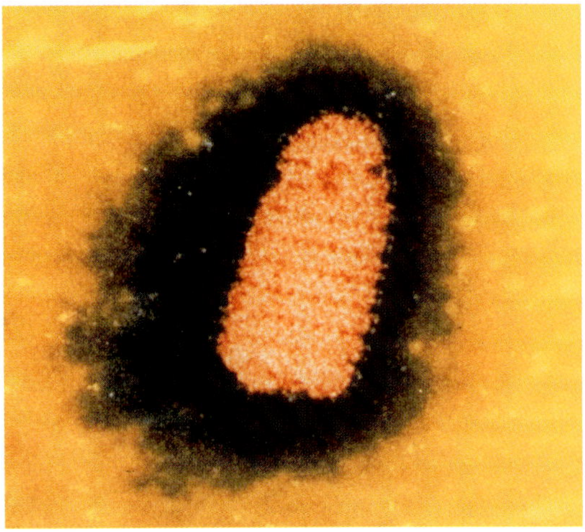

Tollwut Das Tollwut-Virus gehört zur Gruppe der zylindrisch geformten so genannten Rhabdo-Viren.

heblich zu; dennoch hat der Kranke, da er wegen der qualvollen Muskelkrämpfe kaum zu schlucken wagt, ständig starken Durst. Diese Angst vor dem Schlucken, die man als Wasserscheu oder ***Hydrophobie*** bezeichnet, ist ein besonders typisches Symptom der Tollwut. Die manchmal rasende Wut, die den Erkrankten befällt, kann durchaus seine Umgebung gefährden. Nach etwa 3 Tagen werden die Krämpfe von Lähmungen abgelöst, die hauptsächlich das Gesicht, die Zunge und die Speiseröhre betreffen und – meist schon nach einem Tag – auch die Atemmuskeln erfassen, so dass der Erkrankte seiner Infektion erliegt.

Wird man von einem Tier gebissen, bei dem aufgrund seines Verhaltens (unnatürlicher Verlust der Scheu, aber auch rasende Wut) der Verdacht auf Tollwut besteht, so sollte dieses Tier, wenn möglich, getötet und sein Gehirn in einem Spezialinstitut untersucht werden. Im Zweifelsfall sollte vorsichtshalber immer eine Schutzimpfung durchgeführt werden.

Mit einer solchen Schutzimpfung lässt sich der Ausbruch der Krankheit sicher verhindern, und zwar nicht nur vorbeugend, sondern auch noch, wenn die Viren schon in den Körper eingedrungen sind. Auch Schwangere und Kleinkinder können risikolos geimpft werden. Bei besonders gefährdeten Personen (Forstpersonal, Tierärzte, Berufsjäger usw.) kann man mit dem Impfstoff schon vor einer eventuellen Bissverletzung eine echte Immunprophylaxe vornehmen.

Tomografie → Schichtaufnahmeverfahren.

ton-, tono- Bestandteil medizinischer Fachausdrücke mit der Bedeutung »Spannung, Druck«.

Tonikum Kräftigungs- oder Stärkungsmittel; meist Gemisch aus verschiedenen Mineralstoffen, Vitaminen und anregenden Substanzen.

Tonsillektomie → Mandeloperation.

Tonsillen → Mandeln.

Tonsillitis → Mandelentzündung.

Tonus normaler Spannungszustand eines Gewebes (z. B. Muskeln, Blutgefäße, Nervensystem).

Tortikollis → Schiefhals.

Totaloperation (Radikaloperation) vollständige operative Entfernung eines Organs, meist wegen eines bösartigen Tumors (Krebs). Im engeren Sinn verwendet man den Begriff »Totaloperation« für die chirurgische Entfernung der Gebärmutter, ggf. einschließlich der Eileiter und Eierstöcke. Da viele Frauen befürchten, mit diesen Organen auch ihre Weiblichkeit zu verlieren, soll kurz auf die tatsächlichen Operationsfolgen eingegangen werden:

♦ Eine Schwangerschaft ist selbstverständlich unmöglich.

♦ Bei Entfernung der Gebärmutter vor den → Wechseljahren bleibt die Menstruation aus, doch die Eierstöcke produzieren weiterhin Hormone, wodurch die Wechseljahre verspätet auftreten.

♦ Werden vor den Wechseljahren neben der Gebärmutter auch die Eierstöcke entfernt, so hören die Menstruationsblutungen ganz auf; gleichzeitig machen sich jedoch Anzeichen der Wechseljahre bemerkbar. Um die damit verbundenen Beschwerden (Hitzewallungen, Schweißausbrüche usw.) zu beseitigen, erhalten die betroffenen Frauen in den meisten Fällen Hormonpräparate.

♦ Bei der Entfernung von Gebärmutter und Eierstöcken nach den Wechseljahren ändert sich am Zustand der Frauen gar nichts.

♦ Grundsätzlich beeinträchtigt die Totaloperation keinesfalls die Fähigkeit zu befriedigenden sexuellen Kontakten. Ungefähr 8 Wochen nach der Operation kann der Geschlechtsverkehr wieder aufgenommen werden; jedoch ist vom Partner in der ersten Zeit ein besonderes Einfühlungsvermögen und eine gewisse Rücksichtnahme zu fordern.

Totenstarre (Leichenstarre) Steifwerden der Muskulatur eines Toten. Die Totenstarre beruht auf einer Quellung des Muskeleiweißes, beginnt 6–8 Stunden nach dem Tod am Kopf und setzt sich den Körper hinab fort; nach 48–60 Stunden löst sie sich in derselben Richtung wieder auf; → Tod.

Totgeburt Wenn ein Kind tot geboren wird, so gibt es dafür – allgemein gesagt – 3 mögliche Ursachen:

1. Es kann eine schwere → Missbildung vorliegen, die dem Leben des Kindes noch vor der Geburt ein Ende gemacht hat.

2. Das Kind kann während seiner Entwicklung eine Krankheit durchgemacht haben, die noch vor der Geburt tödlich ausging.

3. Das Kind kann während des Geburtsvorgangs einen tödlichen Unfall erlitten haben. Mögliche Ursachen derartiger Unfälle sind die Einatmung von Fruchtwasser, die Erdrosselung des Kindes durch die Nabelschnur, die sich während des Geburtsvorgangs um seinen Hals geschlungen hat, oder schwere mechanische Schädigungen des Gehirns, wie sie im Lauf einer besonders komplizierten Geburt vorkommen können.

Bei den Krankheiten, die das Kind während seiner Entwicklung befallen können, spielt die → Syphilis der Mutter – wenn diese nicht rechtzeitig behandelt wurde – eine wichtige Rolle. Möglich ist zudem eine zum Tod führende Schädigung der Frucht infolge einer Unverträglichkeit zwischen mütterlichem und kindlichem Blut (→ fetale Erythroblastose).

Tourette-Syndrom zwanghafte Zuckungen bei Jugendlichen. Die Ursache der Krankheit, von der bevorzugt Jungen befallen werden, ist unbekannt; eine familiäre Häufung wird beobachtet. Im Gesicht des Betroffenen zeigen sich ständig kurze Zuckungen: Er zwinkert heftig mit den Augen, verzerrt den Mund zu einer Grimasse und zieht die Nase hoch. Dazu kommen ruckartige Kopf- und Schulterbewegungen und nicht selten auch Zwangshandlungen wie die Nachahmung von Bewegungen anderer Menschen, das Ausstoßen spitzer Schreie oder das unablässige Wiederholen anstößiger Ausdrücke.

tox- Bestandteil medizinischer Fachausdrücke mit der Bedeutung »Gift«.

Toxikologie Lehre von den Wirkungen der Gifte auf den Organismus. Die Giftwirkung ist nicht nur von Art und Aufbau der auslösenden Substanz, sondern auch von der Dosis (bzw. Konzentration), der Einwirkungsart (Aufnahmeweg bzw. Kontaktort), der Einwirkungshäufigkeit und der Einwirkungszeit abhängig.

Teilgebiete der Toxikologie sind:

♦ ***Arzneimitteltoxikologie:*** Sie beschäftigt sich mit der vorklinischen Prüfung neuer Arzneimittel auf Verträglichkeit, schädliche Nebenwirkungen und Folgen von Überdosierungen.

♦ ***klinische Toxikologie:*** Ihre Aufgabe sind Diagnose und Therapie akuter Vergiftungen. Dazu gehören auch Behandlungsvorschläge in Notfällen sowie die Erteilung von Auskünften an Ärzte.

♦ ***Gewerbetoxikologie:*** Sie befasst sich mit akuten und chronischen Vergiftungen durch Arbeitsstoffe, mit Schutz- und Verhütungsmaßnahmen sowie der Aufstellung von Toleranzgrenzen.

♦ ***Nahrungsmitteltoxikologie:*** Ihr Ziel ist die Erfassung von Schadwirkungen natürlicher und synthetischer Nahrungsbestandteile sowie deren Verhütung.

♦ ***Umwelttoxikologie:*** Sie beschäftigt sich mit den Schadwirkungen chemischer Stoffe auf Luft, Boden, Wasser und deren Rückwirkungen auf tierische und pflanzliche Organismen.

Toxikosen durch körpereigene oder körperfremde Giftstoffe (Toxine) verursachte Erkrankungen.

Toxine → Gifte.

toxisch giftig.

toxisches Schocksyndrom (TSS) durch eine Infektion mit → Staphylokokken hervorgerufenes schweres Krankheitsbild, das 1978 erstmals bei amerikanischen Kindern beschrieben wurde und durch folgende Symptome gekennzeichnet ist: hohes Fieber, Kopfschmerzen, → Bindehautentzündung, Durchfälle, Nierenversagen, scharlachähnlicher Hautausschlag, Erbrechen, Benommenheit, schwerer Schock. In den folgenden Jahren wurde das toxische Schocksyndrom fast ausschließlich bei jungen Frauen beobachtet, die während der Menstruation Tampons verwendeten. Man spricht deshalb auch von »Tamponkrankheit« oder – im medizinischen Sprachgebrauch – von »menstruellem toxischem Schocksyndrom«. Die Krankheit wird durch einen besonderen Giftstoff der Staphylokokken verursacht, der zu einem fortschreitenden Schockzustand mit Sauerstoffmangel im Gewebe führt. Durch eine frühzeitige Therapie, bei der die Betroffene unter intensivmedizinischer Überwachung mit hoch dosierten → Antibiotika behandelt wird, können lebensbedrohliche Komplikationen vermieden werden. Das Risiko von Rückfällen – sie kommen bei 18 Prozent der erstmals Erkrankten vor – kann durch Vermeiden von Tampons deutlich gemindert werden.

Toxoplasmose Der Erreger dieser Krankheit ist ein einzelliges Lebewesen namens »Toxoplasma gondii«, das bei Säugetieren und Vögeln weit verbreitet ist. Die Infektion des Menschen erfolgt durch Genuss parasitenhaltiger Nahrung oder durch Schmutz-, Schmier- und Tröpfcheninfektion über verseuchte Haustiere (Katzenkot!). Meist führt die Krankheit zu keinen auffälligen Symptomen. Ist allerdings das Immunsystem – insbesondere im Zusammenhang mit → AIDS – geschwächt, so bricht eine bis dahin unbemerkt gebliebene Toxoplasmose unter Umständen mit Macht aus und führt dann manchmal sogar zu Gehirnstörungen mit geistigen Ausfällen und Krampfanfällen. Sie kann sich aber auch in Schwellungen der Lymphknoten und grippeähnlichen Symptomen wie Fieber, Kopf-, Hals-, Muskel- und Gelenkschmerzen äußern und in seltenen Fällen sogar eine → Hirnhautentzündung auslösen.

Gefährlich ist die Toxoplasmose aber vor allem, wenn sich Schwangere infizieren. Die Erreger befallen nämlich das ungeborene Kind im Mutterleib und verursachen schwere Fehlbildungen wie → Wasserkopf, Verkalkungen im Gehirn, Leber- und Milzschwellung sowie Augenstörungen und geistige Entwicklungshemmungen; ja, sogar Früh- und Totgeburten kommen vor.

Die Behandlung erfolgt mit → Sulfonamiden und → Corticosteroiden (Kortison). Da es keine sichere Infektionsverhütung gibt, sollten Schwangere vorsichtshalber kein rohes Fleisch essen, engen Kontakt mit Tieren – besonders Katzen – meiden und auf besondere Hygiene achten. Hauskatzen dürfen nicht mit ungekochtem Fleisch gefüttert werden; ihre Kotkästen sind täglich zu desinfizieren.

Trachea → Luftröhre.
Tracheitis → Luftröhrenentzündung.
Tracheoskopie → Luftröhrenspiegelung.
Tracheotomie → Luftröhrenschnitt.
Trachom (Körnerkrankheit, ägyptische Augenkrankheit) ansteckende bakterielle Augenentzündung, die in Europa nur selten, in den Tropen und Subtropen dagegen sehr häufig vorkommt. In Indien, Afrika und den Mittelmeerländern ist sie die häufigste Ursache der Erblindung. Erreger sind Bakterien mit dem Namen »Chlamydia trachomatis« (→ Chlamydien), die durch Fliegen, Finger, Handtücher usw. übertragen werden. Nach einer Inkubationszeit von einer Woche treten Lichtscheu, Tränenfluss und ein starkes Fremdkörpergefühl auf, das durch kleine sagokornähnliche Entzündungsherde an der Innenseite der Augenlider hervorgerufen wird. Später wächst gefäßhaltiges Bindegewebe in die Hornhaut des Auges ein. Das Ende ist eine ausgedehnte Vernarbung mit einer Trübung der Hornhaut und oft auch dem Verlust der Sehkraft. Therapeutisch lassen sich mit → Antibiotika, die entweder lokal als Salbe oder auch über das Blutsystem verabreicht werden, ausgezeichnete Erfolge erzielen. Im Narbenstadium ist ein chirurgischer Eingriff erforderlich. An der Entwicklung eines Impfstoffs wird noch gearbeitet.
Training zur Steigerung der körperlichen, aber auch der geistigen Leistungsfähigkeit regelmäßig wiederholte Maßnahmen bzw. Übungen. Da das Ergebnis unter anderem in einer Entlastung des Herz-Kreislauf-Systems besteht, das nun ökonomischer arbeitet, stellt das Training letzten Endes eine sehr wirksame Kreislaufschonung dar. Zudem wird das Verhältnis von Sauerstoffangebot zu Sauerstoffbedarf im Herzmuskel deutlich verbessert.
Für gesundheitssportliche Aktivitäten ist es nie zu spät; selbst 55- bis 70-Jährige sind durchaus noch trainierbar. Im mittleren Lebensalter kann man durch konsequentes Ausdauertraining 20 Jahre lang 40 bleiben! Allerdings sollte ab dem 35. Lebensjahr vor Aufnahme einer sportlichen Betätigung eine gründliche ärztliche Untersuchung erfolgen. Die »Deutsche Gesellschaft für Gesundheitsvorsorge« empfiehlt das so genannte »Trio-Training«: Dieses besteht aus → autogenem Training, Bewegungsübungen und Ernährungsberatung. Das Training, das in einer von einem Arzt geleiteten Gruppe durchgeführt wird, dauert ein Vierteljahr und umfasst insgesamt 24 Stunden.
Wichtig ist, den Körper erst allmählich an größere Belastungen heranzuführen. Übertreibungen können einen dramatischen → Muskelkater heraufbeschwören. Außerdem kann es passieren, dass das Blut infolge massenhafter Zerstörung von Muskelzellen dermaßen mit Muskeleiweiß überladen wird – das mit dem Urin ausgeschieden werden muss –, dass die Nieren diesem Ansturm nicht gewachsen sind: Ein lebens-

Training Gemeinsam macht's am meisten Spaß.

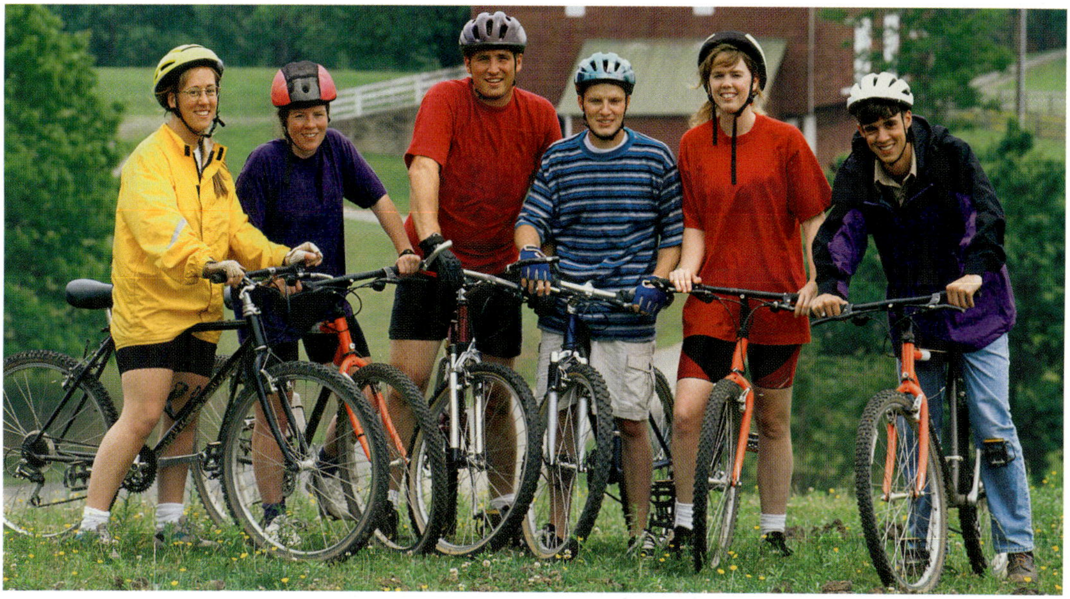

bedrohliches Nierenversagen ist die Folge. In solchen Fällen ist eine rasche und energische ärztliche Behandlung erforderlich.

Tränen Die von den Tränendrüsen – sie liegen beidseitig in der oberen äußeren Ecke der Augenhöhle – abgesonderte salzhaltige Flüssigkeit hält ständig die vordere Augapfelfläche feucht und schützt so die empfindliche Hornhaut und die Augenbindehaut vor Austrocknung. Zugleich wirkt sie durch keimtötende Stoffe desinfizierend auf die Schleimhäute der Augen. Schließlich schützt die Tränenflüssigkeit indirekt auch die Augenoberfläche vor kleinen Fremdkörpern, da es den Augenlidern nur dann möglich ist, solche Fremdkörper durch den Lidschlag wegzuwischen, wenn die Augenoberfläche durch die Tränenflüssigkeit gleitfähig gehalten wird. Sobald die Augenlider während des Schlafes geschlossen sind, ruhen auch die Tränendrüsen. Mit der Verminderung ihrer Tätigkeit beginnen sie jedoch schon, wenn wir müde werden. Dadurch entsteht in den Augen ein trockenes Gefühl. Auch beim Erwachen am Morgen nehmen die Tränendrüsen manchmal nur zögernd ihre Arbeit wieder auf: Ein »sandiges« Gefühl in den Augen veranlasst uns dann, uns »den Schlaf aus den Augen zu reiben«, also die Tränendrüsen auf diese Weise mechanisch zur Arbeit anzutreiben. Das Nervenzentrum, von dem aus die Funktion der Tränendrüsen gesteuert wird, liegt im Inneren des Gehirns (im so genannten → Thalamus). An dieses Zentrum werden auch Impulse aus dem Großgehirn weitergeleitet, so dass – bei bestimmten Erregungen – die Tränendrüsen plötzlich sehr lebhaft arbeiten: Wir weinen, wenn wir Schmerz oder Trauer empfinden, manchmal aber auch vor Freude.

Wenn mit dem Erlöschen des Lebens auch die Tätigkeit der Tränendrüsen aufhört, setzt die Austrocknung der Augenoberfläche schnell ein: Es entsteht das Bild der »gebrochenen« Augen.

Tränendrüsenentzündung (Dakryoadenitis) Die Tränendrüsen haben die Aufgabe, eine Flüssigkeit abzusondern, die die Horn- und Bindehaut des Auges beim Lidschlag befeuchtet. Dringen in das Drüsengewebe Krankheitserreger wie Bakterien, Viren oder Pilze ein, was meist nur auf einer Seite vorkommt, so reagiert die Drüse mit einer akuten Entzündung: Sie schwillt so stark an, dass der Betroffene mit dem befallenen Auge kaum noch sehen kann; außerdem schmerzt sie heftig.

Daneben gibt es noch eine weniger auffällige, chronisch verlaufende Form, und zwar meist im Gefolge einer anderen, sich im Körper ausbreitenden Infektionskrankheit, zum Beispiel der → Tuberkulose.

Tränensackentzündung meist bakterielle, eitrige Entzündung des Tränensacks, die durch eine Störung des Tränenabflusses bedingt ist und vorwiegend ältere Menschen betrifft. Zwischen dem inneren Augenwinkel und dem Nasenrücken liegt, in eine flache Knochenrille eingebettet, beidseitig ein Tränensäckchen, bei dem es sich um den etwas erweiterten obersten Teil des Tränennasengangs handelt, eines kleinen Kanals, der die Verbindung zwischen innerem Augenwinkel und Nase herstellt. Dass es eine solche Verbindung gibt, weiß jeder aus Erfahrung: Wird beim Weinen viel Tränenflüssigkeit abgesondert, so muss man das Taschentuch benutzen, weil eben ein Teil dieser Tränenflüssigkeit in die Nase abfließt. Die Tränendrüsen arbeiten, solange wir wach sind, ständig, und ebenso ständig fließt etwas Tränenflüssigkeit durch den Tränennasengang in das Innere der Nase ab und verdunstet dort durch den Luftzug der Atmung. Schwillt die Schleimhaut dieses Ganges – etwa infolge eines Schnupfens – zu, so ist der Abflussweg verlegt, und es tritt ein Tränenträufeln ein: Die Tränenflüssigkeit fließt einfach über den Rand des unteren Augenlides nach außen ab. Bleibt dieses Tränenträufeln längere Zeit bestehen, weil der Tränennasengang auch nach dem akuten Schnupfen noch verstopft bleibt, so muss der Augenarzt mit Hilfe einer feinen Sonde die Durchgängigkeit wiederherstellen.

Wenn Krankheitserreger von der Nase oder vom Auge her in den Tränennasengang einwandern und sich im Tränensäckchen einnisten, kommt es zur Tränensackentzündung. Sie verursacht Schmerzen und meist auch eine etwas gerötete kleine Schwellung in der Gegend zwischen innerem Augenwinkel und Nasenrücken. Eine Behandlung durch den Augenarzt ist notwendig.

Tranquilizer Beruhigungsmittel, die Angst und Spannung lösen, ohne müde zu machen. Durch die entspannende Wirkung wird der Schlaf gefördert; durch gleichzeitigen Alkoholgenuss erhöht sich die Wirkung beträchtlich. Allerdings besteht die Gefahr der Gewöhnung. Die heute wichtigste Gruppe bilden die so genannten Benzodiazepine, von denen einige ausgesprochene Schlafmittel sind.

trans- Bestandteil medizinischer Fachausdrücke mit der Bedeutung »hinüber, hindurch«.

Transaminasen Enzyme, die Aminogruppen (NH_2) von einer Substanz auf eine andere übertragen. Die beiden klinisch wichtigsten Transaminasen sind:

1. GOT (Glutamat-Oxalacetat-Transaminase): Sie kommt in fast allen Organen vor. Beim → Herzinfarkt ist ihre Konzentration deutlich erhöht; bei Muskel-, Nieren- und Gehirnkrankheiten etwas weniger.

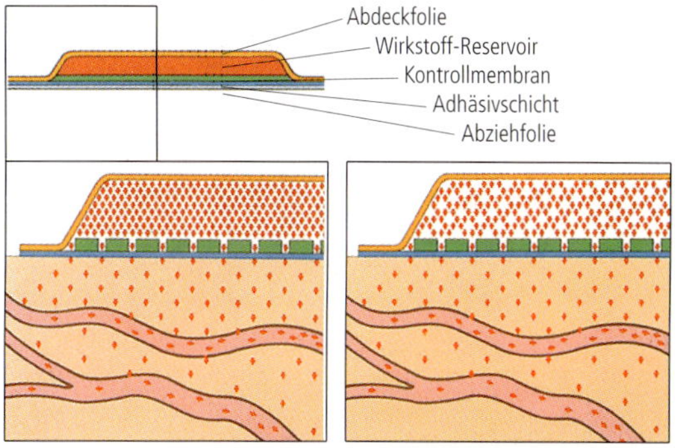

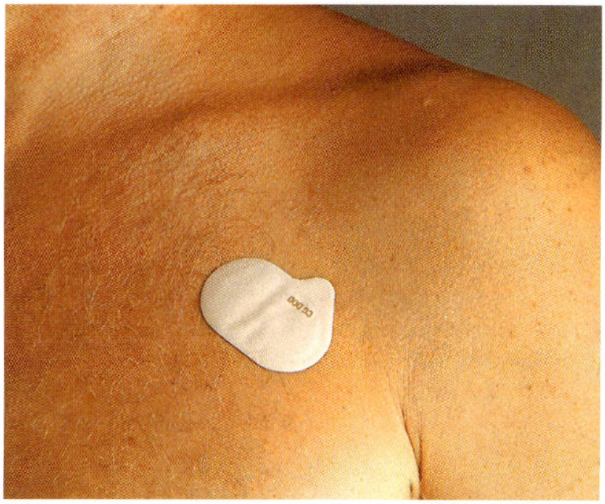

Transdermale therapeutische Systeme Bei dieser Anwendungsform von Arzneimitteln, die ähnlich wie ein Heftpflaster angebracht wird, dringt der Wirkstoff durch die Haut und gelangt auf diese Weise direkt in den Blutkreislauf. Das Pflaster wird auf eine trockene, saubere, gesunde und möglichst unbehaarte Hautstelle aufgelegt und mit der flachen Hand mindestens 10 Sekunden lang fest angedrückt. Baden und Duschen ist ohne weiteres möglich.

2. *GPT* (Glutamat-Pyruvat-Transaminase): Sie findet sich vor allem in der Leber. Dementsprechend ist bei allen Leberkrankheiten die GPT, aber auch die GOT im Blutplasma erhöht.

transdermale therapeutische Systeme (TTS) → therapeutische Systeme, bei denen das Arzneimittel dem Körper in Form eines Pflasters kontinuierlich durch die intakte Haut zugeführt wird. Diese Darreichungsform ist heute schon für verschiedene Medikamente in Gebrauch. So gibt es Nitroglyzerinpflaster, die eine 24-stündige Nitroglyzerinzufuhr zur Prophylaxe der → Angina pectoris gewährleisten; Pflaster mit Scopolamin zur Verhütung des Erbrechens bei der Reisekrankheit (die Wirkung hält etwa 72 Stunden an) sowie Pflaster mit Arzneimittel gegen → Hypertonie (Bluthochdruck) und Beschwerden in den → Wechseljahren.

Transfusion übliche Kurzbezeichnung für → Bluttransfusion.

transitorische ischämische Attacke (TIA) vorübergehende Minderdurchblutung des Gehirns mit entsprechenden neurologischen Symptomen als häufiger Vorbote eines → Schlaganfalls.

Transplantation Wenn ein Gewebe- oder Organdefekt weder durch natürliche Regeneration noch durch Vernarbung gedeckt werden kann, besteht die Möglichkeit, durch Transplantation (Überpflanzung) von Geweben und Organen die normale Form und Funktion wiederherzustellen. Mit solchen Operationen befasst sich vor allem die → plastische Chirurgie. Die ersten Eingriffe dieser Art waren Hauttransplantationen; sie stellen noch heute die häufigsten Transplantationen dar.

Man kennt folgende Arten von Transplantationen:

1. Spender und Empfänger sind dieselbe Person: Transplantation von einer Körperstelle auf die andere.

2. Spender und Empfänger sind eineiige Zwillinge.

3. Spender und Empfänger gehören wohl derselben Art (Menschen) an, sind aber genetisch ungleich.

4. Spender und Empfänger stammen aus verschiedenen Arten: z. B. Überpflanzung von tierischem Gewebe auf Menschen.

Das Schicksal des Transplantats hängt von der immunbiologischen Abwehrreaktion des Empfängerorganismus ab. Es kommt also darauf an, das Immunsystem des Empfängers zu hemmen (→ Immunsuppression), wobei allerdings festzustellen ist, dass die immunbiologischen Probleme bei der Verpflanzung von Binde- und Stützgewebe nicht so schwierig sind wie bei Organtransplantationen. Heute gibt es bereits zahlreiche Gewebebanken, in denen Haut, Knochen, Knorpel, Sehnen, Nerven, Hornhaut des Auges, harte Hirnhaut, Arterien und Herzklappen in tiefgekühltem, chemisch konserviertem oder gefriergetrocknetem Zustand aufbewahrt werden. Die Gewebe entstammen zumeist menschlichen Leichen, aber auch Tieren. Von diesen heilen allerdings nur Knorpel- und Hornhauttransplantate dauerhaft ein. Alle anderen Transplantate bilden nur einen »Notverband« bzw. ein Klettergerüst für die körpereigene Regeneration. In der Wiederherstellungschirurgie verwendet man auch Fremdmaterialien (Metalle, Kunststoffe), denen jedoch die Fähigkeit des Umbaus zu körpereigener Substanz fehlt.

Bei einer Organtransplantation entstehen neben technischen, methodischen und organisatorischen Schwierigkeiten auch ethische Probleme. So enthebt die geplante Organentnahme den behandelnden Arzt keinesfalls von der Pflicht zu optimaler Wiederbelebung, zur Respektierung des sterbenden Menschen und der Gefühle seiner Angehörigen. Das Hauptproblem für die Organverpflanzung besteht aber noch immer in der Beherrschung der immunologischen Reaktionen. Daneben sind 2 weitere Faktoren von großer Bedeutung: die Gewinnung lebensfähiger Transplantate und die Sicherstellung ihres Überlebens zwischen der Entnahme und dem Anschluss an den Blutkreislauf des Empfängers.

Die Zeiten, in denen Organtransplantationen als medizinische Pionierleistungen angesehen wurden, sind vorüber. Am häufigsten und mit dem besten Langzeiterfolg wurden bisher Nieren verpflanzt. In zunehmendem Maß werden jedoch schon ganze Organsysteme wie Herz plus Lunge transplantiert; allerdings bleiben solche Operationen vorläufig noch die Ausnahme. Im Stadium des Übergangs vom Experiment zur klinischen Behandlungsmethode befindet sich zur Zeit die Dünndarmtransplantation bei Patienten mit schweren Mangelernährungszuständen nach ausgedehnten Dünndarmresektionen.

Organtransplantationen erfordern einen großen personellen Aufwand und die Zusammenarbeit einer Vielzahl von Ärzten verschiedener Fachrichtungen. Aus diesem Grund werden in den großen Kliniken immer mehr eigenständige Transplantationszentren eingerichtet. Von dieser Konzentration erhofft man sich eine bessere Lösung der vielfältigen Probleme der Transplantationsmedizin.

Transsexualität lebhafter Wunsch von sexuell sonst unauffälligen Menschen – vor allem Männern –, die Geschlechtszugehörigkeit zu wechseln. Sie fühlen sich als »Irrtum der Natur«, begreifen sich als in den falschen Körper hineingeboren und streben eine operative Geschlechtsumwandlung an. Nach dem Transsexuellengesetz kann in der Bundesrepublik ein Transsexueller den Vornamen ändern und nach einer → Geschlechtsumwandlung sowie Auflösung einer gegebenenfalls bestehenden Ehe eine Personenstandsänderung und damit eine Geschlechtsänderung im Geburtenbuch beantragen.

Transsudat nicht entzündliche Ergüsse in Körperhöhlen, meist bei örtlichen Stauungen oder krankhafter Zusammensetzung des Blutes.

Transvestitismus Neigung, die Kleidung des anderen Geschlechts zu tragen. Bei den Betroffenen handelt es sich in der Regel um Männer, bei denen mit dem Kleiderwechsel keine sexuellen Anomalien verbunden sein müssen.

Traubenzucker (Glukose, Dextrose) einfacher, in der Natur weit verbreiteter Zucker, der schon unter normalen Verhältnissen im Blut vorkommt und dessen Konzentration bei der → Zuckerkrankheit erhöht ist. Er stellt das Abbauprodukt der → Kohlenhydrate in der Nahrung dar.

Traum Die meisten Träume bestehen aus seelischen Bildvorgängen im → Schlaf; seltener sind Vorstellungen wie Druckgefühl oder Schweben sowie Gehörs-, Geruchs- und Geschmacksempfindungen. Ursache des Träumens sowie Ursprung der Trauminhalte können sehr verschiedenartig sein: umgedeutete Sinnesreize (Rasseln des Weckers, Straßenlärm, voller Magen oder gefüllte Harnblase), affektbetonte Erlebnisse (nicht selten aus früher Kindheit) und Tageseindrücke (unverarbeitete Wahrnehmungen und Erlebnisse des Vortages). Nach Sigmund Freud, dem Begründer der → Psychoanalyse, stellen Träume den wichtigsten Zugang zum Unbewussten dar. Für Freud ist der Traum eine Wunscherfüllung, der die verdrängten Wünsche in entstellter Form anzeigt. Allerdings hat die Bildsprache des Traumes symbolischen Charakter und darf daher nicht ohne weiteres für bare Münze genommen, sondern muss vielmehr erst verarbeitet und gedeutet werden. Dabei geht die psychoanalytische Traumdeutung so vor sich, dass der Arzt den Patienten zu den mitgeteilten Traumbildern freie Einfälle »assoziieren« lässt.

Sicher ist, dass jeder Mensch wesentlich öfter und intensiver träumt, als ihm bewusst wird. Es ist eine alte Weisheit, dass der Traum einen Menschen sowohl belasten (Albträume!) als auch entlasten kann. Indem man sich seinen Träumen vermehrt zuwendet, kann man neue Anregungen und seelische Kraft schöpfen. Ein Traum-Tagebuch, in dem man laufend alle Träume aufzeichnet, eignet sich vorzüglich zum besseren Selbstverständnis. Dazu sollte der Träumer sein Tagebuch von Zeit zu Zeit durchlesen und spontan auftretende Einfälle niederschreiben, wobei es durchaus nicht notwendig ist, dass er jeden einzelnen Traum vollkommen versteht.

Trauma Verletzung, Gewalteinwirkung. Man spricht nicht nur von einem körperlichen, sondern auch von einem seelischen Trauma (beispielsweise hervorgerufen durch ein extremes Erlebnis oder eine tief empfundene Kränkung).

Tremor Zittern einzelner Muskeln oder Muskelgruppen bzw. des ganzen Körpers; z. B. bei Kälte, Angst und verschiedenen Erkrankungen wie → Parkinson-Krankheit und → Alkoholismus.

Trennkost Diät, bei der entweder eiweiß- oder kohlenhydrathaltige Mahlzeiten, aber niemals beide Nahrungsbestandteile zusammen eingenommen werden. Die Methode

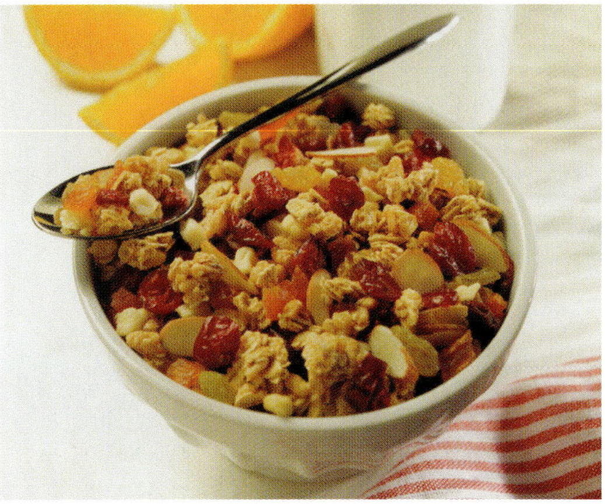

Trennkost Führende Ernährungswissenschaftler halten die Trennkost nach Dr. Hay für zu wenig ausgewogen.

beruht auf der Annahme, dass der Abbau von Eiweißen und Kohlenhydraten im Körper nur bei getrennter Zuführung einwandfrei vonstatten geht. Aus medizinischer und ernährungsphysiologischer Sicht bestehen gegen die Trennkost jedoch erhebliche Einwände.

Trepanation operative Eröffnung einer von Hartsubstanz umgebenen Körperhöhle (z. B. Schädel- oder Zahnmarkhöhle) durch Anbohren oder Aufmeißeln.

tri- Bestandteil medizinischer Fachausdrücke mit der Bedeutung »drei, dreifach«.

trich- Bestandteil medizinischer Fachausdrücke mit der Bedeutung »Haar«.

Trichinenkrankheit (Trichinose) schwere, oft lebensbedrohliche → Wurmerkrankung, die vor allem den Darm und die Skelettmuskulatur betrifft. Die Infektion des Menschen mit Trichinen – winzigen Fadenwürmern – erfolgt fast ausschließlich durch den Genuss von rohem oder ungenügend gekochtem bzw. geräuchertem Haus- oder Wildschweinfleisch. Die damit aufgenommenen Larven wachsen im Darm des Menschen zu geschlechtsreifen Würmern heran, die dann in verschiedene Organe, vor allem in die Muskeln, eindringen und sich dort verkapseln. Eine Übertragung von Mensch zu Mensch ist nicht möglich.

Die Inkubationszeit beträgt etwa 1 Woche. Danach beginnt die Krankheit mit Übelkeit, Erbrechen, Koliken, Durchfällen und Fieber. Später treten heftige Muskelschmerzen und unter Umständen lebensgefährliche Schluck- und Atemstörungen hinzu. Typisch ist die Anschwellung des Gesichts, insbesondere der Augenlider. Der Krankheitsverlauf hängt von der Menge der aufgenommenen Trichinen ab und kann sich manchmal über Monate hinziehen. In unbehandelten Fällen kann es zu folgenden Komplikationen kommen: Herzmuskelentzündung (→ Myokarditis), → Gehirnentzündung, → Lungenentzündung, → Lungenembolie und Kreislaufversagen. Als Spätschäden können hartnäckige Muskelstörungen zurückbleiben.

Die Behandlung erfolgt 5–10 Tage lang mit einem Spezialpräparat, mit dem sich die Trichinen recht zuverlässig vernichten lassen. Bei schwerem Verlauf muss zusätzlich ein → Corticosteroid (Kortison) verabreicht werden. In derartigen Fällen ist wegen der aufwendigen Pflege eine stationäre Behandlung erforderlich.

Vorbeugend stellt die Fleischbeschau eine wirkungsvolle Maßnahme zur Verhütung der Trichinose dar. Trotzdem sollte man, um eventuell doch noch vorhandene Trichinen zuverlässig abzutöten, speziell das Fleisch von Wildschweinen vor dem Verzehr unbedingt gut durchbraten oder kochen.

Trichomonaden winzige Geißeltierchen; Erreger der → Trichomoniasis.

Trichomoniasis Trichomonaden – Geißeltierchen, die sich ausschließlich in den Geschlechtsorganen ansiedeln – können bei massiver Infektion oder gestörter Abwehrfunktion des Organismus eine Erkrankung auslösen. Dabei handelt es sich um eine ausgesprochene Partnerinfektion, die nur durch Geschlechtsverkehr übertragen wird, aber nicht als → Geschlechtskrankheit im engeren Sinn gilt. Bei der Frau kommt es zu einer → Scheidenentzündung mit Brennen, Jucken und starkem → Ausfluss; beim Mann entwickelt sich eine → Harnröhrenentzündung mit nicht sehr auffälligen Symptomen. Die Behandlung erfolgt mit sehr gut wirksamen Spezialpräparaten. Um »Ping-Pong-Infektionen« zu verhüten, müssen dabei allerdings immer beide Partner gleichzeitig behandelt werden.

Trichophytie durch Trichophyten – winzige fadenförmige Pilze – ausgelöste → Hautpilzerkrankung.

Trichterbrust rinnen- oder schüsselförmige Einsenkung der Brustwand aufgrund einer Fehlbildung des Brustbeins. Bei dem Leiden, das schon bei der Geburt erkennbar sein kann, sich aber im Lauf des Wachstums stärker ausprägt, handelt es sich um eine angeborene Deformität, deren Ursache unbekannt ist. Durch die zunehmende Einziehung des Brustbeins kann das Herz nach hinten und links verdrängt werden. Oft zeigen die betroffenen Kinder eine schlaffe Körperhaltung mit nach vorn hängenden Schultern und vorgewölbtem Bauch.

Bei der Behandlung sind konservative Maßnahmen wie Gymnastik und Stützverbände zwecklos; eine operative Korrektur kommt jedoch nur bei ausgeprägten Fällen mit einer Beeinträchtigung der Herz-Lungen-Funktion in Betracht. Bei Eingriffen, die allein aus kosmetischen Gründen in Erwägung gezogen werden, sollten die möglichen Komplikationen – z. B. eine Brustfellverletzung mit Gefahr eines → Pneumothorax sowie Wundheilungsstörungen – in Bezug auf das gewünschte Ergebnis gründlich abgewogen werden.

Trichuriasis → Peitschenwurm-Krankheit.

Trigeminusneuralgie (Gesichtsschmerz) auf das Ausbreitungsgebiet des Gesichtsnervs (Nervus trigeminus) beschränkter, überaus heftiger, anfallartiger Nervenschmerz; → Neuralgie.

Trigger Auslöser einer Reaktion. Ein Trigger kann beispielsweise ein bestimmter Reiz, eine Substanz oder ein spezieller Vorgang sein. Als Triggerpunkte bezeichnet man Druckpunkte an der äußeren Haut, deren Druckschmerzhaftigkeit auf Nervenstörungen an der Wirbelsäule hindeuten.

Triglyzeride Neutralfette, die mit rund 90 Prozent den Hauptanteil der täglichen Fettaufnahme bilden. Sie dienen als Energiespeicher im Fettgewebe und als wichtige Quelle des Energiestoffwechsels (Betriebsstoffwechsel). Triglyzeride entstammen aber nicht nur den Nahrungsfetten, sondern können im Fettgewebe und in der Leber auch aus Kohlenhydraten aufgebaut werden. Für den Transport im Blut werden die Triglyzeride wie das → Cholesterin an einen Eiweißkörper (Protein) gebunden; auf diese Weise entstehen die Lipoproteine. Triglyzeride werden dabei vor allem in Lipoproteinen sehr niedriger Dichte (VLDL = very low density lipoproteins) transportiert. Bei verschiedenen → Fettstoffwechselstörungen sowie nach stärkerem Alkoholkonsum können die Triglyzeride im Blut vermehrt nachgewiesen werden.

Trikuspidalklappe dreizipfelige Segelklappe zwischen rechtem Herzvorhof und rechter Herzkammer.

Tripper (Gonorrhö) häufigste, durch eine bakterielle Infektion bedingte Geschlechtskrankheit des Menschen. Die Tripper-Erreger so genannte Diplokokken – im Mikroskop sehen sie wie Kaffeebohnen aus –, die in feuchter Umgebung stunden- und tagelang lebensfähig bleiben, jedoch gegen Eintrocknen und Temperaturen über 40 °C sehr empfindlich sind. Die Übertragung erfolgt fast ausschließlich durch den Geschlechtsverkehr; eine mittelbare Infektion durch Bäder, Waschlappen, Handtücher, Klosett usw. kommt nur ausnahmsweise einmal bei Frauen und kleinen Mädchen vor. Da die Erkrankung keine Immunität hinterlässt, bewahrt ein bereits abgeheilter Tripper nicht vor neuer Ansteckung. Die Inkubationszeit beträgt nur 2–3 Tage.

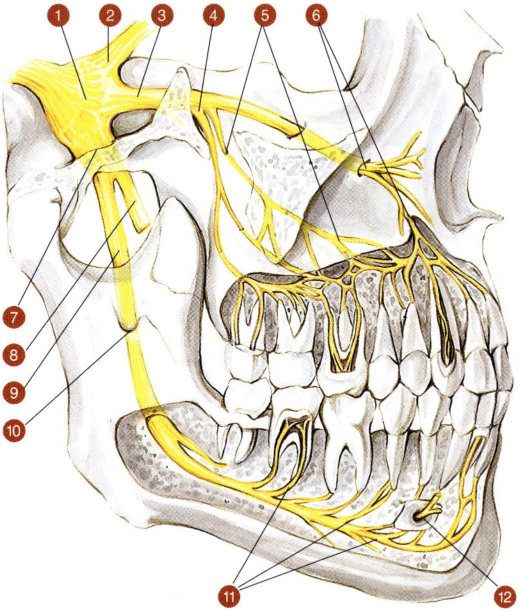

Trigeminusneuralgie Nervenversorgung von Ober- und Unterkieferzähnen: **1** Ganglion des Trigeminusnervs, GASSER-Ganglion; **2** erster Hauptast des Trigeminusnervs, Augennerv; **3** zweiter Hauptast des Trigeminusnervs, Oberkiefernerv; **4–6** Äste des Oberkiefernervs; **4** hintere obere Alveoläräste; **5** mittlerer oberer Alveolarast; **6** Unteraugenhöhlennerv und vordere obere Alveoläräste; **7** dritter Hauptast des Trigeminusnervs, Unterkiefernerv; **8** Zungennerv; **9** Alveolarnerv des Unterkiefers; **10** Unterkieferloch; **11** unteres Zahnnervengeflecht; **12** Kinnloch und Kinnnerv.

Bei Männern macht sich der Tripper anfangs durch Kitzeln und Jucken der geröteten und geschwollenen Eichelspitze bemerkbar; dann kommt es zum wässrig-milchigen Ausfluss aus der Harnröhre, der bald gelb und rahmig-eitrig wird; zudem empfinden die Betroffenen Schmerzen beim Wasserlassen. Unbehandelt bleiben diese akuten Erscheinungen 2 Wochen bestehen. Dann breitet sich die gonorrhoische Schleimhautentzündung auf die hintere Harnröhre aus; es kommt nun zu Harndrang, krampfartigen Schmerzen beim Wasserlassen und Blutbeimengungen im Urin. Weitere Komplikationen sind beim männlichen Geschlecht durch die moderne Therapie mit → Antibiotika sehr selten geworden.

Bei Frauen verursacht der Tripper anfangs kaum Beschwerden, weshalb manche Frauen die Infektion übersehen und die Krankheit ungewollt auf andere Geschlechtspartner weiterverbreiten. Manchmal klagen die Betroffenen über Kitzeln an der Harnröhrenmündung, Brennen beim Wasserlassen und mäßigen Harndrang. Nicht selten entwickelt sich eine Entzündung der Drüsen im Scheidenvorhof: Dann bildet sich unter Fieber und heftigen Schmerzen ein ausgedehnter → Abszess, der bei seinem Durchbruch reichlich jauchigen Eiter entleert. Außerdem kommt als Folgeleiden nicht selten eine langwierige Entzündung der Eileiter vor.

Eine besondere Form bildet der Tripper bei kleinen Mädchen, deren Geschlechtsteile weit geöffnet und deshalb leichter Infektionen durch Bäder, Waschzeug, Toilette oder Schlaf in einem Bett mit einem Tripperkranken ausgesetzt sind. Aus der geröteten und stark geschwollenen Scheide fließt dann reichlich Eiter. Bei Neugeborenen kann sich infolge Ansteckung durch die tripperkranke Mutter ein → Augentripper entwickeln, der früher nicht selten zum Verlust des Sehvermögens führte, heute jedoch sehr selten geworden ist, da jedem Neugeborenen im Rahmen der so genannten Credé-Prophylaxe vorbeugend eine kleine Menge Bakterien abtötender Silbernitratlösung in die Augen geträufelt wird.

Da die Erreger gegen bestimmte, im Einzelfall genau zu ermittelnde → Antibiotika recht empfindlich sind, kann man sie damit rasch und zuverlässig abtöten und die Krankheit auf diese Weise heilen. Die Behandlung muss jedoch konsequent und lang genug durchgeführt werden, damit sichergestellt ist, dass auf gar keinen Fall lebende Erreger zurückbleiben, die einen erneuten Krankheitsausbruch heraufbeschwören könnten.

Den einzig sicheren Schutz gegen die Ansteckung mit Tripper bildet die Benützung eines → Kondoms beim Geschlechtsverkehr.

Trisomie Form der → Chromosomen-Aberration, bei der in den Zellkernen überzählige Chromosomen vorhanden sind. Die bekannteste auf einem derartigen Chromosomen-Fehler (am Chromosom Nr. 21) beruhende Krankheit ist das → Down-Syndrom (Mongolismus), das deshalb auch als »Trisomie 21« bezeichnet wird.

Trizeps (Musculus triceps) aus drei Anteilen bestehender Streckmuskel am Oberarm.

Trokar dreieckig angeschliffene, von einer Röhre umhüllte Nadel, mit deren Hilfe in Körper- oder Flüssigkeitshöhlen eingegangen wird. Dort wird die Röhre nach Abziehen der Nadel belassen, um Flüssigkeiten zum Ablaufen zu bringen; → Punktion.

Trommelfell sehnige Haut zwischen Gehörgang und Mittelohr; → Ohr.

Trommelschlegelfinger kolbige Auftreibung der Fingerendglieder infolge chronischer Sauerstoffminderversorgung bei Herz- und Lungenleiden, unter anderem bei → Bronchiektasen, → Lungenblähung oder angeborenen → Herzfehlern.

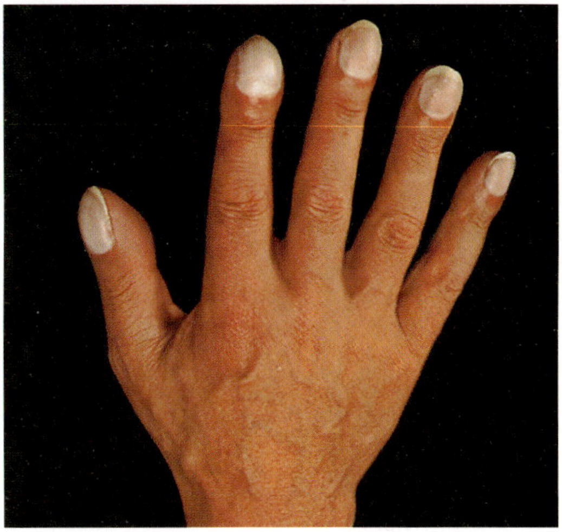

Trommelschlegelfinger Deutliche Verdickung der Fingerendglieder bei einem Patienten mit angeborenem Herzklappenfehler.

-trop Bestandteil medizinischer Fachausdrücke mit der Bedeutung »gerichtet auf, wirkend auf«.

Tropenhygiene Unter Tropen versteht man allgemein Gebiete, in denen die mittlere Monatstemperatur wenigstens 20 °C beträgt. Wird diese Temperatur jährlich mindestens 8 Monate lang gemessen, so spricht man von Subtropen. Fernreisen in derartige Gegenden – vor allem nach Asien, Afrika, Mittel- und Südamerika – bringen infolge des ungewohnten Klimas und des Risikos spezieller Infektionskrankheiten nicht unerhebliche gesundheitliche Gefahren mit sich. Damit diese Gefahren möglichst gering bleiben, sind die Einhaltung hygienischer Grundregeln und die Durchführung einer geeigneten Impf- und Chemoprophylaxe von größter Wichtigkeit.

Wer in die Tropen reisen will, sollte spätestens 6 Wochen vor Antritt der Reise den Arzt aufsuchen, um rechtzeitig notwendige Impfungen und individuelle Vorsichtsmaßnahmen durchführen zu lassen. Während Impfungen gegen → Cholera und → Gelbfieber nur in bestimmten Regionen gefordert werden, ist ein Impfschutz gegen → Wundstarrkrampf, → Typhus und → Kinderlähmung auf jeden Fall notwendig. Besonders wichtig ist die Vorbeugung gegen → Malaria, die bis 6 Wochen nach der Rückkehr fortgesetzt werden muss! Die nicht selten tödlich verlaufende Malaria stellt nämlich die für Tropenreisende gefährlichste Krankheit dar.

Zu beachten ist ferner, dass in den Tropen nicht nur Schäden durch Sonnenlicht und Hitze vorkommen, sondern infolge der nächtlichen Abkühlung und durch klimatisierte Räume auch Erkältungen möglich sind.
Folgende Regeln sind von großer Bedeutung:
1. Auf konsequente persönliche Hygiene achten: Hände häufig waschen; Zähne nur mit Mineralwasser oder abgekochtem Wasser putzen.
2. Keine ungekochten Speisen und Getränke verzehren: daher Vorsicht mit Salaten, Obst und Eis. Nur selbst geschältes Obst essen. Auf Eiswürfel verzichten. Am besten keine rohen Fische, Muscheln oder Austern verzehren.
3. Niemals zu viel essen. Alkohol trinkt der erfahrene Reisende allenfalls nach Sonnenuntergang und auch dann nur in geringen Mengen. Zu viel Alkohol tötet keineswegs Krankheitserreger ab, sondern schwächt nur die Abwehrkraft!
4. Wenn es sehr heiß ist, kann man kann nie zu viel Wasser trinken. Der Urin muss hell und klar sein; wenn er dunkel und spärlich wird, muss sofort reichlich Flüssigkeit zugeführt werden!
5. Übermüdung und Übertreibungen vermeiden. Die ersten Tage sollte man unbedingt zur Akklimatisierung nutzen, damit sich der Kreislauf auf das Klima einstellen kann.
6. Angepasste Kleidung und entsprechendes Schuhwerk tragen.
7. Beim Schwimmen und Waten in Tümpeln und stehenden Gewässern vorsichtig sein, da diese mit gefährlichen Parasiten verseucht sein können.
8. Für Mückenschutz sorgen: Insektenspray verwenden, die Haut mit Mücken vertreibenden Mitteln einreiben, nachts eventuell unter Moskitonetzen schlafen.
9. Intimkontakte meiden. In den Tropen sind → Geschlechtskrankheiten und → AIDS besonders häufig. Da man eine mögliche Infektion zuerst nicht bemerkt, können sich schlimme Spätfolgen entwickeln. Außerdem sind z. B. die Erreger des → Trippers in Südostasien gegen die üblichen Medikamente resistent, so dass sich die Behandlung sehr schwierig gestaltet. Da die Prostitution beiderlei Geschlechts in den tropischen Ländern gewaltig zugenommen hat, sind in einigen Regionen fast die Hälfte aller Prostituierten mit AIDS-Viren infiziert und können, auch wenn sie selbst nicht krank erscheinen, die Viren übertragen.
10. Bei Beschwerden sofort einen Arzt aufsuchen!
Treten nach der Rückkehr aus den Tropen – selbst noch nach Monaten – ohne erklärbaren Grund Fieber, Schmerzen oder andere Beschwerden auf, muss ebenfalls unverzüglich ein Arzt aufgesucht werden.

Tropenkrankheiten Gesundheitsstörungen, die überwiegend oder ausschließlich in den Tropen auftreten. Dazu gehören:
♦ Infektionskrankheiten, deren Überträger oder Erreger fast nur in den Tropen vorkommen: z. B. → Malaria, → Schlafkrankheit oder → Gelbfieber.
♦ Darmkrankheiten, deren Entstehung durch tropische Verhältnisse begünstigt wird: z. B. → Ruhr und → Typhus.
♦ Erkrankungen durch Würmer und Parasiten, die in den Tropen besonders häufig sind: z. B. durch Hakenwürmer, Fadenwürmer oder Leberegel.
♦ Erkrankungen durch Bisse oder Stiche giftiger Tiere: vor allem durch Reptilien oder Insekten wie Sandflöhe, Skorpione oder Spinnen.

Tröpfcheninfektion Übertragung von Infektionskrankheiten durch keimhaltige Wassertröpfchen, wie sie von einem Kranken beim Niesen, Husten oder Sprechen abgesondert werden.

troph- Bestandteil medizinischer Fachausdrücke mit der Bedeutung »Ernährung«.

TSS Abkürzung für → **T**oxisches **S**chock**s**yndrom.

TTS Abkürzung für → **t**ransdermale **t**herapeutische **S**ysteme.

Tubargravidität (Eileiterschwangerschaft) Form der → Extrauteringravidität.

Tube 1. → Eustachische Röhre.
2. Eileiter der Frau.

Tubenkatarr »Tube« oder »Ohrtrompete« sind andere Bezeichnungen für die → Eustachische Röhre: eine etwa 35 Millimeter lange häutige Verbindung zwischen Rachen und Mittelohr, die sich beim Schluckakt öffnet und so einen Druckausgleich zwischen Rachenraum und Mittelohr ermöglicht. Der Ausdruck Tubenkatarr ist insofern nicht korrekt, als es sich bei der Störung in der Regel nicht um einen Katarr, d. h. um eine Schleimhautentzündung, handelt, sondern vielmehr um den Verschluss des rachenseitigen Eingangs, zum Beispiel durch → adenoide Vegetationen, durch eine – eventuell bösartige – Geschwulst des Nasen-Rachen-Raums oder durch eine allergisch bedingte Schleimhautschwellung. Ein Tubenkatarr kann Schwerhörigkeit, Schmerzen und Ohrgeräusche verursachen.
Neben der Behandlung einer eventuell bestehenden Schleimhautverdickung durch abschwellende Nasentropfen kommt der Beseitigung der Ursache des Tubenverschlusses große Bedeutung zu. Dies gilt insbesondere bei einem einseitigen Tubenkatarr, weil daran – wie bereits erwähnt – möglicherweise ein bösartiger Tumor schuld ist.

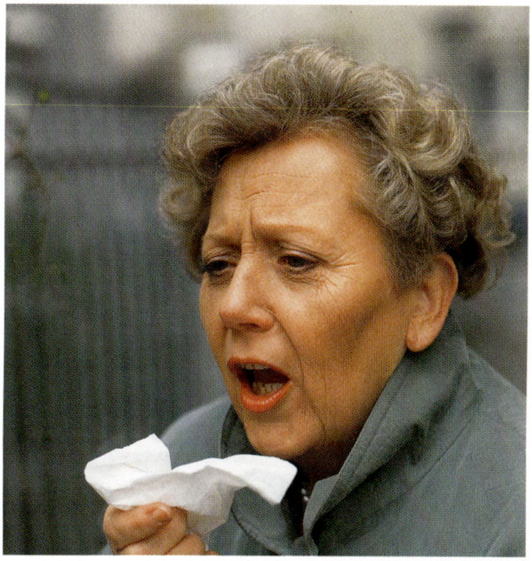

Tröpfcheninfektion Beim Niesen werden Millionen infektiöser Flüssigkeitströpfchen in die Umgebung geschleudert.

Tuberkulin aus Tuberkulose-Erregern auf flüssigen Nährböden gewonnene Flüssigkeit, die Stoffwechsel- und Zerfallsprodukte der Bakterien enthält. Durch Einspritzen von Tuberkulin oder Auftragen mittels eines speziellen Pflasters kann man bei Bakterienträgern eine allergische Hautreaktion auslösen. Auf diese Weise lassen sich frisch Infizierte und Infektionsquellen zuverlässig auffinden (Tuberkulintest).

Tuberkulose (Tbc, Schwindsucht) Schätzungen der Weltgesundheitsbehörde zufolge ist derzeit rund ein Drittel der Weltbevölkerung mit dem Tuberkuloseerreger (Mycobacterium tuberculosis) infiziert; rund 2 Millionen Menschen sterben alljährlich an der Krankheit. Sehr hoch ist die Krankheitshäufigkeit in den Ländern der Dritten Welt und insbesondere in Indien, wo den Angaben zufolge fast ein Viertel der infizierten Personen leben. Weltweit dürfte die Zahl der Tuberkulosefälle in den nächsten Jahren sogar noch ansteigen, was zum einen an der steigenden Beweglichkeit der Menschen, zum anderen aber auch an der engen Verbindung mit der → AIDS-Erkrankung liegt. In Deutschland wurde ab 1950 ein deutlicher Rückgang der Tuberkulose registriert, im Jahr 1998 erkrankten »nur noch« 10 440 Personen daran. Gefährdet sind vor allem ältere Menschen; die Hälfte der Tuberkulosepatienten ist über 65 Jahre alt.

Dass die Tuberkulose eine Infektionskrankheit ist, weiß man, seit Robert Koch im Jahr 1892 die Erreger (Tuberkelbakterien) entdeckt hat. Man weiß aber auch, dass diese Bakterien allein nicht dafür verantwortlich sind, dass ein Mensch an Tuberkulose erkrankt, sondern dass es auch auf die Disposition des Einzelnen ankommt, d. h. darauf, ob die Erreger eine Ansiedlungsmöglichkeit finden und in welcher Weise sich der Organismus mit ihnen auseinander setzt. Für die meisten Menschen ist die Bekanntschaft mit dem Tuberkuloseerreger – er wird beim Anhusten oder Anniesen (Tröpfcheninfektion) in die Lunge oder aber durch Milch von tuberkulösen Kühen oder durch verunreinigte Lebensmittel in den Darm aufgenommen – ein unvermeidbares Schicksal. Das lässt sich daran erkennen, dass bei einem großen Teil der Menschen der ***Tuberkulintest*** positiv ausfällt. Bei dieser Reaktion wird → Tuberkulin, die »giftige« Substanz der Tuberkelbakterien – in die Haut eingespritzt. Stellt sich danach eine entzündliche Rötung ein, so beweist dies, dass sich der Organismus zuvor schon einmal mit eingedrungenen Tuberkelbakterien auseinander setzen musste und Abwehrstoffe gegen die Erreger gebildet hat. Diese Abwehrstoffe bleiben unter normalen Umständen ständig im Körper und lösen als Reaktion auf geringste Menge Tuberkulin eine entzündliche Rötung aus. Der positive Ausfall der Tuberkulinprobe besagt also nicht etwa, dass der Untersuchte zurzeit krank ist, sondern lediglich, dass er schon einmal in seinem Leben eine Infektion mit Tuberkulosebakterien durchgemacht hat.

Damit die Tuberkulose ausbricht, müssen also 2 Vorbedingungen zusammentreffen: Es müssen Tuberkuloseerreger in den Körper eindringen oder bereits von einem früheren Eindringen her in ihm vorhanden sein, und der Körper muss – etwa durch Hunger, ungünstige Lebensbedingungen oder eine vorhergehende andere Erkrankung, beispielsweise → AIDS, geschwächt – den Bakterien einen günstigen Boden zu ihrem Gedeihen bieten. Aus diesen beiden Vorbedingungen ergeben sich auch zugleich die Wegweiser bei der Behandlung: Einerseits wird – durch Ruhebehandlung in einer Heilstätte – angestrebt, die Widerstandskraft des Organismus zu steigern, andererseits versucht man, durch Arzneimittel die Erreger so weit zu schwächen, dass die im Organismus vorhandenen Abwehrkräfte mit ihnen fertig werden.

Infiziert sich ein Säugling mit Tuberkulosebakterien, so entsteht eine schwere Allgemeinerkrankung, die in der Art einer → Blutvergiftung zur Ansiedlung der Bakterien in allen möglichen Organen führt. Erklärlich ist dieses Geschehen, weil der Organismus des Säuglings den Tuberkulosebakterien nur eine äußerst geringe Abwehrkraft entgegenzusetzen vermag. In der Regel befallen die Tuberkulosebakterien den Menschen zum ersten Mal im Schulalter oder kurz davor. Sie gelangen

in die Lunge oder in die Darmwand und lassen hier einen kleinen Krankheitsherd entstehen, den ***Primärherd***, der in seinem Inneren zerfällt, ein Vorgang, den man Verkäsung nennt. Schließlich wird in diesen verkästen Primärherd Kalk eingelagert, der die Tuberkulosebakterien abkapselt und damit unschädlich macht. Oft werden auch die zu diesem Primärherd gehörenden Lymphknoten an der Lungenwurzel (die Hilusdrüsen) bzw. im Bauchraum (wenn der Primärherd in der Darmwand entstand) miterfasst und verkalken dann ebenfalls. Zusammen mit den veränderten Lymphknoten bildet der Primärherd den so genannten tuberkulösen ***Primärkomplex***. Damit kann die Krankheit ihr Bewenden haben, so dass man dem betroffenen Kind oft gar nichts von der Tuberkulose anmerkt, oder für die vorübergehend Unpässlichkeit allenfalls eine harmlose Erkältung verantwortlich macht.
Wird der Körper später aber in seiner allgemeinen Abwehrlage geschwächt, so kann der Primärkomplex erneut aufbrechen, wodurch es zu einem zweiten Stadium der Tuberkulose kommt. Eine Phase, in der der Körper besonders gefährdet ist, ist beispielsweise die Zeit der Pubertät. Durch Verbreitung der Tuberkelbakterien auf dem Blut- und Lymphweg kann es dann zu einer allgemeinen Bakterienaussaat in die verschiedenen Organe kommen: Dort entstehen kleine Krankheitsherde, von denen der einzelne etwa die Größe eines Hirse- oder Grießkorns (Milium = Hirsekorn) hat; weswegen diese Krankheitsform ***Miliartuberkulose*** genannt wird. Es handelt sich dabei um eine überaus gefährliche Erkrankung, bei der sich ein Krankheitsbild wie bei einer schweren Blutvergiftung einstellt.

Weniger ernst ist die Aussaat der Tuberkelbakterien allein in die Lungenspitzen, die zur Lungenspitzenentzündung führt. Auch bei Erwachsenen kann es durch besondere Umstände – etwa nach einer anderen Krankheit, infolge unzureichender Ernährung oder ungesunder Lebensführung – zu einem Aufbrechen des Primärkomplexes oder eines bereits in früheren Jahren entstandenen »Spitzenherdes« in der Lunge kommen.
Häufiger jedoch entsteht die Tuberkulose durch eine »Superinfektion«, d. h. durch eine zweite, neue Ansteckung mit Tuberkuloseerregern, die deshalb nicht ebenso wie die Erstinfektion verläuft, weil der Körper bereits eine innere Umstimmung, eine Änderung seiner Abwehrkräfte, erfahren hat. So entstehen denn in der Lunge Krankheitsherde, die in ihrem Inneren zerfallen und einen Hohlraum (Kaverne) bilden können. Kommt ein solcher Krankheitsherd mit einem in seiner Nähe gelegenen Blutgefäß in Kontakt , so tritt → Bluthusten oder gar ein → Blutsturz aus der Lunge (Hämoptoe) auf. Reicht der Krankheitsherd bis an das Brustfell, so kann auch dieses in Form einer tuberkulösen → Brustfellentzündung miterkranken. Wenn die Erreger mit dem Blut zu anderen Organen verschleppt werden, so entstehen dadurch die verschiedenen Organtuberkulosen: etwa eine → Haut-, → Knochen- oder → Gelenktuberkulose bzw. eine tuberkulöse → Hirnhautentzündung.
Auffällig ist, dass sehr viele AIDS-Kranke gleichzeitig an Tuberkulose erkranken. Hierin liegt unter anderem ein Grund für die wachsende Zahl der Tuberkulosekranken auf dem afrikanischen Kontinent. Lange Zeit wurde angenommen, dass es sich bei diesen Patienten vor allem um Menschen mit einen tuberkulösen Herd handelt, der unter der Immunschwäche wieder aktiv wird. Neuere Untersuchungen zeigen jedoch, dass bei nahezu jedem zweiten Betroffenen eine Neuinfektion vorliegt, die offenbar durch die Immunschwäche erleichtert wird, so dass die AIDS-Infektion der Tuberkulose gewissermaßen den Weg bahnt.
Zur Erkennung einer Tuberkulose dienen dem Arzt vornehmlich Röntgenaufnahmen und die Untersuchung des Auswurfs. Werden mit dem Auswurf ansteckungsfähige Tuberkulosebakterien ausgeschieden, so spricht man von einer ***offenen Tuberkulose***; sind keine Bakterien mehr im Auswurf zu finden, so handelt es sich um eine ***geschlossene Tuberkulose***. Da die Chance einer Heilung umso größer ist, je kleiner der tuberkulöse Krankheitsherd ist, kommt der möglichst frühzeitigen Diagnose einer tuberkulösen Erkrankung besondere Bedeutung zu.
Daher ist es für den Einzelnen wichtig, rechtzeitig zum Arzt zu gehen, wenn er an verdächtigen Allgemeinerscheinungen leidet, z. B.:

- an unklarem Fieber, das über eine längere Zeit anhält;
- an hartnäckigem Husten, auch wenn er insgesamt geringfügig erscheint und nicht mit Auswurf verbunden ist;
- an einer ungewollten Abnahme des Körpergewichts;
- an ständigem Nachtschweiß.

Um das Risiko einer Resistenzentwicklung gering zu halten, werden Tuberkulose-Patienten nach dem Empfehlungen des Robert-Koch-Instituts ausschließlich mit einer Medikamentenkombination behandelt. Verabreicht werden dabei → Antibiotika, die gegen die Tuberkuloseerreger wirksam sind, so genannte ***Tuberkulostatika***. Die Anfangsphase der Therapie erstreckt sich über 2 Monate; bei ausgedehnten Prozessen, bei Patienten mit Abwehrschwäche, aber auch bei mangelnder klinischer oder röntgenologischer Rückbildung kann eine Ausweitung dieser Anfangsphase auf 3 Monate sinnvoll sein. Danach schließt sich eine 4-monatige Stabilisierungs-

phase an, in der die Anzahl der Medikamente reduziert wird. Bei 70–80 Prozent der Patienten verändert sich unter dieser Behandlung der Auswurf: Der ursprünglich positive Befund wird negativ. Bleibt die Tuberkulose trotzdem aktiv, so muss selbstverständlich weiterbehandelt werden; die Standardtherapie kann in derartigen Fällen sogar 9–12 Monate lang erforderlich sein. Von enormer Bedeutung ist dabei vor allem die zuverlässige Mitarbeit (→ Compliance) des Patienten, denn nur bei strikter Einhaltung der ärztlichen Anweisungen über den gesamten Behandlungszeitraum ist mit einem Erfolg der Behandlung zu rechnen. Eine kurzzeitige Isolierung des Patienten ist nur in Ausnahmefällen, meist nur bei offener Lungentuberkulose, notwendig.
Bei Tuberkuloseherden außerhalb der Lunge (Harnwege, Knochen, Kehlkopf, Nebennieren, Hirnhaut) ist ebenfalls eine langfristige Chemotherapie das Mittel der Wahl; auch bei diesen Lokalisationen werden heute chirurgische Eingriffe viel später in Erwägung gezogen als früher.

Tuberkuloseschutzimpfung Die auch als BCG-Impfung (BCG = **B**acillus **C**almette **G**uérin) bezeichnete Schutzimpfung gegen Tuberkulose mit einem Impfstoff aus künstlich abgeschwächten lebenden Tuberkulosebakterien wird heute nicht mehr grundsätzlich bei allen Neugeborenen, sondern nur bei erhöhter Infektionsgefährdung (z. B. Tuberkulose in der Familie) durchgeführt.

Tuberkulostatika Medikamente, die das Wachstum von Tuberkelbakterien hemmen oder sie ganz abtöten; → Tuberkulose.

Tularämie (Hasenpest) Der Name der Krankheit stammt von der Landschaft Tulare in Nordamerika, wo die pestartige Erkrankung unter Nagetieren, speziell Eichhörnchen, zum ersten Mal beobachtet wurde. Die Übertragung des Erregers auf den Menschen erfolgt entweder durch Berührung der Hände oder der Augenbindehaut mit Blut oder Organen erkrankter Tiere oder durch Stiche von Pferdefliegen bzw. Biss von Holzzecken, die sich zuvor an einem infizierten Nagetier vollgesogen haben. Die etwa 4 Tage nach der Ansteckung auftretenden Krankheitserscheinungen sind je nach Ort der Infektion verschieden: Erfolgt die Infektion an der Haut, so tritt dort – neben den in jedem Fall vorhandenen Allgemeinerscheinungen Kopfschmerzen, Fieber und Erbrechen – ein Geschwür auf; erfolgt sie auf der Augenbindehaut, so bildet sich das Geschwür dort; gelangen die Erreger zunächst auf die Mandeln, so entsteht ein der → Diphtherie bzw. einer schweren einseitigen → Mandelentzündung ähnliches Krankheitsbild. Zur Behandlung haben sich bestimmte → Antibiotika als wirksam erwiesen.

Tumor → Geschwulst.

Tumormarker körpereigene Substanzen, die normalerweise nur in äußerst geringer Konzentrationen im Blutserum vorkommen, bei bestimmten Tumoren jedoch stark vermehrt auftreten. Dabei unterscheidet man folgende Gruppen:

- Antigene: vor allem Antigene, die sonst nur während der Embryonal- oder Fetalperiode synthetisiert werden;
- Hormone: Plazentahormone, Hypophysenvorderlappenhormone;
- Serumproteine: beispielsweise Ferritin;
- Enzyme: unter anderem die saure Prostataphosphatase.

Da die einzelnen Marker bei verschiedenen Geschwulstarten auftreten, eignen sie sich nicht für eine Frühdiagnose maligner Tumoren; ihre Bedeutung liegt mehr in der Verlaufskontrolle der Tumorentwicklung.

Tumorviren Viren, die in einer gesunden Zelle die Erbsubstanz derart verändern, dass diese Zelle bösartige Eigenschaften annimmt. Derartige Viren, die normale Zellen in Tumorzellen umwandeln können, sind bisher eindeutig nur bei Tieren nachgewiesen worden (z. B. bei der Leukämie der Hühner oder beim Hühnersarkom). Doch auch für menschliche Tumorerkrankungen werden mittlerweile einige Viren verantwortlich gemacht. So scheinen Viren als auslösender Faktor bei einer bestimmten bösartigen Lymphknotengeschwulst im Hals und Kieferbereich sowie beim Nasen-Rachen-Karzinom eine Rolle zu spielen. Unter starkem Verdacht steht diesbezüglich auch die menschliche Leukämie.

Turgor durch den Flüssigkeitsgehalt bedingter Spannungszustand eines Gewebes. Während sich gesundes Gewebe in der Regel prall-elastisch anfühlt, wird die Haut als Folge schwerer Krankheiten und starker Wasserverluste (Durchfälle, Erbrechen) oft schlaff und welk.

Turner-Syndrom → Ullrich-Turner-Syndrom.

Tussis medizinische Fachbezeichnung für den → Husten.

Tympanoplastik gehörverbessernde Operation bei Defekten des Schallleitungsapparates; z. B. nach einer chronischen → Mittelohrentzündung oder nach Trommelfellverletzungen.

Typhus durch Infektion mit Bakterien der Art »Salmonella typhi« verursachte Allgemeinerkrankung mit hohem Fieber und Durchfällen. Die Salmonellen werden mit der Nahrung aufgenommen, lösen in der Darmwand eine Erkrankung des Lymphgefäßsystems aus und dringen von dort in den Blutstrom ein. Sie stammen von einem anderen Menschen, der sie ausscheidet, ohne dabei jedoch selbst an Typhus erkrankt sein zu müssen. Personen, die ohne erkennbare Krankheitserscheinungen in ihrem Darm Typhusbakterien beherbergen

– man bezeichnet sie als »Dauerausscheider« –, sind gelegentlich, sofern sie mit Lebensmitteln zu tun haben, die Ansteckungsquelle für zahlreiche andere Menschen.
Die Krankheitserscheinungen beginnen etwa 2 Wochen nach Aufnahme der Erreger mit langsam ansteigendem Fieber und heftigen Kopfschmerzen. Nach 5–7 Tagen hat das Fieber, das bis dahin täglich angestiegen ist, seinen Höhepunkt erreicht. Von da ab bleibt es weitere 2 Wochen lang ständig auf dieser Höhe, um dann im Lauf der 4. Krankheitswoche wieder langsam abzusinken. Zu Beginn der 2 Wochen mit ständig hohem Fieber treten infolge Erkrankung der Darmschleimhaut Durchfälle auf. Zugleich bedingen die ins Blut gelangenden Erreger-Giftstoffe eine starke Benommenheit, die bis zum richtiggehenden → Delirium führen kann. Diese Giftstoffe sind auch die Ursache eines Ausschlags von kleinen, besonders auf der Bauchhaut auftretenden roten Flecken, die man Roseolen nennt. Infolge zahlreicher Geschwüre in der Darmschleimhaut treten Darmblutungen auf. Daneben besteht ständig die Gefahr, dass ein solches Geschwür durch die Darmwand durchbricht und eine lebensgefährliche → Bauchfellentzündung auslöst. In der 4. Krankheitswoche, in der die Temperatur langsam zur Norm zurückkehrt, »reinigen« sich die Darmgeschwüre, die Benommenheit schwindet, und mit Ende dieser 4. Woche ist die Typhuserkrankung – bei unkompliziertem Verlauf – überstanden.
Die Typhusbakterien und ihre Giftstoffe, die mit dem Blutstrom zu anderen Organen gelangen, können im Verlauf der Erkrankung oder auch danach zu sehr verschiedenen weiteren Krankheiten führen. So kommt es gelegentlich zu Kreislaufschäden, Venenthrombosen, Schädigungen des Innenohrs mit Schwerhörigkeit, Gehirnhaut-, Nerven- oder Gallenblasenentzündung, Bronchitis und Lungenentzündung sowie Entzündungen der Harnblase, des Nierenbeckens, des Knochenmarks oder der Knochenhaut. All diese Komplikationen können den typischen Verlauf einer Typhuserkrankung erheblich verändern.
Es gibt jedoch auch Menschen, bei denen die Typhusinfektion ohne wesentliche Krankheitserscheinungen abläuft und bei denen erst eine Stuhl- oder Blutuntersuchung ergibt, dass sie Typhusbakterien beherbergen bzw. eine Typhusinfektion überstanden haben.
Wegen der möglichen Komplikationen und um die Weiterverbreitung der Krankheitserreger zu verhüten, sollte die Behandlung im Krankenhaus durchgeführt werden. Dabei kommt es vor allem auf sorgsame Krankenpflege, zweckmäßige Ernährung und fortlaufende Stützung von Herz und Kreislauf an. Daneben haben sich gegen Typhus → Antibiotika als hervorragend wirksam erwiesen. Die Kranken müssen isoliert, Wäsche und Ausscheidungen laufend desinfiziert werden. Von großer Bedeutung ist die Identifizierung und Behandlung der gesunden Dauerausscheider, die die Hauptinfektionsquelle darstellen; erst nach 10 Stuhlproben ohne Erreger gelten sie als frei von Salmonellen.
Bei Reisen in Risikogebiete – d. h. in fast alle tropischen und subtropischen Länder – sollte zuvor eine aktive Schutzimpfung erfolgen, die einen 90-prozentigen Schutz bietet. Darüber hinaus sollten unbedingt die allgemeinen Vorsichtsmaßnahmen der → Tropenhygiene eingehalten werden.

Übelkeit (Nausea) Ursache einer Übelkeit sind vielfach organische Krankheiten, vor allem im Bereich des Magen-Darm-Trakts und des Gleichgewichtsorgans. Aber auch bei Vergiftungen – zum Beispiel im Zusammenhang mit der Einnahme verdorbener Nahrungsmittel sowie nach übermäßigem Alkohol- und Tabakgenuss – macht sich das allgemein bekannte, überaus unangenehme flaue Gefühl häufig bemerkbar. Besonders ausgeprägt ist es zudem oft im ersten Drittel der Schwangerschaft. Schließlich kann Übelkeit – von Mensch zu Mensch unterschiedlich stark – auch schon durch die bloße Vorstellung von Ekel erregenden Dingen ausgelöst werden. Jede länger anhaltende Übelkeit, deren Grund nicht bekannt ist, muss auf alle Fälle ärztlich untersucht werden.

Überbehaarung (Hypertrichose) übermäßige, bei Frauen jedoch noch typisch weibliche Behaarung, bei der es sich oft um eine anlagebedingte Störung handelt, die im Verein mit anderen Entwicklungsstörungen auftreten kann. Dagegen bezeichnet man mit dem Ausdruck → Hirsutismus eine massiv verstärkte, dem männlichen Typus entsprechende Körper-, Geschlechts- und Gesichtsbehaarung bei Frauen, eventuell sogar mit Haarausfall vom männlichen Typ.

Überbein (Ganglion) in unmittelbarer Nähe eines Gelenks gelegener, blasiger, mit gallertiger Masse gefüllter Hohlraum (Zyste), der wie ein kleiner Gummiball unter der Haut liegt. Sitzt das Überbein am Hand- oder Fußrücken, so ist es möglich, dass Hand oder Fuß durch den leichten Druck, den die Geschwulst bei jeder Bewegung ausübt, schneller ermüden. Stärkere Beschwerden verursacht ein Überbein jedoch nur selten. Wenn es doch einmal schmerzt oder entstellend wirkt, kann es durch eine kleine Operation in örtlicher Betäubung ohne Schwierigkeiten ausgeschält werden. Nicht selten tritt es jedoch nach operativer Entfernung erneut auf.

Überempfindlichkeit → Allergie.

Übergewicht mehr als 10-prozentige Überschreitung des alters- und größenabhängigen Normalgewichtes; → Körpermaße und -gewichte.

Überlaufblase Übersteigt der Druck der gefüllten Harnblase die Zuhaltekraft des Schließmuskels, so gehen geringe Harnmengen unkontrolliert, d. h. vom Willen nicht mehr beeinflussbar, ja, bisweilen sogar vollkommen unbemerkt ab. Man spricht dann von einer Überlaufblase. Zu einer solchen selbstständigen Entleerung kommt es bei Störungen im Bereich der Harnblasennerven, als Folge einer → Harnverhaltung und vor allem bei Behinderungen des normalen Urinabflusses: zum Beispiel infolge einer Prostatavergrößerung (→ Prostataerkrankungen) oder einer → Harnröhrenverengung. Da sich der Urin dabei nur sehr langsam, gewissermaßen tropfenweise, entleert, spricht man auch von ***Harnträufeln***.

Übersichtigkeit → Weitsichtigkeit.

Übertragung **1.** in der Pathologie: Übergang von Krankheitserregern von einer Infektionsquelle auf einen Menschen oder ein Tier bzw. von einem Individuum auf ein anderes.
2. in der Geburtshilfe: Verlängerung der → Schwangerschaft um mehr als 14 Tage über die normale Dauer hinaus. Bei echter Übertragung muss die Geburt eingeleitet werden.
3. in der Psychologie: Reaktion während einer psychotherapeutischen Behandlung, bei der sich der Patient gegenüber dem Therapeuten so verhält, wie er sich in seiner frühen Kindheit gegenüber Vater, Mutter und anderen Personen verhalten hat.

Uhrglasnägel oft in Kombination mit → Trommelschlegelfingern vorkommende Nagelveränderung, die sich in großen, rundlichen, stark nach außen gewölbten Fingernägeln zeigt.

Ulcus cruris → Beingeschwür.

Ulcus duodeni → Zwölffingerdarmgeschwür.

Ulcus molle → weicher Schanker.

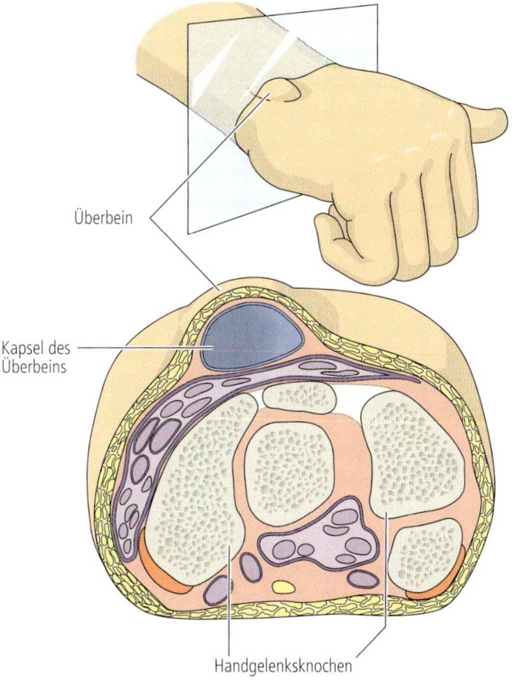

Überbein Unter der oberen Hautschicht bildet sich eine Zyste, die allerdings nur selten Beschwerden hervorruft.

Ulcus ventriculi → Magengeschwür.

Ulkus (Ulcus) → Geschwür.

Ulkuskrankheit Oberbegriff für das Auftreten von → Magen- und → Zwölffingerdarmgeschwüren als gemeinsames Krankheitsbild. Wegen der ursächlich wichtigen verdauenden (peptischen) Aktivität des Magensaftes spricht man bei einem derartigen Geschwür (Ulkus) auch von einem ***peptischen Ulkus***.

Ullrich-Turner-Syndrom auf einer → Chromosomen-Aberration beruhende Störung der weiblichen Geschlechts- und Organentwicklung. Die Krankheit kommt zwar in seltenen Sonderformen auch bei Männern vor, ist aber grundsätzlich ein Frauenleiden. Sie beruht darauf, dass von den für die weibliche Geschlechtsausbildung verantwortlichen zwei X-Chromosomen nur eines vorhanden ist. Dies beeinträchtigt nicht nur ganz erheblich die geschlechtliche Entwicklung, sondern verursacht auch Schäden an vielen anderen Organen. Die Häufigkeit beträgt 1:2000 bis 1:2500. Die betroffenen Mädchen fallen durch geringe Körpergröße und eine fehlende, verzögerte oder inkomplette Pubertätsentwicklung auf, die zur Unfruchtbarkeit führt. Weitere mögliche Anzeichen sind: Augen-, Ohren-, Gaumen- und Gesichtsveränderungen, Faltenhals und ein tief in das Genick reichender Haaransatz; breiter Brustkorb mit weit auseinander liegenden Brustwarzen; Schwellungen an Hand- und Fußrücken; Nagel- und Skelettveränderungen; relativ zu kurze Beinlänge sowie Herz-, Gefäß- und Nierenmissbildungen. Die äußeren Geschlechtsteile, Scheide, Gebärmutter und Eileiter sind normal angelegt, nur die Eierstöcke sind bindegewebig umgewandelt, so dass die Hormonproduktion ausbleibt. Die Mädchen besitzen eine normale Intelligenz und nur geringe Teilleistungsschwächen (räumliche Orientierung, geometrisches Vorstellungsvermögen).

Die Behandlung des Kleinwuchses besteht in der Verabreichung von → Wachstumshormon sowie von männlichen Geschlechtshormonen (→ Androgene), die später durch weibliche Geschlechtshormone (→ Östrogene) abgelöst werden, um die Entwicklung der sekundären Geschlechtsmerkmale zu fördern. Unter dieser Therapie kommt es zu regelmäßigen Monatsblutungen sowie zu einem normalen sexuellen Erleben. Eine Schwangerschaft kann allerdings nicht erreicht werden. Wichtig ist die psychosoziale Adaptation, d. h. die verstandes- und gefühlsmäßige Verarbeitung der Diagnose. Dabei spielen der betreuende Arzt, die Reaktionen der Familie und der sozialen Umwelt eine entscheidende Rolle.

Ulna Elle; einer der beiden Unterarmknochen; → Arm.

Ulnarislähmung Der Nervus ulnaris ist derjenige Nerv, der die allgemein bekannte, einem elektrischen Schlag ähnliche, bis in die Fingerspitzen ausstrahlende Empfindung verursacht, wenn man sich am Ellbogen anstößt. Durch eine Verletzung oder durch anderweitig erzeugten Druck auf diesen Nerv kann es zu ernsten Störungen kommen, die sich in Lähmungen äußern. Besonders häufig ist hieran eine dauerhafte Überlastung schuld.

Die Beweglichkeit der Hand und vor allem der Finger ist stark eingeschränkt, der Kleinfinger ist abgespreizt, und es entsteht eine typische ***Krallenhand*** mit zur Handfläche abgebeugten Fingern. Die Empfindung ist besonders im Bereich von Ringfinger und kleinem Finger herabgesetzt, und zwischen Zeigefinger und Daumenballen kann der Betroffene Gegenstände nur mit großer Mühe festhalten

Ultraschalldiagnostik (Sonografie) Schallwellen mit einer Frequenz von 20 000 Hertz und mehr, die vom menschlichen Ohr nicht mehr wahrgenommen werden können, bezeichnet man als Ultraschall. Bei Untersuchungen macht man sich die Tatsache zu Nutze, dass Ultraschallwellen vom menschlichen Gewebe reflektiert, absorbiert oder gestreut werden, wobei sich die reflektierten Schallwellen vom Schallkopf wieder auffangen und im Ultraschallgerät zu einem Bild verarbeiten lassen. Ein Gel zwischen Schallkopf und Körper verbessert den Kontakt. Da die bei der Diagnostik benötigten Ultraschalldosen zum einen völlig ungefährlich sind und da die Methode zum anderen schmerzfrei ist und beliebig oft ambulant wiederholt werden kann, hat die Ultraschalldiagnostik besonders bei Schwangerschaftsuntersuchungen eine sehr große Bedeutung erlangt. Mit ihrer Hilfe gelingt der Nachweis kindlichen Lebens, außerdem dient sie zur Bestimmung des kindlichen Kopfdurchmessers, zur Lagediag-

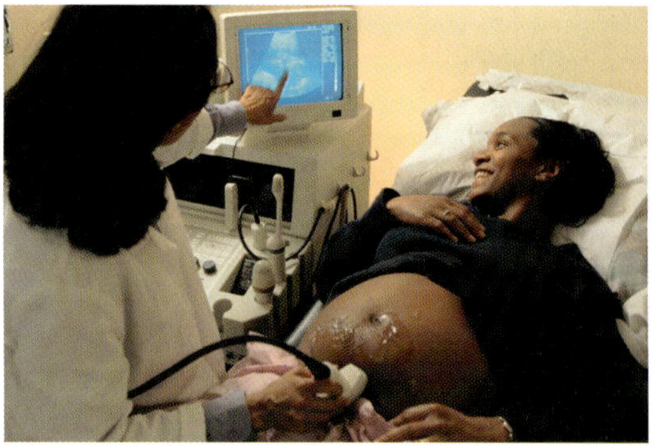

Ultraschalldiagnostik Im Verlauf der Schwangerschaft werden Entwicklung und Lage des Fetus regelmäßig überprüft.

nostik, zur Feststellung einer Mehrlingsschwangerschaft und zur Lokalisation der Plazenta. Auch verschiedene Schwangerschaftsstörungen lassen sich auf diese Weise frühzeitig erkennen.
Daneben hat die Ultraschalldiagnostik ihren festen Platz in der Neurologie und Neurochirurgie (Nachweis von Tumoren und Blutungen im Schädel), in der Kardiologie (Nachweis von Herzfehlern und Gefäßveränderungen), in der Augenheilkunde (Nachweis von Fremdkörpern, Tumoren und Netzhautablösungen) sowie in der Diagnostik von Bauchorganen (Leber, Bauchspeicheldrüse usw.).
Innerhalb der Ultraschalldiagnostik haben sich verschiedene Spezialverfahren entwickelt: So unterscheidet man je nach Art der Erzeugung des Ultraschalls vor allem das so genannte ***Impulsechoverfahren*** (Sonografie) und das ***Dauerschallverfahren*** (Doppler-Verfahren). Typische Anwendungsgebiete sind die ***Echoenzephalografie*** (Gehirn) und die ***Echokardiografie*** (Herz).

Ultraschalltherapie Anwendung von Ultraschallwellen zur Behandlung von Krankheiten. Der noch vor 20 Jahren sehr breite Anwendungsbereich der Ultraschalltherapie hat sich in den letzten Jahren stark eingeengt, weil eine exakte Dosierung aufgrund der physikalischen Gegebenheiten kaum möglich ist. Heute wird die Ultraschalltherapie hauptsächlich bei → Arthrosen und bisweilen auch bei → Neuralgien angewandt.

Ultraviolettbestrahlung (UV-Bestrahlung) mit Hilfe einer Höhensonne vorgenommene Anwendung von ultraviolettem Licht zu Heilzwecken.

Umlauf → Nagelbettentzündung.

Umschlag → Packung.

Umweltmedizin (ökologische Medizin) medizinisches Fachgebiet, das sich mit Erhaltung und Förderung der Gesundheit und den Auswirkungen von Klimafaktoren, Strahlung, Schad- und Fremdstoffen in Umwelt und Nahrung auf die Gesundheit sowie mit der Verhütung und Bekämpfung der dadurch entstehenden Krankheiten beschäftigt. Um effektive Resultate zu liefern, ist die Umweltmedizin auf verschiedene »Zubringer«-Disziplinen wie Hygiene, Sozialmedizin, Psychiatrie, Radiologie, Pharmakologie und Pathologie angewiesen. Sie entwickelt Maßnahmen, die Wohlergehen und Leistungsfähigkeit des Menschen fördern. Ein Teilgebiet der Umweltmedizin ist die Epidemiologie; außerdem beschäftigt sie sich mit der Bekämpfung von Infektionskrankheiten sowie dem sachgerechten Umgang mit Nahrungsmitteln, Trink- und Abwasser.

Unfall plötzlich auftretende, unbeabsichtigte, von außen kommende Einwirkung, durch die Gesundheit und Leben eines Menschen gefährdet werden, z. B. Stoß, Fall, Verletzung, Verschüttung, Verbrennung oder elektrischer Stromschlag. Unter den Krankheitsursachen der heutigen Welt stehen Unfälle mit an der Spitze. Verkehrsunfälle, häusliche Unfälle und Arbeitsunfälle belasten den Einzelnen und die Gemeinschaft in hohem Maß.

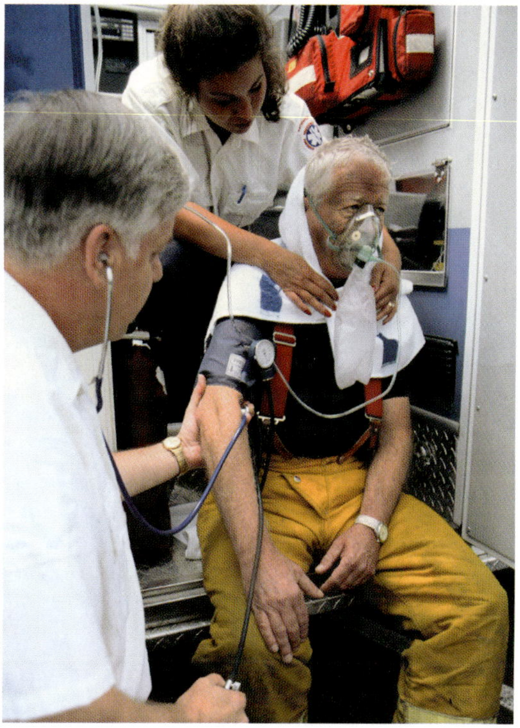

Unfall Durch rasche und koordinierte Hilfemaßnahmen können oft bleibende Schäden vermieden werden.

Unfälle bei Kindern → Kinder, Unfälle.

Unfallverhütung Arbeitgeber haben alle Maßnahmen zur Verhütung von Arbeitsunfällen zu treffen. Hierin werden sie durch Betriebsärzte, Fachkräfte für Arbeitssicherheit und den Betriebsrat unterstützt. Zur Unfallverhütung gehören unter anderem die unfallsichere Gestaltung des Arbeitsplatzes, die Bereitstellung erforderlicher persönlicher Schutzmittel sowie die Unterrichtung der Arbeitnehmer über Sicherheitsvorkehrungen. Neben dieser gesetzlich geregelten Unfallverhütung am Arbeitsplatz gibt es auch Maßnahmen zur Unfallverhütung in Haushalt und Verkehr, die von verschiedenen Institutionen getragen werden.

Unfallversicherung Die gesetzliche Unfallversicherung ist ein Zweig der Sozialversicherung mit der Aufgabe, Leistungen bei Arbeitsunfällen und Berufskrankheiten zu gewähren. Wer nicht kraft Gesetzes über seinen Arbeitgeber versichert ist, kann der Unfallversicherung freiwillig beitreten. Unter anderem werden folgende Leistungen gewährt: Unfallverhütungsmaßnahmen, Erste Hilfe bei Arbeitsunfällen und Berufskrankheiten, Heilbehandlung, Rehabilitation und Berufsförderung. Wenn ein Arbeitsunfall eingetreten ist, der eine Arbeitsunfähigkeit von mehr als 3 Kalendertagen oder den Tod eines Beschäftigten zur Folge hat, muss eine Anzeige an den Unfallversicherungsträger erstattet werden.

Unfruchtbarkeit → Sterilität.

Unterernährung zu geringe Nahrungszufuhr; → Ernährung.

Unterkühlung (Hypothermie) **1.** kontrollierte Absenkung der Körpertemperatur im Rahmen von Operationen – beispielsweise bei der offenen Herzchirurgie –, wodurch der Sauerstoffverbrauch des Organismus herabgesetzt und eine kurzzeitige Unterbrechung der Blutzufuhr lebenswichtiger Organe ermöglicht wird.

2. Schädigung des Organismus durch stärkeres Absinken der Körpertemperatur. Normalerweise schwankt die Körpertemperatur zwischen 36,5 und 37,5 °C. Sinkt sie längere Zeit unter 36 °C ab, so spricht man von Unterkühlung.

Zu einem solchen Temperatursturz kann es zum Beispiel infolge einer → Schilddrüsenunterfunktion oder bei einem Kollaps kommen. Vorrangig führt jedoch längerer Aufenthalt in extrem kalter Umgebung zur Unterkühlung mit all ihren ernsten Folgen: So machen sich bei einer Körpertemperatur unter 35 °C Muskelzittern und Schmerzen an Fingern und Zehen und nicht selten psychische Störungen bemerkbar. Bei etwa 33 °C stellt sich eine tiefe Muskelstarre ein, und der Betroffene verliert meist das Bewusstsein. Sinkt die Körpertemperatur gar unter 28 °C, so sind schwere Herzschäden die Folge. Unter 25 °C schließlich tritt der Tod durch Herzstillstand ein.

Erste Hilfe: Bei unzureichender Spontanatmung sollte eine Mund-zu-Mund-Beatmung durchgeführt, jedoch kein Atembeutel verwendet werden, da hierdurch eine weitere Auskühlung erfolgt. Bei Kreislaufstillstand ist zusätzlich eine Herzmassage erforderlich. Da es besonders wichtig ist, eine Durchmischung von kälterem Blut der Körperschale mit wärmerem Blut des Körperkerns zu verhindern, sollte jede aktive oder passive Bewegung des Betroffenen vermieden werden. Bereits ein einmaliges Beugen und Strecken des Oberschenkels ruft einen Abfall der Kerntemperatur um 3 °C hervor. Die Körperschale sollte man besser kalt lassen und sich bemühen, möglichst nur den Körperkern, vor allem das Herz – beispielsweise durch eine feuchte Wärmepackung – wiederzuerwärmen. Dazu wird ein zusammengelegtes Leinentuch mit heißem Wasser angefeuchtet und auf die Unterwäsche von Brust und Bauch gelegt; darüber kommen Pullover und Anorak und, falls vorhanden, eine eng um den Rumpf gewickelte Alufolie. Arme und Beine bleiben draußen. Danach wird der gesamte Körper straff in mehrere Decken eingewickelt. Man kann an Stelle des Tuches auch einen chemischen Wärmebeutel verwenden, der aber auf ein feuchtes Zwischentuch gelegt werden sollte. Andere, früher empfohlene Maßnahmen wie heiße Vollbäder, Heizdecken oder Lichtbogen sind gefährlich und abzulehnen! Sofern der Unterkühlte bei Bewusstsein ist, sollte er heiße gezuckerte Getränke erhalten und möglichst bald in das nächstgelegene Krankenhaus gebracht werden.

Unterleibsentzündung verschwommene Bezeichnung, die keine Aussage darüber macht, welches Organ oder Gewebe in der Unterleibsregion eigentlich erkrankt ist. Da man umgangssprachlich mit dem Begriff »Unterleib« im Allgemeinen die weiblichen Geschlechtsorgane bezeichnet, sollte man die Dinge bei ihrem richtigen Namen nennen und korrekterweise von → Gebärmutterentzündung, → Eierstockentzündung oder → Eileiterentzündung sprechen. Typische gemeinsame Anzeichen sind Schmerzen, Spannungsgefühl, Fieber oder unregelmäßige Menstruationsblutungen. Zusätzlich können Übelkeit, Erbrechen und Rückenschmerzen auftreten.

Unterschenkelgeschwür → Beingeschwür.

Unterwasserbehandlung Bewegungs- und Massagebehandlung unter Wasser, die in Becken verschiedener Größe

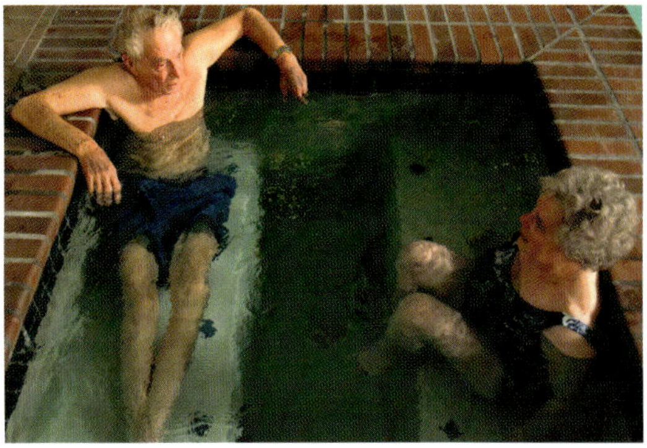

Unterwasserbehandlung Eine ideale Ergänzung der Therapie bei chronischen Muskelverspannungen und rheumatischen Erkrankungen.

oder in Spezialwannen durchgeführt wird. Das warme Wasser hat eine entspannende Wirkung auf die Muskulatur; außerdem wird durch die völlige Aufhebung der Eigenschwere jede Muskelbewegung erleichtert. Angezeigt ist die Unterwasserbehandlung bei allen rheumatischen Erkrankungen im nicht mehr akut-entzündlichen Stadium, bei Wirbelsäulen- und Bandscheibenleiden sowie bei Lähmungen unterschiedlicher Ursache.

Unterwassergeburt Geburt eines Kindes in einem Becken mit warmem Wasser, in dem die Mutter bis zu den Schultern eingetaucht liegt. Das warme Wasser entspannt die bei der Wehentätigkeit beanspruchte Muskulatur und bewirkt somit eine Linderung der Schmerzen. Für das Kind hat die Unterwassergeburt den Vorteil, dass es nach Verlassen des Mutterleibes noch eine Weile in einer körperwarmen Flüssigkeit verbleibt, so dass der Übergang in das Leben außerhalb des mütterlichen Bauches nicht so abrupt erfolgt.

Unterzuckerung (Zuckermangel, Hypoglykämie) Blutzuckerspiegel unterhalb des altersentsprechenden Normwertes, beim Erwachsenen unter 50 mg/dl. Die Unterzuckerung kann unter anderem durch Lebererkrankungen, Insulin produzierende Tumoren oder übermäßigen Alkoholgenuss bei unzureichender Nahrungsaufnahme bedingt sein. Die meisten Fälle kommen jedoch im Lauf einer Behandlung der → Zuckerkrankheit vor, und zwar sowohl bei Insulin spritzenden Patienten als auch bei Patienten, die → Antidiabetika (blutzuckersenkende Medikamente) nehmen. Daneben kann bei Diabetikern auch eine ungewohnte körperliche Anstrengung zur Unterzuckerung führen.

Die Anzeichen gehen in erster Linie vom Zentralnervensystem aus, das auf einen dauernden Zustrom von Traubenzucker (Glukose) angewiesen ist: Kopfschmerzen, Konzentrationsschwäche, Schweißausbruch, Zittern, Blässe, Herzklopfen, Sehstörungen, Heißhunger; in schweren Fällen Benommenheit, Verwirrtheit, Bewusstlosigkeit und Krämpfe.

Zur Verhinderung der Unterzuckerung sollte jeder Diabetiker stets ein Stück Zucker bei sich tragen, das er bei den ersten Krankheitszeichen sofort zu sich nimmt! In besonders schweren, lebensbedrohlichen Fällen (***hypoglykämischer Schock***) ist eine sofortige Klinikeinweisung erforderlich.

ur-, -urie Bestandteil medizinischer Fachausdrücke mit der Bedeutung »Harn, Urin«.

Urämie → Harnvergiftung.

Ureter → Harnleiter.

Urethra → Harnröhre.

Urethritis → Harnröhrenentzündung.

Urin → Harn.

Urinuntersuchung → Harnanalyse.

Urogenitalsystem Oberbegriff für die Gesamtheit der Harn- und Geschlechtsorgane.

Urogramm bei der → Urografie gewonnenes Röntgenkontrastbild.

Urografie röntgenologische Darstellung der ableitenden Harnwege (Nierenkelche, Nierenbecken, Harnleiter, Harnblase und Harnröhre) unter Verwendung eines intravenös eingespritzten Kontrastmittels.

Urologie Teilgebiet der Medizin, das sich mit der Erkennung, Behandlung, Prävention und Rehabilitation von Erkrankungen der Niere, der ableitenden Harnwege und der männlichen Geschlechtsorgane (→ Andrologie) befasst. Die Abgrenzung zur Nephrologie, einem Teilgebiet der inneren Medizin, ist fließend.

Urosepsis von den Harnwegen ausgehende → Blutvergiftung.

Urtica → Quaddel.

Urtikaria → Nesselsucht.

Uterus medizinische Fachbezeichnung für die → Gebärmutter.

Uterusruptur → Gebärmutterriss.

UV-Bestrahlung Abkürzung für → **U**ltra**v**iolett-Bestrahlung.

Uvula → Zäpfchen.

V

Vagina → Scheide.

Vaginismus → Scheidenkrampf.

Vaginitis → Scheidenentzündung.

Vagotonie Überwiegen des → Parasympathikus über den → Sympathikus im → vegetativen Nervensystem. Anzeichen: langsamer Puls, niedriger Blutdruck, Pupillenverengung, Übersäuerung des Magensaftes, vermehrte Speichelabsonderung, beschleunigte Magen-Darm-Bewegungen, Verkrampfung der Bronchialmuskulatur, kalte Hände und Füße; → Vagus.

Vagus (Nervus vagus) Der Nervus vagus (10. Hirnnerv) ist der Hauptvertreter des parasympathischen Anteils (→ Parasympathikus) des → vegetativen Nervensystems; daher werden die Bezeichnungen »Parasympathikus« und »Vagus« oft synonym verwendet. Der Nervus vagus versorgt mit seinen motorischen Fasern die Muskulatur von Herz, Blutgefäßen, Lungen, Speiseröhre, Magen und komplettem Darmtrakt sowie mit seinen sensiblen Fasern die harte Gehirn- und Rückenmarkshaut, den äußeren Gehörgang, Kehlkopf, Luft- und Speiseröhre sowie den Magen.

Vakuumextraktor → Saugglocke.

Vakzine Impfstoff; → Impfung.

Varikose (Varikosis) ausgedehnte Bildung von → Krampfadern.

Varikozele (Krampfaderbruch) meist linksseitig auftretende Erweiterung der Venen im Bereich des Samenstrangs. Durch langes Stehen und Heben schwerer Lasten wird die Entstehung begünstigt. In der Regel bestehen keine Schmerzen, nur gelegentlich machen sich – vor allem bei sexuell inaktiven Männern – leichte, ziehende Schmerzen in Hoden- und Leistengegend bemerkbar. Problematisch ist eine Varikozele vor allem deshalb, weil sie bisweilen zu Veränderungen der Spermien und damit zu einer eingeschränkten Zeugungsfähigkeit führt. Tritt sie bei einem älteren Mann innerhalb kurzer Zeit auf, ist an einen Nierentumor zu denken.
Kleine, kosmetisch nicht störende, schmerzlose Varikozelen bedürfen, speziell bei Erwachsenen, keiner Behandlung. Bei Kindern ist eventuell eine chirurgische Korrektur angezeigt, um das Risiko einer Zeugungsunfähigkeit auszuschalten.

Variola → Pocken.

Varizellen → Windpocken.

Varizen → Krampfadern.

vas- Bestandteil medizinischer Fachausdrücke mit der Bedeutung »Gefäß«.

Vasektomie → Samenleiterunterbindung.

Vaskulitis oft allergisch bedingte Blutgefäßentzündung.

Vasodilatatoren Gefäß erweiternde Arzneimittel, die in der Regel zugleich auch den Blutdruck senken. Sie werden bei → Angina pectoris, → Hypertonie (Bluthochdruck) und → Herzschwäche angewandt.

Vasokonstriktion Gefäßverengung infolge Einwirkung von Gefäßnerven (→ Vasomotoren) oder Arzneimitteln, die gleichzeitig den Blutdruck steigern.

Vasomotoren Gefäßnerven des → vegetativen Nervensystems, die die Blutgefäße verengen oder erweitern.

Vasoresektion → Samenleiterunterbindung.

Vaterschaftsnachweis Schon aufgrund der → Blutgruppen und der Serumeiweißkörper von Mutter, Kind und vermeintlichem Vater kann eine Vaterschaft ausgeschlossen oder als praktisch erwiesen angesehen werden. Vollkommen eindeutig gelingt der Nachweis mit Hilfe der DNS-Analyse: Dazu werden aus Blutzellen von Kind und Mann Teile der Erbsubstanz isoliert. An der Struktur der → Desoxyribonukleinsäure (DNS) kann man dann Merkmale nachweisen, die für einen Menschen charakteristisch sind und auf die Nachkommen vererbt werden. Stimmen derartige Merkmale bei einem Kind und seinem vermeintlichen Vater überein, so ist die Vaterschaft zweifelsfrei erwiesen.

vegetarische Ernährung Die ***strenge vegetarische Kost*** verzichtet auf sämtliche tierischen Nahrungsmittel, also auch auf Eier, Milch, Käse und Honig. Sie besteht nur aus rohem und gekochtem Gemüse, Obst, Breien, Brot und pflanzlichen Fetten. Diese Kostform ist sehr arm an Eiweiß und Kochsalz; und Vitamin B_{12} fehlt in ihr völlig. Empfehlenswert ist sie allenfalls als vorübergehende Heilkost bei verschiedenen Stoffwechselkrisen sowie als Aufbaukost nach Fasten-, Rohsäfte- und Rohkostkuren.
Bei der ***erweiterten vegetarischen Vollkost*** sind nur die Nahrungsmittel von getöteten Tieren, also Fleisch- und Wurstwaren, verboten. Milch jeder Art, Quark, Käse, Butter und Eier sind in geringen Mengen erlaubt; man spricht daher auch von ovo-lakto-vegetabiler (Ei-Milch-Gemüse) Kost. Diese Ernährungsweise liefert täglich durchschnittlich 2500 Kalorien, der Nährwert kann jedoch durch vermehrte Zugabe von Ölen, Sahne, Nüssen und Vollkornbrot leicht auf 3000–3500 Kalorien gesteigert werden. Daher eignet sich die erweiterte vegetarische Vollkost auch zur Kräftigung von Unterernährten und Rekonvaleszenten. Abzulehnen ist jedoch der so genannte »Pamps- oder Pudding-Vegetarismus«, bei dem Breie und Milch-Mehl-Speisen die Hauptrolle spielen. Auch bei der erweiterten vegetarischen Vollkost sollen Obst und Gemüse, zum Teil als Rohkost, den Hauptanteil der Nahrung bilden.
Der Vegetarier ist ohne Zweifel vitaler und widerstandsfähi-

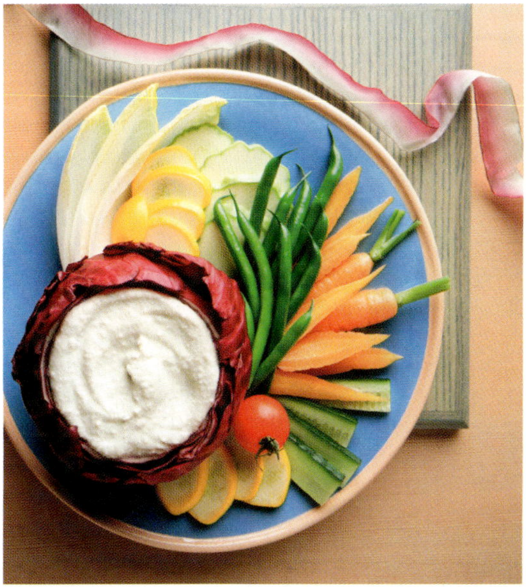

Vegetarische Ernährung wirkt sich positiv auf die Gesamtkonstitution aus; unter anderem senkt sie den Blutdruck und den Cholesterinspiegel.

ger gegenüber Infektionskrankheiten als der Fleischesser; vor allem bei hoher geistiger Beanspruchung und körperlichen Dauerleistungen wirkt sich die vegetarische Kost positiv aus. Vegetarier werden älter und weniger häufig krank als Allesesser. Besonders an Krebs und Herz-Kreislauf-Erkrankungen sterben sie wesentlich seltener. Die vegetarische Ernährung senkt den Blutdruck und die Cholesterinwerte. Diese Befunde beruhen auf Untersuchungen sowohl an bundesdeutschen Vegetariern als auch an kalifornischen Adventisten, die Ovo-Lakto-Vegetarier sind.

vegetative Dystonie (psychovegetatives Syndrom) Fehlregulation des → vegetativen Nervensystems ohne nachweisbare Organschädigung. Die Diagnose »vegetative Dystonie« für subjektive Beschwerden, für die keine organische Grundlage gefunden wird, hat die frühere Diagnose »Neurasthenie« abgelöst. Für die Praxis ist es wichtig, die verschiedenen zu Grunde liegenden Störungen zu differenzieren, weil sie unterschiedlicher Therapie bedürfen. Für alle psychovegetativen Störungen gilt allerdings ein gemeinsamer Therapiegrundsatz: Körperliche Belastung heilt, Schonung schadet. Da Erkrankungen dieser Art stets körperlich und seelisch geprägt sind, bedürfen sie sowohl einer ärztlichen als auch einer psychotherapeutischen Behandlung.

In der allgemeinen Krankheitsbetrachtung hat sich ein grundsätzlicher Wandel vollzogen: Man weiß heute, dass auch scheinbar rein körperliche Symptome entscheidend von der Persönlichkeit des Kranken mitgeprägt werden. Umgekehrt sind seelisch-geistige Störungen zum Teil biochemisch deutbar geworden. Hinter Krankheiten, die ihre Ursache in einer Störung des vegetativen Nervensystems zu haben scheinen und sich in Fingerzittern, Lidflattern, Schwitzen, raschem Wechsel der Gesichtsfarbe, Herz-, Kreislauf-, Atem- und Magen-Darm-Beschwerden äußern, können sich durchaus chronische Infektionskrankheiten, Hirnkrankheiten und Vergiftungen verbergen.

In jedem Fall handelt es sich bei der Diagnose »vegetative Dystonie« bzw. »psychovegetatives Syndrom« um einen etwas schwammigen Begriff, der über das Wesen der Erkrankung im Grunde wenig aussagt. Bedeutungsgleiche Bezeichnungen sind:

- neurovegetative Dystonie;
- neurozirkulatorische Dystonie;
- vasomotorische Dystonie;
- vegetative Stigmatisation;
- vegetative Neurose;
- vegetative Ataxie
- vegetativ-endokrines Syndrom;
- funktionelles Syndrom;
- psychogenes Syndrom;
- Organneurose.

vegetatives Nervensystem (autonomes Nervensystem) Das auch als unwillkürlich oder autonom bezeichnete vegetative Nervensystem reguliert alle wichtigen Lebensfunktionen wie Atmung, Kreislauf, Verdauung, Stoffwechsel und Fortpflanzung. Für die Funktion der inneren Organe und der Blutgefäße ist es von ebenso entscheidender Bedeutung wie für die Tätigkeit der Schweißdrüsen der Haut. Das vegetative Nervensystem arbeitet eng mit den Hormondrüsen (→ Hormone) zusammen. Seine Zentren liegen im Rückenmark sowie im verlängerten Mark, Mittel- und Zwischenhirn. Es arbeitet zwar ohne direkte Beeinflussung durch den Willen, dennoch sind seine Leistungen eng mit denen des zentralen und peripheren Nervensystems verbunden.

Der periphere Anteil des vegetativen Nervensystems wird in ***Sympathikus*** und ***Parasympathikus*** unterteilt, die in funktioneller Hinsicht als Gegenspieler aufzufassen sind. Aus den Ursprungszellen des Sympathikus – sie liegen im Brust- und oberen Lendenteil des Rückenmarks – treten Nervenfasern aus, die zu dem beiderseits der Wirbelsäule liegenden Grenzstrang ziehen. Dieser besteht aus etwa 25 Ganglien

(Nervenknoten) und reicht von der Schädelbasis bis zum Steißbein. Die sympathischen Nervenfasern, die an ihren Enden als Überträgerstoffe die Hormone ***Adrenalin*** und ***Noradrenalin*** freisetzen, sind auf momentane Höchstleistung eingestellt: Sie beschleunigen Herzschlag und Atmung, steigern den Blutdruck, erweitern die Bronchien und die Herzkranzgefäße, verengen die Hautgefäße, hemmen die Magensaftabsonderung sowie die Darm- und Blasenentleerung, erweitern die Pupille und lösen den Samenerguss aus.

Die Fasern des Parasympathikus entspringen teils im Hirnstamm, teils im Rückenmark und benutzen gewisse Hirn- und Rückenmarksnerven als Leitungskabel, wobei der 10. Hirnnerv (Nervus vagus) den wichtigsten Teil darstellt: Seine Fasern bilden Geflechte für Speiseröhre, Lungen, Herz, große Blutgefäße und Magen; über das so genannte Sonnengeflecht im Bauchraum erreichen sie alle Organe des Verdauungstraktes. Der Parasympathikus dient der Erholung: Er verlangsamt Herzschlag und Atmung, verengt die Pupillen, löst die Absonderung von Tränen und Speichel aus, verengt Herzkranzgefäße und Bronchien, beschleunigt die Darmbewegung, wirkt bei der Entleerung von Darm und Harnblase mit und spielt auch bei der Erektion des männlichen Gliedes eine entscheidende Rolle. Der Überträgerstoff für die Erregung im Parasympathikus ist das Gewebehormon ***Acetylcholin***.

Veitstanz (Chorea) durch Schädigung bestimmter Gehirnregionen ausgelöstes Krankheitsbild mit regellosen, unsymmetrischen, plötzlich einsetzenden, kurz dauernden, unwillkürlichen Bewegungen. Diese können ganz diskret sein und wie »Verlegenheitsbewegungen« aussehen; sie können aber auch ausfahrend, ziellos und heftig werden, die täglichen Verrichtungen behindern und den Patienten nicht zur Ruhe kommen lassen, so dass eine totale Erschöpfung die Folge ist. Manchmal nehmen die Beschwerden im Schlaf ab. Im Gesicht zeigt sich der Veitstanz als Grimassieren und Schmatzen. Der Betroffene wirkt im Ganzen »ungeschickt« und »faxenhaft«. Auffallend ist der schlaffe Muskeltonus.

Man unterscheidet folgende Formen:

1. Die häufigste Form ist die ***Chorea minor*** (»kleine Chorea«), die auch »Chorea rheumatica« oder »Chorea infectiosa« genannt wird. Sie befällt vor allem Mädchen zwischen dem 5. und 15. Lebensjahr, und zwar besonders häufig im Anschluss an eine schwere → Mandelentzündung oder an → rheumatisches Fieber, (d. h. als Folge einer bakteriellen Infektionen mit Streptokokken) und stellt den Ausdruck einer fehlgeleiteten Immunantwort des Körpers dar. Nach anfänglicher »Zappeligkeit« entwickelt sich das typische Krankheitsbild innerhalb weniger Wochen: Die leichten, unwillkürlichen Muskelbewegungen steigern sich im Lauf der Zeit, bis der Kranke ständig in Unruhe ist, nicht mehr still sitzen kann, mit Armen und Beinen zuckt und unablässig das Gesicht verzieht. Er ist dann nicht mehr in der Lage, irgendwelche vernünftigen Bewegungen auszuführen, so dass zum Beispiel die Schrift vollkommen unleserlich wird. Hinzu kommen eine gereizte, oft weinerliche Grundstimmung sowie eine ausgeprägte Konzentrationsschwäche.

Bei der Behandlung mit speziellen Medikamenten besteht eine gute Rückbildungstendenz: Die Heilung tritt innerhalb einiger Monate ein. Es kann jedoch jederzeit zum Neuausbruch der Krankheit kommen, und bei etwa einem Drittel der Kranken bleiben Restsymptome, z. B. Ängstlichkeit und Zappeligkeit bei Aufregungen, zurück.

2. Die ***Chorea major*** (»große Chorea« oder ***Huntington-Chorea***) ist eine meist zwischen dem 30. und 50. Lebensjahr in Erscheinung tretende Erbkrankheit, der ein Gendefekt auf dem Chromosom 4 zu Grunde liegt. Ist ein Elternteil erkrankt, so besteht für die Kinder ein Erkrankungsrisiko von 50 %. Bei dieser Form des Veitstanzes ist der Gang besonders stark beeinträchtigt. Zudem haben die psychischen Störungen (Affekt- und Antriebsstörungen, Wahnbildungen, Halluzinationen) schließlich erhebliche Intelligenzausfälle zur Folge, die eine Anstaltspflege erforderlich machen. Zur Behandlung werden → Psychopharmaka eingesetzt.

3. Die ***Chorea gravidarum*** (Schwangerschafts-Chorea) befällt vorzugsweise Erstgebärende und macht sich dann zwischen dem 3. und 5. Schwangerschaftsmonat bemerkbar. Da die Symptome sehr stark denen der Chorea minor ähneln, vermutet man, dass es sich hierbei um eine spezielle Erwachsenenform dieses Leidens handelt.

Vene Blutgefäß, das Blut zum Herzen zurückführt. Die Wände der Venen sind dünner als die der Arterien (Schlagadern); zudem besitzen sie zahlreiche ventilartige Klappen, die die Richtung des Blutstroms sicherstellen; → Blutkreislauf.

Venenerkrankungen Venenleiden sind in den hochtechnisierten Ländern weit verbreitet und haben in den letzten Jahrzehnten sogar noch zugenommen. Man schätzt, dass über die Hälfte der europäischen Bevölkerung vorübergehend venenkrank ist. Mindestens jeder 10. Erwachsene hat Krampfadern, fast 80 Prozent davon sind Frauen. Noch mehr Personen leiden unter ersten Anzeichen von Venenerkrankungen: abendliche Knöchelschwellungen, die über Nacht wieder zurückgehen; nächtliche Beinkrämpfe, besonders nach stärkeren Belastungen während des Tages; schwere, müde und oft auch heiße Beine sowie pinselartige Erweiterungen der kleinsten Hautvenen (Besenreiser), die zunächst nur als kosmetische Störung empfunden werden.

Die Ursachen der Venenerkrankungen sind vielfältig und beruhen zum großen Teil auf der Tatsache, dass das Blut aus den Beinen unter Überwindung der Schwerkraft sozusagen eine weite Strecke »bergauf« fließen muss, wobei es nicht wie in den Arterien von der Pumparbeit des Herzens vorangetrieben wird. Bei der Bewältigung dieser Arbeit helfen 2 Einrichtungen:

♦ Die Venenklappen, die sich wie Ventile abwechselnd öffnen und schließen, so dass das Blut nicht zurückfließen kann.

♦ Die »Muskelpumpe«: Mit jeder Muskelanspannung, also bei jeder Bewegung, werden die Venen zusammengepresst, so dass das Blut herzwärts gedrückt wird. Gleichzeitig verhindern die Venenklappen den Rückfluss. Im Stehen und Sitzen, also bei körperlicher Ruhe, sackt das Blut nach unten ab und erzeugt nicht selten einen derartigen Druck, dass die Venenwand sowie das umgebende Bindegewebe überdehnt werden und die Venenklappen nicht mehr richtig schließen. Dadurch tritt Blut aus den Gefäßen aus, was zum Anschwellen der Beine, zur Bildung von Krampfadern und zu Hautschädigungen (Ekzem, offenes Bein) führt.

Daneben spielen bei der Entstehung von Venenleiden angeborene Anomalien sowie die Zerstörung der Venenklappen durch eine Venenentzündung oder eine → Thrombose eine wichtige Rolle. Andererseits können Stauung und Verlangsamung des Blutstroms auch wieder eine Venenentzündung oder Thrombose heraufbeschwören, so dass ein richtiggehender Teufelskreis entsteht. Bei Frauen stellt die zusätzliche Belastung durch Schwangerschaft und Wochenbett einen verschlimmernden Faktor dar. Im Einzelnen unterscheidet man folgende Venenerkrankungen:

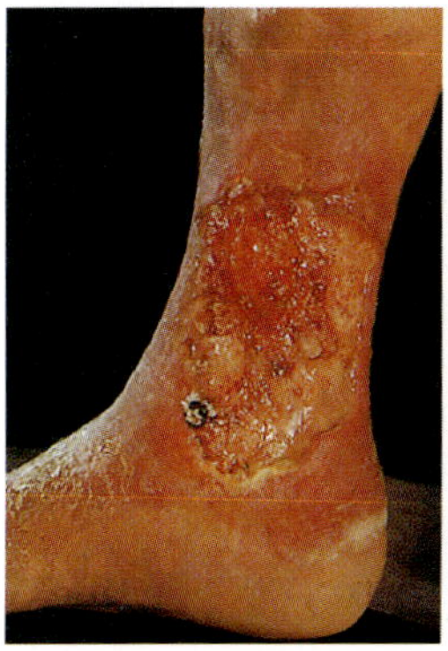

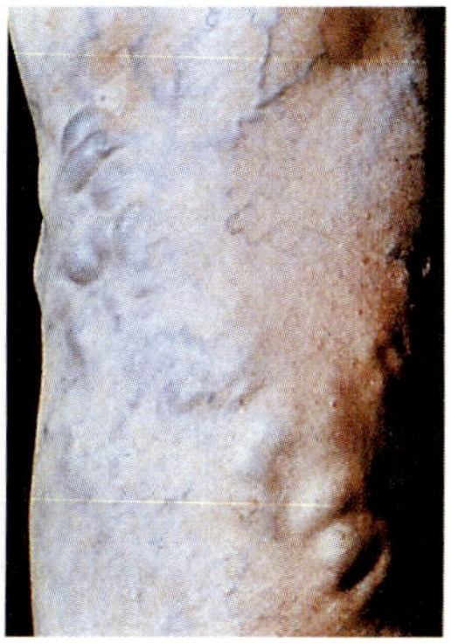

1. *Varizen:* → Krampfadern.

2. *Venenentzündung* (Phlebitis, Thrombophlebitis): Die Krankheit wird dadurch ausgelöst, dass ein Blutgerinnsel eine oberflächliche Vene verschließt (→ Thrombose). Als Ursachen wirken Gefäßwandschäden, Verlangsamung der Blutströmung und Beschleunigung der Blutgerinnung zusammen; begünstigende Faktoren sind zudem Operationen, Geburten, Bettruhe, Fettsucht, Bewegungsmangel, aber auch Überanstrengung. Oft findet man einen gut tastbaren, leicht erhabenen, entzündlich geröteten Strang, jedoch keine Schwellung des umgebenden Gewebes. Die Patienten klagen über bandförmige, druckschmerzhafte Zonen; ihr Allgemeinbefinden ist dabei jedoch meist nicht gestört. Sie dürfen keine Bettruhe einhalten, da sich der entzündliche Prozess sonst auf die tiefen Venen ausbreiten kann. Der Arzt legt einen Druck- oder Zinkleimverband an, mit dem sich der Patient bewegen soll. Außerdem werden häufig rosskastanienhaltige Medikamente verordnet.

Bei der Entzündung der tiefen Venen ist das Allgemeinbefinden stärker gestört: Die Patienten leiden unter Unruhe, Angst, Schüttelfrost, Fieber und Herzklopfen. Außerdem klagen sie über Schmerzen im Verlauf der betreffenden Venen, starke Schwellung und blaurote Verfärbung der Gliedmaßen; nicht selten ist auch ein schmerzhafter Strang in der Tiefe tastbar. Die Behandlung richtet sich nach den jeweiligen Gegebenheiten und kann entweder in der Kombination Druckverband und Aufstehen oder in strenger Bettruhe bestehen. Dazu kommt meist eine Therapie mit gerinnungshemmenden Mitteln (→ Antikoagulanzien). Bei eitriger Thrombophlebitis ist chirurgisches Eingreifen erforderlich. Eine gefürchtete Komplikation – besonders bei der Entzündung der tiefen Beckenvenen – ist die → Lungenembolie.

3. *Venenthrombose* (Phlebothrombose): Da die Thrombose der tiefen Beinvenen stets zu einer Venenentzündung führt, gehen Thrombose und Venenentzündung ineinander über und sind klinisch nicht voneinander zu unterscheiden. Gefürchtet ist besonders die Venenthrombose bettlägeriger Patienten, die Krankheit kann aber auch als

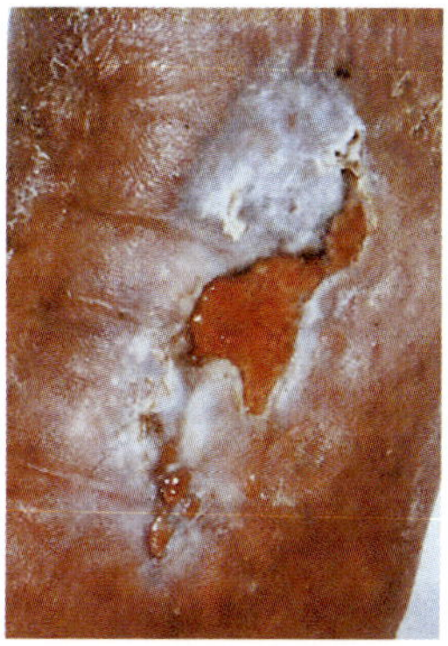

Venenerkrankungen
von links nach rechts: manschettenartiges Beingeschwür; sehr starke Krampfadern; rezidivierendes Beingeschwür.

Folge langer Flug- und Autoreisen mit starrer Zwangshaltung der Beine entstehen. Im Gegensatz zur Entzündung der oberflächlichen Venen handelt es sich hier um eine äußerst gefährliche Erkrankung, in deren Verlauf es bei fast einem Viertel der Patienten zu → Embolien kommt und an der etwa jeder Zehnte stirbt!

Die anfänglichen Beschwerden sind uncharakteristisch: Schweregefühl und Müdigkeit in den Beinen; rheumaähnliche, ziehende Schmerzen, die oft in der Hüfte beginnen und in das Kreuz ausstrahlen; Frösteln im Bein oder Kälteschauer, die das Bein hinaufrieseln. Oft können die Patienten das gestreckte Bein im Liegen nicht heben und empfinden darin schon bei geringen Erschütterungen – beispielsweise bei einem Hustenstoß – heftige Schmerzen. Die Kranken werden unruhig, ängstlich und depressiv. Die ersten äußeren Anzeichen sind verschwommene Konturen im Knöchelbereich und eine glänzende Haut am Unterschenkel mit leichter Schwellung vor dem Schienbein.

Bei derartigen Symptomen muss sofort ein Arzt gerufen werden, der entscheidet, ob eine Krankenhausbehandlung notwendig ist. Je nach Befund kommt die medikamentöse Auflösung des Thrombus oder eine operative Entfernung des Blutgerinnsels in Betracht.

4. *postthrombotisches Syndrom* (Zustand nach Thrombose): Dabei handelt es sich ein uneinheitliches Krankheitsbild, das auf einer Defektheilung nach einer tiefen Venenthrombose beruht. Diese äußert sich sowohl in einer Störung des Blutstroms in den Venen als auch in einer Beeinträchtigung des Lymphstroms. Die Wand- und Klappenveränderungen in den Venen erhöhen den Strömungswiderstand; dadurch kommt es zu Stauungen, Entzündungen, Krampfadern, Ekzemen und Geschwüren. Zwischen dem akuten Ereignis – eben der Thrombose – und den Folgebeschwerden kann durchaus ein längeres beschwerdefreies Intervall liegen. Die erweiterten Gefäße laufen beim Anheben des Beines über die Horizontale leer; beim Aufstehen füllen sie sich sofort wieder. Das Ziel der Behandlung ist eine Steigerung der Strömungsgeschwindigkeit und eine Normalisierung der Druckverhältnisse. Das gelingt am besten durch die Kombination von Kompressionsverband und Bewegungstherapie mit einem der zahlreichen Venenmittel.

5. *Beingeschwür* (Unterschenkelgeschwür, Krampfadergeschwür, Ulcus cruris, »offenes Bein«): tief reichender Gewebsdefekt im Unterschenkelbereich, für den es 2 Hauptursachen gibt:

♦ Folge von Krampfadern: Die dadurch bedingte Blutstauung führt über dem Innenknöchel zur Ausbildung eines Geschwürs, das sich rasch nach allen Seiten und in die Tiefe ausbreitet.

♦ Folge einer Beinvenenthrombose: Dabei kommt es vor, dass das Blutgerinnsel fest mit der Venenwand verwächst und das Gefäß entweder verschließt oder »nur« die Venenklappen zerstört.

In beiden Fällen staut sich das Blut in den Venen; dadurch tritt Blutflüssigkeit in das Gewebe über, die Haut wird dünn, und aus kleinsten Verletzungen entstehen ziemlich rasch große Geschwüre. Die Behandlung ist sehr langwierig und oft genug für Arzt und Patient enttäuschend. Auf jeden Fall kann nur durch fachkundige Wundbehandlung und einen sachgemäß angelegten Kompressionsverband (wickeln mit elastischen Binden) eine Heilung erzielt werden. Später muss der Patient oft einen Kompressionsstrumpf (Gummistrumpf) tragen. Als Ergänzung sollte er, um die Pumptätigkeit der Beinmuskulatur anzuregen, täglich gymnastische Übungen durchführen.

Venenleidende sollten sich stets an folgenden Merksatz halten: LLL-SSS: **l**iegen, **l**aufen = **l**obenswert; **s**itzen, **s**tehen = **s**chlecht.

venerische Krankheiten → Geschlechtskrankheiten.

Venerologie Lehre von den Geschlechtskrankheiten, die zusammen mit der → Dermatologie ein Spezialgebiet der Medizin darstellt.

venös die Venen betreffend; zu den Venen gehörig.

ventral zum Bauch gehörend, bauchwärts gelegen; Gegensatz: → dorsal.

Ventriculus medizinische Fachbezeichnung für den → Magen.

Ventrikel Hirnkammer (→ Gehirn) bzw. Herzkammer (→ Herz).

Verätzung Gewebeschädigung durch unmittelbaren Kontakt mit Säuren oder Laugen; → Erste Hilfe, S. 735, 737.

Verbände therapeutische Hilfsmittel, die dazu dienen, einen Teil des Körpers mit sterilen, schützenden, stützenden oder ruhig stellenden Materialien abzudecken. Verbände sind vielseitig anwendbar und dienen vor allem zur Versorgung von Wunden sowie zur Behandlung von Hautleiden und orthopädischen Krankheiten.

1. *Wundverbände:* Dazu verwendet man unterschiedliche Verbandstoffe. Bei offenen Wunden dient der klassische Bindenverband zur Fixierung der sterilen Wundauflage, daneben schützt er vor dem Eindringen von Keimen, sorgt für Wundruhe und Entlastung und nimmt zudem das Wundsekret auf. Bei kleineren Wunden reicht im Allgemeinen die Versorgung mit einem Wundschnellverband in Form eines

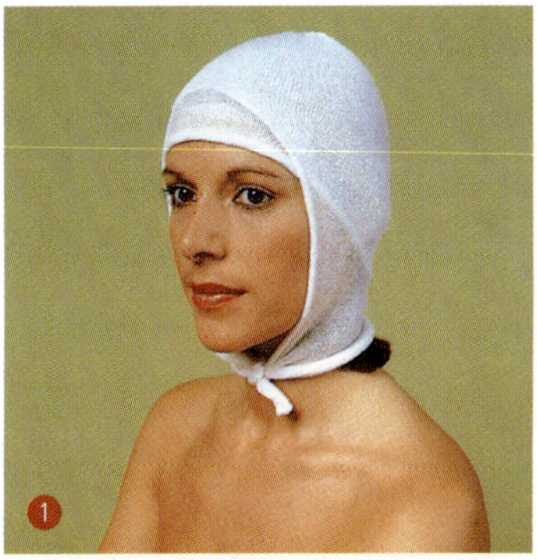
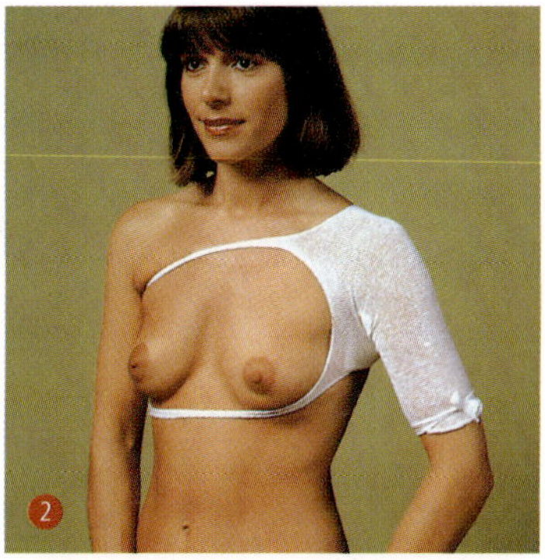
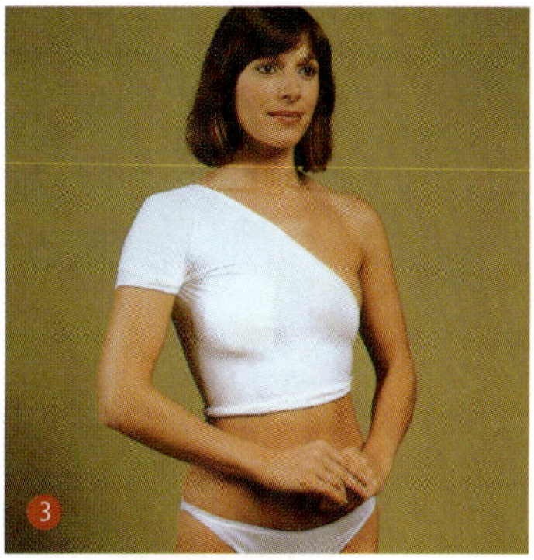
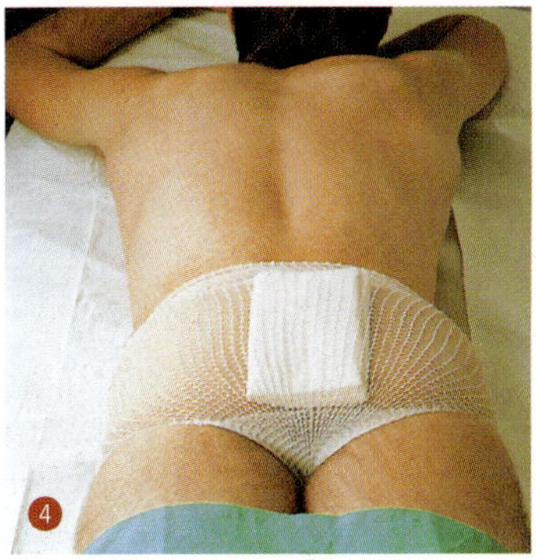
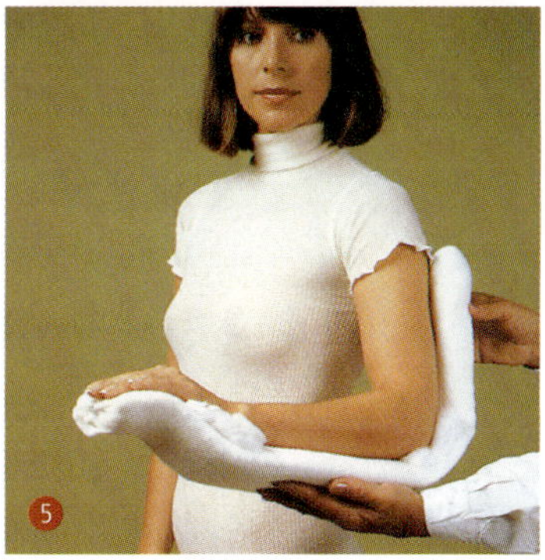
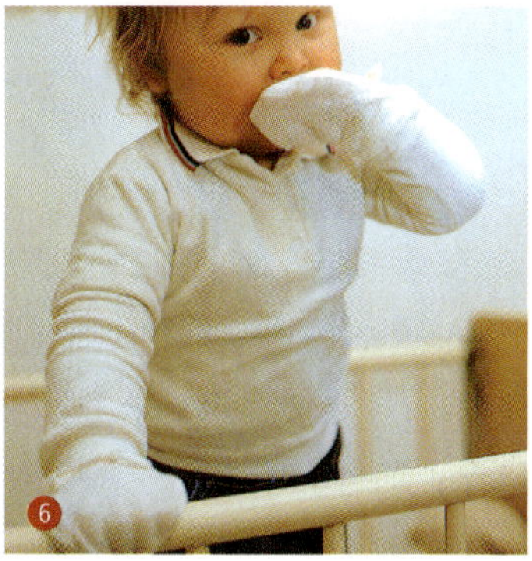
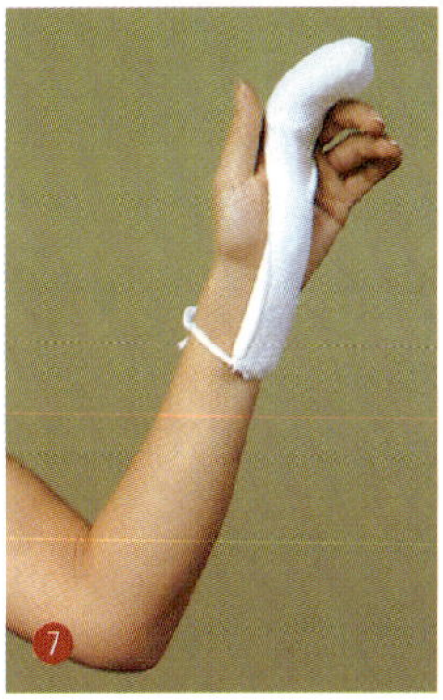
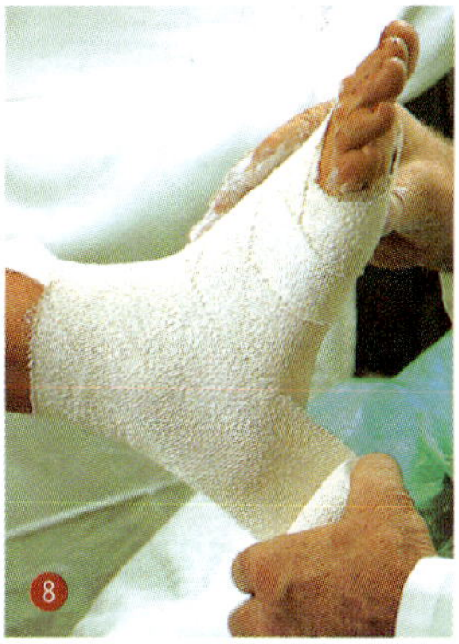

Verbände **1** Kopfverband; **2** Achselhöhlenverband; **3** großflächiger Schulter-Brust-Verband; **4** Gesäßverband; **5** Armschienenverband; **6** Fertigverband-Fäustling; **7** Fingerverband; **8** Zinkleimverband.

Pflasters. Der Kompressions- oder Druckverband dient obendrein zur Stillung von Blutungen.

2. *Verbände zur Applikation von Medikamenten:* Sie werden vor allem in der → Dermatologie angewandt und ermöglichen die bessere Aufnahme der in Salben oder Gelen enthaltenen Wirkstoffe über die Haut.

3. *Ruhigstellungsverbände:* Dabei handelt es sich um wichtige Hilfsmittel im Rahmen der orthopädischen Behandlung, die dazu dienen, Körperteile ruhig zu stellen, zu entlasten oder bei Schwellungen zu komprimieren. Je nach Anwendungsgebiet benützt man unterschiedliche Verbandtechniken. Bei den festen Stützverbänden, die vor allem bei der Behandlung von Knochenbrüchen eingesetzt werden, spielt der Gipsverband die wichtigste Rolle, wohingegen ein Streckverband verwendet wird, wenn es gilt, Knochenbrüche wieder einzurichten oder entzündete Gelenke zu entlasten. Zur Vermeidung von Blutgerinnseln und damit zur Verhütung einer → Thrombose ist der Kompressionsverband ein wichtiges Hilfsmittel.

Verblutung massiver innerer oder äußerer Blutverlust, der etwa ein Drittel der zirkulierenden Blutmenge übersteigt. Dadurch kommt es zunächst zu Kreislaufversagen und → Schock und schließlich infolge der Mangeldurchblutung lebenswichtiger Organe zum Verblutungstod; → Erste Hilfe, S. 729.

Verbrauchskoagulopathie erworbene Steigerung der → Blutgerinnung, die die Bildung kleinster Gerinnsel in den Gefäßen und über den Verbrauch von Gerinnungsfaktoren eine erhöhte Blutungsneigung zur Folge hat. Als auslösende Faktoren kommen ein → Schock, schwerste Infektionen, bösartige Erkrankungen, Operationen (besonders an Bauchspeicheldrüse, Herz und Lunge), massive Verletzungen sowie geburtshilfliche Komplikationen in Betracht. Hinweise auf das Vorliegen einer Verbrauchskoagulopathie können abnorme Blutungen in der Chirurgie, verstärkte Nachblutungen nach der Blutentnahme, ausgedehnte, flächenhafte Hautblutungen sowie Blutungen des Darm- und Harntraktes sein. Die Diagnose wird aufgrund einer detaillierten Gerinnungsanalyse gestellt.

In der Regel erfordert das Krankheitsbild eine intensivmedizinische Betreuung, wobei die Behandlung der auslösenden Grunderkrankung die entscheidende Rolle spielt. Zusätzlich versucht man, durch eine Hemmung der Blutgerinnung mittels → Antikoagulanzien der Gerinnselbildung entgegenzuwirken. Bei starken Blutungen müssen zudem die verloren gegangenen Gerinnungsfaktoren und Blutplättchen (Thrombozyten) ersetzt werden.

Verbrennung (Combustio) Eine örtliche Schädigung des Körpers als Folge starker Hitze kann auf vielerlei Art und Weise entstehen, beispielsweise beim Kontakt mit offenem Feuer, mit heißen Gegenständen, Flüssigkeiten oder Gasen, aber auch durch Strom oder mechanische Reibung. Handelt es sich um eine Verletzung durch kochendes Wasser oder Wasserdampf, so spricht man von → ***Verbrühung***.

Man unterschiedet 3 Schweregrade:

♦ ***Verbrennung 1. Grades:*** schmerzhafte Hautrötung. Die Heilung erfolgt jedoch, ohne dass Narben zurückbleiben.

♦ ***Verbrennung 2. Grades:*** überaus schmerzhafte Hautrötung mit ausgedehnter Blasenbildung. Je nachdem, ob nur die Oberhaut oder auch schon die darunter liegende Lederhaut betroffen ist, erfolgt die Abheilung ohne oder mit Narbenbildung.

♦ ***Verbrennung 3. Grades:*** tief reichende Gewebszerstörung mit Verschorfung und Verkohlung. Nach Abheilung bleiben ausgeprägte Entstellungen, Hautschrumpfungen und Narben, vielfach in Form von → Keloiden (Wulstnarben), zurück.

Oft findet man bei einem Verletzten alle 3 Grade nebeneinander, wobei die Unterscheidung zwischen einer Verbrennung 2. und 3. Grades zum Zeitpunkt des Unfalls noch gar nicht möglich ist.

Großflächige, mehr als 15 Prozent der Körperoberfläche umfassende Verbrennungen können zur so genannten ***Verbrennungskrankheit*** führen, die durch den ausgedehnten Flüssigkeits- und Salzverlust sowie giftige Zerfallsprodukte der abgestorbenen Körperzellen ausgelöst wird. Dabei besteht die erhöhte Gefahr eines → Schocks sowie des Versagens innerer Organe wie Niere und Lunge. Wegen der schlechten Abwehrlage kommt es zudem häufig zu bakteriellen Wundinfektionen, die relativ rasch zu einer → Blutvergiftung führen können. Bei Eintreten derartiger Komplikationen ist die Prognose außerordentlich schlecht. → Erste Hilfe, S. 737.

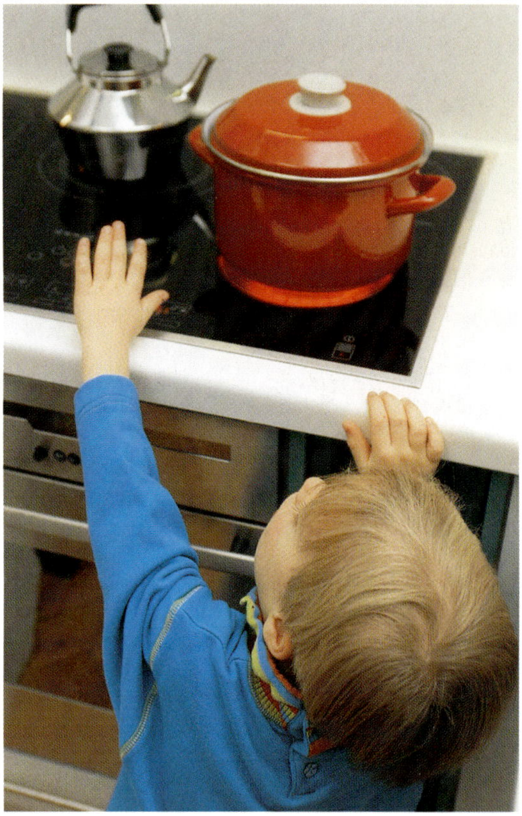

Verbrennung Durch ihre natürliche Neugier sind Kinder besonders gefährdet.

Verbrühung → Verbrennung mit einer heißen Flüssigkeit.

Verdauung Oberbegriff für alle Vorgänge, die die Zerlegung und Aufnahme der Nahrungsbestandteile sowie die Ausscheidung der Nahrungsreste betreffen. Damit die Nährstoffe, die wir beim Essen aufnehmen (→ Ernährung), zu den einzelnen Zellen des Organismus gelangen, um deren Leben und Arbeit zu gewährleisten, müssen sie in ihre kleinsten chemischen Bestandteile zerlegt werden, die wasserlöslich sind und daher durch die Darmwand hindurch in Blut und Lymphe gelangen können, um mit diesen zu den Zellen der Organe transportiert zu werden. Zu diesem Zweck finden sich vom Mund bis zum Dünndarm bestimmte Drüsen, deren Absonderungen – die Enzyme – die Fähigkeit haben, bestimmte Nahrungsbestandteile in ihre chemischen Baustoffe zu zerlegen. Außerdem leben im Darm noch zahlreiche Bakterien, die sich ebenfalls an der Aufschließung der Nahrungsstoffe beteiligen.

Das ***Eiweiß*** der Nahrung besteht aus Aminosäuren. Da diese wasserlöslich sind, kommt es bei der Verdauung darauf an, alle Eiweißstoffe über entsprechende Zwischenstufen bis zu den Aminosäuren zu zerlegen.

Kohlenhydrate sind aus langen Ketten von Zuckermolekülen (Polysaccharide) aufgebaut, die bei der Verdauung über entsprechende Zwischenstufen bis zu den wasserlöslichen Einfachzuckern (Monosaccharide) zerlegt werden.

Fett schließlich besteht aus Glyzerin und Fettsäuren und muss in diese beiden Bestandteile aufgespalten werden, damit es durch die Darmwand hindurch in den Körper aufgenommen werden kann.

Im Mund sondern die Speicheldrüsen den Speichel ab, der 2 Enzyme enthält, die die Kohlenhydrate in einfachen Zucker zerlegen. Wer ein Stück Brot lange genug im Mund kaut, merkt das daran, dass das Brot mit der Zeit süßlich schmeckt. Der Magensaft enthält Salzsäure und Pepsin. Beide sind für die Zerlegung von Eiweißstoffen zuständig. Dabei bringt die Salzsäure die Eiweißstoffe in die »passende Form«, in der sie dann vom Pepsin aufgespalten werden können.

Der Zwölffingerdarm – die nächste Verdauungsstation – enthält für alle 3 Hauptnahrungsstoffe Eiweiß, Kohlenhydrate und Fett zerlegende Enzyme. Diese stammen aus dem Verdauungssaft, der von der Bauchspeicheldrüse in den Zwölffingerdarm abgegeben wird. So enthält der Bauchspeichel allein 3 verschiedene Enzyme zur Aufspaltung der Kohlenhydrate bis zu den wasserlöslichen Monosacchariden, zudem das Enzym Trypsin, das die Eiweißstoffe in die wasserlöslichen Aminosäuren zerlegt, und schließlich noch das Enzym Steapsin, das das in der Nahrung vorhandene Fett in Glyzerin und Fettsäuren spaltet. Das Glyzerin ist wasserlöslich und kann demnach durch die Darmwand hindurchtreten, die Fettsäuren aber können das nicht so ohne weiteres. Ihnen muss die Gallensäure zu Hilfe kommen, die in der von der Leber gebildeten Galle enthalten ist und mit ihr in den Zwölffingerdarm gelangt. Durch eine Verbindung der Fett- mit der Gallensäure wird eine wasserlösliche Koppelung hergestellt, die den Fettsäuren die Passage durch die Darmwand ermöglicht. Gleich nach dieser Passage wird die Koppelung wieder gelöst, die Fettsäuren verbinden sich erneut mit dem Glyzerin, und in den feinen Lymphgefäßen der Darmwand findet man bereits wieder kleine Fetttröpfchen, die nun den Organen als Nahrung zugeführt werden.

Im Dünndarm, der auf den Zwölffingerdarm folgt, sondern bestimmte Drüsen ebenfalls einen Verdauungssaft ab, der nochmals Enzyme enthält, die die bisher noch nicht vollständig aufgeschlossenen Eiweißstoffe zu Aminosäuren und die Kohlenhydrate zu Monosacchariden zerlegen.

Im Dickdarm schließlich spalten die dort vorhandenen Bakterien jene Nahrungsbestandteile auf, die noch immer nicht genügend von den Enzymen der Verdauungssäfte angegriffen wurden. Die Zellulose – ein Kohlenhydrat, das von den Verdauungssäften kaum angegriffen werden kann – wird von den Darmbakterien »vergoren«. Bei dieser Gärung entstehen Gase. So ist es verständlich, dass sich bei demjenigen, der mit seiner Nahrung viel Zellulose – vorwiegend aus pflanzlicher Nahrung – aufnimmt, im Dickdarm auch entsprechend mehr Gase bilden. Eine andere Bakterienart im Dickdarm verändert die Resteiweißstoffe durch Fäulnis. Dabei entstehen Produkte, die nicht nur übel riechen, sondern auch giftig wirken können, wenn sie – etwa infolge einer Verstopfung – nicht rechtzeitig aus dem Darm entfernt werden (→ Selbstvergiftung). Doch die Darmbakterien haben nicht nur die Aufgabe, die Zellulosegärung und Eiweißfäulnis in Gang zu bringen, sondern sind auch für die Vitaminversorgung des Körpers von ausschlaggebender Bedeutung. Im Dickdarm wird dem bis dahin dünnflüssigen Speisebrei schließlich so viel Wasser entzogen, dass der aus unverdaulichen Nahrungsbestandteilen und einer reichlichen Menge Bakterien bestehende Rest die übliche Beschaffenheit des Stuhls erhält.

Vereisung örtliche Betäubung, bei dem das Gewebe durch Kohlensäureschnee, Chloräthylspray oder flüssigen Stickstoff stark abgekühlt und damit schmerzunempfindlich gemacht wird.

Vererbung Die Ähnlichkeit der Kinder mit ihren Eltern ist der einfachste und zugleich sinnfälligste Beweis für die Vererbung. Die Gesamtheit aller Erbanlagen – man bezeichnet sie als ***Genotyp*** – prägen zusammen mit Umwelteinflüssen das Erscheinungsbild oder den ***Phänotyp*** eines Menschen. Die Träger der Erbanlagen (Gene) sind die ***Chromosomen***, auf denen die Gene nebeneinander wie auf einer Wendeltreppe aufgereiht sind. Beim Menschen besteht der in allen

Körperzellen vorhandene doppelte Chromosomensatz aus 46 Chromosomen, während in den Geschlechts- oder Keimzellen nur der einfache Satz von 23 Chromosomen vorhanden ist. Durch die Verschmelzung von Ei- und Samenzelle bei der → Befruchtung vereinigen sich die 23 Chromosomen von jedem Elternteil wieder zu einem kompletten Satz von 46 Chromosomen.

Unter diesen 46 Chromosomen befinden sich zwei ***Geschlechtschromosomen***, die das Geschlecht des jungen Organismus bestimmen. Während sich die Geschlechtschromosomen des Mannes hinsichtlich Form und Größe unterscheiden – man bezeichnet sie als X- und Y-Chromosomen –, enthalten weibliche Zellen 2 vollkommen identische X-Chromosomen. Daraus folgt, dass bei den Keimzellen, die ja lediglich über den einfachen Chromosomensatz verfügen, jede Eizelle ein X-Chromosom besitzt, wohingegen eine Samenzelle entweder ein X- oder ein Y-Chromosom enthält. Demzufolge entsteht ein männlicher Nachkomme, wenn die Eizelle von einer Samenzelle mit einem Y-Chromosom befruchtet wird, während das Zusammentreffen zweier X-Chromosomen ein Mädchen hervorbringt. Daneben können die Geschlechtschromosomen aber auch Anlagen für gewisse Krankheiten beherbergen; in diesem Fall wird das betreffende Merkmal mit dem Geschlecht vererbt. Eine solche ***geschlechtsgebundene Vererbung*** ist unter anderem für die → Bluterkrankheit und die → Rot-Grün-Blindheit charakteristisch.

Die Art und Weise, wie die einzelnen Anlagen der Eltern auf die Nachkommenschaft vererbt werden, ist in den ***Mendel'schen Erbregeln*** niedergelegt. Dabei unterscheidet man zwischen ***dominanten*** Anlagen, die sich durchsetzen und im Phänotyp das entsprechende Merkmal hervorbringen, und ***rezessiven*** Anlagen, die nur dann zur Ausprägung eines bestimmten Merkmals führen, wenn ihnen im doppelten Chromosomensatz kein dominantes Gen entgegensteht, d. h., wenn sowohl väterliches als auch mütterliches Chromosom diese Anlage enthalten.

Normalerweise ist das Erbgut konstant. Durch äußere Umstände bedingt, gelegentlich aber auch spontan, kommen aber immer wieder Erbänderungen (***Mutationen***) vor, durch die vollkommen neue, wiederum vererbbare Eigenschaften entstehen. In diesem Zusammenhang muss jedoch ausdrücklich betont werden, dass nicht Krankheiten als solche, sondern nur die Anlagen dazu vererbt werden; d. h., dass Erbkrankheiten unter bestimmten Voraussetzungen auftreten können, dies aber keinesfalls müssen. Ein besonders hohes Risiko, dass in der nächsten Generation ein Erbleiden auftritt, besteht bei Ehen von Blutsverwandten oder Trägern einer gleichsinnigen Belastung.

Vergiftung (Intoxikation) Giftstoffe (Toxine) können durch den Mund und damit über den Verdauungskanal, aber auch durch die Nase und damit über die Lunge ins Blut gelangen. Selbst über Haut und Schleimhaut ist die Aufnahme giftiger Substanzen möglich. Die dadurch ausgelösten Krankheitserscheinungen hängen entscheidend von Art und Menge des Giftes ab, wobei der alte medizinische Grundsatz gilt, dass im Grunde alles giftig ist, wenn man es nur in ausreichender Menge zu sich nimmt. Dabei muss man jedoch berücksichtigen, dass der Körper durchaus in der Lage ist, Giftstoffe unschädlich zu machen, sie also zu harmlosen Produkten abzubauen oder rasch aus dem Körper auszuschwemmen. Hier kommt besonders der Leber und den Nieren eine große Bedeutung zu. Erst wenn mehr schädliche Stoffe in den Organismus gelangt sind, als der Körper zu entgiften in der Lage ist, entstehen krankhafte Veränderungen.

Man unterscheidet die ***akute Vergiftung***, die dann eintritt, wenn ganz plötzlich erhebliche Giftstoffmengen in den Organismus eindringen, wie es zum Beispiel bei einem Schlangenbiss der Fall ist; und die ***chronische Vergiftung***, die auf der fortwährenden Aufnahme geringer Mengen einer schädlicher Substanz beruht, zum Beispiel auf einer dauernden Überdosierung von Medikamenten oder dem ständigen Aufenthalt in mit Schadstoffen verunreinigter Luft.

Bei unklaren Vergiftungsfällen können oft spezielle Beratungsstellen gezielte Maßnahmen empfehlen. Als erste und wichtigste Maßnahme muss die weitere Giftzufuhr so schnell wie möglich unterbrochen werden, d. h. der Erkrankte muss unverzüglich aus der giftstoffhaltigen Umgebung entfernt werden. Mit den schädlichen Substanzen in Berührung gekommene Hautpartien sollte man sofort reinigen; über den Mund aufgenommenes Gift kann unter Umständen durch zwangsweises Erbrechen oder durch das Auspumpen und anschließende Ausspülen des Magens entfernt werden. Bereits im Darm befindliche Stoffe lassen sich möglicherweise mit entsprechenden Substanzen binden und unter Zuhilfenahme von Abführmitteln beschleunigt ausscheiden. In vielen Fällen ist jedoch ein spezielles Gegengift erforderlich, dessen Verabreichung das zuverlässigste und wirksamste Mittel gegen die Vergiftung darstellt; → S. 739.

Verhaltenstherapie psychotherapeutisches Verfahren zur Behandlung von seelischen Störungen, bei dem störende Verhaltensweisen abgebaut und an ihrer Stelle neue erlernt werden. Das Ziel ist, dass der Patient zu einer besseren Kontrolle seines eigenen Verhaltens gelangt; er soll lernen, mit sich selbst besser umzugehen. Die verhaltenstherapeutischen Verfahren können in 3 große Gruppen eingeteilt werden:

1. Verfahren zur Reduzierung des Fehlverhaltens;
2. Verfahren zur Steigerung des angemessenen Verhaltens;
3. Methoden zur Kontrolle des Verhaltens mit Hilfe bestimmter eindeutiger Reize.

Das Anwendungsgebiet der Verhaltenstherapie umfasst → Neurosen aller Art sowie kindliche Störungen – beispielsweise durch Hirnschäden, Intelligenzdefekte, Verwahrlosung oder Körperbehinderungen verursacht –, die bislang der Heilpädagogik vorbehalten waren. Gegenüber der üblichen → Psychotherapie weist die Verhaltenstherapie folgende Vorteile auf:

♦ eindrucksvolle Erfolge trotz kürzerer Behandlungszeit;
♦ Vorhersage von Erfolg oder Misserfolg schon nach kurzer Zeit;
♦ geringere Folgen bei Abbruch der Behandlung.

Verjüngung Eine Verjüngung im strengen Sinn des Wortes gibt es nicht und kann es auch gar nicht geben. Mit → Hormonen, Organextrakten oder → Vitaminen den Alternsprozess rückgängig machen zu wollen, ist deshalb ein absolut unsinniges Vorhaben. Allenfalls lässt er sich – beispielsweise durch angemessenes und konsequent betriebenes sportliches → Training – verlangsamen. Der Wert der → Frischzellentherapie und anderer Kuren zur Revitalisierung und Regeneration ist zwar nicht allgemein anerkannt, doch scheint es so zu sein, dass solche Kuren bei Erschöpfungszuständen, Kreislaufstörungen, Übergewicht und anderen Zivilisationserscheinungen durchaus segensreich sein können. Vor Beginn derartiger Behandlungen ist jedoch stets eine eingehende ärztliche Untersuchung erforderlich, damit keine schwer wiegende Erkrankung übersehen wird.

Verknöcherung (Ossifikation) Im Zuge des Körperwachstums und bei den Heilungsvorgängen im Anschluss an einen Knochenbruch ist die Anlagerung neu gebildeten Knochengewebes normal. Eine krankhafte Verknöcherung findet sich dagegen im Zusammenhang mit chronischen Entzündungen oder bisweilen auch bei der Narbenbildung, wenn Bindegewebe in Knochen umgewandelt wird. In diesem Fall spricht man auch von ***Verkalkung***.

Verrenkung (Luxation) Verletzung, bei der die durch ein → Gelenk verbundenen Knochenenden ihren Kontakt verlieren und in eine Fehlstellung geraten. Sind 2 Knochen gelenkig verbunden, so bildet der eine von ihnen die etwas ausgehöhlte Gelenkpfanne, der andere den kugeligen, in der Gelenkpfanne gleitenden Gelenkkopf. Zu einer Verrenkung

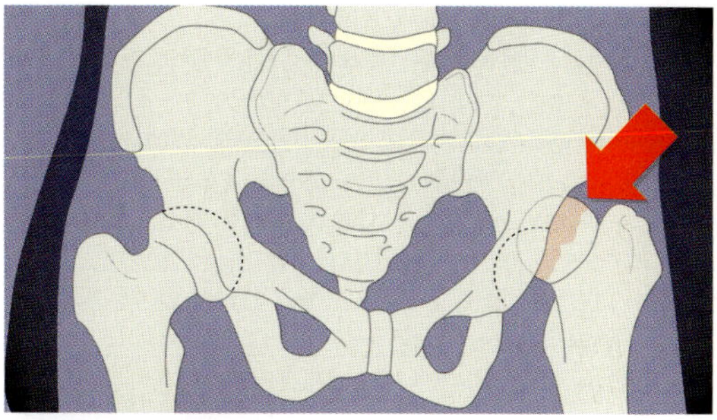

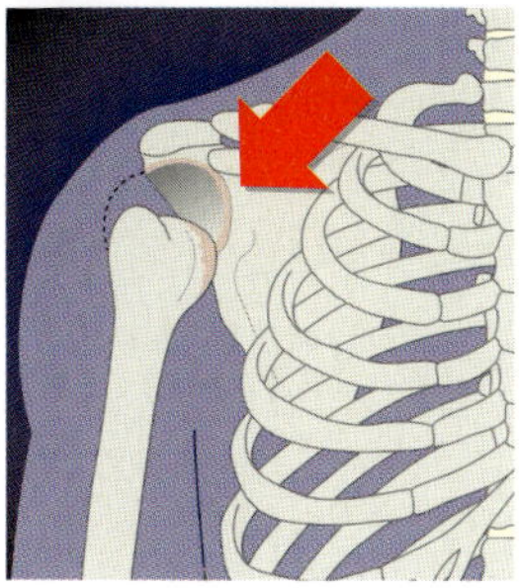

Verrenkung im Hüftgelenk (oben) und im Schultergelenk (links).

kommt es, wenn der Gelenkkopf durch eine gewaltsame, abnorme Bewegung aus seiner Gelenkpfanne herausgehebelt wird. Am häufigsten kommt das beim Schultergelenk vor. Der Betroffene hat sehr starke Schmerzen; jede Bewegung des Gelenks ist ihm völlig unmöglich.

Daneben gibt es jedoch auch angeborene Verrenkungen – zum Beispiel durch eine fehlerhafte Ausformung des Hüftgelenks bedingt (→ Hüftgelenkverrenkung) – und solche, bei denen wegen einer Bänderschwäche oder als Folge einer früheren Verletzung ein Gelenkkopf schon bei geringfügiger Belastung aus der Pfanne gleitet (***habituelle Luxation***). Von einer ***Subluxation*** spricht man, wenn der Gelenkkopf sich zwar im Gelenk verschoben hat, aber nicht vollkommen herausgetreten ist.

Nie darf ein Laie versuchen, ein verrenktes Gelenk wieder einzurenken. Die Erste Hilfe, die er leisten kann, besteht allenfalls darin, die betroffene Gliedmaße durch einen vorsichtig angelegten Verband so in ihrer augenblicklichen Stellung zu fixieren, dass der Verletzte den Weg zum Arzt ohne allzu große Schmerzen zurücklegen kann. Nach der Einrenkung muss das betroffene Gelenk noch für einige Zeit geschont werden, um sowohl der Gelenkkapsel als auch den überdehnten Gelenkbändern Gelegenheit zu geben, ihre normale Spannung wiederzugewinnen. Anderenfalls besteht die Gefahr, dass der Gelenkkopf bei nächster Gelegenheit wieder aus der Pfanne springt. Ist durch irgendwelche Umstände ein solches ***Schlottergelenk*** entstanden, so lässt sich durch eine entsprechende Operation die normale Spannung von Gelenkkapsel und Bändern wiederherstellen.

Verrucae → Warzen.

Verschlusskrankheit, arterielle → arterielle Verschlusskrankheit.

Verspannung schmerzhafte Muskelverhärtung, die auf Anpassungsversuche der Muskulatur an dauerhafte Fehlhaltungen zurückzuführen ist. Die beteiligten Muskeln versuchen gleichsam, die Fehlbelastung von Knochen und Gelenken dadurch auszugleichen, dass sie sich stärker und in ungewohnter Weise anspannen. Dies führt jedoch auf Dauer zu teils heftigen und lang anhaltenden Schmerzreaktionen. Zur Behandlung ist es vorrangig wichtig, Körperhaltung und Bewegungsabläufe neu einzuüben, so dass die Muskeln auf vorgesehene Art und Weise beansprucht werden. Daneben bringen in hartnäckigen Fällen schmerzstillende und muskelentspannende Medikamente sowie gezielte krankengymnastische Übungen Erfolg.

Verstauchung (Distorsion) Überdehnung oder kleine Fasereinrisse am Kapsel-Band-Apparat eines → Gelenks durch Überschreiten seiner natürlichen Beweglichkeitsgrenze. Die Ursache liegt in Gewalteinwirkungen wie Stoß, Fall, Umknicken oder ähnlichen plötzlichen Fehlbelastungen. Die häufigste Verstauchung ist die des Sprunggelenks. Dabei können auch Einrisse im gelenknahen Knochen oder sogar Knochenabsprengungen vorkommen. Nach einer Verstauchung hat der Betroffene heftige Schmerzen; die Umgebung des betroffenen Gelenks schwillt an, und die verletzte Stelle ist überaus druckempfindlich. Die erste Hilfeleistung muss sich darauf beschränken, dem verletzten Gelenk, am besten in einer leicht gebeugten Haltung, Ruhe zu verschaffen und durch kühle Umschläge die Schmerzen zu lindern. Verschwinden die Beschwerden nicht in wenigen Tagen oder sind sie von Anfang an ungewöhnlich heftig, ist unbedingt eine ärztliche Untersuchung erforderlich, da in diesen Fällen eine gleichzeitige Bänder- und Knochenverletzung vorliegen kann.

Verstopfung (Stuhlverstopfung, Darmträgheit, Obstipation) Nach neueren Untersuchungen sollen etwa 40 Prozent der Männer und 50 Prozent der Frauen von chronischer Verstopfung betroffen sein. Davon nimmt etwa jeder Vierte regelmäßig Abführmittel ein. Die meisten Menschen haben einmal täglich Stuhlgang, doch es gibt durchaus Gesunde, die ihren Darm nur alle 2–3 Tage entleeren, ohne deshalb irgendwelche Beschwerden zu haben. Von einer Verstopfung sollte man daher erst sprechen, wenn nur selten und mühsam harter Stuhl entleert wird oder wenn dies nur mit Hilfe von Abführmitteln gelingt.

Bei jeder längere Zeit anhaltenden Verstopfung stellt sich die Frage, ob eine organische Ursache – beispielsweise → Krebs, → Colitis ulcerosa, → Divertikulose oder → Darmpolypen – vorliegt. Deshalb sollten Betroffene keinesfalls auf eigene Faust über längere Zeit Abführmittel nehmen, sondern zunächst einmal einen Arzt aufsuchen. Da die Funktion von Magen und Darm durchaus auch psychischen Einflüssen unterliegt (→ psychosomatische Medizin), kann es auch im Zusammenhang mit seelischen Belastungen und → Neurosen zur Verstopfung kommen.

Bei der chronischen Verstopfung sollte man, bevor man zu Arzneimitteln greift, zuerst einfache Mittel einsetzen:

- beim Aufstehen ein Glas eisgekühlten Fruchtsaft trinken;
- zum Frühstück Bohnenkaffee trinken und grobes Brot essen;
- sich anschließend für 5 Minuten entspannt auf die Toilette setzen, die Füße auf einen Schemel stellen, dabei aber nicht pressen;
- zu den Hauptmahlzeiten reichlich Obst und Gemüse, teils als Rohkost, verzehren; ausreichend trinken; Weißbrot, Stärkeprodukte und Schokolade einschränken;
- als Abführmittel abends nur Quellmittel (Leinsamen, Agar-Agar) mit reichlich Flüssigkeit oder Milchzucker verwenden;
- wenn die Verstopfung mehr als 2 Tage anhält, einen Einlauf mit kalter Kochsalzlösung machen;
- so viel wie möglich körperlich bewegen; zwischendurch gymnastische Übungen durchführen.

Nicht wenige Ärzte sind der Ansicht, dass Abführmittel die Heilung einer Verstopfung letztlich eher verhindern als fördern. Wichtiger als jede medikamentöse Therapie sind Änderungen der Lebensweise und der Ernährung. In jedem Fall verlangt die Behandlung einer Verstopfung von Arzt und Patient Konsequenz, Geduld und Ausdauer.

Verstopfung bei Kindern → Kinder, Verstopfung.

Vertigo → Schwindel.

Verwesung unter Luftzutritt ablaufender Zerfall der Weichgewebe von Leichen nach Ablauf der Fäulnis, der mit dem völligen Verschwinden aller organischen Substanzen endet.

Verwirrtheit unklarer Sammelbegriff für jede psychische Störung stärkeren Grades, mit dem Denkstörungen bei → Geisteskrankheiten ebenso bezeichnet werden wie nächtliche Verhaltensstörungen bei → Arteriosklerose.

Vestibularapparat das im Innenohr liegende Gleichgewichtsorgan; → Gleichgewichtssinn.

Vibices streifenförmig angeordnete Blutungen, wie sie bei verschiedenen → Blutfleckenkrankheiten vorkommen.

vierte Geschlechtskrankheit → Lymphogranuloma inguinale.

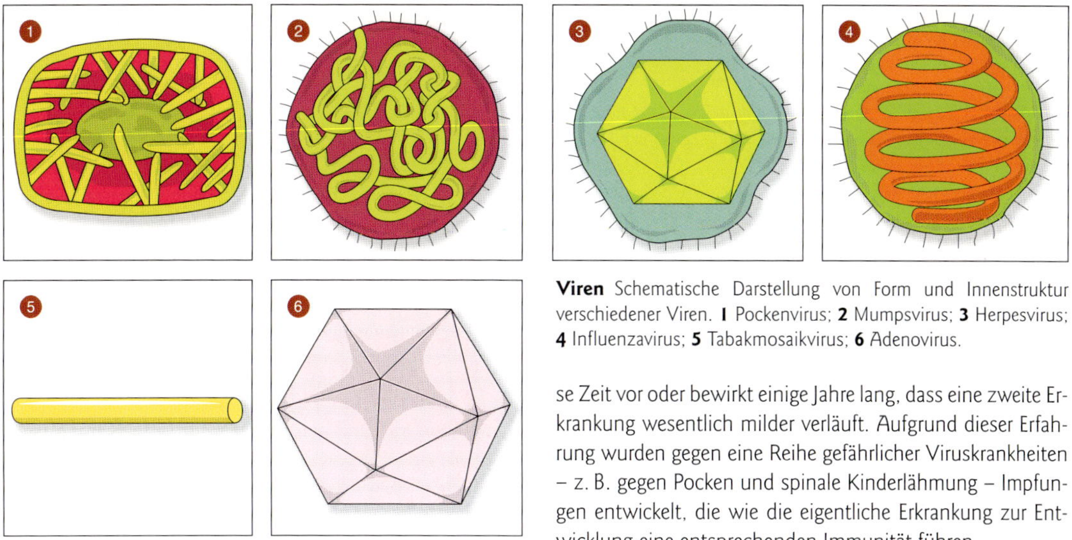

Viren Schematische Darstellung von Form und Innenstruktur verschiedener Viren. **1** Pockenvirus; **2** Mumpsvirus; **3** Herpesvirus; **4** Influenzavirus; **5** Tabakmosaikvirus; **6** Adenovirus.

Viren Krankheitserreger, die aus spezifischem Erbgut, umgeben von einer Eiweißhülle, bestehen. Viren leben in Zellen sämtlicher Organismen, wobei sie den Stoffwechsel der Wirtszelle so umstellen, dass diese fast ausschließlich Virusbestandteile produziert.

Von → Bakterien unterscheiden Viren sich durch folgende Eigenschaften: Sie sind wesentlich kleiner als Bakterien, so klein, dass sie beispielsweise ungehindert durch die sehr engen Poren eines Bakterienfilters hindurchtreten können und unter dem Mikroskop unsichtbar bleiben. Sichtbar machen kann man viele Viren nur, wenn man statt eines gewöhnlichen Mikroskops ein wesentlich stärker vergrößerndes Elektronenmikroskop benutzt. Außerdem können Viren nicht auf einem künstlichen Nährboden, sondern nur auf lebendem Gewebe, beispielsweise auf der Eihaut, gezüchtet werden.

Die Erforschung der Virusarten und ihrer besonderen Eigenschaften hat zu wichtigen Erkenntnissen für die Krankheitslehre geführt. Demnach verursachen bestimmte Virustypen unter anderem folgende Krankheiten: → Gehirnentzündung (Enzephalitis), → Hepatitis, → Gürtelrose, → Grippe, → Lymphogranuloma inguinale (vierte Geschlechtskrankheit), → Tollwut, → Masern, → Pocken, → spinale Kinderlähmung, → Papageienkrankheit, → Röteln, → Windpocken und → Gelbfieber. Manche dieser Krankheiten hinterlassen eine – oft lebenslängliche – Immunität. So weiß man aus Erfahrung, dass der Mensch im Allgemeinen nur einmal in seinem Leben an Masern, Röteln oder Windpocken erkrankt. Bei anderen Viruskrankheiten hält die Immunität zumindest für eine gewisse Zeit vor oder bewirkt einige Jahre lang, dass eine zweite Erkrankung wesentlich milder verläuft. Aufgrund dieser Erfahrung wurden gegen eine Reihe gefährlicher Viruskrankheiten – z. B. gegen Pocken und spinale Kinderlähmung – Impfungen entwickelt, die wie die eigentliche Erkrankung zur Entwicklung eine entsprechenden Immunität führen.

Einige Viruskrankheiten lassen sich einwandfrei anhand der klinischen Erscheinungen und der epidemiologischen Gesichtspunkte diagnostizieren. Bei anderen Erkrankungen ist die Diagnostik nur in besonders ausgestatteten Speziallaboratorien möglich und auch dort mit großem Zeitaufwand verbunden.

Viruskrankheiten sprechen im Allgemeinen auf eine Chemotherapie und auf → Antibiotika nicht an. Die bisherigen Bemühungen um die Entwicklung von Medikamenten gegen Virusinfektionen haben nur zu bescheidenen Teilerfolgen geführt. Die so genannten → Virostatika haben oft erhebliche Nebenwirkungen, da sie meist auch in den Zellstoffwechsel der Wirtszellen eingreifen. Deshalb besteht die effektivste Bekämpfung von Viruskrankheiten nach wie vor in prophylaktischen Impfungen.

Virilisierung Vermännlichung eines weiblichen Individuums nach Einnahme von Hormonpräparaten oder infolge von Hormonstörungen (→ adrenogenitales Syndrom). Anzeichen der Vermännlichung: männliche Behaarung (→ Hirsutismus), Ausbleiben der Regelblutung (→ Amenorrhö), Rückbildung der Brüste, Tieferwerden der Stimme, Vergrößerung der → Klitoris sowie verstärkte Neigung zu → Akne.

Virologie Lehre von den → Viren und den von ihnen verursachten Krankheiten.

Virostatika (Virustatika) gegen Viren während der Vermehrungsphase wirksame Medikamente, die bei der Behandlung virusbedingter Krankheiten angewandt werden.

virulent infektionskräftig, ansteckend, aggressiv.

Virulenz Grad der Infektionskraft eines Krankheitserregers.
Virushepatitis → Hepatitis.
Virustatika → Virostatika.
viruzid Viren abtötend.
Visus Sehschärfe.
viszeral die Eingeweide betreffend.
vital lebend, das Leben betreffend; lebenstüchtig.
Vitalkapazität (VK) Luftmenge, die nach vertiefter Einatmung maximal ausgeatmet werden kann. Die Bestimmung erfolgt mit dem Spirometer (Atemmessgerät). Die Vitalkapazität ist abhängig von Lebensalter, Geschlecht, Körpergröße und Trainingszustand; der Mittelwert beträgt bei Männern rund 4,5 Liter, bei Frauen etwa 10 Prozent weniger. Bei allen Krankheiten, die die Atemtätigkeit beeinträchtigen, ist die Vitalkapazität herabgesetzt; → Lungenfunktionsprüfungen.
Vitaminantagonisten (Antivitamine) chemische Substanzen, die den → Vitaminen entgegenwirken, indem sie sie aufgrund des ähnlichen Aufbaus von ihrem Wirkungsort verdrängen. Diese Stoffe können im Körper trotz ausreichender Versorgung Vitaminmangelzustände auslösen. Beispiele:
- Vitamin B_1 (Thiamin): Antithiamin (in Karpfen, Süßkartoffeln, Farnkraut, rote Bete)
- Vitamin H (Biotin): Avidin (im ungekochten Eiweiß)
- Vitamin K: Cumarine (→ Antikoagulanzien).

Vitamine »Vitamin« bedeutet, wörtlich übersetzt, »Lebensstoff«. Mit diesem Ausdruck bezeichnet man eine Reihe von Stoffen, die für das gesunde Leben des Organismus ebenso wichtig sind wie die eigentlichen Nährstoffe. Denn all die vielfältigen Energie- und Materialumsetzungen im Stoffwechsel der Zellen und Gewebe gehen – auch bei reichlichem Angebot an Eiweiß, Kohlenhydraten und Fetten – nur dann ordnungsgemäß vonstatten, wenn der Organismus zugleich ausreichend mit diesen »Lebensstoffen« versorgt wird. Vitamine liefern zwar weder Energie für tägliche Leistungen noch Material für Aufbau, Wachstum oder Ersatz von Körpersubstanz, sie bewirken jedoch, dass die Grundnährstoffe Eiweiß, Kohlenhydrate und Fett innerhalb des Stoffwechsels ordnungsgemäß umgesetzt werden.

Deshalb mindert eine unzureichende Vitaminversorgung die Gesundheit eines Menschen, was sich beispielsweise in erhöhter Anfälligkeit gegen Infektionen, in einer Beeinträchtigung der Leistungsfähigkeit und in der erschwerten Überwindung von Krankheiten äußert. Das völlige Fehlen eines Vitamins führt zu schweren, von Vitamin zu Vitamin unterschiedlichen Ausfallerscheinungen. Beispiele für Vitaminmangelkrankheiten (***Hypovitaminosen***) sind unter anderem die Keratomalazie, eine geschwürige Erkrankung der Hornhaut der Augen, bei Vitamin-A-Mangel, → Beriberi bei Vitamin-B_1-Mangel, → Skorbut bei Vitamin-C-Mangel und → Rachitis bei Vitamin-D-Mangel.

Ursache eines derartigen Mangelzustandes kann sein, dass ein Vitamin (bzw. seine Vorstufe) dem Körper nicht in ausreichender Menge zugeführt wird. Das kann beispielsweise passieren, wenn die Nahrung während der Zubereitung – hauptsächlich durch zu langes Kochen – so verändert wird, dass die in ihr enthaltenen Vitamine teilweise zerstört werden. Es kann aber auch sein, dass die dem Körper in ausreichender Menge angebotenen Vitamine nicht bis zu den Zellen der verschiedenen Gewebe gelangen, weil ihre Aufnahme ins Blut beispielsweise durch eine Erkrankung der Darmwand gestört ist. Ferner ist es möglich, dass eine Störung bei der Bildung der Vitamine aus ihren Vorstufen vorliegt. Ein Beispiel dafür ist die Versorgung des Organismus mit Vitamin D, das dem Körper normalerweise nur in Form seiner Vorstufe zugeführt wird und das erst unter dem Einfluss von Sonnenlicht in das wirksame Vitamin umgewandelt wird. Ein anderes Beispiel ist die Versorgung des Körpers mit B-Vitaminen durch Darmbakterien. Diese spielen als Produzenten von B-Vitaminen eine wichtige Rolle; wenn sie in ihrer Tätigkeit gestört werden, ist die ausreichende Vitamin-B-Versorgung in Frage gestellt. Eine solche Beeinträchtigung der Darmbakterien ist z. B. bei der Behandlung von Infektionskrankheiten mit → Antibiotika oder → Sulfonamiden möglich. Werden diese Mittel über längere Zeit verabreicht, schädigen sie nicht nur die krank machenden, sondern auch die notwendigen Darmbakterien. Die Folge davon ist eine unzureichende Bildung von B-Vitaminen im Darm und infolgedessen eine ungenügende Versorgung des Organismus.

Bei üblicher Mischkost kommen Vitaminmangelerscheinungen jedoch normalerweise nicht vor, so dass man – auch im Winter! – getrost auf die zusätzliche Einnahme von Vitaminpräparaten verzichten kann. Die medikamentöse Zufuhr von Vitaminen kann zwar – auf ärztliche Anweisung hin – in Einzelfällen empfehlenswert sein, keinesfalls darf man jedoch nach dem Motto »Viel hilft viel« vorgehen, da eine Überdosierung auch bei Vitaminpräparaten schädlich sein kann. Vor allem die Vitamine A und D gelten in diesem Zusammenhang als gefährlich: So kann es bei Kindern und Jugendlichen durch längere Einnahme großer Mengen Lebertrans infolge einer Vitamin-A-Überdosierung zu Hirnschäden mit Hirndruck und infolge einer Vitamin-D-Überdosierung zu Verkalkungserscheinungen in Gelenken, Nieren und Gehirn kommen, die sogar tödlich enden können.

Die Vitamine werden in fettlösliche (A, D, E, K) und wasserlösliche (B-Gruppe und C) eingeteilt. Da die fettlöslichen Vitamine nur in Fett gelöst aus dem Darm in das Blut aufgenommen werden, kann es bei Menschen, die unter einer Fettstoffwechselstörung leiden, trotz ausreichender Zufuhr mit der Nahrung zu Vitaminmangelerscheinungen kommen. Die fettlöslichen Vitamine und das Vitamin B_{12} werden im Körper gespeichert, die anderen nicht.

Fettlösliche Vitamine:

♦ ***Vitamin A*** (Axerophthol, Retinol, Epithelschutzvitamin)
Vorkommen: in Fischlebertran, Säugetierleber, Milch, Butter, Eigelb. Die Provitamine A (Karotine), die in allen grünen Pflanzen, Karotten, Spinat, Grünkohl, Salat, Obst, Palmkernöl, Leber und Butter vorkommen, werden im Körper in Vitamin A umgewandelt.
Funktion: Schutz von Haut und Schleimhäuten vor Verhornung und Infektionen; Beteiligung an der Bildung des Sehpurpurs des Auges.
Mangelerscheinungen: Nachtblindheit; Verdickung von Horn- und Bindehaut des Auges; Geschwüre auf der Hornhaut mit der Gefahr der Erblindung; Hornhauterweichung; Austrocknung, Verhornung und graue Pigmentierung der Haut; Haarausfall; verminderte Talg- und Schweißdrüsensekretion; Vertrocknung der Schleimhäute in Mund, Darm und Scheide; Kropfbildung und verminderte Synthese von Schilddrüsenhormon; Störungen der Knochen- und Zahnentwicklung.
Überdosierungserscheinungen: Schwindel, Erbrechen, Haarausfall, Appetitlosigkeit, Kopfschmerzen, bei Säuglingen Bildung eines Wasserkopfes, Lebervergrößerung, Fieber, Knochenhautschwellung. Während der Schwangerschaft besteht erhöhte Gefahr einer kindlichen Missbildung.
Therapeutische Anwendung: bei Nachtblindheit, verschiedenen Augenkrankheiten, bestimmten Durchfallerkrankungen, Akne, Haut- und Schleimhauterkrankungen. Mit Abkömmlingen des Vitamins A, den so genannten Retinoiden, werden zurzeit Erfolg versprechende Behandlungsversuche bei bestimmten Haut- und Schleimhautkrebsformen durchgeführt. Da Retinoide im Tierversuch chemisch induzierte Geschwulstbildungen hemmen, ist anzunehmen, dass Nahrungsmittel, die viel Karotin oder Vitamin A enthalten, das Krebsrisiko reduzieren.

♦ ***Vitamin D*** (Calciferol, antirachitisches Vitamin)
Vorkommen: Lebertran, Butter, Eigelb, Leber. Eine Vorstufe des Vitamins D, das Ergosterin, findet sich in der Haut, wo es unter der Einwirkung von Ultraviolettlicht in Vitamin D umgewandelt wird.

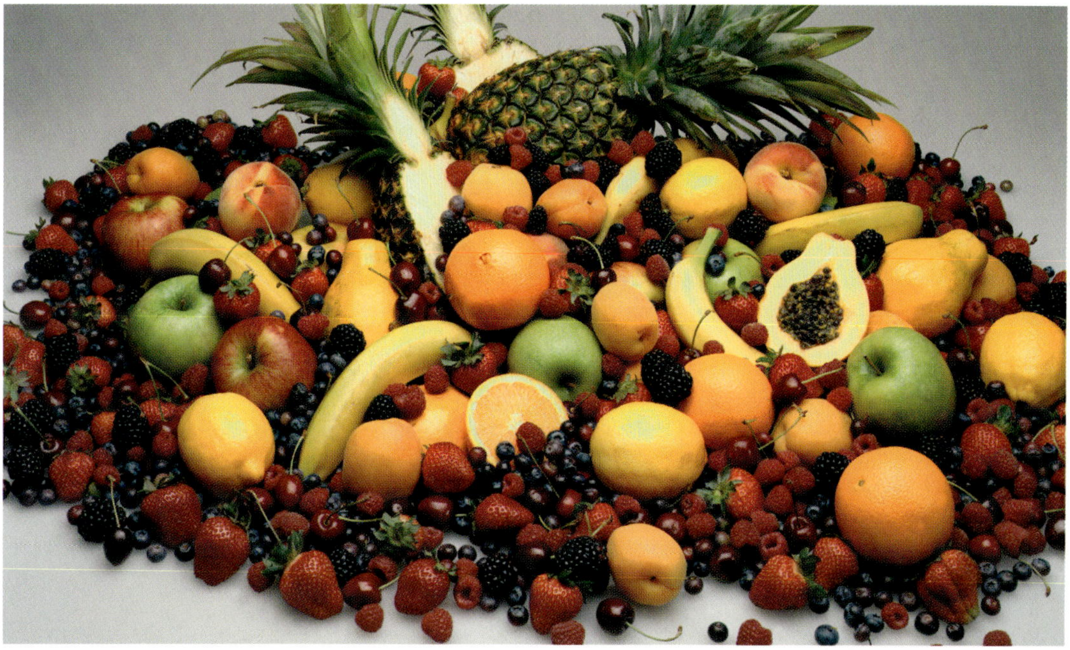

Vitamine Das wichtige Vitamin C kommt fast nur in pflanzlichen Nahrungsmitteln vor.

Funktion: Aufnahme von Kalzium aus dem Darm und dessen Einbau in die Knochensubstanz.
Mangelerscheinungen: Störungen des Kalzium- und Phosphorstoffwechsels, → Rachitis, → Knochenerweichung (Osteomalazie).
Überdosierungserscheinungen: Unruhe, Übelkeit, Kopfschmerzen, Durst, vermehrtes Wasserlassen, Herzrhythmusstörungen, Entzündungen, Kalkeinlagerungen in Gelenken, Nieren und Gehirn, erhöhtes Risiko einer → Arteriosklerose. Vitamin D ist nur für Kinder wichtig, Erwachsene benötigen es nicht mehr!

♦ ***Vitamin E*** (Tokopherol, Antisterilitätsvitamin).
Vorkommen: Weizenkeime, Blattgemüse, Eigelb, Sojabohnen, Pflanzenöle, Haferflocken, Vollkornbrot.
Funktion: Schutz und Stabilisierung der Zellen; Verhinderung der Oxidation ungesättigter → Fettsäuren; Hemmung der Blutverklumpung.
Mangelerscheinungen: verkürzte Lebensdauer der roten Blutkörperchen. Die bei Tieren beobachteten Mangelerscheinungen wie Sterilität, Muskel- und Nervenleiden sowie Störungen der Schwangerschaft sind beim Menschen nicht nachgewiesen!
Überdosierungserscheinungen: Muskelschmerzen und Muskelschwäche, Müdigkeit, Kopfschmerzen, Durchfälle.
Therapeutische Anwendung: Vitamin E ist in den letzten Jahren »in Mode gekommen«. Es wird vor allem zur Leistungssteigerung und zum Schutz des Gefäßsystems vor → Arteriosklerose empfohlen. Beide Wirkungen sind jedoch ebenso wenig gesichert wie die Zusammenhänge zwischen Vitamin E und Fruchtbarkeit bzw. Potenz; ebenso fehlen Beweise für die Wirksamkeit bei Muskel- und Bindegewebserkrankungen.

♦ ***Vitamin K*** (antihämorrhagisches Vitamin, Phyllochinone)
Vorkommen: Blattgemüse, Leber, Schweinefleisch. Nach der Neugeborenenperiode wird Vitamin K durch Darmbakterien gebildet.
Funktionen: Bildung von Blutgerinnungsfaktoren.
Mangelerscheinungen: Neigung zu Blutungen und Gerinnungsstörungen.
Überdosierungserscheinungen: »Kernikterus«: intensive Gelbfärbung und Degeneration von Nervenzellen in bestimmten Teilen des Gehirns.
Therapeutische Anwendung: bei Neugeborenen zur Prophylaxe und Therapie von Blutungen; Blutgerinnungsstörungen; Überdosierung von Dicumarol, das als Gegenspieler von Vitamin K die Gerinnungsfähigkeit des Blutes vermindert und deshalb zur Prophylaxe und Therapie von Thrombosen (z. B. nach Herzinfarkt) angewandt wird.

Wasserlösliche Vitamine:

♦ ***Vitamin B_1*** (Thiamin)
Vorkommen: Hefe, Getreidekleie, Reisschale, Nüsse, Hülsenfrüchte, Vollkornprodukte, Leber, Schweinefleisch.
Funktion: unentbehrlich für den Kohlenhydratstoffwechsel sowie für die Tätigkeit der Nervenzellen und des Herzmuskels.
Mangelerscheinungen: → Beriberi, Muskelschwäche, Nerven- und Kreislaufstörungen (besonders bei Alkoholikern und hohem Zuckerkonsum).
Überdosierungserscheinungen: Juckreiz, Nesselsucht, Schweißausbrüche, Unruhe, Magen-Darm-Blutungen.
Therapeutische Anwendung: bei Neuralgien, Neuritis, Leber- und Herzmuskelstörungen.

♦ ***Vitamin B_2*** (Riboflavin, Laktoflavin)
Vorkommen: Milch, Käse, Leber, Eier, Fleisch, Vollkornmehl, Hefe, Soja.
Funktion: Energie- und Eiweißstoffwechsel, Sehvorgang, Gesunderhaltung von Haut und Schleimhäuten.
Mangelerscheinungen: Schleimhauteinrisse in den Mundwinkeln, Mundschleimhautentzündung, Hautveränderungen, Sehschwäche, Nagelveränderungen, Nervenschmerzen.
Überdosierungserscheinungen: nicht bekannt.
Therapeutische Anwendung: bei Schrunden und Mundschleimhautentzündung.

♦ ***Nikotinsäureamid*** (Nikotinamid, Niacinamid, PP-Faktor)
Vorkommen: Hefe, Reiskleie, Nüsse, Hülsenfrüchte, Leber, Fleischextrakt.
Funktion: Beteiligung am Kohlenhydratstoffwechsel, Eiweißverwertung, Zellatmung.
Mangelerscheinungen: → Pellagra, Hautveränderungen an den der Sonnenstrahlung ausgesetzten Stellen, Mundschleimhautentzündung, Durchfälle.
Überdosierungserscheinungen: nicht bekannt.
Therapeutische Anwendung: bei Pellagra und Mundschleimhautentzündungen.

♦ ***Vitamin B_6*** (Pyridoxin, Adermin)
Vorkommen: Hefe, Weizenvollkorn, Mais, Sojabohnen, Leber, Fleisch.
Funktion: Beteiligung am Eiweißstoffwechsel.
Mangelerscheinungen: Hautveränderungen, Nervenentzündungen, Blutarmut, Leberschäden; bei Kindern allgemeine Krämpfe.
Überdosierungserscheinungen: nicht bekannt.

Therapeutische Anwendung: bei Reisekrankheit, Schwangerschaftserbrechen, Strahlenschäden, Nervenentzündungen, Blutarmut, Säuglingskrämpfen, prämenstruellem Syndrom, Karpaltunnelsyndrom.

♦ ***Pantothensäure*** (Panthenol, Vitamin B_5)
Vorkommen: Hefe, Leber, Niere, Herz, Eigelb, Getreide.
Funktion: Beteiligung am Stoffwechsel von Kohlenhydraten, Eiweiß und Fetten.
Mangelerscheinungen: Müdigkeit, Apathie, Schlafstörungen, Muskelkrämpfe, neurologische Störungen, Kopfschmerzen.
Überdosierungserscheinungen: nicht bekannt.
Therapeutische Anwendung: bei Darmschwäche, Entzündungen von Haut und Schleimhäuten (Mund, Augen, Nase, Magen-Darm-Kanal), Wunden aller Art, Verbrennungen.

♦ ***Folsäure*** (Pteroylglutaminsäure)
Vorkommen: grüne Pflanzenblätter, Hefe, Leber, Milch, Käse, Hülsenfrüchte.
Funktion: wichtig für die Blutbildung.
Mangelerscheinungen: Blutarmut, tropische → Sprue.
Überdosierungserscheinungen: nicht bekannt.
Therapeutische Anwendung: bei Blutarmut.

♦ ***Vitamin*** B_{12} (Cobalamin, Cyanocobalamin, Antiperniziosa-Faktor)
Vorkommen: Leber, Eidotter, Niere, Milch, Fisch.
Funktion: Reifung der roten Blutkörperchen, Zellerneuerung.
Mangelerscheinungen: → perniziöse Anämie.
Überdosierungserscheinungen: nicht bekannt.
Therapeutische Anwendung: bei perniziöser Anämie, Neuritis, Leberschäden, Gürtelrose, verschiedenen Hautleiden; vorbeugend nach Magenoperation.

♦ ***Vitamin C*** (Askorbinsäure).
Vorkommen: Zitrusfrüchte, Tomaten, Kartoffeln, schwarze Johannisbeeren, Kopfsalat, Sanddorn, Broccoli, Hagebutten, Paprika, Petersilie.
Funktion: Beteiligung an vielen Stoffwechselvorgängen, Aufbau von Hormonen; Begünstigung der Aufnahme und Verwendung von Eisen.
Mangelerscheinungen: → Skorbut; Müdigkeit; Appetitlosigkeit; Schwäche; Infektionsanfälligkeit; Wachstumsstörungen; Anämie (Blutarmut); Entzündung von Gaumen und Zahnfleisch; Zahnlockerung; massive Blutungen in Haut, Gelenken, Muskeln und Darm; Knochenveränderungen.
Überdosierungserscheinungen: Kristallbildungen in der Niere.
Therapeutische Anwendung: bei Skorbut und Zahnfleischblutungen. Vitamin C kann die Umwandlung der Nitrate in → Nitrosamine im Magen hemmen und dadurch eventuell der Entstehung des Magenkrebses entgegenwirken. Ob es bei Vorbeugung und Behandlung von Infektionskrankheiten (Erkältungen, Grippe) wirksam ist, ist zumindest zweifelhaft.

♦ ***Vitamin H*** (Biotin, Hautfaktor, antiseborrhoisches Vitamin)
Vorkommen: Leber, Niere, Gehirn, Muskeln, Eigelb, Hefe, Sojabohnen, Reiskleie.
Funktion: Beteiligung an verschiedenen Stoffwechselvorgängen.
Mangelerscheinungen: Hautentzündung, Seborrhö (übermäßige Talgabsonderung), brüchige Fingernägel.
Überdosierungserscheinungen: nicht bekannt.
Therapeutische Anwendung: bei verschiedenen Hautleiden, Nagel- und Haarveränderungen.

♦ Als ***Vitamin-B-Komplex*** bezeichnet man ein gegen → Beriberi wirksames Gemisch der Vitamine B_1, B_2, Nikotinsäureamid, B_6, Pantothensäure, Folsäure, B_{12} und Biotin. Diese wasserlöslichen Vitamine kommen zumeist gemeinsam vor und sind sich in ihren Wirkungen sehr ähnlich.

Vitaminmangelkrankheiten (Hypovitaminosen) Krankheiten, die durch unzureichende Zufuhr eines oder mehrerer → Vitamine entstehen.

Vitiligo (Weißfleckenkrankheit) in der Jugend schleichend einsetzender, meist symmetrischer Pigmentschwund; oft zuerst an Hautstellen, die der Sonne ausgesetzt sind, also an Gesicht, Hals und Händen, aber auch im Bereich von Geschlechtsteilen und After. Die familiär gehäuft auftretende Vitiligo beruht auf einem Untergang von Pigmentzellen, dessen Ursache nicht bekannt ist. Vermutet werden Autoimmunmechanismen, also Angriffe des Organismus gegen eigene Strukturen. Nicht selten kommt die Störung im Zusammenhang mit anderen Erkrankungen – beispielsweise mit Schilddrüsenerkrankungen oder dem kreisrunden Haarausfall – vor. Eine wirksame Therapie ist nicht bekannt und grundsätzlich auch nicht erforderlich, da mit Ausnahme einer erhöhten Lichtempfindlichkeit der depigmentierten Stellen keine weitere Störung der Haut vorliegt. Die Betroffenen, die oft unter ihrem »scheckigen« Aussehen leiden, können sich nur dadurch helfen, dass sie die einzelnen weißen Flecken an besonders auffälligen Hautstellen mit Puder oder Creme überdecken. Der Versuch, die weißen Flecken durch starke Sonnenstrahlung zum Verschwinden zu bringen, ist sinnlos, da ja die zur Bräunung unabdingbaren Pigmentkörnchen fehlen. Der Erfolg einer solchen Bemühung bestünde allenfalls darin, dass die umgebende Haut brauner würde und dass dadurch die weiß bleibenden Flecken nur noch stärker auffielen. Deshalb ist demjenigen, der an Vitiligo leidet, vielmehr anzuraten, stärkere Sonnenstrahlung überhaupt zu vermeiden und ggf. Lichtschutzmittel zu verwenden. Dann fällt der Farbunterschied zwischen den weißen Flecken und der umgebenden Haut am wenigsten auf.

VK Abkürzung für → **V**ital**k**apazität.

Völlegefühl noch Stunden nach einer üppigen Mahlzeit andauerndes Gefühl des Unbehagens, das nicht selten mit heftigen → Blähungen einhergeht. Normalerweise verschwindet das Völlegefühl mit der Zeit ganz von selbst. Ist dies jedoch nicht der Fall oder treten die geschilderten Erscheinungen häufiger auf, so sollte unbedingt durch eine ärztliche Untersuchung abgeklärt werden, ob möglicherweise eine Erkrankung der Verdauungsorgane dahinter steckt.

Vollwertkost ausgewogene, naturbelassene oder schonend zubereitete Kost, die sämtliche für die Gesunderhaltung des Organismus notwendigen Stoffe – Eiweiße, Fette, Kohlenhydrate, Vitamine, Ballaststoffe, Mineralien und Wasser – enthält. Zur Zubereitung verwendet man bevorzugt Getreideprodukte, Eier, Milch, Obst und Gemüse, während man auf Fleisch weitgehend verzichtet.

Volvulus → Darmverschlingung.

Vomitus medizinische Fachbezeichnung für das → Erbrechen.

Vorbeugung (Prophylaxe) → Prävention.

Vorfall (Prolaps) Heraustreten eines Organs aus einer Körperöffnung. Organe oder Gewebe können sich aus ihrer natürlichen Lage, in der sie durch Bänder oder Stützgewebe festgehalten werden, lösen und in Körperöffnungen hineingleiten. So spricht man von einem Gebärmuttervorfall, wenn die Gebärmutter in die Scheide hineinrutscht, von einem Mastdarm- oder Aftervorfall, wenn das Endstück des Dickdarms durch den After nach außen tritt, und von einem → Bandscheibenvorfall, wenn eine Bandscheibe zwischen 2 Wirbelkörpern hervorgleitet.

Vorgeschichte → Anamnese.

Vorhaut (Präputium) verschiebliche Haut über der Eichel des männlichen Gliedes; → Geschlechtsorgane, männliche.

Vorhautverengung → Phimose.

Vorhof Kurzbezeichnung für den vor der Herzkammer gelegenen Herzvorhof; → Herz.

Vorhofflimmern → Herzrhythmusstörung, bei der sich die Herzvorhöfe in derart rascher Folge – etwa 500-mal pro Minute – zusammenziehen, dass sie kein Blut mehr in die nachgeschalteten Herzkammern befördern können.

Vormilch → Kolostrum.

Vorsorgemedizin → Präventivmedizin.

Vorsorgeuntersuchung Untersuchung zur Verhütung von Erkrankungen. Dazu gehören auch Maßnahmen, die sich gegen die Ursachen und gegen die Verschlimmerung von Krankheiten richten. Zu den von den gesetzlichen Krankenversicherungen bezahlten Vorsorgeuntersuchungen gehört unter anderem die Schwangerenvorsorge (→ Schwangerschaft, Vorsorgeuntersuchungen) sowie die Vorsorge für gesundheitlich gefährdete und jugendliche Arbeitnehmer.

Vorsorgeuntersuchungen bei Kindern → Kinder, Vorsorgeuntersuchungen.

Vorsteherdrüse → Prostata.

Vorsteherdrüsenentzündung (Prostatitis) → Prostataerkrankungen.

Vorsteherdrüsenkrebs (Prostatakrebs, Prostatakarzinom) → Prostataerkrankungen.

Voyeurismus Triebbefriedigung oder sexuelle Lustempfindung durch Zusehen bei sexuellen Aktivitäten anderer Personen oder beim Entkleiden einer Frau. Voyeure (»Zuschauer«) sind oft scheue, empfindsame und sexuell gehemmte Personen, deren abartige Neigung sich meist schon im späten Jugendalter zeigt.

Vulva medizinische Fachbezeichnung für die weibliche Scham, d. h. für die äußeren Geschlechtsorgane der Frau; → Geschlechtsorgane, weibliche.

Vulvitis Entzündung der äußeren Geschlechtsteile der Frau.

Vulvovaginitis infantum Entzündung der äußeren Geschlechtsteile bei noch nicht geschlechtsreifen Mädchen, die sich durch Ausfluss, Jucken und Rötung bemerkbar macht. Die Krankheit kommt besonders häufig bei vollschlanken Mädchen kurz vor der Pubertät vor. Mögliche Ursachen sind mangelnde Hygiene, Fremdkörper, häufige → Masturbation, die → Madenwurm-Krankheit sowie ein Befall mit → Trichomonaden oder Pilzen. Die Behandlung muss sich nach der Ursache richten; tägliches Duschen, Kamillensitzbäder, Salben oder Puder wirken unterstützend.

W

Wabenlunge → Zystenlunge.

Wachstum Der Mensch wächst etwa bis zu seinem 25. Lebensjahr. Ungefähr 5 Jahre lang hält er dann die bis dahin erreichte Höhe, und anschließend vermindert sich seine Körperlänge wieder ganz langsam, was vor allem darauf zurückzuführen ist, dass das Gewebe der Zwischenwirbelscheiben immer mehr an elastischer Spannung einbüßt und dadurch zwischen den einzelnen Wirbelkörpern weniger Platz benötigt.

Die Körpergröße, die ein Mensch als Erwachsener erreichen wird, ist bis zu einem gewissen Grad schon im Augenblick der Befruchtung festgelegt; d. h., die Anlage für die Körpergröße ist vererbt. Natürlich kommt es entscheidend darauf an, unter welchen Umwelteinflüssen sich diese Anlage im Lauf der ersten 20 Lebensjahre ausprägen kann. Lang dauernde Unterernährung oder unzweckmäßige Ernährung kann dazu führen, dass der heranwachsende Mensch schließlich erheblich kleiner bleibt, als es seiner ererbten Anlage entspricht; ebenso können lang dauernde Krankheiten in den Jugendjahren oder Störungen in der Funktion mancher Hormondrüsen das Wachstum nachteilig beeinflussen.

Besonders bedeutungsvoll ist in dieser Beziehung die Hirnanhangdrüse (Hypophyse), die das so genannte ***Wachstumshormon*** produziert. Besteht an diesem Hormon ein Mangel, so bleibt der Betroffene zwerghaft klein (→ Minderwuchs); arbeitet die Hirnanhangdrüse dagegen während der Entwicklungsjahre zu lebhaft, so entsteht die Erscheinungsform des ***hypophysären Riesenwuchses*** (→ Gigantismus).

Stellt sich die gleiche Hormonstörung erst in späteren Lebensjahren ein, zu einer Zeit also, in der die Wachstumszonen der Knochen bereits geschlossen sind, so kann sie nicht mehr eine Längenzunahme der Knochen auslösen. Dafür nehmen dann die Knochen an ihren »Spitzen« zu: Es entsteht das Krankheitsbild der → Akromegalie, bei dem Finger und Hände, Zehen und Füße, Stirnhöcker, Nase, Lippen und Kinn krankhaft vergrößert bzw. wulstig vergröbert sind. Neben der → Hirnanhangdrüse sind auch → Schilddrüse, → Thymus, → Zirbeldrüse und Keimdrüsen (Eierstöcke bzw. Hoden) mit ihren Hormonen an der Ausprägung der endgültigen Körpergröße beteiligt.

Seit es gelungen ist, das Wachstumshormon (STH = **s**omato**t**ropes **H**ormon; HGH = **H**uman **G**rowth **H**ormone) synthetisch herzustellen, weiß man, dass es artspezifisch ist, d. h., dass bei Menschen nur das menschliche Wachstumshormon eine Wirkung hat. Tumoren und Schädigungen der Hirnanhangdrüse während der Geburt, durch Sauerstoffmangel und Infektionen können Wachstumsstörungen verursachen, die zu einem proportionierten Zwergwuchs führen. Durch jahrelange Zufuhr von Wachstumshormonen gelingt es jedoch normalerweise, ein zwergwüchsiges Kind auf Normalmaß zu bringen.

Wachstumsschmerzen Der jugendliche Organismus wächst schubweise. Während eines solchen Wachstumsschubes kommt es gelegentlich dazu, dass einzelne Muskeln nicht genau mit der Längenzunahme der Knochen Schritt halten. Dadurch treten in den betroffenen Muskelgruppen – vornehmlich in der Rücken- und Beinmuskulatur – Schmerzen auf, die etwa den Beschwerden beim Muskelkater entsprechen. Doch im Gegensatz zur Beseitigung des Muskelkaters, der am schnellsten verschwindet, wenn man sich kräftig weiterbewegt, sollte das Auftreten derartiger Wachstumsschmerzen dazu veranlassen, das Kind vorübergehend von anstrengenden körperlichen Leistungen zu befreien, bis sich die Entwicklung der Muskulatur wieder dem Knochenwachstum angepasst hat. Die Schmerzen verschwinden dann normalerweise in kurzer Zeit von selbst. Tun sie das nicht, so ist eine ärztliche Untersuchung angebracht, damit nicht etwa eine ursächliche Erkrankung der Knochen, der Gelenke oder der Blutgefäße übersehen wird.

Wachträume (Tagträume) im Wachzustand auftretende lebhafte Phantasien, wobei sich Wünsche, Gedanken und wirkliche Vorgänge der Umwelt mischen. Tagträumereien können den Wünschen einer Person besondere Kraft verleihen.

Wackelgelenk (Schlottergelenk) lockeres Gelenk infolge Überdehnung des Gelenkkapsel- und Bandapparates nach Unfall, Entzündung oder Lähmung. Ein Wackelgelenk äußert sich in abnormer Gelenkbeweglichkeit, in Unsicherheit beim Gebrauch des Gelenks (z. B. beim Gehen), in zum Teil erheblichen Schmerzen sowie eventuell in einem durch den Reizzustand bedingten Gelenkerguss. Die Behandlung erfolgt je nach Ursache und Befund entweder konservativ oder operativ.

Wadenbein (Fibula) der äußere Knochen des Unterschenkels; → Bein.

Wadenkrämpfe Nächtliche, schmerzhafte Krämpfe der Wadenmuskeln treten bei rund einem Drittel der Bevölkerung auf und sind meist durch eine unzureichende Sauerstoffversorgung der Muskulatur als Folge von Durchblutungsstörungen oder Überanstrengung bedingt. Daneben spielen ur-

sächlich noch verschiedene Stoffwechselkrankheiten – unter anderem → Zuckerkrankheit und → Gicht – sowie ein erheblicher Wasserverlust des Organismus (z. B. infolge Einnahme von → Diuretika), eine → Harnvergiftung (Urämie) oder ein Magnesiummangel eine Rolle. In vielen Fällen lässt sich jedoch keine auslösende Ursache ermitteln.
Die Betroffenen werden meist in den frühen Morgenstunden durch einen intensiven, einseitigen Wadenschmerz geweckt. Die Muskulatur der Wade ist bretthart, der Fuß ist stark fußsohlenwärts gebeugt und kann nicht mehr aktiv gestreckt werden.
Die Behandlung besteht in passivem Dehnen der Wadenmuskulatur durch Stehen oder Gehen oder darin, den Fuß mit der Hand in Richtung auf den Fußrücken zu drücken. Bei länger anhaltenden Wadenkrämpfen helfen zudem Umschläge mit feuchtheißen Tüchern. In hartnäckigen Fällen sollte unbedingt ärztlicher Rat eingeholt werden, um eine ernsthafte Erkrankung auszuschließen.

Wadenschmerz spontane Schmerzen in der Wadenmuskulatur, die im Zusammenhang mit der → Cholera, der → Weil-Krankheit, tiefen Venenthrombosen (→ Venenerkrankungen), Durchblutungsstörungen und Plattfuß auftreten.

Wadenwickel Feuchtkalte Wickel um die Unterschenkel haben nicht nur eine fiebersenkende Wirkung, sondern helfen auch bei Venenentzündungen und verletzungsbedingten Schwellungen, ja, manchmal sogar bei leichten Einschlafstörungen.

Wahn objektiv falsche, aus krankhafter Ursache entstandene Überzeugung, die trotz vernünftiger Gegengründe aufrechterhalten wird; z. B. Größenwahn, Verfolgungswahn oder religiöser Wahn. Wahnvorstellungen kommen bei → Schizophrenie, → Depressionen und anderen → Geisteskrankheiten vor.

Wahnsinn umgangssprachlich verwendete, jedoch sehr unpräzise Bezeichnung für alle Formen psychiatrischer Erkrankungen.

Waldenström-Krankheit → Makroglobulinämie.

Walking zum Training des Herz-Kreislauf-Systems und zur Verbessserung der körperlichen Fitness bestens geeignete Sportart, bei der über einen längeren Zeitraum hinweg schnell gegangen, jedoch nicht gelaufen wird. Dabei sollte der Puls im Idealfall ca. 70 Prozent des Maximalwertes (220 minus Lebensalter) betragen. Auch wenn es sich beim Walking um eine schonende körperliche Betätigung handelt, sollten Untrainierte, bevor sie sich intensiv damit befassen, vorsichtshalber den Arzt konsultieren.

Wallungen → fliegende Hitze.

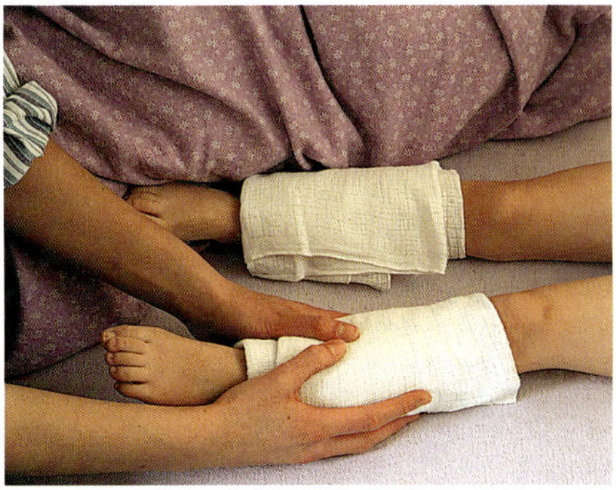

Wadenwickel haben eine fiebersenkende Wirkung – allerdings nur, wenn die Beine wirklich heiß sind.

Wanderherz (Kardioptose) Meist ist eine → Eingeweidesenkung, d. h. eine allgemeine Schwäche der Bänder und Gewebe, die die inneren Organe in ihrer Lage festhalten, daran schuld, dass auch das Herz absinkt und dann wesentlich tie-

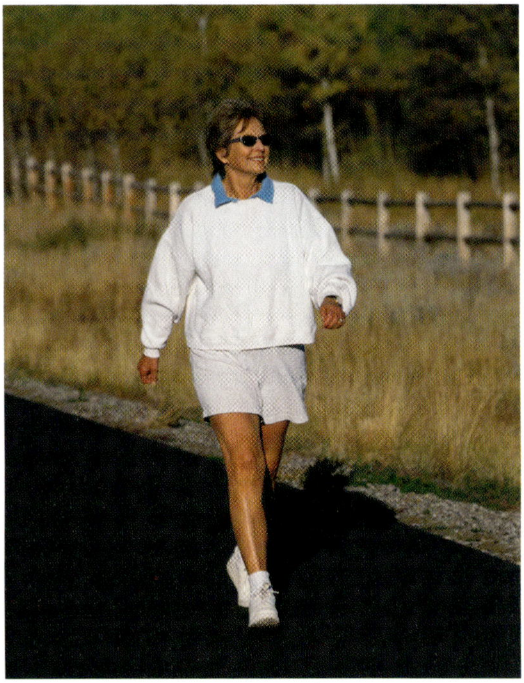

Walking sollte idealerweise dreimal pro Woche mindestens eine halbe Stunde lang betrieben werden.

fer im Brustraum liegt als bei einem Gesunden. Beschwerden treten dabei eher selten auf; lediglich beim aufrechten Stehen oder in Seitenlage machen sich manchmal leichte Atemnot sowie ein unangenehmes Beklemmungsgefühl bemerkbar.

Wanderhoden → Pendelhoden.

Wanderniere (Nierensenkung) Normalerweise sind die Nieren von einem reichlichen Fettpolster umgeben. Wird dieses Polster – etwa im Zusammenhang mit erheblicher Gewichtsabnahme – flacher, so ist die Niere weniger gut gebettet als bisher. Dann kann es vorkommen, dass sie hin und her pendelt oder sich im Ganzen etwas senkt. Dadurch entsteht gelegentlich ein Zug an den Blutgefäßen der Niere oder es kommt zu einer Abknickung des Harnleiters. Die dadurch ausgelösten Schmerzen treten in der Regel nur tagsüber bei aufrechter Körperhaltung auf und klingen in horizontaler Lage, also vor allem nachts, völlig ab. Auf jeden Fall ist eine genaue Klärung durch eine ärztliche Untersuchung erforderlich. Handelt es sich tatsächlich um eine Wanderniere, dann verschwinden die Beschwerden durch Gewichtszunahme von selbst. Gegebenenfalls muss die Niere operativ fixiert werden.

Wanderröte (Erythema migrans) charakteristische Hautveränderung bei der → Borreliose, die dadurch gekennzeichnet ist, dass ein hellroter Ring nach außen hin ständig größer wird.

Wärmestauung → Hyperthermie.

Wärmetherapie Erzeugung von Wärme zu Behandlungszwecken, entweder äußerlich (durch Wärmflasche, Wickel, Heizkissen, Lichtkasten oder Infrarotstrahler) oder im Körperinneren durch → Hochfrequenztherapie. Die Wärmetherapie wird angewandt zur Stoffwechselsteigerung sowie bei der Behandlung von Durchblutungsstörungen, rheumatischen Erkrankungen, Verletzungsfolgen und chronischen Entzündungen.

Warzen (Verrucae) häufig vorkommende, gutartige Hautneubildungen, die durch spezielle Virenarten hervorgerufen werden und deren Auftreten durch winzige Verletzungen oder Durchblutungsstörungen der Haut begünstigt werden. Sie können bereits wenige Wochen nach Kontakt mit den Viren zum Vorschein kommen, es kann jedoch auch mehr als 2 Jahre dauern, bis sie sich zeigen.
Man unterscheidet verschiedene Formen:

Stachelwarzen (Verrucae vulgares): Sie kommen von allen Warzenarten am häufigsten vor und haben die Form von halbkugeligen Knoten mit stachelartiger Oberfläche, was ihnen auch ihren Namen eingetragen hat. Bevorzugt findet man sie an den Händen.

Pinselwarzen (Verrucae filiformes): Sie zeigen sich besonders auf der Haut des Gesichts und des Halses und sehen ähnlich wie Stachelwarzen aus, unterscheiden sich von diesen jedoch durch fadenförmige Hornanhänge.

Flache Warzen bei Jugendlichen (Verrucae planae juveniles): Dies sind nur wenige Millimeter große, flache Warzen, die bei Jugendlichen häufig in großer Zahl an Gesicht und Händen erscheinen und oft ohne jegliche Behandlung wieder verschwinden.

Dornwarzen (Verrucae plantares): Sie entwickeln sich an den druckbelasteten Stellen des Fußes, also vor allem an der Fußsohle, und heißen deshalb Dornwarzen, weil sie dornartig in die Tiefe wachsen. Sie haben eine körnige Struktur und sind meist durch eine schmale Furche von einem umgebenden Hornring abgegrenzt. Bei Belastung verursachen sie oft unangenehme Druckschmerzen.

Alterswarzen (Verrucae seniles): Auf der Haut älterer Menschen treten sie oft in großer Zahl als rundliche, braune oder schwarze Wucherungen in Erscheinung, die aussehen, als seinen sie aufgeklebt. Ihre Größe schwankt zwischen einem halben und mehreren Zentimetern, und oft haben sie eine auffallend fettig glänzende Oberfläche.

Für das Auftreten und Abheilen der Warzen sind Veranlagung und immunbiologische Vorgänge wichtiger als Übertragung und Infektion. Sicher ist jedoch, dass Dornwarzen besonders leicht in Schwimmbädern übertragen werden können. Durch das feuchte Milieu wird die Hornschicht der Haut aufgeweicht, so dass die Viren leichter aus den Warzen freigesetzt werden. Kinder mit Dornwarzen sollten vom Schwimmunterricht befreit werden und Badeanstalten nicht vor Abheilen der Warzen betreten!

Manchmal lassen sich Warzen mit Salicylsäurepflastern ablösen, meist müssen sie jedoch nach örtlicher Betäubung mit einem scharfen Löffel entfernt werden. Eine andere Möglichkeit der Beseitigung besteht in der Gewebezerstörung durch gezielte Anwendung von extremer Kälte (Kryotherapie) oder elektrischem Strom (Elektrokoagulation). In der Volksmedizin sind pflanzliche Warzenmittel – unter anderem Schöllkrautsaft, Milchsaft der Zypressen-Wolfsmilch und Knoblauchscheiben – gebräuchlich. Ihre Wirkung ist umstritten, die begrenzte örtliche Anwendung aber ungefährlich.

Warzenfortsatz (Processus mastoideus) hinter der Ohrmuschel gelegener Teil des Schläfenbeins, der beim Erwachsenen ein fein verzweigtes System lufthaltiger Zellen enthält, die mit dem Mittelohr in Verbindung stehen.

Warzenfortsatzentzündung (Mastoiditis) Die Hohlräume des → Warzenfortsatzes stehen mit dem Mittelohr in

Verbindung, so dass eine → Mittelohrentzündung leicht darauf übergreifen kann. Dabei kommt es in schlimmen Fällen zur eitrigen Einschmelzung mit Auflösung der zarten Knochenwände, die die einzelnen Hohlräume voneinander trennen. Der Eiter kann dann sowohl unter das Trommelfell als auch nach innen, d. h. in Richtung Gehirn, durchbrechen. Den Betroffenen macht vor allem ein mehr oder minder heftiger Druckschmerz und manchmal auch eine Schwellung des Gebiets hinter dem Ohr zu schaffen. Aus dem Ohr entleert sich dabei häufig eine entzündliche Flüssigkeit.

Zur Behandlung werden die verursachenden Bakterien mit gezielt ausgewählten → Antibiotika bekämpft. Gelegentlich muss zur Entlastung des entzündlichen Prozesses auch noch das Trommelfell eröffnet werden (Parazentese). Hat sich im Warzenfortsatz Eiter angesammelt, so bringt man diesen, bevor er in benachbarte Gebiete eindringen kann, durch operative Eröffnung der knöchernen Hohlräume zum Abfließen.

Waschungen Waschungen gehören zu den mildesten Verfahren der physikalischen Behandlung. Ihre Wirkung besteht in einer Anregung der Hautdurchblutung und in einer Ableitung von Blut aus den inneren Organen. Gleichzeitig rufen sie bei dem Behandelten eine allgemeine Beruhigung und Entspannung hervor. Durch häufig (alle 15–30 Minuten) wiederholte kalte Oberkörper- oder Ganzwaschungen kann man bei fiebernden Kranken einen Schweißausbruch auslösen, ohne den Kranken damit zu überanstrengen. Waschungen sind sowohl zur Abhärtung als auch zur Behandlung fieberhafter und entzündlicher Erkrankungen geeignet.

Man unterscheidet Ganz- und Teilwaschungen. Die Ganzwaschung erstreckt sich auf den ganzen Körper mit Ausnahme des Kopfes und wird am besten im Stehen durchgeführt. Bei Bettlägerigen wird sie in eine Oberkörper- und eine Unterkörperwaschung aufgeteilt, wobei der halbe Körper immer bedeckt bleibt.

Die Oberkörperwaschung betrifft Oberkörper und Arme, die Unterkörperwaschung Beine und Gesäß. Angewandt werden derartige Waschungen bei → Krampfadern, kalten Füße, Blasen- und Beckenentzündungen, nach → Schlaganfall und bei Blutüberfüllung der Bauchorgane.

Kleinere Teilwaschungen können an verschiedenen Stellen des Körpers durchgeführt werden. Sie sind bei allgemeiner Schwäche oder bei örtlichen Entzündungsprozessen mit starker Hitzebildung angezeigt, z. B. bei → rheumatischem Fieber, → Tuberkulose, Herzwassersucht, → Migräne und Schnupfen.

Waschzwang Form der → Zwangsneurose, bei der der Betroffene eine so tiefe Furcht vor Verunreinigung und vielleicht auch Ansteckung mit Krankheitserregern hat, dass er sich nach jeder Berührung eines Menschen oder eines Gegenstandes sofort die Hände wäscht. Meist versucht er allerdings, derartige Berührungen von vornherein zu vermeiden, fasst also nichts an und gibt niemandem die Hand. Durch das ständige Waschen ist die Haut der Hände fast immer massiv entzündet und wund.

Wasseranwendungen (Hydrotherapie) physiotherapeutische Behandlung mit unterschiedlich temperiertem Wasser. Die Wirkungen des Wassers sind unspezifisch, d. h., sie sind nicht auf bestimmte Krankheiten, sondern auf den gesamten Organismus gerichtet. Die Heilwirkung aller Wasseranwendungen beruht vor allem auf einer vermehrten Durchblutung. Auch bei Kältereizen folgt auf die anfängliche Gefäßverengung eine Erweiterung mit Blutüberfüllung des betroffenen Bezirks. Dabei bewirkt die enge funktionelle Verknüpfung der einzelnen Hautbezirke untereinander durch Kreislauf und Nervensystem sowie die Verbindung der Haut mit den inneren Organen, dass auch Teilanwendungen ausgedehnte Reaktionen des Organismus auslösen.

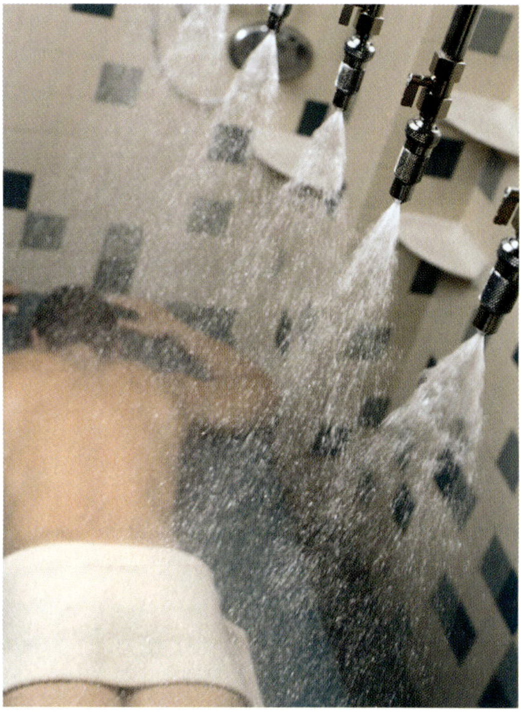

Wasseranwendungen fördern die Durchblutung und wirken sich positiv auf den gesamten Organismus aus.

Je nach Temperatur unterscheidet man kalte, warme, heiße, wechselwarme und ansteigende Anwendungen, wobei man das Wasser in Form von Waschungen, Güssen, Wickeln, Auflagen, Bädern oder Dämpfen nützt. Erregend wirken kalte Güsse und heiße Bäder, wohingegen Waschungen, Wickel, Teilbäder und warme Vollbäder im Allgemeinen eine eher beruhigende Wirkung haben. Kalte Anwendungen setzt man vorwiegend ein, um durch Anregung von Kreislauf und Stoffwechsel eine Wärmebildung herbeizuführen. Laue Anwendungen mit einer Temperatur von 16–25 °C kommen nur bei großer Übererregbarkeit und Empfindlichkeit als Übergangsmaßnahmen in Betracht. Warme Anwendungen (36–37 °C) führen ohne stärkere Reaktion des Organismus zu einer Erwärmung, Beruhigung und Entspannung. Heiße Anwendungen (über 38 °C) lösen wie Kältereize heftige Reaktionen aus, während ansteigende Anwendungen auch ohne starke Reizwirkung zu einer beträchtlichen Wärmezufuhr und Steigerung der Durchblutung führen.

Folgende allgemeine Regeln sind bei Wasseranwendungen zu beachten:

♦ Der Anwendungsraum soll eine Temperatur von etwa 18 °C haben.

♦ Jeder warmen oder heißen Anwendung muss eine kalte folgen.

♦ Die Wasseranwendungen sollen 1–2 Stunden vor oder nach den Mahlzeiten durchgeführt werden. Zwischen den einzelnen Anwendungen muss ein Abstand von 2–4 Stunden eingehalten werden.

Wasserbruch (Hydrozele) starke, meist einseitige Auftreibung des Hodensacks infolge Wasseransammlung in der häutigen Hülle, die den Hoden umgibt. Ein Wasserbruch kann ab einer bestimmten Größe örtliche Beschwerden verursachen, schädigt den Hoden selbst jedoch nicht. Relativ häufig ist er mit einem → Leistenbruch kombiniert.

Bei Neugeborenen ist mit einer spontanen Rückbildung zu rechnen; bei Kleinkindern genügt in der Regel eine einmalige Punktion und Absaugung. Ansonsten besteht der einzige Erfolg versprechende Weg zur Beseitigung eines ausgedehnten Wasserbruchs in einem chirurgischen Eingriff, der sich mit der Operation eines eventuell zusätzlich bestehenden Leistenbruchs gut kombinieren lässt.

Wasserharnruhr veraltete Bezeichnung für den → Diabetes insipidus.

Wasserhaushalt Der menschliche Körper enthält im Durchschnitt 58,5 Prozent Wasser und befindet sich normalerweise im so genannten »Wassergleichgewicht«: Ebenso viel, wie er mit Harn, Stuhl, Schweiß und Ausatmungsluft ausscheidet, nimmt er mit Nahrung und Getränken wieder auf. Für die Regulierung ist ein übergeordnetes Nervenzentrum im Gehirn, das »Wasserzentrum«, zuständig, daneben haben aber auch einige Hormone und das → vegetative Nervensystem einen Einfluss auf den Wasserhaushalt. Hauptorgan der Wasserspeicherung ist die Haut, die zugleich auch als Speicher für Kochsalz dient. Ernährt sich ein Mensch kochsalzfrei oder -arm, so speichert die Haut weniger Salz, womit auch ihre Fähigkeit, Wasser zu binden, herabgesetzt ist. Hierin liegt der Grund, dass der Körper bei einer kochsalzarmen Ernährung in den ersten Tagen verhältnismäßig viel Wasser ausscheidet, was zwar zu einer kurzfristigen Gewichtsabnahme führt, auf den Abbau des Körperfetts jedoch nur einen äußerst geringen Einfluss hat.

Wasserkopf (Hydrozephalus) massive Kopfvergrößerung durch Flüssigkeitsansammlung im Gehirn. Normalerweise fließt die → Gehirn-Rückenmarks-Flüssigkeit, die in den Kammern des Gehirns gebildet wird, durch bestimmte kleine Kanäle an die Außenfläche des Gehirns und von hier zum Rückenmark ab. Sind diese kleinen Kanäle – meist infolge einer angeborenen Missbildung – nicht vollständig durchgängig, so staut sich die Gehirnflüssigkeit in den Hirnkammern, und das Gehirn dehnt sich dadurch stark aus. Die Folge ist ein Wasserkopf, der sich in manchen Fällen erst ganz allmählich im Lauf der ersten Lebensjahre bemerkbar macht. Findet die Gehirnflüssigkeit eines Tages doch noch einen Abfluss, so hört die Weiterentwicklung des Wasserkopfs auf. Der Betroffene hat dann lediglich für sein ganzes Leben einen etwas zu großen Kopf, in dem sich übrigens, wie Beispiele aus der Kulturgeschichte zeigen, ein sehr gut arbeitendes Gehirn entwickeln kann.

Ein Wasserkopf kann auch beim Erwachsenen auftreten, wenn infolge einer Erkrankung des Gehirns – beispielsweise einer Geschwulst oder einer Entzündung – die Abflusswege der Gehirnflüssigkeit verlegt werden oder wenn – etwa infolge einer entzündlichen Reizung – in den Kammern mehr Gehirnflüssigkeit abgesondert wird, als durch die feinen Kanäle abfließen kann. Handelt es sich um einen vorübergehenden Krankheitsprozess, so kann der Arzt durch Gehirnpunktionen, also durch Absaugen der Gehirnflüssigkeit mittels einer Spritze, Abhilfe schaffen. Liegt jedoch eine ständige Verlegung der Abflusswege vor, so kann in manchen Fällen durch eine Operation eine neue Abflussmöglichkeit geschaffen und dadurch der Wasserkopf behoben werden. Dabei wird der Liquor über ein in die inneren Hirnräume vorgeschobenes Schlauchsystem in die obere Hohlvene, den rechten Herzvorhof oder den Bauchraum abgeleitet.

Wasserpocken → Windpocken.

Wassersackniere → Nierenbeckenerweiterung.

Wasserscheu (Hydrophobie) **1.** vorzugsweise bei Kindern, gelegentlich jedoch auch bei Erwachsenen anzutreffende heftige, manchmal fast unüberwindliche Angst vor dem Baden im Freien.

2. Furcht vor Schluckkrämpfen beim Trinken von Flüssigkeiten als Symptom der → Tollwut.

Wassersucht (Hydrops) umgangssprachlicher Ausdruck für einen Überschuss an Wasser und Mineralsalzen in den Gewebsspalten einschließlich der Körperhöhlen. Dadurch entstehen unter der Haut oder Schleimhaut weiche, nicht gerötete, schmerzlose Schwellungen – man nennt sie ***Ödeme*** –, in die man mit dem Finger richtiggehende Dellen hineindrücken kann. Läuft die Flüssigkeit in die freie Bauchhöhle hinein, was insbesondere infolge einer Blutstauung bei der → Leberzirrhose vorkommt, so spricht man von ***Bauchwassersucht*** oder → ***Aszites***.

Am häufigsten tritt die Wassersucht im Zusammenhang mit Herzkrankheiten auf, bei denen das geschwächte Herz nicht mehr in der Lage ist, das venöse Blut aus den unteren Körperbereichen hochzupumpen (→ Herzschwäche). Infolge des dadurch in den Venen erzeugten Drucks tritt Flüssigkeit in die Umgebung aus und verursacht zum Teil erhebliche Schwellungen an Unterschenkeln und Füßen, später auch im Oberschenkel- und Gesäßbereich. Ist das Herz sogar zu schwach, um das Blut aus der Lunge zurückzubefördern, so füllt sich diese ebenfalls mit Flüssigkeit. Eine derartige Form der Wassersucht, die den Gasaustausch in den Lungenbläschen erheblich erschwert und dadurch lebensgefährlich werden kann, nennt man → ***Lungenödem***.

Eine andere Ursache der Wassersucht liegt in Erkrankungen der Nieren, in deren Folge diese nicht mehr in der Lage sind, Flüssigkeit aus dem Blut herauszufiltern und auszuscheiden, so dass sie sich überall im Körper ansammelt. Ein solches ***renales Ödem*** zeigt sich bevorzugt im Gesicht, besonders an den Augenlidern.

Besonders auffällig sind die so genannten ***Hungerödeme***, die – wie der Name schon sagt – durch lang anhaltenden Nahrungsverzicht zu Stande kommen. Dem Organismus fehlen dann wichtige Eiweißstoffe, die normalerweise im Blut Wasser an sich binden. Dieses nicht mehr gebundene Wasser verteilt sich nun im ganzen Körper und führt zu teilweise enormen Schwellungen, die bei extrem Unterernährten vor allem den Bauch ballonartig auftreiben.

Unter einer anderen Form der Ödembildung leiden manche Frauen, bei denen sich vor der Menstruation flüssigkeitsbedingte Schwellungen im Gesicht, an den Händen und Brüsten ausbilden. In der medizinischen Fachsprache nennt man derartige Schwellungen ***prämenstruelle Ödeme***.

Schließlich gibt es noch die so genannten ***endokrinen Ödeme***, denen hormonelle Ursachen zu Grunde liegen. Bekannt ist in diesem Zusammenhang vor allem das auf einer ausgeprägten → Schilddrüsenunterfunktion beruhende → Myxödem, das zu einem charakteristischen, aufgeschwemmten Aussehen der Betroffenen führt.

Bei jeder Form von Wassersucht kann eine gezielte Behandlung erst nach Aufdeckung der Ursache erfolgen. Daneben sind folgende Maßnahmen wichtig: Ruhe und Hochlagerung der Beine; gegebenenfalls Einnahme von Herzmitteln und harntreibenden Medikamenten (→ Diuretika); Verzehr eiweiß- und vitaminreicher Kost; Einschränkung des Kochsalzverbrauchs und in manchen Fällen auch der Flüssigkeitszufuhr. Punktionen erübrigen sich heute zumeist, da sich mit Hilfe moderner Medikamente fast immer eine kräftige Wasserausschwemmung erzielen lässt.

Wassertreten Unterschenkelbad, bei dem sich Füße und Beine bis zur Mitte der Unterschenkel in kaltem Wasser befinden und der Betreffende im »Storchenschritt« langsam durch das Wasser watet. Dadurch tritt entweder ein schneidendes Kälte- oder ein angenehmes Wärmegefühl auf. Das Wassertreten fördert die Durchblutung und wird im Rahmen einer → Kneippkur durchgeführt.

Wechselbäder abwechselndes Eintauchen in heißes und kaltes Wasser zur Abhärtung gegen Erkältungen, zur Steigerung der körpereigenen Abwehr und zum Training der Weit- und Engstellung der Blutgefäße.

Wechselfieber → Malaria.

Wechseljahre (Klimakterium) Phase im Leben der Frau – meist zwischen dem 49. und 53. Lebensjahr –, die durch das allmähliche Verlöschen der Eierstockfunktion – erkennbar am Aussetzen der monatlichen Regelblutungen – und daraus resultierende körperliche, aber auch psychische Veränderungen gekennzeichnet ist. Dadurch kommt es bei den Frauen zu mehr oder weniger stark ausgeprägten Erscheinungen:

1. Störungen der Blutzirkulation: Schweißausbrüche, Hitzewallungen (fliegende Hitze), Schwindel, Herzklopfen, Atemnot, Ohrensausen, Kopfschmerzen.

2. Seelische Störungen: Gemütsschwankungen mit Neigung zu → Depressionen, Gedächtnisschwäche, Nachlassen der sexuellen Begierde und Schlafstörungen.

3. körperliche Veränderungen: Schrumpfung der Geschlechtsorgane, Fettansatz, Haarausfall, Gelenkbeschwerden, Hautveränderungen, bisweilen auch Vermännlichung.

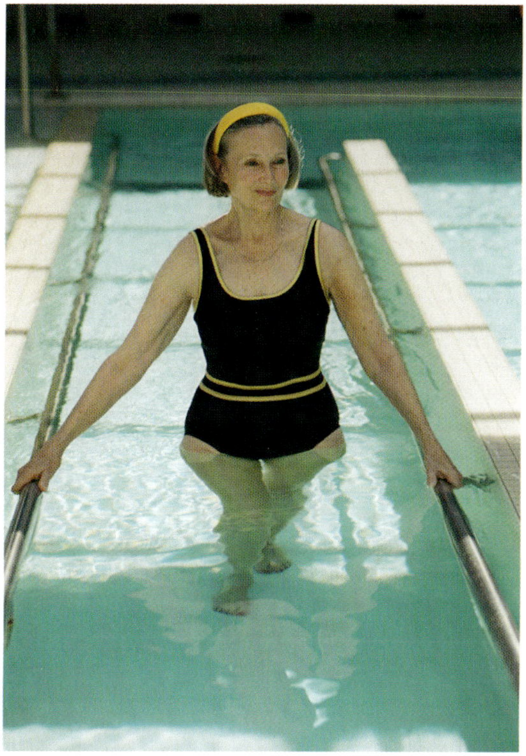

Wassertreten stärkt nicht nur den Kreislauf, sondern auch die Anpassungsfähigkeit des Körpers an klimatische Reize.

Trotz all dieser Veränderungen handelt es sich bei den Wechseljahren um einen normalen Vorgang und keineswegs um eine Krankheit. Die letzte → Menstruation tritt im Durchschnitt mit 51 Jahren auf; diesen Zeitpunkt bezeichnet man auch als ***Menopause***. Nur etwa jede 5. Frau erlebt diesen Übergang ganz problemlos; den meisten machen – vor allem in der Zeit nach der Menopause – insbesondere Hitzewallungen, Schweißausbrüche und Schlafstörungen zu schaffen. Die körperlichen und psychischen Beschwerden lassen sich durch eine moderne Hormontherapie in der Regel vollkommen zum Verschwinden bringen. Allerdings ist vor der eigenmächtigen Einnahme derartiger Präparate dringend zu warnen; sie dürfen nur auf ärztliche Anordnung und unter ärztlicher Kontrolle eingesetzt werden. Dabei wird das natürliche Eierstockhormon dem Organismus auch mittels eines Membranpflasters (→ transdermale therapeutische Systeme) zugeführt. Die Behandlung kann über Jahre ausgedehnt werden und hat den Vorteil, dass damit auch die Entwicklung einer → Osteoporose verhindert oder zumindest verzögert wird. Daneben wendet man je nach vorherrschendem Beschwerdebild naturheilkundliche Verfahren, physikalische Maßnahmen wie Wechselbäder und -duschen sowie in Ausnahmefällen Antidepressiva und Beruhigungsmittel an. Eine begleitende psychologische Betreuung kann bei seelischen Konflikten wertvolle Hilfe leisten.

In erster Linie kommt es aber auf die innere Einstellung der Frau zu dem sich nun vollziehenden Rollentausch an. Klagen über die »verlorene Jugend« führen nur zu einer Verschlechterung; jegliche Auflehnung gegen den natürlichen Ablauf ist nutzlos und kurzsichtig. Weit sinnvoller ist es, Lebensführung und Körperpflege auf die neue Situation abzustimmen. Die Kost soll reizlos und wegen der Neigung zur Gewichtszunahme kalorienarm sein. Auch Genussmittel sollten wegen der nervösen Übererregbarkeit eingeschränkt werden. Viele Frauen leben in der irrigen Meinung, dass mit dem Aufhören der Regelblutung auch die Fähigkeit zum → Orgasmus erlischt. Das ist jedoch nicht der Fall, so dass der Geschlechtsverkehr von beiden Partnern bis in das hohe Alter aufrechterhalten werden kann – aber nicht muss! Im Alter kommt es darauf an, dass die Ehepartner auch andere Gemeinsamkeiten pflegen bzw. neu entdecken, dass sie beispielsweise gemeinsam Sport und ein Hobby betreiben! Zu beachten ist in diesem Zusammenhang, dass während der Wechseljahre mit ihren unregelmäßig auftretenden Blutungen eine Schwangerschaft durchaus noch möglich ist. Daher muss gerade in diesen Jahren eine sichere → Empfängnisverhütung betrieben werden. Erst wenn während eines ganzen Jahres keine Regelblutungen mehr aufgetreten sind, darf die Empfängnisverhütung eingestellt werden.

Im Übrigen gibt es auch männliche Wechseljahre, die allerdings meist nicht so stark ausgeprägt sind. Dabei gleichen die Erscheinungen denen der Frau; ebenso sind im Großen und Ganzen dieselben Behandlungsmaßnahmen angebracht. Allerdings bemerken die meisten Männer ihren Leistungsabfall um die 50 nicht sofort. Meist gehen sie erst zum Arzt, wenn sich Störungen des Sexuallebens (Nachlassen der Potenz) bemerkbar machen. Ob eine Behandlung mit männlichen Sexualhormonen (→ Androgene) angezeigt ist, muss der Arzt von Fall zu Fall entscheiden. Eine eigenmächtige Behandlung ist sehr riskant, weil dadurch ein unentdeckter Prostatakrebs (→ Prostataerkrankungen) zu schnellerem Wachstum angeregt werden kann.

Weckamine Anregungsmittel, die über eine Stimulierung des → Sympathikus des → vegetativen Nervensystems wirken. Sie steigern die körperliche und geistige Leistungsfähigkeit, verdrängen Schlafbedürfnis und Ermüdung und bedingen nicht selten eine gewisse → Euphorie, wodurch die Gefahr der Gewöhnung, ja, geradezu der Sucht entsteht. Eine besonders wichtige Gruppe der Weckamine stellen die → Amphetamine dar.

Wegbleiben der Kinder bei Kindern gelegentlich im Anschluss an → Affektkrämpfe auftretender Zustand der Bewusstlosigkeit mit Atemstillstand, bläulicher Gesichtsverfärbung und bisweilen auch allgemeiner Muskelstarre. Es handelt sich um eine akute Notfallsituation, die die unverzügliche Hinzuziehung eines Arztes erforderlich macht! Bis dieser eintrifft, sollte man Gesicht und Rücken des Kindes mit kaltem Wasser reizen oder ihm einen leichten Klaps auf Wangen oder Rücken versetzen. Um zu verhindern, dass das Kind erstickt, sollte man ihm die Zunge leicht aus dem Mund ziehen. Meist ist die bedrohliche Situation allerdings schon überstanden, wenn der herbeigerufene Arzt eintrifft.

Wehen schmerzhafte, rhythmische Zusammenziehungen der schwangeren Gebärmutter, die sich in Dauer, Frequenz, Stärke und Intervallen unterscheiden. Sie werden durch das → vegetative Nervensystem gesteuert und sind demzufolge dem Willen nicht unterworfen.

Man unterscheidet folgende Arten von Wehen:

♦ ***Schwangerschafts- oder Vorwehen:*** unregelmäßige Wehen in den letzten Wochen und Tagen vor der Geburt. Sie stellen sozusagen eine »Muskelübung« für die während der Geburt erforderliche Arbeitsleistung dar.

♦ ***Stell- oder Senkwehen:*** Sie werden durch Muskelkontraktionen ausgelöst, mit deren Hilfe der Kopf des Kindes etwa 4 Wochen vor dem Geburtstermin in das kleine Becken der Mutter hinabgedrückt wird.

♦ ***Eröffnungswehen:*** regelmäßige Wehen zu Beginn des Geburtsvorgangs bis zur vollständigen Eröffnung des äußeren Muttermundes.

♦ ***Austreibungs- oder Presswehen:*** heftige Wehen zum Ende des Geburtsvorgangs, deren Abstände sich auf 3–5 Minuten verkürzen und die durch Kontraktionen der Bauchdeckenmuskulatur verstärkt werden. Das Ziel der Austreibungswehen ist die Geburt des Kindes.

♦ ***Nachgeburtswehen:*** Ursache sind Muskelzusammenziehungen, die zur Ablösung der Plazenta und Ausdrücken der Nachgeburt führen.

♦ ***Nachwehen:*** Sie treten – besonders während des Stillens – im → Wochenbett auf und beruhen auf Kontraktionen der Gebärmutterhalsmuskulatur, die der Rückbildung der Gebärmutter dienen.

Heutzutage können Wehentätigkeit und kindliche Herzfrequenz während der Geburt mit Hilfe der → Kardiotokografie laufend gemessen werden.

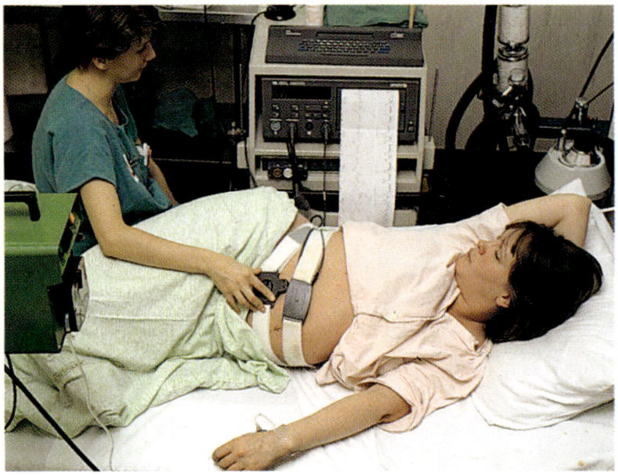

Wehen Mit Hilfe der Kardiotokografie überprüft die Hebamme Häufigkeit und Stärke der Wehen.

Von einer ***Wehenschwäche*** spricht man, wenn in 10 Minuten 2 oder weniger Wehen auftreten. Man unterscheidet dabei:

1. die *primäre Wehenschwäche* von der Eröffnungsperiode an. Als Ursachen kommen eine unterentwickelte oder überdehnte Gebärmutter sowie übermäßige Fettleibigkeit in Betracht.

2. die *sekundäre Wehenschwäche:* Sie beruht auf einem Nachlassen der Wehentätigkeit infolge Ermüdung.

Zur Behandlung der primären Wehenschwäche verabreicht man intravenös Wehenmittel; bei sekundärer Wehenschwäche genügt es im Allgemeinen, der Gebärenden eine Ruhepause zu gönnen.

Von ***gesteigerter Wehentätigkeit*** spricht man, wenn die Wehenfrequenz mehr als 5 Kontraktionen pro 10 Minuten beträgt; sie kann sich bis zum »Wehensturm« steigern und die Gefahr einer Gebärmutterzerreißung heraufbeschwören. In diesen Fällen müssen Wehen hemmende Mittel (Tokolytika) verabreicht werden.

weicher Schanker (Ulcus molle) seltene, besonders in tropischen und subtropischen Gebieten vorkommende, meldepflichtige Geschlechtskrankheit, die durch Bakterien mit dem komplizierten Namen »Hämophilus ducreyi« hervorgerufen wird und von der Männer weitaus häufiger betroffen werden als Frauen. 1–4 Tage, nachdem die Bakterien beim Geschlechtsverkehr von einem kranken Menschen auf einen gesunden übertragen wurden, tritt an den Geschlechtsteilen – beim Mann am häufigsten an der Vorhaut, bei der Frau an den großen und kleinen Schamlippen – die erste Krankheitserscheinung auf: ein einzelnes oder mehrere Geschwüre mit verhältnismäßig weichen, etwas unterminierten, wie ausgefranst wirkenden Rändern. Dazu kommt im Lauf der nächsten Tage eine weiche Schwellung der Lymphknoten in der Leistengegend sowie beim Mann eine entzündliche Verdickung des über den Penisrücken ziehenden Lymphstrangs. Sowohl die Geschwüre als auch die geschwollenen Lymphknoten – sie können eitrig einschmelzen oder durch die gerötete Haut durchbrechen – sind beim Betasten recht schmerzhaft.

Bei den ersten verdächtigen Krankheitserscheinungen muss sofort der Arzt aufgesucht werden: zur Diagnose, ob es sich tatsächlich um ein Ulcus molle handelt, und ggf. zur Therapie mit → Antibiotika, die fast immer innerhalb von 2 Wochen zur Heilung führt.

Weichteile Oberbegriff für alle nicht knöchernen Teile des Körpers wie Muskeln, Fett- und Bindegewebe.

Weichteilrheumatismus Sammelbegriff für entzündliche und degenerative Erkrankungen, die die Weichteile des Bewegungsapparates – Bänder, Faszien, Muskel, Sehnen – betreffen; → Rheuma.

Weil-Krankheit (Icterus infectiosus) wichtigste Krankheit aus der Gruppe der → Leptospirosen.

Wein durch Vergärung von Traubensaft gewonnenes Getränk mit einem Alkoholgehalt von 7,5–15 Volumenprozent. Wein ist im Grunde ein saures Getränk; man schmeckt das jedoch nicht, da andere Geschmacksstoffe die Säure überdecken. Medizinisch bedeutsam ist der Gehalt des Weines an Mineralien und Spurenelementen. Darüber hinaus wird – bei mäßigem Genuss – eine vorbeugende Wirkung im Hinblick auf arteriosklerotische Krankheiten diskutiert. Außer Zweifel steht allerdings, dass übermäßiger Weinkonsum zu gesundheitlichen Schäden führt, da er die Entstehung von Krebserkrankungen und Leberschäden fördert und auch zu psychischen Störungen führen kann. Die risikoarme maximale Trinkmenge für Wein pro Tag beträgt bei Männern ca. 3, bei Frauen ca. 2 Achtelliter.

Weisheitszahn letzter Backenzahn (Molar), der aus Platzmangel oft gar nicht, verspätet oder nur teilweise durchbricht. Dann durchdringt er die Mundschleimhaut nicht vollständig, sondern schiebt sie gewissermaßen vor sich her. In der auf diese Weise entstehenden Nische können sich Speisereste und Bakterien ansammeln und eine heftige Entzündung auslösen. In derartigen Fällen muss der Weisheitszahn operativ entfernt werden, wohingegen nicht entzündete, tief im Knochen sitzende Weisheitszähne unter Umständen auch belassen werden können. Bei Jugendlichen ist es manchmal im Rahmen einer kieferorthopädischen Behandlung notwendig, die Weisheitszähne vorbeugend zu entfernen, um den Behandlungserfolg nicht zu gefährden.

Weißfleckenkrankheit → Vitiligo.

Weißfluss → Ausfluss.

Weißschwielenkrankheit → Leukoplakie.

Weitsichtigkeit (Übersichtigkeit, Hypermetropie) Brechungsfehler des Auges, bei dem der Betroffene nur weit Entferntes scharf sieht. Die Ursache liegt in einen zu kurzen Bau des Augapfels, der den Weitsichtigen dazu zwingt, beim Sehen in die Ferne den Muskelfaserring im Inneren des Auges, der die Brechkraft der Linse reguliert, anzuspannen, so dass das Auge nie wirklich zur Ruhe kommt. Diese zum Deutlichsehen ständig notwendige Anspannung geschieht unwillkürlich; der Betroffene merkt davon im Allgemeinen nichts. Beim Lesen ermüdet er jedoch schneller als andere und leidet zudem oft unter unerklärlichen Kopfschmerzen. Mit Ausgleich des Augenfehlers durch eine → Brille verschwinden diese Beschwerden.

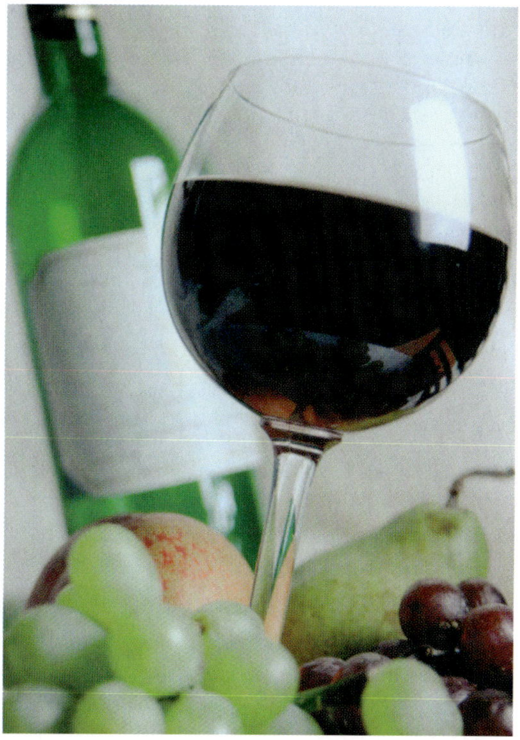

Wein In Maßen genossen, fördert Wein durchaus die Gesundheit.

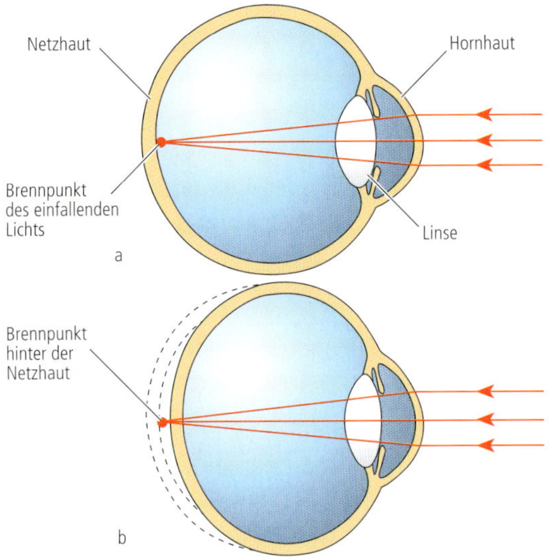

Weitsichtigkeit Beim normalsichtigen Auge werden die Lichtstrahlen so gebündelt, dass sie auf der Netzhaut zusammentreffen (a). Ist der Augapfel zu kurz oder die Linse zu schwach, befindet sich der Brennpunkt hinter der Netzhaut, und das Bild auf der Netzhaut ist unscharf (b).

Die ***Altersweitsichtigkeit*** (Presbyopie) entsteht etwa vom 45. Lebensjahr an als Folge einer nachlassenden Elastizität der Augenlinse.

Weltgesundheitsorganisation (WHO = **W**orld **H**ealth **O**rganization) Teilorganisation der Vereinten Nationen (UN) mit Sitz in Genf und Regionalbüros in allen Teilen der Welt. Die Aufgabe der WHO ist die internationale Zusammenarbeit aller Staaten auf dem Gebiet des Gesundheitswesens; sie organisiert die weltweite Bekämpfung der Infektionskrankheiten (Pocken, Malaria, Tuberkulose, Geschlechtskrankheiten) und bemüht sich um eine Verbesserung der Trinkwasser- und Nahrungsmittelversorgung. Der Gründungstag der Weltgesundheitsorganisation – der 7. April 1948 – wird alljährlich als Weltgesundheitstag gefeiert.

Wendung geburtshilflicher Eingriff zur Veränderung der kindlichen Lage und zur Ermöglichung bzw. Erleichterung der Geburt. Man unterscheidet:

- ***äußere Wendung:*** durch Handgriffe von der Bauchdecke aus.
- ***innere Wendung:*** mit der in die Gebärmutter eingeführten Hand.
- ***kombinierte Wendung:*** innere Wendung unter Mithilfe der äußeren Hand.

Bei einer → Querlage des Kindes kann zwischen der 36. und 40. Schwangerschaftswoche einmal wöchentlich der Versuch der äußeren Wendung unternommen werden. Die innere bzw. kombinierte Wendung wird dagegen nur noch selten ausgeführt, stattdessen bevorzugt man in schwierigen Fällen einen → Kaiserschnitt.

Werlhof-Krankheit → Blutfleckenkrankheit, bei der es aufgrund eines Blutplättchenmangels zu teils massiven Blutungen kommt.

Wespenstich → Insektenstiche, S. 342f.

Wetterfühligkeit Fast jeder Dritte ist wetterfühlig, d. h., sein leib-seelisches Wohlbefinden hängt von der Wetterlage ab, und bei Wetterveränderungen klagt er über Beschwerden. Diese reichen ähnlich wie bei der → Föhnkrankheit von leichter Unpässlichkeit über Kopfschmerzen und → Migräne bis hin zu massiven Kreislaufproblemen und seelischen Verstimmungen. Bei bestimmten Wetterlagen beobachtet man sogar eine Häufung von Selbstmorden und Unfällen sowie von Herz-Kreislauf-Zwischenfällen und Koliken (Nierensteine, Gallensteine). Die genauen Ursachen der Wetterfühligkeit sind nicht bekannt.

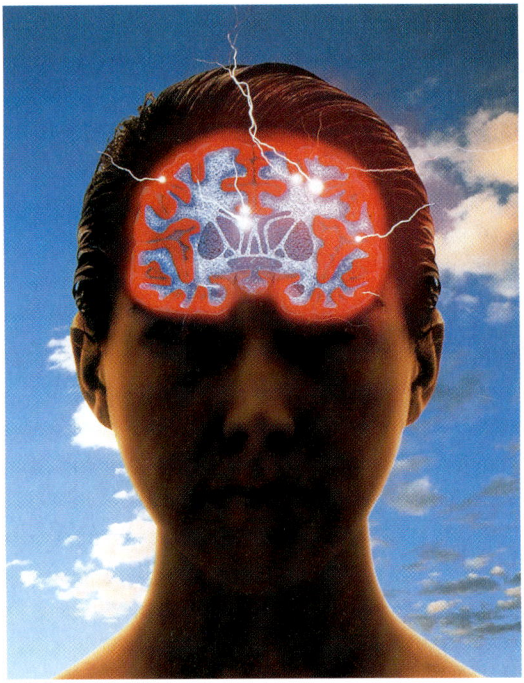

Wetterfühligkeit Nicht wenige Menschen leiden bei bestimmten Wetterlagen unter heftigen Kopfschmerzen.

Kleine Windkunde für Wetterfühlige

Föhn: trockener, warmer Fallwind beim Überströmen hoher Gebirge. Der Südföhn im nördlichen Alpenvorland führt entweder zu einem »Erschöpfungssyndrom» (Müdigkeit, Erschöpfung, Apathie, Depression, Konzentrationsschwäche usw.) oder zu einem »Reizsyndrom« (Reizbarkeit, Schlaflosigkeit, Migräne, Übelkeit, Erbrechen, Schwitzen, Herzklopfen usw.) → Föhnkrankheit, S. 212.

Schirokko: im gesamten Mittelmeergebiet auftretender Wind aus südöstlichen bis südwestlichen Richtungen. Der schwülwarme Wind führt beim Aufsteigen an den Randgebirgen der Küstengebiete zu Regen. Die unerträgliche Schwüle des Schirokko erstickt alle Aktivitäten und führt häufig zu behandlungsbedürftigen Kopfschmerzen.

Bora: trocken-kalter, böiger Fallwind an der dalmatinischen Küste.

Mistral: kalte Luft strömt durch das Rhônetal zum Mittelmeer.

Malojawind: weht tagsüber talwärts vom Malojapass ins Engadin herab; der kalte Wind kann Sturmstärke erreichen.

Maledetto Levante: Der »verfluchte« Ostwind auf Sardinien hat zwei Gesichter: Im Südteil der Insel bringt dieser Wind unangenehme Schwüle, im Norden eine trockene Backofenhitze.

Himmelsbesen: trockener, föhnartiger Nordwestwind; regnet sich im nordwestlichen Randgebirge Mallorcas ab und erwärmt sich beim Absinken in das Becken von Palma de Mallorca; bläst mit starken Böen über den Rest der Insel.

Polake: kalter, böiger Fallwind, der vor allem im Frühjahr besonders häufig zwischen Sudeten- und Riesengebirge in das Böhmische Becken fällt und starke Temperaturstürze verursacht.

Zur Beurteilung der Wetterlage unterscheidet man aus medizinischer Sicht 6 Phasen:

1. mittleres Schönwetter (kühl-mild, trocken): medizinisch günstig.

2. gesteigertes Schönwetter (warm-mild, trocken): medizinisch günstig.

3. föhnig übersteigertes Schönwetter (warm-mild, extrem trocken): erhöhte Reizwirkung; medizinisch ungünstig.

4. aufkommender Wetterumschlag (warm-mild, feucht): starke Reizwirkung; medizinisch ungünstig.

5. vollzogener Wetterumschlag (kühl-kalt, feucht): starke Reizwirkung; medizinisch ungünstig.

6. beginnende Wetterberuhigung (kühl, trocken): geringe Reizwirkung; medizinisch günstig.

Die 4. Phase gilt als die gefährlichste und wird als krank machend eingestuft. Aber auch bei den Wetterlagen 3–5 sollten Wetterfühlige starke körperliche und geistige Anstrengungen nach Möglichkeit vermeiden; und kreislauf- bzw. herzkranke Autofahrer sollten sich nicht ans Steuer setzen. Auf jeden Fall ist bei Wetterfühligkeit eine gründliche Gesundheitskontrolle ratsam, da sich dahinter eine bisher nicht erkannte Krankheit verbergen kann. Zudem sollten sich Wetterfühlige so viel wie möglich in der frischen Luft aufhalten sowie auf ausreichende Erholung und langen Schlaf achten.

Maßnahmen bei Wetterfühligkeit

- Weniger Genussmittel (Alkohol, Nikotin)
- Mehr Bewegung in frischer Luft
- Änderung eingefahrener falscher Rhythmen (Essens- und Schlafzeiten)
- Luft- und Sonnenbäder
- Gymnastik, Hautbürsten, Massagen
- Wasseranwendungen zur Abhärtung
- Klimawechsel (Urlaub abwechselnd im Gebirge und an der See)
- Einschränkung von Flüssigkeit und Gewürzen
- Umstellung auf Vollwertkost (viel Rohkost, Vollkornprodukte)
- Heilfastenkuren
- Entspannungsübungen (autogenes Training usw.)
- Lösung persönlicher Konflikte und Probleme

WHO Abkürzung für **W**orld **H**ealth **O**rganization; → Weltgesundheitsorganisation.

Wickel → Packung.

Wiederbelebung (Reanimation) → Erste Hilfe, S. 725.

wildes Fleisch umgangssprachliche Bezeichnung für das in der medizinischen Fachterminologie als → Granulationen bezeichnete körnige Bindegewebe bei der Wundheilung; → Wundbehandlung und Wundheilung.

Windeldermatitis Entzündliche Veränderungen der Haut im Windelbereich sind im Zunehmen begriffen und immer häufiger mit Komplikationen belastet, was darauf beruht, dass die noch unreife Haut des Säuglings wegen ihrer dünnen Hornschicht gegen physikalische und chemische Einflüsse noch sehr anfällig ist und mit Rötung, Schuppung, Bläschen sowie blutenden oder eitrigen Wunden reagiert.

Manchmal herrschen trockene, manchmal nässende Hauterscheinungen vor; zudem siedeln sich auf der geschädigten Haut häufig Bakterien oder Pilze an. Als Ursache kommen in erster Linie folgende Pflegefehler in Betracht: Verwendung stark alkalischer Seifen; unzureichendes Abtrocknen mit anschließendem Pudern; Windeln schlechter Qualität; zu seltener Windelwechsel; schlecht oder unzweckmäßig (mit scharfen Wasch- und Spülmitteln) gewaschene Windeln (heute werden allerdings fast nur noch Einmalwindeln verwendet); Verwendung minderwertiger, parfümierter Pflegemittel.

Bei der trockenen Form besteht die Behandlung darin, dem Badewasser ein leicht rückfettendes Pflegemittel zuzusetzen; eine milde, etwas fettende Seife sowie einen Fettpuder zu verwenden; ein anderes Waschmittel als bisher zu nehmen und – sofern keine Einmalwindeln verwendet werden – die Windeln in klarem Wasser sorgfältig zu spülen.

Die nässende Form ist oft auf sehr enge, kaum luftdurchlässige Windelhöschen zurückzuführen und vielfach schwierig zu behandeln. Pflegerische und therapeutische Maßnahmen müssen gut aufeinander abgestimmt werden. Dazu gehören die Verwendung gut saugender Windeln und luftiger Windelhöschen; häufiger Windelwechsel; Reinigen mit klarem Wasser und gutes Abtrocknen; Bäder mit adstringierenden (zusammenziehenden) Zusätzen und – in hartnäckigen Fällen – die Verwendung einer vom Arzt verschriebenen wenig fettenden, kortisonhaltigen Creme. Manchmal sind auch eine innerliche Behandlung mit Vitamin A und E sowie eine Umstellung der Ernährung erforderlich. Da jedoch immer auch die individuelle Konstitution des Kindes eine Rolle spielt, ist nach der Abheilung jederzeit mit Rückfällen zu rechnen.

Windpocken (Spitzpocken, Wasserpocken, Varizellen) im Allgemeinen harmlose, von so genannten »Varizella-Zoster-Viren« ausgelöste Infektionskrankheit mit typischem Hautausschlag, die meist im Kindesalter auftritt. Die Ansteckung erfolgt durch Tröpfcheninfektion, d. h. durch Anhusten oder Anniesen, wobei die Empfänglichkeit vom 1.–10. Lebensjahr sehr groß ist und dann immer mehr zurückgeht, so dass Erwachsene sehr selten daran erkranken. Bekommt jedoch ein Erwachsener Windpocken, so verursachen sie oft ein schweres Krankheitsbild mit heftigen Kreuzschmerzen. Einmaliges Überstehen von Windpocken verleiht im Allgemeinen eine lebenslängliche Immunität.

Etwa 14 Tage bis 3 Wochen nach der Ansteckung treten auf der Haut des Kindes – meist unter starkem Juckreiz – kleine, vereinzelt stehende Knötchen auf, aus denen relativ schnell

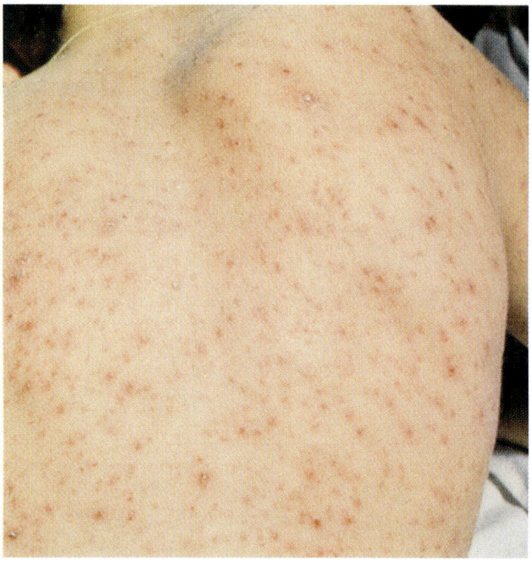

Windpocken Den betroffenen Kindern macht weniger der typische Hautausschlag als vielmehr der quälende Juckreiz zu schaffen.

mit heller Flüssigkeit gefüllte Bläschen werden. Diese trocknen in der Mitte etwas ein, so dass sie eine Art Delle bekommen; später werden sie zu kleinen Krusten, die bei der Heilung abfallen. Meist kommt es im Lauf einer Woche zu mehreren Schüben solcher Bläschen, die nicht nur auf der äußeren Haut, sondern oft auch an den Schleimhäuten der Nase, des Mundes, des Afters und der Schamlippen erscheinen. Bis zum Eintrocknen der Bläschen sollen die Kinder im Bett bleiben und besser nicht baden. Sorgfältiges Einpudern fördert das Eintrocknen der Bläschen und lindert den Juckreiz. Im Hinblick auf die erwähnte Beteiligung der Schleimhäute sind regelmäßige Mundspülungen und Sitzbäder anzuraten. Wegen der hohen Ansteckungsgefahr ist bis zum Abfall der letzten Borke ein strenge Isolierung geboten.

Während die Windpocken bei gesunden Kindern in der Regel komplikationslos verlaufen, bedeutet die Krankheit für Kinder mit → Leukämie, die mit → Immunsuppressiva behandelt werden, eine schwere Bedrohung. Für diese Kinder sowie auch für abwehrgeschwächte Erwachsene ist die Windpockenimpfung zu empfehlen. Dasselbe gilt für Patienten mit chronischer Niereninsuffizienz, → Autoaggressionskrankheiten, → Mukoviszidose und einigen anderen chronischen Erkrankungen.

Neben den fast nur bei Kindern ausbrechenden Windpocken können Varizella-Zoster-Viren, die nach Ende der Erkrankung im Körper verbleiben und später im Erwachsenenalter eine → Gürtelrose (Zoster) auslösen.

Winiwarter-Buerger-Krankheit (Endangiitis obliterans) verstopfende Blutgefäßentzündung bei jüngeren Männern. Die nach dem österreichischen Chirurgen Felix v. Winiwarter und dem amerikanischen Internisten Leo Buerger benannte Erkrankung stellt eine Sonderform der → arteriellen Verschlusskrankheit dar. Sie tritt bevorzugt bei stark rauchenden Männern zwischen 20 und 40 auf. Dennoch ist umstritten, ob das Rauchen ursächlich mit der Entstehung der Krankheit in Zusammenhang steht. Wahrscheinlich handelt es sich eher um eine → Autoaggressionskrankheit, die durch Rauchen und durch Kälteeinwirkung lediglich in ihrem Verlauf verstärkt wird. Kennzeichnend sind entzündliche Blutgefäßveränderungen vor allem an Armen und Beinen, bei denen sich Blutgerinnsel bilden, die kleine Arterien verstopfen und auf diese Weise Durchblutungsstörungen auslösen. Neben Kältegefühl und Kribbeln in den befallenen Extremitäten treten häufig brennende Schmerzen, vor allem in der Wade, auf. Gelegentlich sterben Teile von Fingern und Zehen ab, und zudem bilden sich oft teigige Schwellungen.

Behandlung: Vor allem müssen die Betroffenen unbedingt das Rauchen aufgeben, da sonst die Amputation der betroffenen Glieder droht. Zusätzlich setzt man Medikamente ein, die die Blutgefäße erweitern und die Fließfähigkeit des Blutes verbessern.

Wirbelbruch Bruch eines Wirbelkörpers, Wirbelbogens oder Wirbelfortsatzes (→ Wirbelsäule). Dabei wird häufig das → Rückenmark geschädigt, was sich in Lähmungserscheinungen und Empfindungsstörungen bemerkbar macht (→ Querschnittslähmung). Besteht der leiseste Verdacht auf eine derartige Verletzung, darf der Betroffene auf keinen Fall bewegt werden. Stattdessen ist so schnell wie möglich ein Notarzt zu rufen!

Wirbelentzündung (Spondylitis) Entzündung der Wirbel durch verschiedene Bakterien, die früher infolge einer → Knochentuberkulose, heutzutage vor allem als Sonderform der → Knochenmarkentzündung vorkommt. Sie äußert sich in plötzlich auftretenden Nachtschmerzen im Bereich des erkrankten Wirbels, Druck- und Klopfschmerz der Wirbelsäule, Bewegungseinschränkung und Bildung eines Rundrückens. Der Behandlung dienen Ruhigstellung und Liegekur sowie – zur Vernichtung der verursachenden Bakterien – der Einsatz von → Antibiotika. Bei größeren Knochendefekten kann eine Operation notwendig sein, um die Krankheitsherde und das zerstörte Gewebe zu entfernen.

Wirbelgleiten (Spondylolisthesis) vor allem im unteren Bereich der Lendenwirbelsäule auftretendes Abgleiten eines Wirbelkörpers nach vorn, das seine Ursache wahrscheinlich in einer Überbelastung oder anlagebedingten Fehlbildungen des Wirbelbogens hat. Neben mehr oder minder starken Schmerzen und einer Steifigkeit der Wirbelsäule können dabei – durch Druck des Wirbels auf Nervenwurzeln – neurologische Symptome, beispielsweise Empfindungsstörungen in den Beinen, auftreten. Die Behandlung besteht in Gymnastik, Wärme, Massage und ggf. dem Tragen eines Korsetts. Bei Versagen dieser Maßnahmen muss operiert werden.

Wirbelsäule (Rückgrat) bewegliches Achsenskelett, das den Körper im Rücken stützt, das → Rückenmark umfasst, den Kopf trägt und als Ansatzort zahlreicher Muskeln dient. Die Wirbelsäule besteht aus 33–34 zum Teil miteinander verwachsenen Wirbeln: aus 7 Halswirbeln, 12 Brustwirbeln, 5 Lendenwirbeln, 5 Kreuzbeinwirbeln und 4–5 Steißbeinwirbeln. Untereinander bzw. mit den Rippen sind die Wirbel durch Gelenke verbunden. Die dadurch bedingte Beweglichkeit wird von den ***Bandscheiben*** unterstützt, die der Wirbelsäule zusammen mit zahlreichen Bändern einen festen Halt geben. Von vorn gesehen steht die Wirbelsäule nahezu senkrecht, von der Seite gesehen weist sie jedoch 4 charakteristische Krümmungen auf, die den Sinn haben, Belastungen zu verteilen und Stöße abzufedern.

Die einzelnen Wirbel unterscheiden sich – je nach den funktionellen Erfordernissen – in Größe und Form, sind jedoch im Wesentlichen ähnlich aufgebaut: Der ***Wirbelkörper*** ist eine dicke, rundliche, sehr belastbare Knochenscheibe. Der ***Wirbelbogen***, eine Knochenspange, die an der Hinterfläche des Wirbels ansetzt, umgibt das ***Wirbelloch***. Alle Wirbellöcher zusammen bilden den ***Wirbelkanal***, in dem das Rückenmark nach unten zieht. Daneben besitzt jeder Wirbel eine Reihe von Knochenfortsätzen: den ***Dornfortsatz***, der nach hinten unten weist; den jeweils rechts und links ansetzenden ***Querfortsatz*** sowie den paarigen ***Gelenkfortsatz***, der jeden Wirbel mit dem darüber und darunter gelegenen verbindet. Die zwischen den Gelenkfortsätzen und dem zugehörigen Wirbelkörper frei bleibenden Aussparungen liegen bei benachbarten Wirbeln direkt übereinander und umschließen das jeweilige ***Zwischenwirbelloch***, durch das ein Rückenmarknerv austritt (Abb. siehe S. 696).

Wirbelsäulenverkrümmung → Rückgratverkrümmung.

Wirbelspalte (Spina bifida) angeborene Entwicklungsstörung des Rückenmarks und der Wirbelsäule, bei deren schlimmster Form das Rückenmark und seine Hüllen durch einen Wirbelbogendefekt als Sack nach außen treten. Die Missbildung kann im Bereich der Brust- oder Lendenwirbel-

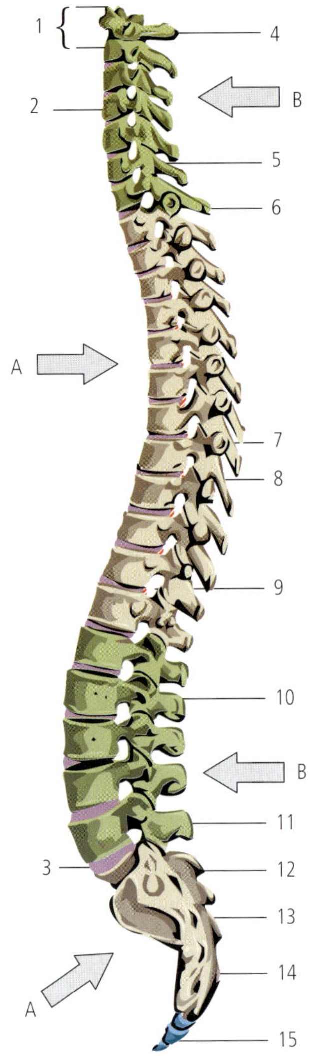

Wirbelsäule Seitenansicht: ***grün*** Hals- und Lendenwirbel; ***beige*** Brustwirbel und Kreuzbein; ***rot*** Gelenkflächen. **A** Kyphose; **B** Lordose. **1** Atlas und Axis (erster und zweiter Halswirbel); **2** Loch für die Wirbelarterie; **3** Vorsprung zwischen fünftem Lendenwirbel und Kreuzbein; **4** hinterer Atlasbogen; **5** Zwischenwirbelgelenk; **6** Dornfortsatz; **7** Gelenkfläche am Querfortsatz für das Rippenhöckerchen; **8** Gelenkfläche am Wirbelkörper für den Rippenkopf; **9** Zwischenwirbelloch; **10** Querfortsatz eines Lendenwirbels; **11** unterer Gelenkfortsatz des fünften Lendenwirbels; **12** Gelenkfortsatz des Kreuzbeins; **13** Gelenkfläche des Kreuzbeins mit dem Darmbein; **14** mittlerer Kreuzbeinkamm; **15** Steißbein.

säule, aber auch des Kreuzbeins liegen. In ihrer Folge treten je nach Ort des Defekts mit Blasen- und Mastdarmstörungen verbundene Lähmungen auf.

Es gibt alle Schweregrade von der kaum mit Beschwerden verbundenen »verborgenen Wirbelspalte«, bei der die Wirbelbogen nicht geschlossen sind, der Inhalt des Wirbelkanals jedoch nicht heraustritt, bis hin zur offenen ***Myelomeningozele***, bei der die nicht ganz ausgebildete Rückenmarksanlage frei in der Spaltbildung liegt. Häufig fällt die Haut über dem Defekt durch abnorme Behaarung, Pigmentierung oder Grübchenbildung auf. Bei Verwachsung des Rückenmarks im Bereich der Spina bifida kann es bei zunehmendem Längenwachstum zu neurologischen Ausfällen kommen. Oft ist die Wirbelspalte zudem mit einem → Wasserkopf verbunden. Die Therapie besteht in neurochirurgischer Korrektur und orthopädischer Spezialbehandlung.

Nach neuesten Erkenntnissen kann eine Frau das Risiko, ein Kind mit einer Wirbelspalte zur Welt zu bringen, durch die Einnahme von Folsäure-Präparaten (→ Vitamine) um bis zu 70 Prozent verringern.

Wirkstoffe 1. Heilmittel (chemische Verbindungen, pflanzliche und tierische Stoffe, Mikroorganismen und deren Stoffwechselprodukte), die biologische Wirkungen auslösen.
2. im engeren Sinn: Sammelbegriff für → Vitamine, → Hormone und → Enzyme.

Wochenbett (Kindbett, Puerperium) etwa 6–8 Wochen dauernde Zeitspanne vom Ende der Entbindung bis zur Rückbildung der Schwangerschaftsveränderungen, wobei die durch die Nachwehen unterstützte Verkleinerung der Gebärmutter von 1000 g am Ende der Schwangerschaft auf 60–80 g im Vordergrund steht. In der Gebärmutterhöhle – sie ist nach der Geburt eine große Wundfläche – bildet sich ein oberflächlicher Schorf, der dafür verantwortlich ist, dass sich ein anfänglich noch blutiges, aus Blut, Lymphe und abgestoßenen Zellen bestehendes Wundsekret, der so genannte Wochenfluss (Lochien), entleert. Da dieser immer bakterienhaltig ist, dürfen die Vorlagen nicht mit der Hand, sondern nur mit einer besonderen Pinzette angefasst und entfernt werden. In der 2. Woche ist der Wochenfluss noch rotbraun, am Ende der 3. Woche wässrig-serös und nach 6–8 Wochen praktisch nicht mehr nachweisbar.

Da in den ersten Tagen nach der Geburt auch noch Harnblase und Darm erschlafft sind, leiden die Frauen häufig unter Verstopfung und Harnentleerungsstörungen. Erfreulich ist dagegen, dass in dieser Zeit meist die Hautpigmentierungen und blauroten Schwangerschaftsstreifen verblassen. Die überdehnte Beckenboden- und Bauchwandmuskulatur kräftigt sich wieder, was durch eine konsequente → Wochenbettgymnastik gefördert werden kann. Der Kreislauf braucht ebenfalls eine gewisse Zeit zur Umstellung; die während der Schwangerschaft vergrößerten Fettdepots verringern sich jedoch nur langsam. Allmählich kommt auch die Eierstockfunktion wieder in Gang, und nach einer – von Frau zu Frau unterschiedlich langen – Zeitspanne stellen sich wieder regelmäßige Monatsblutungen ein. Dennoch darf man sich während dieser Zeit keinesfalls darauf verlassen, dass eine Empfängnis ausgeschlossen wäre! Der erste Geschlechtsverkehr sollte frühestens 4–6 Wochen nach der Entbindung und erst nach einer neuerlichen gynäkologischen Untersuchung stattfinden. Vor Beginn einer Empfängnisverhütung mit der → Anti-Baby-Pille sollten erst 2 normale Menstruationen abgewartet werden.

Die Psyche der Wöchnerin ist nach der Entbindung meist durch eine kurzfristige Euphorie gekennzeichnet; doch um den 3.–5. Wochenbettag tritt nicht selten für 24–36 Stunden eine depressive Stimmungslage auf. Diese kann sich – zwischen dem 3. und 7. Wochenbettag – zu einer echten, mit Verwirrtheit, Desorientiertheit und Unruhe einhergehenden ***Wochenbettpsychose*** steigern, die jedoch meist nach einigen Monaten spontan wieder abklingt.

Wochenbettfieber (Kindbettfieber, Puerperalfieber) Infektion mit Eiter erregenden Bakterien, die durch eine bei der Geburt entstehende Wunde in den Körper der Frau gelangen. Obwohl das Wochenbettfieber heute selten geworden ist, handelt es sich noch immer um eine gefürchtete Erkrankung, an der pro 100 000 Geburten 2–3 junge Mütter sterben, wobei das Risiko umso größer wird, je länger die Geburt dauert und je komplizierter sie ist. Die eingedrungenen Bakterien bleiben im günstigsten Fall auf die Umgebung der Eintrittsstelle beschränkt, können sich jedoch auch über den Blutweg im ganzen Körper ausbreiten und eine lebensgefährliche → Blutvergiftung (***Puerperalsepsis***) heraufbeschwören.

Anzeichen des Wochenbettfiebers sind ein übel riechender, oft verringerter Wochenfluss, Fieber, manchmal Schüttelfrost, ein druckschmerzhafter Bauch, unter Umständen auch Harnentleerungsstörungen und ein → Darmverschluss (→ Ileus) mit Blähbauch. Die Behandlung besteht in Hormongaben und dem Einsatz von Wehenmitteln zur Verkleinerung der Gebärmutter; bei hohem Fieber erhält die Kranke → Antibiotika. Die zum Glück sehr seltene Puerperalsepsis kann sogar die Entfernung der Gebärmutter notwendig machen.

Wochenbettgymnastik Übungen zur Stärkung von Bauchdecken- und Beckenbodenmuskulatur nach der Geburt eines Kindes. Eine konsequent betriebene Wochenbettgymnastik

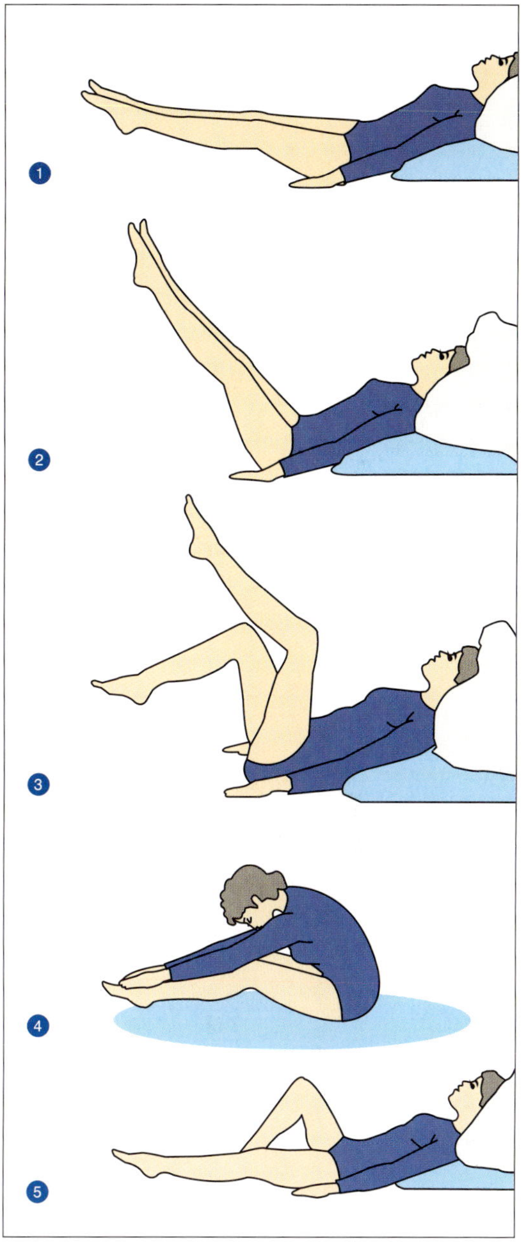

Wochenbettgymnastik nach der Geburt: **1, 2** im Liegen die gestreckten Beine so hoch wie möglich heben; **3** im Liegen mit den Beinen »Rad fahren«; **4** im Sitzen mit den Fingerspitzen der gestreckten Arme die Fußspitzen berühren; **5** im Liegen die Beine abwechselnd anwinkeln und wieder ausstrecken.

stellt die beste Vorbeugung gegen Thrombosen und Lungenentzündung dar. Die Wöchnerin sollte damit bereits am 1. Tag nach der Entbindung beginnen und die Übungen 6–8 Wochen lang fortsetzen. Allerdings gilt auch hier, dass Übertreibungen mehr schaden als nützen. Bei der Hausarbeit und beim Heben des Kindes sollte die junge Mutter darauf achten, dass sie den Bauch tief einzieht und das Gesäß fest anspannt.

Wochenfluss (Lochien) aus der Gebärmutter nach der Geburt abfließendes Wundsekret; → Wochenbett.

Wolf umgangssprachlicher Ausdruck für → Intertrigo.

Wolff-Parkinson-White-Syndrom (WPW-Syndrom) spezielle → Reizleitungsstörung des Herzens mit verkürzter Übergangszeit der Nervenerregung vom Herzvorhof auf die Kammer und verzögerter Reizausbreitung innerhalb der Kammermuskulatur. Vielfach ist die Unregelmäßigkeit ohne Bedeutung; sie kann jedoch – besonders bei körperlicher Betätigung – zu gelegentlichen Attacken von → Herzjagen führen. In derartigen Fällen ist ggf. eine medikamentöse Behandlung oder auch ein Eingriff erforderlich, bei dem die für die fehlerhafte Erregungsbildung verantwortlichen Herzmuskelanteile gezielt zerstört werden.

Wolfsrachen schlimmste Form der → Lippen-, Kiefer-, Gaumenspalten.

Wolhynisches Fieber → Fünftagefieber.

Wollhaar → Lanugo.

World Health Organization (WHO) → Weltgesundheitsorganisation.

WPW-Syndrom Abkürzung für → Wolff-Parkinson-White-Syndrom.

Wucherflechte umgangssprachliche Bezeichnung für → Mycosis fungoides.

Wucherung **1.** überschießende Gewebsneubildung; **2.** → Geschwulst (Tumor).

Wulstnarbe → Keloid.

Wundbehandlung und Wundheilung Wunden entstehen durch Schnitt, Stich, Riss oder Quetschung. Am schnellsten heilt dabei die ***Schnittwunde***, da bei ihr das Gewebe am wenigsten beschädigt ist. Die ***Stichwunde*** hat dagegen den Nachteil, im Verhältnis zu ihrer oberflächlichen Ausdehnung recht weit in die Tiefe zu reichen. Bei der ***Risswunde*** werden meist umfangreiche Haut- oder sogar Unterhautgewebeabschnitte in Mitleidenschaft gezogen; und die stärkste Gewebsschädigung weist im Allgemeinen eine ***Quetschwunde*** auf.

Für den Betroffenen selbst gelten folgende Regeln: Eine Wunde darf niemals ausgewaschen werden, auch wenn sie noch so schmutzig aussieht. Das Blut, das aus der Wunde strömt, schwemmt nämlich eingedrungene Krankheitserreger heraus, während der Wasserstrahl sie nur noch tiefer in die Wunde hineinspülen würde. Die Wunde sollte so, wie sie ist, verbunden werden. Steht hierfür kein spezielles Verbandmaterial zur Verfügung, kann man auch ein gewaschenes und gebügeltes Taschentuch oder eine Serviette verwenden. Dagegen ist Watte zum Bedecken einer Wunde absolut ungeeignet. Wegen der vom Laien nicht abzuschätzenden Gefahr einer möglichen Verunreinigung der Wunde mit Krankheitserregern und der daraus entstehenden bedrohlichen Folgen muss möglichst umgehend ein Arzt aufgesucht werden. Dies gilt auch dann, wenn es z. B. gelingt, eine etwas tiefere Schnittwunde durch ein Klebepflaster so zusammenzuhalten, dass die Blutung bald aufhört. Mit jeder Verzögerung dringen die Krankheitskeime weiter ins Gewebe ein, so dass der Arzt nicht mehr in dem Maß helfen kann wie in den ersten 6 Stunden nach der Verletzung. Bis zu dieser 6-Stunden-Grenze hat er die Möglichkeit, die Wunde gleich endgültig zu versorgen: Nach der notwendigen so genannten Wundtoilette (Abtragen der gequetschten Wundränder zur Herstellung »glatter« Wundflächen, die sich gut aneinander legen können) kann er die Verletzung durch Naht oder Klammer schließen. Zugleich wird er in vielen Fällen eine vorsorgliche Spritze zur Vermeidung eines → Wundstarrkrampfs geben.

Ist die genannte 6-Stunden-Grenze überschritten, lässt sich

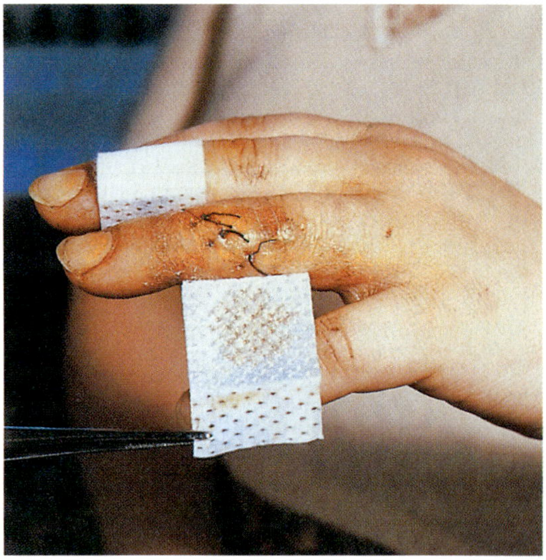

Wundbehandlung Ein Wundschnellverband mit Metalline-Wundkissen verhindert das Verkleben mit der Wunde.

Wundarten

Schnittwunde: glatte Wundränder; werden sofort genäht und heilen zumeist gut. Nur Metzgerwunden sind immer hochgradig infiziert und dürfen nicht genäht werden.

Lappenwunde: Abscherung der Haut und darunter liegender Gewebe; die Heilungstendenz hängt von der Durchblutung des Lappens ab.

Defektwunde: Abriss von Gewebsteilen, so dass ein Substanzverlust eintritt; bei großen Defekten ist eine plastische Operation erforderlich.

Stichwunde: Da die Tiefe der Verletzung nie exakt abzuschätzen ist, muss eine operative Revision der Wunde durchgeführt werden, um eventuelle Organverletzungen nicht zu übersehen.

Risswunde: keine glatten Wundränder und Schädigung der Wundumgebung.

Quetschwunde: nach Einwirkung eines schweren Gegenstandes mit unebener Oberfläche. Die Wundumgebung ist immer geschädigt.

Platzwunde: Sie entsteht durch eine senkrecht auf die Haut einwirkende Gewalt.

Rissquetschwunde: Zerreißung der Haut und Quetschung des darunter liegenden Gewebes; erhebliche Infektionsgefahr; Ursache sind oft rotierende Maschinenteile.

Schusswunde: Der Einschuss ist rund und scharf begrenzt, um ihn herum befindet sich der Pulverschmauch. Der Ausschuss ist breit und trichterförmig; darf nicht genäht werden. Beim Steckschuss fehlt der Ausschuss; es besteht erhöhte Infektionsgefahr. Eine sorgfältige operative Versorgung ist notwendig.

Bisswunde: Aussehen wie mehrere Rissquetschwunden oder wie eine Stichwunde; ist stets infiziert und darf daher nicht sofort genäht werden.

Schürfwunde: typische Spielunfallwunde der Kinder; meist sind nur oberflächliche Hautschichten betroffen; Heilung unter dem Schorf.

eine Wunde meist nicht mehr in dieser Weise versorgen; man muss sie dann offen lassen und kann nun nur noch abwarten, dass sie sich – vom Grund der Wunde her – durch Neubildung von Gewebe langsam von selbst schließt. Das nimmt natürlich sehr viel mehr Zeit in Anspruch als die Heilung nach Nahtverschluss; zudem sondert die Wunde in derlei Fällen meist erst einmal ein entzündliches Sekret oder Eiter ab, bevor sich das Gewebe aus eigener Kraft so weit gereinigt hat, dass eine sekundäre Wundheilung eintreten kann. Das bedeutet jedoch nicht, dass man mit älteren Wunden nicht mehr zum Arzt gehen muss. Vielmehr bedarf gerade eine zunächst vernachlässigte Wunde dringend ärztlicher Behandlung, weil nur der Arzt beurteilen kann, was im Einzelfall zu tun ist.

Die Heilungsvorgänge an einer Wunde spielen sich folgendermaßen ab: Die auf die Wundflächen gelangten Entzündungserreger bekämpft der Körper mit Hilfe weißer Blutkörperchen (Leukozyten), die zusammen mit dem Wundsekret und abgestorbenen Erregern den Eiter bilden. Vom Grund der Wunde her wächst unterdessen ein lockeres Gewebe zum Rand hinauf, das aus Bindegewebszellen besteht und sehr viele kleine Blutkapillaren enthält. Dieses ***Granulationsgewebe*** ist jenes tiefrote, oberflächlich wie gekörnt aussehende »Fleisch«, das man in vielen Wunden sieht. Ist die Wunde bis zum Rand damit ausgefüllt, so haben die Zellen der obersten Hautschicht eine Basis, auf der sie von allen Wundrändern zugleich loswachsen und die Wunde endgültig schließen. Anschließend verliert das Granulationsgewebe seinen ursprünglichen Blutreichtum und seine Weichheit, was dazu führt, dass eine zunächst rote und weiche, später blasse und feste → Narbe entsteht.

Wundinfektion Eindringen krank machender Kleinstlebewesen in eine Wunde, die daraufhin mit einer Entzündung reagiert. Da durch eine solche Wundinfektion nicht nur die Wundheilung verzögert wird, sondern auch die Gefahr einer allgemeinen → Blutvergiftung besteht, sollten Entzündungszeichen – Rötung, Schwellung, starke Schmerzen, Eiter und Fieber – im Zusammenhang mit einer Wunde immer Anlass sein, einen Arzt aufzusuchen.

Wundliegen → Dekubitus.

Wundrose (Erysipel) relativ häufige bakterielle Infektion der Haut, zu der vor allem alte Leute oder Patienten mit entkräftenden Krankheiten oder Unterschenkelgeschwüren neigen. Als – zumeist unsichtbare – Eintrittspforte dienen winzige äußere Hautverletzungen. Die Inkubationszeit wechselt zwischen wenigen Stunden und einigen Tagen. Danach beginnt die Krankheit gewöhnlich mit hohem Fieber, Schüttelfrost, Kopfschmerzen und Erbrechen. Bald zeigt sich im Gesicht oder an den Unterschenkeln – den häufigsten Lokalisationen – eine umschriebene Hautrötung. Die Haut ist heiß, schmerzhaft gespannt und leicht erhaben. Gegen die Umgebung ist der juckende und brennende Ausschlag scharf abgegrenzt, dringt jedoch mit zackigen Ausläufern gegen diese vor. Zudem sind die Lymphknoten erheblich vergrößert. Die Entzündung kann sich auf die Unterhaut und tiefer liegende

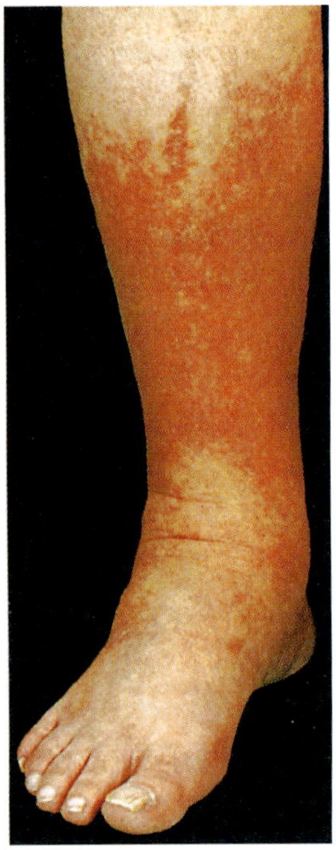

Wundrose Diese bakterielle Infektion der Haut neigt zu Rückfällen; dabei spielt die Abwehrlage des Organismus eine besondere Rolle. Die Wundrose kann auch ohne Behandlung spontan wieder abklingen. Bei Rückfällen kommt es im Allgemeinen zu stärkeren Lymphstauungen (→ Elephantiasis). Die Wundrose muss gegen folgende Erkrankungen abgegrenzt werden: beginnendes → Ekzem, frühes Stadium der → Gürtelrose ohne Bläschen, → Hautpilzerkrankungen, oberflächliche → Thrombophlebitis.

Schichten ausbreiten und zum Absterben des befallenen Gewebes führen. Lebensgefährlich ist mitunter die Wundrose des Gesichts, da von hier aus Erreger ins Gehirn gelangen und dort zum Verschluss abführender Hirngefäße führen können. Manchmal kommt es zu einem »Wander-Erysipel«: Dann schreitet die Erkrankung unter Überspringen der unmittelbaren Nachbarschaft an anderen Stellen fort, so dass eine mehrwöchige Krankheitsdauer die Folge ist.

Durch Penicillin und andere → Antibiotika hat die Wundrose heute ihren Schrecken verloren. Die örtliche Behandlung besteht sowohl in feuchten Umschlägen als auch in Salbenverbänden. Allerdings ist das spätere Auftreten von Folgeerkrankungen, z. B. einer Herzinnenhautentzündung (→ Endokarditis) oder Nierenentzündung, möglich.

Wundstarrkrampf (Tetanus) schwere, oft tödlich verlaufende bakterielle Infektionskrankheit mit charakteristischen Muskelkrämpfen, die heutzutage wegen der konsequent durchgeführten Schutzimpfung in den Industrieländern sehr selten geworden ist. Erreger sind unter Luftabschluss lebende Bazillen, die in Schmutz, Erde, Straßenstaub sowie im Kot von Menschen und Tieren vorkommen. Vorbedingung für eine Infektion ist eine Verletzung, die so geringfügig sein kann, dass sie beim Auftreten der ersten Krankheitszeichen bereits abgeheilt ist. Als gefährlich sind in dieser Beziehung vor allem Verletzungen durch Nägel, Holzsplitter und Dornen sowie Bisse durch Hunde, Katzen und wild lebende Tiere anzusehen. Doch auch als Komplikation bei Verbrennungen, Nabelwunden von Neugeborenen und Infektionen nach Operationen kann es zum Wundstarrkrampf kommen. Das von den Erregern namens »Clostridium tetani« in der Wunde gebildete Gift (Toxin) befällt das Zentralnervensystem, was sich nach einer Inkubationszeit von 2–4 Wochen in Muskelkrämpfen (besonders Kaumuskelkrämpfe und Zwerchfellkrämpfe mit Atemstörungen) bemerkbar macht. Diese Krämpfe werden von Schwitzen und Fieber sowie einer auffälligen Starrheit der Nacken-, Rücken- und Bauchdeckenmuskulatur begleitet. Die Kranken verzerren unwillkürlich die Gesichtsmuskeln und fletschen die Zähne, überstrecken oft den Rumpf und beugen gleichzeitig den Kopf zurück (***Opisthotonus***). Krämpfe der Atemmuskulatur können zu lebensgefährlichen Erstickungsanfällen führen.

Die Krankheit, an der fast die Hälfte der ungeimpften Personen sterben, dauert 6–8 Wochen. Die Behandlung muss immer in einer Klinik erfolgen. Am wichtigsten ist dabei die möglichst schnelle Gabe eines spezifischen Gegengiftes, das das Nervengift im Blut unschädlich macht. Daneben versucht man, die Erreger mit hoch dosierten → Antibiotika zu vernichten. Die schmerzhafte Muskelverkrampfung bekämpft man mit speziellen Medikamenten, so genannten → Muskelrelaxanzien.

Von entscheidender Bedeutung ist die Vorbeugung mittels Schutzimpfung, die auch schon bei kleinen, mit Erde oder Schmutz in Berührung gekommenen Wunden erfolgen muss.

Wurmerkrankungen Der Mensch kann Wirt von rund 100 Wurmarten sein, von denen sich die meisten auf 3 große Gruppen verteilen:

1. Zu den ***Saugwürmern*** (Trematoden) gehören die Erreger der → Schistosomiasis sowie des Leber-, Darm- und Lungenegelbefalls.

2. Bei den → ***Bandwürmern*** (Zestoden) spielen als Krankheitserreger der Rinder-, Schweine- und Hundebandwurm (→ Echinokokkenkrankheit) die Hauptrolle.

3. ***Fadenwürmer*** (Nematoden) verursachen die → Madenwurm-Krankheit, die → Spulwurmkrankheit, die → Trichinenkrankheit und die → Hakenwurmkrankheit.

In vielen Gebieten der Tropen und Subtropen sind fast alle Menschen mit einer, meist sogar mit mehreren Wurmarten infiziert. Durch den internationalen Reiseverkehr werden diese Wurmerkrankungen auch in die gemäßigten Zonen getragen. Obwohl grundsätzlich fast jedes Organ und Gewebe des Menschen von irgendeiner oder von mehreren Wurmarten besiedelt werden kann, überwiegt bei weitem der Befall des Darmes und mit einigem Abstand der der Gallenwege. Daher sollten unregelmäßige, atypische und unklare Bauchbeschwerden immer auch an einen Wurmbefall denken lassen. Entdeckt man im Stuhl Parasiten, so sollte man diese in einem Gefäß mit Wasser zum Arzt bringen. Madenwürmer, Spulwürmer, Rinder- und Fischbandwürmer lassen sich mit bloßem Auge erkennen, während man Wurmeier und Larven nur mikroskopisch nachweisen kann. Die Lebensdauer der Parasiten im Menschen schwankt in weiten Grenzen: So bleiben Maden- und Zwergbandwürmer mehrere Wochen, Spulwürmer Monate, Peitschen-, Haken- sowie Rinder-, Schweine- und Fischbandwürmer einige Jahre und Saugwürmer unter Umständen sogar Jahrzehnte am Leben.

Die → Chemotherapie der Wurmerkrankungen hat in den vergangenen Jahren enorme Fortschritte gemacht, so dass etliche hoch wirksame Wurmmittel zur Verfügung stehen. Da es jedoch noch keine spezifische Prophylaxe und keine Impfungen gegen Wurminfektionen gibt, ist die Beachtung der einschlägigen Vorbeugungsmaßnahmen besonders wichtig:

♦ Nur einwandfreies, in den Tropen sogar nur abgekochtes Wasser oder fabrikmäßig abgefüllte Getränke zu sich nehmen.

♦ Kein rohes Rind- und Schweinefleisch sowie Fische, Krebse, Krabben, Schnecken oder Muscheln essen. (Das gilt auch für Mitteleuropa!)

♦ In Subtropen und Tropen kein rohes Gemüse essen.

♦ Im Mittelmeerraum und in den Tropen keine Hunde berühren.

♦ Keine rohen Pilze und Beeren essen.

♦ In den Tropen nicht im Süßwasser baden (außer im Swimmingpool).

♦ Im Mittelmeerraum und in den Tropen möglichst jeden Kontakt der Haut mit Erde vermeiden.

♦ In den Tropen Moskitonetze benutzen.

Wurmmittel (Anthelmintika) Arzneimittel, mit denen mehr als 99 Prozent aller → Wurmerkrankungen ausgeheilt werden können. Entscheidend ist dabei die genaue Befolgung der Behandlungsanweisungen.

Wurzelbehandlung zahnärztliche Behandlungsmaßnahme, bei der die erkrankte oder abgestorbene Zahnpulpa aus den Wurzeln entfernt und – nach gründlicher Reinigung und Desinfektion der Wurzelkanäle – durch eine pastenartige Füllung ersetzt wird.

Wurzelhaut Faserapparat, mit dem der Zahn im Knochen aufgehängt ist.

Wurzelspitzenresektion kieferchirurgisches Verfahren, bei dem die Wurzelspitze eines Zahnes zusammen mit dem umgebenden entzündlich veränderten Gewebe entfernt wird. Ein solcher Entzündungsprozess an der Wurzelspitze entsteht, wenn aus dem abgestorbenen Zahnmark (Pulpa) Bakterien in den Kieferknochen eindringen. Bei der Wurzelspitzenresektion schneidet der Zahnarzt unter örtlicher Betäubung das Zahnfleisch auf, trägt den Knochen über der Wurzelspitze ab und entfernt diese.

Wutanfall plötzlich auftretender Erregungszustand, der sich immer mehr steigert und in Aggressionen, Schreien und Zerbrechen von Gegenständen ausarten kann. Begleiterscheinungen sind Blässe oder Blauwerden, Pulsbeschleunigung und oft auch heftiges Zittern. Wutanfälle kommen bei Kindern unter 2 Jahren infolge inneren Unbehagens – z. B. bei starkem Hunger – vor; in späteren Jahren dienen sie als Mittel der Opposition gegen die Eltern oder als Reaktion auf Verbote. In derlei Fällen stellen sie ein ernsthaftes pädagogisches Problem dar, das einer – möglicherweise psychotherapeutischen – Behandlung bedarf.

Wutkrämpfe → Affektkrämpfe.

X

xanth- Bestandteil medizinischer Fachausdrücke mit der Bedeutung »gelb«.

Xanthelasma besonders bei älteren Menschen auftretende knötchenförmige, gelbliche Einlagerung im Bereich der Augenlider, vor allem am inneren Augenwinkel. Beim Xanthelasma kann es sich um eine harmlose Fehlbildung, aber auch – vor allem, wenn es in jüngeren Jahren auftritt – um das Symptom einer → Fettstoffwechselstörung handeln. Die Behandlung besteht in der Therapie der zu Grunde liegenden Fettstoffwechselstörung; sonst in der operativen Entfernung. Ein erneutes Auftreten ist jedoch nicht selten.

Xanthom (Gelbknoten) gutartige, gelbliche, aus Bindegewebe und Fett bestehende Neubildung der Haut von Hirsekorn- bis Pflaumengröße. Xanthome finden sich meist symmetrisch an Ellenbogen, Knien, Handflächen und Fußsohlen. Meist liegt eine → Fettstoffwechselstörung vor, die dann vorrangig zu behandeln ist. Treten Xanthome in größerer Anzahl auf, so spricht man von ***Xanthomatose***.

X-Beine häufigste Fehlstellung des Kniegelenks, die dadurch gekennzeichnet ist, dass bei gestreckten Beinen die Unterschenkel auseinander streben, während sich die Knie fast berühren. X-Beine treten oft gemeinsam mit einem → Knickfuß und einem überstreckten Kniegelenk auf. Im normalen Wachstumsablauf kann zwischen dem 2. und 5. Lebensjahr aus der für den Neugeborenen normalen O-Stellung eine X-Stellung des Kniegelenks entstehen, die sich jedoch in der Regel bis zum 10. Lebensjahr spontan zurückbildet.

Als Ursachen für X-Beine kommen sowohl eine angeborene Bindegewebsschwäche oder knöcherne Fehlform als auch eine übermäßige Belastung im Zusammenhang mit einer → Rachitis bzw. im höheren Alter mit einer → Osteoporose in Betracht. Daneben kann die Ursache in einem durch verschiedene Faktoren ausgelösten Fehlwachstum oder einem in Fehlstellung verheilten kniegelenknahen Knochenbruch liegen.

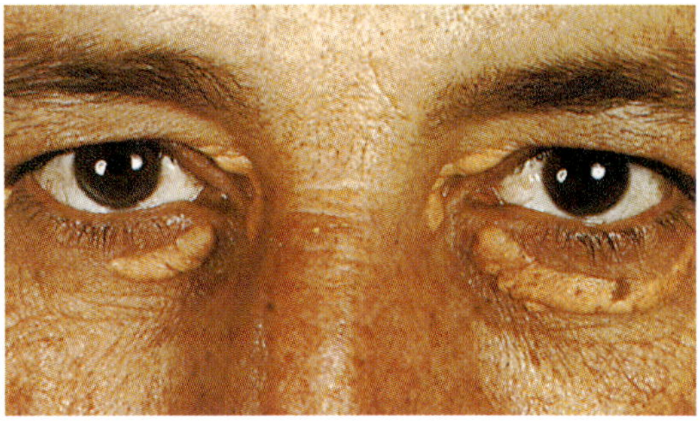

Xanthelasma und Greisenbogen bei Fettstoffwechselstörung eines 43-jährigen Mannes.

Neben der Behandlung der zu Grunde liegenden Krankheit begegnet man der x-förmigen Beinstellung bei Kindern mit speziellen Schuheinlagen, während bei Erwachsenen nur die operative Korrektur durch einen chirurgischen Eingriff am Knochen möglich ist.

X-Chromosom → Geschlechtschromosom, das beim weiblichen Geschlecht zweimal, beim männlichen nur einmal vorliegt.

Xeroderma pigmentosum → Lichtschrumpfhaut.

xero- Bestandteil medizinischer Fachausdrücke mit der Bedeutung »trocken«.

Xerophthalmie Trockenheit des äußeren Auges als Hauptsymptom eines Mangels an Vitamin A; → Vitamine.

Xerosis abnorme Trockenheit oberflächlicher Gewebe, z. B. des Auges, der Haut sowie der Schleimhaut von Mund, Atemwegen, Harnblase und Scheide.

Xerostomie → Mundtrockenheit.

X-Strahlen im englischsprachigen Raum noch heute übliche Bezeichnung für → Röntgenstrahlen.

XTC → Ecstasy.

XXY-Syndrom → Klinefelter-Syndrom.

Xylit Zuckeraustauschstoff für Zuckerkranke, bei dem es sich um ein nicht vergärbares Kohlenhydrat handelt, das den Blutzuckerspiegel nur unwesentlich erhöht; → Süßstoffe.

Y-Chromosom → Geschlechtschromosom, das nur beim männlichen Geschlecht als Partner des → X-Chromosoms vorkommt.

Yersinia-Arthritis Befall eines oder mehrerer Gelenke im Zusammenhang mit einer → Yersiniose. Die Yersinia-Arthritis überdauert die zu Grunde liegende Darmkrankheit vielfach um Monate und verursacht Beschwerden, die kaum von denen einer → rheumatoiden Arthritis zu unterscheiden sind.

Yersiniosen durch kurze, gramnegative Stäbchenbakterien der Gattung »Yersinia« hervorgerufene Durchfallkrankheiten, von denen die → Pseudotuberkulose die wichtigste ist.

Yoga aus der altindischen Philosophie abgeleitete Methode der leib-seelischen Selbstkontrolle. Das Ziel ist die völlige Beherrschung des Körpers einschließlich der unwillkürlichen Funktionen wie Herztätigkeit und Kreislauf. Dazu dienen verschiedene Übungen und eine intensive geistige Konzentration, die letztlich zur Selbstverwirklichung und Selbsterlösung führen sollen. Durch diese Übungen soll sich der Mensch selbstständig von den Zwängen der Materie und des Denkens befreien; er soll Gesundheit, Zufriedenheit und eine möglichst vollkommene Einheit mit der Weltordnung erreichen.

Von den zahlreichen Yoga-Arten werden heute in Europa und in den USA fast ausschließlich die Übungen des Körper-Yoga (Hatha-Yoga) und der Meditation angewandt. So wird Yoga heute vielfach ohne religiösen Gehalt für therapeutische Zwecke, vor allem bei nervösen Störungen, genutzt. Wichtig ist die Abgrenzung vom → autogenem Training, wobei ganz allgemein gilt, dass demjenigen, der der östlichen Welt und ihren Denkweisen fern steht, autogenes Training eher anzuraten ist als Yoga.

Yohimbin Alkaloid aus der getrockneten Rinde des Yohimbe-Baums, das den → Sympathikus des → vegetativen Nervensystems hemmt und dadurch eine Erweiterung der Blutgefäße und Senkung des Blutdrucks bewirkt. Daneben wird Yohimbin zur Behandlung von Sexualstörungen wie z. B. Erektionsproblemen, vorzeitigem Samenerguss und Nachlassen der Libido sowie bei Schwäche und Erschöpfungszuständen eingesetzt. Die Wirksamkeit ist jedoch nicht belegt. Als Nebenwirkungen können Erregungszustände, Schlaflosigkeit, Angst, Herzrasen und Übelkeit auftreten.

Mit **Yoga** die eigene geistige Mitte erreichen.

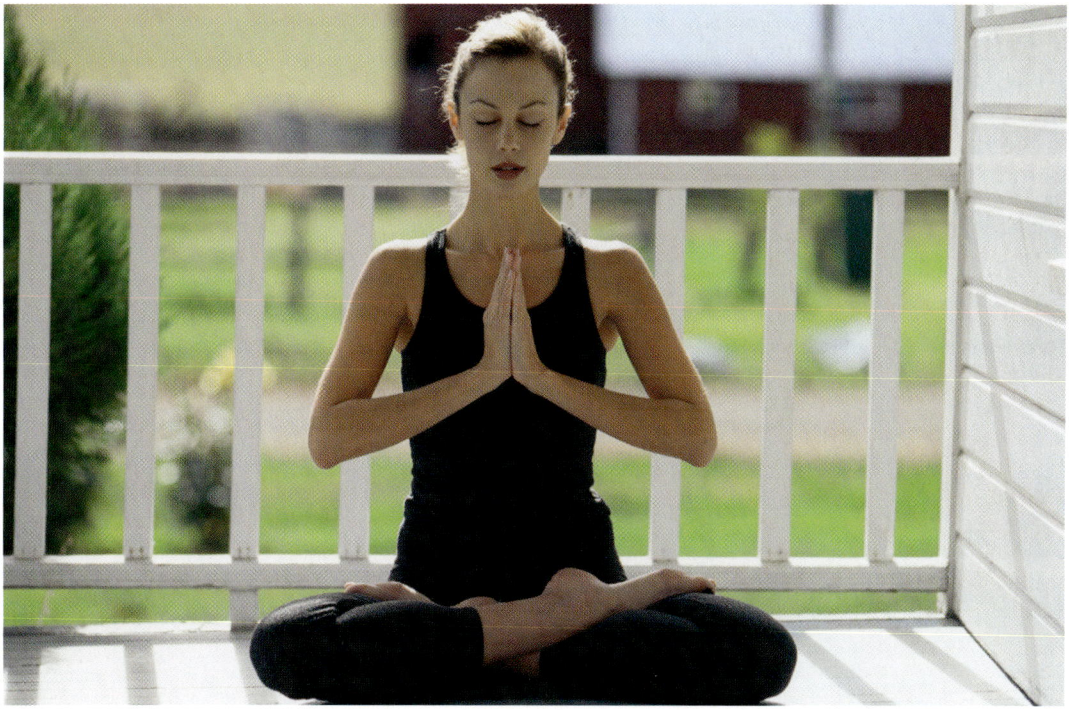

Z

Zahn Jeder Zahn steckt in einem Zahnfach des Kieferknochens, der so genannten Alveole, mit deren Wand er durch seine Wurzelhaut verbunden ist. Der Teil des Zahnes, der in der Alveole verborgen ist, heißt Zahnwurzel, und das, was man bei äußerer Betrachtung vom Zahn sieht, ist seine Krone. Das auf dem Kieferknochen gelegene Zahnfleisch deckt wie ein Kragen den Zahnhals. Das Zahnbein (Dentin), aus dem der Zahn in der Hauptsache besteht und das in seiner Mitte einen Hohlraum für die Zahnpulpa, den »Nerv« des Zahnes, frei lässt, ist im Bereich der Zahnkrone vom Schmelz, im Bereich der Zahnwurzel vom Zahnzement überzogen.

Zahnbein → Dentin.

Zahnbelag (Plaque) Die in der menschlichen Mundhöhle reichlich vorhandenen Bakterien (ca. 50 Milliarden Bakterien, die 300 verschiedenen Arten angehören) produzieren aus den Kohlenhydraten der Speisereste zahnschädigende Säuren und eine dünne, zähklebrige Masse, die auf dem Zahnschmelz fest haftet und ***Plaque*** genannt wird. Diese Plaque, die für die Entstehung von → Karies und → Parodontopathien eine entscheidende Rolle spielt, ist mit bloßem Auge nicht sichtbar und nur zu erkennen, wenn sie mit geeigneten Farbstoffen angefärbt wird. Wenn man sie nicht gründlich mit Zahnbürste oder Zahnseide entfernt, wird sie immer dicker, verfestigt sich schließlich durch Einlagerung von Speichelmineralien, und es entsteht schließlich der Zahnstein. Bei konsequenter Beseitigung der Plaque kann der Zahn weder an → Karies erkranken, noch kann sich eine Zahnbettentzündung (→ Parodontitis) entwickeln!

Zahnbettentzündung → Parodontitis.

Zahnbetterkrankungen (Parodontopathien) entzündliche und nicht entzündliche Erkrankungen des den Zahn im Knochen fixierenden → Zahnhalteapparates.

Zahnbettschwund → Parodontose.

Zahndurchbruch (Dentition) Der Durchbruch der Milch- und der bleibenden Zähne in die Mundhöhle sind ein normaler Vorgang, bei dem in der Mundschleimhaut keine Wunde entsteht. Die Durchbruchszeiten können nebenstehender Abbildung entnommen werden, wobei jedoch zu berücksichtigen ist, dass es sich bei den Angaben keinesfalls um starre Werte handelt. So kann der erste Milchzahn auch bei normal entwickelten Kindern zwischen dem 4. und 14. Monat nach der Geburt erscheinen. Hingegen bleibt die Reihenfolge der einzelnen Zähne weitgehend konstant.

Die bleibenden Unterkieferzähne brechen in der Regel ein halbes bis ein Jahr früher durch als die Oberkieferzähne. Bei

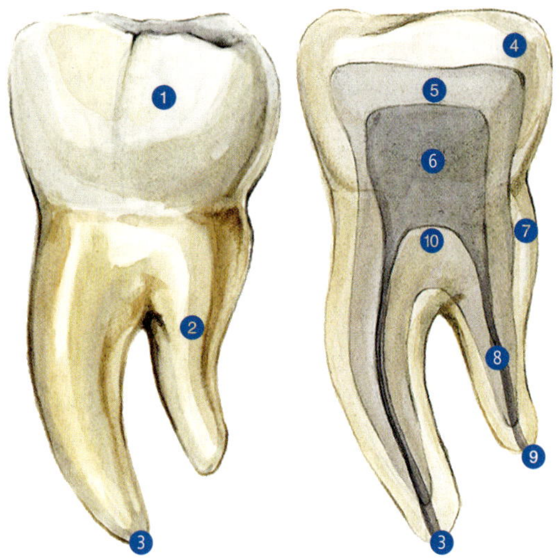

Zahn Zeichnung eines unteren Weisheitszahns, rechts in transparenter Darstellung. **1** Zahnkrone; **2** Zahnwurzel; **3** Zahnwurzelspitze; **4** Zahnschmelz, rechts entkalkt; **5** Zahnbein; **6** Zahnzement; **7** Zahnmarkhöhle mit Zahnpulpa; **8** Wurzelkanal; **9** Öffnung der Zahnwurzelspitze; **10** Aufzweigung der Wurzelkanäle.

Jungen erfolgt der Zahnwechsel meist 3–6 Monate später als bei Mädchen.

Zähneknirschen (Bruxismus) Zähneknirschen wird nur selten absichtlich ausgeführt; meist geschieht es nachts und vollkommen unbewusst, wobei → Stress-Situationen – auch

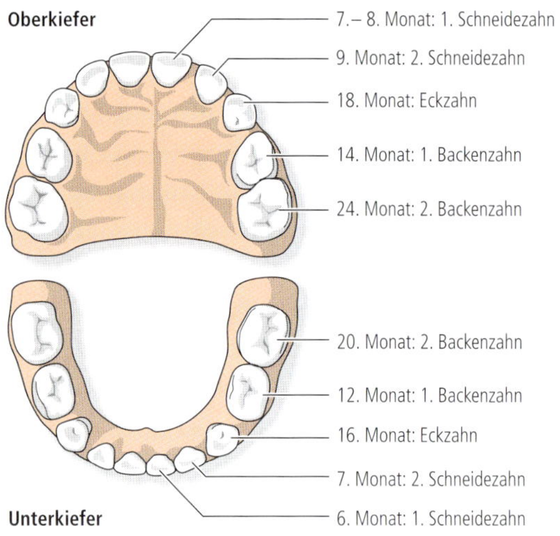

Zahndurchbruch Milchgebiss mit Daten des Zahndruchbruchs.

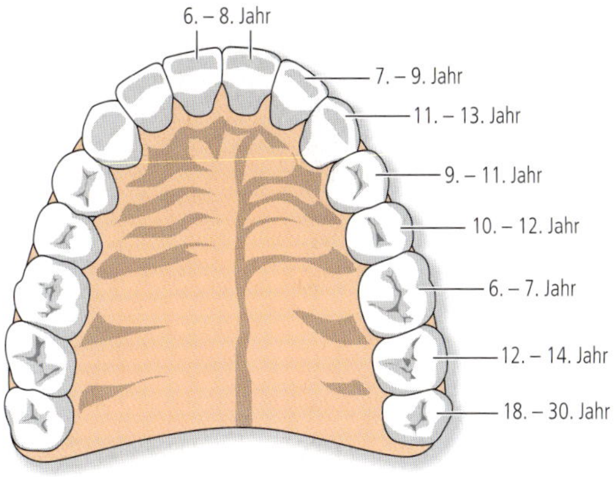

Zahndurchbruch Dauergebiss mit Zeitpunkt des Durchbruchs der einzelnen Zähne.

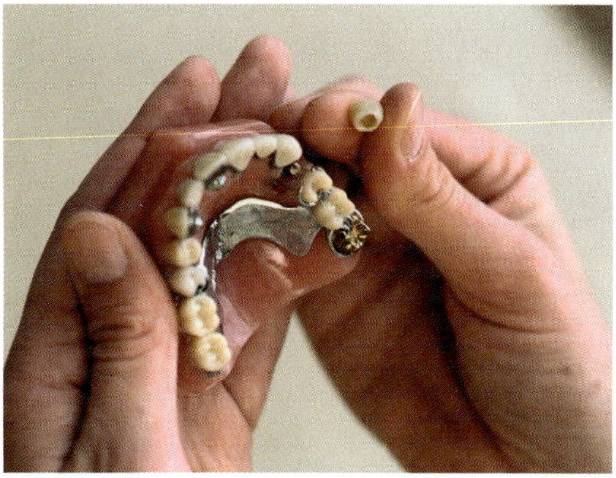

Zahnersatz Die Herstellung graziler Zahnprothesen erfordert hohe technische Präzision.

Albträume – die Knirschneigung fördern. Die Ursachen liegen in geringfügigen Fehlkontakten der Oberkiefer- und Unterkieferzähne beim Zusammenbeißen und beim Gleiten der Zahnreihen aufeinander, die der Betroffene unbewusst beseitigen will. Schädlich ist das Knirschen deshalb, weil dabei enorme Kräfte wirken, die an Zähnen und → Zahnhalteapparat, ja sogar an den Kiefergelenken, auf Dauer schwere Schäden anrichten können. Wenn Kinder allerdings während des Zahnwechsels knirschen, so handelt es sich dabei in der Regel um ein vorübergehendes Geschehen, dem man keine große Bedeutung beimessen sollte.

Mit so genannten Aufbissschienen und durch Einschleifmaßnahmen versucht der Zahnarzt, die Fehlbelastungen der Zähne zu beseitigen. Überwiegen die psychischen Ursachen, so ist ggf. eine psychotherapeutische Behandlung angebracht.

Zahnersatz (Prothetik) Der Ersatz fehlender Zähne dient der Erhaltung bzw. Wiederherstellung der Kaufunktion und damit der Gesundheit des ganzen Organismus. Außerdem trägt er zur Stabilisierung des Restgebisses bei und verbessert nicht zuletzt das Aussehen eines Menschen, dem Zähne fehlen. Während fest sitzender Zahnersatz in Form von Brücken dem Patienten meist keine Probleme bereitet, fordert der herausnehmbare Zahnersatz – die Zahnprothese oder die »dritten Zähne« – in jedem Fall eine gewisse Eingewöhnung. Das anfängliche unbequeme Fremdkörpergefühl klingt jedoch normalerweise nach einigen Tagen von selbst ab, und schmerzhafte Druckstellen kann der Zahnarzt beseitigen. Die Prothese sollte gerade zur Eingewöhnung ständig – auch nachts – getragen werden und nur zum Reinigen und zur Zahnpflege aus dem Mund genommen werden. Auch die Zunge muss sich an die geänderten Verhältnisse gewöhnen. Deshalb dauert es eine Weile, bis man mit einer Prothese so essen kann wie früher. Unsicherheiten beim Sprechen – vor allem bei Zischlauten wie s, sch, st sowie bei f, pf und w – lassen sich durch konsequentes Üben beheben. Ebenso wie die eigenen müssen auch die dritten Zähne gründlich gereinigt werden, da sich sonst Speisereste an ihnen festsetzen, die nicht nur für die eventuell noch vorhandenen Zähne eine Gefahr darstellen (→ Zahnbelag), sondern auch einen idealen Nährboden für Bakterien bilden.

Zahnfäule → Karies.

Zahnfleischbluten auffälliges und ernst zu nehmendes Symptom einer → Zahnfleischentzündung.

Zahnfleischentzündung (Gingivitis) Die weitaus wichtigste Ursache für die Entzündung des Zahnfleisches ist bak-

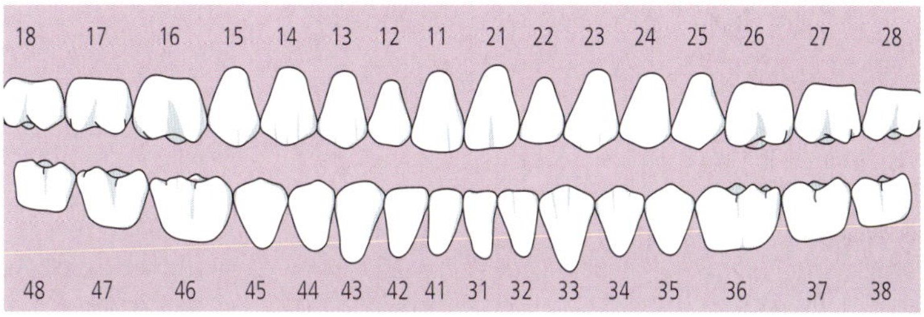

Zahn Bei der Benennung gibt die erste Zahl den Quadranten, die zweite den eigentlichen Zahn an.

terieller → Zahnbelag, der beim Zähneputzen nicht vollständig entfernt worden ist. Die Ausscheidungen der in diesem Belag lebenden Bakterien wirken auf das Zahnfleisch als Giftstoffe und veranlassen dieses zu einer mehr oder weniger heftigen Abwehrreaktion, eben einer Entzündung. Dabei muss man die »einfache« Zahnfleischentzündung (***Gingivitis simplex***) von der zum Glück seltenen, mit heftigen Schmerzen, Fieber und extremem Mundgeruch einhergehenden geschwürigen Form (***Gingivitis ulcerosa***) unterscheiden. Eine weitere Sonderform stellt die so genannte ***Schwangerschaftsgingivitis*** dar: eine durch die hormonelle Umstellung während der Schwangerschaft verursachte Entzündung des Zahnfleisches, bei der dieses nicht selten massiv blutet. Typische Symptome einer Zahnfleischentzündung sind die starke Rötung und – nicht ganz so auffällige – Schwellung des Zahnfleisches, wodurch dieses prall, glatt und glänzend erscheint. Schmerzen treten jedoch nur selten auf. Ein ernst zu nehmendes Warnsignal stellt des ***Zahnfleischbluten*** dar, das durch die infolge der Entzündung erheblich gesteigerte Schleimhautdurchblutung zu Stande kommt. Eine medikamentöse Behandlung mit desinfizierenden Spüllösungen und Salben kann nur unterstützend wirken, eine Zahnfleischentzündung jedoch niemals zur völligen Abheilung bringen, solange weiterhin bakterielle Zahnbeläge vorhanden sind. Deshalb kommt vorbeugend einer optimalen Mundhygiene allergrößte Bedeutung zu.

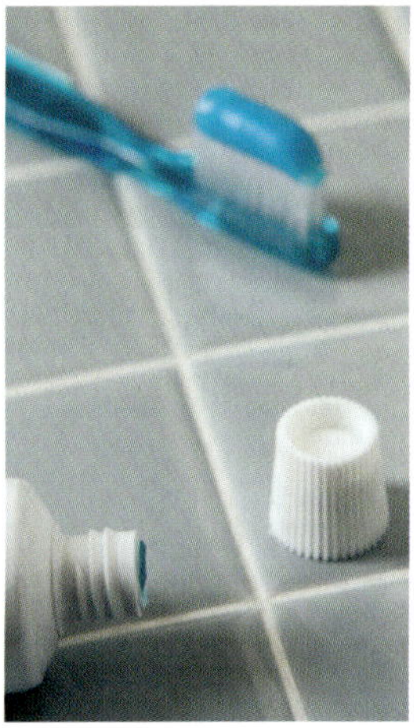

Eine Zahnfleischentzündung ist keinesfalls eine harmlose Krankheit, sondern geht, wenn ihr nicht konsequent begegnet wird, sehr häufig in eine Entzündung des gesamten Zahnbetts, eine so genannte → Parodontitis, über, die unbehandelt unweigerlich zum Verlust der befallenen Zähne führt.

Zahngranulom etwas überholte Bezeichnung für die Neubildung von gefäßreichem Bindegewebe (Granulationsgewebe) als Folge einer chronischen Entzündung des → Zahnhalteapparates im Bereich der Wurzelspitze. Im Verlauf einer unbehandelten → Karies kommt es zu einer Entzündung des Zahnmarks (→ Pulpitis), bei der dieses – wiederum unbehandelt – unweigerlich abstirbt und von Bakterien zersetzt

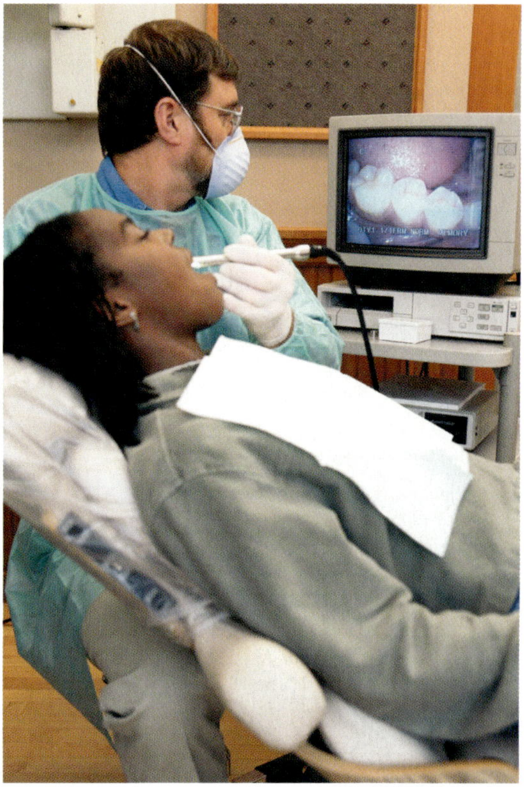

Zahnheilkunde Mit einer Miniaturkamera kann der Zahnarzt Aufnahmen vom Inneren des Mundes auf einen Bildschirm übertragen.

wird. Wenn es den Abwehrkräften des Körpers gelingt, an der Wurzelspitze einen Schutzwall aus Bindegewebe gegen die aus dem Zahn in den Kieferknochen eindringenden Erreger zu bilden, entsteht das Granulom, aus dem sich ein → Abszess (abgekapselte Eiterung), eine im Knochen liegende → Zahnzyste oder eine → Herdinfektion entwickeln kann. Zur Behandlung kommt – von Fall zu Fall unterschiedlich – eine → Wurzelbehandlung, eine → Wurzelspitzenresektion oder die Entfernung des schuldigen Zahnes in Betracht.
Interessant ist in diesem Zusammenhang das Ergebnis einer neueren Studie, wonach Patienten mit einer Entzündung des Zahnhalteapparates im Wurzelbereich ein doppelt so hohes Risiko haben, einen → Schlaganfall zu erleiden, wie Menschen mit gesunden Zähnen.

Zahnhalteapparat (Parodontium) Der Zahnhalteapparat umfasst alle Strukturen, die den Zahn beweglich im Knochen verankern: die Zementschicht des Zahnes im Wurzelbereich,

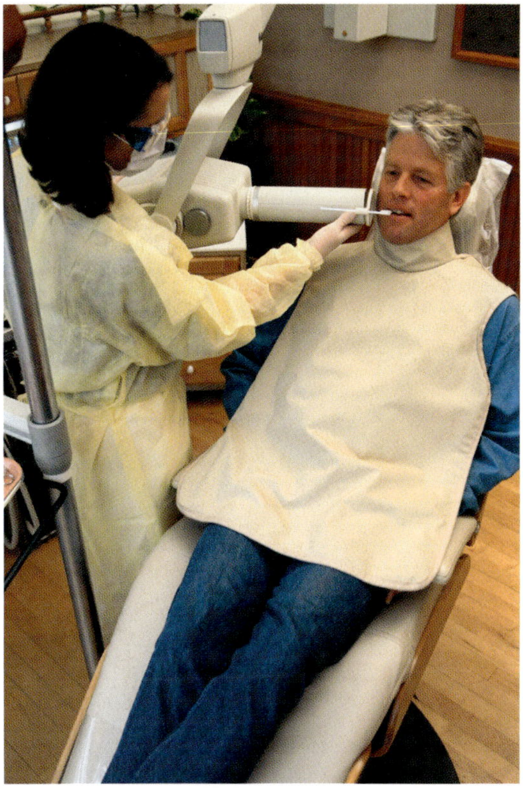

Zahnheilkunde Für eine präzise Diagnosestellung und Behandlung sind Röntgenaufnahmen unabdingbar.

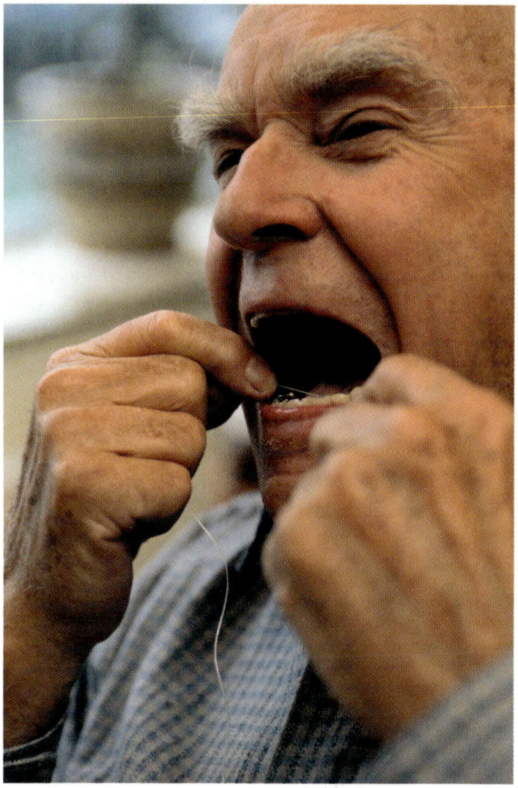

Zahnpflege Die Benutzung von Zahnseide ist eine höchst effektive Methode zur Reinigung der Zahnzwischenräume.

die Wurzelhaut (bestehend aus Fasern des lockeren Bindegewebes, Blutgefäßen und Nerven), den Kieferknochen, in dem der Zahn steckt, und das Zahnfleisch. Das Parodontium entsteht beim Zahndurchbruch und verschwindet beim Zahnverlust.

Zahnheilkunde (Zahnmedizin, Odontologie) Teilgebiet der Medizin, das sich mit der Vorbeugung, Erkennung und Behandlung von Zahn-, Mund- und Kieferkrankheiten sowie dem Ersatz verloren gegangener Zähne und der Behandlung von Zahn- und Kieferanomalien (→ Kieferorthopädie) befasst.

Zahnimplantate im Kiefer verankerte zylinderförmige, meist aus Titan bestehende Körper, die nach einer längeren Einheilungsphase als »künstliche Zahnwurzeln« dienen, so dass darauf fest sitzender Zahnersatz befestigt werden kann.

Zahnmarkentzündung → Pulpitis.

Zahnmedizin → Zahnheilkunde.

Zahnpflege (Mundhygiene) Durch die mechanische Zahnreinigung soll der → Zahnbelag beseitigt und dadurch die Gefahr der Entwicklung einer → Karies oder einer Zahnbetterkrankung (→ Parodontopathien) vermindert werden. Zur richtigen Zahnpflege gehören Zahnbürste und Zahncreme. Die ***Zahnbürste*** sollte einen kleinen Kopf und mittelharte Kunststoffborsten haben und gut in der Hand liegen. Sie sollte alle 2 Monate und nicht erst, wenn die Borsten verbogen sind, gewechselt werden. Nach dem Zähneputzen wird die Zahnbürste mit dem Kopf nach oben aufrecht in das Mundglas gestellt. ***Zahnpasten*** mit Fluorid-Zusatz führen zu einem deutlichen Kariesrückgang und sind daher vorzuziehen. Die Zähne sollten nach jeder Mahlzeit, aber mindestens zweimal täglich – und zwar nach (!) dem Frühstück und Abendessen – jeweils 2–3 Minuten lang geputzt werden. Wichtiger als eine bestimmte Technik – von denen es mehrere empfehlenswerte gibt – ist die systematische Reinigung sämtlicher Zahnflächen, d. h. der Außen- und Innenflächen sowie der Kauflächen und Zahnzwischenräume. Außerdem ist darauf zu achten, auch das Zahnfleisch mitzuputzen, wobei ganz automatisch ein sehr vorteilhafter und durchblutungsfördernder Massageeffekt erzielt wird. Damit keine Zahnfläche ausgelassen wird, sollten im Uhrzeigersinn zuerst die Außenflächen, dann die Innenflächen und zum Schluss die Kauflächen gereinigt werden. Bei den Außen- und Innenflächen setzt man die Zahnbürste am besten schräg am Zahnfleisch an, macht dann einige Rüttelbewegungen auf der Stelle und rollt schließlich in Richtung Schneidekante bzw. Kauflächen ab. Anschließend putzt man die Kauflächen durch horizontales Hin- und Herbürsten. Nach dem Zähneputzen ist gründliches Ausspülen wichtig.

Will man mehr für seine Zähne tun, so sollte man die Zahnzwischenräume abends einen nach dem anderen mit ***Zahnseide*** reinigen. Wem dies zu mühsam ist, der kann zu speziellen ***Zahnzwischenraumbürsten*** greifen, deren Putzwirkung allerdings nicht ganz so gut ist. Auch spezielle ***Zahnhölzchen*** – nicht zu verwechseln mit Zahnstochern – sind zu empfehlen. Die ***elektrische Zahnbürste*** bietet vor allem psychologische Vorteile, da das Zähneputzen mit ihr einfach mehr Spaß macht; ein Aspekt, der vor allem bei der Kinderzahnpflege eine nicht zu unterschätzende Rolle spielt. Mit einer ***Mundduschen*** lassen sich zwar recht gut Speisereste zwischen den Zähnen entfernen, sie darf jedoch allenfalls als Ergänzung zu anderen Mundhygiene-Maßnahmen und keinesfalls an ihrer Stelle benützt werden. Zuckerfreier ***Kaugummi*** regt den Speichelfluss an und unterstützt auf diese Weise die Reinigung; er ist aber wie die Munddusche kein Ersatz für das Zähneputzen! Die Empfehlung, vor dem Schlafengehen einen Apfel als »Zahnbürste der Natur« zu essen, kann nicht befürwortet werden, da Äpfel neben Fruchtsäuren auch Zucker enthalten und damit den Zähnen unter Umständen mehr schaden als nützen.

Zahnpflege bei Kindern → Kinder, Zahnpflege.

Zahnprothese → Zahnersatz.

Zahnschmerzen Echte Zahnschmerzen treten in der Regel erst auf, wenn bereits ein größerer Zahndefekt vorliegt. Ist das nicht der Fall, so können auch Neuralgien, rheumatische Erkrankungen oder eine Kieferhöhlenentzündung Ursache der Beschwerden sein. Dabei ist zu beachten, dass Schmerzen der oberen Zähne nicht selten in die Schläfen- und Stirngegend, die der unteren Zähne in das Ohr- und Halsgebiet ausstrahlen. Bei einem an Karies erkrankten Zahn gehen die Beschwerden auf eine begleitende Entzündung des Zahnmarks (Pulpa), eine so genannte → Pulpitis, zurück, die schlimmstenfalls eitrig sein kann und dann nahezu unerträgliche Schmerzen auslöst. Ist die Pulpa abgestorben, hören die Schmerzen zwar vorübergehend auf, doch die zerstörende Entzündung geht weiter und greift schließlich auf den Kieferknochen über, was wiederum – obwohl der Zahn jetzt »tot« ist – heftige, klopfende Schmerzen verursachen kann, die sich beim Aufbiss noch verstärken. Nicht selten entwickelt sich aus einer derartigen Entzündung des Zahnhalteapparates im Wurzelspitzenbereich (→ Zahngranulom) ein Abszess, der dann zu der berühmten »dicken Backe« führt.

Da die schlimmsten Zahnschmerzen häufig nachts auftreten und ein Zahnarzt meist erst am nächsten Tag zu erreichen ist, versucht sich der Betroffene in der Regel, vorläufig selbst zu helfen. Das ist jedoch problematisch, da er außer der Einnahme von Schmerzmitteln wenig Möglichkeiten hat. Warme Umschläge, die in bestimmten Situationen lindernd wirken können, bergen das Risiko in sich, eitrige Prozesse noch zu verschlimmern, eine dicke Backe also noch dicker werden zu lassen. In derartigen Fällen ist die Anwendung von Kälte eindeutig die bessere Wahl.

Zahnseide zwirnartiger Faden zur Reinigung der Zahnzwischenräume; → Zahnpflege.

Zahnstein harte, weißlich-gelbe Ablagerung der Kalziumsalze des Speichels, vermengt mit Speiseresten und Bakterien. Die stärksten Zahnsteinablagerungen findet man an den Innenflächen der unteren Frontzähne und den Außenflächen der oberen Backenzähne, da dort die Ausführungsgänge der großen Speicheldrüsen münden. Zahnstein muss vom Zahnarzt regelmäßig entfernt werden, da er die Entwicklung von → Karies und → Parodontopathien (Zahnbetterkrankungen) fördert; → Zahnbelag.

Zahnzysten krankhafte Hohlraumbildungen im Kieferknochen. Als → Zyste bezeichnet man ganz allgemein einen flüssigkeitsgefüllten Hohlraum im Körpergewebe, der durch krankhafte Prozesse entstanden ist. Von derartigen Zysten gibt es im Mund-Kiefer-Bereich – genauer gesagt, innerhalb des Kieferknochens – eine ganze Anzahl unterschiedlicher Arten, deren wichtigste Gruppe die Zahnzysten darstellen, bei denen Zahnkrankheiten für die Zystenbildung verantwortlich sind. Hiervon stehen wiederum die Zysten, die sich an der Wurzelspitze eines Zahnes bilden, dessen Pulpa (Zahnmark) abgestorben ist, an erster Stelle. Mit dem Fachausdruck heißen sie ***radikuläre Zysten***. Andere Knochenhohlräume, so genannte ***follikuläre Zysten***, bilden sich bisweilen um die Kronen noch nicht durchgebrochener, im Kiefer liegender Zahnanlagen, vorzugsweise um die von Weisheitszähnen, herum. Dagegen sind Zystenbildungen, die nichts mit Zähnen zu tun haben, weitaus seltener und spielen nur eine unbedeutende Rolle.

Zahnzysten müssen, da sie sich ständig weiter ausdehnen und immer größere Anteile des Kieferknochens zerstören, unbedingt operativ entfernt werden. Unabdingbar ist dabei selbstverständlich die Behandlung oder Entfernung des schuldigen Zahnes.

Zangengeburt Entbindung mittels Geburtszange; → Geburtshilfe.

Zäpfchen 1. Uvula: Anhängsel am weichen Gaumen;
2. Suppositorium: Arzneizubereitung in Kegel-, Walzen- oder Eiform zur Einführung in After oder Scheide, von wo der Wirkstoff nach dem Aufsaugen durch die Schleimhaut unmittelbar in die Blutbahn gelangt.

Zapfen Sinneszellen der Netzhaut des → Auges, die der Wahrnehmung von Licht und Farben dienen.

Zeckenenzephalitis → Frühsommer-Meningoenzephalitis.

-zele Bestandteil medizinischer Fachausdrücke mit der Bedeutung »Bruch«.

Zelle Der Grundbaustein jedes Lebewesens ist die Zelle, die normalerweise aus Zellleib, Zellkern und Zellmembran besteht. Nur wenige Zellen wie etwa die reifen roten Blutkörperchen (Erythrozyten) besitzen keinen Kern. Der Zellleib besteht aus Protoplasma (Zytoplasma), einer weichen, zähflüssigen Substanz, die sich aus Eiweißkörpern, Fettstoffen, Salzen und Wasser zusammensetzt und von einer Zellmembran umgeben ist, die nicht nur die Grenzschicht zwischen innen und außen darstellt, sondern auch für den Stoffaustausch zwischen Zelle und Zwischenbindegewebe wichtig ist. Im Zellinneren lassen sich verschiedene Strukturen unterscheiden. Der Zellkern ist das Steuerungszentrum für die Stoffwechselvorgänge der ganzen Zelle und enthält als wichtigste Substanzen die → Desoxyribonukleinsäure (DNS) und die → Ribonukleinsäure (RNS). Im Organismus sterben ständig Zellen ab, und neue werden gebildet. Nach ihren jeweiligen Aufgaben unterscheiden sich die einzelnen Zellen in ihrer Größe, Gestalt und Struktur zum Teil ganz erheblich voneinander.

Zelltherapie → Frischzellentherapie.

Zellulitis (Orangenhaut) durch Veränderungen des Unterhautfettgewebes bedingte Hautveränderung mit orangenschalenähnlicher Strukturierung. Die im Grunde harmlose Zellulitis, bei der die großporige Haut verhärtet wirkt, tritt besonders bei Frauen in der Gesäß- und Oberschenkelregion auf und wird von den Betroffenen oft als kosmetisches Problem empfunden. Alle dagegen angepriesenen Salben, Zäpfchen

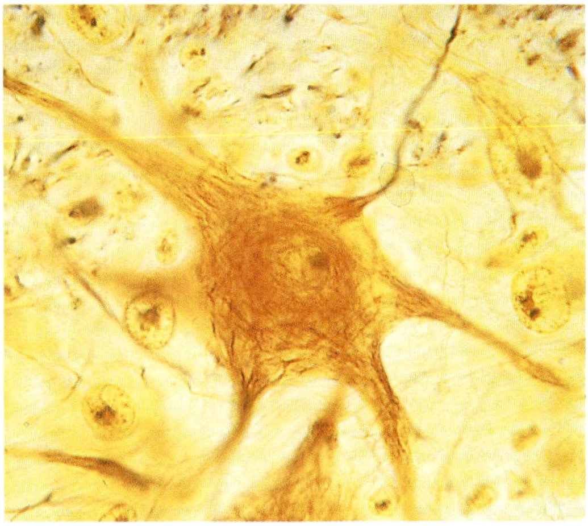

Zelle Darstellung einer Nervenzelle mit ihren charakteristischen Ausläufern.

und Injektionen erweisen sich jedoch als wirkungslos. Helfen können nur Bewegung, Sport (Rad fahren, Seilspringen), allgemeine Kreislaufmassagen und Gewichtsabnahme.

Zellulose zu den → Kohlenhydraten gehörende Gerüstsubstanz der Pflanzen. Zellulose ist unverdaulich und liefert dem menschlichen Körper daher keine Energie. Als → Ballaststoff ist sie jedoch ein wertvoller Bestandteil der Nahrung.

zentral im Mittelpunkt gelegen; Gegensatz: → peripher.

Zentralnervensystem (ZNS) aus → Gehirn und → Rückenmark bestehende übergeordnete Schalteinheit des Nervensystems, von dem die Leitungsbahnen des → peripheren Nervensystems ausgehen.

zerebr- Bestandteil medizinischer Fachausdrücke mit der Bedeutung »Gehirn«.

zerebrale Kinderlähmung (infantile Zerebralparese, Little-Krankheit) Lähmungen infolge einer Gehirnschädigung während der Schwangerschaft, bei der Geburt oder im Neugeborenenalter. Als Ursachen kommen Störungen im Mutterleib (Infektionen, Blutungen, Schwangerschaftsvergiftungen, Stoffwechselleiden), Geburtskomplikationen, Unreife des Kindes, Blutgruppenunverträglichkeit und entzündliche Erkrankungen des Zentralnervensystems in Betracht.

Typische Anzeichen sind: Lähmungen (meist spastischer Natur, das heißt mit erhöhter Muskelspannung, weshalb man auch von ***Spastikern*** spricht); Bewegungsstörungen (bizarr, schwerfällig, langsam oder wie beim → Veitstanz); erhöhte Muskelspannung oder vollständige Schlaffheit der Muskeln; Gleichgewichtsstörungen; Sprach-, Hör- und Sehbeeinträchtigungen; Krampfanfälle; Verhaltensstörungen; epileptische Anfälle sowie Intelligenzdefekte verschiedenen Grades. Die Kinder können äußerlich unauffällig wirken, aber – durch verschiedene Missbildungen wie z. B. einen → Wasserkopf – auch erheblich verändert sein. Die Behandlung richtet sich nach der vorliegenden Störung, wobei eine frühzeitig einsetzende Krankengymnastik dazu beitragen kann, günstige Bewegungsmuster einzuüben. Krampfanfällen begegnet man mit geeigneten Medikamenten. Von größter Bedeutung ist, dass Eltern und soziales Umfeld in die Behandlung einbezogen werden.

Zerebralsklerose (Gehirnarterienverkalkung) → Arteriosklerose der Hirngefäße mit ihren Folgezuständen: **1.** → zerebrovaskuläre Insuffizienz; **2.** → Schlaganfall.

zerebrospinal Gehirn und Rückenmark betreffend.

zerebrovaskulär die Blutgefäße des Gehirns betreffend.

zerebrovaskuläre Insuffizienz typisches Krankheitsbild des höheren Alters, für das in 80 Prozent der Fälle Störungen des Hirnstoffwechsels und in 20 Prozent der Hirndurchblutung verantwortlich sind. Im Vordergrund des Geschehens stehen Stoffwechselstörungen in den Nervenzellen sowie ein Mangel an Überträgerstoffen im Gehirn. Die Folge sind Veränderungen der geistig-seelischen Funktionen, die über das altersbedingte Maß hinausgehen. Die Hauptsymptome sind Kopfschmerzen, Schwindel, Vergesslichkeit, Schlafstörungen und Niedergeschlagenheit. Mit der Zeit werden dann auch Denkfunktionen, Affekte und Verhalten immer mehr beeinträchtigt, so dass die Kranken die Fähigkeit verlieren, die Aufgaben des täglichen Lebens zu bewältigen. Ohne Behandlung verfallen die geistigen Leistungen ziemlich rasch, was dazu führt, dass die Betroffenen sich von der Umwelt zurückziehen und immer mehr in eine verhängnisvolle Isolierung geraten.

Neben Medikamenten zur Stoffwechsel- und Durchblutungssteigerung spielen bei der Behandlung vor allem körperliche Aktivität (Gymnastik, Wandern, Sport), Beschäftigung mit einem Hobby; sowie – ganz besonders wichtig! – Training von Geist und Gedächtnis (»Gehirn-Jogging«) eine entscheidende Rolle.

Zerrung geschlossene Gelenkverletzung durch Überdehnung des Bandapparates. Besonders häufig kommen Zerrungen im Bereich des Sprunggelenks durch Umkippen über den äußeren Fußrand bei gleichzeitiger Außendrehung des Körpers vor. Sie äußern sich in örtlicher Anschwellung, Druckschmerz und mehr oder minder ausgeprägter Bewegungshemmung. Die Behandlung besteht in Ruhigstellung und der Anwendung feuchter Umschläge.

Zervikalsyndrom (Halswirbelsyndrom) Krankheitsbild mit vielfältigen Beschwerden, die von Umbauvorgängen und Abnützungserscheinungen im Bereich der Halswirbelsäule ausgelöst werden. Das Zervikalsyndrom äußert sich in Schmerzen und Bewegungseinschränkung im Nackenbereich, die in den Schultergürtel sowie in die Arme bis hin zu den Fingerspitzen ausstrahlen können. Gleichzeitig bestehen häufig unterschiedlich stark ausgeprägte Empfindungsstörungen und im akuten Stadium eine auffällige Zwangshaltung der Halswirbelsäule (→ Schiefhals). Daneben klagen die Betroffenen über Kopfschmerzen, Ohrensausen, Schwindel und Sehstörungen. Je nach betroffenem Nerv können zudem Schweißausbrüche in der Handfläche oder sogar Herzrhythmusstörungen auftreten.

Zur Behandlung setzt man im akuten Stadium Schmerz- und Rheumamittel ein, die in schlimmen Fällen direkt in die Muskulatur der Halswirbelsäule gespritzt werden. Danach tragen → physikalische Therapie, krankengymnastische Übungen sowie gelegentliche → Bindegewebsmassagen dazu bei, ein erneutes Auftreten des Krankheitsbildes zu verhindern. Operative Maßnahmen sind nur ausnahmsweise erforderlich.

Zervix Hals, Nacken; in der Gynäkologie: der in die Scheide hineinreichende Halsteil der Gebärmutter. **Zervixkarzi-**

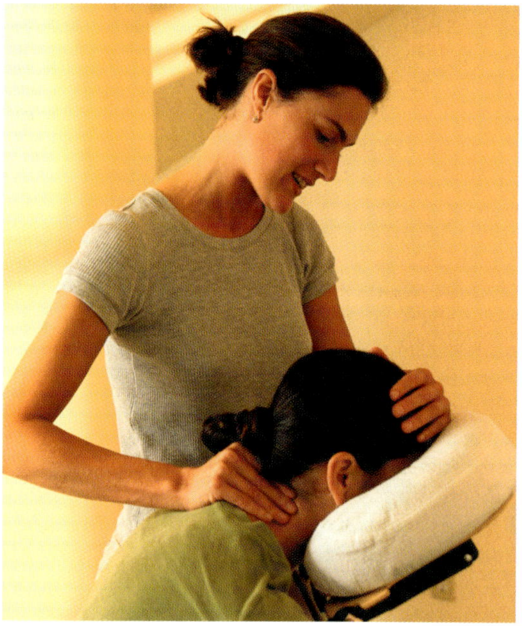

Zervikalsyndrom Mit gezielten krankengymnastischen Übungen gelingt es häufig, die Beschwerden zu lindern.

nom (Gebärmutterhalskrebs) Form des → Gebärmutterkrebses.
Zervizitis auf den Gebärmutterhals beschränkte Form der → Gebärmutterentzündung.
-zid Bestandteil medizinischer Fachausdrücke mit der Bedeutung »tötend, vernichtend«.
Ziegenpeter volkstümlicher Ausdruck für → Mumps.
Ziliarkörper → Strahlenkörper.
Zinkleimverband luftundurchlässiger Verband aus Zinkleim – bestehend aus Zinkoxid, Glyzerin, Leim und Wasser –, der nach dem Aufpinseln auf die Haut fest, jedoch nicht vollkommen starr wird. Zinkleimverbände wirken austrocknend sowie bakterien- und entzündungshemmend. Man verwendet sie bei der Therapie entzündeter → Krampfadern, bei → Beingeschwüren und anderen Hautkrankheiten.
Zipperlein volkstümliche Bezeichnung für die → Gicht.
Zirbeldrüse (Epiphyse) erbsengroße Drüse im Zwischenhirn, deren Aufgabe beim Menschen noch weitgehend ungeklärt ist. Ihre Zellen bilden – abhängig vom Tagesrhythmus – das Hormon → Melatonin, das an der Regulation des Schlaf-Wach-Rhythmus beteiligt ist.
zirkadian über den Tag verteilt; tagesrhythmisch.
zirkadianer Rhythmus 24-Stunden-Rhythmus (Tagesperiodik) verschiedener biologischer Funktionen, beispielsweise der Pulsfrequenz, des Blutdrucks, der Leistungsbereitschaft und der Absonderung von Hormonen.
Zirkulationsstörungen → Durchblutungsstörungen.
Zirrhose Verhärtung eines Organs infolge Bindegewebswucherung und nachfolgender Schrumpfung. Am bekanntesten ist in diesem Zusammenhang die → Leberzirrhose.
Zittern → Tremor.
Zivilisationskrankheiten Krankheiten, deren Entstehung offenbar dadurch begünstigt wird, dass der Mensch durch Einrichtungen der Zivilisation von den gesund erhaltenden Einflüssen des Lebens in der Natur getrennt ist oder dass er unter »Nebenwirkungen« solcher Einrichtungen wie Luftverunreinigung oder nervöse Belastung durch übermäßige Hektik leidet. Zu den Zivilisationskrankheiten rechnet man unter anderem → Hypertonie (Bluthochdruck), → Haltungsfehler, → Magengeschwüre, → Herzinfarkt, → Neurosen, → Karies und → Zuckerkrankheit.
ZNS Abkürzung für → **Z**entral**n**erven**s**ystem.
Zöliakie (einheimische Sprue) familiäres Leiden, bei dem es aufgrund einer Unverträglichkeit gegen das Klebereiweiß Gluten, das in Weizen-, Roggen-, Hafer- und Gerstenmehl enthalten ist, bereits im Säuglingsalter zu einer schweren Schädigung der Dünndarmschleimhaut und dadurch zu einer ungenügenden Verdauungsleistung kommt. Im 2. Lebensjahr treten dann folgende Symptome auf: häufige, massige, übel riechende und manchmal fett glänzende Stühle; aufgetriebener Bauch bei schlaffer Bauchdecke; schlechter Appetit; Minderwuchs; mangelhaft ausgeprägte Fettpolster und trockene, faltenreiche Haut. Meist sind die betroffenen Kinder zudem außerordentlich missmutig gestimmt.
Im akuten Stadium muss der Flüssigkeits- und Mineralverlust durch entsprechende Infusionen ausgeglichen werden. Langfristig führt eine glutenfreie Diät dazu, dass sich die Darmschleimhaut erholt und die Krankheitssymptome verschwinden.
Zoonosen Oberbegriff für von Tieren auf Menschen übertragbare Infektionskrankheiten. Hierher gehören unter anderem: → Tollwut, → Papageienkrankheit, → Milzbrand, → Rotz, → Tularämie, Bang-Krankheit und Maltafieber (→ Brucellosen), → Q-Fieber, → Listeriose und → Toxoplasmose. Die Bekämpfung der Zoonosen erfordert über die Behandlung der befallenen Menschen hinaus umfangreiche Maßnahmen zur Eindämmung dieser Krankheiten bei den Tieren.
Zoster (Herpes zoster) → Gürtelrose.
Zottenkrebs → Chorionepitheliom.
Zucker Der übliche Kochzucker (Rübenzucker, Rohrzucker) besteht zu 99,8 Prozent aus Kohlenhydraten und liefert je 100 g 410 Kalorien. Er ist ein reiner Energiespender ohne Gehalt an Vitaminen, Mineralien oder anderen Wirkstoffen. Wo es angängig ist, sollte er als Süßmittel daher durch Honig oder süße Früchte ersetzt werden. Übermäßiger Zuckergenuss belastet den Stoffwechsel, führt bei entsprechender Veranlagung zur Fettsucht und steigert zudem den Bedarf an Vitamin B (→ Vitamine) und → Kalzium.
Zuckerkrankheit (Diabetes mellitus) chronische Stoffwechselerkrankung, die auf einem Mangel am Bauchspeicheldrüsenhormon Insulin beruht. Von der Zuckerkrankheit sind in Deutschland rund eine halbe Million Menschen betroffen, darunter etwa 20 000 Kinder. Man geht sogar davon aus, dass die Zahl der Erkrankten weiter steigen und dass in nicht allzu ferner Zeit jeder zehnte Deutsche an Diabetes leiden wird. Schon jetzt kostet die Behandlung die deutsche Volkswirtschaft jährlich rund 30 Milliarden Mark.
Das in den B-Zellen des Inselorgans der Bauchspeicheldrüse gebildete Insulin kontrolliert den Zuckerhaushalt, indem es den Transport von Traubenzucker (Glukose) in die Muskel- und Fettzellen bewirkt, wo der Zucker der Energiegewinnung dient. Außerdem stimuliert Insulin den Aufbau von → Glykogen aus Traubenzucker in Fettgewebe, Muskulatur und Leber und hemmt die Neubildung von Glukose in der Leber. Bei

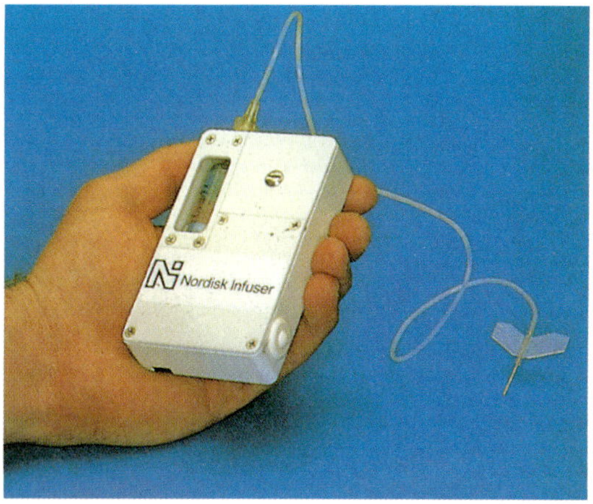

Zuckerkrankheit Gerät zur kontinuierlichen Insulininfusion (oben); die Insulinpumpe am Patienten (unten).

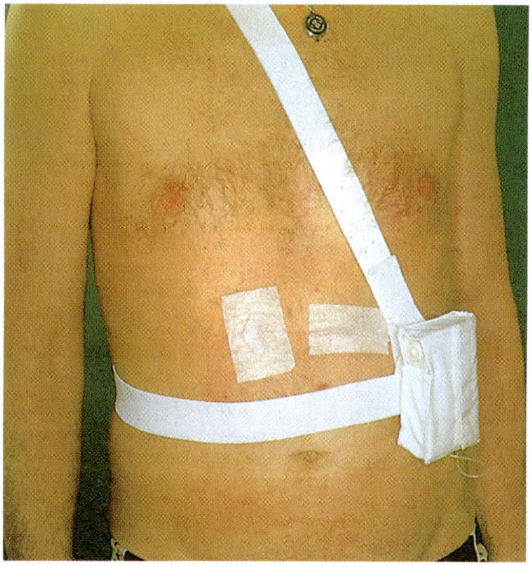

Insulinmangel fallen diese Funktionen in unterschiedlichem Maß aus, woraufhin der Zuckergehalt des Blutes ansteigt (Hyperglykämie). Da Insulin außerdem den Fettabbau in Fettgewebe und Leber hemmt, wird bei Insulinmangel vermehrt Fett freigesetzt, wodurch der Körper mit so genannten Ketonkörpern überschwemmt wird. Der normale Gegenspieler des Insulins ist das in den A-Zellen des Inselorgans gebildete Hormon → Glukagon, das bei starkem Abfall des Blutzuckers für die Aufrechterhaltung einer ausreichenden Zuckerkonzentration im Blut sorgt. Blutzuckersteigernd wirken zudem die → Katecholamine, das Wachstumshormon (→ Wachstum), die → Corticosteroide, die Hormone der → Schilddrüse, das → ACTH (adrenocorticotropes Hormon) sowie die → Östrogene.

Man unterscheidet 2 Hauptformen des Diabetes:

♦ Der ***Typ-I-Diabetes*** ist der jugendliche, insulinabhängige Diabetes, der weniger stark vererbt wird als der zweite Diabetestyp und nur 10 Prozent aller Krankheitsfälle ausmacht. Das Alter der Patienten beträgt bei Ausbruch der Krankheit meist 15–24 Jahre. Es scheint allerdings so zu sein, dass noch weitere auslösende Faktoren wie Virusinfekte und/oder immunologische Prozesse notwendig sind, die die B-Zellen der Bauchspeicheldrüse schädigen. Die Anzeichen treten akut auf; die Patienten sind selten übergewichtig.

♦ Der ***Typ-II-Diabetes*** hat eine wesentlich stärker ausgeprägte Vererbbarkeit; sein Anteil an der Gesamtheit der Diabetes-Erkrankungen beträgt 90 Prozent. Er tritt meist erst nach dem 40. Lebensjahr auf, nimmt mit steigendem Alter zu und ist insulinunabhängig. Die Symptome treten langsam auf. Der Typ-II-Diabetes kommt durch eine Fettsucht infolge Überernährung zum Ausbruch, wobei neueste Forschungsergebnisse den Verdacht nahe legen, dass daran ein von den Fettzellen gebildetes Hormon schuld ist.

Die Zuckerkrankheit, die auch durch Stresssituationen, Schwangerschaft und Infekte ausgelöst werden kann, ist häufig mit → Arteriosklerose und → Hypertonie (Bluthochdruck) verbunden. Bis zum Lebensalter von 40 Jahren tritt sie bei beiden Geschlechtern gleich häufig auf; später überwiegt das weibliche Geschlecht (Frauen : Männer = 3 : 2).

Die Hälfte der Diabetiker stirbt an einer → Koronarsklerose (Verengung der Herzkranzgefäße) und weitere 12 Prozent an der Arteriosklerose anderer Blutgefäße. Stündlich erblindet in Deutschland ein Mensch an den Folgen, und Tag für Tag erleiden bundesweit durchschnittlich 75 Diabetiker einen → Herzinfarkt. Außerdem erkranken jährlich fast 45 000 Betroffene an einem → Schlaganfall, und bei ca. 30 000 Patienten muss ein nicht mehr ausreichend durchbluteter Fuß amputiert werden.

Die wichtigsten Krankheitszeichen sind in der Reihenfolge ihrer Häufigkeit: Durst, vermehrter Urinabgang, Leistungsminderung, Gewichtsabnahme und Juckreiz. Daneben leiden Diabetiker unter Hauteiterungen, Nervenentzündungen, → Furunkulose, schlecht heilenden Wunden, nachlassender sexueller Begierde sowie Entzündungen der Schleimhäute von Mund und Geschlechtsorganen. Auch Heißhunger, Übelkeit, Erbrechen, Muskelkrämpfe, Schwitzen, Zittern und Sehveränderungen kommen häufig vor.

Regeln für Diabetiker am Steuer

1. Im Fahrzeug stets Traubenzucker, Kekse oder Rosinen bereithalten.
2. Bei geringstem Unwohlsein die Fahrt nicht antreten.
3. Vor einer Fahrt nie weniger Kohlenhydrate als sonst essen. Ungewohnte körperliche Tätigkeit (Koffertragen usw.) unterlassen.
4. Vor der Fahrt nie mehr Insulin spritzen als sonst und nie »gespritzt« mit leerem Magen losfahren.
5. Kein Alkohol- oder Nikotingenuss während der Fahrt.
6. Bei geringen Unterzuckerungserscheinungen sofort anhalten; Traubenzucker, Kekse oder Rosinen essen; Pause vor dem Weiterfahren.
7. Lange Strecken nicht allein fahren. Alle 2 Stunden die vorgeschriebene Kohlenhydratmenge in einer Fahrtpause zu sich nehmen.
8. Nachtfahrten möglichst unterlassen.
9. Defensiv fahren! Geschwindigkeit freiwillig begrenzen.
10. Halbjährliche Prüfung der Sehleistung. Laufende Harnzucker-Selbstkontrolle. Diabetikerausweis mitführen.

Die Diagnose beruht auf dem Nachweis des erhöhten Nüchternblutzuckers (über 120 mg/dl). Werte von 200 mg/dl und mehr nach Zuckerbelastung sowie das Vorkommen von Zucker im normalerweise zuckerfreien Urin weisen ebenfalls auf einen Diabetes hin. Zudem sind meist auch Blutfette (→ Fettstoffwechselstörungen) und Harnsäure (→ Gicht) erhöht. Für Reihenuntersuchungen auf Diabetes eignen sich Teststreifen, die in den Harn getaucht werden, wobei allerdings zu berücksichtigen ist, dass ein erhöhter Blutzuckerspiegel (Hyperglykämie) sowie eine Zuckerausscheidung mit dem Harn auch bei anderen Erkrankungen vorkommen, so z. B. bei der → Schilddrüsenüberfunktion, der Überfunktion der Nebennierenrinde, bei → Stress, manchen Magen- und Lebererkrankungen sowie nach Einnahme verschiedener Medikamente.

Während der Typ-I-Diabetes rasch voranschreitet – bei Kindern ist innerhalb von 4 Jahren das Stadium des totalen Insulinmangels erreicht –, ist der Typ-II-Diabetes durch eine langsamere Entwicklung über Jahre und Jahrzehnte gekennzeichnet, wobei sich Verschlechterungen und beschwerdefreie Intervalle (Remissionen) abwechseln können.

Bei jedem Zuckerkranken sind daher regelmäßige Verlaufskontrollen notwendig:

♦ alle 6 Monate eine körperliche Untersuchung (Gewicht, Blutdruck, Fußpuls, Augenhintergrund, Haut) sowie eine eingehende Harnuntersuchung;

♦ regelmäßige Blutzuckerbestimmungen;

♦ regelmäßige Harnzuckerbestimmungen mit Teststreifen;

♦ einmal jährlich eine umfassende Kontrolle zur Erfassung möglicher Spätkomplikationen (EKG, Röntgenaufnahme des Brustkorbs, augenärztliche und nervenärztliche Untersuchung, verschiedene Blutuntersuchungen).

Daneben gehört die regelmäßige ***Selbstkontrolle*** zur Basis jeder Diabetes-Therapie:

1. Blutzucker-Selbstkontrolle: bei allen Zuckerkranken, die Insulin spritzen, je nach Zustand und Art der Behandlung täglich 1–4 Messungen, unter Umständen sogar noch häufiger. Dazu gibt es 2 Möglichkeiten:

♦ Teststreifen, auf den ein Tropfen Blut aus Fingerspitze oder Ohrläppchen aufgebracht wird, woraufhin die mit einer Skala verglichene Verfärbung die Schätzung des Blutzuckerwertes erlaubt.

♦ Blutzuckermessgeräte, mit deren Hilfe das Ergebnis schon nach 45 Sekunden abgelesen werden kann.

2. Harnzucker-Selbstkontrolle: einmal täglich nach der Mahlzeit.

3. Azeton-Selbstkontrolle mittels Urin-Teststreifen: einmal täglich bei Typ-I-Diabetikern sowie bei sehr hohen Blutzuckerwerten.

4. regelmäßige Überprüfung von Gewicht und Blutdruck.

Das Schicksal des Zuckerkranken wird in erster Linie vom Ausmaß begleitender Gefäßkrankheiten bestimmt, die vor allem Nieren, Augenhintergrund, Herz und Extremitäten betreffen. Die Folgen können Netzhautveränderungen, Glaskörperblutungen und Erblindung, Verhärtung der kleinsten Nierengefäße mit Nierenversagen, → Koronarsklerose, → Zerebralsklerose, Durchblutungsstörungen der Beine mit Gefahr der Gangrän (→ Brand) sowie mehrfache Nervenentzündungen mit Schmerzen, Empfindungsstörungen und Muskelkrämpfen sein.

Bei mehr als 1 Prozent der Diabetiker tritt die Zuckerkrankheit schon vor dem 17. Lebensjahr auf, am häufigsten zwischen dem 7. und 12. Lebensjahr. Um in solchen Fällen einen milderen Krankheitsverlauf zu erreichen, muss die Behandlung des jugendlichen Diabetes »aggressiv« sein und täglich mehrere Injektionen kurz wirkender Insuline bei ständigen Harn- und Blutzuckerselbstkontrollen sowie häufigen ärztlichen Untersuchungen umfassen. Damit wird ein normaler Blutzuckerspiegel unter dem Risiko gelegentlicher Zustände von »Unterzuckerung« (Hypoglykämie) angestrebt. Medikamente in Tablettenform (orale Antidiabetika) verbieten sich hier.

Austauschtabelle für Kohlenhydrate
1 Broteinheit (BE) entsprechen:

Mehle, Nährmittel, Teigwaren	
Weizenmehl (1 gestrichener Esslöffel)	16 g
Roggenmehl (1 gestrichener Esslöffel)	16 g
Weizengrieß (1 gestrichener Esslöffel)	16 g
Stärkemehl (1 gestrichener Esslöffel)	14 g
Haferflocken (2 gestrichene Esslöffel)	18 g
Reis, roh (1 gestrichener Esslöffel)	15 g
Reis, gekocht (3 gestrichene Esslöffel)	50 g
Nudeln, trocken	16 g
Nudeln, gekocht	50 g
Brot	
Vollkorn-, Graham-, Mischbrot (1 dünne Scheibe)	25 g
Knäckebrot (2 Scheiben)	16 g
Weißbrot (1 dünne Scheibe) oder ½ Semmel	24 g
Kartoffeln und Hülsenfrüchte	
Kartoffeln, geschält (1 hühnereigroße)	60 g
Bohnen, Erbsen, Linsen (2 gehäufte Esslöffel)	21 g
Gemüse	
Erbsen, frische	90 g
Karotten, gelbe Rüben, Rosenkohl, rote Rüben, Sellerieknollen, Steckrüben (roh, 1 Suppenteller)	170 g
Schwarzwurzeln	75 g
Zuckeraustauschstoffe	
Fruchtzucker, Sorbit, Xylit	12 g
Obst	
Äpfel, Aprikosen, Kirschen (sauer), Pflaumen	100 g
Birnen, Heidelbeeren, Kirschen (süß)	90 g
Banane, ohne Schale	60 g
Orange, ohne Schale	130 g
Mandarinen, ohne Schale	110 g
Grapefruit, ohne Schale	120 g
Erdbeeren, Himbeeren, rote Johannisbeeren	150 g
Obstsäfte (naturrein, ungesüßt)	
Apfelsaft	110 g
Orangensaft, Grapefruitsaft, Himbeersaft	120 g
Kirschsaft	100 g
Johannisbeersaft, rot	100 g
Johannisbeersaft, schwarz	90 g
Nüsse (ohne Schale)	
Erdnüsse	60 g
Walnüsse	85 g
Haselnüsse	90 g
Mandeln	75 g
Paranüsse	170 g
Cashewnüsse	40 g
Kastanien (Maronen), frisch, ohne Schale	30 g
Milch und Milchprodukte	
Trinkmilch, Magermilch (¼ l)	250 g
Buttermilch (⅓ l)	300 g
saure Milch (⅓ l)	300 g
Kondensmilch	120 g
Jogurt	240 g

Die Fortschritte der Diabetestherapie haben zur Folge, dass heute in zunehmendem Maß auch zuckerkranke Frauen Kinder bekommen. Wichtig ist dabei vor allem eine gute Stoffwechseleinstellung während der Schwangerschaft mit laufender Überwachung der Mutter und später auch des Fetus. Durch enge Zusammenarbeit zwischen Internisten, Geburtshelfer und Kinderarzt lassen sich die Sterblichkeit sowie das Risiko von Missbildungen vor, während und nach der Entbindung erheblich senken. Allerdings weisen die Neugeborenen zuckerkranker Mütter oft neben Zeichen der Unreife ein deutliches Übergewicht auf.

Die schwerste akute Komplikation des Diabetes ist das ***diabetische Koma:*** eine bis zur Bewusstlosigkeit fortschreitende Stoffwechselentgleisung durch einen absoluten Mangel an Insulin, von der vor allem Frauen unter 20 und über 60 betroffen werden. Auslösende Ursachen sind Erkrankungen, die den Insulinbedarf erhöhen, beispielsweise Infekte, Magen-Darm-Störungen, Herz- und Kreislauferkrankungen sowie Operationen. Anzeichen des diabetischen Komas sind erhebliche Harnflut, Austrocknung des Körpers, Durst, Erbrechen, Schwäche, Oberbauchbeschwerden, stark beschleunigter Puls, Blutdruckabfall, Apathie und Schläfrigkeit. Typisch ist zudem eine massiv verstärkte, tiefe Atmung. Wegen der in diesem Fall immer vorhandenen Lebensgefahr ist unbedingt eine intensive Behandlung notwendig, die zu einer schnellen und vollständigen Erholung führt.

Zur Behandlung der Zuckerkrankheit gehört zum einen eine angemessene Diät und zum anderen die Therapie mit oralen

Antidiabetika und Insulin. Von großer Bedeutung ist zudem regelmäßige körperliche Betätigung.

Die ***Diabetesdiät*** soll »kaloriengerecht« sein; das heißt, dass sich die dem Patienten zuzubilligende Kalorienmenge nach Lebensalter, Körpergewicht und beruflicher Tätigkeit richten muss. Im Allgemeinen soll die Diät knapp an Kalorien, dabei jedoch eiweißreich, kohlenhydrat- und fettreduziert sein, wobei die Nahrungsmenge auf 6–7 kleine Mahlzeiten über den Tag zu verteilen ist. Die Grundnährstoffe sollen wie folgt in der Nahrung enthalten sein: Kohlenhydrate 45–50 Prozent, Eiweiß 15–20 Prozent, Fette 35 Prozent. Berechnungsgrundlage ist die ***Broteinheit*** (BE): 1 BE = 12 g Kohlenhydrate (das entspricht 25 g Schwarzbrot oder 60 g Kartoffeln). Die Hälfte der Kohlenhydrate sollte in Form von Obst oder Gemüse aufgenommen werden; verboten sind solche, die der Körper schnell aufnimmt, wie Zucker, Süßigkeiten, Kuchen, Torten, Schokolade, Kekse, Speiseeis, Marmelade, Honig, Limonaden, überreifes Obst, Datteln, Feigen, Weintrauben, Süßweine, Liköre, Schnäpse, Sekt und gewöhnliches Bier. Zuckeraustauschstoffe wie Fruchtzucker (Fruktose), Xylit und Sorbit werden zwar gut vertragen, führen in größeren Mengen jedoch oft zu heftigen Durchfällen, so dass sie nur eingeschränkt verwendbar sind. Daneben sollten reichlich Ballast- und Quellstoffe zugeführt werden, da sie blutzucker- und cholesterinsenkend wirken.

Bei den verschiedenen, speziell für Diabetiker angebotenen Lebensmitteln handelt es sich um teure Spezialzubereitungen, die bei der Berechnung der Kohlenhydrate selbstverständlich mitberücksichtigt werden müssen und auf die man getrost verzichten kann. Bei alkoholischen Getränken muss sowohl der Kohlenhydratanteil als auch der Kaloriengehalt in Rechnung gestellt werden.

Die ***medikamentöse Behandlung*** mit oralen Antidiabetika nimmt eine Mittelstellung zwischen diätetischer Therapie und Insulinbehandlung ein. Dabei gibt es 3 Gruppen von Medikamenten:

1. *Sulfonamidabkömmlinge* (Sulfonylharnstoffe): Damit können nur Typ-II-Diabetiker behandelt werden, bei denen allein durch Diät keine ausreichende Blutzuckersenkung zu erzielen ist, die jedoch noch über eine gewisse körpereigene Insulinproduktion verfügen, wobei zu berücksichtigen ist, dass die Einnahme der Tabletten eine Diät keinesfalls unnötig macht. Bei Schwangerschaft und Leberkrankheiten dürfen diese Arzneimittel nicht eingenommen werden. Als Nebenwirkungen treten gelegentlich Magen-Darm-Beschwerden auf.

2. *Biguanidinderivate:* Ihr Wirkungsmechanismus ist nicht genau erforscht. Wegen bestimmter Nebenwirkungen sind sie in vielen Ländern aus dem Handel gezogen worden.

3. *Acarbose:* Diese Substanz bewirkt eine Verzögerung bzw. Hemmung der Aufnahme von Kohlenhydraten aus dem Dünndarm ins Blut, wodurch höhere Blutzuckerwerte vermieden werden. Als Nebenwirkungen können Blähungen, Durchfälle und Darmgeräusche auftreten.

Die ***Insulinbehandlung*** hat bis heute nichts von ihrer Bedeutung verloren. Vor allem Typ-I-Diabetiker sind auf die tägliche Injektion angewiesen, und nicht wenige Patienten, die jahrelang ausreichend mit Diät und oralen Antidiabetika behandelt werden können, müssen später darauf umgestellt werden.

Es gibt 3 Arten von Insulinpräparaten:

1. *Alt- oder Normalinsulin:* Es zeichnet sich durch schnellen Wirkungseintritt und kurze Wirkungsdauer (5–7 Stunden) aus.

2. *Depotinsuline:*

♦ Intermediärinsuline: Ihre Wirkung tritt langsam ein, hält dann jedoch 12–24 Stunden an.

♦ Langzeitinsuline: Auch hier ist der Wirkungseintritt langsam; die Wirkungsdauer beträgt jedoch über 24 Stunden.

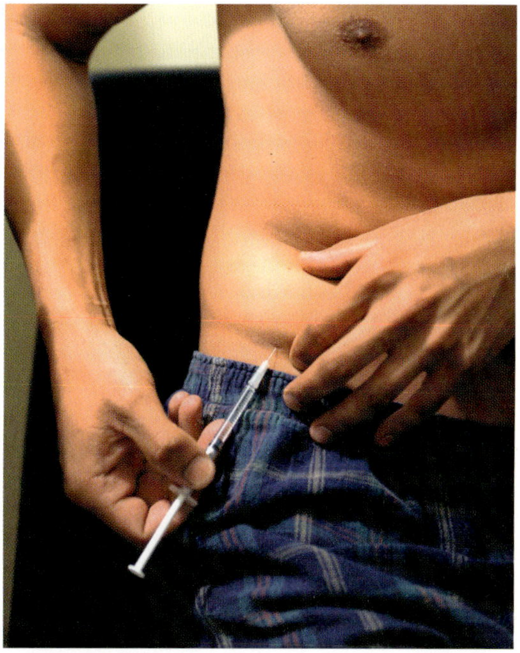

Zuckerkrankheit Die Insulininjektion – für viele Diabetiker eine tägliche Prozedur.

3. *Kombinationsinsuline* (Mischung von Alt- und Intermediärinsulinen): Kennzeichnend sind schneller Wirkungseintritt und mittellange Wirkungsdauer (9–14 Stunden).
Die Zahl der täglichen Injektionen und die Größe der einzelnen Dosis müssen während der Einstellung im Krankenhaus festgelegt werden, was mitunter ein langwieriger Prozess ist. Wichtig ist darüber hinaus, dass sich der Insulin spritzende Zuckerkranke an folgende Leitsätze hält:

- ♦ Die Insulinmenge niemals ohne zwingenden Grund eigenmächtig ändern!
- ♦ Keine der vorgeschriebenen Mahlzeiten auslassen!
- ♦ Bei stärkeren körperlichen Anstrengungen besonders vorsichtig sein!

Einen wichtigen Schritt in die Zukunft der Diabetestherapie stellen die ***Insulinpumpen*** dar, bei denen es sich um miniaturisierte, batteriebetriebene elektronische Infusionsgeräte handelt, die nicht größer als eine Zigarettenschachtel sind und etwa 200 g wiegen. Sie enthalten das Insulin in einer mit einem Katheter verbundenen Glaspatrone. Nachdem der Patient die Nadel des Katheters im Unterhautgewebe der Bauchhaut versenkt hat, gibt das Gerät ständig eine Basismenge Insulin ab, die vor jeder Mahlzeit erhöht werden kann. Eine solche Insulinpumpe erlaubt dem Träger eine flexiblere Gestaltung der Mahlzeiten und des Tagesablaufs, da er keine festen Spritz- und Essenszeiten mehr einzuhalten hat. Allerdings muss er 3–4 Blutzucker-Selbstkontrollen pro Tag vornehmen, um die Basis- und Zusatzraten an Insulin richtig zu wählen. Eine weitere Neuerung ist ein Injektionsgerät in Füllhaltergröße und -form, mit dem man durch einfaches Drehen die gewünschte Insulinmenge gut sichtbar einstellen und mittels Knopfdruck über eine Kanüle unter die Haut spritzen kann.

Neuere Forschungsergebnisse lassen darauf hoffen, dass schon bald bei vielen Betroffenen zumindest ein Teil der Spritzen durch Inhalationen (Einatmen) ersetzt werden kann. Dagegen ist die »künstliche Bauchspeicheldrüse«, die in den Körper des Kranken eingesetzt wird und ihn wie einen Gesunden fortlaufend mit der benötigten Insulinmenge versorgt, noch Zukunftsmusik.

Zuckerersatzstoffe → Süßstoffe.

Zuckermangel → Unterzuckerung.

Zugverband → Streckverband.

Zunge für Kauen und Sprechen unentbehrliches, von Schleimhaut umhülltes Muskelorgan im Mund, dessen Oberfläche die für die Tastempfindung wichtigen Fadenpapillen sowie die Geschmackspapillen trägt. Mit dem Mundboden ist die Zunge durch das Zungenbändchen verbunden.

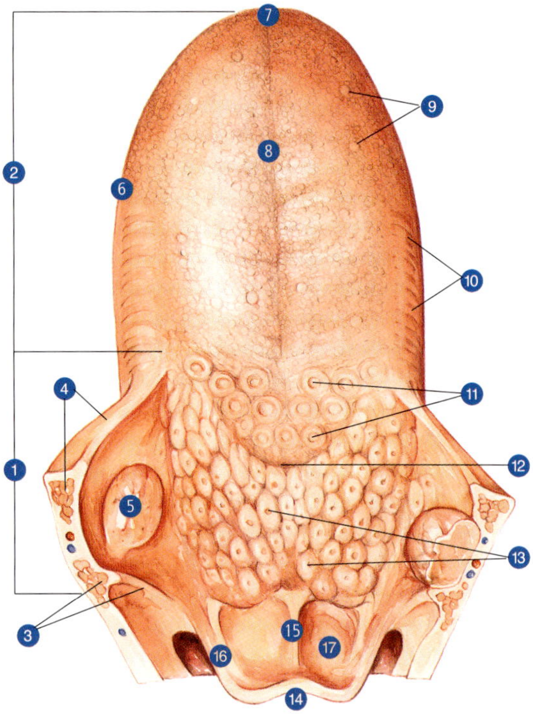

Zunge Blick auf den Zungenrücken: **1** Zungenwurzel, Zungengrund; **2** Zungenkörper; **3** hinterer Gaumenbogen und Gaumen-Rachen-Muskel; **4** vorderer Gaumenbogen und Gaumen-Zungen-Muskel; **5** Gaumenmandel; **6** Zungenrand; **7** Zungenspitze; **8** Mittelfurche; **9–12** Zungenpapillen; **9** pilzförmige Papillen; **10** Blätterpapillen; **11** umwallte Papillen; **12** blindes Loch, an der Spitze der V-förmigen Endfurche; **13** Zungenmandel, Zungenbälge; **14** Kehldeckel; **15** mediane Zungen-Kehldeckel-Falte; **16** seitliche Zungen-Kehldeckel-Falte; **17** Ausbuchtung des Rachenraums vor dem Kehldeckel.

Zungenbein spangenförmiger Knochen, der am Hals frei zwischen Muskeln und Bändern der Zunge aufgehängt ist.

Zungenentzündung (Glossitis) Bevorzugt findet man eine Entzündung der Zungenschleimhaut als Begleiterscheinung verschiedener Infektionskrankheiten und der → Eisenmangelanämie; in Einzelfällen kann sie auch Folge der Ausbreitung einer → Mundschleimhautentzündung auf die Zunge sein. Sonderformen der Zungenentzündung sind die Himbeerzunge bei → Scharlach und die Zungenentzündung bei der → perniziösen Anämie. Kennzeichnend ist ein lästiges, oft mit gestörter Geschmacksempfindung verbundenes Brennen der Zunge. Schmerzen treten indes meist nur bei direkter Berührung auf. Therapeutisch hat die Behandlung der auslösenden Grundkrankheit Vorrang, wobei eine gute Mundhygiene die Heilungsaussichten deutlich verbessert.

Zungenkrebs bösartige Geschwulst der Zunge, deren Auftreten durch chronische Reizzustände (Pfeifenrauchen, konzentrierter Alkohol, schlecht sitzende Prothesen usw.) begünstigt wird. Der Zungenkrebs zeigt sich entweder in Form eines kleinen Knotens, der später geschwürig zerfällt, oder gleich als Geschwürkrater mit derbem Rand. Dabei treten starke Schmerzen und vergrößerte Halslymphknoten auf. Die Behandlung besteht in der teilweisen oder vollständigen operativen Entfernung der Zunge mit Nachbestrahlung.

Zungenveränderungen Die Schleimhaut, die die Zunge überzieht, gehört gewissermaßen zu der großen Schleimhautfläche, die den ganzen Verdauungskanal – also Mund, Magen und Darm – wie eine Tapete auskleidet. Das kommt dadurch zum Ausdruck, dass die Zungenschleimhaut in ihrer Art an Reizzuständen oder krankhaften Veränderungen der Schleimhaut im Magen und Darm teilnimmt: Die oberflächliche Zellschicht verdichtet sich; es entsteht das Bild der ***belegten Zunge***, von alters her ein Zeichen dafür, dass die Schleimhaut des Verdauungskanals – etwa bei einem verdorbenen Magen oder bei einer Magen-Darm-Entzündung – nicht in Ordnung ist.

Besonders eindrucksvoll ist das Bild der Zungenveränderung, wenn zum Belegtsein noch die Anzeichen eines erheblichen Flüssigkeitsmangels, etwa infolge schwerer Durchfälle, hinzukommen. Dann entsteht das Bild der dick belegten, trockenen, borkigen Zunge.

Ein besonders glatter Zungenrücken mit unnormaler Glätte der Schleimhaut, die von einzelnen hochroten Bezirken unterbrochen wird, entwickelt sich bei der → perniziösen Anämie. In der Regel entsteht dabei auch lästiges Zungenbrennen, das manchmal sogar das allererste Krankheitszeichen dieser Form der Blutarmut ist.

Das deutliche Hervortreten der kleinen und stark geröteten Zungenpapillen, das der Zungenoberfläche ein tiefrotes Aussehen verleiht, ist als so genannte ***Himbeerzunge*** charakteristisch für den → Scharlach.

Eine harmlose Veränderung mit unklarer Ursache ist die so genannte ***Landkartenzunge***. Sie beruht auf streifenförmigen, weißlichen Verdickungen der Zungenoberfläche, deren verschlungene Linien an das Bild einer Landkarte erinnern.

Gelegentlich kommt es vor, dass eine Gruppe von Papillen (Schleimhauterhebungen) im hinteren Zungenabschnitt besonders stark hervorragt, so dass es aussieht, als wüchsen hier kurze feine Fäden heraus. Da diese verlängerten Zungenpapillen meist schwärzlich verfärbt sind, spricht man von ***schwarzer Haarzunge***. Die Ursache der im Grunde harmlosen Veränderung ist nicht vollständig geklärt; wahrscheinlich liegt ihr eine abnorme Bakterienbesiedelung zu Grunde, wie sie beispielsweise nach der Einnahme von → Antibiotika entsteht. Aber auch übermäßiges Rauchen und Vitamin-B-Mangel werden für das Entstehen der schwarzen Haarzunge verantwortlich gemacht.

Schließlich gibt es noch die so genannte ***Lackzunge:*** eine glatte, rote und trockene Zunge, deren Ursache in Vitamin-B-Mangel bei schweren Lebererkrankungen, z. B. im Zusammenhang mit der → Leberzirrhose, besteht.

Zwangsneurose Form der → Neurose, bei der der Betroffene scheinbar ohne willentliche Beteiligung, geradezu zwanghaft, irgendwelche Handlungen ausführt. Ein typisches Beispiel ist der → Waschzwang.

Zwerchfell (Diaphragma) kräftige, kuppelförmige, in der Mitte sehnige Muskelscheibe, die die Trennwand zwischen Brust- und Bauchhöhle bildet. Das Zwerchfell ist der wichtigste Atemmuskel, durch den Speiseröhre, Hauptschlagader (Aorta), untere Hohlvene, Brustlymphgang und Nerven hindurchtreten.

Zwerchfellbruch (Hiatushernie) Durchtritt von Baucheingeweiden, vor allem Anteilen des Magens, durch die Speiseröhrenöffnung des Zwerchfells in den Brustraum. Dadurch kommt es zu einem mehr oder minder starken Druck hinter dem Brustbein sowie zu Schmerzen und Erbrechen. Als Komplikationen treten Speiseröhrenentzündungen (→ Refluxösophagitis) und Schleimhautblutungen mit nachfolgender Blutarmut auf. Der Nachweis gelingt mittels einer Röntgenaufnahme. Die Behandlung besteht in der operativen Korrektur, die jedoch nur bei hartnäckigen Beschwerden oder Einklemmung des Magens erforderlich ist.

Zwergwuchs (Nanosomie) → Minderwuchs.

Zwillinge Mehrlingsgeburten (→ Schwangerschaft, Mehrlinge) sind beim Menschen verhältnismäßig selten: Statistisch gesehen werden bei 80–90 Geburten nur ein einziges Mal Zwillinge geboren, von denen es 2 verschiedene Arten, nämlich zweieiige und eineiige gibt. Unter zweieiigen Zwillingen versteht man 2 Kinder – 2 Jungen oder Mädchen bzw. ein Junge und ein Mädchen –, die von ihrer Mutter am gleichen Tag geboren werden und sich nicht ähnlicher sind als andere Geschwister auch. Das ist deshalb verständlich, weil sie sich aus 2 verschiedenen Eizellen entwickeln, die bei der Mutter ausnahmsweise zur gleichen Zeit reif geworden sind, während normalerweise Monat für Monat nur eine einzige weibliche Eizelle befruchtungsfähig ist (→ Befruchtung). Diese gleichzeitige Ausreifung zweier Eizellen spricht für ei-

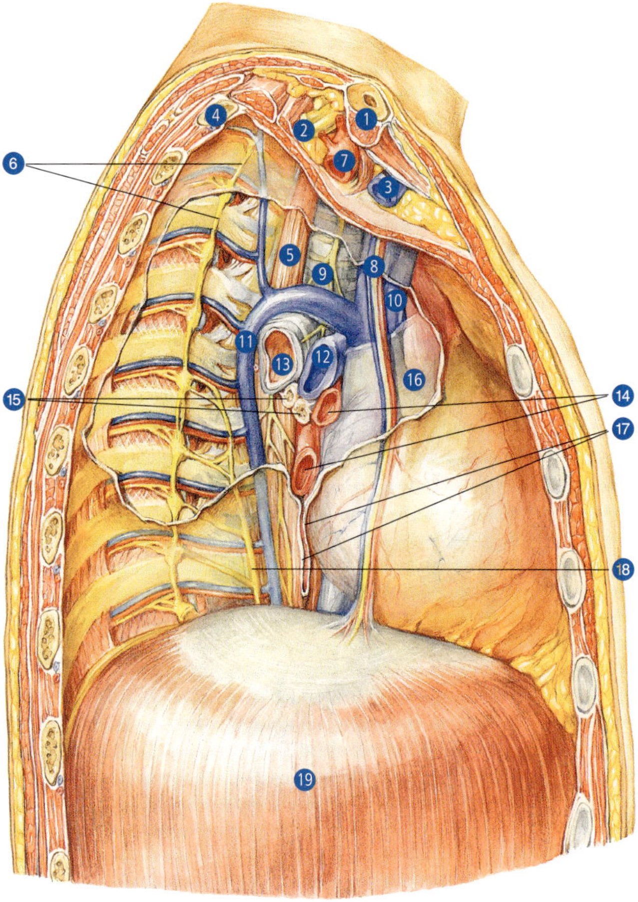

Zwerchfell Eingeweide des Mittelfellraums mit Zwerchfell, Ansicht von rechts nach Entfernung der seitlichen Brustwand und der rechten Lunge; das wandständige Blatt des Brustfells ist gefenstert. **1** Schlüsselbein und Unterschlüsselbeinmuskel; **2** nervöses Armgeflecht; **3** Achselschlagader und -vene; **4** erste Rippe; **5** Speiseröhre; **6** Grenzstrang des Sympathikus; **7** Unterschlüsselbeinschlagader; **8** Zwerchfellnerv, Herzbeutel-Zwerchfellgefäße; **9** rechter zehnter Hirnnerv, Vagus; **10** obere Hohlvene; **11** rechte hintere Brustvene; **12** rechte Lungenschlagader; **13** rechter Hauptbronchus; **14** rechte Lungenvenen; **15** Lymphknoten um Luftröhre und Bronchien; **16** Herzbeutel; **17** Lungenband, Umschlagfalte zwischen wand- und eingeweideständigem Brustfell; **18** großer Eingeweidenerv; **19** Zwerchfell.

ne besondere Fruchtbarkeit der Frau, die bis zu einem gewissen Grad erblich zu sein scheint und der Grund dafür ist, dass Zwillingsgeburten in manchen Familien weitaus häufiger vorkommen als in anderen.

Zwillinge, die sich ihr ganzes Leben lang so ähnlich sind »wie ein Ei dem anderen«, sind eineiig. Sie verdanken ihr Zwillingsdasein der Tatsache, dass sich kurz nach der Befruchtung der mütterlichen Eizelle die beiden ersten daraus entstandenen Tochterzellen getrennt und unabhängig voneinander zu einem vollkommenen Kind weiterentwickelt haben. Derartige eineiige Zwillinge haben selbstverständlich das gleiche Geschlecht, ja, überhaupt identische Erbanlagen, und sind sich daher im späteren Leben zum Verwechseln ähnlich – es sei denn, beide Kinder wachsen unter äußeren Umständen auf, die eine stark voneinander abweichende körperliche und geistige Entwicklung bedingen. Hierin liegt der Grund, warum die Zwillingsforschung innerhalb der Vererbungslehre eine so wichtige Rolle spielt. Schließlich ist jedes Lebewesen ein Produkt aus Erbanlagen und Umwelteinflüssen, und nur bei eineiigen Zwillingen ist eine präzise Aussage darüber möglich, wie weit eine Eigenschaft vererbt oder umweltbedingt ist

Damit aus einer einzelnen befruchteten weiblichen Eizelle 2 völlig selbstständige, lebensfähige Kinder entstehen, ist es notwendig, dass sich bei der Zellteilung die beiden ersten Tochterzellen vollständig trennen. Ist dies nicht der Fall, bleiben sie also in einem mehr oder weniger großen Bereich verbunden, so kann es zur Geburt von so genannten ***Siamesischen Zwillingen*** kommen, also von 2 eineiigen Zwillingen, die – etwa an Brust oder Kopf – miteinander verwachsen sind.

Zwischenblutung leichte Schmierblutung zwischen 2 → Menstruationen, die vor allem bei Einnahme der → Anti-Baby-Pille sowie bei Benützung eines → Intrauterinpessars (Spirale) vorkommt. Oft handelt es sich um eine Mittelblutung im Zusammenhang mit dem Hormonabfall nach dem Eisprung. Bei stärkeren Zwischenblutungen muss der Frauenarzt nach weiteren Ursachen suchen; → Menstruationsstörungen.

Zwischenhirn Teil des → Gehirns mit entscheidender Bedeutung für zahlreiche Lebensvorgänge und Zentren zur Steuerung aller wichtigen Stoffwechselvorgänge: Wärme-, Wasserhaushalt, Kohlenhydrat-, Fett-, Eiweißstoffwechsel; Änderung des Blutdrucks, Steuerung der blutbildenden Organe und der Schweißsekretion.

Zwischenwirbelscheiben → Bandscheiben.

Zwitterbildung (Hermaphroditismus) beim Menschen äußerst seltene Missbildung, bei der in ein und demselben Individuum Hoden- und Eierstockgewebe vorhanden ist. Rund zwei Drittel der Betroffenen besitzen männliche und nur ein Drittel weibliche Geschlechtschromosomen, d. h. 2 von 3 Zwittern sind von den Erbanlagen her ein Mann. Da die äußeren Geschlechtsorgane verschiedene Grade der Zweigeschlechtlichkeit aufweisen, bestehen oft schon bei der Geburt des Kindes Zweifel am Geschlecht. Das psychische Verhalten der heranwachsenden Kinder und Jugendlichen wird weitgehend durch die Erziehung bestimmt. Bei meist normalem Wachstum ist die Muskulatur oft männlich kräftig entwickelt, was Zwitter, die standesamtlich als Frauen registriert wurden, oft zu sportlichen Höchstleistungen befähigt. Obwohl etwa ein Drittel der Betroffenen Menstruationsblutungen hat, sind Zwitter steril, können sich also nicht fortpflanzen.
Die Behandlung muss sich nach den Wünschen des Patienten richten, wobei möglichst frühzeitig die Entfernung einer Geschlechtsdrüse (Eierstock oder Hoden) durchgeführt werden sollte, um die weitere Entwicklung in Richtung des bevorzugten Geschlechts ablaufen zu lassen. Außerdem ist in bestimmten Fällen eine operative → Geschlechtsumwandlung möglich.

Zwölffingerdarm (Duodenum) unmittelbar an den Magen anschließender erster Teil des Dünndarms; → Darm.

Zwölffingerdarmgeschwür (Ulcus duodeni) Der Zwölffingerdarm ist jener Abschnitt des Darms, der unmittelbar an den Magen anschließt. Dieser örtliche Zusammenhang macht es verständlich, dass das meiste, was für das → Magengeschwür gilt, auch auf das Zwölffingerdarmgeschwür zutrifft. Deshalb spricht man heute oft zusammenfassend von → Ulkuskrankheit. Nur durch ein charakteristisches Symptom unterscheidet sich das Zwölffingerdarm- vom Magengeschwür: durch den so genannten ***Hungerschmerz***. Während derjenige, der an einem Magengeschwür leidet, meist über Beschwerden unmittelbar nach dem Essen klagt, die auf eine Reizung des Magens durch den Speisebrei zurückzuführen sind, machen einem Kranken mit Zwölffingerdarmgeschwür vor allem dann Schmerzen zu schaffen, wenn er mehrere Stunden lang keine Speisen zu sich nimmt, also etwa in der Nacht. Manche Patienten stellen sich darauf ein: Sie legen sich ein Stück Brot auf den Nachttisch und besitzen damit ein wirksames Mittel, um dem nächtlichen Hungerschmerz zu begegnen. Ansonsten sind Ursachen, Diagnose und Therapie von Magen- und Zwölffingerdarmgeschwür identisch.

Zyanose → Blausucht.

Zyklamate kalorienfreie → Süßstoffe, die bei der → Zuckerkrankheit verwendet werden. Frühere Befürchtungen, Zyklamate seien Krebs auslösend, konnten inzwischen widerlegt werden.

zyklisch periodisch auftretend, einen Zyklus betreffend; z. B. zyklische Infektionskrankheiten, die einen gesetzmäßig-periodischen Verlauf zeigen.

Zyklothymie leichte Verlaufsform der → manisch-depressiven Krankheit.

Zyklus → Menstruation.

Zyklusstörungen → Menstruationsstörungen.

zyst- Bestandteil medizinischer Fachausdrücke mit der Bedeutung »Blase, Harnblase«.

Zyste durch eine Kapsel abgeschlossener, flüssigkeitsgefüllter Gewebshohlraum. Zysten können aus einem einzelnen, zusammenhängenden Hohlraum, aber auch aus mehreren, durch häutige Wände voneinander getrennten Kammern bestehen. Sie sind mit einem flüssigen, schleimigen, zähen oder breiartigen Inhalt gefüllt und häufig geschwulstartig verdickt. Man unterscheidet die echten, von einer geschlossenen Zellschicht ausgekleideten Zysten von den falschen oder ***Pseudozysten***, die nur von Bindegewebe umhüllt sind.
Zysten können unter anderem dadurch entstehen, dass Blut oder Lymphe infolge krankhafter Prozesse in Gewebsspalten eindringt und sich dort ansammelt; aber auch dadurch, dass sich als Auswirkung einer lang anhaltenden Entzündung Flüssigkeitsergüsse in Hohlräumen bilden, wie dies beim ***Hygrom***, einer chronischen Sehnenscheiden- oder Schleimbeutelentzündung, der Fall ist. Zysten, die auf der Stauung von Flüssigkeit in drüsigen Gewebeabschnitten beruhen und eine mehr oder minder ausgeprägte Schwellung verursachen, nennt man ***Retentionszysten***. In diese Gruppe gehören unter anderem das → Atherom (Grützbeutel), die → Mukozele und die → Eierstockzysten.
Auch im Knochen können sich infolge krankhafter Einschmelzung Hohlräume bilden. Als Beispiel seien hier die → Zahnzysten erwähnt. Schließlich spricht man noch von Zysten, wenn tierische Krankheitserreger – unter anderem Amöben oder Bandwürmer bzw. deren Entwicklungsstufen – blasige Hohlräume im Körpergewebe bilden.

Zystenniere Nierenmissbildung, bei der die Niere von zahlreichen flüssigkeitsgefüllten Hohlräumen durchsetzt ist; → Nierengeschwülste.

Zystenlunge (Wabenlunge) Veränderung des Lungengewebes, bei der dieses von mehr oder minder zahlreichen, dünnwandigen Hohlräumen durchsetzt ist. Es handelt sich entweder um eine erbliche Störung oder um die Folge verschiedener Lungenkrankheiten.

Zystinspeicherkrankheit (Zystinose) bei 40 000 Geburten einmal vorkommende, auf einem Enzymdefekt beruhende erbliche Störung im Aminosäurestoffwechsel, die dazu führt, dass die am schwersten lösliche Aminosäure Zystin (Hauptträger des Schwefels im Eiweißmolekül) ausgefällt und vor allem in den Zellen von Leber, Milz, Lymphknoten und Knochenmark abgelagert wird.

Die oft hellblonden und lichtscheuen Kinder fallen schon im Säuglingsalter durch hartnäckige Appetitlosigkeit, Erbrechen, Gewichtsstillstand, Verstopfung sowie große Trink- und Harnmengen auf; ihre geistige Entwicklung verläuft jedoch ungestört. In Horn- und Bindehaut des Auges lagern sich lichtbrechende Zystinkristalle ab. Trotz fortschreitender Nierenschädigung kann jahrelang relatives Wohlbefinden herrschen, bis schließlich im Schulalter das Endstadium der → Harnvergiftung (Urämie) erreicht wird. Allerdings kommt es auch vor, dass die Kinder schon vorher einer schweren, meist im Verlauf eines Infekts auftretenden Stoffwechselkrise erliegen.

Eine ursächliche Behandlung ist bis heute nicht möglich. Die ausreichende Zufuhr von Flüssigkeit, Mineralien und Vitamin D kann das Leben jedoch wesentlich verlängern.

zystische Fibrose → Mukoviszidose.

Zystitis → Harnblasenentzündung.

Zystizerkose durch Aufnahme von Eiern des Schweinebandwurms (→ Bandwürmer) hervorgerufene Krankheit, bei der der Mensch nicht End-, sondern Zwischenwirt ist.

Zystoskopie → Harnblasenspiegelung.

zyt-, zyto- Bestandteil medizinischer Fachausdrücke mit der Bedeutung »Zelle«.

Zytodiagnostik Krankheitserkennung durch Untersuchung einzelner Zellen. Das Untersuchungsmaterial bietet sich entweder von selbst an (z. B. Auswurf, Magensaft, Harn, Scheidensekret), oder muss durch eine Punktion gewonnen werden (Knochenmark, Knochen, Lymphknoten, Milz, Leber, Nieren, Schilddrüse). Die gefärbten Ausstriche werden mit dem Mikroskop auf funktionelle Schwankungen, entzündliche Veränderungen oder gut- bzw. bösartige Neubildungen untersucht. Besonders wertvoll und sicher ist die zytologische Diagnose im Rahmen der Krebsfrüherkennung und hier speziell bei der Diagnose des → Gebärmutterkrebses. Innerhalb der Zytodiagnostik haben sich 2 Spezialgebiete entwickelt, die vor allem wissenschaftlich hochinteressante Ergebnisse liefern: zum einen die Geschlechtsdiagnostik durch Untersuchung von Blutzellen, zum anderen die Chromosomenanalyse, die für die Erbprognose bedeutsam ist. Zudem lassen sich durch Untersuchung von Knochenmark- und Blutzellen Anomalien als Ursache angeborener Missbildungen nachweisen.

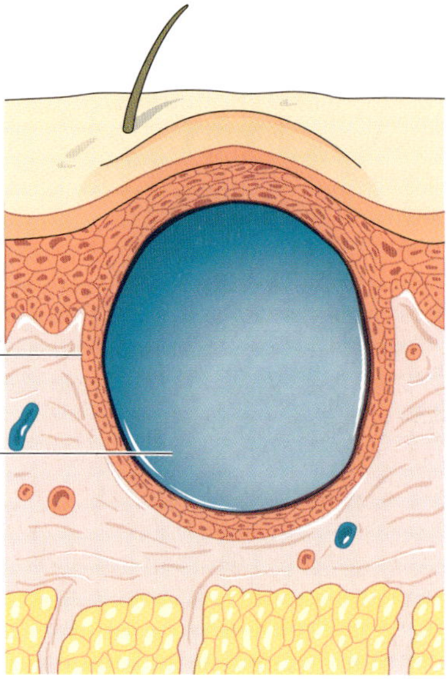

Zyste Direkt unter der Haut liegende Zysten lassen sich als geschwulstartig verdickte Knoten ertasten.

Zytologie Zelllehre; Wissenschaft von Bau und Funktionen der → Zelle.

Zytomegalie (Speicheldrüsenviruskrankheit) weltweit vorkommende Infektionskrankheit, deren Erreger, die so genannten »Zytomegalie-Viren«, jedoch nur abwehrgeschwächten Personen gefährlich werden können. Daher sind vor allem Menschen gefährdet, die an bösartigen Tumoren oder einer allgemeinen Abwehrschwäche wie → AIDS leiden; zudem ganz besonders solche, bei denen eine Organverpflanzung vorgenommen wurde und die anschließend mit so genannten → Immunsuppressiva behandelt werden, die das Immunsystem künstlich unterdrücken. Die Übertragung erfolgt entweder direkt von Mensch zu Mensch oder durch Kontakt mit Speichel, Harn, Stuhl oder Frischblut. Ihren Namen hat die Krankheit von den Riesenzellen (Megalozyten), die sich in Urin, Speichel und Magensaft nachweisen lassen. Gefährlich ist die Zytomegalie nur für ungeborene Kinder, die sich über die äußerlich gesunde, jedoch mit Viren infizierte Mutter anstecken. Bei ihnen entsteht ein außerordentlich vielgestaltiges Krankheitsbild, das sich entweder bereits im Mutterleib oder aber auch erst nach der Geburt entwickelt und dem der → fetalen Erythroblastose ähnelt. Dabei kann es zu einer erheblichen Beeinträchtigung der geistigen und kör-

perlichen Entwicklung kommen, und bisweilen endet die Zytomegalie sogar tödlich.
Eine Behandlung, die zur echten Heilung führt, existiert bisher nicht. Man kann jedoch mit geeigneten Medikamenten das → Immunsystem zur Bildung von Antikörpern anregen sowie durch Zufuhr bestimmter Eiweißstoffe, so genannter Immunglobuline, die körperliche Abwehrkraft stärken. Auf diese Weise gelingt es, den Krankheitsverlauf in vielen Fällen zu mildern und die Zahl der Todesfälle zu senken.

Zytoplasma → Protoplasma.

Zytostatika Sammelbezeichnung für sämtliche Substanzen, die Wachstum und Vermehrung von Zellen hemmen. Im engeren Sinn versteht man unter Zytostatika jedoch die tumorhemmenden Substanzen, die man bei der → Chemotherapie bösartiger Geschwülste einsetzt. Alle diese Mittel haben den Nachteil, dass sie nicht nur die krebsig entarteten Zellen in ihrem Wachstum beeinträchtigen, sondern auch alle anderen in rascher Teilung befindlichen Gewebszellen (weiße Blutkörperchen, Blutplättchen, lymphatisches Gewebe, Magen-Darm-Schleimhaut, Haare, Hoden, Eierstöcke) in Mitleidenschaft ziehen. Zwar wechseln Stärke und Ausmaß dieser unerwünschten Nebenwirkungen von Präparat zu Präparat, dennoch stellen sie das größte Hindernis für eine wirkungsvolle Tumortherapie mit Medikamenten dar. Außerdem verursachen Zytostatika – vor allem bei hoch dosierter oder schneller Zufuhr – schwere Übelkeit und quälendes Erbrechen. Am intensivsten wirken die Präparate, wenn sie in hoher Konzentration direkt an die Tumorzellen herangebracht werden, wie es z. B. durch eine örtliche Injektion in eine Arterie des befallenen Organs möglich ist. Dennoch ist die völlige Heilung einer Krebsgeschwulst mit Zytostatika nur in seltenen Ausnahmefällen möglich. Die Hauptanwendungsgebiete sind heute:

1. Behandlung der akuten und chronischen → Leukämie sowie anderer Blutkrebsformen;

2. Behandlung ausgedehnter Tumoren, die nicht mehr operiert oder bestrahlt werden können;

3. Vor- oder Nachbehandlung im Rahmen der chirurgischen Tumorbehandlung;

4. Unterstützung während oder nach Röntgenbestrahlung.

Hilfeleistung in Notfällen

Die Erste Hilfe umfasst alle Hilfeleistungen, die bei Notfällen – insbesondere Unfällen und plötzlichen Erkrankungen – zu leisten sind; sie wird in der Mehrzahl der Fälle von Laien und nicht vom Arzt durchgeführt. Da von ihrer Qualität nicht selten das weitere Schicksal des Verletzten bzw. Erkrankten abhängt, setzt sie profunde Kenntnisse voraus, die in einem Erste-Hilfe-Lehrgang des Deutschen Roten Kreuzes oder einer anderen Hilfsorganisation erworben werden können.

Zur Hilfeleistung in Notfällen besteht nicht nur eine ethische, sondern auch eine gesetzliche Verpflichtung: Wer bei Unglücksfällen nicht Hilfe leistet, obwohl ihm dies den Umständen nach zuzumuten ist, macht sich strafbar!

Das oberste Gebot der Ersten Hilfe lautet: ***Nicht schaden!*** Das setzt voraus, dass der Helfer einerseits Ruhe bewahrt, andererseits jedoch schnell, aber mit Umsicht handelt. Dazu gehört ein erhebliches Maß an Selbstbeherrschung, denn Schreck, Angst oder Ekel können sinnvolles Vorgehen blockieren.

Der Ablauf der Maßnahmen nach einem Notfall gleicht einer Kette, die aus 5 Gliedern besteht:

1. Sofortmaßnahmen: lebensrettende Maßnahmen (Retten, Wiederbelebung, Blutstillung), Absichern der Unfallstelle, Bewahren vor zusätzlichen Gefahren.

2. Notruf: Meldung an den Rettungsdienst veranlassen (telefonischer Notruf bzw. Notrufsäule auf Autobahnen). Dabei sind folgende Informationen wichtig:

- Wo geschah es?
- Was geschah?
- Wie viele Verletzte gab es?
- Welche Verletzungen gab es?
- Wer meldet den Notfall?

3. Erste Hilfe im engeren Sinn durch ausgebildete Ersthelfer: sachgerechte Lagerung, Anlegen von Verbänden, beruhigender Zuspruch, sonstige Hilfeleistungen.

4. Rettungsdienst: Übernahme der Notfallpatienten durch geschulte Rettungshelfer, eventuell auch durch den Notarzt; Herstellen der Transportfähigkeit und Abtransport.

5. Krankenhaus: professionelle ärztliche Versorgung.

Verletzte brauchen nicht nur medizinische Betreuung, sondern auch seelische Hilfe. Darum sind folgende Merksätze von größter Bedeutung:

1. Sage dem Verunglückten, dass du da bist und dass etwas geschieht.
2. Schirme ihn vor Zuschauern ab.
3. Suche behutsam Körperkontakt mit ihm (Halten der Hand usw.).
4. Sprich zu ihm und höre ihm zu.

Verhalten bei Verkehrsunfällen

- Bei Auftauchen eines Hindernisses oder Erkennen eines Unfalls die eigene Geschwindigkeit rechtzeitig und allmählich verringern; wegen der Gefahr eines Auffahrunfalls jedoch nicht allzu plötzlich bremsen.
- Bei Stau eine Gasse für Rettungsfahrzeuge freilassen.
- Warnblinkanlage einschalten und in angemessenem Abstand von der Unfallstelle ganz rechts an den Straßenrand fahren.
- Warndreieck in ausreichender Entfernung vom Unfallort aufstellen:
  - in der Stadt mit 50 m Abstand
  - auf Landstraßen mit 100 m Abstand
  - auf Schnellstraßen und Autobahnen mit mindestens 200 m Abstand
  - bei Kurven und Bergkuppen vor dem Sichthindernis.
- Den laufenden Verkehr durch Auf- und Abwärtsbewegung des Armes zum Langsamfahren auffordern.
- Auch den Gegenverkehr warnen.
- Weitere Verkehrsteilnehmer um Mithilfe bitten.
- Motor des Unfallwagens abstellen.
- Nicht rauchen, kein offenes Feuer benutzen.

Rettung aus akuter Gefahr

Basis für alle weiteren Hilfeleistungen ist, den Verletzten als Erstes möglichst schnell aus dem unmittelbaren Gefahrenbereich (viel befahrene Straße, brennendes Auto, auslaufendes Benzin, große Hitze oder Kälte, giftige Gase) zu bringen.

Fortschleifen eines Verletzten (Rautek-Griff)

1. *Aufrichten:* Die Füße des Helfers stehen rechts und links neben dem Kopf des auf dem Rücken liegenden Verletzten. Der Helfer greift nun mit beiden Händen unter den Nacken des Verletzten und richtet ihn mit Schwung auf, so dass er vornübergebeugt sitzt.

2. *Abstützen:* Der Helfer tritt dicht an den Rücken des Verletzten heran und stützt ihn mit den Knien ab.

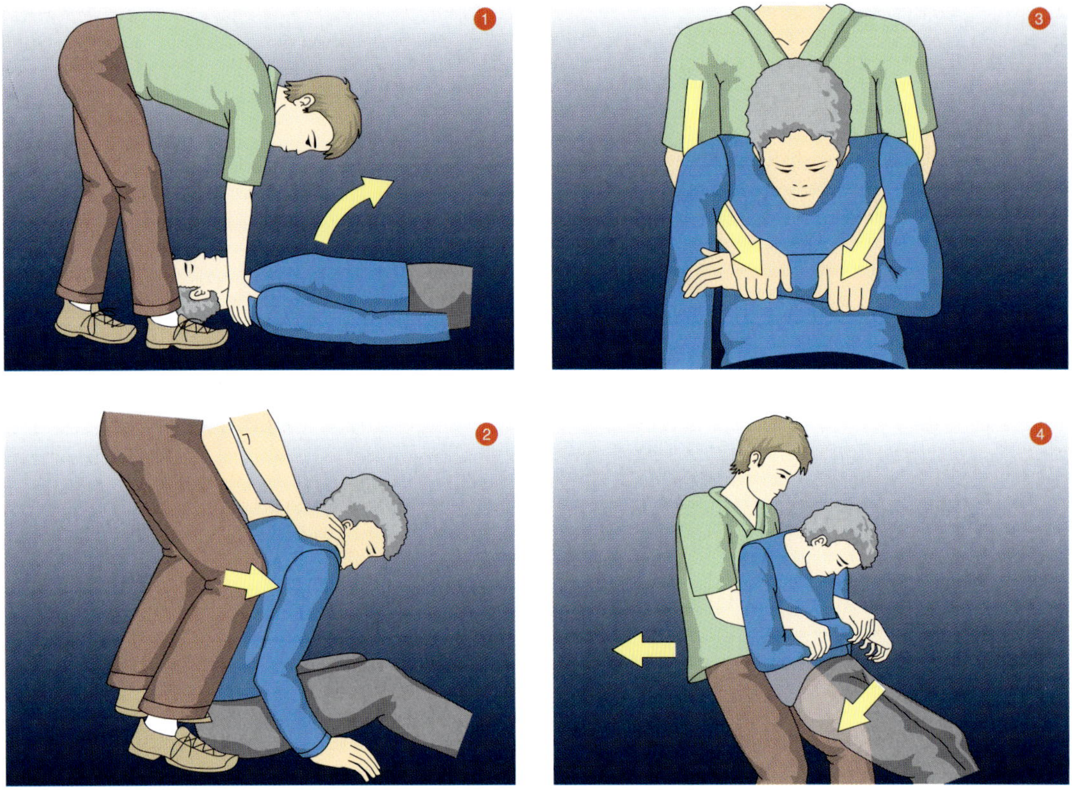

Rautek-Griff **1** aufrichten; **2** abstützen; **3** Arm fassen; **4** auflegen und ziehen.

3. ***Arm fassen:*** Der Helfer legt einen Arm des Verunglückten abgewinkelt vor dessen Brust, greift mit beiden Armen von hinten unter den Achselhöhlen hindurch und fasst den quer liegenden Unterarm mit beiden Händen.

4. ***Auflegen und Ziehen:*** Der Helfer beugt ein Knie, verlagert das eigene Körpergewicht nach hinten, richtet sich im Kreuz auf, zieht den Verletzten auf den Oberschenkel des gebeugten Knies und schleift ihn rückwärts gehend aus dem Gefahrenbereich.

Retten aus dem Kraftfahrzeug

1. Falls es brennt, Feuer mit Feuerlöscher, Decken oder Sand löschen.

2. Kraftfahrzeug öffnen; verklemmte Türen mit Wagenheber, Brechstange oder Campingbeil aufhebeln; eventuell Front- oder Heckscheibe entfernen.

3. Sicherheitsgurt öffnen, notfalls durchschneiden.

4. Eingeklemmte Füße des Verunglückten befreien.

5. Den Verunglückten mit einer Hand von hinten umgreifen; die Kleidung an der Hüfte fassen und mit der anderen Hand gegen das Knie drücken.

6. Den Verunglückten mit einer kräftigen Bewegung herumziehen.

7. Den Verunglückten mit dem Rautek-Griff (siehe oben) aus dem Fahrzeug ziehen.

Abnehmen des Sturzhelms

Wenn ein verletzter Motorradfahrer bewusstlos ist oder nicht mehr atmet, muss der Sturzhelm abgenommen werden, damit der Verunglückte in die stabile Seitenlagerung gebracht werden kann und eine Atemspende möglich ist. Um dabei die Halswirbelsäule nicht zu schädigen, sind 2 Helfer erforderlich, die folgendermaßen vorgehen sollten:

1. Der 1. Helfer kniet hinter dem Kopf des Bewusstlosen und hält mit beiden Händen Kopf und Helm.

2. Der 2. Helfer öffnet den Kinnriemen.

3. Der 2. Helfer streckt den Hals des Bewusstlosen, indem er mit einer Hand am Kieferwinkel, mit der anderen am Nacken zieht.

4. Der 1. Helfer weitet den Helm seitlich etwas aus und zieht ihn behutsam nach oben ab, ohne jedoch den Kopf zu verdrehen.

5. Der 1. Helfer übernimmt die Streckung des Halses, und der 2. Helfer lagert den Verletzten sachgemäß.

Maßnahmen bei Bewusstlosigkeit

Bei Unfällen liegt die Ursache für die Bewusstlosigkeit des Betroffenen meist in heftiger Gewalteinwirkung auf den Schädel. Bei anderen Notfällen kommen ursächlich auch → Schlaganfall, Herz-, Kreislauf- oder Atemstörungen, Stoffwechselleiden, Vergiftungen und Anfallskrankheiten in Betracht.

Die größte Gefahr besteht darin, dass der Bewusstlose infolge Verlegung der Atemwege erstickt, besonders wenn er auf dem Rücken liegt. Er hört, sieht und fühlt nichts, ist weder durch Ansprechen noch durch grelles Licht oder Schmerzreize erweckbar und keinesfalls in der Lage, seinen Helfer in irgendeiner Weise zu unterstützen.

Zunächst gilt es daher, Atmung und Herztätigkeit zu kontrollieren.

Kontrolle der Atmung: Der Helfer legt eine Handfläche auf die Magengrube des Verletzten, die andere auf den Brustkorb in Höhe des unteren Rippenrandes. Bei Atemstillstand nimmt er keinerlei Bewegungen von Brustkorb und Oberbauch wahr und muss dann unverzüglich mit künstlicher Beatmung (→ S. 726) beginnen.

Kontrolle der Herztätigkeit: Der Helfer kann den Puls entweder mit 4 Fingern einer Hand an der Halsschlagader (seitlich neben dem Kehlkopf) oder mit 3 Fingern am Handgelenk (Daumenseite) fühlen. Bei Pulslosigkeit muss er von einem Herzstillstand ausgehen und sofort mit der Herzmassage (→ S. 727) beginnen.

Bewusstlose mit erhaltener Atmung und Herzschlag sind in die ***stabile Seitenlage*** zu bringen:

1. Zuerst aus der Mundhöhle Blut, Erbrochenes, Speisereste oder lose Gebissteile entfernen.

2. Hüfte anheben, den dem Helfer zugewandten Arm ausgestreckt unter das Gesäß schieben.

3. Das Bein derselben Seite anwinkeln und aufstellen.

4. Mit beiden Händen Hüfte und Schulter des Bewusstlosen fassen und den Verletzten vorsichtig auf das abgewinkelte Bein drehen.

5. Den unten liegenden Arm unter dem Körper nach hinten herausziehen und abwinkeln.

6. Den Kopf des Bewusstlosen weit in den Nacken überstrecken, damit die Atemwege frei werden; das Gesicht etwas zum Boden wenden.

7. Die nahe Hand unter die Wange schieben, so dass das Gesicht des Bewusstlosen auf dem Handrücken liegt.

Beachte: Bewusstlosen darf man weder Medikamente noch Flüssigkeiten eingeben. Da sie sich sehr leicht verschlucken, besteht die Gefahr, dass die Flüssigkeit über die Luftröhre in die Lungen fließt.

Sofortmaßnahmen bei Atemstillstand

Jeder Atemstillstand bedeutet akute Lebensgefahr, da das Gehirn allenfalls 3 Minuten ohne Sauerstoff auskommt. Der Atemstillstand, der daran zu erkennen ist, dass beim bewusstlosen Verletzten keinerlei Atemtätigkeit mehr zu fühlen oder zu hören ist, dass sich die Haut blau verfärbt und die Pupillen starr und weit sind, kann folgende Ursachen haben: Verlegung der Atemwege durch Zurücksinken der Zunge bzw. durch Fremdkörper, Zahnprothese, Blut oder Erbrochenes; Verletzung der Luftwege; Krämpfe oder Schwellung der Stimmbänder; Schädigung des Atemzentrums im Gehirn (infolge Vergiftungen, Schlaganfall, Hitze usw.) sowie Herzstillstand.

Vor der Durchführung der Atemspende sind die Atemwege freizumachen: Die Mundhöhle des Verletzten muss gesäubert und der Kopf weit nach hinten in den Nacken gebeugt

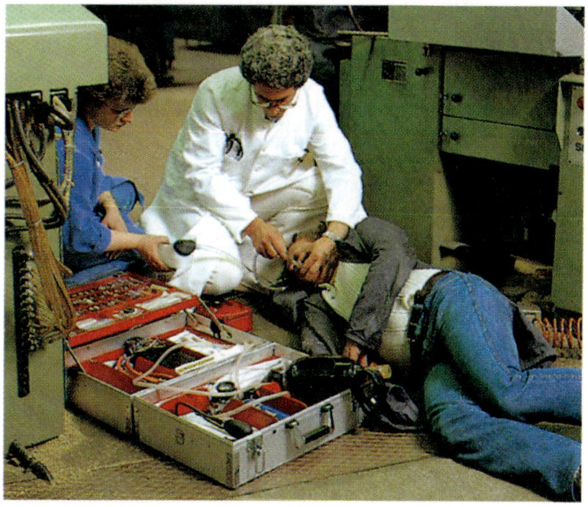

Atemstillstand Nach einem Arbeitsunfall mit Atemstillstand künstliche Beatmung durch den Werksarzt.

werden; gleichzeitig muss der Helfer den Unterkiefer mit beiden Händen vom Kieferwinkel aus kräftig nach vorn ziehen. Dann sollte er ein zusammengerolltes Kleidungsstück unter die Schulterblätter des Bewusstlosen schieben, damit dessen Kopf in der überstreckten Lage bleibt. Schon allein aufgrund dieser Maßnahmen kann die Atmung wieder einsetzen.

Atmet der Bewusstlose nach Freimachen der Atemwege noch immer nicht, muss sofort die Beatmung eingeleitet werden. Jetzt entscheiden Sekunden über Leben und Tod!

Für die Atemspende gibt es 2 Verfahren:

1. *Mund-zu-Nase-Beatmung:* Das ist die technisch einfachere Methode. Zuerst schließt man die Lippen des Verunglückten, dann atmet man tief ein, umfasst die Nase des Bewusstlosen mit dem Mund und presst die Ausatmungsluft unter Druck in dessen Luftwege. Dabei ist darauf zu achten, dass man die Nase nicht mit den Lippen zusammendrückt. Nach jedem Atemstoß muss man kontrollieren, ob sich der Brustkorb des Verletzten hebt. Bei Erwachsenen sollen 15 Atemstöße pro Minute eingeblasen werden; bei Kindern 20–25 und bei Säuglingen 40.

2. *Mund-zu-Mund-Beatmung:* Man umschließt die Nase des Bewusstlosen mit Daumen und Zeigefinger einer Hand, überstreckt seinen Hals, und öffnet mit der anderen Hand den Mund. Mit kräftigen Atemstößen bläst man nun – ggf. durch ein Taschentuch hindurch – die eigene Ausatmungsluft in den Mund des Verletzten, wobei darauf zu achten ist, dass keine Luft entweichen kann. Nach dem Atemstoß gibt man Mund und Nasenöffnungen für die Ausatmung frei und holt gleichzeitig wieder tief Luft, wobei man sich mit einem raschen Blick überzeugt, ob sich der Brustkorb des Bewusstlosen senkt.

Bei Kindern und Säuglingen sind Lagerung und Haltung des Kopfes die gleichen. Man umschließt mit den Lippen Nase und Mund des bewusstlosen Kindes und bläst oder haucht den eigenen Atem leicht ein, um Verletzungen der Lungen zu vermeiden.

Die Atemspende ist so lange fortzusetzen, bis entweder die Spontanatmung wiederkehrt oder der Rettungsdienst bzw. ein Arzt eingetroffen ist!

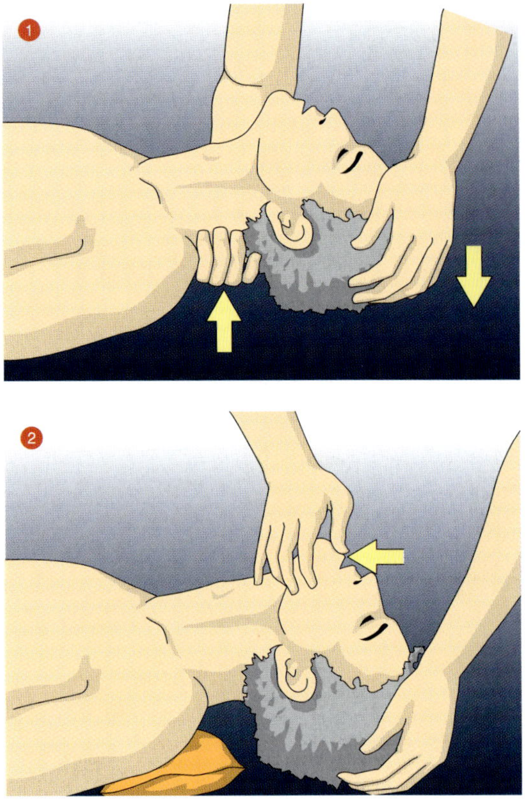

Mund-zu-Mund-Beatmung **1** Freimachen der Atemwege durch Überstrecken des Kopfes; **2** Öffnen des Mundes mit der einen Hand; **3** die rote Fläche zeigt die Umgebung des Mundes, die von den Lippen des Beatmers verschlossen wird; **4** Einblasen der Atemluft in den geöffneten Mund, Verschluss der Nasenlöcher durch die Wange des Beatmers.

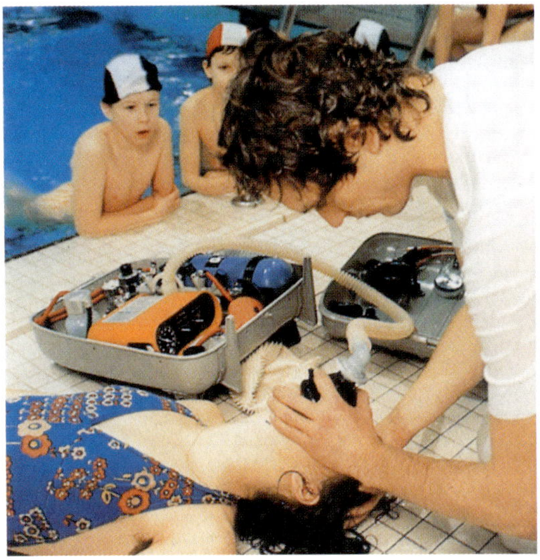

Atemstillstand Am effektivsten gelingt die Beatmung mit einem eigens dafür vorgesehenen Notfallkoffer.

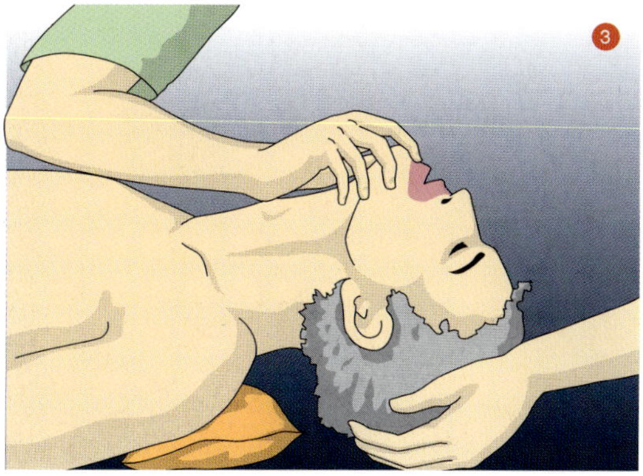

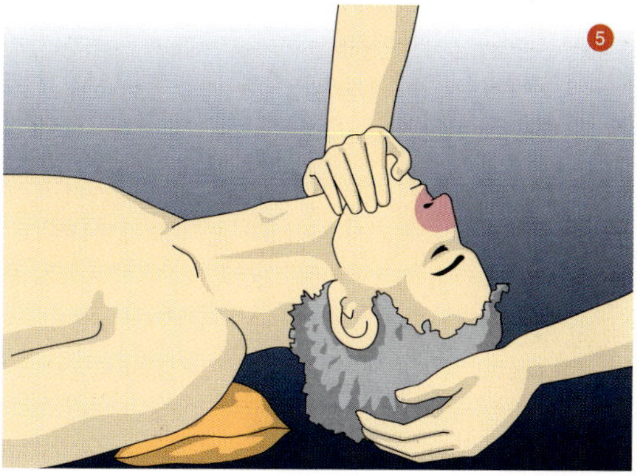

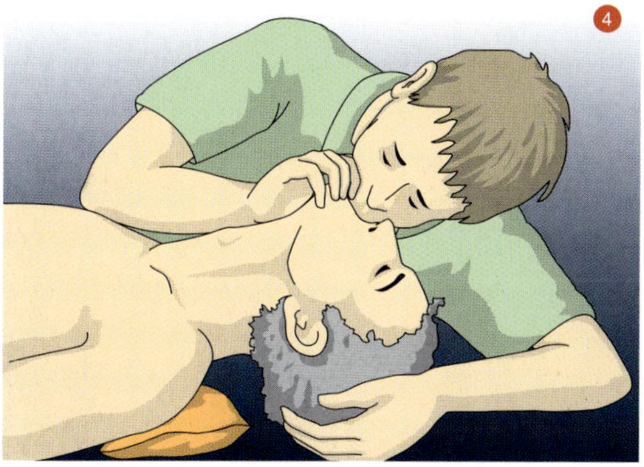

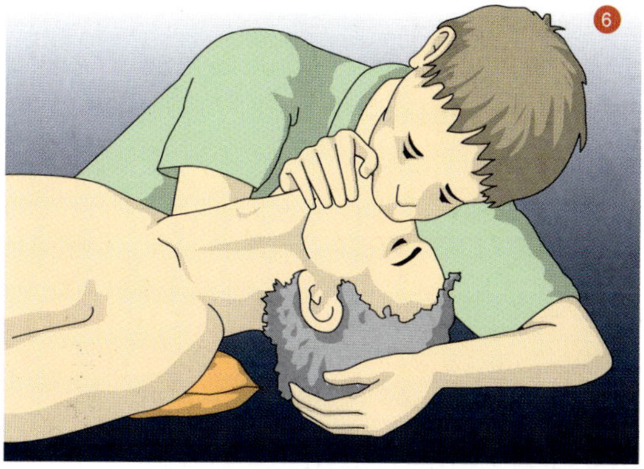

Mund-zu-Nase-Beatmung 5 Die rote Fläche zeigt die Umgebung der Nase, die vom Mund des Beatmers verschlossen wird; **6** Einblasen der Atemluft in die Nase.

Sofortmaßnahmen bei Herzstillstand

Bei Herzstillstand erhalten die einzelnen Organe und Gewebe kein Blut und damit keinen Sauerstoff mehr, woraufhin Atmung und Bewusstsein bald ausfallen.

Ein Herzstillstand kann folgende Ursachen haben: schwere Verletzungen von Herz, Lungen oder Gehirn; Atemstillstand; starker Blutverlust; Herzrhythmusstörungen und Herzmuskelversagen; elektrischer Stromschlag; starker Kältereiz; bestimmte Vergiftungen.

Typische Anzeichen sind: Bewusstlosigkeit, Pulslosigkeit (kein Puls an der Hals- oder Oberschenkelschlagader fühlbar); Atemstillstand oder Schnappatmung; blasses oder bläuliches Aussehen; weite, nicht auf Lichteinfall reagierende Pupillen.

Bei Verdacht auf Herz- und Atemstillstand müssen sofort kombinierte Wiederbelebungsmaßnahmen in Form von Beatmung und Herzmassage einsetzen! Ist nur ein Helfer vorhanden, muss dieser Atemspende und Herzmassage im Wechsel durchführen; bei 2 Helfern darf die Herzmassage dagegen keinesfalls unterbrochen werden.

1. Den Bewusstlosen mit dem Rücken nach unten auf eine harte Unterlage legen.

2. Den Hals überstrecken und kontrollieren, ob Atmung und Kreislauf wieder einsetzen.

3. Seitlich vom Patienten knien. Der früher oft empfohlene »Schlag auf die Brust« zur Einleitung der Wiederbelebung kann mehr schaden als nützen und wird daher nicht mehr allgemein empfohlen. Man beginnt mit 3–5 Atemstößen. Setzt daraufhin der Puls ein, führt man die Beatmung allein fort; falls nicht, beginnt man unverzüglich mit der Herzmassage.

4. Herzmassage – »Ein-Helfer-Methode«: Die übereinander gelegten Hände auf das untere Drittel des Brustbeins auflegen. Mit gestreckten Ellenbogen unter Ausnutzung des Kör-

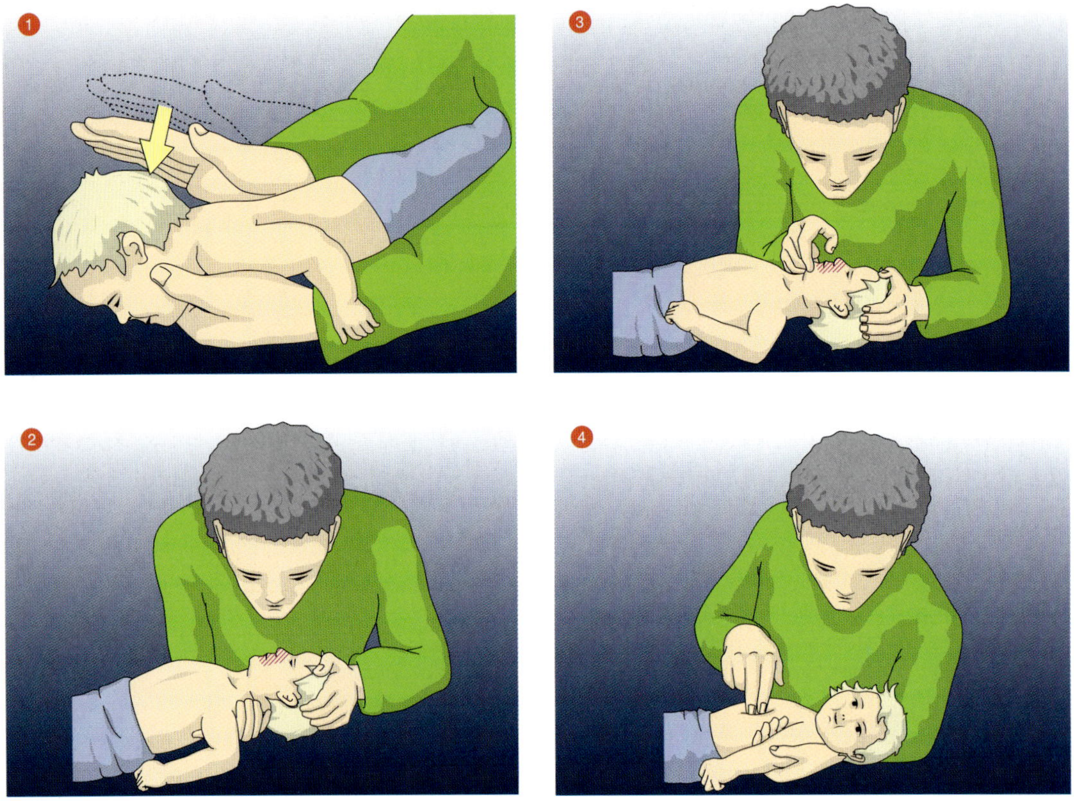

Freimachen der Atemwege und Wiederbelebung von Neugeborenen, Säuglingen und Kleikindern 1 Kinn und Hals des Kindes werden durch das Knie und eine Hand des Helfers unterstützt, mit der anderen Hand werden sanfte Schläge zwischen die Schulterblätter gegeben; **2** Atemwege freimachen und Nacken anheben; **3** Halten und Vorschieben des Kinns, Mund und Nase des Kindes mit dem Mund umfassen und beatmen, Beatmungsfrequenz bei Säuglingen 1-mal alle 2 Sekunden, bei Kleinkindern 1-mal alle 3 Sekunden; **4** bei Pulslosigkeit mit der äußeren Herzmassage beginnen: beim Säugling mit 2 Fingern die Mitte des Brustbeins 100-mal pro Minute drücken, bei Kleinkindern etwas unterhalb der Mitte des Brustbeins 80-mal pro Minute.

pergewichts das Brustbein beim Erwachsenen etwa 4 cm gegen die Wirbelsäule drücken. Dabei den Druck auf das Brustbein etwa eine halbe Sekunde lang aufrechterhalten. Nur in der Mitte des Brustkorbes drücken; wegen der Gefahr von Rippenbrüchen niemals zur linken oder rechten Seite abweichen. Danach rasch loslassen und ½ Sekunde warten, damit sich Herz, große Blutgefäße und Lungen mit Blut füllen können.

5. Das Ganze etwa 60–80 Mal wiederholen, dabei nach 15 Kompressionen jeweils 2 rasche Beatmungen durchführen.

6. Wenn keine Erfolgsanzeichen wie rosige Gesichtsfarbe, Heben des Brustkorbs, tastbarer Puls oder Verengung der Pupillen bei Lichteinfall zu erkennen sind, mit den Wiederbelebungsmaßnahmen so lange weitermachen, bis Atmung und Herzschlag wieder einsetzen bzw. der Rettungsdienst eintrifft.

7. Herzmassage – »2-Helfer-Methode«: Der 1. Helfer (Beatmer) überstreckt den Hals und beatmet 3–5 Mal; dann fühlt er den Puls. Ist dieser nicht zu tasten, beginnt der 2. Helfer mit der Herzmassage (etwa 60 Kompressionen pro Minute), die er nicht unterbrechen darf. Der 1. Helfer beatmet nach jeder 5. Herzkompression. Ohne die Wiederbelebungsmaßnahmen zu unterbrechen, kontrolliert man alle 3 Minuten den Erfolg.

8. Herzmassage bei Säuglingen und Kleinkindern: Je jünger das Kind ist, umso höher muss die Frequenz der Herzmassage sein: bei Säuglingen 100–120, bei Kleinkindern 80–100 Kompressionen pro Minute. Bei ganz jungen Säuglingen drückt man lediglich mit 2 Fingerspitzen leicht auf die Mitte des Brustbeins; bei älteren Säuglingen und Kleinkindern benützt man den Daumenballen. Erst nach dem 6. Lebensjahr darf mit beiden Händen komprimiert werden.

Fehler bei der Wiederbelebung

- Unterlassen der lebensnotwendigen Sofortmaßnahmen wegen vermeintlicher Aussichtslosigkeit;
- zu geringes Eindrücken des Brustbeins bei der Herzmassage;
- Druck auf den Seitenrand des Brustbeins bzw. auf den Brustkorbrand mit Gefahr von Rippenbrüchen;
- fehlender Rhythmus zwischen Druck und Entlastung bei der Herzmassage, so dass sich das Herz nicht ausreichend mit Blut füllen kann;
- Unterbrechung der Wiederbelebung für mehr als 15 Minuten;
- zu weiche Unterlage;
- ungenügendes Freimachen der Atemwege;
- unzureichende Abdichtung von Mund bzw. Nase bei der Beatmung;
- kein Rhythmus zwischen Be- und Entlüftung bei der Beatmung;
- falsches Verhältnis zwischen Beatmung und Herzmassage;
- Unstimmigkeiten zwischen den Helfern.

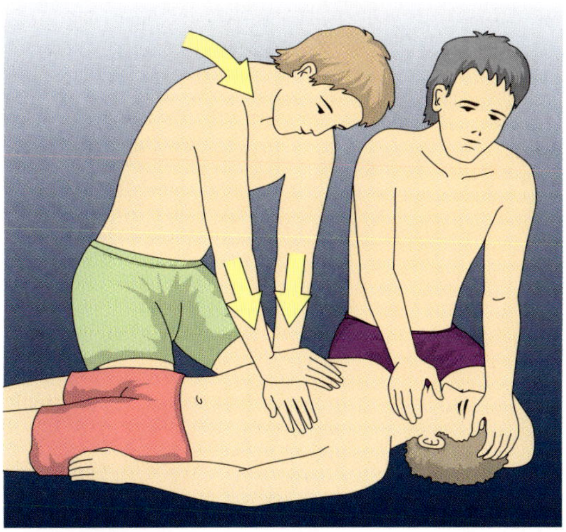

Sofortmaßnahme bei Herzstillstand Herzmassage mit der »Zwei-Helfer-Methode«.

Blutstillung

Bei starken, lebensbedrohlichen Blutungen hat die Blutstillung Vorrang vor allen anderen lebensrettenden Maßnahmen! Freihalten der Atemwege, Beatmung, Herzmassage und Schockbekämpfung bleiben wertlos, wenn der Blutkreislauf infolge des starken Blutverlustes zusammenbricht. Besteht gleichzeitig ein Atemstillstand und steht ein zweiter Helfer zur Verfügung, muss dieser sofort mit der Atemspende beginnen.

Ein blutender Verletzter, bei dem neben unübersehbaren äußeren auch verdeckte Blutungen vorhanden sein können, sollte immer liegen. Um versteckte Blutungen nicht zu übersehen, fragt man den Verunglückten, ob er unter der Kleidung warme Nässe spürt. Starke innere Blutungen erkennt man am schnellen und schwachen Puls, an der blassen Gesichtsfarbe sowie an Müdigkeitserscheinungen und Gähnen. Bedauerlicherweise wird der drohende Verblutungstod wegen der starken Benommenheit des Verletzten manchmal gar nicht oder erst viel zu spät bemerkt.

Ein akuter Blutverlust bis zu einem halben Liter wird folgenlos vertragen, ein stärkerer kann zu einem Schockzustand führen. Bei einem Blutverlust von 2 und mehr Litern besteht die Gefahr des Verblutens.

Wichtiger als die Unterscheidung nach der Art des verletzten Blutgefäßes (Arterie, Vene, Kapillare) ist deshalb die Feststellung der Stärke der Blutung, wobei stark fließende oder sprudelnde Blutungen immer besonders gefährlich sind.

Die Blutstillung sollte man durch folgende Maßnahmen unterstützen:

- Blutende Körperteile höher als das Herz halten oder lagern.
- Die Wunde ruhig stellen, damit frisch verklebte Wundränder nicht auseinander gerissen werden.
- Blutgerinnsel in der Wunde belassen.

Reihenfolge der Maßnahmen zur Blutstillung

Bei leichten, tropfenden oder mäßig rinnenden Blutungen genügt ein Wundverband, wobei die Blut stillende Wirkung durch Hochhalten des Körperteils und Druck mit der Hand auf die Wundauflage verbessert werden kann. Fließende Blutungen an Armen und Beinen lassen sich durch Abdrücken der Arterie zwischen Wunde und Herz an einer Stelle, an der diese über einen Knochen verläuft, rasch stillen. Die bekanntesten Abdrückstellen zeigen die nachstehenden Abbildungen. Notfalls kann man versuchen, die Arterie direkt in der Wunde gegen einen Knochen zu drücken!

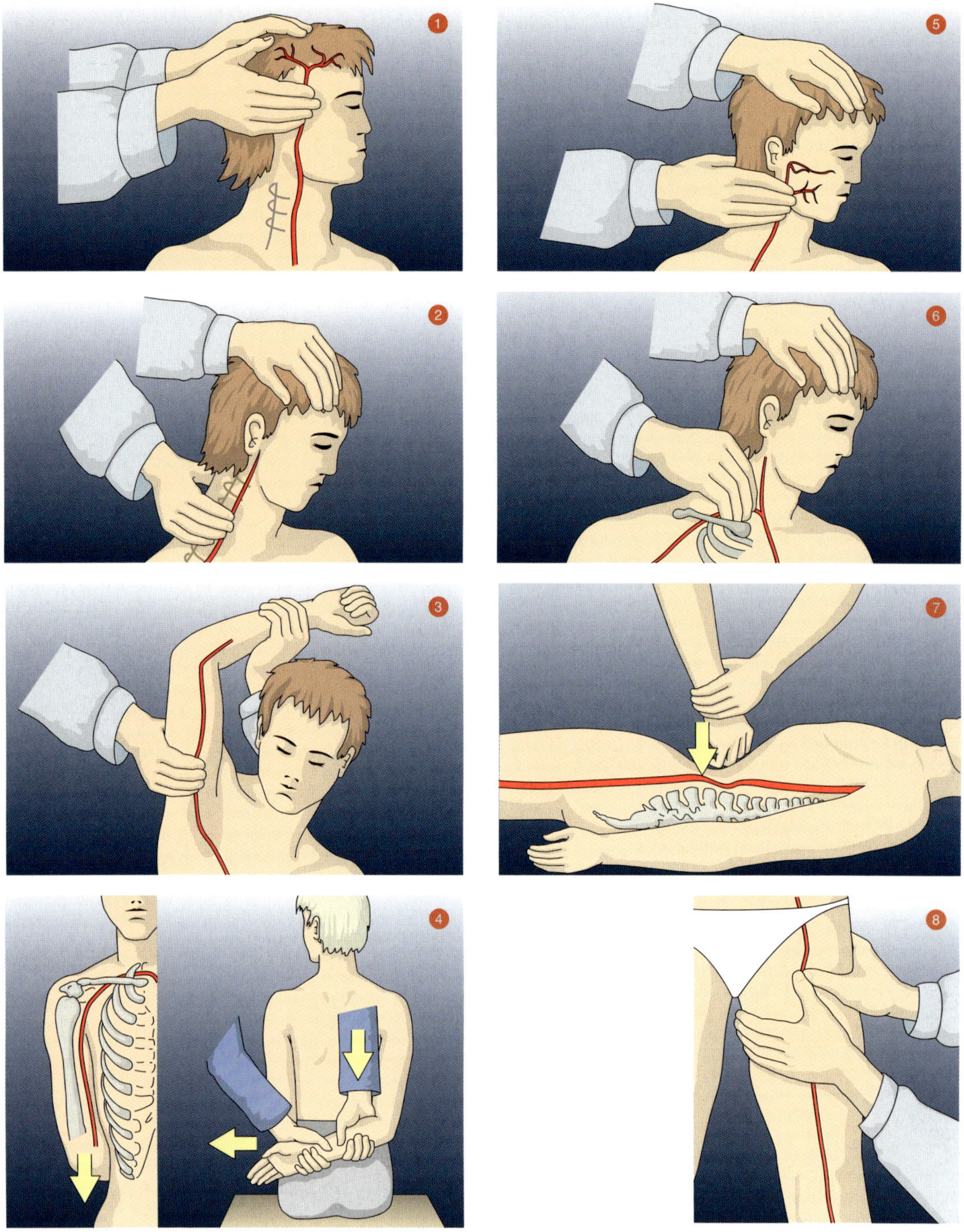

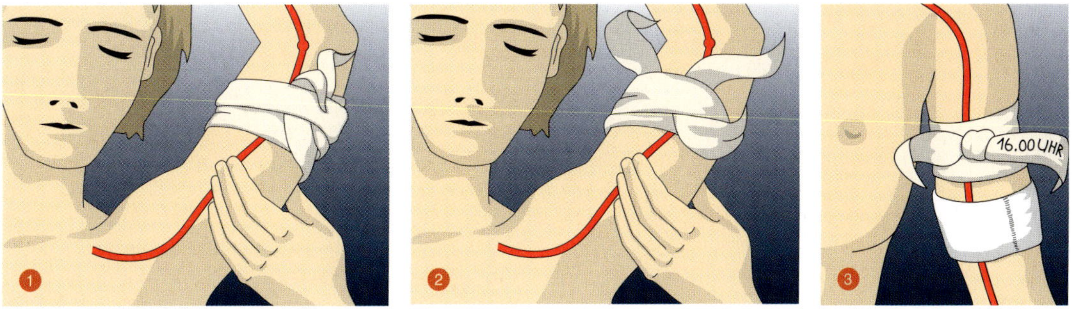

Linke Seite: **Blutstillung durch Abdrücken der Arterien** **1** Abdrücken der Schläfenschlagader vor dem Ohr gegen den Schläfenknochen; **2** Abdrücken der Halsschlagader gegen die Wirbelsäule; **3** Abdrücken der Oberarmschlagader gegen den Oberarmknochen; **4** Abklemmen der Schlüsselbeinschlagader zwischen Schlüsselbein und letzter Rippe: **5** Abdrücken der Kieferschlagader gegen den Unterkiefer; **6** Abdrücken der Schlüsselbeinschlagader gegen die erste Rippe; **7** Abdrücken der Bauchschlagader mit der Faust gegen die Wirbelsäule; **8** Abdrücken der Oberschenkelschlagader gegen den Oberschenkelknochen.

Oben: **Abbinden mit einem Tuch** **1** Arm hochhalten, gefaltetes Tuch um den Arm schlingen; **2** Tuchenden auseinander ziehen, bis die Blutung steht; **3** Tuchenden verknoten, Wunde verbinden und Zettel mit Uhrzeit der Abbindung anhängen.

Unten: **Knebelverband am Oberschenkel** **1** Abdrücken der Schlagader oberhalb der Wunde; **2** gefaltetes Tuch um das Bein legen und verknoten, Holzknebel durchstecken, weiter abdrücken; **3** den Knebel drehen, bis die Blutung steht; **4** Wunde verbinden, Knebelende festbinden und Zettel mit Uhrzeit der Abbindung anbringen.

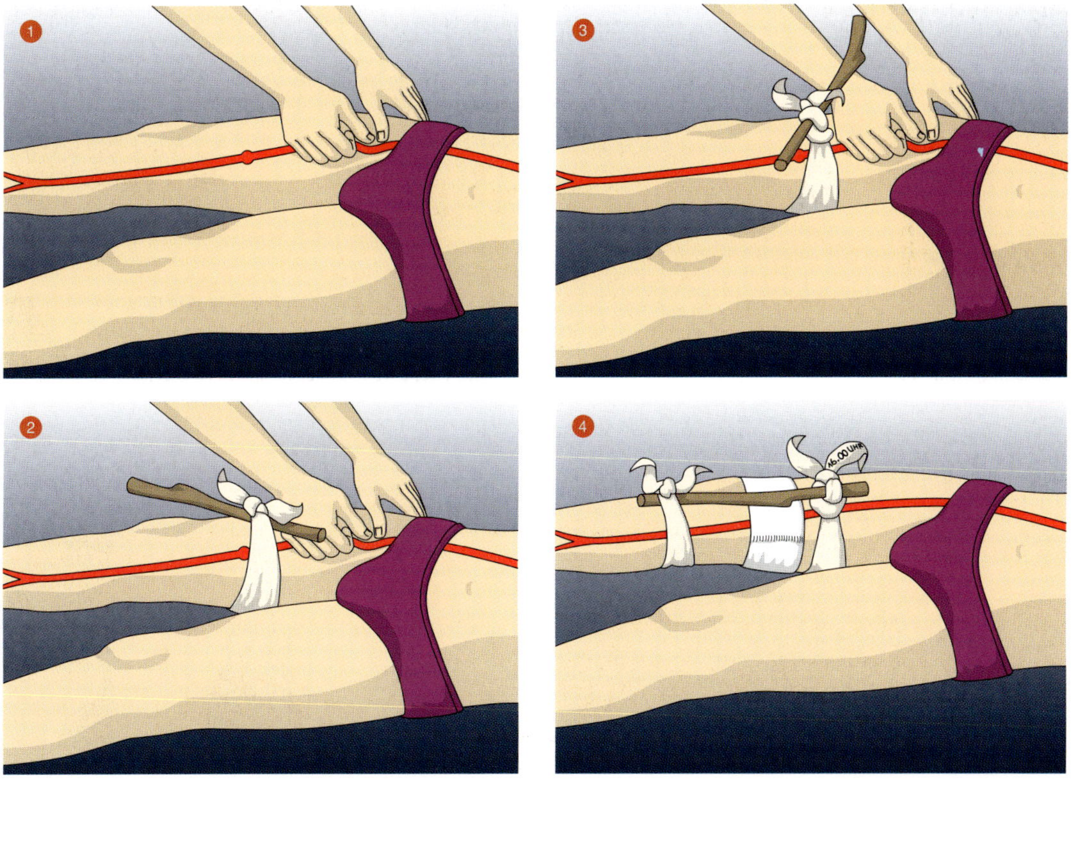

Nach dem Abdrücken wird ein Druckverband angelegt. Dazu bedeckt man die Wunde zuerst mit einer keimfreien Mullkompresse, wickelt diese leicht an, legt darauf ein ungeöffnetes Verbandpäckchen als Druckpolster und umschlingt dieses unter mäßigem Zug. Wenn der Verband durchgeblutet ist oder tropft, muss darüber ein weiteres Druckpolster befestigt werden.

Bei spritzenden oder pulsierenden Blutungen versucht man es zuerst mit Abdrücken und Druckverband. Nur wenn das erfolglos bleibt, darf man die zuführende Arterie an Oberarm oder -schenkel eine Handbreit herzwärts von der Wunde abbinden, wobei man möglichst nicht einschnürende Gegenstände (breite Gummibinden, Krawatten, Dreiecktücher usw.) verwenden sollte. Über Knochenbrüchen und Gelenken sowie im unteren Drittel des Oberarms ist das Abbinden verboten!

Da die Abbindung nicht länger als 1 ½ Stunden liegen darf, ist der Zeitpunkt, an dem sie angelegt wurde, zu kennzeichnen; gleichzeitig muss für schnellen Transport in ärztliche Behandlung gesorgt werden.

Am Oberschenkel kann man das Abbinden auch in Form eines Knebelverbandes durchführen: Dazu wird ein Handtuch oder ähnliches oberhalb der Wunde um den Oberschenkel gelegt und verknotet; dann steckt man einen Holzknebel – beispielsweise einen kleinen Ast – durch den Stoffring, dreht ihn so lange, bis die Blutung steht und befestigt das Knebelende mit einer Binde am Oberschenkel.

Verletzungen mit Amputation

Heute können abgetrennte Finger, Zehen, Hände und Füße, ja, selbst ganze Arme und Beine in speziellen chirurgischen Kliniken wieder angenäht werden. Ob eine solche Operation möglich ist, hängt unter anderem von den Sofortmaßnahmen am Unfallort ab: Wichtig ist vor allem, die Wundflächen des Stumpfes und des abgetrennten Körperteils nicht zu berühren sowie Blutungen durch Druckverband und möglichst nicht durch Abbindung zu stillen. Der abgetrennte Körperteil sollte in ein sauberes Tuch und dann in einen Plastikbeutel gepackt werden, der wiederum gut verschlossen in einen zweiten, mit kaltem Wasser oder Eiswürfeln gefüllten Behälter gelegt wird. Der abgetrennte Körperteil selbst darf nicht mit Wasser bzw. Eis in Berührung kommen. Da es danach auf einen möglichst raschen Transport von Verletztem und Kühlbehälter in eine Spezialklinik ankommt, sollte man den Rettungsdienst schon beim Notruf über die Amputation informieren.

Schockbekämpfung

Der Schock (→ S. 588) ist ein allgemeiner Kreislaufzusammenbruch aufgrund ungenügender Durchblutung lebenswichtiger Organe (Gehirn, Herz) als Folge von schweren Verletzungen, starken Blutverlusten, Vergiftungen oder akuten Erkrankungen.

Anzeichen:

- schneller, schwacher Puls (über 100 Schläge pro Minute);
- kalte, blasse, schweißbedeckte Haut;
- beschleunigte Atmung.

Erste Hilfe: Am wichtigsten ist die Blutstillung: Solange diese nicht gelingt, bleiben alle weiteren Maßnahmen erfolglos. Danach sollte der Patient, sofern er keine Schädel-Hirn-Verletzung aufweist und nicht an schwerer Atemnot leidet, in die Schocklage – Kopf tief, Beine hoch! – gebracht werden.

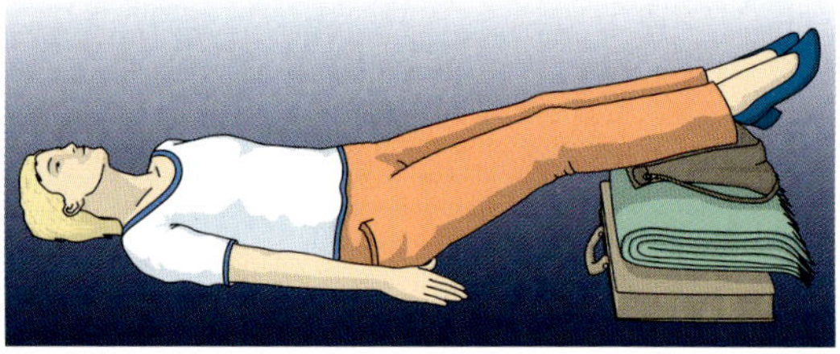

Schockbekämpfung Die Beine müssen über Kopfhöhe gelagert werden, damit das Blut besser zum Herzen fließen kann.

Bei Verschlechterung des Zustandes lagert man die Beine noch höher und streicht sie herzwärts aus, um dadurch dem Kreislauf Blut zuzuführen. Wichtig ist zudem, den Verunfallten vor Wärmeverlust zu schützen; jedoch sollte keine zusätzliche Wärme (durch Wärmflaschen und dergleichen) zugeführt werden. Sofern kein Trinkverbot besteht – sofern also keine Bewusstlosigkeit, Atemnot, Schädel- oder Bauchverletzungen vorliegen –, sollte der Patient schluckweise Tee oder Salzwasser, aber keinesfalls Milch oder Alkohol erhalten! Ebenso ist das Rauchen strengstens verboten! Von besonderer Bedeutung ist daneben bis zum Eintreffen des Arztes bzw. Krankenwagens die allgemeine Betreuung durch beruhigenden Zuspruch und Ablenkung.

Erste Hilfe bei Knochenbrüchen

Bei Verdacht auf einen Knochenbruch (Formveränderung, abnorme Beweglichkeit, Knirschen, Schmerzen, Bluterguss, Verkürzung und Gebrauchsunfähigkeit) muss der betroffene Knochen ruhig gestellt werden, wobei immer die beiden be-

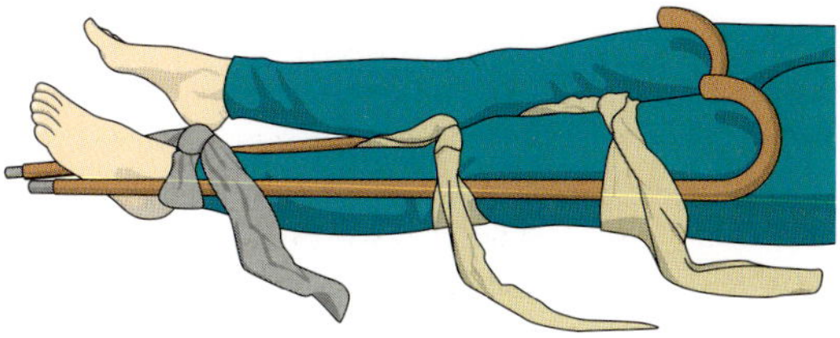

Erste Hilfe bei Knochenbrüchen Einfache, aber sehr effektive Behelfsschiene.

nachbarten Gelenke umfasst werden müssen. Am besten ist es, das verletzte Glied in der vorgefundenen Lage zu belassen und die Bruchstellen nicht zu verändern. Bei einem offenen Knochenbruch bedeckt man die Wunde vorsichtig mit einer keimfreien Auflage. Falls vorhanden, ist eine gebrochene Extremität in einer aufblasbaren Schiene zu lagern, da diese eine ideale Ruhigstellung gewährleistet. Ansonsten müssen Behelfsschienen (Stöcke, Bretter usw.) verwendet werden, die an den Enden sowie gegenüber vorspringenden Knochenstellen zu polstern sind und stets über der Bekleidung angelegt werden. Die Schienen dürfen nicht zu fest angewickelt werden, weil es sonst zu Störungen der Durchblutung und zu Druckschädigung von Nerven kommen könnte. Bei Handgelenk-, Unterarm- und Oberarmbrüchen legt man ein Armtragetuch an, das mit 2 Dreiecktuchkrawatten ruhig gestellt wird. Bei Verstauchungen, Verrenkungen oder Brüchen von Gelenken darf man keinesfalls Bewegungs- oder Einrenkungsversuche unternehmen. Stattdessen wird das verletzte Gelenk ruhig gestellt, ohne dass die vorgefundene Stellung verändert wird.

Erste Hilfe bei Schädelverletzungen

Der Anteil der Schädelverletzungen an allen tödlichen Unfällen beträgt etwa 60 Prozent, an Verkehrsunfällen sogar 70 Prozent, wobei die Ursache gewöhnlich in einem Schlag gegen oder einem Sturz auf den Kopf liegt. Am Unfallort ist jedoch meist schwer zu unterscheiden, ob es sich um eine Weichteilverletzung des Schädels ohne Knochenbruch, um einen Schädelbruch oder um eine Gehirnverletzung handelt. Für eine Schädel-Hirn-Verletzung sprechen folgende Anzeichen: Bewusstlosigkeit, Benommenheit, nachfolgende Gedächtnislücke für den Unfallhergang, Kopfschmerzen, Übelkeit, Erbrechen und Lähmungen. Dabei kann die Gesichtsfarbe normal, blass oder hochrot sein.
Blutungen aus Ohr, Mund und/oder Nase deuten auf einen Schädelbasisbruch hin.

Erste Hilfe: Atemwege freimachen und freihalten; eventuell Atemspende und Schockbehandlung durchführen; Verunglückten auf der unverletzten Seite lagern; bei normaler Gesichtsfarbe den Kopf auf den Arm oder auf ein flaches Polster legen, bei blasser Gesichtsfarbe den Kopf besser flach lagern. Offene Wunden mit einem keimfreien Verband oder sauberen Tüchern, eventuell auch Papierservietten, abdecken. Das Einflößen von Getränken ist auch bei erhaltenem Bewusstsein strengstens verboten!

Erste Hilfe bei Wirbelsäulenverletzungen

Verletzungen der Wirbelsäule entstehen durch direkte Gewalteinwirkung (Schlag, Schuss) oder indirekt durch Sturz auf Kopf, Gesäß oder ausgestreckte Beine. Dabei besteht immer die Gefahr einer Mitverletzung von Rückenmark und Nervenwurzeln, wobei in über der Hälfte der Fälle der 12. Brust- bzw. der 1. oder 2. Lendenwirbel betroffen sind. An eine derartige Wirbelsäulenverletzung muss man denken, wenn nach einem Unfall Schmerzen und Schwellung im Rücken bzw. Gefühls- oder Bewegungslosigkeit an Armen oder Beinen auftreten. Auch der Unfallhergang kann wichtige Hinweise auf eine Wirbelsäulenverletzung liefern.
Bei der Hilfeleistung ist besondere Vorsicht geboten, da jede Bewegung der Wirbelsäule eine Lähmung auslösen kann! Der Ersthelfer sollte den Verunglückten in der vorgefundenen Lage belassen und bei Verdacht auf eine Halswirbelsäulenverletzung allenfalls dessen Kopf durch Decken oder andere Gegenstände ruhig stellen. Keinesfalls dürfen die Beine hoch gelagert werden, auch nicht zur Schockbekämpfung! Puls und Atmung sind laufend zu kontrollieren! Bei Atemstillstand beginnt man sofort mit der Atemspende. Zur Verhinderung einer lebensbedrohlichen Unterkühlung muss der Verletzte bei entsprechenden Witterungsverhältnissen vor Wärmeverlust geschützt werden: Dazu legt man eine zur Hälfte zusammengerollte Decke neben ihn, dreht ihn auf die Seite und schiebt die Rolle so weit wie möglich unter seinen Körper. Danach schiebt man den Verletzten vorsichtig über die Deckenrolle, entrollt diese vollständig und klappt beide Deckenenden zusammen.

Lagern und Transport

Die richtige Lagerung eines Verunglückten kann lebensrettend sein, wobei der Freihaltung der Atemwege ganz besondere Bedeutung zukommt. Daneben trägt eine sachgemäße Lagerung dazu bei, Schmerzen zu lindern und eine Ver-

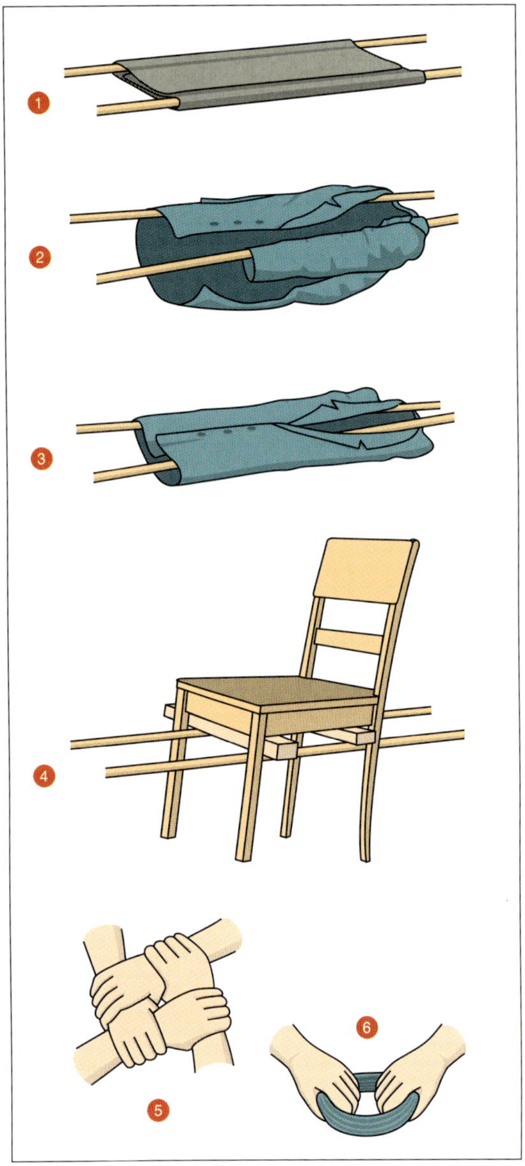

Nottragen für Unfallverletzte I Nottrage aus zusammengesteckter Decke (statt der Decke kann auch ein großer Sack genommen werden, die Stangen werden dann durch die dazu abgeschnittenen unteren Ecken geschoben); **2, 3** Nottrage aus einem Mantel (**2** Ärmel zunächst »nach innen umkrempeln«, dann die Stangen durchschieben, **3** darüber Mantel zuknöpfen); **4** Tragsitz mit Stuhl; **5** Tragsitz aus 4 Händen; **6** Tragsitz aus einem Ring aus Gurt oder Stroh.

schlimmerung des Zustandes zu verhindern. Jede unnötige Bewegung ist zu vermeiden! Außerdem sollten Verunglückte vor Wärmeverlust und Kälteeinwirkung geschützt, jedoch keinesfalls zusätzlich angewärmt werden.

Schema der richtigen Lagerung

♦ normale Rückenlage mit flachem Kopfpolster: bei allen Verletzten, bei denen die folgenden Einschränkungen nicht gelten.

♦ Rückenlage mit Schulterpolster: wenn zum Freihalten der Atemwege bzw. zur Erleichterung der Atemspende der Kopf zurückgebeugt werden muss oder wenn eine stabile Seitenlagerung nicht möglich ist.

♦ Rückenlage mit Knierolle: bei Bauchverletzungen und Leibschmerzen.

♦ Rückenlage mit tiefem Kopfende und erhöhten Beinen: wenn eine Schockbekämpfung durchgeführt werden muss.

♦ Rückenlage mit erhöhtem Kopfende: bei Hitzschlag und Zuständen mit rotem Kopf.

♦ Rückenlage, halb sitzend mit aufgestütztem Ellenbogen: bei Atemnot infolge Rippenbrüchen oder Brustkorbverletzungen.

♦ Hocksitz mit aufgestütztem Kopf: bei Blutungen aus Mund und Rachen sowie Kieferverletzungen ohne wesentliche Schockzeichen.

♦ stabile Seitenlage: bei Bewusstlosigkeit, Erbrechen, Blutungen aus Mund und Rachen und Schädel-Hirn-Verletzungen sowie bei Verunglückten, die vorübergehend allein gelassen werden müssen.

Nottransport

Der Verunglückte sollte stets in einem speziell ausgerüsteten Krankenwagen transportiert werden, im normalen Auto ist der Transport nur in Ausnahmefällen und bei höchster Not zulässig.

Ist in unwegsamem Gelände ein behelfsmäßiger Transport des Patienten erforderlich, so sind folgende Hinweise zu beachten:

♦ Einen Verletzten mit erhaltenem Bewusstsein fasst der Helfer mit einem Arm fest um die Hüfte und legt sich dessen Arm um den Nacken. Auf diese Weise können allerdings nur kurze Strecken in langsamem Tempo überwunden werden.

♦ 2 Helfer können mit überkreuzten Händen einen Tragesitz bilden. Der Verletzte legt beide Arme um die Schultern der Helfer und hält sich so fest.

♦ 2 Helfer können einen Verletzten auch auf behelfsmäßigen Tragen transportieren: z. B. auf einer Nottrage aus zu-

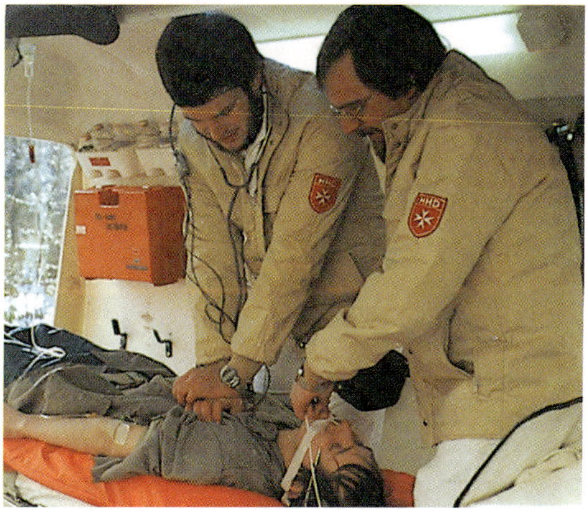

Nottransport Wiederbelebung im Rettungsfahrzeug.

sammengesteckter Decke und zwei Stöcken oder aus einem Mantel.

Bei allen Nottransporten sollten die Helfer ihre Kräfte jedoch nicht überschätzen, sondern regelmäßig Pausen einlegen und langsam gehen.

Erste-Hilfe-ABC

Abbinden → S. 731.

ABC-Regel Reihenfolge der lebensrettenden Sofortmaßnahmen in Notfällen: **A** = **A**temwege freimachen, **B** = **B**eatmen, **C** = **C**irculation (Kreislauf) durch Herzmassage wiederherstellen.

Abdrücken → S. 730.

Atemnot → S. 55.

Anzeichen: schnelle, unregelmäßige, keuchende Atmung; blasse oder bläuliche Gesichtsfarbe; Angstgefühl.

Erste Hilfe: beengende Kleidung öffnen; Oberkörper hoch lagern (halb sitzend); Bewusstlose in stabile Seitenlagerung bringen; bei einem Fremdkörper: → S. 213; bei Atemstillstand: Atemspende (→ S. 725ff.).

Atemspende → S. 725ff.

Atemstillstand → S. 725ff.

Augen, Fremdkörper Niemals das betroffene Auge reiben, weil man dadurch den Fremdkörper noch fester in das Auge hineinreibt. Die Entfernung eines Fremdkörpers aus dem unteren Bindehautsack gelingt meist leicht, indem man das Unterlid – während der Patient nach oben blickt – mit den Fingern herabzieht und den Fremdkörper mit dem Zipfel eines sauberen Taschentuchs vorsichtig heraustupft. Befindet sich der Fremdkörper hinter dem Oberlid, lässt man den Patienten nach unten blicken und zieht das Oberlid an den Wimpern vorsichtig über das Unterlid herunter. Beim Zurückgleiten des Oberlids bleibt der Fremdkörper meist am Unterlid hängen. Gelingt die Entfernung des Fremdkörpers auf diese Weise nicht, geht man folgendermaßen vor: Man fasst die Wimpern des Oberlids in der Mitte des Lidrandes, wobei der Patient dabei nach unten blicken soll. Mit der anderen Hand setzt man ein Streichholz von oben auf die Deckfalte des Lids und kann nun das Oberlid um das Streichholz herum nach oben klappen. Jetzt überblickt man den ganzen oberen Bindehautsack und kann den Fremdkörper abtupfen.

In den Augapfel eingedrungene Fremdkörper dürfen nur vom Augenarzt entfernt werden! Bis dahin schützt man das Auge mit einem Verband. Besondere Vorsicht ist geboten, wenn – vor allem bei spielenden Kindern – Raupenhaare in das Auge gelangt sind. Da diese kleine Widerhaken besitzen, können sie, wenn sie durch die Hornhaut in das Augeninnere eindringen, nicht mehr herausgeholt werden. Sie verursachen eine chronische Entzündung und schließlich den Verlust des betroffenen Auges. Auch hier kann nur der Augenarzt helfen.

Augen, thermische Schädigung Schädigungen des Auges durch heißes Wasser oder Fett, durch eine Stichflamme oder einen elektrischen Lichtbogen bedürfen keiner örtlichen Ersten Hilfe, weil sich die Schädigung im Gegensatz zur Verätzung nicht von selbst verschlimmert. Am wichtigsten ist hier die Schmerzlinderung. Eventuelle Fremdkörper im Bindehautsack können mit dem angefeuchteten Zipfel eines Taschentuchs entfernt werden. Selbstverständlich ist schnellstmöglich ärztliche Hilfe geboten.

Augenlider, Verletzungen Wunde nicht waschen und nicht berühren. Lediglich einen großen Tupfer aus sauberem Verbandsmaterial (im Notfall sauberes Taschentuch) behutsam auflegen und mit Binde festhalten. Dazu Binde so um den Kopf wickeln, dass sie auf der Seite des verletzten Auges unter dem Ohr und auf der anderen Seite über den Scheitel verläuft.

Augenverätzungen Meist handelt es sich um Berufsverletzungen mit Laugen oder Säuren, die zu schweren Augenschädigungen führen können.

Sofortmaßnahmen am Unfallort: 15 Minuten lang mit klarem Wasser spülen! Dabei soll das Wasser zur Schonung des Tränenkanals von der Nasenseite her ein- und am äußeren Augenwinkel wieder auslaufen. Die Spülung gelingt am besten, wenn eine zweite Person die Lider des verletzten Auges mit beiden Händen offen hält. Danach muss das Auge durch einen Verband geschützt und ruhig gestellt werden; jegliches Reiben ist zu vermeiden. Anschließend wird der Verletzte möglichst schnell zum Augenarzt oder in das nächste Krankenhaus transportiert.

Augenverletzungen → S. 60.

Bauchverletzungen → S. 74.

Beckenbruch äußerst schwere Verletzung, die häufig bei Autounfällen vorkommt und bei der neben Knochen auch große Blutgefäße, Nieren und Harnwege verletzt sein können.

Anzeichen: starke Schmerzen im Beckenbereich; schwerer Schockzustand.

Erste Hilfe: Lagerung in Rückenlage auf harter Unterlage; sofortiger Transport in ein Krankenhaus.

Bergen → S. 723.

Bewusstlosigkeit → S. 725.

Bienenstich → Insektenstiche, S. 342.

Bisswunden stark infektionsgefährdete Wunden, da sich an den Zähnen aller Tiere zahlreiche Keime befinden, die beim Biss tief ins Gewebe gelangen.

Erste Hilfe: trockener, keimfreier Wundverband; wegen der Gefahr eines → Wundstarrkrampfs (S. 700) sofort einen Arzt aufsuchen. Außerdem besteht unter Umständen das Risiko, dass der Gebissene mit → Tollwut (S. 646) infiziert worden ist.

Blitzverletzung → Blitzschlag, S. 91.

Bluterbrechen → S. 95.

Bluthusten → S. 99.

Blutstillung → S. 729.

Blutungen → Blutstillung, S. 729.

Brustkorbverletzungen Die häufigste Verletzung im Bereich des Brustkorbs ist der Bruch einer oder mehrerer Rippen (→ Rippenbruch, S. 556). Bei offenen Brustwandverletzungen strömt Luft in den Brustfellraum, so dass eine »Luftbrust« (→ Pneumothorax, S. 524) entsteht; außerdem kann gleichzeitig die Lunge verletzt sein.

Anzeichen: pfeifende Wundgeräusche; aus der Wunde aufsteigende Luftblasen; Aushusten von hellrotem, schaumigem Blut.

Erste Hilfe: luftdichter Wundverschluss; rascher Abtransport im Sitzen. Rauchen, Essen und Trinken sind streng verboten!

Druckverband → S. 731.

Elektrizitätsunfälle → S. 164.

Erste Hilfe: Unterbrechung des Stromkreises und Sicherung des Verunglückten vor Absturz; sofortige Beatmung und Herzmassage; rascher, aber schonender Transport in das nächste Krankenhaus.

epileptischer Anfall → Epilepsie, S. 180.

Erste Hilfe: Den Betroffenen flach auf den Boden oder auf eine Decke legen; den Kopf zur Seite drehen; Bekleidungsgegenstände lockern; zur Vermeidung von Zungenverletzungen (Gummikeil, Lappen) ohne Gewaltanwendung einen weichen Gegenstand zwischen die Zähne schieben; scharfkantige und harte Gegenstände aus der Umgebung entfernen.

Erbrechen → S. 182.

Erste Hilfe: Den Erbrechenden stützen; das Erbrochene eventuell für den Arzt aufheben. Bei Bewusstlosigkeit die Mundhöhle säubern und den Betroffenen in stabile Seitenlagerung bringen.

Erfrierung → S. 182.

Erstickung → S. 190.

Anzeichen: Entweder kann der Betroffene weder sprechen noch atmen (es herrscht »absolute Stille«) oder er gerät in Panik, seine Haut verfärbt sich blass, dann zunehmend bläulich, und schließlich verliert er das Bewusstsein. Erstickungsanfälle kommen bei Erwachsenen vor allem während des Essens (durch Verschlucken von Nahrungsbestandteilen), bei Kindern während des Spielens (durch Verschlucken von Bonbons oder Obststückchen) vor.

Erste Hilfe: Es kann ein Versuch mit dem so genannten ***Heimlich-Handgriff*** unternommen werden. Dabei erzeugt man mit einem festen Stoß in die Magengrube einen plötzlichen Druckanstieg in den Atemwegen, wodurch der Fremdkörper herausgeschleudert wird.

Der Heimlich-Handgriff kann bei stehenden, sitzenden oder liegenden Patienten ausgeführt werden:

♦ sitzender oder stehender Patient: Der Helfer stellt sich hinter den Betroffenen und führt beide Arme entlang der Taille nach vorn; die Hände treffen sich am Oberbauch knapp unterhalb des knöchernen Fortsatzes des Brustbeins; die untere Hand bildet eine Faust, wobei der Daumen zum Bauch gewandt ist; mit der anderen Hand wird die Faust gefasst und mit einer schnellen, nach oben gerichteten Bewegung in den Bauch gestoßen. Dieser Stoß muss unter Umständen mehrfach wiederholt werden.

♦ liegender Patient: Der Helfer kniet mit gespreizten Beinen über dem in Rückenlage befindlichen Patienten in Höhe von dessen Oberschenkeln; mit den übereinandergelegten Händen wird bei durchgestreckten Ellenbogen ein

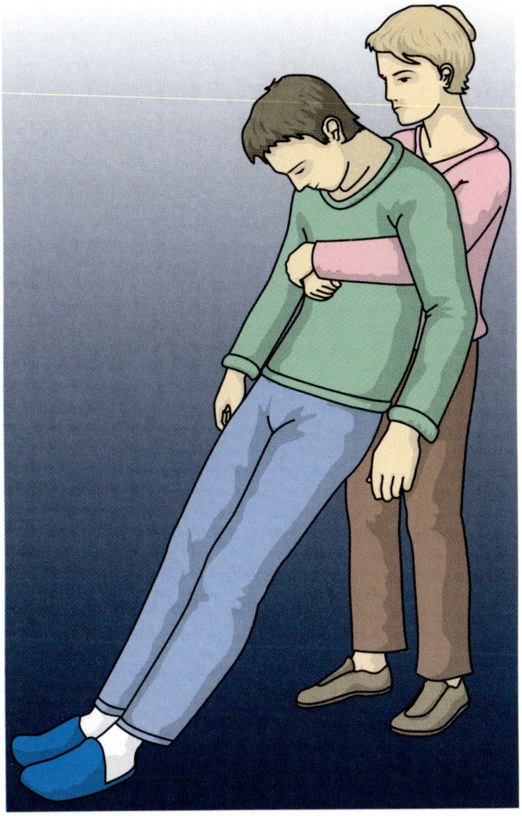

Der **Heimlich-Handgriff** ist die geeignete Erste-Hilfe-Maßnahme, um Fremdkörper aus den Atemwegen zu befördern.

schneller, kräftiger, nach oben gerichteter Druckstoß in den Oberbauch ausgeführt. Dieser sollte mehrfach bis zum Erfolg wiederholt werden.

♦ Kleinkinder: Methode im Sitzen des Kindes auf dem Schoß des Helfers oder im Liegen; der Druckstoß erfolgt mit den zusammengelegten Zeige- und Mittelfingern beider Hände.

Der Heimlich-Handgriff ist aber nicht ungefährlich und kann bei nicht korrekter Ausführung Komplikationen (z. B. Rippenbrüche) verursachen. Daher ist nach jeder erfolgreichen Anwendung eine sofortige Einweisung in ein Krankenhaus zur Nachuntersuchung erforderlich.

Ertrinken → S. 191.

Fremdkörper → S. 213.

Giftschlangen → giftige Tiere, S. 254.

Heimlich-Handgriff → S. 736.

Herzanfall → Herzinfarkt, S. 294.

Herzmassage → S. 727.

Herzstillstand → S. 727.

Hitzschlag → S. 312.

Insektenstiche → S. 342.

Knochenbruch → S. 375 und S. 732.

Kolik → S. 381.

Erste Hilfe: Bettruhe, feuchtheiße Umschläge, keine Nahrungsaufnahme; Arzt rufen.

Koma → S. 382.

Erste Hilfe: Betroffenen flach lagern, Beine hoch; sofort den Arzt rufen.

Kopfverletzungen → Schädelverletzungen, S. 733.

Krampfanfälle bei Kindern → Kinder, Krämpfe, S. 363.

Krankentransport → S. 733.

Nasenbluten → S. 478.

Ohnmacht → S. 496.

Rautek-Griff → S. 723.

Rippenbruch → S. 556.

Erste Hilfe: Stützverband um den Brustkorb (Handtuchverband) und rascher Transport in ein Krankenhaus!

Schädelbruch → S. 733.

Schlaganfall → S. 583.

Schlangenbiss → S. 255.

Schock → S. 732.

Sonnenstich → S. 616.

Unterkühlung → S. 664.

Verätzungen Schädigungen durch direkten Kontakt mit Säuren oder Laugen.

♦ ***Augenverätzungen*** → S. 735.

♦ ***Hautverätzungen***

Erste Hilfe: mit Chemikalien durchtränkte Kleidungsstücke entfernen; betroffene Körperstellen reichlich mit Wasser abspülen; Wunden abdecken; Transport ins Krankenhaus.

♦ ***innere Verätzungen*** → Vergiftungen, S. 748.

Verbände → S. 670.

Verbrennungen → S. 672.

Erste Hilfe: Löschen der brennenden Kleidung durch Einwickeln in Decken oder Abrollen über die brennende Stelle. Laufen ist verkehrt, weil dadurch die Flammen noch mehr angefacht werden. Danach Kleidung aufschneiden und vorsichtig entfernen, jedoch keinesfalls vom Körper reißen, um die schützende Haut nicht zu zerstören! Fest mit der Haut verklebte Teile keinesfalls gewaltsam abreißen.

Innerhalb der ersten halben Stunde nach einer Verbrennung oder Verbrühung ist eine Kaltwasserbehandlung möglich:

♦ Bei ausgedehnten Verbrennungen den Verunglückten unter eine Dusche setzen und die Wassertemperatur auf 20 °C einstellen.

♦ Bei Verbrennungen an Armen oder Beinen die ganze betroffene Extremität in 20 °C kühles Wasser tauchen.

♦ Bei Verbrennungen im Gesicht feuchte Kompressen auf die betroffenen Stellen legen.

Die Kaltwasserbehandlung muss 20–40 Minuten aufrechterhalten werden, wobei gleichzeitig Schmerzmittel verabreicht werden dürfen. Mit der Behandlung sollte man erst aufhören, wenn beim Herausnehmen aus dem kalten Wasser keine Schmerzen mehr auftreten.

Nach der Kühlung werden die Wunden mit Brandwundenverbandpäckchen oder -tuch bedeckt; zur Not genügen aber auch saubere Tücher. Gesichtsverbrennungen bleiben unbedeckt.

Auf keinen Fall Brandwunden mit Brandsalben, Öl, Fetten, Mehl usw. verbinden!

Verbrühungen Verbrennungen durch Flüssigkeiten.

Erste Hilfe: → Verbrennungen.

Vergiftungen → S. 739.

Verrenkung → S. 675.

Verstauchung → S. 676.

Wiederbelebung → ABC-Regel, S. 725.

Wirbelsäulenverletzungen → S. 733.

Wunden → Wundbehandlung und Wundheilung, S. 698.

Akute Vergiftungen

Akute Vergiftungen haben in den letzten Jahren stark zugenommen, wobei ursächlich der Selbstmordversuch die wichtigste Rolle spielt; dann folgen Unfälle, Fahrlässigkeit, Unwissenheit und zuletzt der Giftmord. Gifte können durch Schlucken, Einatmen oder über die Haut in den Körper gelangen; die Feststellung einer Vergiftung ist jedoch nicht immer leicht, da die häufigsten Anzeichen wie Erbrechen, Durchfall, Krämpfe und Bewusstlosigkeit auch andere Ursachen haben können.

Da das Schicksal des Vergifteten in vielen Fällen von der Ersten Hilfe abhängt, ist es vorrangig wichtig, dass der Helfer überhaupt an die Möglichkeit einer Vergiftung denkt! Auf jeden Fall muss ärztliche Hilfe herbeigeholt werden.

Für eine Vergiftung sprechen neben einigen unklaren Krankheitszeichen vor allem eine verminderte Bewusstseinslage, komatöse Zustände und Krämpfe. Jedoch gibt es keine Vergiftung, die durch ein charakteristisches Symptom sofort zu erkennen wäre; jedes Vergiftungssymptom kann auch bei anderen Erkrankungen auftreten und daher mit diesen verwechselt werden. Manchmal gibt der Standort des Vergifteten wichtige Hinweise: Während in Großstädten Arzneimittelvergiftungen und Drogenprobleme an erster Stelle stehen, kommen in ländlichen Bezirken vor allem Vergiftungen mit Insekten- und Unkrautbekämpfungsmitteln vor.

Die theoretische Zahl akuter Vergiftungen ist zwar sehr groß, doch in der ärztlichen Praxis kommen gewöhnlich nur etwa 10–20 verschiedene vor.

Giftige Stoffe sind je nach ihrer Schädlichkeit mit Symbolen gekennzeichnet:

sehr giftig

giftig

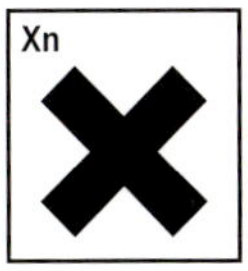

minder giftig

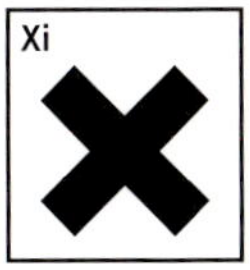

reizend

Hinweise auf eine Vergiftung

Atmung

- alkoholischer Geruch: Phenole
- Bittermandelgeruch: Blausäure
- Knoblauchgeruch: E 605, Phosphor
- Lungenödem: Nitrosegase, Metall- und Säuredämpfe
- vertiefte Atmung: Kohlenmonoxid, Kohlendioxid, Blausäure, Salicylsäure, Analeptika

Haut

- Zyanose (Blaufärbung): Chinin, Sulfonamide, Anilinderivate, Nitrosegase, nitrithaltiges Wasser
- Hautrötung: Kohlenmonoxid, Blausäure, Atropin
- Gelbsucht: Knollenblätterpilz, organische Lösungsmittel
- Trockenheit: Botulismus, Atropin
- Schweißausbruch: E 605, Insulin, Nikotin, Kokain, Nervenkampfstoffe

Augen

- Pupillenverengung: Opiate, E 605, Nikotin
- Pupillenerweiterung: Atropin, LSD
- Augenmuskellähmung: Botulismus
- Augenzittern: Alkohol, Psychopharmaka
- Akkommodationsstörungen (starre Pupillen): Atropin
- Farbensehen: Digitalis

Magen-Darm-Trakt

- Verschorfung der Mundschleimhaut: Säuren, Laugen
- Zahnfleischentzündung: Blei, Quecksilber
- Speichelfluss: E 605, Strychnin
- Magen-Darm-Blutungen: Säuren, Laugen, Pilze, Cumarine
- akuter Brechdurchfall: Nahrungsmittel, Pilze, Arsen, Schwermetalle

Herz-Kreislauf

- Pulsbeschleunigung: Koffein, Nikotin, Weckamine

Nervensystem

- Erregungszustände: Alkohol, Koffein, Weckamine, LSD, Chinin, Atropin, Trichloräthylen
- Krämpfe: E 605, Salicylverbindungen, Nervenkampfstoffe

Erste Hilfe

Rasches Handeln und Erkennen sind für das Schicksal des Patienten von größter Wichtigkeit. Fehldeutungen kommen insbesondere dann vor, wenn gleichzeitig mit der Vergiftung ein Verkehrs- oder Arbeitsunfall vorliegt oder wenn bei einer Vergiftung mit mehreren Giften nur an eine einzige verursachende Substanz gedacht wird.

Auch bei Vergiftungen stehen die lebensrettenden Sofortmaßnahmen (stabile Seitenlagerung, Atemwege frei machen, Beatmung, Herzmassage) an der ersten Stelle. Erst danach kommen die Giftentfernung (Entgiftung) und die Sicherstellung von Beweisen (vorgefundene Tablettenpackungen, Fläschchen, Erbrochenes usw.).

Ist ein Arzt nicht sofort erreichbar, kann man ein Giftinformationszentrum (Liste siehe Seite 741) anrufen und um Auskunft bitten. Dabei sind gewöhnlich folgende Fragen zu beantworten:

- ***Was?*** Art des Giftes (falls bekannt)
- ***Wie viel?*** Menge des aufgenommenen Giftes
- ***Wie?*** Art der Giftaufnahme (durch den Mund, Atemwege, Haut oder Injektion in eine Vene)
- ***Wann?*** Zeitpunkt der Giftaufnahme und damit Dauer der Einwirkung
- ***Wo?*** Ort der Giftaufnahme (Wohnung, Toilette, Keller, Stall, Grube, Wald usw.)
- ***Warum?*** Grund der Giftaufnahme (Selbstmord, Unfall, Verwechslung, Mordversuch)
- ***Wer?*** Alter des Vergifteten; Verursacher bzw. Täter.

Bei Massenvergiftungen ist darüber hinaus die Zahl der Vergifteten anzugeben.

Der Grad des Bewusstseins des Vergifteten lässt sich nach kräftigem Kneifen in den Deltamuskel (dreieckiger Schultermuskel im Schulter-Nacken-Bereich) anhand des folgenden Schemas beurteilen:

Stadium	Zustand des Vergifteten
0	bewusstseinsklar
I	schläfrig, aber ansprechbar, gibt Antworten
II	bewusstlos; Reaktion auf geringe Schmerzreize vorhanden
III	bewusstlos; Reaktion nur auf starke Schmerzreize vorhanden; Atmung vermindert; Temperatur erniedrigt
IV	bewusstlos; keine Reaktion auf Schmerzreize; Atemstillstand, schneller Puls, blass-bläuliche Hautfarbe; Untertemperatur oder erhöhte Temperatur

Bei Giftaufnahme durch den Mund empfiehlt sich – sofern der Patient bei Bewusstsein ist – als Sofortmaßnahme die Verabreichung von Medizinalkohle. Das früher und vielfach auch heute noch empfohlene Trinken von Salzwasser, um rasches Erbrechen herbeizuführen, kann gefährliche Folgen haben und ist daher abzulehnen. Dagegen stellt die in Wasser aufgelöste Medizinalkohle ein zuverlässiges und unschädliches Gegenmittel dar, das innerhalb von 1 Minute 90 Prozent der fett- und wasserlöslichen Gifte im Magen und auch in den tieferen Darmabschnitten aufsaugt. Eine Überdosierung ist dabei nicht zu befürchten.

Nach dem Schlucken von Ätzmitteln ist die Kohle allerdings wirkungslos; in diesem Fall sollte der Betroffene möglichst viel Wasser trinken. Nur bei Vergiftungen mit Metallsalzen, Zyaniden und Pflanzenschutzmitteln soll Erbrechen durch reichliches Trinken von Wasser und Reizen der Rachenwand mit einem Finger provoziert werden.

Auf keinen Fall dürfen dem Vergifteten Milch, Öle, Fette, Alkohol oder sonstige immer wieder empfohlene Mittel eingegeben werden! Die Verabreichung von speziellen Gegengiften und alle weiteren Behandlungsmaßnahmen sind Sache des Arztes! Ist kein Arzt erreichbar, muss der Vergiftete rasch in ein Krankenhaus gebracht werden.

Bei Vergiftungen durch die Haut – beispielsweise mit organischen Lösungsmitteln oder E 605 – soll die Haut mit reichlich fließendem Wasser und Seife gereinigt werden.

Bei Vergiftungen durch Einatmen von Gasen oder Rauch muss der Vergiftete schnellstens aus der Gefahrenzone entfernt werden, wobei natürlich auch für den Helfer akute Vergiftungsgefahr droht. Dabei ist zu beachten, dass die meisten Gase leichter als Luft sind und folglich nach oben steigen. Helfer und Vergifteter sollten sich deshalb möglichst nahe am Boden bewegen.

Vergiftungen bei Kleinkindern

Das neugierige und kritiklose Kleinkind ist vor allem zu Hause durch zahlreiche Substanzen gefährdet. Die meisten Vergiftungen ereignen sich bei 1–3 Jahre alten Kindern, die alles Greifbare in den Mund stecken und vor allem durch Medikamente und giftige Haushaltsprodukte (Reinigungsmittel usw.) bedroht sind. Wenn sich die Kinder später auch außerhalb des Hauses bewegen, kommt die Gefährdung durch giftige Pflanzen und Pflanzenschutzmittel hinzu.

Erfahrungsgemäß ereignen sich die meisten Vergiftungen gegen Mittag und am frühen Abend, wenn die Mutter mit der Zubereitung des Essens beschäftigt ist und die Kinder hungrig sind. Der jahreszeitliche Häufigkeitsgipfel liegt im Winter und Frühjahr, nur für Pflanzenschutzmittel im Sommer und Frühherbst.

Regeln zur Verhütung von Vergiftungen bei Kleinkindern

1. Gifte und Medikamente für Kinder unerreichbar aufbewahren.

2. Alle Gifte und Medikamente in der Originalpackung aufbewahren; nie in Getränkeflaschen oder Lebensmittelbehälter einfüllen.

3. Nur so viel Chemikalien kaufen und aufheben, wie gebraucht werden.

4. Nicht mehr verwendete Reste von Giften und Medikamenten aus dem Haushalt entfernen. Sie gehören aber nicht

INFORMATIONSZENTRALEN FÜR VERGIFTUNGEN

Bei allen Vergiftungen sollte möglichst schnell und **zusätzlich** zum Notruf eine Informationszentrale für Vergiftungen verständigt werden. Folgende Angaben sind wichtig:

- Alter des Betroffenen
- Art und, wenn bekannt, Konzentration des Giftes
- Eingenommene Menge
- Zeitpunkt der Giftaufnahme
- Anzeichen der Vergiftung
- Bereits durchgeführte Maßnahmen

Berlin (K)
Landesberatungsstelle für Vergiftungserscheinungen und Embryonaltoxikologie
Spandauer Damm 130, 14050 Berlin
Tel. 0 30 / 1 92 40

Berlin (I)
Virchow-Klinikum
Medizinische Fakultät der Humboldt-Universität zu Berlin
Abt. Innere Medizin mit Schwerpunkt Nephrologie und Intensivmedizin
Augustenburger Platz 1, 13353 Berlin
Tel. 0 30 / 45 05 35 55

Bonn (K)
Informationszentrale gegen Vergiftungen
Zentrum für Kinderheilkunde der Rheinischen Friedrich-Wilhelm-Universität Bonn
Adenauerallee 119, 53113 Bonn
Tel. 02 28 / 1 92 40

Erfurt
Gemeinsames Giftinformationszentrum der Länder Mecklenburg-Vorpommern, Sachsen, Sachsen-Anhalt, Thüringen, Klinikum Erfurt
Nordhäuser Straße 74, 99089 Erfurt
Tel. 03 61 / 73 07 30

Freiburg/Brsg. (K)
Universitätskinderklinik Freiburg
Informationszentrale für Vergiftungen
Mathildenstraße 1, 79106 Freiburg
Tel. 07 61 / 1 92 40

Göttingen
Giftinformationszentrum-Nord der Länder Bremen, Hamburg, Niedersachsen und Schleswig-Holstein
Robert-Koch-Straße 40, 37075 Göttingen
Tel. 05 51 / 1 92 40

Homburg (K)
Universitätskliniken, Klinik für Kinder- und Jugendmedizin
Informations- und Beratungszentrum für Vergiftungsfälle
66421 Homburg/Saar
Tel. 0 68 41 / 1 92 40

Mainz (I)
Beratungsstelle bei Vergiftungen,
II. Medizinische Klinik und Poliklinik der Universität
Langenbeckstraße 1, 55131 Mainz
Tel. 0 61 31 / 1 92 40

München (I)
Giftnotruf München
Toxikologische Abteilung der II. Medizinischen Klinik
Rechts der Isar der Technischen Universität München
Ismaninger Straße 22, 81675 München
Tel. 0 89 / 1 92 40

Nürnberg (I)
II. Medizinische Klinik des städtischen Krankenhauses
Nürnberg-Nord, toxikologische Intensivstation
Flurstraße 17, 90149 Nürnberg
Tel. 09 11 / 3 98 24 51

ÖSTERREICH

Wien
Vergiftungsinformationszentrale Allgemeines Krankenhaus
Währinger Gürtel 18–20, A-1090 Wien
Tel. 01 / 4 06 43 43

SCHWEIZ

Zürich
Schweizerisches Toxikologisches Informationszentrum
Freiestraße 16 / Postfach, CH-8082 Zürich
Tel. 01 / 2 51 51 51

K = Kinderklinik; **I** = Medizinische Klinik

Achtung: Rufnummernänderung möglich, ggf. bei Fernsprechauskunft erfragen in den Ausguss oder in den Mülleimer, sondern sollten zur Vernichtung in die Verkaufsstellen oder Apotheken zurückgebracht werden.

5. Vor Gebrauch von Chemikalien Gebrauchsanweisung und Warnaufschriften genau lesen.

6. Niemals in Anwesenheit von kleinen Kindern Medikamente einnehmen, um diese nicht zur Nachahmung zu animieren.

Hinweise auf eine Vergiftung

♦ Das ansonsten gesunde Kind wird plötzlich bewegungsunsicher (taumelig) oder sogar bewusstlos.

♦ Das Kind zeigt an den Lippen oder in der Mundhöhle Spuren von Verätzungen.

♦ Das Kind wird beim Spielen mit Medikamentenpackungen oder Haushaltsmitteln angetroffen.

♦ Bei dem Kind treten plötzliches Erbrechen, Durchfall, Krämpfe oder Kreislaufschwäche auf.

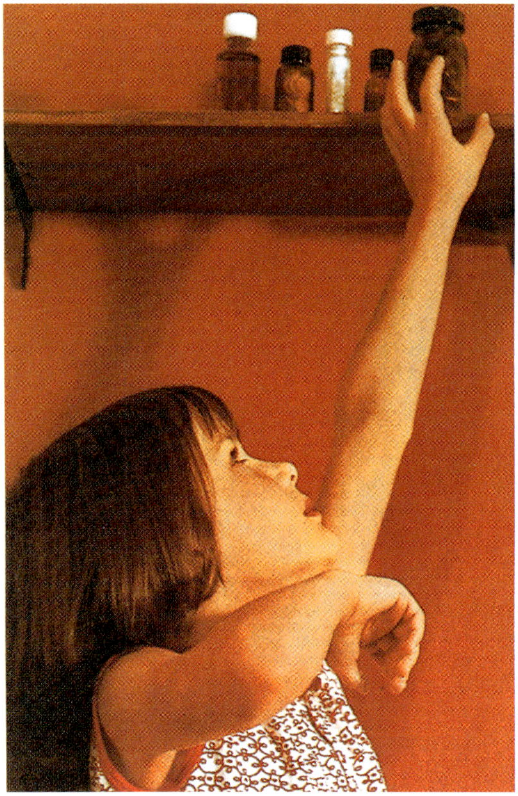

Arzneimittel vor Kindern sicher aufbewahren!

Erste Hilfe

Grundsätzlich sollte man bei jedem unklaren Krankheitsbild eines Kindes an die Möglichkeit einer Vergiftung denken und deshalb unverzüglich einen Arzt aufsuchen. Zögerndes Abwarten kann den Tod des Kindes zur Folge haben! Findet man leere Packungen oder Reste der eingenommenen Substanz, so stellt man diese sicher und bringt sie zum Arzt bzw. in das Krankenhaus mit.

Glücklicherweise sind die meisten kindlichen Vergiftungen harmlos. Sofern das Kind keine Krankheitsanzeichen zeigt, kann man bei den folgenden Substanzen die einmalige Einnahme geringer Mengen als ungefährlich ansehen: Flüssigdünger, homöopathische Arzneimittel, Kosmetika (Ausnahmen: Nagellackentferner, alkoholhaltige und schäumende Produkte), Kreide, Kerzen, Anti-Baby-Pille, Tinte, Farbstifte, Wasserfarbe, Vitamine (ausgenommen Vitamine A und D), Zündholzköpfchen (bis 20 Stück), Zigarettenstummel.

Bei Vergiftungen durch Schlucken hat sich folgendes Vorgehen bewährt: Dem Kind Medizinalkohle (2,5 g bei Säuglingen und 5 g bei älteren Kindern) verabreichen. Außerdem reichlich Wasser – evtl. mit Himbeersaft versetzt – zu trinken geben und dann durch Reizung der Rachenhinterwand Erbrechen herbeiführen. Dazu legt man das Kind am besten über die Knie und achtet darauf, dass der Kopf tiefer hängt als der übrige Körper, damit nicht Erbrochenes in die Luftröhre gelangen kann. Keinesfalls sollte das Kind im Stehen oder Sitzen erbrechen. Das zwangsweise Erbrechen wiederholt man so lange, bis das Erbrochene frei von Giftbeimengungen ist.

Bei Verätzungen von Haut oder Augen sind rasche und energische Spülungen notwendig. Bei einer Gasvergiftung ist vorrangig wichtig, das Kind so rasch wie möglich an die frische Luft zu bringen. Wenn erforderlich, müssen unverzüglich Wiederbelebungsmaßnahmen (Atemspende, Herzmassage) eingeleitet werden.

Spezielle Vergiftungen

Grundsätzliche Empfehlungen: Sofern bei den einzelnen Vergiftungen keine spezifischen Erste-Hilfe-Maßnahmen angeführt sind, ist Folgendes zu beachten:

1. Die Durchführung lebensrettender Sofortmaßnahmen hat immer Vorrang!

2. Erst danach Medizinalkohle verabreichen.

3. Bei schweren Vergiftungen und erhaltenem Bewusstsein zunächst Erbrechen herbeiführen und dann erst Kohle verabreichen.

Alkohol (Äthylalkohol)
Anzeichen: zuerst Erregungszustand, dann Benommenheit bis hin zur Bewusstlosigkeit.
Erste Hilfe: Beatmung, Schutz vor Auskühlung.

Ameisensäure (in Kesselsteinentferner; zur Säuerung von Silofutter)
Anzeichen: Blut-, Leber- und Nierenschädigung; Ätzschorf, Blasenbildung im Mund, blutiger Harn, Kollaps.
Erste Hilfe: Frischbluttransfusion durch den Arzt.

Ammoniak (entsteht bei der Verbrennung von Wolle, Seide, Nylon, Düngemittel)
Anzeichen: Reizung der Augen- und Nasenschleimhaut, Lungenödem (Husten, Erstickungsanfälle).
Erste Hilfe: Beatmung; Kreislaufstützung; Haut und Augen spülen.

Analgetika (Acetanilid, Phenacetin, Paracetamol)
Anzeichen: Schwindel, Erbrechen, Schweißausbruch, Durchfall, Zyanose, Herz-Kreislauf-Versagen.
Erste Hilfe: Erbrechen herbeiführen; Medizinalkohle verabreichen.

Anilinderivate (Kugelschreibermine, Haarfarben, Schuhcreme, Stempel, Lösungsmittel, Fotoentwickler, Unkrautbekämpfungsmittel)
Anzeichen: Kopfschmerzen, Schwindel, Erbrechen, Zyanose, Erregung.
Erste Hilfe: den Vergifteten möglichst schnell an die frische Luft bringen.

Antidepressiva
Anzeichen: Krämpfe, Bewusstseinsstörungen, Herzrhythmusstörungen, Blutdruckanstieg oder -abfall.
Erste Hilfe: Medizinalkohle verabreichen; Erbrechen herbeiführen.

Antiepileptika
Anzeichen: Übelkeit, Erbrechen, Erregungszustände, Schläfrigkeit, Krämpfe, Atemstörungen.
Erste Hilfe: Erbrechen lassen; Atemwege frei machen; seitliche Schocklage.

Antihistaminika
Anzeichen: Herzrhythmusstörungen, langsamer Puls, Blässe, Gleichgewichtsstörungen, Erbrechen, Mundtrockenheit, Krämpfe.
Erste Hilfe: → Grundsätzliche Empfehlungen, S. 742.

Antiklopfmittel (Bleitetraäthyl)
Anzeichen: Erregung, Krämpfe, Schock.
Erste Hilfe: → Grundsätzliche Empfehlungen, S. 742.

Arsen (in Schädlingsbekämpfungsmitteln)
Anzeichen: Brechdurchfall, Magenschmerzen, Schluckbeschwerden, Koliken, Durst, Kreislaufkollaps, Nierenversagen.
Erste Hilfe: → Grundsätzliche Empfehlungen, S. 742.

Atropin
Anzeichen: Erbrechen, Übelkeit, Atemstörungen, Verwirrtheit, Krämpfe, Pupillenerweiterung, Herzrhythmusstörungen, Harnverhaltung, Mundtrockenheit, rote trockene Haut.
Erste Hilfe: Erbrechen herbeiführen; Medizinalkohle geben.

Autoabgase (Kohlenmonoxid, Benzpyren, Blei, Benzol, Stickstoffoxid)
Erste Hilfe: → Kohlengasvergiftung, S. 379.

Autopolitur (Glyzerin, Lösungsmittel, Mineralöle)
Erste Hilfe: Frischluft; kein Erbrechen herbeiführen!

Azeton (Nagellackentferner)
Anzeichen: Übelkeit, Erbrechen, Schwindel, Kopfschmerzen, Rausch, Bewusstlosigkeit, Atemlähmung, Schock.
Erste Hilfe: Frischluft; Beatmung; Erbrechen herbeiführen.

Barbiturate (Schlafmittel)
Anzeichen: Bewusstseinstrübung bis zum Koma.
Erste Hilfe: stabile Seitenlagerung; Beatmung; Krankenhauseinweisung.

Benzin
Anzeichen: Schleimhautreizung, Erbrechen, Rausch, Kopfschmerzen, Schwindel, Gesichtsröte, Atemnot, Krämpfe.
Erste Hilfe: Frischluft; Beatmung; kein Erbrechen herbeiführen! Medizinalkohle verabreichen.

Benzol
Erste Hilfe: wie bei → Benzin.

Betablocker (Mittel bei Angina pectoris und Hypertonie)
Anzeichen: langsamer Puls, Herzrhythmusstörungen, Schock, Koma, Krämpfe.
Erste Hilfe: → Grundsätzliche Empfehlungen, S. 742.

Blausäure (in Ungeziefervertilgungsmitteln)
Anzeichen: typischer Bittermandelgeruch der Ausatmungsluft, Kratzen im Hals, Angstgefühl, Speichelfluss, Erbrechen, Schwindel; bei schwerer Vergiftung: sofortige Bewusstlosigkeit, Krämpfe, anfangs rosa Hautfarbe, später Atemlähmung mit Zyanose.
Erste Hilfe: Erbrechen herbeiführen; Medizinalkohle verabreichen; Beatmung.

Chinin
Anzeichen: Übelkeit, Erbrechen, Sehstörungen, Schwindel, Rausch, Herzrhythmusstörungen.
Erste Hilfe: → Grundsätzliche Empfehlungen, S. 742.

VERGIFTUNGEN

Chlor (in Bleich- und Desinfektionsmitteln)

Anzeichen: Schleimhautreizung, heftiger Husten, Atemnot, Zyanose, Herz-Kreislauf-Versagen.

Erste Hilfe: Kleider entfernen; Haut und Augen spülen; Ruhe; Wärme; Sauerstoffzufuhr.

Cocain → Kokain.

Koffein

Anzeichen: Schwindel, Erbrechen, Durchfall, Kopfschmerzen, Unruhe, Angst, Atemnot, schneller Puls, Herzrhythmusstörungen, vermehrtes Wasserlassen.

Erste Hilfe: → Grundsätzliche Empfehlungen, S. 742.

DDT (Schädlingsbekämpfungsmittel)

Anzeichen: Brechdurchfall, Koliken, Kreislaufstörungen, Müdigkeit, Reizbarkeit, Krämpfe.

Erste Hilfe: → Grundsätzliche Empfehlungen, S. 742.

Digitalis (Herzmittel)

Anzeichen: Herzrhythmusstörungen, langsamer Puls, Übelkeit, Erbrechen, Verwirrtheit, Farbensehen.

Erste Hilfe: → Grundsätzliche Empfehlungen, S. 742.

E 605

Anzeichen: Pupillenverengung, Sehstörungen, Speichelfluss, Bauchkoliken, Durchfälle, langsamer Puls, Erregungszustände, Krämpfe, Atemnot, Zyanose, Bewusstlosigkeit.

Erste Hilfe: Benetzte Kleidung entfernen; Haut mit Seife und Wasser reinigen. Bei Mund-zu-Mund-Beatmung bzw. Mund-zu-Nase-Beatmung ist die Gefahr der Selbstvergiftung des Helfers groß, da die Haut um den Mund sowie die Mundschleimhaut des Patienten meist noch mit größeren Giftmengen behaftet sind.

Fischvergiftung → S. 210.

Fliegenpilz → Pilzvergiftungen, S. 519 und S. 746.

Fleckenwasser (Flüssigkeiten, Paste, Spray) Diese Chemikalien gehören zu den Haushaltsmitteln mit erheblicher Gefährdung! Bereits ein kleiner Schluck kann selbst bei Erwachsenen zum Tod führen!

Anzeichen: Bewusstseinsstörungen bis zu tiefer Narkose, Schwindel, Sehstörungen, Erbrechen, Herzrhythmusstörungen, Krämpfe.

Erste Hilfe: Kein Erbrechen provozieren! Benetzte Hautstellen gründlich spülen; den Betroffenen schnellstmöglich in ein Krankenhaus bringen.

Frostschutzmittel (Äthylenglykol)

Anzeichen: Erbrechen, Benommenheit, Koma, vermehrtes Wasserlassen, später Versiegen der Harnabsonderung.

Erste Hilfe: Sofort ein Wasserglas 35–40-prozentigen Alkohol trinken lassen (z. B. Cognac oder Whisky)!

Fußbodenpflegemittel (Fußbodenreiniger, Bohnerwachs, Parkettpflegemittel, Fliesenreiniger)

Anzeichen: Erbrechen, Husten, Benommenheit, Schleimhautreizungen.

Erste Hilfe: Kein Erbrechen herbeiführen! Reichlich trinken lassen; Medizinalkohle verabreichen; Transport in ein Krankenhaus.

Gasvergiftung → Reizgase, S. 747, → Blausäure, S. 743, → Kohlengasvergiftung, S. 379, → Jauchegase, S. 745.

giftige Tiere (Fische, Muscheln, Quallen, Seeigel, Skorpione, Spinnen) → S. 254.

Giftpflanzen → S. 256. Zufällige Vergiftungen mit Pflanzen sind zwar im Kindesalter häufig, führen aber nur selten zu schweren Vergiftungserscheinungen. Meist kommt es nur zu Magen-Darm-Beschwerden wie Übelkeit, Erbrechen und Bauchschmerzen.

Erste Hilfe: Vielfach genügt eine Behandlung mit Medizinalkohle und reichlicher Flüssigkeitszufuhr.

Äußerst giftig sind: gefleckter Aronstab; schwarzes Bilsenkraut; Christrose (schwarze Nieswurz); blauer und gelber Eisenhut; roter und großblütiger Fingerhut; Giftsumach; gemeiner Goldregen; Herbstzeitlose; gemeine Hundspetersilie, Kartoffel (oberirdische Teile einschließlich der grünen Kartoffelbeeren); Lebensbaum (Thuja); Maiglöckchen; schwarzer und bittersüßer Nachtschatten; Sadebaum (Sevenstrauch); gefleckter Schierling; Seidelbast; Stechapfel; virginischer Tabak; Tollkirsche; gemeiner Wunderbaum; virginische Zeder.

Stark giftig sind: gemeiner Bocksdorn; grüne Bohne und Saubohne; Buchsbaum; Efeu; Eibe; gemeine und schwarze Heckenkirsche; Liguster; Kirschlorbeer; vielblättrige und gelbe Lupine; gemeiner Oleander; europäisches Pfaffenhütchen; Rosmarinheide (Gränke); Schöllkraut; rot- und schwarzbeerige Zaunrübe; Zypressenwolfsmilch.

Giftig sind: Alpenveilchen; gelber Blasenstrauch; Buschwindröschen; Einbeere; Essigbaum; schwärzlicher Ginster; Besenginster; chinesische und reichblütige Glyzinie; weiße Robinie; Rosskastanie; gemeiner Schneeball; Schneebeere (Knallerbsenstrauch); Zwergholunder (Attich).

Giftpilze → Pilzvergiftungen, S. 519 und 746.

Giftschlangen → giftige Tiere, S. 254; → Schlangengifte, S. 747.

Glyzerin

Anzeichen: Brechdurchfall, Schwindel, Schock, Krämpfe, Lähmungen, Bewusstlosigkeit.

Erste Hilfe: Sofort erbrechen lassen! Frische Luft; Beatmung.

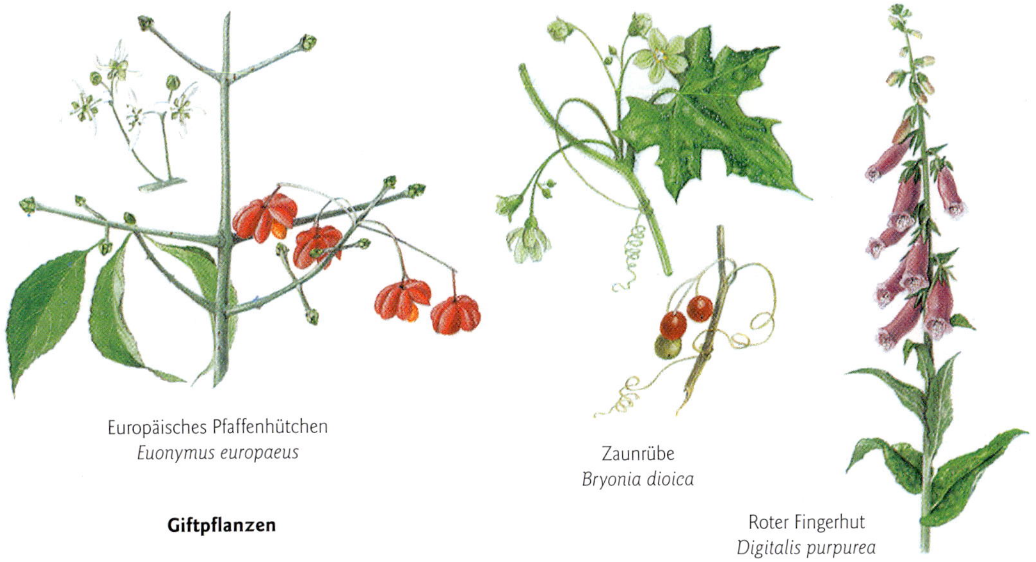

Europäisches Pfaffenhütchen
Euonymus europaeus

Zaunrübe
Bryonia dioica

Giftpflanzen

Roter Fingerhut
Digitalis purpurea

Haarfärbemittel → Anilinderivate, S. 743.

Herbizide (Unkrautbekämpfungsmittel) Bereits ein Schluck der wässrigen Handelslösung kann beim Erwachsenen tödlich wirken!

Anzeichen: Erbrechen, Kopfschmerzen, örtliche Verätzungen; nach 2–3 Tagen: Leber- und Nierenschädigung; noch später schwere Lungenveränderungen.

Erste Hilfe: Sofort Erbrechen herbeiführen; Medizinalkohle geben.

Herbstzeitlose Giftig sind alle Teile, besonders Wurzeln und Samen. Für Kinder werden als tödliche Dosis 5–10 Samen angegeben.

Anzeichen: 2–6 Stunden nach der Einnahme Brennen im Mund, Erbrechen, choleraähnlicher Durchfall, Kreislaufkollaps, Atemlähmung.

Erste Hilfe: Sofort Erbrechen auslösen; dann Gabe von Medizinalkohle.

Holzgeist → Methylalkohol, S. 746.

Insektizide → E 605, S. 744.

Jauchegase (Hauptbestandteile: Schwefelwasserstoff, Ammoniak, Kohlendioxid, Methan)

Anzeichen: Reizerscheinungen der Augen, der Luftwege und des Magen-Darm-Traktes, Bewusstlosigkeit.

Erste Hilfe: Sofortige Entfernung des Vergifteten aus der Gefahrenzone! Die Retter müssen sich beim Einsteigen in Gruben unbedingt schützen. Waschen der verunreinigten Haut; Beatmung mit Sauerstoff; Gabe von Medizinalkohle.

Jodtinktur

Anzeichen: Bräunung und Verätzung der Schleimhäute von Mund und Rachen; brennender Schmerz, Erbrechen brauner Massen, Speichelfluss, Durchfall.

Erste Hilfe: Reichlich trinken lassen.

Kalilauge → Säuren und Laugen, S. 747; → Verätzungen, S. 748.

Kaliumpermanganat (übermangansaures Kalium)

Anzeichen: dunkel gefärbte Verätzung der Mundschleimhaut.

Erste Hilfe: Rasch erbrechen lassen; Medizinalkohle verabreichen.

Kalzium-Antagonisten (Mittel gegen Angina pectoris und Hypertonie)

Anzeichen: Blutdruckabfall, Herzrhythmusstörungen, Schock.

Erste Hilfe: → Grundsätzliche Empfehlungen, S. 742.

Kohlenmonoxid (CO) farb- und geruchloses Gas, das bei unvollständiger Verbrennung von Kohlenstoff entsteht; → Kohlengasvergiftung, S. 379.

Kokain (Cocain)

Anzeichen: Pulsbeschleunigung, Pupillenerweiterung, Blässe, Wärmegefühl, Krämpfe, Atemlähmung.

Erste Hilfe: Beatmung; Schockprophylaxe; Klinikeinweisung.

Konservenvergiftung → Botulismus, S. 105.

Laugen → Säuren und Laugen, S. 747; → Verätzungen, S. 748.

Lebensmittelvergiftungen

Anzeichen: Übelkeit, Erbrechen, Durchfall, Fieber.

Erste Hilfe: Bei Verdacht sofort viel trinken lassen und Erbrechen herbeiführen; danach Medizinalkohle verabreichen. Treten die Beschwerden erst nach 12 Stunden oder gar noch später auf, besteht Verdacht auf → Botulismus, S. 105.

Lösungsmittel (Tetrachlorkohlenstoff u. a.)

Anzeichen: Bewusstseinstrübung, Erbrechen, Durchfall, Koliken, Krämpfe, Kopfschmerzen, Schwindel.

Erste Hilfe: Kein Erbrechen auslösen! Gabe von Medizinalkohle; so schnell wie möglich Transport in ein Krankenhaus.

Lysol (Kresolseifenlösung)

Anzeichen: Weißfärbung des Mundes, Erbrechen, Schluckstörungen, brennender Schmerz in Mund und Rachen, Leibschmerzen.

Erste Hilfe: Kleidungsstücke ablegen; Abreiben der benetzten Haut mit Öl; bei innerlicher Vergiftung: kein Wasser trinken lassen!

Metaldehyd (in Trockenspiritus und Schneckenbekämpfungsmitteln) Für Kinder kann schon ½ Tablette, für Erwachsene können 1–2 Tabletten tödlich sein!

Anzeichen: Brennen im Hals, Übelkeit, Erbrechen, Krämpfe, Bewusstlosigkeit.

Erste Hilfe: Sofort Erbrechen auslösen! Medizinalkohle verabreichen; Beatmung.

Methylalkohol (Methanol, Holzgeist) Alkohol, der in Lösungsmitteln für Farben, Abbeizmitteln, Lederbearbeitungsmitteln sowie Ersatzbrennstoffen enthalten ist und mitunter als kriminelle Beimengung zu alkoholischen Getränken gefunden wird. Methylalkohol wird vom Körper langsamer aufgenommen als Äthylalkohol; der Wirkungseintritt ist verzögert, die Wirkungsdauer dafür aber verlängert.

Anzeichen (oft erst nach 24 Stunden): Schwindel, Schwächegefühl, Kopfschmerzen, Übelkeit, Erbrechen, Leibschmerzen, Nebelsehen, Erblindung, Atemnot, Krämpfe, Koma.

Erste Hilfe: Bei Verdacht sofort etwa 100 ml Schnaps, Cognac oder Whisky trinken lassen; Erbrechen herbeiführen; Ruhe; Wärme; Dunkelheit.

Möbelpflegemittel

Anzeichen: Bewusstseinsstörungen, Schwindel, Sehstörungen, Erbrechen, Krämpfe.

Erste Hilfe: Kein Erbrechen provozieren! Medizinalkohle verabreichen; Transport in ein Krankenhaus.

Morphin (Opium)

Anzeichen: Übelkeit, Erbrechen, Schläfrigkeit bis zur Narkose, langsamer Puls, Pupillenverengung, Krämpfe.

Erste Hilfe: Beatmung; reichlich Medizinalkohle geben.

Nikotin

Anzeichen: Blässe, Speichelfluss, Übelkeit, Schwindel, Schweißausbruch, Herzklopfen, Durchfälle, Pupillenverengung.

Erste Hilfe: Beatmung; reichlich Medizinalkohle geben.

Nitrate (Nitroglyzerin und ähnliche Angina-pectoris-Mittel)

Anzeichen: Hautrötung, Kopfschmerzen, Herzklopfen, Blutdruckabfall.

Erste Hilfe: Erbrechen herbeiführen; Medizinalkohle verabreichen; flach lagern.

Opiate → Morphin, siehe oben.

Pflanzenschutzmittel → E 605, S. 744.

Pilzvergiftungen → S. 519. Von den tödlichen Pilzvergiftungen entfallen 90–95 Prozent auf den Knollenblätterpilz. Dabei ist die tödliche Giftmenge für einen Erwachsenen mit 70 kg Körpergewicht bereits in 50 g Frischpilzen, für ein Kind mit 20 kg sogar schon in 10 g Frischpilzen enthalten! Die Latenzzeit bis zum Auftreten der ersten Symptome beträgt beim Knollenblätterpilz durchschnittlich 10–12 Stunden. Bei Verzehr eines Mischgerichts verschiedener Pilze findet man auch eine kürzere Latenzzeit.

Die übrigen Pilzvergiftungen spielen dagegen nur eine unbedeutende Rolle. Wichtig zu wissen ist, dass die ersten Vergiftungserscheinungen bei den relativ harmlosen Pilzvergiftungen bereits ¼–4 Stunden nach der Mahlzeit auftreten, wohingegen diese Zeitspanne bei der gefährlichen Gruppe etwa 4–6 Stunden oder noch länger beträgt.

Nach den ersten Symptomen unterscheidet man folgende Hauptgruppen:

1. Brechdurchfälle: Knollenblätterpilze, Frühjahrslorchel, Orangefuchsiger Hautkopf, Karbolegerling, verdorbene Pilze;

2. Rauschzustände mit neurologischen und psychischen Symptomen: Fliegenpilz, Pantherpilz;

3. Reaktion im Zusammenhang mit Alkoholgenuss: Tintlinge;

4. Nierenversagen: Orangefuchsiger Hautkopf.

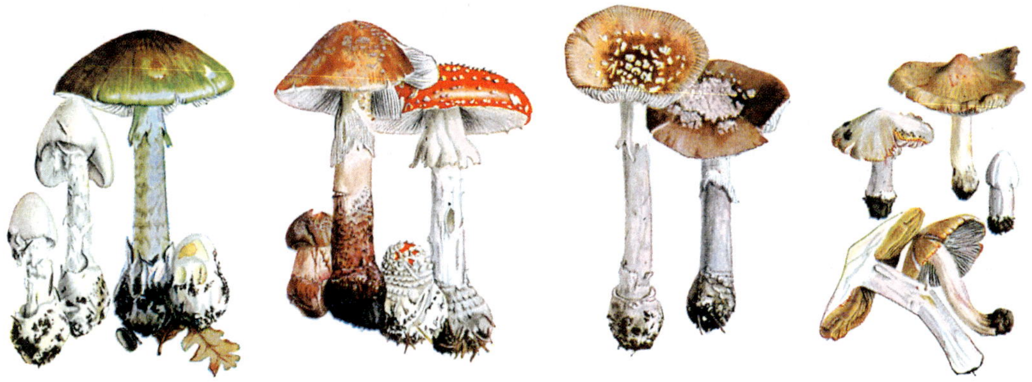

Weißer und Grüner Knollenblätterpilz, giftig | Perlpilz, gekocht, essbar | Fliegenpilz, giftig | Pantherpilz, giftig | Gedrungener Wulstling, essbar | Ziegelroter Risspilz, giftig

Beachte: Alle essbaren Pilze können durch langes Lagern (über 24 Stunden) und durch Aufwärmen der bereits gekochten Speisen giftig werden!

Erste Hilfe: Bei geringstem Verdacht den Betroffenen sofort erbrechen lassen; reichlich Medizinalkohle geben und in ein Krankenhaus bringen. Beim ***Knollenblätterpilz***, der die Leber schwer schädigt, ist bei rechtzeitiger Diagnose eine gezielte Therapie möglich. Beim ***Fliegenpilz*** kommt es nach einer Latenzzeit von bis zu 4 Stunden zu folgenden

Anzeichen: Übelkeit, Erbrechen, Schweißausbruch, Durchfälle, rauschartiger Erregungszustand, Krämpfe.

Erste Hilfe: reichlich Medizinalkohle geben.

Rattengift → Thallium, S. 748; → Strychnin, S. 748.

Rauchgase Verbrennungsgase enthalten Kohlenmonoxid, Kohlendioxid, Schwefeldioxid, Säuren, Formaldehyd, Nitrosegase, Schwefelwasserstoff u. a.

Anzeichen: je nach vorherrschendem Giftstoff sehr unterschiedlich.

Erste Hilfe: Vergifteten an die frische Luft bringen; Beatmung.

Reizgase (Ammoniak, Chlorwasserstoff, Formaldehyd, Schwefeldioxid, Chlorgas, Stickstoffdioxid, Phosgen, Ozon, Isozyanate) Reizgase verursachen chemisch bedingte Entzündungen in den Atemwegen (Rachen, Kehlkopf, Luftröhre, Bronchien, Lunge), die bei einigen Gasen sofort, bei anderen nach Minuten, Stunden oder erst nach Tagen auftreten.

Anzeichen: Kratzen im Rachen, Husten, Röcheln, Atemnot, Zyanose, schaumiger Auswurf.

Erste Hilfe: Entfernen des Patienten aus der vergifteten Atmosphäre; rasche ärztliche Hilfe und Krankenhauseinweisung.

Säuren und Laugen Während Säuren zu Verschorfung führen, verursachen Laugen eine Einschmelzung des betroffenen Gewebes. Dabei kann es zu schweren Vergiftungen kommen, die nicht selten tödlich enden.

Anzeichen: Verätzungen von Haut, Lippen oder Augen.

Erste Hilfe: Kein Erbrechen herbeiführen! Betroffene Hautstellen bzw. Augen mit Wasser spülen; 1–2 Liter Wasser trinken lassen.

Schlafmittel

Anzeichen: Schläfrigkeit, Bewusstlosigkeit, rauschähnlicher Zustand.

Erste Hilfe: Beatmung; so schnell wie möglich ärztliche Behandlung.

Schlangengifte → giftige Tiere, S. 254.

Anzeichen: Übelkeit, Erbrechen, Schock, Angst, Schwindel, Koliken, Atemlähmung, Herzstillstand.

Erste Hilfe: Anlegen einer Staubinde herzwärts der Bissstelle; Ruhigstellung der Gliedmaße; Beatmung; Krankenhauseinweisung zwecks eventueller Gabe eines Schlangenserums.

Schwefelwasserstoff → Jauchegase, S. 745.

Silogase (Kohlendioxid, Nitrosegase)

Anzeichen: örtliche Reizerscheinungen an den Schleim-

Die 10 wichtigsten Pilzvergiftungen in Deutschland nach ihrer Häufigkeit

Zeichen in der Spalte »Giftigkeit«: † = wenig giftig; †† = giftig; ††† = sehr giftig; (††)/(†††) = giftig bis sehr giftig, wenn roh genossen oder unsachgemäß zubereitet

deutsche Bezeichnung	jahreszeitliches Vorkommen	Giftigkeit	Bemerkungen	zu verwechseln mit
Knollenblätterpilz	Juni bis Oktober	†††	verantwortlich für 90–95% der Todesfälle	Champignonarten
Gallenröhrling	Juni bis Oktober	†	bitterer Geschmack	Steinpilz, Maronen
Karbolegerling (weißer Giftchampignon)	Juni bis Oktober	†	widerlicher Karbolgeruch beim Kochen	Wiesenchampignon
Hallimasch	August bis November	(††)	nur roh oder unsachgemäß zubereitet giftig	Schüppling
Pantherpilz	Juni bis Oktober	††	verantwortlich für etwa 2% der Todesfälle	Perlpilz, Gedrungener Wulstling
Fliegenpilz	Juli bis November	††	verantwortlich für 2% der Todesfälle	Perlpilz, Kaiserpilz
Schopftintling	Mai bis Oktober	?	fragliche Giftigkeit zusammen mit Alkohol	Knotentintling
Erdfaserkopf (Seidenrisspilz)	Juli bis Oktober	††	verantwortlich für etwa 2% der Todesfälle	Mairitterling
Kahler Krempling	Juni bis November	††	allergische Reaktionen nach mehrfachem Verzehr möglich	Samtfußkrempling
Frühjahrslorchel	März bis Mai	(†††)	tödliche Vergiftung durch das genossene Kochwasser	Speisemorchel

häuten der Augen und Atemwege. Bei stärkerer Vergiftung besteht die Gefahr, dass ein Lungenödem (Lungenwassersucht) entsteht.

Erste Hilfe: Sofortige Entfernung des Vergifteten aus der Gefahrenzone (Retter mit Atemschutzgeräten!); Gabe von Sauerstoff; Bettruhe für 24 Stunden.

Stickgase → Blausäure, S. 743; → Kohlengasvergiftung, S. 379; → Jauchegase, S. 745.

Strychnin (in Rattengift und Schädlingsbekämpfungsmitteln)

Anzeichen: Steifigkeit der Kau- und Nackenmuskulatur, Spannung in den Gliedern, Zuckungen, Krämpfe.

Erste Hilfe: große Mengen Medizinalkohle verabreichen.

Tabak → Nikotin, S. 746.

Tenside (Schaumbildner in Geschirrspülmitteln)

Anzeichen: Schaumbildung in Mund und Rachen.

Erste Hilfe: Kein Erbrechen provozieren! Durch den Brechakt wird die Schaumbildung verstärkt, so dass der Schaum in die Atemwege gelangen und schwere Atemnot verursachen kann. Eisstückchen oder Bonbons lutschen lassen; keine Flüssigkeit zuführen; viel Medizinalkohle geben. Der Arzt verabreicht Schaumhemmer (Polydimethylsiloxan).

Tetrachlorkohlenstoff → Lösungsmittel, S. 746.

Thallium (in Rattengift)

Anzeichen: Erbrechen, Durchfälle, Verstopfung, Nervenentzündung; nach 2–3 Wochen Haarausfall.

Erste Hilfe: Reichlich Medizinalkohle geben.

Tollkirsche → Giftpflanzen, S. 256 und 744; 3–5 Beeren sind für Kinder tödlich.

Anzeichen: Zunächst allgemeine Erregung von Heiterkeit bis Tobsucht, Sinnestäuschungen, starke Hautrötung, heftiger Durst, Übelkeit, meist kein Erbrechen, weite Pupillen, sehr schneller Puls, Atemnot, Schluck- und Sprechstörungen, zuletzt Bewusstlosigkeit und Atemlähmung.

Erste Hilfe: Große Mengen Medizinalkohle verabreichen.

Verätzungen → Säuren und Laugen, S. 747.

Erste Hilfe: Niemals zum Erbrechen reizen! Reichlich Wasser in kleinen Schlucken trinken lassen.

Augenverätzung: Reichlich spülen; keimfreien Augenverband anlegen; Transport zum Augenarzt oder in eine Augenklinik.

Waschmittel (Waschpulver, flüssige Waschmittel, Weichspüler, Tenside usw.)

Anzeichen: bei Aufnahme durch den Mund: Schaumbildung, Brennen im Mund, Speichelfluss, Brechreiz, Erbrechen, Schleimhautrötung, Bauchschmerzen, Durchfall, Rötung von Haut und Augen.

Erste Hilfe: Erbrechen verhindern! Eisstückchen oder Bonbons lutschen lassen; dem Betroffenen keine Flüssigkeit geben; reichlich Medizinalkohle verabreichen. Haut: gründlich abwaschen, Augen: gründlich spülen; dann den Verletzten zum Augenarzt oder in eine Augenklinik bringen.

Wurstvergiftung → Botulismus, S. 105.

Zyanide (Zyankali, Zyanwasserstoff usw.) → Blausäure, S. 743.

Abbildungsnachweis

Badgastein Kurverwaltung S. 64o, 64u; Birke Bärwinkel, München, S. 17, 39, 91, 197; Bavaria Bildagentur, Gauting, S. 9, 14, 46, 47, 59, 110, 284, 371, 395r, 406r, 447l, 495; Bayer Diagnostic + Electronic GmbH S. 343, 403; BECKER/NAUMANN/PFALTZ, Hals-Nasen-Ohren-Heilkunde, Georg Thieme Verlag, 3. Auflage, 1986, TN 583003, S. 281l, 462, 498; Bildarchiv für Medizin München GmbH (Foto: Archiv der Univ.-Hautklinik Würzburg) S. 10; Boehringer, Ingelheim, S. 15o, 15u, 24; Boehringer, Mannheim, S. 393; Brompton GmbH, Berg, S. 313, 314; Bundesverband der Pharmazeutischen Industrie e.V. S. 394, 639; Ciba-Geigy GmbH S. 36, 41, 549, 651; COTTA, Orthopädie, 4. Auflage, 1984, TN 555804, S. 619; Deutsche Krebshilfe, Dr. Mildred Scheel Stiftung S. 116, 501 (Prof. Dr. med. P. Brühl); Deutsches Krebsforschungszentrum Heidelberg S. 395l; Deutsche Ophthalmologische Gesellschaft Berufsverband der Augenärzte Deutschland (Augenklinik der Westfälischen Wilhelms-Universität) S. 575, 576; De Vilbiss GmbH S. 566; Drägerwerk AG S. 33, AG 191, 342l, 726l; Engel GmbH, Reutlingen, S. 560; Prof. Dr. med. Heinrich HESS, Sportverletzungen, Herausgeber Luitpold-Werk, Saarlouis, S. 11; Hess Naturtextilien GmbH, Butzbach, S. 569; Hoffmann-La Roche S. 615u; HOLLWICH, Augenheilkunde, 10. Auflage, 1982, TN 355110, S. 87, 419, 546; IFA/Marc S. 25; Roger Kausch S. 132o, 592, 600u; Milan Klima S. 356, 374, 427, 540; Harish Kohli S. 183; Silvia Lammertz S. 62; Lohmann GmbH & Co. KG S. 644, 671, 698; Dr. Madaus GmbH & Co. S. 286, 287; Jörg Mair, Herrsching, S. 13, 23, 24, 25, 26, 27, 28, 29, 33, 34, 35, 38, 38, 40, 43, 45, 50, 52, 53, 54, 56u, 57l, 57r, 58o, 67, 68o, 68u, 70, 71u, 76l, 76r, 77l, 77r, 78l, 78r, 79, 86, 92, 94, 98, 100, 101, 107, 108, 110, 113, 115, 118, 126, 132u, 135, 141o, 159, 166, 172, 173, 176l, 176r, 195, 200r, 201, 202, 208, 210, 217, 221, 224, 229, 231, 233, 269, 270, 273, 279, 297, 298, 299, 302, 315, 316, 330, 332, 340, 345, 346, 350, 352, 355, 359, 368, 371, 375r, 376, 378, 385r, 400, 401, 413, 416, 420, 424, 425, 426, 431, 441, 444, 447, 453, 456, 469, 470, 529, 574, 577, 583, 586, 588, 589, 612, 613, 617, 641, 645, 661, 675, 677, 692, 696, 697, 704u, 705l, 705u, 719, 724, 726r, 727, 728, 729, 730, 731, 732, 733, 734, 737; Malteser-Hilfsdienst e.V. S. 735; Mauritius Bildagentur, Mittenwald, S. 30, 51, 79, 81, 85, 99, 121, 122, 137, 138, 140l, 148, 167, 181, 184, 196, 207, 215, 243, 261, 268, 277r, 292, 320, 357, 377, 383, 389, 406l, 447r, 448or, 448ur, 466, 486, 487, 508, 545, 554, 567, 625, 628, 634, 643, 646, 657, 672, 684o, 692r; Medical Art Service S. 150, 151; MEV Aktuelles Fotoarchiv S. 304; Milupa AG S. 534; Nordisk Deutschland GmbH S. 712; Okapia, Frankfurt, S. 192, 200, 223, 264, 342r, 441l; Photodisc S. 20, 21, 27, 48, 82, 83, 88, 95, 123, 140r, 142, 143, 144l, 144r, 145, 154, 165, 175, 177, 198, 217, 226, 250, 256, 257l, 257r, 281r, 332, 341, 347, 349l, 360, 369, 380, 384, 385, 391, 402, 429, 450, 455, 475, 480, 496, 500, 515, 518, 528, 532, 542, 547, 557, 559, 562, 564, 590, 593, 597, 600o, 603, 610, 615o, 620, 622, 623, 636, 640, 649, 653, 662, 663, 664, 667, 679, 684u, 686, 689, 691, 703, 705ro, 706, 707, 710, 715; Picture Press, München, S. 690; Premium Stock Photography GmbH, Düsseldorf, S. 50, 55; Dr. med. Lothar Reinbacher S. 227l, 227r, 349r; Schering AG S. 580; Dr. Wilmar Schwabe S. 286, 287, 351; SIEGENTHALER, Differentialdiagnose innerer Krankheiten, 15. Auflage, 1984, TN 344815 S. 70lu, 205, 239, 282, 415, 655, 700, 702; Siemens AG, Erlangen, S. 129, 558, 631lo, 631ro; Silvestris/Robba S. 65, 709, Hecker 105, Zachl 149, NHPA 255, Lindenburger 169, Lange 519; Steger/Baxter S. 141o; STEIGLEDER, Dermatologie und Venerologie, 4. Auflage, 1983, TN 487304, S. 266; STEIGLEDER Taschenatlas der Dermatologie, 2. Auflage, 1984, TN 596702, S. 18, 253, 451, 472, 520, 539, 591; Studio für Illustration und Fotografie Sascha Wuillemet, München, S. 71, 73o, 90, 114, 133, 240, 245, 246, 247, 293, 373, 375l, 397, 409, 434, 458, 481, 482, 489, 497, 514, 556, 604, 654, 704o, 716, 717; Superbild, Grünwald, S. 156, 307; Thomas Tilcher, München, S. 189; Vitalograph GmbH S. 428; Weinmann, Hamburg, S. 725; Zyma GmbH S. 669.

Alle Abbildungen, die nicht aufgeführt wurden, stammen aus den Archiven des Droemer Knaur Verlages.

Prof. Dr. med. Gernot Klein **Dr. med. Gabi Hoffbauer**

Knaurs Großes Handbuch der Heilmethoden

Dieses umfassende Handbuch ist weit mehr als ein Gesundheitsbuch. Endlich finden Patienten und alle, die ihnen zur Seite stehen, einen Therapieführer, der schulmedizinische und alternative, naturkundliche und psychologische Behandlungsformen ausführlich und für den Laien verständlich beschreibt. Dieses Buch ist eine unentbehrliche Entscheidungshilfe für mündige Patienten, die sich zusätzlich zum Rat ihres Arztes umfassend informieren wollen, aber auch ein wichtiges Nachschlagewerk für Fachleute.

Mehr als 200 Heilverfahren aus
- **Schulmedizin**
- **Naturheilkunde**
- **Alternativer Medizin**
- **Psychologie**

- Von zahlreichen Fachautoren aus der therapeutischen Praxis verfasst.
- Aufklärung, Orientierung und Entscheidungshilfe in allen Fragen der Therapie.
- Extra: Jede Therapiebeschreibung mit wichtigen Adressen und Internetseiten zu Dachorganisationen und Selbsthilfeangeboten.

Univ.-Prof. Dr. med. Klaus-U. Benner   Sascha Wuillemet

Knaurs medizinischer Atlas des Menschen

Anschaulicher hat noch kein Atlas die menschliche Anatomie erklärt. »Knaurs medizinischer Atlas des Menschen« ist kompetenter Ratgeber und Nachschlagewerk in einem. Er kombiniert die bewährte anatomische Illustration mit modernen Darstellungstechniken – von der Sonografie über Röntgenaufnahmen bis zur Kernspintomografie. Er informiert anschaulich und verständlich über Form, Lage und Funktion der menschlichen Organe.

Auf dem aktuellen Stand der medizinischen Forschung. Unverzichtbar für Laien ebenso wie für medizinische Fachleute.

- Die gesamte menschliche Anatomie in modernen Darstellungsverfahren.
- Über 700 Illustrationen, Fotos von Präparaten, Histologien, Kernspintomogramme, Sonogramme, Endoskopien und Röntgenbilder.
- Beschriftung in deutscher und lateinischer Sprache.
- Ausführliches Register mit deutschen und lateinischen Bezeichnungen.